iCourse·教材

高等学校临床医学系列

U0660593

（供临床、基础、预防、护理、检验、口腔、药学等专业用）

精神病学

主　审　李凌江

主　编　张聪沛　翟金国

副主编　李占江　李　毅　王国强　王文林　张　涛

编　者（按姓氏拼音排序）

陈　俊（上海市精神卫生中心）	陈　敏（济宁医学院）
杜爱玲（新乡医学院）	李　平（齐齐哈尔医学院）
李　毅（华中科技大学）	李占江（首都医科大学）
李志勇（齐齐哈尔医学院）	潘　苗（新乡医学院）
王国强（南京医科大学）	王文林（齐齐哈尔医学院）
魏钦令（中山大学）	吴超全（黑龙江省第三人民医院）
徐福山（齐齐哈尔医学院）	叶敏捷（温州医科大学）
翟金国（济宁医学院）	张　涛（西南医科大学）
张聪沛（齐齐哈尔医学院）	张晋碚（中山大学）
周世昱（大连医科大学）	周元华（台湾荣民总医院）

编写秘书　徐福山

高等教育出版社·北京

内容提要

　　本书共 21 章，分总论和各论两大部分。总论包括绪论、精神障碍的病因学、精神障碍的症状学、精神障碍的分类与诊断系统、精神检查和病历书写。各论包括器质性精神障碍、精神活性物质所致精神障碍、精神分裂症及其他精神病性障碍、心境障碍、焦虑障碍及强迫相关障碍、躯体形式障碍及分离性障碍、应激相关障碍、心理因素相关生理障碍、人格障碍与性心理障碍、自杀防控与危机干预、儿童期和老年期精神障碍及女性精神障碍、精神障碍的治疗、法律相关的精神病学实践、公共精神卫生中的预防和康复及会诊 – 联络精神病学。全书纸质内容与数字化资源一体化设计，数字课程中呈现大量的临床真实案例，并设有推荐阅读和人文视角栏目帮助学生拓宽思维和眼界，微课和微视频力求突出精神科在临床、预防和康复等领域的学科特色，利于学生在学习过程中对感性认识的积累，深入促进在"生物 – 心理 – 社会"医学模式下对精神障碍的人性化思考，极大地丰富了精神病学的教学形式，是对提升精神病学教学效果的有益尝试。

　　本书适用于高等学校临床、基础、预防、护理、检验、口腔、药学等专业用，也是学生参加执业医师考试及住院医师规范化培训的必备书，还可供临床医务工作者和医学研究人员参考使用。

图书在版编目（ＣＩＰ）数据

　　精神病学 / 张聪沛，翟金国主编 . –– 北京：高等教育出版社，2016.8

　　iCourse · 教材：高等学校临床医学系列

　　ISBN 978–7–04–045852–7

　　Ⅰ. ①精… Ⅱ. ①张…②翟… Ⅲ. ①精神病学 – 高等学校 – 教材　Ⅳ. ① R749

　　中国版本图书馆 CIP 数据核字（2016）第 188063 号

项目策划　林金安　　吴雪梅　　杨　兵

策划编辑　杨　兵　　　**责任编辑**　杨　兵　　　**封面设计**　张　楠　　　**责任印制**　韩　刚

出版发行	高等教育出版社	网　　址	http://www.hep.edu.cn	
社　　址	北京市西城区德外大街4号		http://www.hep.com.cn	
邮政编码	100120	网上订购	http://www.hepmall.com.cn	
印　　刷	北京汇林印务有限公司		http://www.hepmall.com	
开　　本	889mm×1194mm　1/16		http://www.hepmall.cn	
印　　张	19			
字　　数	590 千字	版　　次	2016 年 8 月第 1 版	
购书热线	010-58581118	印　　次	2016 年 8 月第 1 次印刷	
咨询电话	400-810-0598	定　　价	39.80 元	

本书如有缺页、倒页、脱页等质量问题，请到所购图书销售部门联系调换
版权所有　侵权必究
物　料　号　45852–00

iCourse · 数字课程（基础版）

精神病学

主编　张聪沛　翟金国

iCourse · 教材
高等学校临床医学系列

精　神　病　学

主编　张聪沛　翟金国

| 用户名 | | 密码 | | 验证码 | | 4648 | 进入课程 | 系列教材 |

内容介绍　　纸质教材　　版权信息　　联系方式

　　精神病学数字课程与纸质教材一体化设计，紧密配合。数字课程内容涵盖典型案例、拓展阅读、人文视角、基础链接、微视频、动画、本章小结、教学PPT、自测题、微课等板块，充分运用多种形式的媒体资源，极大地丰富了知识的呈现形式，拓展了教材内容。在提升课程教学效果同时，为学生学习提供思维与探索的空间。

神经病学
冯加纯 肖波

耳鼻咽喉头颈外科学
王斌全 祝威

皮肤性病学
邓丹琪 孙乐栋

高等教育出版社

http://abook.hep.com.cn/45852

扫描二维码，下载 Abook 应用

"精神病学" 数字课程编委会

（按姓氏拼音排序）

系列课程与教材建设委员会

出版说明

教育教学改革的核心是课程建设，课程建设水平对于教学质量和人才培养质量具有重要影响。现代信息技术与高校教育教学的融合不断加深，混合式教学、翻转课堂等教学模式正在促进高校教学从以"教"为中心向以"学"为中心持续转变。

高等教育出版社承担着"'十二五'本科教学工程"中国家精品开放课程建设的组织实施和平台建设运营的艰巨任务，在与广大高校，特别是高等医学院校的密切协作和调研过程中，我们了解到当前高校教与学的深刻变化，也真切感受到教材建设面临的挑战和机遇。如何建设支撑学生个性化自主学习和校际共建共享的新形态教材成为现实课题，结合我社在数字课程建设上的探索和实践，我们启动了"高等学校基础医学类精品资源共享课及系列教材"建设项目，到 2015 年底本项目成果共 18 种已全部出版完成，深受广大医学院校师生好评。

为落实《教育部等六部门关于医教协同深化临床医学人才培养改革的意见》文件精神，加快构建以"5+3"为主体的临床医学人才培养体系，更好地适应高等医学院校教与学方式的变革，积极推进课程与教材的建设与应用，实现教学质量的持续提升。与"高等学校基础医学类精品资源共享课及系列教材"建设项目形成呼应，我们又启动了"高等学校临床医学类精品资源共享课及系列教材"建设项目，建设理念得到了众多高校的积极响应，结合各校教学资源特色与课程建设基础，我们成立了系列课程与教材建设委员会。自 2014 年 5 月以来，陆续在大连医科大学、南方医科大学、吉林大学、中南大学、北京协和医学院、济宁医学院等召开了启动会、主编会议、编写会议和定稿会议，2016 年，项目成果"iCourse·教材：高等学校临床医学系列"陆续出版。

本系列教材第一批包括《内科学》《妇产科学》《儿科学》《耳鼻咽喉头颈外科学》《皮肤性病学》《神经病学》《精神病学》《医学影像学》《预防医学》《医学心理学》《医患沟通学》。系列教材特点如下：

1. 采用"纸质教材＋数字课程"的出版形式。纸质教材与丰富的数字教学资源一体化设计，纸质内容精炼适当，突出"三基""五性"，并以新颖的版式设计和内容编排，方便学生学习和使用。数字课程对纸质内容起到巩固、补充和拓展作用，形成以纸质教材为核心，数字教学资源配合的综合知识体系。

2. 创新教学理念，引导个性化自主学习。通过适当教学设计，鼓励学生拓展知识面和针对某些重要问题进行深入探讨，增强其独立获取知识的意识和能力，为满足学生自主学习和教师创新教学方法提供支持。

3. 强化临床实践教学，培养临床思维能力。设置了相关栏目，以期达到"早临床、多临床、反复临床"的要求。例如"诊疗路径"介绍了疾病的诊断要点和治疗重点，"典型病案（附分析）"选取了有代表性的病例加以解析，"微视频"呈现了重难点的讲解、专家会诊或技能操作等。

4. 促进医学基础理论与临床实践的有机衔接，注重医学人文精神培养。在介绍临床实践的同时注重引入基础医学知识和医学史上重要事件及人物等作为延伸，并通过数字课程的"基础链接""人文视角"等栏目有机衔接。

5. 教材建设与资源共享课建设紧密结合。本系列教材是对各校精品资源共享课和教学改革研究成果的集成和升华，通过参与院校共建共享课程资源，更可支持各校在线开放课程的建设。

本系列教材符合"5+3"为主体的临床医学人才培养体系，根据五年制临床医学及相关医学类专业培养目标、高等医学教育教学改革的需要和医学人才需求的特点，汇集了各高校专家教授们的智慧、经验和创新，实现了内容与形式、教学理念与教学设计、教学基本要求和个性化教学需求，以及资源共享课与教材建设的一体化设计。本系列教材还邀请了各学科知名专家担任主审，他们的认真审阅和严格把关，进一步保障了教材的科学性和严谨性。

　　建设切实满足高等医学教育教学需求、反映教改成果和学科发展、纸质出版与资源共享课紧密结合的新形态教材和优质教学资源，实现"校际联合共建，课程协同共享"是我们的宗旨和目标。将课程建设及教材出版紧密结合，采用"纸质教材＋数字课程"的出版形式，是我们在教育出版中的创新模式。尽管我们在出版本系列教材的工作中力求尽善尽美，但难免存在不足和遗憾，恳请广大专家、教师和学生提出宝贵意见与建议。

高等教育出版社

2016 年 6 月

前　言

为全面落实《教育部关于国家精品开放课程建设的实施意见》（教高〔2011〕3号）和《教育部等六部门关于医教协同深化临床医学人才培养改革的意见》（教研〔2014〕2号），建设一批切实满足高等医学教育教学需求、反映教改成果和学科发展、纸质出版与数字化资源紧密结合的新形态教材和优质教学资源，以适应当前我国高等医学教育教学改革发展的形势与培养创新型、复合型医学人才的要求，构建"5+3"为主体的临床医学人才培养体系。

本教材由全国10余所高等医学院校中具有丰富教学经验的精神病学领域专家教授合作编写，是"iCourse·教材：高等学校临床医学系列"之一。

目前国内供临床医学专业使用的《精神病学》教材种类甚少，仍以传统纸质教材为主，理论教学内容偏多，用于学生实践能力培养的内容偏少，难以适应新形势、满足新要求。本次《精神病学》新形态教材的编写，顺应当前学科发展的全新形势，遵循以培育实用型人才为目标的原则，以本学科最基础、最核心及最实用的理论和技能作为编写要点，同时介绍部分关键的学科新进展，以医学生临床能力培养为根本点和出发点，力求做到课程设计与执业医师考试紧密结合，临床技能与基础知识紧密结合，纸质内容与数字化资源紧密整合。

全书共分21章，重点介绍精神病学的基础知识和基本技能、精神障碍常见的症状表现、精神障碍的检查和诊断，精神科常见疾病的临床表现、诊断和治疗原则，而各种疾病的病因和发病机制仅做简要介绍，并简要介绍与精神医学密切相关的社会热点内容。本教材将纸质内容与数字化资源一体化设计，互为补充，有利于学生自主学习和拓展所学知识。数字课程包括：典型案例（附分析）、推荐阅读、拓展阅读、人文视角、基础链接、微视频、本章小结、教学PPT、自测题、微课等资源，与正文相对应的数字资源用 ☞ 标出，既丰富了教材的内容，为学生个性化学习提供了素材，又让学生在学习临床理论知识的同时拓宽了视野，加强了学生的人文素养，提高了学习效率。

特别感谢本书主审中南大学李凌江教授对本书的仔细审阅和精心指导。感谢各参编单位领导和同行的支持，感谢数字课程编委及其他年轻老师的默默付出，本教材方得以顺利付梓。

由于编写本教材是一个新的尝试，尚无成熟的经验可借鉴，加上编者水平有限，时间仓促，书中难免存在一定的疏漏，敬请广大读者在使用过程加以批评指正。书中所涉及的各种药物及其用法、用量仅为医学生学习提供参考，不作为患者的用药指导，患者用药必须遵照专业医生的医嘱。

张聪沛　翟金国

2016年6月

目　录

第一章
绪论

关键词

精神障碍　　　精神疾病　　　精神病学　　　精神医学

精神卫生　　　精神康复

　　人类各种精神活动的性质和表现，无论是正常或异常，包括精神科医师在内的临床医学工作者均应全面掌握，从而及时准确地识别出工作和生活环境中的精神障碍患者，进而对其提供专业有效的卫生技术服务。本章引领学生认识精神病学专业中常见的学科概念，并对本学科的历史发展进程进行一定的了解，同时对导致精神障碍的主要可能影响因素做出简要介绍，还对精神医学未来的发展方向做出预测，以及对精神科医师的职业人生规划提出行之有效的建议。本章的核心思路是："认识精神病学、精神科医师和精神卫生工作"。

精神疾病（mental illness）指的是在各种因素作用下所形成的心理功能失调，而表现出的认知、情绪、行为及智能等方面的异常精神活动，是具有诊断意义并需要医学、心理学及社会学等措施综合干预的一组疾病。近年来学术界已达成基本共识，将这一大类可伴有功能损害和（或）痛苦体验的疾病，以精神障碍（mental disorder）来加以统称。精神障碍依据是否具备躯体因素的性质，可分为器质性精神障碍和功能性精神障碍，而功能性精神障碍又可区分为重性精神障碍和轻性精神障碍，还包括以人格障碍等为代表的、起病于早年并持续终生的精神疾病。

世界卫生组织估计全球范围内的精神障碍患者已经超过 4.5 亿，精神障碍已经成为当前时代重大的医学和社会问题。研究发现：约 10% 的美国人有一次以上的精神疾病专科机构住院经历，同时 25%～33% 的美国人曾因精神心理问题寻求专业治疗和咨询。根据推算，我国精神障碍患者数量已经过亿，其中仅重性精神障碍患者就达 1 600 万以上，而登记在册的仅有 430 万人。精神障碍给患者及其家庭所带来的健康损害、精神痛苦和照料负担，可以形成强烈而持久的心身伤害。故研究精神障碍的各种规律，提升防病、治疗及康复水平是当代医学所包含的重要内容之一。

为深入认识和理解本门学科，下面就与精神障碍密切相关的核心概念分别加以阐述。

第一节　基 本 概 念

☞ 典型案例（附分析）1-1

火车上的精神病人

一、精神病学和精神医学

（一）精神病学

精神病学（psychiatry）是研究精神障碍的致病因素、发病机制、发生发展规律、临床症状表现、治疗、预防和康复的学科，属于临床医学的分支。精神病学是以神经科学为生理学基础，以医学心理学、人类学、社会学等为心理学基础，结合预防医学、康复医学及司法实践等相关内容建立和发展起来的。

当代精神病学除仍与神经医学联系密切外，已经发展出很多分支学科，并在"生物-心理-社会"医学模式的影响下，更为强调以人为本的治疗和研究理念，并在以患者为中心的原则下不断调整发展方向。

（二）精神医学

其涵盖的范畴要比精神病学宽泛，主要有两方面的内容，即一方面研究精神障碍的病因、发展机制、症状表现、治疗干预和疾病预防，另一方面研究社会心理因素对人类心理和躯体健康的影响。当代精神病学已经从主要着力于精神分裂症等重性精神障碍，扩展向适应不良等轻性精神障碍及其他类型的精神障碍。同时也将以生物医学为主的治疗模式，向整体治疗的干预模式转变。由于药物研发的突破、精神疾病治疗理念进步和公共精神卫生服务开展，精神障碍患者在临床治愈之后的疾病控制前景更为乐观，预后较前更为改善。综合各种因素，现在学术界更倾向以"精神医学"来代替"精神病学"作为规范名词。

二、精神卫生和精神康复

（一）精神卫生

精神卫生（mental health）又叫心理卫生或精神健康，广义的精神卫生指的是不同人群的精神健康促进及精神医学的相关咨询；而狭义的精神卫生指的是研究精神障碍的预防、治疗和康复相关内容，力争有效预防、及早诊治和功能恢复，最终使患者能重归社会生活。在工作实践中，往往突出其公共卫生属性部分，多指精神障碍的预防和疾病管理等。世界卫生组织及我国政府中管理精神疾病的部门，均命名为精神卫生处。由于精神卫生既是世界范围内的重大公共卫生问题，同时也是严重的社会问题，为规范诊疗活动、加大救助力度，切实保护精神障碍患者的合法权益和人格尊严，我国于 2013 年 5 月 1 日正式颁布实施了首部《精神卫生法》。自此，我国的精神卫生事业在法律的严格保护之下，乘上了健康良性发展的快车。

（二）精神康复

精神康复（psychiatric rehabilitation）是指通过生物、心理和社会等各种技术手段，使因精神障碍所导致的功能缺损甚至是精神残疾状况得以改善，并能恢复到一定的水平的过程。故精神康复所包括的是针对精神疾病的症状表现和功能损害的康复，分为院内康复和院外康复两种主要形式。精神康复的核心目标就是使患者能够最终回归社会，重新掌握生存和发展的各项技能，并能在一定程度上实现自己的人生价值。精神康复是整体治疗观中重要的组成部分，既往对其重要性认识不足，目前已经达成基本共识，即康复活动的效果决定了患者是否复发及能否被正常群体所接纳。这事关精神疾病治疗的成败及患者最根本的权益。

另外，还有某些为公众所熟知，但并不规范或其含义已经被以上概念所涵盖的名词或称谓，例如精神病、心理障碍、精神健康等，就不在此特别加以说明。

三、分支学科和相关学科

（一）精神病学的分支学科

1. 生物精神病学（biological psychiatry）　利用分子生物学、神经影像学、生物化学及电生理等方面的技术，来研究精神障碍（疾病）的病因、发病机制和实验诊断标准等内容的学科，称为生物精神病学。

2. 社会精神病学（social psychiatry）　研究精神障碍的社会性病因及社会文化相关影响因素的作用，探讨社会因素对精神障碍的临床表现及疾病进程的影响，并有针对性地提出具社会文化特征的精神疾病防治措施。

3. 儿童精神病学（child psychiatry）　对不同年龄阶段的儿童期精神障碍进行预防、治疗和康复的分支学科，并研究儿童相关心理发育障碍和心理卫生问题。儿童精神病学的重点是预防精神障碍的发生。

4. 老年精神病学（geriatric psychiatry）　研究人类老年阶段所患器质性精神障碍及其他类型的精神障碍的诊断治疗、预防保健和功能康复等方面理论和实践的学科。

5. 司法精神病学（forensic psychiatry）　是研究和解决患有精神障碍的人在刑事和民事诉讼中的地位及法律责任的学科，是处于精神病学与法学之间的边缘学科。研究重点在于精神疾患者在刑事犯罪、民事诉讼中的地位及能力问题，进行司法精神病学鉴定，以判明其真实的责任能力和行为能力，为司法部门进行审判提供科学的依据。

6. 社区精神病学（community psychiatry）　在生物精神病学、社会精神病学及临床心理学等相关学科的理论指导下，于社区环境中的精神障碍患者进行疾病管理、预防控制、诊断治疗及精神康复的研究及工作实践。

7. 会诊-联络精神病学（consultation-liaison psychiatry）　指在非精神卫生专业的专科医院及综合性医院中，对由其他学科的疾病所致精神障碍或精神心理问题进行诊断、治疗和康复的工作及研究。

8. 精神障碍流行病学（psychiatry epidemiology）　以宏观角度对精神障碍的致病因素进行流行病学调查，来研究精神障碍的分布状况、患病率及与所处环境中的影响因素的关系的学科。

（二）精神病学的相关学科

1. 心身医学（psychosomatic medicine）　是指研究由精神心理因素所引起，主要表现为躯体疾病的临床学科。主要研究对象是心身疾病，即与心理社会因素密切相关同时具有明确的病理生理变化的躯体疾病。

2. 医学心理学（medical psychology）　是研究人类的心理特质和心理活动，在健康和疾病的生发转归过程中所产生的影响和作用的心理学分支学科。医学心理学是心理学与医学的交叉学科，是应用心理学方法与技术与临床医疗实践相结合的产物，同时具有自然科学和社会科学的双重性质。医学心理学的核心任务是解决心理因素对人体各系统和器官生理功能的作用机制。

3. 行为医学（behavior medicine）　是以研究人类的行为入手，以探讨生命规律、疾病本质、疾病防治和增进健康的科学技术和方法。行为医学将与健康和疾病有关的行为科学及生物医学技术相结合，并将其应用于疾病的预防、诊治和康复的边缘学科。某些特定情况下也被当做医学心理学的近义词来使用。

第二节　精神病学的发展简史

☞典型案例（附分析）1-2
被迫害的最后一名"女巫"——海伦·邓肯

精神病学的发展首先与其所处时代的医疗技术水平相适当，但由于其更为突出的社会属性，故更易受到政治生态、经济水平及宗教文化等因素的影响。人类社会对精神障碍、精神病和精神卫生的认识和态度，也随着历史时期的更迭而不断变化。

一、西方精神病学的发展历程

真正意义上的古代精神病学发源于古希腊，英文中精神病学一词即来源于希腊语。以人类史上最伟大的医学家希波克拉底（Hippocrates，公元前460—前370）对精神病理现象进行概括归类为开端，他将各种病态的精神抑制命名为"抑郁症"，同时把各种病态的精神兴奋命名为"躁狂症"。更为难能可贵的是，希波克拉底当时就提出精神现象是大脑的产物，同时公布了著名的精神病理学四体液学说。故希波克拉底被尊崇为西方精神病学之父。古罗马时期比较注重精神障碍患者生存和照料权益的保障，公元前 5 世纪颁布《十二铜表法》中明确规定：精神障碍患者若无至亲照料，其身体和财产由血缘最近的族亲看护。精神障碍患者若无族亲照料，其身体和财产由所在宗族的宗亲看护。后来罗马对相关规定加以完善，通过由政府官员指定监护人的方式，来保障缺乏治疗和看护的病人的基本权利。古希腊和古罗马时期，是古代欧洲文明的黄金时代，繁盛的经济和文化为精神障碍的诊断和治疗积累了丰富的工作实践。到公元 5 世纪左右，欧洲的精神病专科得到了长足发展，尝试应用多种手段来对疾病进行干预，对疾病的致病因素进行严谨和深入的探讨，同时也能以相对人道的理念来对待患者。有观点将现代精神病学理解为古代西方精神病学的跨代延伸，是因为二者的核心思想不谋而合，都充满了人性的光辉。

进入中世纪（476—1644 年），欧洲进入战乱频繁的蒙昧时期，宗教统治和封建割据严重阻碍了医学的发展。中世纪是科学技术的黑暗前夜，许多医学专家就精神障碍的本源和性质问题，同教会进行了不屈不挠的勇敢斗争。但由于神权至上的社会环境，力图使精神障碍及精神障碍患者摆脱污名化的努力几乎都失败了，患者及家庭受到坚决和残酷的迫害长达近千年时间。难以计数的精神障碍患者被认为与魔鬼存在密切联系而被烧死，同时被迫害的还有因心理特点略有异样即被诬陷为女巫的女性群体。而同时期的阿拉伯世界则表现得开明和进步得多，阿拉伯人设立了专门机构来收治精神障碍患者。在中世纪的欧洲，包括精神病学在内的西方医学受到宗教神权和教会统治的严酷压迫，几乎停滞而无发展可言。

18 世纪末期，法国精神科医生 Pinel（1745—1826）对精神疾病的治疗理念和管理模式进行了颠覆式的改革，即否认精神错乱是魔鬼附体所致，将患者从地牢和锁链中解放出来，在相对自由的环境下治疗和康复，主张心身锻炼和运动治疗，以人道和尊重的态度对待精神障碍患者。Pinel 实验性质的举措在欧洲引发了连锁反应，各国机构和专家纷纷效仿，因此在精神病学的发展史上，把 Pinel 的改革视为欧洲精神科革新运动的开始。直到 19 世纪初经过系统精神科技能培训的护理人员才加入到精神障碍的治疗工作中来，同时促成了患者托养机构向专科医院开始转变。19 世纪末期开始，精神病学的研究和应用日见繁盛，逐渐涌现出一大批卓越的精神病学家，如首创疾病分类的现代精神病学之父——Emil Kraepelin（1856—1925），开创了日后被人们所熟悉的描述性精神病学。进入 20 世纪，精神病学更是得到了空前的发展，创造高热疗法的 Wagner Jauregg、发现药物痉挛疗法的 Von Moduna 和伟大的精神分析学派创始人弗洛伊德（Sigmund Freud, 1856—1939）等学界精英，将精神病学的发展推向了高潮迭起的全新发展阶段。特别是 Freud 成功地突破了既往精神障碍病因学研究的限制，其将致病因素和发病机制从器质性视角引向了心理性视角的努力，被后人认为是现代精神病学的第二次革新运动。在充分认识到社会隔离环境下的精神障碍患者，是很难实现症状和功能的康复之后，欧美各国的精神病学界兴起了去机构化运动，拆开精神病院的围墙，破除封闭病房的栅栏，让患者回归家庭并在社会条件下接受治疗和干预。这直接引发了精神病学的第三次革新运动，即社区精神卫生运动。20 世纪中叶，得益于精神卫生科普活动的广泛和深入开展，发达国家的民众对精神障碍的认知渐渐理性而科学，进而对患者及家庭充满了越来越多的理解和同情。故要求变革精神疾病的治疗模式，使患者享有更具尊严的生活的呼声日益高涨，西方国家的精神病学界将越来越多的精力投入到患者的院外治疗、社区条件下的疾病管理和康复训练等方面上来。氯丙嗪的巨大成功将精神障碍的药物治疗推上了全新的台阶，从此使非医院环境内的持续治疗成为可能。精神类药物的不断深入研发，终于将神经递质与受体之间的关系呈现在精神障碍的病因学研究人员面前。同时，各种物理检测手段的出现及心理测量技术的完善，也使精神障碍的诊断和评估渐渐走向客观证据，一扫原本被诟病过于主观臆断的阴霾。预防医学中三级预防观念在精神卫生服务中的引入，最终将第四次革新推向精神病学的研究和应用领域，如今的学科正沿着全新医学模式的路径走向综合预防和整合干预，并向建立"医院 - 社区"一体化防治体系的方向稳步前进。

二、我国精神病学的发展历程

尽管依据医学典籍的记载，最早于商代就存在关于疑似精神病性症状的文字记录，但在西方医学流入之前，我国仍不存在系统意义上的精神病学。19 世纪末期欧美国家的精神医学传入我国之后，在部分中心城市相继成立了一些专科医院和收容机构。1898 年，美国人 John Kerr 在广州创立了首家精神病院，标志着我国现代精神卫生事业的正式起步。20 世纪前中期，个别医疗卫生高校中开设了精神病学专业，并进行了一些研究方面的尝试，但由于战乱频繁而发展曲折。

新中国成立后，我国各地开始大力投入到精神病专科医院建设之中，其中相当大的比例是收容战争创伤相关精神心理问题的机构，同时以民政部门主导了针对无家可归且有可能成为社会安全隐患的人员的精神疾病救助。20 世纪 60 年代，尽管受到三年自然灾害和"文化大革命"的冲击，我国的精神卫生工作者仍然坚持临床实践和教学研究并重的原则，尝试性地开展了一些精神障碍的预防工作，并向人才培养方向投入了更多的精力。国家统编教材的编写出版，填补了本学科教学领域的多处空白。改革开放后，精神病学专业进入了快速发展的时期，与国际同行的交流日益增多，临床、教学和研究成果呈井喷式增长。进入 21 世纪后，我国政府对精神障碍防治工作日渐重视，对精神卫生事业投入逐年增多，国务院主持编制了数个精神卫生工作的阶段性规划，全国人大也讨论并通过了期盼已久的《精神卫生法》，我国精神病学发展的春天已然来到，未来将会充满希望并惠及越来越多的患者及家庭。

第三节　精神障碍的发生和结局

☞ 微视频 1-1
解读精神障碍：精神活动与异常行为

绝大多数精神障碍及越来越为公众所关注的心理问题，其确切发病因素和机制仍无法以目前的科学技术水平加以认识和解释，我们所能观测得到的只有症状表现和功能损害。诸多研究显示，精神障碍的产生是生物、心理及社会等多方面因素综合作用的结果，而精神障碍的发展和转归过程机制更为复杂，越来越多的社会环境因素参与其中，有时甚至发挥着决定性的作用。而精神障碍导致了众多的精神残疾和缺失功能现象，绝大多数患者的临床痊愈只是康复的第一步，尝试着与症状共生共存成为很多患者终身学习和掌握的目标。到底是哪些因素决定着人们是否罹患精神障碍，而这些因素的工作机理又是什么样子的，是现代精神病学始终致力于解决的科学难题，目前仍难有清晰的定论。精神障碍的病因学和发病机制，对于增进对本学科认知的整体观是极为重要的，本节将对主要的影响因素加以概述。为增强对精神障碍的理解，引入疾病的全病程干预康复理念我们从以下几个方面来探讨一下常见精神障碍的发生、发展

及转归结局的一般规律。

一、脑是精神活动的基础

精神障碍通常表现为认知、情感、意志行为和感觉记忆等方面的异常，而可观察得到的外显的心理行为都是大脑功能变化的体现，可统称为精神活动。精神活动受中枢神经系统的支配，同时还可影响躯体的状态和功能。人类日常生活中的言行举止、工作人际及七情六欲都处于大脑的调控之下，故如果没有大脑结构和功能的完整，就不存在精神活动的完整。纵观人的一生，就是在以大脑为内因、以成长经历、社会环境和生活事件为外因来影响个体的心身生长的历程。故深入认知脑的结构与功能具有重要意义。

神经系统是人体最为重要和复杂的系统，而大脑则是神经系统内最为复杂和重要的器官。人脑由大约 1 000 亿个神经细胞及大量更多的神经胶质细胞组成，而每个神经元与周边其他的神经元可形成数目过千的突触联系，这使人脑形成了大小各异和种类繁多的神经环路，并通过不同的神经干路接收和处理信息。如果脑的结构受到损害，其完整性和有效性发生异常，那么正常的精神活动便难以维持，即有可能产生器质性病变为主要致病因素的精神症状。

脑内的神经生化反应则更为复杂多变，神经元的"电信号 – 化学信号 – 电信号"生理转化过程主要在突触部位完成，而脑内的神经递质对信号的传递和转化具有关键作用。脑内的神经递质主要有两种，一种是大分子，如 P 物质和阿片肽；另一种则为单胺类递质。仅具有神经递质是无法启动与精神活动相关的生化进程的，还需要有相应的受体结合才能产生神经生物学效应。研究发现，5- 羟色胺至少有 14 种受体，多巴胺则存在 5 种受体，神经递质一般都是与多种受体相结合而产生反应。近年来不断出现的抑郁障碍患者自杀事件引起了社会各界的关注，也促使精神卫生工作者对其致病因素进行深入探索。研究结果显示：情绪低落、活动减少、焦虑烦躁、失眠早醒、食欲和性欲减退等症状与 5- 羟色胺的可能与功能降低有密切关系。而情绪高涨、易激惹和神经兴奋性增高与 5- 羟色胺的功能亢进有关。在精神病学相关研究中，多巴胺是最受关注的神经递质之一，同样能与之相结合的受体也受到相应的重视。目前学术界所公认的推论是，多巴胺功能亢进可能与精神分裂症的阳性症状有关，多巴胺功能低下则可能与精神分裂症的阴性症状有关。

脑的可塑性是神经系统的重要特征之一，纵观人类个体的一生，神经元和神经环路的结构和功能都处于变化的过程之中。脑的可塑性是学习行为和适应行为的基础，其变化的结果证明了人脑的高度复杂性。如果不存在脑的可塑性，那么人从出生后除保有生存的原始本能之后，很难通过观察和学习来掌握社会生活的其他技能。同时，脑也难以通过复杂的工作途径将瞬时记忆向短时记忆和长时记忆存储模式转化。目前认为，脑的可塑性在两个层面上决定着记忆的形式和内容，即改变突触间信息传递的交流模式，或是促使全新的突触联系的形成。人类经历相对短暂的时间进化到今天的生理和社会结构，人脑的结构和功能的优势作用不可低估，但生物学因素绝不是目前我们所观察到的精神活动的唯一动因。人类的日常精神活动以及异常心理行为，都是内外部因素相互作用的结果。神经科学证明，时至今日我们的大脑仍在改变和进化之中，故要认识和理解精神障碍的产生、发展和转归的全程，丰富而深入的脑神经科学知识是必不可少的基础。

二、精神障碍的致病因素

病因是指客观环境中存在的生物的、物理的、化学的、社会的等有害因素，或者人体本身具有的遗传缺陷或心理特点，作用于机体可以引起生理及心理致病效应的影响因素，又叫致病因素。精神障碍的病因学所研究的是内外环境的各种致病因素，是在怎样的发病机制综合作用之下，引起人们认知、情绪和意志行为方面的损害的。

（一）生物学因素

到目前为止，器质性精神障碍的病因和发病机制是相对明确的，例如血管性痴呆的病因是在脑血管损伤后，引发的脑组织血液供应障碍所导致的脑功能衰退；结核性脑膜炎所致精神障碍的发生，是在结核杆菌感染后，脑实质炎性改变伴干酪样坏死，脑膜充血及脑回变浅，蛛网膜内大量炎性渗出等因素所致；甲状腺功能减退所致精神障碍，则是因为甲状腺激素分泌量下降之后引起的透明质酸、黏蛋白、黏多糖等对脑组织的浸润，使脑血流量减少和神经纤维的退行性病变而成，等等。而更多为人们所熟知的功能性精神障碍，如心境障碍、神经症性障碍和分离转换障碍等，均未能找到较为确切的病因和发病机制，同时更缺乏相应的物理化学检测特征性指标。而在病因学研究领域最受重视的精神分裂症，目前也仍处于若干推测和假说并行的阶段。到底在精神分裂症的发病过程中，遗传因素、神经发育、脑的结构变化及神经递质等哪一种因素具有显著影响，学术界依然莫衷一是，难以达成共识。经过科学研究的开拓和积累，我们了解到精神活动和心理特征不能简单理解为神经生理现象或是神经生化进程的结果，更不能将人所生活的主客观环境中的心理因素和社会因素作为精神障碍病因的全部解释。就目前的学科发展阶段而言，还是倾向于从生物－心理－社会这三个方面来对精神障碍可能的致病因素做出相应的阐述。

目前被认为可以影响精神障碍的致病进程的生物学因素，包括遗传因素、神经发育、外伤、躯体疾病、感染、中毒和营养不良等诸多类别，具体的作用机制将在各论详细加以介绍。

（二）心理因素

1. 心理特征　每个人都拥有与生俱来的气质类型和性格特点，表现为在与众不同的个性化心理行为模式。在日常生活中印象深刻的，除能力特长和兴趣爱好之外，多数是个体独有的认知评价和应对方式的显著差异。某些精神障碍患者在精神症状出现之后，出现明显的人格改变是由于器质性因素所致，如癫痫所致精神障碍、酒精和毒品的长期滥用及早期的阿尔茨海默病等。这些变化与患者原本的人格特征相去甚远，甚至南辕北辙，让患者的亲友及周围的人们感到惊讶和困惑。同时也有部分精神障碍，其症状表现与发病前的心理特质具有高度的相似性，或者可认为是一脉相承。如在广泛性焦虑患者群体中常见的回避性人格和依赖性人格特征，部分适应障碍患者自幼表现为感觉敏锐、挑剔计较及偏向于退行性的应对方式。研究发现，相当比例的躯体形式障碍患者具有多疑敏感和注意力固着的性格特点，而强烈的暗示性、富有感染力的表演性和高度的自我中心几乎已经成为分离（转换）障碍患者的个性标签。临床实践中可以观察得到，具焦虑人格特质的人更容易产生睡眠障碍和性功能障碍；而越来越多的观点倾向于将过度的完美主义行为模式，看作是强迫障碍的主要心理特质基础。有报道称，精神分裂症患者具有更为脱离现实的人格特质，且与阳性症状存在密切关系，这为心理因素作为病因而存在又提供了实证的支点。

由于精神病学发展的时代局限，我们仍不能将某一种心理特点与精神症状的发生画上必然的等号。但心理因素与精神障碍的联系是密切的，这也正是关于致病因素的心理成分作用机制一直占据着本学科研究领域的重要部分的原因之一。

2. 生活事件　在社会公众的认知中，总是有意无意地放大生活事件的作用，人们总是喜欢把精神障碍的发生归结于"精神刺激"，也就是因各种不良生活事件所带来的心理创伤，而非就自身的遗传因素、家庭环境、心理特点等方面进行深入反思。精神病学领域研究患者的自知力已有多年，但对所谓"正常健康人群"所拥有的自知力的性质和水平，仍所知甚少。决定每一位个体在面对生活事件时是否引发应激相关障碍的因素，除去我们所熟知的认识评价和应对方式之外，极为可能依然包括自知力中对现实处境觉察能力的部分。

精神病学和医学心理学中的生活事件代表着可能对个体心身状态产生危害的外部事件，也就是发生在环境中的应激源。具有致病因素意义的生活事件范围较广，按照对个体影响的性质可以归纳为两大类：正性事件和负性事件。按照现象学角度可以分为家庭生活事件、自身健康事件、学习工作事件、人际关系事件、重大经济事件、社会生活事件、自然环境事件等。学科内部已有定论，突发的重大创伤性事件和持续的慢性职业、人际及家庭应激，是造成应激相关障碍最为重要的因素。几乎经历亲人亡故特别是丧偶事件的人，都会在一段时间内无法保持原有的心理平衡和精神健康水平。纵观许多精神障碍的发生、发展和结局的过程，应激性因素全程参与其中，有时甚至会成为具有决定性的因素。研究提示，生活事件对人体健康的致病作用或许是通过干扰免疫功能的途径来实现的，经过精神创伤之后的负性心理体验会导致淋巴细胞免疫功能的低下。

对生活事件和应激源的探索，必然离不开针对认知评价和应对方式的讨论。面对生活事件的打击时，人们首先要通过认知评价系统来对事件的性质、程度和后果等危害性加以评估，再利用固有的应付策略加以解决处理，维护自身利益和心身健康。认知评价的过程决定个体如何感受和分析应激源，即怎样来看待自己所面临的事件。应对方式的选择和实施决定个体如何处理和解决现实问题，即怎样来让自己摆脱困境。这两个心理行为过程并非是个体先天所固有的，故不能归类为心理特质。认知和应对的模式建立，需要长期家庭教养和持续社会学习的滋养浸润，具有高度的可塑性和能动性，是部分精神障碍治疗干预的重要节点。故生活事件的发生并不一定产生精神心理问题，而能否客观和冷静地进行理性分析，并选择恰当高效的处理手段，才可能是决定心身损害是否出现的主要动因。

3. 社会心理支持　社会学中的"社会支持"指个体生活在社会环境中不可避免地要同其他人发生各种各样的联系，而社会心理支持更为强调的是个体与社会各方面的联系对心理健康的保护作用。社会环境中的心理支持来源于亲密关系、亲朋好友、同事伙伴及利益相关方等个体，同时也来源于社会单元和群众组织等社会性群体。

人是社会化的动物，没有任何个体可以在社会人际关系隔绝的状态下，长期保持原有的精神健康水平。对社会心理支持的简化理解，就是当遇到困难而又应付不了时，我们可以寻求得到有效帮助，而这种帮助又不是完全以利益交换为基础的。来自其他人或组织的支持，无论是物质还是精神方面，都会对个体形成心理健康的保护性外壳，相当于将其与伤害性事件部分地隔离开来，减小甚至免除可能的精神损害。如果我们在面临重大生活事件的突然冲击时，利益受到重创同时感受到强烈的精神痛苦，运用既往惯于的应对手段又完全无效，处于"打不过，躲不了"的艰难境地，最后发现自己居然没有亲人朋友可以依靠，也没有高强的能者贵人施以援手，便是处于社会心理支持相对匮乏的困境。社会心理支持的缺失对精神障碍发生的作用不可低估，已经越来越多地被精神卫生工作者所关注和研讨，相信在未来一段时间内将会成为研究的重点方向之一。

（三）社会因素

1. 经济水平　20世纪中叶的报道就曾多次提示，低经济水平所导致的长期生活贫困与精神分裂症的发生具有密切关联。整个社会范围内经济崩溃和物资匮乏而导致的新生儿营养不良，其后果包括神经发育异常在内的多方面生理和心理损害。同时，相比于经济水平普通程度家庭，长久处于贫穷困境中养育的孩子，也被观测到敏感脆弱、自卑怯弱、自信心差、过高自尊和过激防卫等心理行为倾向。脆弱的经济承受能力，不仅对某些精神障碍和心理问题的产生具有重要作用，对疾病发展演化进程的影响也不可小视。精神障碍的治疗和康复需要持续地花费资金，给患者和家庭带来巨大的经济压力。部分贫困家庭无力承担医疗费用，最终只好遗弃或关锁患者，导致患者丧失了有效治疗的机会，同时也给社会安全增添不确定因素。所以经济水平在很多时候是决定精神障碍患者能否康复的主要因素，如果贫困家庭的精神障碍患者未能被纳入政府的精神卫生服务网络，又缺乏有力的社会支持，那么其疾病的痊愈几乎无法实现，这又决定了患者疾病的最终结局。

2. 社会角色冲突　人类进入文明时代之后，每一位个体在社会生活中都有意或无意地扮演着不同的社会角色。角色的实质是赋予个体相应的责任，如作为父母养育子女的责任、作为夫妻维持家庭的责任、作为公务员服务公众的责任、作为军警保卫安全的责任及作为未成年人传承家族的责任等。在当代社会，不存在单独的角色和单独的责任，往往都是一个角色肩负数个社会责任，这对个体的躯体和精神均形成巨大负担。有报道称，过高的角色期待与抑郁症状导致的自杀具有相关性，而部分青少年的神经性贪食行为与父母过高的期望值有关。越来越多的证据表明，某些性心理障碍（性虐待）及非物质成瘾行为与个体难以承受自身的角色责任具有联系。

改革开放以来，我国社会结构发生了重大变化，完成了原来的多子女家庭向单（双）子女家庭结构的转变。由于子女数量的减少，使家庭中的成年成员有更多的资源和时间来照料儿童青少年，在得到更精细的养育的同时，子女也承受更多和更沉重的角色期待。临床观察得到，以极端情绪和异常行为为主要表现的精神障碍具有持续的低龄化趋势，青少年自杀事件及适应不良问题不断地出现在公众视野之中，引发了激烈的讨论和关注。

3. 宗教习俗及传统文化　自蒙昧时代起，精神障碍的解读和干预就由原始信仰指导下的巫术承担。直到百余年前，一神教和多神教所属的神职人员仍在不同程度地参与着精神障碍的识别和处理。历经数千年的演变，精神障碍作为一组疾病已经被世界上绝大多数国家和民族所接受，但仍有少部分地区以巫术形式对其进行干预。以佛教和基督教为代表的当今世界主要宗教，对精神障碍患者表现出极大包容的同时，也积极主动地向患者及家庭提供支持。天主教和东正教所提供的"告解"仪式，给教徒以缓解焦虑和减轻压力的有效出口，对某些精神障碍的发现、治疗和康复具有良好的辅助作用。一千多年以来，我国的佛教寺院一直为信众提供暂时性的斋戒清居条件，对需要改变生活环境以对抗精神障碍的患者及家庭提供了有力的支持。在与主流社会相对隔离的寺院中参与对心身状态有益的活动，更是对处于康复期的精神障碍患者的功能恢复具有良好的促进作用。

全世界范围内某些地区仍保有浓厚的多神教文化传统的影响，部分民众在享有现代科技服务的同时，也对求神问卦等宗教行为保持开放性的态度，特别是当面临重大突发难以理解和应对的生活事件时，更易于寻求具

当地特色的宗教仪式的帮助。我国北方部分地区受通古斯萨满教的影响较深，萨满巫师以个人身份向社会提供宗教服务，主要进行占卜、祈福及喜丧活动主持等，与精神障碍密切相关的是驱魔逐鬼及请神送神（跳大神）等仪式活动。虽然宗教信仰对于精神活动的主观能动性是可以证明的，对精神障碍所产生的作用仍无法加以系统量化，但的确是精神卫生服务过程中不可忽视的现实因素。

不同时期和地域的人类社会，对精神障碍都会形成普遍性的和固定性的认识观，这决定着社会绝大多数成员对待患者及其家庭的基本态度。从原始社会中对异常精神活动的敬畏和盲从，到黑暗时代对精神疾病的妖魔化和灭绝行为，再到当今世代对患者普遍地无视、拒绝、躲避和歧视，每个时代都拥有特定的精神疾病认识观。受科技进步程度所限，这些认识严重阻碍了精神卫生事业的发展，但不可否认的是，社会共识所形成的文化惯性即使是隐性的，也对精神障碍的康复前景起到远超人们想象的作用。

4. 精神卫生知识科普情况　我国精神障碍的预防、治疗和康复在几十年来进展缓慢的原因之一，是相关的知识普及工作投入过少。近些年重性精神疾病患者伤人事件的频发，展现出某些具高度危害风险性患者的发现和管理难以开展，其中部分原因也是由于科普的不足。众所周知，人们对陌生事物产生畏惧心理，主要是由于对陌生事物不熟悉和不了解。科学普及工作所针对的，就是在观念上补充和更新人们的知识，以实现减少不必要的误解和消除有害的歧视。

疾病的科普工作往往是一个复杂系统的工程，规划和实施过程中会遇到各种阻力和困难，非常可能投入巨大而收效甚微。比如为了保障我国近一亿名左右的乙肝病毒携带者的生存发展权，自2007年起国家就明确立法不允许对这一人群进行就业歧视，国务院也明确发文禁止在招工体检过程中检测乙肝病毒。但由于连续的科普工作开展的不尽如人意，直到现在仍不时出现携带者因歧视而自杀的报道，被歧视的人群存于任何年龄、性别和教育程度，从反面证明了疾病的科普工作的重要性。精神卫生知识科普也不例外，而且应该是先于疾病的治疗和康复的内容，走在预防和管理工作前面。

目前急需向社会公众普及的精神卫生知识，主要包括以下内容：精神疾病和心理问题的区别与联系、常见精神障碍的症状表现和早期识别、心理危机干预相关知识、心理健康自我维护技巧、精神卫生服务的获得方式

及家属知识技能教育等。

三、精神障碍的最终结局

若能得到及早的识别干预、系统全程的整合治疗和持续有效的康复训练，多数精神障碍患者能够实现临床意义上的痊愈，并有希望回归家庭和社会。但受诸多现实因素的制约，相当一部分患者并未能达到院内治疗的基本目标即离开医院，抑或是实现了医院环境下的医疗目标却无法坚持后续治疗，更有可能是缺乏良好的康复环境而无法实现社会功能的恢复和提升。

综合以上因素，精神障碍患者所面临的疾病结局，分别为完全痊愈、部分痊愈、未痊愈和精神残疾。完全痊愈和未痊愈两种状态相为易于理解，下面仅对部分痊愈和精神残疾做一阐述。

（一）部分痊愈

近年来渐渐被学科所接受的观点之一，是"带着症状生活"或"学会与疾病共存"。精神科医师已经意识到，并非所有的精神症状和异常行为都可以通过医疗手段加以消除。在患者自知力大部分恢复及行为可控性基本如常的情况下，如果某些思维或情感症状处于顽固的状态，那么探索一条尽可能提升生活质量、减轻疾病影响的自处之道或许对患者更具有现实意义。尽管目前精神障碍患者及家属对此理念仍认识不足，习惯性地认为只有当所有的心理行为表现都如健康人群一样的"正常"，才算是医疗行为有效的标准，更是出院归家的标准。当前的多数患者及家庭无法接受精神疾病的康复是长期或终生的进程，总是希望毕其功于一役，期盼回家之后的患者就是完全意义上的正常人，从此与吃药和治疗无关，这与目前的精神障碍诊断和治疗现实水平并不相符。部分痊愈的观点，就是当主要的症状表现得到消除或控制，患者具有了一定的行为能力和自我照料的意愿后，尽早地加入到正常的社会生活。对于无法解决的症状进行理性分析和自我接纳，从被动地与其一同生活，到逐渐接受其为生命中的组成部分。这是治疗效果存在又无法实现完全痊愈的患者较为理想的生存方式，也是患者家庭摆脱疾病阴霾的良好途径。

（二）精神残疾

医学及社会学含义的残疾，指的是个体因躯体或精神方面的障碍，难以或无法适应日常生活和社会劳动的心身状态。按原因可分为伤残和病残，因疾病所致残疾状态中包括有精神障碍所致的残疾，即精神残疾。

精神障碍患者处于残疾状态之后，尽管在躯体上不存在结构性的缺失，但精神活动的失功能导致生活、工作及人际等多方面的缺拒。精神残疾是医生、患者家属及全社会都最为不愿看到的疾病结局，因为这几乎宣布患者作为人类个体未来应有的价值可能性均被否决。虽然近年来对精神残疾的康复训练发展迅速，在一定程度上缓解了部分患者的功能损害，但措施的普及和成效的评估还需要大量的时间。通常情况下，我们把精神残疾分为四级，以区别患者社会功能缺损的程度，便于更具针对性地展开治疗、康复和管理。

虽然精神障碍的各类繁多，致病因素各不相同，但都可归结为生物–心理–社会因素相互作用的结果。疾病的发生、发展和结局过程中，来自人类个体内部和外部环境的诸多成分混杂交织在一起，形成了既一般又独特的致病机制，而且每种因素、因素与因素之间和发病机制都处于充满可变性和偶然性，极易受到未知因素的影响而发生不可预测的改变。精神障碍患者的异常精神活动和特有心理行为，就处于这繁杂多变充满无限可能的、时刻保持运转的综合系统之中。认知和理解了精神障碍的这种独特属性，对于掌握精神病学的学科本质是极为必要的，对日后解决临床、康复和预防工作中的现实问题具有指导性的意义。

☞ 拓展阅读 1–
我国关于精神残疾的定义及分级

第四节　精神病学的发展方向

☞ 微视频 1–2
钻研与汗水——精神科医师的专业成长

全球范围内对精神障碍和心理卫生的关注浪潮于20世纪中后期兴起，世界卫生组织将每年的10月10日定为"世界精神卫生日"，以期提醒各国政府和民众关注精神障碍，关爱患者家庭和警惕精神残疾。进入21世纪，精神医学获得了迅猛的发展，故2010—2020年被 Nature 预言为"精神障碍的十年"。在颁布实施了《中华人民共和国精神卫生法》（以下简称《精神卫生法》）之后，我国的精神卫生事业也正在努力迎头赶上。

☞ 人文视角 —1
世界精神卫生日的由来

精神病学作为现代医学的分支，需要通过与其他临床学科相似的途径来实现坚实而有序的发展。精神卫生工作者仍然要依靠对科学研究、临床实践和社会服务等方面的积极持续投入来强化学科建设。

一、精神病学的科学研究展望

未来的 10 年至 20 年间，针对精神障碍的病因学研究仍是主要的科研方向，在分子水平探讨致病因素与基因组的关系已经成为主流。对神经递质及其受体的结构和功能的了解将会更进一步，脑的可塑性与疾病转归进程的关系也将会更为清晰。21 世纪前十年间，在神经科学领域大放异彩的脑功能影像学研究将继续占据精神病学研究的制高点，精神药理学的飞速进步将会把不良反应更少、治疗效果更强的新一代药物呈现给我们。精神病学除原来的相关学科之外，必定会与神经科学关系密切的其他学科形成交叉地带，精神病学的亚学科数量将会显著增多。除生物精神病学的大踏步前进外，社会精神病学和社区精神病学也会逐渐成为深入研究的亮点领域。

二、精神病学的临床应用展望

由于我国的医学模式变迁仍在进行之中，以患者为中心的指导思想下的精神疾病专科服务体系尚未普遍建立，以提升社会功能为主的训练活动也未能在精神康复工作中得到良好的推广和反馈。未来 20 年甚至更长的时间里，临床精神病学要解决的，不仅仅是单一用药、以最小的剂量获得最大的疗效和减少不良反应这样的狭义性问题。将药物治疗、心理治疗、物理治疗和康复治疗等多种技术手段有机结合的一体化整合模式，必然在全病程干预的核心理念指导下成为新时期精神科临床工作的首选。其中急需解决的，是如何尽快加强院内环境的康复治疗，即把临床康复提前到症状完全缓解之前展开，这对保障患者及家庭的根本健康权益极为重要。可喜的是，国内某些专科医院借鉴和学习国际先进经验，不但加大了对康复训练中心和工娱治疗设施的基础投入，还在医院内规划设立了患者回归社会的过渡机构。

三、精神病学的社会服务展望

精神卫生事业的公共服务部分涵盖较广，需要在未来一段时间内不断加强的首推为精神障碍和心理卫生的科普工作。在普及性工作取得阶段性进展之后，服务的对象应加以分流细化，针对不同背景的人群提供更具个性化的科普形式和内容，比如专门面向社会弱势群体或严重职业应激损害的职业人群的科普活动。同时，重性精神疾病控制和管理工作应按照现行既定方针继续深化，许多工作目标和实现途径须得到切实执行。全方位清除各地精神障碍防治工作中的盲区，力争最大限度地将具有社会危害可能性的患者纳入网络管理，享受国家政策规定下所应得的治疗和康复服务。

同时，精神病学专业人员应立足临床实践和科学研究，放眼公共卫生服务，积极研讨和提出精神卫生事业相关的政策建议，为政府行政主管部门进行卫生决策时提供佐证，也可以从侧面推动社区精神病学和社会精神病学的进展。

四、精神卫生相关政策法规建设的发展

（一）精神卫生法

我国精神卫生事业发展史上最具标志性意义的重大事件，是《精神卫生法》的颁布和实施。一直以来，我国的精神卫生立法工作远远落后于世界平均水平，包括多数发达国家和部分发展中国家。我国的精神卫生法律草案经过数易其稿，反复审议，到最终通过人大表决通过，在各方的激烈争论和博弈中走过 27 年的时间才姗姗来迟。我国的精神卫生法是一部规范精神障碍患者治疗、保障精神障碍患者权益和促进精神障碍患者康复的法律，其法的指导思想在于保护公民接受治疗的自主权、增进患者及其家庭的福利和增加公众受益于精神卫生事业发展的可能性。下面是立法工作的历程：

1985 年，《精神卫生法（草案）》开始起草。

2011 年 9 月 19 日，国务院常务会议讨论并且原则通过《精神卫生法（草案）》。

2011 年 10 月，《中华人民共和国精神卫生法（草案）》及其说明在中国人大网公布，并且向社会公开征集意见。

2011 年 10 月 24 日，《精神卫生法（草案）》提请十一届全国人大常委会第二十三次会议第一次审议。

2012 年 8 月 27 日，《精神卫生法（草案）》提请十一届全国人大常委会第二十八次会议第二次审议。

2012 年 10 月 26 日，全国人大常委会表决通过了精神卫生法。

2013 年 5 月 1 日《精神卫生法》正式实施。

以立法的形式规范疾病的预防、治疗、康复、科研和健康教育等内容，使我国的精神卫生工作终于实现有法可依，摆脱曾经无凭无据的困境，从而保障了专业技术服务向科学有序和良性发展的方向转进。《精神卫生

法》实施之后必然会积极听取行业内和社会各界的反馈，未来的日子里，关于法律的修订和完善工作，是精神病学学科建设的内在要求，更是精神卫生工作者研究和实践的重要内容。

（二）全国精神卫生工作规划

新中国成立以来，我国政府为保障精神卫生事业的顺利进行，并为精神障碍的防治设立阶段性的目标和实施途径，数次发布《全国精神卫生工作规划》（以下简称工作规划）。在2015年6月4日公布的最新版工作规划（2015—2020年）中，明确提出"精神卫生是影响经济社会发展的重大公共卫生问题和社会问题。加强精神卫生工作，是深化医药卫生体制改革、维护和增进人民群众身心健康的重要内容，是全面推进依法治国、创新社会治理、促进社会和谐稳定的必然要求，对于建设健康中国、法治中国、平安中国具有重要意义"。从国家建设战略的高度对精神卫生工作的重大意义加以肯定，同时申明制订和实施规划的目的就是加强精神障碍的防治和康复，推动我国的精神卫生事业全面发展。

面对现有精神卫生服务能力和水平远远不能满足患者和公众的健康需求的严峻现状，最新版工作规划提出了未来五年我国精神卫生工作的总体目标和具体目标。到2020年我国精神卫生工作的总体目标是"应普遍形成政府组织领导、各部门齐抓共管、社会组织广泛参与、家庭和单位尽力尽责的精神卫生综合服务管理机制。健全完善与经济社会发展水平相适应的精神卫生预防、治疗、康复服务体系，基本满足人民群众的精神卫生服务需求。健全精神障碍患者救治救助保障制度，显著减少患者重大肇事肇祸案（事）件发生。积极营造理解、接纳、关爱精神障碍患者的社会氛围，提高全社会对精神卫生重要性的认识，促进公众心理健康，推动社会和谐发展。"同时，规划对各项分支工作也提出了具体目标，涵盖有精神卫生综合管理小组建设、精神卫生服务体系和网络建设、精神卫生专业人才培养、严重精神障碍救治管理、常见精神障碍和心理行为问题防治、精神障碍康复训练及精神卫生工作的社会氛围等方面。最新版的工作规划不仅为精神卫生事业提出发展目标，也为每项具体目标的实现提供了途径策略和保障措施，并对工作规划的实施进展、质量和成效进行督导与评估作出明确的规定。国家责成卫生计生委，将重点任务落实情况作为督查督办重要事项，并将结果作为对主管部门绩效考核的重要内容。初步确定至2017年，卫生计生委将会同相关部门对规划实施情况进行中期考核；到

工作规划结束的2020年，由国家组织开展规划实施的终期效果评估。

五、精神卫生专业技术人员的职业前景

我国精神卫生资源紧缺不仅体现在物质基础上，虽然至2014年底，全国范围内的精神卫生专业机构达到1 650家，拥有精神科床位22.8万张。但作为技术服务主干力量的精神科医师却只有2万多名。在20世纪末期，美国的精神科医师就已经突破40万人，同时还拥有数量更为庞大的临床心理治疗师、社工及志愿者参与到精神卫生的各个层面工作。改革开放后经济腾飞取得的巨大成功，高等医学教育和职业化再教育的不断深化发展，使我们具备了精神卫生事业发展的物资和人员条件。为了尽快缩短与世界平均水平的差距，精神病学人才培养事业已经得到了政府、高校和用人单位越来越多的重视，而新加入精神卫生专业技术队伍的年轻人，也相应获得历史机遇和未来的发展红利。

自2012年起，精神病与精神卫生学专业的本科生就业形势大好，签约率始终居临床医学各专业毕业生的前列，2014年度齐齐哈尔医学院的精神病学本科层次毕业生就业率达到100%。目前有7家高校被批准可以开办精神卫生专业，招收五年制本科学生。除去新晋批准的3家院校，中南大学、哈尔滨医科大学、齐齐哈尔医学院和蚌埠医学院4家高校每年招收精神卫生本科学生400人左右，其他一些院校被允许招收临床医学的精神卫生方向学生近300人。按我国2020年争取增加精神科医师数量达到4万人的目标来看，精神科人才培养中的供需矛盾极为突出，短期内难以解决。

全国范围内的精神病院和综合医院的心理科都在积极补充各个学历层次的毕业生，特别是新建的精神卫生机构对人员的需求更为迫切。这对精神病与精神卫生学专业的毕业生是难得的机遇，精神科很快就会摆脱原有的尴尬地位，从事精神科工作也将会受到越来越多的尊重和理解。只有将提供范围广、质量精良的精神卫生服务与人民群众的现实健康需求结合起来，才有可能让更多的公众认识和接纳精神障碍、患者和精神科医生。精神科医师队伍扩大的趋势不可阻挡，及时地加入这支专业技术团队，并在日常工作中锻炼和发展自己，是有志于从事现代医疗工作的年轻人群体最为理想的选择之一。

（张聪沛）

复习思考题

1. 尝试探讨精神障碍和心理问题的区别和联系。

2. 何种因素促进精神医学发源于西方世界?

3. 精神障碍的疾病进程中，哪些因素可能是具有关键性的?

4. 如何更有效地掌握精神病学?

网上更多……

本章小结   教学PPT   自测题

第二章

精神障碍的病因学

关键词

精神障碍　　　　病因学　　　　病因分类　　　　病因模型

　　精神障碍的病因学（etiology of mental disorders）所关注旳是各类精神疾病的发病原因和发生机制。是精神病学基础的重要组成部分。绝大多数精神障碍均为多因素疾病，与诸多的生物、心理和社会等因素相关，决定了精神障碍病因学的复杂性。在目前的学习阶段中，应该着力于对各类精神障碍的素质因素、诱发因素、维持因素、贡献因素及各种病因学模型的认识与理解。对这一领域的探索仍将是今后精神医学界长期的任务。

第一节　概　　述

绝大多数精神障碍均为多因素疾病，与诸多的生物、心理和社会等因素相关，同时，在不同患者之间往往存在着临床表现和病因分布的异质性（heterogeneity），决定了精神障碍病因学的复杂性。目前，大约有90%的精神障碍病因不明，即使是在病因学研究方面已经做出了一些重要发现，但对于这些发现的解释也经常是困难的。在目前认为病因比较明确的精神障碍中，如某些器质性精神障碍、精神活性物质所致精神障碍、应激相关障碍等，也一直存在着对发病机制如何进行深入阐明的问题。

本节着重介绍精神障碍病因学研究的复杂性和精神病学的病因分类，对本章内容的掌握是科学理解精神障碍发病机制的基础。

一、精神障碍病因学研究的复杂性

精神医学界一般认为，精神障碍病因学研究的困难主要来源于3个方面。

首先，对于许多精神障碍而言，疑似病因与疾病效应（发病）在时间上经常相距遥远，造成二者间的因果关系难以被最终确认。有研究提示某些因素与精神疾病的发病有统计学相关，比如，童年期被虐待经历与青少年及成人期焦虑性障碍、孕期病毒感染和围生期并发症与精神分裂症、童年期亲情剥夺与成年期抑郁症、过度保护的教养方式与恐惧症、早年颅脑外伤与老年痴呆，等等。但是，要确认这些相关是否为因果关系，最好的方法是采用前瞻性研究，需要对大样本的被试进行为期数年乃至数十年的跟踪随访，这显然是非常困难的；其次是采用回顾性队列研究，需要被试回忆其早年的成长经历，这显然是不甚可靠的。

其次，在精神障碍的病因学研究中存在着一种比较普遍的现象，即疑似病因与疾病效应之间缺乏特异性的联系，同样也造成病因确认的困难。一方面，一种疑似病因可能与多种精神障碍均有联系，如童年期亲情剥夺已经被发现与青少年期及成年期抑郁性障碍、焦虑性障碍、自杀、物质滥用、反社会性人格等均有联系，再如5-羟色胺代谢紊乱与抑郁障碍、恐惧症、惊恐障碍、强迫症、神经性厌食等均相关，而生活事件和心理应激与各类精神障碍的联系则更为普遍。另一方面，一种精神障碍往往与多种疑似病因均有联系，如抑郁障碍与遗

传易感性、神经递质紊乱（5-羟色胺、去甲肾上腺素、多巴胺等）、神经内分泌功能紊乱（下丘脑-垂体-肾上腺轴、下丘脑-垂体-生长素轴等）、童年期不良经历、负性生活事件、消极认知等均有关系，大部分精神障碍（特别是"功能性精神障碍"）也都存在着类似的现象。从群体的角度而言，上述多重交叉联系已经被很多研究所证实，但从个体的角度而言，不同患者的发病原因存在着很大的不同（病因的异质性），要判断某一患者的主要病因是什么，在临床上往往是相当困难的。

最后，疑似病因对于精神障碍发病的作用往往是通过复杂的中介过程而间接实现的，因而对各种发病因素贡献度的判断是困难的。比如，在与抑郁障碍相关的遗传因素、童年期不良经历、不良认知、负性生活事件、神经生化与内分泌代谢紊乱中，孰为主要病因、孰为中介因素、孰为疾病的后果呢？有学者提出了这样的假设：具有遗传易感性的个体由于高焦虑性个性特质和生活氛围（由上代类似疾病所营造）使然，往往会在童年期经历到更多的心理挫折，从而使得其对自身、对环境、对未来都更容易产生消极悲观的认知。而社会环境对消极认知的拒绝态度则往往使其在成年期同样会比他人遭遇更多的生活事件，导致更多更严重的消极情绪，直至达到抑郁障碍的程度。与此类似的认识适用于大多数精神障碍，即内在的素质因素和外在的生活应激往往都被认为对发病有重要的贡献，二者与疾病之间的联系往往需要按照"病因-中介-诱因-发病"的模式来理解。

除了上述三点之外，被广泛应用于躯体疾病研究的动物模型，在精神医学病因学研究中的作用也具有很大的局限性。其一，使用动物模型难以模拟人类精神障碍内隐的精神活动和心理体验，而只能模拟外显的行为；其二，各种精神障碍的临床表现是相当复杂多样的，往往涉及认知、情绪情感、意志行为、意识等多个方面，而动物模型往往只能模拟其中某一方面的某一个具体表现，难以模拟完整人类心理活动的临床相。

二、精神障碍的必要病因、充分病因与贡献因素

在病因学中，往往以必要病因、充分病因和贡献因素来区分各种危险因素对疾病的贡献度。精神疾病本身的复杂性及病因的多元性，决定了精神医学对上述几类病因的认识具有相对的特殊性。

（一）必要病因

必要病因（necessary cause）也称必需病因，是指

在某种疾病的发生中占主导地位的因素，如果缺乏这种因素，疾病就不可能发生。临床医学中比较典型的必要病因包括引起各种感染性和传染性疾病的病原微生物、各种创伤性疾病的外伤、各种中毒反应的理化物质，以及营养不良性疾病的营养素摄入不足等。

在精神医学领域，某些器质性精神障碍的必要病因是明确的，如颅内感染、中毒、颅脑外伤、颅内肿瘤等所致的精神障碍，脑血管病所致的血管性痴呆，单基因常染色体显性遗传的亨廷顿病所致精神障碍，单基因常染色体隐性遗传的肝豆状核变性所致精神障碍等。还有一些器质性精神障碍具有特征性的神经病理学改变，但是引起这些改变的原因和机制则并不清楚，如阿尔茨海默病的神经元纤维缠结和老年斑。另外，对于精神活性物质所致精神障碍，精神活性物质的使用显然是必要病因；对于应激相关精神障碍，遭遇重大的、异乎寻常的灾难性生活事件也显然是必要病因。

然而，对于绝大多数精神障碍而言，必要病因则并不十分清楚。传统而言的"功能性"精神障碍，如精神分裂症、抑郁障碍、双相障碍、各类焦虑性障碍、躯体形式障碍与分离（转换性）障碍等，均为生物的、心理的、社会文化的各种因素交互作用的结果。在其复杂的病因体系中，目前并没有发现哪一种是不可或缺的，因而也就无法确认其必要病因。例如，目前认为，在诸多与精神分裂症发病相关的因素中（包括 DNA 的多态性、基因的表达异常、病毒与毒素的作用、孕期感染与并发症、围生期并发症、社会心理因素等），遗传因素的贡献虽然最为显著，但许多患者并没有阳性家族史，且同卵孪生子的同病率也仅有约 50%，说明遗传因素既非必要病因，更非充分病因。再如，生活事件在抑郁障碍发病中的作用虽已获得肯定，但仍不能断言其为必要病因，因为并非所有的患者在发病前均经历过应激性生活事件。

近百年以来，精神医学科研工作者已经或正在尝试寻找各类精神障碍的必要病因。如果能够确认必要病因，就意味着可以有针对性地施行防病和治病措施。虽然目前尚未确认绝大多数精神障碍的必要病因，但在为此而探索的过程中，已经积累了大量的科学发现，对于深刻理解各类精神障碍的发生机制具有深远的意义。

（二）充分病因

充分病因（sufficient cause）是指必然会导致疾病发生的最低限度的条件和事件。充分病因与必要病因的主要区别在于，充分病因总是能够导致疾病发生，如某些

单基因遗传病；而必要病因并非总是能够导致疾病发生，如并非所有的乙肝病毒携带者都会患乙型肝炎。

在各类精神障碍中，充分病因已经确认的极少，仅包括单基因遗传病所致精神障碍、21 三体先天愚型、重要功能部位的脑损伤或占位性病变所致精神障碍等，而绝大多数精神障碍、尤其是功能性精神障碍的充分病因则未被确认。但也不乏特例，最为著名的是，20 世纪八九十年代，美国心理学家 Abramson 等基于 Beck 的抑郁认知理论和 Seligman 的习得性无助假说，提出了抑郁障碍的无望感理论，并且认为对于该病而言，无望感最为接近充分病因。该理论的主要观点是，当个体身处无法控制的困境并经反复尝试而无法摆脱时，就会断定恶果必然发生、希望必然不存在，这一无望预期本身则足以导致抑郁。

尽管有关精神障碍的充分病因目前所知极少，但不容置疑的是，对于每一个患病个体而言，导致其临床发病的条件必然是充分的。目前认为，对于绝大多数精神障碍而言，构成发病充分条件的并非某个单一的危险因素，而是多个致病因素致病效应的累积，当累积量超过一定的限度时，便会引起临床疾病；同时，在参与风险累积的诸多致病因素中，没有哪一种是必需的，也没哪有一种是充分的，决定是否发病的是多因素致病效应的叠加与交互。这一观点符合多因素疾病的病因模型，同时也能够解释不同个体在病因方面的异质性。

（三）贡献因素

贡献因素（contributory factors）是指能够使发病风险增高的条件和事件。贡献因素既非必要病因，更非充分病因，但是都具有一定的致病效应。因此，可以将参与致病效应累积的因素均理解为贡献因素。精神障碍的贡献因素涉及人类个体和群体生活中的多个方面，但总体来说可以被划分为生物的、心理的和社会与文化的。

生物学方面的贡献因素包括各种遗传的、物理的、化学的、微生物的和营养学的因素等。对于器质性精神障碍和精神活性物质所致精神障碍而言，显然生物学方面的贡献是主要的，但是心理社会学因素的贡献也不容忽视。如阿尔茨海默病，其病变性质为原发性退行性脑变性疾病，目前已经发现该病与某些基因（如 1 号染色体的 *PS2*、14 号染色体的 *PS1*，21 号染色体的 *APP* 和 19 号染色体的 *ApoE* 等）相关，但同时也发现教育水平、智力活动和躯体运动水平都与此病相关。再如精神活性物质所致精神障碍，其直接病因无疑是物质滥用与依

赖，然而引起这一行为的原因则是多方面的，包括生物学易感性、人格特征、教养方式、模仿与强化、心理应激与应对、社会文化对此类行为的态度等。

　　生物学因素对于各种功能性精神障碍的贡献度存在着较大差异。研究表明，许多精神障碍多都不同程度地与遗传、脑结构和脑功能的异常、神经递质和神经内分泌的紊乱等相关（详见后文）。如精神分裂症，其在一般人群中的患病有 80% 与遗传相关，并且在群体水平上精神分裂症患者的大脑皮质体积变小、白质变少、侧脑室和第三脑室增大、锥体细胞体积减小、树突减少、神经胶质减少。再如创伤后应激障碍（post traumatic stress disorder，PTSD），虽然其直接发病原因为重大的创伤性事件，但也有研究表明，PTSD 患者及其一级亲属的海马体积缩小且功能降低同时伴有杏仁核功能亢进，构成了 PTSD 的生物学易感性。各种心境障碍、自杀、神经症性障碍、躯体形式障碍、生理因素相关心理障碍等也均被证实具有不同程度的生物学发病基础。

　　心理学方面的贡献因素包括早年心理发展与成长经历、人格特征、生活事件和应激等。许多精神障碍的产生与家庭环境、家庭教养方式及童年期心理经历有关。例如有研究表明，"父母拒斥（parental rejection）"与成年期抑郁障碍相关，"双重束缚（double bind）"式的教育方式与分裂症的偏执性行为相关，过度保护、过度干涉同时又过度灌输完美主义与社交恐惧症相关，等等。人格特征与精神障碍的关系在某些精神障碍中也比较明显，例如分裂样人格之于精神分裂症，强迫型人格之于强迫症，癔症型人格之于分离（转换）性障碍，等等。

　　心理应激与各种精神障碍的关系也受到广泛的关注。目前认为，适度的心理应激对于维持正常的功能活动是必要的，但是长期的或强烈的应激反应则不利于心身健康。在精神医学领域，遭遇强烈的甚至是灾难性的生活事件是诊断应激相关障碍的前提条件。除此之外，生活事件和心理应激也被证实为精神分裂症、抑郁障碍、双相障碍、各类焦虑性障碍、分离（转换）性障碍等的诱因。另外，生活事件和心理应激的影响如果持续到治疗期，将会对治疗过程和治疗效果产生严重的负面影响，而发生在康复期和间歇期的心理应激则经常会成为导致复燃或复发的主要原因。

　　除了生物学和心理学方面的因素之外，社会和文化环境也可以对精神障碍的发病产生重要的影响。典型的如恐缩症（koro，又称缩阳症或缩阴症），主要见于我国东南沿海和东南亚等地区，与当地文化对性功能改变的灾难性优势观念有关；气功所致精神障碍与我国的气功养生健身文化（如内观和意识导引）紧密相关；亚文化性癔症性附体状态与传统的超自然信仰有关；神经性厌食则与近现代社会对身材的审美观念相关。除了这些典型的文化相关性精神障碍之外，社会和文化环境与其他精神障碍的相关性也是广泛存在的，比如，流行病学研究表明较低文化人群阿尔茨海默病的发病率高于较高文化人群，精神分裂症的患病率城市高于农村，重症抑郁的发病风险低收入人群比高收入人群高 2 倍，高收入人群双相障碍的患病率高于人群平均水平，等等。另外，社会的快速变迁所导致的各种生活压力和社会压力的增多加重，经常通过应激过程而引发精神障碍的临床发病。

三、精神障碍的素质因素、诱发因素与维持因素

　　上述贡献因素，按照其相对于临床发病而出现的时间早晚及其在发病过程中所扮演的角色，又可以分类为素质因素、诱发因素和维持因素。

（一）素质因素

　　素质因素（predisposing factors）是指决定某一个体对某种疾病的发病易感性的因素。这类因素通常包括遗传负荷、在母体子宫内的发育过程与孕期事件、围生期并发症、婴幼儿期的成长经历，以及由先天因素和后天因素共同决定的个性特征等。

　　遗传因素对很多精神障碍发病的贡献已经被证实，例如阿尔茨海默病、精神分裂症、双相障碍、抑郁障碍、强迫症、惊恐障碍等。支持这些结论的证据多来自于家族研究、寄养子研究和孪生子研究，细胞和分子生物学遗传研究正在积极探索与这些疾病相关的基因位点（疾病易感基因）。目前的观点认为，遗传作用对于大多数功能性精神障碍而言都是通过多个基因致病效应的累积而实现的（详见后文）。

　　子宫内环境和孕期的感染、中毒、营养不良、外伤等，往往会影响到胎儿中枢神经系统的发育，因而也成为某些精神障碍的易感因素。如母体孕 4～6 个月的病毒感染（如流感和风疹病毒）与精神分裂症的发病相关，母孕期的多种病毒、细菌与其他微生物感染以及吸烟、饮酒、营养不良等与精神发育迟滞相关。围生期并发症，如早产、胎儿缺氧、产伤、过低出生体重等也被发现与某些精神障碍相关，如精神分裂症、儿童孤独症、精神发育迟滞等。

个性通常是指气质和性格。气质主要是由遗传所决定的稳定的神经系统活动特征，反映的是兴奋与抑制过程的强度、均衡性和灵活性，表现在心理活动的感受性、耐受性、敏捷性、可塑性、兴奋性和倾向性上。性格是在气质的基础之上，通过后天与环境互动的过程而形成的，反映在态度、认知、情绪、动机和行为等方面。很显然，无论是个性心理的动力学特征（气质）还是内容特征（性格），都是个体与环境之间进行交互作用的基础，都会影响交互作用的过程和结果。个性特征与精神障碍的关系比较密切，如分裂样人格具有明显的内倾、情感冷漠、人际关系疏远、沉湎幻想、观念和行为怪异的特点，被认为是精神分裂症的易感个性；癔症性人格以自我为中心、情感肤浅、富于表演性和戏剧性、暗示性高为特点，是分离（转换）性障碍的易感个性；强迫性人格以过分的谨小慎微、严格要求、完美主义及内心的不安全感为特征，是强迫症的易感个性，等等。

社会心理经历，特别是早年（婴幼儿期）的经历，对个性的形成和发展至关重要，与个性一起共同决定其与环境的交互作用的特征，也可以决定其认知特征、态度与动机特征、情绪与情感反应特征、社交活动特征等，因而也是精神障碍的素质因素。

（二）诱发因素

诱发因素（precipitating factors）是指在时间上早于并接近于发病的诱发性的事件。诱发事件可以是躯体的、心理的或社会的。一个影响重大的事件可以独立地诱发疾病，多个独立影响相对较小的事件相继或同时发生也可以诱发疾病。诱发因素是否能够诱发疾病以及诱发何种疾病，不仅与诱发事件本身的特性（如严重性、影响度、持续的时间、可预测性、可控性等）有关，也部分地取决于个体对不同疾病的易感素质。

对于精神障碍而言，躯体方面的诱发因素主要包括颅脑损伤、感染、中毒、颅内占位性病变、脑血管疾病、内分泌紊乱与代谢障碍等，典型地体现在各类器质性精神障碍中。躯体因素诱发精神障碍的机制至少包含两个方面：其一，躯体疾病本身波及了中枢神经系统，破坏了神经系统的正常结构与功能，导致各种精神症状的产生；其二，躯体疾病本身可以作为重大的应激源，通过应激反应而诱发精神障碍。因而从广义而言，躯体诱发因素不仅仅包含各种波及神经系统的器质性疾病，也包括了其他对个体而言影响重大的疾病，如各类迁延难愈的躯体疾病、致残性疾病、有较高死亡风险的疾病等。

精神障碍在心理社会方面的诱发因素主要为各类生活事件，包括个体性的事件如亲人亡故、婚恋挫折、重大财产损失、工作与学习压力、升学与晋级不顺、人际关系不良等；也包括社会和群体性的事件，如战争、重大的自然灾害、重大的社会变迁等。心理社会因素诱发精神障碍的途径主要是通过心理应激过程。第一，长期或强烈的心理应激能够直接导致神经系统和神经内分泌系统的功能紊乱，从而诱发易感个体临床发病；第二，应激过程中出现的各种有害健康的行为反应，例如物质滥用、睡眠障碍、饮食习惯改变等，也同样可能诱发各种精神障碍；第三，心理应激过程中所出现的各类不良情绪（如焦虑、抑郁、恐惧等）加剧了上述两方面的作用，既可以对诱发疾病有贡献，也可以作为疾病本身的临床表现而存在。

（三）维持因素

维持因素（perpetuating factors 或 maintaining factors）是指在疾病发生之后依附于个体、并使得该个体的病情继续持续甚至加重的事件。由此可见，维持因素是影响疾病转归和治疗结局的最为重要的方面之一，因而在临床诊治过程中，对于疾病维持因素的分析与判断尤为重要。

上述诱发因素的影响如果持续到发病之后，均可被认为是维持因素。在疾病治疗过程中新出现的生活事件、缺乏社会支持（包括物质、信息、认知、情感等方面的支持）等也可以成为维持因素。需要注意的是，某些精神障碍在临床后果与疾病本身之间形成恶性循环，也是使得病情持续的关键，如恐惧症患者对恐惧对象的回避使得恐惧继续存在，抑郁症患者对社交活动的回避加剧了其无助无望的恶劣感受，失眠症患者对睡眠质量的关注导致失眠越发加重等。除此之外，对患者的过度关注和照料有可能使得患者对疾病形成认同并对医疗环境形成依赖，也是某些患者难以彻底从疾病中走出来的原因之一。

总之，绝大多数精神障碍均属于多因素疾病，精神障碍的病因几乎涵盖了与人类疾病总体相关的各种生物、心理和社会文化因素，必须从生物－心理－社会医学模式的系统观和整体观出发，才能从横向上（必要病因、充分病因、贡献因素）和纵向上（素质因素、诱发因素、维持因素）对精神障碍的病因学有一个较为正确的全面认识。在科研工作中，学者们更多地在按照还原论的模式去寻找各类精神障碍及其临床表现的必要条件或相关条件，这在现阶段是必要的。但是精神疾病的复杂性决定了很难以一种基本的、简单的发现去回答所有的问题，所以要避免以管窥豹或盲人摸象式的认识误区。在临床工作中，则尤其需要医务工作者对精神疾病的素质因素、诱发因素与维持因素有更为全面和深入的了解，因为这些病因学知识与临床诊疗过程及治疗效果的关系最为密切。

第二节　精神障碍的生物医学模型

精神障碍的生物医学模型（biomedical model）试图从生物医学的角度揭示各类精神障碍发生机制。与这一模型关系最为密切的神经科学领域在最近三四十年的迅猛发展，使人们有条件从遗传、中枢神经系统的结构和功能、神经生化、神经内分泌、神经发育与退行等不同角度研究精神障碍的发病机制。在这一方面，已经有越来越多的证据表明，绝大多数精神障碍都在生物学层面具有相应的异常表现，尽管在更多的时候这些异常表现并不具有特异性，在现阶段也很难被用作临床诊断的指标。

一、精神障碍的遗传学观点

遗传学研究主要需要回答 3 个问题：遗传因素对疾病发生的贡献度、遗传的方式、参与遗传的相关基因及其样态（突变或多态性）。

在各种精神障碍当中，除了已经明确的与基因突变相关的疾病（如亨廷顿病、肝豆状核变性）以外，阿尔茨海默病和许多功能性精神障碍，如精神分裂症、双相障碍、抑郁障碍、惊恐障碍、强迫障碍、儿童孤独症、儿童多动注意缺陷障碍、神经性厌食症等，均表现出一定程度的家族聚集现象，且孪生子研究和寄养子研究倾向于证实这种家族聚集现象主要是由遗传因素所决定的，因而可以得出结论：这些精神障碍都具有不同程度的遗传倾向，是某些基因将疾病的易感性进行了亲代传递的结果。

然而，目前的研究结果并不支持这些精神障碍可以用单基因遗传模式来解释。以公认的遗传作用显著的精神分裂症为例，其在一般人群中的终生患病风险约为 1%，患者的亲生父母、兄弟姊妹、亲生儿女的患病风险分别约为 4.4%、8.5%、12.3%，同时，分子遗传学研究截至目前所发现的精神分裂症易感基因（如 8 号染色体的 *NRG1*，6 号染色体的 *DTNBP1*，13 号染色体的 *G-72* 和 *HTR2A*，3 号染色体的 *DRD3* 等等）与疾病的关联均极其微弱，这显然说明该病并不是按照简单的孟德尔规律来遗传的。

目前认为，以精神分裂症为代表的与遗传因素有关的多种精神障碍，其遗传效应均为多个致病基因共同作用的结果；在这些致病基因当中，没有哪一个是必需的，也没有哪一个是充分的，但是每个致病基因都有一定的致病效应，多个致病基因致病效应的累积量决定了个体遗传易感性的高低；而且，进行致病效应累积的往往并非基因突变，而是基因的多态性（polymorphisms），如与阿尔茨海默病相关的 *ApoE4* 基因、与精神分裂症相关的 *COMT Val158Met* 基因、与焦虑性障碍相关的 *5-HTT* 基因、与强迫症相关的 *5-HT1D* 受体基因等。

同时，研究表明，具有几乎相同的基因背景的同卵孪生子的精神障碍的同病率远低于预期，比如，双相障碍约为 60% ~ 70%，精神分裂症约为 50%，单相抑郁约为 46%，等等。这一现象说明，遗传因素的作用并不足以代表绝大多数精神障碍的病因的全部，遗传因素只能决定个体的遗传易感性，构成生物学易患素质的一个重要方面。在此基础上，加上环境因素（包括子宫内环境、出生后的成长环境与条件、各种理化和生物学刺激、社会心理应激等）的作用，才可能导致疾病的临床发作。在这一方面，表观遗传学研究则认为，环境的作用有可能导致非基因序列发生改变进而影响到基因表达，从而引起个体发病，并且这种表观遗传也有一定的遗传倾向。因而，疾病易感基因与脑结构、神经递质、神经内分泌等的关系，已经成为目前遗传精神医学的研究热点。

二、精神障碍与脑结构和脑功能

近年来，随着脑影像学技术（CT、MRI、DTI、PET、SPECT 等）、计算机技术和相关软件的发展和应用，人们不仅验证了器质性精神障碍的脑结构异常改变，而且有时已经能够将这些改变用作对存活患者进行临床诊断的参考指标，典型的如阿尔茨海默病，其在 CT 和 MRI 上所表现出的特征性的皮质弥漫性萎缩特别是海马萎缩，已经成为重要的辅助诊断指标。与此同时，人们也在越来越多的所谓"功能性精神障碍"（如精神分裂症、双相障碍、强迫症、创伤后应激障碍等）患者的脑中发现了脑结构的异常，尽管这些异常改变经常是细微的、肉眼难以察觉的或者是只存在于部分患者脑部。既往"功能性"的称谓受到越来越多的质疑，故在新近出版的科学文献中，已不再使用"器质性（organic）"和

"功能性（functional）"来称谓和描述精神障碍。

器质性精神障碍的脑结构或功能的异常改变一般比较显著（如感染、外伤、肿瘤、局限型的癫痫病灶等），并且与其临床表现的定位关系也相对明确。如，额叶病变经常会导致智能障碍、语言障碍、人格改变、无欲－运动不能－意志缺乏综合征等；颞叶由于与额叶有广泛的解剖学和功能学联系，所以其病变也经常会导致相似的症状，同时还会出现幻嗅、幻味、钩回发作、自动症、情绪不稳等表现；顶叶病变最常引起空间知觉障碍，表现为自体部位失认、实体感觉障碍、穿衣失用症等；枕叶病变常导致视力障碍和幻视等；垂体病变则会引起内分泌功能紊乱及各种精神症状，有的甚至类似于精神分裂症的表现。

功能性精神障碍的脑结构或功能的异常改变通常比较轻微，同时个体差异较大、测量值的分布范围与正常人群有相当的重叠，因而很难被单独地用作诊断指标，但是对于揭示这些疾病潜在的发病机制仍然具有重要的学术价值。

在精神障碍的病因学领域，精神分裂症获得了最为广泛的关注和最为深入的研究。在脑结构方面，目前比较公认的发现包括脑体积减小、侧脑室和第三脑室容积增大、大脑皮质变薄、额叶前部灰质体积减小、颞叶的某些结构（颞上回皮质、海马、杏仁核等）体积缩小、某些部位（如额叶背外侧皮质、额下回皮质、颞上回后部皮质等）的非对称性异常等，但是有关这些解剖学异常与临床症状的相关性的研究结果则相当不一致；在脑功能方面，比较公认的发现包括额叶前部皮质功能降低和颞叶内侧皮质功能亢进，并且目前的研究结果倾向于证实前者与精神运动性抑制（如思维贫乏、情感淡漠、自发运动减少）有关，而后者则与显著的现实扭曲症状群有关（如幻觉和妄想）。另外一类被广泛关注和研究的是心境障碍，在脑结构方面，抑郁障碍患者已被发现有侧脑室增大、基底核体积减小、海马体积减小等，而双相障碍患者则被发现有杏仁核增大。在脑功能方面，已有证据显示某些脑区的功能异常与心境障碍的临床表现相关，如背外侧、背内侧的前额叶皮质功能异常与认知功能失调，眶额区皮质、杏仁核的功能异常与情感信息加工，基底核的功能异常与精神运动性症状等。对儿童孤独症的研究也成为最近的热点，已有较多的证据表明该类患者的全脑体积、白质体积和灰质体积均增大，而且增大的区域主要是在顶叶、颞叶和枕叶，同时颞叶的结构与功能异常被认为与孤独症的社交能力障碍和重

复刻板行为相关。在其他功能性精神障碍中，有关其脑功能障碍的报道也是常见的（如恐惧症的杏仁核失抑制过度反应，强迫症的眶额区皮质与尾状核的活动亢进，创伤后应激障碍的额叶活动降低而杏仁核过度反应等），同时也时有脑结构异常的报道（如强迫症的尾状核体积异常、创伤后应激障碍的海马体积异常等）。

值得注意的是，在多种精神障碍中，特别是在功能性精神障碍中，所涉及的异常脑区往往不止一个而是多个，这促使人们把认识疾病机制的视角从局部转向神经网络（或神经环路），如精神分裂症的前额叶－边缘系统环路和前额叶－丘脑－小脑环路、强迫症的眶额区－基底节－丘脑神经环路、创伤后应激障碍的前额叶－杏仁核－海马环路等。导致神经环路异常的可能原因有多种，如环路中重要节点的异常、神经纤维的异常、神经递质及其传递的异常等。有关重要结构的异常已在上文叙述，神经纤维（白质）的异常则已被 MRI 和 DTI 研究在许多精神障碍中（如精神分裂症、强迫症、孤独症等）发现，有关神经递质及其传递的异常将在下文介绍。

三、精神障碍与中枢神经递质

神经递质（neurotransmitter）以神经突触为中转进行信息传递，是神经联系得以实现的基本方式，也是神经心理功能得以实现的基本前提。精神障碍的神经生化模型的基本观点是：中枢神经递质活动水平的异常、受体分布与机能的异常等，均能够引起神经系统功能紊乱，进而导致各种心理异常。这一观点极大地推动了近半个世纪以来对中枢神经递质及其功能的研究，同时也成为开发新的精神药物的理论基础。根据目前的研究结果，与精神障碍发病关系最为密切的神经递质包括单胺类的多巴胺、5-羟色胺和去甲肾上腺素，胆碱类的乙酰胆碱，氨基酸类的γ-氨基丁酸和谷氨酸等。

多巴胺（dopamine，DA）主要由中脑的腹侧被盖区和黑质致密部合成，其与各个脑区（包括纹状体、额叶皮质、边缘系统、结节－漏斗部等）的投射形成多条通路，并以此参与多种重要心理过程，包括肌肉运动的发动和协调、好奇和探究、奖赏、情绪和行为调控等，同时也参与神经内分泌的调节过程。DA 系统异常已经被证实与多种精神障碍有关，例如，DA 功能亢进被认为与精神分裂症、躁狂有关，DA 功能活动降低则与抑郁障碍、注意缺陷与多动障碍有关。另外，由于 DA 的中脑－边缘系统通路是奖赏系统的中枢所在，所以

DA 也参与了物质依赖的发生机制，同时也很可能与抑郁障碍和精神分裂症的快感缺失有关。

5- 羟色胺（5-hydroxytryptophan，5-HT）的神经元主要集中在中缝核群，投射到几乎整个大脑皮质、边缘系统、基底节以及脊髓，参与情绪、饮食、睡眠 - 觉醒周期、性行为、痛觉、下丘脑 - 垂体神经内分泌活动的调节。与其更为广泛的投射和功能参与相应的是，5-HT 与精神障碍的联系相比于多巴胺更为广泛，包括精神分裂症、抑郁障碍、双相障碍、广泛性焦虑障碍、惊恐障碍、恐惧症、强迫症、进食障碍、儿童孤独症、注意缺陷与多动障碍等在内的多种精神障碍与 5-HT 活动水平异常的关系都在不同程度上获得了实验室研究的支持，包括来自作用于 5-HT 受体的药物的疗效的证实。

去甲肾上腺素（norepinephrine，NE）的神经元主要位于延髓和脑桥，但主要的神经核团为蓝斑核，投射到全脑，特别是大脑皮质、海马和小脑皮质等处，也支配杏仁核和丘脑下部前区。中枢 NE 参与情绪、学习、睡眠 - 觉醒周期、摄食等行为的调节，尤其是在应激反应中还扮演着重要的角色，具有保持大脑觉醒和警觉状态的功能，因而同糖皮质激素一起被称为"应激激素"。NE 功能紊乱已被发现与精神分裂症、双相障碍、抑郁障碍、神经性厌食症等相关，同时，所有在进化起源上与"战斗 - 逃跑"反应相关的精神障碍，如恐惧症、广泛性焦虑障碍、惊恐障碍、应激相关障碍等均表现有 NE 的活动亢进，主要与蓝斑核的反应性增高和自主神经系统的过度唤起有关。

乙酰胆碱（acetylcholine，ACh）的神经元主要位于基底前脑胆碱能神经元复合体和脑桥中脑被盖胆碱能神经元复合体，主要投射至大脑皮质、扣带回、边缘叶、海马和杏仁核等。ACh 参与觉醒、快动眼睡眠、学习、记忆、情绪和运动等生理心理过程。ACh 系统的退行性变性是阿尔茨海默病的主要神经化学改变。此外，乙酰胆碱能与肾上腺素能神经递质的代谢平衡与心境障碍有关，前者过度活动可导致抑郁症，后者过度活动可导致躁狂症。

氨基酸类神经递质是中枢神经系统最为广泛的神经递质，主要包括兴奋性的谷氨酸（glutamic acid，Glu）和抑制性的 γ- 氨基丁酸（γ-aminobutyric acid，GABA）。对这两种神经递质的研究主要集中于精神分裂症。研究表明，Glu 的 NMDA 受体在精神分裂症患者的前额叶和丘脑中明显减少，并且与其阴性症状和认知症状相关；

也有研究发现精神分裂症的 GABA 的神经元数量减少、合成酶（谷氨酸脱羧酶）活性降低、受体表达异常，并有观点认为 GABA 的功能缺陷使得其对 DA 神经元的抑制不足，进而导致 DA 功能亢进。另外，GABA 与心境障碍可能也有一定的联系，抗癫痫药（卡马西平、丙戊酸盐等）的心境调节作用与其对脑内 GABA 的含量调控有关。

除了上述神经递质以外，也有越来越多的研究开始关注其他神经递质在精神障碍病因学中的作用，特别各种肽类神经递质，如阿片肽、生长抑素、神经肽 Y、胆囊收缩素等。

四、精神障碍与神经内分泌

中枢神经系统通过下丘脑与垂体之间的联系，进而通过垂体所释放的各种激素，实现了对整个内分泌系统的调控；同时，内分泌系统也通过负反馈作用影响中枢神经系统的活动，从而使得机体的激素水平保持动态平衡，对维持机体的内环境稳定具有不可替代的作用。研究表明，神经内分泌（neuroendocrine）参与情绪与行为的调控，并且与多种精神障碍存在着联系。

目前，有关抑郁障碍与神经内分泌紊乱的关系获得了最为普遍的认同。研究发现，抑郁障碍患者的下丘脑 - 垂体 - 肾上腺轴（hypothalamic-pituitary-adrenocortical，HPA）活动水平增高，表现为脑脊液中促皮质激素释放激素（CRH）含量增高，糖皮质激素水平增高，且随症状缓解而恢复正常，特别是地塞米松抑制实验阳性（脱抑制）说明 HPA 轴在负反馈调节方面存在缺陷。抑郁障碍还与下丘脑 - 垂体 - 甲状腺轴（hypothalamic-pituitary-thyroid，HPT）、下丘脑 - 垂体 - 生长激素（hypothalamic-pituitary-growth hormone，HPGH）轴、下丘脑 - 垂体 - 性腺轴（hypothalamic-pituitary-gonadal，HPG）的功能紊乱有一定的联系。

除了抑郁障碍之外，神经内分泌功能紊乱与其他多种精神障碍的联系也在不同程度上得到了支持，例如 HPA 与创伤后应激障碍、焦虑症、神经性厌食等，HPT 与强迫症、惊恐障碍、创伤后应激障碍等，以及 HPGH 与精神分裂症、分裂情感性精神障碍、双相障碍、强迫症等。另外，有迹象表明，HPG 同样也参与到了精神分裂症的发病机制中。HPG 对抑郁障碍和精神分裂症发病机制的参与，被认为能够部分解释这两种精神障碍的显著性别差异，如抑郁障碍的患病率女性较男性为高，精神分裂症的平均发病年龄男性早于女性等。

尽管有关精神障碍与神经内分泌紊乱的联系已经有所发现，但是其中的一些现象只见于部分甚至一少部分患者，并且研究结果的重复性不高，因而能够被肯定的并不多，同时有的现象也很难解释。在这一领域遗留的很多问题，包括神经内分泌在相关精神障碍的发病、病理机制、症状表现、治疗与转归过程中所扮演的角色，仍将是精神医学长期的研究热点。

五、精神障碍与中枢神经系统的发育及可塑性

中枢神经系统的发育是一个高度精细复杂的过程。按照开始发生的时间，中枢神经系统的发育在微观上主要包括神经元的形成、神经元的迁徙、轴突与树突的形成与延伸、神经元的凋亡、神经突触的形成、神经胶质的形成、突触的修剪，以及在出生前及出生后几乎终生存在的经验依赖性神经突触的形成（experience-dependent synapse formation）。

过去数十年的神经科学研究表明，基因并非神经系统发育的唯一决定因素，环境和行为因素的作用也同样至关重要。有动物研究发现，由机器（母猴模型）喂养的幼猴相对于由母猴喂养的幼猴在相关的情绪与行为环路方面发育不完善；生活在富于刺激的环境中的白鼠相对于生活在缺乏刺激环境中的白鼠，相关皮质中的锥体细胞发育更完善并具有更多的神经突触。有关人类的研究则发现，刚刚出生的幼儿神经突触较为稀疏，其后随着所接触的外界刺激和活动的增加，至6岁左右时神经突触的密度达到高峰，而在14岁左右时神经突触的密度则远低于6岁时但仍远高于刚出生时。有观点认为这是神经通路"用进废退"的结果，即经常使用的功能所对应的神经通路被保留下来并成为相对持久的结构，而不常使用的通路及其突触则被修剪并去除，由此而使得大脑的不同区域能够拥有各自不同的特定功能并且保证神经系统活动的效率。更为细致的研究进一步表明，视皮质的突触密度在出生后3~4个月达到高峰其后开始降低，语言中枢皮质的突触密度在出生后8~9个月达到高峰其后开始降低，高级认知皮质（前额叶）的突触密度在出生后1岁左右达到高峰其后开始降低。这些脑区中神经突触数量达到高峰的时间都远远地早于功能发展达到高峰的时间，显然说明相关神经环路的发展和完善在很大程度上有赖于出生前和出生后的经验。

由此可见，在神经系统的发育过程中，基因、环境和行为的作用是双向的：一方面，基因影响神经系统，进而神经系统影响行为，再进而行为影响环境；另一方面，环境也可以影响行为，进而行为可以影响神经系统的活动，而后者甚至会影响基因的活动，如使得非基因序列发生改变进而影响到基因表达（表观遗传学的观点）。这种由基因、环境和行为共同决定的神经系统的结构和功能始终处在动态变化之中的现象，被称为神经系统的可塑性（neural plasticity）。神经系统的可塑性是行为适应的生物学基础，在宏观上可以表现为脑结构（如皮质的厚度、白质的体积、脑区的体积）和脑功能（如记忆功能、执行功能）的变化，在微观上可以表现为神经递质、神经突触、神经环路甚至是基因表达的变化。

近年来，科学界已经越来越关注神经发育及其可塑性与精神障碍的关系，其假设是：神经系统的发育与发展过程中的任何一个环节，如果受到某些因素的影响而发生异常，则会导致相关大神经心理机能发生紊乱而出现各种精神障碍综合征。

这一假说已经获得越来越多的证据的支持并被用来解释越来越多的精神障碍。例如，有关精神分裂症的研究表明，在微观上，部分患者前额叶、扣带回等部位的皮质中存在着锥体细胞体积缩小、少突神经胶质细胞数量减少、突触标记物减少等现象，在宏观上，部分患者出现大脑中隔缺损、语言与高级认知相关脑区非对称性异常（消失或逆转）的现象，在外周上，则表现出多种神经系统"软体征（soft signs）"（如运动协调和感觉统合异常）等，在这些发现的基础上有学者提出了"精神分裂症的神经发育假说"。再如，有研究发现儿童孤独症患者的颞、顶、枕叶存在着白质体积和灰质体积均增大，多数微小脑回，浦肯野细胞发育不良，以及神经系统软体征和躯体的小畸形等，也证实该病与神经发育异常有关。关于抑郁障碍，最近也有学者认为与神经发育及可塑性有关：有研究发现，抑郁症患者的额叶和海马萎缩且萎缩的程度与病程相关，说明海马是疾病的原因而非结果，并且有证据表明，海马萎缩与子宫内或早年应激经历相关。

从理论上来说，因为绝大多数精神障碍都是生物、心理、社会文化多因素共同作用的结果，并且生物的可塑性同样也是由这几方面共同决定的，所以可以推测绝大多数精神障碍都与神经系统的可塑性相关，只不过有的目前还在继续研究之中而已。对神经系统可塑性及其与精神障碍的关系的研究，不仅有利于进一步理解精神障碍的发生机制，而且还将对生物治疗和心理治疗的发展产生重大的影响，因为，已有研究证实，两者都会对神

经系统的机能甚至结构产生影响并因此而发挥治疗作用（或不良反应）。

第三节　精神障碍的心理学模型

人类精神现象的复杂性决定了难以完全以生物医学模型阐述和理解绝大多数精神障碍的发生机制。事实上，如果将德国精神医学家 Emil Kraepelin 的奠基性贡献作为现代生物精神医学模式的开端，则几乎完全是在同一历史时期，奥地利籍心理学家弗洛伊德也首次开创了当代心理学对人类精神活动及精神病理现象的系统探索之路。从弗洛伊德的精神分析理论开始，自 19 世纪末至 20 世纪前半叶，当代心理学的重大进展还包括行为主义、人本主义及认知理论的诞生和发展，这些学派都从不同的视角探究了人类心理活动的本质与规律，并以此为基础阐述了精神障碍发生机制，进而开创了各种心理治疗方法。在这一时期，由于生物精神医学的进展缓慢，心理学的观点和方法成为精神医学的主导。其后至今，尽管现代生物精神医学前所未有的进展使得生物精神医学模式逐渐成为主导，但心理学的观点、方法及其治疗手段仍然占据着重要的地位，并且事实上与前者形成互补，使得人们可以更全面地认识精神障碍的全貌。

对于各个学派有关精神障碍的各种心理学模型（psychological model）的深刻理解，有赖于对其理论全面系统的学习。限于学科特点和篇幅，本节将只对主流的心理学模型进行简要的介绍，更具体、更详尽的内容请读者参阅《变态心理学》。

一、心理动力学模型

19 世纪末 20 世纪初，弗洛伊德创立了精神动力学理论（psychodynamic theories），也称为精神分析理论（psychoanalytic theories）。经典精神动力学的理论体系主要包括潜意识理论、梦的解析理论、人格结构理论、人格发展性力理论和心理防御机制理论。

潜意识理论（theory of unconsciousness）是精神动力学理论的基石。该理论认为，人类的主观精神世界是由意识、前意识和无意识（也称潜意识）所共同构成的。与完全能被感知到的意识和经常能被察觉到的前意识不同，潜意识中因为包含了不能为意识所接受的各种原始本能（如生存本能、死亡本能、攻击本能、侵略本能）、冲动和欲望（如不论的性欲、自私的欲望）以及早年的

创伤性经历，所以被深深压抑以至于通常无法被察觉和回忆。但是，在弗洛伊德看来，人类的精神活动，无论是常态的还是病态的，都主要是由潜意识所决定的，并且各种精神症状正是由于无意识欲望或冲突没有被圆满解决而产生的。所以经典精神分析治疗的核心就是要将疾病的无意识根源挖掘出来，使无意识的变为意识的，并对其与疾病的关系进行阐述和领悟，而对患者的梦的解析（interpretation of dreams）则被认为是深入到无意识领域的捷径。

人格结构理论（structural model of personality）对潜意识理论进行了进一步的完善。该理论认为，人格是由本我、自我和超我所构成的。其中，本我代表潜意识，完全按照"快乐原则"行事，其唯一目的是满足潜意识的欲望；超我代表良心与理想自我，完全按照"至善原则"行事，扮演道德监察的角色；而作为理性代表和唯一具有决策功能的自我，则完全遵照"现实原则"行事，并在此过程中兼顾本我和超我的要求。由这三者之间既相矛盾又相妥协的复杂关系与动力活动中，弗洛伊德提出了"焦虑"的概念，意为由矛盾冲突所导致的恐惧和不安；根据来源的不同，又将之分为现实焦虑、道德焦虑和神经症性焦虑。在弗洛伊德看来，神经症性焦虑，即由本我的冲动以其即将引起危险行为而受到自我的压抑而产生的焦虑，是精神症状产生的主要根源。

弗洛伊德还在其人格发展性力理论（psychosexual stages of development）中指出，人格是围绕性欲并在性欲的推动下向前发展的。根据性敏感区的不同，他将人格的发展划分为口唇期（以本我为主）、肛门期（自我开始形成）、生殖器期（超我开始形成）、潜伏期和生殖期。并且认为，早期心性发展各个时期中未被圆满解决的冲突会被压抑在潜意识之中，从而使得个体在成年后表现出相应的个性特征，在某些情况下甚至会成为精神症状的根源。

在回答了精神症状产生根源的问题之后，弗洛伊德进一步以心理防御机制理论（defense mechanisms）阐述了精神症状的发生机制。心理防御机制是自我在应对相互矛盾的本我、超我和现实的过程中，为了缓解过度的焦虑，而发展出的一系列的潜意识的应对策略。最基本的心理防御机制是压抑（repression，也有译为潜抑），即将意识所不能接受的潜意识欲望无意识地进行压制从而将之排除在意识之外的过程。在此基础上，衍生出了其他常见的机制，包括否认、退行、移置、投射、反向形成、认同、合理化、分离、幻想、理智化、升华等。

弗洛伊德以此解释了很多精神障碍的发生机制，例如恐惧症（移置）、广泛性焦虑障碍（移置不成功而导致漂浮焦虑）、强迫症（分离、抵消、反向形成等）、抑郁（内投、退行）、躯体形式障碍（退行、移置）、分离性障碍（压抑）以及精神分裂症的幻觉、妄想、思维松弛和幼稚行为等（退行）。虽然这些解释目前几乎完全无法在实验室中被证实，但是这些观点在心理治疗实践中仍然被证明是有价值的。

继弗洛伊德之后，Carl Gustav Jung、Harry Stack Sullivan、Karen Danielsen Horney、Anna Freud 等又对精神分析理论进行了修订和延伸，并基于各自的视角构建了新的理论和治疗方法。篇幅所限，在此不再赘述。

二、行为主义模型

20 世纪 30 年代，苏联生理学家巴甫洛夫（Ivan Pavlov，1849—1936）在研究动物消化腺的过程中发现了经典条件作用。其后，华生基于经典条件反射提出了行为学习理论，Edward Lee Thorndike、Burrhus Frederic Skinner、Albert Bandura 等又相继提出了操作条件作用和模仿学习理论，从而构建了行为主义学派的理论框架。早期的行为主义学者反对研究内在的主观体检，而坚决主张必须将可被直接观察、测量到的外显行为作为心理学的研究对象，现代行为主义学派则认为"行为"不仅包括外显的行为，也包括内在的心理活动和内脏活动。行为主义学派的基本观点是：行为，无论是人的还是动物的、无论是正常的还是异常的，都是习得的，也就是学习（learning）的结果。

经典条件作用（classical conditioning）强调的是环境刺激对固有行为反应的作用。在经典条件作用中，通过对中性刺激（例如铃声）与非条件刺激（例如食物）的反复结合，最终使得中性刺激转变为条件刺激，并能够独立地引发原本只有非条件刺激才能引发的行为反应（例如唾液分泌）。根据这一理论，行为主义学派认为：任何环境刺激，不论其原本的性质如何，都可通过经典条件作用而影响行为反应。

操作条件作用（operational conditioning）强调的是行为的结果对行为本身的作用。在操作条件作用中，如果某一行为反应的出现（例如老鼠按压实验装置的杠杆）总是能够获得某种结果（例如食物），则行为的结果将会成为强化物，能够使得行为本身更多地出现并最终习得该行为。对行为的强化可以通过增加积极刺激（正强化）或减少消极刺激（负强化），后者又被称为回避操作条件作用，即能够避免遭受消极刺激的行为（例如老鼠逃离至某一区格而被消极刺激的呈现减少（例如电击被取消）所强化的现象。根据操作条件作用理论，行为主义学派认为：任何与个人需要相联系的环境刺激，只要反复出现在某一种行为之后，都可能对这种行为产生影响。

经典条件作用和操作条件作用经常被用来解释各种精神障碍在行为方面的异常表现。例如，关于恐惧症和强迫症，行为主义的两阶段模式认为：通过经典条件作用，患者习得了对中性刺激的焦虑反应，继而又通过回避操作条件作用，减轻或避免了焦虑反应，然而回避行为却得到强化，因而对刺激的焦虑反应也得以持续存在。再如，有关惊恐障碍，行为主义认为患者存在着对体感和发作场所的条件反射性恐惧，从而使其对自身生理活动更加敏感或发展成广场恐惧症。还有学者以操作条件作用来解释精神分裂症的怪异行为和观念、抑郁障碍的心境低落和社会退缩性行为、躯体化障碍和转换性障碍的躯体症状以及性变态心理的形成等。

作为新行为主义的代表人物和社会学习理论的创始人，Albert Bandura 于 20 世纪 70 年代初提出了模仿学习（modeling，也译为示范作用）理论。该理论认为，学习可以通过对榜样行为的观察与模仿而实现，而并非一定要通过经典条件作用和操作条件作用。这一理论被用来解释人类的很多社会性行为，成为对经典学习理论的重要补充。同时，班杜拉也很重视认知因素对行为的影响，指出结果预期和自我效能预期在模仿学习过程中起到了关键作用，从而使得他也被认为是认知理论的早期代表人物之一。

三、认知模型

自 20 世纪 50 年代以来，心理学家们开始越来越关注认知过程对情绪和行为的影响。认知理论的基本观点为：认知在情绪和行为的发生过程中起到了核心的中介作用，同时也是导致情绪障碍和行为障碍的关键因素。在精神障碍的认知模型中，不同的学者强调了认知的不同方面，从而形成了几个互为增益的重要概念和理论，包括预期、归因、认知评估、图式等。

Albert Bandura 强调预期（expectations）对行为表现的影响。他认为，在模仿学习的过程中，个体对榜样行为及行为后果的观察起到了"替代强化"的作用，使得其能够对该行为的后果产生预判，这就是"结果预期"。但是结果预期并不足以使其表现出该行为，在此之前，个体还要对其能否完成该行为进行主观预测，这就是"效能预期"。这一理论可以解释恐惧症的产生，例如，一个对羽毛恐惧的患者可能知道触摸羽毛并不会真的带来实质性的伤害（结果预期），但是却对自己能否完成这一行为而做出否定的判断（效能预期），结果使得其对羽毛尽可能地避而远之。

归因（attribution）理论则认为，个体对事件发生原因的主观判断会影响到其情绪和行为。归因具有多维的模式，包括一般性－特殊性归因、内部－外部归因和稳定－不稳定归因。以一个被广泛引用的关于数学考试不及格的事件为例，一般性归因为"我智力低下"而特殊性归因为"我数学能力较差"，内部归因为"我自己很差劲"而外部归因为"考试不公平"，稳定归因为"我很笨"而不稳定归因为"考试时我状态不佳"。很显然，一般性的、内部的、稳定的归因模式会造成更大的挫败感并进而可能导致无望感和无助感，所以这一理论常被用来解释抑郁障碍。

认知评估（cognitive appraisal）理论更加明确地指出了认知在刺激－情绪行为反应过程中的中介作用。Stanley Schachter 认为，在刺激－情绪反应过程中，认知评估发挥了两次关键的作用，第一次是对引起生理反应的刺激情境进行性质的评估，第二次是把这些生理反应标记为一种特定的情绪，而标记的结果则取决于归因。Albert Ellis 所提出的 ABC 理论则更为简捷，认为刺激事件（activating event，A）只是导致情绪与行为后果（consequence，C）的间接原因，而个体的认知评价或观念体系（belief system，B）才是直接原因。因此，情绪障碍产生的根本原因是各种非理性观念，其与理性观念的最大区别在于将事件发生的可能性或倾向性（理性）替换成必然性（非理性），因而具有绝对苛求、过分概括化、糟糕至极的特点。ABC 常被用来阐释抑郁障碍和各种焦虑性障碍的心理成因。

图式（schema）是指由人脑中已有的知识经验所形成的认知模式，包括认知假设和认知结构。Aaron Temkin Beck 认为，由早年经验形成的功能失调性认知假设（非适应性认知假设）会成为支配人的思想和行为的规则，使得人们对目前生活事件的信息加工（包括注意、记忆、理解、评估等）出现系统性的消极偏差，进而会派生出大量的负性自动思维，由此而产生各种问题情绪和适应不良性行为。这一理论可以相当圆满地解释抑郁障碍的心理机制，也可以被用于理解其他焦虑

性障碍。

四、人本主义模型

以 Abraham Maslow、Carl Ransom Rogers 等为主要代表的人本主义心理学兴起于 20 世纪五六十年代，它既不同意精神分析的潜意识（本能）决定论，也不赞成行为主义简单地将人类行为视同于动物行为，从而与精神分析和行为主义分道扬镳，成为心理学的"第三思潮"。人本主义理论研究的核心是基本的人性并持"人性本善""天赋潜能"的观点，强调需要和与生俱来的自我实现的倾向在自我成长中的决定性作用。

Abraham Maslow 认为，推动人格发展和决定人类行为动机的并不是性本能，而是需要。按照需要的层次和一般发展规律，由低到高可以分为生理的需要、安全的需要、归属和爱的需要、尊重的需要和自我实现的需要。未被满足的需要会促使个体产生匮乏性动机或成长性动机，正是这些动机及其激发的行为在促使人格自发地向更高、更完善的层次发展。

Carl Ransom Rogers 则认为，在个体自我实现的过程中，需要其所处环境（如父母、老师等）对其潜在自我实现的行为施加更多的无条件关注，这样才能使个体经验世界中的自我概念（主语的 I 与宾语的 Me）保持和谐，这是健康的心理和人格得以实现的基本条件。如果个体在其成长的过程中被强加了过多的有条件关注（价值条件化），则该个体就不得不做出妥协而屈从他人的价值观，并最终将之内化为所谓"理想自我（ideal self）"的一部分，与此同时，也就与其"真实自我（real self）"渐行渐远，使得二者不相和谐（"I am"和"I should be"不相和谐）并导致经常性的焦虑不安和变形的心理防御，成为各种心理障碍的起因。简而言之，可以用 Carl Ransom Rogers 的一句话总结上述观点，即："一个（父母眼中的）好孩子未必是一个健康和快乐的孩子"。

与其他心理学模型不同的是，人本主义模型通常不太适用于对特定精神障碍或精神症状的针对性解释，因而具有一定的模糊性。但其对于爱、自我成长、价值、创造与生命意义的关注，则无疑非常符合现代人的心理需要，目前比较流行的积极心理学的理论渊源正是人本主义心理学。

（周世昱）

复习思考题

1. 如何理解精神障碍的必要病因、充分病因与贡献因素？

2. 如何理解精神障碍的素质因素、诱发因素与维持因素？

3. 如何理解遗传因素对精神障碍发病的作用？

4. 如何理解脑结构、脑功能与精神障碍的关系？

5. 与精神障碍相关的神经递质主要包括哪些？

6. 与精神障碍相关的神经内分泌异常包括哪些？

7. 如何理解中枢神经系统的发育和可塑性与精神障碍的关系？

8. 各种主流的心理学模型有关精神障碍的主要观点分别是什么？

网上更多……

👤 本章小结　　⬇ 教学PPT　　✎ 自测题　　🖥 微课

第三章
精神障碍的症状学

关键词

精神病理学	感知觉障碍	幻觉	妄想
思维障碍	注意障碍	记忆障碍	智能障碍
意志和行为障碍	意识障碍	定向力	自知力
精神疾病综合征			

　　精神病理学以人类的异常精神活动为研究对象，将各种精神症状与疾病的内在特征联系起来，是精神病学理论和临床技能的基石。精神科医师通过对精神症状的理解和把握，对患者紊乱无序的状态进行科学分析和识别，最终形成具有决定性意义的临床诊断，是解决精神科临床问题的必备过程，本科层次学生必须熟练掌握才能有效应用。

　　精神症状种类繁多，分为感觉障碍、知觉障碍、思维障碍等十多类，每一种精神障碍所包含的症状都不是单一的。在同一位患者身上存在的几种症状都具有密切联系和相互影响，在临床观察时要加强辨别和分析。总之，精神症状学的学习，是学生真正进入患者内心精神世界的起点，更是理解精神障碍对人类的切实损害的感性认识的起始。

第一节 概 述

精神障碍中异常精神活动的种种外显表现被称为精神症状，其显现的方面包括人的言行、动作、仪态、神情及文字等。研究精神症状的发生、发展和转归结局机制的学科称为精神病理学（psychopathology），也就是我们常说的精神障碍的症状学。由于目前精神医学发展水平的限制，很多精神障碍都缺乏明确的生物学诊断指标，这使临床精神病学必须依靠当前症状和既往病史来深入分析判断疾病的性质。故精神障碍的症状学是精神科医师的临床基本功之一，也可以说是最重要的基础技能。

区分判断人的精神活动是否处于正常范围内，通常需要从以下几个方面加以分析：

（1）横向比较：将个体与其他正常人的精神活动相对比，是否具有明显的差异，其特有的精神状态所持续的时间是否超出大多数正常人的一般程度。

（2）纵向比较：将个体的当前精神状态与其人生发展历程中的既往表现相对比，其精神活动是否具有大幅度的变化。

（3）主观和客观比较：即个体的精神活动是否与现实环境相适应，其言行举止是否与当前公认的行为标准相符合，其思维内容是否与情感体验相协调。

精神症状种类繁多且表现各异，但通常具备一定的共同特点，具体如下：

（1）患者的个人意志无法控制精神症状的出现或消失。

（2）精神症状的内容与个体的周围社会环境缺乏协调性。

（3）精神症状的出现和存在，会持续地损害个体的心身健康和社会功能。

人类的精神活动是多种内外环境中的影响因素的交互作用的结果，正常和健康的个体往往能维持精神活动的相对稳态，即保持心理健康的平衡状态。而精神障碍所引起的异常精神活动，也受到各种因素的左右而表现不一。目前可证实，个体的性别、年龄、人格特点、成长环境、文化背景、教育程度、经济水平、社会地位及躯体健康等因素，都会影响其精神症状的类型和程度，故针对精神病理学方面的研究和探讨，必须充分考虑相关因素，以个体化的角度来加以分析。

一、精神症状学的两种主要观点

弗洛伊德和 Kraepelin 将现代精神医学领域一分为二。弗洛伊德所阐述的心理动力学派（psychodynamic）认为：在每一个人类个体的生命历程中，从小到长大都不断地受到外界事物的影响，但是往往人的幼年早期（六岁以前）的生活经历，决定了其未来成年甚至直到生命终止的世界观和方法论。弗洛伊德通过 *Psychosexual Development*（《心性发展学》）和 *The Interpretation of Dreams*（《梦的解析》）等伟大著作来阐述相关理论和观点。而 Kraepelin 主要研究的是描述性精神医学，他对于精神障碍的心理因素不进行深入诠释，但很严谨地对每一位患者在临床上所表现出的症状加以详细描述。Kraepelin 最为世人所铭记的贡献，是提出了早老性痴呆（dementia praecox）症状群，而这些症状群成为后来的精神分裂症（schizophrenia）的内容雏形。他开创了描述性三分类形态的精神病学诊断系统。两位大师的卓越贡献，直到今日都还深深影响精神医学领域的探索和思考方向。

由于这两种思维各有所长，因此也造成今天对于认识精神症状时，是以当前的描述性的方式来诊断疾病，还是以心理动力学的观点来理解精神症状的病理机制，对此学术界仍然莫衷一是。不过在临床实际工作中，越来越多的精神科医师还是倾向于采用症状描述的方式来形成诊断，而对于心理动力学的观点引入方面涉及较少。从临床医生的角度来看，或许采用症状描述的方式所形成的诊断，其一致性较高。而如果过多引入心理动力学的色彩，则由于医师们的个体差异，可能导致诊断的一致性下降。

精神症状学一般而言包含了两大部分，第一部分称为"解释性精神症状学（explanatory symptomatology）"，第二部分称为"描述性精神症状学（descriptive symptomatology）。"所谓描述性精神症状学，通常只是很简单的描述精神障碍患者在临床观察中所表现出的各种现象，以期避免争论和避免探讨因果关系。因此描述性精神症状学通常都不会有明确的症状假设，或是先入为主的偏见，这种观点更为看重对精神状态现况的描述。而解释性精神症状学通常需要具备某些理论及假设，即临床上所出现的现象都具有功能意义。而解释精神症状性现象则需要一定的病理假说，例如移情作用（transference），或者是防卫机转（defense mechanism）。以妄想（delusion）为例，如果是描述性精神症状学观点下的问诊，主要集中于妄想的内容、发生的频率以及对患者生活的影响。但是，如果是解释性精神症状学观点下的问诊，也就是心理动力学派的访谈，主要了解的会是妄想内容所联结的特有的生活经历和生存方式，用来解释妄想的症状内容以及妄想发生的原因。心理动力学派会特别着重某些生活情境对个体的影响，而这些影响很可能已经进入个体潜意识（unconsciousness）的层面，但患者却不自知。一般而言，利用描述性的方式进行临床观察和分析，较为适合刚刚参加工作的精神科青年医师使用。利用解释性的方式来描述临床症状，则对医师的经验、年资及思维认识水平有较高的要求。描述性及解释性精神症状学之间的异同，可从表 3-1 中窥其一二。

表 3-1　描述性及解释性精神症状学观点的差异比较

比较点	描述性	解释性（心理分析）
总结	以同理心（共情）的方式评估个体主观的感觉和感受	研究目前行为的根源，特别是关于潜意识的冲突转变到意识层次的经验
名词	描述症状及现象	结合理论解释过程
方法	利用摄入性访谈了解和评估个体主观的感受	自由联想，潜意识解析及移情和反移情技术应用
临床应用	①必须要透过有效共情下的观察来认识了解精神症状 ②要将症状的形式和内容明确区分开，强调症状的形式对于诊断的重要性 ③区分症状形式及其发展的个体差异	①根据心理动力学理论的分析认识症状 ②不关注症状的形式，主要是关注内容和成因 ③不过多讨论症状的过程及发展，强调症状的产生主要是来自于个体潜意识层面的心理冲突

二、精神症状评估的整体思路

精神病学中所提到的精神检查，即对患者进行症状评估的过程，是精神科医师必须经历的重要专业训练，这与就像内科医师要对患者做躯体检查的性质和功能是一样的。精神检查的方法是观察和访谈，能否发现和识别出精神症状，要依靠良好的医患关系和优秀的检查技巧。实施精神检查的原则如下：

（1）认真严谨、详细全面。

（2）重点掌握症状的性质、频度、持续时间和严重程度。

（3）分析症状间的主次关系，特别是区分原发性症状和继发性症状。

（4）强化鉴别相似症状的技能。

（5）关注症状产生的生物、心理及社会因素。

进行精神检查的第一要务，是建立互信互助的医患关系，即医生要与患者及其家庭共同建立对抗疾病的工作同盟。只有患者及其家庭对精神卫生机构和专业技术人员具有充足的信任感和亲切感，才有可能在充分的安全感驱使下坦然表露可能存在的异常精神状态。而精神检查的第二要务，就是训练出良好的检查思路和访谈技巧。通常在会谈当中有下列一些的引导句型必须要了

解，同时在交互使用当中，获得一个可靠的会谈内容，进而作为症状的解读，来形成正确的诊断。下面就精神检查的访谈要点加以简单介绍：

1. 精神检查的设计　通常在精神科医患之间的访谈中，要依照检查的目标来明确主题，系统而科学地设定本次访谈的范围及界限，同时由于临床工作的繁重性，也不得不限定访谈的时间。漫无边际、天马行空式的精神检查对于患者没有帮助，也会浪费宝贵的医疗资源。在精神科急症病房中，精神障碍患者的注意力往往不甚集中，因此将会谈时间设定为 20 ~ 30 min，可能更适合当前临床诊治的要求和实际。例如，首次与抑郁障碍患者会谈的时可以说："您好，我是 × 医师，我听您的亲人反映，说您在最近一个月的时间，心情都比较低落，是这样的么？"很显然，这样就将会谈的目的和方向限定在针对患者住院的核心症状上了。

2. 开放式提问技巧　精神科医师的访谈训练当中，开放式提问是被鼓励多加使用的。因为通过"在哪儿""什么""怎样""为何"及"试着谈谈"等用语，将沟通中的提问方式灵活化，更使患者可回答的范畴扩宽。通过这样的对话，医师可以深入了解患者真实的想法，有利于对症状的发现、把握和辨析。但在实际应用过程中也受到许多因素的限制，比如，患者的注意力集

中困难，或者是兴奋躁动无法久坐，更或是认知功能缺损导致的理解能力下降等。配合程度较差的患者可能应用封闭性提问会更恰当一些，待病情有所稳定之后，再补充开放式提问。例如，医生可以这样说："我想我们现在来谈一谈您最近的心情，可以么？"医生想要知道的是，患者对于自身的情绪状态的认知情况如何，也就是"心情还好"或是"很不好"这样的答案。但是患者可能回答的却是："啊？唉！前些天我父亲过世了。"值得注意的是，普通人的父亲过世当然是件悲伤的事情，但如果患者在阳性症状的驱使下坚信他的父亲是魔鬼附身，而恶魔一样的父亲一直是想害自己。那么，父亲过世对患者而言就是件好事，是一种巨大心理压力的解除，因此心情肯定不会很差。于是医生需要要进一步的询问父亲过世对他的真实影响，而不是通过常识推断或是主观臆断来下定论。因此开放式提问的应用，应注意具体患者的病情实际，选择较好的良机加以实施。

3. 封闭式提问技巧　在精神科医师的训练中，这类的访谈方式往往最不被鼓励。因为如果设定的答案仅仅是让患者回答"对"或"错"，会漏掉很多关键的病情信息。然而在实际的临床工作当中，封闭式提问却是最常被使用的形式。推荐的方法是，将封闭式与开放式提问相互交叉使用。如果医生认为患者没有理解开放式提问的能力，或者是无法回答限定方向的问题，可以先用封闭式提问引导方向，然后再使用开放式提问强化了解预想掌握的内容。例如，"我知道您能听到这个声音已经有三个星期了，这些声音是整天都存在吗？"如果病人回应是存在的，那接下来紧跟一句："这些声音是怎么出现的？您觉得是什么导致它们困扰您？"

4. 总结性的陈述　这是在临床会谈当中极为重要的表达。由于患者往往处于理解能力、表达能力和反应能力均欠佳的状态下，而某些医生往往也由于精神检查的设定不够成熟而迷失方向。因此在访谈的特定时间结点可做一个阶段总结，一方面提醒自己回归正确的检查方向，另一方面也是提醒患者及时澄清他所回答的信息，让双方再次确定目前精神检查的进展是可信的。例如，"根据您刚刚的描述我已经了解到，您感觉情绪低落的已经有6个星期了，而且这个情况一直在变差以至于造成目前您持续地伤心流泪，以及您的睡眠也已经受到影响，整夜睡不着，是这样吧？"

5. 中性的陈述　很多时间医生并无法预期患者对检查的反应，因此访谈时为了减少心理刺激，避免反感，往往会采用较为中性的字句。中性的陈述中比较高级的技巧，是利用"别人的经验"来反映目前的状况，以降低直接冲突的可能。建立起良好的医患关系。例如，"就我个人的经验来说，大多数的人如果经历了您的这种情况，都会觉得情绪低落的，而您现在也是这种感觉吗？"

6. 共情式的陈述　共情（empathy）在精神检查过程中必不可少，但是建议医生不要有过多的个人情绪投入。例如，"我们刚谈到了您的丈夫目前失去工作，家庭存在着很大的经济压力，这个情况一定会让您面临很大困难，对于一位像您这样带着5岁小孩的母亲来说，真是太不容易了。"

7. 结束性的陈述　精神检查的最后，医生必须让患者了解到以上谈话对他的帮助和必要性，以及让患者做好结束访谈的心理准备，以避免突然的中断，使对方有被放弃的感觉。例如，"根据刚才的会谈，我想我已经大概知道你目前关状况了，你还有其他的事情想要告诉我吗？如果没有，我们明天再接着谈好么？我现在需要根据您告诉我的内容来规划治疗方案，感谢您的合作，只要积极配合我们，相信您会尽快康复的！再见！"

第二节　常见精神症状

人的精神活动依其性质和功能的不同，可划分为感觉、知觉、思维、情感和意志行为等，心理学将其定义为心理过程。精神障碍所表现出的异常精神活动，同样也以不同形式的心理过程表现出来。常见的精神症状即包括有诸如感觉障碍、知觉障碍、思维障碍、情感障碍、意识障碍、动作行为障碍、注意障碍、记忆障碍、智能障碍、定向力障碍和自知力障碍等异常的心理过程。

一、感知觉障碍

精神病学所描述的"感知觉"，包括有感觉（sensation）和知觉（perception）两种心理过程。普通心理学所定义的感觉，是生物大脑对客观刺激作用于感觉器官所产生对事物个别属性的反映，如大小、形状、气味、重量和颜色等。而知觉则是在感觉的基础之上，大脑对事物的各种属性进行整合加工，并结合以往经验所形成的全面完整印象。如根据苹果的形状、大小、颜色和气味等，结合既往对苹果的认知，在大脑中产生对苹果的鲜活印象。精神活动健康状态下的个体，其感觉和知觉与外界环境和客观事物通常是相协调一致的。

如果精神障碍患者的感觉和知觉出现异常，多在临床上提示出患者的现实感丧失。一般而言这类的病人比较倾向于是精神异常（psychosis）的现象，症状的分辨和厘清就极为重要。因为有某些器质性精神障碍或者是物质依赖所致精神障碍的患者也会出现类似表现。现将常见的感觉障碍和知觉障碍症状简单加以介绍。

（一）感觉障碍

1. 感觉过敏（hyperesthesia）　即个体对内外环境中刺激的感受性增高，感觉阈值降低，表现为对正常强度下的刺激却产生非常强烈的感觉体验，如感到从前注意不到的环境噪声变得特别刺耳，屋子里多年熟悉的灯光变得极为刺眼，和体温差不多的温水变得滚烫等。感觉过敏在神经系统疾病中多见，精神科临床工作中可以在神经症和更年期综合征等疾病中观察到。

2. 感觉减退（hypoesthesia）　即个体对内外环境中刺激的感受性降低，感觉阈值增高，表现为对强烈刺激产生感觉体验较为轻微或不能感知，如果程度严重到完全无法感知，称为感觉缺失（anesthesia）。精神科临床工作中多见于心境障碍中的抑郁发作或是木僵状态、器质性精神障碍所导致的意识障碍或分离（转换）症状等。

3. 内感性不适（senestopathia）　又称"体感异常"，即躯体内部产生的异样感觉，使人感到非常的不舒适和难以忍受。例如喉部异物感、消化道扭转感、腹腔内气流乱涌感等，临床多见于精神分裂症、抑郁发作和躯体化障碍等，也可继发于疑病观念。

☞ 微视频 3-1
感觉异常：麻木不仁和大惊小怪

（二）知觉障碍

以感觉障碍为基础的 .（disorders of perception），主要包括错觉、幻觉和感知综合障碍三大类。

1. 错觉（illusion）　是个体对客观事物产生的歪曲知觉。正常人在特定的情况下也会产生错觉，如在能见度较差的环境中认错人，或是在高度紧张的情绪影响下听错别人的话等，但这种错觉经过验证后心理健康的人完全可以纠正。相反，精神病理性质的错觉常表现为带有恐怖色彩的错视和错听，常见于器质性精神障碍所产生的谵妄状态。

2. 幻觉（hallucination）　个体在缺乏现实刺激作用于感觉器官的情况下所出现的虚幻知觉体验。幻觉是精神科临床常见的特征性症状之一，常见的幻觉有着复杂

的性质分类。

（1）根据所涉及的感觉器官可以分为以下6种幻觉。

1）幻听（auditory hallucination）：是一种虚幻的听觉，即患者听到了并不存在的声音。幻听是精神科临床最常见的幻觉，幻听症状可以让患者听到单调的声音，也可能是复杂的声音；有些是言语性的，而有些则是非言语性的。最常见的是言语性幻听，也就是患者能听到直接与自己对话的声音，或者是患者听到数人间的对话。幻听的言谈内容往往与患者自身密切相关，绝大多数是对患者不利的观点或评价，比如对患者的言行举止指手画脚，对患者的个人品质贬低批判，对患者提出具有危险性的要求等。幻听令患者高度精神痛苦和紧张恐惧，并可因此产生自语自笑、对空谩骂、自伤自杀或伤人毁物等怪异的行为。幻听可见于多种精神障碍，最常见的是精神分裂症。

2）幻视（visual hallucination）：患者在没有现实刺激的情况下，却看到了并不存在的事物。幻视的内容可以是光线、色彩或者片段的影像，或者是鲜明具体的场景和人物。精神分裂症患者的幻视多在意识清晰的状态下出现；而谵妄状态下意识障碍时出现的幻视，多生动形象且时有恐怖色彩，比如看到地上有老鼠乱跑或是蝴蝶乱飞等。

3）幻嗅（olfactory hallucination）：患者闻到周围环境中不存在的难闻的气味，往往难以忍受。如肉烧焦的气味、食品腐败气味、浓烈刺鼻的化学制剂味道或是人体发出的怪味等。精神分裂症患者的幻嗅通常也同被害妄想相结合，颞叶癫痫或颞叶器质性损害形成的幻嗅则比较单一。

4）幻味（gustatory hallucination）：患者在进食或饮水的过程中，尝到并不存在的特殊怪异味道，因而坚决拒绝食物和水。精神分裂症患者所体会的幻味常和被害妄想共存，会因此而疑心被投毒，由此引发对他人的伤害性行为。

5）幻触（tactile hallucination）：患者虽然没有接受任何的外界刺激，却能真实感受到皮肤上产生异常的奇特感觉，如虫爬感、针刺感和类似电击的酥麻感等。幻触症状可见于器质性精神障碍或精神分裂症。

6）内脏性幻觉（visceral hallucination）：患者感觉到自己身体内部某一器官或特定部位产生的虚幻知觉。比如觉得肠子扭成团、肺被挤扁了或是有虫子在咬骨头等。内脏性幻觉与疑病妄想经常伴随出现，在精神分裂症和抑郁障碍患者中时有发生。

（2）同时，作为精神症状的幻觉根据内心体验的来源，还可分为真性幻觉和假性幻觉，临床医生必须认真掌握加以区分。

1）真性幻觉（genuine hallucination）：这种幻觉来自于外部客观空间，通过患者的感觉器官而获得。患者所感知的内容鲜明生动，就像感知外界真实事物一样，所以患者对幻觉的内容深信不疑，坚持是亲眼所见或亲耳所听，并依据幻觉的内容做出相应心理行为反应。

2）假性幻觉（pseudo-hallucination）：此类幻觉存在于患者的主观空间内，并非由感觉器官所获得，其内容通常比较模糊、缺乏系统性和完整性。所以患者会声称大脑内突然就出现某种声音或影像，根本说不清是怎么来的。虽然假性幻觉与真性幻觉有显著差别，但一般并不影响患者的坚信程度。

（3）幻觉还可以根据产生的条件加以区分。

1）功能性幻觉（functional hallucination）：当患者接受到明确的现实刺激，其某个感觉器官的功能处于活动状态时所出现的涉及该器官的幻觉，在这种情况下，正常的知觉与功能性幻觉并存。临床上多见于精神分裂症。

2）反射性幻觉（reflex hallucination）：也是伴随外界真实的刺激而出现的幻觉，但涉及患者身体中两个不同的感觉器官，即当某一感官处于功能活动状态时，出现涉及另一感官的幻觉，也多见于精神分裂症。

3）心因性幻觉（psychogenic hallucination）：是在强烈的社会心理因素影响下出现的幻觉，其内容与重大生活事件有密切联系，如看到环境中出现死去的人的身影，多见于分离（转换）障碍和应激相关障碍等。

3. 感知综合障碍（psychosensory disturbance）　患者虽然对外界客观事物的整体属性能够正确感知，但对大小、形状、颜色、距离、空间位置等个别属性产生错误的感知。常见的感知综合障碍包括：

（1）视物变形症（metamorphopsia）：指患者看到周围的事物的大小、体积、形状等方面发生显著变化。如果患者看到的形象比实际增大称为视物显大症（macropsia），如看到桌上的碗像盆一样大小；反之，患者看到物体的形象比实际缩小则称为视物显小症（micropsia），如看到成年人就像儿童一样大小。视物变形症状常见于癫痫等疾病。

（2）非真实感（derealization）：患者感到周围的环境和其中的人和事物变得不真实，就像隔了层薄纱。如感到房子和花草都是假的，人也是没有生命存在的一样，可发生在精神分裂症、抑郁障碍及神经症等。

（3）自身感知综合障碍：患者感到身体的某一部分属性有所变化，例如发现四肢手臂变长或变短；还有的患者则感到面部扭曲，眼睛大小不一，鼻子变得难看，会因此而反复照镜子。多发生于精神分裂症或癫痫等疾病。

（4）空间感知综合障碍：患者对距离及空间位置等信息的感知发生错误，如患者想伸手去取桌子上的水，却因为判断不好实际距离而数次拿不到。

（5）时间感知综合障碍：患者对时间的快慢判断出现不正确的认识，如感到时间停止不前，外界事物静止不动；或者与之相反的，患者感觉到时间在飞速前进，外界事物的变化得飞快。可见于部分心境障碍。

二、思维障碍

思维是人类认识活动的最高形式，是脑对客观事物间接概括的反映，人类历经数百万年的进化，其发达的思维被用来揭示世间万物的本质属性。心理学认为思维过程包括分析、判断、比较、抽象、概括、综合和推理等。

思维障碍（thinking disorder）是精神科临床工作中的常见症状，其表现复杂多样，可划分为思维形式障碍和思维内容障碍两大类。

（一）思维形式障碍

思维形式障碍（disorders of the thinking form）是患者的思维过程中发生的症状，主要集中于思维的联想和思维的逻辑两个方面，常见的有：

1. 思维奔逸（flight of thought）　核心表现为思维的联想速度加快、思维的数量增多和思维的转换加速。因此别人眼中，患者变得特别健谈，滔滔不绝地讲话，而且漫无边际天马行空，患者自己感到大脑变得非常灵活，思考问题又快又好，甚至停不下来。患者言语的速度飞快，说话的语量多，谈论的主题经常随境转移，也会有对音韵和字意产生联想的现象发生。阅读粗略不认真，书写过快而难识别。是躁狂发作的主要症状之一。

2. 思维迟缓（inhibition of thought）　患者的思维联想速度减慢、思维联想数量减少和思维转换发生困难。表现为语速慢、语量少、语音低和反应迟缓。患者感到大脑就像生了锈，自己的聪明程度下降，对外界人和事物的反应迟钝，思考回答问题发生困难，多见于抑郁发作。

3. 思维贫乏（poverty of thought）　用来形容个体的

思维联想中概念和词汇的缺少贫乏，患者感到大脑空无一物，没有思想或观点，认知功能极差。外在表现为没什么言语，不得不发生的谈话也因为空洞或词穷而草草结束，回答问题过于简单，甚至都以"不知道"来应对。多见于脑器质性精神障碍、精神分裂症及精神发育迟滞等疾病。

4. 思维散漫（looseness of thought）和思维破裂（splitting of thought）　所谓的"散漫"，形容的是患者思维的连贯性异常，即联想过程与事物概念之间缺乏联系。患者在交谈过程中表现为内容散漫，缺乏主题，话题的转换缺乏必要联系。说话东拉西扯而不着边际，常使对方因为理解不到谈话主题而困惑。医生与这样的患者交流起来非常困难，多见于精神发育迟滞和精神分裂症。"破裂"用来形容患者似乎能完成的结构完整的言语字句，但各句的含意独立存在而各不相关，变成无实用意义的语句堆积，整段内容令人不能理解，也是常见于精神分裂症。

5. 语词杂拌（word salad）和思维不连贯（incoherence of thought）　当患者的思维破裂较为严重时，其言语进一步破碎化，无法形成完整语句，形成了不相干的文字和词语的堆积，精神病理学上称为"语词杂拌"，如当询问患者早餐吃的是什么，其回答为"狗在地上跑跑跑、马车、你疯了、克林顿、少女时代……"。而"思维不连贯"的表现与语词杂拌有些相似，但多见于谵妄状态，它是在意识障碍背景下出现的语句的支离破碎和混乱无序状态。

6. 思维插入（thought insertion）和思维被夺（thought deprivation）　思维的被"插入"属于思维联想障碍，表现为患者感到有种不属于自己的思想被强行塞入大脑中。而思维的被"夺走"表现为患者感到自己的思想被某种外力突然抽走，之后就不属于自己了。这两种症状均不受个体的意志所支配，多见于精神分裂症。

7. 思维中断（blocking of thought）　指在思维联想过程中，患者表示突然发生中断，其言语突然停顿，片刻之后又能重新开始，但谈话主题已经变换。多见于精神分裂症。

8. 思维化声（thought hearing）　是同时具有思维障碍和感知觉障碍两种性质成分的一种特殊症状。即患者在思考时，同时感到自己的思想在大脑中变成了言语声，自己和他人均能听到。多见于精神分裂症。

9. 语词新作（neologism）　可以理解为对某种概念的浓缩融合或无关概念的胡乱拼凑。在这种症状支配下的患者，常会自创一些奇特的文字、符号、图形或语言，并赋予特殊的意义来解读。多见于精神分裂症。

10. 强制性思维（forced thinking）　是思维联想过程的自主性困难症状。表现为患者感到大脑内涌现大量既无现实意义又不属于自己的联想内容，这些思维都是被不可知的外力所强加，其内容多变还常常突发突止，多见于精神分裂症。

11. 强迫思维（obsessive thinking）　指在大脑中反复闪现的某一概念或思维，患者明知其不合理和无必要，极度痛苦而无法摆脱。强迫思维可表现为：①反复出现某些想法，如担心在公共场所被别人传染性病；②强迫怀疑：总是怀疑自己的言行举止是否恰当；③强迫回忆：反复追忆过往的言语或行为；④强迫性对立思维：反复出现一些对立的思想，如听到"生"就马上联想到"死"；⑤强迫性穷思竭虑：反复考虑没有现实意义的问题，如 $1 \times 0 = 0$ 的原因到底是为何。强迫思维常伴有强迫动作。多见于强迫症，偶见于精神分裂症。

同时我们也要认识到，强迫思维与强制性思维不同：强迫思维属于是患者自己的思想，相似内容的思维反复持续出现，多见于强迫症；强制性思维则是不可知的外力所强加给患者的思想，内容变化多端，且突发突止，多见于精神分裂症。

12. 象征性思维（symbolic thinking）　具有概念转换的性质，患者的表现是以全新无联系的具体概念来代原有的抽象概念，如果不经其本人解释，别人完全无法理解。如有的精神分裂症患者紧紧捧着红色的笔记本放在胸前，表示自己"心是红色的，人非常善良"。

13. 逻辑倒错性思维（paralogic thinking）　以思维过程缺乏逻辑性为特点，表现为患者推理因果倒置或缺乏依据，令人感到古怪费解。多见于精神分裂症和妄想性障碍。

14. 病理性赘述（circumstantiality）　指思维活动曲折重复，关系不甚密切的内容过多。表现为患者对某种事物做不必要的过分详尽描述，言语啰唆，但最终能够回答出有关问题。如果要求患者简明扼要，患者无法做到。见于癫痫、脑器质性精神障碍及老年性痴呆。

（二）思维内容障碍

思维内容方面的异常，代表性的症状是妄想（delusion），精神病学领域所强调的妄想定义，指的是在病理性推理和非理性判断基础上形成的歪曲信念。妄想具有几种内容上的核心特征，包括：①妄想的内容与客观事实不符，缺乏现实依据，但患者却坚信不疑；

②妄想的内容一定是关乎患者本人，展现着密切的利害关系；③妄想的内容具有强烈的个体化色彩，是个体独立的心理现象，与他人无关；④妄想的内容与社会文化背景和个体的人生经历密切相关，具有时代性。

妄想是精神科医师最常遇到的精神病性症状之一，可以根据其来源、结构和内容大致分类。

1. 根据来源分类　妄想可分为原发性妄想和继发性妄想两类。

（1）原发性妄想（primary delusion）：是指不存在任何发生基础的妄想。其内容不可理解且不能用既往经历、当前处境及其他心理活动等加以解释。原发性妄想是精神分裂症的典型症状，对精神分裂症具有重要诊断价值。

（2）继发性妄想（secondary delusion）：是继发于其他精神病理基础之上的妄想，或是患者所经历的特定情境或巨大精神创伤等有关的妄想。如因亲人死于肿瘤后过分关注自己身体健康，而逐渐产生的疑病妄想。在许多种精神障碍中可见。

2. 根据结构分类　妄想也可以分为系统性妄想和非系统性妄想。

（1）系统性妄想（systematized delusion）：是指妄想的内容前后相互联系而且结构严密。此类妄想形成的历程较久，逻辑性强，与周围的现实环境具有一定联系，或是围绕某种特定的观点，具有一定隐匿性而不易发现。多见于偏执性精神障碍。

（2）非系统性妄想（non-systematized delusion）：这种妄想的内容不固定、结构不严密，多以片段和碎片的形式出现。这种妄想产生的速度快，缺乏逻辑性，脱离现实而又富于变化，内容也容易自相矛盾。多见于精神分裂症。

3. 根据内容分类　临床上常见的妄想主要有以下几种。

（1）关系妄想（delusion of reference）：患者认为周围所发生的事情均与自身有关。比如认为邻居的谈话是在议论自己，同事的吐口水是针对自己的，甚至认为媒体上发布的各种消息都和自己有关。多见于精神分裂症。

（2）被害妄想（delusion of persecution）：患者无缘由地坚信被个人或组织迫害，安全受到严重危胁，可能感到被跟踪和监视等。受妄想的支配，患者可出现反复报警、不断逃跑、拒食拒水、自伤、伤人等行为。多见于精神分裂症和偏执性精神障碍。

（3）夸大妄想（grandiose delusion）：患者极为不客观地认为自己拥有非凡的才华、能力、智慧、财富、权力或地位，如公开声称自己是著名的科学家、企业家、艺术家、技术专家或国家领导人等。可见于躁狂发作、精神分裂症及器质性精神障碍。

（4）罪恶妄想（delusion of guilt）：也叫自罪妄想，即患者毫无根据地坚信自己犯了严重罪恶，甚至认为自己罪大恶极、死有余辜，应受到极为严厉的惩罚。症状影响严重的情况下患者可出现自杀行为。多见于抑郁发作。

（5）嫉妒妄想（delusion of jealousy）：患者会无中生有地坚信配偶对自己不忠诚而有外遇。为此常常翻看配偶的手机短信和通话记录，跟踪和监视配偶的日常活动，检查配偶的日常生活用品，坚定不疑地以寻觅其"婚外情"的证据而行事。多见于精神分裂症和老年痴呆等。

（6）钟情妄想（delusion of love）：患者坚信自己极其具有个人魅力，一直受一个或多个异性爱恋倾慕，对方的所作所为均被理解为是对自己爱意的表达。有时患者会对这种"爱的表达"做出相应的反应而去追求对方，即使遭到言辞拒绝仍毫不置疑，反而认为对方是在考验自己对爱的忠诚。多见于精神分裂症。

（7）疑病妄想（hypochondriacal delusion）：患者莫名地坚信自己得了某种严重的躯体疾病甚至是致死性疾病，因而四处求医，各种彻底的检查和反复的医学验证结果也不能纠正其错误认识。妄想的程度严重时可产生虚无妄想（delusion of negation），比如觉得自己的脏器没了、肚子空了等。多见于抑郁发作、精神分裂症或老年期精神障碍。

（8）非血统妄想（delusion of non-biological parents）：患者毫无依据地认为自己并非父母所亲生，虽经反复解释和证实仍无法改变其信念。有时认为自己是被抱养或被寄养的，但又无法解释为何与父母生活在一起。多见于精神分裂症。

（9）内心被揭露感（experience of being revealed）：或称被洞悉感。患者感到自己所想的事情，虽然没有实际讲出，也没有书写出来，却明明白白地被别人得知。至于信息得知的方式，患者则无法正常描述。该症状是精神分裂症的典型症状

（10）物理影响妄想（delusion of physical influence）：或称被控制感，患者感到自己的思想、情感和行为受到外界力量的控制而身不由己。如患者经常描述被红外

线、电磁波、超声波或某种特殊的先进仪器控制。物理影响妄想是精神分裂症的典型症状。

（三）超价观念

超价观念（overvalued idea）是患者在有一定事实根据，也没有明显的逻辑推理错误的情况下，产生的一种具有强烈情感色彩的错误观念。超价观念虽然并不是特别荒谬，但是片面偏激，可明显地影响患者的心理行为。多见于心因性障碍及人格障碍。

超价观念与妄想的区别，在于其形成有一定的性格基础与现实基础，伴有强烈的情绪体验，内容比较符合客观实际。

☞ 微视频 3-2
看不到的人和看不到的事

三、情感障碍

情绪（emotion）和情感（affection）指的是人类个体因自身对客观事物的态度而产生的相应内心体验。两者既有区别又有联系，情绪主要是指与人的自然性需要相联系的体验，具有情景性和暂时性的特点，外部表现明显，如喜悦与悲伤等。情感主要是指与人的社会性需要相联系的体验，具有稳定性和持久性的特点，不一定有明显的外部表现，如爱恋与憎恨等；情感是在多次情绪体验的基础上形成的，并通过情绪形式加以表现；同时，情绪的表现和转变又受已相对固定的情感制约。在精神病学和医学心理学领域，情绪和情感在使用过程中不加以详细区分。而心境（mood）形容的是较微弱而持久的情绪状态，是个体精神活动在一段时间内的基本背景。

情感障碍（affective disorder）症状大体上主要包括：

1. 情感高涨（elation）　是指精神活动中正性情感的明显增强，表现为与周围环境不相称的病态喜悦状态。高涨物情感使患者自我感觉良好，天天喜笑颜开，谈话时表情丰富、音调高昂和眉飞色舞。由于其病态的情感与精神活动的相协调，且与周围环境保持一定联系，较为富有感染力，容易引起周围人的共鸣。多见于躁狂发作。

2. 欣快（euphoria）　指的是患者表现出与周围环境不协调的愉快体验。表现为笑容满面，自得其乐，看上去具有极强的幸福感。但由于表情比较单调刻板，往往会给人以呆傻愚蠢的印象。多见于脑器质性精神障碍所引发的智能问题。

3. 情绪低落（depression）　指的是患者负性情感活动明显增强。表现为意志消沉、愁苦烦闷、唉声叹气、暗自落泪等，有时感到人生的各个方面都没有了希望，严重时可因坚持认为"结束生命是解决当前一切难题困境的唯一有效方法"而出现自杀企图及行为。多见于抑郁相关障碍。

4. 焦虑（anxiety）　是指患者在缺乏真实的客观刺激情况下，所出现的紧张不安状态。表现为瞻前顾后、思虑重重、担忧畏惧，难以久坐，严重时惶惶不可终日，总认为会大祸临头，经常伴有手抖、心悸、出汗、尿频等自主神经功能紊乱症状。多见于焦虑症。

5. 恐惧（phobia）　是指患者面对特定事物或某类环境时出现的紧张不安反应。恐惧情绪可见于正常个体，如对生命安全真实受威胁的处境的恐惧反应。病态的恐惧主要指与现实环境不相符的恐惧反应，表现为没有危险的情况下出现的过分提心吊胆，也常伴有明显的自主神经功能紊乱症状，如出汗、心悸、气急、肢端发抖或大小便失禁等。恐惧往往伴有回避行为，多见于恐惧症。

6. 情感淡漠（apathy）　是指患者对外界的精神心理刺激，缺乏相应的情绪情感反应，也观察不到其内心体验发生明显变化。表现为面部表情呆滞，行为或许有所固化，对周围发生的事物甚至与自身有密切利害关系的事情也漠不关心，多见于精神分裂症。

7. 情感倒错（parathymia）　指患者的情感表现与其内心体验或处境明显不协调，甚至完全相反。如患者在描述自己被人追杀的妄想体验时，却表现出轻松愉悦的神情；听到对自己非常有利的好消息，却悲伤得大哭。多见于精神分裂症。

8. 情感矛盾（affective ambivalence）　指患者在同一时间对同一人或事物产生两种截然不同的情感反应，但患者自身感受不到内心的矛盾和对立，没有内心的冲突和情感痛苦。多见于精神分裂症。

9. 情感不稳（emotional instability）　是患者情感活动的稳定性发生困难，表现为情感反应的稳态不易保持，非常易变。往往快速从一个极端波动至另一极端，患者因此显得喜怒无常，无法预测。多见于脑器质性精神障碍。

10. 易激惹（irritability）　是情感活动的激惹性增高，表现为极易因一般小事而引起强烈的不愉快情感反应，如暴怒发作。多见于疲劳状态、人格障碍、神经症或偏执型精神病等。

☞ 微视频 3-3
一个能力"卓越"的人

☞ 微视频 3-4
"心病"

四、意志障碍

人类的意志（volition）是一种复杂的心理过程，包括决定当前和未来自身的需要、目标和动机，并根据目标调节支配行动来克服困难，最终实现预定目标的心理过程。意志力是个体依据个人意志方向而形成目标的能力，至少也是努力去形成意志的意图和努力。实现个人意志的行为需要有强烈的动机来推动。目前仍缺乏公认权威的意志测量方式，但医生可凭借临床观察和精神检查来进行评价。意志是人类特有的心理现象，是在人类认识世界和改造世界的需要中产生的，也在人类不断深入认识世界和更有效改造世界的过程中得到发展。意志与认知活动、情感活动及行为紧密联系又相互影响。在临床上意志方面的异常症状往往跟认知功能的缺损，以及情绪低落混淆在一起，要认真加以区别。在一些人格特质（例如，懒惰、孩子气的依赖）及抑郁症的患者也可能会有缺乏动机及意志力缺损的症状。

意志障碍（disorder of volition）主要表现为以下几类：

1. 意志增强（hyperbulia）　指意志活动的质和量明显增多。表现为在病态情感或妄想的支配下，患者持续地坚持从事某些行为，极为顽固而不能放弃。例如有妄想的患者反复报警求助或持续起诉他人；有情感高涨并有夸大妄想的患者会坚持投入没有任何前途的发明创造等。多见于躁狂发作、偏执型精神分裂症和妄想性障碍等。

2. 意志减退（hypobulia）　指意志活动的减少。表现为动机不足，缺少积极性及主动进取意愿，对周围事物缺乏兴趣和不愿活动，工作学习感到吃力难以坚持，严重时整日呆坐或卧床不起，日常生活也料理困难。有些患者纵使能够进食，但进食意愿比普通人要低；轻微意志减退的患者有可能自主进食，但无法出去寻找食物。多见于抑郁发作和精神分裂症。

3. 意志缺乏（abulia）　指意志活动缺乏。表现为对任何活动都缺乏动机、要求，生活处于被动状态，处处需要别人督促和管理。严重时行为孤僻、退缩，对饮水、进食等本能的要求也没有，且常伴有情感淡漠和思维贫乏。缺乏意志的人会什么都不想做，甚至无法分辨出自己与别人的异同。个别患者可能具有做复杂的工作的能力，但前提是需要别人的指导和要求。多见于精神分裂症、精神发育迟滞及痴呆。

4. 矛盾意向（volitional ambivalence）　表现为对同一事物，同时出现两种截然相反的意向，但患者体会不到这两种意向的矛盾和对立，没有明显的痛苦和不安。多见于精神分裂症。

五、动作行为障碍

动作（movement）是指个体表现出简单的随意和不随意运动，如挥手、点头等。行为（behavior）是一系列动作的有机组合，是个体为达到一定目的而进行的复杂的随意运动。二者既区别又联系，故往往被同时联合使用，称为动作行为。人们的动作行为受到目的和动机的制约，并与其认知、情感和意志活动保持协调一致。

精神障碍患者由于认知功能和情绪情感等方面损害的影响，可以出现不同形式的动作行为障碍（disorder of movement and behavior）主要表现为：

1. 精神运动性兴奋（psychomotor excitement）　是指患者的言语、动作、行为及肢体活动明显增多。包括协调性和不协调性两类。

（1）协调性精神运动性兴奋（coherent psychomotor excitement）：表现为患者增多的动作行为及言语与自身的知情意等精神活动协调一致，并与周围环境保持较密切联系。患者的整体的精神活动比较协调，行为目的性明确而易于理解。多见于躁狂发作。

（2）不协调性精神运动性兴奋（incoherent psychomotor excitement）：表现为患者增多的言语、动作行为及与自身的精神活动不相协调，脱离现实环境。患者的整体精神活动不相协调，动作行为杂乱无章，缺乏动机及目的而难以理解。如谵妄时的精神错乱状态和青春性兴奋等。多见于谵妄状态和精神分裂症。

2. 精神运动性抑制（psychomotor inhibition）　指患者的言语活动和动作行为明显减少。主要包括木僵、蜡样屈曲、缄默症和违拗症等。

（1）木僵（stupor）：指患者的言语、动作行为和其他肢体活动被完全抑制。表现为不语、不动、不食、不饮，表情和姿势固定，对刺激缺乏反应。肌张力增高，甚至发生大小便潴留。症状较轻的患者，可表现为少语、少动、表情呆滞，身边无人时能自动进食，可自行大小便，称为亚木僵状态。可见于精神分裂症、重度抑郁发作、急性应激障碍、脑器质性精神障碍和药物不良反应等。

（2）蜡样屈曲（waxy flexibility）：通常在木僵发生后出现，患者有肢体可随意任人摆布而维持姿势不动，患者就如人形蜡像一样以固定的姿势停滞着，看起来非常不舒服，称为"蜡样屈曲"。严重的患者在其平躺时，如果头下的枕头取走，患者仍能够长时间保持头部抬高的姿势不变，称为"空气枕头"。多见于紧张型精神分裂症。

（3）缄默症（mutism）：是个体言语的明显抑制。表现为对任何问题无回应，处于是缄默状态，或以特殊的方式来辅助沟通。如患者入院后一直回避与人讲话，在医生进行访谈时只愿意书写个别字句来交流。多见于精神分裂症和分离（转换）障碍。

（4）违拗症（negativism）：指患者对于外界的要求的抗拒行为。有主动违拗（active negativism）和被动违拗（passive negativism）两种，主动违拗的患者，表现为在拒绝执行他人要求的同时，还会刻意做出与要求截然相反的行为；被动违拗的患者，表现为对他人的所有要求一概拒绝。多见于紧张型精神分裂症。

3. 作态（mannerism）指患者在异常精神活动的驱使下，不断做出以当前社会公认行为标准所判别为幼稚古怪、做作愚蠢的行为，包括个人的动作姿势、表情步态等，比如在公共场合不恰当地持续扮鬼脸。多见于精神分裂症。

4. 模仿动作（echopraxia）指患者无目的地模仿别人的动作，比如在路上看到别人过马路，患者也会跟着过马路，过去后却又不知道接下来去哪里。多见于精神分裂症，有时会伴有言语的模仿。

5. 刻板动作（stereotyped act）指患者机械地一直重复某种单调的肢体动作，如长时间反复地将杯子或其他物品，一次次地拿起和一次次地放下。多见于精神分裂症或儿童孤独症等，有时会伴有刻板的言语。

6. 强迫动作（compulsion）受此症状影响的患者，明明知没有必要，却无法克制自己去重复某种动作行为，如果重复动作被迫中断，患者的焦虑不安情绪迅速升高，并体会到较强的精神痛苦。强迫动作的发生多与强迫思维有关。常见于强迫症。

六、注意障碍

（一）注意

注意（attention）是指个体精神活动自主或不自主地集中指向一定对象的心理过程。注意的本质，可以理解为患者对于外界事物的关注程度。注意可分为主动注意和被动注意两大类。所谓"主动注意"又称有意注意，是个体有目的的注意，其注意活动自动发生，主动性的注意需要个体做出努力，与人的意志活动、环境要求及个人兴趣爱好等因素有关。而"被动注意"又称无意注意，是个体受到外界刺激所激发而产生的注意，缺乏目的性，多不需要个体的自觉努力。注意根据性质可分成下列5种。

1. 集中性注意（focused attention）　当个体的注意聚焦于目前所该进行的活动上，就能够表现出集中性注意。无论是阅读、拼图、听音乐、绘画、写作业等任何事。如果用运动活动中的投篮行为来说明，当球员目标刺激很清楚，他就会把注意有意地集中到如何把篮球投中篮筐这一事情上。

2. 选择性注意（selective attention）　指的个体是否能够将注意力集中在当前的单一活动，而不受其他外界刺激的影响的能力。例如当小学生正在写功课，此时电视里传来海绵宝宝、派大星、蟹老板及章鱼哥的对话，或是妈妈在身旁来回走动，或窗外摩托车的引擎声等，仍然不为所动、注意力不受影响。

3. 持续性注意（sustained attention）　指是否能够维持一段时间的注意力在连续的活动上。当注意力持续性短暂时，往往容易使工作无法完成，而影响其注意力的表现结果。

4. 转换性注意（alternating attention）　指是否能够顺利地从一项活动转移至另一项活动，例如做功课到一个段落后，要求上网玩在线游戏 10 min 后，接着其注意力是否能够顺利回到功课上。

5. 分散性注意（divided attention）　指是否能够在同一时间进行两件或以上的事，如在教室里一边听老师上课，一边做笔记或一边吃饭；一边看电视，一边留意出门时间是否已经到。

（二）注意障碍

常见注意障碍包括以下几种：

1. 注意增强（hyperprosexia）　为主动注意的兴奋性增高，表现为过分关注某人或某事物。如有被害妄想的患者，对周围的人保持极为高度警惕，过分地关注他人的一举一动。多见于更年期抑郁症、偏执型精神分裂症和神经症等。

2. 注意减退（hypoprosexia）　无论是主动及被动注意，其兴奋性减弱和注意稳定性均降低，表现为注意力难以唤起和无法维持。多见于神经症、脑器质性精神障碍和意识障碍。

3. 注意涣散（aprosexia）　特指在注意过程中，其兴奋性增强和注意稳定性降低，表现为注意力不集中，容易受到四周环境的干扰而分神。多见于注意缺陷多动障碍、神经症和精神分裂症等。

4. 注意狭窄（narrowing of attention）　为注意的广度和范围比较局限，甚至显著缩小，表现为当注意力集中于某一事物时，就不能对其他与之有关的其他事物产生注意。多见于意识障碍、智能障碍等。

5. 注意转移（transference of attention）　为注意转换性增强和稳定性降低，表现为个体的主动注意不能持久，很容易受周围环境的影响而使注意对象不断转换变化。多见于躁狂发作等。

七、记忆障碍

记忆（memory）既往事物经验在大脑中的重现，是神经系统存储过往经验的能力。记忆代表着个体对既往人生历程中的活动、感受、经验的印象累积，主要依靠环境、时间和知觉来分类。许多精神障碍患者临床上常见的首要主诉，就是记忆力的变化。

基础心理学认为，人类的记忆是在感知觉和思维基础上建立起来的精神活动，包括识记、保持、再认和回忆等基本过程。①识记：是事物或经验在大脑里留下痕迹的过程，是反复感知的过程；②保持：是识记痕迹保存于大脑以防止消失的过程；③再认和回忆：再认是现实刺激与既往痕迹的联系过程，回忆是既往痕迹的重新活跃或复现。识记是记忆痕迹保存的前提，再认和回忆是个体记忆痕迹的显现过程。

记忆的异常通常涉及记忆过程的各个过程环节，常见记忆障碍包括以下几种：

1. 记忆增强（hypermnesia）　是病理性的记忆能力增强，表现为患者对得病之前发生，目前已经遗忘且不重要的事物，都能重新回忆起来，甚至包括人物及事件的细节。多见于躁狂发作和偏执状态。

2. 记忆减退（hypomnesia）　是记忆各个基本过程功能的普遍减退，导致记忆能力降低。症状轻者表现为近记忆力的减弱，如记不住刚见过人的名字、别人刚告诉的电话号码等。症状严重时远记忆力也减退，如难以回忆个人的经历等。多见于神经症、脑器质性精神障碍，也是个体正常老化过程中常见的表现。

3. 遗忘（amnesia）　是原本存储于脑中的记忆痕迹不同程度的丧失，表现为对以往感知过的事物无法回忆。根据丧失的能否恢复，可分为暂时性遗忘和永久性遗忘，根据内容遗忘的程度，遗忘可分为部分性遗忘和完全性遗忘，在临床上，通常按照遗忘与疾病的时间关系来划分：

（1）顺行性遗忘（anterograde amnesia）：指患者对疾病发生以后一段时间内的经历不能回忆。该类遗忘多由于意识发生困难而导致不能识记引起，如脑外伤患者不能回忆受伤后一段时间内所发生的事。

（2）逆行性遗忘（retrograde amnesia）：指患者对疾病发生之前一段时间内的经历不能回忆。遗忘时段的长短与外伤的严重程度及意识障碍的持续时间长短有关，多见于脑外伤及脑卒中等相关精神问题。

（3）界限性遗忘（circumscribed amnesia）：指患者对某一特定时间段的经历不能回忆，遗忘的发生通常与该时间段内的负性生活事件有关。多见于分离（转换）障碍，故有时被称为分离性遗忘。

（4）进行性遗忘（progressive amnesia）：指患者随着疾病的发展，遗忘的程度渐次渐加重。主要见于老年性痴呆，除遗忘外，患者同时还伴有进行性的痴呆和淡漠。

4. 虚构（confabulation）　指在遗忘的基础上，患者以凭空想象的事件来填补记忆的缺损。由于虚构患者有严重的记忆缺损，故其所虚构的内容记忆也难以保持，其叙述的内容时常在变化之中，还易受他人暗示的影响。多见于各种痴呆及慢性酒精中毒所致精神障碍。

5. 错构（paramnesia）　指在遗忘的基础上，患者对过去所历过的事件，在发生的时间、地点、情节等关键点上出现错误的回忆，并坚信不疑。多见于各种痴呆和酒精中毒所致精神障碍。

八、智能障碍

智能（intelligence）是人类个体获得和运用知识解决实际问题的能力，与在经验中学习或理解的能力、获得和保持知识的能力、迅速而又成功地对自然及社会环境变化做出反应的能力、运用推理有效地解决问题的能力等。智能涉及个体的感知、记忆、注意和思维等一系列认知过程。

临床医生，多通过对患者的一般常识、理解力、判断力、分析概括力、计算力、记忆力等对智力水平进行检查后初步进行判断，也可以通过心理测量中的智力测验来获得患者的智商（intelligence quotient，IQ）评分，对其智能水平进行定量评估。

智能障碍可分为精神发育迟滞和痴呆两大类。

1. 精神发育迟滞（mental retardation） 是指个体在出生前或发育成熟以前（18岁以前），在各种影响因素综合作用下，因智能发育所造成患者的智力低下和社会适应困难状态。随着年龄增长，患者的智力水平可能有所提高，但仍很难达到同龄人正常水平。影响智能发育的因素包括遗传、脑损伤、感染、中毒和内分泌异常等。

2. 痴呆（dementia） 指个体在智力发育成熟以后，由于各种原因损害原有智能所造成的智力减退。痴呆的发生往往具有脑器质性病变基础，如脑部的外伤、感染、缺氧和血管病变等。临床主要表现为记忆力、计算力、理解力、判断力下降，学习能力下降及知识与技能丧失等，严重时生活无法自理。老年性痴呆患者还往往伴有人格改变、情感淡漠、行为幼稚及本能意向亢进等。

根据患者脑病理变化的性质、所涉及的范围以及智能损害的广度，可分为全面性痴呆、部分性痴呆和假性痴呆。

（1）全面性痴呆：病理结构检查可见大脑的弥散性损害，患者智能的各个方面均受影响，从而左右患者全部的精神活动。常出现人格改变、定向力障碍及自知力缺乏。多见于老年性痴呆和梅毒性痴呆等。

（2）部分性痴呆：脑的病变只侵犯某脑区的局部，患者可能只产生记忆力减退，理解力削弱或分析综合困难等，但其人格仍保持良好，定向力完整，有一定的自知力，可见于血管性痴呆和脑外伤后痴呆的早期。

（3）假性痴呆：在强烈的精神创伤后，某些患者可产生类似痴呆的表现，而大脑组织结构无任何器质性损害。经治疗后，痴呆样表现很容易消失。可见于分离（转换）障碍及应激障碍等。有以下两种特殊类型。

1）刚塞综合征（Ganser syndrome）：又称"心因性假性痴呆"，表现为对简单问题给予似是而非的回答，对方会以为是在开玩笑地不认真回应。如当问患者人有几只眼时，患者回答"一只"，表明患者能理解问题含义，回答内容也切题，但答案不正确。行为方面也可出现类似错误，如将饭碗倒置使用等。但对某些复杂问题，患者却能正确应付，如玩游戏、打麻将等，生活自理也问题不大。

2）童样痴呆（puerilism）：症状表现以类似模仿幼儿的言行举止为主要特征。成年患者的言行与年幼的儿童一样，比如老年患者学小孩子讲话的声调称自己才7岁。

九、定向力障碍

定向力（orientation）指的是个体对时间、地点、人物以及自身状态的客观认知能力。时间、地点和人物的认知构成了对周围环境的定向力，自身状态的认知构成了对自我的定向力。对周围环境的定向力包括：①时间定向：即对当前时间的认识，如年、季、月、日、白天或黑夜、上午或下午等。②地点定向：即对所处地点的认识，如城市的名称、身处医院还是家里等。③人物定向：即对周围环境中人物的识别，如周围人的姓名、身份、与自己的关系等；自我定向包括对自己姓名、性别、年龄、职业、家庭情况等的认识。

定向力障碍（disorientation）是指对环境或自身状况认识能力的丧失或认识错误。定向障碍多见于器质性精神病伴有意识障碍时，它是判定意识障碍的重要标志。但定向力障碍患者并不一定存在意识障碍，老年痴呆患者可出现定向力障碍，但意识清晰。精神分裂症患者在意识清晰状态下也能出现定向力障碍，通常表现为双重定向。即对环境中的时间、地点、人物出现双重体验，其中一种体验是正确的，而另外一种体验则与妄想有关，是妄想性的判断或解释。

十、意识障碍

临床医学上对意识（consciousness）的定义，是指个体对周围环境、自身状态所感知的清晰程度及反应能力。人的大脑皮质及网状上行激活系统的兴奋性，对维持意识功能起着重要作用，而意识的觉醒往往代表个体具有良好的自主状态。因此临床评估过程中，患者意识的状态，往往是指引我们访谈和做出正确诊断的重要依据。简单来说，意识可以理解为觉醒的状态，不论是对于外界的事物，或者是对于内在的感受，都可通过意识的觉醒或模糊加以评价。意识清楚的时候，代表的是个体的直觉、判断以及与外界沟通的能力是良好的。反之，个体的精神活动就可能处于异常的状态。

意识障碍（disorder of consciousness）指的是意识清晰度的降低、意识范围缩小及意识内容的变化。意识清晰度下降时，患者可出现感知觉迟钝、理解困难、注意力不集中、记忆减退、判断能力降低、情感反应迟钝、行为举止无措、定向力障碍等。意识障碍主要见于脑器质性精神障碍、中毒所致精神障碍和躯体疾病所致精神障碍等。

（一）以意识清晰度降低为主的意识障碍

1. 嗜睡（drowsiness）　意识清晰度的降低幅度较轻微。嗜睡的患者在安静环境中非常容易入睡，但给予刺激（声响和接触）后可立即醒转，并能进行简单应答，但停止刺激后患者又很快进入睡眠状态。

2. 混浊（confusion）　意识清晰度轻度损害。混浊状态的患者往往思维缓慢，反应迟钝、理想能力下降，其注意和记忆均困难，能回答简单问题，但对复杂问题则不知所措。患者对时间、地点、人物等周围环境存在定向障碍。此时体检检查会发现吞咽、角膜、对光反射存在，但可出现强握、吸吮等原始反射。

3. 昏睡（sopor）　意识清晰度比混浊更为低下，昏睡的患者对环境定向力和自我定向力均丧失，基本丧失言语功能。对一般刺激无反应，只有高强度刺激才能引起防御性生理反射（压眶反应）。昏睡患者的角膜、睫毛等反射减弱，对光反射、吞咽反射迟钝，深反射亢进，病理反射阳性，可能出现不自主运动及震颤。

4. 昏迷（coma）　意识完全丧失，以疼痛反应和随意运动消失为特征。患者对任何刺激均不能引起反应，体格检查可见吞咽、防御甚至对光反射均消失，并可出现病理反射。

（二）意识清晰度降低伴范围缩小或内容变化的意识障碍

1. 朦胧状态（twilight state）　指在意识清晰度降低的同时伴有意识范围的显著缩小。这样的患者在狭窄意识范围之内，可有相对正常的感知觉，以及协调和连贯的复杂行为，但对除此范围以外的事物不能正确感知。患者的表情呆板茫然无助，联想困难。仔细检查可发现定向障碍及片断的幻觉、错觉、妄想等。常突发突止，持续数分钟至数小时不等，事后出现遗忘或部分遗忘。

2. 谵妄状态（delirium）　指患者在意识清晰度降低的同时，出现大量的错觉或幻觉，以鲜明生动的恐怖性幻视和错视为主，如坏人或猛兽等。在恐怖性幻视及错视的影响下，患者产生高度的紧张恐惧情绪，出现回避行为和喊叫失措、双手乱抓等不协调性精神运动性兴奋。患者的思维出现连贯性困难，理解判断能力缺损，还可出现周围定向力障碍，个别人甚至会丧失自我定向力。谵妄状态具有昼轻夜重的规律，即多在夜间加重。一般持续数小时至数日，意识恢复后患者可有部分遗忘或全部遗忘。

3. 梦样状态（oneiroid state）　指在意识清晰程度降低的同时出现做梦一样的异常体验。患者看上去似乎是清醒的，但实际上完全沉浸于幻觉幻想中，精神活动与外界失去联系。一般持续数日或数月，恢复后对梦样内容能够实现部分回忆。

十一、自知力障碍

自知力（insight）又叫作"内省力"或"领悟力"，是指人类个体对自身当前精神状态的认识和判断能力。

不同精神疾病对患者自知力具有不同程度的损害。比如，神经症患者的自知力保持相对完整，即能够认识到自己的异常精神活动，并为此感到痛苦而积极寻求医疗帮助。但是重性精神障碍患者的自知力通常是缺乏的，即不能认识到自己的病态表现，否认存在精神方面的问题，坚信自己的幻觉、妄想等精神症状都是客观现实存在的，故往往抗拒就医。

自知力缺乏是重性精神障碍的重要标志，临床工作中将自知力的有无及恢复的程度作为判定病情轻重和好转程度的重要指标。自知力完全恢复是精神疾病康复的重要指标。

☞微视频 3-5
你知道自己得病了吗？

第三节　常见精神疾病综合征

精神障碍所展现的精神异常症状复杂多样，但许多症状之间却可以观察到一定的联系。在临床工作中将具有一定内在联系、并且经常同时出现的一组精神症状称为精神疾病综合征，常见的类型如下。

1. 幻觉妄想综合征（hallucinatory-paranoid syndrome）以幻觉为主，并在幻觉的基础上继发相应的妄想，幻觉和妄想紧密相连且相互影响。例如患者耳边出现邻居对自己负面评价的幻听后，逐渐发展被害妄想。多见于精神分裂症，也可见于器质性精神障碍和成瘾性物质所致的精神障碍等。

2. 躁狂综合征（manic syndrome）　以情感高涨、思维奔逸和行为活动增多为核心特征。主要见于躁狂发作或器质性精神障碍。另外，某些药物如抗抑郁药物及糖皮质激素也可能引起类似发作。

3. 抑郁综合征（depressive syndrome）　以情感低落、思维迟缓和行为活动减少为主要特征。多见于抑郁发作及器质性精神障碍。另外，某些药物如利血平等也可引起类似发作。

4. 紧张综合征（catatonic syndrome）　最显著的表现是全身性肌张力增高，包括紧张性木僵和紧张性兴奋两种状态。紧张性木僵患者常有违拗症、刻板言语及动作、模仿言语及动作、蜡样屈曲等症状，紧张性兴奋患者表现为突然爆发的兴奋激动和暴烈行为。紧张性木僵状态可持续数日或数年，也可无任何原因地转入兴奋状态。而这种兴奋状态持续多短暂，发作后常再次进入木僵状态或缓解。紧张综合征可见于器质性精神障碍、精神分裂症、抑郁发作、急性应激障碍及药物中毒等。

5. 遗忘综合征（amnestic syndrome）　又称柯萨可夫综合征（Korsakoff's syndrome），此类患者不存在意识障碍，智能相对完好，表现主要是近事记忆障碍、虚构症状和定向力障碍。多见于酒精中毒性精神障碍、脑肿瘤、颅脑损伤所致精神障碍及其他脑器质性精神障碍。

（周元华）

复习思考题

1. 判定精神活动是否属于正常的主要标准是什么？
2. 错觉在什么时候可以发生在正常人身上？
3. 真性幻觉和假性幻觉的区别是什么？
4. 思维内容障碍的主要类型有哪些？
5. 超价观念和妄想的本质差别是什么？
6. 精神运动性抑制的主要临床表现有哪些？
7. 定向力的检查方法可有什么样的全新尝试？

网上更多……

📇 本章小结　　⬇ 教学PPT　　✏ 自测题

第四章

精神障碍的分类与诊断系统

关键词

精神障碍分类　　　　诊断标准　　　　ICD-10　　　DSM-5

CCMD-3

　　　精神障碍的分类是将纷繁复杂的精神异常表现，按着统一的标准加以归类的过程。精神障碍分类与诊断系统的建立并不断地更新及完善是精神病学领域最伟大的成果之一，它不仅促进了各学派间的交流，改善了诊断不一致的问题，而且在研究各种精神障碍的病理生理及病理心理机制、心理因素与各种躯体疾病的影响，以及新药研制、临床评估和药物规范等方面，都发挥着重要作用。目前，世界各国或地区广泛使用或借鉴的精神障碍分类与诊断系统主要有《国际疾病分类》第 10 版（简称 ICD-10）和美国的《精神障碍诊断与统计手册》第 5 版（简称 DSM-5）。我国大部分地区的精神卫生机构都在采用 ICD-10 系统，卡分研究性机构同时使用或借鉴 DSM-5。而我国的精神障碍分类与诊断系统《中国精神障碍分类与诊断标准》第 3 版（简称 CCMD-3）目前仅有少部分地区在使用。

第一节　概　　述

一、精神障碍分类的目的和意义

分类学是各门科学发展的基础，是对研究对象进行观察、分析、鉴别、概括，最后完成归纳的过程。精神障碍分类的目的是把不同精神障碍，根据它们发生和发展的基本规律以及临床特点进行归纳，并划分为类、种、型等不同等级，形成统一的系统。这样可以加深对疾病之间关系的认识，作为临床诊断、鉴别诊断、治疗康复和教学研究的依据。其意义还在于：①使各国及各地区精神卫生机构之间、各种学术流派之间具有相互交流的基础；②用描述性的或纪实性的方法将临床表现和病程基本相同的病例归为一类，将临床表现和病程显著不同的病例划为不同的类别，有利于预测不同的疗效与预后，探索不同的病因；③采用统一的诊断标准与分类方案，有助于教学方案和教学计划的趋同，科研资料收集的一致性和研究结果的科学性。

二、精神障碍分类的原则

疾病的分类方法很多，一般多按病因、病理改变、解剖部位、临床症状表现等原则进行分类。其中病因学分类是最高等级的分类，也是最终追求的目标，其次是病理学分类，这些也是医学各学科所追求的。精神障碍的分类也遵循这一原则，但精神障碍与躯体疾病有很大的不同，多数精神障碍的病因病理不明，缺乏检验医学及影像学诊断手段，加上各种学派众多，观点不一，给精神障碍的分类造成一定的困难。研究显示，目前只有 10% 左右的病例的病因或病理改变比较明确，其余 90% 左右的病例的病因和病理均不明。因此，对精神障碍诊断和分类，无法全部贯彻病因病理学分类的原则。所以，目前精神障碍分类与诊断的主要依据症状表现，即以症状学为主要基轴的分类原则。WHO 编著的《国际疾病分类》第 10 版（ICD-10）中精神障碍的分类和我国《中国精神障碍分类与诊断标准》第 3 版（CCMD-3）的分类基本上遵循病因病理学分类和症状学分类兼顾的原则，而美国的《精神障碍诊断与统计手册》第 5 版（DSM-5）（包括以前的版本）一直延续主要以症状学分类的原则进行。

1. 根据病因病理分类　病因和病理学分类是指具有明确病因和（或）病理改变而建立的分类与诊断。如由脑部疾病（如颅脑外伤）、脑以外的躯体疾病（如躯体感染）及外来物质的中毒（如酒精）所致的精神障碍，属于病因学诊断分类，而阿尔茨海默病则属于病理学诊断分类。需要注意的是相同的病因可以表现出不同的临床表现，如酒精所致精神障碍，临床表现多种多样，在不同的病人身上可以表现出不同的症状特点，而在同一病人身上不同的发病时期也可有不同症状表现。

2. 根据临床表现分类　即现象学分类，也称症状学分类。是根据精神障碍者的临床症状或综合征建立诊断，是在无法明确病因和（或）病理改变的情况下做出的选择，如精神分裂症、神经症性障碍等。需要指出的是依据症状或综合征的诊断只能说明疾病当时所处的状态，如果症状或综合征发生变化时，往往诊断也随之改变。而且，相同的诊断不可避免地包含了病因不同而症状相似的精神障碍。但以症状学为基础的诊断也有其优势，因为目前精神科在临床上还是以对症治疗为主。

传统的精神障碍分类，包括目前临床习惯上把精神障碍分为器质性和非器质性（功能性）精神障碍，属于从病因、病理的角度进行的分类。器质性精神障碍是指有明确器质性改变为基础的精神障碍，而功能性精神障碍是指以目前的技术还无法明确器质性因素的精神障碍。因此，所谓的功能性精神障碍的提法并不准确，它是相对的概念，随着对精神障碍的深入研究及相关检测技术的发展，将来可能有很多目前所谓的功能性精神障碍被发现存在器质性基础，包括精神分裂症的某些类型、严重的强迫障碍及焦虑障碍等。而从精神障碍的严重程度还把其分成重性和轻性精神精神障碍两大类，是从症状学的角度进行的分类。所谓重性精神障碍（多指精神病）一般是指具有明确而持续的精神病性症状、现实检验能力丧失、自知力缺乏、社会功能明显受损的一类精神障碍，如精神分裂症、双相障碍等。而轻性精神障碍一般是指没有明确的精神病性症状，具有一定的自知力和环境适应能力，社会功能受损不明显的一类精神障碍，如神经症性障碍等。

三、精神障碍的诊断标准

由于大部分精神障碍缺乏客观的诊断指标，不同的医生对同一疾病的理解和认识存在差异，导致对同一患者的诊断一致性差。诊断的不一致，既可能影响到后续的治疗方案，还会造成研究结果无法比较和交流。因此，制定统一的精神障碍诊断标准具有重大意义。

诊断标准是将疾病的症状按不同的组合及相关要

素，以条理化形式列出的一种标准化条目。诊断标准包括内涵标准和排除标准两个主要部分。内涵标准包括症状学、病情严重程度、功能损害、病期、特定亚型、病因学等指标，其中症状学指标是最基本的，又分为必备症状和伴随症状。

在诊断标准的应用中应重点注意的几个问题：①根据临床或科研需要选用针对性的诊断标准，如 ICD-10、DSM-5 都有临床用和研究用两套标准；②并非只抓标准就能提高诊断的准确率，还需不断地学习和积累临床经验；③不能生搬硬套标准，应结合临床实际，纵横分析，仔细识别，合理应用标准。特殊病例特殊对待，重视诊断的个体化。

☞ 微视频 4-1
精神疾病知多少？——精神障碍的分类

第二节　常用的精神障碍分类系统

一、《疾病及有关保健问题的国际分类》（ICD 系统）简介

ICD 是 WHO 组织专家编写的《疾病及有关保健问题的国际分类》（*The International Statistical Classification of Diseases and Related Health Problems*）的英文缩写，简称国际疾病分类。ICD 目前已出版到第 10 版（1992 年），简称 ICD-10，包括各科疾病，精神科疾病是此书中的第 5 章。在精神科文献中，提到的 ICD-10 通常指的就是此系统中的第 5 章。

ICD 系统的建立虽已有 100 多年（1893 年的《国际死亡原因编目》视为第 1 版）的历史，但早期的版本极为简单，且没有纳入精神科疾病。直到 1948 的第 6 版由世界卫生组织承担的修订工作，并首次引入精神科疾病分类，列为该系统中的第 5 章"精神、心理神经和人格障碍"，也很简要。到了 ICD-8（1968 年）做了大量补充才有了实际使用价值。此后的版本又有了较大的改进、丰富和发展。1992 年出版的第 10 版，简称 ICD-10，包括《ICD-10 临床描述与诊断要点版本》《ICD-10 研究用版本》《ICD-10 基层精神卫生标准版本》，并配套编制了复合性国际检查交谈量表（CIDI），神经精神病学临床评定量表（SCAN）和精神病学词汇。ICD-10 使用以来，在国际上形成非常广泛的影响，被许多国家及地区政府卫生部门认可为标准的疾病分类系统。目前

我国大部分精神卫生机构以 ICD-10 系统为标准进行分类、诊断和统计。

（一）ICD-10 精神与行为障碍分类

为了输入电脑及便于检索，ICD-10 采用了拉丁字母及数字混合编码制，扩增了编码容量，精神障碍部分为第 5 章，分配字母为 F，其编码从 F00～F99 共分为 10 大类。

ICD-10 第 5 章精神与行为障碍主要类别如下：

F00～F09　器质性（包括症状性）精神障碍
F10～F19　使用精神活性物质所致的精神及行为障碍
F20～F29　精神分裂症、分裂型障碍和妄想性障碍
F30～F39　心境（情感）障碍
F40～F48　神经症性、应激性及躯体形式障碍
F50～F59　伴有生理障碍及躯体因素的行为综合征
F60～F69　成人的人格与行为障碍
F70～F79　精神发育迟缓
F80～F89　心理发育障碍
F90～F98　通常起病于童年和少年期的其他行为与情绪障碍
F99　待分类的精神障碍

☞ 拓展阅读 4-1
ICD-10 第 5 章精神与行为障碍分类目录

与以前版本相比，ICD-10 精神科部分有了很大改动。ICD-10 的主要特点是"新、全、细"。它包括了自 ICD-9 使用以来对疾病的新认识，有一个更为全面、丰富的索引，疾病分组更详细，并且每个疾病都列出了临床描述、诊断及鉴别诊断要点，更具操作性。代表性的变化及特点简要举例如下：

（1）编码改动，ICD-9 使用 3 位数字编码，即从 000～999，精神科疾病的编码区间为 290～319，仅 30 个编码，显然是不够的。ICD-10 为了适应电子化技术在医学学科的应用、管理、发展及检索需要，采用了字母及数字混合编码制，扩增了编码容量，精神疾病分配到字母 F，其编码为 F00～F99，达到了 100 个编码。

（2）分类改变，ICD-9 将所有精神障碍按传统归纳为 4 类，包括器质性精神病、其他精神病（精神分裂症等），神经症性障碍、人格障碍及其他非精神病性障碍，精神发育迟滞。而 ICD-10 扩大为 10 类，更为全面和细化。10 类中 F1 类按病因学分类，F9 类按年龄分类，其他都按症状分类。

（3）在 F00～F09 器质性（包括症状性）精神障碍中，主要以综合征（例如痴呆）为分类依据，并使用了包括范围更广的"血管性痴呆"的名称。

（4）在 F10～F19 精神活性物质所致的精神及行为障碍中，列出了一般不予重视的"使用烟草所致的精神及行为障碍"。

（5）在 F20～F29 精神分裂症、分裂型及妄想性障碍中，把"感应性精神病"改为"感应性妄想障碍"，明确了疾病的特点。

（6）在 F30～F39 心境（情感性）障碍中，仍保留单纯的"躁狂发作"，而没有把它全部归入在双相障碍内。

（7）在 F40～F49 神经症性、应激性及躯体形式障碍中，取消了 ICD-9 中的"神经症"的名称，仅采用"神经症性"这一形容词，可视为过渡。因认为癔症（hysteria）一词具有贬义，故不再使用，而采用"分离（转换）性障碍"。"神经衰弱"在我国的诊断率较高，而在西方国家诊断率已很低了，且有废弃这一名称的趋势，ICD-10 虽把它保留下来，但列入 F48 其他神经症性障碍中。ICD-10 并未把"与文化有关的综合征"作为独立病种列出来，而认为它们大多可纳入"其他神经症性障碍 F48.8"之中。

（8）在 F50～F59 伴有生理障碍及躯体因素的行为综合征中，主要包括饮食、睡眠和性功能障碍，把平时不太重视的"非成瘾物质滥用"也归入此类。

（9）在 F60～F69 成人的人格与行为障碍中，特别加上了"成人"一词，对儿童一般仅称为品行障碍，而不称为人格障碍。性心理障碍（以前称性变态）归入此类。

（二）ICD-10 第 5 章的几种版本

ICD-10 第 5 章（精神与行为障碍）根据不同需要，出版了几种版本。

1. 临床诊断用版本　对各种疾病都作了简要的描述，并提出了诊断要点（诊断指南），适合精神科临床医生使用。

2. 研究用诊断标准　供精神科临床研究使用，每种精神障碍都有详细的诊断标准。

3. 基层医生用版本　不是按疾病分类，而是列出一些症状或综合征，供基层全科医生使用。先粗略分为 6 项综合征，在此基础上又进一步分为较细的 24 项症状或综合征，每个症状或综合征都包括症状、诊断、治疗等内容，非常实用。这 24 项症状或综合征是：痴呆、

谵妄、饮酒引起的障碍、药物滥用、吸烟、慢性精神病性障碍、急性精神病性障碍、双相心境障碍、抑郁症、恐惧障碍、广泛性焦虑、混合性焦虑、抑郁障碍、适应障碍、分离障碍、不明原因的体诉、神经衰弱、进食障碍、睡眠障碍、性障碍、精神发育迟滞、多动障碍、品行障碍、遗尿症。

ICD-10 这一版本现已应使用了 20 多年，为适应包括精神医学在内的各医学学科的发展，世界卫生组织近年来也在加紧修订新的版本，预计 ICD-11 将于近一两年内出版。

二、美国《精神障碍诊断与统计手册》（DSM 系统）简介

美国精神障碍分类系统称为《精神障碍诊断与统计手册》（*Diagnostic and Statistical Manual of Mental Disorders*，DSM）。DSM 系统目前已出版到第五版（2013 年），简称 DSM-5。

美国精神病学界在二次世界大战前后，盛行精神分析，由于弗洛伊德的精神分析学派占据精神病学的统治地位，基本不重视精神疾病的临床分类。以后由美国精神病学会分别于 1952 年和 1968 年先后出版的《精神障碍诊断与统计手册》第 1 版（DSM-Ⅰ）和第 2 版（DSM-Ⅱ）都是主要参考 ICD-6 和 ICD-8 进行编写的，仅根据美国的情况做了少量变更，没有什么特点。到了 1980 年出版的 DSM-Ⅲ，其分类框架与前两个版本有很大的修订，并对每个诊断都制订出一个明确的、可操作的诊断标准，可以说是精神障碍诊断史上的重大进步。并将多轴诊断的概念首次引入诊断手册中（但在 DSM-5 中取消了 5 轴诊断模式）。以此版本（DSM-Ⅲ）为起点，包括以后的 DSM-Ⅲ-R（DSM-Ⅲ的修订版）、DSM-Ⅳ、DSM-Ⅳ-TR（DSM-Ⅳ的修订版），在世界范围内逐渐形成了广泛的影响，多数国家和地区在制订自己的分类诊断系统时（包括 ICD-10）都将其作为重要参考。甚至（包括我国）很多精神卫生研究机构将其作为主要的标准，进行诊断和科研工作。

2000 年 DSM-Ⅳ-TR（DSM-Ⅳ的修订版）颁布后，美国精神病学会就开始收集、整理并启动 DSM-5 的修订工作。历时 14 年，吸收了近 60 年的相关研究结果，于 2013 年 5 月正式发布了 DSM-5。DSM-5 分类由 DSM-Ⅳ-TR 的 17 类扩展至 22 类，并改变以往的排序模式，按着发育及生命周期进行排序。DSM-5 在疾病分类、分型、归属及诊断标准方面都有重大的调整，但

也受到较多的争议。

DSM-5 主要类别如下：

1. 神经发育障碍
2. 精神分裂症谱系及其他精神病性障碍
3. 双相及相关障碍
4. 抑郁障碍
5. 焦虑障碍
6. 强迫及相关障碍
7. 创伤及应激相关障碍
8. 分离障碍
9. 躯体症状及相关障碍
10. 喂食及进食障碍
11. 排泄障碍
12. 睡眠 - 觉醒障碍
13. 性功能障碍
14. 性别烦躁
15. 破坏性、冲动控制及品行障碍
16. 物质相关及成瘾障碍
17. 神经认知障碍
18. 人格障碍
19. 性欲倒错障碍
20. 其他精神障碍
21. 药物所致的运动障碍及其他不良反应
22. 可能成为临床关注焦点的其他状况

三、《中国精神障碍分类与诊断标准》（CCMD 系统）简介

《中国精神障碍分类与诊断标准》（*Chinese Classification and Diagnostic Criteria of Mental Disorders*，CCMD）目前使用的是 2001 年出版的第三版（CCMD-3），虽然近年来国内仅有少部分地区的精神卫生机构在使用，而大部分地区都已改用国际疾病分类标准，但考虑到我国精神卫生法中有关精神障碍的诊断标准将 CCMD-3 列为标准之一，因此，有必要在此做一简要概括。

我国精神障碍的分类工作起步较晚，1958 年在南京召开的"第一次全国精神病防治工作会议"上提出了一个精神病分类草案供参考使用，未正式公布。这个分类草案将精神疾病分为 14 类。在以后的 20 多年间经过多次修订，于 1981 年在苏州召开的"中华医学会精神分裂症专题学术会议"上，对修订后的分类草案经全体会议通过，作为我国正式分类，并命名为"中华医学会精神病分类—1981"（后来称之为 CCMD-1，也有学者将 1958 年分类草案视为 CCMD-1）。这个分类将精神疾病归纳为 13 类。1989 年推出的 CCMD-2，将精神疾病分为 10 类。以后又对 CCMD-2 进行了修订并于 1994 年推出了 CCMD-2-R。因 CCMD-2-R 在使用过程中存在一些争议和与国际接轨的需要，于 1995 年《中国精神障碍分类与诊断标准》第 3 版（CCMD-3）工作组开始了对新版本的制订编写工作，并于 2001 年正式发布了 CCMD-3。CCMD-3 将精神障碍分为 10 类，其主要特点是符合我国当时的国情、注意与国际接轨（主要借鉴 ICD-10）、简明、便于操作。但近年来出现较多分歧和争议。

CCMD-3 主要分类类别：

1. 器质性精神障碍
2. 精神活性物质与非成瘾物质所致精神障碍
3. 精神分裂症和其他精神病性障碍
4. 心境障碍（情感性障碍）
5. 癔症、应激相关障碍、神经症
6. 人格障碍、习惯与冲动控制障碍、性心理障碍
7. 心理因素相关生理障碍
8. 精神发育迟滞与童年和少年期心理发育障碍
9. 童年和少年期的多动障碍、品行障碍、情绪障碍
10. 其他精神障碍和心理卫生情况

☞ 拓展阅读 4-2
精神疾病诊断与分类学的发展趋势

（王文林）

复习思考题

1. 精神病学为什么需要分类与诊断系统？
2. 与其他临床专科相比，精神障碍的分类与诊断工作有什么不同？
3. 尝试比较 ICD 系统和 DSM 系统的异同。
4. 分析中国精神障碍分类与诊断系统（CCMD）的优势和不足。
5. 请简单预测未来 20 年内，精神障碍的分类和诊断工作发展方向。

网上更多……

本章小结　　教学PPT　　自测题

第五章

精神检查和病历书写

关键词

精神检查　　　病史采集　　　病历书写

　　精神检查是通过观察和交谈来检查患者精神状态的一种方法。观察患者的一般表现、情感反应、动作与行为，可以发现有无错觉或幻觉、自发言语等。通过交谈了解患者自感觉、知觉、思维、智能、注意、记忆、定向力和自知力等。通过相应躯体检查以了解患者有无抗拒、蜡样屈曲；若要了解有无模仿、自主服从时，医生要做出一些要求和动作，并观察患者的心理行为反应。

第一节   精神检查

精神检查应在自由畅谈的气氛中进行，避免审问式。由于病情不同，交谈方式应随机应变。有的患者一见如故，滔滔不绝，此时应注意观察患者的表情、动作、言语表达方式、语句的连贯性以及与环境的关系。医生必要时可插话以转移话题，获得所需资料；有的患者说话虽多，但自言自语，连贯性差，结构松散，与环境缺乏联系，虽对提问有短暂的切题应答，但易迅速转移话题，或答不切题，此时除观察外，还要耐心提问，不能急躁；对有敏感、猜疑、敌对情绪的患者，可于开始交谈时做一些适当解析，以消除其疑虑，谈话时不做记录，对所谈内容不要轻率评论，不表示赞同或否定，当谈及关键问题又有怀疑警惕态度时，要鼓励其谈下去。必要时，医生应向患者保证不泄露秘密等。

交谈过程中的记录要有选择性和针对性（即有助于反映精神状态的内容）。医生的提问用直陈式写在记录纸左侧，患者答语也用直陈式写在纸的右侧，尽量引用原句，以保持真实性，并在括号内说明答话时的表情、态度、反应速度等。谈话方式可灵活应用，但记录应按一定格式书写以便整理。谈话应由浅入深，从日常生活逐渐过渡到与疾病有关的症状，可从姓名、年龄、工作单位、家庭住址、何人陪伴来院等问题谈起，逐步深入。若难以进行时，也可根据病史中的资料作提问。

影响精神检查的主要因素有：①医患关系：医生对患者平等、亲切、关注的态度，能够充分理解和尊重患者的人格、文化背景、生活态度、世界观、人生观，这些都是建立医患关系的基础；②环境因素：精神检查需要有安静、安全的环境，同时也需要较为充足的交谈时间；③医生的专业理论知识、临床经验和技巧：专业理论知识是精神检查的基础，同时有效的引导，开放性的提问，仔细的观察，注意患者的非言语信息等都会对成功的精神检查起到至关重要的作用；④对病史的了解程度；⑤患者的人格素质特点、访谈合作程度等。

☞微视频 5-1
精神检查的标准化流程

一、合作患者的精神检查

人的精神活动是统一的整体，但为了叙述得全面和清晰，精神检查及其记录常分为几个方面，现分述如下。

（一）一般表现

1. 外表   包括患者的面色和身材、体质状况、发型、装束、服饰、年龄和外貌是否相符等，这些反映一般健康情况，同时也反映其精神状态。如果有躯体病容，应考虑排除躯体疾病。如果患者明显消瘦，也应考虑有躯体疾病的可能，或者应排除神经性厌食、抑郁症或慢性焦虑症。严重的自我忽视如外表污秽、邋遢，提示精神分裂症、酒精或药物依赖及痴呆的可能。躁狂发作者往往有过分招摇的外表。

2. 面容及面部表情   面部的表情变化可以推测一个人目前所处的情绪状态，愁眉苦脸的表情常提示焦虑或抑郁、恐惧紧张的表情可能与幻觉妄想或急性惊恐发作有关；自得其乐的表情可能是器质性痴呆；神采飞扬的表情可能是躁狂症；表情平淡可能是慢性分裂症；表情呆板（假面具样面容）可能是精神药物引起的反应（震颤麻痹综合征）。某些常引起精神症状的躯体疾病也可以有特殊面容，如突眼性甲状腺肿、黏液水肿、肾上腺功能亢进症（库欣综合征）等。

3. 接触情况   注意接触主动性，合作程度，对周围环境态度，是否关心周围的事物，是主动接触还是被动接触。注意力是否集中，主动注意、被动注意的情况；有无注意增强、注意涣散、注意转移等。患者待人接物的表现也很重要。躁狂发作患者与人初次见面就好像非常熟悉一样，痴呆患者在医生与之交谈时可无动于衷，精神分裂症患者则可以有各种怪异的反应，偏执型精神病患者可以表现不合作或对立的态度。

4. 意识状态   意识清晰度如何，时间、地点、人物定向是否存在，是否有意识障碍及其意识障碍的性质与程度等。

5. 日常生活情况   包括仪表、饮食、大小便及睡眠等方面的情况，患者是否能照顾自己的生活；对住院患者需观察其参加病房活动、与医护人员和病友接触情况；女性患者要注意经期相关的情况。

（二）感知障碍

感知障碍包括错觉、幻觉、感知觉综合障碍。需关注错觉、幻觉、感知觉综合障碍的种类、性质、强度、出现时间、持续时间、频度、对社会功能的影响及与其他精神症状的关系等。例如，对所出现的听幻觉要分辨系真性或假性，言语性或非言语性幻听，幻听的具体内容，清晰程度，出现时间、持续时间，出现频率，出现时的情感状态、意识状态，对社会功能的影响，有无安想性加工，与其他症状如妄想的关系，对社会功能的影响以及患者对幻觉的自知力等。

在进行感知觉检查时要注意方式方法，例如对一个病情很轻的患者，如果医生问"没有人在旁边的时候你会听见有人跟你说话吗？"患者就可能气愤地回答："你把我当疯子吗？"或"你说我会听到吗？"因此如果病史中没有幻觉的迹象时，这类问题有时可以省略不问。要问时也要逐步深入，例如"有些人在不舒服时会有特殊的感觉，例如耳朵里听见莫名其妙的声音，你有吗？""有时会不会有恍恍惚惚的感觉，就像做梦一样？"如果患者说有，就可以进一步询问具体的情况。

如果病史中或患者本人已提及幻觉的内容，当然可以较直接了当地问具体的情况。例如患者如果表现喃喃自语或侧耳倾听，就可以直接问"你在跟谁说话？"或"听见什么了？"如果患者说听到声音，就要问清声音的来源、内容、患者对声音的评估等，弄清是"第二人称幻听"还是"第三人称幻听（议论性幻听）"等。在记录幻听的内容时要记录一些实例。有时要把关系妄想与幻听区分开来，例如患者说听见邻居在议论他，如果在医院里听到，那当然是幻听；如果只在家里听到，那也可能是关系妄想，因此必须把具体情况问清楚。

视幻觉需与视错觉区分开来。检查的当时如果出现视幻觉比较容易鉴别，否则要仔细问清情况，并需与梦境及催眠期幻觉鉴别。有附体妄想时患者觉得有神鬼附在自己身上，这通常不作为幻觉，如在迷信的文化背景下甚至也不作为病态。

（三）言语和思维

1. 言语

（1）言语的速度和数量：先是注意言语的速度。躁狂患者一般语速很快，抑郁患者则很慢；痴呆患者回答问题可以很简单，而且有时好像回答很费力，提了问题后要隔一段时间才回答。

（2）言语的表达方式：患者是否以某种特殊的腔调说话，是否用一些别人不懂的"口语""新名词"或创新词。有时某些名称虽不是创新词，但如患者一定要用这种方式表达而不用大家听得懂的方式表达，这也是一种异常。言语的流畅性、连贯性也很重要，要注意是否有言语中断（提示思维中断），如是否有外部的原因（如被一件事打断），有外部原因的言语中断不能称为思维中断。最后要注意是否有答非所问，答非所问常由分裂症引起，但也需注意排除失语症。

2. 思维　思维障碍主要从言语内容里反映出来。

包括思维形式障碍、思维内容障碍和思维逻辑障碍。

（1）思维形式障碍：见到患者应答是否切题，有无思维松弛散漫、思维破裂、思维不连贯、思维中断、思维插入、思维贫乏、病理性赘述、思维奔逸、思维迟缓等。

（2）思维内容障碍：主要是妄想，应注意妄想的种类、性质、出现时间、持续时间、频度、对社会功能的影响和与其他精神症状的关系等。对妄想要分析系原发性或继发性妄想，妄想的具体内容，妄想的牢固程度、系统性、荒谬性与泛化倾向。妄想出现时患者的情感状态、意识状态，对社会功能的影响，与其他症状的关系，对社会功能的影响和对妄想的自知力等。同时，还应了解是否也存在超价观念与强迫观念。

在询问思维内容障碍时，要特别注意方式方法，因为患者可能坚持认为自己的想法合情合理，如果不注意询问的方式常会引起患者的对立情绪，影响整个交谈的进行。以妄想为主要症状的患者，交谈时应该把妄想放在最后询问，而且用旁敲侧击的方式要比单刀直入的方式好。常常可以抓住前面谈话内容中的一些线索询问，如患者已提及了"做人没意思"或"前途没有希望"或"家庭生活缺乏温暖"等内容，医生就可以追问一个为什么，说不定就可以引出罪恶妄想、自害妄想或嫉妒妄想的内容出来。有许多患者在医生面前把妄想保护起来而不肯泄露，甚至医生在交谈中触及时也会避而不谈，但一旦防御被访谈打开了缺口，常可以全盘托出。

在进行精神检查时要注意，医生不要为了取得患者的合作而随便附和患者的妄想，但也不要与患者争辩。另外，还要确定患者的信念是否与其文化背景有关，如果密切相关，就不能认为是妄想。如果医生与患者不是出身于同一文化背景或不是同一民族，判定这一点时可以发生困难，此时最好向其亲友或同一文化背景的人了解一下此种信念是否他们也有。

（3）思维逻辑障碍：注意逻辑障碍种类、性质、强度、出现时间、持续时间、频度、对社会功能的影响、与其他精神症状的关系等。精神检查中主要注意有无逻辑倒错性思维、病理象征性思维、语词新作、诡辩症及其他病理性思维逻辑障碍等。

（四）情感活动

情感活动检查是精神检查的难点，主要通过客观观察和主观询问两方面来进行。

依靠客观观察患者的外在表现，如表情、言谈的语气语调和内容、行为举止和姿势变化等，结合患者整个精神活动其他方面的信息来了解其内心体验。检查情感时除观察其表情及行为外，还可以直接提问"你觉得好吗？""你心情好吗？"患者一般都肯回答这些问题。

在检查情感活动时，除了确定其种类、性质（抑郁、焦虑、躁狂等）和强度之外，还要注意患者的情感稳定性、对周围人或事物的态度变化和感染力等情况，也要了解出现时间、持续时间、对社会功能的影响、与其他精神症状的关系等。如果患者在交流中显得兴高采烈、眉飞色舞，言语滔滔不绝，这称为情感高涨。如果患者情绪毫无波动，持续地表现平淡，则称为情绪淡漠。最后要观察患者情绪变化与环境的协调性。正常人的喜怒哀乐总是与环境协调的，当然其强度各人可有不同。如果情绪反应与环境不相应，例如听到母亲病故的消息时反而咯咯发笑，这称为情感不协调。不协调不一定是病态，人们在处于进退两难的境地时也可以表现表面上不协调的现象，所以在判断是否病态时必须全面考虑。

要注意的是年轻医生有时怕问自杀的问题，担心给患者暗示或触犯患者，实际上对某些患者来说，这是非问不可的问题，但可以逐步深入地问，例如"你是否有时觉得做人没有意思？"如果患者答有，再问"有没有想过不要做人？""有没有想过死掉算了？""有没有想过怎样去死？"另外，觉得患者有焦虑症状，应该进一步了解其具体想法、心情，要注意有些患者对于焦虑的情感难以表达，但却有明显的躯体症状，因此可以一步一步的提问"你担心点什么事情？""当你觉得焦虑时身体有没有什么感觉？""有没有心慌心跳、口干、出汗、手抖、肌肉紧张等感觉？"患者有时也可以主动诉述怕昏倒、怕不能控制自己的情绪、怕发疯等。

（五）意志行为

这些常反映患者的心境。抑郁症患者常蜷曲着坐，低着头，眼睛看着地板；焦虑症患者常坐在椅子的边缘，两手抓住扶手，但头胸挺直；而激越性焦虑患者则表现坐立不安，毫无目的地东摸西碰；躁狂发作患者表现活跃多动、喜管闲事；迟发性运动障碍患者有口面部不自主的动作；有些患者还会出现不自主的运动，如抽动、舞蹈样动作等。还要了解患者有无本能活动（食欲、性欲和自我防卫能力）的亢进或减退，意志活动减退或病理性意志增强；是否存在精神运动性兴奋、抑制，冲动，怪异的动作或行为。应注意其行为障碍的种类、性质、强度、出现时间、持续时间、出现频度、对社会功能的影响及与其他精神症状的关系等。还要注意

意志活动的指向性、自觉性、坚定性、果断性等方面的障碍。

（六）认知功能

1. 定向力　包括自我定向，如姓名、年龄、职业，以及对时间（特别是对时段的估计）、地点、人物及周围环境的定向能力。定向力受损一般按以下顺序发展，先是时间定向受损，然后是地点，最后是人物定向障碍。时间、地点定向障碍常提示存在脑器质性病变，而人物定向障碍一般较少见，常见于心因性或发作性朦胧状态、一些分离障碍以及失认症。

2. 注意力和专注力（attention and concentration）评定　是否存在注意减退或注意涣散，有无专注力方面的困难。注意力是指患者集中于手头事物的能力。专注力是指尽管有分散注意力的因素仍能保持精神效力的能力，即持续集中注意的能力。例如，一个注意力受损的患者可能会经常忽视检查者的问题，不时地对它们失去兴趣。一个注意力分散的患者的精神活动常常受偶然看到、听到以及突然的念头的影响。具体的检查方法可以从100连减7或3，向前或向后重复数数，还可以让患者做心算题目。不过要注意的是，这些检查很可靠但有效性较低，主要检验患者的专注力能力，同时完成这些题目还与患者的智能情况、教育背景有关。患者回答错误不仅与精神紊乱有关，而且还与社会经济状况、智能、患者应付面试状态的能力等有关，这一过程有助于鉴别脑器质性障碍，但几乎没有诊断特异性。

3. 记忆力检查　包括即刻记忆、近事记忆与远事记忆，是否存在遗忘、错构、虚构等症状。如有记忆减退，应进一步详查属于哪一类记忆损害及其程度、发展状态、是否存在器质性病变等。即刻记忆检查可给患者一组数字，1 min后让患者按顺序或倒序重复这组数字，通常正常成年人正序可回忆6个数字，倒序可回忆4个数字，也可让患者立刻重复3个无关的词语，如苹果、桌子、草地，进一步让患者重复3个由3部分组成的短句，如33公园大道，棕色红木桌子、12朵玫瑰花；检查近事记忆时可让患者在1 min、3 min、5 min后回忆说出3个词语，给出3个由3部分组成的短句让患者在1 min、3 min、5 min后回忆这几个短句。也可以让患者回忆最近发生的一些事情，如最近的一顿饭吃的什么，患者的负责医生和护士的姓名等。再复杂一点的检查可以给出患者一个包含很多细节的故事，然后让患者尽可能地回忆故事的内容和细节，如"王大爷今年68岁，他以前是富贵村的支部书记，今天早晨八点半左

右，在去胜利公园的路上，碰巧遇到了 20 年没见面的老朋友胡林，他们曾经一起去新疆、青海、陕西等地方旅游，2 个人都爱好京剧和昆曲，并在村里组织了一个名为'蓝月亮'的剧团"，正常人一般能回忆起这个故事中 8 ~ 15 个独立的细节内容。

4. 智能检查　应根据患者文化程度粗查一般常识、专业知识、计算力、理解力、分析综合以及抽象概括能力等。如可以给出患者几组词语，让患者说出它们的相似之处，如鸡和鸭、火车和汽车、青菜和萝卜，再给出几组词语，让患者说出它们的不同之处，如青菜和苹果、儿童和侏儒；也可以给出患者一些成语或歇后语，让患者说出它们的含义。若怀疑有智能损害，应做进一步的智力测验。

检查中要注意不能把患者不合作或讲反话、讲气话等判断为存在认知功能问题。如果认为认知问题是重要症状，可以做些比较全面的认知功能的检查，如一些神经心理测定等。

☞ 拓展阅读 5-1
简明精神状态检查量表（MMSE）

5. 自知力需判断　自知力的完整性以及对诊断和治疗的态度。一般应检查以下内容：

（1）患者是否意识到自己目前的这些变化。

（2）是否承认这些表现是异常的、病态的。

（3）是否愿意接受医生、家人等对他（她）目前的帮助方式。

（4）是否接受并积极配合治疗。

☞ 拓展阅读 5-2
精神检查常用的询问语

二、不合作患者的精神检查

在精神科常会碰到不肯合作的患者，妨碍交谈的进行。对这类患者首先要从其监护人处了解病史，然后向其他亲友了解病史，了解不合作的原因；其次要仔细观察，尽可能诱导他讲话。患者不能交谈或不肯交谈本身也是一种精神异常或症状，他当时的表情、姿势及其他行为也反映其精神活动状态，这些都需要及时仔细地观察和发现。特别注意在不同时间和不同环境的变化。

检查中还需注意，有一部分木僵患者只是运动受抑制，感觉并未受抑制，意识还是清楚的。另外，木僵患者还可以突然转入冲动，可能发生伤害性行为，所以检查时要有所警惕。有些患者对问题反应较慢，或不愿意回答某些问题，不一定是缄默症，因此检查时要给患者一些时间等待其回答，或者换几个问题试试。有些患者虽然不肯口头回答问题，但肯笔谈，因此也应给一张纸一支笔试试。有时某些急诊患者的兴奋躁动或不合作是对被强制送到医院的反抗行为，此时医生如能以平静、谅解的态度处理这一情况，往往能改善患者的不合作表现。

检查时具体应注意的情况具体如下。

（一）一般情况

从总体上观察患者的意识状态、仪表打扮、接触情况、合作程度、饮食、睡眠、日常生活自理情况，拒食患者对鼻饲、输液的反应，患者姿势是否自然，有无怪异姿势，姿势是否较久不变或多动不停。

（二）意识水平

一般可从患者的自发言语、面部表情、生活自理情况及行为等方面进行判断。特别对兴奋躁动的患者，要注意其精神运动性兴奋状态，通过多方面细致观察、分析有无意识障碍，并通过患者的自发言语、生活起居以及对医护人员接触时的反应，分析判断定向力障碍。

（三）面部表情

通过面部表情与情感反应，来观察患者面部表情变化与环境的协调性，如对工作人员及家属的情感反应差异，对问话的情感反应。在患者独处时，有无精神恍惚等表现。

（四）动作行为

患者的活动量，有无动作的增多或减少；动作有无目的性；有无蜡样屈曲、刻板动作、持续动作、模仿动作等异常动作；执行要求是否存在违拗、被动服从等情况，肢体被动活动时的肌张力和反应；有无自伤自杀、冲动攻击行为等。

（五）言语

注意兴奋患者言语的连贯性及其内容、吐词清晰程度、音调高低、能否用手或表情示意。观察缄默不语患者有无用文字表达能力，有无失语症。

三、对器质性精神障碍患者的进一步评估和检查

如果根据患者病史，提示存在有器质性精神障碍的可能性（如有急性感染、发热、脑外伤、较为明显的慢性记忆力减退），症状表现为神情困惑、言语无条理、行为无目的、睡眠节律紊乱等情况，应该进一步评估和

检查以下几个方面。

（一）意识

这里的意识障碍主要是指对环境的意识困难，应仔细检查患者有无意识清晰度降低和意识范围的改变，有无注意力不集中，有无定向障碍、表情茫然恍惚、整体精神活动迟钝等。同时注意意识障碍的深度、对患者的影响程度等。特别要估计意识障碍的严重程度，并推测造成意识障碍的原因，以免延误患者病情，甚至导致生命危险。意识模糊者会出现定向不全，而定向不全者不一定都是意识模糊。一般把定向分为时间、地点、人物三个方面。其中最易发生障碍的是时间定向。如果意识清晰度进一步发生障碍，就会出现类似睡眠的情况，轻者呼之能醒，但随即又复入睡，称为"嗜睡"；重者呼之不醒称为"昏睡"。如再趋严重，则陷入昏迷，此时各种反射都受到影响。

在临床上用来衡量有无昏迷的标志有以下几条，其诊断价值也依次为序：①痛觉减退或消失；②角膜反射减退或消失；③对光反射减退或消失；④出现 Babinski 征等病理反射。

（二）注意

医生除在交谈中观察其注意情况外，可给予患者一定刺激观察其反应：如用听觉刺激、弹指声、拍手声、敲门声等；视觉刺激，在其视野的不同部位出示一支铅笔；触觉刺激，用棉签触及其身体的不同部位。脑器质性疾患患者注意障碍是多种多样的，可有注意减退、注意波动、注意固定（固定于微小的物体）和注意涣散等。

（三）记忆

记忆的有效运用困难常是记忆障碍的前奏，患者的即刻记忆是必查项目，如记电话号码，即刻重复和短时回忆物体名称等均应检查。应在很自然的情况下对患者进行记忆力的检查，这样患者可以从容地回忆。切忌让患者意识到是在对他进行检查，可能因紧张而影响结果。对于高度怀疑有脑器质性精神障碍的患者可做专项记忆量表测定，记忆测验对于外伤和脑血管疾病引起的记忆损害的检测有很重要的价值。记忆缺失是脑器质性疾患，特别是大脑弥漫性损害的早期和恒定的表现，一般近事记忆较远事记忆先受损。进行性痴呆时往往伴发严重的记忆障碍。

（四）计算

内容多为日常生活中不太复杂的算数题，注意患者计算的速度、正确与否、是否能理解检查者的意思，主要用来评估被测试者对数的一般概念的理解，数学逻辑判断能力和主动注意的能力等。

（五）思维障碍

脑器质性精神障碍患者，其正常思维进程被破坏，常出现持续言语、刻板言语、失语症、失认症、失用症等，严重意识障碍者可见思维不连贯、词语杂拌等现象；患者的抽象思维障碍能力也可能受损，表现为分析、综合、归纳和辨析能力受损，如不能恰当运用概念、不能区分意义相近的名词、不能解释成语等。

（六）情感障碍

患者常因情感控制能力受损而表现为情感脆弱、情绪不稳、易激惹、情感倒错、情感爆发，也常见情感平淡或欣快。

四、定式和半定式精神检查

精神检查的方式有定式检查、半定式检查和不定式检查三种方式。精神分析中的自由联想可以归属于不定式检查。临床工作中检查者可以根据患者的具体情况而决定精神检查的广度与深度，但往往偏于主观，或因检查者的学术风格与人格特点而导致检查结论的差异。基于这样的事实，一些将精神检查的过程、症状提问方式、必须涉及的症状内容，以及各种症状的严重程度和临床意义等要素均做了统一规定的诊断量表应运而生。一般情况下，定式精神检查和半定式精神检查是临床研究中常采用的精神检查方式。

（一）定式精神检查

如果量表不但规定了精神检查的具体内容，而且同时规定了明确的检查顺序，甚至连提问用词都进行了严格规定，要求检查者完全遵照执行，采用这类量表所进行的精神检查，就称为"定式精神检查"。

定式精神检查（structured interview）又称标准化精神状况检查，临床常用的有复合性国际诊断用交谈检查表（composite international diagnostic interview，CIDI），适用于流行病学调查及临床研究。CIDI 是在原编制者（1979）的"诊断用交谈检查提纲"（diagnostic interview schedule，DIS）的基础上发展而成。CIDI 及 DIS 不仅规定了检查范围、方法、顺序，甚至连提问词也一一规定，并且对每一个阳性回答通过设定的追问句式，能查清重要的相关因素，提高了评定的信息质量。CIDI 不仅是较严格的定式精神检查，而且也适用于现行 ICD-10 及 DSM-Ⅳ 两类诊断系统的定式检查量表。

定式临床检查（structured clinical for axis Ⅰ DSM-Ⅳ，

SCID）是常用的与现行 DSM-Ⅳ轴Ⅰ的分类诊断标准配套的精神检查量表，重点针对一些主要的精神病性障碍包括躁狂症、抑郁症、精神分裂症等精神病性障碍、物质滥用障碍、创伤后应激障碍、躯体化障碍、进食障碍及适应障碍等。

> ☞ 拓展阅读 5-3
> DSM-Ⅳ-TR 轴Ⅰ障碍临床定式检查使用指南（研究版）

（二）半定式精神检查

而有些量表对以上要素虽作出了相应的规定，也同时给检查者留下一定的发挥空间，采用这类量表所进行的精神检查，也称为"半定式精神检查"。现时应用较多的半定式精神检查量表有：

1. 心境障碍和精神分裂症检查提纲（schedule for affective disorder and schizophrenia, SADS） 由 Spiter 等（1978）编制，广泛用于欧美各国，国内也曾组织过专题培训讲习班。SADS 规定较严格，但检查者仍有一定的变通余地，检查时可根据"现症"和"既往"情况分别进行评定。

2. 神经精神病学临床评定表（schedules for clinical assessment in neuropsychiatry, SCAN） 由 Wing JK 等（1988）编制并由 WHO（1990）推荐，是目前最新的半定式检查量表，由于项目覆盖面广，并对有关症状的病因病理予以识别，在我国的测试中获得较满意的信度与效度，并已作为 ICD-10 的配套文本，适于精神科医师的临床使用。

第二节　病史采集及病历书写

一、病史采集

（一）概述

精神病学和其他医学一样，正确的诊断取决于详细的病史采集和充分的临床检查，临床医生在全面完整同时也要有重点地收集患病资料后，以专业知识为基础，将收集的资料有条理地进行分析综合，最后提出诊断依据和鉴别诊断分析。

精神科病史采集的主要目的包括：①了解患者的主要异常表现、发病经过、治疗经过、本次病情与以往病情的异同之处；②了解患者的个人成长经历、人格特点、家庭和社会关系；③了解病史资料的可靠性；④处理家属的疑问和顾虑，建立良好的医患关系。

（二）病史采集的基本方法

1. 从患者本人采集"主观病史" 主观病史主要指仅由患者本人提供的病史内容。对于门诊患者，尤其是心理咨询门诊者采用与来诊者本人直接面谈，是收集相关资料主要方式；而对于一些重性精神障碍患者，在发病期间，可能"客观病史"比"主观病史"更可靠，但精神科的大多数症状只能是主观的，因为这些症状是一个人内心的体验，只有本人才可能描述。

2. 从知情者采集"客观病史" 与"主观病史"相反，客观病史主要是指病史由患者本人以外的其他知情者所提供的内容，通常是基于 2 个或 2 个以上的人对某一事件或某种行为一致性描述，但原则上应得到患者本人的同意，特殊情况下应得到其监护人的同意。与多数其他临床医学不同，一些重性精神障碍患者在发病状态中存在明显的言行紊乱，往往否认自己有病，有时甚至无法进行有效交谈，使患者本人不能提供准确的病史。因而在这种情况下，病史主要来源于各种知情人，包括家人、亲属、同事、同学、朋友、邻居，以及以前为之诊疗过的医务人员等。对于一些轻型精神障碍，周围亲朋好友提供的相关资料对于患者诊断、综合评估、治疗也会有很大的帮助。

3. 注意事项 客观、全面、重点突出的病史对于精神科的诊断治疗至关重要。因此首先尽可能地从患者本人那里了解病史，客观病史的采集应该首先向其监护人采集病史，然后向最熟悉病情或者患者发病时接触的知情人了解病史，再对患者进行诊断性面谈。在采集病史时应首先告知知情人尽可能客观详细地描述患者的异常表现与发病经过，如对提供的病史内容有疑问，可进一步询问其他知情人来验证病史的可靠性或对病史进行补充。应该向对患者情况了解的人，尤其是发病期间情况熟悉的人采集病史，在采集"客观病史"时患者最好不在场，以免供史人当面不言。如发现不同供史人介绍的病史内容有较大的差异，则应该分别采取，然后由医生权衡进行整理。

（三）防止病史采集中的片面性

1. 听取病史前应阅读有关的医疗档案（如门诊病历、转诊记录、过去的住院病历）和其他书面资料。

2. 采集老年患者病史应注意询问脑器质性病变的可能性，如意识障碍、智能损害和人格改变。

3. 采集儿童病史应注意家长的心理状态，必要时请幼儿园或学校老师补充进行家庭访问。对儿童患者进行精神检查时要注意心身发育阶段的特点，掌握接触患儿的技巧。

4. 对于病史采集的顺序可有一定的灵活性，如由于门诊时间有限，患者和家属最关心的是现病史，因此一般从现病史问起。对于住院病史，先从家族史、个人史、既往史谈起，在对发病背景有充分了解的情况下更有利于现病史的收集，但要根据具体情况灵活掌握。

5. 病史的收集方式除了口头询问以外，也要收集患者发病前后的有关书写材料（如信件、作品），这往往会反映出患者的个性特征、思维异常，以及情感体验等。

二、病历书写

（一）一般资料

姓名、性别、实足年龄（或出生年月）、婚姻状况、籍贯、民族、职业、家庭与单位地址（电话及邮编）、监护人、供史人、联系人姓名及其与患者的关系、住址（电话及邮编）、病史详尽可靠程度、入院日期、住院次数、病史采集时间。

（二）主诉

指起病形式、主要症状与病程。主要症状主要指入院原因，病程主要指本次发病时间及总病程。主诉一般不超过 25 个字。

（三）现病史

按时间先后描述疾病起病及其发展的临床表现，直至入院时的现状。大致包括以下几个方面。

1. 起病原因或起病诱因 包括社会心理因素和躯体因素。如有精神刺激，应说明刺激的性质、强度和持续时间；从事工作的环境与发病有无关系，注意有无职业性中毒；有无躯体疾病、重大手术或药物过量、过敏等。

2. 病情演变 按时间顺序客观详尽描写疾病的发展演变过程及症状变化，特别是本次发病的主要症状表现。注意初发症状及起病时间（从完全正常到明显病理状态的时间）、起病形式（急性、亚急性、慢性）等。一般急性起病指 2 周以内，亚急性起病指 1 个月内，慢性起病指 1 个月或以上。

3. 发病后的一般情况 如学习、工作、饮食起居及睡眠等，可根据不同疾病酌情叙述。

4. 诊断和治疗过程与治疗措施和效果 起病后在门诊就医、诊断、治疗情况及所用药物的疗效、不良反应等。如为复发患者，对既往的诊断、住院次数、治疗及其疗效，应详细记载，以供诊治时参考。

5. 必须特别防护的情况

（1）有无消极、自杀、自伤、冲动伤人、毁物、出走等"三防"内容情况。

（2）近期有无厌食、拒食或长时期进食不正常的情况，接触及大小便自理等基本生活情况等的异常。

6. 其他疾病情况与本次精神疾病虽无紧密关系，但仍需治疗的其他疾病情况，可在现病史记录完成后，另起一行予以记录。

（四）既往史

重点询问患者既往疾病史，如精神障碍史、脑外伤、抽搐、感染、高热、昏迷、重大手术史、药物过敏史及预防接种史，重大躯体疾病的诊治情况与转归现状。

1. 回顾有无严重器质性疾病及传染病 并了解其诊断、治疗、预后情况，着重了解有无脑外伤、感染、高热、惊厥、抽搐、昏迷、中毒，以及肝、肾、心血管疾病和骨折、癫痫史等；有无药物过敏史，若有则说明何种药物及主要症状。询问预防接种史、输血史等。

2. 首次入院的患者要求系统回顾躯体情况 呼吸系统、循环系统、消化系统、泌尿生殖系统、血液系统、内分泌系统、运动骨骼系统、神经系统。

（五）个人史

一般是从母孕期起，到发病前的整个生活经历。但应根据具体情况重点询问，如针对患儿应详细询问母孕期健康状况及分娩史、躯体精神发育情况、学习及家庭教育情况等。对成人或老年患者应着重询问与疾病有关的情况，如病前重要生活事件、婚姻情况、工作学习等社会功能改变情况、个性特征、人际关系、个人嗜好等。对女性患者应询问月经史、生育史。有无不洁性接触史。具体从以下几方面描述。

（1）生长发育情况母孕期状况；出生第几胎，是否早产、难产、有无产伤、窒息等；儿童期、发育期与同龄人比较有无差别（中老年以后发病者可以从简）。

（2）学习、工作、生活经历等情况。

（3）恋爱婚姻史（包括不洁性交史）。

（4）女性患者需提供月经史，包括初潮年龄、每次几日每周期几日、最后来潮日期、有否痛经史、绝经的年龄。

（5）生育史。

（6）病前性格特征、人格倾向及不良嗜好。

（六）家族史

父母两系三代亲属中有无阳性精神神经病史，近亲婚配史，家庭关系和睦性，经济状况。主要家庭成员的性格特点与职业情况。

1. 家庭主要成员　首次住院患者需了解姓名与患者关系、年龄、职业、个性、健康状况等，再入院患者若上述情况发生变动需如实记录。

2. 两系三代精神病史　包括各类精神疾病、癫痫、精神发育迟滞和神经症性障碍等，阳性家族史需填写家系遗传表。

（七）体格检查

根据体格检查表的内容，逐项依据体检结果确切填写，一般体检项目如正常，应规范书写"无异常"，胸、腹部及神经系统等应按检查情况客观描述，如病史中有躯体疾病应进一步做相应检查。

（八）辅助检查

记录入院前辅助检查结果，包括实验室检查结果和功能检查结果。

（九）精神检查

1. 合作患者先做概况描述，然后医患访谈并做对答式记录其具体内容，医生问话用括号，患者回答用双引号，背景描写用括号。精神检查内容有 7 个方面：

（1）一般情况：

1）一般状态：注意观察患者的年龄和外貌是否相符，体形衣着情况、面部表情、姿势和活动情况，入院形式是自愿或强制入院。

2）接触情况：注意接触主动性，合作程度，对周围环境态度。

3）意识状态：意识清晰度如何，有否有意识障碍及其意识障碍的性质与程度等。

4）定向力：时间、地点、人物定向。

5）注意力和专注力：注意患者有无主动注意的减弱、被动注意的增强、有无专注力的减弱、随境转移等。

6）日常生活：包括仪表、饮食、大小便及睡眠等方面的情况；参加病房集体及工娱疗活动情况；与医护人员和病友接触情况；女性患者要注意经期处理月经情况。

（2）感知障碍：①错觉；②幻觉；③感知觉综合障碍。需关注错觉、幻觉、感知觉综合障碍的种类、性质、强度、出现时间、持续时间、频度、对社会功能的影响及与其他精神症状的关系等。例如对所出现的听幻觉要分辨系真性或假性，言语性或非言语性幻听，幻听的具体内容，清晰程度，出现时间、持续时间，出现频率，出现时的情感状态、意识状态，对社会功能的影响，有无妄想性加工，与其他症状如妄想的关系，对社会功能的影响以及患者对幻听的自知力等。

（3）思维障碍：①思维形式障碍：需观察语量、语速，言语流畅性、连贯性，应答是否切题，有无思维松弛散漫、思维破裂、思维不连贯、思维中断、思维插入、思维贫乏、病理性赘述、思维奔逸、思维迟缓等。②思维内容障碍：妄想的种类、性质、出现时间、持续时间、频度、对社会功能的影响和与其他精神症状的关系等。对妄想要分析系原发性或继发性妄想，妄想的具体内容，妄想牢固程度、有无系统性、荒谬性与泛化倾向，妄想出现时患者的情感状态、意识状态，对社会功能的影响，与其他症状的关系，对社会功能的影响和对妄想的自知力等。同时，还应了解是否也存在超价观念与强迫观念。③思维逻辑障碍：注意逻辑障碍种类、性质、强度、出现时间、持续时间、频度、对社会功能的影响、与其他精神症状的关系等。精神检查中主要注意有无逻辑倒错性思维、病理象征性思维，语词新作，诡辩症及其他病理性思维逻辑障碍等。④思维属性障碍：需了解有无思维被洞悉感、被跟踪感等被动体验。

（4）情感障碍：①由患者的姿态、动作、言语、面部表情等外在表现来了解患者的情感体验；②通过患者诉说和面部表情，了解患者的内心体验，自我感觉状态，并需注意情感和思维、行为之间的协调性及情感与环境的协调性。应对情感的反应性、情感的灵活性、情感的诱发性、稳定性、情感的协调性、感染性分别予以观察、检出和做出评价。

（5）意志行为：注意有无意志和本能活动的减退与增强，如了解患者是否存在食欲、性欲和自我防卫能力的亢进或减退，意志活动减退或病理性意志增强；观察有无言语行为的兴奋、迟滞及怪异，冲动、消极行为，是否存在在精神运动性兴奋或抑制，精神运动的协调性如何，应注意行为障碍的种类、性质、强度、出现时间、持续时间、出现频度，对社会功能的影响及与其他精神症状的关系等。还要注意意志活动的指向性、自觉性、坚定性、果断性等方面的障碍。

（6）智能：①记忆：分别检查即刻记忆、近事记忆、远事记忆；②计算；③常识；④判断；⑤理解及抽象概括能力。

（7）自知力：需判断自知力的完整性以及对诊断和治疗的态度。一般应检查以下内容：①患者是否意识到自己目前的这些变化；②是否承认这些表现是异常的、病态的；③是否愿意接受医生、家人等对他（她）目前的帮助方式；④是否接受并积极配合治疗。

2. 不合作患者处于极度兴奋躁动、缄默、违拗、木僵以及意识模糊等状态的患者属于不合作者。先按以下内容做初步检查，具体描述意识、仪态、行为动作、面部表情、言语、合作程度等。观察要客观，描述要全面、具体。患者合作后1周内应补做全面精神检查。

（1）一般表现：

1）意识状态：可通过观察记录患者的自发言语、面部表情、生活自理情况及行为等来判断评估，对于兴奋躁动的患者要特别注意有无意识障碍。如患者表现精神恍惚茫然并伴有无目的的动作，可能提示患者存在有意识障碍。

2）定向力：通过观察描述患者的自发言语、生活起居和对医护人员接触时的反应来判断评估。

3）姿态：姿态是否自然、有无不舒服的姿态，是否长时间姿势固定不变或者姿势多动不定。

4）日常生活：患者饮食、起居、大小便、睡眠情况等，如患者拒食还要观察记录对鼻饲、输液的反应等情况。

（2）言语观察：记录兴奋患者的言语连贯性及内容、有无模仿言语、吐词是否清晰，音调高低、是否用表情或手势示意。缄默不语的患者是否能用文字表达内心体验和要求、有无失语等情况。

（3）面部表情与情感反应：描写面部表情是否呆板、欣快、愉悦、忧愁、焦虑等，对医护人员、家属、亲朋好友反应如何等；还应注意患者在无人时是闭眼、是凝视还是警惕周围事物的变化。当询问患者有关内容时有无情感流露。

（4）动作行为观察：记录有无本能活动亢进的现象，有无蜡样屈曲、动作增多或减少，有无刻板动作、模仿动作、重复动作，有无冲动自伤、自杀行为，对命令的行为是否服从。要注意患者有无抗拒、违拗、躲避攻击及被动服从等。还要注意对工作人员与其他患者的接触有无不同。

（十）病史总结

扼要归纳病史特点、精神症状，实验室检查和体格检查的阳性情况。

（十一）初步诊断

列出精神病的诊断包括疾病名称及亚型；对入院后一时不能确诊的患者，可提出印象或综合征，如偏执状态、幻觉妄想状态等；如患者同时患有躯体疾病，应列出躯体疾病诊断。

（十二）医生的签名及病史书写日期

病历的书写者务必在"医生签名"处郑重签下自己的姓名，并认真准确地记录病历书写时间，要求字迹工整易于识别，以形成完整的医疗文书。

图 5-1
示范病历

三、住院病历书写的注意事项

住院病历反映了患者从入院开始的整个诊断治疗经过，不论对医护人员还是对患者而言都十分重要，因此要特别注意以下几点。

1. 住院病历是住院患者的完整记录，它不仅是医务人员对疾病诊断、治疗和预后估计的重要依据，而且也是临床实践的经验总结。它既反映疾病一般规律，也反映该病在每个患者身上的具体表现。病历是医疗、教学、科研及预防等各项工作中不可缺少的重要资料。

2. 病历内容要求完整、实事求是、注意逻辑性、重点突出、主次分明、条理清楚、字迹清晰，不允许应用不规范文字和任意涂改。

3. 一份完全的精神科病历要求内容丰富准确，因此需要一定时间收集病史和检查，一般要求在24h内完成。

4. 在病史中描述精神症状一般不应使用精神科专业性术语，而记录精神检查所见则可以使用术语，但必须描述具体内容。为了如实反映精神症状，目前多采用对答式记录方式。

（吴超全）

复习思考题

1. 精神检查时要注意哪些方面？

2. 病史采集中的注意事项有哪些？

网上更多……

本章小结　　　教学PPT　　　自测题

第六章

器质性精神障碍

关键词

脑器质性精神障碍　　　　谵妄　　　　　　　　痴呆

颅内感染　　　　　　　　癫痫性精神障碍　　　神经精神狼疮

躯体感染性精神障碍　　　烟酸缺乏病

　　器质性精神障碍包括脑器质性精神障碍、躯体疾病所致精神障碍（即症状性精神病）和精神活性物质所致精神障碍（即中毒性精神障碍），脑部病变、各种躯体疾病及物质中毒均可导致精神障碍。本病精神症状的表现形式多种多样，主要的临床症状包括谵妄、遗忘综合征、痴呆与"功能性"精神障碍相类似的一系列症状。在临床上容易误诊而延误治疗。器质性精神障碍的诊断、治疗及预防与基础疾病密切相关，因此明确本病的病因并给予积极治疗与处理对于疾病的预后至关重要。

诊疗路径

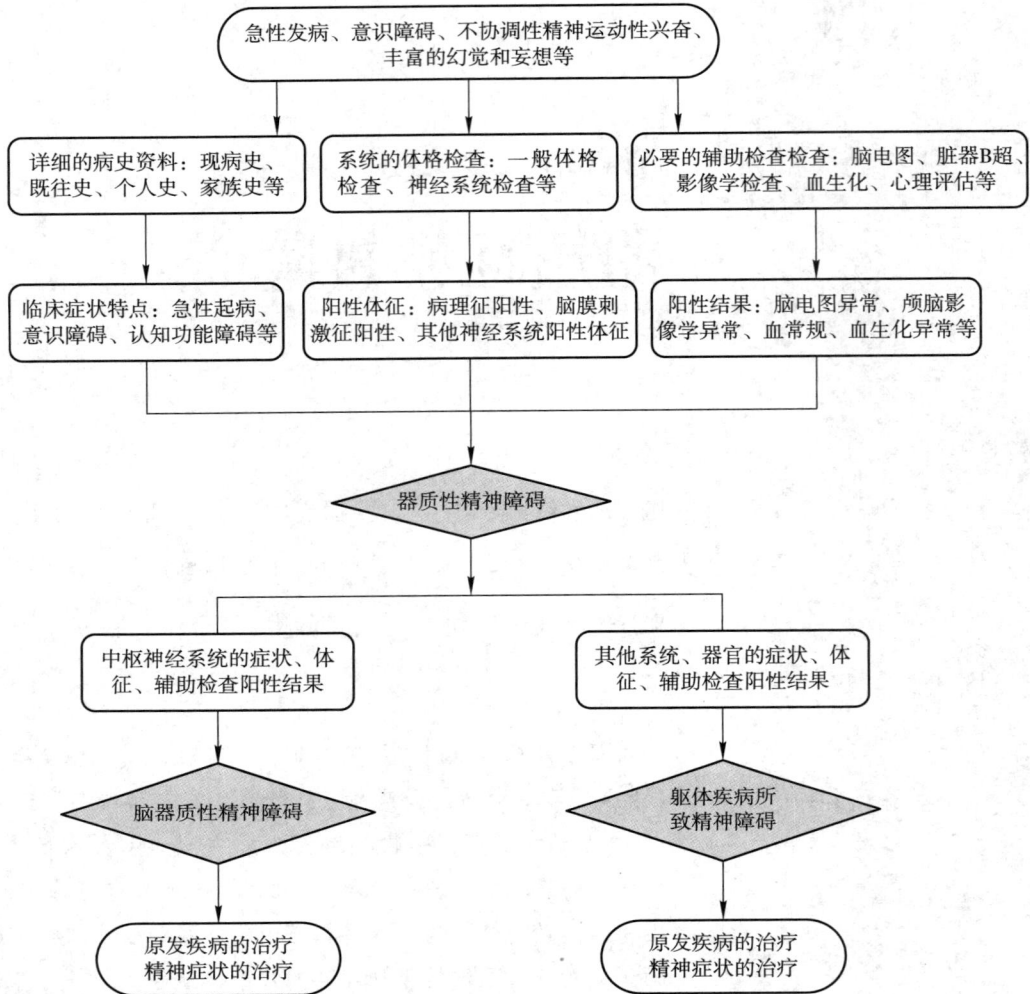

急性发病、意识障碍、不协调性精神运动性兴奋、丰富的幻觉和妄想等

详细的病史资料：现病史、既往史、个人史、家族史等

系统的体格检查：一般体格检查、神经系统检查等

必要的辅助检查检查：脑电图、脏器B超、影像学检查、血生化、心理评估等

临床症状特点：急性起病、意识障碍、认知功能障碍等

阳性体征：病理征阳性、脑膜刺激征阳性、其他神经系统阳性体征

阳性结果：脑电图异常、颅脑影像学异常、血常规、血生化异常等

器质性精神障碍

中枢神经系统的症状、体征、辅助检查阳性结果

其他系统、器官的症状、体征、辅助检查阳性结果

脑器质性精神障碍

躯体疾病所致精神障碍

原发疾病的治疗
精神症状的治疗

原发疾病的治疗
精神症状的治疗

第一节 概 述

一、概念及病因分类

器质性精神障碍（organic disorders）是指基于大脑疾病、脑损伤或其他损害等有明确的生物学病因或者其发病与某种生物学因素有关的一组精神障碍。包括脑器质性精神障碍、躯体疾病所致精神障碍（即症状性精神病）和精神活性物质所致精神障碍（即中毒性精神障碍）。器质性精神障碍与功能性精神障碍是相对的，随着科技的发展，许多"功能性"精神障碍，如精神分裂症及心境障碍的遗传学、生物化学和病理学等研究中，发现了神经系统的病理变化。

脑器质性精神障碍是因脑变性疾病、脑血管病、颅内感染、脑外伤、脑肿瘤、癫痫等所致的精神障碍。其特点是脑部存在肯定的病理性或损伤性结构变化，而且精神异常与脑部的这种变化之间存在比较明确的因果关系。

躯体疾病所致精神障碍是与脑以外的各种躯体疾病有关的精神障碍，包括心、肝、肺、肾等脏器疾病，内分泌病、代谢疾病、结缔组织病、全身感染性疾病等引起脑功能失调而出现的精神障碍。一般来说，精神障碍的起病形式、发生、发展、严重程度及其转归与所患疾病的变化相一致。即随疾病的急性或慢性起病，精神症状一般为急性或逐步、缓慢地出现，随疾病的发生而出现，随疾病的加重而明显，随疾病的缓解或治愈而消失。

本章主要介绍脑器质性精神障碍和躯体疾病所致精神障碍，中毒性精神障碍的部分内容在其他章节中详细讲述。

二、临床特点

器质性精神障碍有较明确的病因，但原发疾病与精神症状之间无特异性的依存关系，即相同的器质性病因可能引发不同的精神症状，而不同的器质性病因可能引起相同的精神症状，甚至在同一个患者身上可能发生由某种症状群转变为另一种症状群的现象。器质性精神障碍有以下基本特征：①意识障碍。以谵妄多见，患者在数小时至数日内呈现轻重不同的意识清晰水平降低，昼轻夜重。表现为觉醒度下降，感知觉迟钝，注意力涣散，定向力障碍，日夜颠倒，错觉或幻觉，语言不连贯，运动增多或减少。病人清醒后只能部分回忆甚至完全不能回忆。②记忆障碍。近记忆力与远记忆力均会受损，其中近记忆力受损出现得更早、更明显。③痴呆。大多缓慢起病，进行性加重，近记忆力和判断力缺损，理解力下降，思维迟钝，社交或职业功能减退，注意力涣散，主动性降低，人格改变，片断的幻觉和妄想。而从精神症状学的角度来说，器质性精神障碍的临床表现大体上表现为以下几类临床综合征：意识障碍、遗忘、痴呆、精神病性症状、情感障碍、神经定样症状、人格改变、依赖综合征与戒断综合征等。其中，意识障碍综合征是常见的急性脑器质性精神症状，痴呆综合征是常见的慢性脑器质性精神症状。

三、精神症状的影响因素

器质性精神障碍的病因多种，性质不同，但表现类型主要受以下几种因素的影响。

（一）病变进展的速度

一般来说，病变速度越快越易表现为意识障碍等急性症状；病变速度越缓慢则常表现为痴呆、人格改变等慢性症状。如脑血管意外、颅内感染、中毒、电解质紊乱等，常因病情进展迅速而表现为意识障碍；如果病情进展缓慢，由于机体的代偿机制，即便是中毒或严重的脑部病变，也可在长时间内不显现任何精神障碍，仅在晚期出现慢性病变，如痴呆、遗忘或人格改变等。

（二）损害的部位

大脑神经细胞之间的联系极其错综复杂。局灶性病变因继发性损害（如脑水肿）可引起广泛的症状；某些广泛性质的病因却特别容易损害脑的某一局部，而引起局灶性症状。例如单纯疱疹病毒性脑炎易引起颞叶损害，缺氧易损害海马等。一方面，脑损害的定位不能仅仅依靠精神症状的特点，而是需要详尽的神经系统检查与必要的实验室检查。另一方面，大脑不同部位的损害导致的精神症状在临床上仍具有某些特点。一般认为，在非弥漫性的大脑病变中，累及边缘系统和颞叶的病变最易出现精神症状，多为情绪、智能方面的损害。颞叶、前额叶的病变常表现为个性的改变，边缘系统病变常引起情绪异常，海马、乳头体或丘脑背内侧核病变常引起记忆障碍等。

（三）脑损害的严重程度与范围

如器质性病变导致大脑弥散性损害，一般会出现精神障碍，表现为不同类型的精神症状综合征，如缺氧性脑病会导致痴呆、人格改变、精神病性症状等；而器质性病变导致脑局限性损害，一部分会出现精神症状，主要取决于病变的部位。当然，在弥漫性损害的基础上，由于局部病变加重，颅内循环障碍、生化改变及其他继发性病变如脑水肿、坏死、变性、可使精神症状加剧。研究发现，一般情况下脑创伤的严重程度与精神障碍的发生呈正比，损伤越重，精神障碍的发生率越高。但有些情况下，脑创伤的严重程度和精神障碍的严重程度不成比例，轻度的颅脑损伤可能导致严重的后果。

（四）个体素质倾向

病前的躯体状况、文化程度、婚姻关系、人际关系、人格特点及心理应付方式对病后的心理及行为适应有明显的影响。病前身体健康状况是影响精神症状的重要因素之一，既往患脑部疾病者，再患新的病变，容易出现意识障碍，病情加重，严重者会危及生命；原有躯体疾病如糖尿病、免疫功能异常、代谢性疾病及营养障碍疾病等，出现新的病变时，极易发生脑器质性综合征；另外，如果睡眠不足、疲劳、人际关系紧张，可能成为促发器质性精神症状的诱因。病前人格特点及心理应付方式对精神障碍的发生起着重要的作用，出现脑器质性疾患后，一方面疾病本身使机体的心理防御功能减弱，促使某些病前具有人格倾向（如抑郁、焦虑、疑病、偏执等）的患者，易出现相应的精神症状；另一方面，患病对患者心身是沉重的负担，缺少良好心理应付机制的人易因心理适应不良而出现精神症状。

（五）年龄

不同年龄阶段脑功能状态及躯体状况不同，故同一器质性病因，在不同年龄阶段表现也不同。如新生儿各大脑区间复杂的交织联系尚未形成，大脑皮质、锥体束发育未成熟，大脑病变时不易出现运动机能的改变；学龄期儿童的大脑神经纤维联系不断形成，出现许多新的神经通路，但是神经系统发育仍不完善，大脑病变时容易泛化，在感染、中毒、脑外伤等状态下，易出现谵妄、惊厥或精神错乱状态；而中老年患者，则多表现为人格改变、遗忘或痴呆综合征；60岁以上的老人，由于脑细胞的凋亡、变性及萎缩，常有不同程度的大脑皮质细胞损害，一般正常情况下可因机体的代偿不出现症状，一旦出现即使是轻度的感染或机体脱水状态，就容易导致意识障碍。

四、临床诊断

器质性精神障碍有相对明确的器质性病因，因此详细的病史采集、全面的体格检查及必要的辅助检查对于本病的确诊起着关键的作用。一般来说，意识障碍、痴呆、遗忘等脑器质性症状群主要见于脑器质性精神障碍；幻觉、妄想等精神病性症状群可见于器质性精神障碍与非器质性精神障碍；头痛、头沉、焦虑、失眠、多梦、乏力等神经症症状群可见于任一精神疾病中。因此，临床工作中一旦发现患者存在意识障碍、痴呆、遗忘、人格改变等症状，首先考虑器质性精神障碍的可能性而进行深入的检查。如果实验室检查发现器质性病因，并且观察发现这些病因与精神症状之间存在着因果关系，相对容易做出诊断。但是，部分器质性疾病的早期尚无神经系统体征或意识、智能等改变，仅表现为非特异性的精神病性症状或神经症性症状，容易导致误诊甚至延误治疗。因此，器质性精神障碍的诊断需要一定的原则、思路及方法。

（一）诊断原则与诊断思路

对于精神症状的诊断，第一步根据病史及临床特点，区别是"器质性"还是"功能性"；如果怀疑"器质性"疾病，第二步需要区分是急性还是慢性；第三步进行病变的定位分析，即确定脑或躯体疾病；第四步综合临床特点、辅助检查进行分析判断以确定诊断。

区分精神症状是"器质性"还是"功能性"。首先，要收集详细的病史资料，以获取基本的临床症状特征；其次，要进行详细的体格检查，尤其是神经系统体检，以了解有无阳性体征；最后，完善相应的实验室检查、影像学检查及神经电生理检查，以获得全面资料。一般来说，患者表现为急性的意识障碍或慢性的痴呆、记忆障碍，或癫痫发作，或有明显的神经系统症状、体征，或有实验室和（或）影像学检查依据，首先考虑为"器质性"疾病，并进一步寻找病因。另外，需要注意以下情况的存在，无论程度轻重，也常常提示可能为"器质性"疾病：①突发起病；②意识障碍，包括意识水平的下降及意识内容的改变；③认知功能的损害，包括定向力、注意力、记忆力、理解力及言语功能等；④情绪不稳定；⑤个性或人格突然改变；⑥神经系统损害的征象：二便失禁、共济失调、失语、抽搐发作及颅压升高征象（头痛、恶心、呕吐）等；⑦首次起病的年龄偏大，如中年以后，精神症状相对固定少变。

临床工作中需要注意以下情况：①器质性精神障碍患者早期多有类神经症症状，如焦虑、抑郁、失眠、乏力、易激惹、注意力不集中、记忆力下降等，且此阶段实验室检查常无阳性发现，容易与"功能性"疾病相混淆。②器质性精神障碍与癔症共存，一方面，在器质性疾病的基础上出现癫痫发作，可以在精神刺激之后诱发，容易误认为癔症；另一方面，慢性发展的器质性精神障碍患者可以出现真正的癔症发作，尤其是病前具有癔症性格的患者，具有表演色彩，暗示性强，使躯体或神经系统症状表现得夸张。③器质性精神障碍出现某些与"功能性"难以鉴别的精神症状，如幻觉、妄想、木僵等。一般情况下，器质性精神障碍的幻觉以幻视多见，幻视的内容常常形象、生动逼真；妄想的内容多不固定，呈片断、单调、易变；情绪多不稳定；行为常表现得幼稚；器质性木僵与功能性木僵的鉴别主要依据进入木僵状态之前或木僵时伴随的精神症状，以及神经系统的症状、体征。最终的鉴别依赖详细的病史资料、客观的神经系统体征与实验室检查的阳性结果。

区分急性与慢性器质性脑病，急性器质性脑病多继发于各种急性感染、中毒、脑外伤等，往往起病急骤、病变迅速进展，具有不同程度的意识障碍以及其他认知障碍（如思维杂乱、行为紊乱、言语不连贯等），病情呈波动性，时轻时重，昼轻夜重，多数可逆，病程短暂，少数可发展为慢性。部分患者伴有精神运动性兴奋，情绪不稳，恐惧、激越，在幻觉妄想的支配下，有时可出现危险的攻击或逃避行为，甚至导致意外。

慢性器质性脑病是由进展缓慢的器质性病变所致或急性器质性脑病转化而来，起病隐袭，临床主要表现为记忆障碍、人格改变、痴呆及遗忘综合征。一般不伴有意识障碍。可伴有慢性精神病性症状，多表现为抑郁、思维贫乏、行动迟缓，很少出现明显的错觉、幻觉。

慢性脑病与急性脑病在某些情况下相互联系，相互依托。一方面，急性器质性脑病迁延不愈，可演变为慢性；另一方面，慢性脑病患者在发生缺氧、中毒、感染等情况时，也会出现意识障碍、错觉、幻觉等急性症状。另外，某些迁延性疾病如尿毒症、肝损害等所致的谵妄状态，也可表现为类痴呆症状。

就病变的定位分析而言，精神症状群很少有定位价值，主要依靠详尽的病史、全面的体格检查、实验室检查、神经电生理检查等，确定为脑部病变或躯体疾病。进一步可分析为脑部弥散性损害或局灶性损害，通过综合分析以确定诊断。

（二）辅助检查

辅助检查对于器质性精神障碍的诊断具有非常重要的作用，阳性检查结果是确定诊断的依据之一。辅助检查包括多个方面：血化验，头颅影像，神经电生理，脑脊液，心理测量等。

1. 实验室检查　通过基本的血液检查，如血常规、肝肾功能、血糖、电解质、心肌酶检查、血气分析、免疫功能、甲状腺功能等检查可以了解基本情况，为临床诊断、排除诊断及指导治疗提供依据。

2. 头颅影像检查　①结构影像学检查：颅骨平片、脑CT、脑MRI等。颅骨X线平片适用于对颅骨疾病的观察；MRI的密度分辨率和组织对比度比CT更好，在脑外伤、肿瘤、感染、变性、血管病、脊髓病、脱髓鞘病和先天性畸形的诊断上具有明显优势，但在脑出血急性期，CT优于MRI。②功能影像学检查：如单光子发射断层扫描（SPECT），能取得脑功能、代谢、生化方面的信息，对于许多无显著性脑结构异常的疾病，如短暂性脑缺血、癫痫、痴呆、帕金森病等具有重要意义。③血管方面的检查：颈部血管超声、脑血管造影等。

3. 神经电生理检查　主要有脑电图、脑电地形图、脑诱发电位等。其中脑电图对于癫痫、颅内感染的诊断具有重要意义，脑诱发电位可以帮助早期亚临床病灶的检出和定位诊断。这几种检查安全、简便、无创，可重复进行，能了解随病情的发展颅内病理改变情况，为诊断器质性精神障碍的重要手段。

4. 脑脊液检查　是颅内感染诊断的重要手段，对于原因不明的剧烈头痛、昏迷、抽搐或瘫痪等症状和体征者，也是必不可少的方法。需要注意的是，若存在颅内压明显升高征象（如视盘水肿、有脑疝先兆等），禁忌进行检查。

5. 心理测量　是器质性精神障碍临床中常用的检查方法之一。器质性病变的患者发生解剖与理化改变的同时，也会伴有心理功能的变化，需要通过心理测量评估心理功能。但是心理过程错综复杂，受诸多因素的影响，包括病变时的状态、患者的合作程度、文化程度、职业、情绪、动机等。因此，心理评估结果不一定能完全反映出某些心理特征，具有相对性。分析评估结果时需要结合临床观察综合考虑。

常用于器质性精神障碍患者的心理测量方法有：

（1）智能评估：韦氏智力量表及瑞文标准推理测验用于评估智力；韦氏记忆量表用于评估记忆功能。

（2）人格测验：常用的是明尼苏达多相人格测定（MMPI）及艾森克人格测定（EPQ）。

（3）认知功能评估：简明精神状态检查量表（mini-mental state examination, MMSE），用于筛查老年器质性精神障碍患者，特别是痴呆患者；威斯康星卡片分类测验评估受试者的抽象概念形成与逻辑推理，尤其是额叶功能。

（4）抑郁焦虑评定：贝克焦虑量表（BAI）、焦虑自评量表（SAS）、汉密顿焦虑量表（HAMA）；贝克抑郁问卷（BDI）、汉密尔顿抑郁量表（HAMD）等。

（5）生活及社会交往能力评估：生活能力量表，社会功能缺陷筛选量表，成人智残评定量表。

五、治疗原则

（一）对因治疗

通过详尽病史资料的收集、临床症状特点的分析、系统的体格检查及有针对性的辅助检查，综合分析，尽可能地查明病因，从而对因治疗。此为器质性精神障碍最基本、最有效的治疗。

（二）支持治疗

根据患者情况，给予吸氧，补液维持水、电解质代谢平衡；护胃，防治应激性消化道出血；不能进食者，可以留置鼻饲管以保证肠内营养；严重者，及时气管插管或气管切开以保证呼吸道通畅；卧床者，及时给予翻身拍背，被动活动肢体，防止压疮及深静脉血栓形成等。

（三）对症治疗

依据患者出现的症状及时给予处理，避免病情加重或出现严重的并发症。如及时控制感染，消化道出血及时止血等。需要注意的是应用抗精神病药物控制精神症状时，需要谨慎小心，因为器质性疾病患者对药物的敏感性增加，药物在病人体内的吸收、分布、代谢、排泄过程减弱。故宜选用镇定作用迅速、不良反应小的药物。自小剂量开始，起始量可为一般剂量的 1/2 或 1/3，缓慢递增，随病因治疗症状好转时及时减量。

第二节　常见的临床综合征

一、谵妄

谵妄（delirium）是一种急性脑功能障碍，以意识障碍为显著特点，因急性起病、病程短暂、病情发展迅速，故又称为急性脑综合征（acute brain syndrome）。常见于老年病房、急诊室和重症监护病房的住院患者，发生率一般为 10%～30%，而全麻外科手术后，谵妄发生率可高达 50%。

【病因】

神经系统疾病及其他系统性疾病均可引起谵妄。常见的病因如下：

脑部病变：包括颅内感染（脑膜炎、脑炎）、颅外感染、脑外伤、蛛网膜下腔出血、癫痫、脑卒中、颅内占位性病变、Wernicke's 脑病等。

代谢障碍性疾病：包括低血糖症、肾衰竭、肝衰竭、甲状腺功能亢进或低下、甲状旁腺功能低下、肾上腺功能障碍、各种原因引起的电解质紊乱等。

药物滥用或戒断后：包括西咪替丁、胰岛素、抗高血压药物、抗癫痫药物、抗帕金森药物、阿片类、水杨酸类、类固醇、苯二氮䓬类药物及戒酒等。

中毒：包括毒物中毒、药物中毒、铅或汞等重金属中毒。

其他：包括肺性脑病、低氧血症、尿毒症性脑病、高血压脑病、心力衰竭、伴有发热的系统感染、手术后、营养缺乏（维生素 B_1 缺乏，维生素 B_{12} 缺乏，叶酸缺乏）等。

【临床表现】

谵妄的主要特征是意识障碍，表现为意识水平的下降。患者对周围环境的认识及反应能力均下降，表现为认知、注意力、定向力、记忆功能受损，思维迟钝，语言功能障碍，错觉，幻觉，睡眠觉醒周期紊乱等。常持续数小时至数天，呈波动性，昼轻夜重。患者注意力不能集中；定向力障碍可表现为时间、地点及人物定向障碍；记忆障碍以即刻记忆和近记忆障碍最明显，尤对新近事件难以识记；错觉和幻觉以视错觉和视幻觉较常见，内容形象、生动，可因此紧张、恐惧及兴奋不安，甚至可有冲动和攻击行为；睡眠–觉醒周期不规律，昼夜颠倒，或失眠，严重者完全不眠，可伴有白天困倦，噩梦或梦魇；情绪紊乱如抑郁、焦虑、易激惹、欣快、淡漠或困惑等。

【诊断及鉴别诊断】

1. 诊断　根据典型的临床症状特点做出诊断：急性起病、意识障碍、定向障碍、认知功能损害等，昼轻夜重。根据病史、系统的体格检查及实验室检查以明确谵妄的病因。

辅助检查包括血液检验、影像学检查（颅脑 CT/MRI）、脑电图等。尤其脑电图检查对谵妄的诊断有重要价值，谵妄患者脑电图显示弥漫性慢波，可与"功能性"疾病相鉴别。

2. 鉴别诊断

（1）痴呆：谵妄为急性起病，早期即出现显著的意识水平下降，注意障碍；痴呆起病缓慢，逐渐进展，痴呆严重的时候会出现注意障碍，但不会有意识水平的改变。但是痴呆患者伴有感染、电解质紊乱时也会发生谵妄。

（2）抑郁症或精神分裂症：谵妄患者可以出现情绪紊乱，如抑郁、焦虑、易激惹等；也可能出现思维障碍、感知觉障碍等。而抑郁症或精神分裂症一般无意识改变，脑电图及既往精神疾病病史有助于鉴别。需要注意的是，有些长期服用抗精神病药物的慢性患者，可能会发生药物所致的谵妄。

【治疗】

主要包括病因治疗、支持治疗和对症治疗。

1. 病因治疗　首先明确病因，针对原发脑部器质性疾病或躯体疾病的治疗。

2. 支持治疗　一般包括保证营养，适当补液，维持水电解质平衡；给患者提供柔和、舒适、安静的环境，可减轻患者的激越，有利于症状的恢复；加强对患者的看护，预防自伤及伤人等行为发生。

3. 对症治疗　是指对于患者的精神症状给予抗精神药物治疗。为避免药物加重意识障碍，应尽量选用高效价药物及小剂量、短疗程治疗。如氟哌啶醇肌内注射，起效快，能快速控制患者的兴奋、躁动症状，而且嗜睡、低血压等不良作用较轻，可首先考虑。也可以选用新型抗精神病药物如利培酮、奥氮平、喹硫平等。由于苯二氮䓬类药物会抑制呼吸，可能会加重谵妄，原则上不使用此类药物。但是，因为酒精或镇静催眠药物的戒断引起的谵妄，需要应用苯二氮䓬类药物，注意监测生命体征。

二、遗忘综合征

遗忘综合征（amnestic syndrome）是一种选择性或局灶性的认知功能障碍。主要表现为近事记忆障碍及时间、空间的定向障碍，无意识障碍，智能相对完好。对新近发生的事情，特别是新近接触过的人名、地名和数字，最易遗忘，为了弥补这些记忆缺陷，常产生错构（确有其事，但时间、地点不符）和虚构（患者所述，全属杜撰），患者呈易暗示性，如给患者以新的提示，可引致编造出新的虚构内容。

【病因】

遗忘综合征最常见的病因是酒精依赖导致维生素B_1（硫胺）缺乏，其他常见病因包括头颅外伤、脑血管病、一氧化碳中毒、脑炎、第三脑室肿瘤、外科手术中的两侧海马损伤、心搏骤停及自缢后所致的脑缺氧等。一过性遗忘通常与短暂的生理或代谢异常有关，如急性

药物中毒、癫痫发作等。

【临床表现】

遗忘综合征的主要临床表现是严重的近记忆障碍，无意识障碍。患者不能学习和回忆新知识，记不住新近发生的事情，可出现顺行性遗忘和时间、空间定向障碍，也可以出现不同程度的逆行性遗忘。如果基础疾病得到改善，逆行性遗忘所涉及的范围和内容可以缩短和缩小。尤其是外伤造成的逆行性遗忘，随着患者的恢复，受伤时间与存在记忆的时间间隔会减小，部分丢失的记忆亦会重新获得。

虚构是遗忘综合征的另一个显著特点。患者将真实的记忆与幻想"撮合"在一起，形成生动的但却是虚构的内容。因为近记忆缺损，常以错构或虚构的方式去填补既往经历中记忆脱失的空白部分，常编造生动和详细的情节来弥补。

许多有严重遗忘障碍的患者否定自身缺陷的存在，对自己的症状无自知力。少数病例，对不能了解自身缺陷的情况产生自责或不安。部分患者可表现为情感冷漠、缺乏主动性或人格改变等。

【诊断及鉴别诊断】

1. 诊断　主要根据遗忘障碍的临床特点：记忆能力障碍，时间、空间定向障碍，虚构症和顺行性或逆行性遗忘症。患者开始时是对其发病后的事件，或刚做过的事情不能回忆，可和记忆错误结合在一起，常以虚构来填补记忆的缺陷；主要根据：①意识一般清晰，有肯定记忆障碍，但一般不影响即刻记忆；②有嗜酒史或其他脑部病变的证据。

2. 鉴别诊断

（1）正常老年人记忆力下降：应用标准化的认知或神经心理测验加以鉴别，遗忘障碍的患者心理测验通常表现出明显的异常。

（2）痴呆：遗忘障碍主要为记忆力障碍，早期可出现虚构，地点和时间的定向力障碍，人物的定向力及其他认知功能相对完好。而痴呆为记忆损害伴有多种认知障碍（如失语、失用、失认、执行功能障碍、言语障碍等），严重的痴呆可丧失人物定向力。

（3）心因性遗忘症：多为逆行性及界限性遗忘，并常与严重精神创伤事件有关。一般不累及学习和记忆新知识的能力，患者能继续完成目前的工作，只表现为不能回忆起以前某段时间的事情。

【治疗】

目前还没有肯定的治疗方法能明显地改善记忆缺

陷，许多药物治疗均无明显疗效。因此，遗忘障碍主要是对因治疗，如酒精依赖者须戒酒，并补充 B 族维生素；血管病变、颅内肿瘤或外伤所致者，应分别积极治疗原发病。另外，制定一些有针对性的康复训练计划，有助于记忆的恢复，如强调每天坚持读报、看新闻，训练记忆数字，进行计算训练等。

三、痴呆综合征

痴呆（dementia）是一种慢性广泛性的脑功能障碍而产生的获得性、持续性智能损害综合征，同时伴有精神行为的异常。在意识清晰的状态下，出现慢性或进行性的认知功能损害，主要包括记忆、语言、理解、计算、运用、执行功能损害等。与遗忘综合征相比，痴呆通常包括两种或两种以上的认知功能损害。年龄越大痴呆的发病率越高。

【病因】

痴呆是一种综合征，不是独立的疾病。引起痴呆的原因很多。

中枢神经系统变性疾病：包括阿尔茨海默病、额 - 颞叶痴呆、路易体痴呆、帕金森病、亨廷顿病、进行性核上性麻痹等。

脑血管病变：如血管性痴呆（缺血性痴呆、出血性痴呆、皮质下白质脑病、淀粉样血管病等）。

占位性病变：包括肿瘤、慢性硬膜下血肿、慢性脑脓肿。

感染性病变：包括脑炎、脑膜脑炎、神经梅毒、艾滋病痴呆、朊蛋白病、莱姆病等。

外伤性病变：如脑外伤性痴呆。

代谢性和中毒性脑病：包括甲状腺功能减退症、垂体功能减退症、甲状旁腺功能亢进症、甲状旁腺功能减退症、慢性肝性脑病、肾衰竭、心肺衰竭、维生素缺乏、酒精中毒、重金属中毒、一氧化碳中毒、药物中毒、肝豆状核变性等。

【临床表现】

痴呆的发生多缓慢隐匿，逐渐进展。其临床表现因病因不同而各异，且在不同时期其症状亦有不同。以下是痴呆的一般临床表现。

1. 记忆障碍　为最突出的早期症状，最早常为近记忆力下降，如忘记定好的约会与任务，记不起近期发生的事件、遗失常用物品等。随着病情的发展，远记忆力也受损，如忘记自己的生日，以前的工作经历等。晚期出现瞬时记忆及定向力障碍，如不认识家人，出门不知归家，甚至找不到床铺、厕所。

2. 学习新事物困难　学习新知识、掌握新技能的能力下降。如遇到要完成不熟悉的事情或要解决问题时感到不知所措。逐渐理解力、判断力及计算力受损，思维失去条理性等。

3. 语言障碍　一般中晚期出现，表现为言语理解与表达严重受损（翻来覆去地说几句简单的话），可出现刻板语言，字句停顿、不连贯，晚期则少语或出现模仿语言，最终发展为失语。

4. 失用及失认　主要为意念性失用，表现为不能按逻辑次序完成一组动作，使各个动作的前后次序混乱、目的错误。如梳头、穿衣等。失认表现为丧失认识物件甚至家人的能力，也有触觉失认，即不能靠触觉辨认手中的物体。

5. 人格改变　缺少活动、缺乏活力、兴趣下降、对周围漠不关心，不注重仪表，不修边幅，变得多疑、固执、行为幼稚以及对生人不适当的过度亲密等。

6. 精神和行为障碍　这是痴呆的突出症状之一，特别在路易体痴呆和额颞叶痴呆中尤为突出。情绪症状包括焦虑、易激惹、抑郁和情绪不稳等，有时表现为情感淡漠；精神和行为异常包括幻觉、妄想、攻击行为（语言和行动）、病态搜集无价值物件等。

7. 社会功能障碍　早期不能完成自己熟悉的工作，逐渐发展为个人生活料理能力减退，最终生活不能自理，运动功能丧失，大小便失禁、长期卧床，最后可死于感染、内脏疾病或衰竭。

【诊断及鉴别诊断】

1. 诊断　首先，需要收集详尽的病史，包括起病的时间、起病的急缓、伴随的症状、有无头外伤、有无家族史、有无酒精及药物滥用史等，根据临床表现特点：进行性加剧的记忆、智能减退、人格改变及社会功能受损等症状，做出痴呆的临床诊断；其次，进行系统的体格检查，确定颅内疾病的定位体征；最后，可借助于辅助检查，包括血生化、梅毒和艾滋病的血清学筛查，头颅影像，简易精神状态检查对认知功能障碍进行评定，韦氏智力智力测验对智能进行评估等，明确痴呆的病因。

ICD-10 中痴呆的诊断标准：①脑部疾病所致的一种综合征，通常为慢性，或进行性记忆障碍，同时至少有下列一种或多种大脑皮质功能障碍：思维、定向、理解、计算、学习能力、语言、判断；②意识清楚；③认知功能通常伴有情感控制、社会行为或动机退化，对个人生活能力有影响。

2. 鉴别诊断

（1）抑郁症：尤其是老年抑郁症患者，因注意力不集中、情绪低落而表现为表情冷漠、被动、迟钝、记忆力下降等类似痴呆的症状；而痴呆患者也可以出现抑郁表现。应特别注意二者的鉴别，以防忽视了抑郁的存在，延误治疗而发生患者自杀的不良后果。

抑郁症患者常有精神疾患的病史，先有情绪变化，早于记忆力的改变，会抱怨自己记忆力差、注意力不集中、自贬、自责或暴露自己认知的缺陷，呈现近期和远期的记忆力均下降；而痴呆患者先出现记忆力障碍，情绪变化不显著，而且易于隐藏自己认知的缺陷。

（2）谵妄：急性起病，昼轻夜重，基本特点为意识障碍，表现为意识水平的下降，广泛的认知功能障碍和明显的精神运动紊乱。而痴呆为隐匿起病，意识清楚。但要注意谵妄状态可伴发痴呆。

（3）其他：需要与老年期发生的中毒性、症状性和反应性精神病及脑损害造成认知功能障碍等进行鉴别，可根据详尽的病史、全面的体格检查和精神状况检查，结合实验室检查和影像学检查，一般不难鉴别。

【治疗】

目前对于退行性痴呆，还没有发现任何治疗方法或治疗措施可以改善或减缓其基本病理生理进程。因此及早治疗可治疗的病因，在原发病好转和痊愈的同时，痴呆症状也会有部分好转或进程停滞。

对于痴呆的治疗原则是提高患者的生活质量，减轻患者给家庭带来的负担。

目前尚缺乏治疗认知功能障碍的特效药物。只能部分和暂时改善认知功能，但不能阻碍病程的进行性过程。可试用的药物：多奈哌齐、美金刚、银杏叶提取物、维生素 E 等。

对于出现精神病性症状、激越或攻击行为的痴呆患者，可应用抗精神病药物。药物的选择同器质性精神障碍治疗。痴呆伴抑郁的患者可应用抗抑郁药。但须注意，三环类药物的抗胆碱不良反应可加重认知功能的损害。可应用选择性 5- 羟色胺再摄取抑制剂，如氟西汀、帕罗西汀、西酞普兰、舍曲林以及其他抗抑郁剂如文拉法辛等。

对于痴呆患者，非药物治疗及生活护理、防止并发症非常重要，保证充足的营养，适当运动，可进行职业疗法、音乐疗法、群体治疗和家庭劝告等使患者生活能力、情绪和行为问题得以改善。让患者有安全活动的空间，房间地板不宜太光滑，并让其进行有意识地学习、计算、记忆等训练以延缓病情的进展。

四、其他

器质性精神障碍还存在与"功能性"精神障碍相类似的表现，如幻觉、妄想、抑郁、焦虑、易激惹、行为问题、睡眠障碍等。

第三节　脑器质性精神障碍

一、阿尔茨海默病

☞ 典型案例（附分析）6-1
阿尔茨海默病

阿尔茨海默病（Alzheimer disease，AD）是发生于老年和（或）老年前期、以进行性认知功能障碍和行为损害为特征的中枢神经系统退行性病变。起病隐匿，缓慢进展，临床上以智能损害为主，表现为记忆障碍、失语、失用、失认、视空间能力损害、抽象思维和计算力损害、人格及行为改变等。一般症状持续进展，病程通常为 5~10 年。最终常因多种并发症或多器官衰竭而死亡。AD 发病率随年龄增高，65 岁以上患病率约为 5%，85 岁以上可达 20%。

【病因及病理】

1. AD 病因不明，可能与遗传和环境因素有关。家族性 AD 呈常染色体显性遗传，多于 65 岁前发病，最常见的是 21 号染色体的淀粉样前体蛋白（APP）基因、位于 14 号染色体的早老素 1（PS1）基因及位于 1 号染色体的早老素 2（PS2）基因突变。对于散发性 AD，目前肯定有关的是载脂蛋白 E（ApoE）基因，ApoEε-4 携带者是散发性 AD 的高危人群。AD 的发生亦受环境因素的影响，文化程度低、女性、脑外伤、重金属接触史、母亲怀孕时年龄小等可增加患病风险，而长期使用雌激素和非甾体类抗炎药可能对患病有保护作用。

2. AD 的大体病理表现为大脑的体积缩小和重量减轻，脑沟加深、变宽，脑回萎缩，特别是海马萎缩。组织病理学的典型改变为神经炎性斑、神经原纤维缠结、神经元缺失和胶质增生，主要为前两者。

AD 的发病机制有多种学说，影响较广的学说是 β- 淀粉样蛋白（β-amyloid，Aβ）沉积和 tau 蛋白学说，认为 Aβ 的生成与清除失衡是导致神经元变性和痴呆发生的起始事件；tau 蛋白学说则认为过度磷酸化的 tau 蛋白影响了神经元骨架微管的蛋白的稳定性，导致神经原纤维缠结形成，从而破坏了神经元及突触的正常功能。

【临床表现】

AD 通常起病隐匿，进行性加重，无缓解，主要表现为认知功能减退及伴随的社会功能减退和非认知性神经精神症状。按照最新分期，AD 包括两个阶段：痴呆前阶段和痴呆阶段。

1. 痴呆前阶段　日常生活能力基本不受影响，出现轻度的记忆力受损，学习能力下降，注意力、语言能力、执行能力、视空间能力可轻度受损，达不到痴呆的程度。

2. 痴呆阶段　此阶段由于患者认知功能损害导致日常生活能力下降，根据疾病的发展和认知功能损害的程度，可分为轻、中、重度三度。

（1）轻度：主要表现为记忆障碍，尤其近记忆障碍常为首发症状，经常遗失常用的物品，忘记重要的约会，学习新事物困难等。随着病情的发展，可出现远期记忆减退。视空间障碍，外出后迷路。计算能力减退，思维迟缓，面对生疏和复杂的事物容易出现疲乏、焦虑和消极情绪。人格改变主要表现为活动减少、孤僻、自私多疑，不爱清洁，不修边幅。此阶段尚能完成已熟悉的日常事务或家务，个人生活基本能自理。

（2）中度：记忆障碍日益严重，工作和社会接触能力减退，原已掌握的知识、技能出现明显的衰退。明显的视空间障碍，如在自己家中找不到厕所。可出现错构和虚构。言语功能障碍，讲话无序，重复言语。失用、失认主要表现为不认识自己的亲人、朋友，甚至不认识镜子中的自己。此时可出现比较明显的行为和精神异常，情绪波动不稳，幻觉，妄想，睡眠颠倒，行为紊乱（捡垃圾、冲动、攻击他人）。人格改变明显，甚至羞耻感缺失：乱拿他人之物、当众裸体、随地大小便等。此阶段，患者已经不能独自生活，日常生活料理需要家人的督促或帮助。

（3）重度：此阶段的患者认知功能皆严重受损，哭笑无常，语言功能进一步退化，只有自发言语，内容单调或发出不可理解的声音，最终丧失语言功能。不能完成简单的生活事项，丧失行走能力，终日无语而卧床，大、小便失禁。四肢强直或屈曲瘫痪。最终常因并发肺部及尿路感染、压疮、营养不良及全身衰竭而死亡。

3. 辅助检查　脑脊液检查可发现总 tau 蛋白及磷酸化 tau 蛋白增高。脑电图无特异性改变，主要是波幅降低 α 波减少，晚期表现为弥散性慢波。头颅 CT 及 MRI 可见脑萎缩、脑室扩大，脑沟增宽。需要注意的是，脑萎缩并不意味着可以诊断为 AD，相反 AD 病人也可以无脑萎缩。可以应用简易精神状况检查量表（MMSE）、蒙特利尔认知测验（MoCA）、阿尔茨海默病认知功能评价量表（ADAS-cog）及临床痴呆评定量表（CDR）对 AD 患者的认知功能进行评估。有明确家族史者可进行 APP、PS1、PS2 基因检测，有助于确诊。

【诊断及鉴别诊断】

1. 诊断　ICD-10 中 AD 的诊断要点：①存在痴呆；②潜隐起病，缓慢衰退；③无临床证据或特殊检查结果能够提示精神障碍是由其他可引起痴呆的全身疾病或脑部疾病所致；④无突然卒中样发作，在疾病早期无局限性神经系统损害的体征，如轻瘫、感觉缺失、视野缺损及共济失调（晚期可出现）。

2. 鉴别诊断

（1）血管性痴呆：多急性起病，症状波动性进展或阶梯性恶化，有神经系统定位体征，既往有高血压病或糖尿病史，可能有多次脑卒中史，影像学显示脑多发性梗死、腔隙性梗死或软化灶。主要表现为记忆力减退明显，人格改变不明显，患者自知力完整。

（2）老年人良性健忘症：属于大脑正常生理性衰老的表现，是老年人有健忘症状而无痴呆临床证据，神经心理学量表显示近记忆力正常，无人格、精神障碍，且健忘经提示可以改善，自知力良好，有主动求医、求治的愿望。

（3）其他：需要与其他疾病导致的痴呆进行鉴别，如帕金森病、脑外伤、脑积水、亨廷顿病、感染、中毒及代谢性疾病等，根据病史、详细的体格检查及影像、神经心理、实验室等辅助检查，综合分析以进行鉴别。

【治疗及预后】

1. 治疗　目前尚无特效治疗方法可以逆转或阻止 AD 患者的认知功能衰退，但早期的综合治疗和有效护理有可能延缓或减轻病情的发展。治疗原则及方法同痴呆综合征。

2. 预后　AD 患者的疾情逐渐进展，通常病程 5~10 年，少数患者可存活 10 年以上，最终多死于继发感染、营养不良及全身衰竭等并发症。

二、血管性痴呆

血管性痴呆（vascular dementia，VD）是脑血管病变导致的认知功能障碍临床综合征。VD 的临床表现差异比较大，与血管病变的部位和类型有关。血管病变并非 VD 唯一的致病因素，高龄、糖尿病、高血脂、房颤、吸烟、既往卒中史等均可能导致 VD。

【临床表现】

VD 多为急性起病，表现为波动性病程或阶梯性恶化，少数患者慢性起病，开始表现为情绪改变，之后出现记忆和智能障碍。智能损害多呈“斑片状”缺损，只涉及某些局限的认知功能，如计算、言语障碍、失认等，记忆缺损可能不太严重，在执行功能方面如自我整理、精细运动的协同动作损害较重。早期自知力存在，患者因意识到自己的衰退状态而产生焦虑、抑郁、情绪不稳和情感失控等症状。此类痴呆病人精神错乱多发生在夜间，还可有情感爆发、强哭强笑。患者有短暂性脑缺血发作的病史或有脑血管病危险因素病史或有卒中史，体格检查可发现神经系统的定位体征。每一次卒中可使痴呆症状加重，呈阶梯式进展。

【辅助检查】

1. 影像学检查　头颅 CT 及 MRI 显示双侧半球多发性梗死灶。磁共振血管成像（MRA）显示脑动脉粥样硬化或局部狭窄。

2. Hachinski 缺血指数量表　常用来与 AD 及混合型痴呆进行鉴别，Hachinski 缺血评分 ≥ 7 分为 VD，≤ 4 分为 AD，5 ~ 6 分为混合性痴呆。

【诊断及鉴别诊断】

1. 多梗死性痴呆的诊断标准　①多有高血压或糖尿病史，病程呈阶梯性进展，神经功能缺损常斑片状分布，痴呆伴随多次脑血管病后突然发生，每次卒中后症状加重；②认知功能障碍伴局灶性神经功能缺损体征，如：偏瘫、失语、偏盲、锥体束征等；③头颅 CT 或 MRI 检查证实多发性脑梗死。

2. 鉴别诊断

（1）阿尔茨海默病：见本章 AD 中的讲述。

（2）其他：与额颞叶痴呆、帕金森病、脑外伤、脑积水、感染、中毒等鉴别，需要根据病史、详细的体格检查及必要的辅助检查，不难鉴别。

【治疗】

1. VD 预后相对较好，积极控制危险因素，预防脑卒中的发生是防治 VD 的关键。

2. 精神症状的治疗参照本章第一节。

☞微视频 6-1
脑梗死和精神异常

三、额颞叶痴呆

额颞叶痴呆（frontotemporal dementia，FTD）是以额颞叶萎缩为特征的痴呆综合征，表现为缓慢出现的人格改变、言语障碍以及行为异常。通常包括行为异常型 FTD 和原发性进行性失语，前者以人格和行为改变为主要特征，后者以语言功能隐匿性下降为主要特征。FTD 的发病年龄多为 45 ~ 65 岁。

【临床表现】

FTD 起病隐匿，缓慢进展。①行为异常型 FTD 表现为人格、情感和行为改变，症状出现早、突出、贯穿于疾病的全过程。晚期可出现妄想、感知觉障碍等精神症状。部分患者伴有锥体系或锥体外系损害的表现。②原发性进行性失语表现为语言表达障碍，言语减少，找词困难，最后缄默不语，阅读及写作困难。或语义记忆损害，不能理解词义。

【辅助检查】

头颅 CT 或 MRI 检查可见有特征性的额叶和（或）颞叶萎缩，脑回变窄、脑沟增宽，额叶和前颞叶皮质变薄，而枕叶很少受累。

【诊断及治疗】

FTD 的诊断主要依据典型的临床表现及头颅 CT 和 MRI 显示额叶和（或）颞叶萎缩。

FTD 尚无有效的治疗方法，主要是对症处理。社会支持、言语训练等可利用患者保留功能，减轻照料者及家庭负担。对于药物治疗，乙酰胆碱酯酶抑制剂通常无效；对于情绪不稳者可给予选择性 5-HT 再摄取抑制剂。病程晚期主要防止肺部、尿路感染及压疮等。

四、脑外伤所致精神障碍

脑外伤常引起严重的后果，导致不同程度的永久性功能障碍，包括躯体损伤及精神状态的损害，不同区域的脑损害可引起不同的症状。

【临床表现】

1. 急性期精神障碍

（1）意识障碍：为脑外伤后急性精神障碍的主要表现，持续时间与脑损伤的严重程度相关。脑震荡持续时间短暂，在 30 min 内。脑挫伤意识障碍程度严重，持续数小时至数天，在清醒的过程中可发生定向障碍，紧张、恐惧、兴奋不安、错觉与幻觉等，称为外伤性谵妄。

（2）遗忘症：外伤后遗忘症的时间是指从受伤时起到正常记忆的恢复持续的时间。通常由数分钟至数周不等。遗忘持续时间愈长，脑损伤愈严重。部分患者可发生持久的近事遗忘、虚构和错构，称外伤后遗忘综合征。

2. 慢性期精神障碍

（1）脑外伤性痴呆：部分严重的脑外伤可引起智能受损，出现遗忘综合征甚至痴呆。并常伴有人格改变。年长者和优势半球受伤者发生智能障碍的概率高。

（2）脑外伤后人格障碍：多发生于严重颅脑外伤，特别是额叶损伤时，多伴有智能障碍。一般表现为情绪不稳、焦虑、易激惹、自控能力减退、粗暴、自私和丧失进取心。如仅额叶受损，易出现自控能力差、行为放纵等症状，智力可正常。

（3）脑外伤后综合征：是各种脑外伤后最普遍的慢性后遗症。主要表现为头痛、头昏、易疲乏、注意力不集中、记忆减退、情绪不稳及失眠等，一般可持续数月。有的可能有器质性基础，但多数情况下躯体及实验室检查并无异常发现，若长期迁延不愈，往往与心理社会因素和易患素质有关。

（4）脑外伤后精神病性症状：部分患者头外伤一段时间后出现精神病性症状，如精神分裂症样状态，幻觉、妄想为主，被害内容居多。也可呈现躁郁症样状态。脑外伤可直接导致精神症状，也可对有精神病素质者起诱因作用。另外，部分患者的精神病与脑外伤并无直接关系，脑外伤与精神症状出现间隔时间越长，二者具有因果关系的概率越低。

（5）脑外伤后神经症：可能与外伤时心理因素有关。表现为疑病、焦虑、癔症等。

【治疗】

1. 神经外科治疗　严重的颅脑外伤急性期的治疗由神经外科处理。

2. 精神障碍的处理　意识障碍者慎用抗精神病药物，幻觉、妄想、兴奋躁动者可给予苯二氮䓬类药物或氟哌啶醇注射液临时肌内注射，必要时选用非典型抗精神病药物。焦虑、抑郁者可选用5-HT再摄取抑制剂。人格改变者可给予行为治疗，给予家庭及社会支持。神经症者避免反复的病史采集，给予心理治疗配合适当的药物治疗（如抗抑郁药、抗焦虑药）。

五、颅内肿瘤所致精神障碍

☞ 典型案例（附分析）6-2
颅内肿瘤所致精神障碍

颅内肿瘤包括原发于颅内各种组织的肿瘤和继发于躯体部位的肿瘤，任何年龄均可发病。肿瘤可侵犯脑实质、压迫邻近的脑组织或脑血管，造成脑实质破坏或颅内压增高，出现神经系统体征、癫痫发作或精神症状。

【临床表现】

临床表现多样。颅内肿瘤发病多缓慢，早期有时症状不典型，随着病情进展，症状增多。部分急性发病者，如瘤卒中、高度恶性的肿瘤、颅内压急剧增高，可于数小时或数日内病情突然恶化，甚至脑疝而死亡。

1. 一般症状　包括精神症状和躯体症状。

（1）精神症状：精神症状的产生及特点与患者的性别、年龄、病期、个性特征及肿瘤的部位、生长速度、性质、是否伴有颅内高压等因素有关。①意识模糊：可见于任何部位快速发展的肿瘤，表现为反应迟钝、动作缓慢、嗜睡、情感淡漠及定向障碍等。颅内压显著增高时，意识状态可迅速恶化，严重者可昏迷。②智能障碍：多见于病期较久、生长缓慢的脑肿瘤患者。快速浸润生长的肿瘤可在起病后不久即出现智能损害。③精神分裂症样症状：此类症状类似于精神分裂症，但病程短暂，妄想内容不荒诞。可出现幻觉，与肿瘤部位有关，如颞叶肿瘤可出现幻视、幻听、幻嗅及幻味；枕叶肿瘤可产生视幻觉。有时可见感知障碍。④其他精神症状：如神经症样症状、情感障碍、人格改变和行为异常。人格改变、行为异常与智能改变常同时出现。

（2）躯体症状：颅内肿瘤扩张生长会引起颅内压增高，表现为头痛、恶心、呕吐及视力减退。部分病人会出现抽搐发作及脑神经麻痹。

2. 局限性症状　精神症状与肿瘤部位有一定关系，大部分额叶肿瘤会较早出现精神症状，可伴有运动性失语及随意运动障碍；颞叶肿瘤会出现颞叶癫痫，智力缺损；顶叶肿瘤易导致感觉障碍，可出现感觉性癫痫，双侧顶叶病变可引起视空间障碍；间脑肿瘤可表现出较显著的精神症状，如记忆缺损、智能衰退、人格改变等；垂体肿瘤可造成内分泌障碍，继而诱发精神症状。

【诊断及鉴别诊断】

详细准确的病史采集，系统的体格尤其是神经系统检查，必要的辅助检查（如脑脊液、脑电图、CT、MRI、脑血管造影等），有助于明确诊断。对转移瘤需行X线胸片、彩超等检查寻找原发灶。

应与癔症、神经症、精神分裂症、双相障碍等相鉴别，主要是根据病史、家族史、临床表现、躯体和神经系统体征、辅助检查及治疗效果等进行鉴别。

【治疗】

1. 对因治疗 早期发现、早期治疗对于颅内肿瘤的预后起着关键的作用，越早治疗，效果越好。主要在神经外科或肿瘤科治疗。

2. 对症治疗 出现精神症状可选择高效价而毒不良反应小的抗精神病药物；颅内压升高者应及时控制颅内压；癫痫发作的患者需要应用抗癫痫药物。

六、颅内感染所致的精神障碍

颅内感染所致精神障碍是一组因各种病原体（包括病毒、细菌、立克次体、螺旋体、真菌以及寄生虫等）侵犯脑组织引起的脑功能紊乱所致的精神障碍的总称。

（一）非特异性脑炎所致精神障碍

非特异性脑炎是指一组可能与病毒感染有关的急性脑病综合征。如能明确为已知病毒所致脑炎，应单独诊断为某种病毒所致脑炎，如单纯疱疹病毒脑炎、流行性乙型脑炎等。本病的发病率无区域性、季节性及性别差异，多发生于青壮年。临床上 1/2 以上的病例可伴有不同程度的精神障碍，约 1/3 的患者以精神障碍为首发症状，易被误诊为功能性精神障碍。

【临床表现】

本病临床表现多样：

1. 起病 多为急性或亚急性起病。

2. 前驱症状 部分患者病前有上呼吸道或肠道感染史的前驱症状，如发热、头痛、乏力、全身不适、腹泻等，急性起病者常有头痛，可伴脑膜刺激征，部分病例起病时即有轻中度发热。

3. 脑部受损表现 ①意识障碍，是常见的症状，程度轻重不一，昼轻夜重。随着病情的发展，意识障碍逐渐加重，严重者进入昏迷状态。②癫痫发作，以全面性发作多见，亦可见部分性发作，部分患者以癫痫持续状态为首发表现。③精神症状，可以是首发症状，亦是主要表现，如注意力涣散、言语减少、情感淡漠或兴奋躁动、幻觉、妄想等。④智能障碍及言语障碍。⑤随意运动障碍，出现震颤、舞蹈样动作、偏瘫等。⑥脑神经损害，如眼球运动障碍、面瘫、吞咽困难等。⑦颅内压增高，典型表现为头痛、恶心、呕吐，脑膜刺激征阳性。⑧其他，自主神经功能紊乱的症状如多汗、面色潮红及呼吸增快。需要提及的是，意识障碍与精神症状是本病的主要症状，意识障碍可为首发症状，也可出现于其他神经精神症状之后。一部分患者在早期精神症状为主要表现，容易误诊。

【辅助检查】

1. 脑脊液检查 压力正常或轻度升高，白细胞数增高，以淋巴细胞或单核细胞为主，蛋白正常或轻度增高，糖、氯化物正常；脑脊液 IgG 可增高。

2. 脑电图检查 对诊断本病有重要价值，大多呈弥漫性慢波改变或在弥漫性改变基础上出现局灶性改变，且随临床症状好转而逐渐恢复。

3. 影像学检查 头颅 CT 或 MRI 可见病变部位的异常信号，亦可正常。

【诊断及鉴别诊断】

1. 诊断 主要依据有发前 1～2 周有呼吸道或消化道感染史；出现精神障碍及意识障碍；神经系统有肯定的或不恒定的症状和体征；脑脊液有淋巴细胞和蛋白轻中度增加；脑电图检查可见弥散性异常。

2. 鉴别诊断

（1）单纯疱疹病毒性脑炎（herpes simplex virus encephalitis，HSE）：起病的前驱症状、临床表现及脑脊液一般检查结果均与本病难以鉴别。而 HSE 患者头颅 MRI 的典型表现为在颞叶内侧、额叶眶面、岛叶皮质和扣带回出现局灶性水肿；脑电图常出现弥漫性高波幅慢波，以单侧或双侧颞、额区更明显，甚至可见颞区的尖波与棘波；单纯疱疹病毒特异性抗体滴度 2 次或 2 次以上超过正常范围 4 倍以上即可确诊。HSE 早期抗病毒治疗能有效降低死亡率，如用昔洛韦静脉滴注，每 8 h 一次，连用 14～21 d。另外 积极的对症治疗（如降温、控制躁动）、激素治疗及支持疗法（如加强营养、维持水电解质平衡及加强护理等）亦非常重要。

（2）精神分裂症：患者多无意识障碍，无神经系统体征，脑脊液和脑电图检查正常。其病程及预后与本病不同。

【治疗】

本病主要是支持对症治疗。治疗手段包括：加强营养；维持水电解质和酸碱平衡，加强护理，兴奋躁动者给予适当的保护，防自伤、伤人等，可应用抗精神病药物。

（二）麻痹性痴呆

麻痹性痴呆（dementia paralytica）又称梅毒性脑膜脑炎，是由梅毒螺旋体侵犯大脑实质而引起的一种晚期梅毒。可逐渐发生躯体机能衰退、最后导致麻痹以及日益加重的智能减退和个性变化。一般发病于初期感染后的 15～20 年，亦有长达 30 年者。

本病是由梅毒螺旋体侵犯大脑实质而引起。其发生与机体的反应性和功能状态有关，如过度疲劳、酗酒、精神创伤等不良因素，可削弱机体的防御能力，成为诱因。

【临床表现】

本病损害范围广泛，进行性病程，其临床表现复杂且多样。

1. 精神症状　①早期阶段：常表现出轻微的类似神经衰弱的症状，还可伴智能改变，如学习能力的下降，思考问题困难等，人格及个性可有轻微改变。此期不易察觉，通常持续数周至数月。②发展阶段：精神障碍日益明显，尤其个性及智能方面的改变，缺乏责任感，脾气暴躁；轻率，羞耻感缺失，极端自私；智能障碍越来越重；妄想；情绪不稳定，易激惹等。③晚期阶段：主要表现为严重的痴呆。不能理解简单的问题，言语含糊不清，不认识家人，情感淡漠。

2. 神经系统症状和体征　①瞳孔变化是常见的早期症状，阿-罗（Argyll-Robertson）瞳孔是本病重要特征，即瞳孔对光反射消失或迟钝，而调节或聚合反射保存。②感觉异常：可于早期出现，头痛、头晕、感觉过敏等。③脑神经麻痹：视力显著减退，上睑下垂，面瘫等。④其他：构音不清，共济失调，肢体瘫痪，口唇、手指不自主震颤。

【辅助检查】

1. 血液检查　血液的康瓦反应为阳性。

2. 脑脊液检查　压力多正常，外观无色透明，淋巴细胞增高，通常在（100～300）×10^6/L，蛋白含量升高达 0.4～2 g/L，糖含量减低或正常。

3. 脑电图检查　呈进行性广泛性慢波增加，失去正常 α 节律。

4. 影像学检查　头颅 CT 或 MRI 可见脑萎缩、脑室扩大。

【诊断及鉴别诊断】

诊断主要根据不洁行为史、早期梅毒感染史、神经系统体征、精神症状，尤其是人格改变和智能障碍，结合实验室检查的阳性结果即可确立。

本病需与各种原因的脑膜炎、脑炎、痴呆、神经症、双相障碍、精神分裂症、酒精中毒性精神病等鉴别。详细的病史、系统的体检以及血清学检查有助于鉴别。

【治疗】

1. 对因治疗　首选青霉素 G，需要注意在治疗的起始阶段，要预防发生赫氏反应（Herxheimer reaction），如果出现，应立即停用青霉素，口服泼尼松。当反应消失后，可继续使用青霉素。

2. 对症治疗　有激惹、幻觉、妄想等症状者可应用抗精神病药物；抑郁症状者可用抗抑郁药；癫痫发作者应使用抗癫痫药物等。另外，注意劳逸结合，避免不良情绪的刺激，注意个人卫生，避免因性接触而传染他人。

（三）艾滋病所致精神障碍

艾滋病又称获得性免疫缺陷综合征（acquired immune deficiency syndrome，AIDS），是由人类免疫缺陷病毒-1（HIV-1）感染所致。临床常表现为全身衰竭和免疫功能低下，易出现各种不同的精神障碍，可分为原发性或继发性。原发性是由于 HIV 直接侵犯中枢神经系统或 HIV 破坏免疫系统所致；继发性是由机会性感染、肿瘤、药物治疗的不良反应等引起。

【临床表现】

HIV 感染的患者可产生各种器质性精神障碍，包括谵妄、痴呆、情感障碍、精神病性障碍、行为和人格改变等。谵妄可贯穿于 AIDS 病人的整个病程中，尤其在肺部感染、发热、电解质和酸碱平衡紊乱的情况下更易发生。痴呆一般进展迅速，多在数周、数月发展为重度痴呆，进而死亡。

【辅助检查】

血清学检查抗 HIV 抗体阳性。根据病情应进行皮肤、淋巴结、骨髓及胸膜活检、病毒和真菌血培养等检查，以排除机会性感染和肿瘤。脑电图可出现局限性异常。头颅 CT 和 MRI 可显示弥漫性脑损害病灶。

【诊断及鉴别诊断】

AIDS 所致精神障碍的诊断，根据患者的流行病学资料、临床表现及病毒学检查进行综合评定。首先确定 HIV 感染，并且确定 AIDS 伴发的痴呆、谵妄等症状与感染 HIV 具有病因学的联系。

【治疗】

1. 对因治疗　抗 HIV 治疗，通过应用药物抑制 HIV 复制和增强免疫功能，处理机会性感染和肿瘤等神经系统并发症。

2. 精神障碍的治疗　①谵妄、焦虑、抑郁、幻觉、妄想等症状应用抗精神病药物，原则与其他器质性精神障碍相同。②心理治疗：根据患者的精神障碍类型和个性心理特点选用适当的方法，如支持性心理治疗、认知心理治疗、危机干预技术等，注意预防患者自杀。

3. 其他　加强营养，给予社会家庭支持。

七、癫痫性精神障碍

☞ 典型案例（附分析）6-3
癫痫性精神障碍

癫痫是一种慢性反复发作性短暂的脑功能失调综合征，以脑神经元异常过度放电引起反复痫性发作为特征。可涉及意识、运动、感觉、精神、行为和自主神经功能紊乱。癫痫性精神障碍指癫痫患者在癫痫发作前、发作时、发作后或发作间歇期表现出的精神活动异常，有的患者甚至表现为持续性精神障碍。

【临床表现】

癫痫性精神障碍可分为发作前、发作时、发作后和发作间歇期精神障碍。需要注意的是几期难以截然分开。

1. 发作前精神障碍 主要指癫痫发作的先兆和前驱症状，先兆在癫痫发作前出现，通常只有数秒。可表现为感觉、运动、情感、思维异常或自主神经功能紊乱等。前驱症状多缓慢出现，持续数小时至数天。典型症状包括焦虑、紧张、易激惹、抑郁、淡漠、反应迟钝等。

2. 发作时精神障碍

（1）自动症（epileptic automatisms）：表现一定程度上协调的、有适应性的无意识活动。主要与颞叶异常放电有关。发作时突然变得目光呆滞、意识模糊、无目的的咀嚼、咂嘴、解系纽扣、牵拉衣角等。事后患者对这段时间发生的事情不能回忆。通常持续 1~3 min。

（2）精神运动性癫痫发作：发作时意识模糊、撕扯衣服，有时双手不停地运动，出现生动的幻觉或错觉，也可出现兴奋躁动甚至暴力行为。持续十几分钟至数小时。

（3）意识模糊：发作突然，患者表现为意识障碍，可有精神性或精神感觉性成分存在，如恐怖、愤怒等，也可表现为情感淡漠，思维及动作迟缓等，呼之无反应。持续数分钟至数小时。

3. 发作后精神障碍 患者发作后可出现意识模糊、定向力障碍、幻觉、妄想及兴奋等症状，之后患者可能逐渐入睡或意识模糊逐渐减轻。通常持续数分钟至数小时。

4. 发作间期精神障碍 癫痫发作间歇期出现的一组精神障碍，为一种慢性精神病状态，如精神分裂症样精神病、情感障碍、神经症样症状、人格障碍和痴呆等。患者通常意识清楚，持续长达数月、数年或迁延难愈。

【诊断及鉴别诊断】

1. 诊断 癫痫的诊断主要依靠病史，根据目击者提供的发作过程和表现的详细描述，发作的特点及伴随情况等。注意询问脑外伤、脑感染和患者的出生情况。

脑电图，尤其是视频脑电监测对癫痫的诊断起重要作用。90% 癫痫患者发现痫样放电。应将脑电图结果与临床症状结合，进行综合分析，脑电图正常不能排除癫痫。

头颅 CT 和 MRI 检查，可以提供脑部损害的客观依据。

2. 鉴别诊断 主要与癔症性痉挛发作鉴别，此病发作前常有精神刺激诱因，以青年女性多见，表现形式多样，有表演色彩，暗示性强，无意识障碍，无摔伤、舌咬伤及尿失禁，持续时间长，脑电图正常。

【治疗】

主要包括控制癫痫发作和精神症状。

1. 抗癫痫治疗 根据不同的发作形式选用相应的抗癫痫药物。

2. 抗精神病药物 值得注意的是，此类药物会诱发癫痫发作。针对兴奋、激动、幻觉、妄想：应用奋乃静、利培酮、奥氮平等，宜小剂量短期使用；提高情绪：可应用帕罗西汀、舍曲林和氟西汀等；改善焦虑烦躁：应用苯二氮䓬类药物、丁螺环酮、坦度螺酮等。

第四节 躯体疾病所致精神障碍

一、概述

躯体疾病所致精神障碍（mental disorders due to physical diseases）是由脑以外的躯体疾病，如内分泌、营养、代谢、内脏、血液、躯体感染等系统疾病过程中，由于影响了脑功能而出现的各种精神障碍。躯体疾病所致精神障碍与脑器质性精神障碍不同，前者的脑功能紊乱是继发的，后者则为脑部原发性损害所致。

（一）病因及发病机制

躯体疾病并非为本病的唯一原因，精神症状的出现与躯体疾病的严重程度并不一定成正比。代谢障碍引起能量供应不足、毒素作用、水电解质代谢紊乱、酸碱平衡失调、中枢神经递质改变等是主要的发病因素，而心理社会因素对发病也有影响，如性别、年龄、遗传、环境、人格、应激及既往神经精神病史等均可能影响精神障碍的发生。

（二）临床表现

躯体疾病所致精神障碍的临床表现主要包括意识障碍、情感障碍、认知障碍、人格改变、精神病性症状、神经症样症状、痴呆或以上症状的混合状态。病情严重或病程迁延的患者常出现日常生活能力或社会功能的受损。

精神障碍可因躯体疾病的不同而有所差异，但有以下共同的临床特征：

（1）症状的非特异性，即不同的疾病可引起相似的精神症状；而相同病因也可出现不同的精神障碍。

（2）精神障碍与原发躯体疾病在程度上常呈平行关系，其临床表现也随躯体疾病的严重程度变化而转变，各类精神障碍常反复交织出现，错综复杂，具有昼轻夜重的特点。

（3）急性躯体疾病，尤其是疾病的高峰期，常引起意识障碍；慢性躯体疾病及疾病晚期常引起智能障碍和人格改变。在急性期、慢性期、迁延期均可以叠加精神病性症状、情感症状及神经症症状等。

（4）积极治疗原发疾病并及时处理精神障碍，可使精神症状好转。

（5）病程及预后取决于躯体病的病程和严重程度，经积极治疗，预后一般是可逆的。而病程迁延或长期陷入昏迷者，可遗留人格改变或智力障碍。

（三）诊断及鉴别诊断

1. 诊断　躯体疾病所致精神障碍的诊断可依据以下几点：

（1）一般发病较急，有明确的躯体疾病病史及体征，并有相应的实验室阳性结果。

（2）有证据显示精神障碍系该躯体疾病导致，如躯体疾病与精神障碍在发生、发展、转归上有时间和病情严重程度上的密切关系。

（3）急性期精神症状多见意识障碍，精神障碍在原发躯体疾病的病程中，具有多变性、波动性、移行性和昼轻夜重的特点。精神障碍的表现不典型，如患者在老年时才出现精神分裂症症状，或抑郁患者伴有不常见症状如幻嗅、幻触，或各类精神障碍交织出现，错综复杂等。

2. 鉴别诊断　主要是器质性与非器质性精神障碍进行鉴别，如果误诊会延误治疗。躯体疾病有时会出现一些功能性精神疾病症状，如焦虑、抑郁、躁狂、类精

神分裂症等，此时要区别是躯体疾病所致的器质性精神障碍还是其诱发的精神疾病；当躯体疾病伴有失眠、焦虑、抑郁等症状时，要考虑是由生物学因素所致还是躯体疾病带来的心理应激所致；临床上有时很难区分，而且两者也常共存。主要依靠全面详细的病史（包括既往的躯体和精神疾病史）、系统仔细的体格检查及相应辅助检查资料，进行综合分析而判定。

（四）治疗

1. 病因治疗　首先必须积极治疗原发躯体疾病，停用可能引起精神障碍的药物。

2. 对症治疗　精神障碍的存在会影响躯体疾病的治疗，故须同时应用抗精神药物以对症治疗。治疗原则与功能性精神疾病不同：①剂量宜小，逐渐缓慢加量；②充分考虑药物的不良反应和禁忌证，选用同类药中不良反应较少者；③精神症状缓解后即减药至停药。

3. 支持治疗　保证营养、补充能量和维生素，维持水、电解质代谢和和酸碱平衡。

4. 心理治疗　可与上述治疗同时进行，需在急性期缓解后或等意识障碍恢复后再施行。心理治疗方法需要根据精神障碍的种类而定。可以缓解患者的焦虑、抑郁及恐惧心理，有助于树立战胜疾病的信心，亦可以降低人格改变的发生率。

5. 加强护理　包括针对躯体疾病和精神症状的护理，保持安静、清洁与安全的环境，尽量避免外界不良刺激，遇有不合作患者，可给予约束性保护。防自杀、冲动伤人、毁物、跌倒、走失等意外发生，预防压疮和其他并发症等。

二、内脏疾病所致的精神障碍

内脏疾病所致的精神障碍是指由重要的内脏器官（如心、肺、肝、肾等）严重疾病继发了脑功能紊乱而发生的精神障碍。精神障碍的严重程度随原发疾病的变化而波动。

（一）呼吸系统疾病

严重的呼吸系统疾病由于呼吸困难和（或）呼吸衰竭从而引起的低氧血症、CO_2 潴留和酸中毒，导致脑血管和脑细胞损害，从而发生精神障碍。临床上主要表现为焦虑、抑郁、认知功能障碍，严重者会出现木僵、谵妄及昏迷。

1. 肺性脑病　肺性脑病（pulmonoencephalopathy）是指由于各种慢性肺胸疾病伴发呼吸功能不全，导致高碳酸血症、低氧血症及动脉血 pH 下降而出现神经精

症状的一组综合征。由于 CO_2 潴留，$PaCO_2$ 升高，患者表现为先兴奋后抑制现象，兴奋症状包括失眠、烦躁、躁动、睡眠昼夜颠倒，甚至出现幻觉和妄想。发生肺性脑病时主要表现为意识障碍，神志淡漠、嗜睡、昏睡、谵妄、昏迷，上述几种状态可交替出现，也可突然出现昏迷。治疗中需要及时应用抗菌药物及祛痰剂，保持呼吸道通畅；同时纠正缺氧及电解质紊乱，使用呼吸兴奋剂；对于躁动不安的患者，切忌使用镇静或催眠药，以免导致呼吸抑制，加重缺氧及 CO_2 潴留，使病情加重；严重精神症状可应用抗精神病药物控制。

2. **慢性阻塞性肺疾病** 慢性阻塞性肺疾病（chronic obstructive pulmonary disease，COPD）是呼吸系统疾病中的常见病和多发病，发生率和死亡率均较高。患者常伴有焦虑、抑郁症状，部分重度患者或病情急性加重时可出现惊恐障碍，严重者会导致肺性脑病的发生。对于 COPD 所致精神障碍的治疗首先注意药物的不良反应，对呼吸中枢有抑制作用的苯二氮䓬类药物要慎用，以免加重缺氧及 CO_2 潴留，导致病情加重或诱发肺性脑病。对于焦虑、抑郁等症状可选用不良反应小的新一代抗抑郁剂，宜自小剂量开始，逐渐缓慢加量以缓解症状。

（二）消化系统疾病

1. **肝性脑病** 肝性脑病（hepatic encephalopathy，HE）是由严重肝病引起的中枢神经系统功能紊乱，以代谢紊乱为基础、意识行为改变或昏迷为其主要临床表现的一种综合征。可分为急性肝性脑病和慢性肝性脑病，急性肝性脑病主要由暴发型肝衰竭所致，慢性肝性脑病主要见于严重慢性肝病患者，如肝硬化、原发性肝癌及门-体分流术后等。肝硬化是最常见的病因。

为便于早期诊断并指导治疗，临床上根据意识障碍程度、神经系统表现和脑电图改变，将肝性脑病从轻微的精神异常到深昏迷分为前驱期、昏迷前期、昏睡期和昏迷期。①前驱期：轻度性格改变和行为异常，表现为抑郁或欣快，反应迟钝，睡眠颠倒。②昏迷前期：意识错乱、行为失常为主，定向力障碍，计算力下降，语言断续，出现扑翼样震颤，脑电图出现对称性慢波（θ波）。③昏睡期：大部分时间处于昏睡状态，或狂躁不安，可引出扑翼样震颤，肌张力明显增强，脑电图出现明显的三相波。④昏迷期：意识丧失，出现深昏迷，反射消失，脑电图出现 δ 波。

本病治疗上无特殊疗法，是严重的急症，病死率极高。治疗原则为积极治疗原发病，消除各种可能诱发本病的因素，纠正各种代谢紊乱和防治各种并发症。原则上不使用抗精神病药物，因为肝功能损害，对药物的代谢功能减弱，以免诱发肝昏迷病，必要时可慎用对肝功能影响相对少的小剂量抗精神病药，如奥氮平。

2. **肝豆状核变性** 肝豆状核变性（hepatolenticular degeneration，HLD）又称 Wilson 病（WD），一种铜代谢障碍导致脑基底核变性和肝功能损害的常染色体隐性遗传病。临床特征为进行性加重的锥体外系症状、精神症状、肝硬化、肾功能损害及角膜色素环（Kayser-Fleischer ring，K-F 环）。

本病通常发生于儿童或青少年，有的以肝脏症状起病，有的以神经精神症状起病，缓慢进展。临床症状主要包括：①神经精神症状：主要为锥体外系症状，如震颤、肢体舞蹈样动作、构音障碍、慌张步态等；精神症状主要表现为情感障碍和行为异常，少数可出现幻觉、妄想，可发展为痴呆。②肝脏和肝受累症状：双眼可见 K-F 环；肝受累表现为慢性肝病症状，渐发展至肝硬化，出现脾大、食管静脉曲张或肝衰竭。③其他：肾功能损害出现蛋白尿、氨基酸尿，钙磷代谢异常致骨质疏松、骨和软骨变性，皮肤色素沉着。

HLD 的治疗越早越好，主要为驱铜治疗及对症治疗。①驱铜治疗：包括低铜饮食、用药物减少铜的吸收和增加铜的排出，首选药物是 D-青霉胺，需要注意的是首次用药时应做青霉素反应。②对症治疗：无论有无肝功能损害均应护肝治疗。肌强直及震颤可用抗帕金森病药物，精神症状明显时应给予抗精神病药物，智能障碍可用促智药物。

☞ 典型案例（附分析）6-4
肝豆状核变性

（三）肾性脑病

由于各种原因引起的急性、慢性肾衰竭导致的精神障碍，又称尿毒症性脑病。其发病机制与毒素（尿素氮）蓄积、脑代谢异常、电解质代谢紊乱及代谢性酸中毒等多种因素有关。

临床症状包括精神障碍和神经症状。①精神症状：初期（肾衰竭前期和高氮质血症期）以神经衰弱为主要表现，也可出现抑郁、焦虑情绪。随着病情加重，进入肾衰竭期后出现人格障碍，尿毒症期出现精神病性症状，逐渐出现意识障碍，由轻逐渐发展至昏睡、昏迷等严重症状。②神经症状：癫痫发作多见，亦可出现震颤、面瘫、视力或听力减退、小脑症状、锥体束征等。

需要注意以下两点：肾性脑病的精神障碍较神经症状常见，且出现较早，可为肾性脑病的早期征象；肾性脑病的精神障碍容易波动，常几种症状交织存在、错综混杂、有反复发作倾向。

治疗原则以处理原发疾病为主，同时对症治疗。预防肾衰竭至关重要；避免精神障碍的诱发因素，如感染、发热、外伤、手术等；纠正血中毒素的积蓄，保持水电解质代谢和酸碱平衡；对兴奋、躁动、谵妄患者，选择药物要慎重，应用代谢快、对肾脏毒性小的药物，以免加重肾功能损害及意识障碍；透析治疗有良效。

三、内分泌疾病所致的精神障碍

本病的临床特点是功能亢进与减退并不一定出现相反的精神障碍，不同的患者即使患同一种疾病也可出现不同的精神障碍。

（一）甲状腺功能障碍

1. 甲状腺功能亢进症　甲状腺功能亢进症（hyper-thyroidism）由于甲状腺激素分泌过多或血循环中甲状腺激素水平增高的一组疾病，简称甲亢。女性多于男性，好发于 20～40 岁，一般缓慢起病，少数可在精神刺激、外伤、感染等因素下急性发病。

甲亢患者早期或病程中几乎均出现神经衰弱的表现，易误诊为神经衰弱或焦虑症。精神症状主要表现为精神运动性兴奋，如易激惹、冲动、紧张、多疑等。部分患者可出现类似躁狂发作，如情感高涨、活动增多、兴奋性增高，伴有恐惧、焦虑，易与躁狂症相混淆。需要注意的是，老年甲亢患者，常出现表情淡漠、反应迟钝、乏力、嗜睡、厌食、消瘦等，称为淡漠型甲亢，极易误诊为抑郁症。严重者可出现精神病性症状。部分长期严重的甲亢患者也可出现记忆减退和智力障碍。

甲状腺危象（thyroid crisis）为甲亢严重的并发症，病死率高，是由于甲亢尚未控制，而受到严重感染、手术、外伤等刺激诱发甲状腺激素水平骤增所致，表现为高热、震颤、谵妄甚至昏迷。

本病的治疗主要是对因治疗，随着甲状腺功能恢复正常，抑郁、焦虑症状亦可消失。精神症状持续者应给予对症处理，如情绪稳定剂（碳酸锂、丙戊酸盐），抗精神病药物（奋乃静、奥氮平等），抗焦虑（苯二氮䓬类）等。同时给予心理治疗有助于缓解患者焦虑、恐惧情绪，树立信心对抗疾病。另外注意加强护理，防止患者出现冲动、伤人、走失等意外。

2. 甲状腺功能减退症　甲状腺功能减退症（hypo-thyroidism）简称甲减，是由多种原因引起的甲状腺激素合成、分泌不足或生物效应缺陷引起的脑代谢改变所导致的神经精神障碍。甲减始于胎儿及新生儿期，称为呆小症，表现为生长发育迟缓、智力障碍；甲减始于成人，称为黏液性水肿，表现为全身代谢减低，黏液水肿。

甲减所致精神障碍的临床表现多种多样，以精神活动的反应性、兴奋性和警觉性降低为特点。①呆小症所致的精神障碍：智力障碍、发育不良；意志障碍，活动慢、迟钝、孤独；情感反应迟钝或淡漠、对周围不关心等。②成人甲减所致的精神障碍：智力障碍，注意力不集中、记忆力下降、思维贫乏等；幻觉或妄想，多见于急性起病者；意识障碍，好发生在冬季，轻者定向力丧失、嗜睡，重者昏迷，死亡率可达 50%。③老年甲减所致的精神障碍：起病隐匿，发展缓慢，病程较长，出现疲乏、怕冷、食欲减退、淡漠、反应迟钝、智能减退等，容易与老年正常衰老症状和老年期痴呆相混淆，或因伴有其他躯体疾病而导致误诊和漏诊。另外，甲减所致抑郁状态和抑郁症需要进行鉴别，前者迟钝症状较为突出，可伴有疑病妄想，而情绪低落的内心体验不太突出，而且有焦虑症状少见。

本病的治疗首先是针对甲状腺功能减退症的病因治疗，继发性甲减者应积极治疗原发病，原发者需应用甲状腺素替代治疗，躯体和精神症状均可以缓解。对于精神障碍的治疗，因患者对药物敏感易诱发昏迷，需慎用抗精神病药物及催眠药；酚噻嗪类药物如氯丙嗪可能导致低体温性昏迷而禁用；严重精神病性症状者可应用小剂量奋乃静、氟哌啶醇、奥氮平等；严重抑郁者可给予抗抑郁剂治疗。

（二）肾上腺功能异常

1. 肾上腺皮质醇增多症　又称库欣综合征（Cushing 综合征），由于肾上腺皮质分泌过量的糖皮质激素，导致蛋白质、糖类及脂肪等代谢紊乱的一组疾病。主要是因为促肾上腺皮质激素（ACTH）分泌过多导致双侧肾上腺皮质增生和肾上腺皮质瘤，从而引起糖皮质激素分泌过多。

Cushing 综合征常常伴有精神症状，临床表现以抑郁状态最常见；也可见认知障碍，甚至痴呆，可能与海马损害有关；部分病人可出现幻听、幻视及妄想；意识障碍多为嗜睡。因类固醇治疗引起的精神症状，一般 2 周内出现，症状随着类固醇剂量的增加而加重。如果突然停止使用类固醇药物，也可出现谵妄、抑郁、情绪不稳等表现。

该病的治疗首先是对因治疗，精神症状随原发病Cushing综合征的好转而改善，认知功能损害恢复较慢或不良。对于有精神症状但仍需继续使用类固醇治疗者，可加用抗精神病药物和锂盐以缓解精神症状和（或）躁狂症状。

2. 肾上腺皮质功能减退症　由于肾上腺皮质结核、萎缩、双侧肾上腺切除直接损害肾上腺或因垂体、下丘脑功能低下间接导致肾上腺皮质功能减退，引起肾上腺分泌的类固醇激素（糖皮质激素、盐皮质激素和雄激素）不足而出现一系列症状。

慢性肾上腺皮质功能减退症起病隐袭，逐渐加重，精神症状表现多样，典型表现为易疲劳、乏力、体重减轻、食欲减退、情感淡漠、易激惹等，类似于抑郁症；可出现注意和记忆障碍、意志行为减退、人格改变。原发性肾上腺皮质功能减退症出现危象时，病情急且危重，可出现发热、嗜睡、谵妄、烦躁或昏迷，死亡率极高。

治疗主要为肾上腺皮质激素替代疗法，可缓解躯体和精神症状，需要注意的是剂量不宜过大，以免诱发激素性精神病。精神障碍可选用抗焦虑、抑郁药和抗精神病药。

（三）糖代谢异常所致精神障碍

1. 糖尿病　糖尿病（diabetes mellitus）是一组以血糖升高为特征的内分泌 – 代谢疾病，其主要发病机制是由于胰岛素分泌绝对或相对不足和（或）靶细胞对胰岛素敏感性降低而引起的糖类、蛋白质、脂肪及水、电解质代谢紊乱。

糖尿病可导致多种精神症状，早期可出现神经衰弱症状；最常见的是抑郁和焦虑状态，两者往往相互混杂、交织出现，亦常共存，此为患者自杀倾向较强的原因之一；在发生严重并发症如糖尿病酮症酸中毒和高渗性非酮症糖尿病昏迷前，可出现谵妄状态、行为紊乱、嗜睡，病情加重导致昏迷。需要注意的是精神症状的出现、类型与病程长短和血糖的高低并不总成平行关系，个体差异较大。

糖尿病伴发精神障碍的治疗关键是病因治疗，控制血糖，避免手术、外伤、麻醉等应激因素，预防并发症，以免诱发酮症酸中毒。应用心理治疗和抗抑郁药物提高患者情绪有助于血糖控制、树立信心、改善患者状态，药物可选用耐受性好、安全性高、不良反应小的新一代抗抑郁剂。需要提出的是部分SSRIs类药物与磺酰脲类或胰岛素合用时注意监测血糖变化，防止发生低血糖。

2. 低血糖症　低血糖症（hypoglycemia）是指各种原因致血糖低于一个特定水平，并出现一系列症状，低血糖标准为：男 ≤ 2.78 mmol/L，女 ≤ 2.5 mmol/L。主要原因是糖尿病患者用口服降糖药或胰岛素治疗时的并发症。

低血糖症可伴有多种精神症状，急性低血糖发生时主要表现为意识障碍，如意识模糊、嗜睡、昏睡，甚至昏迷。也可出现谵妄状态。部分患者以精神障碍、癫痫样发作及意识障碍为首发症状，容易与器质性脑病相混淆。慢性病程者可出现情绪不稳、幻觉、妄想及躁狂状态。频繁发作低血糖症者可导致人格改变和智能障碍。

本病的治疗关键是查找并积极治疗引起低血糖症的原因。临床如有反复发作的精神症状并疑为低血糖发作时，要立即快速检测血糖，及时给予有效治疗。低血糖发作时立即静脉注射高渗葡萄糖；发作时避免精神药物的应用，以免诱发昏迷。

☞ 典型案例（附分析）3-5
低血糖症

四、系统性红斑狼疮所致精神障碍

系统性红斑狼疮（systemic lupus erythematosus，SLE）是一种累及多系统、多器官慢性自身免疫病。以青年女性多见，发病年龄大多为15～35岁，也可见于老人和儿童。

神经精神症状常可出现于SLE整个病程中，主要包括：①急性脑器质性精神障碍，较多见，可表现为意识障碍、定向力障碍、幻觉、妄想、冲动行为和情绪波动等；②慢性脑器质性精神障碍，较少见，可有人格改变、智力缺损和痴呆；③还可有焦虑、抑郁、强迫、社会退缩等。临床症状多样，常重叠或交错出现，缺乏特异性，容易误诊。

治疗上要防止诱发和加重精神障碍的各种因素，如避免服用抗结核药、磺胺、抗生素等。精神症状可适当使用抗精神病药和心境稳定剂，抑郁和焦虑状态可使用新型抗抑郁剂。需要提出的是治疗SLE的某些药物如非甾体类抗炎药和类固醇本身可引起精神症状，自小剂量开始，注意观察和监测。

五、烟酸缺乏所致精神障碍

烟酸缺乏（nicotinic acid deficiency）又称为糙皮病或pellagra病，是由于烟酸缺乏所致的皮肤、胃肠及神经症状为主的慢性全身性疾病。临床上以皮炎、腹泻及痴呆为特征。

烟酸缺乏伴有精神症状包括：①急性脑病综合征：多为酒精中毒所致，起病急，表现为意识模糊、谵妄、昏睡，严重者昏迷，称为烟酸缺乏性脑病，死亡率高，常合并有神经系统症状和体征，如肢体肌张力增高、广泛性强直、强握反射等。②慢性脑病综合征：主要见于慢性期患者，可有反应迟钝、智能障碍、动作笨拙迟缓，最终痴呆、木僵状态。③还可出现注意力障碍、抑郁、焦虑、激惹及紧张综合征（紧张性兴奋或紧张性木僵）。

治疗的关键是补充烟酸，并同时补充 B 族维生素及维生素 C，急性期常疗效显著，神经精神症状及躯体症状均可明显改善；病程长出现慢性症状者疗效不明显；补充足够营养，高热量、高蛋白质、高维生素饮食；精神症状明显者可对症应用抗焦虑、抗抑郁药，因抗精神病药物可加重意识障碍故须慎用。

六、躯体感染所致精神障碍

躯体感染所致精神障碍是指由病毒、细菌、螺旋体、真菌、原虫及其他病原体所致的脑外感染所致的精神障碍，而颅内未发现直接感染的证据。发生机制可能因为病原体的毒素作用于中枢神经细胞及由感染引起的脑组织代谢异常所致。

本病的精神症状因病因不同而各有特点，但在感染的急性阶段及感染后的精神症状存在共同点。感染的急性期常见的精神症状：①意识障碍，此为感染性精神病急性期时最多见的症状，也是本病最常见的精神症状。多数发生于高热期，并与体温的升降平行，可由意识清晰下降到谵妄、精神错乱至昏迷。具有昼轻夜重的特点。②精神病性症状，患者无意识障碍，出现幻觉、妄想及思维联想障碍等。幻觉中以幻听多见，内容固定且接近于现实。幻觉持续时间较久，多能自动恢复。③还可有行为紊乱、情绪高涨或低落等。

急性感染疾病的末期或恢复期常见的精神症状主要为神经衰弱、疲乏无力、易紧张、注意力不集中、情绪不稳、记忆力减退、睡眠障碍等，症状随全身一般情况的好转而逐渐恢复，这是与神经衰弱病人的不同之点。中老年患者在急性感染后可出现近事记忆减退或丧失及定向障碍，多数情况下是暂时的，一般随着躯体健康的恢复也逐渐恢复。而儿童在严重的躯体感染后可出现人格改变，如多动、任性、说谎、偷窃、行为残忍等，多持续时间较长，不易痊愈，成为持久的后遗症。

该病的早期诊断、早期治疗非常重要。最关键的治疗是根据感染的病原体种类和性质给予积极的抗感染治疗；同时支持治疗，包括补充能量、降温、补液、纠正电解质紊乱和酸碱失衡；可应用抗精神病药物缓解精神症状。

1. 流行性感冒所致精神障碍　流行性感冒（influenza）时的精神症状，多见于发热期或发热后期。早期可出现头痛、全身无力、易疲劳、嗜睡或失眠；发热期可有焦虑、不安及抑郁状态，持续时间短暂；高热时出现轻度意识障碍如嗜睡及意识模糊；热退后出现衰弱或抑郁状态，表现为注意力不集中、思维迟缓、情绪抑郁，可持续一段时间，愈后完全恢复。

2. 流行性出血热所致精神障碍　流行性出血热（epidemic hemorrhagic fever，EHF）是病毒引起的自然疫源性疾病。主要病理变化是全身小血管和毛细血管广泛性损害，临床上以发热、出血、低血压和肾衰竭为特征。

EHF 所致精神障碍与高热、毒素、脑水肿缺氧坏死及并发尿毒症、肺水肿、内脏出血、心力衰竭等因素影响神经系统功能有关。主要表现为意识障碍，轻重不一，易波动，可为嗜睡、昏睡、昏迷及谵妄状态。亦可出现兴奋状态，如烦躁、多动、不安等。

（杜爱玲）

复习思考题

1. 器质性精神障碍常见的临床综合征包括哪几种？各种综合征的病因及临床表现主要包括哪些？

2. 器质性精神障碍的诊断及治疗应注意哪些事项？

3. 阿尔茨海默病主要有哪些特征性病理变化？痴呆应与哪些疾病相鉴别？

4. 躯体疾病所致精神障碍的诊断依据主要有哪些？

网上更多……

👤▤ 本章小结　　📥 教学PPT　　📝 自测题

第七章

精神活性物质所致精神障碍

关键词

精神活性物质　　　依赖　　　滥用　　　耐受性

戒断反应　　　戒断综合征

　　物质滥用与物质依赖已日益成为很严重的社会及医学问题。为人们所滥用及形成依赖的物质很多，其中既包括日常的消费品，如烟草、酒，也包括各种合法药品（如镇静催眠药物）及非法药物（即毒品，如海洛因、可卡因等）。其中，吸烟问题涉及的人数最多。据2002年的WHO报告显示，全球大约1/3的成年人吸烟，吸烟人数累计约12亿，到2025年，这一数字将增长到16亿。我国卫生部《2007年中国控制吸烟报告》显示，目前我国吸烟人数为3.5亿，居世界各国之首。饮酒、酗酒及酒精依赖的问题在全球范围内也相当严重。据中国国家禁毒委员会报告，截至2015年底，全国现有吸毒人员234.5万名。而因物质滥用或依赖所引发的精神心理问题也日益严重。

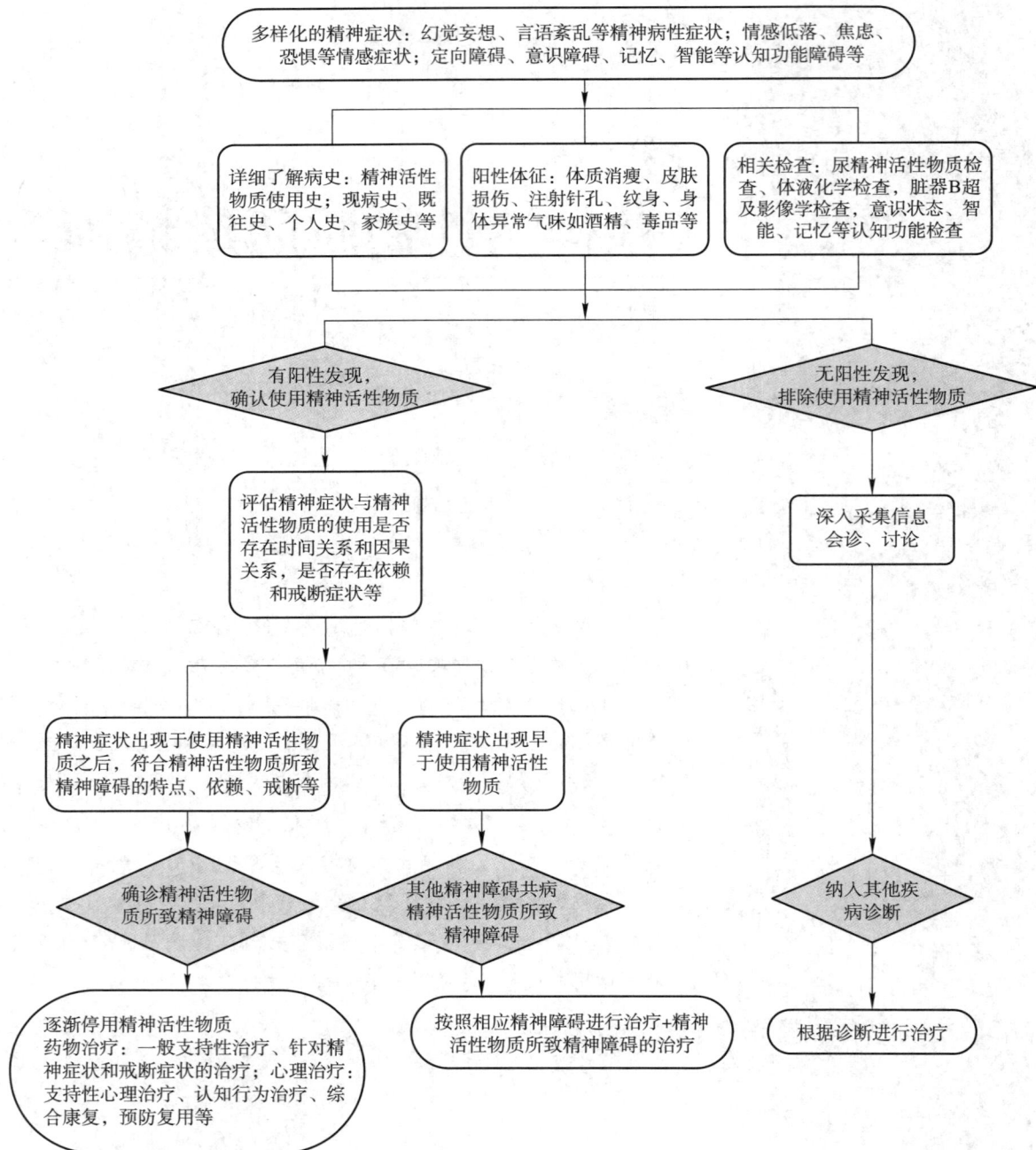

诊疗路径

```
┌─────────────────────────────────────────────────────────────────┐
│  多样化的精神症状：幻觉妄想、言语紊乱等精神病性症状；情感低落、焦虑、  │
│  恐惧等情感症状；定向障碍、意识障碍、记忆、智能等认知功能障碍等        │
└─────────────────────────────────────────────────────────────────┘
```

| 详细了解病史：精神活性物质使用史；现病史、既往史、个人史、家族史等 | 阳性体征：体质消瘦、皮肤损伤、注射针孔、纹身、身体异常气味如酒精、毒品等 | 相关检查：尿精神活性物质检查、体液化学检查，脏器B超及影像学检查，意识状态、智能、记忆等认知功能检查 |

有阳性发现，确认使用精神活性物质

无阳性发现，排除使用精神活性物质

评估精神症状与精神活性物质的使用是否存在时间关系和因果关系，是否存在依赖和戒断症状等

深入采集信息会诊、讨论

精神症状出现于使用精神活性物质之后，符合精神活性物质所致精神障碍的特点、依赖、戒断等

精神症状出现早于使用精神活性物质

确诊精神活性物质所致精神障碍

其他精神障碍共病精神活性物质所致精神障碍

纳入其他疾病诊断

逐渐停用精神活性物质
药物治疗：一般支持性治疗、针对精神症状和戒断症状的治疗；心理治疗：支持性心理治疗、认知行为治疗、综合康复，预防复用等

按照相应精神障碍进行治疗+精神活性物质所致精神障碍的治疗

根据诊断进行治疗

第一节 概　　述

一、基本概念

（一）精神活性物质

精神活性物质（psychoactive substances）指能够影响人的心境、情绪、行为，改变意识状态，并可导致依赖作用的一类化学物质。人们使用这些物质的目的在于取得或保持某些特殊的心理及生理状态。

精神活性物质又称物质或成瘾物质（substances）、药物（drug）。毒品是社会学概念，指具有很强成瘾性并在社会上禁止使用的化学物质。我国的毒品主要指阿片类、可卡因、大麻和兴奋剂等药物。

（二）依赖

依赖（dependence）是一组认知、行为和生理症状群，表明个体尽管明白使用成瘾物质会带来明显的问题，但还在继续使用，自我用药的结果导致了耐受性增加、戒断症状和强制性觅药行为。所谓强制性觅药行为（compulsive drug seeking behavior），是指使用者冲动性使用药物，不顾一切后果，是自我失去控制的表现，但不一定是人们常常理解的意志薄弱、道德败坏的问题。传统上将依赖分为躯体依赖（physical dependence）和心理依赖（psychological dependence）。躯体依赖也称生理依赖，它是由于反复用药所造成的一种病理性适应状态，表现为耐受性增加和戒断症状。心理依赖又称精神依赖，它使吸食者产生一种愉快满足的或欣快的感觉，驱使使用者为寻求这种感觉而反复使用药物，表现出所谓的渴求状态。与心理依赖有关的是环境依赖或条件依赖，它是一种与学习记忆有关的操作性条件反射的继发后果。例如，一个重度酒精依赖者在戒断数周后，还必须绕道而行以避免路过酒吧；一个以注射方式滥用药物者，在戒断的最初数月内见到针头或注射器，也会诱发戒断症状。

交叉依赖（cross-dependence）是指一种药可以抑制另一种药戒断后出现的戒断症状，并有替代或维持后者所产生的躯体依赖状态的能力。这种替代可以是全部，也可以是部分的。如酒精、巴比妥类和苯二氮䓬类之间有部分交叉依赖。对海洛因成瘾者进行美沙酮维持治疗也是基于这种原理。

（三）滥用

滥用（abuse）在 ICD-10 分类系统中被称为有害使用（harmful use），是一种适应不良方式，由于反复使用药物导致了明显的不良后果，如不能完成重要的工作、学业，损害了躯体、心理健康，导致法律上的问题等。这里的滥用强调的是不良后果。滥用者没有明显的耐受性增加或戒断症状；反之则是依赖状态。

（四）耐受性

耐受性（tolerance）是一种状态，指药物使用者必须增加使用剂量方能获得原来的效果，或使用原来的剂量则达不到使用者所追求的效果。产生耐受性的药物常见于阿片类、酒类、巴比妥类和苯二氮䓬类，而可卡因类几乎不产生耐受性。

（五）戒断反应与戒断综合征

戒断反应（withdrawal reaction）是指在机体已形成躯体依赖，对药物产生耐受的基础上，突然中断或减小药量或使用拮抗剂后，身体出现的一系列从轻度到有严重致命危险的不适反应。戒断反应因药物种类的不同而不同，一般以症状群的形式出现，表现为与所使用药物的药理作用相反的症状，故称为戒断综合征（withdrawal syndrome）。例如，酒精（中枢神经系统抑制剂）戒断后出现的是兴奋、不眠，甚至癫痫样发作等症状群。因使用拮抗药引起的戒断反应为诱发性戒断综合征。

二、精神活性物质的分类

对依赖性药物的分类方法很多，有按照药理作用分类和按照国际禁毒公约分类两种。此处依照后者，将依赖性药物分为如下三大类。

（一）麻醉药物

1. 阿片类　包括天然来源的阿片以及从中提取的有效成分，如吗啡、可待因以及将有效成分加工所得产品，如海洛因，也包括类似阿片作用的人工合成品，如哌替啶（度冷丁）、美沙酮、二氢埃托啡等。

2. 可卡因类　包括可卡因、可卡因碱（又称快克）、古柯叶、古柯糊等。

3. 大麻类　包括各种大麻制品。大麻的有效成分是四氢大麻酚。

（二）精神药物

1. 镇静催眠药及抗焦虑药　如苯巴比妥、苯二氮䓬类等。

2. 中枢兴奋药　如苯丙胺类、哌甲酯、咖啡因等。

3. 致幻剂　如麦角二乙酰胺、麦斯卡林、西洛西宾等。

（三）其他依赖性药物

常见的包括酒精、烟草、挥发性有机溶剂等。

1990 年，WHO 集合了各国专家的意见，制定了《关于使用精神活性物质引致精神与行为障碍的分类与诊断指导》，载于 ICD 中，2010 年 WHO 发布了最新的 ICD-10 更新版本，成为各国专家在开展治疗和研究工作中普遍遵循的工具（表 7-1）。

表 7-1　精神活性物质所致的精神和行为障碍

F10	使用酒精所致的精神和行为障碍
F11	使用鸦片类物质所致的精神和行为障碍
F12	使用大麻类物质所致的精神和行为障碍
F13	使用镇静催眠剂所致的精神和行为障碍
F14	使用可卡因所致的精神和行为障碍
F15	使用其他兴奋剂包括咖啡因所致的精神和行为障碍
F16	使用致幻剂所致的精神和行为障碍
F17	使用烟草所致的精神和行为障碍
F18	使用挥发性溶剂所致的精神和行为障碍
F19	使用多种药物及其他精神活性物质所致的精神和行为障碍

三、物质滥用的原因

物质滥用的原因很复杂，它涉及很多方面，这里我们只讨论神经生物学、心理学及社会学三方面因素。

（一）神经生物学因素

有关物质依赖原因的生物学研究主要集中在神经科学方面，重点探讨其形成机制。近年来的研究发现，人类所滥用的物质，如鸦片、酒精、尼古丁、苯丙胺和可卡因等可增加鼠脑边缘系统细胞外液中 DA 的浓度。据此认为，物质对脑奖赏系统的作用可能是由于中枢有关区域多巴胺的重新摄取被阻断所致。DA 是一种与愉快情绪有关的神经递质，人高兴时，有关奖赏通路上的神经细胞就发出较多的兴奋性冲动，并释放一定量的 DA。在正常情况下，通过神经冲动释放的多巴胺，又被很快重新摄取。但是某些物质（如可卡因）则可阻断多巴胺被重新摄取回神经细胞的通路，由此产生了较正常时相对多的 DA，过多的 DA 连续刺激下一个神经元受体，便产生了一连串强烈而短暂的刺激"高峰"，于是大脑奖赏中枢发出愉悦信号，使吸食者主观上产生某种陶醉感和欣快感。

还有研究表明，可卡因、苯丙胺等中枢兴奋药物是通过增加脑内某些区域 NE 水平而起到致依赖性潜力作用的。其机制同多巴胺类似，一方面药物直接兴奋 NE 神经元，使 NE 释放增多；另一方面是阻碍 NE 被重新摄取回神经细胞或抑制中枢单胺氧化酶（MAO）的活动，导致 NE 水平增加，从而提高情绪兴奋性，引发欣快感。

由此可见，中枢神经系统单胺类神经递质是上述物质作用的重要基础，由此而导致的此类神经递质与突触信息传递过程的变化是人类物质依赖行为产生的重要条件。而脑的"奖赏系统"的作用是产生心理依赖性及其寻觅行为的根本动因。"奖赏反应"是人类（包括某些高等动物）所固有的一种情感反应机制，这种机制的发生是很原始的，但却有巨大的潜力。人类所滥用的精神活性物质，正是通过对这种潜力的刺激和不断地激发而产生作用的。

（二）心理学因素

物质依赖的形成与发展具有鲜明的心理因素，对于初用者来说，主要是通过接受暗示、顺从、模仿、逆反心理等几种方式始动的。但从物质滥用过程来说，其心理因素是复杂的，不同年龄、性别、社会阶层和文化背景的人有不同的认知方式和心理动因。

1. 心理机制　在众多的心理学流派中，当前能够系统阐述物质滥用的心理机制，并能为人们所接受的，主要是行为学习理论。该理论认为人或动物的心理与行为是从学习中获得的。从学习出发，经过一系列强化，包括积极强化，如鼓励或奖赏，同时也经历另一些消极强化，包括批评与形式各异的惩罚，可使得的行为强化或消退。在屡经反复后，作为学习的后果，终将行为固定，构成不同模式的新行为。在学习理论的框架下，心理学家同样解释物质依赖的形成、发展、戒除或复发等诸多问题。

首先，药物本身先于依赖形成而客观存在着。对于药物滥用者来讲，药物可被视为一种行为的强化因子。这就是说，滥用药物的人通过习得的觅药行为，不断得到用药时的快感，并在药效中暂时解脱了生活境遇中的若干不愉快事件，从而减少了焦虑，由此分别取得了正性和负性两个侧面的学习强化作用。这些强化被称为一级强化作用。与此同时，除药物效果起到的正负两方面强化以外，还获得了社会性或称为二级强化作用。社会性强化指的是滥用药物的伙伴或吸毒者群体的存在，并在其中取得情绪上的交流或心态上的赞许，也使习得的行为在排除可能存在的不愉快体验之后变得愈益牢固。

其次，偶然或有意中断用药产生戒断症状的痛苦体验与强烈渴求感，同样也属于另一种负性的强化作用。

为了不再产生类似的生理与心理的"惩罚"，终使顽固的依赖行为成为牢不可破的行为模式，不易摆脱。

此外，滥用药品时，服药、注射或吸食方式也往往会形成某种程式。这种或那种程式同样会构成环境中的强化因素，使他们愿意服药，愿意接受注射或愿意吸入一些药品之类的东西来达到心理上的满足，这些同样是有效的强化因素使行为固定。

2. 个性心理特征　在滥用药品，特别是麻醉品最初的阶段，一些人总会受好奇心或追逐特殊心理快感驱使用药。不过，物质滥用后有些人时间不长就能自己摆脱；另一些人则不可避免地坠入苦难的深渊不能自拔。上述事例为人们提出一个问号，即是否存在特殊的易于成瘾的人格这一问题。

（三）社会学因素

社会环境、社会文化背景和社会角色期待在物质滥用的传播与发展蔓延中起着非常重要的作用。

1. 社会环境　所谓药品供应，即药品的可获性问题。我们知道，药物依赖的形成，特别是群体流行滥用药品，与药品的大量泛滥有直接关系。社会的急骤动荡，时常会造成酒和毒品依赖的大流行。

2. 社会文化背景　社会文化背景经常地决定人们对一些药品的可接受性。即认为哪些药品是使人增添愉快的消遣品，或认为另一些药品应予以禁止。例如，古代有些宗教国家在祭祀或祷告中有使用大麻借以增加气氛，使大麻滥用成为合法与可接受的举动。现代一些国家的吸烟被认为是个性成熟的表现，认为饮酒或酒文化是生活之所需，致使尼古丁和酒精依赖逐年上升。

3. 社会角色期待　在社会态度的影响下，药物滥用也出现了性别差异。例如，多年来在酗酒与吸毒的人群中都是男性远多于女性，其原因可能是与女性产生毒品依赖更不易受到人们的同情有关。此外，社会态度对成瘾的人群历来都抱着歧视和不友善的态度。这对于尚未戒除毒瘾者产生了心理压力，促其戒除陋习改恶从善。但是对于下决心戒除或已戒除者进行职业康复时，则会起到不利的作用，往往使之丧失信心与动力。

第二节　酒精所致的精神和行为障碍

☞典型案例（附分析）7-1
酒魔

人类酿酒饮用的历史源远流长，纵观历史可见，在欢庆、祭祀及举行婚丧嫁娶等仪式时，人们常通过饮酒营造气氛。在人们的一般交往甚至外交场合，酒也扮演了人际关系润滑剂的角色。饮酒这种颇为悠久而普遍的生活习惯和社会风俗，如今却越来越成为世界各国重要的公共卫生问题。

饮酒是一种极为普遍的公众行为。世界各地的人们对饮酒行为的评价各不相同，对过度饮酒，嗜酒成瘾者观点也因历史阶段及社会文化背景的不同而不同。

酗酒无度（尤其是因酒滋事）是一种社会偏常行为，人们对此类行为的态度经历了如下几个过程：开始认为由于个人道德水平低下，意志力薄弱所致，采用惩罚的手段；后来从科学上寻找病因，采用科学解释，提出科学处理手段；目前认为是一种综合问题，应取综合治理的态度。对酒滥用及酒精依赖者的认识也经历了上述过程，且直到目前为止，上述3种观点在实际生活中仍有反映。如很多的国家法律中列举了对在公众场合酗酒滋事者的处罚规定，同时又对酒滥用及酒精依赖者提供治疗康复措施。

概括而言，酒精依赖的疾病概念包括3方面内容：某些个体对酒具有特殊的耐受性，易于发生酒滥用及酒精依赖；从过度饮酒发展到酒精依赖需经历若干阶段，个体一旦到达某一阶段，则个体就会出现饮酒失控；过度饮酒会导致若干躯体及精神方面的并发病症。酒精依赖的疾病概念的提出，使得人们对酒滥用者的态度发生了转变，致力于寻找病因及有效的治疗康复措施。

【酒精的吸收、分布、代谢及排泄】

酒精又称乙醇，室温下为无色透明的化合物。有芳香气味。分子极性大，水溶性大于脂溶性。乙醇为谷类（小麦、高粱、大米等）、白薯、土豆及水果的发酵的产物。每克乙醇可供能7.1 Cal，无营养价值。

饮酒后乙醇通过单纯弥散的方式被吸收，弥散速度最快的部位是小肠、十二指肠、空肠，胃及结肠中的速度次之，口腔中则吸收甚微。影响乙醇吸收的因素很多，总的说来，浓度越高，吸收越快。蒸馏酒（浓度30%～50%）的吸收比葡萄酒或啤酒要快。

乙醇吸收之后被分布至身体的各个器官系统。分布过程仍通过弥散进行。根据细胞膜内外的浓度梯度，乙醇分布于全身的水中，达到各组织间的平衡。由于乙醇具有水溶性高而脂溶性低的特点，故乙醇选择性集中于血液供应及组织液丰富的器官。而血流速度、血管通透性、血管壁的厚薄及交换面积均会对乙醇的分布产生影响。如果血流中的乙醇浓度恒定高于细胞内，则浓度梯度会不断地促使乙醇进入细胞内。而当血浓度下降，浓度梯度也随之下降，吸收就会变慢。另外，肺泡气与血中的乙醇浓度也存在梯度，且总的原则是，头侧器官组织的乙醇浓度比尾侧器官组织要高。

乙醇在体内的代谢为逐步氧化过程，每一步均酶促反应。乙醇首先被氧化成乙醛，而乙醛再经过乙醛脱氢酶转化为乙酸，乙酸进入枸橼酸循环，最后变成水和二氧化碳排出。乙醇氧化的第一步为限速反应。肝是乙醇代谢的最主要器官。研究发现，乙醇进入体内后，90%～98% 在肝内代谢。其余少量由呼吸道、尿液和汗液以原形排出。

【酒精滥用及酒精依赖的病因】

有关酒精依赖病因的研究很多，且人们已不懈地探索了数十年。可迄今为止，其病因仍不明朗。在考虑酒精依赖的病因时，我们必须意识到，酒精依赖与成瘾实际上是多种原因共同作用的结果。人们曾一度认为素质易患性（即人格因素及先天生化异常）在发病中的作用，但不久即被更为折衷的观点代替。目前，大多数人承认，造成依赖的因素繁多，在一部分人中，某种因素居主导地位，但更多的情况则可能是一些因素相互作用的结果。而对更为多数的病人来讲，也可能寻找不出来明确的致病因素。

1. 生物学因素　人们早就开始了酒精依赖的遗传研究，发现了一些有价值的线索。近年来许多双生子与寄养子以及一些染色体研究结果也提示，酒精依赖者的个体存在着遗传上的易感性。在寄养子研究中还发现，出生自双亲酒精依赖家庭而后发展为酒精依赖者远远高于出身自双亲非酒精依赖家庭者。这些研究都排除了环境影响因素，突出了遗传所决定的易感性。在性别方面，也确定了男性较女性的遗传易感性更为明显的观点。

一些生理学研究发现，酒精依赖与某些内分泌腺（如肾上腺皮质、甲状腺等）的功能低下有关，但其因果关系未明。有研究提示，下丘脑的缺陷会导致个体无节制地渴望饮酒，但尚未发现切实的证据。

2. 心理因素　心理分析学派认为人早年心理发育不良与心理创伤可以形成受压抑的、痛苦的心理冲突。后来当这些压抑着的心理冲突进入意识领域之后，可以产生焦虑、抑郁的心理症状。及至成年后，每当再受各种应激的影响时，原始心灵冲突的痕迹即可被激活而重现。酒滥用行为可视为个体抑制功能的释放，使受压抑的各种心理冲突得以表现。此外，在接受治疗时许多心理分析家注意到，患者存在着涉及攻击行为、抑郁、性冲动等心理创伤的内容。但是，心理分析研究皆基于回顾性心理分析，缺乏前瞻性研究的数据，故结论难以令人信服。

关于人格特征与酒精依赖的关系有人进行探讨。例如，有人运用明尼苏达多项人格问卷测试酒精依赖者时发现，抑郁分值与精神病态分值显著向病理数值增加。提示酒精依赖者具备抑郁的个性倾向，与上述心理分析研究结果相符。但是，人格测查的结果不尽相同，也有些受试测查结果无显著异常。值得注意的是，心理测试的受试多为已确定为酒滥用或酒精依赖的人群，因此测试结果往往是酒精依赖之后个性变化的临床后果，而不能准确地反映出形成酒精依赖之前的人格倾向。

心理学中的学习理论也被用来建立形成酒精依赖的心理模型。持学习理论观点者认为，酒精依赖者以饮酒解脱焦虑心绪开始，继而从中习得一种良好的情绪体验。继而在不断正性强化中形成这种习得的习惯行为，而固定地构成难以矫正的依赖行为。但是学习理论难以解释在饮酒人群中，在相似的习得条件下，何以有些人发展为酒精依赖者，而另一些人始终保持为社交性饮酒而不会发展成为酒精依赖。

3. 社会因素　许多社会调查认为社会因素对酒滥用及酒精依赖的形成有诱导、促发作用。社会因素中的变量很多，有时是许多因素相互影响起作用。因此很难就单一的社会因素进行评价。在繁多的社会因素中，家庭结构在酒精依赖的成因与演变问题中近来很受重视。社会学家以系统论的观点分析，认为酒精依赖者的家庭成员之间的关系时常处于一种不稳定状态，在功能不良的体系中取得平衡。为此，在进行治疗时一旦变更某一家庭成员的状况则会扰乱了另一些家庭成员，使他仍产生焦虑并抗拒这种外界影响。依据上述系统论观点，治疗酒精依赖个体的同时也应把其他整个家庭成员包括进来，列入总体治疗计划之中。

【不良刺激（应激）的重要作用】

如上所述，生物学因素，心理因素与社会因素的相互作用可以导致酒精依赖。一般来讲，许多酒精依赖者的成瘾过程发生徐缓需经年累月。但也有些酒精依赖者继一场急性创伤性生活事件（如配偶的亡故，重大病症）或持续的心理创伤后为解除焦虑与抑郁的心理状态而形成酒滥用。这么一来，有些具有成瘾素质的个体，在不断增加饮酒量的情况下，不久就可演变为酒精依赖者。此刻即使摆脱应激的影响，也难改变这种发展趋向。

应激因素的重要性还在于，对应激因素敏感的酒精依赖者来讲，应该教会他们在生活中避开产生应激的环境并防止饮酒行为的升级及恶性循环的形成。此外还应对受到应激后的酒精依赖者进行帮助，防止饮酒模式定型，形成酒滥用及酒精依赖。

【酒精依赖的临床表现】

酒精依赖的临床表现涉及面很广，但有些最基本的要素和特征，如产生躯体精神依赖性，对酒的耐受性逐渐增加，且常造成全身多器官的损害。现分别叙述如下。

1. 精神依赖性　精神依赖性是酒（也包括其他药物）依赖的基础。精神依赖性俗称"心瘾"，指个体对酒存在渴求心理。需注意的是，精神依赖性有程度的不同，只有当精神依赖性较为强烈，患者难以自制地渴求饮酒时，才具有诊断价值。也就是说，酒精依赖者与重度社交性饮酒者仍有区别。酒精依赖者往往不顾后果，不顾别人的劝告甚至警告，如不怕被开除、失业、不怕离婚，甚至当医生告诉他已患有酒相关性肝病，应立即戒酒时，仍置若罔闻。也就是说，一旦形成了精神依赖性，依赖者就把饮酒视为生活中头等重要的选择。

2. 耐受性　耐受性的形成有快有慢。影响因素主要有：个体素质、饮酒方式、饮酒的类型、速度及饮酒量等。大多数人的耐受性产生较快，也有人的饮酒量在近十年的时间内才增加一倍。酒精依赖进展到后期，大多数人的耐受性会有所降低，这部分是因为大脑适应能力的下降，部分是因为肝功能严重受损。

3. 对饮酒行为失去控制　对饮酒行为失去控制（失控）是酒精依赖的突出征象之一。多数专家认为这一点对诊断酒精依赖至关重要。常见的情形为，患者在任何场合下，只要一端起酒杯，就会失掉节制能力，往往每饮必醉，一醉方休，或直到酒店打烊或囊中空空才告结束。患者常因此而耽误原本安排好的事情，许多酒精依赖者会主动叙述这种体验。

4. 躯体依赖性　躯体依赖性是指当停止饮酒或骤减酒量时，机体出现一系列特征性的戒断症状。躯体依赖性与精神依赖性一样也是逐渐形成的，且有程度上的区别。

5. 出现各种并发症　当酒精依赖进展到一定阶段，全身所有器官系统都会受到损害，对此，国内外的临床工作者已反复进行了认真的观察和详尽的描述。从临床上较受重视的酒相关性肝病、酒相关性心肌病、胎儿酒精综合征、Korsakoff综合征到较少见的皮肤科、眼科病症，文献都有较详细的记载。

当怀疑患者为酒精依赖者时，不妨从上述诸方面进行考察，有助于确立或排除诊断。但临床工作者早就发现，酒精依赖者对自身的问题多采用否认、搪塞的方法，使早期病史的获取及诊断治疗都面临很大的困难。

【酒精中毒的临床表现】

1. 急性酒精中毒

（1）单纯醉酒（simple drunkenness）：又称普通醉酒状态，是由一次大量饮酒引起的急性中毒，临床症状的严重程度与患者血液酒精含量及酒精代谢速度有关。

（2）病理性醉酒（pathological drunkenness）：这是一种小量饮酒引起的精神病性发作。患者饮酒后急剧出现环境意识和自我意识障碍，多伴有片断恐怖性幻觉和被害妄想，临床上表现为高度兴奋、极度紧张惊恐。

（3）复杂性醉酒（complex drunkenness）：患者一般均有脑器质性病史，或者患有影响酒精代谢的躯体病，如癫痫、脑血管病、颅脑外伤、脑炎以及肝病等。在此基础上，患者对酒精的敏感性增高，小量饮酒后便发生急性中毒反应。

2. 慢性酒精中毒

（1）依赖综合征：这是三反复饮酒所引起的一种特殊心理状态，患者有对酒的渴求和不断需要饮酒的强迫感，可持续或间断出现，若停止饮酒，则出现心理和生理戒断症状。

（2）震颤谵妄（delirium tremens）：患者在长期饮酒后骤然减少酒量或停饮可很快产生短暂的意识障碍。

（3）酒精中毒性幻觉症：这是一种因长期饮酒引起的幻觉状态。患者在突然减少或停止饮酒后 1~2 d 内出现大量丰富鲜明的幻觉，以幻视为主。

（4）酒精中毒性妄想症：患者在意识清晰的情况下出现嫉妒妄想与被害妄想，临床上以前者多见。

（5）酒精中毒性脑病：这是慢性酒精中毒最为严重的精神病状态，是长期大量饮酒引起脑器质性损害的结果。临床以谵妄、记忆力缺损、痴呆和人格改变为主要特征，绝大部分患者不能完全恢复正常。临床上常见两种表现：

1）柯萨可夫精神病（Korsakoff psychosis）：又称柯萨可夫综合征，多数患者在一次或多次震颤谵妄后发生，也可在饮酒数 10 年以及营养缺乏的基础上缓慢起病。临床特点为近记忆缺损突出、学习新知识困难，常有虚构和错构，患者无意地编造经历与情节或远事近移以填补记忆的空白。

2）酒精中毒性痴呆（alcoholic dementia）：由于长

时间饮酒以及多次出现震颤谵妄发作后可逐渐发展至痴呆状态，呈现出多种高级皮质功能，诸如记忆、思维、理解、计算、定向能力和语言功能的损害。

☞ 微视频 7-1
酒精的"魔力"

【治疗及干预】

1. 单纯戒断综合征的治疗　使用苯二氮䓬类药物替代递减治疗。首次要足量，不要缓慢加药，这样不仅可抑制戒断症状，而且还能预防可能发生的震颤谵妄、戒断性癫痫发作。由于酒精依赖者有依赖素质，所以应特别注意用药时间不宜太长，以免发生对苯二氮䓬类药物的依赖。

2. 震颤谵妄的治疗　苯二氮䓬类药物应为首选，根据患者的兴奋、自主神经症状调整剂量，必要时可静脉滴注，一般持续一周，直到谵妄消失为止。控制精神症状，可选用抗精神病药物。其他：包括纠正水、电解质和酸碱平衡紊乱、补充大剂量维生素等。应加强基础护理，防止二次损害的发生。

3. 急性酒精中毒的治疗

（1）醉酒严重者可使用纳洛酮治疗，加生理盐水或葡萄糖液稀释静脉滴注，有必要时可重复给药，甚至连续静脉给药。也可肌、皮下、舌下或气管内给药。

（2）极度兴奋躁动者可使用低剂量抗精神病药物注射治疗。

（3）对症及一般处理，可给予补充水、纠正电解质紊乱，补液保肝及加强护理等。

4. 酒精所致的精神病性症状的治疗

（1）系统戒酒治疗：如明确有依赖综合征的患者，应先进行系统的戒酒治疗。

（2）对症治疗：

1）抗精神病药物治疗：应选择对肝损伤较小的药物，治疗量低于普通精神病患者。

2）抗抑郁药物治疗：合并有治疗其他躯体疾病的药物时，应注意药物的相互作用。

3）失眠患者可给予苯二氮䓬类镇静催眠药，但应注意该药物的成瘾性，宜短期服用。

（3）心理治疗：包括动机治疗、行为矫正治疗等，近年来较为有效的是患者行为互助组织的建设和支持。

☞ 人文视角 7-1
嗜酒者互诚协会介绍

☞ 拓展阅读 7-1
《2015 年中国毒品形势报告》

第三节　阿片类物质所致的精神和行为障碍

阿片类药物（opiates）是指任何天然的或合成的、对机体产生类似吗啡效应的一类药物。阿片是从罂粟果中提取的粗制脂状渗出物，粗制的阿片含有包括吗啡和可待因在内的多种成分。吗啡是阿片中镇痛的主要成分，大约占粗制品的 10%。

阿片类物质滥用是世界范围内的公共卫生和社会问题，我国饱受阿片之苦长达一个多世纪。进入 21 世纪以来，毒品活动在全世界范围越发猖獗。

【药理】

自 1973 年以来，学者们相继发现在脑内和脊髓内存在阿片受体。这些受体分布在痛觉传导区以及与情绪和行为相关的区域，集中分布在脑室周围灰质、腹侧被盖系统、中脑边缘系统和脊髓罗氏胶质区（substantia gelatinosa）等区域。阿片受体已知有 μ、κ、σ、δ、θ 等多型，其中以 μ 受体与阿片类的镇痛与欣快作用关系最密切，在中枢神经系统分布也最广。1975 年以来先后又发现体内有几种内源性阿片肽，如 β-内啡肽（β-endorphin）、脑啡肽（enkaphalin）、强啡肽（dynorphin），这些肽类均能作用于阿片受体。每种阿片受体都与百日咳毒素敏感的 G 蛋白偶联。三种受体与 G 蛋白的偶联方式相似。阿片受体的急性效应包括抑制腺苷酸环化酶、激活 K^+ 传导，抑制 Ca^{2+} 传导和递质释放。

阿片类药物可通过不同的途径给药，如口服、注射或吸入等。阿片类药物口服时以非脂溶性形式存在于胃内，很少从胃吸收入血液，因而吸收延缓，大部分从肠道吸收。因为口服给药吸收不完全，所以给予口服阿片制剂的血药浓度一般只有同剂量注射给药的一半或更少。

阿片类制剂以非脂溶性形式存在于血液中，这种形式的药物相当难以透过血脑屏障。但当吗啡被乙酰化成为海洛因后，则较易透过血脑屏障，这也许能解释静脉注射海洛因所体验到的瞬间快感比注射吗啡更为强烈的原因。

阿片类药物在由肾排泄之前，大部分由肝代谢。大多数阿片类药物的代谢较为迅速，平均代谢时间是 4~5 h，故依赖者必须定期给药，否则会发生戒断症状。

阿片类药物具有镇痛、镇静作用，能抑制呼吸、咳嗽中枢及胃肠蠕动，同时能兴奋呕吐中枢和缩瞳作用。阿片类药物能作用于中脑边缘系统，产生强烈的快感。

【戒断反应】

由于所使用阿片类物质的剂量、对中枢神经系统作用的程度、使用时间的长短、使用途径、停药的速度等不同，戒断症状强烈程度也不一致。短效药物，如吗啡、海洛因一般在停药后 8～12 h 出现，极期在 48～72 h，持续 7～10 d。长效药物，如美沙酮戒断症状出现在 1～3 d，性质与短效药物相似，极期在 3～8 d，症状持续数周。

典型的戒断症状可分为两大类：客观体征，如血压升高、脉搏增加、体温升高、鸡皮疙瘩、瞳孔扩大、流涕、震颤、腹泻、呕吐、失眠等；主观症状，如恶心、肌痛、骨痛、腹痛、不安、食欲差、无力、疲乏、喷嚏、发冷、发热、渴求药物等。

【治疗】

治疗一般分两步走，即急性期的脱毒治疗和脱毒后防止复吸及社会心理康复治疗。

要详细询问病史，特别是吸毒史及与吸毒有关的问题（如肝炎、结核、精神障碍、人格障碍等）和心理社会史等。在躯体检查中要注意一般情况、注射痕迹、瘢痕、皮肤的各种感染、立毛肌竖起、瞳孔扩大、流泪、流涕等。在实验室检查方面，除完成常规检查外，还应注意性病检查、HIV 试验、肝炎病毒检测等。

1. 脱毒治疗　脱毒（detoxification）指通过躯体治疗减轻戒断症状，预防由于突然停药可能引起的躯体健康问题的过程。由于吸毒者的特殊性，阿片类的脱毒治疗一般在封闭的环境中进行。

（1）替代治疗（replacement therapy）：替代治疗的理论基础是利用与毒品有相似作用的药物来替代毒品，以减轻戒断症状的严重程度，使患者能较好的耐受。然后在一定的时间（14～21 d）内将替代药物逐渐减少，最后停用。目前常用的替代药物有美沙酮（methadone）和丁丙诺啡（buprenorphine），使用剂量视患者的情况而定。

（2）非替代治疗（non-replacement therapy）：

1）可乐定（clonidine）：为 α2 受体激动剂，不良反应为低血压、口干和嗜睡，剂量必须个体化。可乐定对于渴求、肌肉疼痛等效果较差。主要用于脱毒治疗的辅助治疗。

2）中草药、针灸：与替代治疗相比，中药在缓解戒药后的前三天的戒断症状方面较差，但能有效促进机体的康复、促进食欲，重要的是不存在撤药困难问题。针灸治疗也有一定的疗效。

3）其他：如镇静催眠药、莨菪碱类。

2. 防止复吸、社会心理干预

（1）阿片类阻滞剂：通过阻滞阿片类的欣快作用，条件反射就会消退。此类药物主要为纳洛酮和纳曲酮，后者口服有效。由于这些药物是 μ 受体阻滞剂，能阻滞阿片类的效应，而且毒性较轻。自从 1960 年以来，被广泛应用于临床，但仅有 30% 的戒毒者能坚持使用此类药物。

（2）社会心理治疗：多项研究表明，心理社会干预能针对某些问题如复发等起到良好的治疗效果。

1）认知行为治疗：主要目的在于　①改变导致适应不良行为的认知方式；②改变导致吸毒的行为方式；③帮助患者应付急性或慢性渴求；④促进患者社会技能、强化患者不吸毒行为。

2）复吸预防：基于认知行为治疗方法，帮助患者增加自控能力以避免复吸。基本的方法为：讨论对吸毒、戒毒的矛盾心理；找出诱发渴求、复吸的情绪及环境因素；找出应付内外不良刺激的方法、打破重新吸毒的恶性循环。

3）行为治疗：通过各种行为治疗技术强化不吸毒行为，减少吸毒行为。

4）群体治疗：群体治疗使患者有机会发现他们之间共同的问题、制订出切实可行的治疗方案，能促进他们相互理解，让他们学会如何正确表达自己的情感、意愿，使他们有机会共同交流戒毒成功的经验和失败的教训，也可以在治疗期间相互监督、相互支持，促进他们与医师保持接触，有助于预防复吸、促进康复。

5）家庭治疗：家庭治疗强调人际间，特别是家庭成员间的不良关系是导致吸毒成瘾、治疗后复吸的主要原因。有效的家庭治疗技术主打破否认、打破对治疗的阻抗，促进家庭成员间的感情交流。

第四节　烟草所致的精神和行为障碍

有资料表明，世界烟民已达 12 亿。全世界吸烟人口总数仍呈增长趋势。发达国家吸烟人口总数近 30 年来逐年减少，而发展中国家吸烟人数却逐年上升。

我国 20 岁以上男性吸烟率为 68.94%，女性为 8.28%。平均吸烟年龄为 22.98 岁。男性开始吸烟的平均年龄为 22.42 岁，女性为 27.76 岁；在各个年龄组中以 15～24 岁开始吸烟者最多。

吸烟是本世纪影响人类健康、引发各种疾病和导致死亡的最重要原因之一。这种危害本可以通过人类自身的努力而够避免发生，然而时至今日，在世界范围内，吸烟人数却有增无减。吸烟和戒烟的问题也越来越引起人们的关注。

【药理】

尼古丁（烟碱，nicotine）是烟草中的依赖性成分。研究证明，尼古丁符合高依赖性物质的所有标准，依赖者通过改变吸烟量、频度、吸进呼吸道的深度等来维持体内尼古丁的水平。当依赖形成后突然戒断时，会出现唾液分泌增加、头痛、失眠、易激惹等戒断症状，使吸烟者难以摆脱尼古丁的控制。

尼古丁通过作用于脑的尼古丁乙酰胆碱受体（nicotinic acetylcholine receptors，nAChRs）发挥生理及行为作用。nAChRs 位于细胞膜上，可作为阳离子如钠、钾、钙的通道，尼古丁作用于 nAChRs，使阳离子内流，导致神经细胞的兴奋性增加。在外周，尼古丁受体分布在肌肉和自主神经末梢上。

尼古丁同样作用于中脑边缘系统，产生强化效应。尼古丁对全部自主神经节具有特殊作用，小剂量的尼古丁能兴奋肾上腺髓质，使之释放肾上腺素，并通过兴奋颈动脉体及主动脉化学感受器，反射性引起呼吸兴奋、血压升高，增加心血管负担。大剂量的尼古丁表现为节细胞先兴奋，而后迅速转为抑制。尼古丁对中枢神经系统的作用也同样是先兴奋后抑制。

【危害】

根据 WHO 统计，烟草每年使世界上 400 万人丧生，其中 70% 来自于发展中国家。在今后 25 年里，此数字将上升至 1 000 万，成为全球最大的健康负担之一。

香烟的燃烧中所含的化学物质多达 4 000 种，其中在气相中含有近 20 种有害物质，有致癌作用的如二甲基亚硝胺、二乙基亚硝胺、联氨、乙烯氯化物，其他有害物质如氮氧化物（95% 为 NO）、吡啶和 CO 等。粒相的有害物质达 30 余种，其中促癌物有芘类、1- 甲基吲哚类、9- 甲基咔唑类等。CO 对血红蛋白（haemoglobin，Hb）的亲和性很强。因吸烟出现大量 CO-Hb 而使心血管系统受累，尤其使运送氧的能力减弱，容易导致缺血性心脏病、心绞痛和呼吸困难。

有关吸烟对健康影响的专著或论文较多，与吸烟有关的躯体疾病主要为呼吸道、消化道、心血管疾病及各种癌症等。

【治疗及干预】

1. 药物治疗

（1）药物替代治疗：使用含有尼古丁成分的制剂进行替代治疗，相关产品包括尼古丁贴片，尼古丁咀嚼胶，尼古丁鼻喷，尼古丁吸入剂。

（2）尼古丁受体激动剂：酒石酸伐尼克兰片可缓解对尼古丁的渴望与戒断症状，并可阻断尼古丁与受体的结合，从而降低吸烟的奖赏效应。

（3）其他药物：安非他酮治疗。

2. 非药物治疗　如针刺疗法、厌恶疗法、催眠疗法、心理行为干预。

3. 预防　与其他物质滥用的预防工作一样，烟草依赖的预防包括两个方面：预防复吸和预防新烟民的产生。据统计戒烟后一年内复吸率约 70%。与其他药物依赖的治疗一样，康复过程中预防复吸是决定能否最终戒烟的决定因素。

虽然导致复吸的原因多种多样，但总体讲可归纳为：①负性情感体验，如愤怒、挫折感、压力感；②兴奋或愉快体验，如饮酒后；③看到其他人吸烟。从这几方面出发，在预防复吸的工作中应首先使戒烟者充分了解复吸的可能性和导致复吸的常见原因，并对此采取预防性措施：尽一切可能避免接触或使用含有尼古丁的物质；充分估计导致复吸的危险因素和各种诱惑；寻找可以替代吸烟的多种爱好；纠正与吸烟有关的社交和处事方式；应用在戒烟过程中学习的方法（如放松疗法等），对付焦虑、抑郁、压力感等不良情绪；建立有利于戒烟的活动空间和人际关系。

一般来讲，治疗的预后与吸烟量，吸烟时间的长短及本人躯体和心理素质有关。因吸烟已导致严重躯体疾病的吸烟者戒烟成功率较高，中年比青年成功率高，从业者、受教育程度较高者成功率较高。除吸烟外还有其他精神科问题或药物依赖问题者的戒烟难度相对增加。

第五节　其他精神活性物质所致的精神和行为障碍

一、镇静催眠类和抗焦虑类药物

任何药物都有双重作用，既能治病，又可致病。合理使用药物可以消除病灶、解除症状和减轻痛苦，但是药物的毒性和不良反应往往限制其临床应用，甚至对人类生命健康造成危害。此外，药物应用不当、滥用等形成的药物依赖也同样涉及人类的心理、生理和社会健康的问题。治疗焦虑和诱导睡眠的处方用药可以引起心理和躯体依赖，这些包括苯二氮䓬类、巴比妥类、格鲁米特、水合氯醛和甲丙氨酯等。每种药的作用机制均不一样，其依赖和耐受潜力亦不一样。与过去相比，医生很少使用甲丙氨酯、水合氯醛、巴比妥以及格鲁米特等，主要因为苯二氮䓬类药比较安全。

大多数对该类药成瘾者开始均是为了治疗躯体疾病而服药。有时医生为了长期治疗较严重的疾病而大剂量地开药，这也是促使成瘾的一个因素。另外，也可能是患者服用剂量超过了处方剂量。不管何种情况，最短的在连续用药 2 周之后即可发生依赖。

【临床表现】

对镇静催眠类和抗焦虑类药物依赖后，患者敏感性下降，并出现说话含糊不清，协调性下降，意识混乱以及呼吸减慢。这些药还可以使患者交替出现抑郁和焦虑。有些人则可能有记忆力缺失、判断力错误、注意范围缩小以及情绪波动等。老年人可以有痴呆的表现——说话缓慢，思维和理解力方面存在障碍，经常易跌倒，因而导致骨折，尤其是髋关节骨折。

该类药物诱导的睡眠，往往要减少快动眼（REM）睡眠——梦相睡眠期。对睡眠相的干扰会使个体第二天感到烦躁不安。出现依赖和耐受性后突然戒断用药会严重扰乱睡眠模式，这种反弹现象在不同的个体可以有不同的表现，但那些长期大剂量用药的人最易发生，并且症状亦最为严重。

像酒精依赖戒断一样（如震颤谵妄），对任何一种该类药的突然戒断都可以出现严重的、对生命有威胁的戒断反应。巴比妥和格鲁米特的戒断反应要比苯二氮䓬类严重得多，因为严重的反应，处于戒断状态的患者需要住院治疗。

【治疗】

1. 药物替代剂量递减法　使用长半衰期的药物替代短半衰期的药物，充足剂量控制戒断症状后，逐渐减量直至停药。戒断治疗的疗程短者数周，长者几个月，但一般不超过 1 年。

2. 辅助用药　可使用 β 受体阻滞剂、5-HT$_1$ 受体激动剂及抗惊厥药物等。

3. 心理治疗　支持性心理治疗、认知行为治疗在整个治疗期间以及停药后的一段时间都是非常重要的，可以有效地减少复发。

二、中枢神经系统兴奋剂

中枢神经系统兴奋剂，或称精神兴奋剂，包括咖啡或茶中所含的咖啡因，但引起关注的主要是苯丙胺类药物。苯丙胺类药物在我国的滥用有增加的趋势。

苯丙胺类兴奋剂（amphetamine-type stimulants，ATS）指苯丙胺及其同类化合物，包括苯丙胺（安非他明，amphetamine），甲基苯丙胺（冰毒，methamphetamine）、3,4- 亚甲二氧基甲基安非他明（MDMA，ecstasy，摇头丸）、麻黄碱（ephedrine）、芬氟拉明（fenfluramine）、哌甲酯（利他林，methylphenidate）、匹莫林（pemoline）、伪麻黄碱（pseudoephedrine）等。

目前，ATS 在医疗上主要用于减肥（如芬氟拉明）、儿童多动症（如哌甲酯、匹莫林、苯丙胺等）和发作性睡病（如苯丙胺），非医类兴奋剂如甲基苯丙胺，MDMA 等则被滥用者用于各目不同的目的，导致了一系列不良的健康和社会后果。

ATS 具有强烈的中枢神经兴奋作用和致欣快作用。主要与影响多巴胺释放、阻止再吸收有关。其他作用包括觉醒度增加、支气管扩张、心率加快、心输出量增加、血压增高、胃肠蠕动降低、口干、食欲降低等。

中等剂量的 ATS 可致欣快感、警觉增加、话多、注意集中、运动能力增加等，亦可有头昏、精神抑郁、焦虑、激越，注意减退等，依个体的情况（耐受性、药物剂量等）而有所不同。

【临床表现】

使用 ATS 后，特别是静脉使用后，使用者很快出现头脑活跃、精力充沛，能力感增强，可体验到难以言表的快感，即所谓腾云驾雾感或全身电流传导般的快感；数小时后，使用者出现全身乏力、精神压抑、倦怠、沮丧而进入所谓的苯丙胺沮丧期。以上的正性和负性体验使得吸毒者陷入反复使用的恶性循环中，这也是形成精神依赖的重要原因之一。ATS 较难产生躯体依赖而更容易产生精神依赖。

ATS 急性中毒临床表现为中枢神经系统和交感神经系统的兴奋症状。轻度中毒表现为瞳孔扩大、血压升高、脉搏加快、出汗、口渴、呼吸困难、震颤、反射亢进、头痛、兴奋躁动等症状；中度中毒出现精神错乱、谵妄、幻听、幻视、被害妄想等精神症状；重度中毒时出现心律失常、痉挛、循环衰竭、出血或凝血、高热、胸痛、昏迷甚至死亡。

长期使用可能出现分裂样精神障碍、躁狂 - 抑郁状态及人格和现实解体症状、焦虑状态、认知功能损害，还可出现明显的暴力、伤害和杀人犯罪倾向。

【治疗】

1. 将患者置于安静的环境，减少环境刺激，给予充分安慰、支持，减轻因幻觉、妄想所导致的紧张不安和行为紊乱，部分患者症状可自愈。

2. 对于出现精神病性症状，可用抗精神病药物。

3. 对于出现抑郁症状者，可选用抗抑郁剂。

4. 对于出现躁狂、兴奋、易激惹症状者，除给予抗精神病药外可以合并使用心境稳定剂。

5. 给予支持性心理治疗、认知心理治疗和家庭治疗。

三、可卡因

可卡因具有苯丙胺类似的效应，但兴奋作用更强。它可以口服，被制成粉末烫吸，或直接向静脉注射。可卡因与碳酸氢钠一起煮沸，则转变为碱化可卡因，后者可通过纸烟吸入，吸入碱化可卡因与静注可卡因效果一样快。使用可卡因后可出现极度的欣快和愉悦，在静脉注入或吸入时其作用会更为强烈。

【临床表现】

可卡因可以使血压升高和心率加快，即使是年轻健康的运动员亦可以引起心脏病发作。可卡因引起的其他效应可以有便秘、肠道损害、极度紧张、皮肤虫爬感（意味着有神经系统的损害）、抽搐（痉挛）、幻觉、失眠、偏执、妄想和冲动行为。滥用者对自己和他人都可产生危险。由于可卡因的作用只能维持 30 min 左右，因而滥用者不得不反复地用药。为了缓解可卡因引起的紧张感，很多人同时还滥用海洛因或者其他抑制剂如酒精等。

经常吸入可卡因很快就会出现耐受。可卡因的戒断反应主要是极度疲劳和抑郁（与药物的效益正好相反），停药后还会立即出现自杀意念。断药后数天，滥用者的精神和躯体状况得到恢复后就会有自杀的可能。

严重的滥用者还可以有焦虑、怪癖、夸大和性行为过度，因精神错乱被送进急诊室的吸毒者往往有明显的偏执状态。通过血液和小便化验可以确定吸毒者是否服用了可卡因。

【治疗】

1. 心理治疗至关重要　关乎治疗的成败，在停药后 1~2 年应加强随访，不断强化，减少复发。

2. 支持治疗与基础护理　尤其对于嗜睡、行为冲动者。

3. 对症治疗　一般不需要特殊的药物治疗，如出现严重的戒断症状或精神症状应对症处理：可使用抗焦虑药、抗抑郁药物或多巴胺受体激动剂治疗等。

四、致幻剂

致幻剂包括麦角酰二乙胺（LSD）、赛洛西宾、麦斯卡林（仙人球毒碱）和苯丙胺的合成物（DOM）。这些药物往往并不是产生真正的幻觉，真实的幻觉是指患者坚信自己听见或看见不存在的事情，相反，大多数致幻剂滥用者均能认识到自己的感知觉异常是由药物引起的，因而，所有致幻药物只能称为"假性"致幻剂。

【临床表现】

致幻剂可以使听觉和视觉出现异常，另外，还可以出现知觉交叉，例如听音乐的同时可产生对韵律的颜色和运动的感觉。滥用致幻剂最主要的危险是由于精神效应造成的，滥用者出现判断力异常，从而作出危险的决定或发生事故。例如，滥用者认为自己会飞翔，他就有可能真的跳出窗外，这样显然会导致严重损伤甚至是死亡。

致幻剂能够兴奋大脑，其真正的效应与服药时的心情和境遇有关。例如，服药前已经抑郁的人在服药后会变得更为悲伤（药物发挥作用后）。

滥用者对视觉和听觉异常的应对能力与其用药经验相关。一个没有经验伴有恐惧的用药者，其应对能力比有经验的用药者差得多。滥用者在幻觉的影响下（往往是 LSD 造成的），可以出现严重的焦虑和惊恐发作，并因此进行糟糕的神游。滥用者想停止神游，但是不能够自我控制。这样的神游比梦魇还要糟糕，因为噩梦在天亮时可以结束，而这种倒霉的神游很难很快地结束。

当神游继续存在而没有消失时，滥用者逐渐失去自控，并发展为短暂的精神病状态。有时，这种糟糕的神游很严重，以致滥用者在药物效应消失后很长时间（数天或更长）都处于精神病状态。如果先前就存在心理障碍，那么药物引起的精神病状态持续时间会更长，或者使原有精神疾病表现更为明显或恶化。

连续使用 LSD 72 h 就会出现耐受性，对 LSD 耐受的人对其他致幻剂亦可以出现耐受。通常情况下，对致幻剂产生耐受的人突然停止用药，可以不发生戒断症状。

某些人，特别是长期或反复使用致幻剂的人（尤其是应用 LSD），可能在停止用药后仍然会体验到药物的效应。这种发作称为"幻觉重现"（flashbacks），它类似于最初服药的感觉，但程度较轻。幻觉重现可以由应用大麻或者其他药物如酒精所诱发，或由应激或疲倦所引起，或者并无明显的诱发因素。这种发作往往在停药后6～12个月消失，亦可在停用LSD后长达5年左右再现，尤其是焦虑症或其他精神病患者在停药后更易发作幻觉重现。

【治疗】

大多数致幻剂的滥用者从不主动寻求治疗。一个安静而黑暗的房间与平和而没有威胁的谈话，对处于神游状态的患者非常有帮助。必须向患者给予保证，使其坚信他所有异常感觉是由药物引起的，并且很快就会消失。如果患者处于持续的精神病状态，则给予对症处置。

五、苯环己哌啶

苯环己哌啶（phencyclidine，PCP）发现于20世纪50年代，最初作为麻醉药，有强烈的镇痛作用。PCP从1962年开始被禁止在临床上使用，因为病人服用PCP后出现严重的焦虑和妄想，有些人甚至发生短暂的精神病。1967年PCP便成为一种滥用药物在黑市上出现，并常常冒名为"大麻"出售。目前黑市上所有的PCP均是非法生产的。

除偶尔注射或吞服外，多数人将PCP撒在烟叶样植物上（如香菜、薄荷叶、烟草或者大麻），燃烧后吸入。

【临床表现】

PCP可以对大脑产生抑制作用，滥用者在服药后很快就出现意识朦胧和定向异常。他们往往表现为时间、空间和自我的定向障碍。如果进行催眠，患者很快进入昏睡状态。常还伴有唾液和汗液增多，血压升高和心率增快，肌震颤（颤抖）亦比较常见。另外，PCP滥用者可能变得比较好斗，因为他们没有疼痛的感觉，遭遇严重的打击亦不会回头。

大剂量服用PCP可以引起血压升高，并可能导致休克、幻听、抽搐（痉挛）、威胁生命的高热、昏迷、甚至是死亡。慢性滥用PCP可以损害大脑、肾和肌。曾经是精神分裂症患者，在服用PCP后数天或数周，很快发展为精神病状态。

【治疗】

在治疗上主要是要控制PCP特殊的不良反应。例如，给予患者降血压药和抗抽搐药。当患者出现激越不安时（是大部分患者就诊的原因），把患者放在一个安静的房间里，使其放松，同时要经常地监测患者的血压、心率和呼吸。温和的谈话不用不大，并有可能使患者变得更为激越不安。如果安静的环境不能使患者平静下来，那么医生可以给患者使用镇静剂，如安定之类的药。洗胃是必要的，有助于PCP快速从体内排出。

六、大麻类物质

大麻的应用相当广泛。调查表明，中学生中有很多人周期性地吸食大麻。在美国，大麻通常是用干燥植物的杆、叶和花瓣来制成烟卷以供吸入。大麻亦可以压制成树脂（hashish）来吸用。大麻的活性成分是四氢大麻醇，它以多种形式存在，最常见为δ-9-四氢大麻醇（δ-9-THC）。δ-9-THC近年来已被合成为屈大麻酚药物，广泛应用于研究领域，在临床上也可用来治疗由于癌症化疗而引起的恶心和呕吐。

【临床表现】

有些人对大麻产生心理依赖，这和依赖同样具有严重成瘾的各种表现。大麻是否引起躯体依赖还没有肯定的结论。同饮用酒精一样，许多人间歇性地吸服大麻而没有明显的社会和心理功能缺陷或成瘾。

大麻可以抑制大脑的功能，产生多样状态从而导致思维不连贯和控制性下降，可以出现时间、颜色和空间的感知觉障碍，并可逐渐加重。患者服药后，可能感觉颜色更为明亮，声音更响，食欲和性欲增加。大麻往往可以消除紧张，产生舒适感。吸入后的喜悦、兴奋和内心的欣快感与吸入时的境遇有关。

滥用大麻时，患者与人沟通和运动的能力下降，因而驾驶或操作大型设备就非常危险。吸入大剂量大麻后，患者可以出现意识障碍和定向力紊乱，并可产生中毒性精神病。患者的自我、时间和地点定向力均发生障碍，不知道当时的时间和地点，不清楚自己是谁。滥用大麻的其他效应包括心率普遍、眼球充血和口干等。

长期吸入大麻会产生耐受性。戒断反应可能有肌肉活动增加（如肌肉抽搐）和失眠，但由于大麻从体内清除速度较慢，可以持续数天，因而戒断反应较轻，不太严重的滥用者几乎没有戒断反应。

【治疗】

对于没有精神疾病的患者进行心理治疗，症状一般会在数小时缓解，防止患者自伤和伤害他人，通常不需要使用精神药物治疗。

七、吸入剂

在青少年当中，吸入剂的滥用比可卡因和LSD的滥用更常见，但比大麻和酒精滥用少见。被滥用的吸入剂主要有苯、二甲苯、发胶、胶水、汽油等含芳香气味的其他溶液。它们往往要求在通风良好的房间里才能使用，因为其中的化学成分对大脑有很强的抑制作用。即使在通风良好的房间，这些化学成分也会对神经系统产生抑制效应。

【临床表现】

滥用者吸入气雾剂后很快中毒，可以出现头昏、嗜睡、意识混浊、言语含糊不清以及晕倒等。中毒反应可以持续数分钟甚至 1 h 以上，患者很快出现兴奋。兴奋的原因并非吸入化合物的刺激，而是像酒精中毒一样，患者失去自我控制。尤其是第一次直接吸入挥发剂的人可以导致死亡，因为患者的呼吸被严重抑制或者伴发心律失常。

某些滥用者尤其是青少年和儿童，常用火柴点燃吸入的气体，这样会引起鼻腔、口腔及肺内吸入剂的燃烧，从而导致皮肤和内脏的烧伤而威胁生命。另一些人可以出现窒息而死亡，因为吸入剂进入肺内会覆盖在肺泡表面，阻止氧进入肺血流。

慢性滥用或长期在工作场所接触上述化合物可以引起脑、心、肾、肝和肺的损害。另外，还可以造成骨髓破坏，抑制红细胞生成从而导致贫血。从保鲜奶油中吸入的 NO（笑气）似乎对人体无害，但长期吸入后会造成肢体感觉减退和疲乏无力，这种损害一般是持久的，不易恢复。

【治疗】

1. 中毒者尽快转至空气流通的地方，加强护理。
2. 对症处理，抗惊厥、控制兴奋、补充水电解质。
3. 心理治疗。

（李志勇）

复习思考题

1. 精神活性物质滥用的原因是什么？

2. 如何更好地预防精神活性物质复吸的问题？

网上更多……

本章小结　　　教学PPT　　　自测题

第八章

精神分裂症及其他精神病性障碍

关键词

精神分裂症　　　　妄想性障碍　　　　急性而短暂的精神病性障碍

分裂情感性障碍

　　精神病（psychosis）是指一组可引起现实检验能力下降和社会功能障碍的重性精神障碍，其较高的患病率，严重怪异、紊乱的言行以及精神衰退，残疾的结局等独特属性，越来越多地引起普通民众对其的恐惧和专科医生及研究人员的专注。其中，精神分裂症最为常见，而且它是人类可能罹患的最严重的精神疾病，是精神科的重要临床工作内容之一。本组疾病中的妄想性障碍、急性而短暂的精神病性障碍和分裂情感性障碍也较常见。

诊疗路径

```
┌─────────────────────────────────────────────────────────┐
│ 阳性症状：幻觉、妄想、言语行为紊乱等                       │
│ 阴性症状：孤僻、懒散、退缩、情绪表达减少、动力缺乏         │
│ 社会功能下降：工作、学习、人际关系、自我照顾能力受损       │
└─────────────────────────────────────────────────────────┘
```

┌──────────────────┐   ┌──────────────────┐   ┌──────────────────┐
│ 了解病史：外伤、感染、│   │ 阳性体征：中枢神经系统│   │ 相关检查：物理检查、体│
│ 中毒等病史，精神活性物│   │ 阳性体征，其他系统器官│   │ 液化学检查，意识状态和│
│ 质使用史   │   │ 阳性体征   │   │ 智能检查等   │
└──────────────────┘   └──────────────────┘   └──────────────────┘

无 ◇   有 ◇

┌──────────────────────────────┐   有 ◇
│ 伴发等同或更长病程的、严重性等同或│
│ 更强的情感症状   │
└──────────────────────────────┘

无 ◇

┌──────────────────────────────┐
│ 应激作用、精神病性症状特征、社会功能、│
│ 病程的分析   │
└──────────────────────────────┘

◇ 确诊精神   ◇ 疑似精神   ◇ 否定精神
  分裂症   分裂症   分裂症

┌──────────────┐
│ 信息深入收集   │
│ 上级医生会诊   │
└──────────────┘

◇ 确诊精神   ◇ 否定精神   ◇ 纳入其他
  分裂症   分裂症   疾病诊断

┌──────────────────┐   ┌──────────────────┐
│ 抗精神病药治疗、物理治疗、心理│   │ 根据诊断进行治疗   │
│ 治疗、综合康复   │   └──────────────────┘
└──────────────────┘

第一节　精神分裂症

☞ 典型案例（附分析）8-1
矛盾的青年

【概念】

精神分裂症（schizophrenia）是一类常见的病因未明的重性精神障碍，多在青春期或成年早期发病。以基本的和特征性的思维和知觉歪曲、情感不恰当或迟钝为总体特点，伴有异常行为。通常意识清晰，智能无显著受损，但在疾病过程中可能部分认知功能受损。多潜隐起病，病程多迁延。

对精神分裂症样疾病的描述存在于不同的文化和广泛的历史时期，但对精神分裂症现行描述及理解有较大影响的则始于19世纪中后期。德国精神科医生Kraepelin对稍早期的早发性痴呆、青春期痴呆、紧张性痴呆和妄想痴呆进行了细致研究，认为上述疾病都有一定的共同点，即多发生于青年，最后发展为衰退。所以他认为这些不同描述的症状应该是同一疾病的不同亚型，故合并命名为早发性痴呆（dementia praecox）。Kraepelin强调了此病的器质性病因、持续性病程和精神衰退的结局，对精神分裂症的描述与理解一直有着重要的影响。

另一位对精神分裂症现代概念有巨大影响的精神病学家是瑞士的Bleuler。他赞同Kraepelin对精神分裂症是基于疾病大脑基础的看法，但同时受弗洛伊德的心理学说的影响，他还强调心理因素在精神分裂症发病中的作用。Bleuler认为，精神分裂症是一种具有多样性的症状群，根本特征为以精神活动的分裂为特征的认知损害，为"分裂的思维"，因此首次引入"精神分裂症"这个名词取代早发性痴呆。他提出精神分裂症的核心症状为"4As症状"：联想障碍（association disturbance）、情感淡漠（apathy）、意志缺乏（abulia）和内向性（autism），而幻觉、妄想则为继发症状。Bleuler对于精神分裂症的异质性和认知功能障碍本质的强调是其对精神分裂症概念的重要贡献。

☞ 人文视角 8-1
精神分裂症患者的负累

【流行病学】

精神分裂症是一组发病率低但患病率相对高的疾病。此病可发生于各个地理区域和社会文化当中，但由于采取的诊断标准和调查人群不同，不同的国家和地区的调查结果有所不同。世界卫生组织估计，全球精神分裂症的终身患病率为3.8‰~8.4‰。美国报道的终身患病率高达13‰，年发病率为0.22‰。澳大利亚第二次（2010年3—10月）全国精神病调查结果显示，其间精神病新发病率为0.28‰。英国2001年的多中心调查显示精神病发病率为0.35‰，精神分裂症为0.13‰。发展中国家可能低于发达国家，年发病率约为0.13‰。我国1982年开展了12个地区精神疾病流行病学调查，其中精神分裂症的终身患病率为5.69‰。1994年进行的12年随访，上升为6.55‰。全球大致终身患病率约为1%。

精神分裂症的发病年龄高峰集中在成年早期，男性较女性早3.5~6岁，男性发病年龄高峰为15~25岁，女性多数在20岁之后发病。

英国2001年的多中心调查显示，男性与女性精神分裂症发病率比例为2.3：1。法国2011年一项研究显示男性与女性精神病患病率比例为1.38：1。但我国的大部分研究提示，女性患病率高于男性，大致比例为1.6：1。

生活在城市可能会增加精神分裂症的发病率。一项研究综合分析了我国1990—2010年42项有关精神分裂症患病率的研究报告（共包括2 284 957受试者）发现，在城市地区，1990年患病率为0.32%，2000年为0.47%，2010年为0.68%；在农村地区相应的数字分别为0.37%、0.36%和0.35%。城市地区终身患病率1990年为0.39%，2000年为0.57%，2010年为0.83%；农村地区相应终身患病率分别为0.37%、0.43%和0.50%。

在四川省新津县农村进行的一项14年随访研究发现，中国农村精神分裂症男性患者的长期转归较女性患者更差。男性患者因各种原因死亡、自杀、无家可归及缺乏社会支持的比例更高。在2008年随访时，仅有58.5%的男性被调查者仍存活，而女性为74.3%。

【病因及发病机制】

1. 概要　现代精神病学研究表明，精神分裂症是主要与大脑功能障碍相关的疾病。虽然这一假说已经得到了大量的研究证据支持，但对于其具体病因以及引起疾病的生物学途径仍不明确。目前有两个被广为接受的关于精神分裂症病因及病理生理机制的理论概念。第一个为精神分裂症的素质-应激理论。该理论认为，个体是否会发展为精神分裂症取决于遗传因素（素质因素）和环境因素（应激）之间动态与相互作用。该理论得到遗传学等相关研究的支持。另一个理论为神经发育障碍理论。该理论认为，精神分裂症是一种神经发育障碍，先是受遗传因素的影响，后来又受到成长和环境因素的修饰，在生命早期阶段神经元及神经通路出现了异常生长和成熟，导致了神经信息的处理障碍，但在早期并未有显著显现，后来在心理社会因素的影响下出现精神病性症状，导致了精神分裂症的发生。该理论得到了遗传学、神经病理学、神经影像学、电生理等研究的支持。

2. 遗传因素　国内外不同种族人群的家系调查研究表明，精神分裂症具有家族聚集现象，与患者血缘关系越近，亲属中患病的人数越多，患病的风险也越高。双生子研究证明此病具有较高的遗传度（最高达81%），而且单卵双生子的同病率约为双卵双生子的3倍，约为50%。寄养子研究表明，在改变了环境后，有遗传风险个体的发病率仍会高于一般人群。上述众多研究表明，遗传因素在精神分裂症的发病中起着重要的作用。

精神分裂症是一组复杂性状疾病，表型多样，遗传模式复杂，确切遗传模式不明。30多年来分子遗传学的发展，通过大量的连锁和关联分析，发现很多基因位点可能与精神分裂症的发病密切相关，但可重复性结果较少。近些年来，全基因组扫描技术的发展为研究精神分裂症的分子遗传学基础提供了更有力工具。目前被证明与精神分裂症发病密切相关的染色体位点有：6p24-p22、6q13-q26、10p15-p11、13q32、22q12-q13、1q32-q41、5q31、6q25.2、8p21、8p23.3、10q22和10q25.3-q26.3等，易感基因有：*DRD2*、*NRG1*、*DISC1*、*ZNF804A*和*DTNPB1*等。近年的表观遗传学研究显示，DNA甲基化、组蛋白修饰以及MicroRNA的异常也可能与精神分裂症的发病有关。所以，目前一般认为，精神分裂症不可能是单个基因突变引起，应该有多基因基础，可能是几百个（最后可能是上千个）基因位点变异一起导致了精神分裂症的发病遗传易感性，而每个位点增加微量这种风险。但其中具体机制仍需进一步研究。

3. 环境因素　同卵双生子研究凸显了遗传在精神分裂症发病中的重要作用，但同时表明，即使两个个体具有共同的基因成分，双方也仅仅有50%的概率同患此病，那么一定是非遗传因素或者环境因素造成了完全同病率无法实现。研究发现，大量的环境因素与疾病的发生、发展相关。许多因素可能在个体出生前就开始发挥作用，它们与遗传易感性相互作用。这些因素和后来的一些危险环境因素导致了大脑神经结构和功能的紊乱，最终导致疾病的发生。

按其性质，环境因素一般可以分为心理社会学因素和生物学因素。

（1）心理社会学因素：越来越多的研究表明，精神分裂症的发病与成长中的心理创伤、弱势群体地位、城市中长大等心理社会因素有关。成长中的心理创伤主要包括被忽视和被虐待。移民、少数民族和经济低收入人群等研究表明，他（她）们因为更易遭受社会不公、歧视和社会灾难，所以更易患此病。排除了少数民族、药物滥用等混淆因素，研究仍表明精神分裂症发病率的增高与在城市内长大相关。有纵向研究表明，儿童时期从城市回到乡下，会降低此病的发生率。社会适应不良（如单亲家庭、单身婚姻状况和住宅不稳定）可能是城市环境增加精神分裂症发病风险的中介机制。

生活事件和困难曾被认为是精神分裂症的促发因素，但尚没有令人信服的研究证据。有研究发现在急性症状出现前，生活事件（如搬家、就业会失业、家庭危机等）增多，但与抑郁症、神经症、自杀企图前的生活事件相比，没有特殊性。也有研究发现，生活事件发生后的半年里发生精神分裂症的危险性增加1倍。慢性精神分裂症患者随时间变化的症状水平和生活事件相关。然而，尚无证据表明精神分裂症患者比正常人遭遇更多的生活事件。

人格特征一直是精神分裂症研究者较为关注的因素。Kretschmer（1936）提出，人格和精神分裂症都与体格的衰弱类型有关，正常人格、分裂样人格和精神分裂症是一个渐变的连续体，分裂样人格是异常心理的部分表现，精神分裂症则是异常心理的充分展现。这一观点与当前的精神分裂症谱系观点是相似的。而大量研究也发现，人格异常（如分裂型人格和偏执型人格）在后来发生精神分裂症的人和其一级亲属中较多见。但也有很多患者在患病前并无明显的人格障碍，并且只有小部分分裂型或偏执型人格的个体发展为精神分裂症。

（2）生物学因素：有许多生物学、化学和物理的环境因素可能对个体的生物学特征产生影响，增加精神分裂症的发病风险，尤其是产前和围生期的影响。

1）产前（母孕期）因素：有几项研究表明，母亲妊娠早、中期流感病毒感染可增加精神分裂症的患病风险。但也有大量研究得出阴性结果。也有研究报道，母亲孕期患有弓形虫感染、脊髓灰质炎、麻疹以及水痘，也可能增加精神分裂症的患病风险。但这些证据有待进一步的证实。

其他一些母孕期精神分裂症危险因素包括Rh血型

不相容、产前母亲应激、产前母亲营养不足。

2）产科并发症：部分回顾性研究表明，与未患病同胞或健康对照相比较，精神分裂症患者的产科并发症相对较多。这些并发症包括：产前羊水破裂、37 周孕前出生、出生时使用了呼吸器或保暖箱，和出生时低体重。

3）冬季出生：有研究提示，冬季出生的人群中精神分裂症患者较夏季出生者较多。南北半球的研究得出类似的结果，高纬度区精神分裂症发病率要高些。而且，在没有精神分裂症家族史的患者中冬季出生者更多。冬季出生与精神分裂症的关系尚不清楚。

4）物质使用：药物和酒精使用与精神分裂症的关系尚存在争议。如果物质使用与精神疾病的发生、发展存在密切的关系，是直接的原因，就应该诊断为物质使用所致精神障碍，而不是精神分裂症。但是，也有研究表明，某些药物使用与随后精神分裂症发病风险的增加有关，其中最突出的是大麻。近来有研究提示，真正的致病因素与早期的大麻使用导致了最大限度的患病风险。也有研究发现，这一危险因素在精神病易感个体中的发生率要高于其他因素，包括遗传。

虽然环境因素可能在精神分裂症的发病中起着重要的作用，但是，单独的甚至多种环境因素的结合并不能导致精神分裂症的高发病率。但在普通人群中存在部分易感人群，对上述因素敏感度显著增高。如果易感人群遭受上述环境因素，就可能会显著增加精神分裂症的发病率。所以其在精神分裂症发病机制中的作用可能是，环境因素通过和遗传因素相互影响的模式增加精神分裂症的发病风险。

4. 脑结构和功能改变

（1）神经病理学研究：100 多年前 Kraepelin、Bleuler 等就相信精神分裂症最终将与大脑异常相关，19 世纪末至 20 世纪初许多研究者也抱着极大希望开始寻找其大脑的病理学改变，但结果是令人失望的。后来与健康人群的对照研究中发现，精神分裂症患者的大脑重量下降，体积有一定程度的缩小，侧脑室扩大，以前角和颞角部位显著。这与海马和海马旁回等内侧颞叶结构的体积减小有关。研究还发现，精神分裂症的丘脑质量较健康人群也下降了，但这些结果在不同的研究间常相冲突。对于精神分裂症患者大脑组织结构异常的研究因此曾经被神经病理学家认为是一块"墓地"。

现代分子学技术的发展为精神分裂症的组织学研究重燃希望。较精细的组织病理学研究发现，精神分裂症

患者海马、前额叶背外侧皮质等多个脑区的神经元和小脑的浦肯野细胞体积缩小；丘脑的背内侧核细胞数量减少；海马和前额叶皮质区域突触密度下降。也有研究发现，精神分裂症患者的大脑在海马和内嗅皮质等部位存在细胞结构紊乱，神经元不在其应有的位置，发生了错位，与正常的皮质联络形式发生了破坏。这些细微改变并非总是伴有胶质增生，由此推测改变发生于脑发育过程早期，原因可能是神经元迁行或最后分化的紊乱。

（2）神经影像学研究：近 40 年来，神经影像技术的出现使得对于活体内大脑结构的精细分析成为可能，吸引了众多研究者和临床医生聚焦于精神分裂症的神经病理机制研究，使对于精神分裂症神经基础的了解有了巨大进步。

1）计算机断层扫描研究：计算机断层扫描（computed tomography，CT）研究为精神分裂症是一种以脑部病变为基础的疾病的学说首次提供了令人瞩目的活体内研究证据，该研究发现和健康人群相比，精神分裂症患者的脑室显著增大，脑体积整体缩小。这一发现得到了以后多项研究的一致支持。

2）结构磁共振成像研究：结构磁共振成像（magnetic resonance imaging，MRI）较 CT 为研究者提供了精神分裂症的更精细的脑结构变化。大量研究表明，和健康对照相比，精神分裂症的脑灰质可能存在体积、皮质表面积、皮质厚度、皮质卷曲度的减小，涉及脑区包括颞叶、海马、前额叶、白质、岛叶等。

弥散张量成像（diffusion tensor imaging，DTI）是基于 MRI 技术的新技术，可以测量活体内大脑白质纤维的完整性。此技术在精神分裂症研究中的应用使研究者的专注点从大脑灰质分散到脑白质，开始检验精神分裂症的脑连接障碍假说。

3）功能磁共振成像研究：功能磁共振成像（functional magnetic resonance imaging，fMRI）通过测定大脑血液的氧合水平而测定大脑的功能活动情况。研究发现，在执行一些较高级认知功能时，精神分裂症患者前额叶等脑区的活动度下降，与其他脑区的连接减弱；而在静息状态下，患者参与默认网络的脑区激活增强。近期研究提示，执行网络、凸显网络和默认网络的不协调活动可能是精神分裂症的神经病理基础，这一发现也契合了精神分裂症的连接异常学说，可以更好地解释此病"分裂"或"不协调"的特征。

（3）神经生理学研究：与健康对照相比，精神分裂症患者脑电图（electroencephalograph，EEG）常表现出

θ 活动、快活动和阵法性活动增多。近期对 EEG 和事件相关电位（event-related potential，ERP）进行的综合分析发现，精神分裂症患者前额叶皮质的电活动的同步化或聚合性有所减少，提示其皮质加工不足或存在"噪声"。有大量研究发现，精神分裂症患者及其一级亲属存在 P300 和 P50 波幅降低甚至消失，其一级亲属也存在 P300 和 P50 波幅降低。

但以上的精神分裂症的 CT、结构 MRI、DTI、fMRI 和 EEG 研究均存在这样的现象：不同的研究间结果存在不一致；类似的发现也可能在双相情感障碍、抑郁症、焦虑症等其他精神障碍中出现。而且，即使脑结构或功能成像能显示出精神分裂症存在脑结构或功能与健康对照存在差别，但还可以看到组间实质上存在重叠部分。因此，这一测量不能可靠地将患者和健康人群区别开来。所以，目前来说 CT、MRI 和 EEG 尚未获得精神分裂症的生物学诊断指标，不能将精神分裂症与其他精神障碍加以鉴别。

5. 神经生化学说　首个抗精神病药物氯丙嗪能够改善精神分裂症的症状这一发现促使研究者尝试去识别这些药物影响的神经化学通路，以期明确精神分裂症的病理生理机制。相关研究推动了精神分裂症的神经递质功能改变学说。虽然现在大多数研究者认为精神分裂症的病因不能仅仅靠神经递质功能的紊乱来解释，但可以明确的是，神经递质紊乱是精神分裂症的一个重要病理生理学机制。

（1）多巴胺假说：氯丙嗪对精神分裂症的治疗作用的偶然发现最终导致了多巴胺假说的产生。这一理论指出，精神分裂症的症状是多巴胺神经递质功能紊乱的产物。支持多巴胺假说的研究包括：①安非他明的长期使用会引起一个无任何精神病遗传背景的人出现幻觉和妄想。而安非他明的主要神经药理作用是可以升高大脑神经突触间隙的多巴胺水平。② Carlsson 和 Lindqvist 的研究发现，吩噻嗪类药物可以阻断多巴胺激动剂（如安非他明）对行为的影响，从而导致多巴胺循环的增快。③多项研究表明，精神分裂症患者腰部脑脊液多巴胺的主要代谢产物高香草酸（HPV）浓度升高，尸体病理解剖研究发现，精神分裂症患者脑组织中 DA 或 HPV 水平高于健康人群。④ Creese 的精神药理学研究发现，吩噻嗪类药物的临床疗效主要和与 D_2 受体亚型的结合具有最大的相关性，因此推测与精神分裂症发病最重要的多巴胺受体亚型可能是 D_2 亚型。⑤一系列非人灵长类研究发现，前额叶多巴胺能水平的降低与那些在精神分裂症中发生的认知缺陷有关。这一发现引起将原来的精神分裂症的多巴胺功能亢进学说修正为多巴胺不平衡学说，即皮质下多巴胺功能亢进而前额叶区域多巴胺功能低下。⑥ Abi-Dargham 的正电子发射断层摄影（PET）研究发现，纹状体 D_2 系统的高多巴胺能状态引发阳性症状，随后又发现，前额叶 D_1 系统的低多巴胺能状态与较高级别的认知功能缺陷相关。这一发现进一步支持了精神分裂症的多巴胺不平衡学说。

现代精神病学也指出了多巴胺学说的局限性，其证据主要包括两个方面：其一，多巴胺假说不能解释精神分裂症的另一主要组成部分——阴性症状，多巴胺阻滞剂未显示出治疗阴性症状的有效性，也未发现多巴胺引发阴性症状的证据；其二，非典型抗精神病药物对精神分裂症的疗效让研究者认为，除了多巴胺系统外，这类药物还通过多样的神经递质系统发挥作用。

（2）5- 羟色胺假说：人们发现非典型抗精神病药物的原型——氯氮平常对传统 D_2 受体阻滞剂阻抗的精神分裂症有效，并且除 D_2 受体外，对不同的单胺能受体均有高亲和性，包括 5- 羟色胺（5-hydroxytryptamine，5-HT）能、组胺能、毒蕈碱类和 α 肾上腺素能受体，这一发现导致了这样一个假说的出现：其他神经递质系统可能参与精神分裂症的病理生理过程。这些神经递质中的最重要的就是 5-HT。5-HT 与许多非典型抗精神病药物的临床效应有关，这些药物与其受体具有高亲和力。已知的 5-HT 的受体亚型有 14 种，但是对于精神分裂症来说，最重要的包括 $5-HT_{2C}$、$5-HT_{2A}$ 和 $5-HT_{1A}$ 亚型。

（3）氨基酸假说：多类证据提示兴奋性谷氨酸（glutamate）参与了精神分裂症的病理生理过程，其中中枢谷氨酸功能不足是其中主要一个学说。谷氨酸是大脑的主要兴奋性氨基酸神经递质，既能激活离子型谷氨酸受体也能激活代谢型谷氨酸受体。这一学说来源于这样的临床发现：苯环己哌啶（phencyclidine，PCP）和氯胺酮（ketamine）等 N- 甲基 -D 天冬氨酸（N-methyl-D-aspartate，NMDA）受体拮抗剂会引起个体出现精神分裂症的行为综合征，既包括幻觉和妄想等阳性症状，也包括情感淡漠、退缩等阴性症状。而某些新型抗精神病药物的作用机制之一就是增加中枢谷氨酸能功能。使用放射配基结合法及磁共振波谱技术研究发现，精神分裂症患者大脑某些区域谷氨酸受体亚型结合力有显著变化。反复印证的参与精神分裂症病理生理机制的脑区包括前额叶、海马、丘脑。这些脑区间的主要连接是谷氨酸能的，所以此神经递质系统被认为是理解精神分裂症异常脑连接的核心。

（4）γ-氨基丁酸：γ-氨基丁酸（γ-aminobutyric acid, GABA）在精神分裂症病理生理过程中的潜在作用体现在关于抑制中间神经元的独立但相关的两方面研究。一方面研究认为，PCP等NMDA拮抗剂的致精神病效应是通过其对于GABA释放的作用得以实现的。研究者在GABA能抑制中间神经元上发现了NMDA受体。这些NMDA受体的激活引发了GABA释放的增加，这一变化之后引起谷氨酸能细胞的谷氨酸释放抑制。拮抗剂与抑制神经元NMDA的结合最终导致一个高谷氨酸能状态，这可能导致精神症状的出现。另一方面研究认为，GABA参与的前额叶皮质神经环路的变化导致精神分裂症较高级认知功能的缺损。精神分裂症GABA功能障碍理论的重点在于包含微清蛋白的抑制中间神经元。有研究发现微清蛋白细胞的数量减少和谷氨酸脱羧酶的表达降低有关，而后者是GABA合成的一个关键酶。有研究指出，精神分裂症前额叶存在GABA功能缺陷。微清蛋白细胞在其组织学和功能性质的基础上可以进一步分为树突状细胞和广泛树突细胞。研究者认为，树突状细胞和广泛树突细胞调控前额叶皮质锥体细胞活动的同步化和空间范围的精细调整。所以，这一理论认为，精神分裂症这些功能的破坏导致了较高级认知过程所必需的神经元活动的时间性和空间性组织的缺失。

6. 炎症在精神分裂症中的作用　大量研究提示，免疫变化（特别是炎症相关的）与精神分裂症发病风险的增加以及精神分裂症的大脑变化有关。围产期感染被重复（虽然有不一致）发现与精神分裂症的发病风险相关，炎症相关因子（促炎症因子）被认为是围产期感染对胎儿大脑损伤的可能中介。另有人类或动物的研究证据提示，促炎症因子水平的增加和免疫相关基因都与精神分裂症以及其相关大脑变化存在相关性。抗炎药物对精神分裂症的治疗效果同样支持精神分裂症的炎症学说。此外，抗精神病药物的固有抗炎作用和免疫调节作用很久以前已经被发现。上述多种证据表明，炎症在精神分裂症的发病中起着重要作用。

【临床表现】

1. 精神症状　精神分裂症的主要精神症状目前常被归类为阳性症状（positive symptoms）、阴性症状（negative symptoms）及紊乱症状（disorganization symptoms），此系统较简单且实用，对诊断尤其意义重

大。精神分裂症患者有时会有自杀、伤人的冲动行为，这也需要临床重点关注。此外，认知缺损、情感症状、自知力障碍也是此病常有症状。

（1）阳性症状：阳性症状是指异常心理过程的出现，是精神分裂症常见的症状。普遍公认的阳性症状有：幻觉、妄想和紊乱言行（常涉及思维障碍）。

1）幻觉：虽然多种情况下都可以出现幻觉，但幻觉是精神分裂症的常见精神症状。各种形式的幻觉均可见于精神分裂症，其中幻听是最常见的。幻听的内容可以是言语性幻听，也可以是周围其他普通的声音，如椅子在地板上拖过的声音、鸟叫声等，患者往往对这些声音会有妄想性解释。某些特殊形式的言语性幻听，如评论性幻听、辩论性幻听、思维化声对精神分裂症可能更有特异性。因为对这些幻听的反应，患者往往会出现自笑、自语等表情和行为。命令性幻听对诊断可能没有特殊意义，但对患者的管理特别重要，患者可能会听从命令性的内容而出现自伤、伤人或出走的行为。幻视是精神分裂症第二常见的幻觉，且并不少见，约有50%存在幻听的精神分裂症患者会出现幻视。内容常为动画、人或部分人、宗教相关图像、奇怪的动物等。幻触较幻视少见，内容可能为被触摸、虫子在皮肤表面或下面爬，有时为性幻触，感到有物体强行侵犯其生殖器或肛门。幻嗅和幻味见于少数患者，往往是令人不愉快的味道。内脏幻觉更少见，对精神分裂症没有特异性。

2）妄想：另一种精神分裂症常见的症状是妄想，其基本特征是不合逻辑。妄想的结构可能是系统的，也可能是非常多变的，可能是模糊或不成形的，也可能是清晰明确的。根据症状之间关系，妄想可以是原发性妄想，也可以是继发性妄想，但前者往往对精神分裂症具有特异性。妄想的对象可能是固定、单一的，也可能是多变、泛化的，后者对精神分裂症更有特异性。妄想可以有不同内容，但内容的怪异性、荒谬性往往对精神分裂症的诊断更有意义。

根据妄想的内容，常见的类型有被害妄想、关系妄想、夸大妄想、宗教妄想和躯体妄想。被害妄想可能是最常见的类型，可能是被跟踪、被监视、被监听、被造谣、被控制，也可能是直接要害死患者的，如下毒等。其中，有被动、异己体验的被控制感对精神分裂症的特异性高。关系妄想也常见于此病，患者坚信旁边的事物现象与自己有关，甚至坚信报纸、电视、网络的言论是针对自己的。夸大妄想也不少见，患者可能确信自己掌握了对国家安全至关重要的秘密，或者具有某种天赋、

特异功能。宗教妄想往往涉及宗教性质的主题，有人可能坚信是耶稣的使者，有人可能坚信自己是观音下凡。躯体妄想是指患者对自己身体部分的歪曲信念，往往坚信自己身体某些部位或器官存在功能障碍或对自身构成危害，有时患者会对相关部位实施怪异的自残行为。

（2）阴性症状：阴性症状是指正常心理功能的缺失，是精神分裂症最重要的症状，因为其严重性比阳性症状和紊乱症状的严重性对患者长期残疾程度的预测价值更高，而且在病程发展中较其他症状更加稳定。大部分精神分裂症存在阴性症状，很多在发病前期已经出现。精神分裂症的诊断可能更多的证据为阳性症状，但阴性症状更有助于与其他精神疾病的鉴别。

阴性症状通常包括：意志缺乏、情感迟钝（affective blunting）、思维贫乏、社会退缩（social withdrawal）。最常见的为意志缺乏。意志缺乏是指意志和内在动力的丢失，经常表现为卫生和衣貌修饰能力的减退以及学习和（或）工作能力的严重受损。虽然经常被忽视，但此症状会导致患者严重精神残疾。情感迟钝也很常见，包括不能够理解或辨识他人的情绪和不能表达情绪，是精神分裂症功能障碍的重要预测因子。情绪表达迟钝包括情绪产生、表情表达、手势、姿势的缺陷以及对这些社会信号的理解功能障碍。情感淡漠常被用来描述患者对外界刺激缺乏相应的情感反应，即使事关切身利益，患者也会表现对什么都漠不关心，面部表情不变和没有反应，眼神接触差，身体语言减少。思维贫乏主要特征为思维内容和概念的贫乏，表现为言语减少，对自己不能言语无动于衷，有时表现为失语。思维贫乏往往与意志缺乏、情感淡漠伴随出现，构成精神分裂症的三项基本症状。社会退缩指的是被动的或无动于衷的退缩，包括对人际关系的冷漠和社交动力的减少。

阴性症状可以为原发的，也可以是继发的。原发性阴性症状为精神分裂症疾病过程所固有的，往往一年的时间后也没消失，规则的药物治疗后也不能缓解，在整个病程中往往比较持续、稳定，往往预示着患者以后的功能残疾。继发性阴性症状指的是继发于其他精神症状的阴性症状。阳性症状是引起显著的情感淡漠、社会退缩或失语的常见原因。被害妄想可能会导致突然发作的攻击行为以保护自己的安全，但同样可能引起恐惧，导致非常主动的社会退缩。经常的侵入性幻觉会完全吸引患者的注意力，直接引起退缩和懒散。抑郁在精神分裂症也很常见，粗心的、敷衍的临床精神检查可能会将其忽视，而将情感淡漠或迟钝的表现归因于精神分裂症的固有疾病过程，而不是归因于可以治疗的抑郁症状。阴性症状的继发原因（药源性除外）通常会在发病后1年内缓解（治疗后），继发性阴性症状也会相应缓解，时间因素常常会帮助我们将其与原发性阴性症状鉴别开来。

（3）紊乱症状：自从Kraepelin将青春性痴呆纳入早发性痴呆，紊乱症状一直是精神分裂症概念的一个重要部分。紊乱症状几乎可以影响所有的思维形式、情感和行为，包括思维形式障碍、怪异和紧张行为、不协调的情感。

1）思维形式障碍：思维形式障碍既可以表现为思维联想过程缺乏连贯性，也可以表现为缺乏逻辑性，这是精神分裂症最具有特征的症状。轻者表现为言语不自然、含糊，和主题打擦边球，稍微切题，一句话不完整。随着病情进一步加重，思维散漫、言语脱轨、言语离题常见，患者还可能出现虚构、使用更多的具体性言语和符号性言语。最严重的患者，可能会出现思维破裂、词的杂拌、思维中断、思维插入、语词新作、模仿言语、缄默、病理象征性思维、诡辩症、逻辑倒错性思维。思维形式障碍可以出现于很多精神障碍，但精神分裂症的思维形式障碍有一定特异性。对于精神分裂症，思维形式障碍的严重性较幻觉和妄想更稳定。

2）怪异和紧张行为：动作行为的紊乱可能与精神分裂症的紊乱症状关系最为密切。症状包括重复的微细手动，也包括四肢、躯干一起的复杂的无目的动作，好像患者在执行一些复杂但让人看不清楚的任务。如患者坐着或站着不停地摇晃自己、双手紧握、摆弄衣服或头发。这些仪式性的动作如果重复出现，称为作态。模仿动作也很常见。紊乱行为也包括一些复杂的目的性明确的怪异行为，可能是重复的目的性明确的动作，如做手势和拥抱别人，也可能是患者一段时间重复地阅读。早发的显著的动作行为症状一直与显著的思维形式障碍相关联，可能会预测患者有更严重的残疾与恶化的病程。

虽然有学者主张紧张症状为另外一组特殊症状，但也可归类于紊乱症状，包括紧张性兴奋和紧张性木僵。后者又可表现出违拗、作态、僵直、蜡样屈曲、空气枕头等症状。紧张症状缓解后，患者经常很难描述发病的经历和体验。紧张性兴奋往往表现为无明显目的，怪异而费解的行为增多、冲动。

3）不协调的情感：不协调的情感表达包括怪异且夸张的姿势、唱歌、儿童似的语调、愚蠢且不恰当的愉快表情、扮鬼脸和惊讶或愤怒的表情。有时可能会表现出情感倒错。

（4）自杀和暴力：精神分裂症患者可能出现自杀和暴力行为，这均是精神科需要重点关注的紧急症状。

1）自杀：20%~40%精神分裂症患者会出现自杀想法，10%患者会出现自杀行为，5%患者会自杀成功。自杀的原因常为：迫于幻觉、妄想的应激，压抑、抑郁而无助、绝望；命令性幻听，往往伴有威胁性言语；精神分裂症恢复后的抑郁和病耻感，或病情反复复发的绝望感。以阴性症状为主的患者自杀风险往往较低。

2）暴力：精神分裂症的暴力行为有时引起公共事件，所以更易引起大家的重视。有研究表明，精神分裂症患者出现暴力行为的比率为一般人群的4倍，常见原因包括：一些侮辱、侵害性质的幻觉、妄想引起患者的愤怒、恐惧，患者报复幻觉、妄想来源对象，有时可能为"自卫"行为；命令性幻听；被控制妄想；情绪不稳定、易冲动，在周围人违背其意愿时或不能满足其意愿时易出现冲动伤人行为。

（5）意识和智能：精神分裂症患者往往意识清晰，对自我定向和环境定向准确，但极少数急性发病患者可能存在暂时的意识障碍。精神分裂症没有显著的智能和记忆障碍，但部分患者在前驱期、发病期和康复期都存在轻度认知损害，神经心理测验有类似于轻度脑器质性疾病的结果。这种认知功能损害往往预示着较差的社会功能预后。

（6）自知力：精神分裂症患者往往对自己疾病的性质和严重程度缺乏自知，对一些症状内容缺乏现实检验能力，此为自知力缺乏。自知力的缺乏往往会影响患者的依从性和预后。因此，对一些有特别需要的患者需要执行非自愿治疗。

Schneider（1887—1967）致力于寻找诊断精神分裂症更可靠的症状。经过仔细分类，他认为有些症状对精神分裂症有特征性，称为"一级症状（first-rank symptoms）"，共包括11个症状：①思维化声：一个人的思维被大声地说出这样的幻听。②争论性或讨论性幻听：内容为两个或更多声音争论或讨论的声音的幻听。③评论性幻听：对个体行为进行评论的幻听。④躯体被动体验：被外在力量强加的幻触或内脏幻觉，可以合并不同的躯体幻觉。⑤思维被剥夺：思维从一个人的大脑中被移走的感觉。⑥思维插入：思维被外在力量插入大脑。⑦思维被广播：一个人感觉到他的思维被他人真实感受到，即思维变得可以被听到或通过心灵感应被感受

到。⑧被强加的感觉：不属于一个人自己的感觉被外在力量强加于这个人。⑨被强加的冲动：被外力强加于一个人做出行动的冲动。⑩被强加的意志行为：一个人的行为来源于或受控于外在力量，这个人是被动地参与这个行为。⑪妄想知觉：一种对个体具有特别而怪异的意义的知觉，会引起一个直接的妄想性解释。上述症状对精神分裂症的诊断意义虽然不如Schneider当初所期望，但在目前ICD-10中的精神分裂症的症状学诊断标准中仍占有重要位置。

2. 前驱期综合征　在典型精神分裂症症状出现之前，有时会有一段数周、数月甚至数年的时间出现一些非特异的前驱期症状，由于这些症状发展缓慢，或者变化不明显，往往没有得到特别的关注和干预，多是在回溯病史时才发现。所以这些症状没有多少诊断意义，对未来是否发展为精神分裂症与预测意义也不确定。因此，没有被列入ICD-10、DSM-5的诊断分类标准。但对患者的社会功能往往有显著的影响。

这些前驱期症状往往包括　①认知改变：患者会变得注意力难集中，思维条理性较前变差，空间记忆力下降等。思维内容会较前容易想一些古怪的事情，无故突然关心一些宗教、迷信的事情，类强迫观念常见，患者虽然有反复思维或动作，但往往没有反强迫和焦虑，往往不愿就医。多疑，安全感下降，警惕性增强，疑病，过分关注身体的一部分。②情绪改变：抑郁、焦虑、易激惹、发脾气。③意志行为改变：意志往往减退，个人卫生较前变差，不遵守纪律和制度，孤僻离群，社交活动减少等。古怪动作或行为增加。④失眠。

根据Yung和McGorry的总结，前驱期症状的发展形势主要归纳为2种，Huber等又补充第三种为"前哨综合征"的类型。①非特异性变化→特异性的精神病前期症状→精神病。②特异性变化→对此变化的神经症性反应（症状）→精神病。③前哨综合征，这些前驱期症状也可以自动缓解，并不直接进展至精神病。

3. 精神分裂症的分型

（1）ICD-10中精神分裂症的分型：精神分裂症的症状表现复杂多样，起病形式、病程和预后也有不同，为了指导临床干预和病因学研究，ICD-10和DSM-IV均对其进行了分型，但近期发布的DSM-5取消了这种分型。下面为ICD-10的分型。

1）偏执型精神分裂症：偏执型精神分裂症是世界上大部分地区最常见的精神分裂症类型。临床特征为：以相对稳定的、常为偏执性的妄想为主，往往伴有幻

觉（尤其是听幻觉）。常见的偏执症状有：①被害、被控制、关系、出身名门、特殊使命、身体变化或嫉妒妄想；②威胁病人或发布命令的幻听或非言语性幻听；③幻嗅或幻味、性幻触、视幻觉。情感、意志和言语障碍以及紧张症状不突出，但轻度的情感不协调、或易激惹、恐惧情绪常见。轻度的情感迟钝和意志损害等阴性症状虽常见但不构成主要临床相。

偏执型精神分裂症一般起病于中年，晚于青春型和紧张型，病程可为发作性，伴部分或完全性缓解，或为慢性持续性病程，此时缓解期不明显。

☞ 微视频 8-1
无处可逃的重要人物

2）青春型精神分裂症：青春型精神分裂症多起病于 15～25 岁，主要表现为紊乱症状：情感肤浅，不协调，常伴傻笑或自我陶醉的笑，或态度高傲、扮鬼脸、作态、恶作剧；思维瓦解，思维散漫或破裂，甚至词的杂拌，言语内容怪异费解，有时有重复语言；行为缺乏目的，不可预测和杂乱无章，往往显得言语幼稚、愚蠢、怪异。幻觉、妄想不突出，情感淡漠或意志缺乏发展迅速，所以预后一般不佳。

3）紧张型精神分裂症：紧张型精神分裂症在发达国家已经相对少见。往往急性起病，发作性病程。以明显的紧张综合征为必要和占优势的表现，可在紧张性兴奋和紧张性木僵之间交替，也可单独出现，以木僵多见。主要症状包括：木僵或缄默、兴奋（明显无目的）、摆姿势、违拗、蜡样屈曲、命令下自动症、持续言语等。幻觉、妄想少见。患者意识清晰，能感知周围事物，病后能回忆。

4）单纯型精神分裂症：一种不常见的精神分裂症，青少年时期隐匿起病而逐渐持续发展。突出临床相为阴性症状，表现为渐重的孤僻、离群、被动、退缩、懒散，对工作和学习没有上进心，情感淡漠。随着社交活动的日益贫乏，患者可表现流浪、自我关注、懒惰和毫无目的。极少数在发病后有一过性的幻觉、妄想等阳性症状，但在显著阴性症状出现前不可以有任何显著的精神病性症状。预后较差。

☞ 微视频 8-2
没感觉和无所谓

5）未分化型精神分裂症：临床表现符合精神分裂症的基本特征，但不符合上述任何一种亚型的标准，或表现出一种以上亚型的特点但没有一组明显占优势的临床症状。

6）精神分裂症后抑郁：一种发生在精神分裂症余波之中的抑郁发作，病程可迁延。仍存在精神分裂症的阳性症状或阴性症状，但已不是主要临床相。抑郁症状为主要临床相，但极少达到满足重度抑郁发作的严重程度，而且很难分清其来源于抑郁症、神经阻滞剂治疗还是精神分裂症的阴性症状。伴有自杀风险的增加。

7）残留型精神分裂症：在精神分裂症的慢性期，阳性精神病性症状的严重程度显著减轻、出现频率显著减少，精神分裂症的阴性症状为突出的临床相，表现为情感迟钝或淡漠，言语的量或内容贫乏，面部表情、目光接触、声音的顿挫以及姿势等非言语性交流贫乏，精神运动迟滞、活动减少、生活自理差、工作学习表现差。

（2）阳性、阴性症状分型：20 世纪 80 年代初，Crow 根据前人以及自己的研究，提出精神分裂症的生物异质性观点，并根据临床症状特征将精神分裂症按阳性症状群和阴性症状群分别分为 I 型和 II 型。阳性症状群是指精神功能的异常和亢进，包括幻觉、妄想、明显的思维形式障碍、反复的行为紊乱和失控。阴性症状群指精神功能的减退或缺失，包括情感平淡、言语贫乏、意志缺乏、无快感体验、注意障碍。I 型和 II 型精神分裂症的主要特征见表 8-1。

表 8-1　精神分裂症的 I 型和 II 型分类

观察指标	I 型精神分裂症	II 型精神分裂症
主要症状	妄想、幻觉等阳性症状为主	情感淡漠、言语贫乏等阴性症状为主
对神经阻滞剂的反应	良好	差
认知功能	无明显改变	伴有改变
预后	良好	差
生物学基础	多巴胺功能亢进	脑的结构和功能退化，多巴胺功能没有特别变化

【诊断及鉴别诊断】

1. 诊断　目前，由于精神分裂症病因、发病机制未明，对于精神分裂症的概念和理解仍存在于现象学层面，无明确的标志性症状，更无客观的生物学标志，因此对疾病的诊断意见存在很大分歧。然而，仍然需要就目前对疾病的认识水平制定相对合理公认的诊断标准，以满足临床、科研和交流的需要。目前的诊断系统理念受 Kraepelin 的影响很大，但也体现了对 Bleuler 和 Schneider 观点的重视。

目前，ICD-10 和 DSM-5 被世界各国广为认可，临床上广泛使用。在我国各大医院的医疗信息系统中，较多应用 ICD-10，介绍如下。

（1）诊断要点：

1）症状特点：虽然无法分辨出严格的标示病理性质的症状，但出于实践目的，在众多精神症状中选出一些对诊断有特殊意义的、并常常同时出现的症状群。具备下述①～④中至少一个（如不甚明确常需两个或多个症状）或⑤～⑨中至少两组症状群的十分明确的症状。

① 思维鸣响，思维插入或思维被撤走以及思维广播。

② 明确涉及躯体或四肢运动，或特殊思维、行动或感觉的被影响、被控制或被动妄想；妄想性知觉。

③ 对患者的行为进行跟踪性评论，或彼此对患者加以讨论的幻听，或来源于身体某部分的其他类型的幻听。

④ 与文化不相称且根本不可能的其他类型的持续性妄想，如具有某种宗教或政治身份，或超人的力量和能力（例如能控制天气，或与另一世界的外来者进行交流）。

⑤ 伴有转瞬即逝的或未充分形成的无明显情感内容的妄想、或伴有持久的超价观念，或连续数周或数月每日均出现的任何感官的幻觉。

⑥ 思潮断裂或无关的插入语，导致言语不连贯，或不中肯或语词新作。

⑦ 紧张性行为，如兴奋、摆姿势，或蜡样屈曲、违拗、缄默及木僵。

⑧ "阴性"症状，如显著的情感淡漠、言语贫乏、情感反应迟钝或不协调，常导致社会退缩及社会功能的下降，但必须澄清这些症状并非由抑郁症或神经阻滞剂治疗所致。

⑨ 个人行为的某些方面发生显著而持久的总体性质的改变，表现为丧失兴趣、缺乏目的、懒散、自我专注及社会退缩。

2）病程标准：达到症状学标准至少 1 个月或以上。符合此症状要求但病程不足 1 个月的状况（无论是否经过治疗）应首先诊断为急性精神分裂症样精神病性障碍，如症状持续更长时间满足了 1 个月的标准，再重新归类为精神分裂症。

回顾疾病过程可发现在精神病性症状出现之前数周或数月，有明显的前驱期，表现为对工作、社会活动、个人仪容及卫生失去兴趣，有着广泛的焦虑及轻度抑郁或先占观念。由于难以计算患病时间，1 个月的病程标准仅适用于上述①～⑨的特征性症状，而不适用于任何前驱期的非精神病期。

3）排除标准：需排除心境障碍、分裂情感性障碍、器质性精神障碍、使用精神活性物质所致精神障碍等。

☞ 拓展阅读 8-1
DSM-5 中精神分裂症谱系障碍的诊断标准

（2）精神分裂症诊断中要考虑的因素：有些临床因素对诊断的意义没那么大，未纳入诊断标准，但对诊断仍有一定的指导意义。此外，因为精神分裂症的复杂性，诊断中有些需要注意的因素，一并叙述如下。

1）病程特点：大多数精神分裂症为持续性病程，只是症状时轻时重，有些患者可能有"缓解期"，但症状往往不能完全消失，社会功能的恢复也不彻底，不像心境障碍那样完全。但也有小部分患者间歇期明显，为间歇性病程。

2）起病形式：精神分裂症多隐匿起病，往往在患者症状显著时，家属回顾病史才意识到患者已经出现早期症状很久。少数患者会急性起病。

3）遗传因素：精神分裂症的遗传背景会增加此病的发病风险，也会增加诊断此病的倾向。

4）发病年龄：精神分裂症可以发病于儿童期至老年期，但大多数发病于青春期或成年早期。

5）前驱期症状：精神分裂症的诊断需要综合考虑整个病程中患者的病情变化，尤其是前驱期症状。明显的前驱期症状有助于将精神分裂症与其他疾病鉴别开来。DSM-5 在计算病程时会把显著的前驱期时间计算在内。此外，有些前驱期症状可能发展为典型的精神分裂症症状，需要重点关注。如弱化的精神病风险综合征已经被纳入 DSM-5 的"待考虑状况"。

6）社会文化背景：有些患者在某一社会文化背景下似乎"荒谬离奇"，但在另一社会文化背景下或特定的处境中可能是可以理解的。

7）应激事件：正确看待应激因素在疾病发生的作用有助于精神分裂症和应激相关障碍的鉴别诊断。但要注意的是，由于精神分裂症的隐匿性发病，有些应激因素也可能是发病后受症状影响与环境发生冲突的后果。

8）躯体疾病：躯体疾病可能会表现出精神障碍，为躯体疾病伴发的精神障碍。但如果精神病性症状出现后按自己的规律演变，与躯体疾病的病情变化没关系，此时躯体疾病要看作精神分裂症发病的诱发因素。

2. 鉴别诊断　精神分裂症无标志性的症状或客观的生物学指标以明确诊断，其诊断往往建立在排除性诊断的基础上，临床工作中常与下列疾病鉴别。

（1）器质性精神障碍：脑部或躯体疾病也可以出现精神障碍，有些器质性疾病还可能以精神障碍为主要临床表现或首发症状。与精神分裂症相比，器质性精神障碍往往有以下特点：①与躯体疾病的时间相关性。精神障碍的出现、病情的消长往往与器质性疾病相平行。②器质性精神障碍在急性期往往有意识障碍、定向力障碍，在慢性期往往有智能障碍，有晨轻暮重的规律，且往往少有精神分裂症的"特征性"症状。但也要注意，少数器质性疾病也可能没有意识障碍或智能障碍。③体格检查和实验室检查常常可以找到器质性疾病的证据。如怀疑脑部疾病，脑影像学检查（MRI、CT）和 EEG 则为常规检查，必要时要进行脑脊液检查。

（2）药物或精神活性物质所致精神障碍：精神活性物质滥用或戒断以及应用某些治疗药物（如类固醇、多巴胺激动剂）时可以引起明显的精神病性状态。明确的药物和精神活性物质应用史或戒断史有助于鉴别，精神活性物质应用史不明确时，尿检有助于明确。

（3）抑郁发作：以阴性症状为主要表现的精神分裂症有时和抑制性抑郁发作难以鉴别，但二者有本质区别。前者表现为情感迟钝、淡漠，面无表情，即使亲人有不良事件时也无动于衷；抑郁发作的情绪低落为负性情绪的增加，患者往往有心情不好、低沉、不开心的主观体验，表情显得忧愁或"川"字眉。此外，抑郁发作时的有心无力感、头脑不好用感与阴性症状的意志缺乏、思维贫乏对两者的鉴别也很有帮助。

抑郁症发展至木僵状态时和紧张性木僵十分相似，但情感表现的不同类似于抑郁与阴性症状的区别，且两者与环境的情感接触有本质区别。

抑郁发作可以出现精神病性症状，精神分裂症也常出现抑郁症状，既往病史、症状出现的先后、持续时间、优势症状的特征、病程特征（发作性往往为抑郁发作，持续性往往为精神分裂症）和疾病转归等临床特点有助于鉴别。

（4）躁狂发作：某些精神分裂症表现出精神运动性兴奋，外观和躁狂发作类似，二者需要谨慎鉴别，鉴别要点：①两者在思维的连贯性和思维内容的表现形式会有不同，躁狂发作的音联意联、语量增大有可理解性和现实性，具有夸大色彩；精神分裂症更多地表现为思维散漫甚至思维破裂或词的杂拌，内容往往令人费解或显幼稚、荒谬。②两者的情感体验、表情和与环境的接触明显不同，躁狂发作往往情感高涨、活跃、生动，具有感染色彩，与思维内容一致，与环境相对保持完整；精神分裂症的情感多为不协调，有的显得幼稚、愚蠢，与思维内容不协调，与环境接触较困难，不协调，行动往往杂乱无章。

（5）神经症性障碍：一些精神分裂症早期可表现为神经衰弱、强迫、焦虑、恐惧、疑病等症状，在疾病期也可能伴发上述症状。这些症状往往有以下特点：①患者对这些症状往往缺乏自知力和痛苦感，缺乏求治愿望，甚至拒绝求治；②症状内容往往不典型或更荒谬离奇，如强迫症状的内容更多变、荒谬，"反强迫"不明显；③具有精神分裂症的根本特征或精神病性症状。上述特征与神经症的临床特点显著不同，有助于鉴别。

【治疗及干预】

对精神分裂症的干预和治疗既要针对患者急性期的症状也要关注其慢性残疾状态。药物和心理社会的全病程综合治疗将会带来最大的疗效。对某些类型精神分裂症可以选用电痉挛治疗。

1. 精神分裂症的治疗策略

（1）治疗分期与目标：治疗效果较好的精神分裂症的治疗阶段分为急性期、巩固期（稳定期）和维持期（康复期）。急性期一般持续 4~8 周，治疗主要目标为：预防伤害，控制异常行为，降低精神病性症状和相关症状的严重性（如激越、攻击、阳性症状、阴性症状、紊乱症状和情感症状）。巩固期至少要持续 6 个月，此期维持急性期所用有效药物，防止已经缓解的症状复发，并使阴性症状获得进一步缓解；增加患者适应日常生活的能力。维持期持续时间观点不一，但一般认为首次发病一般要持续 2~3 年，发病次数越多所需持续时间越长，目标是维持症状持续缓解，预防复发，同时改善患者的社会功能和生活水平。

（2）不同分期的治疗策略：

1）首发患者和复发患者的急性期治疗策略：早期发现、早期治疗是降低治疗难度和疗程、改善预后的重要策略；急性期多以阳性症状、紊乱症状、激越冲动为主要表现，宜采取积极的治疗手段，争取缓解症状；根据经济情况，选用疗效确切、不良反应小、便于长期治疗的抗精神病药物，必要时根据共存症状采取增效治疗，联用其他精神药物（如苯二氮䓬类药物、抗抑郁药物、心境稳定剂等）或电痉挛治疗；根据患者病情、家庭照料情况和医疗条件选择合适治疗场所，包括住院、门诊、社区和家庭病床治疗，如患者有自杀／自伤或伤人的风险和行为，在监护人的同意下采取非自愿住院治疗；适当的心理干预会降低患者的心理应激，促进患者放松；积极进行家庭教育，建立良好的医患联盟。

2）稳定期（巩固期）治疗策略：仍以药物治疗为主；维持原有效药物的原有效剂量坚持巩固治疗；治疗场所建议为门诊或社区；重视对患者的心理治疗（以支持性心理治疗为主）和对家庭的健康教育。

3）维持期（康复期）治疗策略：根据个体及所用药物情况，确定是否减少剂量，把握预防复发所需剂量，抗精神病药物治疗对降低复发风险具有重要价值；疗效稳定、无特殊不良反应，尽可能不换用药物；疗程视患者个体情况而定，5年内有2次或以上发作者应长期维持治疗；治疗场所主要为门诊和社区；心理社会干预可以提高患者的依从性，帮助患者应对应激性事件，对药物治疗是有效的增效治疗；社会功能康复治疗可以帮助患者更好地回归社会。

（3）慢性患者的治疗策略：慢性患者指病程迁延，症状未能完全控制，常残留阳性症状和情感症状，包括抑郁和自杀，而阴性症状和认知功能损害可能是主要临床表现。

治疗策略包括：进一步控制残留症状，提高疗效，可采用换药、加量、合并治疗等方法；如出现抑郁、自杀症状，可联合使用抗抑郁剂以增效；治疗场所可以为门诊、社区或住院；心理治疗；社会功能康复。

2. 精神分裂症的治疗方法

（1）抗精神病药物治疗：几乎所有的精神分裂症患者都会从抗精神病药物治疗获益，它不但可以控制疾病的幻觉、妄想、紊乱言行等精神病性症状，而且可以预防症状的复发。抗精神病药物治疗的原则包括：

1）早期治疗原则：确定精神分裂症的诊断后，应尽早开始抗精神病药物治疗。

2）足疗程原则：急性期、巩固期和康复期的全病程。

3）单一用药原则：尽量单一用药，对于难治性精神分裂症可以考虑联合用药。

4）足量原则：小剂量起始，逐渐加至有效剂量，

根据药物不良反应及患者的症状改善情况调整药物滴定速度。

5）选药原则：根据临床症状群的表现和患者的躯体状况、性别、年龄、经济状况、既往用药反应等，可选择一种非典型抗精神病药物（如利培酮、奥氮平、喹硫平、齐拉西酮、帕利哌酮或阿立哌唑等，氯氮平应谨慎作为一线选择），也可选择典型抗精神病药物（如氯丙嗪、奋乃静、氟哌啶醇或舒必利等）。

6）复发或病情恶化的急性期患者治疗：根据既往用药情况调整用药，剂量低于有效治疗剂量者，可增加至治疗剂量继续观察，如果已经达到治疗剂量而仍无效者，酌情加量或换用另一种化学结构的非典型或典型抗精神病药物，难治性精神分裂症可以选用氯氮平，但要监测血液白细胞和中性粒细胞。

7）增效治疗原则：如患者持续出现焦虑、抑郁和敌意等症状，即使阳性症状控制较好，仍应合用苯二氮䓬类药物、心境稳定剂、抗抑郁剂等；如患者已经接受了足剂量、足疗程的抗精神病药物（甚至包括氯氮平）治疗，但仍表现为持续的阳性症状，可合并电痉挛治疗或者联合不同种类（化学机构不同、药理作用不尽相同）的抗精神病药物。

8）安全原则：全程监测药物不良反应（详见第十八章"精神障碍的治疗"）。

（2）心理治疗：有效的心理治疗可以提高精神分裂症患者对药物治疗的依从性、降低复发率和再住院率、减轻精神症状带来的痛苦、改善患者的社会功能和生活质量、为患者家属或照料者提供必要的支持。因此，精神分裂症的优化治疗应将药物治疗与心理治疗进行有机的整合，以达到改善临床症状、改善社会功能和生活水平的治疗目的。

不同的患者、同一患者不同的病期症状和心理需求可能不同，所以在不同的病期、症状不同的患者的心理治疗方法也不同。支持性心理治疗适用于疾病的各个时期；认知行为治疗在巩固期和维持期有助于症状的缓解和合理应对应激；维持期的认知矫正治疗、社交技能训练和康复治疗有助于社会功能的康复；家庭教育和治疗适用于疾病的各期，有助于家庭更有效地应对患者的问题，为家庭提供支持和教育，减少痛苦水平，改善家庭沟通问题和处理问题的方式，减少患者复发。

（3）电痉挛治疗和改良的电痉挛治疗：抗精神病药物应用以前，电痉挛治疗（electroconvulsive therapy, ECT）被广泛应用于精神分裂症等疾病的治疗。一直

到现在，仍是精神科临床广泛使用的快速、安全、有效的治疗方法。近年来的改良电痉挛疗法（modified electroconvulsive therapy，MECT）安全性更高，逐渐代替了传统的电痉挛治疗。

对于有极度兴奋躁动、冲动伤人的精神分裂症及表现为违拗、拒食、紧张性木僵的精神分裂症效果较好。也适用于对抗精神病药物治疗无效或对抗精神病药物不能耐受的精神分裂症患者。

（4）重复经颅磁刺激治疗：重复经颅磁刺激（repetitive transcranial magnetic stimulation，rTMS）目前在国内尚无治疗精神分裂症的适应证。但国内外研究表明，rTMS 对精神分裂症持续的幻听和阴性症状有效。

（5）精神外科治疗：有研究尝试精神外科治疗精神分裂症（如脑额叶白质切断术）、多靶点射频热凝治疗（如内囊前肢、扣带、杏仁核等），但因为疗效的不确定和术后不良反应，未被一致接受，目前未被纳入治疗指南。

（6）中医治疗：我国在 20 世纪六七十年代起试用中药制剂和针灸治疗精神病，一直到现在尚未发现能单独治疗精神分裂症。有研究报道，某些中药制剂或穴位针灸可以增效抗精神病药物疗效，但目前的临床指南尚未纳入。

3. 病程和预后　多数精神分裂症患者表现为持续或间断发作两类病程。大约 1/5 的患者发作一次缓解后终生不发作。反复发作或不断恶化的患者可出现人格改变和社会功能下降，呈现出不同程度的残疾状态。病情的不断加重最终会导致患者丧失社会功能，需要长期住院或反复入院治疗。

精神分裂症的慢性病程可以导致患者的个人生活陷入混乱和痛苦。有近 50% 的患者曾试图自杀，至少 5% 的患者最终死于自杀。此外，精神分裂症患者遭受意外伤害或患有躯体疾病的概率也较常人为高，平均寿命缩短。

约 75% 的首次发作的精神分裂症患者可以达到临床治愈。但由于患者的自知力缺乏、患者及照料者对药物不良反应的担心等原因，使患者依从性差，常常会中断治疗或自行减药，做不到系统的抗精神病药物治疗，最终导致疾病反复发作或不断恶化的比率较高。据研究，精神分裂症患者出院 1 年内的复发率为 33.5%，1 年内的再住院率为 18.9%，5 年内复发率高达 80%，而中断药物治疗者的复发风险是持续药物治疗者的 5 倍。所以，坚持抗精神病药物治疗是预防复发的主要措施。

总体来讲，目前约 60% 的患者是可以达到社会性缓解，即具备一定的社会功能。

在精神分裂症早期阶段确定预后比较困难。一般来讲，有利于预后的一些非治疗性因素包括：起病年龄晚、急性起病、发作短暂、阳性症状为主、伴有明显的情感症状、病前人格正常、病前社交与适应能力良好、发病前有明显社会心理因素、家族中有精神分裂症患者、已婚以及家庭关系和睦等。通常女性的预后要较男性好。

第二节　妄想性障碍

【概念】

妄想性障碍（delusional disorders）是一组病因未明，以持续的一种或一整套互相关联的妄想为突出临床特征，往往不伴有其他精神病理学改变的精神病性障碍。在不涉及妄想内容的情况下，患者精神活动的其他方面相对正常。起病缓慢，常在中年，有时可在成年早期，起病前往往有一定的人格缺陷。病程较迁延，但较少引起精神衰退，人格相对保持完整。过去曾称为偏执性障碍（paranoid disorders）或偏执狂（paranoia）。

19 世纪后期，Valentin Magnan 描述了一种慢性系统的妄想性障碍，这种妄想性信念有明确的范围和高度的组织结构性。在 Kraepelin 第 4 版和第 6 版的教科书中，他将妄想性障碍描述为与早发性痴呆、躁郁症截然不同的第三类精神病，主要特征包括慢性、非怪异、高度系统性的妄想、没有早发性痴呆的典型退化病程。Bleuler 一直坚持偏执性障碍和偏执性精神分裂症是有区别的。然而，Kurt Kolle 后来重新评估了 Kraepelin 的偏执患者，发现他们退化的方式与早发性痴呆患者类似。这种观点在 DSM-Ⅱ 中得到体现，偏执状态被认为可能是精神分裂症的变异。

目前，虽然对妄想性障碍与精神分裂症的关系仍有分歧，但 ICD-10 或 DSM-5 都将妄想性障碍列为不同于精神分裂症的一组精神病性疾病。

【病因及发病机制】

妄想性障碍的病因目前未明。一般认为，是在性格缺陷的基础上，遭遇应激性生活事件后经历一定的阶段逐渐发展而来。患病前患者往往存在特定的性格缺陷，如主观、自负、固执、情绪化、敏感、多疑等，在遭遇应激性事件或内在冲突时将事实曲解，将别人的言行、态度与自己的主观想象相结合而进行歪曲推理，可能逐渐发展至偏执信念，以致发病。但其具体原因和机制尚不明确，不同学派有自己的理论。

其较低的发病率限制了检测其遗传和其他风险因素的可能性。然而有家系研究表明，妄想性障碍和精神分裂症之间似乎是相互独立的。

精神动力学理论假设，出现在妄想障碍中的被害妄想是对应激和矛盾冲突的一种保护性心理反应，这些应激或冲突（例如对未知事物的恐惧、同性恋的惊恐，对移民的适应）代表了对自尊和自我的一种严重威胁。在对威胁的反应中，有从亲密关系的情感退缩，还有通过像投射这样的保护机制以维持表现正常的强烈努力。在极端情况下，偏执性的保护不能成功释放焦虑反而发展为一种完全不同的适应不良状态，这被假设为引起了妄想性障碍的发生。

以认知和实验心理学家的研究为基础的妄想性障碍的病因学理论提示，有被害妄想的妄想性障碍患者往往会选择性注意威胁性信息，没有足够的信息基础就跳跃式得出结论，将负性事件归因于外部个人原因，猜测他人的意图和动机有困难。优先回忆威胁性记忆也可能是强化妄想性信念的机制之一。

行为主义学派认为，这类患者的神经系统具有兴奋过程亢进、抑制过程不足的特点。在遭遇应激时，神经系统的兴奋过程过度紧张，在大脑皮质形成了病理惰性兴奋灶。这个"孤立性病灶"与异常牢固的情感体验和意图有关，由于其兴奋性异常强烈，而且通过负诱导机制在其周围出现广泛抑制，阻滞了大脑皮质其他脑区对其的影响，因此患者对自己的精神状况缺乏批判，因而形成系统的妄想。

【临床表现】

起病常在中年，但有时在成年早期（尤其是确信身体畸形的患者）。大部分隐匿起病，少数亚型急性起病。

1. 症状特征　以一种或一整套相互关联的妄想为主要表现，妄想对象往往不泛化，内容往往固定，有系统的结构；此病妄想的内容相对于精神分裂症的妄想更接近于现实，且常与患者的生活处境有关，如少数患者出现的被害妄想，但也有荒谬离奇的；妄想的内容变异很大，常为被害、嫉妒、诉讼、夸大、钟情或疑病，或表现为坚信其身体畸形，或确信他人认为自己有异味或是同性恋者；妄想往往持久，有时持续终生；典型病例往往缺乏其他精神病理改变；没有或偶然有幻觉，即使存在也不突出，并且与妄想的主题相关（例如，与昆虫大批出没的妄想有关的被昆虫寄生的感觉），精神分裂症性症状（如被控制妄想、思维被广播、明显的情感迟钝等）不会出现；可间歇地出现抑郁症状或躁狂症状，但对于妄想而言其病程是短暂的。在心境障碍消失后妄想仍持续存在；除了与妄想或妄想系统直接相关的行为和态度外，情感、言语和行为均正常。

2. 几种类型的主要临床表现

（1）被害妄想型：患者坚信自己或自己亲近的人被恶意地对待或某种方式地被害。被害信念往往会引起易抱怨、易激惹、愤怒情绪，有时可导致攻击性，甚至嗜杀行为。这样的患者也可能专注于正式诉讼。与精神分裂症的被害妄想相比，此病的妄想系统、连贯和不荒谬离奇。除了和妄想有关的障碍外，社会功能往往不受连累。在有些患者，正常、病理性行为、超价观念和妄想之间的界限往往并不清晰。

（2）嫉妒妄想型：嫉妒的感觉可以处于正常的嫉妒到病理性嫉妒再到有妄想色彩嫉妒的连续谱上，而异常的阈值则部分由社会决定。最常见的嫉妒妄想是坚信自己的配偶不忠。对于有些患者，配偶的不忠行为可能真实存在，但嫉妒反应的程度、支持不忠指责的"证据"可能会有妄想的特征。嫉妒是危险的，因为它不但引起愤怒，而且会错使患者有义愤填膺的感觉以至于认为他们的攻击性行为是正确的。因此，嫉妒型妄想性障碍患者常伤害甚至谋杀其伴侣或他人。

（3）色情狂型：有时被称为 De Clerambault 综合征或者精神病性激情。患者坚信某人（往往是较高地位的）和自己相爱。患者往往指认为他们已经首次相爱，并有了首次进展。在爱的对象忽视或者拒绝了他们的接触或者通信后，患者也可能加工描述他们的关系。患者经常倾向于独居、退缩、依赖、性抑制，社会或工作能力差。典型病例可能会急性起病，然后转为慢性。部分患者可以有跟踪、骚扰的行为，如令妄想对象感到厌烦、恐惧的通信（经常的电话、书信、电子邮件、涂鸦、便条或者包裹等）。有时患者甚至会跟踪他们的目标，并在其公共场所做出不受欢迎的或者闯入式的出乎意料的现身，有时还会伴有含蓄的或明确的威胁。有时，暴力行为会逐渐升级，直至对象或对象相关人员被杀。

（4）躯体妄想型：其核心症状为疑病妄想或躯体畸形妄想的症状，患者仅有涉及健康或躯体功能的唯一妄想性观念。症状发生可以是渐进的也可能是突然的。焦虑和高度警觉也往往是此疾病的特征。对有寄生虫寄生妄想的患者，幻触也较常见。此类患者很少去精神病学医疗机构求诊，反而经常去皮肤病、整形、泌尿、口腔科等专科医生处求诊，有可能得到相应专科的处理。大部分患者妄想症状可能有波动，但病情无真正缓解。

（5）夸大型：这种类型较少见，因为夸大妄想较少单独出现，往往存在于躁狂发作或精神分裂症。患者常常有夸大观念，但没发展至妄想。患者可能是对能力的夸大，也可能对身份的夸大。具有能力夸大妄想的患者会认为自己有不同常人的禀赋、被某种力量或组织选中去完成特别的使命。具有身份夸大妄想的患者坚信自己出身名门、与名人有关系或自己的身份很显赫。

【诊断及鉴别诊断】

1. 诊断　妄想性障碍的诊断主要依据为精神症状检查、病程特点等临床特征，实验室检查有助于排除诊断。除病程外，ICD-10 和 DSM-5 中关于妄想性障碍的诊断标准基本类似。根据 ICD-10，主要诊断依据如下：

（1）一种或一整套相互关联的妄想是最突出的或唯一的临床特征，妄想必须为明确的患者的个人信念，而非亚文化观念。妄想存在至少 3 个月。

（2）没有精神分裂症的特征性症状（如被控制妄想、思维被广播和明显的情感迟钝等），不符合精神分裂症的症状学诊断标准。偶尔伴有幻觉，但往往历时短暂，且往往和妄想的主题相关。

（3）如果出现抑郁症状或躁狂症状，甚至完全的抑郁发作或躁狂发作，其发作和妄想症状相比应该是间断的、暂时的，在没有情感障碍时妄想仍持续存在。

（4）除了与妄想或妄想系统直接相关的行为和态度外，情感、言语和行为均正常。妄想未涉及的社会功能往往不受损坏。

（5）排除脑部疾病、躯体疾病、药物或精神活性物质引起的精神障碍。

2. 鉴别诊断

（1）器质性精神障碍和精神活性物质所致精神障碍：这类疾病也可以表现出简单的被害妄想、夸大观念、嫉妒妄想等。但往往存在以下特征：①躯体或脑部病史、精神活性物质服用史；②在妄想症状的同时，常伴有意识障碍、智能障碍或显著的幻觉、紊乱言行等症状；③体格检查会发现躯体疾病或脑部疾病相应的体征；④实验室检查会发现躯体疾病或脑部疾病的证据，尿检有助于精神活性物质所致精神障碍的诊断。而妄想性障碍往往没有上述特征。

（2）精神分裂症：精神分裂症，尤其是偏执型精神分裂症也可以以妄想为主要临床表现。但往往存在以下特征：①存在精神分裂症的特征性症状，如被控制妄想、思维被广播、清晰而持久的妄想和情感迟钝等（妄想性障碍的诊断与这些症状的出现相排斥）；②妄想往往泛化，内容多变、荒谬离奇、缺乏系统性（妄想性障碍的妄想可以是单一的，或为相互联系的一整套、相对固定、有一定的现实性、非荒谬离奇）；③行为、情绪常和妄想性信念不协调（而妄想性障碍往往是协调一致的）；④慢性病程者的较高级认知功能往往受损（妄想性障碍此功能缺陷不明显）；⑤生活、社交和工作等社会功能显著受损（妄想性障碍患者除牵涉妄想的社会功能外，其他社会功能往往保持良好）。

（3）心境障碍：严重的抑郁障碍会出现被害、疑病等妄想，躁狂发作会出现夸大、被害妄想；妄想性障碍期间也可能出现抑郁发作或躁狂发作，二者需鉴别。前者往往是情感症状为主要临床相，持续时间长，但妄想症状短暂，且为发作性病程，治疗效果好；而后者则相反，情感症状短暂，在情感症状消失后妄想症状仍持续性存在，呈持续性病程，对药物治疗效果不好。

【治疗及干预】

妄想性障碍的治疗往往非常困难、疗效较差。其妄想往往来源于现实，无明显荒谬离奇，早期不易被发现，很难做到早期治疗。此病患者缺乏自知力，认识不到自己有病，很难接受治疗。令医生和家属缺乏对患者治疗积极性的最主要原因还是疗效不明显，无论是药物治疗还是心理治疗。但在患者出现激越、暴力行为时，必须采取积极的治疗，尽可能住院治疗。

1. 药物治疗　目前的精神药物，包括抗精神病药物，对此病无明显疗效，对妄想症状的缓解作用有限。但药物治疗有利于患者稳定情绪、控制行为。可以选择不良反应小的抗精神病药物，易于被患者接受。有报道，心境稳定剂可能对患者的激越、暴力有缓解作用。

2. 心理治疗　心理治疗的前提是建立良好的医患关系，但因患者缺乏自知力，往往不愿接受治疗，所以能让患者配合治疗是此病心理治疗的关键。治疗首先从非主要的症状入手，如睡眠、情绪问题，患者易于接受和配合，逐步过渡到核心症状的治疗。

心理治疗的内容不是直接针对妄想性体验，而是这种妄想体验的心理根源。精神分析和认知治疗可能有些许效果，但多数情况下症状并不能缓解。然而，心理治疗可以帮助患者达到某种妥协，可以减轻患者的痛苦，减少其激越、暴力行为仍然对患者是有益的。

第三节　急性而短暂的精神病性障碍

急性而短暂的精神病性障碍（acute and transient psychotic disorders）是一组急性起病、迅速发展的精神病性障碍，通常在 2 周或更短的时间内从缺乏精神病性特征的状态转变为有明显异常的精神病性状态，存在典型的综合征，幻觉、妄想、言行紊乱等阳性症状往往非常突出，时常也可出现情感变化和情感症状。发病前往往存在相应的急性应激。患者一般在 1～3 个月内痊愈，仅有一小部分发展为残疾。

【临床表现】

1. 急性起病　从没有精神病性特征到明显异常的精神病性症状的时间在 2 周或更短时间以内。如果 48 h 以内起病，称为暴发性起病。表现为焦虑、抑郁、社会退缩或轻度行为异常的前驱期不应计入起病时间。

2. 存在典型综合征　包括多形综合征（polymorphic syndrome）和典型的精神分裂症综合征。这是急性而短暂的精神病性障碍亚型分类的基础。

（1）急性多形性精神病性障碍（acute polymorphic psychotic disorder）：具备多种类型的幻觉或妄想，其类型和程度每天或在同一天内不断变化。其多形性、不稳定性和变化性的临床表现十分典型。情绪状态也有类似的变化，如快速短暂的开心和狂喜或焦虑和激惹。本症特别倾向于暴发性起病（48 h 内）。可以持续存在或不存在符合精神分裂症诊断标准的症状，分别称为伴有或不伴有精神分裂症症状的急性多形性精神病性障碍。迅速变化和起伏的状态被很多国家认为是急性精神病状态的重要特征。

（2）急性精神分裂症样精神病性障碍（acute schizophrenia-like psychotic disorder）：其精神病性症状相对稳定并符合精神分裂症的标准，但持续时间不足 1 个月。也可存在某种程度的情绪变化或情绪不稳定，但不如急性多形性精神病性障碍的情绪症状显著。

（3）其他以妄想为主的急性精神病性障碍：在明显的精神病性状态出现后的大部分时间里必须存在妄想或幻觉，其中一种或一种以上症状相对稳定，但不符合精神分裂症的症状诊断标准。

3. 存在相应的急性应激　急性而短暂的精神病性障碍常因相应的急性应激而起，但这个临床特征要弱于上述两个。有相当一部分患者缺乏相应的应激，尤其是大部分急性多形性精神病性障碍患者没有促发性急性应激。这里的急性应激指的是在类似环境下对该文化环境下的大多数人构成应激。典型的应激事件可以为亲人亡故；非预期性地失去伴侣、工作或婚姻；或战争、恐怖主义和严刑所致的心理创伤。应激发生 2 周以内即出现第一个精神病性症状。

【诊断及鉴别诊断】

1. 诊断　急性而短暂的精神病性障碍是 ICD-10 分类与诊断系统中的疾病术语，约相当于 DSM-5 中的短暂精神病性障碍（brief psychotic disorder）和精神分裂症样障碍（schizophreniform disorder）。此处主要介绍 ICD-10 中急性而短暂的精神病性障碍与诊断标准。

（1）因缺乏经过试验和检测的多轴系统，ICD-10 根据本症某些关键特征的优先顺序而排列诊断系统，以避免混淆诊断。这些症状的优先顺序为：①急性起病（2 周以内）为本组所有疾病的特征；②存在典型综合征；③存在相应的急性应激。同时，根据 ICD-10 的安排，不符合这一优先顺序的仍可被确定为具有上述表现之一的急性精神病性障碍。

（2）在急性起病的定义中，2 周或 48 h 的标准不是指严重度和障碍达到顶峰的时间，而是指精神症状变得明显并至少妨碍了日常生活和工作的某些方面所需的时间。此时间标准不包括表现为抑郁、焦虑、社会退缩和轻度的异常行为的前驱期。

（3）急性精神病可以伴有或不伴有急性应激，ICD-10 指出在诊断中必须指明是否伴有急性应激（具体请见本节临床特征部分）。长期存在的痛苦或烦恼不属于急性应激。

（4）虽然患者可时常出现明显的情绪变化、情感性症状，但不能满足躁狂发作、抑郁发作中任何一种的诊断标准。

（5）患者一般在 1～3 个月内（往往在几周甚至几天内）痊愈，有一部分患者症状持续时间超过诊断标准，则根据主要症状修改诊断。如果不伴有精神分裂症状的急性多形性精神病障碍患者的症状持续 3 个月以上，应更改为：持续性妄想性障碍或其他非器质性精神病性障碍；伴有精神分裂症状的急性多形性精神病性障碍患者的精神分裂症的症状持续 1 个月以上，诊断应更改为精神分裂症；急性精神分裂症样精神病性障碍的精神分裂症的症状持续 1 个月以上，诊断应更改为精神分裂症；其他以妄想为主的急性精神病性障碍的妄想症状持续 3 个月以上，诊断应更改为持久的妄想性障碍，其幻觉症状持续 3 个月以上则更改诊断为非器质性精神病性障碍。

在疾病的早期对急性而短暂的精神病性障碍做出明确诊断通常是不可能的或者是困难的。因为，除非这些精神病性障碍已经完全缓解，病程时间的长短无法确定。因此，对此组疾病的诊断往往也是暂时的。

（6）部分患者表现出的紊乱、迷惑应排除器质性病因，包括脑器质性疾病和躯体疾病所致的谵妄、痴呆等精神障碍。

（7）排除明显的药物或酒精中毒所致精神障碍。但如果近期酒精或大麻等精神活性物质的用量仅轻度增加，且没有严重中毒或定向障碍的证据，则不应排除诊断为本组某种急性精神病性障碍的可能性。

2. 鉴别诊断

（1）精神分裂症：具有精神分裂症性的精神症状，如突出的幻觉、妄想和紊乱症状，是精神分裂症的主要症状学标准，也是急性而短暂的精神病性障碍的主要症状学标准，在急性期很难区别开来。但急性而短暂的精神病性障碍是急性起病，2周内发展为明显的精神病性状态，精神分裂症可以急性起病，也可慢性隐匿起病。如果精神分裂症的特征性症状持续时间超过1个月，急性而短暂的精神病性障碍则修改诊断为精神分裂症。

（2）心境障碍：急性而短暂的精神病性障碍也可以出现抑郁或躁狂的症状，但达不到抑郁发作或躁狂发作的标准。而且，此组疾病的突出表现为多形性和精神分裂的典型症状，而心境障碍不具备这些特征。

（3）器质性精神障碍和精神活性物质所致精神障碍：急性而短暂的精神病性障碍常出现困惑、先占观念以及不注意当前的谈话，如果这些症状十分明显或持久，则应推迟诊断，直到经过调查和观察而澄清这一问题，排除器质性原因或精神活性物质所致。后者往往可以通过以下特征以助于鉴别：①躯体或脑部病史、精神活性物质服用史；②常伴有意识障碍或智能障碍；③体格检查会发现躯体疾病或脑部疾病相应的体征；④实验室检查会发现躯体疾病或脑部疾病的证据，尿检有助于精神活性物质所致精神障碍的诊断。

【治疗及干预】

尽管急性而短暂的精神病性障碍有着良好的预后，但在发病期症状显著，对患者生活和工作，甚至自我生命安全、社会安全有明显影响。此外，此病的诊断可能是暂时的，实际上可能是其他持续病程或反复发作的精神病性障碍或心境障碍。所以此病仍需积极干预治疗。治疗手段主要包括药物治疗和心理治疗。

1. 药物治疗　同精神分裂症类似，抗精神病药物治疗为此病的主要治疗手段，但在药物种类和剂量的选择、疗程方面与精神分裂症存在差别。尽量选择不良反应小的药物，以第二代抗精神病药物为主。药物剂量不一定达到精神分裂症的推荐剂量，能控制精神病性症状即可。对于伴有失眠的患者，可以选择有镇静作用的抗精神病药物，也可以联合使用苯二氮䓬类药物。对伴有明显情绪低落或焦虑的患者，可以联合使用抗抑郁剂或抗焦虑药。药物治疗的疗程不像精神分裂症那么长，一旦精神症状得到有效控制，即可根据病情逐渐减量，直至停药。

2. 心理治疗　应激因素是急性而短暂的精神病性障碍重要特征之一，在部分患者发病中起着重要的作用，因此，心理治疗也是此病的重要治疗手段之一。心理治疗的目标有两个：一个是要帮助患者处理当前的应激因素，稳定患者当前的情绪症状；另一个是要提高患者管理应激的能力，预防复发。支持性心理治疗在疾病的急性期有助于缓解患者的情绪，也有助于缓解期对应激的管理。帮助患者改善对应激的认识、采取积极的应对方式、合理利用社会支持的心理治疗，认知心理治疗都有助于预防疾病的复发。

3. 病程和预后　根据ICD-10中急性而短暂的精神病性障碍的病程标准，此组疾病有着令人欣喜的病程：1~3个月内症状完全缓解。大部分痊愈的患者在随后的时间可以保持健康，即使以后有复发，这些发作往往仍是短暂的，预后是良好的。极少部分患者可能有残留症状。

来源于多国的一些研究评价了ICD-10中急性而短暂的精神病性障碍的诊断稳定性。印度和丹麦的研究显示，27%~48%的患者在1~3年的多次发作后会有不同的诊断。有些研究发现，诊断的稳定性与患者的临床特征有关。德国一项研究表明，急性精神分裂症样精神病性障碍亚型与其他类型的急性而短暂的精神病性障碍亚型的诊断稳定性存在不同，在随访中，前者只有30%的患者维持最初的诊断，而后者67%的患者维持了最初的诊断。与此类似，日本的一项长期回顾性研究显示，63%的不伴精神分裂症样症状的急性多形性精神病性障碍患者可以维持在平均随访20年的时间内仍维持最初诊断。性别因素对急性而短暂的精神病性障碍的诊断稳定性的影响也可能很大。英国一项研究发现，在3年的随访中，73%的男性的急性而短暂的精神病性障碍的诊断维持未变，而女性只有14%。大部分诊断更改为精神分裂症和心境障碍。

第四节　分裂情感性障碍

分裂情感性障碍（schizoaffective disorder）是一种发作性障碍，情感性症状与分裂性症状在疾病的同一次发作中都很明显，两种症状多为同时出现或最多相差几天。常反复发作，能完全缓解，极少数发展成缺陷状态。

分裂情感性障碍与典型的心境障碍和精神分裂症的关系尚未确定，但它十分常见，不容忽视，所以在 ICD-10 以及 DSM-5 中都列为单独的目录，保留此分类。

【临床表现】

1. 症状特点

（1）多急性或亚急性起病，发病前可有应激性生活事件。

（2）临床症状中同时有典型的情感症状（躁狂发作或抑郁发作）和精神分裂症的症状（明显的幻觉、妄想、紧张症、思维破裂或其他精神分裂症的基本症状），两类症状同样突出，基本同时存在或至多相差几天。症状变异性较大。同一患者在不同的发作期临床表现并不一致。

（3）反复发作性病程。多数患者完全缓解，极少数患者发展为缺陷状态。

2. 临床分型

（1）分裂情感性障碍，躁狂型：常急性起病。症状鲜明，在疾病的同一发作中分裂性症状和躁狂症状均突出。情感症状的形式通常为情感高涨，伴自我评价增高和夸大观念，但有时兴奋或易激惹更明显，且伴有攻击性行为和被害妄想。上述两种情况均存在精力旺盛、活动过多、集中注意力受损，正常的社会约束力丧失。可存在关系、夸大或被害妄想，一定存在更典型的精神分裂症性症状，如思维被广播、被控制或影响体验、辩论性幻听、古怪妄想性观念等。虽然有广泛的行为紊乱，但一般在数周内即可完全缓解。

（2）分裂情感性障碍，抑郁型：同一次发作中精神分裂性症状和抑郁性症状都很突出。抑郁心境通常伴有若干特征性抑郁症状或行为异常，如迟钝、失眠、无精力、食欲和体重下降、正常兴趣减少、集中注意力受损、内疚、无望感及自杀观念。同时或在同一次发作中，存在更典型的精神分裂症症状，如本节"躁狂型"部分所述。抑郁型分裂情感性障碍的发作表现往往不如躁狂型鲜明和令人吃惊，但一般持续时间长，而且预后较差。虽然部分患者完全缓解，个别患者却逐渐演变成精神分裂症性缺陷。

（3）分裂情感性障碍，混合型：同一次发作中精神分裂症性症状和混合型双相情感障碍的症状同样突出，基本同时存在。

【诊断及鉴别诊断】

1. 诊断　分裂情感性障碍与精神分裂症的关系存在很大分歧，有学者认为它是精神分裂症和心境障碍的过渡阶段。但分裂情感性障碍并不少见，临床干预与精神分裂症和心境障碍也有所不同。因此，无论是 ICD-10 和 DSM-V 都将其列为独立的一类疾病。同精神分裂症和心境障碍一样，这类疾病的诊断仍然主要是建立在症状学特征的基础上。以下为 ICD-10 的主要诊断要点。

（1）在疾病的同一次发作中，明显而确实的精神分裂性症状和情感性症状同时出现，因而该发作既不符合精神分裂症，也不符合抑郁发作或躁狂发作的标准。

（2）精神分裂症性症状和情感症状均较突出，几乎同时出现和存在，最多相差几天。如果在疾病的不同发作中分别表现出精神分裂症性症状和情感性症状，则分别根据当时症状进行诊断，不诊断为分裂情感性障碍。

（3）有些患者出现反复发作的分裂情感性发作，可为躁狂型或抑郁型，也可为两型之混合，即混合型，此时应一直诊断为分裂情感性障碍。

（4）有些患者可在典型的躁狂发作或抑郁发作之间插入一到两次分裂情感发作，这种偶然出现的分裂情感性发作并不能推翻双相情感障碍或反复发作性抑郁障碍的诊断。

2. 鉴别诊断　因为分裂情感性障碍既有典型的情感性症状，又有典型的精神分裂症性症状，所以在临床工作中，此症经常需要与精神分裂症和心境障碍鉴别。在三者之间的鉴别时，既要对当前症状进行仔细甄别、确认，是否有两类相应的症状，同时需对疾病整个病程发展进行纵向的分析。

如果在疾病的不同发作中分别表现出精神分裂症性症状和情感性症状，则分别根据当时临床相进行诊断，不诊断为分裂情感性障碍。

虽然此次发作同时有典型的两组症状，单看这次发作可以诊断为分裂情感性障碍，但如果整个病程是多次躁狂或抑郁的反复发作，这种偶然出现的分裂情感性发作并不能推翻双相情感障碍或反复发作性抑郁障碍的诊断。

【治疗及干预】

类似于精神分裂症或心境障碍，药物治疗、电痉挛治疗、心理治疗以及康复治疗等治疗手段均有助于分裂情感性障碍的防治，但所需精神药物可能比前两者更复杂。

1. 药物治疗　分裂情感性障碍的精神分裂性症状和情感症状均为突出的临床相，往往抗精神病药会和心境稳定剂或抗抑郁剂联合使用，这比单一用药的效果往往更好。

（1）躁狂型或混合型分裂情感性障碍的药物治疗：由于非典型抗精神病药物（如奥氮平、喹硫平、利培酮等）既可以治疗精神分裂症性症状，对情感症状也有显著的疗效（尤其是对躁狂发作），而且相对不良反应较小，所以针对此症建议首选单一非典型抗精神病药物治疗。如果疗效欠佳，可以联合使用心境稳定剂（如锂盐和丙戊酸盐等）。也可以联合使用典型抗精神病药物（如氯丙嗪、奋乃静、氟哌啶醇等）与心境稳定剂。

（2）抑郁型分裂情感性障碍的药物治疗：由于典型抗精神病药物可能会加重抑郁症状，宜选用非典型抗精神病药物治疗精神病性症状。一般合并抗抑郁剂治疗抑郁症状，但要注意抗抑郁剂可能会加重精神分裂性症状。同时注意既往是否有躁狂发作病史，此时更应慎用或不用。所以单一应用非典型抗精神病药物仍为首选。如果抑郁症状特别严重，且在精神分裂性症状控制后仍较突出，可联合使用抗抑郁剂。

2. 电痉挛治疗　电痉挛治疗对于分裂情感性障碍效果较好，尤其对伴有自杀行为或极度兴奋冲动的患者可以首选电痉挛治疗。

3. 心理治疗　心理治疗有助于患者对病情自知力的恢复，增强治疗的依从性，提高应对应激的能力，减少疾病的复发。心理社会康复治疗有助于恢复患者的生活、社交、工作能力。

（魏钦令　李雷俊）

复习思考题

1. 遗传因素和环境因素在精神分裂症的发病中各扮演怎样的角色？

2. 精神分裂症是一种大脑疾病吗？

3. 什么样的言行可能让你想起精神分裂症？

4. 精神分裂症和妄想性障碍是一类疾病吗？

5. 急性而短暂的精神病性障碍能治疗好吗？

6. 如何理解分裂情感性精神障碍与精神分裂症、情感障碍的关系？

7. 精神分裂症可以治疗吗？

网上更多

👤🗂 本章小结　　⬇ 教学PPT　　✏ 自测题

第九章

心境障碍

关键词

心境障碍　　抑郁障碍　　双相障碍　　躁狂发作

抑郁发作　　混合发作　　快速循环　　环性心境

恶劣心境

　　心境障碍（mood disorder）是由各种原因引起的以显著而持久的心境或情感改变为主要临床特征一组疾病。多数病人有反复发作倾向，每次发作大多数可以缓解，部分可残留症状或转为慢性。主要表现为情感高涨或低落，伴有相应的认知和行为改变，可有幻觉、妄想等精神病性症状。

　　心境障碍主要分为抑郁障碍与双相障碍两个疾病亚型。

诊疗路径 - 抑郁障碍

```
┌─────────────────────────────────────┐
│ 情绪低落、兴趣和愉快感下降或丧失、精力降 │
│ 低、疲劳感、注意力集中困难、睡眠差       │
└─────────────────────────────────────┘
                    │
                    ▼
┌─────────────────────────────────────┐
│ 病史采集、详细的体格检查和精神检查、相关辅 │
│ 助检查，排除其他原因导致的抑郁状态       │
└─────────────────────────────────────┘
                    │
                    ▼
┌─────────────────────────────────────┐
│ 既往或现患情感高涨、易激惹、活动和精力增加等 │
└─────────────────────────────────────┘
                    │
         ┌──────────┴──────────┐
         ▼                     ▼
      ◇ 无 ◇              ◇ 有 ◇
         │                     │
         ▼                     ▼
    ◇ 抑郁障碍 ◇          ◇ 双相障碍 ◇
         │                     │
         ▼                     │
   ┌──────────┐                │
   │ 抑郁障碍分型 │              │
   └──────────┘                │
         │                     │
   ┌─────┴─────┐               │
   ▼           ▼               │
◇ 抑郁发作 ◇  ◇ 复发性抑 ◇      │
              郁障碍           │
   └─────┬─────┘               │
         ▼                     ▼
```

┌─────────────────────────────────────┐
│ 药物治疗：抗抑郁剂   │
│ 心理治疗：作为药物治疗的辅助治疗手段   │
│ 物理治疗：电痉挛治疗、经颅磁刺激、迷走神经刺激等 │
│ 康复治疗：帮助患者恢复社会功能，预防并减少复发等 │
└─────────────────────────────────────┘

┌──────────┐
│ 按照双相障碍 │
│ 进行治疗   │
└──────────┘

诊疗路径 - 双相障碍

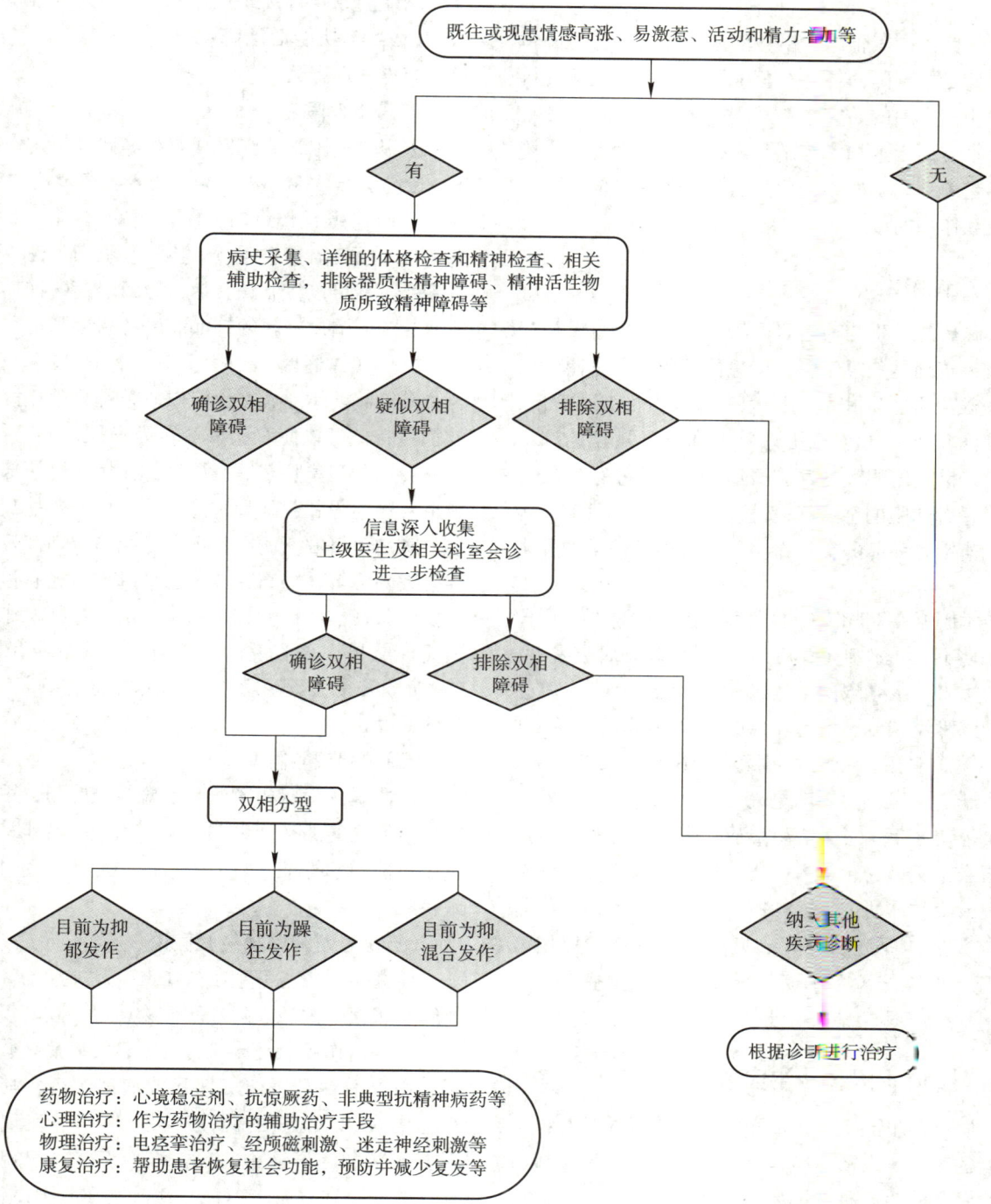

既往或现患情感高涨、易激惹、活动和精力增强等

有 → 病史采集、详细的体格检查和精神检查、相关辅助检查，排除器质性精神障碍、精神活性物质所致精神障碍等

无

确诊双相障碍

疑似双相障碍 → 信息深入收集 上级医生及相关科室会诊 进一步检查

排除双相障碍

确诊双相障碍

排除双相障碍

双相分型

目前为抑郁发作

目前为躁狂发作

目前为抑混合发作

纳入其他疾病诊断

根据诊断进行治疗

药物治疗：心境稳定剂、抗惊厥药、非典型抗精神病药等
心理治疗：作为药物治疗的辅助治疗手段
物理治疗：电痉挛治疗、经颅磁刺激、迷走神经刺激等
康复治疗：帮助患者恢复社会功能，预防并减少复发等

第一节　病因及病理机制

截至目前，同其他绝大多数的精神障碍一样，心境障碍中无论是抑郁障碍还是双相障碍，其病因及病理机制仍然未明。目前的研究结果发现，生物、心理与社会环境等诸多方面因素均参与了其发病过程，因此，心境障碍并不是单一因素所致，而是遗传与环境或应激因素之间的交互作用的结果。

一、遗传因素

抑郁障碍的发生与遗传素质密切相关。抑郁障碍患者的亲属，特别是一级亲属，罹患抑郁障碍的危险性明显高于一般人群，其患病风险为一般人群的 2～10 倍；早发（发病年龄＜30 岁或更低龄）和反复发作的抑郁障碍患者，呈现出明显的家族聚集性；双生子研究发现抑郁障碍患者同胞的患病率高达 40%～50%。目前认为多个基因连锁和环境的交互作用能促进抑郁障碍的发生发展。

遗传学因素在双相障碍的发病中起到的重要作用比其在抑郁障碍中的作用更为明显。家系调查研究发现，双相障碍患者一级亲属的患病风险增大约 2 倍，且其亲属中患抑郁障碍和分裂情感障碍的风险也都增高。而抑郁障碍亲属患双相和分裂情感障碍的风险并没有增高。单卵双生子的同患风险要明显高于双卵双生子。而寄养子研究也证实亲生父母为心境障碍患者的寄养子其患病率要高于亲生父母为正常人群寄养子的患病率。虽然在致病基因或染色体研究方面曾有一些阳性的发现，但是很少能被其后的研究所重复。目前普遍认为，双相障碍并不符合单纯的孟德尔遗传模式，而是多基因遗传模式。

二、神经生化及内分泌因素

一些研究初步证实了中枢神经递质代谢异常及相关受体功能的改变，以及神经内分泌功能异常，可能与抑郁障碍的发生相关。研究较多的神经生化因子是 5-HT、NE、DA、ACh、GABA 等。神经内分泌的研究包括对 HPA 轴、HPT 轴、HPGH 轴的研究。这些神经生化因子及神经内分泌系统的功能改变仍是目前研究的热点领域之一。除此之外黑色素聚集激素、褪黑素、皮质激素、甲状腺激素、雌激素、炎性标志物、胆固醇等与抑郁障碍的相关研究已经成为新的学科热点。

（一）5-HT 假说

研究证实中枢 5-HT 神经递质水平的变化和其相应受体功能的改变直接或间接参与调节人的心境。该假说认为，5-HT 功能活动降低与抑郁有关，而 5-HT 活动增强与躁狂症有关。

（二）NE 假说

去甲肾上腺素研究发现双相障碍抑郁发作患者尿中的 NE 代谢产物 MHPG（3- 甲氧 -4 羟苯乙二醇）明显降低，而当患者转躁时 MHPG 含量升高。酪氨酸转化酶（TH）是 NE 生物合成的限速酶，而 TH 抑制剂 α- 甲基醋氨酸可以控制躁狂症，导致轻度的抑郁，并且能使地昔帕明治疗好转的抑郁症患者病情恶化。

（三）DA 假说

多巴胺前体左旋多巴可以改善部分单相抑郁患者的抑郁症状，可以使双相抑郁转为躁狂；多巴胺激动剂，如吡贝地尔和溴隐亭等有抗抑郁作用，可使部分双相障碍患者转为躁狂；新型抗抑郁药，如安非他酮主要阻断多巴胺的再摄取。研究发现，双相障碍抑郁发作时尿中多巴胺的降解产物高香草酸水平降低。另有报道，能阻断多巴胺受体的抗精神病药物可治疗躁狂发作。综合以上研究结果，该假说认为心境障碍患者抑郁发作脑内 DA 功能降低，躁狂发作时 DA 功能增高，且存在 DA 受体的变化。

（四）胆碱能假说

该假说认为双相障碍与乙酰胆碱能与去甲肾上腺素能神经元之间的平衡失调有关。乙酰胆碱能神经元活动过度可能引起抑郁，肾上腺素能神经元活动过度可能导致躁狂。

（五）谷氨酸和神经肽假说

研究显示，谷氨酸、GABA 以及神经活性肽类（如血管紧张素、内源性阿片肽样物质等）在心境障碍发病中也有一定作用。临床研究发现，抗癫痫药物如卡马西平、丙戊酸钠具有抗躁狂和抗抑郁作用，其药理作用与脑内 GABA 含量的调控有关。有研究发现双相障碍患者血浆和脑脊液中 GABA 水平下降。双相障碍患者谷氨酸能存在异常，可能与额叶皮质甘氨酸高亲和力、NMDA 受体下调和局部脑区谷氨酸转化率的改变有关。

三、信号转导通路

目前有研究发现，有三条常见的信号通路与双相障碍的发病有关：磷酸肌醇 - 蛋白激酶 C 通路、Wnt 信号通路、神经营养因子下游信号传导通路。精神药理学的研究发现，锂盐和丙戊酸盐可以减少肌醇向细胞内转运；同时锂盐作为肌醇磷酸酶的非竞争性抑制剂，可阻止三磷酸肌醇转化为肌醇，从而影响蛋白激酶 C 信号传导通路。锂盐通过抑制 GSK-3β 提高 β- 链蛋白水平，产生抗凋亡效应，并通过 T 细胞因子 / 淋巴增强因子 Tcf-l/Lef-l 刺激轴突生长。丙戊酸盐和其他抗癫痫药，也通过抑制 GSK-3β 或诱导 β- 链蛋白来抗凋亡。此外，研究还发现心境稳定剂还可影响神经营养因子信号传导通路。

四、神经内分泌

与心境障碍有关的神经内分泌功能障碍主要涉及 HPA 轴、HPT 轴、和 HPGH 轴的改变。目前已经开展了 HPA 轴在多种精神疾病中作用的研究，其中 HPA 轴与抑郁发作关系的研究尤为深入。HPA 轴活动增高在抑郁发作患者经常出现。有研究指出双相障碍的甲状腺素水平随着情绪症状的缓解而恢复正常；且有报道 25%～70% 抑郁症患者促甲状腺激素（TSH）对促甲状腺释放激素（TRH）的反应迟钝，TSH 反应随抑郁症状缓解而趋于正常，且有部分抑郁发作患者抗甲状腺抗体水平增高，提示甲状腺轴的异常并不是源于甲状腺疾病，而是与心境障碍存在某种联系。在双相障碍同样存在着垂体生长激素的调节失常，有研究发现巴氯芬（GABA 激动剂）在躁狂发作时可以激发生长激素（GH）明显分泌，而在抑郁发作中不存在。另有研究发现，双相障碍抑郁发作的患者生长激素对地昔帕明的反应性较单相抑郁症更低。

五、神经影像学

随着结构影像学技术 CT、MRI 以及功能性影像学技术 PET、SPECT、MRS 和 fMRI 的应用与发展，抑郁障碍中枢结构与功能的病理机制研究正进入新阶段。结构性脑影像研究集中于调节情绪的神经环路相关结构异常，主要是额叶 - 丘脑 - 边缘系统环路；功能影像研究提示最显著的脑区变化涉及内侧前额叶皮质、扣带回前部、杏仁核、海马、丘脑与下丘脑等脑区。前额叶皮质及边缘系统各区域的连接以及这些连接的功能异常正在成为新的研究热点。

虽然神经影像学研究进展较快，但鉴于双相障碍的复杂性，以及患者配合程度等问题，导致神经影像学研究的结果一致性差。初步研究显示，双相障碍患者白质、灰质结构均存在缺损，其功能影像拓扑特征存在异

常。汇总结果提示，双相障碍患者存在着前额叶和边缘系统等脑区的结构改变，这些脑区对于情绪调节和情感障碍发病均有关。PET 研究显示，双相障碍抑郁发作时大脑皮质弥漫性代谢降低，其中以额叶和前扣带回明显。最近有研究通过让患者观看不同表情的图片发现，单相抑郁和双相障碍抑郁发作活性异常的脑区存在区别。有学者指出，双相障碍患者存在 5 个脑区（前额叶皮质部分、前扣带回皮质、杏仁核、丘脑和纹状体）的激活改变，这些脑区处于负责情绪调节的皮质 - 边缘系统通路。结构影像研究发现，部分双相 I 型患者存在脑室扩大，其发病可能与前额叶 - 边缘系统功能紊乱有关。

六、脑电生理

脑电生理研究包括脑电图（electroencephalogram，EEG）、睡眠脑电图、脑诱发电位（brain evoked potential，BEP）等研究。EEG 研究显示，30% 左右的抑郁障碍患者存在 EEG 异常，多倾向于低 α 频率；左、右脑半球平均整合振幅与抑郁严重程度呈负相关，且 EEG 异常有"侧化现象"（70% 在右侧）。睡眠脑电图研究显示，抑郁症总睡眠时间减少，觉醒次数增多；快速眼动（rapid eye movement，REM）睡眠潜伏期缩短，抑郁程度越重，REM 潜伏期越短，且可预测治疗反应。BEP 研究显示，抑郁障碍发作时 BEP 波幅较小，并与抑郁的严重程度相关；视觉诱发电位（visual evoked potential，VEP）潜伏期较短；药物治疗前，右侧 VEP 大于左侧；体感诱发电位（somatosensory evoked potential，SEP）波幅恢复较慢，潜伏期恢复较快；伴随负变化（contingent negative variation，CNV）波幅较低，负性电位延长。抑郁障碍的神经电生理机制仍有待深入研究。

七、心理、社会因素

应激性生活事件是抑郁障碍的重要危险因素。Paykel（1978）发现人们在经历一些危及生命的生活事件后 6 个月内，抑郁障碍发病危险系数增加 6 倍，提出生活事件在抑郁障碍的发生中起促发作用，负性生活事件，如丧偶、离婚、婚姻不和谐、失业、严重躯体疾病、家庭成员患重病或突然病亡均可导致抑郁障碍，并指出丧偶是与抑郁障碍关系最密切的应激源。经济状况差、社会阶层低下者也易患抑郁障碍。女性比男性应付应激的能力低，更易患抑郁障碍。长期的不良处境，

如家庭关系破裂、失业、贫困、慢性躯体疾病持续时间 2 年以上，也与抑郁障碍发生有关。如果同时存在其他严重的负性生活事件，这些负性生活事件可以形成叠加的致病作用。

尽管应激性生活事件与抑郁障碍的关系尤为密切，但研究也发现，负性生活事件对双相障碍临床表现同样也有影响。有研究指出，双相障碍患者在发病前 8 周经历的社会生物节律紊乱事件较正常对照组增多，且发现此类事件与躁狂发作有关，但研究没有发现此类事件与抑郁发作有关。双相障碍患者也可能存在一些人格特质或性格基础。早在 1921 年，Kreapelin 就提出双相障碍在环性人格者中更容易出现。具有情感旺盛性人格特征（具有明显外向性格，精力充沛、睡眠需要少）者易患双相障碍。也有研究指出，双相障碍患者亲属中强迫特质明显增高。

（陈 俊 潘 苗）

第二节 抑郁障碍

【概念】

抑郁障碍（depressive disorder）是最常见的心境障碍，可由各种原因引起，以显著而持久的心境低落为主要临床特征，且心境低落与其处境不相称，临床表现从闷闷不乐到悲痛欲绝，甚至出现木僵状态；部分病例有明显的焦虑和运动型激越；严重者可出现幻觉、妄想等精神病性症状，有些患者会出现自伤、自杀行为。多数病例有反复发作的倾向，每次发作大多数可以缓解，部分可有残留症状或转为慢性，可造成严重的社会功能损害。

抑郁障碍主要包括：抑郁症、恶劣心境、心因性抑郁症、脑或躯体疾病患者伴发抑郁、精神活性物质或非成瘾物质所致精神障碍伴发抑郁、精神病后抑郁等。

抑郁症至少有 10% 患者可出现躁狂发作，此时应诊断为双相障碍。

【流行病学】

1. 患病率 抑郁障碍的流行病学研究已有大量报道，但由于抑郁障碍在诊断概念及分类上的意见分歧，以及流行病学调查方法和调查工具的不同，所报道的抑郁障碍的患病率相差较大。

2003 年，北京安定医院的马辛等采用国际疾病分类第 10 版精神与行为障碍分类中抑郁障碍的诊断标准为依据，对北京市 15 岁以上的人群进行抑郁障碍的流行病学研究。结果发现，抑郁障碍患者的终生患病率 6.87%，其中男性终生患病率为 5.01%，女性终生患病率为 8.46%。抑郁障碍患者的时点患病率为 3.31%（年患病率为 4.12%），其中男性时点患病率为 2.45%，女性时点患病率为 4.04%。

根据国际精神疾病流行病学调查（ICPS，2003）资料，在全球 10 个国家（包括美洲、欧洲和亚洲）37 000 成人样本中，抑郁障碍的终身患病率为 3.0%~16.9%，大多数国家为 8%~12%，亚太地区为 1.1%~19.9%。美国的 2 项普查资料显示，抑郁障碍的终身患病率为 13.25%~16.20%，年患病率为 5.28%~6.60%。我国至今仍缺乏全国样本的新近患病率资料。

2. 病程及预后 抑郁障碍平均起病年龄为 20~30 岁，从起病到接受治疗的时间平均 3 年。女性多于男性（约 2∶1），且女性有阳性家族史者是男性的 2 倍。抑郁发作的平均病程为 16 周（中位数为 24.3 周），90% 的患者抑郁临床表现为中等严重程度或重度，严重影响其日常功能活动。治疗痊愈平均需要时间约为 20 周，若不治疗，病程一般会持续 6 个月或更长。经抗抑郁症治疗，大部分患者抑郁症状会缓解或得到显著减轻，但仍会有约 15% 未达临床痊愈，复发率约为 35%。首次抑郁发作缓解后约半数患者不再复发，但 3 次发作且未接受维持治疗的患者，则复发风险几乎是 100%。

抑郁症状缓解后，患者一般可恢复到病前的功能水平，但有 20%~35% 的患者会有残留症状和社会功能或职业能力的影响。如果患者持续存在抑郁症状，但达不到抑郁发作的的诊断标准，应考虑为部分缓解。抑郁症状残留会增加复燃和复发的风险，其中焦虑和躯体症状是最为突出的抑郁障碍残留症状。

自杀死亡是抑郁障碍的最严重后果，即抑郁患者发生自杀和自杀成功的风险显著高于普通人群。一项大于 10 年的前瞻随访研究证实，抑郁障碍的自杀率为 4.0%~10.6%，Meta 分析资料也显示，抑郁障碍的终生自杀风险为 6%。

3. 共病 抑郁障碍常与焦虑障碍、精神活性物质使用障碍、人格障碍或冲动控制障碍等共病。美国一项对 18 岁及以上者的共病调查显示，一生中曾诊断过抑郁症的患者中有 72.1% 至少还有过另一项精神障碍的诊断，59.2% 共病焦虑障碍，24.0% 共病物质使用障碍，64.0% 共病冲动控制障碍；1 年内诊断为抑郁症的患者中 64.0% 同期至少还符合另一项精神障碍的诊断，57.5% 共病焦虑障碍，8.5% 共病物质使用障碍，16.6% 共病冲动控制障碍。

4. 疾病负担　根据 WHO 全球疾病负担的研究，抑郁障碍占非感染性疾病所致失能（disability）的比重为 10%，预计到 2020 年将成为仅次于心血管疾病的第二大疾病负担源。

在经济负担方面，翟金国等报道 2004 年山东某地区抑郁症年人均总经济花费为 11 587.82 元，直接经济花费 4 751.10 元（37.7%），间接经济花费 6 849.41 元（62.3%），2008—2010 年调查的山东省年人均总经济花费上升至 18 673.86 元，直接经济花费 6 612.43 元（35.4%），间接经济花费 12 102.87 元（64.6%）。

【临床表现及症状评估】

1. 临床表现　抑郁障碍的核心症状包括心境低落、兴趣缺乏或愉快感缺失、精力减退。抑郁障碍患者在心境低落的基础上还常常伴有认知症状、躯体症状和行为症状，症状有时是重叠的，难以简单归类。多数患者存在共病焦虑，部分可存在精神病性症状。

（1）心境低落：主要表现为显著而持久的情感低落，患者终日郁闷、悲观、愁眉苦脸、长吁短叹。轻者闷闷不乐，苦恼忧伤，感到"心中压抑""高兴不起来"；重者痛不欲生、度日如年，感到"活着没意思""生不如死"。部分患者可伴有焦虑、激越症状，特别是在更年期和老年抑郁障碍中表现更明显；在儿童和青少年身上则可能表现为易激惹，而不是悲伤。低落的心境几乎每天都存在，占据一天当中绝大多数时间，一般不随环境的变化而好转。典型病例其抑郁心境具有晨重暮轻的节律性特点，即情感的低落在早晨较为严重，到了傍晚时有所减轻，如出现节律性改变则有助于诊断。

在心境低落的影响下，常出现无用感、无助感、无望感。患者自我评价降低，感到自己没本事，一切都不如人；将所有的过错归咎于自己，认为自己连累了家庭和社会，自责自罪；感到孤立无援，犹如一个人独自漂浮在黑暗的深渊中一般，谁也救不了自己；未来看不到希望，感到前途渺茫。

（2）兴趣缺乏或愉快感缺失：患者对以前喜欢的各种活动兴趣显著下降或完全丧失，体会不到愉悦感。例如，患者以前很爱踢足球，现在对踢足球一点兴趣也没有，或是以前踢足球时很快乐，现在感受不到任何快乐了。临床症状常表现为生活被动，不想做事，常闭门独居，疏离亲友、回避社交。

（3）精力减退：患者感到持续的疲劳和活力减退，"力不从心""浑身像散了架一样"。患者感觉即使完成很小的任务，都需要付出巨大的努力，完成的效率也明显地降低。例如，患者感觉刷牙洗脸等日常的洗漱都会使他精疲力竭，无论做什么都需别人督促，否则根本就不想动；即使挣扎着去做，也要花费数倍的时间方能勉强完成，甚至根本坚持不下去。

（4）认知症状：主要表现为近事记忆力下降、注意力障碍（反应时间延长），抽象思维能力下降，学习困难，语言流畅性差，视空间能力，执行功能等能力减退。认知功能损害导致患者社会功能障碍，而且会影响远期预后。

（5）躯体症状：在抑郁障碍中很常见，主要有睡眠障碍、食欲减退、体重下降、便秘、躯体任何部位的疼痛不适、性欲减退、阳痿、闭经、自主神经功能失调等。睡眠障碍主要表现为早醒，一般比平时早醒 2~3 h，醒后不能再入睡；有的表现为入睡困难，睡眠不深；少数患者表现为睡眠过多。体重减轻与食欲减退不一定成比例。少数患者表现为食欲增强、体重增加。躯体不适主诉可涉及各系统，例如，恶心、呕吐、心慌、胸闷、出汗等。

（6）其他症状与特殊类型：抑郁障碍严重时可出现不语、不动、不食，可达木僵状态，称为"抑郁性木僵"。

抑郁伴有严重焦虑的患者，可表现为紧张忐忑、坐立不安、来回走动、担心甚至恐惧等症状。

抑郁障碍严重时常伴有自杀观念或行为，患者此时认为"死亡是一种解脱"，这是抑郁障碍最危险的症状，应住院治疗，严防自杀。

抑郁障碍有时会伴有幻觉或妄想等精神病性症状，可以与抑郁心境协调或不协调。与抑郁心境协调的精神病性症状多带有患病、死亡、丧失、自责自罪等负性色彩，例如虚无妄想、罪恶妄想、讥讽或谴责性的幻听等；与抑郁心境不协调的精神病性症状则不具有上述特点。

有的抑郁障碍患者的抑郁症状为各种各样的躯体不适症状所掩盖，抗抑郁药物治疗有效，称为"隐匿性抑郁"。这类患者长期反复在综合医院各科就诊，容易误诊。

抑郁障碍严重时，因思维联想迟缓，思考问题困难，反应迟钝及注意力集中困难，可表现为突出的认知功能损害症状，类似痴呆表现，如计算力、记忆力、理解力、判断力的下降，称为抑郁性假性痴呆。

儿童和老年抑郁障碍患者的抑郁症状常不典型。老年患者除有抑郁心境外，多有突出的焦虑烦躁情绪，有时也可表现为易激惹和敌意，精神运动性迟滞和躯体不适主诉较年轻患者更明显。儿童抑郁障碍较少见，常表现为兴趣减退，不愿和小朋友玩；自我评价低，认为自己是坏孩子；精神运动性迟滞，少语、少动、反应迟钝；孤独退缩、学习成绩下降等。

孕产期抑郁障碍是指在整个怀孕期间至产后 4 周内出现符合诊断标准的抑郁，可伴或不伴精神病性症状。

2. 症状评估　评估抑郁障碍严重程度的临床评定量表较多，可分为他评量表与自评量表两类。其中属于他评的主要有汉密尔顿抑郁量表（Hamilton Depression Rating Scale for Depression，HAMD）和蒙哥马利抑郁量表（Montgomery-Asberg Depression Rating Scale，MADRS）；属于自评的主要有 9 条目简易患者健康问卷（Brief Rating Health Questionnaire，PHQ-9），Zung 抑郁问卷（Self-rating Depression Scale，SDS），Beck 抑郁问卷（Beck Depression Inventory，BDI），快速抑郁症症状自评问卷（Quick Inventory of Depressive Symptomatology，Self-Rated，QIDS-SR）。

（1）汉密尔顿抑郁量表（HAMD）：HAMD 是目前使用最为广泛的抑郁量表。HAMD 属于他评量表，其原始量表包括 21 条题目，只按前 17 道题目计算总分。目前有 17 项、21 项及 24 项 3 种版本。HAMD 的大部分项目采用 5 级评分（从 0 到 4），少数项目采用 0、1、2 分的 3 级评分法。HAMD 具有很好的信度和效度，它能较敏感地反映抑郁症状的变化，并被认为是治疗学研究的最佳评定工具之一，其总分能较好反映抑郁症的严重程度，病情越轻，总分越低。使用不同项目量表的严重程度标准不同。如针对 17 项 HAMD 而言，其严重程度的划界是：24 分以上为严重抑郁，17 分为中度抑郁，7 分以下为无抑郁症状。HAMD 量表可用于抑郁障碍、恶劣心境等疾病的抑郁症状测量。与自评量表相比，HAMD 这样的他评量表的优势在于够评定迟滞类症状；另一个优点是文盲和症状严重的患者也可以用此量表评定。

（2）抑郁自评量表（SDS）：由 Zung（1968）编制，是使用最广泛的抑郁症测量工具之一，使用和计分简便易行。20 道题目都按症状本身出现的程度分为 4 级。患者可根据自己的感觉，分别做出没有、很少时间有、大部分时间有或全部时间都有的反映。量表题目平衡，一半题目表现消极症状，另一半题目反映积极症状，也可以作为临床检查目录使用。SDS 使用简便，在住院患者中测量的效度肯定，但因尚缺乏 SDS 对少数有严重抑郁背景患者的测量效度，所以如用于非住院患者或非精神科领域，要十分慎重，且推荐的计分标准不能代替精神科诊断。

（3）Montgomery-Asberg 抑郁量表（MADS）：此量表为 Montgomery 和 Asberg（1979）发展而成，共 10 个项目，取 0~6 的 7 级记分法。主要用于评定抗抑郁治疗的疗效，许多精神药理学研究均采用这一量表。其中第一项为观察项外，其余均为自我报告评定。

量表评定是临床上评估抑郁症状及严重程度非常有用的工具，使用各种量表时要注意掌握各种量表的优缺点，取长补短。以上介绍的几种量表中，HAMD 最为常用，其他量表各有侧重。应该注意，在使用这些量表时，必须结合病史、精神检查，并与诊断标准和定式检查相配合，才能发挥其应有的作用。

【辅助检查】

主要检查项目包括：血常规、尿常规、粪常规、肝功能、肾功能、血糖、血脂、电解质、心电图作为常规检查；内分泌检查如甲状腺功能、女性性激素检查以排除由相关的内分泌系统疾病所致的抑郁；感染性疾病筛查（乙型病毒性肝炎、丙型病毒性肝炎、梅毒、获得性免疫缺陷综合征等）以排除由相应的感染性疾病所致的抑郁；血药浓度的监测，可以对药物治疗进行安全性监测；脑电图检查用以排除癫痫、脑炎等躯体疾病，颅脑 CT、MRI 检查，排除脑结构病变；胸部 X 线片、超声心动图、心肌酶学、腹部 B 超、相关免疫学检查等则根据临床需要进行。除此之外还应该根据患者伴有的其他相关疾病进行相应的实验室检查。

迄今为止，尚无针对抑郁障碍的特异性检查项目，地塞米松抑制试验和促甲状腺素释放激素抑制试验具有一定的意义，可视情况选择性使用。

☞ 拓展阅读 9-1
地塞米松抑制试验和促甲状腺素释放激素抑制试验

【诊断及鉴别诊断】

抑郁障碍的诊断要点，主要根据病史、临床症状、病程、体格检查和实验室检查的信息，把握横断面的主要症状及纵向病程的特点，进行综合分析。目前国际上通用的诊断标准有 ICD-10 与 DSM-5。以 ICD-10 为例介绍抑郁障碍的诊断。

1. 诊断

（1）诊断依据：

1）典型症状：心境低落、兴趣和愉快感丧失、精力减退。

2）其他症状：①集中注意和注意的能力降低；②自我评价低；③自罪观念和无价值感（即使在轻度发作中也有）；④认为前途暗淡悲观；⑤自伤或自杀的倾向或行为；⑥睡眠障碍；⑦食欲下降。

3）病程要求：至少持续 2 周。

4）排除要求：作出诊断前，应明确排除器质性精神障碍，或精神活性物质和非成瘾物质所致的继发性抑郁障碍。

（2）分类诊断：根据抑郁发作的严重程度，将其分为轻度、中度或重度 3 种类型。轻度、中度、重度之间的区别要点在于症状的数量、类型及严重度。

1）轻度抑郁：是指具有至少 2 条典型症状，再加上至少 2 条其他症状，且患者的日常工作和社交活动有一定困难，患者的社会功能受影响。

2）中度抑郁：是指具有至少 2 条典型症状，再加上至少 3 条（最好 4 条）其他症状，且患者工作、社会或家务活动有相当困难。

3）重度抑郁：是指 3 条典型症状都应存在，并加上至少 4 条其他症状，其中某些症状应达到严重的程度；症状极为严重或起病非常急骤时，病程标准可以适当缩短。除了在极有限的范围内，几乎不可能继续进行社交、工作或家务活动。

（3）其他类型抑郁障碍的诊断：

1）重度抑郁发作，伴精神病性症状：符合重性抑郁障碍的标准，并且存在幻觉、妄想或抑郁性木僵。

2）复发性抑郁发作：反复出现抑郁发作，包括轻度、中度或重度抑郁障碍发作历史，不存在躁狂发作历史。

3）持续性心境障碍：表现为持续性并常有起伏的心境障碍，每次发作不足以达到诊断轻躁狂或轻度抑郁的标准。一次发作常持续数年，造成相当程度的主观痛苦和功能残缺。包括环性心境和恶劣心境。

4）环性心境：心境持续不稳定，反复出现轻度的心境高涨或低落，但都达不到轻躁狂或轻度抑郁发作的症状标准。心境不稳定至少持续 2 年，可伴有或不伴有

心境正常间歇期，社会功能受损较轻。由于心境波动的幅度相对较小，这需要对患者经过长时间的观察和了解，否则很难做出正确的诊断。需要排除：①心境变化并非躯体疾病（如甲状腺功能亢进症）或精神活性物质的直接后果，也非精神分裂症及其他精神病性障碍的附加症状；②排除双相障碍或抑郁发作，一旦符合相应的其他类型心境障碍诊断标准，则做出相应其他类型诊断。

5）恶劣心境：相当长时间存在的低落心境，无论从严重程度还是持续时间，目前均达不到轻度抑郁障碍的标准，但过去（尤其是开始发病时）可以曾符合轻度抑郁障碍发作的标准。至少 2 年内抑郁心境持续存在或反复出现，其间的正常心境很少能持续几周。社会功能受损较轻，自知力完整或较完整。需排除：①心境变化并非躯体疾病或精神活性物质的直接后果，也非精神分裂症及其他精神病性障碍的附加症状；②排除各型抑郁发作（包括慢性抑郁或环性心境障碍）一旦符合相应的其他类型心境障碍诊断标准，则做出相应其他类型诊断。

☞ 拓展阅读 9-2
DSM-5 中抑郁障碍的分类

☞ 拓展阅读 9-3
DSM-5 中重性抑郁障碍的诊断标准

2. 鉴别诊断

（1）继发性抑郁障碍：脑器质性疾病、躯体疾病、某些药物和精神活性物质等均可引起继发性抑郁，例如：甲状腺功能低下常表现为抑郁症状。需要认真全面了解病史、详细进行躯体及神经系统检查，结合辅助检查结果综合分析鉴别。

继发性与原发性抑郁障碍的鉴别要点包括：①前者有明确的器质性疾病、有服用某种药物或使用精神活性物质史，体格检查有阳性体征，实验室及其他辅助检查有相关指标的改变；②继发性抑郁障碍可出现意识障碍、遗忘综合征及智能障碍，原发性抑郁障碍一般无意识障碍、记忆障碍及智能障碍；③器质性和药物性障碍的症状随原发性疾病的病情消长而波动，原发疾病好转，或在有关药物停用后，抑郁症状相应好转或消失；④继发性抑郁障碍既往无心境障碍的发作史，而原发性抑郁障碍可有类似的发作史。

（2）精神分裂症：伴有精神病性症状的抑郁发作或

抑郁性木僵需与精神分裂症或精神分裂症紧张型鉴别，鉴别要点如下：①原发症状：抑郁障碍以心境低落为原发症状，精神病性症状是继发的；精神分裂症通常以思维障碍和情感淡漠、不协调为原发症状，而抑郁症状是继发的。②协调性：抑郁障碍患者的思维、情感和意志行为等精神活动之间是协调的，精神分裂症患者的精神活动之间缺乏这种协调性。③病程：抑郁障碍多为间歇性病程，间歇期基本正常，而精神分裂症的病程多数为发作进展或持续进展，缓解期常有残留精神症状或人格缺损。④病前性格、家族遗传史、预后和药物治疗的反应等均有助于鉴别。

（3）双相障碍：双相障碍其临床表现是在抑郁发作的基础上，有一次以上的躁狂/轻躁狂发作史，或存在多个躁狂/轻躁狂发作症状。抑郁障碍的疾病特征是个体的情感、认知、意志行为的全面"抑制"，双相障碍的疾病特征是"不稳定性"。

识别轻躁狂对于双相障碍和抑郁症的鉴别诊断尤为重要，特别是在双相Ⅱ型障碍患者中，76%的患者有轻躁狂表现，但是多数患者认为它是一种正常情绪而拒绝寻求医学帮助。

☞ 拓展阅读 9-4
抑郁障碍和双相障碍的鉴别要点

（4）焦虑障碍：抑郁障碍和焦虑障碍常共同出现，但他们是不同的临床综合征，抑郁障碍以"情绪低落"为核心，焦虑障碍以"害怕、恐惧、担忧、着急"为特点，但这两种精神障碍常共存几种症状，如躯体不安、注意力集中困难、睡眠紊乱和疲劳等。焦虑障碍的焦虑症状较为突出，当有潜在抑郁障碍时鉴别诊断较为复杂；焦虑障碍患者的情感表达以焦虑、脆弱为主，有明显的自主神经功能失调及运动性不安，患者的自知力良好，症状波动性大，求治心切，病前往往有明显引起高级神经活动过度紧张的精神因素。抑郁障碍常出现头晕、头痛、无力和失眠等躯体化主诉或者躯体化焦虑的临床现象，易误诊；但是抑郁障碍以心境低落为主要临床相，患者自我感觉不佳，觉得痛苦、厌倦、疲劳，躯体化症状较重的患者也可伴有疑病症状，需要根据症状的主次及其出现的先后顺序进行鉴别。

（5）创伤后应激障碍：创伤后应激障碍常伴有抑郁。与抑郁症的鉴别要点在于：①创伤后应激障碍常在严重的、灾难性的、对生命有威胁的创伤性事件，如强奸、地震、被虐待后起病，临床出现以焦虑、痛苦、易激惹为主的情感改变，情绪波动性大，无晨重暮轻的节律改变；抑郁障碍也可存在促发事件。临床上以情感抑郁为主要表现，且常有晨重暮轻的节律改变。②创伤后应激障碍精神运动性迟滞不明显，抑郁障碍有明显的精神运动性迟滞。③创伤后应激障碍的睡眠障碍多为入睡困难，由于创伤有关的噩梦、梦魇，特别是从睡梦中惊醒尖叫；抑郁障碍的睡眠障碍多为早醒。④创伤后应激障碍患者常重新体验到创伤事件，有反复出现的闯入性回忆、易受惊吓等。

☞ 拓展阅读 9-5
抑郁障碍和恶劣心境的鉴别要点

【治疗及干预】

1. 治疗目标 抑郁障碍的治疗要达到3个目标：①提高临床治愈率，最大限度减少病残率和自杀率；②提高生存质量，恢复社会功能；③预防复发。

抑郁障碍的治疗包括药物治疗、心理治疗和物理治疗等。

2. 治疗策略 抑郁障碍为高复发性疾病，复发率高达50%~85%。为改善预后，预防复发，目前倡导全病程治疗策略。抑郁症障碍的全病程治疗分为：急性期治疗、巩固期治疗和维持期治疗。

（1）急性期治疗（8~12周）：控制症状，尽量达到临床治愈，促进功能恢复到病前水平，提高患者生活质量。急性期的疗效决定了患者疾病的结局和预后，需要合理治疗以提高长期预后和促进社会功能康复。

（2）巩固期治疗（4~9个月）：在此期间患者病情不稳定，复燃风险较大，原则上应继续使用急性期治疗有效的药物，并强调治疗方案、药物剂量、使用方法保持不变。

（3）维持期治疗：有关维持治疗时间的意见不一，一般倾向于至少2年，多次复发（3次或以上）以及有明显残留症状者需长期维持治疗。持续、规范的维持治疗可以有效地降低抑郁障碍的复燃/复发风险。维持治疗结束后，病情稳定，可缓慢减药直至终止治疗，一旦发现有复发的早期征象，应迅速恢复原治疗。

虽然抗抑郁药的维持治疗在一定程度上可以预防抑郁障碍的复发，但不能防止转向躁狂发作，甚至可能促发躁狂发作。当抗抑郁药治疗过程中出现躁狂发作时，应按照双相情感障碍治疗。

3. 药物治疗

（1）治疗原则：抗抑郁药是当前治疗各种抑郁障碍

的主要药物，能有效缓解抑郁心境及伴随的焦虑、紧张和躯体症状。

1）个体化合理用药原则：全面考虑患者症状特点、年龄、躯体状况、药物的耐受性、有无并发症，个体化合理用药。

2）抗抑郁药物单一使用原则：抗抑郁药尽可能单一使用，对难治性病例可以联合用药；伴有精神病性症状的抑郁障碍患者，应该采用抗抑郁剂联合抗精神病药物的治疗方案。

3）剂量递增原则：尽可能采用最小有效剂量，使不良反应减至最少，以提高服药依从性。

4）足量足疗程原则：小剂量疗效不佳时，根据不良反应和耐受情况，渐增至足量（药物有效剂量上限）和足够长的疗程（>4 周）。

5）换药原则：足量足疗程治疗无效，可考虑换药，换用同类其他药物或作用机制不同的另一类药物。但如果已经使用两种同类抗抑郁药无效，建议换用不同种类的药物治疗。应注意氟西汀需停药 5 周才能换用单胺氧化酶抑制剂（MAOIs），其他选择性 5-羟色胺再摄取抑制剂（SSRIs）需 2 周。MAOIs 停用 2 周后才能换用 SSRIs。

6）联合治疗原则：当换药治疗无效时，可考虑 2 种作用机制不同的抗抑郁药联合使用。一般不主张联用 2 种以上抗抑郁药，也可联合增效剂，如锂盐。

7）停药原则：对再次发作风险很低的患者，维持期结束后可缓慢停药，如果存在残留症状，最好不停药，在停止治疗 2 个月内复发风险最高，经加强随访，仔细观察，一旦出现复发苗头，可迅速回到原有药物的有效治疗剂量。

8）加强宣教原则：治疗前向患者及家人阐明药物性质、作用和可能发生的不良反应及对策，争取他们的主动配合，能遵嘱按时按量服。

9）不良反应及时处理原则：治疗期间密切观察病情变化和不良反应并及时处理。

10）联合心理治疗原则：根据心理-社会-生物医学模式，心理应激因素在本病发生发展中起到重要作用，因此，在药物治疗基础上辅以心理治疗，可望取得更佳效果。

11）治疗共病原则：积极治疗与抑郁共病的焦虑障碍、躯体疾病、物质依赖等。

（2）抗抑郁药物种类：抗抑郁药物发展迅速，品种多达 20 余种。既往分类多按化学结构分类，例如杂环类抗抑郁药包括三环类、四环类，目前多按作用机制来划分。

1）选择性 5-羟色胺再摄取抑制剂（SSRIs）：代表性药物有氟西汀、帕罗西汀、舍曲林、氟伏沙明、西酞普兰、艾司西酞普兰。

2）选择性 5-羟色胺和去甲肾上腺素再摄取抑制剂（SNRIs）：主要有文拉法辛、度洛西汀及米那普仑。

3）去甲肾上腺素和特异性 5-羟色胺能抗抑郁剂（NaSSA）：米氮平。

4）5-羟色胺平衡抗抑郁剂（SMA）：曲唑酮、奈法唑酮。

5）去甲肾上腺素多巴胺再摄取抑制剂（NDRI）：安非他酮。

6）三环类（TCA）和四环类抗抑郁剂：代表药物有丙咪嗪、氯米帕明、阿米替林、多塞平、马普替林、米安色林等。

7）单胺氧化酶抑制剂（MAOI）：代表药物为吗氯贝胺。

8）选择性去甲肾上腺素再摄取抑制剂（NRI）：瑞波西汀。

9）5-羟色胺再摄取激动剂（SSRA）：噻奈普汀。

10）褪黑激素受体激动药：阿戈美拉汀。

11）中草药：舒肝解郁胶囊、圣·约翰草制剂。

12）其他药物：氟哌噻吨美利曲辛。

（3）抗抑郁药物的选择　抗抑郁药的疗效和不良反应均存在个体差异，这种差异在治疗前很难预测。一般而言，几种主要抗抑郁药的疗效大体相当，又各具特点。药物的选择主要取决于患者的症状特点、抗抑郁药的药理学特点及不良反应、患者的躯体状况和耐受性等因素。

1）抗抑郁药的分级推荐　抗抑郁剂种类繁多，《中国抑郁障碍防治指南》基于证据标准和推荐标准对抗抑郁剂进行了分级推荐。

A 级推荐药物包括 SSRIs（氟西汀、帕罗西汀、氟伏沙明、舍曲林、西酞普兰、艾司西酞普兰）、SNRIs（文拉法辛、度洛西汀、米那普仑）、NaSSA（米氮平）、NDRI（安非他酮）、阿戈美拉汀；B 级推荐药物包括 TCA（阿米替林、氯米帕明、多塞平、丙咪嗪）、四环类（马普替林、米安色林）、SMA（曲唑酮）、NRI（瑞波西汀）、SSRA（噻奈普汀）；C 级推荐药物吗氯贝胺。

对于轻中度抑郁障碍患者，可以选择中草药。

2）对不同临床特点抑郁障碍的治疗策略：①伴有明显激越的抑郁发作：在治疗中可考虑选用有镇静作用的抗抑郁剂，NaSSA 中的米氮平，SSRIs 中的帕罗西汀、氟伏沙明，SMA 中的曲唑酮，SNRIs 中的文拉法辛，TCA 中的阿米替林、氯米帕明；②伴有强迫症状的抑郁发作：较大剂量的 SSRIs 或 TCA 中的氯米帕明；③伴有精神病性症状的抑郁发作：可用阿莫沙平、氟伏沙明等抗抑郁药（不宜使用安非他酮），或合并使用第二代抗精神病药；④伴有躯体疾病的抑郁发作：可选用不良反应和相互作用较少的 SSRIs 或 SNRIs、米氮平或安非他酮。与抑郁相互影响的常见疾病有冠状动脉硬化性心脏病、脑卒中、糖尿病、高血压、肾病综合征等，所选择的抗抑郁药物不应影响原有疾病，与原来使用的治疗躯体疾病的药物应没有或较少相互作用。如有肝肾功能障碍者，抗抑郁药的剂量不宜过大。若是躯体疾病伴发抑郁发作，经治疗抑郁症状缓解，可考虑逐渐停用抗抑郁药。若是躯体疾病诱发的抑郁发作，抑郁症状缓解后仍需继续治疗。

除此之外，抗抑郁药的选用还要综合考虑：①患者的既往用药史，既往有效，除非有禁忌证，本次应尽量选用原药；②药物遗传学，近亲中使用某种抗抑郁药有效，该患者也可能有效；③药物之间的相互作用，有无药效学或药代学配伍禁忌；④药物的可获得性和药物的价格问题。

（4）药物治疗过程中的相关问题

1）单一用药和联合用药：尽量单一用药，从小剂量开始，根据病情需要和患者的耐受情况，逐步递增剂量至足量和足疗程。药物治疗一般 2~4 周开始起效，如果使用某种药物治疗 4~6 周无效，可改用同类其他药物或作用机制不同的另一种药物。急性期药物治疗的疗效一般为 6~8 周。一般不推荐 2 种以上抗抑郁药联用，但对难治性病例经过足量、足疗程、同类型、不同类型抗抑郁药充分治疗无效时，才考虑联合使用 2 种作用机制不同的抗抑郁药。

2）常见的药物不良反应：药物的不良反应会影响治疗的耐受性和依从性，需要在临床使用中注意观察并及时处理。不同抗抑郁剂其常见不良反应也有所不同，大部分新型抗抑郁剂的总体耐受性要优于 TCA，治疗中断率更低，安全性更好。临床常用的几种抗抑郁药

不良反应如下：①SSRIs 最常见的不良反应是胃肠道反应（恶心、呕吐和腹泻），激活 / 坐立不安（加重坐立不安、激越和睡眠障碍），性功能障碍（勃起或射精困难，性欲丧失和性冷淡）和神经系统（偏头痛和紧张性头痛）。②SNRIs 的常见不良反应与 SSRIs 类似，例如恶心、呕吐、性功能障碍和激活症状，以及一些与去甲肾上腺素活动相关的不良反应，如血压升高、心率加快、口干、多汗和便秘。③米氮平常见不良反应包括口干、镇静和体重增加。④安非他酮常见的不良反应为头痛、震颤、激越、失眠、胃肠不适，高剂量可诱发癫痫发作，一般不用于伴有精神病性症状的抑郁患者。⑤阿戈美拉汀常见的不良反应有头晕、失眠、视物模糊、感觉异常，因为有潜在肝损害的风险，开始治疗和增加剂量时需要检测肝功能。⑥TCA 最常见的不良反应涉及抗胆碱能（口干、便秘、视物模糊和排尿困难），心血管系统（直立性低血压、缓慢性心律失常和心动过速），抗组胺能（镇静、体重增加）和神经系统（肌阵挛、癫痫和谵妄）。对于患者有较严重心血管疾病、闭角性青光眼、前列腺肥大、认知损害、癫痫和谵妄的患者不应使用 TCA。⑦曲唑酮最常见的不良反应是镇静，比其他新型抗抑郁剂更明显。心血管系统不良反应和性功能障碍也较常见。

3）过量中毒：抑郁障碍患者常有消极观念，有意或误服过量的抗抑郁药时有发生，抗抑郁药中以 TCA 过量中毒危害最大，可危及生命。关键在于预防，抗抑郁药一次处方量不宜过大，特别是 TCA，一次门诊处方量不宜超过 2 周，并嘱家属妥为保管。

4）5-HT 综合征：5-HT 综合征是神经系统 5-HT 能亢进引起的一组症状和体征，是有可能危及生命的药物不良反应。多见于两种或多种 5-HT 能药物连用时，通常表现为自主神经功能改变、精神状态改变和神经肌肉异常的临床三联征。5-HT 综合征发生率高，但识别率低，因此早期识别与治疗 5-HT 综合征极为关键。

5）撤药综合征：抗抑郁药的撤药综合征出现在大约 20% 的患者中，在服用一段时间的抗抑郁药后停药或减药时发生。几乎所有种类的抗抑郁药都有可能发生撤药综合征。撤药综合征的发生与使用药物时间较长、药物半衰期较短有关。通常表现为流感样症状、精神症状及神经系统症状等。撤药综合征的症状有可能被误诊为病情复燃或复发。

6）自杀：抑郁障碍患者的自杀风险高于一般人群，

伴有共病的患者，自杀率更高。因此，建议在用药的最初 2~4 周需要评估自杀风险，此时药物的不良反应与症状的叠加作用可能导致自杀风险增高。2004 年美国 FDA 要求抗抑郁剂厂商在药物说明书中就儿童和青少年服用抗抑郁剂可能引发的自杀问题予以黑框警示。抗抑郁药在儿童青少年中使用，应当严格评价疗效和风险后决定，对自杀的评估应该贯穿于整个治疗过程中。

4. 心理治疗　对有明显心理社会因素的抑郁障碍患者及轻度抑郁患者和恢复期的患者，在药物治疗的同时常需合并心理治疗。可采用的心理治疗种类很多，常用的主要有：支持性心理治疗、认知行为治疗、人际心理治疗、精神动力学心理治疗、婚姻及家庭治疗等。心理治疗可帮助患者识别和改变认知，纠正患者适应不良性行为，改善患者人际交往能力和心理适应功能，提高患者的家庭和婚姻生活的满意度，从而减轻或缓解患者的抑郁症状，调动患者的积极性，纠正其不良人格，提高患者解决问题的能力和应对处理应激的能力，节省患者的医疗费用，促进康复，预防复发。需要强调的是，心理治疗方案的选择需征求患者本人的意愿。注意：对重度抑郁障碍患者，应首先考虑药物治疗，必须避免单一心理治疗。

5. 物理治疗　物理治疗是抑郁障碍综合治疗方法之一，因其自身的特点，越来越受到欢迎。包括改良电痉挛治疗（Modified electric convulsive therapy，MECT）、经颅磁刺激治疗（transcranial magnetic stimulation，TMS）、迷走神经刺激、深部脑刺激等。国内应用较多的是 MECT 和 TMS。

（1）ECT 与 MECT：电痉挛治疗（electric convulsive therapy，ECT）又称电休克治疗，应用于临床已有 60 年历史。它是以一定量的电流通过大脑，引起意识丧失和痉挛发作，从而达到治疗目的的一种方法。它可以快速缓解症状，尤其适用于有拒食、自杀等紧急情况。随着技术的改进，又发展出了 MECT，结合应用肌松剂，使治疗中患者不出现抽搐同样能发挥治疗作用，目前已广泛应用于临床。MECT 需在麻醉师参与下施行，6~12 次为 1 个疗程。

有严重自杀企图的患者、抑郁性木僵患者和使用抗抑郁药无效的患者可考虑应用 MECT 治疗。MECT 治疗后仍需用药物维持治疗。

（2）TMS：TMS 在某一特定皮质部位给予重复刺激，通过改变刺激频率而分别达到兴奋或抑制局部大脑皮质功能的目的，与脑内单胺类递质等水平改变有密切关系，从而缓解部分抑郁症状。

6. 其他治疗　抑郁障碍的治疗，除了上述治疗方法外，还有一些其他的治疗方法，如光照疗法、运动疗法、针灸疗法、阅读疗法等。这些方法尚缺乏充分的研究证据，可作为未来的治疗领域加以关注。

☞ 拓展阅读 9-7
难治性抑郁障碍的定义及治疗

☞ 微视频 9-1
形形色色的抑郁症

（潘　苗）

第三节　双相障碍

☞ 典型案例（附分析）9-2
跳跃在心情的两极之间——双相的女子

双相障碍（bipolar disorder，BD）亦称双相情感障碍，是一种以躁狂（manic episode）/轻躁狂（hypomanic episode）发作与抑郁（depressive episode）发作交替出现或混合发作（躁狂与抑郁混合出现）为主要疾病表现的一种精神障碍，其发病机制与生物学因素、心理因素和社会因素具有密切联系。双相障碍特点是反复（至少 2 次）出现心境和活动水平明显紊乱的发作，紊乱有时表现为心境高涨、精力和活动增加（躁狂或轻躁狂），有时表现为心境低落、精力降低和活动减少（抑郁），发作间期通常以完全缓解为特征。以抑郁发作表现者在以前至少曾有过一次躁狂或轻躁狂发作或者混合发作。一般认为，每次躁狂发作至少持续 1 周以上，抑郁发作至少持续 2 周以上。躁狂发作症状比轻躁狂发作严重，可伴有幻觉妄想等精神病性症状。

1898 年，Kraepelin 首先提出躁狂与抑郁同属一个精神疾病单元，并命名为躁狂抑郁性精神病（躁郁症）。1957 年，Leonhard 根据长期随访研究资料，将躁郁症分为单相（unipolar）及双相（bipolar）两个亚组，认为它们可能具有异源性。但 20 世纪 80 年代以前，由于对双相障碍疾病认识的不足，学界习惯将许多伴有精神病性症状的双相障碍误诊为精神分裂症。至 1980 年，美国精神病学会出版的 DSM-Ⅲ 将双相障碍病程中伴有短期精神病性症状的躁狂或抑郁发作与精神分裂症进行了疾病实质性的区分。

WHO 发起的心理健康调查计划显示，双相障碍的终生患病率为 2.4%，其中深圳为 1.5%（双相障碍 I 型、II 型和未定型终生患病率依次为 0.3%、0.2% 和 1.0%，年患病率分别是 0.2%、0.2% 和 0.8%）。2009 年，Lancet 报道了中国 4 省市（山东、浙江、青海和甘肃）流行病学调查结果，双相障碍的月患病率为 2.01‰。男性和女性的双相障碍的患病率几乎相等。

【临床表现】

双相障碍发病有 3 种临床症状群：躁狂发作、抑郁发作和混合发作。躁狂发作以情绪高涨、思维奔逸和活动增多的"三高"症状为主要表现；抑郁发作时以情绪低落、思维迟缓和意志活动减退的"三低"症状为主要表现（表 9-1，抑郁发作表现详见第九章第二节抑郁障碍）。

表 9-1　躁狂与抑郁发作的表现

观察指标	躁狂发作	抑郁发作
外表	注意打扮 颜色鲜艳 衣着时髦 并不得体	不修边幅 不顾个人卫生 严重时蓬头垢面
情绪	情绪高涨 易激惹	情绪低落 悲观厌世
意志活动	增多 爱管闲事忙忙碌碌 易冲动	受到抑制 严重者有自杀行为
认知功能	部分记忆力增强 主动和被动注意力 增强，但不持久	近事记忆力下降 注意力下降 抽象思维下降 协调能力下降
思维	思维奔逸 随境转移 言语增大，严重时 音联、意联 夸大妄想	思维迟缓 反应迟钝 言语减少 罪恶妄想、虚无妄 想、疑病观念
睡眠	睡眠需要减少	入睡困难 早醒 或者嗜睡
食欲（或体重）	食欲增强 体重变化不明显或 下降	食欲减退 体重下降 少数贪食、体重增加
性欲	增强，好接近异性	降低，阳痿或闭经

1. 躁狂发作　躁狂发作的核心症状为：情感高涨、思维奔逸、活动增多。一般每次发作至少持续一周以上，且每天的大部分时间均处于发作状态，可伴有幻觉、妄想（夸大妄想）等精神病性症状。表现易激惹，可出现冲动、盲目行为，不顾后果，给个人、家庭和社会造成危险。

（1）情绪：躁狂发作的患者常表现为情绪高涨，自我感觉良好，自鸣得意，兴高采烈，笑逐颜开，信心饱满。言谈举止，讲话时眉飞色舞，表情丰富，具有一定的感染力，常博得周围人的共鸣，引起别人的关注和欢笑。对一切非常乐观，盲目自信，过于自负，盛气凌人，不能接受他人的意见。部分患者也可表现出情绪不稳，变幻莫测，容易受外界影响，时而欢悦，时而暴怒。有些患者则以愤怒、易激惹、敌意为特征，稍不顺心便可勃然大怒，甚至可出现破坏或攻击行为。

（2）思维和言语：躁狂发作的患者表现为思维活动增多、思考速度加快、思维丰富生动。思潮汹涌，有很多的计划和目标，感觉脑子反应特别快，特别灵活。表现为健谈，说话增多，语速加快，讲话滔滔不绝、口若悬河、手舞足蹈，眉飞色舞，但话题极易随环境而改变（随境转移），严重时可有音联、意联、思维跳跃甚至思维破裂。

（3）外表和行为：躁狂发作的患者表现为活动增多。患者感觉精力充沛，忙忙碌碌，不知疲倦，经常给自己制定一些大计划、大方向，并相信自己能够完成，但往往随心所欲、虎头蛇尾，一事无成。患者也可表现为兴趣增多，爱好广泛，喜欢与外界交往，慷慨大方，出手阔绰，挥霍无度，爱管闲事，打抱不平，不计后果。在外表方面，患者往往为了吸引眼球而过度修饰自己，衣着色彩鲜亮但往往搭配不当，常出入娱乐场所，招蜂引蝶；严重时自我控制能力下降，不计后果，举止粗鲁。

（4）躯体症状：躁狂发作的患者常出现自主神经兴奋的症状，如面色红润，双眼有神，心率加快，瞳孔扩大，睡眠需要减少，食欲亢进或进食不规则，对异性的兴趣增加，性欲亢进，对性生活没有节制。

（5）其他表现：躁狂发作的患者注意力易分散，不能持久，易受外界影响而转移；可有短暂的、与情感一致的精神病性症状，例如幻听，夸大观念，夸大妄想，偶尔可出现继发性的被害妄想或关系妄想。个别患者也可出现极度兴奋、躁动，明显的意识障碍，伴有丰富的错觉、幻觉及思维不连贯等症状，称为谵妄性躁狂。随着患者病情的加重，其自知力受损也愈加严重，甚至无自知力。

2. 轻躁狂发作 躁狂发作症状较轻者称为轻躁狂发作，患者表现为持续至少 4 d 的心境高涨、感觉精力充沛、能力增强，言语和社交活动明显增多，自我感觉状态良好。注意力不集中、持续时间短。轻度挥霍，性欲增强，睡眠需要减少。没有幻觉、妄想等精神病性症状。一般人不易被察觉，患者的日常工作和生活也没有受到严重影响。

3. 混合发作（mixed episode） 有些患者在一次发作中同时出现了躁狂症状和抑郁症状，但躁狂和抑郁的症状均不典型，容易被误诊为分裂情感性精神障碍或精神分裂症。混合发作有两种情况，一种是抑郁与躁狂/轻躁狂症状同时存在，而另一种是抑郁与躁狂/轻躁狂症状快速交替（通常在几小时内）。如患者表现为过度活跃、高谈阔论，但内心存在严重的悲观想法，本能活动减少。或表现为情绪低落，但连续数日忙忙碌碌，言语较多，一般发生在躁狂与抑郁快速转相时，持续时间较短。

双相障碍的首发年龄一般早于单相抑郁，有研究提示双相障碍的典型首发年龄在 17 岁，躁狂发作的平均年龄为 19 岁。多数为急性或亚急性起病，躁狂好发于春末夏初，抑郁发作好发于秋冬季节。一般躁狂持续数天到 6 个月不等，平均为 3 个月左右。DSM-5 中将轻躁狂发作的病程定义为至少连续 4 d，但有些学者认为轻躁狂发作期可仅为 1~3 d。双相障碍大多都具有发作性病程，反复发作之后可导致病程迁延或慢性化。如果双相障碍患者频繁以躁狂、轻躁狂、抑郁或混合发作的形式出现，12 个月内总发作次数为 4 次或者更多，则称为快速循环发作（rapid-cycling，RC）。

大多数患者的思维和行为异常与高涨或低落的心境相协调，但在躁狂发作极为严重或谵妄性躁狂时可出现片段的错觉、幻觉，思维不连贯，行为紊乱甚至意识障碍。抑郁发作时常出现三无症状（无望、无助、无用），在此基础上进一步加重可出现罪恶观念（妄想）、关系妄想甚至被害妄想；躁狂发作时也可能出现夸大观念（或妄想）、关系妄想、被害妄想。

无论是躁狂发作还是抑郁发作均可伴有躯体症状。躁狂时常出现食欲增加、性欲亢进、睡眠需要减少；抑郁发作时常伴有早醒、食欲减退、体重下降、性欲减退及昼夜节律改变，躯体症状更为多见，可涉及各脏器，如心慌、胸闷、疲劳、乏力、口干、出汗、全身疼痛

等，严重时可出现疑病观念，甚至虚无妄想。

双相障碍患者存在明显的认知功能障碍，且急性发作期的广泛认知功能损害可持续至缓解期，其表现为广泛的认知功能受损，特别是言语记忆、精神活动速度、执行功能、注意力等在急性期均有损害，并且认知损害的程度会随着发作次数的增多而加重；而在发作间歇期精神状态可恢复病前水平。也有研究发现，随着双相障碍发作次数的增加和总病程时间的延长，患者即使在发作间歇期也同样会出现认知功能障碍，而无法完全恢复至其正常水平。

👉 微视频 9-2
感觉自己棒棒哒，这也是病？？

【诊断及鉴别诊断】

1. 诊断

（1）诊断依据：双相障碍的诊断依据以病史和临床表现为主，结合病程特点、体格检查和实验室检查，按照相关的精神疾病诊断分类标准而确定。目前国际上通用的诊断标准有 ICD-10 和 DSM-5。尽管 DSM-5 将双相障碍从心境障碍中独立出来，但两者对于躁狂、抑郁发作的诊断标准差别并不大。

👉 推荐阅读 9-1
双相障碍的分类

👉 推荐阅读 9-2
DSM-5 中双相障碍诊断标准的改变

（2）早期正确诊断双相障碍：双相障碍的临床表现隐匿，特别是轻躁狂以症状轻、病期短、不影响其社会功能为特点，极易被患者、家属或医生所忽视。流行病学研究结果显示，双相障碍患者从首次出现症状到被确诊平均需要 7~10 年以上。正确诊断双相障碍的关键在于识别躁狂和轻躁狂发作，特别是在儿童、青少年、老年人这些特殊人群中对轻躁狂发作很容易漏诊。双相障碍的误诊中以单相抑郁最为常见，其他还包括被误诊为焦虑障碍、精神分裂症、人格障碍等。若患者被误诊为单相抑郁，其后果是使用抗抑郁药物治疗，而这可能会导致转相为躁狂（轻躁狂）发作。而且有些双相障碍可能被认为是难治性抑郁症，不仅造成医疗资源浪费，而且增加了个人疾病负担。

因此，在诊断过程中，应坚持病程与症状学并重的原则，全面了解病史，掌握临床特征，分析抑郁发作之

前和之后的表现，判断是否出现轻躁狂发作。另一方面通过对家族史和病前人格特征的了解，纵向分析临床资料，寻找有无心境不稳定性（表9-2）。

表9-2　双相障碍抑郁发作与单相抑郁的鉴别

鉴别点	双相抑郁	单相抑郁
发病年龄	多30岁之前 青少年多见	多30岁以后
性别	女∶男约为1∶1	女∶男约为2∶1
持续时间	3~6个月	3~12个月
发作次数	较频繁	较少
双相家族史	多见	少见
精神病性症状	多见	少见
抗抑郁治疗	有时无效或诱发转躁	多有效

2. 鉴别诊断　双相障碍在临床上主要应与下列疾病进行鉴别诊断：

（1）继发性抑郁或躁狂状态：继发性的抑郁或躁狂状态出现在其他因素之上，如患有脑器质性疾病、躯体疾病或使用某些药物（精神活性物质）。主要的鉴别要点包括：①继发性心境异常的患者存在器质性疾病的临床证据、相应药物或精神活性物质使用史，通过体格检查的阳性体征和实验室检查的异常指标有助于鉴别；②继发性心境异常的患者可出现意识障碍、遗忘综合征或智能障碍，而双相障碍患者除外谵妄性躁狂，一般无意识障碍、记忆障碍和智能障碍；③继发性躁狂或抑郁的症状随着原发疾病的病情变化而发生相应的改变，如原发疾病好转或者停止使用药物，情感症状会好转或消失；④双相障碍患者多有既往发作史或心境障碍家族史，而继发性躁狂或抑郁一般没有既往发作史或者家族史。

（2）精神分裂症：精神分裂症的早期可有精神运动性兴奋或抑制症状，分裂症恢复期也可伴有抑郁症状。双相障碍可能伴有精神病性症状，如幻觉、妄想等，因此需要将两者进行有些鉴别。两者的鉴别要点包括：①精神分裂症的情感症状继发于思维障碍或感知觉障碍，情感淡漠表现突出；而双相障碍的幻觉或妄想通常继发于躁狂或抑郁发作。②精神分裂症的核心表现为思维、情感和意志行为等精神活动不协调，心境障碍患者的情感症状与其思维和意志行为保持协调一致。③精神分裂症多为持续进展或发作性进展，一般没有完全的缓

解期；而心境障碍呈发作性病程，间歇期基本正常。④家族史、病前性格、预后，以及对相应治疗药物的反应也有助于鉴别。

（3）注意缺陷与多动障碍：注意缺陷与多动障碍（ADHD）虽然也有活动过多、行为冲动等表现。但ADHD一般发病年龄早，开始于儿童期，为慢性病程非发作性，没有相对明确的开始和结束，无情绪高涨，不会出现精神病性症状。

（4）经前期烦躁障碍：在DSM-5诊断标准里面，已将经前期烦躁障碍列为抑郁障碍。患者出现情绪不稳、易激惹与双相障碍的前驱期症状类似，鉴别要点在于症状的出现与月经周期有明确的关系，且随着月经来潮而自发缓解。

（5）破坏性心境失调障碍：儿童期的破坏性心境失调障碍与双相障碍的也需要进行鉴别，主要鉴别点包括病程，双相障碍为发作性病程，而破坏性心境失调障碍可以持续数月。另外躁狂发作容易识别，与平常表现不一样，且伴有认知、行为和躯体症状。而破坏性心境失调障碍主要表现为易激惹，不会出现自我感觉良好等情绪高涨的情感体验。

（6）环性心境障碍（cyclothymia）：环性心境障碍的严重程度较轻，均未达到躁狂或抑郁发作的诊断标准，且不出现精神病性症状。

【治疗及干预】

鉴于双相障碍病因和临床表现的多样性，针对诊断的亚型和发作时的状态进行规范化的治疗尤为重要。

1. 治疗原则　根据《中国双相障碍防治指南（第二版）》，双相障碍的治疗原则包括：充分评估、量化监测原则；综合治疗原则；全病程治疗原则；全面治疗原则；提高治疗依从性原则；优先原则；患方共同参与治疗原则；治疗共病原则。

因此，在考虑治疗原则时需强调以下三点：

（1）综合治疗：双相障碍的发病是遗传易感性与环境因素交互作用的结果，在生物-心理-社会的医学模式背景下，应综合运用药物治疗、物理治疗、心理治疗和危机干预等措施，通过提高疗效、改善依从性，达到预防复发和自杀、改善社会功能和生活质量的目的。

（2）个体化治疗：个体对精神药物治疗的反应存在较大的差异，需要根据患者年龄、性别、躯体状况、主要症状、临床特征、既往治疗史等方面的因素制定合理的方案，选择合适的药物，从小剂量起始，其后根据患者反应滴定。在治疗过程中需要根据治疗的效果和药物

的不良反应以及可能出现的药物相互作用等及时调整治疗方案。

（3）长期治疗：随访研究发现双相障碍反复发作，如不长期治疗则预后差，因此应坚持长期治疗原则。在治疗的不同阶段应针对不同的治疗目的：①急性期治疗的目的是控制症状、缩短病程，一般急性期治疗的持续6~8周；②巩固期治疗目的是防止复燃、促进社会功能的恢复，一般建议抑郁发作的巩固治疗期持续4~6个月，躁狂发作的巩固治疗期持续2~3个月；③维持期治疗的目的是防止复发、维持良好社会功能，进一步提高生活质量，维持治疗期的时间根据发作次数而有所差别，可考虑根据病情稳定达到既往发作的2~3个循环的间歇期或2~3年。目前普遍认为，无论是急性期、巩固期还是维持期都应该给予足量药物治疗。

2. 药物治疗

（1）躁狂发作药物治疗：躁狂发作药物治疗急性期躁狂发作的主要使用心境稳定剂及抗精神病药物治疗。心境稳定剂包括碳酸锂和抗癫痫药（丙戊酸盐、卡马西平、拉莫三嗪等）。抗精神病药物，包括经典抗精神病药氟哌啶醇、氯丙嗪和非典型抗精神病药奥氮平、喹硫平、利培酮、齐拉西酮、阿立哌唑等。

1）锂盐：锂盐是治疗躁狂发作的首选药，对于躁狂的急性发作和缓解期的维持治疗都具有肯定的疗效。躁狂发作突出、症状明显以及发作次数少的患者对锂盐的反应优于混合发作、快速循环发作和多次发作的患者。一般维持期治疗剂量低于躁狂急性发作时的剂量，但由于个体差异明显，因此血锂浓度测定对于临床的指导作用更强。对于老年及体弱者锂盐的剂量应适当减少。

由于锂盐的治疗量和中毒量较接近，应在治疗过程中密切监测血锂浓度，维持合理的血锂浓度，及早发现中毒症状。治疗期应每1~2周测量血锂一次，巩固治疗期可每月测定一次，而维持治疗期可每3月测定一次。急性期治疗的血锂浓度为0.8~1.2 mmol/L，维持治疗的血锂浓度为0.6~0.8 mmol/L。锂中毒现象：血锂浓度<1.5 mmol/L：恶心、呕吐、腹泻、口渴、多尿、软弱无力、言语不清；血锂浓度1.5~2.0 mmol/L：肠胃不适、震颤、头脑混乱、心电图变化、嗜睡；血锂浓度2.1~2.5 mmol/L：共济失调、嗜睡、严重的心电图变化、视物模糊、耳鸣、昏迷；血锂浓度>2.5 mmol/L：癫痫发作、肾衰竭甚至危及生命。

碳酸锂合并其他药物或疗法治疗时也需要格外注意。有报道指出氟哌啶醇可能会增强锂盐的神经毒性作用，如引起意识障碍等，故两者联合使用时剂量宜小，血锂浓度不宜超过1.0 mmol/L。在联合改良电痉挛治疗时，由于锂盐具有加强肌松剂的作用，使呼吸恢复缓慢，故锂盐剂量宜小。

2）抗癫痫药：主要有丙戊酸盐和卡马西平。拉莫三嗪、加巴喷丁、托吡酯等治疗急性躁狂发作的疗效还不确定。

① 丙戊酸盐：丙戊酸盐对急性躁狂发作、混合发作的疗效明显优于安慰剂，与锂盐相当。有报道显示丙戊酸盐混合发作和既往多次发作的疗效优于锂盐。而且丙戊酸盐对于躁狂伴发的精神病性症状的效果与抗精神病药物没有明显差异。该药可与碳酸锂联用，但剂量应适当减小。丙戊酸盐常见不良反应为胃肠道症状、震颤、体重增加等。

② 卡马西平：一般作为二线心境稳定剂使用，原因是使用过程中容易出现不良反应，特别是剥脱性皮炎和粒细胞缺乏等。适用于预防和治疗对锂和抗精神病治疗无效的或不能耐受的双相障碍。可单用或与锂盐联用，但剂量应适当减小。卡马西平常见不良反应有镇静、恶心、视物模糊、皮疹、再生障碍性贫血、肝功能异常等。

3）抗精神病药物：经典抗精神病药物如氯丙嗪、氟哌啶醇治疗躁狂有效，但在治疗躁狂时一般剂量很大，容易出现锥体外系不良反应，而且对躁狂缓解之后出现的情绪低落无效，甚至有增加患者转相的风险，所以限制了经典抗精神病药物的使用。

临床研究表明，非典型抗精神病药物，如奥氮平、喹硫平、利培酮等可有效控制躁狂。有研究报道，奥氮平治疗躁狂及混合发作的疗效与丙戊酸钠、碳酸锂、氟哌啶醇等相当，优于安慰剂。利培酮和喹硫平也在研究中被证明能够很好治疗躁狂发作，且不良反应少。齐拉西酮和阿立哌唑也可以用于躁狂发作发作的治疗，且很少导致高泌乳素血症、体重增加和糖代谢异常。氯氮平虽然具有很好的治疗躁狂发作的疗效，但由于具有导致严重不良事件的风险，如粒细胞缺乏，目前仅用于治疗难治性躁狂症。

（2）抑郁发作药物治疗：抑郁发作药物治疗双相障碍抑郁发作时使用抗抑郁药物治疗一直颇受争议。

1）单用心境稳定剂治疗：目前对于双相障碍抑郁发作的治疗，心境稳定剂作为基本治疗手段已经被广泛接受。锂盐治疗双相抑郁有效，且极少转为躁狂或快速循环，且研究结果提示足量使用锂盐，或尽快使血锂浓度达到 0.8 mmol/L 以上，是确保锂盐发挥抗抑郁效果的重要一步。另一个治疗双相障碍抑郁发作的一线用药是拉莫三嗪，研究结果显示拉莫三嗪比安慰剂能更有效地治疗急性双相障碍抑郁发作，并有效预防抑郁复发，且转躁率与安慰剂没有明显差别，但其对躁狂发作的治疗效果不明显。需注意缓慢加药，并观察有无皮疹发生，及时处理。目前尚没有证据显示丙戊酸盐具有很好的治疗双相障碍抑郁发作的优势。

2）非典型抗精神病药治疗：喹硫平已被多个治疗指南批准列为双相障碍抑郁发作的一线用药，在《中国双相障碍防治指南（第二版）》中喹硫平也被作为治疗双相 I 型和双相 II 型的一线用药。2 项 8 周的多中心、随机、双盲、固定剂量、平行对照研究发现，喹硫平终点的有效率和缓解率均优于安慰剂，但喹硫平不同剂量组之间的疗效无显著差异。此外，临床研究结果表明奥氮平单药治疗也能有效地治疗急性双相障碍抑郁发作，并能预防短期内转躁，而奥氮平氟西汀联合治疗（奥氟合剂）的疗效优于单用奥氮平或单用氟西汀。

3）抗抑郁药物治疗：抗抑郁药物在治疗双相抑郁时是必须谨慎、有条件和限制性的。因为抗抑郁药物具有增加转相或缩短发作周期的风险，仅在心境稳定剂治疗无效，且抑郁症状严重，发作持续时间很长的患者，可考虑心境稳定剂与抗抑郁药联合治疗。混合发作、快速循环发作或者既往有严重躁狂发作病史的患者不建议使用抗抑郁药物。抗抑郁药物仅限于急性治疗期使用。在使用时需要考虑转躁风险低的药，如 SSRIs 类抗抑郁药和安非他酮。

（3）混合发作和快速循环发作药物治疗：混合发作和快速循环发作药物治疗锂盐对控制混合发作的效果不佳，丙戊酸盐和卡马西平是混合发作和快速循环发作的一线药物。混合发作如果伴有精神病性症状，可考虑联合或单用新型抗精神病药物。在治疗快速循环发作时需要有效识别其促发因素，并积极处理。常见促发因素包括：甲状腺功能减退症，物质滥用，抗抑郁药物或经典抗精神病药物的不合理使用。

3. 物理治疗　目前常用的物理治疗包括电痉挛治疗、经颅磁刺激治疗、迷走神经刺激治疗。

（1）电痉挛治疗：研究发现，电痉挛治疗对双相障碍抑郁发作有效，特别是对于伴有精神病性症状及严重抑郁发作时，电痉挛治疗可作为一线治疗方案以快速改善临床症状。电痉挛治疗对双相躁狂发作的有效率可高达 80%，因此对于控制极度兴奋的躁狂发作，电痉挛治疗可以作为一线治疗方案。此外，对于药物治疗无效的混合发作，电痉挛治疗也被证明是有效的。在电痉挛治疗过程中，需要注意的最常见问题是认知功能缺损。

（2）经颅磁刺激治疗：经颅磁刺激是 20 世纪 80 年代开始的一项在头颅外给予磁刺激的治疗技术。有研究表明高频率重复经颅磁刺激作用于右侧前额叶皮质可以控制急性躁狂发作。对于轻中度的双相障碍抑郁发作也可考虑重复经颅磁刺激治疗。虽然与抗抑郁药物导致的转躁相比，重复经颅磁刺激产生转躁的问题并不明显，但是要注意诱发意外抽搐的风险。

4. 心理治疗　双相障碍的心理治疗是对药物治疗的一种辅助治疗措施。在药物治疗的同时常需联合心理治疗，其目的包括：①增加患者对疾病的了解，增强病后的适应性；②探讨疾病对患者的影响，增强存在感；③维持稳定的家庭关系和社会关系；提高治疗的依从性；④增加识别前驱症状和处理应激的能力，减少双相障碍的复发率者。

一般在急性期药物控制症状后，联合使用心理治疗和社会心理干预措施可以有效地减少疾病复发，并能改善社会功能。支持性的心理治疗、认知行为治疗、人际心理治疗、婚姻及家庭治疗等一系列的心理治疗技术均可以用于双相障碍的治疗。

5. 病程及预后　具有发作性病程的特点，即发作－缓解交替。发作后一般有间歇期，间歇期多表现正常或残留部分症状。多次发作也是双相障碍的特点，反复发作者，间歇期较短或呈慢性病程，患者的认知功能和社会功能严重损害。

双相障碍的复发率明显高于单相抑郁障碍，康复患者在停药后的 1 年内复发率较高。多数研究发现，双相障碍的患者在 1 年内、2 年内、5 年内的复发率分别是 40%、60%、73%。

双相障碍发病的危险因素包括：童年期遭受虐待，父母关系不良，家庭冲突或破裂，社会阶层低，居丧，应激性生活事件，过度使用精神活性物质，情感旺盛气质或环性气质，慢性失眠，慢性疼痛，注意缺陷，慢性躯体疾病，精神障碍阳性家族史，父亲物质滥用，社交技能差，出生低体重，围生期并发症，母亲孕期毒物使用等。

双相障碍的保护因素包括：应对逆境的能力，适应能力，自主性，运动锻炼，安全感，情感驾驭能力，良好教育，良好的亲情关系，解决问题的技巧，父母与子女间正性相互影响，自尊，生活技巧，处理社交和冲突的技巧，家人和朋友的社会支持，处理应激等。

影响复发的因素主要有：①维持治疗的药物剂量及时间不足；②生活事件和应激；③社会适应不良；④慢性躯体疾病；⑤缺乏社会和家庭的支持；⑥阳性心境障碍家族史。

👉 人文视角 9-1
双相障碍与名人

（陈　俊）

复习思考题

1. 抑郁障碍有哪些临床表现？
2. 抑郁障碍需要与哪些疾病相鉴别？
3. 试述抗抑郁药物的治疗原则。
4. 常见的抗抑郁药种类有哪些？
5. 如何从症状学角度鉴别抑郁障碍与双相障碍抑郁发作？
6. 如何理解遗传因素在双相障碍发病机制中的作用？
7. 抗精神病药物可以用来治疗哪些精神障碍？如何看待抗精神病药物在双相障碍治疗中所发挥的作用？
8. 如何区别双相障碍的躁狂发作与轻躁狂发作？
9. 结合抑郁障碍的发病机制，思考双相障碍的病因及发病机制与抑郁障碍有哪些不同？

网上更多……

👤≣ 本章小结　　👥 开放性讨论　　⬇ 教学PPT　　📝 自测题

第十章

焦虑障碍及强迫相关障碍

关键词

焦虑障碍	恐惧性焦虑障碍	惊恐障碍
广泛性焦虑障碍	分离性焦虑障碍	选择性缄默症
强迫障碍	躯体变形障碍	囤积障碍
拔毛障碍	抓挠障碍	

内心紧张不安、整天提心吊胆、似乎预感到将要发生某种危险的情况又很难应付。自觉心脏开始跳得如此之快……好像要爆炸似的。自觉喉咙被堵死了，不能呼吸。感到窒息，双手出汗甚至发抖。不敢与人对视，也不敢去人多的地方，想逃，但不知道逃到哪儿去才好。这些是焦虑障碍患者常遇到的心理感受。还有一些患者反复思考一些并没有什么意义的东西，或者是担心自己被污染、没有看清楚一些细节，虽然自己不情愿也知没有必要，但无法控制，很痛苦，经常会反复检查或者洗涤，或者重复某些动作等。似乎变成了不听话的两个自己。这些是强迫相关障碍患者的特点。这些患者看上去多数是正常的，但是他们自己非常痛苦，因此到处寻求帮助。本章节将对焦虑障碍及强迫相关障碍的病因、病理机制、临床表现及诊断治疗等进行较为详细地介绍。

诊疗路径 - 焦虑障碍

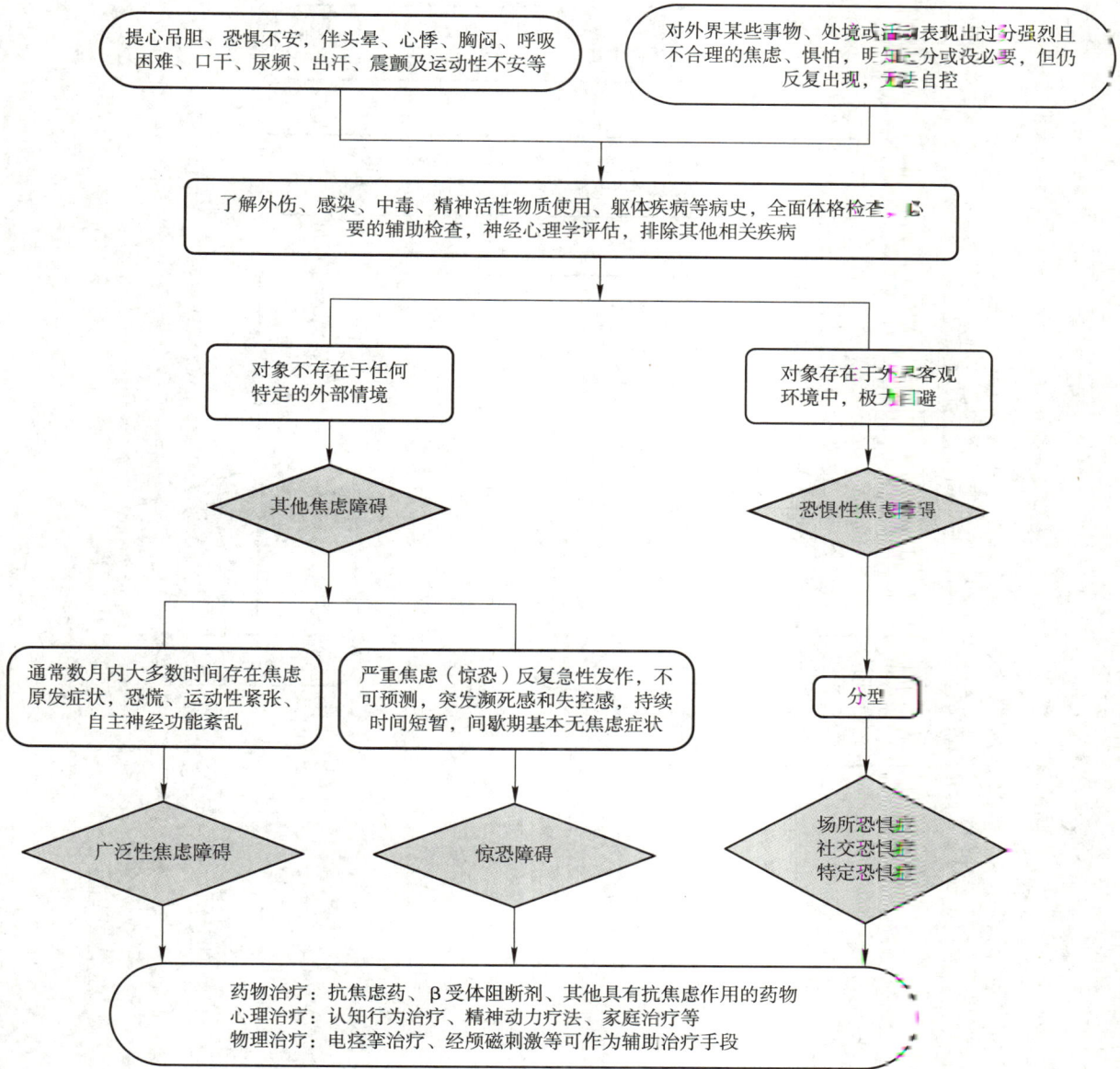

```
┌─────────────────────────────────┐        ┌─────────────────────────────────┐
│ 提心吊胆、恐惧不安，伴头晕、心悸、胸闷、呼吸 │        │ 对外界某些事物、处境或活动表现出过分强烈且 │
│ 困难、口干、尿频、出汗、震颤及运动性不安等   │        │ 不合理的焦虑、惧怕，明知过分或没必要，但仍 │
│                                 │        │ 反复出现，无法自控                │
└─────────────────────────────────┘        └─────────────────────────────────┘
```

```
┌──────────────────────────────────────────────────────────────┐
│ 了解外伤、感染、中毒、精神活性物质使用、躯体疾病等病史，全面体格检查，必 │
│ 要的辅助检查，神经心理学评估，排除其他相关疾病                    │
└──────────────────────────────────────────────────────────────┘
```

```
┌─────────────────┐                          ┌─────────────────┐
│ 对象不存在于任何    │                          │ 对象存在于外界客观  │
│ 特定的外部情境     │                          │ 环境中，极力回避    │
└─────────────────┘                          └─────────────────┘
```

其他焦虑障碍   **恐惧性焦虑障碍**

```
┌─────────────────────┐   ┌─────────────────────┐              ┌─────────┐
│ 通常数月内大多数时间存在焦虑 │   │ 严重焦虑（惊恐）反复急性发作，不 │              │  分型   │
│ 原发症状，恐慌、运动性紧张、 │   │ 可预测，突发濒死感和失控感，持续 │              └─────────┘
│ 自主神经功能紊乱        │   │ 时间短暂，间歇期基本无焦虑症状  │
└─────────────────────┘   └─────────────────────┘
```

广泛性焦虑障碍   **惊恐障碍**   **场所恐惧症**
                                                      社交恐惧症
                                                      特定恐惧症

```
┌──────────────────────────────────────────────────────────────┐
│ 药物治疗：抗焦虑药、β受体阻断剂、其他具有抗焦虑作用的药物            │
│ 心理治疗：认知行为治疗、精神动力疗法、家庭治疗等                   │
│ 物理治疗：电痉挛治疗、经颅磁刺激等可作为辅助治疗手段               │
└──────────────────────────────────────────────────────────────┘
```

诊疗路径 - 强迫障碍

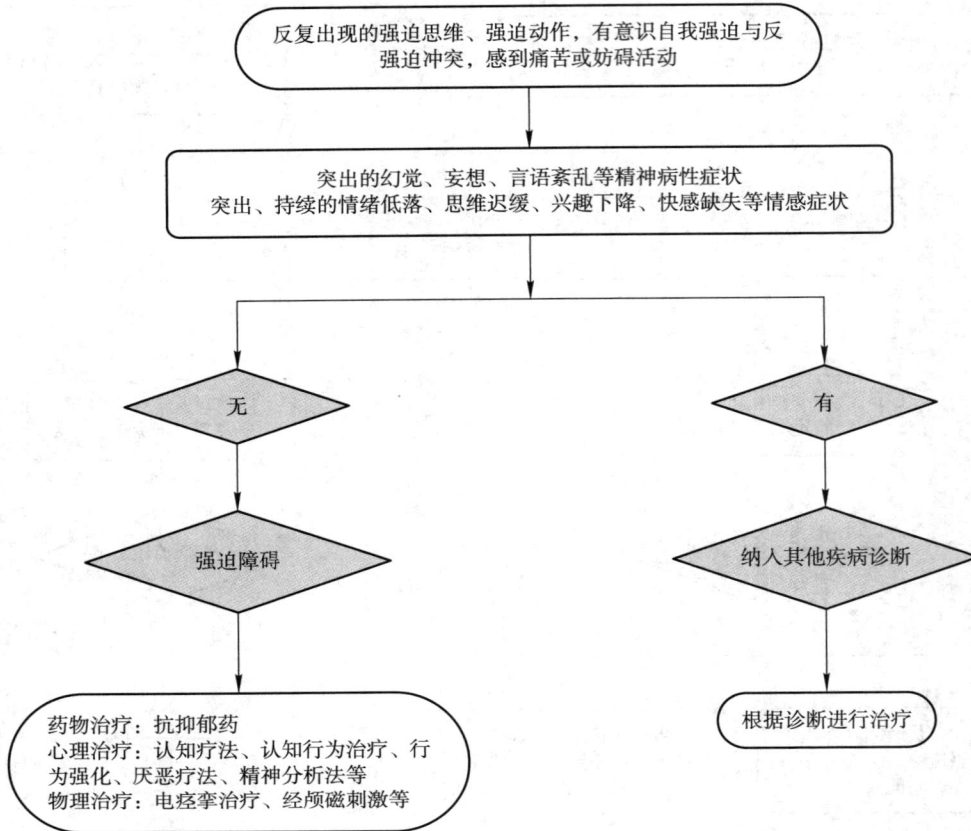

```
┌─────────────────────────────────────────────────┐
│ 反复出现的强迫思维、强迫动作，有意识自我强迫与反   │
│ 强迫冲突，感到痛苦或妨碍活动                       │
└─────────────────────────────────────────────────┘
                          │
┌─────────────────────────────────────────────────┐
│ 突出的幻觉、妄想、言语紊乱等精神病性症状           │
│ 突出、持续的情绪低落、思维迟缓、兴趣下降、快感缺失等情感症状 │
└─────────────────────────────────────────────────┘
                          │
        ┌─────────────────┴─────────────────┐
        │                                   │
      ◇ 无 ◇                            ◇ 有 ◇
        │                                   │
   ◇ 强迫障碍 ◇                     ◇ 纳入其他疾病诊断 ◇
        │                                   │
┌─────────────────────────┐      ┌──────────────────────┐
│ 药物治疗：抗抑郁药        │      │ 根据诊断进行治疗      │
│ 心理治疗：认知疗法、认知行为治疗、行 │      └──────────────────────┘
│ 为强化、厌恶疗法、精神分析法等   │
│ 物理治疗：电痉挛治疗、经颅磁刺激等 │
└─────────────────────────┘
```

第一节 概 述

随着医学的不断发展，人们对精神障碍的认识经历了不断变迁和深化，焦虑障碍及强迫相关障碍等一系列疾病概念逐渐确立和研究。焦虑障碍及强迫障碍等逐渐从神经症中分化出来。有关神经症的一些症状归纳在一起进行描述的文字记载可追溯到两千年前。直到1769年，由苏格兰医学家 William Cullen（1710—1790）首次提出神经症（neuroses）一词。当时神经症涵盖的范围极广，包括了除发热、局部病变和恶病质以外的几乎所有的疾病。医学不断地发展，一些疾病逐渐从"神经症"中分离出来，其中包括有明确的解剖学改变的神经系统器质性疾病以及有幻觉、妄想或现实检验能力受损的精神病性疾病等。19世纪初，有学者报告了强迫症的病例，至1866年由 Morel 正式命名强迫症（obsession）。此后，不同学者提出的神经衰弱（neurasthenia）、广场恐怖（agoraphobia）等归入到神经症这一类别中。弗洛伊德（S. Freud）进一步将神经症分为焦虑症、恐惧症、强迫症和癔症等，并对强迫症与恐惧症做出了区分，而不再混为一谈。至20世纪初，这些概念和内涵基本形成，并在西方广为流行，稍后传入中国。

1980年，美国《精神疾病诊断和统计手册》第3版（DSM-Ⅲ）取消了神经症的诊断名称，在 DSM-Ⅳ（1994）中，焦虑障碍包括了广泛性焦虑障碍、惊恐障碍、恐惧障碍、强迫障碍、创伤后应激障碍等一大类精神障碍的总称。而国际疾病分类第10版（ICD-10，1992）中，焦虑障碍则包括恐怖性焦虑障碍、广泛性焦虑障碍、惊恐障碍等，而将强迫性障碍、应激相关障碍分开并列。最近，DSM-5 也将强迫及相关障碍从焦虑障碍中独立出来。从上述诊断概念的变迁可见，对焦虑障碍及强迫相关障碍的认识经历了一系列的发展演变。是焦虑障碍本身的临床表现复杂多样，以及莫衷一是的发病机制，还是精神疾病的分类学家们的抽象、概括出了问题？焦虑障碍究竟是一个独立的疾病，还是一群有焦虑症状的疾病的组合？目前尚无法肯定。相信，对病理机制的深入研究和自然病程的观察比较将有助于这些问题的澄清。

焦虑障碍及强迫相关障碍的相互关系错综复杂，虽然其病因仍不明了、发病机制和临床表现各异，其病程、预后以及治疗方法也不尽相同，提示这些障碍之间具有异质性的特征。然而，焦虑障碍及强迫相关障碍相对其他类精神障碍也确有不少共同特点。这些特征包括：①起病常与社会、心理因素有关，如患者经历重大生活应激事件、感觉剥夺、经济压力和社会隔离、人际关系困难及家庭婚姻紧张等。②病前有一定的性格特征和遗传素质基础。③症状没有相应的器质性病变基础，但这是相对的，随着科技发展和检测水平的进步，最终将发现器质性改变的基础或证据。④患者的社会功能相对保持良好，行为通常保持在社会规范允许的范围内，且对疾病都有相当的自知力，一般没有明显或持续的精神病性症状。少数慢性严重强迫障碍、社交恐惧症患者可能出现"古怪"的行为，且患者能就此作合理的解释，其行为通常也是为了缓解焦虑。⑤大多数患者有痛苦感，有求治意愿，虽可能出于某种原因（如病耻感）不承认自己的疾病或否认医生的诊断，但依然有极力摆脱症状的强烈要求。

焦虑障碍的严重程度变化较大，患者具有主观焦虑、恐惧等情绪体验，并常伴有头晕、胸闷、心悸、呼吸困难、口干、尿频、尿急、出汗、震颤和运动性不安等。焦虑一般并非由实际威胁所引起，其紧张程度与现实情况也不相称，且显著妨碍社会功能。焦虑障碍的危险因素有：女性、未婚、离异、丧偶、低教育程度、失业、低收入，有焦虑障碍家族史、儿童期或青春期焦虑障碍病史，包括严重害羞、早年不良教育方式，应激性生活事件或创伤事件，包括受虐等，共病精神障碍，尤其是抑郁症等等。相对而言，焦虑障碍的诊断不难，难的常常是缺少足够的重视。在我国，焦虑障碍始终未受到足够的重视。1958年，我国精神疾病分类草案将其合并于神经衰弱之内，直到1981年焦虑障碍才单独列出。目前，我国的《中国精神疾病分类与诊断标准》第三版（CCMD-3，2001）中，将恐惧障碍、焦虑障碍和强迫障碍并列看待。本书基于 ICD-10 分类系统，兼顾目前国际对疾病的最新认识（DSM-5），故本章将焦虑障碍分为恐惧性焦虑障碍（简称恐惧障碍）、惊恐障碍、广泛性焦虑障碍、分离性焦虑障碍和选择性缄默症；强迫及相关障碍分为强迫障碍、躯体变形障碍、囤积障碍、拔毛障碍和抓挠障碍等加以描述。

焦虑障碍的治疗也是一个需要解决的临床问题。除了众所周知的心理治疗以外，目前所使用的抗焦虑药物大多数属于苯二氮䓬类，见效快，价格也很便宜。但因此类药物易产生依赖，以及患者的顾虑，限制了其使用的范围和实际效果。如何客观地评估这类抗焦虑药物的作用，如何正确地使用（既不滥用也不忌用）这类药物是目前临床上一个重要的问题。焦虑障碍可趋于慢性反复发作的病程，需警惕患者的自杀风险。强迫及相关障碍的治疗也较为棘手，临床上以药物联合心理治疗为主，总有效率在50%~80%。目前常用的药物主要是5-HT再摄取抑制剂（SRIs、SSRIs）类抗抑郁药物，约有50%的患者有效。心理治疗的疗效大致与药物疗效相当。

☞ 拓展阅读10-1
DSM-5关于强迫及相关障碍的定义和分类

☞ 人文视角10-1
一位神经症患者的自白

一、流行病学

国外报道，普通人群焦虑障碍的患病率大体超过15%。恐惧障碍在人群的患病率为6%左右，其中特定恐惧症的发病率为5%~12%，社交恐惧症为1.7%~2.6%，场所恐惧症为2.9%~6.7%。女性患者多于男性，中青年人群患病率最高，超过45岁发病者较少。惊恐障碍的发病率为1%~3%，女性为男性的2~3倍，而且无生育经历的女性和产后女性更容易患惊恐障碍。PD可以起病于任何年龄，但18~45岁更为多见，平均发病年龄为24岁。广泛性焦虑障碍的患病率为5.1%~11.9%，女性患病率高于男性（1.5~2：1）。发病的高峰年龄在20岁左右，超过45岁的发病者较少见。在我国的调查报告（1982），恐惧障碍患病率仅为0.59‰，广泛性焦虑障碍患病率为1.48‰。国内外发病率差异较大，原因可能与不同国家的诊断标准不一致等原因有关。在神经症专科门诊，焦虑障碍患者约占神经症总数的16.8%（长沙，1989）。在7~11岁儿童中，分离性焦虑障碍的发病率为4%~5%。青少年中发病率约为1.3%。女孩发病率高于男孩，缺乏父爱的儿童更容易出现分离性焦虑障碍。选择性缄默症的发病率为0.2%~2.0%，女童患病率高于男童（1.5：1），发病年龄多为5岁前，但通常在上学后才被诊断。

强迫障碍以前报告较少，近年来美国等西方国家调查的6个月内的患病率为1.3%~2%（1984），终身患病率为1.9%~3.3%（1988），而我国仅0.3‰（1982）。起病大多在16~30岁，近1/3的患者在儿童期或青春期发病，只有15%在35岁以后发病。男女患病率相近，男性较女性发病早2~3年。女性更多地表现为强迫性洗涤及回避行为，男性以仪式性检查为多。患者通常具有强迫性格，脑力劳动者居多，未婚或独居者较已婚者多。强迫相关障碍中，躯体变形障碍发病率为1‰~2‰，男女发病率相似，整形患者中的发病率较高。通常发生在青少年或者成年早期（平均首发年龄16~17岁），皮肤老化等会导致一些老年人首次发病。囤积障碍发病率目前尚缺乏资料。拔毛障碍发病率为1%~2%，青少年发病率是成年发病率的7倍，女性患病率高于男性（约3：1）。起病年龄约5岁左右，高发年龄为4~17岁，很多患者最初的拔毛症状从拔睫毛开始，逐渐累及其他生长毛发的部位。抓挠障碍在普通人群中终身患病率为1.4%。在皮肤科门诊患者中抓挠障碍发病率约为2%，在皮肤瘙痒患者中，抓挠障碍发病率为9%。大多数患者起病年龄为40~45周岁，女性发病率高于男性，有报道52%~92%的抓挠障碍患者为女性。

二、病因及发病机制

焦虑障碍及强迫相关障碍的病因及发病机制并不清楚，一般认为可能的危险因素包括生物学和心理社会因素等方面。

（一）生物学因素

1. 遗传因素　有研究表明遗传因素对焦虑障碍和强迫障碍起一定作用，但具体影响尚不清楚。其中，焦虑障碍先证者一级亲属的焦虑障碍患病率为18%（对照组为3%），且女性亲属的患病危险率最高。强迫障碍患者与双亲的同病率为5%~7%，明显高于普通人群患病率。双生子研究发现，焦虑障碍单卵双生子的同病率为41%，远高于双卵双生子4%的同病率；强迫障碍单卵双生子也比双卵双生子的同病率高。拔毛障碍更容易在OCD患者及其一级亲属中出现，提示拔毛障碍可能存在遗传易感性。然而，有研究结果并不支持遗传因素在恐惧障碍发病的特殊影响。强迫障碍患者的一级家属中强迫障碍发生风险率并不增加。惊恐障碍患者发病呈现出家族聚集性，而在广泛性焦虑障碍患者中并不明显。遗传关系有时很复杂，家族聚集性并不只是意味着遗传倾向，生活在相似的环境或共同学习的经验等因素，也可能具有致病作用。迄今为止，有关遗传学研究结果不一致，遗传因素的影响尚无结论。

2. 神经生化因素

（1）乳酸盐：焦虑障碍研究的重大发现之一是能够通过实验诱发惊恐发作。Pitts和McClure给焦虑障碍病人注射乳酸钠后，多数病人诱发了惊恐发作。然而，注射乳酸盐引起惊恐发作的发生机制至今尚不清楚。

（2）神经递质：焦虑障碍患者有警觉水平增高和交感神经兴奋性增强的表现，提示患者有肾上腺素能活动增加。交感神经兴奋可以产生焦虑与恐惧情绪，但这种生理状态与焦虑障碍的因果关系不能确定。动物模型和精神药理学的研究均提示，5-HT 与焦虑的关系十分密切。当 5-HT 释放增加时，出现明显的焦虑反应。而减少 5-HT 转换与释放的药物（如氯氮䓬、氯硝西泮等）可以减轻焦虑。另外，有研究提示多巴胺、γ- 氨基丁酸（GABA）、苯二氮䓬类受体等均与焦虑有密切的关系，但结论不一致，作用机制也不清楚。

强迫障碍神经生化病理机制的研究提出了"5-HT功能异常假说"。精神药理学的一些研究结果也成为假说的佐证之一，如 5-HT 再摄取抑制剂对强迫障碍患者的疗效显著，5-HT 受体拮抗剂能抵消或逆转氯米帕明的治疗作用，口服 5-HT 受体激动剂 M- 氯苯哌嗪可使部分强迫障碍患者的强迫症状加重等。神经递质检测的研究还发现，部分强迫障碍患者血小板中 5-HT 浓度较正常对照组低，脑脊液中 5-HT 的代谢产物 5- 羟吲哚乙酸含量增高。研究者依据上述研究结果推测强迫障碍患者可能存在 5-HT 的功能不足。然而，也有研究者报告，没有发现强迫障碍患者有 5-HT 功能低下，临床上用 5-HT 再摄取抑制剂治疗强迫障碍患者只有 50% 左右有效。上述研究结果提示，强迫障碍是一种有异源性的精神障碍，多种神经递质（如多巴胺和乙酰胆碱）可能参与了部分强迫障碍患者的发病。

（3）神经影像：有关影像学研究在焦虑障碍的患者中还没有特异性的结果报道，而强迫障碍患者可能存在额叶和基底节系统功能异常。功能性脑影像（SPECT）研究发现，强迫障碍患者存在颞叶、顶叶的脑血流增加。1988 年 Rapoport 等人提出，基底节可能存在对初始刺激认知和行为的释放机制。一般而言，感觉刺激从感觉器官到皮质，再到纹状体，如果刺激与纹状体中储存的信息内容一致，此时就会发生针对感觉刺激输入的正常反应。然而，如果感觉输入信息来源于前扣带皮质，而非客观的刺激，这部分皮质能针对这种（扣带回）刺激（没有客观感觉刺激的情况下）引起行为反应，就可能发生强迫症状。近年来，神经影像学及神经药理学的研究支持这一假说。

（二）心理社会因素

焦虑障碍与个性特点之间没有必然联系，但部分患者病前有易紧张、敏感、警觉性高的人格特点。例如具有依赖和回避性人格特点的患者，能够预测急性焦虑发作。恐惧障碍患者病前性格多为内向、胆小、羞怯、被动、依赖、刻板、要求完美等。有研究提示，儿时过多受到母亲的保护或要求过严，成年后容易发生恐惧障碍。环境因素，如经历负性生活事件，尤其是长期面临威胁或处于危险环境之中，更易导致焦虑，但有的患者没有明确的诱发因素。亲人去世、离婚、失业及吸毒等负性生活事件是广泛性焦虑障碍的诱发因素。成瘾物质（如酒精、咖啡因和烟草等）的使用和停用增加广泛性焦虑障碍的发生率。

个性特征、身体素质、创伤性事件或者童年期创伤经历可能是强迫及相关障碍的危险因素。有研究表明，强迫障碍与强迫性人格特征有一定关系，如 E. Kringlen（1965 年）报告 72% 的患者病前有明显的强迫性人格特征，主要表现为：不安全、不确定、不完美、循规蹈矩、敏感多疑、犹豫不决、尽善尽美、优柔寡断等。然而，后来的研究并没有得出类似的结果。生活事件在疾病的发生中也起一定的促进作用或者"扳机效应"，如处境不佳、工作紧张、性生活不满意、要求过分严格等均可导致焦虑、紧张等情绪，随后就可能逐渐出现一些强迫症状（如强迫思维、强迫行为、强迫性仪式动作等）。

三、临床评估

临床评估主要由精神科医师进行，包括详尽病史采集、体检和实验室检查、精神专科检查以及使用相关评估量表（包括晤谈诊断量表、自评量表、他评量表及其他一些辅助量表等）等来综合判断和评估。

（一）焦虑障碍的评估

评估患者焦虑症状的严重程度及其特点，主要通过询问病史、临床观察和精神状况检查，也可以借助相关症状量表进行焦虑症状的量化评估和辅助诊断。常用于评估焦虑症状的量表包括 Zung 焦虑自评量表（SAS），汉密尔顿焦虑量表（HAMA），医院焦虑抑郁量表（HADS），社交恐惧症量表（SPIN），惊恐相关症状量表（PASS），症状自评量表（SCL-90）中的焦虑、恐怖等分量表也可加以选用。

（二）强迫障碍的评估

评估强迫障碍的类型和严重程度，主要通过病史、精神状况检查及临床观察，也经常使用量表来评估对症状进行归类和量化评估。常用评定量表有半定式晤谈诊断量表 ADIS 和定式临床晤谈量表 SCID-I。目前临床上最常用的量表是耶鲁 - 布朗强迫量表（Y-BOCS），该量表是他评量表，主要由精神科医师评估强迫障碍患者的症状类型及严重程度，帮助患者制定治疗计划和判断疗效。另外，Marks 恐惧强迫量表（MSCPOR）中的强迫行为、总体适应和靶症状分量表，症状自评量表（SCL-90）中的强迫症状分量表也可评估强迫症状。

第二节　恐惧性焦虑障碍

典型案例（附分析）10-1
待嫁新娘的苦恼

恐惧性焦虑障碍（phobic anxiety disorder），简称恐惧症（phobia），旧时称恐怖症。患者对某些外界事物、处境或活动表现出过分强烈且不合理的焦虑、惧怕，明知这种反应过分或没必要，但仍会反复出现，无法自控。恐惧发作时，伴有明显紧张焦虑情绪和心慌、心悸、头晕、出汗等自主神经功能紊乱症状，严重者甚至出现恶心、昏厥，患者因而极力回避恐惧对象，或承受痛苦去忍受，影响其正常活动及社会功能。

恐惧是一种正常情绪反应，是对具体对象的防御性反应。正常人对某些事物或场景也会产生焦虑不安甚至恐惧，如毒蛇、野兽、电闪雷鸣等，儿童或妇女对某些小动物的害怕也很常见。这种恐惧是一种保护性反应，具有积极意义，使个体远离威胁、激发解决困难和危险的处理方式等。而病理性恐惧与正常恐惧情绪不同，区别两者的关键点有：①事物或处境是否具有危险性；②这种恐惧情绪是否合理；③恐惧的严重程度是否过分，有无自主神经功能紊乱症状及社会功能明显影响；④是否有回避行为是特定恐惧障碍的必需条件，没有回避就不算病态。恐惧症在 ICD-10 及 DSM-Ⅳ 中归属于焦虑障碍，在中国精神疾病诊断与分类（CCMD-3）中则与焦虑障碍并列。

【临床表现】

恐惧症的临床表现多样，恐惧对象均存在于外界客观环境中，可多达数百种。临床上大多分为特定恐惧症、场所恐惧症和社交恐惧症三大类。

1. 特定恐惧症　特定恐惧症（specific phobia），也称单纯恐惧症，指患者对某一特定对象产生不合理的恐惧。儿童和女性多见，部分患者症状可持续存在。恐惧对象多是某些昆虫或动物，如毛毛虫、鸟、猫、鼠、青蛙等，或是一些不祥物品，如血污、骨灰盒、花圈等，或刀、笔尖等尖锐锋利的物体，黑暗、雷电等特殊的处境。患者面对恐惧对象时，伴有心搏加快、呼吸困难、震颤、出汗等反应。但是害怕血液 - 损伤的恐惧与其他恐惧的生理反应不同，会导致心率减慢、血管舒张、甚至昏厥。患者的恐惧对象和症状表现相对恒定，少数人在某种恐惧消除后出现新的恐惧对象。

2. 场所恐惧症　场所恐惧症（agoraphobia），也称广场恐惧症、幽闭恐惧症，临床中最多见。患者主要表现对某些特定场所的恐惧，如商场、广场、乘坐公共汽车、剧院等拥挤的公共场所。患者担心在这些特殊场所中出现难以忍受的恐惧感，既痛苦又得不到帮助，故而竭力回避。因此，患者常常不敢出门，或不愿单独外出，更不愿去公共场所，如必须面对时就表现为明显的焦虑、紧张害怕，常伴有心悸、心慌、头晕、出汗等自主神经功能紊乱症状。恐惧发作时，还可伴有抑郁、强迫或人格解体等症状。女性患者多于男性，多起病于 20～40 岁，有报道认为在 25 岁和 35 岁左右是两个发病高峰。

3. 社交恐惧症　社交恐惧症（agoraphobia），主要表现为患者害怕自己在社交场合犯错、被人关注或表现不够完美，怕被人笑话、出洋相，害怕与人目光对视、感到局促万分、笨拙、尴尬、无地自容等。这种恐惧、担心会由于缺乏社交技巧或表达水平有限而加重。患者回避社会交往，不愿参加聚会，不敢在别人注视下操作，不敢与人眼睛对视，更不敢当众说话或演讲。恐惧的对象多数是陌生人，但也可以是熟人，甚至亲属或家人等。较常见的恐惧对象是严厉的上司、年龄相仿的异性等。当患者被迫进入社交场合时，就会出现严重的焦虑反应，伴有心慌、气促、脸红、出汗等自主神经功能紊乱的症状，严重者可能手足发抖甚至晕厥。患者思维逻辑正常也无牵连观念，对现实环境能正确判断，但自己无法控制不合理的情感和回避行为，因此非常苦恼。男女发病率基本相当，多发于 17～30 岁间，常无明显诱因突然起病。社交恐惧症严重影响患者社交、学习和工作等社会功能。

【诊断及鉴别诊断】

1. 诊断

（1）符合焦虑障碍的共同特征。

（2）以恐惧为主要临床特征，并同时符合以下：①患者对客观事物或处境的恐惧强烈，恐惧的程度与实际危险不相称。②发作时伴有焦虑和自主神经症状。

③需有反复或持续的回避行为，或曾经是突出症状。

④明知恐惧是过分的，不合理的，没有必要，但不能自控。

（3）恐惧、害怕和回避行为给患者本人带来极大的精神痛苦，或社会功能受损。

（4）症状持续存在至少3个月以上。

（5）排除物质滥用、药物使用，及其他精神疾病或者躯体疾病所引起。

2. 鉴别诊断

（1）广泛性焦虑障碍：焦虑情绪是广泛性焦虑障碍和恐惧症共同的情绪症状，但恐惧症的焦虑情绪是由恐惧对象或处境所引起的，呈境遇性和发作性，伴有回避行为；而广泛性焦虑障碍的焦虑情绪常没有明确的对象，多持续存在，因而很难回避。

（2）惊恐障碍：恐惧障碍多有惊恐发作，如场所恐惧症由于害怕某些明确的场所，社交恐惧症因其担心害怕负面评价等，常伴发惊恐发作。但这些惊恐发作是由于害怕特定恐惧对象导致的，可视为恐惧严重程度的表现，优先诊断恐惧障碍伴惊恐发作。惊恐障碍也常常表现为害怕出门或需要家人陪同，但症状发作不是因为特定对象导致，担心的是惊恐发作本身，与外在的对象、处境等关系不密切，以及发作没有固定的诱发因素等可以加以鉴别。

（3）疑病障碍：疑病障碍患者因过分担忧自身的健康经常伴发恐惧情绪，但其担忧是指向内在的，且认为自己的担忧是合理的，因而对医师持怀疑态度。恐惧症害怕的对象是外在客观的，且患者认识到自己的担忧是不合理的，故而求助于医师帮助其摆脱困境。详细询问病史及仔细的精神检查，可以有助于两者的鉴别。

（4）颞叶癫痫：部分颞叶癫痫的患者可表现为无具体对象的阵发性恐惧，需要与特定恐惧鉴别。癫痫发作时出现的意识障碍、特殊的癫痫样脑电图改变以及神经系统体征可鉴别。

（5）强迫障碍：强迫障碍患者常会伴有恐惧症状，如害怕自己失控、疯掉等。但强迫障碍担心的对象是自己的某些观念或思想，并非外界客观事物。同时，强迫障碍患者存在有意识的自我强迫与反强迫的内在过程，明显的强迫思维或行为，但是回避行为不突出，上述内容均可与恐惧障碍加以区别。

【治疗及干预】

恐惧障碍多采用心理治疗联合药物治疗的方法。一般症状较轻者可单独使用心理治疗，症状严重者可以联合药物治疗。

1. 药物治疗　严格来说，没有药物可以消除恐惧情绪，但可以缓解紧张、焦虑情绪，减轻自主神经功能紊乱的症状，降低觉醒水平，增加患者治疗依从性和信心。

临床上使用的一线药物主要是SSRIs类（如帕罗西汀、舍曲林、氟西汀）的抗抑郁药来对抗焦虑，当一线药物无效时，可选用三环类抗抑郁药物（如多塞平、氯米帕明）或单胺氧化酶抑制剂治疗。另外，苯二氮䓬类药物（如劳拉西泮）可缓解紧张焦虑，β受体阻断剂（如普萘洛尔）可减轻躯体性焦虑症状。有报道，SSRIs类抗抑郁剂治疗特定恐惧障碍有一定的疗效，苯二氮䓬类药物对有强烈恐惧体验的患者有很好的疗效。临床研究提示，苯乙肼可能是治疗社交恐惧症疗效最肯定的药物，氯米帕明对恐惧发作有时会起到意想不到的效果，但这些药物具有较大的不良反应，使用时应该注意。

2. 心理治疗　认知行为疗法是目前治疗恐惧症的首选治疗方法。疾病健康教育、认知重建、系统脱敏、暴露疗法、放松训练等均有较好的治疗效果。治疗目的是消除恐惧对象与恐惧反应之间的条件性联系、消除回避反应。认知行为疗法治疗步骤包括：①首先弄清患者恐惧是如何形成的，尤其是了解首次发病时的情景。②了解患者关个性特征，可能的精神刺激因素。③认知重建技术，矫正不良负性思维。④选择采用适当的行为疗法，如系统脱敏疗法或冲击疗法。

其他如认知治疗、领悟疗法、催眠疗法、松弛疗法、精神分析疗法以及支持性心理治疗等对恐惧症均有一定作用，可以选择使用。

3. 病程及预后　恐惧障碍多数表现为慢性病程，病情迁延波动。起病于儿童期的特定恐惧症，随成长后多数倾向于自然缓解，若症状持续至成年或起病较晚者，常发展为慢性病程。成人的特定恐惧症预后较好，广泛性的恐惧症预后较差。一般急性恐惧症，远期预后较好，部分转为慢性。社交恐惧症病程持续1年以上者，如不经治疗，以后5年内的变化不会很大，但在更长时间以后有些会逐步改善。一般认为，起病早、病程长、恐惧对象广泛、有前性格不良等提示预后较差。

第三节　其他焦虑障碍

☞ 典型案例（附分析）10-2
频繁呼叫"120"的公司高管

☞ 典型案例（附分析）10-3
挥不去的担忧

其他焦虑障碍的焦虑反应对象并不存在于任何特定的外部情境，其焦虑症状是原发的。通常称为焦虑性神经症（anxiety neurosis）或焦虑症（anxiety）。患者主要表现为提心吊胆和恐惧不安的焦虑情绪，其紧张程度与现实情况很不相称，常伴有头晕、心悸、胸闷、呼吸困难、口干、尿频、出汗、震颤等自主神经症状，以及运动性不安。绝大多数焦虑症患者不认可自己患有精神障碍，大多首先甚至反复多次至综合医院就诊。

焦虑作为正常情绪反应，是一种不愉快和不可言状的焦躁体验。日常生活中经常能体验到，适度的焦虑具有积极意义，可以让个体更加有效调动资源、提高问题解决能力。但病理性焦虑与正常的焦虑不同，它们明显影响个体正常生活，削弱个体的应对能力，对心理功能造成损害。

【临床表现】

以焦虑症状为突出临床相，同时伴有躯体方面的不适感，主要症状表现为焦虑的情绪体验、自主神经功能紊乱及运动性紧张等。临床上多见急性焦虑和慢性焦虑两种形式，以及特发于儿童期的焦虑障碍（分离性焦虑障碍、选择性缄默症）。

1. 惊恐障碍　惊恐障碍（panic disorder，PD）又称为急性焦虑发作。大部分呈反复发作病程，只有少数患者一生中只发作一次。惊恐障碍多共病抑郁症、酒精依赖或者物质滥用。主要临床表现有：

（1）与个体对某些刺激的害怕或惊慌不同，惊恐发作是一种突如其来的惊恐体验，表现为严重的窒息感、濒死感和精神失控感。患者表现惊恐万状，或奔走、四处呼救，犹如末日来临，死期已至，且不是局限于特定情境而引发。

（2）发作时伴有严重的自主神经功能失调，包括四个方面：①心血管系统症状：胸痛、心悸、心动过速、心搏不规则。②呼吸系统症状：呼吸困难、急促、咽部发紧感和窒息感，或过度换气。③神经系统症状：头昏、头痛、眩晕，麻木、刺痛等感觉异常。④其他症状：包括皮肤潮红、出汗、肉跳、腹痛、全身发抖或全身瘫软等症状。

（3）惊恐发作通常起病急骤，终止也很快，一般历时 5～20 min，很少持续 1 h，可自行终止。发作期间意识清晰，能准确回忆。发作过后患者仍心有余悸，持续担心下一次的惊恐发作，可有预期性焦虑，但焦虑情绪不再突出，而代之以虚弱无力，少数患者需经若干天才能完全恢复。

☞ 微视频 10-1
频繁的濒死体验

2. 广泛性焦虑障碍　广泛性焦虑障碍（generalized anxiety disorder，GAD）又称慢性焦虑症，是焦虑障碍最常见的表现形式，多缓慢或亚急性起病。患者常合并睡眠障碍、疲劳、恐惧、抑郁、人格解体等症状，但这些症状多是继发于焦虑情绪，并非主要临床相。主要临床表现有：

（1）患者长期、过分地感到紧张和不安，表现心烦意乱、注意力集中困难、六神无主、惊慌失措、提心吊胆、惶惶不可终日。患者常莫名忧虑，或为生活琐事而担心不已，或因几无可能的飞来横祸而惴惴不安，表现出与现实处境明显不相符合的经常且持续存在的担忧、痛苦等。

（2）常伴有自主神经功能紊乱症状，感心悸、胸闷、尿频、便秘或腹泻、胃部不适、出汗、皮肤潮红或苍白、阵发性发冷发热等，部分患者可出现阳痿、月经紊乱等症状。

（3）运动性紧张，主要有唇、舌、指肌震颤、捶手顿足、身体发抖等运动不安，和表情紧张、四肢震颤、紧张性疼痛等肌肉紧张表现。

（4）患者对周围环境敏感和关注，警觉性增高，易激惹，害怕吵闹，无法放松。

☞ 微视频 10-2
真的是过敏性皮疹？

3. 分离性焦虑障碍　分离性焦虑障碍（separation anxiety disorder，SAD）是特发于童年期的一种焦虑障碍，指儿童与所依恋对象分离时产生的过度焦虑情绪，程度与其发育水平不相称。分离性焦虑在幼儿中较为常见（8～14 个月龄）。儿童都会对不熟悉的人和环境感到害怕，但当这种害怕、担心发生在一个 6 岁以上年龄儿童身上，且持续时间超过 4 周以上，就要考虑诊断 SAD。SAD 是一种状态，当患儿远离自己家时或者与自己依恋的亲人分离时变得害怕、紧张，其所依恋的人通常是父母或者其他照料者。为了与照料者待在一起，拒绝上学；当照料者不在身边时，拒绝上床睡觉；害怕单独相处；出现被分离的噩梦、遗尿；在学校就出现躯体症状，如头痛、腹痛、恶心、尿频、尿急等，经常伴有无故发脾气，对患儿的日常活动造成不同程度的影响。SAD 多发生在儿童经历重大心理应激或者创伤性事件之后，如住院经历、亲人离世、宠物死亡，或者熟悉的生活环境改变（如搬家或者换学校）。儿童的父母过度保护更容易导致其出现分离性焦虑障碍。

4. 选择性缄默症　选择性缄默症（selective mutism, SM）常发生在儿童时期，患儿只是在特定场所出现选择性地不说话，离开这些场所或在熟悉的家人面前能够正常说话、交流，患者语言交流能力没有异常。部分患者症状可以持续到青少年期甚至成年，导致其在公共场合无法交流。SM 患者的焦虑反应并非由于精神症状所致，患者对自身的选择性缄默和无原因的过度担心有认知能力。多数患者即便面对羞辱、社交排斥甚至惩罚等严重后果时仍然选择缄默，严重影响患者的社交、生活和学习等社会功能。20% ~ 30% 的 SM 患儿存在语言障碍，不能熟练使用当地语言，尤其是双语家庭背景的儿童更容易出现选择性缄默症。童年期存在虐待、忽视或创伤史的儿童更易出现 SM。大多数患者共患一个或多个其他的焦虑障碍，常见的包括社交恐惧症、分离性焦虑障碍、广泛性焦虑障碍和特定的恐惧症等。有研究认为，SM 可能是广场恐惧症和（或）惊恐障碍的前驱症状。

【诊断及鉴别诊断】

1. 诊断

（1）惊恐障碍：符合焦虑障碍的共同特征。临床上以惊恐发作为主要临床相，符合：

1）惊恐发作出现在没有客观危险的环境。

2）不局限于已知的或可预测的情境。

3）每次发作短暂（一般不超过 1 小时），发作间期基本没有焦虑症状。

4）对症状难以忍受又无法解脱，感到痛苦或社会功能受损。

5）一个月内至少 3 次发作，或首次发作后继发担心再发作的焦虑持续 1 个月以上。

（2）广泛性焦虑障碍：符合焦虑障碍的共同特征。

以泛化且持续的原发性焦虑为主要临床相，符合：（儿童突出的表现可能是经常需要抚慰和一再出现躯体主诉。）

1）恐慌（为将来的不幸烦恼，感到忐忑不安，注意困难等）。

2）运动性紧张（坐卧不宁、紧张性头痛、颤抖、无法放松等）。

3）自主神经活动亢进（头重脚轻、出汗、心动过速或呼吸急促、上腹不适、头晕、口干等）。

4）对症状难以忍受，又无法解脱而感到痛苦，或社会功能受损。

5）一次发作中，上述症状持续存在至少 6 个月以上。

（3）分离性焦虑障碍：

1）儿童与其依恋对象分离时产生过度的焦虑情绪，至少有下列 3 项：①与依恋对象分离前过分担心，分离时和分离后出现过度的情绪反应，如烦躁不安、哭闹、发脾气、退缩、回避等。②过分担心依恋对象可能遇到伤害，或害怕依恋对象一去不复返。③过分担心自己会走失、被绑架、被杀害或住院，导致与依恋对象离别。④因不愿离开依恋对象而不想上学或拒绝上学。⑤非常害怕独处，或没有依恋对象的陪同绝不外出，宁愿待在家中。⑥没有依恋对象在身边时不愿意或者拒绝上床就寝。⑦反复做噩梦，内容与离别有关，以致夜间多次惊醒。⑧与依恋对象分离时反复出现头痛、恶心、呕吐等躯体症状，但无相应躯体疾病。

2）这种害怕、焦虑或回避持续性存在，儿童和青少年至少持续存在 4 周，成年人至少超过 6 个月。

3）患者日常生活和社会功能受损。

4）不是由广泛发育障碍、精神分裂症、儿童恐惧症及具有焦虑症状的其他精神障碍所致。

（4）选择性缄默症：

1）患者在某种或多种特定社交场合（如学校）长时间拒绝说话，但在另一些场合说话正常或接近正常。

2）影响患者学习、工作及社交等社会功能。

3）症状至少已持续 1 个月，但不包括初入学的第 1 个月。

4）患者言语理解和表达能力正常。

5）排除言语技能发育障碍、广泛性发育障碍、分裂症及其他精神病性障碍。

☞ **拓展阅读 10-2**
ICD-10 有关焦虑障碍的诊断标准

2. 鉴别诊断

（1）脑部疾病和躯体疾病：临床上急性心肌梗死、二尖瓣脱垂、嗜铬细胞瘤、阵发性心动过速、肺栓塞等躯体疾病常可出现惊恐发作样表现。高血压、冠状动脉硬化性心脏病、甲状腺功能亢进、绝经综合征、脑血管疾病等常继发出现焦虑症状。必须熟悉这些疾病的特有症状和体征，以资鉴别，必要时进行有关疾病的特殊检查。老年期容易出现焦虑症状，一般不考虑焦虑障碍，大多可能继发于其他躯体疾病，如果年轻时无焦虑障碍病史，更年期以后首发焦虑较为少见。

（2）物质使用：长期使用某些药物后突然停用或撤药过程中常出现焦虑情绪，如较长时间使用激素类药物后，药物引起的焦虑症状并不少见，详细询问服药史，鉴别不难。精神活性物质依赖者可伴发焦虑症状，使用或戒断时都可引起自主神经功能紊乱，甚至有典型的惊恐样发作表现。通过物质使用依赖史、焦虑症状与物质使用的关系，以及躯体、心理依赖症状可以帮助鉴别。

（3）抑郁障碍：焦虑与抑郁常同时存在，对病史追溯调查及全面的症状评估，有助于两者的鉴别，可按照症状的先后顺序和严重程度诊断。如果焦虑与抑郁均十分严重而分不清主次，则优先考虑诊断抑郁症，以免出现严重的不良后果，也有人倾向于共同诊断。

（4）精神分裂症：精神分裂症患者可伴有广泛性焦虑和惊恐发作，主要通过挖掘患者的特征性精神病性症状，如幻觉、妄想、思维联想障碍等加以鉴别，临床表现符合精神分裂症的诊断，则不考虑焦虑障碍的诊断。

（5）恐惧障碍：包括场所恐惧症和特定恐惧症。惊恐障碍与恐惧症存在一定的联系，二者常常共病，但恐惧障碍发作时有特定恐惧对象，而惊恐障碍无特定促使其发作的场合或情境。恐惧障碍也常常表现出焦虑症状，但这些焦虑症状是继发的，且不是疾病的主要临床相，仔细询问病史和详细的精神状况检查可资鉴别。

（6）儿童期焦虑症与分离性焦虑障碍鉴别：两者都以焦虑症状为主要临床表现，但前者无明显的诱发对象和情境，分离性焦虑障碍的焦虑症状主要出现在患儿与照料者分离时，在其他的时间焦虑症状一般不会持续存在，这是二者之间主要的鉴别之处。

（7）选择性缄默症与交流障碍鉴别：选择性缄默症需要与导致交流障碍的各种疾病相鉴别，如语音障碍、表达性语言障碍、语言接收与表达障碍及口吃。交流障碍与选择性缄默症不同的是，这些导致交流障碍的疾病症状发生并不会严格限制在某些特定的场合，出现于任何时间和地点而没有选择。如儿童随着父母移民后，由于不能熟练使用新的语言而拒绝交流时，此时难以鉴别，待其能够熟练使用语言后再进行鉴别诊断。

【治疗及干预】

主要包括心理治疗和药物治疗。药物治疗疗效可靠，但药物中断后易复发，症状缓解后仍需维持巩固，多数学者认为维持时间为1年半或更长。对于焦虑障碍患者，心理治疗尤为重要，总体疗效可达50%～65%，且对于预防疾病的复发具有优势。理想的治疗模式是药物治疗和心理治疗联合运用，以提高临床治愈率，达到临床症状完全消失，减少复发率，减少社会功能缺损。

1. 药物治疗

（1）抗焦虑药物：

1）苯二氮䓬类：最广泛应用的抗焦虑药物，疗效肯定，起效较快，安全性好。其主要作用是缓解焦虑、松弛肌肉、镇静及催眠。惊恐障碍（急性焦虑发作）可选用半衰期较短的药物，如艾司唑仑；慢性焦虑发作多选用半衰期较长的药物，如阿普唑仑、劳拉西泮等。入睡困难者可选用半衰期较短的药物；睡眠间断或早醒者常选用半衰期较长的药物，如硝西泮、氯硝西泮等。服药从小剂量开始，逐渐加至治疗量，治疗2～6周后逐渐停药，以防依赖。停药过程应大于2周，以防症状反跳。苯二氮䓬类药物治疗惊恐障碍虽然存在争议，但该类药是临床上应用最广泛的抗焦虑药，抗焦虑作用强，起效快，安全性好。

2）非苯二氮䓬类：如丁螺环酮、坦度螺酮等逐渐成为临床一线用药。用于轻中度焦虑的治疗，抗焦虑疗效肯定，长期应用不产生依赖性，又较少产生镇静、肌松和耐药性问题。虽然苯二氮䓬类药物对分离性焦虑有一定的疗效，但其有成瘾风险，而且可能导致某些患者认知功能受损，因此只在上述两类药物无效或者患者焦虑症状非常严重时才考虑使用。

3）β受体阻断剂：普萘洛尔在临床中较为常用，对急、慢性焦虑发作均有效，主要是能减轻患者自主神经功能亢进所引起的症状，如心动过速、心悸、气促或窒息感、震颤、多汗等。每日剂量10～100 mg，不同个体间差异较大，分3次服用。有哮喘病史的患者严禁使用。

（2）抗抑郁药物：选择性5-HT再摄取抑制剂（SSRIs）类药物（如帕罗西汀、舍曲林、西酞普兰等）是焦虑障碍的一线治疗药物，具有一定的抗焦虑作用，药物不良反应较少且服用方便。三环类抗抑郁剂（如氯米帕明、阿米替林等），服药 2～3 周后出现治疗作用，由于对心脏毒性作用较大和明显的抗胆碱能不良反应，不作为首选用药。对伴有抑郁症状的焦虑障碍患者，优先使用抗抑郁药物治疗。既往研究提示，SSRIs 类药物有恶化惊恐发作的风险，特别是治疗初期，因此使用 SSRIs 类药物治疗惊恐障碍时应多加注意。治疗分离性焦虑障碍的首选药物 SSRIs 类（如氟伏沙明）抗抑郁药物。65% 的选择性缄默症患者经 SSRIs 类药物治疗症状得到改善，注意治疗起始剂量要小，加量要慢，治疗剂量往往偏高，治疗时间较长。

2. 心理治疗

（1）认知行为疗法（CBT）：已经证明 CBT 对焦虑障碍有效，目前临床上推荐使用。CBT 治疗关注焦虑障碍患者的思考模式及行为方式，患者病前通常经历过较多的生活事件，病后又有担心症状再次发作的预期性焦虑，患者容易对周围环境、人物产生错误的认知或错误评价，导致出现焦虑、担心的情绪体验。帮助患者矫正不良认知和改变不良行为应对方式，可以改善患者的焦虑情绪。根据 Kendall 的研究，CBT 治疗的步骤如下：①识别焦虑情绪体验和相应的焦虑行为；②讨论哪些情境可以触发焦虑行为；③制定一个恰当的应对计划去应对触发情境引起的情绪反应；④评估应对计划是否有效。CBT 常用技术有心理教育、放松训练、系统脱敏、暴露技术、认知重建、行为激活等，可以根据患者症状选择后联合使用。与患者合作建立一个正性强化目录，在患者行为改变时给予正性强化（如奖励等），经过自我练习和作业巩固训练，可以获得良好的效果。但对于反复发作的焦虑障碍患者，需要联合使用家庭治疗、人际关系治疗也很有必要。

（2）行为疗法：放松训练，对惊恐障碍和广泛性焦虑障碍均有效。正确地放松可使患者警觉性降低，呼吸、心率、脉搏等生理指标降低，恢复平稳，可达到缓解焦虑症状的效果。同时，研究发现松弛训练不仅能带来生理状态的改变，也能产生相应的心理效果。暴露疗法，将患者置于一个舒服、安全的环境中，使患者有机会学习健康的应对方式，之后嘱咐患者用力呼吸、左右摇晃自己头部、屏住呼吸等，使患者模拟体验到焦虑发作类似的症状，每次模拟都会使患者对焦虑症状有新的认识，逐渐降低对焦虑发作的恐惧，最终能够很好地控制焦虑发作。另外，生物反馈疗法、瑜伽、静气功、音乐疗法等也有同样的效果。其他一些行为治疗如角色扮演、模型塑造、放松训练和强化练习等对儿童期特定焦虑障碍均有较好的治疗效果，临床上可以选用。

（3）精神分析疗法：对有不良生活经历的焦虑障碍患者，心理动力学疗法也有不错的疗效。通过精神分析解除压抑，使潜意识的冲突进入意识领域，可以达到缓解甚至消除焦虑症状的目的。

（4）意外事件管理（contingency management，CM）：是一种对分离性焦虑障碍有效的心理治疗方法。意外事件管理围绕着一个奖励系统，包括口头或者实物强化，治疗过程中需要父母参与。患儿与父母签署意外事件合同，其中需要详细地写明儿童需要达到的具体目标，以及如果达到目标，父母需要提供的具体奖励。当儿童经历了意外的事件之后，表现很好的时候，父母需要进行口头表扬或者给予实物奖励。这样做有助于逐渐形成正性强化，进而取代既往的担心和害怕。年龄较小的患儿其表达情绪的能力或者面对分离时的自控能力较差，因此在整个治疗中，父母参与会起到至关重要的作用。

（5）家庭治疗：家庭治疗的目的是使家庭成员在焦虑期间能够更好地支持患者。家庭治疗需要纳入父母和伴侣、子女及其他家庭成员，需要去搞运家庭中的家长是否影响其他人的行为和情绪。家庭治疗需要家庭成员组成一个治疗团体，每个人均不能存在"这是他的问题，不是我的问题"的想法。家庭治疗有助于解决因家长的行为影响和教育方式而导致的分离性焦虑障碍，防止选择性缄默症的并发症（如学校恐惧症、不愿上学）发生。

3. 病程及预后　焦虑障碍的预后很大程度上取决于个体素质水平，且与是否共病有其他精神障碍（如抑郁障碍、物质滥用等）关系密切。如果处理得当，大多数患者可在数周至半年内好转。病前有特殊个性特征或负性生活事件频发、持续存在者，预后常较差。有研究发现，患者表现有激越、晕厥、人格解体、自杀观念、分离或转换症状者常提示预后不佳。

第四节　强迫障碍

强迫障碍（obsessive-compulsive disorder，OCD），过去称为强迫性神经症（obsessive-compulsive neurosis）或强迫症，是一类以反复出现的强迫思维和（或）强迫行为等为主要临床特征的精神障碍。患者能清楚地意识到这些观念、意向和动作（强迫症状）源于自我，但违反自己的意愿，也是不合理和不必要，但却无法控制或摆脱。患者在有意识的自我强迫与反强迫冲突之中，感到焦虑和痛苦，对症状有自知力，有求治意愿。也有少数病程较长的患者已经习惯于长时间存在的某些强迫症状，消除症状的欲望也不够强烈，患者的痛苦程度可以较轻。

正常人也可以存在一些强迫性思维、恐惧或冲动（尤其是性冲动和攻击性冲动），但只是偶尔出现，症状不持续，没有明显的痛苦体验。正常个体大都存在某些重复的行为，或一定程序的仪式动作，但这些行为或动作通常是提高效率、节省时间的，也不会导致痛苦。而强迫障碍者的刻板重复行为反而降低了效率，基本都是重复且无效的，自己不情愿且痛苦不堪，又无法摆脱。同时，症状导致的焦虑、恐惧情绪及社会功能损害，进一步加剧患者的痛苦体验。

【临床表现】

强迫障碍的临床表现复杂多样，常无明显诱因缓慢起病。基本症状为强迫思维、强迫动作和行为，以及继发产生的回避行为和情绪（焦虑、抑郁、恐惧等）症状。强迫障碍可能以一种强迫症状为主，也可能是几种症状的重叠，约70%同时存在强迫思维和强迫行为。

1. 强迫思维　强迫思维（obsessions）在临床最多见，是反复侵入出现、持续存在的想法、想象和冲动，患者无法摆脱或无法控制。患者只有采取实际行动或者付诸实施去检验这些想法，才能减轻其焦虑情绪。患病初期患者的强迫观念清晰、栩栩如生，随着症状的加重，这些强迫观念逐渐模糊，无法使用言语表达。

（1）强迫怀疑（obsessive doubt）：对已经完成的事情有不确定感，如门窗是否关紧？钱财是否丢失？别人是不是说的这件事？尽管已经多次核实无误，仍然怀疑、不能放心，甚至自己也非常清楚这种怀疑的想法没有必要或者这件事情无关紧要，但心中仍存在不确定感。

（2）强迫回忆（obsessive reminiscence）：患者常会反复回忆一些曾经做过的但并不重要的事，或是曾经面临过的令自己十分难于选择的处境，明知这样反复回忆没有任何实际意义，但却无法克制自己，非回忆不可。

（3）强迫性穷思竭虑（obsessive ruminations）：患者总想一些没有现实意义的问题，而这些问题多为自然现象或日常生活中的一般事件，例如："先有蛋还是先有鸡？""树木为什么不向地下去？""先有女人还是先有男人？""人为什么在脑袋后面没有长眼睛？"等等。他们明知考虑这些问题毫无实际意义，但不这样考虑，就总是惴惴不安而无法摆脱。

（4）强迫性对立思维（obsessive contradictory ideas）：当患者看到一句话或者脑海中出现一个观念时，经常产生一些对立的思想出现。如看到报纸上"和平"就立即联想到"战争"；当脑内想到"健康、生存"就立刻想到"疾病、死亡"等相反的概念。

（5）强迫表象：患者脑内反复出现的形象逼真的视觉体验。

（6）强迫情绪：一种不必要的担心，对自己情绪会失控的恐惧，如害怕自己会疯掉，担心自己会做出伤害别人、不道德的行为等。

（7）强迫意向（obsessive intention）：指患者感到有一种冲动要去做某种违背自己心愿的事情，患者不会真的去做，也知道这种想法是非理性的，但这种冲动往往无法控制。如站在阳台上就想往下跳，抱着自己的孩子想往地上摔，看到电插头就想去摸，看到异性就想拥抱等。

2. 强迫行为　强迫行为（compulsion），指患者反复出现的一些行为或仪式性动作，多数是为了减轻强迫思维引起的焦虑而采取的顺应行为。强迫行为可以是外显的（检查、清洗、触碰等）或内隐的（计数、默念字词），患者相信实施这些行为或动作可以降低所担心事情发生的概率。但根本而言，这些行为既无法给人带来愉快，也不能对有意义的任务产生有效帮助。随着病程的延长，患者的痛苦感和对行为的抵抗可能逐渐微弱。

（1）强迫检查：常表现为反复检查，如煤气、电源、门窗等是否关好，钱物是否数清，自己的穿戴是否整齐等，反复检查数十几遍乃至上百遍仍不放心。强迫检查主要是为了减轻强迫怀疑所致的焦虑情绪而采取的顺应措施。

（2）强迫洗涤（obsessive washings）：患者担心或认为自己的身体或者某些物体不干净，反复清洗自认为污染的地方或被污物污染的东西。如一位患者洗碗须反复洗几十遍，每次洗后刚将碗从锅里拿出，便感到碗还在锅里没有拿出来，需将碗放到锅里再拿一遍，每做一次都有不完美感，反复几十次直到确定已做完为止。

（3）强迫计数（obsessive count）：患者怀疑或担心自己在计数过程中不准确而紧张焦虑，为了减轻担心而反复计数。如反复点数电杆、阶梯、地砖等，如某患者只要见到路旁的隔离栏就开始计数，如果受到干扰必须重新计数，否则焦虑不安，明知没有必要但无法克制，患者为此痛苦不堪。

（4）强迫性仪式动作（obsessive rituals）：患者做某些事情总是要按一定的程序完成一系列固定不变的动作才能心安理得，否则就会焦虑不安。如某学生每次进教室前必须先在门口停下，然后左手上举三次再摇头三次，最后走进教室，只有这样才会安心。否则，必须重来。

☞ 微视频 10-3
洗不掉的"脏东西"

【诊断及鉴别诊断】

1. 诊断

（1）符合强迫障碍的共同特征。

（2）以强迫症状为主要临床特征，至少符合以下症状之一：①明显的强迫思维；②明显的强迫行为；③强迫思维和强迫行为同时存在。

（3）强迫症状是源于自己的思维或冲动，不是外界或别人强加影响的。

（4）至少有一种思想或动作仍被患者徒劳地加以抵制，即使患者不再对其他症状加以抵制。

（5）强迫症状反复出现，患者能意识到症状是过分的和不合理的（不适合于儿童），为此感到不快，甚至痛苦，并试图对抗，导致其社会功能受到损害。

（6）强迫症状持续存在超过 2 周（CCMD 规定为 3 个月以上）。

（7）排除其他精神障碍（如精神分裂症、抑郁症）或器质性疾病（基底节病变）等继发的强迫症状。

2. 鉴别诊断

（1）恐惧障碍：部分恐惧障碍的患者可以伴有强迫症状。恐惧障碍是由客观环境中特定的事物或情景所诱发伴有回避行为，如场所恐惧症、社交恐惧症。恐惧障碍患者恐惧的对象源于外界客观现实，而强迫障碍恐惧的对象来源于患者内心的主观体验，其回避行为与强迫怀疑和强迫担心有关。患者对客体的恐惧性体验具有强迫的性质，即反复出现的，难以抵抗地强迫思维，而采取强迫行为以缓解焦虑。如患者认为自己的手被某一污物碰脏，并经手而传到手碰过的地方，反复洗涤则诊断为强迫障碍。如病人对恐怖对象的体验只是在暴露于实际的情景时，并经回避行为而消失，不应诊断为强迫障碍，如两种情况均存在，可作强迫障碍合并恐惧障碍的

诊断。

（2）广泛性焦虑障碍：广泛性焦虑障碍患者表现为对日常生活中的事件过分担心，焦虑易与强迫混淆。鉴别的要点是焦虑障碍的焦虑情绪没有具体对象，是原发症状，焦虑的内容多不固定，而强迫障碍是对自己强迫思维的担心，焦虑是自我强迫与反强迫的结果，有自我失谐性等特点。详细询问病史及精神检查等可以鉴别。

（3）疑病障碍：患者在对自己躯体症状错误解释的基础上，反复认为自己患有某种严重的疾病，患者可以四处求医以寻找自己患病的依据，一般不伴有强迫性的仪式行为。疑病优势观念，是以反复涌入的患有严重疾病的先占观念，多数患者并无自我抵抗，并不认为这种疑病观念是没有必要的，并不构成强迫观念的核心症状。若病人同时伴有仪式性的检查，洗涤以减轻疑病带来的焦虑，这时可以考虑诊断为强迫症合并疑病障碍。

（4）抑郁障碍：强迫障碍与抑郁障碍有密切的关系，两者常共存。抑郁障碍患者在病程中常有一过性的强迫症状，但往往抑郁情绪先出现，且强迫症状往往较轻，及反强迫不够强烈。而强迫障碍也可出现抑郁情绪，多是强迫症状继发导致，且患者没有情绪低落、思维迟缓和意志兴趣活动减少的抑郁发作"三低"症状。若抑郁障碍的临床症状在整个病程中占主要地位，应诊断为抑郁障碍。如两者难分伴伴的话，依照 ICD-10 一般优先诊断为抑郁障碍。

（5）精神分裂症：强迫障碍与精神分裂症的关系十分复杂，不仅随访研究发现一部分强迫症后来诊断为精神分裂症，精神分裂症也常伴有强迫症状，强迫症状还可能是精神分裂症的前驱症状。部分抗精神药物也可导致强迫症状，临床上需要鉴别。精神分裂症患者的强迫症状内容多数荒谬离奇，患者对强迫症状无自知力，既不紧张也很少产生相应的痛苦体验，主动摆脱或抵抗的愿望不强，大多数没有主动求治的欲望。强迫障碍患者认识到这些症状是自己的，但与其意愿和人格不符合，几乎总是痛苦、厌恶的，患者感到非常痛苦。仔细的询问病史和详细的精神检查，挖掘精神分裂症的特征性症状等，有助于临床鉴别。

（6）脑器质性疾病：一些中枢神经系统疾病，如脑卒中、脑肿瘤等，特别是基底节病变，可出现强迫症状，如 Tourette 综合征。鉴别要点在于有无中枢神经系统疾病史、相应体征及相关实验室检查等。

【治疗及干预】

多数患者耻于将症状告诉旁人，多在发病后数

年（7～10年）才首次就医。强迫症的治疗包括药物治疗及心理治疗，通常在急性期选择二者联合治疗效果较好，并制定个体化治疗方案。药物治疗有效率为40%～60%，大部分患者需带着一定症状生活。心理治疗能有效改善患者的强迫症状，可根据不同症状适当选用。其他治疗，如精神外科手术等，最后不得已时可慎重考虑使用，临床上不作为首选推荐。

1. 药物治疗

（1）三环类抗抑郁药物：氯丙咪嗪是最常用的一种，具有明显的抗强迫作用，由于不良反应较多，目前已不作为首选。起始剂量为25～50mg/d，逐渐加量，2周左右加到治疗量，有效剂量为150～200mg/d，分2～3次服。氯丙咪嗪抗强迫作用起效时间约2～3周，而强迫症状的明显缓解往往在用药8～12周。服药时间一般不少于6个月。

（2）SSRIs：SSRIs具有显著的抗强迫作用，包括舍曲林、氟西汀、氟伏沙明和帕罗西汀等。这类药物几乎没有抗胆碱的不良反应，对心血管的不良反应也较小，较少诱发癫痫发作，已成为治疗强迫障碍的首先药物，临床上被广泛使用。

（3）抗强迫增强剂：氯硝西泮作为一种高效价苯二氮䓬类药，能作用于GABA和5-HT系统，与上述抗强迫药合用，可减轻焦虑而增强抗强迫的作用。临床上对疗效欠佳的患者，也可联合使用小剂量的新型抗精神病药物，或心境稳定剂如锂盐、卡马西平等，可能会取得一定疗效，但一定要注意药物的交互作用，避免药物不良反应的发生。

2. 心理治疗　心理治疗无论在强迫症治疗的急性期还是维持期治疗都具有重要意义，其目的是让患者客观地评价自己的个性缺陷和所患的疾病，对客观现实状况能正确地判断，减轻精神负担和疾病所致的焦虑情绪。帮助患者改变自己，不过分苛刻，不精益求精，学习合理的应对方式，提高治愈疾病的信心。同时，帮助患者家属提高对该病的认识，动员家属尽可能地参与治疗过程。鼓励患者转移注意、多从事有益的活动，逐渐让患者从强迫的痛苦中解脱出来。

行为治疗、认知治疗、认知行为治疗（CBT）均适用强迫障碍。有证据表明，单纯CBT对强迫障碍治疗有效率与药物治疗效果相当。行为治疗主要用于治疗各种强迫动作，也常用于治疗强迫性仪式行为及强迫观念。如系统脱敏疗法是通过逐级脱敏，逐渐减少患者强迫行为的发生次数和持续时间。暴露和反应预防法（exposure and response prevention，ERP），其中暴露就是反复暴露于实际生活中让患者回避的情景，反应预防是让患者以非强迫行为的方式逐渐应对这些诱发焦虑的情景。认知重建是针对患者对强迫思维和行为的歪曲认知，纠正错误认知，从而达到改善症状的目的。其他的心理治疗如森田疗法、精神分析、中国道家认知疗法等对强迫症也有一定的治疗效果。

3. 其他治疗　其他治疗方法包括深部脑刺激、经颅磁刺激等，一般情况下不作为首选，只用于难治性强迫症。如强迫症合并严重抑郁和自杀念头或不能耐受药物治疗的患者，经患者及家属同意后也可考虑电痉挛治疗。极少数经上述治疗方法仍无改善，治疗效果极差，社会功能损害严重者，经过伦理委员会批准并征得患者及家属同意，最后可考虑精神外科手术治疗。

4. 病程及预后　患者症状多波动，趋向慢性迁延病程，多数患者需长期服药，严重者需不限期服药，总体疗效为50%左右。Kringlen报告，住院强迫障碍患者中，有3/4患者症状持续13年以上。仅部分患者能在1年内缓解，病情超过1年者，通常呈持续波动性病程，可达数年甚至终生。部分患者症状呈间歇性发作，每次持续半年至2年，其后完全缓解若干年，经历较大生活应激事件后症状又复发。强迫症状严重或伴有强迫性人格，以及有较多负性生活事件的患者，发病年龄早，男性患者，缓慢起病，病程长，社会适应不良者，提示预后差。强迫障碍是导致精神残疾的精神障碍之一，给个人及家庭带来沉重的经济负担。

第五节　强迫相关障碍

这一组疾病在临床现象学上和治疗反应与强迫障碍密切关系，其临床表现、人口学特征、家族史、神经生物学、合并疾病、临床特征、对抗强迫药的治疗反应及心理治疗方面等都有共同之处，根据DSM-5的分类，因此归为强迫相关障碍。

【临床表现】

1. 躯体变形障碍　躯体变形障碍（body dysmorphic disorder，BDD）指患者过分担心自己外貌可能存在的微小缺陷，或仅仅是想象中的缺陷。患者对外形担心（类似于强迫观念）常持续数小时甚至整天，很难去抵抗、控制，即不相信其他人所告知的实际情况，更不为实际情况所改变。最后导致患者自我评价低、回避社交、强迫行为或重复性动作等，影响患者的工作、学习和生活。常见行为如下：掩盖（体位、服饰、化妆、头发、帽子等）、手术、抓挠、反复照镜子、过多修饰、过度运动、频繁地更换服饰等。严重的患者会长时间足不出户，采取完全不必要的整形手术，甚至出现自杀意念和行为。症状通常持续存在，波动迁延。患者所关注的部位可以持续不变，也可能随着时间推移而改变。

2. 囤积障碍　囤积障碍（hoarding disorder，HD）指患者对某些物品存在过分的情感依附，不能通过正常方式与他人和周围环境建立相协调的关系，同时出现严重地过度获取和难以丢弃物品的行为。患者表现为过度收集某些物品从不丢弃，导致杂物堆积、生活空间凌乱、孤僻、少与人交往、忽略或阻隔外界的影响。如收集废弃的铅笔、不能使用的牙刷、各种玩具、废旧电池等。患者将物品放在自己的视线范围内，总认为物品仍然可以使用，而且自己有责任保证物品的安全，不允许别人搬动，否则会出现明显的焦虑及愤怒情绪，甚至出现冲动行为。儿童、老年人、贫困人群、单身者发生率相对较高。儿童青少年患者多表现为收集坏掉的玩具、铅笔头、过时的课本。成年患者囤积行为症状比年轻患者重，常共患其他精神障碍。患者常并不认为自己的行为不正常或属于精神障碍，因此治疗困难。

3. 拔毛障碍　拔毛障碍（hair-pulling disorder，HPD）是一种非美容性的反复不能克制地拔除自己毛发。其主要临床表现是持续地、过度地拔除自己的毛发，导致较为明显的毛发缺失；患者因拔毛而焦虑痛苦，并试图控制，但经常难以奏效。拔毛行为可以发生在全身任何生长毛发的地方，头发是最常见部位，其次是眼睫毛和眉毛。症状可以表现为隐秘部位的毛发脱落或比较明显的秃顶。

4. 抓挠障碍　抓挠障碍（excoriation disorder，ED）表现形式复杂多样，主要特征是逐渐从无意识抓挠发展为无法控制的抓挠行为，这种抓挠行为超过了正常的范围，持续不断地抓挠导致皮肤损害（如抓痕、溃疡）、出血或神经性皮炎，皮损或瘢痕多位于患者容易用手指抓挠的部位，如四肢、面部和肩胛上区。患者因自己无法克服抓挠行为而焦虑、抑郁，甚至影响学习生活能力。患者出现持续的抓挠行为之前，往往始于追求皮肤视觉上的完美，需要去除皮肤上出现的瘢痕、甲沟等瑕疵，也可无任何诱因而出现。大多数的临床医生对抓挠障碍的识别率不高，其治疗更低。抓挠障碍患者常伴有焦虑障碍、进食障碍等其他精神障碍。

【诊断及鉴别诊断】

1. 诊断

（1）躯体变形障碍：①具备强迫障碍的临床特征。②患者存在自身外形不完美的先占观念。患者可能存在一些外形上的小瑕疵，但其观念上过度夸大了已存在的瑕疵。③先占观念导致患者出现非常显著的情绪反应或对其社交、职业或者其他重要领域的功能产生影响。④先占观念并非由于其他的精神障碍所致。

（2）囤积障碍：①符合强迫障碍的临床特征。②无论囤积物品价值如何，从未丢弃过任何物品，患者存在储藏物品的强烈意愿。物品累积导致活动区杂乱或堵塞，影响了该区域或物品的原有用途。③囤积行为导致社会功能和职业功能严重受损。④囤积行为不是由于其他躯体疾病（如脑损伤、脑血管疾病或 Prader-Willi 综合征）所致，囤积行为也并非由于其他精神障碍所致。

（3）拔毛障碍：①符合强迫障碍的临床特征。②持续地、过度地拔除自己的毛发，引起较为明显的毛发缺失，并反复试图减少或控制拔毛行为。③拔毛行为导致患者有明显的情绪反应，影响患者的生活、工作和学习功能。④拔毛行为或毛发缺失并非由于躯体疾病所致，也非其他精神障碍所致。

（4）抓挠障碍：①反复出现的抓挠行为，导致出现皮损。②反复出现试图去对抗或者阻止抓挠行为。③抓挠行为导致患者出现强烈的情绪反应或者影响到患者的社会、工作或者其他重要领域的功能。④抓挠行为并非由于使用成瘾物质（如可卡因）或者其他药物引起，不能用其他精神障碍（如幻觉、妄想）来解释。

2. 鉴别诊断

（1）神经系统疾病（如脑卒中和脑肿瘤、痴呆）和精神分裂症等引发的囤积行为：神经系统疾病患者的囤积行为继发于躯体疾病的基础上，并非原发症状，且症状与原发疾病呈消长关系，神经系统疾病的特征可供鉴别。精神分裂症患者主要是收集杂物，而非囤积行为，同时精神分裂症的特殊症状（幻觉、妄想、思维联想障碍）可帮助鉴别。

（2）抑郁症：抑郁症常出现躯体不适症状，患者自我感觉不良，觉得痛苦、感到疲乏等，也可伴有躯体不适或疑病症状。但抑郁症以心境低落为主要临床相，患者还常有早醒、晨重夜轻的节律改变，体重减轻、活动减少、兴趣缺乏、自责自罪、自杀言行等症状，根据症状出现的先后及主次，鉴别诊断并不困难。

（3）精神分裂症：精神分裂症的早期可出现疑病症

状，随后可逐渐发展成疑病妄想。但其疑病症状表现古怪，内容荒谬、片段不固定，患者特征性的思维联想障碍、幻觉、妄想，无自知力和无求治欲望等均可供鉴别。

（4）收集行为：囤积障碍和正常的收集行为需要鉴别。正常的收集行为不像囤积障碍那么杂乱无章，收集行为是良性且愉悦的，大多数的儿童和30%左右的成年人在某些时点可有收集行为。收藏家也有大量收购的行为，并对收购的物品舍不得丢弃，也会产生依恋的情绪，但其物品放置有序并不杂乱无章，也无痛苦和功能受损，收集行为高度结构化和具有计划性，也非常具有选择性，为一种正常的社会活动。

（5）与毛发相关行为：某些与毛发相关的行为，其对象都是自己的毛发，需要与之鉴别。因改善形象需要而拔除多余毛发的行为不能诊断为拔毛障碍。某些人喜欢缠绕和玩弄自己的毛发，有些人喜欢咬自己的毛发，这些都不足以诊断为拔毛障碍。精神发育障碍患者可以出现诸多的刻板行为（如拔毛行为），某些抽动障碍患者也会以拔毛为其抽动行为的一种表现形式，鉴别这类疾病可以通过详细询问病史、智力检测和详细地精神状况检查。精神发育障碍的患者有不同程度的认知功能损害（智力低下），而拔毛障碍患者一般没有认知功能缺损。

（6）拔毛障碍和其他强迫谱系障碍鉴别：某些强迫症患者会把拔除毛发作为其仪式性动作的一部分，部分躯体变形障碍患者认为自己的毛发不好看，可伴有去除毛发的行为，但这些拔毛行为是继发症状，强迫症是其主要临床相，因此不诊断拔毛障碍。

（7）抓挠障碍和强迫症的鉴别：某些强迫症患者可能会出现类似抓挠的强迫行为，但强迫症患者通常还会有其他的强迫症状，如强迫思维和其他的强迫行为，而不会只出现抓挠行为，抓挠障碍患者主要以抓挠行为为特征，一般不伴有其他强迫症状。

【治疗及干预】

强迫相关障碍尚无特殊有效的治疗方法，目前临床上常用的治疗包括心理治疗、药物治疗及其他社会心理综合治疗以改善症状。治疗目的是改善患者的焦虑情绪，促使患者社会功能的恢复，阻止对病患角色的适应，减少不必要的花费（检查、住院、治疗费用）。研究表明，SSRIs类药物和CBT联合是治疗强迫相关障碍较值得推荐的方法。使用药物治疗躯体变形障碍时，需要防止药物依赖。认知疗法、认知行为治疗、行为强

化、厌恶疗法、精神分析法等均可能改善患者的症状，临床上可以选用。在治疗过程中，患者对应激事件的否认及相关的负性情绪可能增加治疗难度。

1. 药物治疗

（1）躯体变形障碍：目前尚没有专门的治疗药物，抗抑郁药物具有一定疗效。SSRIs类药物（如氟西汀、氟伏沙明、艾司西酞普兰和西酞普兰）治疗躯体变形障碍比其他抗抑郁药物疗效更佳，有助于患者控制先占观念和重复行为。三环类抗抑郁剂治疗有效，但有严重的不良反应，临床上已不常用。对一些难治性的患者，可以适当联用小剂量的新型抗精神病药物，如利培酮、阿立哌唑、喹硫平等。

（2）囤积障碍：曾被认为是一种具体化的强迫行为，临床上用抗强迫药物来治疗具有一定的疗效。有研究提示，SSRIs类抗抑郁剂对囤积障碍有一定的治疗作用，包括帕罗西汀、氟西汀和舍曲林等。三环类抗抑郁剂（如氯米帕明）也有一定疗效，但由于该类药物的不良反应较严重，临床上已经不作为一线治疗药物。

（3）拔毛障碍：随机对照试验研究发现，三环类抗抑郁药物（氯米帕明、地昔帕明等）、SSRIs类抗抑郁剂（如氟西汀）对拔毛障碍有一定的疗效。N-乙酰半胱氨酸的双盲对照试验结果显示，经过该药治疗的患者拔毛发症状明显减少，约有56%患者病情显著改善。其他一些治疗药物如奥氮平等非典型抗精神病药物治疗拔毛障碍也有一定效果，一般不作为首选，多用于症状严重的患者。部分症状严重的患者可适当联合抗焦虑药物（如劳拉西泮）以改善患者的焦虑症状，但需要注意药物的不良反应，谨慎选择使用。

（4）抓挠障碍：目前临床上用于治疗抓挠障碍的药物主要是SSRIs类抗抑郁药物，其疗效尚不肯定。多数研究认为该类药物可以改善患者的焦虑情绪，进而改善患者的抓挠行为，但也有治疗无效的研究报道。其他药物如抗惊厥药拉莫三嗪，新型抗精神病药物喹硫平等，N-乙酰半胱氨酸也被用于治疗抓挠障碍，治疗效果还有待进一步研究。

2. 心理治疗

（1）躯体变形障碍：认知行为疗法可以明显减轻躯体变形障碍患者的症状，最常用的方法是暴露反应预防（ERP）疗法。正念治疗也有一定的疗效，其目的是让患者逐渐接受现实、顺其自然、学会平静地接受不良情绪体验，临床上可以根据情况选用。森田治疗、精神分析、认知疗法等也有一定的疗效。

（2）囤积障碍：心理治疗的关键在于改变患者的错误认知并对囤积行为进行控制。认知疗法、合理情绪疗法、能力训练、系统脱敏、厌恶疗法、精神动力学治疗等均可以改善囤积行为。如认知行为疗法重点关注患者的不合理信念，结合相应的行为干预，具有较好的短期治疗效果，但长期效果有待观察。

（3）拔毛障碍：Azrin 和 Nunn 于 1973 年提出的习惯逆转训练（habit reversal training，HRT）已成为治疗拔毛障碍的有效方法，其治疗效果优于最常见的两种药物（氯米帕明和 SSRIs）。HRT 治疗主要包括 5 个方面：意识训练、竞争反应训练、应急管理、放松训练和泛化训练。其他心理治疗法如认知行为疗法、厌恶疗法、强化法及精神分析法等，对拔毛障碍也有一定的治疗效果，临床上可以单独或者联合使用。

（4）抓挠障碍：各种心理治疗均可用于治疗抓挠障碍，但治疗治疗效果不尽相同。Shenefelt 的个案报道称，使用催眠治疗成功地使一个从 15 岁开始发病的抓挠障碍孕期患者症状减轻，由此推荐催眠治疗可以更好地减轻症状，并且有更好的性价比，适合人群广泛。认知治疗、行为治疗、放松训练等方法均可能改善消除不良情绪，临床实践中可根据患者的情况选用。

☞ 推荐阅读 10-1
《鼠人》

（三国强　张　凯）

复习思考题

1. 焦虑障碍及强迫相关障碍的共同特征有哪些？
2. 如何在临床工作中鉴别焦虑症及恐惧障碍？
3. 请思考焦虑与恐惧情绪对生命的意义和带来的痛苦。
4. 强迫现象与强迫障碍有哪些区别？请举例说明。
5. 如何理解心理治疗对于焦虑与强迫障碍的治疗效应？
6. 如何理解心理联合药物治疗对焦虑障碍及强迫相关障碍的效果更佳？

网上更多⋯⋯

👤☰ 本章小结　　⬇️ 教学PPT　　📝 自测题

第十一章
躯体形式障碍及分离性障碍

关键词

躯体形式障碍　　　　躯体化障碍　　　疼痛障碍

自主神经功能紊乱　　分离性障碍　　　癔症

　　在河北省曾经有一名姓黄的农民，在家中睡下后，一觉醒来竟发现自己身处南京火车站！后来，他又不止一次毫无征兆地"睡行千里"，有一次醒来他来到了上海。怎么到的上海，路上的经过他一概不知。睡着了也能走路？听上去很奇怪，不可思议，带有一些神秘的色彩。有人说是外星人把他带过去的，有人说他身怀秘术，众说纷纭。

　　还有这样一些人，他们长期感到身体多处不适或疼痛，总是认为自己有这病那病，反复到医院检查，却没有发现异常，但是他们还是坚持认为自己不舒服，自己有病，要求医生再次检查和治疗，反反复复，没完没了。

　　这到底是怎么回事呢？学习了本章你将明白其中的缘由。

诊疗路径－躯体形式障碍

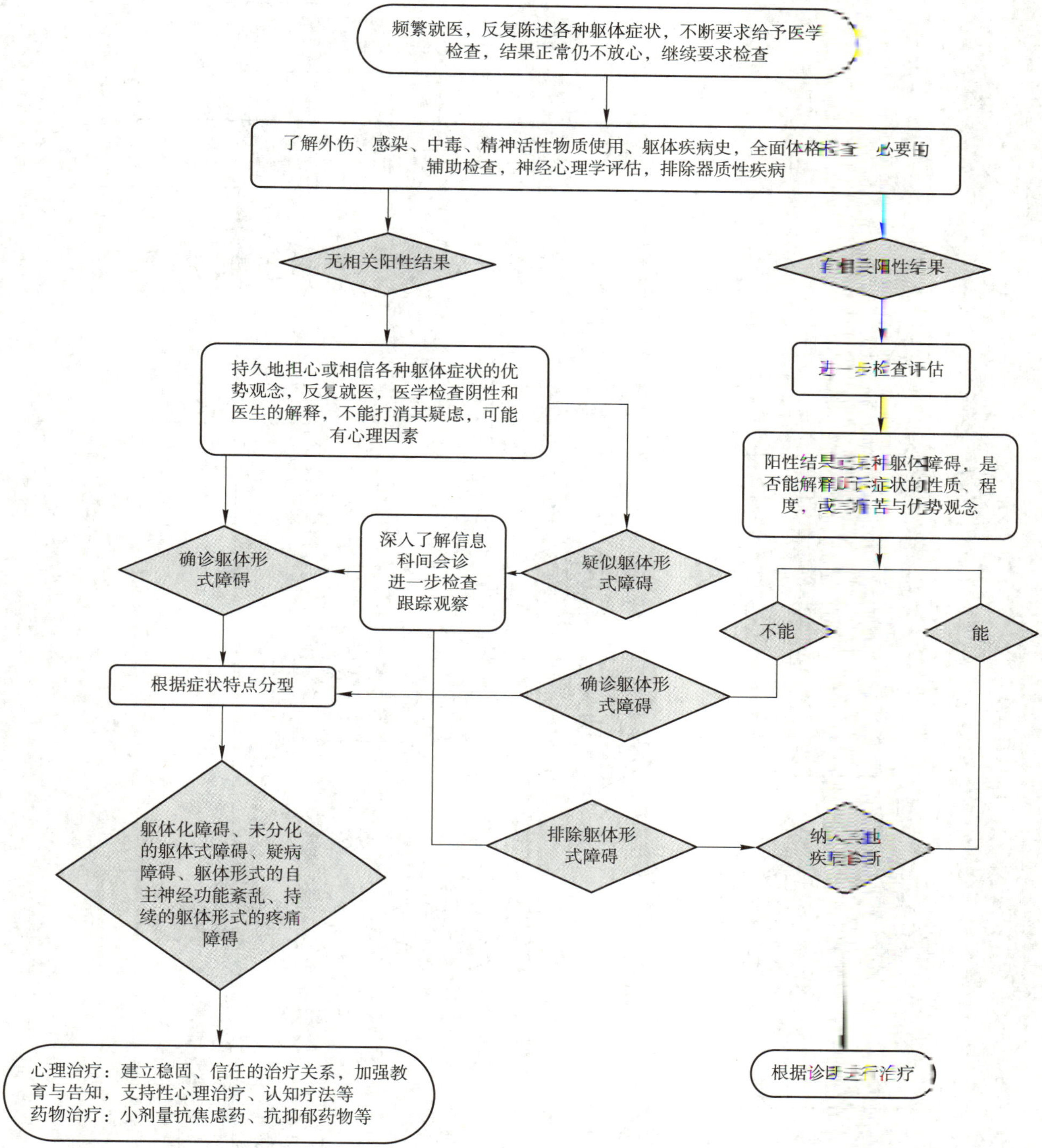

频繁就医，反复陈述各种躯体症状，不断要求给予医学检查，结果正常仍不放心，继续要求检查
了解外伤、感染、中毒、精神活性物质使用、躯体疾病史，全面体格检查，必要的辅助检查，神经心理学评估，排除器质性疾病
无相关阳性结果
有相关阳性结果
持久地担心或相信各种躯体症状的优势观念，反复就医，医学检查阴性和医生的解释，不能打消其疑虑，可能有心理因素
进一步检查评估
阳性结果与某种躯体障碍，是否能解释所有症状的性质、程度，或其痛苦与优势观念
确诊躯体形式障碍
深入了解信息
科间会诊
进一步检查
跟踪观察
疑似躯体形式障碍
不能
能
根据症状特点分型
确诊躯体形式障碍
躯体化障碍、未分化的躯体式障碍、疑病障碍、躯体形式的自主神经功能紊乱、持续的躯体形式的疼痛障碍
排除躯体形式障碍
纳入其他疾病诊断
心理治疗：建立稳固、信任的治疗关系，加强教育与告知，支持性心理治疗、认知疗法等
药物治疗：小剂量抗焦虑药、抗抑郁药物等
根据诊断进行治疗

诊疗路径－分离性障碍

对创伤经历部分或完全遗忘、情感爆发、漫游、出神与附体、木僵、运动和感觉障碍等

了解外伤、感染、中毒、精神活性物质使用、躯体疾病史，全面体格检查，必要的辅助检查，特别是脑电图，神经心理学评估，排除器质性精神障碍、癫痫等疾病

无相关阳性结果

有相关阳性结果

性格基础：情感丰富、有表演色彩、自我中心、富于幻想、暗示性高等

心理因素：发病具有一定的心理因素

进一步检查评估

确诊分离性障碍

疑似分离性障碍

深入了解信息
科间会诊
进一步检查
跟踪观察

根据症状表现分型

确诊分离性障碍

分离性遗忘、分离性漫游、分离性木僵、出神与附体障碍、分离性运动感觉障碍、其他分离性障碍

排除分离性障碍

纳入其他疾病诊断

心理治疗：主要治疗手段，暗示治疗、系统脱敏疗法、支持性心理治疗等
药物治疗：根据精神症状对症治疗

根据诊断进行治疗

第一节　躯体形式障碍

☞ 典型案例（附分析）11-1
奇怪的头痛

躯体形式障碍（somatoform disorders）是一种以持久地担心或相信各种躯体症状的优势观念为特征的精神疾病。患者常因这些躯体不适感反复就医，各种医学检查阴性和医生的解释均不能打消其疑虑。即使有时存在某种躯体症状或体征，也不能解释所诉症状的性质、程度，或其痛苦与优势观念，经常伴有焦虑或抑郁情绪。尽管症状的发生和持续与不愉快的生活事件、困难或冲突密切有关，但患者常否认心理因素的存在，拒绝探讨心理病因的可能，甚至有明显的抑郁和焦虑情绪时也同样如此。无论是从生理还是心理方面了解症状的起因，都很困难。患者常有一定程度寻求注意（表演性）的行为，并相信其疾病是躯体性的，需要进一步的检查，若患者不能说服医生接受这一点，便会愤愤不平，此时更易伴有寻求注意的行为。本障碍男女均有，为慢性波动性病程。

DSM-5 用大幅修改的躯体症状障碍（somatic symptom disorders）诊断替代了先前的躯体形式障碍（somatoform disorder）诊断。该改动受到了国际上的广泛关注，学者们在肯定新的评价体系可能更加完善的同时也对其诊断效用等方面有所质疑。因此，在 DSM-5 的"躯体症状障碍"诊断效度尚未得以证明的情况下，本章采用 ICD-10 的躯体形式障碍作为参考标准。

☞ 推荐阅读 11-1
从 DSM-Ⅳ躯体形式障碍到 DSM-5 躯体症状障碍

由于流行病学调查工具、所参照的诊断标准及调查方法的不同，对躯体形式障碍的流行病学研究的结果之间存在较大差异。一项文献系统综述统计了 7 个研究中总数为 18 894 名被试情况，1 年内躯体形式障碍的发病率为 1.1%～11%。据估计，欧盟国家 18～65 岁人群中（总数约 3 亿），在最近 12 个月内患躯体形式障碍的人数大约为 0.18 亿。在初级保健机构中，16%～22% 的病人患有躯体形式障碍。在次级保健机构，转诊至神经科的新病人中，躯体形式障碍的诊断最常见，为 33.8%。一项研究显示，在患有严重躯体疾病的病人中，1.5% 患有躯体化障碍，10% 患有未分化的躯体形式障碍。

国内有研究选用躯体形式障碍筛选量表和躯体障碍评定量表对内科和神经科的 3-6 位门诊病人进行筛查，发现符合 ICD-10 躯体形式障碍参断的病人占 18.2%。

☞ 人文视角 11-1
文化视阈下的中国人躯体化

一、躯体化障碍

【临床表现】

躯体化障碍（somatization disorder）是躯体形式障碍最常见的亚型，主要特征为多种多样、反复出现、时常变化的躯体症状。在转诊到精神科之前，症状往往已存在数年。大多数病人已有过与基层和专门医疗保健机构长期接触的复杂经历。躯体化障碍可存在于身体多个系统，具有多种症状表现。躯体化障碍的核心特点是，患者的躯体不适主诉无法用器质性因素进行解释，患者因而有反复的求医行为，可导致明显的功能损害。

【病因】

1. 遗传学因素　躯体化障碍的病因尚不明朗，但这种障碍具有家族聚集性，可以受到遗传、环境因素或两者共同的影响。

2. 生物学因素　神经心理学实验结果提示，躯体化障碍患者在认知测试中，注意力和记忆力方面表现较差。躯体化障碍患者的双侧额叶存在对称性的功能障碍；对比健康对照组和抑郁障碍且，躯体化优势大脑半球的功能障碍相对更严重。

3. 社会心理因素　现有的研究结果表明，女性躯体化障碍患者具有共同的病因，并和人格障碍之间存在关联，而男性患者的躯体化障碍则更多地和焦虑障碍存在关联。心理动力学理论将躯体化障碍解释为用躯体症状来替代被压抑的非本能性冲动。社交模型理论认为，患者把躯体化症状作为向家庭成员表达负性情感的方式，以期得到亲密关系中的关注和支持。

【诊断】

1. 多种多样的躯体主诉至少持续 2 年，而且不能以任何能够检测到的躯体障碍解释（任何存在的躯体障碍不能解释躯体主诉的严重性、范围、多变性及持续性以及社交功能减退）。即使有些症状是由自主神经系统兴奋所致，但如果这些症状并非持久的或令人痛苦的，则这些症状不属于躯体化障碍。

2. 症状可引起严重的痛苦，并导致患者多次（3 次或更多）就诊或进行各种检查。

3. 多次拒绝接受医师关于没有引起相应躯体疾病的保证。

4. 必须伴有下述症状中 6 种或更多，且症状发生至少涉及两个系统。

（1）消化道系统：①腹痛；②恶心；③胀气；④口苦或舌苔厚；⑤呕吐；⑥肠蠕动亢进或肠蠕动减退或大便失禁。

（2）心血管系统：①气喘但无呼吸困难；②胸痛。

（3）泌尿生殖系：①排尿疼痛或尿频；②外阴不适感；③阴道分泌物过多。

（4）皮肤 / 感觉系统：①皮肤斑块；四肢痛、肢端痛、关节痛；②皮肤麻木不适感。

5. 排除标准：若躯体症状见于精神病性或相关障碍，情感障碍或惊恐障碍时应排除该诊断。

【鉴别诊断】

1. 躯体疾病　躯体化障碍区别于躯体疾病主要基于以下三点：①涉及多器官和系统；②发病年龄早和不会出现躯体异常体征的慢性病程；③缺乏可疑躯体疾病的特征性实验室检查结果。不能只根据患者存在心理社会诱因、相关检查未发现阳性体征就轻易作出躯体化障碍的诊断。对于起病年龄 40 岁以上，躯体症状单一、部位较固定，且呈持续加重趋势的患者，应首先考虑器质性病变的可能，并密切观察，以免误诊误治。

2. 抑郁障碍和焦虑障碍　躯体化障碍和抑郁障碍或焦虑障碍存在较为常见的共病情况，但抑郁或焦虑障碍患者的躯体症状不似躯体化障碍突出、广泛、持续，而以抑郁和焦虑的核心症状为主。40 岁以后发病的多种躯体症状可能是原发性抑郁障碍的早期表现。

3. 疑病障碍　躯体化障碍患者关注重点是症状本身及症状的现实影响。而疑病症患者的注意力更多地指向潜在进行性严重疾病过程及其致残后果。疑病症患者具有反复寻求各种检查以确定潜在疾病的特点，而躯体化障碍患者要求得到治疗以改善痛苦的症状。

4. 精神分裂症　精神分裂症患者可能会出现无法合理解释的躯体症状，但这些躯体症状基本不会达到躯体化障碍的诊断标准，对患者进行细致的精神检查常常可以确定幻觉、妄想及思维障碍等代表性症状。

【治疗及干预】

1. 治疗原则　尚缺乏有效的单一治疗方法。躯体化障碍治疗应遵循 3 个原则：

（1）建立稳固、信任的治疗关系：躯体化障碍的患者有反复就医寻找病因的行为，当医生对患者的躯体不适感予以否认，简单地用"心理 / 精神问题"向患者解释其躯体症状的原因，则会导致病人转而向其他医生就诊，重复不必要的检查。所以，医生应认可患者的疼痛和躯体不适感，并全面询问患者的病史，并查阅之前的就诊病历。

（2）教育：应以真诚的态度告知患者的诊断结果，并以积极的口吻向患者说明躯体化障碍的各种表现。应积极地在能和患者乐观地讨论病情和实事求是地告知其预后、治疗目标和具体治疗之间寻求平衡。

（3）前后的一致性：躯体化障碍患者常担心医生未彻底评估其病情，医生应以肯定的态度回应患者的疑虑，保证将一直持续关注其潜在躯体疾病的可能性。在此基础上，尝试和患者讨论其躯体症状与人际关系、社会和职业问题之间的联系，对于难以内省的患者，采用行为管理方法对其进行行为矫正可能会有一定效果。

2. 药物治疗　由于躯体化障碍患者常伴有焦虑和抑郁症状，可以使用小剂量的抗焦虑、抗抑郁药物，并仔细监测不良反应。研究表明，小剂量抗焦虑药可部分改善躯体化症状。躯体化障碍患者在接受药物治疗时，应注意其服药的不规则和随意性，防止患者出现药物依赖和过量服药及因此出现的尝试自杀的行为。

二、未分化的躯体形式障碍

【临床表现】

实际上，该分型是为了囊括那些尚未达到躯体化障碍的诊断标准，但又具有躯体化症状的综合征。未分化的躯体形式障碍的核心特点就是患者具有一个或多个躯体症状并呈持续性，这些症状无法用医学知识合理解释，也并非由其他精神障碍引起。

【病因】

同躯体化障碍的病因。

【诊断】

如果躯体主诉具有多样性、变异性和持续性，但又不足以构成躯体化障碍的典型临床相，则应考虑本诊断。例如，不存在戏剧性的有力的主诉形式，主诉的症状相对较少，或完全不伴发社会和家庭功能损害。

【鉴别诊断】

主要应分辨患者是否达到了躯体化障碍的诊断标准。

另一个需引起注意的是患者的躯体不适是否只是抑郁和焦虑障碍的部分表现。

【治疗及干预】

支持性的心理治疗可以改善患者的症状，然而也有一部分患者即使未接受心理治疗症状也逐渐改善或康复。谨慎地使用药物进行治疗，如抗抑郁药、丁螺环酮、苯二氮䓬类及普萘洛尔对缓解躯体不适感有一定效果。

三、疑病障碍

【临床表现】

疑病障碍（hypochondriacal disorder）的患者在意的并不是症状本身，而是对罹患严重疾病的恐惧或念头过分关注，即使医学检查结果与患者的担心不符，医生也一再向患者保证其身体无器质性问题，但患者的过分关注仍持续存在。

【病因】

1. 遗传学因素　现有的研究没有发现疑病症具有家族聚集性，与对照组亲属比较，疑病症一级亲属发病率没有明显增高，但是发现疑病症家属的躯体化障碍患病率高于对照组。

2. 神经生物学因素　疑病障碍可能存在信息加工偏差的神经解剖学异常。电生理研究表明，疑病障碍可能存在放大躯体知觉信号的倾向，在面对应激任务时呈较高的唤醒状态，负性情绪体验更加明显。疑病症对躯体正常体感存在过度敏感，对心脏搏动的知觉较高。

3. 心理社会因素　人格因素与疑病障碍联系紧密，目前普遍认为，疑病障碍患者存在神经质人格特征，即情绪易变化，对刺激容易出现过度反应，而且当体验到一种情绪后不易恢复常态。疑病障碍患者在孩童时期常有不良生活经历和创伤体验。在儿童成长阶段若家长具有躯体形式障碍，以及当个体曾受到躯体虐待和性虐待创伤体验，在成年后则容易罹患。

【诊断】

基本特征是持续存在的先占观念，认为可能患有一种或多种严重进行性的躯体障碍。患者有持续的躯体主诉或有关躯体外观的先占观念。正常或普通的感觉与外观常被病人视为异常和令人苦恼的。患者的注意通常仅集中在身体的一个或两个器官或系统。患者可能对所担忧的躯体障碍或形象改变自行命名，但即使如此，患者对患病的坚信程度以及对症状的侧重在每次就诊时通常有所不同。除了患者认为突出的障碍以外，他们还时常考虑存在其他障碍的可能。

常存在明显的抑郁和焦虑，并可能足以作出附加诊断。本障碍很少在 50 岁以后才首次发病。症状和残疾常为慢性波动性病程。必须不存在有关躯体功能或形状的固定妄想。害怕患有一种或多种疾病（疾病恐怖）应归类于此。

本综合征男女均有，无明显家庭特点（与躯体化障碍不同）。

很多患者，特别是轻症患者，仅在基层保健机构或非精神科的专门医疗机构就诊，转诊精神科常招致患者不满，除非在障碍发展早期就通过内科和精神科医生的默契合作来加以实现。伴发残疾的程度变异甚大。某些患者用症状左右或操纵着家庭及社会关系；相反，少数患者的社会功能几乎正常。

确诊需存在以下两条：

1. 长期相信表现的症状隐含着至少一种严重躯体疾病，尽管反复的检查不能找到充分的躯体解释；或存在持续性的先占观念，认为有畸形或变形。

2. 总是拒绝接受多位不同医生关于其症状并不意味着躯体疾病或异常的忠告和保证。

【鉴别诊断】

1. 躯体疾病　首先需要对疑病症患者罹患躯体疾病的可能性评估。与疑病症患者不适主诉可能相关的躯体疾病是非常多的，然而还可以大致对这些可能的躯体疾病进行分类。相关的躯体疾病包括神经系统疾病，例如重症肌无力和多发性硬化；内分泌疾病；多系统病变的疾病，如影响多器官、系统的系统性红斑狼疮；还有罕见肿瘤等。老年期出现的疑病症状并有人格行为改变时更需要警惕脑部疾病，常规检查、梅毒血清学检查、认知功能筛查和影像学检查可排除相应的器质性疾病。

2. 躯体化障碍　患者注意的重点是障碍本身及其将来的后果；在躯体化障碍中，重点放在个别的症状上。此外，疑病障碍的先占观念仅涉及一种或两种躯体疾病，患者诉及的病名前后一致，而在躯体化障碍，诉及的疾病数量较多，且经常变化。疑病障碍在两性的发病率没有差异，也没有特殊的家庭特点。

3. 妄想障碍　疑病障碍患者的信念与精神分裂症和抑郁障碍的躯体妄想固定程度不同，如果患者坚信其外观令人不快或躯体形状发生了改变，应归于妄想障碍。

4. 抑郁障碍　如果抑郁症状特别突出并先于疑病观念出现，抑郁障碍可能为原发。

5. 焦虑和惊恐障碍　焦虑时的躯体症状有时被病人解释为严重躯体疾病的征象，但在这些障碍，患者通常能因给出生理学解释而放心，不发生持久和较为稳定的认为患有躯体疾病的疑病先占观念。

【治疗及干预】

早期即被转诊至精神科并接受相应治疗的疑病障碍患者比仅接受一般医学检查和治疗的患者预后好。争取进行一致性的治疗，即始终由同一位医生接诊患者，使用支持性的定期随访等。应该尽可能避免让患者接受住院治疗、辅助检查和成瘾性的药物治疗。随访时的焦点应该逐渐从症状本身转移到患者的社会或人际关系问题上。

1. 心理治疗　可采用认知行为治疗，通过识别和矫正患者与健康有关的错误信念，去除反复寻求健康安全的不适当行为和其他妨碍矫正错误核心观念的因素。心理教育有助于减少医疗资源消耗。

2. 药物治疗　疑病症患者治疗依从性不佳，对药物治疗的不良反应较为敏感，容易造成脱落，可选择不良反应相对较少的新型抗抑郁剂，如选择性 5- 羟色胺再摄取抑制剂治疗。选择抗抑郁剂类型及剂量时可参考治疗强迫症有效的药物使用方法，如氯米帕明、氟西汀、帕罗西汀、舍曲林、西酞普兰、氟伏沙明等，起效时间和疗程可能需要较长时间。

四、躯体形式的自主神经紊乱

【临床表现】

躯体形式的自主神经紊乱是躯体形式障碍的一个重要亚型，它是发生在自主神经支配的器官系统（如心血管、胃肠道、呼吸系统）功能异常所表现的神经症样综合征，在综合性医院或社区卫生服务中心就诊的患者中较为常见。

躯体形式的自主神经紊乱最常见最突出的情况是累及心血管系统（心脏神经症）、呼吸系统（心因性过度换气和咳嗽）和胃肠系统（胃神经症和神经性腹泻）。核心特点为受自主神经支配的器官系统发生以躯体障碍为表现的神经症样综合征。患者在自主神经兴奋症状（如心悸、出汗、脸红、震颤）的基础上，还发生了非特异的，但更有个体特征和主观性的症状，如部位不定的疼痛、烧灼感、沉重感、紧束感、肿胀感，经检查这些症状都不能证明相应器官和系统发生了器质性改变。

特征性临床相是：明确的自主神经受累、非特异性的附加主观主诉，以及坚持将障碍归咎于某一特定的器官或系统这三者的结合。

【病因】

1. 遗传因素　躯体形式的自主神经紊乱被认为同遗传因素有关，是"先天既得性"与"后天获得性"两

者相互作用形成的，患者病前和发病时的社会环境对患者有较大的影响。引起躯体形式的自主神经紊乱的先天和后天因素多为长期持久的强烈精神刺激，在外界因素长期作用下，高级神经中枢过分紧张，导致中枢神经系统和自主神经系统功能紊乱。

2. 心理社会因素　当个体面临应激情境时，个人易患因素、社会凶险因素及心理问题等多重因素均可使其产生应激反应，出现神经内分泌改变，引起自主神经功能紊乱。与本障碍有关的心理社会因素包括个体对不同事物的反应强度、速度、觉醒度和情绪指数差异。性格内向、孤僻、情绪不稳定等性格缺陷，对外界刺激耐受性差，适应环境、应付事物的能力不足等均易导致躯体形式的自主神经紊乱。

3. 人口学因素　青少年进入青春期时由于内分泌系统特别是性腺不断发育成熟，可出现自主神经系统的不稳定性，同时可能会有异常的情绪波动，对外界应激因素的影响极为敏感。更年期后部分女性的生理状态、精神心理症状和女性生殖周期中的激素环境变化交互影响，会引起情绪不稳、焦虑等临床表现和自主神经功能紊乱表现；同时，更年期女性月经过少或有溢乳情况时，会反馈到中枢神经而促使体内催乳素升高，从而加重自主神经功能紊乱。

【诊断】

确诊需具备以下各点：

1. 持续存在自主神经兴奋症状，如心悸、出汗、颤抖、脸红，这些症状令人烦恼。

2. 涉及特定器官或系统的主观主诉。

3. 存在上述器官可能患严重（但常为非特异的）障碍的先占观念和由此而生的痛苦，医生的反复保证和解释无济于事。

4. 所述器官的结构和功能并无明显紊乱的证据。

【鉴别诊断】

1. 躯体疾病　长期患躯体形式的自主神经紊乱的患者也同样有可能发生其他独立的躯体疾病，如果患者躯体主诉的重点和稳定性发生转化，就提示可能有躯体疾病，应考虑进一步检查和会诊。另外，如糖尿病等影响自主神经功能的躯体疾病也需要鉴别。

2. 广泛性焦虑　在广泛性焦虑中，害怕和焦虑性预期等心理因素在自主神经兴奋中起主导作用，其他症状存在前后一致的躯体定位，可据此鉴别。感知形式障碍中可有自主神经症状，但与许多其他感觉和感受相比，既不突出也不持续，且症状并不总是归于某一特定

器官或系统。

3. 躯体化障碍　躯体化障碍的主要特征为多种多样、反复出现、时常变化的躯体症状。患者关注的重点是症状本身及症状的个别影响，要求治疗以消除症状。在躯体化障碍中，常有药物过度使用，同时也存在长期不遵医嘱的情况。

【治疗及干预】

由于躯体形式的自主神经紊乱的症状变异很大，治疗应强调个体化，心理治疗和药物治疗兼具，采取综合性治疗。

1. 药物治疗　针对症状的特定药物对躯体形式的自主神经紊乱可有一定作用，尤其当这些症状严重并影响生活质量时。患者对健康要求高，对躯体反应敏感，宜选用不良反应小的药物，并以小剂量治疗为宜。药物应尽量短期使用。对于伴有明显焦虑、抑郁症状的患者，应予适当的抗焦虑及抗抑郁药物治疗。药物试验中，去甲基文拉法辛有一半被试的潮热症状减轻了75%。另外，可针对躯体症状表现给予对症处理，如适量服用普萘洛尔、甲氧氯普胺，但应短程给药。

2. 心理治疗　患者常拒绝接受症状的根本其实在于心理的可能性，因此，以提高内省力为目的的心理治疗可以帮助患者探究并解决引起症状的内心冲突。一旦内心冲突解决，症状常常自动消失。可选用支持性心理治疗、心理动力学心理治疗、认知治疗及森田疗法等。

五、持续的躯体形式的疼痛障碍

【临床表现】

持续的躯体形式的疼痛障碍的临床特征是患者以疼痛为中心，表现为身体各个部位的持久的疼痛，使患者感到痛苦，或影响社会功能，但医学检查不能发现疼痛部位有任何器质性病变足以引起这种持久的严重的疼痛症状。常见的疼痛部位是头痛、非典型面部痛、腰背痛和慢性盆腔痛，疼痛可位于体表、深部组织或内脏器官，性质可谓钝痛、胀痛、酸痛或锐痛。发病高峰年龄为30~50岁，女性多见。患者常以疼痛为主诉反复就医，服用多种药物，有的甚至导致镇静止痛药物依赖，并伴有焦虑、抑郁和失眠。

【病因及发病机制】

1. 神经生物学因素　一般认为痛觉感受器是游离神经末梢。引起痛觉不需要特殊的适宜刺激，任何形式的刺激只要达到一定强度而成为伤害性刺激时，都能引起痛觉。痛觉发生的解剖学及生理学的基础主要包括：①外周痛觉感受器；②中枢控制系统；③神经递质；④神经核团。

2. 心理社会因素　刺激的强度与痛觉强度无直接对等关系，痛觉性质和强度受个人既往经历、当时的心理状态和社会文化因素影响。慢性疼痛患者不仅面对疼痛应激，同时往往还承受经济和家庭问题的困扰，常有无助感并导致劳动力降低甚至丧失；疼痛患者多有性虐待史或创伤导致的应激障碍；异常人格特质可能是慢性疼痛的发病因素，另一方面，人格改变也有可能是长期持续疼痛及功能减退导致的结果。有学者提出慢性疼痛的操作性学习模式，根据这一模式，疼痛的持续存在是因为继发性获益，如经济补偿、亲属的关注、逃避工作、逃避责任；另外，慢性非肿瘤性疼痛是一种情感谱系障碍，是隐匿性抑郁的一种表达。

【诊断】

以持续的、显著的和令人痛苦的疼痛为显著特征，疼痛不能完全用生理过程或躯体障碍解释，疼痛的发生与情绪冲突或心理社会问题有关，并足以得出它们是主要影响因素的结论。结果通常导致个体的或医疗的支持和关注显著增加。发生在抑郁发作或精神分裂症病程中的疼痛不属于此，包含：①精神性疼痛；②心因性背痛或头痛；③躯体形式疼痛障碍。排除：①非特异性背痛；②紧张性头痛；③非特异性疼痛（急性/慢性）。

【鉴别诊断】

1. 躯体疾病　接诊慢性疼痛患者，首先应区分疼痛性质是功能性的还是器质性的，通常通过详细询问病史、体格检查以及实验室检查给予明确。

2. 抑郁症　抑郁症患者往往伴有一定程度的疼痛症状，但较持续的躯体形式的疼痛障碍起病相对迅速，以抑郁症的核心症状如情绪低落为突出表现，疼痛部位相对固定。

【治疗及干预】

稳定、长期而良好的医患关系是治疗持续的躯体形式的疼痛障碍的基础。

1. 药物治疗　镇痛药物对于躯体形式的疼痛障碍并无镇痛作用。抗抑郁药既可治疗器质性疾病引起的疼痛，又可治疗心因性疼痛。新型抗抑郁药，即选择性5-羟色胺再摄取抑制剂及去甲肾上腺素和5-羟色胺再摄取抑制剂对本病的症状已得到证实，此类双通道作用的抗抑郁药对本病的疗效优于选择性作用于去甲肾上腺素或5-羟色胺再摄取抑制剂单通道作用抗抑郁药。常伴有焦虑、失眠、肌肉过度紧张等症状，且与躯体疼痛互为因果、形成恶性循环，故在应用抗抑郁剂的同时考虑联合利用抗焦虑药物及苯二氮䓬类镇静安眠药物，利用其抗焦虑及肌松作用帮助患者缓解疼痛症状。抗癫痫药具有明确的镇痛作用。

2. 心理治疗　慢性疼痛患者常拒绝接受其症状产生的根本原因在于心理问题。因此，心理治疗的目的在于帮助患者寻找导致疾病产生的心理因素，并引导患者学会缓解心理冲突。一旦心理冲突得到缓解，患者的症状会随之消失。可根据相应的条件和需要选择支持性心理治疗、认知行为治疗、家庭治疗、针刺和生物反馈疗法、分析性心理治疗等。

六、其他躯体形式障碍

本障碍中，患者主诉的症状不是通过自主神经系统中介，且局限于身体的特定系统或部位，这与躯体化障碍和未分化的躯体形式障碍不同，后两类障碍的患者关于症状起源和痛苦的主诉多种多样，且经常变化。不存在组织损伤。

任何其他不是由躯体障碍引起、在时间上与应激性事件或问题密切相关或能引起患者注意的明显增加（人际或医疗方面）的疼痛，也应划归于此。肿胀感、皮肤蚁行感以及感觉异常是常见的例子。以下障碍也属本例："癔症球"、心因性斜颈及其他痉挛性障碍（不包括 Tourett 综合征）、心因性瘙痒症（不包括特殊皮肤损害）、心因性痛经（不包括性交疼痛和性冷淡）及磨牙。

七、未特定的躯体形式障碍

这一剩余的诊断类别用于很大范围内的一些不符合前述特定躯体形式障碍分类的躯体形式症状或伴有躯体主诉的适应障碍。

☞ 微视频 11-1
"套中人"的故事

第二节　分离性障碍

☞ 典型案例（附分析）11-2
神秘的"昏厥"

分离性障碍（dissociative disorders）又称分离（转换）性障碍 [dissociative（conversion）disorder]，是指以意识、身份或行为的突发暂时性变化为特征的精神障碍。分离性障碍曾经的称谓是"歇斯底里症/癔症"（hysteria）。自 ICD-10 使用以来，"歇斯底里症/癔症"的概念已逐渐被分离性障碍取代，原因一方面是因为"癔症"的含义太多且不确定，另一方面是因为"歇斯底里"已成了一种通俗普遍的贬义词，并常被用来描述无理的行为。分离性障碍的共同特点是部分或完全丧失了对过去的记忆、身份意识、即刻感觉以及身体运动控制四个方面的正常整合。正常情况下，一个人对于选择什么记忆和感觉加以即刻注意在相当程度上是有意识的控制的，对于将要进行的运动也能控制。而在分离性障碍中，这种实施有意识和有选择控制的能力被认为受了损害，受损的程度每天甚至每个小时都可以不同。

☞ 推荐阅读 11-2
有关分离和分离性障碍的研究

关于分离性障碍的病因及发病机制主要有以下 2 个方面：

（1）生物学因素：有研究发现分离性障碍患者的父母中有 9.4% 曾因患分离性障碍住院，而该比例在患者的兄弟姐妹中为 9.4%。分离性障碍患者的父母和兄弟姐妹中分别有 1/2 和 1/3 患有人格障碍。还有其他相似的研究，提示分离性障碍和遗传有关，但也有研究得出相反的结论。

通常认为，具有癔症个性的人，即易表现为情感丰富、有表演色彩、自我中心、富于幻想、暗示性高的人易患分离性障碍。

临床发现神经系统的器质性损害有促发分离性障碍的倾向。多发性硬化、颞叶局灶性病变、散发性脑炎、脑外伤等均可导致癔症样发作。脑干上段特别是间脑器质性损害与分离性障碍有某种因果关系。

（2）心理社会因素：现代医学观点倾向认为分离性障碍是心因性疾病。分离性障碍症状的发生与精神因素密切相关，在第一次发病的前 1 周内可追溯到明显的精神刺激因素。国内有学者调查了 311 例分离性障碍患者，结果显示全部患者均有精神诱因。社会文化因素对分离性障碍的影响作用明显，跨文化研究发现，随着社会文明程度的提高，分离性障碍的症状有变得相对安静、含蓄的趋势，如较多地表现为躯体化的形式。

分离症状可伴发于所有常见的精神障碍，甚至轻微的分离症状可见于非患者人群。在美国的普通人群中，6.3% 的成年人具有 3~4 种分离症状；而在我国，分离性障碍在普通人群中的患病率为 3.55%。首次发病年龄在 20 岁以前者占 14%，20～30 岁者占 49%，30～40 岁者占 37%，40 岁以上初发者少见。在住院精神障碍患者中，分离性障碍的患病率为 15.29%。国外报告分离性障碍的终生患病率，女性为 3‰～6‰，男性低于女性。大多数患者首次发病在 35 岁以前。

一、分离性遗忘

【临床表现】

分离性遗忘（dissociative amnesia）是所有分离性障碍中最常见的症状。分离性遗忘的特点主要记忆丧失，个体不能回忆重要的个人化信息，遗忘的信息通常为部分性和选择性的，这些信息常常是带有创伤或应激性质的，通常为重要的近期事件，不是由器质性精神障碍所致，遗忘范围之广也不能用一般的健忘或疲劳加以解释。而这种失忆不能用普通的失忆机制来解释，它涉及恢复分散记忆片段的不连续成分的困难性，然而却不像 Wernicke-Korsakoff 综合征那样涉及记忆储存的困难，因此分离性遗忘的记忆缺失一般是可逆的，一旦失忆被消除，正常的记忆功能就将随之恢复。本障碍一般都围绕着创伤遗忘的程度和完全性每天有所不同，不同检查者所见也不一样，但总有一个固定的核心内容在醒觉状态下始终不能忆及。

与遗忘相伴随的情感状态变异极大，但严重抑郁罕见。困惑、痛苦以及不同程度地寻求注意行为可能很突出，但有时也会表现为明显的平静地接受。患者以年轻成人最为多见，最极端的例子可见于对战场应激敏感的男性。非器质性分离状态在老年人罕见。

分离性遗忘有 3 个主要特征：

1. 记忆的丧失是片段性的。丧失了以第一人称对某些事件的记忆，而不会丧失对过程的记忆。

2. 记忆丧失的时间长度不等，可以从数分钟到数年。本障碍的记忆丧失并不是记忆的含糊不清或记忆恢复工作的低效率，而是无法提取那些以前已经明确识记的记忆，这种情况下的失忆症状是逆行性而不是顺行性的，这时个体不能回忆过去的一个或多个不同时期的信息。

3. 丧失的记忆内容一般是创伤或应激性质的。

【诊断】

确诊分离性遗忘需要：

1. 对于具有创伤或应激性质的近期事件存在部分或完全遗忘（也许只有找到其他知情人时才能掌握这方面的情况）。

2. 不存在脑器质性障碍、中毒或过分疲劳。

【鉴别诊断】

1. 器质性精神障碍所致遗忘　器质性精神障碍中，通常有神经系统紊乱的其他体征，还有意识混浊的持续征象、定向障碍，以及意识状态的波动。对当前事件丧失记忆是器质性状态的典型特征，与任何可能的创伤性事件或问题无关。由于酒或药物滥用所致的"黑蒙"（"blackouts"）与滥用时间密切相关，且丧失的记忆永远不能重新获得。遗忘状态（Korsakoff 综合征）的短期记忆丧失表现为即刻回忆正常，且 2～3 min 后即丧失，这种情况在分离性遗忘中不存在。

2. 脑震荡或严重头部外伤的遗忘　通常是逆行性的，在严重病例也可见顺行性遗忘。分离性遗忘也常为逆行性的，唯一的不同在于，分离性遗忘可经催眠或发泄加以改变。

3. 蓄意模仿（诈病）遗忘　最难鉴别。需对病前人格和动机进行反复详尽的评定。蓄意模仿遗忘常与一些明显问题有关，如：金钱、战场死亡危险、可能服刑或死刑判决等。

4. 其他精神障碍所致遗忘　癫痫发作后的遗忘，偶见于精神分裂症或抑郁障碍的木僵或缄默状态的发作后遗忘，均可根据原有疾病的其他特点加以鉴别。

二、分离性漫游

【临床表现】

分离性漫游（dissociative fugue）包括两个方面，即不能将个人记忆的某些方面与平时身份的整合，还有运动行为的自动化。分离性漫游具有分离性遗忘的所有特征，患者会出现不能回忆部分或全部个人经历，并丧失了自我身份或扮演了一个新身份。患者看上去是"正常的"，平时流露不出精神异常或认知功能缺陷。分离性漫游症会涉及一次或多次突然的、难以预料的、有一定目的性的离家出走，游历期间保全自我照顾能力，安排的旅行可能是前往已知的并有情感意义的地方。虽然对神游期间存在遗忘，但在不知情旁观者看来，患者在这段时间里的行为可显得完全正常。起病经常是突然性的，常发生在一次创伤性经历或失去亲人之后。

【诊断】

要确诊，必须存在：

1. 分离性遗忘的特征。

2. 超出日常范围的有目的旅行（必须由具备本地知识的人就漫游和旅游作出鉴别）。

3. 保持基本的自我照顾（如进食、洗漱等），并能与陌生人进行简单的社会交往（如买票或加油、问路、点菜）。

【鉴别诊断】

1. 颞叶癫痫发作后的漫游　鉴别可根据癫痫史，不存在应激性事件或问题，癫痫患者的旅行较少目的性、活动更为片段，与分离性漫游鉴别相对容易。

2. 蓄意模仿（诈病）漫游　鉴别时需对患者病前人格和动机进行反复详尽的评定。蓄意模仿漫游常与一些明显的现实问题有关，如金钱、战场死亡危险、可能服刑或死刑判决等。

三、分离性木僵

【临床表现】

分离性木僵（dissociative stupor）患者的行为符合木僵的标准，在精神创伤之后或为创伤体验所触发，或近期有应激性事件，还可能有突出的人际或社会问题。出现较深的意识障碍，在相当长时间维持固定的姿势，仰卧或坐着，没有言语和随意动作，对光线、声音和疼痛刺激没有反应。此时患者的肌张力、姿势和呼吸可无明显异常。以手拨开其上眼睑，可见眼球向下转动，或紧闭其双眼；表明患者既不是入睡，也不是处于昏迷状态。通过检查和询问找不到躯体原因的证据。一般数十分钟即可自行醒转。

【诊断】

确诊应该存在：

1. 如上所述的木僵状态。

2. 不存在可对木僵作出解释的躯体障碍或其他精神科障碍。

3. 有近期发生过应激性事件或目前存在问题的证据。

【鉴别诊断】

1. 紧张性木僵　在紧张型精神分裂症的木僵之前通常有提示精神分裂症的症状和行为，而分离性木僵则没有，有证据支持心理原因的存在。

2. 抑郁性和躁狂性木僵　这两种木僵的形成一般相对缓慢，因而从其他知情者那里获取的病史起决定作用。随着情感性疾患早期治疗的推广，抑郁性和躁狂性木僵在许多国家都已日益罕见。

四、出神与附体障碍

【临床表现】

1. 出神障碍（trance and possession disorders）　分离性出神现象的特征是意识的突然改变，但不会出现与众不同的另一种身份。在该障碍中，分离症状主要涉及意识而不是身份。在分离性出神中，患者所做的活动是非常简单的，一般是突然的崩溃、呆滞、眩晕、惊叫、尖叫或哭泣等。记忆很少受到影响，假如真的出现了记忆问题，那么失忆将是片段化的。分离性出神现象经常会涉及感觉或运动控制能力的极端变化。

2. 附体障碍（possession disorder）　与分离性出神不同的是，附体性出神患者会表现出一种与众不同的新身份，新身份常是一个神灵、祖先或灵魂等。出于这种出神状态的个体常会参加一些相当复杂的活动，这些活动可以是表达在其他条件下被禁止的思想或需求、为改变家庭或社会地位而谈判或是参与攻击性行为。被附体的患者常会出现对大部分发作经历的失忆。在发作期间，新身份控制了患者的行为。

【诊断】

1. 出神障碍　暂时性的明显的意识状态改变或丧失惯常身份，但没有被新身份替代，与以下状态的至少一种有关：①对环境的意识范围缩窄或不寻常的缩窄和选择性地关注环境的刺激；②出现不受自身控制的刻板行为或运动。

2. 附体性出神　一种单一的或发作性的意识状态改变，其特点是新身份代替了惯常身份。它被归因为一种灵魂、能力、神灵或其他人的影响，可以由以下的一种或多种来佐证：①由占有者控制的固定的或由文化决定的行为或运动；②对发作全部或部分失忆。

3. 出神或附体性出神状态不能作为一个集体的文化或宗教活动的正常部分被人们所接受。

4. 出神或附体性出神状态导致了具有临床意义的不幸或社会、职业或其他重要领域的功能损害。

5. 出神或附体性出神状态不仅仅出现在一种精神障碍的病程中（包括伴精神病性特点的心境障碍和短暂精神病性障碍）或分离性身份障碍，并且也不是某种活性物质或某种常见的医学疾病的直接生理性影响所致。

【鉴别诊断】

1. 躯体障碍所致的出神状态　颞叶癫痫、头部外伤或精神活性物质中毒可能会导致出神状态，往往可以通过详细地向患者家属或患者本人采集病史，并做相关检查以资鉴别。

2. 其他精神障碍所致出神状态　发生于精神分裂症或伴幻觉、妄想或多重人格的急性精神病也可能会出现出神状态，但多伴有其他的精神症状，应向患者及其家属详细了解病史及发病情况。

五、分离性运动和感觉障碍

【临床表现】

分离性运动和感觉障碍（dissociative motor and sensation disorder）的核心特点是出现非主观意志决定的、影响到自主运动或感觉的症状或功能缺损，相应症状或功能缺损提示存在潜在疾病可能，但是不能用神经病变或常见躯体疾病来解释，也不能用精神活性物质的影响来解释，或不能用某种特定文化认可的行为或经验来解释，虽然如此，但患者的表现仍犹如确患躯体疾病。所见症状常反映出患者关于躯体障碍的概念，与生理和解剖学原理并不相符。此外，通过对患者精神状态和社会环境的评定，通常可以发现，功能丧失所致的残疾有助于患者逃避不愉快的冲突，或是间接反映出患者的依赖或怨恨。虽然他人能很清楚地看到所存在的问题和冲突，患者对此一概否认，他们把所有痛苦都归咎于症状或症状引起的残疾。

包括以下 4 个亚型：

1. 分离性运动障碍　常见的形式表现为一个或几个肢体的全部或部分丧失运动能力。瘫痪可为部分性的，即运动减弱或运动缓慢；也可为完全性的。可有突出的各种形式和程度不等的共济失调，尤以双腿多见，引起离奇的姿势或不借扶助站立不能。也可有一个或多个肢端或全身的夸张震颤。表现为近似于以下疾病的任何形式：共济失调症、失用症、运动不能症、构音困难、异常运动、瘫痪。

2. 分离性抽搐（假性抽搐）　在运动方面可与癫痫的抽搐十分近似，但咬舌、严重摔伤、小便失禁等表现在分离性抽搐中很罕见。不存在意识丧失，而代之以木僵或出神状态。

3. 分离性感觉麻木或感觉丧失　皮肤麻木区域的边界表明，它更接近患者关于躯体功能的概念，而与医学知识不符。感觉丧失可伴感觉异常的主诉。视觉丧失在分离性障碍中很少是完全的，患者虽有视觉丧失的主诉，却惊人地保留着完好的整个活动能力与运动表现。

4. 混合性分离（转换）性障碍　上述三种分离性障碍的混合形式。

【诊断】

对于神经系统疾病患者，或家庭和社会关系正常及既往适应良好的个体，作这一诊断时，应极为慎重。

确诊需要：

1. 不存在躯体障碍的证据。

2. 对患者的心理社会背景及人际关系应有充分了解，从而有可能对障碍形成原因作出有说服力的推断。

如果对存在或可能存在躯体障碍有任何疑问，或无从理解障碍为什么会发生，诊断应保留为可能诊断或暂时诊断。只要有疑问或不是十分确定，就要时刻记住其后发生严重躯体或精神障碍的可能。

【鉴别诊断】

1. 进行性神经科疾病　如多发性硬化和系统性红斑狼疮，在早期可与分离性运动和感觉障碍混淆。在多发性硬化症的早期，有些患者表现出痛苦和寻求注意的行为反应，这些使鉴别非常困难。为了澄清诊断，需要相对较长时间的观察和评定。

2. 躯体化障碍　躯体化障碍患者的发病与精神因素关系多不明显，可以出现涉及多器官的症状。

3. 重性精神障碍所致的分离性症状　在精神分裂症或重度抑郁等重性精神障碍中也可见孤立的分离性症状，但上述重性精神障碍通常很突出，在诊断上应优先于分离性症状。

4. 蓄意模仿的运动和感觉丧失　一般很难鉴别。决断有赖于细致的观察及对病人的全面了解，包括人格、发病所在环境、康复或持续残疾各是什么后果。

六、其他分离性障碍

1. Ganser 综合征　特征是"近似回答"，常伴有其他几种分离性症状。

2. 多重人格障碍　本障碍罕见。基本特征是，同一个体具有两种或更多完全不同的人格，但在某一时间，只有其中之一明显。

3. 见于童年和青少年的短暂的分离性障碍。

七、未特定的分离性障碍

这一剩余的诊断类别用于不符合前述特定分离性障碍分类的分离性症状。

分离性障碍的治疗主要是心理治疗与药物治疗2个方面：①心理治疗：A. 个别心理治疗：一般分若干段进行，首先详细了解患者的个人发展史、个性特点、社会环境状况、家庭关系、重大生活事件，以热情、认真、负责的态度赢得患者的信任。医生要注意患者当前所遭遇的社会心理因素和环境，不能只着眼于挖掘童年的精神创伤。个别心理治疗的具体方式、语言表达、实例引用、理论解释、保证程度等都必须考虑患者的性别、年龄、职业、文化、个性特点等，不可千篇一律。B. 暗示疗法：是治疗分离性障碍的经典方法，诱导疗法是经国人改良后的一种暗示治疗。暗示疗法用于那些急性发作而暗示性又较高的患者，机智的暗示治疗常可收到戏剧性的效果。诱导疗法充分利用了患者易在暗示下发病的临床特点，使患者相信医生既能"呼之即来"，必能"挥之即去"。曾有手术全麻史的患者及孕妇不宜使用此疗法。C. 系统脱敏疗法：通过系统脱敏的方法，使那些原能诱使癔症发作的精神因素逐渐失去诱发癔症的作用，从而达到减少甚至预防复发的目的。系统脱敏疗法的近期效果与暗示疗法相似，但远期疗效优于

暗示疗法。②药物治疗：药物治疗对分离性障碍的作用有限。但临床实践中发现，分离性障碍患者除了典型的发作以外，常伴有焦虑、抑郁、脑衰弱、疼痛、失眠等症状。这些症状和身体不适感往往成为诱使患者癔症发作的自我暗示的基础。使用相应的药物有效控制这些症状，对治疗和预防分离性障碍的发作是非常有益的。

☞ 微视频 11-2
想说爱你好难——分离性障碍的表现

（李　毅）

复习思考题

1. 躯体形式障碍的患者往往不会直接到精神科就诊，为什么？

2. 分离性障碍的共同特点是什么？

网上更多……

▤ 本章小结　　⬇ 教学PPT　　✎ 自测题　　📶 微课

第十二章
应激相关障碍

关键词

应激源　　　生活事件　　　急性应激障碍　　　创伤后应激障碍

适应障碍

　　时光荏苒，岁月如梭，今年是唐山大地震40周年。40年后的今天，我们欣慰地看到，一个美丽的新唐山已经屹立东方，中国社会发生了翻天覆地的巨变。但是，我们无法忘记这样一个特殊的群体，他们虽然没有失去生命，但是他们的心灵却遭受了巨大的创伤，构成了巨大而无形的灾害。有的人在地震发生失去亲人后很快精神失常；有的人在若干年后出现紧张、恐惧，情感极度脆弱；有些人对外界声、光极度敏感；有的人不敢出门，无法工作，甚至严重精神残疾。这是本章要介绍的内容——应激相关障碍。

　　应激相关障碍是以急性应激障碍、创伤后应激障碍及适应障碍等疾病为主要代表的，与精神创伤或其他心理应激因素具有明确因果关系的一类精神障碍。其中，适应障碍在日常生活中相对常见，而创伤后应激障碍因其临床后果的严重性而受到更多的关注。

诊疗路径

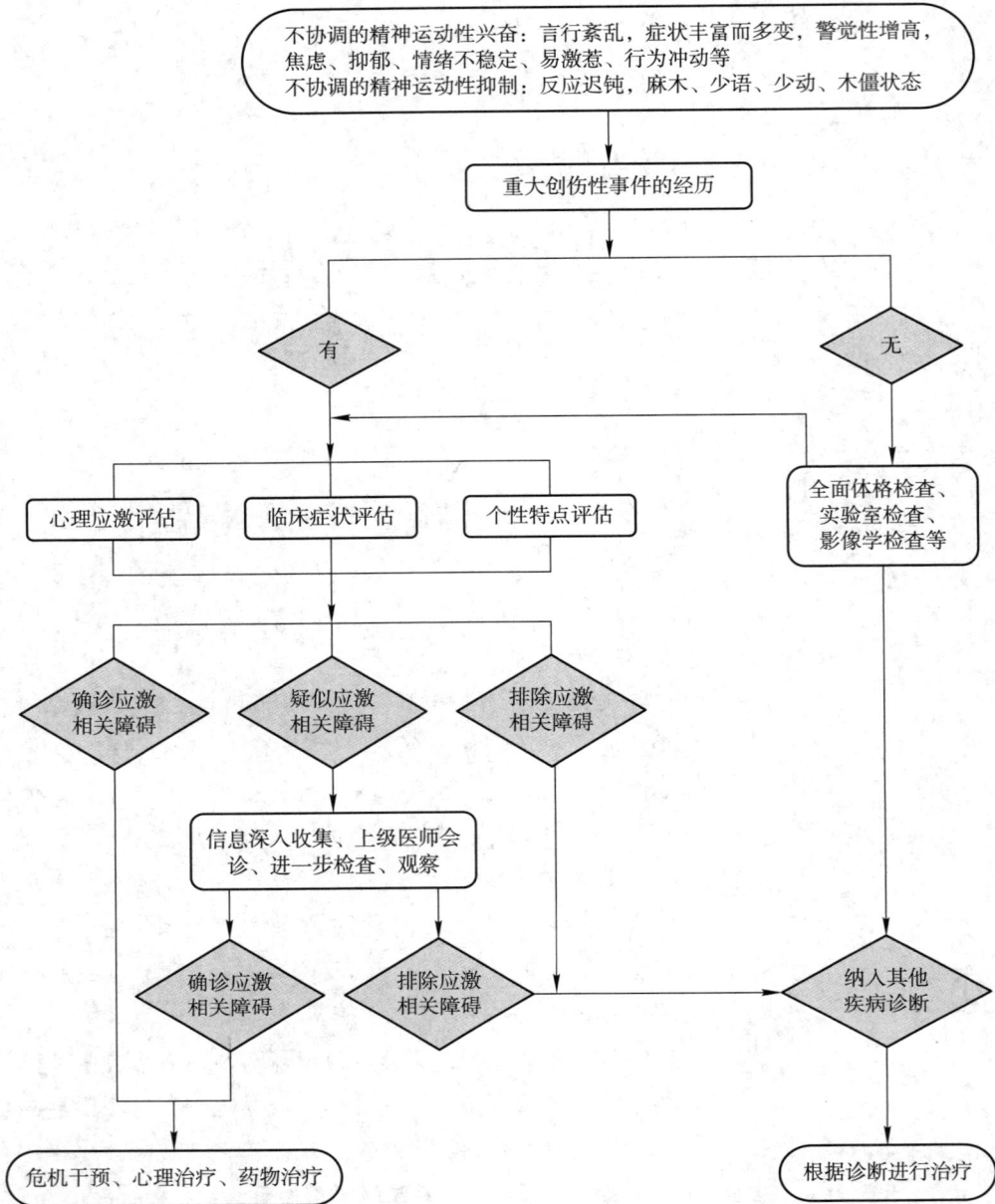

不协调的精神运动性兴奋：言行紊乱，症状丰富而多变，警觉性增高，
焦虑、抑郁、情绪不稳定、易激惹、行为冲动等
不协调的精神运动性抑制：反应迟钝，麻木、少语、少动、木僵状态

重大创伤性事件的经历

有　　　　　　　　　　　　　　无

心理应激评估　　临床症状评估　　个性特点评估　　　全面体格检查、
实验室检查、
影像学检查等

确诊应激　　　疑似应激　　　排除应激
相关障碍　　　相关障碍　　　相关障碍

信息深入收集、上级医师会
诊、进一步检查、观察

确诊应激　　　排除应激　　　　　　　　　纳入其他
相关障碍　　　相关障碍　　　　　　　　　疾病诊断

危机干预、心理治疗、药物治疗　　　　　　　　根据诊断进行治疗

第一节 概 述

一、应激

应激（stress）一词源于物理学，原指压力和应力，后被用于表述生物医学中的"刺激及其反应"。精神病学及心理学中所提到的应激，主要指来自人类个体内外环境中，并形成强度不等的各种刺激，同时包括这些刺激引起人体所产生的生理、心理和行为的反应。在特定环境中，也可以用应激来描述个体所面临着的生理或心理危机状态。应激所引发的各种精神障碍，在 ICD-10 中被统一命名为"应激相关障碍"，在 DSM-5 中归类为"创伤及应激相关障碍"。

应激的概念在不断地发展，现代的应激概念主要包括 3 个方面：①应激是引起机体应激反应的刺激。②应激是机体对各种刺激的反应。③应激是机体对刺激认知评价后的处理。目前，更多的研究者倾向于把上述 3 个方面作为一个整体过程来认识应激。应激过程包括信息输入、中介因素、反应和结果 4 个部分。信息输入部分即为应激源，精神病学及心理学中临床意义最大的应激源，多数是应激性生活事件（生活事件）。应激转变为反应需要中介因素的参与，包括认知评价、应对方式、社会支持和个体易感性等。当个体觉察到威胁后，就会产生各种各样的心理和生理反应。其结果可以是适应的，也可以是不适应的。

二、病因及病理机制

（一）应激源

能够作用于人体并产生应激反应的刺激物被称为应激源（stressor）。应激源多种多样，可以是对个体身心健康有积极作用的正性应激源，也可以是对个体产生消极作用的负性应激源。应激源依其产生的不同条件，可分为以下几类：①家庭应激源，包括亲子关系、夫妻关系及其他家庭内部利益冲突等因素。②学校或职场应激源，包括学业负担过重、父母期望过高、考试挫折、师生或同学间人际关系紧张、失业、下岗、转岗、降职、退休等生活事件。③社会性应激源，人类生存的自然和社会环境，会经常面临自然灾难、人为技术事故和大规模群体暴力等重大突发事件的威胁。洪灾、地震、海啸、空难、火灾、车祸、传染病暴发、核与化学污染、战争、恐怖主义行为等都是群体层面的应激源。同时，

每一个人在生命过程中，都有可能会遭受到重病、致残、破产、性侵害、严重躯体或心理虐待、个体暴力伤害等个体层面的应激源。

（二）中介因素

1. 生物学因素 机体处于应激状态时，可以出现一系列的生理、生化、内分泌、代谢和免疫反应。大脑是应激源的"靶器官"，也是应激反应的"组织者"。当大脑接受到应激源所引发的信息之后，就会调动各种受体和递质产生生物电及化学活动来产生应激反应。内外环境中难以应对的应激源会激活"下丘脑-垂体-肾上腺轴（HPA 轴）"，HPA 轴的激活通过肾上腺皮质激素释放因子（CRF）促进肾上腺皮质激素（ACTH）的释放，进而使糖皮质激素的合成与释放增加。糖皮质激素动员机体快速进入"战斗或逃跑"的应对模式，表现为呼吸和心率加快，双眼瞳孔扩大，肝糖原大量释放入血，皮肤和内脏中的血管收缩以增加运动系统的血液供应等。此外，当个体面对的是基本上通过自身资源和经验能够加以应对的应激源时，主要激活的是"交感-肾上腺-髓质系统 [sympathetico-adreno-medullary system,（SAM 系统）]"。HPA 和 SAM 轴是应激反应的两大主要神经调节系统，通过复杂而迅速的调控，使人体产生一系列的躯体变化，甚至可能发生大汗和晕厥等表现。长期的心理压力可以引起多种免疫指标的变化，导致免疫功能的下降。研究表明，离婚、失业和丧亲等严重负性生活事件与免疫功能低下呈明显的相关关系。

2. 心理因素 既往的生活经验、认知评价、习惯性的应对方式及当下的情绪状态等影响个体对应激源的心理反应。其中认知评价在应激作用过程中起关键作用。当环境中的刺激作用于个体时，人们往往会先进行初步的评估（初级评价），以识别应激源的性质、强度及可能的结局，进而做出利害关系的判断；其次进行进一步的评估（次级评价），来推断此问题是否可能通过自身的努力加以解决。一般而言，个体对负性的应激源更为敏感，因而也更容易引起应激反应。

在面对应激源时，个体会运用心理应对方式和防御机制等中介因素来缓解个体的应激反应。应对方式是有意识的心理活动，包括积极的应对方式，如求助、倾诉、发泄等；消极的应对方式，如自杀、攻击行为、物质滥用等。心理防御机制是潜意识的心理活动，包括否认、合理化、压抑、升华、幽默等。个体常常不自主地、不加思考地运用心理防御机制。应激反应直

接与情绪变化密切相关，正性的应激源可以促使良性情绪状态的产生和保持，负性应激源则会导致不良的情绪状态。此外，个体的个性特点、既往经验、受教育程度、人生观、价值观等对应激反应的过程和结局也有明显的影响。

3. 社会因素　应激反应的强度和持续时间，与个体所处的社会生态环境及历史文化发展阶段关系密切。同样性质和强度的生活事件，对于处于不同社会背景的相同人群，所产生的效应是有明显差异的。离婚等婚姻失败事件对男女相对平等的国家中的女性的影响相对较小，而对完全男权社会的国家中的女性的影响相对较大。东方文化占主流的国家中，同性恋群体的社会性心理应激损害比西方文化占主流的国家中的同性恋群体所承受的要严重得多。同时，由于经济水平、社会福利制度和风俗习惯的不同，发达国家的老年人群体所承受的心理应激，比发展中国家相同人群所承受的要轻微得多。

（三）应激反应

应激反应又称应激的心身反应，是指在应激源的刺激下，个体产生的各种心理、生理、社会和行为方面的变化。应激的心理反应主要是焦虑、抑郁、恐惧、愤怒等情绪反应，以及所伴发的行为反应；严重的患者还可能出现意识障碍和精神病症状。应激的生理反应主要表现为自主神经功能紊乱，如心悸、呼吸加快、血压升高、颜面潮红、尿频或排尿困难等。此外，应激也能改善个体心理防御的能力和处理事件的能力，提高机体对环境的适应能力；但如果应激反应超过了个体的承受能力，则可能引起各种心理和生理功能障碍，损害社会功能。

三、应激的评估

由于应激相关障碍的发病与现实精神刺激及心理创伤因素具有直接的因果关系，故此类疾病的部分类型往往无法在医疗机构中得到初步评估。例如自然灾难和生产技术事故的救援现场，往往是急性应激障碍的首要评价场所。而心理创伤的性质和程度，目前最佳的评估方法是应用相对有效的工具如应激相关的各种心理测验量表，对精神紧张度和应激反应的强度来加以推测。常用的量表有特质应对方式问卷、生活事件量表、威特莱应激量表、团体用心理社会应激调查表，及更适用于突发事件现场的简单初筛表（PTSD-7）和心理健康自我报告问卷（SRQ-20）等。

第二节　急性应激障碍

☞ 典型案例（附分析）12-1
"失控"的母亲

急性应激障碍（acute stress disorders，ASD）又称为急性心因性反应或急性应激反应，是指个体在突然遭遇到剧烈的精神刺激之后立刻（数分钟至数小时时间内）起病，多表现为强烈的精神运动性兴奋或精神运动性抑制，患者感受到极强的恐惧体验、行为举止失措，严重者甚至出现木僵现象。若应激源得以消除，应激反应往往历时短暂，症状表现多能在短期内（数天至1周之内）缓解或消失，多数预后良好，对发作可有部分或完全的遗忘。若应激源持续存在并产生作用，则患者的应激反应猛烈而持久，有可能转为创伤后应激障碍。

【病因及病理】

急性应激障碍的产生，与应激事件、心理特质、认知评价、应对方式及心身整体健康条件密切相关，同时也与个体的遗传因素、教养方式、生活经历等相关联。有研究认为，精神障碍的阳性家族史对该疾病有一定的影响。另外，处于低收入、弱势的特定人群，发生急性应激障碍的概率要明显高于其他群体。总之，急性应激障碍的发生是精神刺激因素超过了个体的耐受性，从而导致认知、情感和行为的紊乱。

急性应激障碍可发生于任何年龄段，但多见于青年人，男女之间的患病率无显著性差异。目前，急性应激障碍缺乏足够的流行病学研究资料。研究发现，不同的创伤事件，急性应激障碍的发生率存在很大差异。严重交通事故后的发生率为13%~14%，癌症患者的发生率约为28%，暴力伤害后的发生率约为19%，严重灾害事件（如地震、海啸、空难、大型火灾等）的幸存者中发生率可高达50%以上。

☞ 微视频 12-1
"恐慌"之昨日重现

【临床表现】

在应激反应的初期，患者的意识范围缩小、时间和空间的定向力发生困难、对自身周围环境的感觉和知觉均变得迟钝，反应麻木、言语表达能力下降，可出现运动性抑制、木僵状态；随后，患者表现出丰富多彩、变化多端的症状，如对周围环境的高度警觉或焦虑、抑郁、绝望、易激惹、茫然、愤怒、行为冲动及伤人毁物等症状。同时，患者还会出现心动过速、震颤、面色潮红、大汗淋漓等自主神经功能亢进症状。有些患者对造成精神创伤的应激源或生活事件无法回忆，声称完全记不得；还有些患者因触景生情而出现"闪回"（flashback）或重现创伤性事件的经过。急性应激障碍的病程相对短暂，主要症状通常在1~2 d内开始缓解，并在1周左右恢复正常水平。若症状表现持续时间超过1个月，则需考虑有慢性应激反应（创伤后应激障碍）的可能。

急性应激性精神病主要是由严重的精神创伤并持续一定时间的事件直接引起的精神病性障碍，起病急，以幻觉、妄想和严重的情感障碍为主要临床表现，症状与应激源相关，不离奇、不荒谬、可被理解，病程短暂，不超过4周，预后较好。

【诊断及鉴别诊断】

1. 诊断　急性应激障碍的诊断依据以临床表现为主。目前阶段，以生物学为基础的理化检查的辅助诊断意义不大。

ICD-10 的诊断标准：

（1）异乎寻常的应激源的影响与症状的出现之间必须有明确的时间上的联系。即使症状没有立刻出现，一般也在几分钟内出现。此外，症状还应包括：①表现为混合性且常有变化，除了初始阶段的混合性状态外，还可有抑郁、焦虑、愤怒、绝望、活动过度、退缩，且没有任何一类症状持续占优势。②如果应激环境消除，症状迅速缓解；如果应激持续存在或具有不可逆转性，症状一般在24~48 h开始减轻，并且往往大约在3 d后症状变得十分轻微。

（2）本诊断不包括那些已符合其他精神科障碍标准的患者所出现的症状突然变化。但是，既往有精神科障碍的病史不影响这一诊断的使用。

☞拓展阅读 12-1
DSM-5 关于急性应激障碍的诊断标准

2. 鉴别诊断

（1）器质性精神障碍：因急性脑血管意外、感染或中毒等病因所导致的谵妄状态，可以表现为类似急性应激障碍的症状，如意识模糊、定向力障碍、精神运动性兴奋或精神运动性抑制等。因器质性精神障碍存在相应的原发病的临床症状和阳性体征，具有独特的物理检查、实验室检查的结果，且意识障碍具有昼轻夜重的特征，可以与急性应激障碍相鉴别。

（2）分离/转换障碍：尽管分离/转换障碍初始发病时多具有一些应激因素，但其发作具有显著的夸张性、表演性和戏剧性，给人以做作的感觉。发作具有暗示性和反复发作的特征。多数患者病前性格有以自我为中心、富于表演、幻想、暗示性强等特征。

【治疗及干预】

针对急性应激障碍的治疗和处理是一个综合的过程，包括精神创伤的危机干预、系统的心理治疗和精神科药物的应用等。治疗干预的基本原则应为"及时、就近、简洁"。基本方法以心理干预为主，药物治疗为辅。其目的是使患者尽快脱离应激源，摆脱急性应激状态，尽早地恢复身心健康。

1. 精神创伤的危机干预　危机干预具有短程、及时、有效的特点。通常情况下，危机干预开始的时间应当距离应激源消失的时间越短越好，理想状态下应激性生活事件发生时或发生后是进行危机干预的最佳时间点。危机干预的目的是预防疾病、缓解症状、减少共病和阻止迁延。干预应在安全的环境下进行，支持和引导患者的情绪宣泄，寻找有效的社会支持资源，帮助患者获取知识和技能，将个人的成长与危机的处置紧密联系起来。常用的危机干预方法有心理支持、倾诉、放松训练、心理教育等。此外，严重事件集体减压也是一种简易的支持性团体治疗，是通过交谈来减轻压力的方法。在大型的灾难中，对于急性应激障碍的患者，可以按照不同的人群分组进行集体减压。严重事件集体减压面对的大部分是正常人，是一种心理服务方式。研究表明，严重事件集体减压是一种有效的心理干预方式。

2. 心理治疗　系统、规范的心理治疗是急性应激障碍治疗中的核心内容。心理治疗在不同程度上改进患者的人格缺陷，增强患者的抵抗能力。研究表明，心理治疗能显著降低急性应激障碍患者中创伤后应激障碍的发生率。常用的心理治疗方法有认知行为疗法（cognitive behavior therapy，CBT）、暴露疗法、催眠疗法、支持性治疗等。其中认知行为疗法是最常用的方法，包括正常化、健康教育、想象暴露、现场暴露和认知重建等。许多研究都表明，认知行为疗法对创伤早期的急性应激障碍有很好的疗效。暴露疗法是处理创伤记忆的首选方法之一，在安全的环境中进行重复暴露，可使人们重新评价创伤事件及其对创伤事件的反应，使他们做出适当的认知改变，减轻或消除人们的恐惧情绪。

3. 精神科药物的应用　精神科药物的应用是急性

期采取的有效措施之一，即针对各项生理心理症状的对症治疗。如对于处于兴奋激越状态下的急性应激障碍患者，可应用对阳性症状效果较好的抗精神病药物；对于焦虑、烦躁不安、恐惧的患者，可给予短期、小剂量的抗焦虑药物；对于抑郁症状突出的患者，可以给予起效迅速的抗抑郁药物。当患者病情恢复后，不宜长期使用精神科药物维持治疗。

第三节　创伤后应激障碍

☞ 典型案例（附分析）12-2
"内疚"的妻子

创伤后应激障碍（post traumatic stress disorder, PTSD）是由于受到异乎寻常的威胁性、灾难性的心理创伤，导致个体延迟出现长期持续的心理障碍，又称为延迟性心因性反应（delayed psychogenic reaction），临床表现以病理性闯入、回避和警觉性增高为主要特征。DSM-Ⅲ首次提出创伤后应激障碍的诊断标准，随后，DSM-Ⅲ-R做出修订，对创伤后应激障碍的诊断认识趋于完善。

【病因及病理】

有关创伤后应激障碍发病率的报道不一，在这方面的研究虽然很多，但并不充分。创伤后应激障碍的发病率因应激源、人群或个体的不同存在较大差异。参加越南战争的退伍老兵中，男性终生患病率为31%，女性为27%；龙卷风受害者中创伤后应激障碍的患病率为59%；特大爆炸事故幸存者创伤后应激障碍的患病率为79%；受伤的火灾幸存者创伤后应激障碍的患病率高达100%。美国"9·11"事件后2个月和6个月的创伤后应激障碍发生率分别为7.5%和0.6%。美国的一项研究表明：社区中有36.7%~81.3%的人有暴露于创伤性事件的经历，创伤后应激障碍的终生患病率男性为5.0%，女性为10.4%。多数患者可以痊愈，约15%的患者症状可持续多年或转变为持久的人格改变。

【临床表现】

☞ 微视频 12-2
创伤后应激障碍的主要表现

1. 反复重现创伤性体验　在重大创伤性事件发生后，患者有各种形式的、反复发生的闯入性创伤性体验重现。如不由自主地回忆起创伤性事件，出现创伤性的图像、思想或知觉；反复而痛苦地梦及创伤性事件，并伴有强烈的心理痛苦和生理反应。患者有时仿佛完全回到创伤性的情景中，再一次表现出相应的情绪情感和行为反应（闪回发作）。

2. 回避症状　在创伤性事件后，患者对有关的事件采取回避的态度，尽量回避与创伤有关的场景、想法、感受和话题。有些患者会出现"选择性的失忆"，不能回忆与创伤有关的重要内容，希望这些创伤性事件从自己的记忆中消失。此外，患者还会出现"情感麻痹"症状，不愿与人交流，情感淡漠，难以对任何事件产生兴趣，对未来失去信心，感到前途渺茫，甚至万念俱灰，出现自伤、自杀行为。

3. 警觉性增高　有些患者会出现睡眠障碍，易激惹，注意力难以集中，容易受惊吓等警觉性增高的症状。警觉性增高还会伴有心悸、出汗、头疼等躯体不适症状。

创伤后应激障碍病程多持续1个月以上，可达数月或数年，甚至终生。病程呈波动性，多数患者可恢复。

【诊断及鉴别诊断】

1. 诊断　①6个月内遭受过异乎寻常的创伤性事件；②在遭受创伤后数日至数月出现精神障碍，病程可达数年；③临床表现以反复重现创伤性体验、回避和持续的警觉性增高为主，给患者带来痛苦和社会功能损害。

ICD-10的诊断标准：本障碍的诊断不宜过宽。必须有证据表明它发生在极其严重的创伤事件后的6个月内。但是，如果临床表现典型，又无其他适宜诊断（焦虑、强迫障碍或抑郁）可供选择，即使事件与起病的间隔超过6个月，给予"可能"诊断也是可行的。除了有创伤的依据外，还必须有在白天的想象里或睡梦中存在反复的、闯入性的回忆或重演。常有明显的情绪疏远、麻木感，以及回避可能唤起创伤回忆的刺激，但这些都非诊断所必需。自主神经紊乱、心境障碍、行为异常均有助于诊断，但亦非要素。

2. 鉴别诊断

（1）急性应激障碍：急性应激障碍起病在事件发生后的4周内，且病程不超过1个月。若症状持续超过1个月，则应考虑创伤后应激障碍。在起病时间和病程上可以区分。

（2）抑郁发作：应激事件发生后，可出现抑郁症状，如情感淡漠、兴趣降低、意志活动减少等，随着病情的发展，其严重程度超过了事件本身。抑郁发作的晨重暮轻，无闯入性回忆、梦魇和持续性的回避等症状可以与创伤后应激障碍相鉴别。

（3）焦虑障碍：创伤后应激障碍有持续性警觉增高和自主神经系统症状，应与焦虑障碍相鉴别。焦虑障碍患者对自身健康过分担心，躯体主诉较多，且无明显精神创伤的发病因素。

☞拓展阅读12-2
DSM-5关于创伤后应激障碍的诊断标准

【治疗及干预】

1. 心理治疗　心理治疗是治疗创伤后应激障碍的重要方法，比精神药物治疗更为有效。在创伤急性期，不宜采用能让患者回忆起创伤事件的认知疗法或暴露疗法，这些方法可使患者再次体验创伤经历，加重病情。急性期应给予支持性心理治疗，减轻患者的心理创伤。

（1）认知行为疗法：认知行为疗法通过行为矫正技术来改变患者不合理的认知观念，是创伤后应激障碍治疗中的基础疗法。根据患者在创伤后的自我评价，帮助患者控制不正常的想法、感觉与行为。常用的方法有暴露治疗、焦虑管理训练以及认知治疗。

（2）眼动脱敏及再处理疗法（eye movement desensitization and reprocessing，EMDR）：EMDR能在较短的疗程内达到与认知行为疗法相同的疗效，比暴露疗法更容易实施，患者不用描述他们的思维，只需报告情绪唤起和躯体感觉的变化，对伴有罪恶和害羞感的创伤性记忆有很大的帮助。

（3）暴露疗法：在一个安全的治疗环境中，将患者的创伤记忆反复暴露，可以帮助患者去面对与创伤性事件相关的人、事物和情境，常采取想象和现场暴露两种方式。

（4）系统脱敏疗法：与暴露疗法相似，但在治疗过程中，以逐渐增加的顺序给予患者创伤性刺激。目的是使患者逐步克服不断增加的创伤刺激。

2. 药物治疗　作为心理治疗的辅助措施，药物治疗能缓解患者的某些症状，减少痛苦体验，增加患者对心理治疗的依从性。选择性5-羟色胺再摄取抑制剂（SSRIs）能显著降低或消除创伤后应激障碍的三大典型症候群；β受体阻断剂（如普萘洛尔）可减少外周自主神经的激活，对闯入性回忆、过度警觉、失眠、梦魇等症状有效；苯二氮䓬类药物（如劳拉西泮）可以改善睡眠，减少过度警觉症状；心境稳定剂（如碳酸锂、丙戊酸钠）可以减少闪回发作，稳定患者情绪；抗精神病药物（如利培酮、喹硫平等）对于有幻觉、妄想和冲动行为的患者有效。

第四节　适应障碍

☞典型案例12-3
会计师的"烦恼"

适应障碍（adjustment disorder）是指在易感人格的基础上，因长期存在的应激原或困难处境，出现的情绪障碍、适应不良性行为障碍和社会功能受损。

【病因及病理】

适应障碍与应激源和患者个体心理特征相关，常见的生活事件有亲友丧亡、离婚、失业、变换工作、迁居、人际关系紧张等；患者常常有人格缺陷、适应能力差。适应障碍一般在遭遇应激事件后1个月起病，通常病程不超过6个月。随着应激源的缓解或消除，或经过个体不断的调整适应，适应障碍会逐渐地缓解或消失。研究者们认为适应障碍是一种常见的精神疾病，患病率较高（美国报道5%～20%年患病率），但目前尚无完善准确的流行病学调查报告。

【临床表现】

发病多在应激源发生后1～3个月内出现，其临床表现形式多种多样：①以情感障碍为主者，表现为情绪低落、兴趣丧失、自我评价过低、无助无望，或表现为紧张不安、担心害怕、心慌气短、呼吸急促、濒死感等。有些患者会出现适应不良行为，行为退缩，社会功能受损。②以品行障碍为主者，多见于青少年，如逃学、斗殴、盗窃、破坏公物、酒药滥用等。儿童适应障碍主要表现为退行性行为，如吸吮手指、尿床等，或无原因的模糊躯体症状如腹部不适。此外，有些患者常伴有睡眠障碍、食欲缺乏、体重减轻等生理功能障碍。

【诊断及鉴别诊断】

1. 诊断　①有明确的生活事件为诱因，适应障碍的发生与生活事件存在时序关系（在应激事件1个月内发生）；②临床表现以情绪障碍为主，可伴有适应不良的行为障碍和（或）生理障碍；③社会功能受到不同程度的损害；④病程持续1个月以上，但一般不超过6个月。

ICD-10的诊断标准：①主要的形式、内容、严重度。②既往病史和人格。③应激性事件、处境或生活危机。

必须清楚确定上述第三个因素的存在，并应有强有力的证据（尽管可能带有推测性）表明，如果没有应激就不会出现障碍。如果应激源较弱，或者不能证实时间上的联系（不到 2 个月），则应根据呈现的特征在他处归类。

ICD-10 对适应障碍的诊断分为 7 类：短暂抑郁性发作，长期的抑郁性发作，混合性焦虑和抑郁性反应，以其他情绪紊乱为主，以品行障碍为主，混合性情绪和品行障碍的症状同样突出，以其他特定症状为主。

> ☞ 拓展阅读 12-3
> DSM-5 关于适应障碍的诊断标准

2. 鉴别诊断

（1）急性应激障碍：急性应激障碍起病急，临床表现以精神运动性兴奋或精神运动性抑制为主，可伴有轻度的意识障碍，症状在数小时至 1 周内消失，不超过 1 个月。

（2）创伤后应激障碍：创伤后应激障碍在遭受创伤后数日至数月起病，临床表现以反复重现创伤性体验、持续性回避和警觉性增高为主，病程多持续 1 个月以上，甚至可长达数月至数年。

（3）抑郁发作：抑郁发作可以在生活事件后发生，但随着病情的发展其严重程度超过了事件本身。抑郁发作的情绪症状更严重，有晨重暮轻的表现，有消极的想法和自杀行为，病程较长，病情反复发作。

（4）广泛性焦虑障碍：病前无明显的精神创伤，病程较长，以焦虑、担心害怕、运动不安、自主神经系统功能亢进为特征。

【治疗及干预】

适应障碍的病程一般为 1~6 个月，随着时间的推移，适应或自行缓解，或转为更持续严重的其他障碍。因此，适应障碍的治疗以减少或消除应激源、解除症状、提供支持为主。目的是帮助患者提高应对各种应激源的能力，防止疾病恶化或转为慢性。

心理治疗是适应障碍的主要治疗手段，常用的治疗方法有认知行为疗法、精神动力学疗法和支持性心理疗法，其目的是改变患者对应激源的态度，减轻或消除应激源及患者的症状，提高患者的适应能力及建立相应的支持系统。

药物治疗主要是对症治疗，根据具体情况采用抗焦虑药物和（或）抗抑郁药物。以小剂量、短疗程为宜。药物治疗与心理治疗配合进行更为有益。

（李　平）

复习思考题

1. 影响应激相关障碍发生、发展的因素有哪些？

2. 如何诊治急性应激障碍？

3. 创伤后应激障碍有哪些表现？

4. 急性应激障碍、创伤后应激障碍和适应障碍有哪些异同点？

5. 如何预防适应障碍的发生？

网上更多……

👤≣ 本章小结　　⬇ 教学PPT　　✍ 自测题

第十三章
心理因素相关生理障碍

关键词

进食障碍　　　神经性厌食症　　　神经性贪食症　　　睡眠障碍

失眠症　　　性功能障碍

　　小雯（化名）是一位漂亮的初中女生，半年前学校选拔健美操运动员，小雯在最后一关被淘汰，理由是"有点胖"。小雯受到巨大的打击，决定节食减肥，很快付诸行动，节食、催吐、导泻、过度运动，体重骤减到 37 kg，但小雯仍认为自己太胖，继续减肥，后来她出现了月经紊乱、营养不良、心动过缓、低血压……

　　小燕（化名）是一名高三女生，学习压力较大，感到紧张，采用吃零食缓解紧张。1 年前出现自己不能控制地大量进食，一餐可吃主食半斤多，还有肉食、蔬菜，整盒薯片、冰淇淋和其他零食，肚子发胀仍控制不住地想吃，直到想吐为止，经常躲在宿舍里暴食，每餐均大量进食，食后呕吐……

　　杨阿姨，5 年前退休后感到生活没着落，思虑多，夜间入睡困难，上床 2～3 h 才能入睡，每周出现 3～4 次，早上起来感到头脑不清晰，精力差，不想做事情，有时彻夜不眠，非常痛苦……

　　她们的问题将在学习本章后得出答案。

诊疗路径－进食障碍

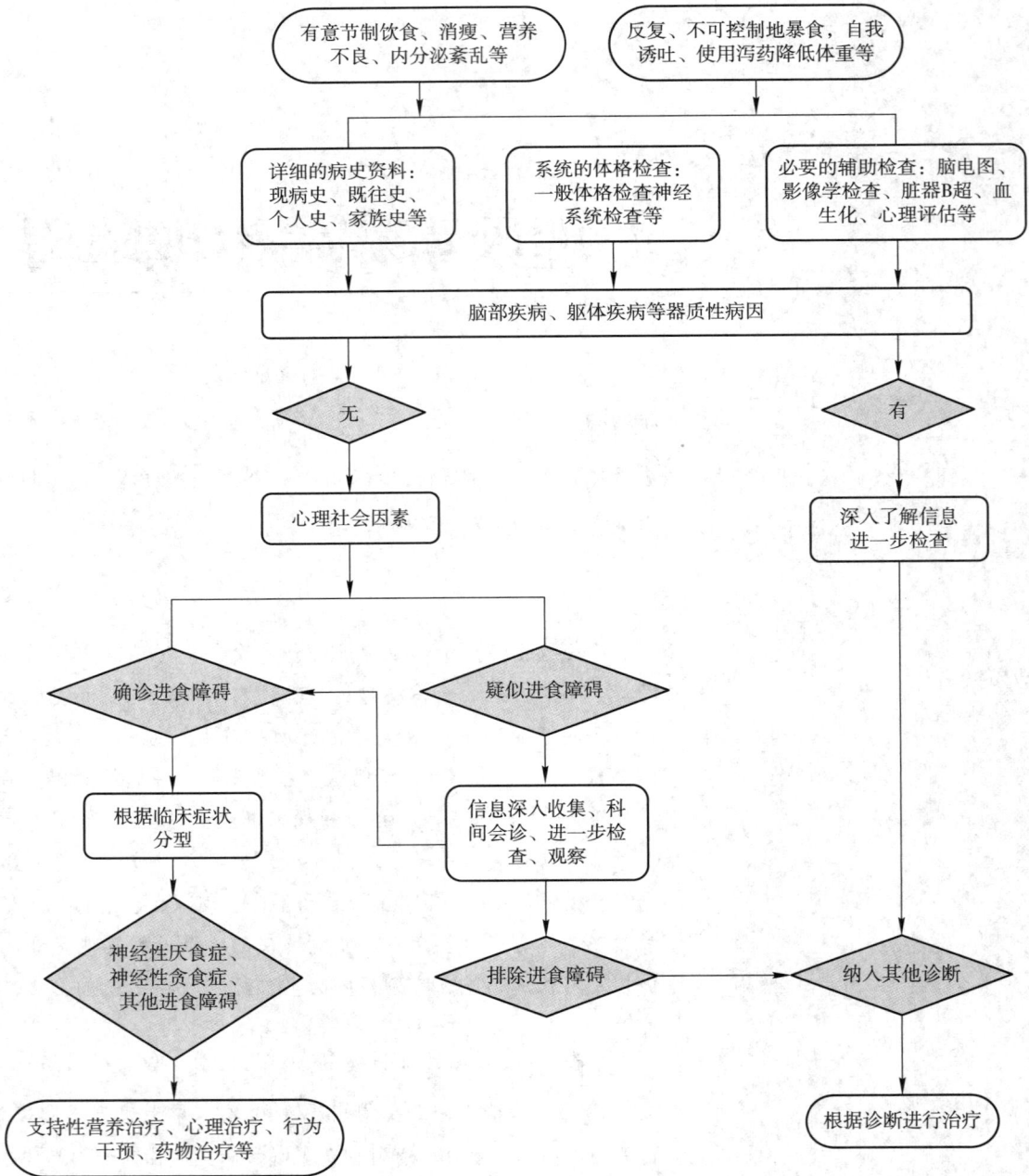

```
┌─────────────────────┐        ┌─────────────────────┐
│ 有意节制饮食、消瘦、营养 │        │ 反复、不可控制地暴食，自我 │
│ 不良、内分泌紊乱等      │        │ 诱吐、使用泻药降低体重等  │
└──────────┬──────────┘        └──────────┬──────────┘
           │                              │
           │        ┌─────────────────────┼─────────────────────┐
           ▼        ▼                     ▼                     ▼
   ┌──────────────┐ ┌──────────────┐ ┌──────────────────┐
   │ 详细的病史资料： │ │ 系统的体格检查： │ │ 必要的辅助检查：脑电图、│
   │ 现病史、既往史、 │ │ 一般体格检查神经 │ │ 影像学检查、脏器B超、血 │
   │ 个人史、家族史等 │ │ 系统检查等     │ │ 生化、心理评估等    │
   └──────┬───────┘ └──────────────┘ └─────────┬────────┘
          │                                     │
          ▼                                     │
   ┌─────────────────────────────────────────┐ │
   │      脑部疾病、躯体疾病等器质性病因         │ │
   └──────┬───────────────────────┬──────────┘ │
          ▼                       ▼             ▼
      ◇ 无 ◇                   ◇ 有 ◇
          │                       │
          ▼                       ▼
   ┌────────────┐         ┌────────────┐
   │ 心理社会因素 │         │ 深入了解信息  │
   └─────┬──────┘         │ 进一步检查   │
         │                └─────┬──────┘
   ┌─────┴──────┐               │
   ▼            ▼               │
◇确诊进食障碍◇  ◇疑似进食障碍◇    │
   │            │               │
   ▼            ▼               │
┌────────────┐ ┌────────────┐  │
│ 根据临床症状 │ │ 信息深入收集、科 │ │
│ 分型       │ │ 间会诊、进一步检 │ │
└─────┬──────┘ │ 查、观察     │ │
      │        └─────┬──────┘  │
      ▼              ▼         ▼
◇神经性厌食症、◇  ◇排除进食障碍◇→◇纳入其他诊断◇
 神经性贪食症、
 其他进食障碍
      │                        │
      ▼                        ▼
┌────────────────┐      ┌──────────────┐
│ 支持性营养治疗、心理治疗、行为 │      │ 根据诊断进行治疗 │
│ 干预、药物治疗等        │      └──────────────┘
└────────────────┘
```

诊疗路径－非器质性睡眠障碍

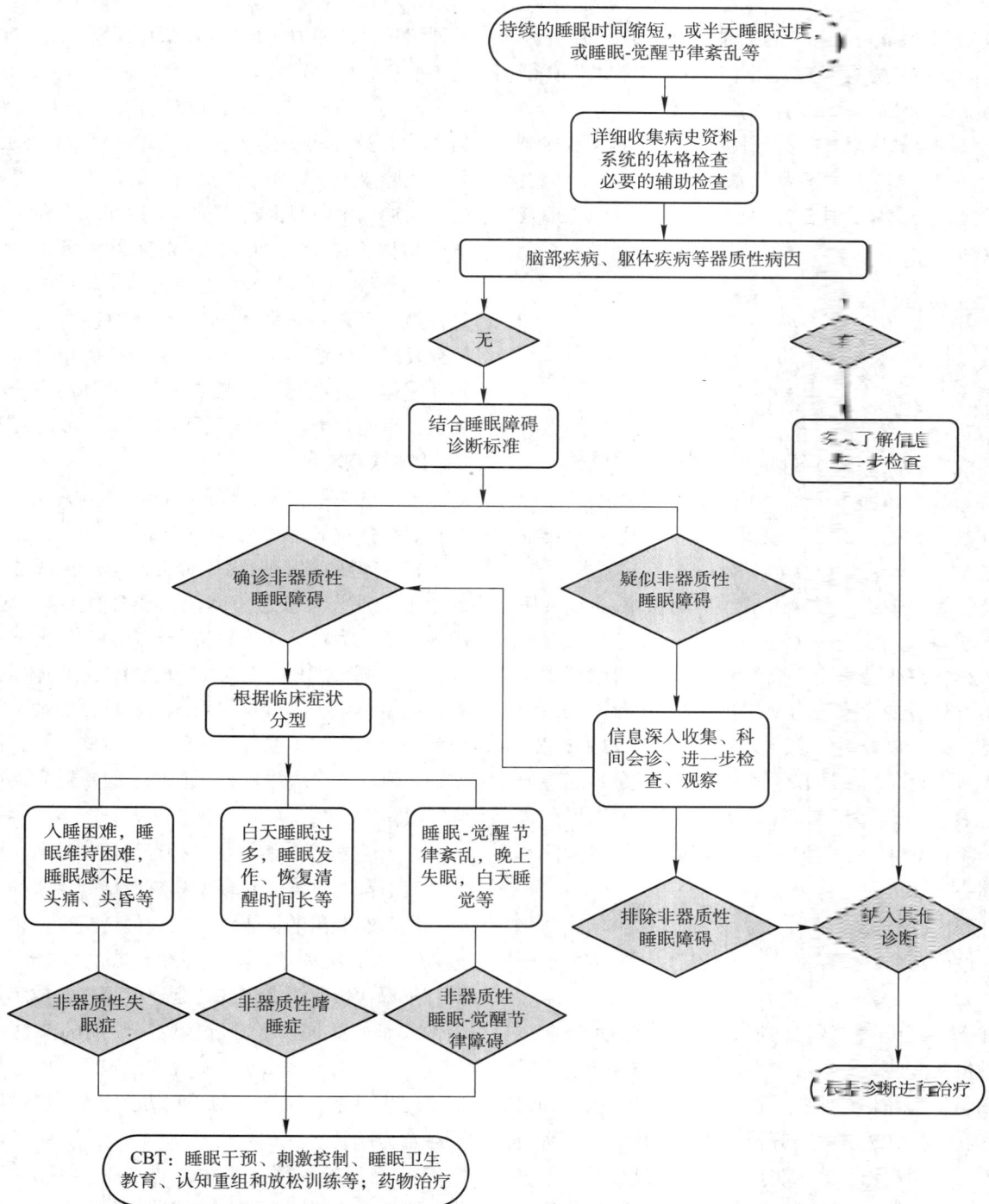

```
                      ┌─────────────────────────────┐
                      │ 持续的睡眠时间缩短，或半天睡眠过度，│
                      │    或睡眠-觉醒节律紊乱等           │
                      └─────────────────────────────┘
                                   │
                      ┌─────────────────────────────┐
                      │    详细收集病史资料              │
                      │    系统的体格检查                │
                      │    必要的辅助检查                │
                      └─────────────────────────────┘
                                   │
                ┌──────────────────────────────────────┐
                │   脑部疾病、躯体疾病等器质性病因            │
                └──────────────────────────────────────┘
                      │                              │
                   ◇ 无 ◇                         ◇ 有 ◇
                      │                              │
              ┌─────────────┐              ┌─────────────┐
              │  结合睡眠障碍   │              │  深入了解信息  │
              │  诊断标准      │              │  进一步检查    │
              └─────────────┘              └─────────────┘
```

确诊非器质性睡眠障碍 ◇   ◇ 疑似非器质性睡眠障碍

根据临床症状分型

| 入睡困难，睡眠维持困难，睡眠感不足，头痛、头昏等 | 白天睡眠过多，睡眠发作、恢复清醒时间长等 | 睡眠-觉醒节律紊乱，晚上失眠，白天睡觉等 |

信息深入收集、科间会诊、进一步检查、观察

◇ 非器质性失眠症 ◇   ◇ 非器质性嗜睡症 ◇   ◇ 非器质性睡眠-觉醒节律障碍 ◇

◇ 排除非器质性睡眠障碍 ◇   ◇ 转入其他诊断 ◇

根据诊断进行治疗

CBT：睡眠干预、刺激控制、睡眠卫生教育、认知重组和放松训练等；药物治疗

第一节 进食障碍

进食障碍（eating disorders）是指在心理、社会因素与特定的文化压力等因素交互作用下导致的以进食行为异常为显著特征的一组综合征，主要包括神经性厌食症、非典型神经性厌食症、神经性贪食症、非典型神经性贪食症、伴有其他心理紊乱的暴食和呕吐等。本章主要介绍神经性厌食症、神经性贪食症和伴有其他心理紊乱的暴食和呕吐。

一、神经性厌食症

☞ 典型案例（附分析）13-1
一名过度节食的女孩

神经性厌食症（anorexia nervosa）是指有意地严格节制饮食，导致体重明显低于正常标准的一种进食障碍。常有营养不良、代谢和内分泌障碍，严重的可出现恶病质状态、机体衰竭，甚至危及生命。

神经性厌食症是在 1874 年由英国的 William Gull 医生命名，将本症与其他疾病区分开来。神经性厌食症在普通人群中终生患病率，女性约为 1%，男性要少于 0.5%，男女患者的比率约为 1：10。在青少年中仍然以女性多见，男性青少年少见，发病年龄多在 12～25 岁。一般认为收入较高的人群和经济文化较发达的国家患病率较高。我国发病率资料不详，但随着生活水平的提高，以及年轻女性对"瘦为美"标准的追求，其发病率有增高趋势。

【病因及发病机制】

神经性厌食症的病因不清，可能与以下几方面的因素有关。

1. 心理社会因素 神经性厌食症患者在发病前多有诱发的生活事件，如学习压力过大、学习困难、人际关系紧张、失恋等。有的患者存在某些个性特征，如自卑、拘谨、刻板、追求完美等强迫性人格特点，或者自我评价差、依赖性强、追求与众不同、过度关注体形和体重等。特别是社会文化因素的影响也是一种危险因素。现代社会的审美趋向、美的标志是苗条瘦身，把追求身材苗条作为自信、自我约束、成功的标志。一旦这种审美意识转化为某些人刻意追求的目标时就容易出现此种问题。认知行为理论认为，患者在幼年成长环境中，家庭的过度保护和干涉、溺爱等，导致患者形成上述不良的人格特点。在现实中遇到困境时，激活了患者既往形成的功能不良的认知系统，通过控制自己的进食行为作为补偿策略来缓解自己焦虑不安的情绪，或者为了证明自己的能力，得到别人的肯定，采取过度补偿行为（节食）所导致的结果。

2. 生物学因素 遗传学研究显示，神经性厌食症的发病与遗传有一定关系。具有抑郁症、家庭酒精依赖、肥胖或进食障碍家族史的人群，进食障碍发生的危险性增加；单卵双生子的同病率达 50%，高于双卵双生子同病率（10%）。神经性厌食症急性期，大脑神经递质尤其是 NE、5-HT 和某些神经肽出现代谢紊乱，但这是神经性厌食症的原因，还是继发性改变尚不清楚。有研究发现，患者下丘脑－垂体－性腺轴功能低下，下丘脑－垂体－肾上腺轴功能亢进，这些神经内分泌功能的失调，可能与患者月经紊乱和体温调节障碍有关。

【临床表现】

该症的主要临床表现是怕胖、过分关注体形、过度节食以致体重显著降低。

1. 患者的核心症状是对"肥胖"的恐惧和对形体的过分关注 有些患者即使已经骨瘦如柴，仍认为自己胖，或认为自己身体的某个部位胖，如胸部或臀部太大，或小腿太粗等。患者过分关注自己的体形和体重，频繁测量体重、测量身体某部位、反复照镜子等。多数患者为自己制定了明显低于正常体重的标准，害怕体重增加。有时，患者以诉说厌食或上腹不适来掩饰限制饮食的动机。

2. 患者故意节制饮食是神经性厌食症的必备症状 患者有意限制进食，对食物具有严格的摄入标准。患者开始以限制热量的摄入为特点，最初减少主食、肉蛋的摄入，逐步发展完全限制高糖分或高蛋白食物，以青菜、水果代饭。患者最初进食速度缓慢，或小量细嚼慢咽，或每餐托词剩下部分食物。早期的节食行为多隐蔽进行，当患者体重明显减轻或出现闭经时才被家人发现。但患者常否认自己的进食方式或体重减轻是疾病，不愿意为此就诊。

3. 患者的补偿行为很常见 患者由于害怕发胖，摄入食物后经常会采取自我诱吐的形式把摄入的食物吐出去。有的患者为了避免进食，会把食物偷藏起来或强迫他人进食。有的患者为了减轻体重，也可能通过服用泻药或利尿剂来达到。也有的患者采取过度运动的方式；如跑步、游泳、跳健美操、做家务等来消耗掉所摄入的热量。而且，一旦过度运动的形式养成，患者会刻板地坚持，即使体重已经减轻，也会义无反顾地坚持锻炼。

4. 患者生理功能的改变　临床上最常见的症状是体重减轻，体重明显低于正常标准。由于体重的下降，出现各种生理功能的改变，严重者会危及生命。轻者消瘦、皮肤干燥、脱发或性功能低下、月经紊乱，重者严重营养不良、器官功能低下、水电解质紊乱等。当患者体重低于正常体重的 60% 时，死亡率较高。

5. 患者常伴发其他精神障碍　患者往往同时伴有抑郁情绪，有 30%～40% 的患者符合抑郁症的诊断标准。也有的患者伴有强迫障碍或焦虑障碍等。

6. 实验室等辅助检查异常　依据患者体重下降程度的不同、病程的不同，在实验室及辅助检查呈现出不同的异常。轻者出现轻度贫血、生长激素水平升高、甲状腺激素和性腺激素水平下降，重者出现脑萎缩、肝功能受损、代谢性酸中毒等。

【诊断及鉴别诊断】

1. 诊断　ICD-10 神经性厌食症诊断标准的要点包括：

（1）体重保持在至少低于正常期望值 15% 以上，或 Quetelet 体重指数等于或低于 17.5。

（2）体重减轻是患者自己有意造成的，包括拒食"发胖食物"及采取下列一种或多种手段：自我引吐，自行导泻，运动过度，服用食欲抑制剂和（或）利尿剂。

（3）有特异的精神病理形式的体像扭曲，存在害怕发胖的超价观念，患者强加给自己一个较低的体重限度。

（4）内分泌障碍，在女性表现为闭经，在男性表现为性欲减退及阳痿。

（5）如果在青春期前发病，青春期发育会放慢甚至停滞。生长停滞、女孩乳房不发育或原发性闭经，男孩生殖器呈幼稚型。

（6）体重减轻非其他躯体疾病所致，节食行为也非其他精神障碍的继发症状。

2. 鉴别诊断　诊断神经性厌食症主要与某些躯体疾病引起的体重减轻相鉴别，如肿瘤、结核、糖尿病等。通过详细了解病史、认真的体格检查、再辅以适当的实验室检查一般不难鉴别。而且躯体疾病患者很少有怕胖的超价观念及体像障碍，这也是鉴别要点之一。神经性厌食症与抑郁症的鉴别是非常重要的，主要依据抑郁症的特征性精神症状和缺乏对体重增加的过分恐惧进行鉴别。

【治疗及预后】

鉴于神经性厌食症躯体和心理上的复杂原因，往往采取综合治疗措施，包括个体、家庭的心理治疗，必要时考虑联合药物治疗和住院治疗。治疗的一般原则首先应纠正营养不良，同时开展心理治疗以及辅助的药物治疗。

1. 住院治疗　神经性厌食症首先要考虑的是纠正营养不良和水电解质紊乱。体重低于其期望体重的 20% 时，一般推荐住院治疗。如果患者的体重低于其预期体重 30% 以下，需要住院 8～24 周。但由于患者不认为自己有问题，住院治疗需要医生和家属付出很大的努力。

2. 心理治疗　通常对于住院或门诊患者采用认知行为治疗（cognitive behavioral therapy，CBT）。通过监测患者的饮食行为、错误的认知、情绪和应对策略，应用认知和行为技术及时矫正其对体形和体重的不良认知、非适应性的摄食行为。患者体重增加以每周 1.0～1.5 kg 为宜。最好与患者一起制订饮食计划，并根据实际情况随时修改。家庭治疗用来评估家庭成员间的人际互动，纠正不良的互动模式也是非常重要的。现有证据显示，家庭治疗是有效的治疗手段。

3. 药物治疗　针对某些患者存在的抑郁情绪、强迫观念等不同症状进行对症治疗。抗抑郁药物应用较多，常用的有 5- 羟色胺再摄取抑制剂及三环类抗抑郁药。其他药物，如抗精神病药、锂盐、H_1 受体拮抗剂、心境稳定剂等也可对症使用。但药物治疗的证据仍显不足，临床应用时需谨慎。

4. 预后　神经性厌食症的病程长短不一，有的半年自愈，有的数十年不愈，严重的甚至死亡。发病年龄小、病程短、病前社会适应良好、对疾病认识良好、病情轻者，预后良好。反之，预后较差。

二、神经性贪食症

👉典型案例（附分析）13-2
一名暴食的高三学生

神经性贪食症（bulimia nervosa）是以反复发作的、不可控制的暴食，继之采用自我诱吐、导泻等各种方法来避免体重增加为特征的一种进食障碍。

贪食症这一术语源于希腊，意为"公牛饥饿"，指个体反复吃掉大量食物。神经性贪食症比厌食症命名要晚，1959 年 Stunkard 首次用贪食症来描述神经性厌食症的贪食症状，直到 1980 年才在 DSM-Ⅲ中作为独立的疾病单元出现。神经性贪食症在普通人群中终生患病率女性约为 2%，男性约为 0.5%。发病年龄比神经性厌食症晚，多在 16 ~ 20 岁。我国的大规模流行调查资料缺乏，但在临床上神经性贪食症的发病率有增加的趋势。

【病因及发病机制】

神经性贪食症的病因及发病机制仍不明确，存在着心理、社会和生物学诸方面因素。

1. 心理社会因素　神经性贪食症患者存在低自尊、追求完美、处理心理冲突能力较差的心理特点。在童年期的负性经历，如情感或性虐待，或生活在以"瘦为美"为标准的社会环境中的人群容易出现神经性贪食症。许多神经性贪食症患者存在童年期分离的困难，表现出过渡客体的缺乏，将自己的身体作为过渡客体，将与母亲分离的冲突转变为对食物的矛盾而做以了结。

2. 生物学因素　有研究显示，在神经性贪食症患者一级亲属中该症的患病率增高，单卵双生子中的同病率比双卵双生子中的同病率高；在中枢神经系统中则存在单胺类神经递质（5-HT、NE）代谢异常及多巴胺能系统和内啡肽等的功能失调。

【临床表现】

神经性贪食症患者临床上主要表现为反复出现发作性大量进食，伴有采取控制体重的各种补偿措施，以及情绪障碍等。

1. 发作性的暴食　患者常在情绪不快的时候出现大量的进食。食量是常规饭量的数倍，有的患者一顿可以吃下 1 kg 包子 1 盆汤，有的患者一顿吃完三口之家准备的所有晚餐。进食速度很快，可用狼吞虎咽来形容。患者常进食到难以忍受的腹胀为止，有不能控制饮食的感觉。发作的频率，可以每周 1 ~ 2 次，也有的患者在严重时每餐都如此。

2. 控制体重的补偿行为　患者往往过分关注自己的体重和体形，存在担心发胖的恐惧心理。在发作期间，为避免体重增加常反复采用不适当的代偿行为，包括自我诱发呕吐、滥用泻药、间歇进食、使用厌食剂等。由于食量大且采取这些补偿措施，患者常常是偷偷进行的，有时可伴有其他偷窃和欺骗行为，以达到自己的目的。

3. 情绪障碍及其他并发症状　患者常伴有情绪烦躁，人际关系不良，情绪波动大，如愤怒、焦虑不安、抑郁、孤独等。患者常以暴食排解自己的不良情绪，但又被大量进食引发的肥胖恐惧感而侵袭，常在自我诱吐后情绪才能平静下来。为此，患者对自我放纵的行为感到内疚，甚至抑郁、绝望。所以有的患者可以表现出明显的抑郁症状和情绪不稳定的特点。由于暴食与补偿行为一起出现，长时间持续存在时其结果可能会很危险。可能造成水电解质紊乱，常见的有低血钾、低血钠、代谢性碱中毒、代谢性酸中毒、心律失常、胃肠道损害等，严重的可危及生命。

【诊断及鉴别诊断】

1. 诊断　ICD-10 神经性贪食症诊断标准的要点如下：

（1）对食物有种不可抗拒的欲望；难以克制的发作性暴食（每周至少 2 次，持续 3 个月），短时间内大量进食。

（2）患者试图采取抵消食物的"发胖"作用的措施：自我引吐；滥用泻药；间断禁食；使用某些药物，如食欲抑制剂、甲状腺素制剂或利尿剂。

（3）患者对肥胖的病态恐惧，为自己制定了严格的体重限制标准，远低于病前适宜的或医生认可的健康体重标准。多有神经性厌食发作史。

（4）需要排除反复呕吐的上消化道疾病、人格障碍和抑郁障碍。

2. 鉴别诊断　主要与临床表现同神经性贪食症类似的躯体疾病相鉴别。如下丘脑及其附近的肿瘤、Kleine-Levin 综合征、水电解质代谢紊乱等。通过详细的体格检查和实验室检查等进行鉴别。与神经性厌食症的区别在于本病患者的体重常在正常范围内及患者主动寻求帮助，愿意求治。人格障碍和抑郁障碍也需与本病鉴别，但前两者都不是以贪食为主要症状表现，而且具有自身的精神病理学特征。

【治疗及预后】

神经性贪食症的治疗仍然采取综合治疗的原则，包括纠正营养状况、控制暴食行为、打破恶性循环，建立正常进食行为。主要措施包括支持性营养治疗、心理治疗和药物治疗。

1. 支持性营养治疗　依据患者的营养状况采取住院或门诊治疗。神经性贪食症一般在门诊治疗，如果患者存在电解质紊乱、低血钾或强烈自杀观念和行为者需要住院治疗。治疗目标在于恢复营养状况，重建正常进食行为。

2. 心理治疗　心理治疗是神经性贪食症很重要的治疗措施。目前研究证据显示，CBT 个别治疗是贪食症的一线心理治疗，特别是跨诊断的 CBT-E（CBT-enhanced），而家庭治疗不是贪食症的一线心理治疗。CBT/CBT-E 是在手册指导下进行的，包括 4 个阶段 20 周以上的治疗。通过心理教育、评估贪食症的行为和心理特点，监测患者的进食行为和补偿措施，通过行为和认知干预措施，达到建立正常的进食行为的目标。

3. 药物治疗　现有的证据支持各类抗抑郁药物对神经性贪食症的治疗效果，包括 5- 羟色胺再摄取抑制剂、三环类抗抑郁剂、单胺氧化酶抑制剂等。氟西汀对暴食伴有情绪障碍的患者效果较好。也有认为抗癫痫药托吡酯对降低暴食行为有效。

4. 预后　有研究显示 50% 甚至更多的患者 5 年以后症状缓解。最近一份神经性贪食症预后结局分析报告，最终康复率达 45%，27% 明显改善，23% 呈慢性迁延病程，粗死亡率为 0.32%。童年期肥胖史、物质滥用和人格障碍的患者预后差。

☞ 微视频 13-1
纠结的饮食

三、其他进食障碍

除上面介绍的神经性厌食症和贪食症外，在临床上也可以见到非典型的神经性厌食症和贪食症。这两种类型的进食障碍在诊断标准上均不完全符合神经性厌食症和贪食症的诊断标准，非典型神经性厌食症缺乏神经性厌食症的一个或多个特征，如闭经或显著的体重下降，除此之外具备相当典型的临床相。非典型神经性贪食症除缺乏神经性贪食症的一个或多个特征外具备相当典型的临床相，常用于描述那些体重正常或超重而伴有暴食后呕吐或导泻的患者。这些患者多在基层卫生保健机构见到，相对病情比较轻。除此之外，在临床上也可以见到由于心理因素导致的进食障碍，在此略作介绍。

（一）伴有其他心理紊乱的暴食

这种状态主要是指针对苦恼事件的反应，并导致肥胖的暴食。有的患者在经历了丧亲、意外事故、外科手术或引起情绪苦恼的事情后，可能出现无相应补偿性行为的暴食，表现为"反应性肥胖"。这样的肥胖是上述心理原因的结果，而非躯体器质性原因或精神药物等引起的肥胖。有关这种状态的治疗资料很少，可以尝试进行个别心理治疗，特别是 CBT 可能有效果。

（二）伴有其他心理紊乱的呕吐

在此包含心因性妊娠期呕吐和心因性呕吐

（psychogenic vomiting）。心因性呕吐亦称神经性呕吐，指进食后出现自发的或故意诱发的反复呕吐，无明显恶心及其他不适。呕吐常呈喷射性，呕吐后可再进食。呕吐常与心理社会因素有关，如心情不愉快、心理紧张、内心冲突等，无器质性病变，可有害怕发胖和减轻体重的想法，但由于总的进食量不减少，所以体重无明显减轻。部分患者具有表演型人格，表现为自我中心、好表现、易受暗示等，通常在遭遇不良刺激后发病。临床诊断以自发的或故意诱发的反复发生于进食后的呕吐，呕吐物为刚吃进的食物为主要依据，体重减轻不明显（体重保持在正常平均体重值的 80% 以上）。呕吐几乎每天发生，并至少已持续 1 个月。需排除躯体疾病导致的呕吐，以及分离性障碍或疑病障碍所致的呕吐。治疗方面主要采用 CBT，小剂量抗抑郁药和抗精神病药物对部分患者可能有效。

第二节　非器质性睡眠障碍

睡眠是人生命维持的基本生理行为之一，人一生有 1/3 的时间是在睡眠中度过的。正常人对睡眠时间的需求因年龄、个体差异而不同。若生婴儿每天平均睡眠 16 h，儿童一般为 10 h，成人为 6~8 h，老年人则睡眠明显减少，每晚约 6.5 h。除睡眠时间外，随年龄增长，睡眠结构变化更加明显。快速眼动（REM）睡眠时间逐渐减少，由出生时的 8 h 逐渐减低到青春期及稍后的 1.5 ~ 1.75 h。非快速眼动（NREM）睡眠中的 δ 睡眠时间也逐渐减少，60 岁以后基本上没有 δ 睡眠。

睡眠障碍（sleep disorder）是指由各种原因引起的睡眠时间或质量、睡眠节律变化或睡眠中出现异常发作性事件的一组疾病。随着社会生活节奏的加快，现代社会睡眠障碍的发病率越来越高。据报道，15% ~ 30% 的成年人和 10% ~ 23% 的青少年有不同程度的入睡、再入睡困难及早醒等睡眠问题。按照 1997 年睡眠障碍国际分类（international classification of sleep disorders，ICSD），将睡眠障碍分为四大类：①睡眠失调：主要包括由失眠或过度嗜睡为主诉的障碍；②睡中异常：由闯入或者发生在睡眠之中的障碍组成；③精神、神经或其他躯体疾病有关的睡眠障碍；④建议分类的睡眠障碍。在本节中介绍的是非器质性睡眠障碍，即这一类睡眠障碍是由心理因素作为原发因素而引起的睡眠障碍，不包括由于躯体或生理原因直接引起的睡眠障碍。主要包括睡眠失调中的睡眠启动与维持困难（失眠）、白天过度睡眠（嗜睡）、24 h 睡眠－觉醒周期紊乱（睡眠－觉醒节律障碍）及睡中异常活动和行为（睡行症、夜惊症和梦魇）。

一、非器质性失眠症

☞ **典型案例（附分析）13-3**
难以入睡的女性患者

失眠症（insomnia）是一种持续相当长时间的睡眠质和（或）量令人不满意的状况，包括入睡困难、眠浅易醒、多梦早醒、再睡困难、醒后不适或疲乏感，或白天困倦。失眠可引起焦虑、抑郁，或恐惧心理，并导致精神活动效率下降，妨碍社会功能。

失眠是睡眠障碍中最常见的障碍，由于所用失眠的定义、诊断标准和调查方法的不同，失眠的发生率有很大不同，从保守的 2% 到 42.5%。美国的调查发现，排除躯体疾病、药物或物质滥用所致的失眠，10.2% 的人有严重失眠，大约有 3% 的人有慢性失眠。女性多于男性，男：女约为 1：1.44，老年人多于年轻人，社会经济状况较差者多于较好者。儿童和青少年失眠也很常见。

【失眠的原因】

失眠的原因非常复杂，急性失眠往往与急性应激有关，而慢性失眠往往与持续的心理因素和相关的躯体、精神疾病等因素有关。

1. 诱发因素　急性应激是引发失眠的主要原因，主要由各种原因导致的一过性兴奋、思虑、精神紧张所引起，如失业、破产、考试失败、居丧反应等引起的急性应激反应。兴奋性药物的使用，如咖啡因、茶碱、甲状腺素、可卡因、皮质激素和抗震颤麻痹药。某些药物对睡眠的干扰作用，如拟肾上腺素类药物常引起头痛、焦虑、震颤等，镇静作用的药物产生的觉醒－睡眠节律失调，撤药反应引起的反跳性失眠等。躯体不适或疾病，如饥饿、过饱、疼痛、瘙痒、咳嗽、多尿、哮喘等。睡眠环境改变、时差反应等也可引起失眠。

2. 素质因素　具有敏感、焦虑、关注健康、对睡眠具有不合理期待、高唤醒或压抑情感的个体，以及一级亲属中具有失眠患者的个体在环境变化或遇到急性应激事件时更容易出现失眠。

3. 维持因素　当患者出现急性失眠后由于对睡眠的不合理期待或对失眠影响后果的灾难化解释，使患者过分关注自己的入睡困难，担忧，以至思虑过度、兴奋

不安或焦虑烦恼。在患者试图入睡或继续再睡时，相应的沮丧、愤怒和焦虑反应使患者更加清醒以致难于入睡。同时，患者采取了非适应性的睡眠补偿行为，如睡眠昼夜颠倒、打盹、试图控制自己的睡眠以及不良的睡眠卫生等习惯进一步加重自己的失眠，使患者的失眠得以维持。除了上述心理因素外，有的患者也可能长期伴有躯体和精神疾病而导致失眠长期存在。

【临床表现】

失眠症患者的主要表现为入睡困难、睡眠维持困难、睡眠感不足以及由此而引发的继发情绪和行为症状。

1. 入睡困难　失眠患者主要表现为入睡困难。患者躺在床上辗转反侧，难以入睡，一般在 1～2 h 后才能入睡，严重的患者甚至彻夜不眠。

2. 睡眠维持困难　患者表现可以有入睡困难，也可以表现入睡尚可，但入睡后自觉睡眠浅、多梦、易醒或早醒，醒后再次难以入睡。

3. 睡眠感不足　患者由于入睡困难和睡眠维持困难，晨起感到睡眠明显不足，精神状态不佳，头脑昏昏沉沉。有少数患者表现为睡眠感的缺失，尽管家人觉得患者睡眠尚可，患者坚持认为自己没有睡眠，又称主观性失眠。

4. 继发症状　由于患者睡眠感不足，晨起出现头痛、头昏、身体乏力等各种躯体不适，有的患者自觉注意力不集中、记忆力下降，影响到自己的工作和学习。患者对失眠和失眠后果产生恐惧心理，往往伴发了焦虑、恐惧、紧张情绪，甚至疑病观念，会进一步加重失眠。长期失眠的患者可表现出情绪不稳、易发脾气、焦虑抑郁情绪等。有的患者长期应用酒精或镇静催眠药物来改善睡眠而形成酒精或药物依赖。

☞ **微视频 13-2**
失眠之夜

【诊断及鉴别诊断】

1. 诊断　ICD-10 对非器质性失眠症的诊断标准要点如下：

（1）主诉或是入睡困难，或是难以维持睡眠，或是睡眠质量差。

（2）这种睡眠紊乱每周至少发生 3 次并持续 1 个月以上。

（3）日夜专注于失眠，过分担心失眠的后果。

（4）睡眠量和（或）质的不满意引起了明显的苦恼

或影响了社会及职业功能。

2. 鉴别诊断　要做出非器质性失眠症的诊断，必须排除躯体疾病和精神障碍导致的继发性失眠。需要进行全面的体格检查、实验室检查和详细的精神检查，以排除躯体疾病和常见精神障碍。

【治疗及预后】

非器质性失眠症的治疗取决于失眠的严重程度、病程以及伴发的躯体和精神疾病的情况。目前单纯针对非器质性失眠症的主要治疗方法包括 CBT 和药物治疗。短期治疗可用药物治疗，长期治疗首先推荐应用 CBT 或 CBT 联合药物治疗。

1. CBT-I（CBT for insomnia，CBT-I）　现有的循证医学证据显示，CBT-I 被推荐作为失眠症的一线治疗措施。CBT-I 共包括 6~8 次的会谈，可以个别或小组形式进行。主要方法包括睡眠限制、刺激控制、睡眠卫生教育、认知重组和放松训练等。通过提高患者对睡眠的正确认识，纠正患者对睡眠的非适应性错误认知和行为模式，建立有规律的睡眠节律，达到治疗失眠的目的。遗憾的是，目前能够提供 CBT-I 的专业人员较少，很多失眠患者得不到这种治疗。基于计算机网络的 CBT-I 证明也有同样的效果，是未来失眠症治疗的发展方向之一。

2. 药物治疗　临床上对于失眠症的治疗药物主要包括苯二氮䓬类受体激动剂、抗抑郁剂、褪黑素激动剂和抗惊厥药物。苯二氮䓬类受体激动剂包括苯二氮䓬类和非苯二氮䓬类药物。苯二氮䓬类药物，如劳拉西泮、艾司唑仑等由于药物的依赖性和耐受性，一般主张短期应用。非苯二氮䓬类药物，如佐匹克隆耐药性和依赖性风险较小，安全性较高，目前临床上应用较多。具有镇静作用的抗抑郁剂，如曲唑酮、米氮平等，由于同时具有改善患者焦虑抑郁情绪和没有依赖性的优点，可用于失眠的长期治疗。但在失眠症的药物治疗过程中要定期评估药物治疗带来的益处，权衡利弊来决定药物治疗的时间和剂量。

3. 共病疾病的治疗　由于失眠症患者同时共病有许多躯体疾病或精神障碍，所以在失眠者的治疗时必须考虑到躯体疾病和精神障碍的系统治疗。

4. 预后　非器质性失眠症病程可以是境遇性的、持续性的和反复发作性的。境遇性的和急性发作性失眠随着失眠诱发因素的消除而症状消失。持续性和反复发作性失眠往往与频繁出现的生活事件或内在的心理因素有关，在 1~7 年随访慢性化率达 45%~75%。

☞ 拓展阅读 13-1
失眠症的认知行为治疗

二、其他睡眠障碍

非器质性睡眠障碍中除了失眠症外，在临床上还包括非器质性嗜睡症和睡眠－觉醒节律障碍。

有关非器质性嗜睡症和睡眠－觉醒节律障碍的病因和临床流行病学资料的研究很少，但往往认为心理因素是这类障碍的主要原因。尽管有的嗜睡症患者否认不愉快经历的存在，但缺乏器质性因素提示其很可能是心因性的。睡眠－觉醒节律障碍明确有精神障碍或躯体疾病原因时，不归为非器质性睡眠－觉醒节律障碍。

（一）非器质性嗜睡症

嗜睡症（hypersomnia）又称原发性过度睡眠，为白天睡眠过度及睡眠发作或醒来时达到完全觉醒状态的过渡时间延长的一种状况。患者表现为在安静或单调环境下，经常困乏思睡，并可不分场合甚至在需要十分清醒时也出现不同程度、不可抗拒的入睡。这种状况并非因睡眠不足、药物、酒精、躯体疾病所致，也非某种精神障碍（如双相障碍、抑郁症）的表现。过多的睡眠引起患者显著的痛苦或社交、职业或其他重要功能受损。常有认知和记忆功能障碍，表现为记忆减退，思维能力下降。甚至意外事故发生率增多。这些问题常使患者情绪低落，甚至被别人误认为懒惰、不求上进，造成严重的心理压力。

非器质性嗜睡症的诊断主要根据白天睡眠过多或睡眠发作和（或）醒来时达到完全清醒状态的过渡时间延长；每天睡眠紊乱并至少已 1 个月，或反复短暂发作引起患者明显的苦恼，或影响了社交或职业功能。不存在睡眠呼吸暂停及发作性睡病的附加症状（如猝倒症、睡眠瘫痪、入睡前幻觉、醒前幻觉等）。也不是由于睡眠不足、药物、酒精、躯体疾病所致或某种精神障碍的症状一部分。

对于非器质性嗜睡症的治疗首先必须尽可能地了解其心理原因，针对其心理原因进行认知或行为治疗。药物治疗可采用小剂量中枢兴奋剂，如利他灵、苯丙胺等。非镇静性抗抑郁药物，如 SSRIs 类药物可以使用。

（二）非器质性睡眠－觉醒节律障碍

睡眠－觉醒节律障碍（sleep-wake rhythm disorders）是指睡眠－觉醒节律与环境所允许的睡眠－觉醒节律之间不同步，从而导致患者主诉失眠或嗜睡的一组障碍。

这往往是由于患者的睡眠－觉醒生物节律与社会的常规作息时间要求不能保持一致所引起的。患者表现为睡眠－觉醒节律紊乱、反常。有的患者睡眠时相延迟，比如患者常在凌晨入睡，下午醒来；有的患者入睡时间变化不定，总睡眠时间也随入睡时间的变化而长短不一，有时可连续2~3 d不入睡；有的患者整个睡眠时相提前，过于早睡和过于早醒。患者多伴有忧虑或恐惧心理，并引起精神活动效率下降，妨碍社会功能。如果患者上述情况几乎每天发生，并至少持续1个月，排除躯体疾病和其他精神障碍后就可以诊断该症。

对于非器质性睡眠－觉醒节律障碍的治疗主要是调整患者入睡和觉醒的时间以恢复正常节律。常用的方法是光疗和褪黑素治疗。对于睡眠时相提前的患者在晚上进行强光照射来延迟睡眠，对于睡眠时相延后的患者在早晨进行强光照射，晚上辅以褪黑素或催眠药物治疗，有一定效果。

三、睡中异常

睡中异常（parasomnias）是一组与睡眠、睡眠阶段或部分睡眠有关的障碍，即在睡眠中发生或因睡眠而加重的一些异常情况。常见的有睡行症、夜惊、梦魇、尿床、磨牙等。在美国1982年的调查显示，普通人群中约有5%患有睡中异常。

（一）睡行症

睡行症（sleep-walking disorder）过去习惯称为梦游症，指一种在睡眠过程尚未清醒时起床在室内或户外行走，或做一些简单活动的睡眠和清醒的混合状态。通常发生在入睡后的2~3 h内的δ睡眠阶段。患者在入睡后不久，突然从床上起来四处走动，常双目向前凝视，一般不说话，询问也不回答。患者可有一些复杂行为，如能避开前方的障碍物，能劈柴、到水、开抽屉等。发作时难以唤醒，常持续数分钟到数十分钟，自行上床，或被人领回床上，再度入睡。待次日醒来，对睡行经过完全遗忘。发作时脑电图可出现高波幅慢波，但在白天及夜间不发作时脑电图正常。本症在儿童中发病率很高，可达1%~15%，成人低于1%，以6~12岁男孩多见，可伴有夜惊症及遗尿症。

睡行症的诊断主要依据上述临床表现特征，但需与癫痫自动症和分离性障碍的漫游相鉴别。颞叶癫痫常有其他自动症的表现，如在白天也可突然出现伸舌、舔唇、咀嚼等。多伴有癫痫大发作和小发作，并有典型的脑电图改变。分离性漫游在儿童中罕见，常常通过具有

的其他分离症状，如分离性昏睡、抽搐、朦胧状态等来进行鉴别。

睡行症的治疗以预防受伤害为主。当患者睡行时，要引导患者回到床上睡觉，不要试图唤醒，隔天早上也不要告诉或责备，否则会造成患者的挫折感及焦虑感。同时避免在患者的卧室及其活动线路上堆放危险物品，以防意外。发作频繁者可选择苯二氮䓬类药物，如地西泮、阿普唑仑、氯硝西泮等睡前口服，以减少发作。

（二）睡惊症

睡惊症（sleep terror）或夜惊症，指一种常见于儿童的睡眠障碍，是出现在夜间的极度恐惧和惊恐发作，伴有强烈的语言、运动形式以及自主神经系统的高度兴奋症状。患者通常在睡眠前三分之一阶段突然惊叫着坐起、哭喊或下床，常常冲向门口，似乎要夺路而逃，但很少会离开房间。如果有人要阻止其惊恐发作没有反应，反而可能会引起更加强烈的恐惧反应。患者伴有惊恐表情和动作，以及心率增快、呼吸急促、出汗、瞳孔扩大等自主神经兴奋症状。每次发作持续1~10 min。难以唤醒，醒后意识和定向障碍，不能说出梦境内容，对发作不能回忆。夜惊症多发生于NREM睡眠时段。

依据上述特征性临床表现诊断夜惊症并不困难，但需要排除器质性疾病（如痴呆、脑瘤、癫痫等）导致的继发性夜惊发作，也需排除热性惊厥和癫痫发作。

夜惊症与睡行症关系密切，两者拥有同样的临床及病理生理特点，故在治疗方法上与睡行症相似。主要通过心理治疗减少引起夜惊的相关心理社会因素，部分患者可使用镇静药物和抗抑郁药物治疗，可能有效。

（三）梦魇

梦魇（nightmares）又称梦中焦虑发作，指在睡眠中被噩梦突然惊醒，引起恐惧不安、心有余悸的睡眠行为障碍。从儿童到青少年梦魇的患病率是逐渐增加的，但在20~29岁以后男性的患病率下降，女性梦魇是男性的2倍。在成年人中，频繁出现梦魇的患病率是1%~2%。

患者在经历了创伤性事件或经历了持久的日常负性事件后，如儿童在看了恐怖影片，成年人如遭遇抢劫、强暴等可经常发生噩梦和梦魇。睡眠姿势不当或服用某些药物，如β-受体阻滞剂、镇静催眠剂等或突然停用镇静催眠药物等也可能诱发梦魇。梦魇的梦境多是处于危险境地，使患者恐惧、紧张、害怕、呻吟、惊叫或动弹不得直至惊醒。一旦醒来就变得清醒，对梦境中的恐怖内容能清晰回忆，并仍处于惊恐之中。通常在夜间睡

眠或午睡的后期发作。发生在 REM 睡眠阶段。

梦魇的诊断主要依据上述的临床特点，但需要与夜惊症及有关精神障碍进行鉴别。夜惊症多发生在 NREM 期，醒后不能回忆，而梦魇在睡梦中惊醒，醒后能够回忆来进行鉴别。急性应激障碍、创伤后应激障碍也可出现梦魇，要通过详细的精神检查发现各自疾病的相应特点进行鉴别。

偶尔发生梦魇属于自然现象，不需特殊处理。对发作频繁者，应予以干预。首先，要对因处理，如睡前不看恐怖性书籍和电影，缓慢停用镇静安眠药，睡前放松调整睡姿以保证良好睡眠。由生活应激事件引起的梦魇采用聚焦于梦境的复述与暴露的 CBT 可以有一定的效果。

第三节　性功能障碍

一、概述

人类的性活动是由性的解剖、生理、心理和社会文化因素决定的。正常性活动包括性欲望、给自己和伴侣带来愉快的行为以及性器官的刺激过程。性功能障碍（sexual dysfunctions）是一组与心理社会因素密切相关的，在性活动过程中某些阶段发生的生理功能障碍。性功能障碍症状的表现必须是持续或反复存在的不能很好地完成性交活动或不能从性活动中获得快感，并因此不能完成自己所希望的性生活、给患者带来明显痛苦、对其日常生活或社会功能造成影响。至于偶尔的、一过性的性功能出现问题不能诊断为性功能障碍。

性功能障碍是一个很普遍的问题，也是人们忌讳莫深的问题。Laumann 等人（1999）对年龄在 18～59 岁 1 410 名男性和 1 749 名女性进行的各种性功能困难（sexual difficulties）的调查发现，43% 的女性和 31% 的男性承认存在某种形式的性功能障碍。

性功能障碍的病因比较复杂，包括器质性、功能性、药源性等多种因素。对于非器质性性功能障碍常是患者个性特点、生活经历、应激事件、心理社会因素相互作用的结果。主要的原因有：①患者的心理问题，如早年的生活环境、性创伤、抑郁、焦虑、内疚和害怕亲密或分离等；②人际关系问题，如伴侣间缺乏信任、权力争夺和控制问题、对性伴侣的愤怒等；③社会文化因素，如性态度与价值观、宗教信仰等；④与性有关的认知因素，如对性的忽视和性的谬误，对性别角色、年龄与外表、合适的性活动、性能力的期望等的错误认识。

二、常见的性功能障碍

常见的非器质性性功能障碍有性欲减退或缺失、性厌恶及性乐缺乏、生殖器反应丧失（阳痿、阴冷）、性高潮功能障碍、早泄、非器质性阴道痉挛和性交疼痛等。

（一）性欲减退

性欲减退（sexual hypoactivity）指成年人持续存在性兴趣和性活动降低，甚至丧失，以持续或反复存在的性幻想和性欲望的降低或缺乏为特征，男女都可出现。在普通人群中，估计有 20% 的人存在性欲低下，且女性多于男性。Laumann 等人（1999）的研究显示，5% 的男性和 22% 的女性存在性欲减退。

性欲减退患者表现为性欲望、性爱好及有关的性想法或性幻想缺乏。也可表现为性交次数减少、或感到性伴侣缺乏吸引力，或通过隐晦的方式表现出来。在已婚男女中，性欲减退常导致夫妻关系紧张或冲突。不过，一旦进行性活动，性行为就不受性功能障碍的影响。性欲减退的病因是多方面的，包括心理学、生物学及心理和生物学交互作用的结果。但主要是心理因素，包括婚姻生活不满造成夫妻感情不和而产生厌恶、反感的负性情绪，婚外性行为造成的疏离或负罪感，害怕性传播疾病，童年期不正确性观念、早年不良性经历及生活中长期、沉重的压力造成持续疲劳等诸多原因。

对于成年人而言，如果出现性欲低下或丧失，对日常生活或社会功能有所影响，又找不到器质性因素的证据，而且症状持续存在 3 个月，排除可能导致性欲低下的药物不良反应（某些抗抑郁药、抗精神病药和抗雄性激素药）、躯体疾病（高催乳血症、神经退行性变疾病、心血管疾病及消化系统疾病、泌尿系统疾病等）和精神障碍，就可以诊断为性欲减退。

（二）性厌恶

性厌恶（sexual aversion disorder）主要指想到会与伴侣发生性关系时，就产生强烈的负性情绪，表现出持续的或反复的厌恶或回避。在临床上性厌恶与性欲减退的界限模糊，有时容易混淆、难以区别。虽然两者都可表现出性欲低下，但前者还会对性活动表现出"厌恶"或"恐惧"。有性厌恶的人会拒绝或回避与他人发生生殖器的接触或性交行为。

导致性厌恶的可能因素包括性创伤，如强奸和儿童性虐待；反复发生的性交疼痛；发育过程中无意识地将性冲动与耻感和罪感联系起来的冲突。性厌恶也可能是一个人对心理攻击的反应，或是对不良人际关系的一种反应。

在诊断时要强调由于性厌恶给患者带来苦恼或人际关系困难，并排除由于其他性功能障碍（阴道痉挛、性交疼痛）或药物、躯体疾病和其他精神障碍所致的情况后可以诊断。

（三）男性勃起障碍

☞ 典型案例（附分析）13-4
阳痿

男性勃起障碍（male erectile disorder）又称阳痿（impotence）或勃起功能障碍（erectile dysfunction，ED），属于生殖器反应丧失的一种类型，是指成年男性在性活动的场合下有性欲，但难以产生或维持满意的性交所需要的阴茎勃起或勃起不充分或历时短暂，以至不能插入阴道完成性交过程。具体表现可有以下情况：在性交前期可充分勃起，但在插入阴道时，勃起消失或减退；能部分勃起，但不充分，不足以性交；不产生阴茎的膨胀；从未有过性交所需的充分勃起。但在手淫时、睡梦中、早晨醒来等其他情况下可以勃起。阳痿有各种类型。从未在性交时勃起者称为原发性阳痿；曾经有比较好的性功能，但后期出现的阳痿，称为继发性阳痿；仅在某种特定情况下出现的勃起障碍称为境遇性阳痿。原发性阳痿往往与躯体先天解剖结构异常或神经系统原发性损害有关，治疗非常困难；而继发性阳痿往往与躯体疾病、药物等因素有关；而境遇性阳痿则与环境、伴侣、性行为时的情绪状况、性的创伤经历等心理社会因素有关。阳痿往往使患者感到挫败或自我否定以致影响其社会功能。

勃起障碍的发生率与年龄有一定的关系，并随年龄的增加而增加。1997年上海市的一项调查研究表明：在40岁到49岁的男性中，阳痿的发生率为32.8%；50到59的男性人群中为36.4%；60到69岁的人群为74.2%；70岁以上的男性中，阳痿发生率高达86.3%。

在性交时不能产生阴道性交所需的充分阴茎勃起，并排除躯体疾病（内分泌失调导致睾酮水平不足、血管和神经性疾病等）和药物（长期酗酒、尼古丁、某些抗抑郁药物和抗精神病药物等）所致阳痿可以做出诊断。

☞ 微视频 13-3
　心事重重的难言之隐

（四）女性性唤起障碍

女性性唤起障碍（female sexual arousal disorders）又称阴冷，指成年女性有性欲，但难以产生或维持满意的性交所需的生殖器适当反应，以致性交时阴茎不能舒适地插入阴道。女性的主要问题是阴道干燥或缺乏润滑，在性交前期有阴道湿润，但不能持续到使阴茎舒适地进入或在整个性交过程中没有阴道湿润。某些情况下可产生正常阴道湿润（如与某个性伙伴，或手淫过程中，或不打算性交时）。20%的年龄在18～59岁之间的女性在性活动过程中存在生理上的性唤起困难，但女性以阴道干燥为主诉的就诊不多。

女性性交时生殖器反应不良，如阴道湿润差和阴唇缺乏适当的膨胀，并排除药物、躯体疾病所致的情况可以做出该诊断。

（五）性高潮功能障碍

性高潮功能障碍（sexual orgasm dysfunction）指持续地发生性交时缺乏性乐高潮的体验，女性较常见，男性往往同时伴有不射精或射精显著迟缓。

女性性高潮功能障碍也称为女性高潮缺乏。在临床上，主要表现为在性刺激强度和时间足够的情况下，正常的性兴奋期过后不出现性高潮或高潮延迟。性高潮功能障碍有两种类型，即原发性与继发性障碍。由于不同女性在获得性高潮的频度相差极大，因此，衡量一位女性是否存在性高潮功能障碍，性高潮频度这一标准的重要性可能还不如另外一个标准，即女性在多大程度上认为性高潮成为一个问题。

男性性高潮功能障碍也称射精延迟（delayed ejaculation），是指在性交时不射精或射精显著延迟，缺乏性高潮体验。如果从没有过高潮体验，那就是原发性的；如果以前性功能正常，有性高潮体验就属于继发的。男性性高潮障碍的发生率远比早泄和勃起障碍低，绝大多数发生在特定的情境下。患者难以达到性高潮常常是发生在与性伴侣性交时，而在自慰情况下不会出现。

性高潮功能障碍的诊断应依据患者性高潮能力，从年龄、性经验和接受性刺激的足够程度来推断。持续或反复地在正常性兴奋后性乐高潮延迟或缺乏，引起明显的苦恼或人际关系困难，排除躯体疾病和药物的原因后可以做出诊断。

（六）早泄

早泄（premature ejaculation）指持续地发生性交时无法控制射精，射精过早或阴茎未插入阴道时就出现射精，导致性交不满意，也属于一种性高潮功能障碍。临床表现上，患者持续地或反复地在阴茎插入前、插入时或插入后短时间受到微弱刺激即发生射精，无法控制，早于当事人的意愿。许多早泄的男性常常诉称，他们才刚开始感觉被唤起就射了精，来得"太快"了。早泄常见于年轻人，估计有 30% 的男性存在这个问题。在就诊的男性患者中 40% 以早泄为主诉。早泄的发生可能与不良的社会环境因素有关，如在不安全的地方做爱，紧张兴奋的心情导致早泄。

临床诊断时应考虑影响性兴奋持续时间的因素，如年龄、性伴侣或情境的新异性及近期性活动的频度。当男性在 50% 或 50% 以上的情况下，插入后 2 min 内射精（DSM-5 确定 1 min），早泄症状引起明显的苦恼或人际关系困难并排除由物质（如鸦片类戒断反应）直接效应所致的情况可以诊断该症。如果早泄是继发于勃起障碍者应诊断为阳痿。

（七）非器质性阴道痉挛

阴道痉挛（vaginismus）指性交时自发的和持久的阴道周围的肌肉强烈收缩，致使阴茎插入困难或引起疼痛。阴道痉挛比高潮缺乏少见，发生率在 5% ~ 17%。原发性阴道痉挛是指从未有过正常的反应，继发性阴道痉挛则是指曾经有一段时间存在相对正常的性活动，后来发生阴道痉挛。阴道痉挛主要原因是源于对性生活的无知或恐惧而产生的紧张、担心、害怕。有些创伤性经历，如儿童性虐待、强奸等都可以引起阴道痉挛。

反复地或持续地出现阴道外三分之一的肌肉不自主的痉挛以致妨碍性交，症状引起患者明显的苦恼或人际关系困难时可以考虑该诊断。

（八）非器质性性交疼痛

性交疼痛（dyspareunia）指性交引起男性或女性生殖器疼痛。这种情况不是由于局部病理改变引起，也不是阴道干燥或阴道痉挛引起，往往与情绪因素有关。

男性或女性反复地或持续地出现与性交有关的生殖器疼痛，症状引起明显的苦恼或人际关系困难，排除阴道痉挛、阴道干燥或药物（如成瘾药物）或躯体疾病（妇科、泌尿科疾病）的直接生理效应所致后可以做出诊断。

三、性功能障碍的治疗

非器质性性功能障碍的治疗原则是以心理治疗为主，药物治疗为辅。在心理治疗中，医师一定要注意尊重患者的价值观，尽量调动伴侣积极参加到治疗中以提高治疗效果。如果是有器质性疾病、药物或精神障碍的原因引起的性功能障碍需要对因处理，不在此处介绍。

（一）心理治疗

认知治疗、家庭治疗、婚姻治疗、行为治疗、精神分析治疗等均可应用于性功能障碍的治疗。在 20 世纪 70 年代以来，认知治疗、行为治疗逐渐走向融合，并结合了夫妻治疗方法形成了一套完整的针对性功能障碍的 CBT 技术并取得一定的效果。性功能障碍 CBT 主要包括认知矫正技术、行为技术、关系和性教育。认知技术旨在矫正患者对性以及相关行为的错误认知和观念，行为技术包括性感集中训练、挤压与扩张、放松训练等技术，以改变患者的紧张情绪、愉悦心情、提高性能力。在针对不同性功能障碍治疗中选择不同的技术成分来进行，性感集中训练适用于所有性功能障碍，挤压技术多用于早泄，扩张术多用于阴道痉挛。家庭治疗则重在调整家庭中各成员之间的关系。婚姻治疗以夫妻关系为主线。精神分析则着力于处理患者的恋父或恋母情结。

（二）药物治疗

现有证据显示，5 型磷酸二酯酶抑制剂——西地那非治疗男性勃起障碍有效。它的作用是在有性欲及性刺激的情境下发挥的。西地那非不能增强性欲，也不能解决心理问题，所以它只能是心理治疗的辅助方法。现有研究显示，西地那非对于女性性唤起障碍也可能有效。

对于性功能障碍性激素替代治疗也可能是一种治疗选择。对于性激素低下的性功能障碍的患者服用睾酮、雌激素对于性唤起障碍、性欲减退有一定效果。对焦虑、抑郁情绪明显的患者可以服用抗抑郁药，如曲唑酮，可能有效。

（三）其他治疗

针对性功能障碍的饮食治疗没有确切的循证医学证据支持，但通过改变不良的生活方式、减少性功能障碍的危险因素，如适当体育锻炼、控制体重、戒烟少酒等有助于性功能障碍患者的康复。

（李占江）

复习思考题

1. 简述不同进食障碍的主要临床特点及治疗原则。

2. 简述神经性贪食症与神经性厌食症的鉴别要点及其治疗方法。

3. 简述非器质性失眠症的临床表现及其治疗方法。

4. 简述性功能障碍主要类型的临床特点及治疗原则。

网上更多……

本章小结   教学PPT   自测题   微课

第十四章

人格障碍与性心理障碍

关键词

人格	人格障碍	冲动型人格障碍
反社会型人格障碍	性心理障碍	性身分障碍

"人心不同，各有其面"，每一个人都有其区别于他人的独特人格特征。而且，"江山易改，禀性难移"，人格一旦形成，就不会轻易改变。更重要的是，"人格决定命运"，有什么样的人格就有什么样的人生，人格对一个人的影响是广泛而深刻的。可问题是，人格有好坏之分吗？进一步说，人格有正常与异常的划分界线吗？如果有，又该如何定义？人格障碍是如何产生的？有哪些临床表现？该如何治疗？针对这些问题，本章第一节将邀请您一起来探讨。

孔子曰"饮食男女，人之大欲存焉"，性乃人类基本的生理本能。正如人吃东西的口味会千差万别，人类满足性欲的对象、方式，以及方法等也可以是五花八门、异彩纷呈的。俗语云"快乐无罪"，每一个人都有权在追求性乐的过程中玩些新花样、"搞搞新意思"。但这是否意味着人类性欲的表达和满足，可以"肆无忌惮""为所欲为"？如果不可以，它的界限在哪里、如何定义、又该如何治疗？本章第二节愿共您一起去探寻这些问题的答案。

诊疗路径－人格障碍

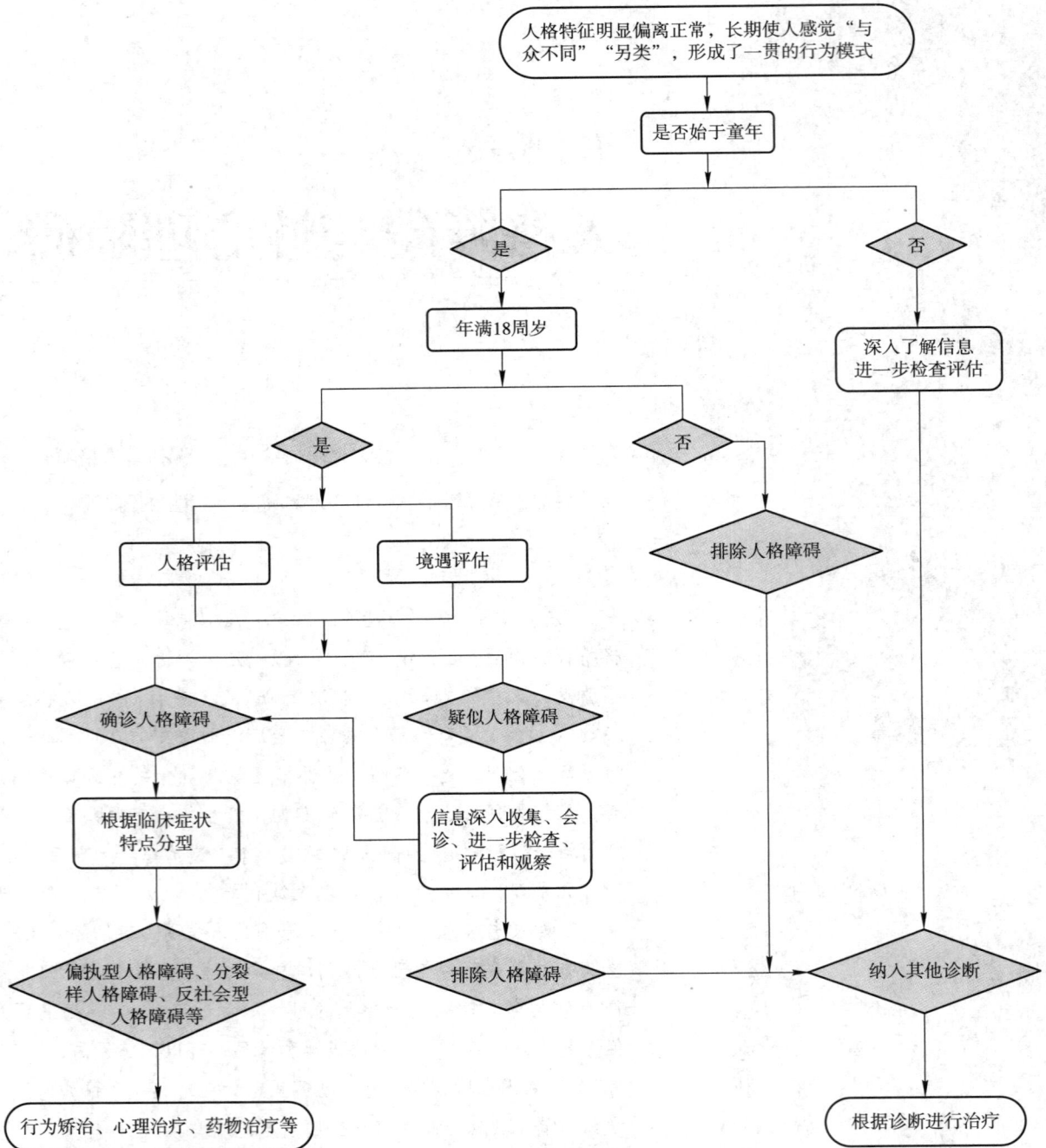

人格特征明显偏离正常，长期使人感觉"与众不同""另类"，形成了一贯的行为模式

是否始于童年

是

否

年满18周岁

深入了解信息进一步检查评估

是

否

人格评估

境遇评估

排除人格障碍

确诊人格障碍

疑似人格障碍

根据临床症状特点分型

信息深入收集、会诊、进一步检查、评估和观察

偏执型人格障碍、分裂样人格障碍、反社会型人格障碍等

排除人格障碍

纳入其他诊断

行为矫治、心理治疗、药物治疗等

根据诊断进行治疗

诊疗路径 - 性心理障碍

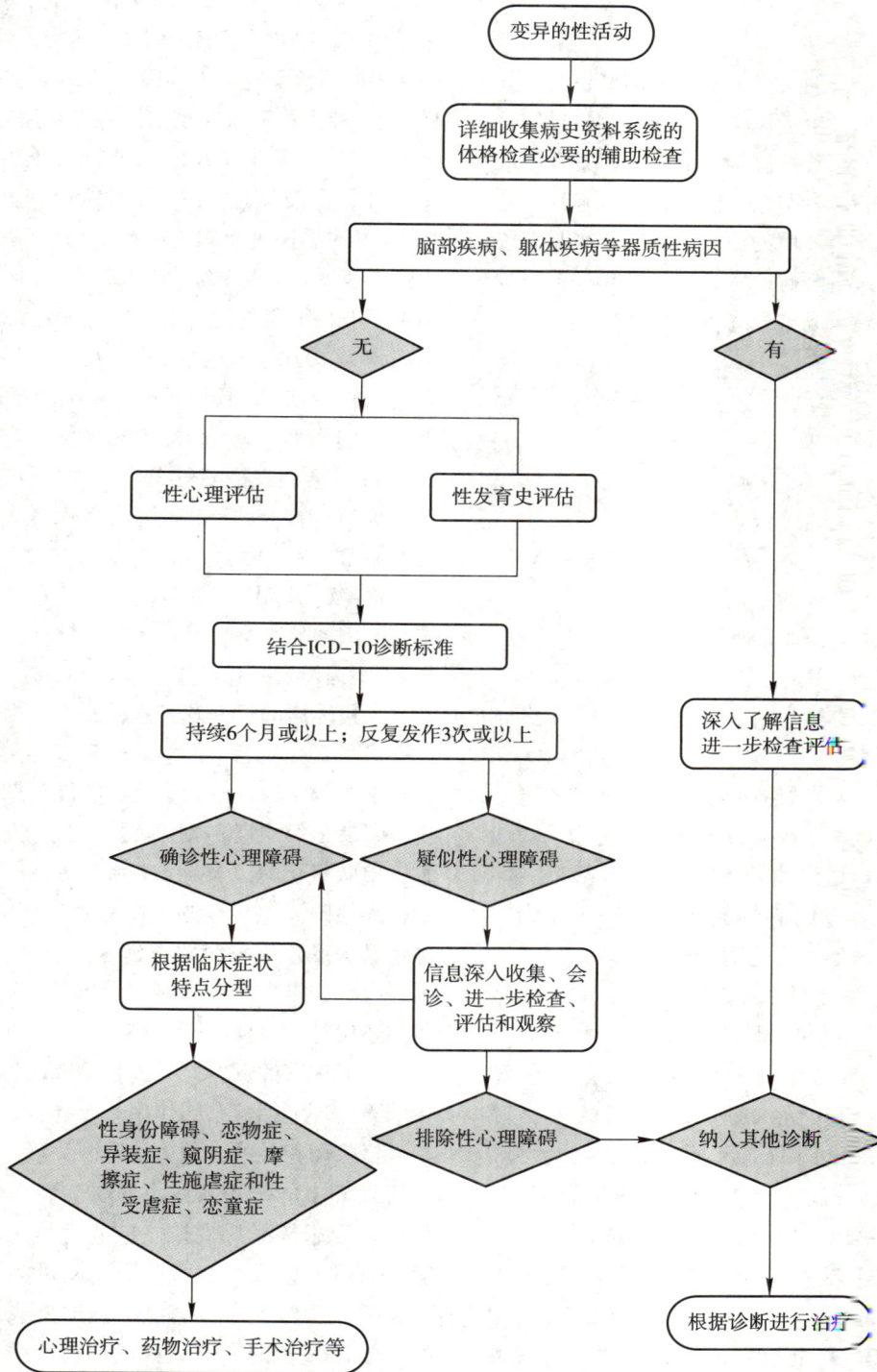

```
                              ┌──────────────┐
                              │  变异的性活动  │
                              └──────┬───────┘
                                     │
                              ┌──────▼───────┐
                              │详细收集病史资料系统的│
                              │体格检查必要的辅助检查│
                              └──────┬───────┘
                                     │
                       ┌─────────────▼─────────────┐
                       │脑部疾病、躯体疾病等器质性病因│
                       └──────┬───────────────┬────┘
                              │               │
                         ┌────▼────┐     ┌───▼───┐
                         │    无    │     │   有   │
                         └────┬────┘     └───┬───┘
                              │              │
                  ┌───────────┴──────┐       │
            ┌─────▼─────┐      ┌─────▼─────┐ │
            │  性心理评估  │      │  性发育史评估│ │
            └───────────┘      └───────────┘ │
                              │              │
                       ┌──────▼───────┐      │
                       │结合ICD-10诊断标准│     │
                       └──────┬───────┘      │
                              │         ┌────▼──────┐
                  ┌───────────┴──────┐  │深入了解信息  │
           ┌──────▼──────────────────▼┐ │进一步检查评估 │
           │持续6个月或以上;反复发作3次或以上│ └────┬──────┘
           └──────┬───────────────┬──┘      │
            ┌─────▼─────┐   ┌─────▼─────┐    │
            │确诊性心理障碍│   │疑似性心理障碍│    │
            └─────┬─────┘   └─────┬─────┘    │
                  │               │          │
           ┌──────▼──────┐ ┌──────▼──────┐   │
           │根据临床症状   │ │信息深入收集、会│   │
           │特点分型      │ │诊、进一步检查、│   │
           └──────┬──────┘ │评估和观察    │   │
                  │        └──────┬──────┘   │
         ┌────────▼────────┐      │      ┌───▼────┐
         │性身份障碍、恋物症、│ ┌────▼─────┐│纳入其他诊断│
         │异装症、窥阴症、摩 │ │排除性心理障碍│└───┬────┘
         │擦症、性施虐症和性 │ └──────────┘    │
         │受虐症、恋童症    │                 │
         └────────┬────────┘          ┌──────▼──────┐
                  │                   │根据诊断进行治疗│
        ┌─────────▼─────────┐         └─────────────┘
        │心理治疗、药物治疗、手术治疗等│
        └───────────────────┘
```

第一节 人格障碍

【概念】

人格障碍是指一个人的人格特征明显偏离正常，使其形成一贯的、反映个人生活风格和人际关系的异常行为模式。这种行为模式显著偏离特定的文化背景和一般的认知方式（尤其在待人接物方面），明显影响其社会与职业功能，造成对社会环境的适应不良或带来具有临床意义的内心痛苦。人格障碍通常开始于童年期或青少年期，并长期持续发展至成年或终生。

☞ 推荐阅读 14-1
人格障碍（英文介绍）

☞ 拓展阅读 14-1
人格的心理结构

【分类】

美国精神障碍诊断与统计手册第四版修订版（DSM-Ⅳ-TR）把人格障碍分为以下三类：

A 类："古怪群"，即以思想、言行的古怪、不合时宜为特征，包括妄想型、分裂样和分裂型人格障碍。

B 类："戏剧化群"或"情绪化群"，也叫"不稳定群"，以情绪不稳定为主要特征，包括反社会型、边缘型、做作型（戏剧化、做作性）和自恋型人格障碍。

C 类："焦虑群"，以内心的紧张不安和忧虑为特征，包括回避型、依赖型和强迫型人格障碍。

ICD-10 并没有如此的类群划分，而且在人格障碍的种类上与 DSM-5 不同，如 ICD-10 中有冲动型人格障碍，而 DSM-5 中无；DSM-5 中有自恋型人格障碍，而 ICD-10 中无。此外，相同的人格障碍在不同的诊断体系中的命名不同，如反社会型人格障碍在 DSM-5 中采用"反社会（antisocial）"一词，而在 ICD-10 中采用"社交紊乱（dissocial）"一词命名（本章节采用反社会型人格障碍）；强迫型在 ICD-10 中以"anankastic"来命名，而在 DSM-5 中用"obsessive compulsive"指代；ICD-10 中的"焦虑型（anxious）"在 DSM-5 中用"回避型（avoidant）"指代。同一类型的人格障碍在不同的诊断体系中的归类也不同，如分裂型人格障碍在 ICD-10 中被归入精神分裂症（并被命名为分裂型障碍），而在 DSM-5 中被归为人格障碍。

【流行病学】

国内关于人格障碍的流行病学资料非常有限。2004—2005 年，凌辉等对全国西北、东北、华北、华东、华南、华中、西南七个行政区 21 个城市 26 所高校的 4 811 名学生进行人格障碍的调查显示，全体大学生样本 12 种人格障碍亚型的阳性检出率在 1.2% ~ 27.6%，最高为表演型（27.6%），最低为分裂样型（1.2%）。2007 年，韦波等对广西 6 个地级市和 10 个县 21 290 名 ≥ 15 岁的居民进行精神障碍流行病学调查显示人格障碍的患病率均为 0.3‰。在 2008 年，基于三个国家的六项关于人格障碍的流行病学研究显示，人格障碍的中位患病率为 10.6%。在美国成年人中，人格障碍的患病率高达 10% ~ 15%，具体到每一种人格障碍，其患病率分别为：偏执型人格障碍 0.5% ~ 2.5%、分裂型人格障碍 3%、反社会型人格障碍 3%（男性）和 1%（女性）、边缘型人格障碍 2%、表演型人格障碍 2% ~ 3%、强迫型人格障碍 1%、回避型人格障碍 0.5% ~ 1%。对比各国的人格障碍流行病学资料时，要注意考虑文化以及诊断工具等因素的影响。

【病因及发病机制】

人格障碍的病因及发病机制迄今为止均不明确。神经影像学研究显示，人格障碍患者的额叶、颞叶、顶叶存在结构异常，这些异常可能与围生期损伤、脑炎、外伤或者遗传等因素有关。神经生化研究发现，人格障碍患者单胺氧化酶以及 5-HT 水平降低。脑电生理研究发现，人格障碍患者在脑电图检查过程中常有慢波出现，提示其大脑皮质发育成熟延迟。但是，上述神经解剖、神经生化以及神经生理的异常与人格障碍之间的关系，目前还仅是一种推测。

根据现有的资料，大多数学者认为，人格障碍为遗传因素与环境因素共同作用的产物。尽管目前尚未发现与人格障碍相关的染色体或基因片段，遗传因素在人格障碍发病中的作用大约占 50%。而在环境因素中，儿童期遭受虐待或忽视被一致认为是人格障碍的风险因素。有研究显示，童年期遭受父母言语虐待的个体成年期罹患边缘型、自恋型、强迫型或偏执型人格障碍的风险是童年期未遭受此类虐待个体的 3 倍。该研究还显示，躯体虐待与成年期的反社会或冲动行为呈显著正相关。

【临床表现】

1. 偏执型人格障碍（paranoid personality disorder）又称妄想型人格障碍，以男性多见。以对自己的偏执和对别人的猜疑为主要特征。表现为：①过分自负，总自以为是、自命不凡，拒绝接受批评，惯于把失败和责任归咎于他人或客观原因，如受到质疑则出现争论、诡辩，甚至冲动攻击和好斗；②自尊心强，对挫折和失败过度敏感，对他人对自己的"忽视"深感羞辱，对别人取得的荣誉或成就感到不安、妒火中烧；③自我中心，对个人权利执着追求，甚至不惜上告、上访；④警惕性强，容易将别人的中性或友好行为误解为敌意或轻视，总感觉受压制、被迫害；⑤对侮辱和伤害不能宽容，长期耿耿于怀；⑥对别人普遍缺乏信任，容易产生病理性嫉妒，过分怀疑恋人有新欢或伴侣不忠，但不是妄想。

2. 分裂样人格障碍（schizoid personality disorder）男性多见。以怪、冷、僻为主要特点。表现为：①言行古"怪"，言谈举止不合时宜，常不修边幅、着装奇特，谈吐不得体、言语结构松散离题，想法离奇、异想天开；②情感"冷"淡，不通人情，不能表达对他人的关心、体贴等，对赞扬和批评反应差或无动于衷，缺乏愉快感和幽默感；③孤"僻"内向，被动退缩，回避社交，离群索居，喜欢我行我素而自得其乐。

3. 反社会型人格障碍（antisocial personality disorder）男性多见。以行为违背伦常法纪和缺乏社会良知为特点。此类患者往往具有高度的攻击性，缺乏羞惭感，不能从经历中吸取经验教训，行为无计划性、常受偶然动机驱使，社会适应不良，是人格障碍中对社会影响最为严重的类型。具体表现为：①行为违背其所在社会的伦常法纪，在儿童少年期即出现某种情节轻微的反社会行为，如上课调皮捣蛋、逃学、说谎、顶撞长辈、偷窃、欺负弱小同学、吸烟、酗酒、斗殴、过早性行为等，成年后，习性不改，游手好闲、不务正业，甚至赌、盗、抢、骗；②缺乏正常的人间友情和骨肉亲情，缺乏责任心和义务感，不承担责任和义务，对妻儿不予抚养和照顾，对家庭漠不关心；③对挫折的耐受性极低，常将失利推诿于客观或别人，稍微受到刺激即出现暴力或攻击行为；④缺乏罪恶感与内疚之心，不能从经历中吸取教训，对自己的失败无羞愧之心，对自己的违法犯罪行为无罪恶感。

☞ 典型案例（附分析）14-1
从不让人省心的儿子

4. 冲动性人格障碍（impulsive personality disorder）男性多见。以情绪不稳定及缺乏冲动自我控制为主要特征。表现为：①情绪反复无常，常因一些轻微的刺激而爆发非常强烈的愤怒，并伴有暴烈的冲动或攻击行为，行动时体验到愉快、满足或放松，事后感到懊悔，但不能防止再发；②爆发性的冲动于大多指向外部，表现为行为攻击或言语暴力，有时则指向自身，表现为自伤、自杀；③行为缺乏目的性和计划性，自我形象、目的及内在偏好（包括性欲望）紊乱和不确定，对事情缺乏预见性，意志薄弱，自制能力差，不能坚持任何没有即刻奖励的行为。

5. 表演型人格障碍（histrionic personality disorder）女性多见。以高度情绪化和行为夸张做作以获得关注为主要特征。表现为：①极端情绪化，情感过度表达，而且夸张做作，富有表演色彩；②情感反浅、易变、极不稳定，往往由一种情绪状态转变为另外一种甚至与原来相反的情绪状态；③自我中心，希望自己成为别人关注的焦点，人人都围着她来转，只顾自己，很少考虑别人，如要求得不到满足或别人对她不顺从就大吵大闹；④暗示性强，容易接受别人或自我的暗示；⑤富于幻想，爱异想天开、做白日梦，思考或讲话时常常把假想的事情和现实的事情掺杂在一起，以致真假难辨。

6. 强迫型人格障碍（anankastic personality disorder）男女发病比例大概为2:1，以过分追求完美及行事刻板为主要特征。具体表现为：①凡事追求完美，拘泥细节，以致忽视全局；②行事刻板、程序化，喜欢按部就班的工作，常在很早以前就对所有的活动做出计划并不厌其烦，并希望任何事情均按自己计划好的步骤发展，同时要求别人也按其设定的规矩办事，否则就感到焦虑不安；③道德感强，严于律己，内心经常感到不安，总担心自己在哪一个环节上出了什么差错或做得不够完美，因此处处谨小慎微，穷思竭虑，反复核对、检查。

7. 焦虑型人格障碍（anxious personality disorder）男女发病比例均等，以持久和广泛的紧张、多虑和回避社交为主要特征。表现为：①持续、泛化的紧张感与忧虑，担心自己社交笨拙、不受欢迎，担心自己没有吸引力而招人鄙视，担心被别人指责或拒绝；②由于担心批评，指责或拒绝，以及出于维护非安全感的需要，在生活风格上有许多限制，回避那些与人密切交往的社交或职业活动，除非肯定受别人欢迎，否则不肯与他人打交道。

☞ 典型案例（附分析）14-2
每天都活在紧张、不安中的女大学生

【诊断】

ICD-10关于人格障碍的诊断标准为：

1. 在情感体验、冲动控制、认知方式、人际交往等多个方面表现出显著不协调的态度或行为。

2. 异常的行为模式长期、稳定地存在，而且不限于精神障碍的发病期。

3. 异常的行为模式是普遍性的，导致患者广泛性的适应不良。

4. 上述表现通常开始于童年或青少年期，并持续至成年。

5. 人格障碍使患者感到痛苦，但可能仅在晚期才比较明显。

6. 人格障碍通常但未必一定造成职业或社交上的严重问题。

ICD-10还特别指出，诊断人格障碍要考虑到不同的文化背景对行为常模的影响，同时要排除物质滥用、器质性疾病引起的人格改变。

☞ 拓展阅读 14-2
人格的评估

【治疗】

迄今为止，几乎没有任何循证医学的证据可作为临床医生选择人格障碍治疗方法的指南。很少有研究符合随机、盲法及设置适宜对照治疗等基本要求。由于人格障碍经常共病其他精神障碍、治疗周期长、患者对治疗依从性差、疗效难以测量等因素，使得有关人格障碍的治疗研究难以开展。根据现有的研究资料，对人格障碍的治疗方法主要有：

1. 心理治疗　一直以来，针对人格障碍的心理治疗在疗效上趋向悲观。但是随着动力性心理治疗以及辩证行为治疗在边缘型人格障碍上取得的成效，心理治疗在人格障碍中的前景似乎光明了许多。最近的研究显示，心理治疗包括辩证行为治疗（dialectic behavioral therapy）、心理化治疗（mentalization-based treatment）、聚焦转移治疗（transference-focused therapy）等被证明对人格障碍尤其是边缘型人格障碍有效。尽管这些治疗方法的理论基础、操作步骤、目标侧重等各不相同，但目前尚没有证据显示它们在疗效上有显著差异，这可能是因为它们都包含有一系列共同的元素，如清晰的治疗模式、旨在促进治疗联盟建立和维系的方法、连贯性的服务、管控人际边界的有效手段等。

2. 药物治疗　在临床实践中，是否应对人格障碍

患者进行药物治疗目前尚存争议。目前关于人格障碍的药物临床试验，大多局限于边缘型人格障碍，而且大部分研究结果均为阴性。即使有研究显示药物对某一症状群短期有效，但从长期来看，药物治疗的获益甚微。迄今为止，还没有任何一个药物获得了美国食品药品监督管理局用于治疗人格障碍的批文。英国国家卫生与保健研究所（The UK National Institute for Health and Care Excellence，NICE）指南反对使用药物对人格障碍进行干预，除非共病其他精神障碍。根据现有的研究显示，非典型抗精神病药（如利培酮）对A类人格障碍（如分裂样人格障碍）具有症状改善作用，但其真实疗效还需要更大规模的随机、双盲对照临床研究去验证。

☞ 推荐阅读 14-2
人格障碍的治疗指南

第二节　性心理障碍

【概念】

性心理障碍（psychosexual disorder）旧称性变态（sexual deviation）。由于性变态这一名称含有轻蔑、歧视的成分，因而后来被改称为"性欲倒错（paraphilia）"，但这一名称仍含有贬义的意思，故最终被改为"性心理障碍"。所谓性心理障碍，是指一组以两性性心理和性行为明显偏离正常，并以这种性偏离作为引起性兴奋、达到性满足的主要或唯一方式为主要特征的精神障碍。患者的这种性心理障碍不同程度地干扰了其正常的性生活。这类患者的性行为对象、目的、方式或对性身份的认知等与社会公众认可的性行为和性观念完全不同，其正常的异性性爱受到不同程度的干扰或破坏。

【分类】

国内对性心理障碍的分类传统上划分为：①性身份识别障碍，易性症、其他或待分类的性身份识别障碍；②性偏好障碍，恋物症、异装症、露阴症、窥阴症、摩擦症、性施虐与性受虐症、混合型性偏好障碍、其他或待分类的性偏好障碍；③性指向障碍，同性恋、双性恋、恋童症、恋尸症、恋兽症、其他或待分类的性指向障碍。而新近出版的DSM-5对性欲倒错障碍（DSM-5沿用这一名称）的分类与国内的传统分类有很大的不同。首先，考虑到性身份识别障碍在可能的发病机制、临床表现以及治疗方法等方面均与其他性心理障碍明显不同，因此被作为一个独立的疾病单元单独列出，而不

再属于性欲倒错之下的一个亚型；其次，性偏好障碍与性指向障碍之下各设两个亚型，其中性偏好障碍被再分为：求爱障碍和性虐障碍。所谓求爱障碍，指求爱行为中某一环节出现了病态的扭曲，包括窥阴障碍、露阴障碍和摩擦障碍；而性虐障碍，是指性爱快乐中包含有疼痛、受苦的成分，包括性施虐障碍与性受虐障碍。性指向障碍被分为：指向其他人类个体的性指向障碍（如恋童障碍）和指向其他物体的性指向障碍，包括异装障碍、恋物障碍。

【流行病学】

国内外目前尚缺乏有关性心理障碍的系统流行病学研究，即使有也大都存在以下方面的缺陷：①缺乏标准化的诊断工具，许多有关性心理障碍的流行病学调查研究，大多借助自评量表而不是基于半结构化的诊断性访谈来进行评估，其结果的准确性有限；②取样缺乏代表性，许多有关性心理障碍的流行病学调查研究，取样于已经确认的性侵犯者或临床样本，更重要的是，女性的性心理障碍很少被研究；③文化差异常被忽视，性心理障碍的诊断必须基于不同的文化背景而做出差异性的诊断，否则就有可能存在诊断不足或诊断过度的问题，然而在既往有关性心理障碍的流行病学研究中，甚少有研究对此问题予以关注。

【病因及发病机制】

对性心理障碍的病因，目前尚未有确切的答案。但多数学者认为，性心理障碍是遗传素质、社会文化、家庭环境、个体社会化等多方面因素综合作用的结果。

1. 生物学因素

（1）遗传学说：Hirschfeld（1868—1935）发现25%的性欲倒错患者有遗传因素的参与。之后先后有关于露阴症、易装症家族化的个案报道。此外，Gaffney（1984年）等研究发现，相对于其他精神病患者的家族成员，性变态患者的家庭成员中性变态的患病率明显增高（分别为3%和18.5%），而且以恋童症最为明显。

（2）内分泌学说：有人对13名男恋童症患者进行研究，发现治疗前血清睾酮水平高低与患者的人口学特征、临床特点、性行为自评得分无关，但治疗前血清睾酮水平低于正常值的患者似乎对孕激素治疗更为敏感。另有资料报道，窥阴症或露阴症患者的血液中雄激素水平比正常人高。Gaffney和Berlin研究发现，恋童症患者在注射促黄体激素释放激素后血内黄体生成素较非恋童症患者明显升高。

（3）神经解剖结构和功能学说：临床工作中常发现，有各种中枢神经系统病变或精神疾病的患者常发生或者伴有相应的性变态行为。神经影像学研究发现，恋童症患者右侧杏仁核以及相关门回结构体积较对应的同性恋或易性恋对照组明显减少。另一项研究也发现，恋童症患者大脑纹状体、眶额叶以及小脑灰质体积较对应的同性恋或易性恋对照组明显要小。一项对1名男同性恋恋童症患者的fMRI研究发现，在给予一裸体男童图片刺激后，该患者大脑出现与正常对照不同的兴奋区域。

（4）神经递质学说：Kafka于1997年和2003年先后撰文阐述性心理障碍患者确实存在5-HT系统功能异常。其依据为：①在动物实验中发现，降低5-HT水平会提高性欲或性行为，而提高中枢5-HT活动水平则抑制性行为或降低性欲；②恋童症患者可能与特定5-HT受体功能失调有关，因为有证据显示此类患者大脑5-HT能神经元突触前膜活动水平下降，而突触后膜5-HT2A/2C受体表达上调；③有资料显示，性侵犯与情感障碍、焦虑障碍、精神活性物质滥用、行为障碍、多动症等轴Ⅰ精神障碍共病的现象非常常见，而目前已有证据证实这些共病的轴Ⅰ精神障碍与5-HT功能失调存在一定的联系；④通过使用精神兴奋剂、神经阻滞剂、抗抑郁药改变单胺功能进行治疗上述轴Ⅰ精神障碍时，会对人的性功能产生影响，包括性功能下降，而这些影响常被看成是治疗的不良反应。

2. 心理因素

（1）精神动力学理论：精神动力学派认为，性变态是正常发育过程中异性恋发展遭受失败的结果。儿童在发育过程中未能解决的阉割焦虑（castration anxiety）和分离焦虑（separation anxiety）在无意识中持续发生作用，幼儿性活动的各个阶段都可能滞留不前。当患者因为外界因素在解决两性问题上发生困难或受挫折时，为了缓解此种焦虑而获得心理的宁静，其性心理状态便退行到儿童时期的幼稚阶段，其性行为固结为一种不成熟的心理行为模式，其固结处多是性欲得到满足、感到快乐的阶段。

（2）行为主义学派理论：条件反射理论认为性心理障碍是性兴奋与偶然遭遇的无关刺激物条件化结合的产物。学习理论认为，性变态行为和人类其他行为一样，都是通过后天的学习，潜移默化而来。Roper提出单个经验学习理论，认为性心理异常是具有易损伤人格素质的人对周围环境中某种事物或情景偶然与高度性兴奋和性满足相结合的一种反应。

3. 社会因素　从小生活在单亲家庭，缺乏良好的教育，接触黄色书籍，偷窥异性身体，幼年时受到家庭环境中性刺激、性兴奋经验的影响，儿童少年早期即有特殊的性兴趣、性偏好等，均可能导致成年后形成各种类型的性心理障碍。父母对性行为（含触摸肉体在内）采取否认、禁止的态度，会导致儿童对性产生罪恶感或羞耻感等，从而影响个体在成年后享受性快乐的能力，甚至产生性适应不良。正常的异性恋遭受阻挠、挫折（如青年期的早恋、失恋），重大生活事件的困扰（如高考失力、失业），成年人的工作失意或者受到来自周围环境的压力或排斥等，也可能对个体的性心理产生影响，甚至导致性心理障碍的产生。此外，出生顺序也有可能影响到性心理的发育。有流行病学调查发现，男性的性取向与兄长的个数有关，每增加一个兄长，日后发展为同性恋的可能性就增加 33%，这称为兄弟出生顺序效应。而对于女性而言，则不存在此效应。

【临床表现】

1. 性身份障碍（gender identity disorders）　性身份障碍是指有变换自身性别的强烈欲望的性心理障碍，其主要类型是易性症（transsexualism）。易性症又称为易性癖或性别改变症。患者从心理上否定自己的性别，否定自己的生物学特征，完全无视解剖学上的证据，要求改变自身的性解剖特征或身体外形，渴望作为异性来生活，并从衣着、言谈举止等方面刻意模仿异性。实际上，患者极少合并性器官分化不良或遗传异常。患者的个体性别心理辨识与其生物学性别处于矛盾状态，似乎其主观性别被囚禁在一个相反性别的生物体躯壳里。易性症患者中男性多于女性，男性的发病率估计为三万分之一，女性约为十万分之一。男性易性症起病于童年期，患者沉溺于女孩子的游戏，而回避一些具有粗犷和竞争性强特征的游戏。患者在青春期前后开始在心理上认定自己是女性，对青春期的体格变化和男性第二性征的出现感到非常痛苦，并经常穿着女式服装，蓄女式发型，抹口红，画眉毛，逼尖嗓音说话，模仿女性的姿态或行为方式，使用化学剂脱须，垫起胸部乳房，参加女性社会活动，喜爱烹调缝纫，性欲低下。成年后，仅有 1/3 的患者结婚，婚后又有半数离婚。为达到易性目的，患者可纠缠医生，固执地要求用手术改变乳房与外生殖器的形状。在医生不能满足其要求时，患者常会自行切除外生殖器，或服用女性激素。女性患者同样从外表打扮到内部感情、习惯爱好等方面均模仿男性，要求医生为其进行乳房和子宫切除，少数患者甚至要求植入男性

阴茎。变性手术后可以使患者处于一种暂时的心理稳定状态，但也相应地带来一些社会伦理问题。由于患者的这些行为常不被家人和社会所接受，故他们经常处于焦虑抑郁状态，甚至产生厌世，严重者出现自杀行为。

2. 恋物症（fetishism）　恋物症也称恋物癖，表现为反复出现采用某种无生命物体（眷恋物）作为刺激物来引起性兴奋和获取性满足。恋物症多起病于青春期，男性多见，他们想方设法获取、收藏与女性体表接触的物品，如女性贴身的内衣、乳罩、内裤、长裤袜、高跟鞋、雨衣、手绢、女性的头发、用过的月经垫、月经带等。这些女性用品都为用过的或破旧的，而不是刚买来而未用过的。在国外有上述物品的专门收购出售店。患者通过抚摸、闻嗅这类接触性敏感部位的物品获取性幻想和性行为的满足，部分患者在恋物过程中伴有手淫行为。患者的恋物行为可取代与性伴侣之间的性活动，也可成为与性伴侣性行为的一部分，成为性唤起的必经途径。当恋物成为满足性欲的唯一方式时，患者往往会逃避正常的异性性行为。

☞ 微视频 14-1
失踪的内衣

3. 异装症（transvestism）　异装症又称易装癖、异性装扮癖或恋物性易装癖，指正常异性恋者反复穿着异性服装，暂时性地享受作为异性成员的体验，以引起性兴奋和性高潮，但没有永久改变性别愿望的一类性变态。异装症一般起于童年后期，开始时可能只是在自己房间中穿着异性服装，以后逐渐出现在公众场合也穿异性装。先是部分异性装，以后逐渐增加异性衣饰的件数直至全部使用异性装束。患者穿着异性装时大多会体验到平静和舒适感。如果不穿或被制止时，则会引起强烈的紧张、焦虑，因此患者经常主诉其穿着异性装的原因是为了缓解焦虑不安的心境。异装症患者的异性着装与其人格、种族、年龄等相匹配，患者的异性装行为可出现在性生活中，即异性伴侣合作时，患者可着异性装进行性行为。在性伴侣不合作时则可出现抑郁、焦虑、羞耻感和罪恶感。与恋物症不同的是，异装症患者不是单纯爱好异性贴身衣物，而是从头到脚装扮成异性来唤起性欲并以此获得性满足。与易性症不同的是，异装症患者并无改变自身性别特征的愿望。绝大多数异装症患者并不主动寻求治疗，就诊者或者是由配偶带来，或者是在社会压力下就诊，也有的是由执法机关转来就诊。

4. 窥阴症（voyeurism）　窥阴症又称窥阴癖，指反

复窥视没有防备的异性的生殖器或相关器官、裸体或他人的性交，窥视时伴有手淫，以此达到性兴奋和性满足。窥阴症多发生于成年男性。青少年中发生的窥阴症以性好奇为主，常被轻描淡写。成年男子的窥阴动机主要是出于追求刺激，他们对异性配偶或公众性的异性暴露并没有兴趣，窥阴时的压力愈大，愈能获得性满足感。患者多胆小内向、孤僻、性格懦弱，缺乏与异性交往的能力，或是婚姻的失败者。患者可不顾危险或花费大量时间寻找窥阴机会，窥阴时可伴有手淫，但并不寻求与被偷窥者的实际性接触，也不会用暴力手段来满足性要求。

5. 摩擦症（frotteurism）　摩擦又称摩擦癖，指习惯性以自己身体的某一部分（通常为阴茎）摩擦和触摸异性身体以达到性兴奋的目的。患者多为男性，通常在异性不备或未觉察时及拥挤场合（如在搭乘公共交通工具时）进行。患者的行为可具有计划性和目标选择性，当被摩擦的对象有明显的反应时，患者通常会终止有关行为，并装作若无其事；而若受害者默许，患者则会继续，同时往往伴有手淫或射精。患者往往反复发作，屡教不改，因而在被抓后须承担刑事责任，通常按"流氓罪"论处。

6. 性施虐症（masochism）和性受虐症（sadism）　亦称性施虐癖和性受虐癖，是指以在肉体或精神上虐待性爱对象，或者以接受性爱对象虐待的方式来激发性兴奋与获得性满足的一种性心理障碍。施虐症患者和受虐症患者可以配对结合，也可能在和正常人性交时表现出这种愿望。一些患者则在性行为中可交替充当这两种角色。患者以虐待（施虐或受虐）行为作为满足性欲的主要途径。施虐行为可以是精神上的折磨（如恐吓、羞辱），也可以是施予肉体的痛苦，如手捏、脚踢、口咬，重者针扎、刀割甚至杀人。个别性虐待症患者见到血就很兴奋，在性交时常划破对方的皮肤，将血液涂在自己的阴茎上以获得性满足。性施虐症患者在性交前通过虐待行为，使对方痛苦而兴奋，然后再行性交。有的性施虐症患者只是从虐待中就可得到满足，而并不需要性交。性施虐症形成的原因不明。有人认为性施虐症行为是生活遭受挫折或者婚姻失败后形成的反抗心理，或者是因自小受欺负而逐渐产生的报复心理。性施虐的行为是长期的或持续的，对非自愿的性伴侣施虐可持续到患者被捕为止。在正常性行为中，男女双方因性兴奋也可存在抓、咬、捏等动作，但因未对性对象造成痛苦，故不被认为是性施虐。性受虐症患者多为女性，也可以

是男性。患者通过受到异性施予的心理或躯体的折磨而获得性满足。受虐的程度可以从一般性捆绑、鞭打、拳打、脚踢到针刺乳房、切割乳房等。

7. 恋童症（paedophilia）　恋童症又称恋童癖，是指一个成年人的性对象指向青春期前的儿童（一般12～13岁或更小），如果受侵犯者自年龄处于青春期后期，则称为儿童性骚扰。恋童症者几乎只见于男性。受性侵犯的对象可能是女孩或者男孩，采用的性行为方式有露阴、强奸、口交、抚摸等。恋童症者对儿童实施性行为时可出现性虐待行为，在儿童身上造成外伤和咬痕，有时甚至因为感到恐惧和羞愧而杀死儿童。患者的恋童性活动可表现为只限于自己的小孩或近亲中儿童的乱伦行为。有人把恋童症患者分为未成熟型恋童症、退化型恋童症和攻击型恋童症三类。①未成熟型恋童症患者对儿童的爱恋仅仅停留在爱抚、抚摩和宠爱的水平上，从未与他同龄异性有过性行为，只是在与儿童的交往中才能体验到舒适感。②退化型恋童症患者在早年生活表现正常，与同辈人一直有良好的关系，与同龄异性也曾有过性关系，然而在以后的生活中，自我怀疑和幼稚逐渐滋生，在社会交往和性生活中不如意，一系列的挫折使患者将性行为对象转向儿童，这种针对儿童的性行为往往带有冲动性并且常把其当作缓解某种压力的手段，因此使儿童受到明显伤害。此类恋童症患者因恋童症行为常感到苦恼、自责、羞愧、甚至有罪恶感。③攻击型恋童症患者为满足性刺激的需要和亢奋，在性行为时往往伴有虐待和暴力行为。这种攻击行为本质上是一种恶意的侵犯。攻击的方式多种多样，往往造成被攻击对象严重伤害，极端痛苦，甚至造成死亡。

【诊断】

1. 性心理障碍的共同特征　虽然很难用绝对的标准去评价什么是性心理障碍，但是，依据当前对性心理障碍的认识，性心理障碍具有如下共同特征：

（1）性心理障碍患者在有性冲动时的行为表现形式或性对象的选择或性行为的方式明显偏离社会常模，不为特定社会下的大多数人所接受，这种异常行为模式为患者固有的性行为方式，绝非暂时的偶发生行为，固定且不易被纠正，更不会自动消失。

（2）异常的性行为给个人及社会带来危害。

（3）患者本人自知异常性行为具有反社会性质，对异常性行为具有一定的辨认能力，但常常难以自控而明知故犯，因此感到痛苦；部分患者慑于法律，可出现回避行为。

（4）患者往往缺乏器质性病变的依据。

（5）患者一般无智能障碍。

2. 性心理障碍的判别标准　由于人类性行为本身的多样性以及人类在追求以及增强性快感过程中所展现出的创造性，使得要把某种性乐来源或性活动归类为某种精神障碍的努力一直争议不断。要评价一个个体的性行为正常与否并无绝对的、简单的评判标准，必须从生物学、心理学和社会学的角度，结合变态心理学（abnormal psychology）的普遍规律，用相对的标准对性心理障碍的特殊性做出适当的评价。

（1）生物学标准：凡是以已经发育成熟的异性为对象、以性器官活动为核心、符合个体的生物学需要与特征的性行为，是正常的。反之则为异常或变态的。

（2）社会适应标准：凡是符合特定历史条件下的社会性文化、性道德、性规范以及性法律的性行为，为正常性行为。反之则为异常或变态性行为。

（3）对社会或对他人的影响为标准：凡是使性对象受到伤害，并使其在性行为中感到痛苦，该种性行为可能是异常的或变态的。

（4）内省标准：个体如在性行为中感到痛苦或受到伤害，该种性行为可能是异常的或变态的。在性行为中受到的伤害既可以是身体上的也可以是心理上的，如名誉、身份、地位受到影响，或因内心的性冲动与伦理道德之间的剧烈冲突而感到焦虑、悔恨或抑郁。

性心理障碍并不包括因有心理障碍或生理障碍时的性功能障碍（如性冷淡、勃起功能障碍等），也不包括因特殊境遇所形成的暂时性的替代性行为（如使用自慰器具）。继发于某些神经系统病变或精神疾病而出现的继发的性心理异常，则归于继发性性心理障碍（secondary psychosexual disorder），不可诊断为性心理障碍。

此外，为了充分尊重人类性活动的多样性，避免对一些尽管看起来奇特、罕见但属于人类性欲健康表达的性行为进行病理化，DSM-5引入了"障碍（disorder）"这一概念，即在每一类性欲倒错之后冠以"障碍"的后缀，用来与相应的变异的性活动加以区分。例如，在"窥阴"之后冠以"障碍"的后缀，称为"窥阴障碍"，用于和"窥阴行为"进行区分。也就是说，一个个体可能存在偏离常态的变异的性活动，但未必构成"性欲倒错障碍"的诊断。"性欲倒错"只有持续足够长的时间（DSM-5通常定义为6个月）、反复多次（DSM-5通常定义为3次或3次以上）在不同场合下出现，而且给个体带来心理上的痛苦（distress）或者社交、职业等社会功能的损害时，才能构成"性欲倒错障碍"的诊断。

【治疗】

性心理障碍的治疗手段具体包括以下几种：

1. 心理治疗　心理治疗是性心理障碍治疗的基本方法之一。具体的治疗原则和方法常因理论学派的不同而不同。常见的治疗方法有：

（1）动力学精神疗法（dynamic psychotherapy）：精神动力学理论认为，性心理障碍的原因在于儿童期即发展并逐渐形成的性心理冲突。这种冲突存在于患者的潜意识中并无意识地影响着患者的性欲与性行为。根据这一理论，通过引导患者认识其潜意识中的性心理冲突，即让潜意识的内容意识化，有望从根本上"治愈"患者的性心理障碍。

（2）行为疗法（behavior therapy）：行为疗法的理论基础是巴甫洛夫的经典条件反射理论以及斯金纳的操作条件反射理论。治疗目标主要包括两个方面：一为纠正或消除偏离常态的性行为，二为塑造或建立正常、健康的性行为。就目前大部分行为治疗方法而言，其目标多数以第一种治疗目标为主，其中最常用的方法为厌恶疗法。厌恶疗法的治疗原则是当患者出现异常的性意识或性行为时施予足以引起患者不愉快、厌恶、痛苦的刺激，从而建立起条件反射，利用这种不愉快的、令其厌恶的体验来代替异常性行为引起的性快感，从而消除或减轻患者的变态性行为。

（3）认知疗法（cognitive therapy）：认知理论认为，性心理障碍患者均存在不同程度的"认知扭曲"（cognitive distortions）。这种认知扭曲主要表现为一些错误的或不合理的想法，这些想法用来为自己的非法性行为辩护，试图使自己的非法性行为合理化、正当化，并努力对自己的性行为产生的后果的严重性进行否认或最小化。因此治疗的具体方法就是通过一系列干预技术来帮助患者逐渐认识到自己认知系统里的不合理成分，并进行"认知重建"（cognitive restructuring）。认知疗法通常与行为疗法结合起来，称为认知-行为疗法（cognitive-behavioral therapy）。

2. 药物治疗　目前用于治疗性心理障碍的药物种类有：

（1）雌性激素：主要用来降低体内睾酮水平或直接拮抗睾酮作用的药物均有可能降低患者的性欲水平，又称为"化学去势疗法"（chemical castration）。与"手术去势疗法"相比，"化学去势疗法"具有免除手术痛苦、保留了患者勃起功能、过程可逆等优点。目前常用于"化学去势疗法"的药物有：孕激素，包括甲羟孕酮（medroxyprogesterone acetate，MPA）和醋酸环丙氯地孕酮（cyproterone acetate，CPA）；促黄体（生成）激素（luteinizing hormone-releasing hormone，LHRH）促效剂，如曲普瑞林和醋酸亮丙瑞林。

（2）选择性五羟色胺再摄取抑制剂（SSRIs）：SSRI治疗性欲倒错的机制尚不是非常明确。Kafka 等在 1994 年开展的一项开放性临床试验中发现，SSRIs 能有效减少性欲倒错或性欲倒错相关障碍患者总的性欲宣泄次数以及每天花费在不寻常性行为上的时间。Kraus 等进一步研究发现，SSRIs 对性欲倒错尤其是对所谓的"袖手旁观"式性犯罪患者的疗效尤为明显。

（3）抗惊厥剂：Daniel Varela 等于 2002 年曾报道，卡马西平与氯硝西泮合用成功治愈一例男性恋童症患者。Shiah 等于 2006 年报道，使用托吡酯（20 mg/d）成功治愈一例男性恋物症患者。由于抗癫痫药治疗性欲倒错目前仅限于个案报道，其确切疗效以及作用机制尚有待进一步考证。

3. 手术治疗　性欲倒错患者的手术治疗主要包括以下两种情况：针对易性症患者的变性手术以及针对药物治疗无效且具有性侵犯行为的性欲倒错患者的"手术去势疗法"。

☞ 推荐阅读 14-3
《性心理学》

〔张晋碚　甘照宇〕

复习思考题

1. 如何理解人格障碍的患病率在不同群体中的差异？
2. 偏执型人格障碍与偏执性精神病有何区别？
3. 结合人格障碍的病因和发病机制，谈谈如何矫治和预防人格障碍。
4. 如何理解性欲表达形式的多样性与正常性活动的界限性之间的关系？
5. 同性恋属于性心理障碍吗？为什么？
6. 恋物症患者因反复偷窃内衣而被抓获，法律上该如何对他进行量刑？

网上更多……

👤 本章小结　　⬇ 教学PPT　　📝 自测题

第十五章
自杀防控与危机干预

关键词

自杀   预防   危机干预

    WHO 的调查报告显示，目前全球每年有 80 多万人自杀身亡，平均每 40 s 就有一人自杀，每年自杀死亡人数已经超过战争和自然灾害致死人数之和。自杀的影响并非仅限于个体，而是持久、深刻地影响了自杀者亲朋好友的生活。在全球范围内，自杀已经成为重要的公共卫生问题。自杀的发生原因较为复杂，并非单一原因造成，但只要采取积极的预防和治疗措施，可以减少自杀行为的发生及自杀给家庭和社会所造成的负性影响。

第一节　自杀防控

一、自杀的概念

自杀（suicide）是指个体蓄意或自愿采取各种手段结束自己生命的行为。在自杀防控工作中，不管有没有导致死亡的事实和结果，只要存在指向终结自己生命的行为，就是自杀研究的范围。自杀行为包括以下一些概念。

自杀意念（suicidal ideation）是指有了明确的伤害自己的意愿，但没有形成自杀的计划，没有行动准备，更没有实际的伤害自己的行动。

自杀计划（suicidal plan）是指有了明确的伤害自己的计划，但没有采取任何实际的行动。如一个人考虑用"安眠药"自杀，但还没有购买或积存"安眠药"。

自杀准备（suicidal preparation）是指做了自杀行动的准备，但没有采取导致伤害生命的行动。包括实际准备了用于自我伤害的物质、工具、方法，比如购买了用于自杀的毒物、药物，或者枪支弹药，或者到自杀现场作实际的考察。

自杀未遂（attempted suicide）是指采取了伤害自己生命的行动，但该行动没有直接导致死亡的结局。自杀未遂者通常存在躯体损伤，但躯体损害不是自杀未遂的必备条件。必须将自杀未遂与蓄意自伤、类自杀、自杀姿势之类的术语区别开来，因为一定强度的死亡愿望是自杀未遂的必备条件。

蓄意自伤（deliberate self-harm）、类自杀（parasuicide）、自杀姿势（suicide gesture）的含义基本上是一致的，指的是明确地没有死亡愿望的情况下出现的故意自伤行为。

自杀死亡（completed suicide）是指采取了伤害自己生命的行动，该行动直接导致了死亡的结局。死者在采取行动时，必须有明确的死亡愿望，才能认为是自杀死亡。但死亡愿望的强烈程度不作为判断是否自杀的主要依据。

☞ 人文视角 15-1
自杀预防，人人有责

☞ 拓展阅读 15-1
WHO 呼吁为在全世界减少自杀采取协调一致行动

二、自杀的流行病学

（一）死亡率

2012 年全球估计超过 80 万人死于自杀，每年全球年龄标准化自杀率 11.4/10 万（男性 15.0/10 万，女性 8.0/10 万）。然而，鉴于多种因素，这个数据很可能是被低估的。登记一例自杀是一个复杂的过程，涉及几个不同的部门，通常包括执法部门。在没有可靠的死亡登记的国家，无法统计自杀死亡数。

中国每年有 28.7 万人死于自杀，200 万人自杀未遂，自杀是我国总人口的第 5 位死因，15～34 岁人群的首位死因，由此造成巨大的疾病经济负担。按照世界卫生组织的估计，一个人自杀会使平均 6 个家人和朋友的生活深受影响，160 余万人因家人或亲友自杀出现长期的心理创伤，13 万以上的未成年人因此失去母亲或者父亲。值得注意的是，近年来的调查发现中国出现自杀率下降的现象。

在许多国家，城市人群的自杀率高于农村。我国自杀率呈现农村高于城市，中小城市高于大城市，老年人高于年轻人的特点。

相较于自杀死亡，每年自杀未遂的人更多，估计是自杀死亡的 10～20 倍。在一般人群中，自杀未遂史是自杀的最重要的危险因素。对于自杀死亡和自杀未遂而言，人口动态登记数据的可用性和高质量、以医院为基础的登记系统和调查是有效开展自杀预防工作所需要的。

（二）社会人口学特点

1. 性别特点　在高收入国家，男性自杀死亡是女性的 3 倍，但在低收入和中等收入国家，男性与女性的自杀死亡比例要远远低于 1.5 ：1。在全球范围内，自杀占男性所有暴力死亡人数的 50%，占女性的 71%；我国是少数几个报道女性自杀率高于男性的国家之一，女性自杀率比男性高 25%。这一差异主要是由中国农村年轻女性的自杀率较高所致。农村年轻女性的自杀率比年轻男性高 66%，但是在其他亚洲人群中男女的自杀率接近。

2. 年龄特点　年龄段分布上，多数国家的自杀率呈现为 15～35 岁和 65 岁以上两个高峰，老年男性人群自杀率最高。在一些国家中，青壮年成为自杀率最高的人群。

3. 婚姻状况　离婚、丧偶以及单身比已婚者有更高的自杀危险。独居和分居者也更易自杀。家庭矛盾冲突者比家庭关系和睦者自杀率高。

三、自杀的原因

☞ **典型案例（附分析）15-1**
深爱着女儿却又走向自杀的年轻母亲

自杀的原因复杂，鲜见由单一原因引起。自杀是由心理社会因素、生物学因素、疾病因素等相互作用而引发。

（一）心理社会因素

研究提示，精神应激往往是自杀行为发生的直接原因或诱因，重大负性生活事件具有"扳机"效应，触发自杀行为。常见精神应激因素包括：人际关系问题，如夫妻吵架或不合，被家庭或朋友抛弃；丧失体验，如失去亲人或财产；社会地位、经济生活状况的重大变化，如失业或经济困难；其他意外打击等。

从心理因素来看，自杀者具有冲动性和盲目性的行为特点；情感上常有各种心理痛苦感，多数情感不稳定；认知方式上往往存在不良的认知模式，如非黑即白、好走极端等。这些不良的认知模式会在冲动和心理痛苦方面起着推波助澜的作用。综合来看，这三方面的影响因素相互作用，促使个体陷入难以抑制的冲动和无法忍受的心理痛苦，最终走向自杀。

（二）生物学因素

自杀行为具有家族内高发倾向，遗传学研究提示自杀行为有一定的遗传学基础，可能与情感障碍、精神分裂症等精神障碍遗传有关，也可能存在自杀的独立遗传因素或与家庭环境的影响有关。

有研究者发现 5-HT 与自杀行为关系密切。自杀未遂者脑脊液中 5-HT 的代谢产物 5-羟吲哚乙酸（5-HIAA）以及前额叶 5-HT 转运体密度降低。其他递质如 DA、NE 也可能与自杀行为有关。

（三）疾病因素

1. 精神障碍　50%～90% 的自杀死亡者中至少可以有一种精神障碍的诊断。在欧美国家，90% 的自杀者患有精神障碍；而中国有所不同，自杀者中患有精神障碍只占 50% 左右。在各类精神障碍中最常见的是心境障碍，其次是精神活性物质滥用、精神分裂症、人格障碍，应激性障碍患者也具有较高的自杀风险。几乎所有的精神障碍都会增加自杀的风险。据估计，患有心境障碍（主要是抑郁症）的人终生自杀的风险是 6%～15%，酒精中毒为 7%～15%，精神分裂症为 4%～10%。

2. 躯体疾病　研究表明，慢性躯体疾病使自杀风险增加。如脊髓和大脑损伤会增加自杀的风险；癫痫发作伴发的冲动与攻击行为增加自杀风险；在肿瘤被诊断时及疾病进行性恶性变时，自杀的风险最高；HIV（人类免疫缺陷病毒）感染和艾滋病是导致年轻人群自杀风险增高的因素，在确诊时及疾病的早期自杀风险更高；慢性疼痛也是自杀的重要因素。此外，在患有躯体疾病的人群中，抑郁障碍的发生率普遍增高，慢性病程、残疾及预后不良都与自杀相关。

（四）其他因素

自杀经历、社会支持系统、社会交往、教育程度、社会经济状况、社会文化对自杀的态度、媒体对自杀的报道都会对自杀行为产生影响。

☞ **拓展阅读 15-2**
关于自杀的误解与事实

四、自杀风险的识别与评估

自杀的预防是通过尽早识别和判断自杀的危险性，采取积极的干预措施，或转介给能够提供帮助的人而实现的。识别和评估自杀风险是预防自杀的重要任务。

（一）自杀的心理机制

当一个人感到痛苦无法忍受、感觉无力改变又无法逃避时会容易产生自杀意念。自杀者的情绪通常是无助感、无望感和绝望。

自杀的动机各种各样，包括：想摆脱痛苦、逃避现实；表达身处困境，向外界寻求帮助或呼吁；操纵或影响他人的手段；自我惩罚、自我摧残以保持人格或道德上的完美；为了某种特定的信仰或目的而自我牺牲等。自杀者可有不同的动机，也可多种动机重叠。

自杀前最常见的三种状态是：①矛盾心情：大多数自杀者在求生与求死之间徘徊，直到最后一刻都是矛盾的。了解到病人的矛盾心理，给予支持和帮助，就能增加他求生的欲望，降低自杀的风险。②冲动性：自杀是一种冲动，有些出现自杀意念数分钟或数小时内就出现自杀行为。③思维僵化：情感危机会使人们解决问题的能力下降，不能适应外在反馈及环境因素来改变决策行为。虽迫切希望改变自身的境况，但找不到方法，并引发身陷绝境的感觉，自杀成为逃避的选择。

（二）自杀风险的基本线索

自杀并非突发。一般而言，自杀者在自杀前处于想死同时渴望被救助的矛盾心态时，从其行为与态度变化中可观察到征兆。自杀征兆可以从言语、身体、情绪与行为等方面观察：①言语：有自杀意念的人会间接地、委婉地说出来，或者谨慎地暗示周围人有想死的念头，或在日记、绘画、邮件中流露出来；②躯体状况：有自杀意念的人会有一些身体症状反映，比如感到疲劳、体重减轻、食欲不好、失眠等，这往往是抑郁情绪所致，认为是身体有病，应引起注意；③情绪与行为：当自杀意念增强时，在日常生活中会表现出不同于平常的情绪与行为，如焦躁不安、常常哭泣，无故旷课缺课旷工，讨论死亡话题或看有关书籍，甚至出走、自伤等。回避与他人接触，不愿见人。无缘无故地收拾东西，向人道谢、告别，归还所借物品，赠送纪念品等。根据以上种种征兆，可为自杀预防提供线索和早期干预的可能。

有以下表现者提示可能有高自杀风险，应给予更多的关注：①近期有明显生活应激事件者，如突然受打击、失恋、离异、居丧、职业或经济状况改变等；②过去曾有过自杀企图或行为者；③曾谈论过自杀并考虑过自杀的方法；④患有精神疾病（如抑郁症、酒精中毒与人格障碍）、躯体疾病（如晚期、痛苦或虚弱的疾病、艾滋病）；⑤亲友中曾有人有自杀、酒精中毒和（或）其他精神疾病家族史；⑥性格孤僻内向、与周围人缺乏正常的感情交流者；⑦严重不良家庭环境中成长、缺乏温暖关怀者，如父母离异、家庭破裂、亲子关系恶化等。

（三）识别和评估自杀风险

☞ 微视频 15-1
自杀风险患者的临床访谈

自杀风险包括自杀意愿、自杀能力、自杀决心和自杀危险的缓解因素 4 个组成部分。自杀绝不是一件简单的事，只有同时具备自杀意愿和自杀能力的个体才会出现自杀行为，有无自杀决心或缓解因素可以增加或降低自杀风险。

自杀意愿由轻到重的表现：从感到没有活着的理由、希望死去、不想继续下去、被动自杀（不在乎会不会死）直至渴望并实施自杀。当认为自己是别人的负担，感觉没有其他方法或无法逃避、感到无法忍受的孤独、强烈的心理上的痛苦将进一步促进个体的自杀意愿。

如果发现有自杀愿望，一定要评估自杀能力和自杀决心。临床更应关注自杀能力而不仅自杀愿望，两者都出现比只有一方面更危险。自杀能力是指不害怕实施自杀、有实施的工具和机会、实施自杀的具体计划和为实施自杀做好准备。实施自杀需要克服恐惧，自杀尤其是多次自杀未遂会对自杀带来的恐惧和痛苦的耐受性增加，因此增高自杀的危险性。

自杀决心能够最有效地预报致命性自杀，一旦出现就需要马上实施自杀预防干预。那些下定决心做什么的人往往真的会去做。自杀决心的表现：个体正在计划或正在实施、计划伤害自己或他人、已有准备行为（自杀方式，告别，遗书，遗嘱）、言语上表述出自杀的决心。说出来的自杀决心是即将实施自杀的最清楚的指示器。

自杀的缓解因素可以降低自杀风险。对自杀有缓解作用的因素包括：感觉得到即刻支持、其他社会支持、有对将来的计划、与助人者（干预人员）的约定、存在生死抉择的矛盾心情等。

自杀风险是自杀意愿、自杀能力、自杀决心和缓解因素四个方面的相互作用的结果。如果所有三个核心因素都出现了，无论是否有缓解因素，提示自杀高危风险；自杀意愿配以自杀能力或决心，提示中高危自杀危险，有无缓解因素可以增加或降低自杀危险；任何一个核心因素单独出现，提示自杀风险为中低程度。

在调查中有许多量表可用来评估自杀风险，但是，详尽的临床访谈更有助于发现那些目前正处于自杀危险中的病人。一旦觉察到有自杀风险一定要马上询问是否有自杀倾向，一旦发现有自杀倾向者，应及时予以干预援助。如果不问，你可能不知道这个人有自杀问题，他/她可能因为没有人问及而失去一条生命。因为自杀的预防是通过尽早识别自杀危险信号，采取积极的干预措施，并转介给能够提供帮助的人而实现的。

五、自杀的治疗与预防

自杀是可以预防的。自杀预防工作需要社会多个部门之间的协调和合作，包括公共的和私人的，包括卫生和非卫生部门，如教育、人力资源与社会保障、农业、商业、国防、司法、法律、政治和媒体。自杀预防工作必须是全面的、融合的和协同的，因为没有单一的方法可以对自杀复杂的问题起作用。目前按照国际通行惯例，自杀预防可分为三级，即一级预防、二级预防和三级预防。

（一）一级预防

一级预防主要针对一般人群或潜在人群，指预防个体自杀倾向的发生发展。主要措施包括：

1. 普及宣传心理健康知识，提高公众心理健康水平，普及宣传减轻心理应激负面影响的具体方法、对扩大社会支持系统的活动进行鼓励。

2. 提高对自杀高危相关的精神障碍或躯体疾病的识别与治疗，增加获得医疗治疗的途径。

3. 减少自杀工具的可获得性，如有效管理好农药、毒药、危险药品和其他危险物品，加强精神药品的管理，加强对自杀多发场所的管理等。

4. 指导各类媒体以负责任和恰当的方式报道精神疾病和自杀的方式，避免对群众造成不良影响等。

（二）二级预防

二级预防是指对有自杀危险的人进行早期识别和评估自杀危险、及时予以危机干预和专科治疗。二级预防是自杀防治的重点，主要措施包括：

1. 培训心理危机干预与预防的专业人员、社会工作者、志愿者、卫生医疗机构、学校、监狱等单位的相关人员识别高危人群，促进自杀危险的早期识别和早期干预。

2. 利用与整合社区资源，消除歧视和提高公众意识，为自杀高危人群提供社会支持，并参与随访看护，积极预防自杀。

3. 建立预防自杀的专门机构，开通公益心理危机干预热线电话，开设心理危机干预门诊和网络心理服务，建立心理危机干预的专业应急队伍，提供面向自杀高危个体和其他受自杀问题困扰的人的具体服务项目，维护高危人群的心理健康。

4. 开展自杀原因和自杀预防的研究工作，加强对高危人群的心理健康维护，提高心理健康水平，监测普通人群的自杀死亡和自杀未遂特征，加强自杀防范。

5. 对精神障碍患者的自杀预防。加强对患者住院、出院后的照料，定期监测病人，并鼓励他们坚持治疗，评估患者自杀风险，采取对应措施，防范自杀。

（三）三级预防

三级预防是指降低自杀死亡率和预防自杀未遂的人再次出现自杀，主要措施包括：

1. 建立自杀的急诊救治体系，提高对自杀者的急救水平，降低死亡率。

2. 发现与解决自杀未遂者的自杀原因，必要时采用药物和心理治疗，消除病因，预防再次自杀。

3. 保持后续随访关怀以及社区支持，消除歧视，帮助解决环境不良因素影响。

☞ 推荐阅读 15-1
WHO 预防自杀系列读物

第二节 危机干预

一、危机的概念

个人与环境相互作用是一种动态平衡状态，当遭受的任何一种应激或创伤超出自我调节能力范围时，这种动态平衡状态就被打破，出现情绪和心理的失衡或紊乱。应激和创伤是否构成危机需要从个体的角度来判断。个体受到了应激情境的冲击，会迅速地对其进行评估和判断，考虑当前情境对自己有无威胁。如果刺激情境不会威胁到自己，个体不会出现心理危机。如果刺激情境会威胁到自己，个体会做出相应的应对反应，包括启动自身的资源、寻找外界资源等来应对目前的困境。如所采取的应对策略成功处理了危机情境，个体不会产生心理危机。但是当个体采用了各种应对策略，评估之后发现无法解决困境，产生无法抵御的感觉，出现生理、心理和行为的功能失调，就进入危机状态。

危机（crisis）是指个体面临突然或重大生活变故的处境，无法回避但运用自身通常的方式又不能应对或克服而产生的心理失衡状态。但是大多数个体经过重新认识和调整，可以建立新的平衡，度过危机。危机有两个含义，一是指突发事件，出乎人们意料发生的，如地震、水灾、疾病爆发、恐怖袭击等；二是指个体所体验到的紧急状态。当个体遭遇突发事件而感到难以解决和把控时，平衡就会打破，让当事人无能为力，而且还使当事人完全失去对自己生活的主动控制力。危机既是失去平衡的危急状态，但同时也是转化和成长的契机，危机的解决可以带来导致积极和建设性的结果，如增强应对能力及减少自我否定等。因此，危机是危险与成长机遇并存。

个体面对危机会产生一系列身心反应，包括生理、情绪、认知和行为改变。主要表现包括神经内分泌轴的活性增强，会影响到个体的认知功能和生活工作能力；明显的焦虑和恐惧，警觉性增高，很小的刺激就带来很大的反应，这种过度反应容易影响注意力和判断力以及给躯体带来伤害；出现各种生理心理紊乱或障碍，如无助、悲伤、罪恶感、愤怒、疲倦、肌肉酸痛、失眠、噩梦、注意力不集中、眩晕、呼吸困难、恶心、腹泻等表现；严重时可出现幼稚行为、行为紊乱、片段的幻觉和妄想、情感爆发、木僵或亚木僵状态；远期可出现人格改变、情感反应模式改变、思维模式的改变、物质依赖、社会功能下降等。

二、危机的类型和结局

危机的类型有：①发展性危机：是指在正常成长和发展过程中，急剧的变化或转变所导致的异常心理反应，比如，升学、就业、孩子出世、移民、退休等都可能导致发展性危机；②境遇性危机：是指遇到罕见和异乎寻常的危及生存的事件，且个人难以预测和控制的危机，比如，交通意外、被强奸、遭遇绑架、突发疾病、突发自然灾害等；③存在性危机：是指伴随着重要的人生问题，如关于人生目的、责任、自主性、承诺等出现的内部冲突和焦虑。

个体对危机的反应通常经历4个不同的阶段：①冲击期，发生在危机事件发生后不久或当时，感到震惊、不知所措，大多数人会表现出恐惧和焦虑，个体的日常功能状态受影响。②防御期，个体启动自身常用的应对机制以恢复心理上的平衡，控制焦虑和情绪紊乱，恢复受到损害的认知功能。当个体的正常应付机制不能有效应对时，开始导致生理和心理的不适，并严重影响日常生活和社会适应。③解决期，积极采取各种方法接受现实，寻求各种资源努力设法解决问题。焦虑减轻，自信增加，社会功能恢复。如危机事件仍不能得到处理或解除，则求助者的应激水平持续升高，紧张和混乱程度累积，以致出现抑郁、焦虑反应加剧等情况，直至个体感觉完全失去控制，心理崩溃或被击垮的感觉，出现生理、认知、情绪和行为等问题，需要危机干预工作者等外部资源来帮助。④成长期，经历了危机变得更成熟，获得应对危机的技巧。但也有人未能有效度过危机而出现种种精神心理问题。

个性特点、对事件的认知和解释、应对方式、社会支持状况、以前的危机经历、健康状况、危机的信息获得渠道和可信程度、所处环境等都会影响个体的危机发展和结局。危机结局可以分为：①有效应对和度过危机，个体掌握了处理危机的新方法和策略，则危机变为转机，获得经验和成长；②暂时度过危机，但仍有遗留认知、行为、人格问题等，形成的动态平衡是一种低功能水平状态，并没有真正将危机造成的影响解决好，在一定的应激发生后易再次出现危机；③未能度过危机，成为创伤后应激障碍患者，有自伤、攻击、物质依赖与

滥用、焦虑、抑郁等各种精神心理障碍。个体的心理适应水平明显降低，严重者可能自杀死亡。

三、危机干预的方法和步骤

危机干预（crisis intervention）是专业人员对处于心理危机状态者采取明确有效的措施，使症状得到缓解，使心理功能恢复到危机前的水平，并获得新的应对技能，以预防将来心理危机的发生。危机干预的主要目标是降低急性、剧烈的心理危机和创伤的风险，稳定和减少危机或创伤情境的直接严重后果，避免自伤或伤及他人，促进个体从危机和创伤事件中恢复或康复。帮助的及时性、迅速性是其突出特点，有效的行动是危机干预成败的关键。

（一）危机干预的三种模式

常用的危机干预包括平衡模式、认知模式和心理社会转变模式。这3种模式基于对危机状态的不同理解分别提出各自的干预目标和重点，为许多不同的危机干预策略和方法提供了基础。

1. 平衡模式　其实应称为平衡/失衡模式。危机中的人通常处于一种心理和情绪的失衡状态，在这种状态下，原有的应付机制和解决问题的方法不能满足当前的需要。平衡模式的目的在于帮助人们重新获得危机前的平衡状态。平衡模式最适合于早期干预，这时人们失去了对自己的控制，分不清解决问题的方向且不能作出适当的选择。除非个人再获得了一些应付的能力，否则主要精力应集中在稳定病人心理和情绪方面。在病人重新达到某种程度的稳定之前，不能采取也不应采取其他措施。

2. 认知模式　源于理性情绪疗法和认知疗法。认为危机植根于对刺激性事件的错误思维和认识，而不是事件本身或与事件和境遇有关的事实。该模式的基本原则是，通过改变思维方式，尤其是通过认识其认知中的非理性和自我否定部分，获得理性和强化思维中的理性和自强的成分，人们重新获得对危机的控制。这种模式较适合于那些心理危机趋于稳定后的个体。

3. 心理社会转变模式　认为个体是先天遗传和后天学习以及环境交互作用的产物。人们总是在不断变化、发展和成长，个体的社会环境和社会影响总是在不断变化，危机的产生也是由心理、社会、环境因素引起的，危机干预的目的在于与求助者合作。危机应对和干预应从这3个方面寻求方法，要从系统的角度综合考虑各种内部外部困难，帮助个体选择新的应对方式，善用各种社会支持与环境资源，使个体有更多的解决问题的

途径和方法，重新获得对自己生活的自主控制。这一模式同样适合于已经趋于稳定的个体。

除了以上 3 种模式以外，还有一种折衷主义的危机干预理论。折衷的危机干预理论是指从所有危机干预的方法中，有意识、系统地选择和整合各种有效的概念和策略来帮助求助者。正因为如此，折衷主义很少有概念，而是各种方法的混合物。与理论概念相反，它是从任务指向操作的。应用折衷理论意味着不局限于任何一种教条式的理论方法，它要求将各种理论和方法很好地结合在一起，选择适当的方式以切合求助者的需要。

（二）危机干预的技术

危机干预主要应用的 3 类技术：沟通技术、心理支持技术和干预技术。

1. 沟通技术　危机干预首先要借助沟通技术迅速建立良好关系，建立和保持医患双方的良好沟通和相互信任，才有机会让干预技术得以执行和贯彻，以取得干预的最佳效果。良好的医患沟通和合作关系，有利于当事者改善人际关系、保持心理稳定、恢复自信和减少对生活的绝望感。危机干预工作人员应该注意消除干扰以免影响双方沟通；交流语言与态度和举止一致表达出体贴和关注，避免双重和矛盾的信息；避免给予过多的保证，甚至超出个人的能力范围；多用通俗易懂的言语交流，避免应用专业性难懂的语言；利用可能的机会改善患者的自我觉察。

2. 心理支持技术　这类技术的主要目标是尽可能地给予求助者心理支持，使当事者的情绪得以稳定，而不是急于纠正认知错误或行为。应用暗示、保证、疏泄、环境改变、药物、短期住院等方法予以患者心理支持。同时要注意在干预过程中不应带有教育的目的。教育应在危机解除后和康复过程中才是工作重点。

3. 干预技术　又称解决问题的技术，以帮助患者学习问题的解决技巧和应对方式为目标。帮助患者采取以下步骤进行思考和行动：明确存在的问题和困难，提出各种可供选择的方案，罗列并澄清各种方案的利弊和可行性，选择最可取的方案，确定方案实施的具体步骤，执行方案，检查方案的执行结果。

危机干预工作者的作用在于启发、引导、促进和鼓励，帮助患者正视危机可能应对的方法，帮助获得新的信息或知识；在日常生活中给患者提供帮助，帮助患者回避一些应激性境遇，敦促患者接受帮助。

（三）危机干预的步骤

无论个体遇到各式各样、错综复杂的危机，危机干预都可以遵循一定的步骤，使用直接和有效的干预方法来处理。Gilliland 和 James 提出的危机干预六步骤模型已被广泛用于帮助许多不同类型危机的来访者。

危机干预的六步骤模型：

1. 确定问题　实现与处于危机的个体接触，建立信任关系，必须非常迅速地确定引发危机的核心问题是什么。分析必须完全从患者的角度出发，从患者的角度来确定和理解其所认识的危机问题。同一事件对不同的人的反应会受个性、文化、价值观等因素的影响。如果危机干预人员所认识的危机境遇并非患者所认同的，即使危机干预人员的认识并不错误，其干预都是很难得到预期效果的。因此特别需要干预者使用积极的倾听技术，同情、理解、真诚、接纳及尊重，既注意患者的言语信息，也注意其非言语信息。

2. 保证患者安全　在整个危机干预的过程中，患者安全问题都应该得到自始至终的重视，保证患者的安全为首要目标。所以首先应帮助患者尽快脱离灾难现场或创伤情景，尽快脱离危险。评估危机的严重程度，确定需要紧急处理的问题，保证患者对自身和对他人的生理和心理危险性降低到最小可能性。

3. 提供支持　强调与患者的沟通与交流，给患者以尽可能全面的、充分的理解和支持，并积极、无条件地接纳患者。不管患者遭遇的经历是天灾人祸还是自己的过失所致，也不管患者当前的感受可以理解还是不合常情，一律不予评价。应该提供机会，通过沟通与交流，让患者表达和宣泄自己的情感，给患者以同情、支持和鼓励，使其感到干预者是完全可以信任的，也是能够给予其关心和帮助的人。

4. 检验可替代的应对方式　此时患者的思维往往处于被抑制状态，很难判断什么是最佳选择，要让患者认识到有许多变通的应对方式可供选择。可建议患者从不同的途径思考变通方式，思考变通方式的途径：①对外开发环境资源，引导患者从身边的亲朋好友中去寻找支持和帮助。如有哪些人现在或过去能关心患者？能在行为或心理上予以支持和陪伴，比如妈妈关心、陪伴，朋友给的帮助。②对内开启心理资源，试探新的、积极的、建设性的思维方式，可以用来改变自己对问题的看法并减轻应激与焦虑水平。干预人员要帮助患者认识到，有许多变通的应对方式可供选择，帮助患者探索他自己可以利用的替代解决方法，促使患者积极地搜索可以获得的环境支持、可以利用的应付方式、发掘积极的思维方式。如果患者能够从这 3 个方面客观地评价各种可变通的应对方式，危机干预工作者就能够给感到绝望和走投无路的患者以极大的支持。

5. 制订计划措施　与患者共同制订行动计划来矫正其情绪的失衡状态。帮助求助者做出现实的短期计划，确定求助者理解的、自有的、可操作性的行动步骤，将变通的应对方式以可行性的时间表和行动步骤的形式列出来。制订计划要充分考虑患者的自控能力和自主性，行动计划的制订应该让患者充分地参与，使他们感到自己的权利、自尊没有被剥夺。

6. 获得承诺　回顾和改善有关计划和行动方案，要用理解、同情和支持的方式来进行询问。要明确在实施计划时达成同意合作的协议，帮助求助者向自己承诺采取确定的、积极的行动步骤。这些计划和行动步骤必须是患者自己的，从现实的角度是可以完成的或可以接受的，以便患者会坚持按照预定计划和方案行事。获得承诺的过程具有重要的仪式意义。

前三步是确定问题、保证来访者安全和给予支持，主要应该是倾听而非采取行动；后三步是提出可利用的变通的应对方式、制订计划和得到承诺，是采取积极的应对方式，以采取行动为工作重点。

危机干预工作应该将检查评估贯穿于整个六步法的干预过程中。危机评估主要内容包括：①评估危机的严重程度。②评估求助者目前的情绪状态。③评估替代解决方法、应付机制、支持系统和其他资源。④自杀危险性评估。

（四）紧急事件应激晤谈

当暴露于灾害、爆恐、严重交通事故等突发性灾难事件时，任何人都可能体验到异常强烈情绪反应的情境，会潜在影响人的正常心理功能。包括从事灾害救护工作的危机干预人员，常因与受害者共情或长时间暴露于危机事件的强烈刺激而出现情绪、心理方面的问题，影响应急救援人员的长期健康，带来各种心身问题或创伤，需要及时的干预。

紧急事件应激晤谈（critical incident stress debriefing, CISD）是一种通过集体交谈来减轻当事人压力的方法，用于维护危机事件救护工作者身心健康的干预措施，以保护救护工作者免受痛苦。该方法首先由 Mitchell 于 1983 年提出，经修改和完善后已经广泛用在灾害幸存者、灾害救援人员、急性应激障碍的病人，通过公开讨论内心感受，予以支持和安慰，调动可资利用的资源，帮助当事人处理和减轻创伤体验。CISD 的实施可以按不同的人群分组。通常在伤害事件发生的 24～72 h 内

进行，一般需要持续 2～3 h，分为 7 个阶段进行，具体步骤包括：

1. 导入阶段　进行自我介绍、相互认识，介绍 CISD 规则、目的和流程，强调保密性，建立相互信任。

2. 陈述事实阶段　邀请所有参加者从自身观察角度出发，叙述危机事件中的真实情况，以便让参加者了解完整事件真相。此阶段干预者以倾听为主，不予过多的回应。

3. 澄清想法阶段　鼓励参加者表达出自己有关事件的想法，澄清参加者最初或最痛苦的想法。干预者要提醒参加者的想法是一种正常反应。

4. 表达感受阶段　询问有关感受的问题，鼓励受害者表达出事件发生时的感受，目前有何感受，既往是否有过类似感受等。让参加者把自身的情绪和感受表达与呈现在大家面前。

5. 进一步确认症状阶段　请参加者描述或回顾各自在事件中的情感、行为、认知和躯体症状。如失眠、食欲缺乏、注意力不集中、记忆力下降、易发脾气、易惊跳、闪回等。询问事件发生后对家庭、工作和生活造成什么影响和改变。进一步确定参加者可能存在的各种应激反应的症状。

6. 辅导阶段　辅导参加者如何有效地处置上述出现的问题。要让参加者意识到，他们的应激反应和行为表现在此危机情境之下是正常和可理解的，并帮助他们了解一些可以促进整体心身健康的知识和技能的方法和途径。如强调小组成员的相互支持，可利用的资源，讨论积极的适应与应付方式，提供可以帮助和服务的信息，提醒可能存在的其他创伤带来的相关问题（如酗酒），提供减轻应激的策略等。

7. 恢复阶段　总结晤谈过程，修改有关应对策略，澄清错误观念，讨论行动计划，准备恢复正常的社会活动。

CISD 提供了一个安全的环境让当事人用言语来描述痛苦，并有小组和同事的支持，对于减轻各类事故引起的心理创伤、保持内环境稳定、促进个体身心恢复和健康有重要意义。

（五）危机干预的问题与展望

首先，危机干预目前仍然缺乏一个广为接受的、统一的、科学的心理危机量化评定标准。干预者必须通过多次评估以评判和确定心理危机的严重程度，不断地确认当事人的心理危机状态，才能确定采取相应的应对策略和支持体系等干预措施。因此，在心理危机的评估

过程中，可以借鉴国外的理论和模式，评估当事人的认知、情感与行为以及不同危机环境、不同危机阶段、不同应激情境和不同的应激反应，进而做到有的放矢，快速响应，达到事半功倍的效果。

其次，危机干预的相关理论得到了长足的发展，但国内在危机干预体系建设、危机干预工作规范等方面仍有较多不足之处，需要进一步推动危机干预体系建设、加强危机干预方面的学术合作与交流，加强危机应对的行为规范培训、危机中和危机后的心理辅导等。

最后，对于心理危机及其干预的研究，基本上是延续西方的研究范式，需要了解中西方文化背景的巨大差异，加强跨文化心理学研究和本土心理学的研究，构建适合国情的危机应对策略。

☞ 微视频 15-2
构筑生命最后一道防线

（叶敏捷）

复习思考题

1. 提示自杀危险性较高的基本线索有哪些？
2. 自杀可以预防吗？如何进行预防？
3. 简述常见的危机后反应和发展过程。
4. 进行危机干预的基本步骤有哪些？

网上更多……

👤 本章小结　　⬇ 教学PPT　　✍ 自测题

第十六章
儿童期精神障碍

关键词

精神发育迟滞　　　　孤独症　　　　注意缺陷多动障碍

品行障碍　　　　　　抽动障碍

　　童年是彩色的……

　　童年是欢笑的……

　　童年是跃动的……

　　童年是充满梦幻的……

　　可是，当孤独症、抽动症、精神发育迟滞、注意缺陷多动障碍等疾病来临时，一切都失去了原有的色彩，童年将变得黯淡无光……

　　有这样一群孩子，他们在沟通交流方面似乎有着一套不被常人所理解的、来自遥远星球的思维模式，他们孤独地沉浸在自己的狭小世界里，无法正常地与别人交流，他们无法享受正常儿童的天真与快乐，我们称他们为"星星的孩子"，在医学上他们患上了孤独症，也叫"自闭症"。

　　有这样一群孩子，他们特别好动，总是安静不下来，注意力不集中，不能正常上课，小动作特别多，情绪不稳定，易怒，独立完成作业困难，家长认为孩子很顽皮。人家的孩子顽皮得很可爱，自己的孩子顽劣得令人头疼。这样的孩子可能患了在医学上被称为注意缺陷多动障碍的疾病，也叫"多动症"。

　　还有很多、很多……

　　让我们共同走近"星星的孩子"，共同走近儿童期精神障碍患者这一特殊的群体……

诊疗路径－注意缺陷多动障碍（ADHD）

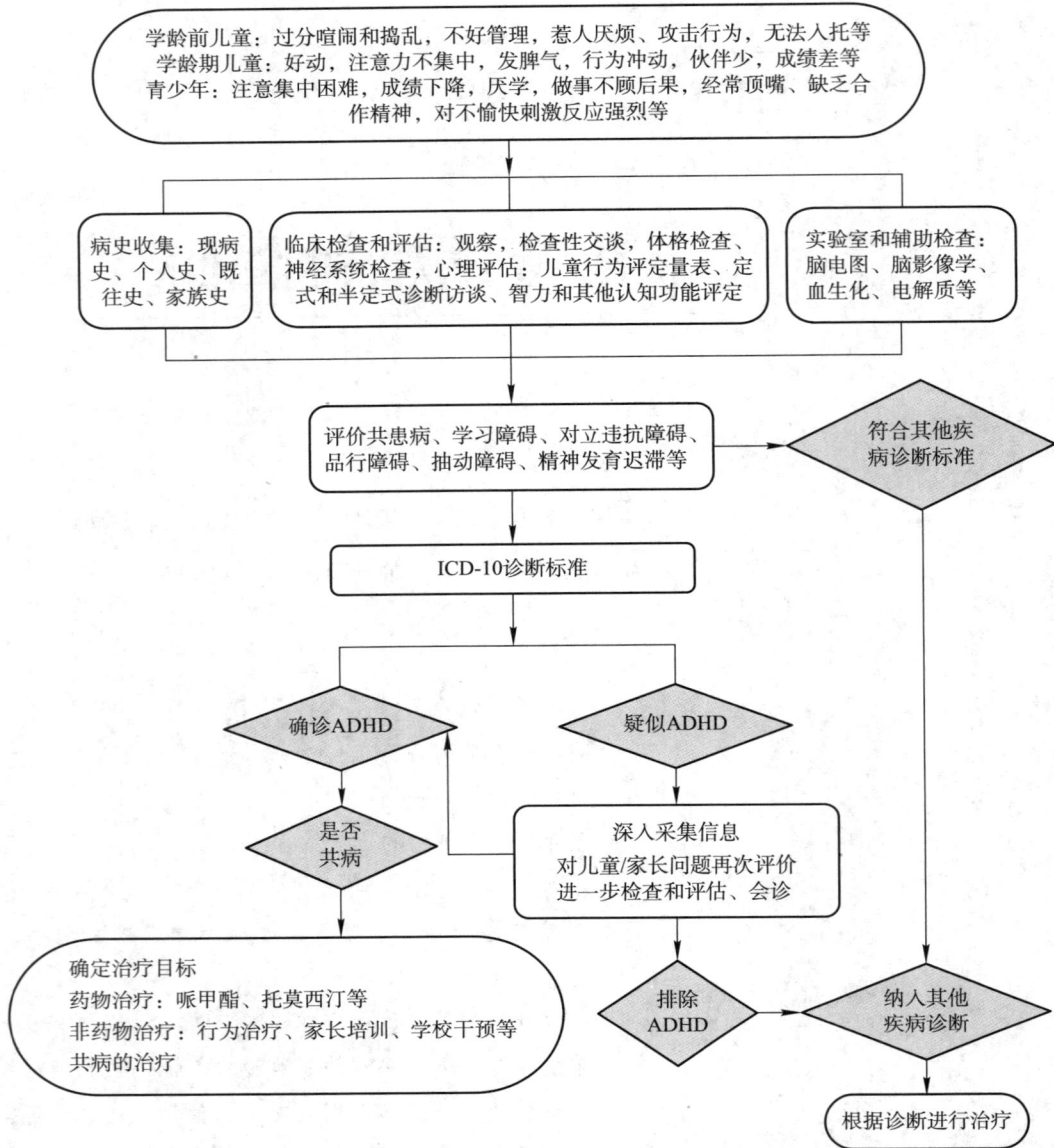

学龄前儿童：过分喧闹和捣乱，不好管理，惹人厌烦，攻击行为，无法入托等
学龄期儿童：好动，注意力不集中，发脾气，行为冲动，伙伴少，成绩差等
青少年：注意集中困难，成绩下降，厌学，做事不顾后果，经常顶嘴、缺乏合作精神，对不愉快刺激反应强烈等

病史收集：现病史、个人史、既往史、家族史

临床检查和评估：观察，检查性交谈，体格检查、神经系统检查，心理评估：儿童行为评定量表、定式和半定式诊断访谈、智力和其他认知功能评定

实验室和辅助检查：脑电图、脑影像学、血生化、电解质等

评价共患病、学习障碍、对立违抗障碍、品行障碍、抽动障碍、精神发育迟滞等

符合其他疾病诊断标准

ICD-10诊断标准

确诊ADHD

疑似ADHD

是否共病

深入采集信息
对儿童/家长问题再次评价
进一步检查和评估、会诊

确定治疗目标
药物治疗：哌甲酯、托莫西汀等
非药物治疗：行为治疗、家长培训、学校干预等
共病的治疗

排除ADHD

纳入其他疾病诊断

根据诊断进行治疗

诊疗路径 – 抽动障碍

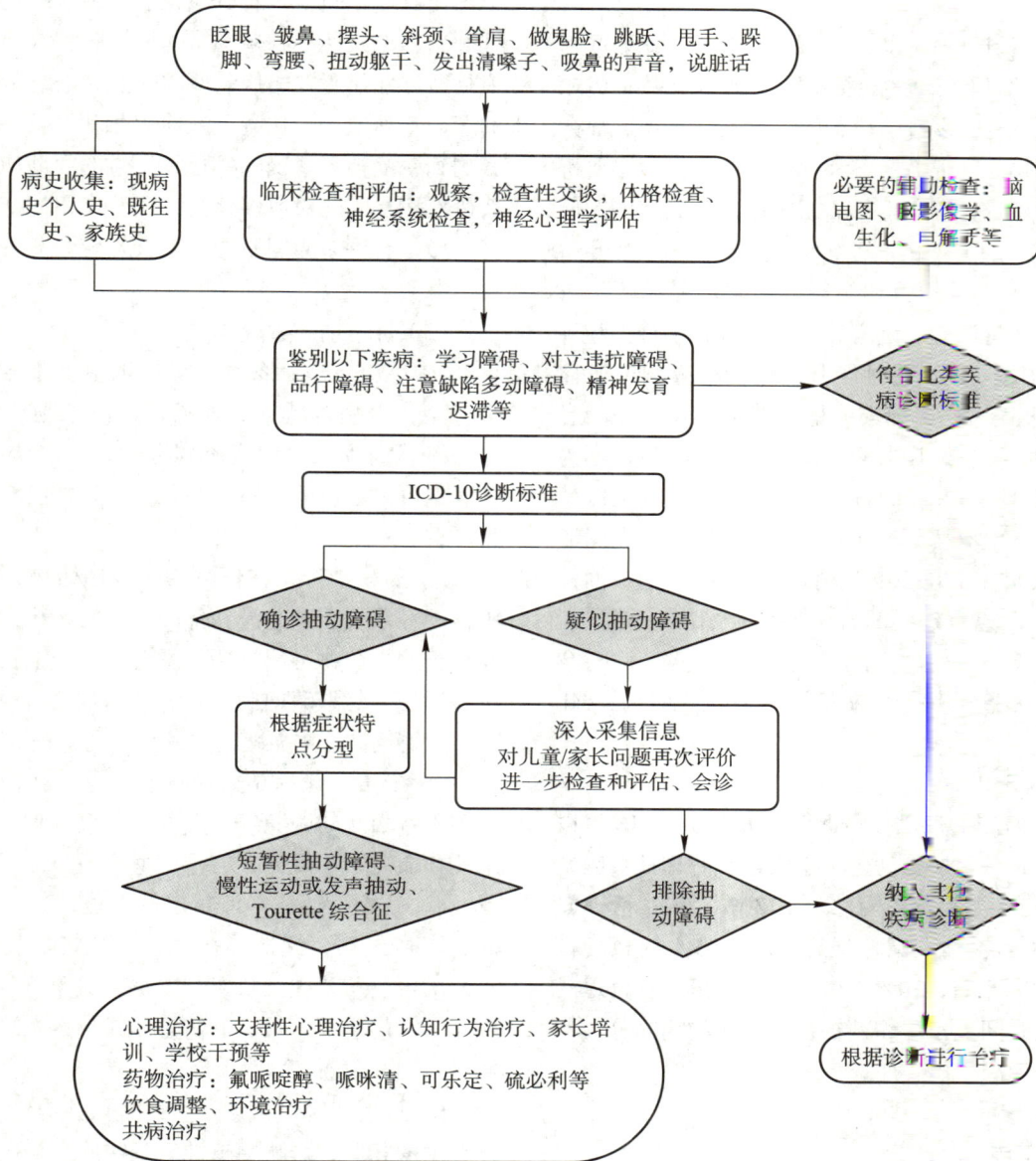

眨眼、皱鼻、摆头、斜颈、耸肩、做鬼脸、跳跃、甩手、跺脚、弯腰、扭动躯干、发出清嗓子、吸鼻的声音，说脏话

病史收集：现病史个人史、既往史、家族史

临床检查和评估：观察，检查性交谈，体格检查、神经系统检查，神经心理学评估

必要的辅助检查：脑电图、脑影像学、血生化、电解质等

鉴别以下疾病：学习障碍、对立违抗障碍、品行障碍、注意缺陷多动障碍、精神发育迟滞等

符合此类疾病诊断标准

ICD-10诊断标准

确诊抽动障碍

疑似抽动障碍

根据症状特点分型

深入采集信息
对儿童/家长问题再次评价
进一步检查和评估、会诊

短暂性抽动障碍、慢性运动或发声抽动、Tourette 综合征

排除抽动障碍

纳入其他疾病诊断

心理治疗：支持性心理治疗、认知行为治疗、家长培训、学校干预等
药物治疗：氟哌啶醇、哌咪清、可乐定、硫必利等
饮食调整、环境治疗
共病治疗

根据诊断进行治疗

第一节 精神发育迟滞

精神发育迟滞（mental retardation，MR）又称智力低下或精神发育不全，是导致人类残疾的主要疾病之一，是指个体在生长发育阶段，由于生物、心理、社会等各种因素引起的以智力低下和社会适应困难为主要特征的心理发育障碍。智商（intelligence quotient，IQ）低于人群平均智商的 2 个标准差，即 IQ 低于 70。社会适应困难涉及个人生活能力和履行社会职责能力两个方面。临床上表现为认知、语言、情感、意志、行为和社会化等方面的障碍，可同时伴有其他精神障碍或躯体疾病。WHO 报道，任何国家或地区精神发育迟滞的患病率一般为 1%～3%，其中轻度精神发育迟滞患病率为 3%，中、重度为 0.3%～0.4%。1993 年我国 7 个地区精神疾病流行病学调查显示，9～14 岁儿童精神发育迟滞的患病率为 2.84%。2001 年全国 0～6 岁残疾儿童抽样调查结果显示，智力残疾的现患率为 0.931%。精神发育迟滞男性略多于女性，大约是女性的 1.5 倍。农村和其他不发达地区患病率高于城市，低经济水平、低文化家庭中多见。

【病因及病理】

精神发育迟滞的病因十分复杂，从胎儿到 18 岁以前影响中枢神经系统发育的生物学因素、心理社会因素均可能导致大脑功能发育阻滞。有 30%～50% 精神发育迟滞的病因不明确，国外报道 40%～55% 的轻度精神发育迟滞病因不明，20%～30% 的重度精神发育迟滞病因不明。从时间上来看，精神发育迟滞的病因分为产前、产时和产后因素。

1. 产前因素

（1）遗传因素

1）染色体异常：包括染色体数目和结构异常。数目异常可见于常染色体和性染色体，如单体型、三体型、四体型、非整倍体，其中以三体型最为多见。常见的常染色体数目异常有：21- 三体综合征（唐氏综合征、先天愚型）、13- 三体综合征、18- 三体综合征等，大多为中度或重度精神发育迟滞。常见的性染色体数目异常包括先天性卵巢发育不全和先天性睾丸发育不全，大多为轻度精神发育迟滞。结构异常如染色体断裂、缺失、重复、倒位、易位、环形染色体和等臂染色体等。常染色体结构异常如 5p- 综合征（猫叫综合征），性染色体结构异常如脆性 X 染色体综合征。

2）基因异常：包括单基因遗传疾病和多基因遗传疾病。其中单基因遗传疾病较常见，包括苯丙酮尿症、半乳糖血症、同型半胱氨酸尿症、结节硬化症、神经纤维瘤病、家族性小脑畸形、先天性脑积水等。苯丙酮尿症是遗传性代谢缺陷病的典型代表，缺乏苯丙氨酸代谢的酶－苯丙氨酸羟化酶，致使大量苯丙氨酸蓄积，从而影响到中枢神经系统的发育和正常的生理功能。多基因遗传疾病是由两对或多对基因相互作用的结果，如神经管畸形，有许多原因不明的精神发育迟滞可能与多基因遗传有关。

（2）母孕期因素

1）感染：包括各种病毒、细菌、螺旋体、寄生虫等感染，以病毒感染为多见，如巨细胞病毒、风疹病毒、流感病毒及单纯疱疹病毒等。目前认为至少有 12 种病毒可以通过胎盘感染胎儿，在妊娠前三个月损害最为严重。

2）药物：母亲在怀孕期间服用药物，特别是影响中枢神经系统、内分泌和代谢系统的药物，以及抗肿瘤和水杨酸类药物可影响胎儿发育，原则上在妊娠期尽量不要服药。易致畸的药物有：水杨酸类、地西泮、氯氮䓬、苯妥英钠、甲氨蝶呤、碘化物等。

3）中毒：包括孕妇吸毒、大量酗酒、胎儿与母亲血型不合引起的高胆红素血症、严重吸烟、药物过量和某些物质（如一氧化碳、铅、汞等）中毒等。

4）妊娠期疾病：严重慢性疾病，如心脏病、糖尿病、高血压病、慢性肾疾病、严重贫血、癫痫、缺碘等，均可使胎儿缺血缺氧、中毒、代谢障碍，导致不成熟儿、宫内生长迟缓、低体重儿或神经系统损害、宫内窒息和颅内出血等。

5）放射线和电磁波：放射线可使 DNA 断裂而危害发育中的胚胎，影响中枢神经系统的发育产生畸形。

6）其他因素；如高龄产妇、营养不良、胎盘功能不良、情绪因素等。

2. 产时因素 包括宫内或出生时窒息、产前出血、前置胎盘、胎盘早期剥离、产程过长、产伤、新生儿颅内出血、早产、未成熟儿等，这些因素可以使胎儿颅脑损伤或缺氧，从而影响发育。

3. 产后因素 包括中枢神经系统感染（如脑炎、脑膜炎等）、颅脑外伤、脑出血、脑缺氧、甲状腺功能低下、中毒、母婴血型不合所致核黄疸、新生儿肝炎、新生儿败血症、营养不良、长期隔绝等，这些因素均可影响神经系统和智力的发育。

【临床表现】

1. 早期症状和表现　喂养困难、睡眠过多、哭声异常、对外界刺激缺乏反应、对周围事物缺乏兴趣或兴趣短暂、反应迟钝、注意力不集中、语言和动作发育落后、具有特殊的容貌等。

2. 主要临床表现　精神发育迟滞的主要临床表现为智力低下和社会适应困难，可同时伴有其他精神障碍或躯体疾病。但是不同临床类型、不同程度的表现有所差异。根据智力缺损的程度和社会适应能力不良，精神发育迟滞分为轻度、中度、重度和极重度四级，智商在70～89之间称为边缘智力。

（1）轻度精神发育迟滞（mild mental retardation）：智商介于50～69之间，成年后其智力水平相当于8～12岁的儿童，为最常见的类型，占精神发育迟滞总数的85%。此类型患者智力缺损程度较轻，不易被早期发现，常常在入学后其智力活动较其他儿童明显落后才被发现。患者的语言发育缓慢，词汇不丰富，虽能进行日常的语言交流，但语言的理解和使用能力差。患者抽象思维不发达，计算、读写比同龄儿童差。随年级增高学习越来越困难，难以与同龄儿童一起升班，一般不易考入中学，需要特殊教育。社会适应能力低于正常水平，但能够自理生活，从事简单的劳动或非技术性操作。患者考虑问题简单，缺乏预见性和灵活性，常依赖别人，遇到刺激容易产生应激反应或心理障碍。

（2）中度精神发育迟滞（moderate mental retardation）：智商介于35～49之间，成年后其智力水平相当于6～9岁的儿童，占精神发育迟滞总数的10%。患者从幼年开始语言和运动发育明显落后于同龄儿童，语言的理解和使用能力差。能够说话，但词汇贫乏，不能表达复杂的内容。阅读、计算和理解能力差，不能适应普通学校的教育，需要进行特殊教育。生活自理困难，需要别人的指导和照顾，能部分自理日常简单的生活。能做简单的劳动，但质量差、效率低。多数中度精神发育迟滞患者有生物学病因，躯体和神经系统检查常常有异常发现。

（3）重度精神发育迟滞（severe mental retardation）：智商介于20～34之间，成年后其智力水平相当于3～6岁的儿童，占精神发育迟滞总数的3%～4%。患者在语言和运动方面的能力很差，能说一些简单的词句，表达能力差，不能理解别人的言语，无法学习。生活不能自理，需要在监护下生活，不能劳动。运动功能很差，无社会行为能力，常伴有各种畸形和神经系统异常体征。此种类型几乎均由生物学原因所致。

（4）极重度精神发育迟滞（profound mental retardation）：智商在20以下，其智力水平相当于3岁以下的儿童。较少见，仅占1%～2%。大多数患者在出生时就有明显的先天畸形和神经系统异常，完全没有语言能力，不会说话也不理解别人的言语，以原始性的情绪（如哭闹、尖叫等）表达需求。大多数患者不能活动或活动严重受限，生活完全依靠别人照料，在特殊训练下仅可获得极其有限的自助能力，常合并严重脑部损害，伴有躯体畸形。大多数患者因生存能力薄弱及严重疾病而早年夭折。

3. 其他症状

（1）共患精神障碍：精神发育迟滞患者中有一半以上共患其他精神障碍，较常见的有精神分裂症、心境障碍、癫痫性精神障碍、注意缺陷多动障碍、孤独症等。

（2）躯体发育和功能异常：躯体发育异常如头、颅畸形、面部畸形、唇裂和腭裂、四肢及性器官畸形、先天性心脏病等。21-三体综合征、先天性卵巢发育不全、先天性睾丸发育不全、脆性X染色体综合征、苯丙酮尿症和结节性硬化患者有相应的躯体发育障碍的症状和体征。80%～90%患者可伴有癫痫发作。功能障碍在重度和极重度患者中多见，如视听觉障碍、运动障碍、大小便失禁。

【诊断及鉴别诊断】

1. 诊断　精神发育迟滞的诊断要结合病史、全面的体格检查、神经系统检查、实验室检查、精神检查和心理测验等多方面的材料。

诊断要点：①起病于18岁以前。②智商低于70。③存在不同程度的社会适应困难。通常根据智力缺损和社会适应能力的水平进行临床分级，以智商和适应商为分级标准，当然还要结合患者的临床表现。常用的智力测验包括婴幼儿发育量表、盖塞尔发育量表、韦氏学前儿童智力量表和韦氏学龄儿童智力量表修订本，根据不同年龄来选择量表。常用的社会适应能力的评估量表包括儿童适应行为评定量表、婴幼儿至初中生适应行为量表、适应行为量表、Vineland适应行为量表等。

2. 鉴别诊断

（1）精神发育暂时性延缓：如未成熟儿、低体重儿、营养不良、慢性躯体疾病、视听觉障碍、学习条件不良等，都可影响儿童的心理发育。当这些原因去除或纠正以后，智力发育能迅速赶上同龄儿童的智力水平，因此可与精神发育迟滞鉴别。

（2）痴呆：以智力低下为主要临床特征，故应与精神发育迟滞鉴别。痴呆为智力发育成熟（18岁）以后各种原因导致的智力低下，亦即原先发育好的智力出现了后退。而精神发育迟滞是智力发育成熟之前出现的，可以鉴别。

（3）孤独症：主要特征为社会交往障碍、言语发育障碍、兴趣范围狭窄和行为方式刻板。孤独症患者往往缺乏与他人交往的兴趣，缺乏情感反应，而精神发育迟滞患者有与他人交往的愿望和要求，也有相应的情感反应。孤独症患者一般没有明显的特殊外貌和畸形。75%的孤独症患者存在不同程度的智力低下，当既符合孤独症的诊断又同时存在精神发育迟滞时可作两个诊断。

（4）儿童精神分裂症：患者往往表现孤僻退缩、反应迟钝、社会适应不良等，从而被误诊为精神发育迟滞。但前者病前智能正常，主要特征是幻觉妄想、思维障碍、情感淡漠、行为异常等精神病性症状，根据这些特点与精神发育迟滞相鉴别。

（5）注意缺陷多动障碍：注意缺陷多动障碍患者的智力在正常范围，经治疗后可好转，学习成绩能够提高，达到与智力相当的水平，社会适应能力也有相应的改善。而精神发育迟滞患者的学习成绩始终与智力低下的程度相符合，另外还有语言、运动发育迟缓，理解能力、判断能力和社会适应能力普遍性偏低等特点。

【治疗及干预】

1. 治疗　目前没有特效的药物治疗。治疗的原则应是早期发现，早期诊断，查明原因，早期应用医学、社会、教育和职业训练等综合措施干预，使患者的社会适应能力得到发展。治疗以教育训练为主，结合病因和病情采取相应的病因和药物治疗，并辅以心理治疗。

（1）教育训练：适合于任何类型和程度的患者，训练越早效果越好。训练内容包括基本生活技能、语言功能、学校技能、劳动技能、人际交往能力、道德品质教育等多方面。对于轻度和中度患者应尽早进行系统的语言、生活和劳动技能教育训练，很多患者成年后基本上能过接近正常的生活。对于重度的患者需要重点训练基本的生活技能。

（2）病因治疗：对病因清楚的疾病如苯丙酮尿症、甲状腺功能低下、先天性颅脑畸形、脑积水等及时针对病因治疗。

（3）药物治疗：对于伴发精神症状的患者可选用小剂量抗精神病药、心境稳定剂和抗焦虑药治疗。另外可给予改善脑细胞功能的治疗，如促进脑代谢药物吡拉西坦、茴拉西坦、吡硫醇、赖氨酸、叶酸、脑活素等。

（4）心理治疗：虽然患者有限的语言能力使心理治疗受到限制，但是只要具备基本的言语或非言语交流能力，就能从心理治疗中获益。心理治疗的目的是培养患者自信心，解决内心冲突，改善人际交往和不良的行为模式，提高社会适应能力。治疗方法包括支持治疗、认知治疗、行为治疗、家庭治疗、小组治疗等。

2. 预防　精神发育迟滞是导致精神残疾的重要原因，因此预防是至关重要的，要做好三级预防工作。一级预防是消除病因，防止精神发育迟滞的发生。一级预防的措施包括遗传咨询，做好婚前检查、孕期保健、产前检查和围生期保健等。二级预防是指早期发现可能引起精神发育迟滞的疾病，对可疑患者进行定期随访和早期干预。二级预防的措施包括产前诊断、新生儿遗传代谢疾病筛查、可疑患者监测等。三级预防是对疾病采取综合措施，提高生存质量与水平，减少残疾。

3. 病程及预后　产前、产时因素所致的患者在出生以后即表现出心理发育迟缓，产后因素致病者，病前智力发育正常。智能损害一旦发生，一般不可能减轻或恢复到正常智力水平。患者的预后取决于疾病的严重程度、特殊教育和康复训练的情况、家长的重视程度等方面。

☞ 微视频 16-1
折雾的天使

第二节　孤　独　症

☞ 典型案例（附分析）16-1
孤独症

孤独症（autism）是一种起病于婴幼儿期的神经发育性障碍，主要表现为社会交往障碍、交流障碍、兴趣范围狭窄和行为方式刻板。孤独症的患病率各国报道不一，早期的流行病学研究显示典型孤独症的患病率为（2~5）/万，后来的研究显示不断增加的趋势。近年来的研究发现孤独症的患病率达到（60~70）/万。1982年陶国泰首次在国内报道了4例患者。目前我国缺乏全国性孤独症的流行病学调查数据，仅有少数地区性资料显示孤独症患病率为（10~20）/万。孤独症一般起病于3岁以前，男性多于女性，比例为（4~8）:1。

☞ 人文视角 16-1
来自星星的孩子

【病因及病理】

孤独症目前病因及发病机制未明，现有的研究表明孤独症是遗传和环境共同作用的结果。病因主要包括遗传因素、病毒与免疫学因素、神经生化因素、脑结构和功能异常、围生期因素和社会心理因素等方面。目前大多数学者认为生物学因素特别是遗传因素占主要方面；而环境因素，特别是胎儿大脑发育关键期接触的环境因素会导致发病的可能性增加。

1. 遗传因素　遗传因素在孤独症的起病过程中起着主要的作用，家系研究显示孤独症存在家族聚集现象，同卵双生子的同病率为92%，异卵双生子的同病率为10%，提示遗传度大于90%。孤独症的遗传模式复杂，是由多对等位基因协同并与环境因素共同作用导致的一种多基因病。和孤独症有关的异常染色体主要有2号、7号、15号、22号和性染色体。分子遗传学研究揭示了一些孤独症的易感基因，这些基因突变可能导致胎儿大脑发育异常，从而发生孤独症。

2. 病毒与免疫学因素　很多研究显示孤独症的发病与产前感染因素有关，以病毒感染为主，如风疹病毒、巨细胞病毒、水痘 - 带状疱疹病毒和单纯疱疹病毒等。病毒感染损害中枢神经系统发育，是孤独症发病的重要生物学因素之一。免疫异常在孤独症的发病中起着重要的作用，包括细胞因子平衡失调、T 细胞和 B 细胞异常、自然杀伤细胞功能改变、免疫抑制因子生成减少和功能减弱、自身抗体生成增多等。孤独症的发生可能是在基因易感的基础上，在 1～3 岁免疫建立的关键时期，由环境因素触发，引起免疫介导的炎症，改变胃肠道和血脑屏障的通透性，导致慢性的中枢神经系统炎症，从而影响神经形成、迁移及突触的建造。

3. 神经生化因素　对神经递质的研究发现，约 1/3 孤独症患者外周血 5-HT 水平增高，还有一些研究发现脑内 DA 的增加可引起部分孤独症儿童的刻板行为增加。

4. 脑结构及功能异常　研究发现部分孤独症患者存在小脑、海马、杏仁核细胞结构改变和浦肯野细胞减少等改变。结构磁共振发现 2 岁以前 70% 患者在出生后脑体积过度增长，但这种改变并不持续到青少年和成年期。PET 发现孤独症患者额叶、顶叶、新纹状体功能受损，而 SPET 则发现孤独症患者额叶、颞叶、海马的血流灌注减少。弥散张量成像研究结果显示，孤独症患者存在白质纤维完整性的广泛异常。

5. 围生期因素　研究发现孤独症患者产伤、宫内窒息等围生期并发症较正常对照组多。目前较多的证据表明，父母生育年龄和产科问题与孤独症的风险增加有关，流行病学研究发现父母生育年龄的增加孩子患孤独症的危险。

6. 社会心理学因素　有人认为孤独症患儿存在社会认知缺陷，缺乏推测他人意图、需要、情感等方面的能力，难以理解他人心理状态，无法判断和预测他人的行为，进而损害了其社会交往能力。

【临床表现】

1. 社会交往障碍　是孤独症的核心症状。患者在社会交往方面存在质的缺陷，缺乏社会交往的兴趣、社会交往的技巧和方法，以及缺乏根据社交情景和各种线索调整自己行为的能力。他们不与外界接触，对环境缺乏兴趣，对熟悉与不熟悉的人都不加区分地表现出冷漠，极度孤独，对亲人等缺乏情感联系。孤独症患者缺乏与他人眼对眼的凝视，回避与他人目光接触，与人讲话时常低着头或眼睛望着别处。他们缺乏对游戏的兴趣，很难懂得游戏时要遵守的规则，在游戏中无法和其他孩子融为一体，不能建立同伴关系。孤独症患者缺乏社交性互动，在识别、理解别人情绪和表达自己的情绪方面有障碍，不会交朋友，难以建立友谊。

2. 交流障碍

（1）言语交流障碍：言语交流障碍是孤独障碍的第二大症状，也是大多数患儿就诊的主要原因。这种言语障碍是一种质的损害，主要表现在言语发育迟缓或不发育、言语理解和运用能力损害、言语形式和内容异常、语音语调和节奏的障碍等。

1）言语发育迟缓或不发育：患者的言语发育较正常同龄儿童晚，出现言语后发育慢，甚至不发育。有的患者可有相对正常的言语发育阶段，但起病后言语逐渐减少甚至完全消失。

2）言语理解和运用能力损害：孤独症患者存在不同程度的言语理解能力损害，重者完全不理解别人的言语，轻者无法理解成语、隐喻等。孤独症患者不会适当地运用言语进行沟通，不会提出话题、维持话题，不会用言语表达意愿或描述一件事情，缺少讲话时应有的反应，有时反复纠缠同一话题。有的患者不会运用代词或者错用代词，常把自己说成"你"，而把对话人说成"我"。

3）言语形式和内容异常：患者常存在刻板的重

复言语、模仿言语和自言自语等，这些言语缺乏交流性质。

（4）语音语调、节奏的障碍：患者讲话时语气平淡，缺乏节奏变化，没有抑扬顿挫的情感色彩，让人听起来怪声怪气。他们不能运用语气、语调的变化来辅助交流，常存在语速和节律的问题。

（2）非言语交流障碍：患者的姿势语言、表情缺乏，他们不理解别人的姿势和面部表情，也不会运用姿势和表情与人交流。比如他们很少用点头、摇头、摆手等表示意愿，当他们想要某种东西时，常先出现要求事物的动作，缺乏相应的面部表情，也经常以哭闹、尖叫来表达需要。

3. 兴趣范围狭窄和行为方式刻板　孤独症患者对一般儿童喜欢的玩具和游戏不感兴趣，而通常对某些无生命的物体表示出迷恋，如车轮、瓶盖、旋转的电风扇等。他们对玩具的主要特征不感兴趣，却十分关注非主要特征，比如反复触摸光滑衣服或杂志的表面、闻别人刚坐过的凳子等，并从中得到一种愉快的满足。患者常常表现出重复动作、刻板运动或怪异行为，如扭曲或弹手指、拍手、不停地旋转、摇摆身体、用脚尖走路或无目的地哭或笑。部分孤独症患者常要求周围环境和生活方式维持原样不变，即使微小的变动也会表现痛苦或大发脾气。

4. 感知觉反应异常　主要表现为对外界刺激（如声音、光线、冷热、疼痛等）反应迟钝或过分敏感。

5. 智能障碍　75%的患者存在不同程度的智力低下，其中重度智力低下者占50%。孤独症儿童智力的各方面发展不平衡，操作性智商较语言性智商高，在机械记忆、空间视觉能力等方面的障碍较轻，而对事物的抽象、理解、形成概念的能力等方面障碍较明显。有些孤独症在普遍智力低下的基础上具有某些超出正常人的特殊能力，如特殊的机械记忆能力、计算能力、阅读能力、音乐能力和绘画能力等。根据患者的智力水平可分为高功能孤独症和低功能孤独症，前者智能正常或接近正常，后者有明显智能损害。

6. 精神神经症状　部分患者合并注意缺陷、多动症状、抽动症状、强迫行为、自伤行为、攻击行为、焦虑症状、睡眠障碍、癫痫等。

7. 早期症状　研究证明，在2岁以内进行高强度科学地行为干预可以显著改善孤独症的预后，近年来越来越重视孤独症的早期诊断与干预。孤独症的早期症状主要包括缺乏社交性微笑和目光对视，社会性注意损害，早期依恋形成障碍，言语障碍，模仿能力缺陷和想象性游戏缺陷。比如对周围的人和生物缺乏兴趣，缺乏社交性微笑，避免与母亲或养育者眼神接触。不寻求他人的爱抚，对人没有亲疏之分。没有牙牙学语，也没有婴幼儿常见的肢体语言交流，不使用眼神、手指指示、展示等动作来和他人分享他关注的人或事物。对别人以眼神、手指指示、展示等动作没有反应，不会模仿他人，缺乏玩过家家等想象性社会互动游戏等。

☞拓展阅读 16-1
孤独症患者的特殊能力

【诊断及鉴别诊断】

1. 诊断　孤独症的诊断要结合病史、精神检查、体格检查、心理评估和其他辅助检查，根据诊断标准进行诊断。

常用的心理评估量表包括5类：筛查量表、诊断量表、发育评估量表、智力测验和适应能力量表。其中筛查量表包括孤独症行为评定量表、克氏孤独症行为量表和孤独症筛查量表等。诊断量表包括儿童孤独症评定量表、孤独症诊断访谈量表修订版和孤独症诊断观察量表。发育评估量表包括盖塞尔发育诊断量表、贝利婴幼儿发展量表和丹佛发育筛查测验等。智力测验包括韦氏学前儿童智力量表、韦氏儿童智力量表、斯坦福-比奈智力量表、Peabody图片词汇测验、绘人测验和瑞文渐进模型测验等。适应能力评估常采用儿童适应行为量表。

2. 鉴别诊断

（1）精神发育迟滞：以智力低下和社会适应能力缺陷为主要特征。他们有与他人交往的愿望和要求，愿意主动和他人交往，但是由于智力低下导致了交往能力差。而孤独症患者一般没有交往的愿望和要求，通常不愿意和他人交往。精神发育迟滞智能发育全面低下，而孤独症智力各方面发展不平衡。当患者既符合孤独症的诊断又同时存在精神发育迟滞时可作两个诊断。

（2）儿童精神分裂症：起病较孤独症晚，多起病于少年期，早期心理发育正常，智力正常。主要表现为思维联想障碍、幻觉妄想和情感平淡等，抗精神病药物治疗有效。

（3）Asperger综合征：起病于3岁以后，一般到7岁左右症状才明显，主要表现为人际交往障碍，刻板、重复的兴趣和行为方式。男孩多见，无明显的言语和智能障碍。

（4）Rett综合征：鉴别要点是只见于女孩，存在明显的步态不稳或躯干运动共济失调、特征性的手刻板性扭动、目的性手部活动丧失及过度换气。病程进展较快，预后较差。

（5）Heller综合征：又称婴儿痴呆或瓦解性精神病，是一种衰退性障碍，一般在出生后2年内发育正常，起病后原先获得的正常生活和社会功能迅速衰退。最后完全丧失语言功能，发展为痴呆。

（6）选择性缄默症：指有言语功能的儿童，在预期要讲话的场合始终不讲话，而在其他场合讲话正常。一般因精神因素影响而出现，没有刻板的重复行为。

【治疗及干预】

1. 教育训练　目前国内外公认教育训练是改善孤独症核心症状、提高患者生活质量最有效的方法。目标是促进患者言语发育，提高社会交往能力，掌握基本的生活技能。中华医学会制定的孤独症诊疗康复指南推荐用行为分析疗法（applied behavioral analysis，ABA）、孤独症以及相关障碍患儿治疗教育课程（treatment and education of autistic and communication related handicapped children，TEACCH）、人际关系发展干预（relationship development intervention，RDI）作为孤独症的干预方法，这也是目前国际主流应用的方法。除此之外还有其他的干预方法，如图片交换沟通系统、感觉统合治疗、地板时光、音乐治疗、游戏治疗、整合疗法等。孤独症的训练和预后密切相关，要长期不懈地坚持。

2. 心理治疗　主要采用行为治疗的方法，目的在于矫正或减少攻击行为、自伤、刻板行为等病态行为，强化社会化行为。

3. 药物治疗　目前缺乏能治疗孤独症核心症状的药物，药物治疗主要是针对伴随的精神神经症状，如情绪问题、攻击行为、活动过多、注意力缺陷、癫痫等进行对症治疗。常用的药物有抗精神病药、抗抑郁药、中枢兴奋剂和抗癫痫药。利培酮和阿立哌唑是获得美国食品和药品管理局批准的用于孤独症的抗精神病药。常用的抗抑郁药有氟西汀和舍曲林，治疗注意缺陷多动障碍时常选择哌甲酯和托莫西汀，而抗癫痫药多选择丙戊酸盐、奥卡西平和硝西泮等。用药时要注意使用尽可能低但临床有效的剂量治疗。

4. 病程及预后　孤独症起病于婴幼儿期，多数患者病前发育正常，起病后发育停滞不前，或出现发育倒退现象，少数患者病前即有心理发育迟缓。孤独症是慢性病程，既往的研究显示远期预后差，47%~77%预后不良，70%社会适应障碍。预后与疾病严重程度、智商高低、早年言语发育状况、是否合并其他精神神经症状、早期教育训练情况等有关。

第三节　注意缺陷多动障碍

☞ 典型案例（附分析）16-2
注意缺陷多动障碍

注意缺陷多动障碍（attention-deficit hyperactivity disorder，ADHD）又称多动症、多动综合征，主要指发生于儿童时期，表现为与患者年龄不相称的注意力不集中、活动过度、情绪不稳并伴有认知障碍和学习困难的一组综合征。智力正常或接近正常。症状发生在各种场合，男孩明显多于女孩。国外学龄期儿童注意缺陷多动障碍的患病率为3%~5%，男女比例为（4~9）：1。国内流行病学调查发现患病率为1.3%~13.4%，患者来自家庭关系紧张、父母离异、社会经济地位低下家庭的较多见。症状一般在学龄前出现，9岁时最为突出。随着年龄的增长，患者共患学习障碍和其他精神障碍的比率明显增加。

【病因及病理】

注意缺陷多动障碍的病因和发病机制未明，可能与生物学因素、心理和社会因素有关。

1. 遗传因素　注意缺陷多动障碍存在家族聚集性，多项研究表明遗传因素在本病的发生中起了主要的作用。双生子研究表明注意缺陷多动障碍的遗传度为0.8或更高，单卵双生子的同病率为55%，异卵双生子的同病率为30%，且症状越严重，遗传的几率越大。分子遗传学研究主要集中在DA、5-HT和NE等神经递质的有关功能基因。目前一致认为注意缺陷多动障碍是多基因遗传疾病，通过多个微效基因的相互作用以及环境因素共同致病。

2. 神经递质　患者脑内DA和NE功能低下，5-HT功能亢进，上述3种递质系统失衡可能与注意缺陷多动障碍有关。

3. 神经解剖与神经生理因素　磁共振研究报道患者额叶发育异常和双侧尾状核头端不对称。PET研究发现，患者大脑皮质启动区和上部前额区的葡萄糖代谢低下，两侧额前叶、尾状核和基底神经核区血流减少。功能性磁共振研究表明，注意缺陷多动障碍患者存在执行功能缺陷，以抑制和工作记忆受损为主，相关的脑区

（如额叶、纹状体等）在抑制任务中活动异常。脑电图显示慢波增多，α波减少和平均频率下降等非特异性改变，提示本病患者存在中枢神经系统成熟延迟或大脑皮质的觉醒不足。

4. 心理社会因素　不良的家庭、社会环境均可成为本病发病的诱因，如家庭破裂、教养方式不当、父母关系不和、童年与父母分离、受虐待、父亲有反社会行为或物质依赖、家庭经济困难等。还有研究显示本病可能与铁、锌缺乏及血铅增高有关。

【临床表现】

1. 注意障碍　是本病最主要的症状。患者注意力集中时间短暂，很难将注意力较长时间集中于某一项活动，主动注意保持时间达不到年龄和智商相应的水平。在活动中不注意细节，常发生粗心大意的错误。在与别人交谈时心不在焉，似听非听。很难遵照指示做事或无法完成功课，需要经常提醒日常生活的事情。容易受外界环境变化的影响而分心，注意对象频繁地转变。经常有意回避或不愿意从事需要较长时间持续集中精力的任务，如课堂作业或家庭作业。患者做事时常丢三落四，经常遗失玩具或学习用具等。

2. 活动过多　是本病最显著的症状，表现为与年龄不相称的活动过多。患者表现为好动、坐不住、难以安静地玩耍。上课时小动作多，在座位上手脚动个不停，屁股在椅子上扭来扭去。喜欢玩东西，东张西望，和其他同学讲话，甚至离开座位走动。话多，喜欢招惹别人，好奔跑喧闹，容易和别人起冲突。

3. 情绪不稳、行为冲动　患者的自我控制能力差，情绪不稳定，遇到事情往往过分激动，常与同伴争吵或打架，行为不顾及后果。患者的要求必须立即满足，否则就哭闹、发脾气。好插嘴，经常会打断别人的谈话，别人问话未完就抢着回答。难以遵守集体活动的秩序和纪律，如游戏时抢着上场，不能耐心地排队等待。好冒险，容易出事故。

4. 学习困难　虽然患者的智力正常或接近正常，但由于注意障碍、多动和认知障碍的影响，患者常常出现学习困难，成绩常明显落后于其智力应有的水平。

5. 神经和精神发育异常　患者的精细动作、协调运动、空间位置觉等发育较差。如翻手、对指运动、系鞋带和扣纽扣不灵便，左右分辨困难。有的患者可出现神经系统软体征，如快速轮替动作不协调、共济运动失调、眼球震颤等。也有少数患者伴有言语发育延迟、表达能力差等问题。

6. 共病　各种不同的发育障碍、情绪障碍或行为障碍可能与注意缺陷多动障碍共存，具体包括：品行障碍、对立违抗障碍、焦虑障碍、心境障碍、抽动障碍、物质滥用和人格障碍等。

【诊断及鉴别诊断】

1. 诊断　正确地诊断有赖于全面的病史、详细的体格检查、辅助检查、精神检查等方面，结合临床评定量表来进行诊断，可了解病情严重程度以及评估治疗效果。

诊断要点：

（1）起病于7岁以前（多在3岁左右），症状持续6个月以上。

（2）在多个场合（如学校、家庭）出现明显的注意力障碍、活动过度或冲动行为。

（3）对社会功能（如学业成绩、人际关系等）产生不良影响。

（4）排除精神发育迟滞、广泛发育障碍、情绪障碍等。

（5）量表评定可作为辅助诊断手段，常用的症状评估量表有 Conners 评定量表、Achenbach 儿童行为量表和 SNAP 量表（Swanson, Nolan and Pelham Rating Scale）。在功能评估方面，WEISS 功能缺陷量表（weiss functional impairment scale，WFIS）是唯一能够特异性对 ADHD 患者在家庭、社会、学校等各方面功能损害进行评估的工具，可灵敏地反映药物或心理治疗的疗效。持续性操作测验（continuous performance task，CPT）常用于评估患者的注意力。

2. 鉴别诊断

（1）正常儿童活动过多：鉴别要点是正常儿童在适当的场合活动过多（如课下、放学后），行为有目的性和计划性，在陌生的环境里自控力好，注意力集中状态与环境相称，社会功能不受影响。而注意缺陷多动障碍患者是在应该安静的场合表现多动，行为冒失、冲动，在陌生的环境里自控力差，注意力集中状态与环境不相称，社会功能受到严重影响。

（2）精神发育迟滞：患者可伴有注意缺陷、活动过多、冲动控制缺陷等，应鉴别。鉴别要点是精神发育迟滞患者的智力低于正常水平，学业成绩始终与智力低下的程度相符合。而注意缺陷多动障碍患者智力正常，学业成绩明显低于其智力水平，经过治疗后学业成绩能够达到与智力相当的水平。

（3）品行障碍：患者存在违反与其年龄相应的社会规范或道德准则的行为，注意缺陷不突出，中枢兴奋剂治疗无效。而注意缺陷多动障碍患者有明显的注意缺陷，经过中枢兴奋剂治疗等治疗后病情能够改善。若两种疾病同时存在，则应当做出两种诊断。

（4）学习障碍：学习障碍的主要症状是儿童在阅读、书写、计算等方面存在一种或多种特殊性障碍，注意力集中困难和多动为伴发症状，而不是主要症状。注意缺陷多动障碍的主要症状为注意缺陷和多动，学习困难为继发症状，故可鉴别。

【治疗及干预】

注意缺陷多动障碍是一种长期的慢性疾病，需要相关学科的医师（精神科、儿科、神经科、儿童保健科、初级保健医师）配合，针对患者不同发育时期，采取长期、多模式、个体化的综合治疗方法。

1. 心理治疗

（1）行为治疗：利用操作性条件反射的原理，对患者的行为予以正性或负性强化，用新的有效的行为来替代不适当的行为。包括一系列不同的干预方法，目的是强化良好行为，改善不良行为。目前广泛应用的方法包括正性强化法、暂时隔离法、消退法、示范法和反应代价法。行为治疗要家庭、治疗机构和学校三方面结合进行才能获得良好的疗效。

（2）认知治疗：主要解决患者的冲动性问题，目的是提高患者的自我控制、自我调节和解决问题的能力。重点是帮助患者认识自己的问题，分析问题产生的原因、考虑后果，并克制自己的冲动行为，选择恰当的行为方式。

（3）家庭治疗：主要针对有家庭问题、父母教育方式不恰当、伴有品行障碍或其他问题、父母不同意接受药物治疗者。帮助父母认识到存在的家庭问题，学会解决家庭问题的技巧，能用适当的方法与子女进行交流，有效地避免冲突。学会使用正性强化方式鼓励孩子的良好行为，使用惩罚方式消除孩子的不良行为等。

2. 药物治疗 通常用于症状明显并影响了各种功能的患者，目的是改善患者的注意障碍、减少多动、增强对冲动的控制、提高社交技能等。常用的药物有中枢兴奋剂、选择性去甲肾上腺素再摄取抑制药、抗抑郁药、α_2- 去甲肾上腺素受体激动剂等。

（1）中枢兴奋剂：为治疗本病的一线药物，可以减轻大多数患者的核心症状，有效率为 75%～80%。作用机理主要是阻断多巴胺转运体，增加突触间隙内儿茶酚胺类神经递质的浓度，有的药物还可促进儿茶酚胺类神经递质的释放。常用的药物有哌甲酯（methylphenidate）和安非他明（amphetamine）。疗程据病情而定，可间断用药数月至数年。

1）哌甲酯：适用于 6 岁以上的患者，有短效制剂和长效制剂两种类型。短效制剂半衰期 4～6 h，通常一天服用 2 次，一般在早晨和中午服用，使患者在学校学习时间体内能保持适当的药物浓度。目前主张选用疗效好、作用平稳、不良反应相对较少的长效制剂哌甲酯控释剂，每日早晨服用一次，作用时间长达 12 h。常见的不良反应有食欲减退、失眠、情绪不稳、心率加快、血压升高、头痛、腹痛等，部分患者出现抽动。长期用药会影响生长发育，可能与影响生长激素分泌有关，患者在治疗期间应监测生长发育。

2）安非他明：当患者服用哌甲酯疗效不理想时使用，可以用于 6 岁以下的患者。常见的不良反应有紧张、激越和睡眠减少。

（2）选择性去甲肾上腺素再摄取抑制剂：托莫西汀（atomoxetine）是第一个被美国食品和药品管理局批准的用于治疗注意缺陷多动障碍的非兴奋型药物，用于治疗 7 岁以上的儿童，疗效与哌甲酯相当。托莫西汀对注意缺陷多动障碍的共患疾病包括焦虑、抑郁、对立违抗障碍等也有较好的疗效。常见的不良反应包括食欲减退、消化不良、疲劳和眩晕。闭角型青光眼患者禁用。

（3）抗抑郁药：为二线药物，主要用于中枢兴奋剂治疗无效、不能耐受不良反应或合并情绪障碍者。主要包括米帕明、地昔帕明、安非他酮、氯西汀等。

（4）α_2- 去甲肾上腺素受体激动剂：包括可乐定（clonidine）和胍法辛（guanfacine），临床多用于伴有抽动障碍、品行障碍、攻击性行为的患者。

3. 病程及预后 注意缺陷多动障碍多起病于 3 岁，病程呈持续性，一般先出现多动症状，随着年龄增长逐渐从多动向注意缺陷演化。多数患者的多动行为持续到青春期前逐渐缓解，但注意缺陷仍可持续相当长时间，甚至可贯穿整个青春期，少数持续至成人。预后不良因素有：存在共病（如品行障碍、学习障碍、心境障碍、抽动障碍等）、智力偏低、不良的家庭和社会心理因素。

☞ 微视频 16-2
她为何总是安静不下来？

第四节 品行障碍

品行障碍（conduct disorder）是指儿童期反复而持

久性地出现反社会性行为、攻击性行为和对立违抗性行为，这些异常行为严重违反了与其年龄相适应的社会道德准则和规范，影响了儿童本身的社会功能，损害了他人或公共利益。ICD-10分类中品行障碍主要包括局限于家庭内的品行障碍、未社会化的品行障碍、社会化的品行障碍和对立违抗性障碍。国内调查发现患病率1.45%~7.35%，男性多见，男女之比为9：1，患病高峰年龄13岁。城市患病率高于农村。国外近几年的数据显示，品行障碍的患病率约为10%，其中男性患病率6%~16%，女性患病率2%~9%。

【病因及病理】

1. 生物学因素

（1）遗传因素：双生子研究发现，反社会行为在单卵双生子中的同病率高于双卵双生子。寄养子研究发现，若亲生父母之一有犯罪史，被寄养孩子的犯罪危险性是其他人群的1.9倍。分子遗传学研究发现，2号和9号染色体的一些区域可能与品行障碍有关，DR_2和DR_4基因的交互作用与品行障碍患病相关。

（2）神经生化因素：5-HT系统的功能障碍与攻击行为和行为抑制有关，5-HT系统功能降低使个体控制力下降，避让危险的能力低，容易出现攻击和违抗行为。研究发现品行障碍患者的5-HT水平异常，脑脊液中5-羟吲哚乙酸降低。还有研究提示脑脊液5-羟吲哚乙酸和高香草酸水平以及自主神经指标可预测未来攻击行为的发生。激素水平和男孩的情绪和攻击性有关，睾丸激素的增高增加了攻击行为的倾向。

（3）其他因素：有研究显示智商低、围生期并发症等因素与品行障碍发生有关，智力低下者容易出现兴奋、攻击行为，而且容易受人教唆出现违法犯罪行为。

2. 心理因素　品行障碍患者具有喜欢冒险、寻求刺激、情绪易冲动、易激惹、好攻击、渴望刺激、不关心他人、难以适应环境等心理特点。他们早期在心理和行为发展上存在一些偏离，如困难型气质、与父母的依恋关系建立不好、同伴的排斥等，而后期的学业失败导致患者的自卑和对学习的厌恶，这些都会影响品行障碍的发生。从认知方面来讲，品行障碍的患者对行为的道德性、逻辑认知和应承担的角色有更不成熟的认识。攻击水平高的男孩常觉得其他人对自己有敌意，不能换位思考，不能恰当地解决冲突，容易产生攻击行为。

3. 社会因素　不良的家庭因素和品行障碍的发生密切相关，这些因素包括：家庭不和睦、父母经常争吵或打架、分居或离异；亲子关系不良；父母教养方式存在问题，如对孩子粗暴，甚至虐待孩子，或者冷漠、忽视，对孩子过分放纵，不予管教；家庭成员亲密度低，道德水平低；父母本身患有精神疾病、存在物质依赖、或父母有违法犯罪行为；家庭经济地位低等。

不良的社会环境因素对青少年犯罪心理形成起着重要作用，如果经常接触暴力或黄色媒体宣传，接受周围人的不正确的道德观和价值观，与违纪青少年为伍，则容易出现品行障碍。

【临床表现】

1. 反社会性行为　表现为说谎、逃学、离家出走、流浪不归、不顾父母的禁令经常在外过夜、偷窃、纵火、勒索或抢劫、虐待他人、故意伤害他人、猥亵行为、强迫他人与自己发生性关系、吸毒、参与社会上的犯罪团伙等，这些行为均不符合道德规范和社会准则。

2. 攻击性行为　指侵犯和攻击他人的行为，可表现为躯体攻击和言语攻击。表现为对他人的人身或财产进行攻击，如经常挑起或参与斗殴，采用打骂、折磨、骚扰及长期威胁等手段欺负他人；虐待弱小、残疾人和动物；故意破坏他人或公共财物等。男性以躯体性攻击多见，女性则以言语性攻击多见。

3. 对立违抗性行为　指故意地违抗和不服从他人，特别是对家长所采取的明显不服从、违抗或挑衅行为，多见于10岁以下儿童。表现为经常说谎而不是为了逃避惩罚，经常暴怒，怨恨他人、怀恨在心或心存报复；经常不服从、不理睬或拒绝成人的要求或规定；经常因自己的过失或不当行为而责怪他人，与成人争吵、与父母或教师对抗，故意干扰别人，违反校规或集体纪律等。

4. 合并问题　品行障碍患者常合并注意缺陷多动障碍、情绪障碍（如抑郁、焦虑、情绪不稳或易激惹）、物质使用障碍、智力偏低、学习困难等。

【诊断及鉴别诊断】

1. 诊断　患者具有反社会性行为、攻击性行为和对立违抗性行为的临床表现；病程持续半年以上；社会功能受损，症状明显影响同伴、师生、亲子关系或学业；品行问题与发育水平明显不一致，排除精神发育迟滞、注意缺陷多动障碍、躁狂发作、精神分裂症或神经系统疾病。

2. 鉴别诊断

（1）注意缺陷多动障碍：见本章第三节注意缺陷多动障碍的鉴别诊断内容。

（2）心境障碍：患者无论在躁狂发作或抑郁发作期

都可能出现攻击或对抗行为，应鉴别。鉴别要点是心境障碍为发作性病程，患者有明显的情感高涨或情感低落，行为异常只是一个方面，经过相应药物治疗症状消失。而品行障碍是持久的品行模式，药物治疗效果欠佳。

（3）精神发育迟滞：患者存在智力低下，而且自控力差，可能发生一些攻击或对抗行为，应鉴别。精神发育迟滞的主要特点是智力低下和社会适应困难，而品行障碍的患者智力正常，主要症状是反复而持久性地出现的反社会性行为、攻击性行为和对立违抗性行为。若患者两类问题同时存在，则应当诊断为精神发育迟滞合并品行障碍。

（4）精神分裂症：患者因精神病性症状的影响可出现攻击或对抗行为，但患者的主要症状是幻觉、妄想和思维障碍，经抗精神病药物治疗后异常行为能改善或消失，据此可鉴别。

【治疗及干预】

1. 治疗 品行障碍的治疗比较困难，目前缺乏单一有效的治疗方法，要采取长期的综合治疗方法，同时要强调早期发现和干预的重要性。治疗方式包括心理治疗、药物治疗、社区干预以及多系统治疗，治疗的重点在于家庭和社区。

（1）心理治疗：

1）认知行为治疗：重点在于改善患者的认知缺陷，如逻辑认知、对行为的道德性和应承担角色的认识等，提高其沟通能力、解决问题的能力、冲动控制和情绪管理能力等，逐渐消除不良行为，建立正常的行为模式，促进社会适应行为的发展。治疗方法包括正性强化法、消退法和游戏疗法等。

2）家庭治疗：主要包括家庭功能治疗和父母管理训练。家庭治疗目的是改变不合理的家庭结构和功能，增加家庭成员之间的直接交流和相互支持，特别是亲子关系的改变，使家庭朝着健康方向发展。父母管理训练的主要方法是直接训练父母以适当的方式与患者交流，采用正性强化和轻微的惩罚措施奖励亲社会性行为，消退不良行为。

（2）药物治疗：是辅助治疗方法，主要是用来处理其他伴随症状。一般选用心境稳定剂、抗精神病药、中枢兴奋剂和抗抑郁剂。心境稳定剂和抗精神病药对冲动、攻击、暴怒和情绪不稳有效。中枢兴奋剂适用于合并注意缺陷多动障碍的患者。若合并焦虑、抑郁等情绪问题，可给予抗抑郁药治疗。

（3）社区干预：发展社区干预计划，借助社会的力量来帮助品行障碍的患者，如临近社区、学校、志愿者和青少年服务机构等。

（4）多系统治疗：是以家庭系统治疗为主导，多种治疗形式共同参与的方式。多系统治疗的观点为品行障碍是在一个较大的网络系统中形成的，包括家庭因素、个体、同龄人关系、学校环境和社区环境，在国外已广泛用于治疗儿童和青少年的严重反社会行为。治疗前首先进行全面的评估，根据评估所获信息，基于患者和家庭的特殊需求，制定独特的治疗方案。治疗时间一般为3~5个月。这种治疗方法具有较强的灵活性，有助于改善家庭关系，减少反社会行为和攻击行为。

2. 预防 品行障碍一旦形成治疗非常困难，所以预防非常重要。预防的时间越早效果越好，重点工作包括：创造良好的家庭环境、干预高危儿童和树立良好的社会风气。预防手段包括以父母为导向的、社会认知技能训练、学业技能训练、团体合作、教师培训等。

3. 病程及预后 少数患者预后较好，多数预后不良。有的患者随着年龄的增长，经过适当的教育与治疗逐渐恢复。有些患者的异常行为持续到少年期，出现学业困难或辍学，形成少年违法。部分患者进一步发展为反社会性人格障碍和成年期的暴力犯罪，使其成年期就业、婚姻家庭、人际关系等方面出现困难。预后和疾病的严重程度、发病年龄、行为类型和家庭环境有关。病情越重、发病年龄越早、攻击型或违法型品行障碍、家庭环境不良、合并其他精神疾病者预后差。

第五节 抽动障碍

抽动障碍（tic disorder）是一组主要发病于儿童时期，表现为运动肌肉或发声肌肉抽动的疾病。本病多见于男孩，男、女性患病比率为（3~4）：1。包括三种类型：短暂性抽动障碍、慢性运动或发声抽动障碍和Tourette综合征。国内的数据显示短暂性抽动障碍的患病率为0.34%~7.70%，慢性抽动障碍的患病率为0.27%~4.27%，Tourette综合征的患病率为0.37%~0.71%。发病高峰在6~10岁，患病率以9~10岁最高。

【病因及病理】

抽动障碍的病因及发病机制尚不明了，其中对Tourette综合征的病因研究最多。研究表明，抽动障碍的发生与遗传因素、神经生化因素、神经解剖因素、脑器质性因素、心理因素和其他因素有关，可能是多种因素在发育过程中相互作用所导致的结果。

1. 遗传因素 抽动障碍具有明显的家族聚集性，单卵双生子的同病率为77%，而双卵双生子的同病率为23%。对 Tourette 综合征的研究表明，至少60%的患者家族史阳性，单卵双生子的同病率为53%，显著高于双卵双生子的同病率8%。抽动障碍的遗传方式目前难以确定。

2. 神经解剖因素 与 Tourette 综合征发病相关的解剖部位主要有基底核及其皮质、丘脑、中脑等，存在皮质–纹状体–丘脑–皮质通路的异常。结构性脑磁共振成像的研究发现，Tourette 综合征患者基底核部位结构显著异常，如双侧腹侧壳核和左侧海马、左侧丘脑体积显著增大，而尾状核体积明显减少。

3. 神经生化因素 主要涉及基底核及相关脑区，如多巴胺过度释放或突触后多巴胺 D_2 受体超敏、中枢去甲肾上腺素能系统功能亢进、5-HT 水平降低、谷氨酸水平增高、内源性阿片肽功能障碍等。

4. 脑器质性因素 围生期损害（如产伤、窒息、早产、出生时体重低等）可能与本病有关。母亲怀孕期间遭遇应激性生活事件、严重恶心呕吐等可增加儿童患抽动障碍的风险。

5. 心理因素 抽动障碍可能与应激因素有关，在应激或焦虑状态下抽动症状加重。患者在生活中遇到的各种心理因素，引起儿童紧张焦虑的情绪，可能会诱发或加重抽动症状。

6. 其他因素 躯体因素如眼结膜炎或倒睫可引起眨眼，上呼吸道感染可出现吸鼻等，而当躯体因素消除后这些症状仍存在。神经免疫学研究发现，抽动的发生与 A 组 β 溶血性链球菌感染引起的自身免疫有关。长期服用某些药物（如中枢兴奋剂和抗精神病药）可能会出现抽动。

【临床表现】

1. 基本症状 抽动是一种突然、快速、反复的非节律性运动或发声，无明显目的。抽动主要表现为运动抽动和发声抽动，有简单抽动和复杂抽动两种形式。简单运动抽动表现为突然、迅速、反复、无意义的运动，包括眨眼、皱鼻、点头、摆头、斜颈、耸肩等。复杂运动抽动表现为突然的、似有目的的复杂行为动作，如做鬼脸、跳跃、甩手、拍打自己、跺脚、弯腰、扭动躯干、模仿行为、猥亵行为等。简单发声抽动表现为反复发出不自主的、无意义的、单调的声音，包括咳嗽、清嗓子、吸鼻声、咕哝、吼叫、犬吠声等。复杂发声抽动是指反复发出似有意义的语词声，包括单词、词组、短句、重复语言、模仿语言、秽语等。

抽动障碍多以运动抽动为首发症状，起病年龄平均7岁，发声抽动一般在11岁出现。抽动症状一般先见于头面部，然后向躯干、四肢扩展。抽动可以在短时间内受意志控制，在情绪紧张、过度疲劳、躯体疾病或其他应激情况下发作较频繁，放松、专注于某一活动时减轻，睡眠时消失。

2. 临床类型

（1）短暂性抽动障碍（transient tic disorder）：又称习惯性痉挛、一过性抽动障碍或暂时性抽动，为抽动障碍最常见的类型。短暂性抽动障碍主要表现为简单的运动或发声抽动症状，以运动抽动为主。抽动常限于某一部位，一组肌肉或两组肌肉群。运动抽动症状包括眨眼、耸鼻、皱额、张口、斜视、摇头、斜颈、耸肩、扮鬼脸等，发声抽动症状包括咳嗽、清嗓子、吼叫、嗤鼻、犬叫或"啊""呀"等单调的声音。也可出现复杂运动抽动，如蹦跳和拍打自己等。短暂性抽动障碍起病于学龄早期，在4~5岁儿童最常见，男性为多。首发症状多为运动抽动，起始于头面部，抽动症状在一天内多次发生，至少持续2周，但不超过1年。

（2）慢性运动或发声抽动障碍（chronic motor or voiced tic disorder）：多数患者表现为简单或复杂的运动抽动，少数患者表现为简单或复杂的发声抽动，一般不会同时存在运动抽动和发声抽动。抽动部位除头面部、颈部和肩部肌群外，还常发生在上下肢或躯干肌群，且症状表现形式一般持久不变。某些患者的运动抽动和发声抽动在病程中交替出现。抽动的频度可能每天发生，也可能断续出现，但发作的间歇期不会超过2个月。

（3）Tourette 综合征（Tourette syndrome）：又称发声与多种运动联合抽动障碍、抽动秽语综合征，为抽动障碍中病情较重的一个亚型，以多部位运动抽动和发声抽动为主要特征。抽动症状涉及的肌群多，症状重，对患者的影响大。随着病程的发展，抽动的部位逐渐扩大，累及肩部、颈部、躯干或四肢等部位，抽动形式也由简单抽动发展为复杂抽动，抽动的频率也增加。其中约1/3可出现秽语，表现为刻板地发出咒骂及淫秽词句。多数患者每天都有抽动发生，少数患者的抽动呈间断性，但发作的间歇期不会超过2个月。严重者则频繁抽动，间歇时间短。Tourette 综合征患者常伴有其他障碍，如注意缺陷多动障碍、品行障碍、强迫障碍、学习障碍、情绪障碍、睡眠障碍等。

☞ 微视频 16-3
抽动的孩子

【诊断及鉴别诊断】

1. 诊断　抽动障碍的诊断目前仍以临床症状为主，要进行常规的躯体、神经系统检查和必要的辅助检查排除其他疾病才可以诊断。常用的心理评估量表为耶鲁综合抽动严重程度量表，主要用于评估抽动严重程度和治疗效果。

诊断要点：

（1）短暂性抽动障碍

1）起病于 18 岁以前。

2）有单一或多部位运动或发声抽动，以眨眼、扮鬼脸或头部抽动较常见。

3）抽动症状一天内出现多次，几乎天天如此，至少持续 2 周，但持续不超过 1 年。

4）排除 Tourette 综合征、小舞蹈症、药物或神经系统其他疾病所致。

（2）慢性运动或发声抽动障碍

1）起病于 18 岁以前。

2）表现为运动抽动或发声抽动，但两者不同时存在。

3）抽动症状一天内出现多次，可每天或间断出现，持续时间 1 年以上，无抽动的间歇期不超过 2 个月。

4）排除 Tourette 综合征、小舞蹈症、药物或神经系统其他疾病所致。

（3）Tourette 综合征

1）起病于 18 岁以前。

2）表现为多种运动抽动和一种或多种发声抽动，两者同时存在。

3）抽动症状一天内出现多次，可每天或间断出现，持续时间 1 年以上，无抽动的间歇期不超过 2 个月。

4）排除小舞蹈症、药物或神经系统其他疾病所致。

2. 鉴别诊断

（1）神经系统疾病：舞蹈症、肝豆状核变性、癫痫性肌阵挛等神经系统疾病都表现运动障碍，如震颤、舞蹈动作、抽动、肌阵挛等，应鉴别。但这些疾病除了运动异常外，多有神经系统的症状和体征，实验室检查也有相应的阳性发现，而且一般没有发声抽动。

（2）急性肌张力障碍：为抗精神病药物所致的锥体外系不良反应，表现为局部肌群的持续性收缩。患者有抗精神病药物用药史，停药或经相应的处理后症状消失。

（3）分离（转换）性障碍　分离（转换）性障碍发作时的痉挛发作类似抽动，应鉴别。分离（转换）性障碍起病有心理因素作为诱因，症状变化与心理因素有关，经过相应的心理治疗以后症状可完全缓解，而且没有发声抽动。

【治疗及干预】

抽动障碍的治疗以综合治疗为原则，包括心理治疗、药物治疗、饮食调整和环境治疗。要根据临床类型和疾病的严重程度来选择治疗方法。对短暂性抽动障碍或症状较轻者一般采用心理治疗。对于影响到日常生活、学习或社交活动的较重或慢性抽动障碍和 Tourette 综合征患者，同时采用药物治疗和心理治疗。

1. 心理治疗

（1）支持性心理治疗：要把疾病的性质和将来可能的转归向家属和患者进行解释，消除他们的过分紧张和担心，不要责备或惩罚患者。同时尽量避免加重抽动的因素。

（2）认知行为治疗：Tourette 综合征或较重的慢性抽动障碍患者伴有情绪和社交障碍，可考虑使用认知行为治疗。认知治疗的目的是改善负性认知和减轻焦虑、抑郁情绪。行为治疗包括多种方法如密集消退练习、放松训练、自我监察、习惯反向训练、暴露和阻止应答等，其中习惯反向训练（habit reversal training）目前被认为是减轻抽动确实有效、应用最广的治疗技术。

2. 药物治疗　药物治疗遵循个体化原则，起始剂量尽量小，缓慢增加剂量，在加量过程中应根据治疗效果和不良反应调整剂量。治疗时应保持最低有效剂量，病情基本控制后继续治疗剂量至少 1~3 个月的强化治疗。强化治疗阶段病情控制良好，则进入 6~12 个月的维持治疗，维持剂量一般为治疗剂量的 1/3~1/2。维持治疗阶段后若病情完全控制，则逐渐减量至停用。若症状再次复发或加重，则恢复用药或加大剂量。

（1）抽动症状的治疗

1）氟哌啶醇：为典型抗精神病药，是多巴胺受体阻滞剂。治疗抽动的有效率为 70%~80%，疗效较好。氟哌啶醇的不良反应较多，使其应用受到一定的限制。服药期间应严密观察不良反应，及时处理。

2）哌迷清：是一种选择性中枢多巴胺拮抗剂。治疗抽动的有效率为 60%~70%。该药镇静作用和锥体外系不良反应较轻，但是心脏的不良反应比氟哌啶醇多见，用药过程中应监测心电图。

3）硫必利：具有拮抗 DA 的作用，治疗抽动的不良反应少，较为安全。常见的不良反应为头昏、无力、嗜睡。

4）可乐定：又称苯胺咪唑啉，是中枢 α_2 受体激动剂，30% ~ 40% 患者服用该药症状得到明显改善。对于共患注意缺陷多动障碍患者效果好。可乐定透皮贴剂通过皮肤吸收，药物直接进入体循环，最大程度避免了不良反应。口服可乐定常见的不良反应是镇静、口干、头痛、头晕、低血压、易激惹、心电图改变等。可乐定透皮贴剂常见的不良反应为皮肤过敏、口干、镇静等。

5）胍法辛：又称氯苯乙胍，是一种新型的中枢 α_2 受体激动剂。对抽动症状和注意缺陷均有较好的疗效，适合于共患注意缺陷多动障碍患者的治疗。常见的不良反应有轻度镇静、疲劳、头痛。

6）非典型抗精神病药：比典型抗精神病药（如氟哌啶醇）更容易让人接受，而且不良反应相对较少。疗效较好的非典型抗精神病药包括利培酮、阿立哌唑、喹硫平和奥氮平，目前阿立哌唑的应用较为广泛。

（2）共患病的治疗

1）共患强迫障碍：可以合并使用舍曲林、氟伏沙明、氯米帕明等，剂量不宜过大。

2）共患注意缺陷多动障碍：一般首选托莫西汀，也可选用可乐定和胍法辛。

3）伴发自伤行为：可选用氟西汀，该药能减少自伤行为。

3. 饮食调整和环境治疗　含咖啡因的食物可以加重抽动症状，食品添加剂可促使活动过度和学习困难等儿童行为问题的发生，所以患者的饮食中应避免这些食物。

给患者提供轻松愉快的环境，鼓励患者参加有益的文体娱乐活动，科学安排患者的作息时间，使其生活内容丰富多彩。同时还要避免过度兴奋和紧张疲劳。

4. 病程及预后　多数起病于学龄期，运动抽动常在 7 岁前发病，发声抽动多在 11 岁以前发生。短暂性抽动障碍病程短，不超过 1 年，预后良好。慢性抽动障碍病程持续，往往超过 1 年以上。Tourette 综合征的病程通常是慢性甚至持续终生，对社会功能影响很大。但大多数患者到了青春期或成年后，症状会有所减轻，有些患者的抽动症状甚至可以完全消失。但是合并症状（如注意缺陷、强迫、焦虑等）可能长期存在。

（陈　敏）

复习思考题

1. 儿童期常见的精神障碍包括哪些？

2. 如何预防精神发育迟滞的发生？

3. 注意缺陷多动障碍应该与哪些疾病鉴别？

4. 如何识别和治疗品行障碍？

5. 不同临床类型抽动障碍的临床特点有哪些？如何治疗抽动障碍？

网上更多……

　本章小结　　　教学PPT　　　自测题　　　微课

第十七章

老年期精神障碍及女性精神障碍

关键词

老年期精神障碍　　　　痴呆　　　　谵妄　　　　女性精神障碍

产后抑郁

　　老年期和女性精神障碍患者作为精神障碍患者中的特殊人群，在临床症状上各有其特殊之处，在诊断和治疗上比一般人群更为复杂。本章介绍了老年人群及女性的生理、心理、社会文化等特点，临床上常见精神障碍种类及诊疗特点。临床医师在治疗老年期精神障碍时，必须考虑患者躯体疾病与精神障碍之间的关系，调整常规的治疗方案，树立多学科联合会诊的意识；在治疗女性精神障碍时，要注意女性特有的激素和生理学的差异，特别是妊娠期精神障碍，在使用精神药物之前，需要权衡药物对母亲和胎儿的利弊。

第一节　老年期精神障碍

一、老年期特点

（一）心理特征

1. 感知觉退行性变化明显　视觉能力、视觉注意力、对视觉信息的加工速度下降尤为明显，听力、味觉和触觉均逐渐迟钝。

2. 记忆力下降　有意识记忆占主导地位，无意识记忆减少，机械记忆下降，远事记忆保存好，近事记忆保存差。

3. 智力改变　随神经系统成熟而提高的智力，如知觉速度、机械记忆、识别图像关系等保持，通过掌握社会经验而获得的智力，如词汇、概念、常识等下降。

4. 人格改变　人格弹性明显减退。①不安全感：经常担心身体健康，也担心经济保障；②适应性差：不易接受新鲜事物；③沉湎往事：爱回忆往事；④孤独感。

（二）药代动力学特点

进入老年期后，各脏器的组织结构和生理功能逐渐出现退行性改变，从而影响到机体对药物的吸收、分布、代谢和排泄。

1. 吸收　消化系统的改变如胃黏膜的萎缩，胃肠道血流量的减少，胃酸缺乏、胃排空速度减慢，均会减少和减慢药物吸收。老年人药物吸收的速度和程度比青壮年差。

2. 分布　影响药物在体内分布的因素包括：血流量、机体的组分、体液的 pH、药物与血浆蛋白的结合、药物与组织的结合等。老年人的心输出量每年递减 1%，血流量的减少可影响药物到达组织器官的浓度，从而影响药效。老年人脂肪含量增加，体液总量和非脂肪成分减少。许多精神药物是脂溶性的（如苯二氮䓬类药物），此类药物在老年人体内分布容积将增加，半衰期延长，连续用药可引起药物的蓄积；锂盐等水溶性药物，在老年人体内的分布容积则减少，当血药浓度突然增加后，安全范围就会减小。老年人血浆蛋白减少，许多药物因运载结合部位减少而引起游离性药物增多，使游离血药浓度增加，作用增强，药物不良反应增多。

3. 代谢　老年人肝血流量减少，功能性肝细胞减少，肝的微粒体酶活性降低，使肝对药物进行生物转化的能力降低，因而许多药物的半衰期明显延长，且易造成某些主要经肝代谢的药物蓄积。故老年人应用主要经肝代谢的药物时，应减少用药剂量或延长间隔时间，以防药物毒不良反应增加和蓄积中毒。老年患者常伴多种躯体疾病，需要合并用药，药物之间相互作用多表现在肝药酶的竞争上，会给精神药物代谢带来影响。

📖 拓展阅读 17-1
肝药酶对药物的影响

4. 排泄　肾是大多数药物排泄的重要器官，胆汁排泄也很重要，某些药物也可从肺、汗腺、唾液排出，挥发性药物主要从呼吸道排出。老年人药物排泄能力下降，与年龄相关的肾功能减退是老年人发生药物中毒最主要的原因。特别是对以原型排泄、治疗指数范围窄的药物尤须引起注意。

（三）药效学特点

老年人对大多数药物的敏感性增高、作用增强，对药物的耐受性降低，药物的不良反应发生率增加，用药依从性较差。

一般来说，老年患者对精神药物的不良反应较敏感，例如，几乎所有的精神药物都可以增加老年患者跌倒和髋关节骨折的危险；甚至轻微的抗胆碱能作用即可导致老年病人认知功能损害；老年人服用相同剂量的药物血药浓度变异很大，剂量的调整常会导致较大范围的血药浓度的波动；老年人常伴多种躯体疾病，使用多种药物，在此基础上服用精神药物，出现药物相互作用的机会加大，导致疗效降低或不良反应增加。

（四）精神药物使用基本原则

由于老年人发生不良反应的概率高，应用精神药物需慎重。老年人精神药物使用的基本原则：①应对老年人的精神症状进行评估，明确是否需要药物治疗；②如果必须用药，应注意个体化用药的原则；③选择恰当的药物，给予适当的剂量，起始剂量和增加剂量要小，缓慢加量，治疗剂量一般为年轻人剂量的 1/3 ~ 1/2；④避免合并用药，避免随意减量、停药和加量；⑤用药安全第一，根据药物的不良反应来选用药物，尽可能选用不良反应少的药物。

二、老年人精神科评估与心理测量

正确地选择和使用评估工具对于老年期精神障碍的准确诊断和鉴别非常重要。不同的量表有各自的特点，如简明精神状态检查量表（mini-mental state examination，MMSE）用于痴呆的筛查，日常生活能力量表（activity of daily living，ADL）用于患者日常生活能力的测评。下面简单介绍在老年精神科较常采用的测评工具。

（一）简易智能精神状态量表

MMSE 是最具影响的认知功能筛查工具，在国内外被广泛使用，内容涉及时间、空间定向、识记、注意力、计算力、回忆及语言。MMSE 由 20 个问题，30 项组成，最高分 30 分，得分越高表示认知功能越好。MMSE ≥ 27 分为正常，21～26 分为轻度痴呆，10～20 分为中度痴呆，<10 分为重度痴呆。MMSE 优点在于操作简便，耗时短，特别适合老年人群，可作为大样本流行病学调查的筛查工具。缺点是易受教育程度的影响，文化程度较高的老年人可能有假阴性，文化程度低的老年人可能有假阳性，对轻度认知功能障碍的检出不敏感；记忆力检查如命名测验过于简单；受语言影响大，操方言者可能会出现假阴性；语言项目占绝大部分，非语言项目少；对认知功能的变化不敏感。

（二）日常生活能力量表

ADL 由 20 项组成，包括躯体生活自理相关的 6 个方面（上厕所、进食、穿衣、梳洗、行走、洗澡）和使用工具的能力相关的 8 个方面（打电话、购物、散步、做家务、洗衣、使用交通工具、服药、自理财务）。评分分为 4 级：①可以自己做。②有些困难。③需要帮助。④无法完成。总分范围 14～56 分，总分 ≤ 26 分为完全正常，>26 分提示有不同程度功能下降，单项分 1 分为正常，2～4 分为功能下降，凡 2 项或以上得分 ≥ 3 分，或总分 ≥ 22 分提示有明显功能障碍。ADL 的信度、效度较好，简便易行，有助于老年期痴呆的诊断。缺点是易受多种因素影响，如年龄、视、听或肢体运动障碍等，对结果的解释应谨慎。

三、老年期常见精神障碍

（一）老年期痴呆与阿尔茨海默病

痴呆多发于老年，而且年龄越大，患病率越高。老年期痴呆的致残率、致死率高，在发达国家已成为仅次于心脏病、癌症和脑卒中的第四位死因。老年期痴呆病程长，医疗和照料负担重，直接和间接医疗费用都很高，是老龄化社会面临的重要卫生问题和社会经济问题。

引起老年痴呆的病因很多，最常见的痴呆类型是阿尔茨海默病。

阿尔茨海默病是一种病因未明的原发性退行性脑变性疾病。多起病于老年期，潜隐起病，缓慢不可逆进展。女性多于男性。持续进行性记忆、智能障碍，伴有语言、视空间技能障碍及精神行为障碍等。轻度的近事遗忘和性格改变是早期症状，之后智能全面下降，导致不能工作或做家务，直至生活不能自理，终日卧床不起。一般经 5～10 年发展为重度痴呆，最后因褥疮、肺炎、骨折等并发症而死亡。

【临床表现】

1. 认知障碍　可参阅第六章器质性精神障碍。

2. 生活功能减退　可参阅第六章器质性精神障碍。

3. 精神行为症状　发生率为 70%～90%，多见幻觉、妄想、情绪不稳、无目的徘徊、攻击与破坏等。①精神病性症状：最常见的是妄想和幻觉。被窃妄想、被遗弃妄想多见；听幻觉常见，其次是视幻觉。②情感障碍：可见抑郁症状群，易缓解，易复发，程度一般较轻，罕见躁狂症状。③激越症状：包括攻击行为，如踢、打、骂等；不恰当的非攻击行为，如重复行为、不停徘徊、性行为异常等；不恰当的吾言，如抱怨、尖叫等。④身份识别障碍：坚信室内有其他人，分不清现实与电视，错认他人身份，误认自己镜中形象。⑤其他：人格改变、焦虑、恐惧、睡眠及饮食异常等。

> **拓展阅读 17-2**
> 老年期痴呆与老年期抑郁假性痴呆的鉴别要点

【治疗】

目前缺乏特殊的病因治疗措施，主要是心理社会治疗和药物治疗。

1. 心理社会治疗　心理社会治疗的目的是最大限度地保留患者的功能水平，确保患者及家人的安全性和减少照料负担。包括：行为治疗、情感治疗、认知治疗等。一般对轻度患者应加强心理支持和行为指导，使患者尽可能长期保持生活自理及人际交往能力。鼓励患者参加适当活动和锻炼，物理治疗、回忆治疗、音乐治疗、视频治疗、多种感官刺激治疗、娱乐性治疗（如艺术、写作、社交）等方法可在一定程度上改善轻中度患者的生活质量。

2. 药物治疗　包括旨在改善认知障碍的促认知药治疗及针对精神行为症状的药物治疗。

（1）目前尚无可以逆转认知功能受损的药物。目前循证依据较充分的能够改善认知的药物包括：①胆碱酯酶抑制剂（多奈哌齐、卡巴拉汀、加兰他敏、石杉碱甲），被推荐用于改善轻中度阿尔茨海默病患者的认知功能障碍，同时对伴发的精神行为症状也有改善作用；②兴奋性氨基酸受体拮抗剂（美金刚），被推荐应用于中重度阿尔茨海默病的治疗。

（2）治疗精神行为症状的目的是减轻患者症状，提高患者、家属或照料者生活的安全性和舒适性。如果症状为轻度，危险程度很小，尽可能以行为治疗、环境治疗和其他非药物治疗来改善症状；较为严重或非药物治疗无效的精神行为症状才考虑药物治疗。在采取药物治疗之前，应全面评估患者的躯体情况；对于极度激越或有明显攻击行为的患者，应适当约束和保护。精神行为症状与认知功能损害有关，认知功能改善，精神行为症状也会减轻，所以，促认知药应作为治疗精神行为症状的基础用药。治疗痴呆精神行为症状的药物主要有抗精神病药、抗抑郁药、抗焦虑药。

1）抗精神病药对痴呆患者幻觉、妄想等严重精神病性症状具有肯定疗效，但会增加痴呆患者的死亡率，作为临床医师应了解抗精神病药治疗痴呆的精神行为症状存在风险。对于严重的精神病性症状，临床医师要在权衡利弊的情况下谨慎使用。非典型抗精神病药中的利培酮、奥氮平和喹硫平不良反应相对较少，比较适合老年痴呆患者治疗。氯氮平虽系非典型抗精神病药，因其镇静、抗胆碱等不良反应比较严重，而且可引起致命的白细胞缺乏症，故用于老年人要特别慎重。痴呆患者由于脑器质性病变和躯体衰老，代谢和排泄能力衰退，容易发生药物蓄积，对抗精神病药的耐受性较差，故治疗剂量通常只需青壮年剂量的 1/4 ~ 1/2。

2）抑郁是痴呆患者的常见表现，抗抑郁治疗能改善认知功能和患者的生活质量。伴抑郁的痴呆患者即使不符合抑郁症诊断标准也可考虑药物治疗。各种抗抑郁药的疗效差异不大，但不良反应差别很大。三环和四环类抗抑郁药通常有明显的抗胆碱和心血管系统不良反应，包括视物模糊、口干、心悸、尿潴留、麻痹性肠梗阻、加重或诱发老年患者的闭角性青光眼、体位性低血压、心脏传导阻滞等，老年痴呆患者应慎用。SSRIs 的不良反应比三环和四环类抗抑郁药要少得多，而且服用方便，每天只需服药 1 次，药物过量也比较安全，比较适合老年痴呆患者使用。老年痴呆患者常共患有多种躯体疾病，同时服用药物较多，在使用 SSRIs 时还应考虑对肝 P450 酶的影响。舍曲林和艾司西酞普兰对肝 P450 酶的影响较小，安全性相对好些。文拉法辛可导致血压升高，但在有的患者表现为一过性升高，可酌情使用。

3）痴呆患者的焦虑症状多不典型，而且使用抗焦虑药物的疗效不理想或有较多的不良反应，故主张以抗精神病药、抗抑郁药或心境稳定剂治疗为主。上述药物疗效不理想时，才考虑使用抗焦虑药，如苯二氮䓬类和丁螺环酮等。使用苯二氮䓬类要充分考虑到可能出现的不良反应，如跌倒、过度镇静、共济失调等，可能会导致骨折、外伤等，最好做到家属和照料者的知情同意。如必须使用，尽可能选用肌松作用弱、半衰期短的药物，并且使用时间尽可能短，剂量尽可能小。对于合并睡眠呼吸暂停综合征的老年痴呆患者，原则上不适用苯二氮䓬类药物。

对于有攻击行为的老年痴呆患者，心境稳定剂可减轻攻击行为，但应酌减用量，并定期监测血药浓度。

（二）老年期谵妄

谵妄多见于综合医院急诊科及 ICU，是一种常见于老年人的急性可逆性意识障碍，起病急、病程短暂、病变发展迅速、以脑功能障碍为主要表现。

【临床表现】

老年谵妄与其他年龄阶段出现的谵妄相比，在临床表现上有其特征：

1. 兴奋程度较弱　谵妄时的临床相以精神运动性兴奋、行为躁动不安为主，而老年期谵妄，兴奋躁动、行为紊乱程度较轻。部分患者甚至表现为抑制状态，反应迟钝、活动迟滞、少语、少动，此类患者常常不易被发现，容易被误诊。

2. 发病和病情恢复较慢　大多数谵妄以起病突然、终止突然为特点，但是部分老年期谵妄患者起病缓慢，不能及时被发现，以至于家属常说不清具体起病时间，在好转的过程中也常呈波动性，逐步好转。

3. 持续时间长　大多数谵妄起病急，好转快，持续时间以数小时、1 ~ 2 d 为多见。老年期谵妄持续时间不一，与其原发疾病密切相关，也与老年人的年龄相关。有的老年期谵妄由于起病缓慢，未及时发现，甚至 1 周左右才开始诊治，病程可持续数周或数月。

老年期谵妄常在躯体疾病的基础上发生，躯体疾病的症状有时会掩盖或干扰谵妄症状，使老年期谵妄不易被早期发现，容易被误诊。

【治疗】

老年期谵妄状态的治疗原则是：病因治疗为主，对症治疗为辅，安全护理重要。

1. 病因治疗　谵妄状态的轻重随原发病的轻重变化，因此，治疗原发病至关重要。

2. 对症治疗　①支持治疗。②精神症状的治疗：

兴奋较轻，躯体疾病较重，行为紊乱仅限于床上时，可密切观察，不予药物处理；如兴奋较重，行为紊乱影响原发病的诊治或护理时，应进行对症治疗。苯二氮䓬类药物会可能加重意识障碍，应尽量避免使用。抗精神病药物一般常用氟哌啶醇，口服剂型不良反应明显，故多肌注。对持续时间较长的慢性谵妄状态可给予奥氮平、喹硫平、利培酮等治疗。进行上述治疗时必须注意原发病的病情、患者能否耐受，药物不良反应，酌情选择及注意用法及用量。

3. 安全护理　谵妄症状变化快，可出现突然地冲动伤人、自伤等行为，必须有专人 24 h 不离视线守护患者。

（三）老年期抑郁障碍

广义的老年期抑郁障碍是指见于老年期这一特定人群的抑郁障碍，包括老年期首次发作的，也包括老年前期发病持续到老年期或者老年期复发的，还包括老年期各种继发性抑郁障碍。狭义的老年期抑郁障碍是特指老年期首次发病的原发性抑郁障碍。

【临床表现】

老年期抑郁障碍表现往往不典型，对于忧伤情绪不能很好表达，仅描述为"没劲""没意思"，对外界漠不关心，常否认或掩饰情绪不好，造成家人意识不到患者的抑郁情绪，直到发现老人有自杀企图才就诊。下列症状在老年期抑郁障碍临床表现中比较突出。

1. 疑病症状　对本不严重的躯体疾病过分关注，进而担心自己的病情恶化。如果老年人过度关心自己的躯体功能，对轻度疾病反应过度，应考虑抑郁障碍的可能。

2. 焦虑、激越　老年期抑郁障碍患者常在抑郁的背景上有焦虑和激越。患者紧张、不安、惶惶不可终日，有时焦虑可能会完全掩盖了抑郁。

3. 躯体化症状　患者否认抑郁症状存在，表现为各种躯体症状，如厌食、腹部不适、便秘、胸闷、心悸、头痛、头晕、出汗、乏力和各种疼痛障碍等，如果临床上遇到反复强调躯体不适，但查不出阳性体征，辅助检查也无阳性发现的老年患者要考虑抑郁障碍的可能。

4. 认知功能障碍　认知功能障碍也是老年期抑郁障碍常见的症状，患者常有记忆减退的主诉，甚至出现类似痴呆的表现，MMSE 筛查可呈假阳性，称为抑郁性假性痴呆。随着抑郁症状的好转，认知功能可逐步恢复。

5. 自杀　老年期抑郁障碍的自杀风险比其他年龄阶段患者大，老年人常不明确表达自杀观念，缺乏主动求助，自杀成功率高。

【治疗】

1. 药物治疗　首要原则是安全性，在此基础上寻求最佳疗效。①SSRIs 和 SNRIs 是老年抑郁障碍的一线药物，SSRIs 最大的优点在于其抗胆碱能及心血管系统不良反应轻微，老年患者易耐受，可长期维持治疗。在使用时应注意 SSRIs 蛋白结合率高，与其他蛋白结合率高的药物（如洋地黄毒苷）联用可能出现置换作用，使血浆中游离型药物浓度升高，药效增强；SSRIs 对肝药酶有抑制作用，药物之间相互作用复杂，老年患者尽量单纯用药，以避免不良反应。SNRIs 主要是文拉法辛，因其具有 5-HT 和 NE 双重抑制作用，可能起效较快，对难治性病例及伴焦虑症状者疗效较好，不足之处在于高剂量时可引起血压升高，在使用时需逐渐加量，定期监测血压。②三环类抗抑郁药对老年抑郁障碍的疗效与普通成年患者相同。但由于三环类抗抑郁剂药物有明显的抗胆碱能作用及对心脏的毒性作用，故应谨慎使用，避免产生严重的不良反应。③老年抑郁障碍患者常伴有多脏器的疾病，对抗抑郁剂较敏感，且耐受性差，应从小剂量开始，缓慢增加药物剂量。④老年患者的肾廓清率下降，剂量应低于成人剂量，应为成人剂量的 1/3 ~ 1/2 为宜。

2. 心理治疗　社会心理因素对老年期抑郁障碍的发生、发展、转归都有很大影响，因此，心理治疗对老年期抑郁障碍的康复非常重要。通过心理治疗可以使患者和家属正确认识疾病，提高治疗依从性，改变不良思维及行为模式，能提高总体疗效，一般与药物治疗联合应用。常用的有支持治疗、认知行为治疗、精神动力学治疗、家庭治疗等。

3. 电痉挛治疗　传统的 ECT 在引起全身抽搐的同时，加重心功能负荷、持续性呼吸停止、过度收缩骨骼肌可能造成骨折，这些限制了 ECT 在老年患者中的应用。无抽搐 ECT 在通电前加用静脉麻醉剂和肌肉松弛剂，通电后不发生抽搐或抽搐明显减轻，可以应用于老年人。对于老年抑郁障碍中自杀倾向明显者、极度兴奋躁动者、拒食者以及用抗抑郁药无效或不能耐受抗抑郁药者，可以考虑给予无抽搐 ECT 治疗。虽然无抽搐 ECT 无绝对禁忌证，但这一治疗仍存在一定的风险，且可造成短期记忆损害，在选择患者时，应注意相关风险，术前与患者及家属充分沟通，征得知情同意。

4. 其他治疗　①睡眠剥夺：每周剥夺 1～2 次一夜睡眠，适应证是中度抑郁，几乎无不良反应，但疗效维持时间较短；②光照疗法：光照疗法对部分老年患者有效，尤其是具有季节性抑郁特点的老年抑郁障碍患者，同时可以改善失眠。对轻、中度患者可只用光照治疗，重度患者仅作为一种辅助治疗方法。

（四）老年期精神分裂症

☞ 典型案例（附分析）17-1
"被埋地洞"的村庄

【临床表现】

1. 晚发型精神分裂症　以妄想和幻听最常见，妄想常常系统化。Schnieder 的一级症状，如思维插入、思维广播较少见，情感不协调和思维联想松弛相对不常见。预后较青年起病者好。

2. 慢性早发型精神分裂症　45 岁以前发病，慢性病程者，可以在晚年症状加重。大部分患者最常见的症状是非特异的残留症状，如无欲、退缩、违拗、缄默等，妄想和幻觉则很少。

【治疗】

晚发型精神分裂症是慢性病程，少有自动缓解者。一般低剂量的抗精神病药物在大部分老年患者即可控制症状，但不同个体之间具有较大的个体差异，例如部分老年人对抗精神病药物的耐受性极差，即使低剂量抗精神病药亦可出现过度镇静、尿潴留、便秘、口干、定向障碍、谵妄等不良反应，恶性综合征和迟发性运动障碍在老年患者中的发生率较高，治疗过程中要特别注意预防。

（五）老年期神经症

随着年龄的增加，神经症的就诊率相应降低，这与老年期神经症隐匿性表现及医师的识别能力低有关。老年期神经症与躯体疾病密切相关，躯体疾病可以引起神经症，神经症也可以引起躯体疾病，躯体疾病可以表现为神经症，神经症也可以表现为躯体疾病，临床上许多老年期神经症被误诊为躯体疾病，因此需要引起临床医师的注意。

【临床表现】

老年期神经症的症状更具有合理性，往往和他们的躯体情况相关，老年人的自主神经系统症状、肌肉紧张性疼痛、呼吸困难等临床表现多见，患者和医师首先会想到的是躯体疾病。不能排除躯体疾病的情况下，老年期神经症常被忽略。

【治疗】

1. 心理治疗　认知行为治疗和精神动力治疗。

2. 药物治疗　苯二氮䓬类药、抗抑郁药、β 受体阻滞药、丁螺环酮等。

（六）老年期酒精和镇静催眠药物依赖

老年人群物质依赖是一个常见却又隐蔽的问题。老年人可能会试图通过使用酒或某些药物来减轻慢性躯体疾病和心理疾病所带来的痛苦，一旦酒或这些药物形成依赖，又会成为精神和躯体问题的重要原因。

【临床表现】

1. 老年酒精依赖患者的临床特点　①饮酒方式不同于年轻人，老年人饮得少但饮得频，而且老年人更倾向于隐瞒掩饰关于酒的问题；②因年老造成的认知功能下降，使老年人很难准确讲述自己的饮酒史或者精确估计自己的饮酒量，知情人提供的病史尤为重要；③一些在年轻酒精依赖患者中较常见的对诊断有帮助的体征，如肝炎、胃炎等，会因年老而被掩盖；④相对于年轻酒精依赖患者，老年患者更应关注酒精依赖的后果，如跌倒、骨折、头外伤、营养不良；⑤酒药合用问题更为突出。

酒精戒断症状在老年人中的发生率较年轻人低，这可能与老年人中枢神经系统对酒精浓度降低的敏感性不如年轻人有关。老年人震颤谵妄的发生率更低，但一旦出现会危及老年人生命。对于老年患者，因突发躯体疾病住院而中断饮酒成为诱发震颤谵妄的重要原因。因此对急症入院的老年人突然出现难以解释的精神、躯体状况恶化，应想到酒精戒断的可能。

2. 老年镇静催眠药物依赖患者的临床特点　长期使用苯二氮䓬类药物，停药后会出现症状的反跳，如失眠、焦虑、激惹、头痛、震颤、出汗等，其次才是戒断症状，如恶心、知觉歪曲、耳鸣、听觉过敏、人格解体。戒断症状多在 2～4 周内消退，有时知觉歪曲、听觉过敏会持续数月，严重的戒断症状少见。应注意与心肌梗死、高血压危象、严重感染相鉴别。

【治疗】

1. 老年酒精依赖患者的治疗　老年人的急性酒精戒断症状较年轻人持续更长，症状更重，应住院戒酒。补充大量的维生素 B_1 以预防 Wernicke 脑病。对于饮食摄入不足、营养不良的要支持治疗，补充维生素、制定营养食谱。苯二氮䓬类是治疗酒精戒断综合征的主要药物，考虑到老年人药代动力学改变及敏感性的增加，使用时要谨慎，应警惕跌倒、记忆力损害、定向力混乱、视力模糊等不良反应。同时要积极治疗酒精有关的躯体疾病。如出现幻觉、妄想等精神病性症状，严重干扰患者的社会功能，可以短期使用抗精神病药，推荐使用非典型抗精神病药中的利培酮、喹硫平、奥氮平。

2. 老年镇静催眠药物依赖患者的治疗　苯二氮䓬类药物具有较强的中枢神经系统的抑制作用，长期服用突然停药有可能会出现震颤谵妄，危及老年患者生命，应缓慢戒断，减药过程至少维持4～12周，对于大剂量、长期服用的老年患者，减药过程要数以月计。药物越减到较低剂量，减药的幅度和频度要更加缓慢。普萘洛尔、丁螺环酮有助于缓解戒断症状。

苯二氮䓬类药物依赖的远期预后不良，一个5年随访研究显示完全停用苯二氮䓬类药物的患者只有15%，因此预防非常关键。临床医生处方苯二氮䓬类药物时，要严格按照规定执行，不能超剂量及重复处方。

第二节　女性精神障碍

虽然精神障碍的终身患病率女性与男性无显著差别，但在特定的精神障碍中可以观察到性别差异。例如心境障碍、焦虑障碍的终生患病率女性高于男性，而酒精滥用及依赖、反社会人格障碍的终生患病率则男性高于女性。

一、心境障碍

（一）抑郁障碍

女性抑郁障碍的发生率约为男性的2倍。由于神经内分泌以及其他因素的影响，其发病较多开始于青春期，持续到生育期，之后缓慢下降，到围绝经期再次呈上升趋势。女性的自杀死亡率低，男性患病率低，但自杀死亡率高。

1. 经前期心境不良障碍　DSM-5中，经前期心境不良障碍被纳入"抑郁障碍"。经前期心境不良障碍是指女性在月经来潮前1周及月经期间存在较为明显的烦躁、易激惹等症状，且这些症状在月经来潮后几天逐渐减轻，在月经结束后1周内消失。轻度经前期心境不良以非药物干预为主，如提高对疾病相关知识的了解，生活方式的调节与改变，支持性心理治疗和认知行为治疗的应用。非药物干预无效的患者和中重度患者可以采用药物治疗，如SSRIs类药物，可减轻症状改善生活质量。

2. 妊娠期抑郁障碍　妊娠期抑郁障碍多在妊娠期前3个月与后3个月发生，前3个月可表现为早孕反应

严重、厌食、睡眠习惯改变等，后3个月可表现为乏力、睡眠障碍及食欲下降、对胎儿健康及分娩过程过分担忧等。治疗妊娠期抑郁时，应充分权衡对母亲和胎儿的风险，要充分告之患者及家属抗抑郁治疗与不治疗的风险与获益，尊重患者和家属的意愿来进行调整。一般建议较轻的患者给予健康教育、支持性心理治疗。重度或有严重自杀倾向的患者可以考虑抗抑郁药治疗，目前抗抑郁药在孕期使用的风险与安全性研究较少，尚无定论。当前孕妇使用最多的抗抑郁药是SSRIs类，治疗前应结合患者既往治疗情况制订治疗方案，治疗期间应尽可能选用单一药物。对于药物治疗无效或不合适药物治疗的重度、伴精神病性及高自杀风险的患者可考虑选用MECT治疗。

3. 产后抑郁障碍　通常在产后4周内起病，其症状、病程和结局无特异性。产后抑郁障碍的母亲往往不能有效地照顾婴儿，患者会由此感到自责、自罪，严重患者可能有伤害自己或婴儿的危险。产后抑郁障碍的治疗原则仍遵循抑郁障碍治疗的一般原则。但必须考虑到患者产后的代谢改变、乳汁对胎儿影响、治疗对患者自我认知以及能力改变等一系列因素。轻度患者可采用人际心理治疗、认知行为治疗以及系统家庭治疗。如症状持续加重，应考虑采用药物治疗或心理治疗合并药物治疗，其中SSRIs类抗抑郁药常作为首选治疗药物。

4. 围绝经期抑郁障碍　围绝经期抑郁障碍是指女性在围绝经期（通常指50岁左右）发病的抑郁障碍，曾有抑郁病史或有严重经前期心境不良障碍病史者发病率明显增高。

在遵循抑郁障碍治疗原则的同时，强调围绝经期相关知识的教育以及心理治疗。对于轻度患者可给予人际心理治疗、认知行为治疗等心理治疗。中、重度患者可考虑合并药物治疗，可选用SSRIs和SNRIs类药物。此外，应用雌激素替代治疗也可有效缓解围绝经期抑郁障碍的抑郁症状，但需要遵循时间和个体化治疗原则，与抗抑郁药合用可能有更好疗效。治疗时应严格掌握雌激素使用的适应证，注意雌激素对乳房及子宫内膜的不良影响。

（二）双相障碍

双相障碍Ⅰ型男女患病机会均等，性别比约为1:1；而快速循环型、双相障碍Ⅱ型则以女性为多。男性患者多以躁狂发作形式发病，而女性患者首次发作大多表现为抑郁发作，或者病程中更多出现抑郁发作和混合发作，更容易在更年期和产后发作。这种差异可能和

内分泌系统功能紊乱有关，因此经前期紧张综合征、产后抑郁、闭经、多囊卵巢综合征等是双相障碍发病的危险因素。

治疗双相障碍的心境稳定剂如锂盐、丙戊酸盐、卡马西平有较高的出生缺陷率，服药期间应避免怀孕。卡马西平、奥卡西平、托吡酯会增加口服避孕药的代谢，避孕时尽量不要采用口服避孕药的方法。锂盐和拉莫三嗪在乳汁中浓度较高，不推荐哺乳期使用。

二、焦虑障碍

女性焦虑障碍患病率高于男性，女性与男性患病率之比为 2∶1，发病的高峰年龄在 30 岁左右。苯二氮䓬类药物的代谢存在性别差异，如奥沙西泮经过结合代谢，血药浓度在女性较低。苯二氮䓬类与口服避孕药联合使用时剂量宜较低，因口服避孕药可增加地西泮、氯硝西泮的血药水平。

三、进食障碍

进食障碍好发于女性，男女比率约为 1∶10，目前这一疾病的发病率有所增长，包括神经性厌食和神经性贪食。

神经性厌食是一种自己造成和（或）维持的，以有意的体重减轻为特征的障碍，最常见于青少年女性，临近青春期的儿童和将到绝经期的女性也偶可罹患。原因可能与社会文化、生物学之间的相互作用以及特异性较低的心理机制、人格的易感性有关。该障碍伴有不同程度的营养不良，引起继发性内分泌及代谢的改变及躯体功能的紊乱。

神经性贪食是一种以反复发作性暴食及强烈的控制体重的先占观念为特征的综合征，导致患者采取极端措施以削弱所吃食物的"发胖"效应。年龄及性别分布类似于神经性厌食，但发病年龄稍晚一些，可视为神经性厌食的延续。

相当多的女性患者由于体重减轻而闭经，造成这部分人群不育症发病率增高。进食障碍患者常共患抑郁症、焦虑症、人格障碍、强迫症等。治疗可采用心理治疗联合药物治疗，心理治疗可改善体象障碍和对肥胖的病态恐惧，药物治疗可采用抗抑郁药物，开始时剂量宜低。

四、应激相关障碍与躯体形式障碍

（一）创伤后应激障碍

PTSD 的患病率男女差别较大，终身患病率女性是男性的 2 倍，而且发病年龄不同，男性 45～54 岁时为高发年龄，女性 25～34 岁为高发年龄。这种性别差异并不意味着女性本身更容易罹患 PTSD，可能与女性面临风险的概率更大，如女性更可能被强奸和被性侵有关，还可能与女性更高的情感障碍发病率和女性独特的自我体验方式有关。PTSD 常与焦虑障碍、抑郁障碍，物质滥用和人格障碍共患，自杀率是普通人群的 6 倍，治疗比较困难。

（二）躯体形式障碍

躯体形式障碍女性发病率为男性 2 倍。女性多在成年早期发病，女性最早的症状可能与性方面的困难或婚姻、恋爱相关。主要表现为多种多样，经常变化、反复出现的躯体症状，症状可涉及任何系统或器官，往往会有夸大，最常见的是胃肠道不适、异常的皮肤感觉，性及月经问题，患者存在明显的抑郁和焦虑。有的病人因经常接受治疗，可导致镇静催眠类药物及镇痛类药物滥用。最有效的治疗手段是认知行为治疗，也可以选用抗抑郁药以达到早期控制症状，改善不良情绪的目的。

五、精神分裂症

虽然精神分裂症在 35 岁以后较少发生，但在晚发性精神分裂症（45 岁以上）中以女性多见，而且随着年龄的增长，女性所占百分率愈高。从起病到住院的迁延时间女性较男性长，这可能与女性起病后较少出现风险性较大的攻击行为有关。女性精神分裂症患者住院时间短，预后较男性良好。女性精神分裂症患者多见抑郁症状，因此被诊断为分裂情感障碍者较多。

雌激素具有抗多巴胺作用，可降低精神分裂症复发风险，妊娠期女性精神分裂症发病率及复发率低，但分娩后雌激素骤降，多巴胺能反跳性升高，精神分裂症复发率骤升。绝经时雌激素降低，故女性精神分裂症在此时首发者或复发的并不少见。

女性患者一般需要较低剂量的抗精神病药物，但在绝经后宜加大剂量。绝经前低剂量之所以有效，也与雌激素的多巴胺拮抗作用有关。高剂量抗精神病药可中止雌激素的分泌。

抗精神病药有各种不良反应，其中一些存在性别差异，如女性容易发生粒细胞缺乏症、体重增加、皮疹等。许多抗精神病药物（如舒必利、利培酮等）可导致女性闭经。但引起乳房肿大和泌乳者两性的发生率相似。女性较之男性更易发迟发型运动障碍。

妊娠早期用药可增加胎儿先天异常率 4%，故受孕后第 4 周到第 10 周避免使用抗精神病药物。接受抗精神病药物治疗的女性最好进行有效避孕，医生需要注意妊娠风险并予以指导。如患者选择怀孕，应使其充分知晓药物治疗的益处及风险，且应做好停药风险评估，告之患者及家属停药相关风险及怀孕期间使用抗精神病药物的安全性依据，制定逐步停药的时间表，并保持妊娠前 3 个月禁服。如果患者服用有升高催乳素作用的药物，建议检测血浆催乳素浓度，如果太高，可能会影响生育，可以考虑更换治疗药物。产后精神症状复发风险高，停药者需要重新开始药物治疗。部分产妇患者为了

婴儿的安全，将重新开始药物治疗的时间推迟至哺乳期结束，这会增加病情复发的风险。服用抗精神病药物的产妇患者，药物会进入母乳，最好避免母乳喂养，如母乳喂养则需要检测婴儿的警觉程度。如果产妇患者服用氯氮平，需要复查新生儿的中性粒细胞。

☞ 拓展阅读 17-3
精神科常用药物的妊娠期安全性

（潘　苗）

复习思考题

1. 老年期精神障碍的特点是什么？

2. 在哪些精神障碍中可以观察到性别差异？

3. 老年人精神药物使用的基本原则是什么？

4. 如何理解女性精神障碍患者妊娠期的治疗，需要注意什么？

网上更多……

👤 本章小结　　　⬇ 教学PPT　　　✎ 自测题

第十八章

精神障碍的治疗

关键词

精神药物	抗精神病药	抗抑郁药	心境稳定剂
抗焦虑药	电痉挛治疗	物理治疗	经颅磁刺激
心理治疗			

　　长期以来，公众对精神障碍普遍存在歧视和偏见，有人认为患精神疾病是祖辈没有积德，是对晚辈的一种"报应"，是治不好的。事实果真如此吗？回答当然是否定的。现代精神医学发展日新月异，目前已有多种方法可以治疗精神障碍，不但有精神药物，还有改良电痉挛治疗、重复经颅磁刺激、迷走神经刺激、深部脑刺激等物理治疗方法以及各类心理治疗方法。治愈精神障碍不再是梦……

诊疗路径

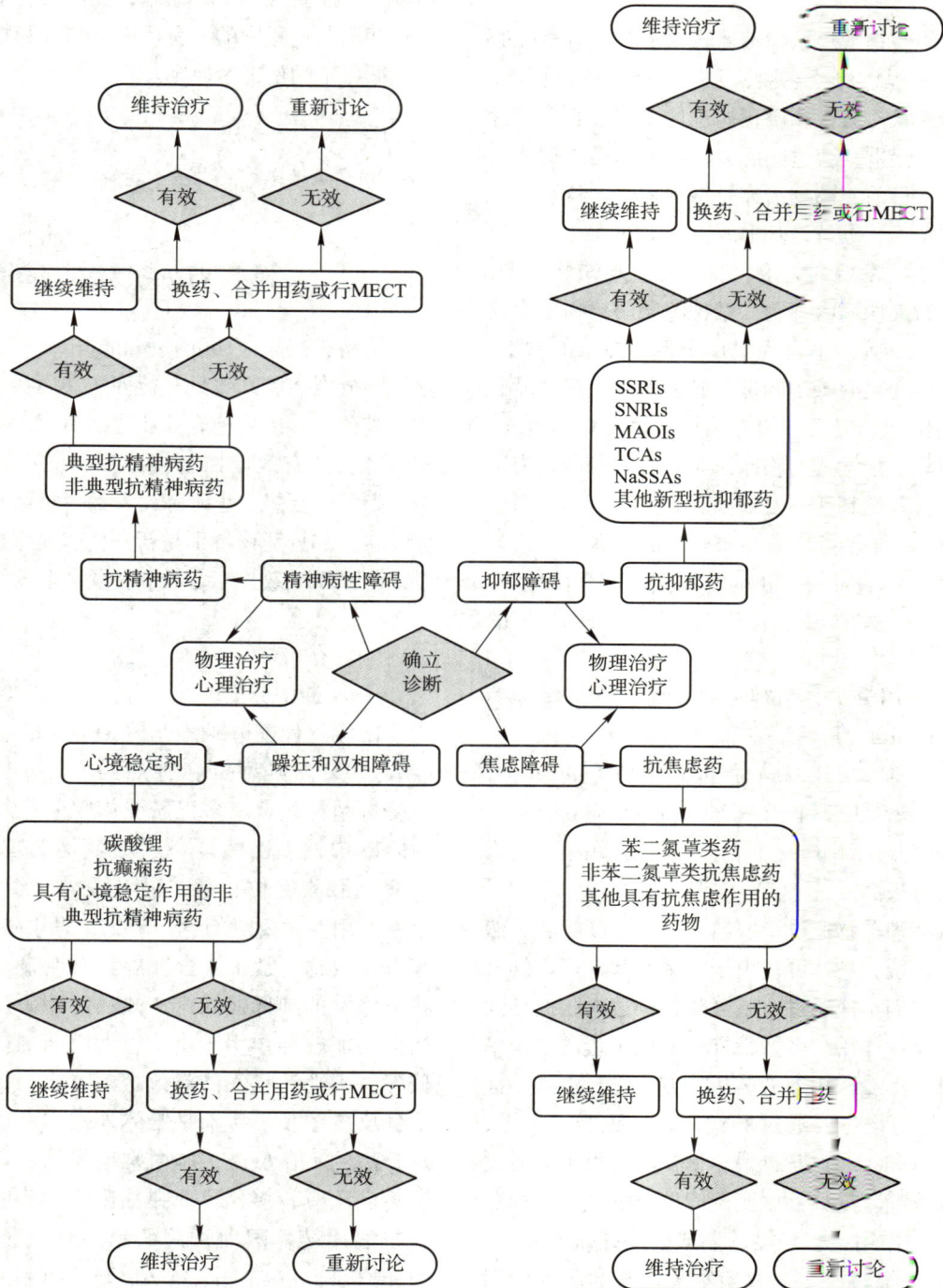

第一节　概　　述

精神障碍的药物治疗以精神药物为手段，对紊乱的大脑神经化学过程、神经连接、大脑功能等进行调整，达到控制精神症状，改善和矫正病理性思维、心境和行为，预防复发，促进社会适应能力的目标，最终提高患者的生活质量。目前，药物治疗是精神障碍，特别是严重精神障碍主要的，也是最基本的治疗措施。

由于医学科技发展的局限，我们对大脑知之甚少，各种精神障碍的确切病因不明，精神障碍的药物治疗只是经验性的对症治疗。但是人们从未停止探索的脚步，第一个抗精神病药氯丙嗪的问世，开创了现代精神障碍药物治疗的新纪元，近几年精神药理学发展日新月异，精神障碍的药物治疗学成为临床医学领域内发展最为迅速的学科之一，各类新药研发如雨后春笋，新药不断上市。与此同时，其他治疗方法也有长足的发展。

精神药物（psychotropic drugs）是指对中枢神经系统有高度亲和力，能改善患者认知、情感和行为等的药物。

根据临床作用分类，精神药物主要包括抗精神病药（antipsychotic drugs）、抗抑郁药（antidepressants）、心境稳定剂（mood stabilizers）和抗焦虑药（antianxiety drugs）。除此之外，还有精神兴奋药（psychostimulants）、促认知药（cognitive enhancer）等，本章仅介绍精神科临床常用的前四类药物。

绝大多数精神药物通过口服给药，经小肠吸收，然后进入门静脉系统，到达肝，由于大多数精神药物具有高度亲脂性，它们迅速通过血脑屏障，经过大脑循环到达作用部位而发挥作用。多数精神药物血浆蛋白结合率高，过量中毒时不易采用血液透析的方法进行清除（锂盐除外）。精神药物主要通过肝代谢，导致极性增强、亲水性增加，有利于通过肾排泄。精神药物也少量通过乳汁排泄，建议哺乳期妇女服药期间停止哺乳。精神药物可能存在致畸作用，有妊娠计划或已经妊娠的女性，用药前应咨询精神科医生，权衡利弊。肝的药物代谢酶，特别是细胞色素 P450 酶（CYP450）对精神药物的氧化代谢具有重要意义，它们不但存在明显的种族和个体差异，还受某些药物的抑制或诱导作用，在临床药物和剂量选择时需考虑，特别是药物之间的相互作用。老年和儿童少年患者对精神药物的代谢和排泄能力较低，药物清除半衰期可能会延长，用药时剂量应比成年人适

当减小。精神疾病属于慢性疾病，多数患者需要长期用药，长期用药过程中往往存在依从性低的问题，导致疾病复发，需要采取多种措施，提高用药依从性，同时注意长期用药过程中的不良反应。精神药物治疗过程中还应遵循一定的伦理学原则。

☞ 人文视角 18-1
精神药物治疗的伦理学原则

第二节　抗精神病药

抗精神病药（antipsychotic drugs）是指主要用于治疗精神分裂症和其他具有精神病性症状的精神障碍的一类精神药物。抗精神病药在通常治疗剂量时不影响意识和智能，能有效地控制精神疾病患者的精神运动性兴奋、幻觉、妄想、思维障碍、敌对情绪和行为紊乱等阳性症状。部分药物特别是新一代非典型抗精神病药还可以改善孤僻懒散、动力低下和社会退缩等阴性症状。

一、分类

（一）新的分类

1. 第一代抗精神病药（first generation antipsychotics，FGA） 又称典型抗精神病药（typical antipsychotics）、传统抗精神病药、多巴胺受体阻断剂。主要药理作用为阻断中枢多巴胺 D_2 受体，其他药理作用包括 α_1 和 α_2 肾上腺素受体、毒蕈碱 M 受体、组胺 H_1 受体等的阻断作用。主要对幻觉、妄想、思维障碍、行为紊乱、兴奋、激越、紧张综合征等具有明显疗效，对阴性症状及伴发的抑郁症状、认知功能障碍疗效不确切，对社会功能改善作用较小、患者服药的依从性不好、部分患者阳性症状不能有效缓解。第一代抗精神病药的不良反应较多，特别是锥体外系不良反应和催乳素水平升高的不良反应。国内常用的第一代抗精神病药由于不良反应较多，目前在临床应用已明显减少，常作为二线用药。国内常用的第一代抗精神病药包括氯丙嗪（chlorpromazine）、奋乃静（perphenazine）、氟哌啶醇（haloperidol）、舒必利（sulpiride）、硫利达嗪（thioridazine）、五氟利多（penfluridol）等。

根据常用治疗剂量可将典型抗精神病药分为低效价和高效价：治疗剂量一般在 100 mg/d 以上的药物为低效价类，在 100 mg/d 以内的为高效价类。低效价类以氯丙嗪为代表，镇静作用强，抗胆碱能作用明显，对心

血管和肝毒性较大,锥体外系不良反应较小,治疗剂量较大。高效价类以奋乃静和氟哌啶醇为代表,抗幻觉、妄想作用突出,镇静作用较弱,对心血管和肝毒性小,锥体外系不良反应较大,治疗剂量较小。效价分类有助于描述药物不良反应与剂量的关系,可以根据此特点选择药物。

2. 第二代抗精神病药(second generation antipsychotics,SGA)又称非典型抗精神病药(atypical antipsychotics)。主要药理作用为阻断5-HT$_{2A}$和D$_2$等受体。与第一代抗精神病药相比,第二代抗精神病药与多巴胺D$_2$受体亲和力相对较低,而与5-HT和去甲肾上腺素受体的亲和力较高,对中脑边缘系统的作用比对纹状体系统的作用更具有选择性,对阳性症状和阴性症状均有效,临床作用谱更广,治疗剂量时锥体外系的不良反应较少,但少数药物催乳素分泌升高仍较明显。第二代抗精神病药按药理作用分为四类:① 5-羟色胺和多巴胺受体拮抗剂(serotonin-dopamine antagonists,SDAs),如利培酮(risperidone)、帕利哌酮(paliperidone)、齐拉西酮(ziprasidone)、舍吲哚(sertindole)。②多受体作用药(multi-acting receptor targeted agents,MARTAs),如氯氮平(clozapine)、奥氮平(olanzapine)、喹硫平(quetiapine)、佐替平(zotepine)。③选择性D$_2$/D$_3$受体拮抗剂,如氨磺必利(amisulpride,又称阿米舒必利)、瑞莫必利(remoxipride)。④ D$_2$、5-HT$_{1A}$受体部分激动剂和5-HT$_{2A}$受体拮抗剂,如阿立哌唑(aripiprazole)、哌罗匹隆(perospirone)等。

(二)按化学结构分类

抗精神病药物的化学结构分类对药物研发和临床应用均具有意义,开发新药一般开发具有不同化学结构的

药物,而如果某一抗精神病药效果不佳,可以换用不同化学结构的药物。根据化学结构,可将抗精神病药物分为吩噻嗪类、硫杂蒽类、丁酰苯类、苯甲酰胺类、二苯氧氮平类和其他类。

1. 吩噻嗪类(phenothiazines)包括氯丙嗪(chlorpromazine)、硫利达嗪(thioridazine)、哌泊噻嗪(pipothiazine)、奋乃静(perphenazine)、氟奋乃静(fluphenazine)和三氟拉嗪(trifluoperazine)等。

2. 硫杂蒽类(thioxanthenes)又称噻吨类,包括氯普噻吨(chlorprothixene)(泰尔登)、氟哌噻吨(flupentixol)等。

3. 丁酰苯类(butyrophenones)包括氟哌啶醇(haloperidol)、五氟利多(penfluridol)、哌咪清(pimozide)等。

4. 苯甲酰胺类(benzamides)包括舒必利(sulpiride)和氨磺必利(amisulpride)等。

5. 二苯氧氮平类(dibenzodiazepines)如氯氮平(clozapine)等。

6. 苯丙异噁唑类 如利培酮(risperidone)等。

7. 噻蒽并苯二氮䓬类 如奥氮平(olanzapine)等。

8. 二氢吲哚类(dihydroindoles)如吗茚酮(molindone)等。

(三)按作用时间长短分类

按照药物作用时间的长短可将抗精神病药分为长效抗精神病药和短效抗精神病药。长效抗精神病药一般用于依从性差,不能坚持服药的患者。

常用抗精神病药长期治疗推荐口服给药剂量见表18-1。

表18-1 常用抗精神病药长期治疗推荐口服给药剂量 *

抗精神病药	起始剂量(mg/d)	服药次数 [a]	首发患者给药剂量(mg/d)	反复发作患者给药剂量(mg/d)	最大剂量(mg/d) [b]
第二代抗精神病药					
氨磺必利	100~200	(1)~2	100~300	400~800	1 200
阿立哌唑	5~10	1	15~(30)	10~30	30
阿塞那平 [c]	5	1	5~10	5~20	20
氯氮平	25	2(4)	100~250	300~800	900
伊潘立酮 [c]	1~2	2	4~16	4~24	32
鲁拉西酮 [c]	20~40	1	40~80	40~120	120
奥氮平	5~10	1	5~20	5~20	30

续表

抗精神病药	起始剂量（mg/d）	服药次数[a]	首发患者给药剂量（mg/d）	反复发作患者给药剂量（mg/d）	最大剂量（mg/d）[b]
帕利哌酮[c]	3～6	1	3～9	3～12	12
喹硫平	50～100	2/1	300～600	400～750	750
舍吲哚	4	1	12～20	12～24	24
利培酮	1～2	1～2	1～4	3～10	16
齐拉西酮	40～80	2	40～120	80～160	160
佐替平	25～50	2（4）	50～150	100～250	450
哌罗匹隆	8～12	1～3	12～36	12～48	48
第一代抗精神病药					
氯丙嗪	50～150	2～4	300～500	300～1 000	1 000
氟奋乃静	4～10	2～3	2.4～10	10～20	20～（40）
氟哌噻吨	2～10	1～3	2～10	10～20	60
氟哌啶醇	2～8	（1）～2	1～4	3～15	100
奋乃静	4～12	2～3	6～36	12～42	56
舒必利	200～400	2～3	400～800	600～1 500	2 400
哌咪清	1～4	2	1～4	2～12	16
氟哌噻吨	2～50	1～3	2～10	25～50	75

* 本表摘自赵靖平、施慎逊主编的《中国精神分裂症防治指南（第二版）》（2015），有改动，部分药物的推荐剂量和最大剂量是专家建议剂量，未经相关部门批准。[a] 推荐的每日服药次数，每日 1 次 =1，每日 2 次 =2 等。[b] 不同国家批准的最大剂量有所不同。在临床实践中，一些第一代和第二代抗精神病药在没有充分循证依据下甚至超剂量使用，在长期治疗者更是如此。增加剂量可能导致更多的不良反应，继而可能会降低患者的依从性。[c] 这些抗精神病药物尚未在首发精神分裂症患者中开展研究。

二、作用机制

新一代抗精神病药主要通过阻断脑内多巴胺受体（尤其是多巴胺 D_2 受体）而发挥抗精神病作用，同时还阻断 α_1、M_1 和 H_1 等受体，产生相应的不良反应。第二代抗精神病药在阻断多巴胺 D_2 受体的基础上，还通过阻断脑内 5-HT 受体（主要是 5-HT$_{2A}$ 受体），增强抗精神病作用，减少多巴胺受体阻断相关的不良反应。

（一）抗精神病药具有阻断作用的几个主要受体

1. DA 受体阻断作用　主要是阻断 D_2 受体。脑内多巴胺能系统有 4 条投射通路：中脑边缘通路和中脑皮质通路与抗精神病作用有关，黑质纹状体通路与锥体外系不良反应有关，下丘脑至垂体的结节漏斗通路与催乳素水平升高不良反应有关。

☞ 基础链接 18-1
多巴胺通路与多巴胺受体

2. 5-HT 受体阻断作用　主要是阻断 5-HT$_{2A}$ 受体。5-HT 受体阻断剂具有潜在的抗精神病作用，5-HT$_2$/D_2 受体阻断比值高者，锥体外系不良反应发生率低，而且能改善阴性症状。

3. 肾上腺素能受体阻断作用　主要是阻断 α_1 受体。可产生直立性低血压、心动过速、镇静作用、性功能减退、射精延迟等不良反应。

4. 胆碱能受体阻断作用　主要是阻断 M_1 受体。可产生多种抗胆碱能不良反应，如口干、便秘、视物模糊、排尿困难、记忆障碍、认知功能损害等。

5. 组胺受体阻断作用　主要是阻断 H_1 受体。可产生镇静作用和体重增加等不良反应。

（二）第二代抗精神病药的"非典型特征"

第二代抗精神病药常被称为"非典型抗精神病药"，这类药物的药理学和临床特征与第一代抗精神病药迥然不同，其"非典型特征"主要表现在以下 4 个方面：

1. 5-HT 和 DA 受体拮抗剂（SDAs）　多数非典型

抗精神病药是 5-HT$_{2A}$ 和 D$_2$ 受体拮抗剂（SDAs），特别是对 5-HT$_{2A}$ 受体的拮抗作用更为重要。5-HT$_{2A}$ 受体抑制 DA 的释放，5-HT$_{2A}$ 受体被阻断后，5-HT$_{2A}$ 受体对 DA 释放的"抑制作用"减弱或解除，切断了这种"抑制"链条，导致 DA 神经元的脱抑制，刺激了 DA 的释放，缓解阴性症状和认知症状等，这一点与第一代抗精神病药的药理学特征不同，也是"锥体外系症状发生率低"以及"对阴性症状有效"的解释之一。

2. 5-HT 受体部分激动剂　除 5-HT$_{2A}$ 受体外，5-HT$_{1A}$ 受体也影响 DA 的释放。5-HT$_{1A}$ 受体是 DA 释放的"催化剂"。位于 5-HT 神经元的胞体 - 树突区域的 5-HT$_{1A}$ 受体是一种自身受体，起到抑制 5-HT 释放的作用，当 5-HT$_{1A}$ 受体激动时，能够抑制 5-HT 的释放，DA 神经元上的突触后 5-HT$_{2A}$ 受体便不能被激活，也就是说 5-HT$_{2A}$ 受体的抑制作用被解除了，DA 神经元便失去了通过 5-HT$_{2A}$ 受体介导的抑制作用，DA 释放增加。

3. 可以快速解离的 D$_2$ 受体拮抗剂　第一代抗精神病药物与 D$_2$ 受体紧密结合，长期占据受体的结果除了改善阳性症状之外，还出现锥体外系不良反应。相反，非典型抗精神病药物除了具有 5-HT$_{2A}$ 受体拮抗作用，还具有与 D$_2$ 受体快速解离的能力，与 D$_2$ 受体的结合是疏松的，这种结合方式足以达到抗精神病作用，又不产生锥体外系不良反应、泌乳素升高以及加重阴性症状。

4. DA 受体部分激动剂（dopamine partial agonists, DPAs）或 DA 系统稳定剂　DA 受体部分激动剂（DPAs）与 D$_2$ 受体的结合既不像第一代抗精神病药那样完全拮抗，也不像 D$_2$ 受体激动剂或 DA 本身那样完全兴奋，DPAs 的作用介于二者之间。

三、临床应用

抗精神病药主要用于治疗各种具有精神病性症状的精神障碍和控制躁狂发作等，其治疗作用包括以下三个方面：①抗精神病作用，改善阳性症状如幻觉、妄想、行为紊乱等，改善阴性症状如孤僻、懒散等；②镇静作用，改善兴奋、冲动、攻击行为等；③预防复发作用。

（一）适应证和禁忌证

适应证：精神分裂症、分裂情感性障碍、躁狂发作、伴精神病性症状抑郁发作、双相情感障碍、偏执性精神障碍、脑器质性精神障碍、精神活性物质所致精神障碍、精神发育迟滞伴精神病性症状或兴奋、冲动行为者等。

禁忌证：对抗精神病药有严重过敏史者、严重的心血管疾病、肝疾病、肾疾病、严重的全身感染、重症肌无力、闭角型青光眼禁用。妊娠早期、年老体弱、有较严重内脏疾病者、白细胞减少、孕妇和哺乳期妇女等应慎用。应用前应参考药物使用说明书。

（二）药物选择

抗精神病药选择应考虑以下几个方面：①临床症状：阳性症状为主的选择第一代或第二代抗精神病药均可，以阴性症状为主的选择第二代抗精神病药。有明显的兴奋、冲动、攻击行为者可选择镇静作用较强的药物，为了快速控制上述症状通常采用注射制剂如氟哌啶醇等。对于孤僻、懒散、被动、迟滞者可选择镇静作用较弱、具有一定激活作用的药物如阿立哌唑、利培酮、舒必利等。紧张症状群为主的患者常选择舒必利肌注或静滴。难治性精神分裂症常需合并用药或使用氯氮平、MECT。②药物特点：第一代抗精神病药以改善阳性症状、控制兴奋为主，但不良反应较大。第二代抗精神病药作用谱广，不良反应较小，安全性高，在临床应用广泛。③年龄：儿童和老年人选择不良反应较少的第二代抗精神病药，剂量不宜大，密切观察药物不良反应。④躯体状况：合并躯体疾病的患者，最好选择不良反应较少的第二代抗精神病药。妊娠和哺乳期间用药要慎重，权衡利弊，做好知情同意。⑤既往用药情况：要充分了解既往用药的种类、剂量、疗程、治疗依从性等。⑥药物不良反应：应密切观察药物不良反应，如果患者用药时曾经出现严重不良反应，再次用药时应慎重。⑦经济状况：选择药物时要考虑患者经济承受能力。当合并用药时还需充分考虑药物之间的相互作用。

☞ 拓展阅读 18-1
精神药物的相互作用

（三）用法和剂量

抗精神病药通常有口服、肌注制剂。绝大部分药物为口服制剂，可每日 1～3 次服用。一般根据患者疾病的严重程度、合作程度选择不同的给药方式。急性期合作的患者一般选择口服给药，采取逐渐加量的方法，一般 1 周左右加到有效治疗剂量。维持 4～6 周，如果症状改善不明显，可考虑换药。如果症状缓解较彻底，仍要维持急性期有效剂量巩固治疗至少 6 个月，然后可进入维持治疗。剂量要个体化，门诊患者加药宜慢，老年、儿童、合并躯体疾病者剂量要酌情减小。不合作的患者宜首选肌内注射或静脉给药。注射给药要短期应用，注意观察患者的疗效和不良反应。在巩固期和维持期，依从性好的患者常采用口服给药，而服药依从性差的患者常选择长效针剂肌内注射。维持剂量可逐渐减至治疗剂量的 1/2，或不低于 300 mg/d 氯丙嗪的等效剂量。维持治疗时间因人而异，但多数需要服用较长时间。常用抗精神病药的治疗推荐剂量见表 18-1。

四、常见不良反应及其处理

抗精神病药作用于多种受体，影响多种神经递质，所以不良作用较多，在临床治疗过程中要充分重视药物的不良反应，预防和及时处理药物的不良反应，以提高服药的依从性，从而减少复发，提高患者的生活质量。

（一）锥体外系反应

锥体外系反应（extrapyramidal syndrome，EPS）是抗精神病药最常见的神经系统不良反应，以典型抗精神病药多见，主要包括急性肌张力障碍、静坐不能、帕金森病和迟发性运动障碍。

1. 急性肌张力障碍（acute dystonia）是最早出现的锥体外系反应，在临床上多见，常累及颈部肌、眼部肌和下颌肌，也见于躯干肌。主要表现为双眼向上凝视、斜颈、颈后仰、面部怪相和扭曲、吐舌、构音不清、角弓反张和脊柱侧弯等多种不由自主的、奇特的表现，出现的原因是由于局部肌群的持续性强直性收缩。此种状态下患者自感非常难受，常紧张不安、大汗淋漓，所以常去急诊科就诊，易误诊为破伤风、癫痫、分离（转换性）障碍等，抗精神病药服药史常有助于诊断。处理方法：立即肌注东莨菪碱 0.3 mg 或异丙嗪 25～50 mg，数分钟内可缓解。针剂一般只作临时性处理，不常规使用。如果患者反复出现急性肌张力障碍，需加用抗胆碱能药盐酸苯海索（安坦）缓解，用法为每天 1～3 次，一般与抗精神病药的服用方法一致，每次 1 片，可与抗精神病药物同时服用。必要时减少药物剂量，或换用较少出现锥体外系反应的药物如喹硫平、阿立哌唑、齐拉西酮、帕利哌酮等。

☞ 微视频 18-1
急性肌张力障碍

2. 静坐不能（akathisia）包括主观上坐立不安、控制不住地想活动的感觉和客观上来回走动、或者原地踏步、或不断改变体位，不能安静的运动状态。临床上常采用苯二氮䓬类药物和 β 受体阻断剂如普萘洛尔（心得安）等处理，抗胆碱能药盐酸苯海索（安坦）通常无效。如果上述处理无效时需减少抗精神病药剂量或者换

用锥体外系反应少的药物。

☞ 微视频 18-2
静坐不能

3. 震颤麻痹综合征（parkinsonism）又称药源性帕金森病，为常见的锥体外系反应。一般在用药数周后出现，临床表现类似于帕金森病患者，主要为运动不能、静止性震颤、肌强直三大症状。严重者构音不清、吞咽困难，身体僵硬、面具脸、震颤、流涎、多汗、皮脂溢出等，可继发焦虑、抑郁症状。一般服用抗胆碱能药物苯海索（安坦）可以缓解，剂量范围 2～12 mg/d。

4. 迟发性运动障碍（tardive dyskinesia，TD）多见于长期服用抗精神病药物的患者，特别是服用典型抗精神病药者，大多在持续用药数年后出现，少数可在用药数月后发生。主要特点为面部、躯干和四肢不自主、有节律地刻板式运动。目前尚无治疗迟发性运动障碍有效的药物，关键在于预防，早期发现、早期处理有可能逆转 TD。有些病例应用异丙嗪可以减轻 TD，抗胆碱能药物会促进和加重 TD，应避免使用。使用最低有效剂量或换用锥体外系反应低的药物能减少迟发性运动障碍的发生。新型抗精神病药的应用使得迟发性运动障碍的发生率大大降低。

☞ 微视频 18-3
迟发性运动障碍

（二）严重不良反应

1. 恶性综合征（neuroleptic malignant syndrome，NMS）是抗精神病药引起的一种少见的、严重的不良反应。多见于应用第一代抗精神病药治疗时，特别是药物加量过快时易发生，严重者可导致死亡。临床特征为：意识状态改变、肌强直、高热和自主神经功能紊乱。处理：早期发现，及时停用所有抗精神病药，对症支持治疗。对症治疗的方法有：使用多巴胺受体激动剂溴隐亭和肌松剂硝苯呋海因、静脉使用地西泮、电痉挛治疗。对恶性综合征后持续的肌强直状态，电痉挛治疗疗效明确。随着对恶性综合征识别率的提高，一般在早期就能发现，及时处理，避免出现死亡。

☞ 典型案例（附分析）18-1
不该发生的悲剧

2. 癫痫发作　抗精神病药能降低抽搐发作的阈值，以氯氮平、氯丙嗪和硫利达嗪多见。有癫痫病史的患者

或者在用抗精神病药过程中曾经出现过癫痫发作者要慎用以上药物。处理方法：合用抗癫痫药，减少药量，必要时换用其他药物。氟哌啶醇和氟奋乃静在治疗伴有癫痫的精神病患者中可能是最安全的。

3. 粒细胞缺乏 抗精神病药可以引起粒细胞降低，其中以氯氮平引起粒细胞缺乏的概率较高。使用抗精神病药要定期复查血常规，观察粒细胞变化。使用氯氮平的患者，用药早期每周要查一次血常规，发现粒细胞降低要及时停药，使用升高白细胞的药物如利可君、鲨肝醇、地榆升白片等，碳酸锂有升高白细胞的作用，也可以使用。

4. 心肌炎 一般见于服用氯氮平的患者，多在用药早期出现。如果在服用氯氮平的过程出现心电图异常、发热、胸疼、呼吸障碍、意识欠清、心律失常等症状，要高度警惕，及时停药，必要时到心内科治疗。

（三）阻断有关受体产生的不良反应

1. 多巴胺受体阻断产生的不良反应 黑质纹状体通路与锥体外系不良反应有关，下结节漏斗通路与催乳素水平升高导致的不良反应有关。锥体外系不良反应前面已经讲述。催乳素水平增高可使患者出现乳房增大、泌乳、月经不规律、甚至闭经、性欲降低等。出现乳房增大、泌乳者要考虑换药。闭经者可先请妇科调经，如果能正常来潮可不换药，否则要换药。还有一种方法是加用阿立哌唑 5 mg/d，也可使月经来潮。

2. 肾上腺素能受体阻断产生的不良反应 主要是阻断 α_1 受体，可产生镇静作用以及直立性低血压、心动过速、性功能减退、射精延迟等不良反应。直立性低血压在治疗的前几天最为常见，继续使用可产生耐受。出现直立性低血压的患者让患者卧床，采取头低脚高位，严重病例应输液并给予 α 肾上腺素受体激动剂去甲肾上腺素、间羟胺等升压，禁用肾上腺素。要告诉其转变体位时要缓慢，必要时减药或换药。心动过速一般用普萘洛尔处理，但要注意有哮喘史的患者禁用，可使用阿替洛尔。应用降低心率的药物要注意时间不能过长，以避免出现心动过缓。对于性功能障碍一般没有特殊的处理，等疾病缓解药量减少后会有一定的减轻或恢复。

3. 胆碱能受体阻断产生的不良反应 主要是阻断 M_1 受体，可产生多种抗胆碱能不良反应，如口干、便秘、排尿困难、视物模糊、记忆障碍等，多见于应用典型抗精神病药的治疗过程中，出现便秘的患者可先考虑让患者多使用通便的水果或蔬菜，如果不能奏效可使用通便的药物，如酚酞片、番泻叶泡水服等方法，如果还是不能奏效可考虑用开塞露通便，严重时灌肠。对于排尿困难的患者可首先采用诱导性排尿的方法，肌注新斯的明或者导尿。如果上述反应严重，可考虑换用不良反应相对较小的药物。

4. 组胺受体阻断产生的不良反应 主要是阻断 H_1 受体，可产生镇静作用和体重增加的不良反应。如果不能耐受或者体重增加明显，可换用镇静作用相对较轻或者不增加体重的药物。

（四）其他不良反应

1. 内分泌代谢反应 有些药物如氯丙嗪、氯氮平和奥氮平等可以抑制胰岛素分泌，导致血糖升高和尿糖阳性。抗精神病药体重增加与食欲增加和活动减少有关，患者应控制饮食，加强运动。齐拉西酮一般不增加体重。

2. 精神方面的不良反应 许多抗精神病药产生过度镇静，如氯氮平、氯丙嗪、奥氮平、氟哌啶醇等，随着用药时间的延长会因逐渐耐受而消失。头晕一般是由于直立性低血压而引起。有些药物如利培酮、阿立哌唑、舒必利、氨磺必利有一定的激活作用，可出现焦虑、激越、失眠等。

3. 对心脏的影响 应用抗精神病药的时候可出现心电图改变，包括 Q-Tc 和 P-R 间期延长，非特异性 T 波异常，S-T 段降低，T 波低平、倒置，以硫利达嗪、氯丙嗪、齐拉西酮较为明显。

4. 对肝脏的影响 多为转氨酶升高，常为一过性的，可自行恢复。严重者转氨酶明显升高，出现黄疸。轻度者可合并保肝药如护肝片、葡萄糖醛酸内酯片等治疗，严重者应立即停药，加强保肝治疗。

（五）过量中毒

抗精神病药过量中毒常见于精神障碍患者服过量药物自杀，意外过量见于儿童。主要表现为意识障碍或昏睡，心电图异常，血压不稳，低体温，肌张力障碍、抽搐和癫痫发作。处理：洗胃后胃内注入药炭，减少药物吸收；血液灌注每 6 h 一次去除体内药物；毒扁豆碱可用作解毒药；输液维持营养，保持正常体温；需要时给以抗生素预防感染；有抽搐发作给予地西泮；血压降低给予作用于 α_1 受体的升压药如间羟胺或去甲肾上腺素等升压，禁用肾上腺素。

五、常用抗精神病药

（一）第一代抗精神病药

1. 氯丙嗪（chlorpromazine） 20 世纪 50 年代初问

世的第一个抗精神病药，在国内基层医院至今仍是治疗精神分裂症等精神疾病的首选药物之一，有人称其"宝刀不老"。对中枢神经系统多种受体具有阻断作用，主要通过作用于中脑边缘系统 D_2 受体发挥治疗作用；通过阻断组胺 H_1 受体发挥其非特异性镇静作用，起到辅助治疗的效果。对脑内其他多种受体如 α_1 受体、M_1 受体等作用而产生多种不良反应，对黑质纹状体的 D_2 受体的作用产生锥体外系反应；对下丘脑垂体部位 D_2 的阻断作用可产生催乳素水平升高，出现泌乳、体重增加、性功能减退的多种内分泌变化。

2. 奋乃静（perphenazine） 为吩噻嗪类的哌嗪衍生物，药理作用与氯丙嗪相似，抗精神病作用的发挥主要在于阻断与情绪、思维有关的中脑边缘系统及中脑 – 皮质通路的多巴胺（D_2）受体，而阻断网状结构上行激活系统的 α 肾上腺素受体与镇静、安定作用有关，还有较强的镇吐作用，镇静作用较弱。对幻觉、妄想、思维障碍、淡漠、木僵及焦虑激动等症状有较好的疗效。镇静作用较弱，对血压的影响较小。

3. 氟奋乃静（fluphenazine） 药理作用与奋乃静相似，抗精神病作用主要与阻断脑内的多巴胺（D_2）受体有关，抑制网状结构上行激活系统而有镇静作用，止吐和降低血压作用较弱，有振奋和激活作用。

4. 氟哌啶醇（haloperidol） 属丁酰苯类化合物，为高效价低剂量药物，具有强抗精神病作用和一般镇静作用。至今在欧美和我国仍为治疗精神分裂症的一线药物，且是新药临床试验的标准对照药物。抗精神病作用与其阻断脑内多巴胺受体，并可促进脑内多巴胺的转化有关，有很强的抗幻觉妄想和抗兴奋躁动作用，阻断锥体外系多巴胺的作用较强，镇吐作用亦较强，但镇静、阻断 α– 肾上腺素受体及胆碱受体作用较弱。

5. 硫利达嗪（thioridazine） 属低效价高剂量类抗精神病药，选择性作用于边缘系统 D_2 受体并且抗胆碱能作用强，对锥体外系统多巴胺受体作用及体温中枢影响较弱，故较少引起锥体外系症状。硫利达嗪具有较强的抗精神病和镇静作用，且有一定的改善情绪作用，常用于治疗伴焦虑情绪的精神分裂症患者。

6. 舒必利（sulpiride） 为苯甲酰胺类衍生物。选择性地对中脑边缘系统 D_2 受体亲和力高。作用特点是选择性阻断中脑边缘系统的多巴胺（D_2）受体，对 D_2 受体亲和力高，对其他递质受体影响较小，抗胆碱作用较轻，无明显镇静和抗兴奋躁动作用，还具有强的止吐和抑制胃液分泌作用。

7. 三氟拉嗪（trifluoperazine） 药理作用与氯丙嗪相似，作用比氯丙嗪强 10～20 倍，镇吐作用也较氯丙嗪强，作用出现快而持久；镇静、催眠作用较弱。锥体外系反应发生率较高。还有抗组胺作用。

8. 五氟利多（penfluridol） 是唯一的口服长效抗精神病药。抗精神病作用与其阻断脑内多巴胺受体有关，还可阻断神经系统 α– 肾上腺素受体，还具有钙离子通道阻断作用。抗精神病作用强而持久，口服一次可维持数天至一周，亦有镇吐作用，但镇静作用较弱，对心血管功能影响较轻。

（二）第二代抗精神病药

1. 氯氮平（clozapine） 于 1958 年在瑞典首先被合成，因部分患者出现粒细胞缺乏症并死于感染性疾病，之后氯氮平从欧洲大多数国家的市场撤出。20 世纪 80 年代后期，国际多中心研究发现氯氮平治疗难治性精神分裂症有很好的疗效，1990 年美国 FDA 同意氯氮平治疗难治性精神分裂症患者和因为严重锥体外系症状和严重迟发性运动障碍而不能耐受典型药物的精神分裂症患者。我国在 1980 至 2000 年近 20 年间使用非常普遍，近 5 年作为一线选择正逐渐下降。

氯氮平的临床特性主要有几种药理学假说，①氯氮平的低 D 受体 / 高 5–HT 受体的作用比例；②对中脑边缘区域多巴胺系统的作用选择性高；③有 5–HT_3 受体阻断作用和强 α_1 和 α_2 肾上腺素受体阻断作用，对组胺 H_1 型受体和乙酰胆碱毒蕈碱样 M_1 受体的强亲和性以及对 σ 受体的亲和性比典型药物低等。由于氯氮平具有上述多受体作用特点，显示其临床作用的广谱性及多种不良反应的特点。易出现体位性低血压、镇静作用强，故起始剂量宜低。粒细胞缺乏症发生率高，临床使用中应进行血常规监测。体重增加、心动过速、便秘、排尿困难、流涎等多见。此外还可见体温升高、癫痫发作。药源性高热症候群（恶性综合征）亦有报导。该药几乎不引起锥体外系反应及迟发性运动障碍。目前，尽管氯氮平在国内使用仍较广泛，但国内外专家主张慎用。

2. 奥氮平（olanzapine） 化学结构和药理作用与氯氮平类似，但基本上没有氯氮平所致粒细胞缺乏症的不良反应。其半衰期长，故可每日 1 次给药，治疗依从性较好。主要的不良反应为短暂的镇静、头晕、嗜睡、直立性低血压，体重增加不良反应明显，EPS 的危险较低，有恶性综合征、暂时性催乳素升高的个案报告。

对精神分裂症和其他有严重阳性症状和（或）阴性

症状的精神病的急性期和维持治疗均有较好的疗效，在国外，是临床上应用较多的新型抗精神病药物。与氟哌啶醇相比，奥氮平能大幅度提高患者的生活质量；与传统抗精神病药相比，用奥氮平治疗的患者再住院率低。奥氮平是一线抗精神病药，对难治性患者的疗效尚不明确。美国 FDA 还批准奥氮平作为心境稳定剂治疗双相障碍。

3. 佐替平（zotepine） 对 5-HT$_{2A}$ 和 5-HT$_{2C}$ 以及 D$_2$、D$_3$、D$_1$ 和 D$_4$ 受体具有高亲和力，还是强 NE 再摄取抑制剂。实验研究表明，低剂量佐替平增加多巴胺能传递，较高剂量时是作为多巴胺能阻断剂。在改善精神分裂症阳性和继发阴性症状方面与经典抗精神病药疗效相当。在改善阴性症状上比氟哌啶醇更有效。少见EPS，高剂量时与血清催乳素增加有关。

4. 利培酮（risperidone） 是继氯氮平之后获得美国 FDA 批准的第二代 SDAs 抗精神病药，有很强的中枢 5-HT，尤其是 5-HT$_{2A}$ 和 D$_2$ 受体的拮抗作用，对 D$_2$ 受体的拮抗作用与典型药物氟哌啶醇相似，此外还表现出对 α$_1$ 和 α$_2$ 受体的高亲和性，但是对 β 受体和毒蕈碱样胆碱能受体的亲和性较低。对阳性症状的疗效与典型药物相似，且低剂量时锥体外系不良反应较少，对阴性症状有较好的疗效，镇静作用小，没有明显的抗胆碱能不良反应，治疗依从性较好。较大剂量可能出现锥体外系反应，要缓慢加量。主要不良反应为头晕、激越、失眠以及泌乳、闭经等。

5. 喹硫平（quetiapine） 对 5-HT$_2$、H$_1$、5-HT$_6$、α$_1$、α$_2$ 受体的亲和力高，对 D$_2$ 和 σ 受体有中度的亲和力，对 D$_1$ 受体的亲和力低，对 M$_1$ 和 D$_4$ 受体的亲和力极低。该药治疗阳性、阴性症状有效，对情感症状也有一定疗效，有效剂量范围较宽。引发 EPS 的危险性较小，但可引起催乳素浓度的暂时升高。主要的不良反应是嗜睡、头晕和直立性低血压。此外喹硫平可引起甲状腺激素水平轻度降低，不伴有促甲状腺激素水平升高。对心血管系统无明显影响，偶尔出现 Q-Tc 间期延长。

6. 阿立哌唑（aripiprazole） 药理作用与第一代、第二代抗精神病药不同，为 5-HT-DA 系统稳定剂。阿立哌唑与多巴胺 D$_2$、D$_3$、5-HT$_{1A}$ 和 5-HT$_{2A}$ 受体有很高的亲和力，与 D$_4$、5-HT$_{2C}$、5-HT$_7$、α$_1$、H$_1$ 受体及 5-HT 重吸收位点具有中度亲和力。

阿立哌唑对突触后 D$_2$ 受体具有弱激动作用，DA 活动过高时可以起到下调 DA 的活动，治疗精神分裂症阳性症状。对突触前膜 DA 自身受体具有部分激动作用，

对 DA 活动降低的脑区可以上调 DA 功能，治疗精神分裂症和阴性症状认知功能损害。阿立哌唑对突触后膜 5-HT$_{2A}$ 受体具有阻断作用，有助于 5-HT 与 DA 系统功能的协调并具平衡作用，减少 EPS 的产生和提高抗精神病的疗效。药物对突触后膜 5-HT$_{1A}$ 有部分激动作用。此外阿立哌唑对 D$_3$、D$_4$、毒蕈碱 M 受体、α 肾上腺素能和组胺 H$_1$ 受体有一定的亲和力。

阿立哌唑于 2002 年 11 月获得美国 FDA 批准上市。是一种高脂溶性药物，可每天 1 次给药。锥体外系反应、催乳素水平升高发生率低。对阳性症状和阴性症状的改善优于氟哌啶醇。目前还不知道阿立哌唑能否导致体重增加。无明显镇静、嗜睡、抗毒蕈碱等不良反应。

7. 齐拉西酮（ziprasidone） 本外研究显示，齐拉西酮对多巴胺 D$_2$、D$_3$，5-羟色胺 5HT$_{2A}$、5-HT$_{2C}$、5-HT$_{1A}$、5-HT$_{1D}$、α- 肾上腺素能受体具有较高的亲和力，对组胺 H$_1$ 受体具有中等亲和力，对包括 M 胆碱能受体在内的其他受体结合位点未见亲和力。齐拉西酮对 D$_2$、5-HT$_{2A}$、5-HT$_{1D}$ 受体具有拮抗作用，对 5-HT$_{1A}$ 受体具有激动作用，能抑制突触对 5-羟色胺和去甲肾上腺素的再摄取。

齐拉西酮对阳性症状有效，对阴性症状也同样能改善，但对缺损状态及难治性患者的疗效尚缺乏资料。引起锥体外系反应的风险低。食物能增加齐拉西酮的吸收。齐拉西酮能抑制 NE 和 5-HT 的再摄取，这可能是其用于治疗伴有抑郁及慢性衰退表现的精神分裂症患者的原因。对 5-HT$_{1A}$ 受体的激动作用强，可以用于治疗伴有焦虑和抑郁症状的精神分裂症患者。齐拉西酮是唯一不会增加体重的 SDAs 类药物，与其他药物之间的相互影响也很少，可以安全地用于治疗伴有躯体疾病的患者和老年患者。

由于齐拉西酮能延长心电图的 Q-Tc 间期，1998 年制药公司曾撤回了齐拉西酮的上市申请，但 2001 年最终获得美国 FDA 批准上市。

8. 哌罗匹隆（perospirone） 对中枢 5-HT$_2$ 和 D$_2$ 受体的阻断作用较强。动物试验研究表明，哌罗匹隆小剂量（0.1 mg/kg）时优先与 5-HT$_2$ 受体结合，对 D$_2$ 受体的作用较小，而大剂量（1.0～5.0 mg/kg）时，对 5-HT$_{2A}$ 和 D$_2$ 受体的亲和力几乎相等。哌罗匹隆阻断 D$_2$ 受体可改善精神分裂症等疾病的阳性症状，阻断 5-HT$_{2A}$ 受体可改善阴性症状，还能够改善患者的认知功能，同时对精神分裂症伴有的焦虑抑郁和敌对性有明显的作用。主要不良反应为静坐不能、震颤、肌强直、

构音障碍等锥体外系症状、失眠、困倦等。严禁与肾上腺素合用。

9. 氨磺必利（阿米舒必利，amisulpride）　氨磺必利具有独特的药理特性，表现在三个高度选择性：①对 D_2/D_3 受体具有高度选择性，主要拮抗 D_2/D_3 受体，而对 5-HT 受体、α 受体、H_1 受体、M_1 受体、sigma 受体具有较低的亲和力。②双重多巴胺受体阻断作用，第一，低剂量时就可作用在中脑-额叶通路的突触前膜上，阻断突触前多巴胺受体，增加多巴胺的分泌，主要控制阴性症状。第二，高剂量时作用于中脑-边缘通路的突触后膜上，阻断突触后多巴胺受体，抑制多巴胺传导信号，主要控制阳性症状。③对边缘系统的高度选择性。氨磺必利对边缘系统和海马多巴胺受体的亲和力比对纹状体区域的高得多。D_3 和 D_4 受体亚型主要在边缘系统中被发现，D_3 受体的特异性定位导致了如下假说：对该受体亚型有优先亲和性的抗精神病药会显示较高的有效性/不良事件比，氨磺必利符合这一特点。2013 年发表在著名杂志《柳叶刀》上的荟萃分析比较了 15 种抗精神病药的疗效和安全性，发现氨磺必利的疗效仅次于氯氮平，位居第二，并具有较低的治疗中断率。氨磺必利对抑郁症状有效，但缺少精神分裂症患者中的抗抑郁资料。对未用药的精神分裂症患者的认知功能缺陷也有效。氨磺必利可以引起锥体外系反应（如静坐不能）、体重增加和催乳素水平升高等。

10. 舍吲哚（sertindole）　对 5-HT_{2A}、D_2、α 肾上腺素受体亲和力较高，疗效与其他第二代抗精神病药相当。产生锥体外系症状的危险性低，而且似乎对阴性症状更有效。长期服用舍吲哚的患者再住院率低于服用氟哌啶醇者。舍吲哚能阻断多数受体，所以会导致治疗早期的直立性低血压、窦性心动过速、鼻塞及减少心输出量。体重增加的程度与其他 SDAs 类药物相同或较之轻微。催乳素浓度并不升高到有意义的临床水平以上。舍吲哚并不阻断 H_1 和 M_1 受体。常见不良反应为心动过速、轻度鼻充血、射精量减少、Q-Tc 间期延长、体重增加和恶心。有引起致死性心律失常的报告。

11. 帕利哌酮（paliperidone）　也叫 9-羟利培酮（9-hydroxy-risperidone），是利培酮的主要血浆代谢产物，药理作用与利培酮相似。帕利哌酮缓释片 2007 年被美国 FDA 批准用于精神分裂症的急性期和维持治疗。帕利哌酮可能为多巴胺 D_2 受体、5-HT 受体（如 5-HT_{2A}、5-HT_{1A}、5-HT_{2C}、5-HT_{1D} 受体）、肾上腺素 $α_1$、$α_2$ 和 H_1 受体拮抗剂，对胆碱能 M 受体和肾上腺素 $β_1$、$β_2$ 受体没有亲和力。这些受体作用可能对阳性症状、阴性症状、认知症状、情感症状等有效，同时也可能会导致直立性低血压、体重增加和镇静作用。对胆碱能受体无阻断作用，因此，很少引起抗胆碱能不良反应或认知功能损害。由于帕利哌酮对 $α_1$、$α_2$ 受体有阻断作用，有引起直立性低血压的潜在风险。帕利哌酮的常见不良反应有嗜睡、直立性低血压、唾液分泌过多、静坐不能、肌张力障碍、锥体外系反应、帕金森综合征、头痛、心动过速和失眠等。

12. 洛沙平（loxapine）　是一种 5-HT_{2A}/D_2 受体拮抗剂（SDAs），具有和氯氮平相关的化学结构，但有时也把它归于传统抗精神病药。在正常剂量下，它的确具有传统抗精神病药的特征，如引起 EPS 和升高催乳素。但也有证据表明，在低剂量下它具有非典型特性，PET 证实，它能够拮抗 5-HT_{2A} 受体。主要代谢产物是 N-甲基-洛沙平，即阿莫沙平，一种三环类抗抑郁药物，阿莫沙平具有去甲肾上腺能再摄取阻断特性，这可能是洛沙平抗抑郁作用的基础。主要不良反应为 EPS。通常不引起体重增加，心脏代谢风险未知。

13. 阿塞那平（asennapine）　对 5-HT_{2A}、5-HT_{2C}、5-HT_7、5-HT_{2B}、5-HT_6、$α_1$、$α_2$、β、D_3 受体的亲和力较高。药物缓解阴性症状的机制之一是对 5-HT_{2A} 和 5-HT_{2C} 受体的阻断作用。阿塞那平对 5-HT_{2A} 受体和 5-HT_{2C} 受体的阻断作用分别是对 D_2 受体的阻断作用的 19 倍和 38 倍，表明阿塞那平对阴性症状具有潜在的治疗作用。阿塞那平对 D_2 受体具有足够的但并不过度的阻断作用，对阳性症状具有改善作用，同时不引起或较少引起 EPS 和泌乳素升高的相关不良反应。阿塞那平对 D_2 受体的亲和力大约是对 M_1 受体亲和力的 6 000 倍，因此极少引起抗胆碱能不良反应。对 $α_2$ 受体的阻断作用可控制阴性症状和认知缺陷症状，对 $α_1$ 受体的阻断作用可控制阳性症状。阿塞那平还对 α 受体显示出相对高的亲和力，具有潜在的治疗作用，尽管还没有充分的证据证明这一点。

2009 年 8 月美国 FDA 批准用于成年精神分裂症急性期治疗，国内尚未上市。常见的不良反应是嗜睡和焦虑，其他不良反应包括体重增加、食欲增加、肌张力障碍、静坐不能、运动障碍、帕金森病症状（运动迟缓、震颤）、眩晕、味觉障碍、肌僵硬、乏力等。

14. 鲁拉西酮（lurasidone）　为多巴胺 D_2、5-HT_{2A} 及 5-HT_7 受体拮抗剂，对 D_2 受体、5-HT_{2A}、5-HT_7 受体具有高度亲和力；对 $α_{2c}$ 受体有中度亲和力，

还是 5-HT$_{1A}$ 受体部分激动剂和 α$_{2A}$ 受体的部分阻滞剂。鲁拉西酮对 D$_2$ 受体的亲和力与利培酮和氟哌啶醇接近，比氯丙嗪、奥氮平、氯氮平高；对 5-HT$_{2A}$ 受体的亲和力比利培酮低，但比奥氮平、氯氮平、氯丙嗪、氟哌啶醇高。上述受体作用特点，决定了鲁拉西酮对精神分裂症的阳性症状、阴性症状、认知症状以及情感症状具有较好的疗效，较少或不出现与 α$_1$ 受体、H$_1$ 受体及 M$_1$ 受体相关的不良反应。于 2010 年获得美国 FDA 批准，治疗成人精神分裂症。2013 年 6 月又被 FDA 批准用于治疗成人双相抑郁。鲁拉西酮常见不良反应为嗜睡、静坐不能、恶心、帕金森症和激越等，其他不常见的不良反应包括脑血管不良反应、恶性综合征、迟发性运动障碍、血糖异常、白细胞减少、直立性低血压、认知和运动功能障碍、吞咽困难、皮肤和眼睛方面不良反应等。

15. 布南色林（blonanserin） 是高度选择性的 5-HT$_2$ 受体和多巴胺 D$_2$ 受体拮抗药，对多巴胺 D$_1$ 受体、α$_1$ 肾上腺素受体、组胺 H$_1$ 受体和 M$_1$ 胆碱受体亲和力较小。2008 年首次在日本上市，临床主要用于治疗精神分裂症，能有效改善阴性、阳性症状和认知功能。其疗效不亚于利培酮和氟哌啶醇，且起效时间早。存在与传统及新型抗精神病药物如利培酮、氟哌啶醇等类似的不良反应，但其不良反应发生率低。

16. 伊潘立酮（iloperidone） 2009 年在美国获得 FDA 批准，用于治疗成人精神分裂症。伊潘立酮对 D$_2$、D$_3$ 和 5-HT$_{2A}$ 受体具有很强的亲和力，对多巴胺 D$_4$、5-HT$_{1A}$、5-HT$_{2C}$、5-HT$_6$、5-HT$_7$ 和去甲肾上腺素 α$_1$ 受体有中等亲和力，而对 5-HT$_{1A}$、D$_1$、H$_1$ 受体的亲和力较低。对 D$_2$、D$_3$、5-HT$_{2A}$ 和 NE α$_1$/α 受体阻断而发挥对阳性症状、阴性症状的治疗作用，且对这些受体还有助于改善患者的情绪障碍和认知功能。对长期治疗也有较好疗效，但是起效较慢，长期用药中止率较低。

最常见的急性不良反应有头晕、口干、嗜睡和消化不良等，其他不良反应还有疲乏、心动过速、鼻塞等，血糖、甘油三酯、催乳素水平有轻微的改变。长期服用会出现 EPS、直立性低血压、Q-Tc 间期延长等。

（三）长效抗精神病药

临床常用的长效抗精神病药及推荐剂量见表 18-2。

表 18-2 常用长效抗精神病药及推荐剂量 *

抗精神病药	注射间隔（周）	首发患者剂量（mg）	多次发作患者剂量（mg）
第二代抗精神病药			
利培酮微球	2	25	25 ~ 50
棕榈酸帕利哌酮	4	25 ~ 75	25 ~ 150
双羟萘酸奥氮平	2 ~ 4	150 ~ 210/2 周	150 ~ 210/2 周
		300 ~ 405/4 周	300 ~ 405/4 周
第一代抗精神病药			
癸酸氟哌噻吨	2 ~ 3	20 ~ 40	20 ~ 100
癸酸氟奋乃静	2 ~ 4	6.25 ~ 37.5	12.5 ~ 50
癸酸氟哌啶醇	4	50 ~ 100	100 ~ 200
癸酸奋乃静	2 ~ 4	12 ~ 100	50 ~ 200
癸酸珠率噻吨	2 ~ 4	100 ~ 200	200 ~ 400

* 本表摘自赵靖平、施慎逊主编的《中国精神分裂症防治指南》（第二版）（2015），略有改动。

第三节 抗抑郁药

抗抑郁药（antidepressant drugs）是一类主要用于治疗各种抑郁状态的药物。这类药物只能改善或消除患者的抑郁症状，而不能提高正常人的情绪。此类药物也可用于神经症性障碍（如强迫障碍、焦虑障碍、恐怖障碍等）、心理因素相关生理障碍（如神经性厌食）、应激相关障碍以及慢性疼痛等疾病的治疗。

一、分类及其作用机制

抗抑郁药种类繁多、结构各异、药理机制不尽相同。根据化学结构和作用机制的不同分为以下几类。

（一）选择性 5- 羟色胺再摄取抑制剂

选择性 5- 羟色胺再摄取抑制剂（selective serotonin reuptake inhibitors，SSRIs）对 5-HT 有高度选择性，对 NE、DA、组胺和胆碱能神经影响较小。主要通过抑制突触前膜对 5-HT 的再摄取而使其浓度增高，从而发挥抗抑郁的作用。包括氟西汀（fluxetine）、帕罗西汀（paroxetine）、氟伏沙明（fluvoxamine）、舍曲林（sertraline）、西酞普兰（citalopram）和艾司西酞普兰（escitalopram）。

（二）5- 羟色胺和去甲肾上腺素再摄取抑制剂

5- 羟色胺和去甲肾上腺素再摄取抑制剂（serotonin and norepinephrine reuptake inhibitors，SNRIs）主要通过同时阻断 5-HT 和 NE 的再摄取，提高两者在突触间隙的浓度而发挥抗抑郁作用，同时具有轻度抑制 DA 再摄取的作用，具有不同程度的抗焦虑作用。如文拉法辛（venlafaxine）、度洛西汀（duloxetine）、米那普仑（milnacipran）。

（三）去甲肾上腺素和多巴胺再摄取抑制剂

去甲肾上腺素和多巴胺再摄取抑制剂（norepinephrine and dopamine reuptake inhibitors，NDRIs）对 DA 递质有选择性抑制作用，同时对 5-HT 和 NE 亦有较小阻滞作用。如安非他酮（amfebutamone）。

（四）选择性去甲肾上腺素再摄取抑制剂

选择性去甲肾上腺素再摄取抑制剂（norepinephrine reuptake inhibitors，NRIs）相对单纯地阻断中枢神经突触前膜对 NE 的再摄取，使 NE 系统功能得以平衡，但不影响 5-HT 的再摄取，如瑞波西汀（reboxetine）。

（五）5- 羟色胺阻滞和再摄取抑制剂

5- 羟色胺阻滞和再摄取抑制剂（serotoninergic antagonist and reuptake inhibitors，SARIs）能同时对 5-HT 神经元有拮抗和激活作用，其抗抑郁作用主要与下调 5-HT$_2$ 受体数有关，对 NE 和 DA 受体几乎没有作用，抗胆碱能和抗组胺作用也很微弱，抗抑郁及镇静作用明显，同时具有抗焦虑作用，对性功能影响小。代表性药物为曲唑酮（trazodone）和奈法唑酮（nefazodone）。

（六）α$_2$ 肾上腺素受体阻断剂或去甲肾上腺素能及特异性 5- 羟色胺能抗抑郁药

α$_2$ 肾上腺素受体阻断剂或去甲肾上腺素能及特异性 5- 羟色胺能抗抑郁药（noradrenergic and specific serotonergic antideoreesants，NaSSAs）主要通过阻断中枢 NE 能神经系统及其神经末梢突触前膜肾上腺 α$_2$ 自调受体和 5-HT 能神经末梢突触后膜 α$_2$ 异调受体，从而促进 NE 和 5-HT 的释放，对 5-HT 受体有选择性阻断作用，即阻断 5-HT$_{2A}$、5-HT$_{2C}$ 和 5-HT$_3$ 等受体，产生抗抑郁和抗焦虑作用，但对 5-HT$_{1A}$、5-HT$_{1B}$ 和 5-HT$_{1D}$ 受体的亲和力低，从而显著降低失眠、性功能障碍、恶心和烦躁不安等不良反应。常用的代表药物为米安色林（mianserin）和米氮平（mirtazapine）。

（七）褪黑素能抗抑郁药

阿戈美拉汀（agomelatine）属于褪黑素能抗抑郁药（melatonergic antideoreesant），是一种褪黑素类似物，既是褪黑素受体激动剂，也是 5-HT$_{2C}$ 受体拮抗剂。阿戈美拉汀抗抑郁的机制还可能与增加海马部位神经元的可塑性及神经元增生有关。

（八）三环类抗抑郁药

三环类抗抑郁药（tricyclic antidepressants，TCAs）主要通过抑制突触前膜对单胺递质 5-HT 和 NE 的再摄取，增加突触间隙单胺递质的浓度，达到治疗抑郁的效果。对正常人不会产生兴奋或精神振奋的作用。具有较强的抗胆碱能效应与镇静作用。包括米帕明（imipramine）、氯米帕明（clomipramine）、阿米替林（amitriptyline）、多塞平（doxepin）和马普替林（maprotiline）等。

（九）单胺氧化酶抑制剂

单胺氧化酶抑制剂（monoamine oxidase inhibitors，MAOIs）主要通过抑制 DA、5-HT、NE 的代谢酶，使单胺类神经递质的浓度升高。单胺氧化酶有单胺氧化酶 A（monoamine oxidase A，MAO-A）和 B（MAO-B）两种亚型，主要存在于神经元、神经胶质及其他细胞线粒体膜上，其主要生理作用是催化神经递质的氧化和异生物胺的脱酰胺作用。第一代 MAOIs 是上述两种酶的非选择性且不可逆的阻断剂，因肝脏损害和高血压危象等不良反应最终退出市场。第二代 MAOIs 是上述两种酶的选择性、可逆性阻断剂，更为短效，代表药物吗氯贝胺（moclobemide）。

TCAs 和 MAOIs 属传统抗抑郁药，其他均为新型抗抑郁药。

二、新型抗抑郁药

新型抗抑郁药与传统抗抑郁药疗效相当，但毒不良反应小，安全性高，除 MAOIs 外，大部分新型抗抑郁药均可作为一线抗抑郁药。

（一）选择性 5- 羟色胺再摄取抑制剂

20 世纪 80 年代以来，以氟西汀为代表的 SSRIs

的问世使抑郁症的治疗有了突破性进展。SSRIs 是近年广泛应用的新一代抗抑郁药，目前代表性的药物有氟西汀（fluxetine）、帕罗西汀（paroxetine）、氟伏沙明（fluvoxamine）、舍曲林（sertraline）、西酞普兰（citalopram）和艾司西酞普兰（escitalopram）。因该类药物对 5-HT 的选择性高，对 H_1、NE、M_1 受体递质影响小，具有疗效好，毒不良反应小，耐受性好等特点。口服易吸收，不受食物影响，易通过血-脑屏障（blood-brain barrier, BBB）进入中枢神经系统，血浆蛋白结合高，生物利用度高，半衰期普遍较长，服用方便，每天 1 次服药，患者依从性好。

适应证包括抑郁症、强迫症、惊恐障碍、贪食症等。SSRIs 疗效与 TCAs 相当，对严重抑郁的疗效可能不如 TCAs。治疗强迫症、贪食症时所需剂量较大。SSRIs 心血管、抗胆碱不良反应轻微，过量时较安全，前列腺和青光眼患者可选择性使用。

禁用于对 SSRIs 类过敏以及严重心、肝、肾病患者。禁止与 MAOIs、氯米帕明等合用；原服用 SSRIs，需换用 MAOIs 时，至少应停用 SSRIs 2 周以上（氟西汀需停药 5 周以上），以免出现 5-HT 综合征。与 TCAs、酚噻嗪类和抗心律失常药等合用应谨慎。

常见不良反应包括恶心、腹泻、失眠、不安、性功能障碍等，多数不良反应持续时间短，呈一过性，可耐受。

1. 氟西汀　是第一个 SSRIs，有一定的精神振奋作用，可显著改善抑郁症患者的精神运动性抑制和无力、疲乏。还用于强迫症、恐惧症等的治疗。一般不引起体重增加，能有效治疗神经性贪食和暴食发作。起效较慢，不适用于严重抑郁症患者。可导致一些患者的焦虑、激越和失眠，对精神亢奋患者应避免使用，伴失眠的患者避免睡前服用。常用剂量为 20～60 mg/d，最大剂量可达 80 mg/d。

2. 帕罗西汀　1992 年获 FDA 批准在美国上市。在 SSRIs 中选择性抑制 5-HT 再摄取的能力最强，临床起效快，耐受性好，对严重抑郁症以及其他抗抑郁药治疗无明显疗效的患者仍有效。对伴有严重肝、肾功能损害或心脏损害的患者应限用最低治疗量；有 SSRIs 停药症状的患者应避免使用帕罗西汀。现 FDA 已批准用于广泛性焦虑障碍、惊恐障碍、社交焦虑障碍、强迫障碍、创伤后应激障碍等疾病的治疗。常用剂量为 10～60 mg/d。FDA 指出，孕妇妊娠初期持续服用帕罗西汀可能增加新生儿患心脏病的风险。

3. 舍曲林　是美国处方量最大的抗抑郁药。选择性抑制 5-HT 再摄取强度为氟西汀的 5 倍，还可较强地增加 DA 的释放，对突触后膜 5-HT 受体和肾上腺素受体均无影响，不良反应较少，对不稳定性心绞痛或最近心肌梗死的抑郁患者的心脏功能无明显不良影响。对抑郁症和强迫症疗效肯定，是第一个获准用于治疗儿童青少年情感障碍的 SSRIs。常用剂量为 50～200 mg/d。

4. 氟伏沙明　为 SSRIs 中抑制 5-HT 回收强度最弱的一种，通常需较高剂量才能起效，超剂量时相对安全。适用于各种类型的抑郁症与强迫症，特别适用于有自杀倾向的抑郁症患者，也可用于社交焦虑症、惊恐障碍等的治疗。常用剂量为 100～300 mg/d。氟伏沙明在 SSRIs 中引起性功能障碍情况最少。

5. 西酞普兰　1998 年获 FDA 批准用于抑郁症的治疗。与其他 SSRIs 比较，具有选择性更高、对其他神经递质及其受体以及认知功能与精神运动性行为的影响更小的特点，故常用于老年患者。由于西酞普兰是对肝脏 CYP450 酶影响最小的 SSRIs，几乎没有药物配伍禁忌，故特别适用于躯体疾病伴发抑郁症。且需合用多种药物者。常用剂量为 20～60 mg/d。

6. 艾司西酞普兰　为西酞普兰的左旋异构体，对 5-HT 的再摄取抑制具有高度选择性，2002 年被美国 FDA 批准用于抑郁症的治疗。其有效成分 S-西酞普兰不仅可以结合于突触前膜 5-HT 转运蛋白的本位点，同时可以结合异构位点，通过异构位点的结合加强其与基本位点的结合作用，从而更有效地抑制突触间隙 5-HT 的回吸收，更高效率得发挥抗抑郁作用。另外，艾司西酞普兰 NE 和 DA 受体的活性具有较低的抑制作用。临床起效较快，用于重性抑郁症和广泛性焦虑障碍的治疗。常用剂量为 10～20 mg/d。

（二）其他新型抗抑郁药

1. 文拉法辛　1993 年获美国 FDA 批准治疗抑郁症。剂型有普通型制剂及缓释型两种。该药起效迅速，同时还具有抗焦虑作用。低剂量时仅有 5-HT 再摄取阻滞，中至高剂量时可抑制 5-HT 和 NE 的再摄取，非常高的剂量时可抑制 5-HT、NE 和 DA 的再摄取。对肾上腺素、M、H_1 受体几乎无亲和力，故几乎无抗胆碱能、直立性低血压和镇静等不良反应。中至高剂量时可用于严重抑郁和难治性抑郁患者的治疗。低剂量与 SSRIs 没有太大区别，可用于非典型抑郁。常见不良反应有恶心、激越、性功能障碍、失眠、头痛、高血压。撤药反应常见，如胃肠道反应、头晕、出汗等。避免与 SSRIs

或 MAOIs 合用。

2. 度洛西汀　与文拉法辛一样，属于 5-HT 和 NE 再摄取抑制剂，2004 年首次在美国上市，其抑制 5-HT 和 NE 重摄取的能力比文拉法辛更强。治疗各种类型的抑郁。常用剂量为 40~60 mg/d，分 1~2 次服用。还可改善慢性疼痛如糖尿病性周围神经痛，机制不明。常见的不良反应主要为胃部不适、恶心、口干、便秘、食欲低下等消化道反应以及疲劳、困倦等中枢神经系统反应等。

3. 米那普仑　是一种新型的特异性 5-HT 和 NE 再摄取抑制剂，可同时抑制神经元对 5-HT 和 NE 的再摄取，从而使突触间隙的神经递质浓度增高，促进突触传递功能而发挥抗抑郁作用。米那普仑对脑内 5-HT 受体及 NE 受体具有高亲和力，可明显增加脑细胞外 5-HT 和 NE 的浓度，而对 α 受体、M_1 受体和 H_1 组胺受体无亲和力，对单胺氧化酶活性也没有明显影响。主要治疗抑郁症。

4. 米氮平和米安色林　药理作用主要是拮抗突触前 $α_2$ 肾上腺素受体，以增加 NE 和 5-HT 能的传递。还对 5-HT$_2$ 和 H_1 受体具有阻断作用。因此，除抗抑郁作用外，还有较强的镇静和抗焦虑作用。有体重增加、镇静不良反应，少有性功能障碍或恶心腹泻。对肾上腺素 $α_1$ 受体和 M_1 受体的亲和力很低，因此没有体位性低血压及抗胆碱能不良反应。米氮平单用或与其他抗抑郁剂合用可治疗严重抑郁和难治性抑郁患者。米安色林有引起粒细胞减少的报告，应检测血象。

5. 曲唑酮和奈法唑酮　曲唑酮能阻断 5-HT 受体，又可选择性抑制 5-HT 的再摄取。除具有抗抑郁的作用外，因曲唑酮较强的 H_1、$α_2$ 受体拮抗作用，因而有很强的镇静催眠作用，临床用于治疗失眠。其抗焦虑作用除了它对 5-HT 系统的作用以外，还与阻断 H_1 受体以及阻断 α 肾上腺素受体尤其是突触前 $α_2$ 受体引起明显的镇静催眠作用有关。$α_2$ 受体拮抗可导致阴茎异常勃起，明显增加勃起的硬度和时间，加上该药的抗抑郁、抗焦虑作用，使该药不但能有效治疗焦虑抑郁所致的阳痿，而且对器质性阳痿也有治疗作用。临床偶可发现与剂量有关的低血压，与 $α_2$ 受体拮抗有关。因其只有轻微的抗胆碱作用，对心血管系统影响轻微，对心脏传导无抑制作用。临床主要用于治疗各种轻-中度抑郁障碍，特别是伴焦虑、失眠的轻-中度抑郁。禁用于低血压、室性心律失常患者。常见不良反应为嗜睡、疲乏、头昏、头痛、口干、体位性低血压（进餐时同时服药可减轻）、心动过速、恶心、呕吐等。少数患者可出现阴茎异常勃起。

奈法唑酮的药理作用类似曲唑酮，具良好的抗抑郁效果，与米帕明相当。对胆碱能受体、组胺受体几乎无亲和作用。对 $α_1$- 肾上腺素受体亲和性很低。较少发生心脏毒性及性功能抑制。适用于轻-中度抑郁，尤其适用于伴有迟滞或睡眠障碍的抑郁症患者。

6. 安非他酮　1996 年获美国 FDA 批准用于治疗抑郁症。该药为 NE 及 DA 再摄取抑制剂，对 NE、5-HT、DA 再摄取有较弱的抑制作用。1997 年获 FDA 批准，成为美国市场上用于戒烟的第 1 种不含尼古丁的处方药。常见的不良反应有激越、口干、失眠、头痛、恶心、呕吐、便秘、震颤、诱发癫痫与精神病性症状等。不适合用于有精神病性症状的抑郁症及有癫痫病史者。禁止与 MAOIs 联合使用。不能与氟西汀、金刚烷胺等同时使用，以免引发某些精神病症状。

7. 瑞波西汀　是第一个完全意义上的选择性 NE 再摄取抑制剂（NRIs）。对 5-HT 影响轻微，仅有弱的抗胆碱活性，对中枢神经系统其他受体几乎无亲和力。适用于不典型抑郁症、伴躯体疼痛的抑郁症、季节性情感障碍、伴帕金森病的重度抑郁和卒中后迟滞性抑郁等，对焦虑障碍也有一定的疗效。常见的不良反应有焦虑、失眠、头痛、心动过速、多汗、勃起困难、早泄、静坐不能、眩晕、体位性低血压和中度抗胆碱能效应等。

8. 噻奈普汀　可增加突触前 5-HT 的再摄取，增加囊泡中 5-HT 的储存，且改变其活性，突触间隙 5-HT 浓度减少，而对 5-HT 的合成及突触前膜的释放无影响。可增加大脑皮质海马锥体细胞的活性，增加皮质及海马神经元对 5-HT 的再摄取，而对皮质下的 5-HT 神经元无影响。抗抑郁作用可能与药物能恢复神经可塑性（neuroplasticity）、保护海马神经元有关。临床用于治疗抑郁障碍，尤其适用于轻-中度抑郁障碍。对抑郁伴发的焦虑症状亦有一定的疗效。常见的不良反应有轻度的口干、便秘、失眠、多梦、头晕、体重增加、激惹、紧张、恶心等。

9. 阿戈美拉汀　是一种褪黑素类似物，既是褪黑素受体激动剂，也是 5-HT$_{2C}$ 受体拮抗剂。其抗抑郁的确切机制目前尚未明确。单纯的 5-HT$_{2C}$ 受体阻断剂并无抗抑郁作用。阿戈美拉汀抗抑郁的机制可能与增加海马部位神经元的可塑性及神经元增生有关。阿戈美拉汀可不同程度地增加海马的神经再生，从而产生新的颗粒细胞。阿戈美拉汀具有抗抑郁、抗焦虑及调整睡眠周期循环节律的作用，且起效较快，对抑郁以及伴随的焦虑症状均有较好的疗效。阿戈美拉汀常见的不良反应有头疼、头晕、嗜睡、失眠、偏头痛；恶心、腹泻、便秘、上腹部疼痛、多汗、背痛、视觉疲劳等。对性功能的影响较小。

10. 氟哌噻吨美利曲辛（flupentixol and melitracen）是氟哌噻吨和美利曲辛的复方制剂，每片含氟哌噻吨0.5 mg和美利曲辛10 mg。氟哌噻吨作用于突触前膜DA自身调节受体，促进DA的合成和释放，使突触间隙DA含量增加；美利曲辛抑制突触前膜对NE和5-HT的再摄取，使突触间隙NE和5-HT含量增加。临床主要用于轻度的焦虑、抑郁。对神经衰弱、轻-中度抑郁症、焦虑症、自主神经功能紊乱、多种焦虑抑郁状态、多种顽固性和慢性疼痛，如偏头痛、紧张性头痛（肌源性头痛）、三叉神经痛、幻肢痛等均有一定疗效。

11. 植物提取物 从植物（贯叶连翘、圣·约翰草）中提取的天然药物圣·约翰草提取物（neurostan），是国际上第一个用于抗抑郁的天然植物药，是一种多组分药物，含有贯叶金丝桃素、金丝桃素、黄酮等活性成分，对5-HT、NE、DA的再摄取有抑制作用，不良反应少，适用中等严重程度以下的轻型抑郁症。

三、传统抗抑郁药

（一）三环类抗抑郁药

TCAs于20世纪50年代末始用于临床，目前仍是临床治疗抑郁症的首选药之一。包括米帕明（imipramine）、氯米帕明（clomipramine）、阿米替林（amitriptyline）、多塞平（doxepin）和马普替林（maprotiline）等。TCAs除了阻滞NE和5-HT再摄取发挥治疗作用外，TCAs还具有M_1、α_1和H_1等受体阻断作用，可导致口干、便秘、视物模糊、头晕、直立性低血压、镇静、嗜睡和体重增加等不良反应，对心脏和肝的毒性较大。TCAs治疗指数较狭窄，药物间相互作用较突出，需进行药物检测。

1. 适应证 TCAs临床疗效肯定，可用于治疗各种类型的抑郁障碍，也可用于强迫障碍、惊恐障碍、慢性疼痛、儿童遗尿、进食障碍等的预防，也可作为药物依赖戒断的辅助治疗。尽管TCAs作用机制相似，但各药物临床特点又不尽相同。米帕明有振奋作用，适用于迟滞性抑郁，且不宜在夜间服药，以免引起失眠；小剂量可治疗儿童遗尿症。因阿米替林有镇静及抗焦虑作用，

适用于激越性抑郁以及有明显失眠的患者。氯米帕明不仅用于治疗抑郁症，也用于治疗强迫障碍。多塞平抗抑郁作用较弱，但镇静及抗焦虑作用较强，可用于伴有焦虑的轻-中度抑郁症患者。

2. 禁忌证 TCAs的禁忌主为严重的心脏（如心肌梗死、心脏传导阻滞、心力衰竭）、肝（如肝硬化）、肾（如尿毒症、肾衰竭）疾病、青光、急性闭角型青光眼以及对TCAs过敏者，儿童、孕妇以及前列腺肥大患者应慎用。

3. 用法和剂量 TCAs治疗指数低，临床使用剂量受镇静、抗胆碱能和心血管不良反应等限制。一般推荐剂量为50~250 mg/d，分2~3次服用。剂量应从小剂量开始，1~2周内逐渐增加至有效治疗剂量。如系首次抑郁发作的患者，在经急性期治疗抑郁症状缓解后，应进行4~6个月的巩固治疗。如系第二次抑郁发作，一般还需进行1年以上的维持治疗。反复频繁发作者，则应给予长期的维持治疗。治疗期间应注意定期复查肝功、心电图等。TCAs长期使用后宜缓慢减药，以防突然停药因胆碱能活动过度，导致失眠、焦虑、易激惹、抽动、胃肠道等撤药症状。

4. 不良反应及处理

（1）抗胆碱能不良反应：是TCAs治疗中最常见的不良反应。出现时间往往早于起效时间。主要表现为口干、便秘、排尿困难、视物模糊、加重青光眼等。严重者会出现尿潴留、麻痹性肠梗阻、意识障碍、认知功能损害等。治疗中应缓慢加药，鼓励患者多喝水、多吃水果、富含纤维的食物、适当运动。排尿困难者可对下腹部进行热敷或理疗，对尿潴留与麻痹性肠梗阻者，可予抗胆碱酯酶药新斯的明1~2 mg肌注，无效者需导尿、灌肠。

（2）心血管系统不良反应：因TCAs可阻断α受体，导致出现一些心血管系统不良反应。常见的有直立性低血压、心动过速、头晕、心电图S-T段的非特异性改变、Q-Tc延长、传导延迟、心律失常等。老年人和原有心血管疾病患者更易发生。因此，对老年人和有心血管疾病患者应慎用TCAs。治疗过程中应注意监测心电图。

（3）中枢神经系统不良反应：可出现过度镇静、困倦、头昏、嗜睡、记忆力减退、细微震颤，偶见癫痫发作、诱发狂躁状态、精神病性症状等，老年患者可导致药源性意识模糊或谵妄等。

（4）其他：TCAs可导致体重增加，应注意适当控

制饮食，加强锻炼。药疹和粒细胞减少者，可加用抗过敏与升白细胞药物。性功能减退者应注意区分是疾病的原因还是药物的原因，不少患者随抑郁的缓解性功能障碍逐渐缓解。

5. 过量中毒　过量服用或误服 TCAs 可导致严重的毒性反应，可危及生命。表现为谵妄、昏睡或昏迷、血压下降、癫痫发作、高热、肠麻痹、瞳孔扩大、呼吸抑制、心律失常、心肌缺血、心搏骤停。处理：主要采取支持与对症治疗，最为关键的是及早清除毒物，纠正心血管系统的毒性反应，控制癫痫发作。①促进药物排出：催吐、洗胃、药用炭吸附、输液和利尿。凡是疑诊或确诊的 TCAs 急性中毒病例均应及早洗胃。大量摄入 TCAs 后，胃的排空时间和肠道的吸收时间显著延长，服药超过 10 h 也应洗胃。②加强心电监护，及时发现并处理心脏并发症。③急性脑器质性综合征的治疗：毒扁豆碱 1~2 mg 静脉注射，促进意识恢复，但持续时间短，需反复用药。但应注意观察毒扁豆碱过量中毒症状，一旦出现，应及时停药。④控制癫痫发作。⑤对症和支持治疗：包括保持呼吸道通畅、吸氧、保温、预防感染、补液、纠正低血压等。

6. 药物相互作用　常见的药物相互作用有：与低效价抗精神病药物（如氯丙嗪）、抗胆碱能药物（如苯海索），可加重抗胆碱不良反应；与Ⅰ类抗心律失常药（如普鲁卡因胺、奎尼丁）合用，可加重心脏传导系统的抑制，导致或加重心律失常；与 MAOIs 及 SSRIs 等其他抗抑郁药合用，可增加 TCAs 的血药浓度，可互相增效，不良反应增加，特别是会增加 5-HT 综合征的风险；与苯二氮䓬类、乙醇等中枢神经系统抑制剂合用，可使中枢神经的抑制作用增强；与卡马西平、苯妥英钠、苯巴比妥等肝药酶诱导剂合用，可导致 TCAs 血药浓度降低，药效下降。

（二）单胺氧化酶抑制剂

传统的不可逆性 MAOIs 如苯乙肼、反苯环丙胺等，均为非选择性单胺氧化酶 A 和单胺氧化酶 B 阻断剂，抗抑郁效果与 TCAs 相似。此类药物与其他药物相互作用多、可导致急性重型肝炎、患者在服用时需严格限制酪胺的摄入以防止高血压危象，目前国内基本不用。

可逆性 MAOIs 的代表性药物为吗氯贝胺，能够选择性和可逆性抑制单胺氧化酶 A（MAO-A），对 MAO-B 的抑制作用短暂而轻微。不受食物酪胺的影响、抑酶作用快、停药后酶活性恢复快、无抗胆碱能作用和心脏毒性、很少引起体重增加等特点，可用于治疗各型抑郁症。常用剂量为 300~600 mg/d，分 2~3 次口服。常见不良反应有头疼、头晕、恶心、口干、便秘、失眠，少数患者血压减低。与奶酪、啤酒等酪胺含量高的食物同服可能引起高血压。MAOIs 不宜与其他抗抑郁剂（特别是 SSRIs）和麻醉品合用，否则有可能引起致死性不良反应。

常用抗抑郁药的推荐口服给药剂量见表 18-3。

表 18-3　常用抗抑郁药的推荐口服给药剂量 *

抗抑郁药	起始剂量（mg/d）	服药次数 [a]	首发患者给药剂量（mg/d）[b]	反复发作患者给药剂量（mg/d）[b]	最大剂量（mg/d）[c]
选择性 5-羟色胺再摄取抑制剂（SSRIs）					
氟西汀（fluxetine）	10~20	1	20~40	20~60	60
帕罗西汀（paroxetine）	10~20	1	20~40	20~60	60
舍曲林（sertraline）	50	1	50~100	50~200	200
氟伏沙明（fluvoxamine）	50~100	1~2	100~200	100~300	300
西酞普兰（citalopram）	20	1	20~60	20~60	60
艾司西酞普兰（escitalopram）	5~10	1	10~（20）	10~20	20
5-羟色胺和去甲肾上腺素再摄取抑制剂（SNRIs）					
文拉法辛（venlafaxine）	37.5~75	1~3	75~200	150~375	375
度洛西汀（duloxetine）	20~40	1~2	20~60	40~120	120
米那普仑（milnacipran）	12.5	1~2	30~200	100~300	300

续表

抗抑郁药		起始剂量（mg/d）	服药次数[a]	首发患者给药剂量（mg/d）[b]	反复发作患者给药剂量（mg/d）[b]	最大剂量（mg/d）[c]
去甲肾上腺素和多巴胺再摄取抑制剂（NDRIs）						
安非他酮（amfebutamone）	速释片	75	1 ~ 3	150 ~ 450	225 ~ 450	450
	缓释片	150	1	150 ~ 450	150 ~ 450	450
	控释片	100	1 ~ 2	100 ~ 450	200 ~ 450	450
选择性去甲肾上腺素再摄取抑制剂（NRIs）						
瑞波西汀（reboxetine）		2 ~ 4	1 ~ 2	4 ~ 12	8 ~ 12	12
5- 羟色胺阻滞和再摄取抑制剂（SARIs）						
曲唑酮（trazodone）		25 ~ 50	1 ~ 2	100 ~ 200	150 ~ 300	300
α_2 肾上腺素受体阻断剂或去甲肾上腺素能及特异性 5- 羟色胺能抗抑郁药（NaSSAs）						
米安色林（mianserin）		15 ~ 30	1 ~ 2	30 ~ 60	30 ~ 90	90
米氮平（mirtazapine）		15	1	15 ~ 30	30 ~ 45	45
褪黑素受体激动剂						
阿戈美拉汀（agomelatine）		25	1	25 ~ 50	25 ~ 50	50
三环类抗抑郁药（TCAs）						
米帕明（imipramine）		25 ~ 50	1 ~ 2	75 ~ 150	100 ~ 250	300
氯米帕明（clomipramine）		25 ~ 50	1 ~ 2	75 ~ 150	100 ~ 250	300
阿米替林（amitriptyline）		25 ~ 50	1 ~ 2	75 ~ 150	100 ~ 250	300
多塞平（doxepin）		25 ~ 50	1 ~ 2	75 ~ 150	100 ~ 250	300
马普替林（maprotiline）		75	1 ~ 2	75 ~ 150	100 ~ 225	225
单胺氧化酶抑制剂（MAOIs）						
吗氯贝胺（moclobemide）		150	1	150 ~ 450	300 ~ 600	600
谷氨酸能调节剂						
噻奈普汀（tianeptine）		12.5	1 ~ 3	25 ~ 37.5	25 ~（50）	50

　　* 本表主要参考美国精神病学会主编的《Practice Guideline for the Treatment of Patients With Major Depressive Disorder. Third Edition》（2010）、Stahl 主编的《Prescriber's Guide: Stahl's Essential Psychopharmacology，5th edition》（2014）和李凌江主编的《中国抑郁障碍防治指南（第二版）》（2015），略有改动。[a] 推荐的每日服药次数，每日 1 次 =1，每日 2 次 =2 等。[b] 剂量范围仅仅为推荐剂量，并非适于所有患者，应用时应根据患者具体情况，由专业医生进行调整，注重剂量个体化。[c] 不同国家和地区批准的最大剂量有所不同。

第四节　心境稳定剂

　　心境稳定剂（mood stabilizers）又称情感稳定剂、情绪稳定剂或抗躁狂药（antimanic drugs），是指对躁狂发作具有治疗作用，能够预防双相障碍的躁狂或抑郁发作，且不会引起躁狂与抑郁相互转相或导致快速循环发作，长期使用能够预防躁狂或抑郁复发的一类药物。

　　心境稳定剂主要包括锂盐（碳酸锂）和一些抗癫痫药，如丙戊酸盐、卡马西平、拉莫三嗪、托吡酯、加巴喷丁等，某些第二代抗精神病药物，如氯氮平、奥氮平、利培酮、喹硫平、阿立哌唑和齐拉西酮等，也具有一定的心境稳定作用。

一、心境稳定剂的选择

　　使用心境稳定剂治疗之前或治疗初期，应进行全面的体格检查，血液和尿液、肝肾功能和甲状腺功能等检查。药物选择应结合症状特点、双相障碍的发作类型、躯体状态、年龄、过去治疗反应、不良反应、药物相互作用及经济状况来考虑。对双相障碍 I 型急性躁狂或双相 II 型轻躁狂发作，可首选锂盐治疗。如果既往对锂盐缺乏疗效，则选用丙戊酸盐或奥卡西平（或卡马西平），或在锂盐的基础上加用丙戊酸盐或奥卡西平。如果不能耐受锂盐治疗，则选用丙戊酸盐或奥卡西平。对快速循环发作或混合性发作，因其对锂盐缺乏理想的疗效，则应首先选用丙戊酸盐或奥卡西平，或与其他心境稳定剂或第二代抗精神病药联合治疗。对双相抑郁，可首选拉莫三嗪，必要时也可在使用心境稳定剂的同时短期合用转躁率较低的抗抑郁药。对难治性病例，可联合应用锂盐和丙戊酸或卡马西平。若仍无效，可在原治疗基础上加用其他心境稳定剂或第二代抗精神病药，或根据情况加用增效剂。

二、经典心境稳定剂——锂盐

锂盐属于经典的心境稳定剂，应用于双相障碍的治疗已有 50 余年的历史，目前仍是最常用的心境稳定剂，是当前双相障碍治疗的首选药物。对躁狂发作及预防复发均有效，尤其对单纯性躁狂发作的效果更好，但对双相抑郁发作的治疗效果可能较差，对双相障碍快速循环型和混合发作的效果可能也不理想。近年来锂盐在精神科的使用有减少的趋势，尤其是年轻的精神科医生，可能的原因有：①多种新的治疗选择加入到了双相障碍的治疗中来，如抗癫痫药；②锂盐的不良反应及血锂浓度监测负担；③锂盐是一种非专利药，缺乏强有力的市场营销；④锂盐对双相障碍快速循环型或混合发作效果不理想。

锂盐的常用制剂有碳酸锂（lithium carbonate）、枸橼酸锂（lithium citrate）、醋酸锂（lithium acetate）、溴化锂（lithium bromide）。精神科临床主要应用碳酸锂。

（一）作用机制

锂盐治疗双相障碍的确切机制不明，有以下学说。

1. 糖原合成激酶抑制学说　一些神经营养因子、神经生长因子和其他信号通路通过下游的磷酸蛋白发挥作用，如一种被称为糖原合成激酶（GSK-3）的磷酸蛋白，可以促进细胞死亡或凋亡。锂盐和其他一些心境稳定剂就可以抑制该酶，起着神经保护、增强可塑性的作用，可能与其稳定情绪的作用有关。它主要通过三种途径发挥作用：①锂盐可能通过影响信号转导发挥作用；②通过抑制第二信使如肌醇单磷酸酯酶，或修饰 G 蛋白发挥作用；③通过与下游信号转导瀑布内的各种位点

相互作用。

2. 单胺类神经递质增效学说　除了心境稳定作用外，锂盐还是 5-HT、NE、DA 三种单胺神经递质的增效剂，对抗抑郁药物治疗无效的患者，锂盐可充当增强剂而发挥抗抑郁作用。可能的机制有：① Li^+ 能加强神经元内 NE 的灭活，促进突触前膜对 NE 的再摄取，抑制 NE 的释放，减少间隙间有效 NE 的含量。此外，锂盐能够抑制腺苷环化酶，减少 cAMP 的生成。②锂盐可促进细胞突触更多地摄取具有兴奋作用的氨基酸（如谷氨酸），增强细胞内对这类物质的分解，使突触内这类物质的含量减少，从而影响 NE 和 DA 的合成与释放。③锂盐能影响细胞内外电解质的浓度及其细胞兴奋性。锂能激活细胞内 ATP 酶，引起酶活性的变化，使钠离子泵激活，将 Na^+ 从细胞内运出，致使细胞内 Na^+ 浓度下降，结果促使突出前膜出现超极化，可以影响单胺类神经递质的释放和摄取，从而影响细胞的兴奋性。④影响脑内儿茶酚胺的转换、促进重吸收，增加单胺氧化酶活性，降低受体敏感性。

3. 锂盐能降低脑内磷酸激酶 C（PKC）的活性，并增加神经细胞的神经元型 NO 合成酶（nNOS）的表达。此外，锂盐还可使控制昼夜节律的下丘脑振子再同步，改善睡眠觉醒节律紊乱的状态。

（二）临床应用

1. 适应证　碳酸锂的主要适应证为双相障碍和躁狂症，也是目前治疗双相障碍和躁狂症的首选药物。对躁狂症、双相障碍的躁狂发作和抑郁发作均有治疗和预防复发的作用。也可治疗分裂情感性精神障碍、精神分裂症伴有的情绪障碍、兴奋躁动等症状，还可作为抗精神病药治疗的增效剂。

2. 禁忌证　急性肾炎、肾功能不全、严重心血管疾病、重症肌无力、脑损伤、脱水、钠耗竭患者、12 岁以下儿童、妊娠头 3 个月禁用。哺乳期妇女使用该药期间应停止母乳，老年人慎用。

3. 用法与剂量　碳酸锂治疗躁狂剂量一般 750～1 500 mg/d，口服，分 2～3 次服用，偶尔可达 2 000 mg/d。应从小剂量开始，逐渐增加剂量，并在治疗前三周参照血锂浓度调整剂量以达到有效血锂浓度，即开始采用较小剂量，以后逐渐加量至 1 000～1 500 mg/d，症状控制后维持量为 750～1 500 mg/d。由于锂盐的治疗剂量和中毒剂量非常接近，应对血锂浓度进行监测。急性治疗的血锂浓度为 0.6～1.2 mmol/L，维持治疗的血锂浓度为 0.4～0.8 mmol/L，1.4 mmol/L 视为有效浓度的上

限，超过此值容易出现锂中毒。老年人锂盐排泄慢，易产生蓄积中毒，因而老年患者的治疗血锂浓度最好不超过 1.0 mmol/L。反复发作的双相障碍和躁狂症以碳酸锂维持治疗可减少复发次数，减轻症状发作的严重程度。

4. 不良反应　早期不良反应主要有恶心、食欲减退、上腹部不适、呕吐、稀便、腹泻、疲乏、无力、困倦、嗜睡、迟滞、手指震颤、口干、烦渴、多尿等。随着锂盐的持续摄入，患者不良反应会增多、加重，表现为体重增加、多尿、甲状腺肿大、粘液性水肿、心电图出现 T 波改变、阵发性束支阻滞、房室传导阻滞及窦房结功能紊乱，锂中毒可致较严重的心电图改变及循环衰竭。神经系统可表现为共济失调、构音障碍、手指震颤由细微震颤转为粗大震颤、意识障碍。

5. 锂中毒及处理　轻度中毒者的常见症状为淡漠、呆滞、瞌睡、注意力减退、肌无力。中度中毒者表现为淡漠、呆滞、昏睡、言语困难、不规则震颤、肌挛缩性抽搐、肌无力及共济失调、表情痛苦、面色苍白等。严重中毒者则出现意识障碍、睁眼昏迷甚至死亡。碳酸锂的中毒程度往往与血锂浓度水平成正相关，轻度中毒者血锂浓度为 1.5～2.0 mmol/L，中度中毒者血锂浓度为 2.0～2.5 mmol/L，重度中毒者血锂浓度为 2.5～3.0 mmol/L，3.0 mmol/L 以上可危及生命。急性锂中毒者，约 10% 为急性过量，约 40% 与开始治疗量或增加剂量有关，50% 是在平稳的维持量治疗中，剂量未变而意料不到的发生中毒。一旦发现锂中毒征象，应立即停药，注意水电解质平衡，用氨茶碱碱化尿液，以甘露醇渗透性利尿排锂，不宜使用排钠利尿剂。严重病例必要时行血液透析。积极进行对症支持治疗。

服用锂盐期间，应进行血锂浓度监测，并对患者进行安全用药教育，使其能识别锂中毒症状以便及时停药或调整剂量。给予高盐饮食，促进锂离子排出，避免中毒。同时监测肾功能、心电图、脑电图等。锂盐应避免和有关药物合用，如血管紧张素转换酶抑制剂、噻嗪类利尿剂、非甾体抗炎药、抗抑郁药、抗癫痫药、钙离子拮抗剂。服用锂盐期间，注意防止大量体液丢失，如持续性腹泻、呕吐、大量出汗等，易引起锂中毒。

三、抗癫痫药

经典心境稳定剂锂盐在疗效与不良反应方面存在一些局限性，一些抗癫痫药被用于双相障碍的治疗，其疗效被临床研究证实，疗效与锂盐类似，丙戊酸盐对双相障碍混合发作和快速循环发作的疗效甚至超过锂盐，在

临床被广泛使用，卡马西平、拉莫三嗪等也是目前常用的心境稳定剂。

（一）丙戊酸盐

近年，丙戊酸盐在双相障碍中的应用比重逐年增大，在美国的处方量超过锂盐。美国 FDA 认可丙戊酸盐治疗双相障碍的依据是一项大规模的双盲对照临床试验。丙戊酸盐对混合性躁狂症、双相障碍快速循环型的治疗同样有效，包括许多过去锂盐和（或）卡马西平治疗无效者。丙戊酸盐已被证实治疗双相障碍急性躁狂有效，也可用于长期的躁狂预防复发，但其抗抑郁的功效尚未被广泛认可，亦没有显示出对复发性抑郁发作的稳定功效。丙戊酸盐对严重躁狂疗效优于锂盐，起效比锂盐快，预防双相障碍复发与锂盐相似，且耐受性更好。

1. 作用机制　丙戊酸盐的确切作用机制不明，这里仅介绍其可能与稳定心境有关的机制。

（1）抑制电压敏感性的钠通道：丙戊酸盐通过减少电压敏感性钠通道（VSSCs）的离子流，来减少过多的神经递质。其具体分子作用位点可能是丙戊酸钠通过改变 VSSCs 的磷酸化，或者直接与 VSSCs 或其调控单元结合，或者通过抑制磷酸化酶，改变了钠通道的敏感性。如果进入神经元内的钠减少，可能导致谷氨酸释放减少，因此兴奋性神经递质减少，因而发挥抗躁狂作用。

（2）增强 γ-氨基丁酸（GABA）的作用：丙戊酸钠增强了 GABA 的作用，或者通过增加其释放，减少其再摄取，或者通过减慢它的代谢失活，如阻断了 GABA 氨基转移酶（GABA-T）的活性，影响其代谢。最终的效果是丙戊酸盐的下游效应导致了更多 GABA 活动，因此产生了更多的抑制性神经递质，可以解释其抗躁狂作用。

（3）调控下游信号转导瀑布：同锂盐一样，丙戊酸钠可以抑制 GSK3，亦可阻断磷酸激酶 C（PKC），以及富含丙氨酸的豆蔻酰化激酶 C 底物——MARCKS，激活促进神经保护及长期保护可塑性的各种信号，如非特异性细胞外信号调节激酶（ERK 激酶）、细胞保护蛋白 B 细胞淋巴瘤/白血病-2 基因（BCL2）、GAP43 及其他。这些信号转导瀑布的功能尚不清楚，而丙戊酸盐这些可能的效应中的哪些作用机制与情绪稳定相关，尚在研究中。

2. 临床应用　丙戊酸钠不仅用于躁狂、轻躁狂的治疗，同时对于快速循环以及混合发作的效果更好。临床实践中，快速循环型和混合型躁狂发作很难治疗，常

用两种或多种心境稳定剂，包括锂盐＋丙戊酸盐，通常有效。丙戊酸钠口服易从胃肠道吸收，大部分与血浆蛋白（血清蛋白）结合，结合率为 80%～95%，半衰期为 9～21 h，血浆浓度稳态时间 2～4 d，血浆有效浓度 50～110 μg/ml。主要在肝内进行代谢，通过 P450 微粒体酶系统和线粒体 β- 氧化系统两种代谢途径，代谢产物与醛酸结合后由肾排出。治疗情感障碍的有效血药水平是 50～120 ng/ml，以大于 80 ng/ml 为宜。治疗情感性障碍通常剂量为 400～600 mg/d，分 2～3 次服用。起始剂量通常从小剂量开始，一次 200 mg，一日 2～3 次，逐渐增加至一次 300～400 mg，一日 2～3 次。最高剂量不超过 1 600 mg/d。

不良反应：①中枢神经系统：头晕、头痛、无力、嗜睡、复视、震颤、共济失调、锥体外系反应、精神错乱、昏迷，偶有兴奋、失眠、惊厥和异常运动。②消化系统：恶心、呕吐、腹痛、腹泻、胃肠不适、食欲增加或下降。多发生于用药早期，减少剂量或与食物同时服用，可减轻症状。肝损害为本药最严重的毒不良反应，可在服药开始的几个月内出现症状，通常有胃肠道不适、厌食、恶心、呕吐、体重减轻、共济失调及昏睡、继而出现黄疸及肝功能异常、血小板减少而致皮下出血。每月至少检查一次肝功能。发现异常应及时停药。急性中毒早期采用血液透析治疗可完全恢复。③血液系统：可致凝血功能障碍，患者出现血小板减少、血小板功能障碍、凝血因子异常、出血时间延长、血肿、紫斑及纤维蛋白浓度降低等。④循环系统：偶有心肌劳损、心律失常、窦性心动过缓等，停药后即消失。⑤致畸作用：在妊娠 3 个月内，可引起胎儿神经管缺损、畸形耳、眼距宽、脑积水及高胆红素血症、高血糖等。⑥其他：偶有皮肌炎、肌无力综合征、脱发、内分泌异常、低血糖、急性胰腺炎。服药期间避免饮酒，用药前和用药期间应定期做全血细胞计数、肝肾功能检查。孕妇应权衡利弊、慎用。

（二）卡马西平和奥卡西平

1. 作用机制　卡马西平可能的作用机制是：通过与电压敏感性钠通道（VSSCs）的 α 亚单位结合，并且可能对钙和钾等其他离子通道有作用。通过干预电压敏感性通道，增强 GABA 的抑制作用。奥卡西平、艾司利卡西平的作用机制与此类似。

2. 临床应用　尽管卡马西平和丙戊酸钠都作用于双相情感障碍的躁狂相，但具有不同的药理学作用机制和不同的临床相，以及不同的不良作用，对骨髓具有抑制，

治疗过程中可能会出现白细胞减少，因而需要监测血细胞计数。卡马西平有镇静作用，可以导致胎儿毒性——神经管缺损。通常卡马西平被认为是二线心境稳定剂，对双相躁狂有效，常可用作预防躁狂复发的维持治疗。

卡马西平能够预防或治疗双相情感障碍；对锂盐、抗精神病药、抗抑郁药无效的或不能耐受的双相情感障碍，可单用或与锂盐及其他抗抑郁药合用。奥卡西平在结构上与卡马西平无关，也并非是卡马西平的代谢物，实际上是一种药物前体，没有药物活性；服用后即刻转换为利卡西平。利卡西平有两种异构体，R 和 S，其中 S 型异构体（艾司利卡西平）具有活性，占到利卡西平两种形式的 80%。因此，奥卡西平是通过转化为艾司利卡西平而发挥情感稳定作用的，经常作为治疗精神病患者的冲动、攻击行为和精神运动性兴奋或激越用药，对激越性抑郁也有效果，最常用于双相障碍躁狂发作和混合发作的治疗。

用法及用量：抗躁狂或抗精神病，开始每日 200～400 mg/d，分 2～3 次服用，每 3～5 日增加 200 mg，剂量范围 400～1 600 mg/d，血浆水平达 4～12 mg/L。加量过快或剂量过大会出现眩晕或共济失调。可能出现视物模糊、口干、便秘、嗜睡、眼球震颤等不良反应。个别会引起血液白细胞减少。皮疹多见，严重者可出现剥脱性皮炎和中毒性表皮坏死。

（三）拉莫三嗪

1. 作用机制　当 Na^+ 通道打开时，Na^+ 进入细胞内，细胞膜发生去极化，引起儿茶酚胺的释放，其中 NE 激动 β 受体，β 受体经过腺苷酸环化酶而促进环磷酸腺苷合成，当该功能亢进时，引起失眠和躁狂。拉莫三嗪能够能像卡马西平一样作用于电压敏感性钠通道内部的 α 亚单位，从而阻断 Na^+ 通道，稳定神经元突触前膜，抑制 NE 释放，因而具有治疗躁狂的作用。抑郁症患者的 5-HT 和 DA 能功能低下，β 受体超敏。拉莫三嗪能增强 DA 效应，并抑制 $5-HT_3$ 受体而产生抗抑郁作用，此外它还能下调 β- 肾上腺素受体而发挥抗抑郁作用。在双相抑郁中，可能会出现过多的兴奋性谷氨酸盐，拉莫三嗪确能抑制兴奋性神经递质谷氨酸盐的释放，能够治疗抑郁时相及预防抑郁复发。这可能是通过作用于 VSSCs 的 α 亚单位而实现的，也可能是通过额外的突触作用实现的。

2. 临床应用　拉莫三嗪不但是一种心境稳定剂，而且特别对双相抑郁、快速循环、混合发作等有良好效应，不仅具有急性期抑郁的治疗作用，长期应用可能

同样有效地改善抑郁症状，并防止转躁，可使情绪正常化，改善双相抑郁较为突出，因而特别适用于双相抑郁，被称之为抗抑郁的心境稳定剂（depression mood stabilizer）。在美国，精神病学会将拉莫三嗪推荐为急性双相抑郁的一线治疗用药。拉莫三嗪在肠道内吸收迅速而完全，没有明显首关代谢效应。平均消除半衰期是 24～35 h，血浆结合率 55%，生物利用度为 98%。主要经过肝脏清除。

用法及用量：宜从小剂量开始，缓慢加量，以减少皮疹发生率。一般起始剂量为 25 mg/d，时间达 2 周，然后加至 50 mg/d 达 2 周，然后每周增加 50 mg/d，直至治疗剂量 200 mg/d，最大推荐剂量为 500 mg/d。50 mg/d 以上时应分 2 次服用。老年人的拉莫三嗪药物动力学与年轻人无明显差别。

常见的不良反应包括头痛、头晕、视物模糊、共济失调、嗜睡等中枢神经系统不良反应，恶心、呕吐、便秘等胃肠道反应，复视、皮疹；较少见不良反应有变态反应、面部皮肤水肿、肢体坏死、腹胀、光敏性皮炎、食欲缺乏、体重减轻和自杀企图等；罕见皮肤不良反应（如 Steven-Johnson 综合征）、Lyell 综合征、弥散性血管内凝血、多器官衰竭，具有严重的致命危险。

第五节　抗焦虑药

抗焦虑药（anxiolytic drugs）是用于消除或减轻焦虑、紧张、惊恐、并具有稳定情绪作用的药物。主要包括巴比妥类（barbiturates）、苯二氮䓬类药（benzodiazepines，BZDs）、5-HT$_{1A}$ 受体部分激动剂如丁螺环酮和坦度螺酮等，抗抑郁药、β- 受体阻断剂、部分抗组胺药等也有一定的抗焦虑作用。巴比妥类药物，由于其不良反应较多且有严重的戒断症状，目前已被淘汰。目前应用最广泛的是苯二氮䓬类和 5-HT$_{1A}$ 受体部分激动剂如丁螺环酮和坦度螺酮。部分新型抗抑郁药、β- 受体阻断剂也显示出对于焦虑障碍的良好效果，被广泛使用。本节主要介绍苯二氮䓬类药、丁螺环酮和坦度螺酮。

一、苯二氮䓬类药

苯二氮䓬类药目前仍是临床上使用最多的抗焦虑药物，具有明确的抗焦虑作用，安全性较高，这类药物低剂量时具有抗焦虑作用，高剂量则表现出镇静安眠作用，除此之外还具有骨骼肌松弛作用和抗惊厥作用。

（一）作用机制

苯二氮䓬类药作用于 γ- 氨基丁酸（GABA）受体、苯二氮䓬受体和氯离子通道的复合物。通过增强 GABA 的活性，进一步开放氯离子通道，氯离子大量进入细胞内，引起神经细胞超极化，从而发挥中枢抑制作用。目前临床上常用的 BZDs 类药物在药代学参数以及常用剂量，见表 18-4。

表 18-4　常用苯二氮䓬类药物的药代学参数及常用剂量

药物	T_{max}（h）	$t_{1/2}$（h）	蛋白结合率	生物利用度	常用剂量（mg/d）	适应证
氯氮䓬（chlordiazepoxide）	1～5	30～60	96%	86%	5～30	焦虑症、失眠症、癫痫
地西泮（diazepam）	0.5～2	30～60	99%	76%	5～15	焦虑症、失眠症、肌阵挛、紧张性头痛、麻醉前给药
艾司唑仑（estazolam）	2	10～24	93%	98%	2～6	镇静、抗焦虑、抗失眠、抗癫痫
氯硝西泮（clonazepam）	1～2	20～40	80%	90%	2～8	各型癫痫、失眠症
氟西泮（flurazepam）	0.5～1	50～100	/	/	15～30	各种失眠
替马西泮（temazepam）	1.5	8～20	/	/	15～30	抗焦虑、失眠症
阿普唑仑（alprazolam）	1～2	6～20	80%	90%	0.4～2.4	抗焦虑、抗失眠
劳拉西泮（lorazepam）	2	10～20	85%	90%	1～6	抗焦虑、抗失眠
咪达唑仑（midazolam）	0.5～1.5	1.5～2.5	96%	40%	15～30	抗失眠、麻醉诱导及维持
三唑仑（triazolam）	1～2	1.5～5.5	90%	55%	0.125～0.5	抗失眠
奥沙西泮（oxazepam）	2～4	6～24	86%	87%	30~90	抗焦虑、抗失眠

（二）临床应用

1. 适应证和禁忌证　苯二氮䓬类药临床应用广泛，用于治疗各型神经症性障碍、各种失眠以及多种躯体疾病伴随出现的焦虑、紧张、失眠、自主神经系统紊乱等症状，也可用于各类伴有焦虑、紧张、恐惧、失眠的精神疾病、轻性抑郁及伴有激越的抑郁症的辅助治疗。还可用于癫痫的治疗和酒精急性戒断症状的替代治疗。

禁用于严重心血管疾病、肝疾病、肾疾病、对苯二氮䓬类药物过敏、药物依赖、妊娠前3个月、闭角型青光眼、重症肌无力、酒精及中枢抑制剂使用者。老年、儿童、分娩前及分娩中慎用。

2. 药物选择　选择苯二氮䓬类药物时，要结合患者的症状，同时考虑药物的不同特性，对症下药。对于持续性焦虑和躯体症状，给予半衰期较长的药物，如地西泮、氯氮䓬。如焦虑症状呈波动性，宜选择短半衰期较短的药物，如奥沙西泮、劳拉西泮等。阿普唑仑可能具有一定的抗抑郁作用，伴抑郁的患者可选用。对睡眠障碍常用氟西泮、硝西泮、艾司唑仑、氯硝西泮、咪达唑仑等。氯硝西泮对癫痫有较好的效果。戒酒时，地西泮替代最好。缓解肌紧张可选用地西泮、劳拉西泮、硝西泮等。应当避免两种或两种以上苯二氮䓬类药物同时合用。

3. 用法和用量　多数苯二氮䓬类药物的半衰期较长，每日给药1次即可，无须多次给药。如病情需要，开始可以每日2~3次，病情改善后，改为每日1次。苯二氮䓬类药物治疗开始时可用小剂量，3~4 d加到治疗量。急性期患者开始时剂量可稍大，也可静脉给药，以迅速控制症状。控制症状后，苯二氮䓬类药物不宜长期应用，长期应用也不能预防疾病复发，且易导致依赖。撤药宜缓慢进行。部分患者病情迁延或难治性患者，确需维持治疗，应考虑采用抗抑郁药或丁螺环酮等长期治疗。

4. 不良反应　苯二氮䓬类药物的不良反应较少，最常见的不良反应为嗜睡、过度镇静、记忆力受损、认知功能损害、运动的协调性减低等，老年患者或有肝疾病者更易出现。血液、肝和肾方面的副作少见。偶见兴奋、梦魇、谵妄、意识模糊、抑郁、攻击、敌视行为等。妊娠前3个月服用时，有引起新生儿唇裂、腭裂的报道。

苯二氮䓬类药物的毒性较小，安全性高，过量服用经及时处理一般不会危及生命，如果同时服用其他精神药物或酒精易导致死亡。处理主要是洗胃、输液等综合措施，血液透析往往无效。苯二氮䓬类药物长期应用后可产生依赖性，与酒精和巴比妥类可发生交叉依赖，突然停药会引起戒断症状。戒断症状多为焦虑、激动、易激惹、失眠、震颤、头痛、眩晕、多汗、烦躁不安、耳鸣、人格解体及胃肠症状，严重者可出现惊厥，虽罕见但可导致死亡。

二、丁螺环酮和坦度螺酮

（一）丁螺环酮

丁螺环酮（buspirone）系5-HT$_{1A}$受体的部分激动剂。除了对5-HT$_{1A}$受体的作用以外，还是突触前多巴胺D$_2$受体的拮抗剂，能阻止典型抗精神病药物引起的D$_2$受体数量的增加。丁螺环酮同对α$_1$肾上腺素受体也具有部分激动作用。

通常剂量下没有明显的镇静、催眠、肌松弛作用，也无依赖性报道。主要适用于广泛性焦虑障碍，还可用于伴有焦虑症状的强迫障碍、酒精依赖、冲动攻击行为以及抑郁症。对惊恐发作疗效不如三环类抗抑郁药。丁螺环酮对于广泛性焦虑障碍的疗效与BZDs类药相当，但没有BZDs类药的镇静作用、成瘾性，不会影响运动功能及执行能力，不影响患者操作机械和驾驶车辆。与其他镇静药物、酒精没有相互作用。孕妇、儿童和有严重心、肝、肾功能障碍者应慎用。丁螺环酮也可作为SSRIs类抗抑郁药的增效剂用于重性抑郁症的治疗，可以提高SSRIs类药物的疗效，并可以减轻SSRIs类抗抑郁药所导致的性功能障碍。

丁螺环酮治疗焦虑障碍起始剂量为每次5 mg，每日2~3次口服，1周后加至每次10 mg，每日2~3次口服，常用治疗剂量为30~60 mg/d。耐受性良好。最为常见的不良反应包括头晕、头痛、恶心、失眠、食欲缺乏等，但发生率较低，即使出现，也可以通过减少使用剂量或者缓慢加量来缓解。

（二）坦度螺酮

坦度螺酮（tandospirone）的药理学特征与丁螺环酮类似，在脑内与5-HT$_{1A}$受体选择性结合，主要作用部位集中在海马、杏仁核等与情感有关的脑区以及投射5-HT能神经的中缝核，通过激动5-HT$_{1A}$自身受体，调节从中缝核投射至海马的5-HT能神经传出而发挥抗焦虑作用。

坦度螺酮口服吸收良好，单次口服20 mg的达峰时间为0.8~1.4 h，$t_{1/2}$为1.2 h，基本不受饮食影响。药物在体内代谢完全，70%从尿中排泄，21%从粪中排泄，长期服药时无蓄积作用。研究提示坦度螺酮的抗焦虑作用可能与其血药浓度成正相关,高剂量坦度螺酮有更明显、更快速的抗焦虑作用。

坦度螺酮治疗焦虑障碍常用剂量为每次 10 mg 口服,每日 3 次,一般不超过 60 mg/d。坦度螺酮也可作为 SSRIs 类抗抑郁药的增效剂用于重性抑郁症的治疗。

坦度螺酮常见的不良反应为嗜睡、乏力,少数出现头晕、恶心、步态不稳、肝功能异常等。

第六节 物理治疗

物理治疗(physical therapy)包括电痉挛治疗(electroconvulsive therapy,ECT)、经颅磁刺激(transcranial magnetic stimulation,TMS)、迷走神经刺激(vagus nerve stimulation,VNS)和深部脑刺激(deep brain stimulation,DBS)等,是治疗精神疾病的主要方法之一。电痉挛治疗应用于临床已经有近百年的历史,是一种安全、有效、成熟的治疗方法,目前改良电痉挛治疗常用于严重、难治性病例。经颅磁刺激是一种无创性脑刺激治疗技术,美国等西方国家已经批准用于难治性抑郁症的治疗。迷走神经刺激和深部脑刺激属于微创性脑刺激治疗技术,具有可逆性、可调试的优点,在获得最大疗效的同时,将不良反应降到最低。美国 FDA 已经批准了迷走神经刺激和深部脑刺激用于难治性抑郁症的治疗。这些治疗方法都是具有良好前景的技术,目前正在开展相关研究,其适应证会越来越宽。

一、改良电痉挛治疗

电痉挛治疗(electroconvulsive therapy,ECT)又称电休克治疗(electrical shock therapy),是以一定量的电流通过大脑,引起意识丧失和痉挛发作,从而达到治疗目的的一种方法。目前,有条件的医疗机构已推广采用改良电痉挛治疗(modified electroconvulsive therapy,MECT)。该方法是在通电前给予麻醉剂和肌松剂,使得通电后不发生全身抽搐,避免了骨折、关节脱位等并发症,适应证更广,安全性更高,更容易被患者和家属接受。

☞微视频 18-4
改良电痉挛治疗(MECT)

(一)适应证和禁忌证

1. 适应证 主要适应证包括:①严重抑郁,明显自责自罪、有强烈自伤、自杀企图及自杀行为者。②极度兴奋躁动、冲动伤人者。③拒食、违拗、木僵状态或亚木僵状态者(排除器质性疾病)。④精神药物治疗无效或对药物治疗不能耐受者。⑤其他疾病,如帕金森病、恶性综合征和顽固性惊厥类疾病不可选择性使用。电痉挛治疗大多被用在其他治疗手段无效时,但并非总是如此。当患者的精神病症状严重,对自己及他人有可能造成危险,急需控制症状时,电痉挛治疗常被作为首选的治疗手段。《中国精神分裂症防治指南(第二版)》指出,根据患者临床表现,如果符合 MECT 适应证,可用在治疗的任何步骤使用,但由于 MECT 存在耐受性问题,应尽可能避免短期内频繁重复治疗疗程。

2. 禁忌证 传统 ECT 的禁忌证包括:①脑器质性疾病:颅内占位性病变、脑血管疾病、中枢神经系统炎症和外伤。②心血管疾病:冠状动脉硬化性心脏病、心肌梗死、高血压、心律失常、主动脉瘤及心功能不全者。③骨关节疾病,尤其新近发生者。④出血或不稳定的动脉瘤畸形。⑤有视网膜脱落危险的疾病,如青光眼。⑥急性全身感染、发热。⑦严重的呼吸系统疾病,严重的肝、肾疾病。⑧老年人、儿童及孕妇。

MECT 安全性更高,无绝对禁忌证,使用范围更广,但在治疗过程中也应注意以下情况:①脑器质性疾病。②心脏疾病。③视网膜脱落。④出血或不稳定的动脉瘤畸形。⑤可能导致麻醉危险的疾病。⑥60 岁以上老人,10 岁以下儿童。

(二)治疗方法

1. 治疗前准备

(1)知情同意:如果患者符合电痉挛治疗的适应证,医生拟为患者实施电痉挛治疗时,应首先向患者和家属讲解电痉挛治疗的知识,包括治疗的必要性、可能的获益、治疗过程中可能发生的危险和并发症,使他们了解电痉挛治疗是一种相对安全、有效的治疗方法,消除他们的恐惧情绪。将电痉挛治疗的利弊向患者和监护人讲清楚,监护人知情同意,并签署书面知情同意书。

(2)详细的体格检查和辅助检查:进行详细的体格检查、神经系统检查、辅助检查,如心电图、脑电图、胸透、血生化、肝功能、肾功能等,以排除禁忌证和其他器质性疾病。

(3)必要的治疗前会诊:对有躯体方面异常者,应请会诊,给予相应的医疗干预,使 ECT 或 MECT 能够顺利安全进行。

(4)一些药物可能会增加电痉挛治疗的风险性,在电痉挛治疗前减小剂量或者停止服药。治疗前 8 h 停服抗癫痫药和抗焦虑药，除非疾病必须使用，治疗期间最好避免应用这些药物。同时应减少、最好停用锂盐、氯氮平、利血平、三环类抗抑郁药和单胺氧化酶抑制剂等。治疗前应禁食、禁水 6 h 以上。

（5）测量生命体征：保证生命体征正常平稳，如体温在 37.5 ℃ 以上，脉搏 120 次 /min 以上或低于 50 次 /min，血压超过 150/100 mmHg 或低于 90/50 mmHg，应禁用。

（6）治疗前 15～30 min 皮下注射阿托品 0.5 mg～1.0 mg，防止迷走神经过度兴奋，同时减少呼吸道分泌物。

（7）排空大小便，取出活动文齿，解开衣带、领扣，取下眼镜、发卡等。

（8）准备好急救药品：如治疗心律失常、心肺疾病、支气管痉挛、过敏性休克、高血压、低血压、癫痫持续发作等疾病的一线药物。

2. 治疗操作方法

（1）ECT：①患者仰卧于治疗床上，四肢自然伸直。②治疗医生将牙垫放在上下牙齿间，让患者咬紧，医生同时以拇指、食指固定牙垫，其余手指及手掌紧托患者下颌，以防止牙齿损伤、咬破舌和下颌脱位。其余人员分别站在患者两侧保护患者肢体，防止过度伸展而导致骨折和肌损伤等。③电极放置：将导电凝胶或盐水涂在电极上，置于患者两颞侧或单侧顶颞部，注意电极位置正确，接触良好。④调节电量，通电：原则以能引起痉挛发作的最小电量为准，一般电量为 80～120 mA，通电时间 2～4 s 为宜。⑤抽搐发作：类似癫痫大发作，分为潜伏期、强直期、阵挛期和恢复期四个时期。强直期，大约 10 s 后过渡到阵挛期。整个发作持续 30～50 s。⑥发作停止后，应立即将患者肢体侧转，使患者口中的唾液自动流出。如呼吸恢复不好，应立即进行人工呼吸，直至自主呼吸恢复，出现睫毛反射，口唇颜色恢复正常，防御反射恢复后，至休息室休息。要有护士专人护理，至少休息 30 min 后送回病房。⑦填写 ECT 记录单。

（2）MECT：①成立 MECT 治疗小组，包含至少一个实施 MECT 的精神科医生（主治医师及以上职称），一个麻醉师，3～5 名护士。②生命体征监测、治疗电极的安放。③建立静脉通道：通过盐水来维持静脉通道，要注意静脉给药的通畅，静脉通道至少应该维持到患者清醒以及生命体征稳定以后。④麻醉、肌松弛：

MECT 治疗最基本的药物包括麻醉剂和肌松剂，国内常选用丙泊酚（propofol）、依托咪酯（etomidate）和硫喷妥钠（thiopental sodium）作为麻醉剂，与肌松剂氯琥珀酰胆碱联合使用。⑤建立气道：除了使用 MECT 的时候，从麻醉作用起效到患者恢复自主呼吸的整个过程中，都应该为患者提供氧气。同时使用牙垫保护牙齿及其他口腔组织。⑥电极放置：包括双侧电极放置和单侧电极放置。将涂有导电胶的电极紧贴于患者头部两颞侧或单侧顶颞部。一般单侧电极放置为非优势单侧电极放置，如对右利手者将电极置于右侧颞部和顶部。电极的安放位置会影响疗效和认知功能障碍的严重程度以及持续时间。双侧电极放置比单侧电极放置有更好的疗效，但是也容易发生认知功能损害。⑦调节电量并通电：原则上以引起痉挛发作的最小电量为准，根据不同型号的治疗仪，结合患者个体情况，确定通电参数。当患者出现全身肌肉松弛，肌束抽搐停止，腱反射消失，自主呼吸停止时为通电的最佳时间。通电时间一般为 3～4 s。⑧复苏：恢复自主呼吸、咽部的神经反射，生命体征和心电图稳定。⑨转移患者出治疗区到恢复区。从患者到达恢复区起，至少每间隔 15 min 就应该监测一次生命体征。当患者意识清醒、生命体征稳定后才能够离开恢复区返回病房。部分患者治疗结束后可出现意识模糊、兴奋躁动、行为紊乱等，应注意护理，以防跌伤、冲动等意外。⑩填写 MECT 记录单。

3. 治疗次数　一般以 6～12 次为 1 个疗程，隔日 1 次为宜。不同的疾病所需治疗的次数不完全一致，如抑郁状态 6～8 次，精神分裂症一般 8～12 次，躁狂状态 6 次左右。病情严重者，可在开始治疗时每天 1 次，连续治疗 2～3 次，以后一般隔日一次。随着药物的调整，可逐步过渡到每周 1～2 次或更长间隔。难治性精神障碍的疗程可适当增加。

（三）并发症及其处理

1. 常见的不良反应　头痛、恶心、呕吐、焦虑、全身肌肉酸痛等，其中头痛、恶心、肌痛是最常见的不良反应，一般无需特殊处理，严重者可对症处理。如头痛和肌痛时及时给予阿司匹林（aspirin）、对乙酰氨基酚（paracetamol）或非甾体类抗炎药物（non-steroid anti-inflammatory drug，NSAID）等，能够收到良好的疗效。

2. 意识障碍　部分患者会出现谵妄，老年患者、治疗期间应用具有抗胆碱能作用药物（如氯氮平）的患者较易发生。治疗后谵妄大约需要 5～45 min 才能够恢复，在恢复期患者有记忆力减退症状。

3. 认知功能损害　电痉挛治疗后常出现可逆性的记忆力减退和遗忘，以识记能力、近记忆损害为主，一般在停止治疗数周后恢复正常。有人用静脉高氧液治疗电痉挛治疗后的认知功能损害有效。

4. 关节脱位和骨折　传统电休克治疗由于肌肉突然剧烈收缩可引起骨折与脱位。脱位以下颌关节为多，骨折以 T4~T8 压缩性骨折最为多见。MECT 关节脱位和骨折罕见。

5. 诱发急性躁狂　对于使用药物治疗的抑郁患者和其他的一些混合型精神疾病患者，在电痉挛治疗过程中，有很少的一部分会出现轻躁狂或躁狂症状，要迅速做出判断，是继续治疗还是马上中断治疗。

6. 死亡　极为罕见，多与潜在的躯体疾病有关。经过长期的跟踪研究发现，在住院的抑郁患者中，用电痉挛治疗的死亡率要比接受其他治疗或没有经过任何治疗的患者低得多。治疗时发生死亡，主要是出现在癫痫发作后和治疗后恢复期，心血管并发症和肺部并发症是致死的最主要的原因。

二、重复经颅磁刺激

经颅磁刺激（transcranial magnetic stimulation，TMS）由 Barker 等人创立，通过头皮刺激大脑皮质运动区、脊髓神经根或周围神经，并在相应的肌上记录复合肌动作电位的一种皮质刺激法。重复经颅磁刺激（repetitive transcranial magnetic stimulation，rTMS）是在 TMS 基础上发展起来的新神经电生理技术，是通过刺激大脑皮质而调节皮质和亚皮质功能的一种无创性技术，通过不同频率刺激对皮质产生兴奋或抑制作用，开辟了临床应用的新领域。该技术因具有无痛、无创、操作简便和安全可靠等特点。美国、加拿大等国家已经批准 rTMS 用于治疗抑郁症，也有在精神分裂症、焦虑障碍、强迫症中开展的研究。

rTMS 无需麻醉，不影响认知功能，刺激强度过高有诱发痉挛发作的危险。rTMS 可引起头痛和头皮痛。治疗时合理选择参数，加强临床观察对确保安全，降低不良反应是非常重要的。一般每次治疗 30 min，每周治疗 5 d，2~4 周为一疗程。

☞微视频 18-5
重复经颅磁刺激（rTMS）

（翟金国）

第七节　心理治疗

一、概述

（一）心理治疗的定义与分类

1. 定义　心理治疗（psychotherapy）是指应用心理学的理论与方法，通过专业人员有计划地实施，治疗患者的精神障碍的方法。其目的在于帮助患者解决所面对的心理困扰，减轻焦虑、抑郁、恐惧等精神症状，改善患者的非适应性行为，并促进其人格的成熟。

2. 分类

（1）按心理学理论：可分为精神分析及心理动力性心理治疗、人本主义治疗（来访者中心治疗）、认知行为治疗和系统式治疗。

（2）按治疗对象：分为个别治疗、夫妻治疗或婚姻治疗、家庭治疗和小组治疗等。

（3）按言语及非言语技术运用情况：分为言语性技术和非言语性技术。

（4）按心理干预的强度、深度、紧急程度：分为一般支持性治疗、深层治疗和危机干预。

（5）按治疗时间：分为长程心理治疗（12 个月以上）和短程心理治疗（不足 12 个月）。

（二）心理治疗的适应证和禁忌证

心理治疗的服务对象是有合精神障碍诊断标准《国际疾病分类（ICD-10）精神与行为障碍分类》的患者。

心理治疗的适应证包括：神经症性、应激相关的及躯体形式障碍，心境障碍，伴生理紊乱及躯体因素的行为综合征（如进食障碍、睡眠障碍、性功能障碍等），儿童与少年期的行为与情绪障碍，人格与行为障碍以及心理发育障碍等。

心理治疗的禁忌证主要指不能建立治疗关系的情况，包括：精神病性障碍急性期患者伴有兴奋、冲动及其他的症状；严重的意识障碍、认知损害和情绪紊乱等症状，不能配合心理治疗的情况；伴有严重躯体疾病患者，无法配合心理治疗的情况。

（三）心理治疗的基本原则

1. 保密原则　未经患者同意，心理治疗师不能把其信息透露给任何人，包括患者的亲属、朋友或同事，但在有可能危及患者本人或他人安全时按照有关程序采取必要的措施。

2. 尊重原则　要尊重患者，以平等的态度对待患者，要尊重患者的隐私权、自我决定权等权利。

3. 接纳原则　心理治疗师或医师应无条件地接纳患者，对患者不能进行任何的价值评判和道德指责，要设身处地地理解和接受患者。

4. 中立原则　在涉及患者的紧张或对立的人际关系或不同观点时，心理治疗师或医师应保持中立的态度，不批评、不判断、不偏向。

（四）心理治疗场所及人员的必备条件

按照国家卫生和计划生育委员会颁发的《心理治疗规范》（2013版）要求，心理治疗要在医疗机构中设置规范的心理治疗室内进行。以下两类在医疗机构工作的医学、心理学工作者可以成为心理治疗人员：①精神科（助理）执业医师并接受了规范化的心理治疗培训。②通过卫生专业技术资格考试（心理治疗专业）取得专业技术资格的卫生技术人员。

（五）心理治疗基本治疗过程

1. 心理治疗关系的建立与维持　良好的治疗关系是心理治疗的基础。在开始接触病人时治疗关系便开始建立，并形成稳定的治疗关系贯穿于整个心理治疗的始终。

2. 诊断与案例概念化　心理治疗首要的任务是对患者的问题进行判断和鉴别，明确问题的性质和程度，进行必要的鉴别诊断，同时按照各自的理论对这些问题或诊断的形成过程、发生、发展和维持的机制从生物、心理、社会功能方面进行全面地理解和解释，形成对患者主要诊断或问题的工作假设。

3. 治疗目标与治疗计划制订　在全面理解患者的主要问题或诊断后，心理治疗师或医师需要依据案例概念化的结果，与患者一起工作，设定治疗目标并制订初步的治疗计划。在治疗目标设定上可有一般目标和个别目标，短期目标和长期目标的区分。依据不同心理治疗方法确定的一般治疗目标，结合患者的问题特点具体化为个别目标，要设定在短期内可以实现的短期目标，并与长期目标协调一致。按照设定的治疗目标，初步制订治疗计划。

4. 治疗方法的选择与实施　在确定心理治疗目标和治疗计划后，按照不同心理治疗所涉及的具体干预方法或技术，结合患者的诊断和案例概念化的综合特点和治疗师个人的技术储备选择合适的干预技术并进行治疗干预。

5. 效果评估与调整　在心理治疗过程中，心理治疗师或医师要注意治疗效果的评估。通过效果的评估判断治疗的进展情况，依据评估效果及时调整治疗方法和技术，适时调整治疗目标和治疗计划。

6. 治疗结束与疗效维持　在治疗目标预期即将达到时，是与患者讨论治疗结束的合适时机。一般通过延长会谈见面的间隔来减少患者可能出现的分离焦虑。在系统回顾整个治疗的基础上，制订复发预防和疗效维持计划，以维持患者的疗效和减少患者的心理行为问题或精神障碍的复发。

以上心理治疗基本过程，是一般性程序，在各个步骤之间没有绝对界限，常相互融会贯通。

☞微视频18-6
同心录对话　与自己和解：心理治疗如何助人

二、支持性心理治疗

支持性心理治疗（support psychotherapy）是相对于具有系统理论体系和方法程序的心理治疗而言的一般性的心理治疗方法，其治疗多不涉及成长经历、基本信念等深层次的心理内容。其主要特点是在遵循心理治疗的一般原则和基本过程基础上，应用一般性心理支持技术为患者提供理解、支持、安慰、鼓励、保证，关注和指导，达到舒缓患者消极情绪，提高对自身和环境的认识，鼓励积极行为，增强安全感和信心的目的。

（一）心理评估与制订治疗计划

在了解患者的病史、症状、人格特点、人际系统、对治疗的期望、转诊背景等基础上，进行心理评估，与患者共同商定治疗目标，制订可行的治疗计划。

（二）实施治疗

采用倾听、共情与理解、接纳与反映、肯定、中立、解释、宽慰、鼓励、指导等技术实施心理治疗。

1. 耐心倾听　首要技巧就是能细心去听取患者的倾诉，充分了解病情。治疗者让患者倾诉内心的痛苦与烦恼，起到情感"宣泄作用"。

2. 解释指导　在充分理解患者的病情、心理状态和心理特征基础上，根据客观科学事实，采用通俗易懂、深入浅出的语言，讲清精神疾病的发生、性质及对患者具体的要求。解释的内容要能被患者理解与接受，切忌用复杂高深的术语使患者难以理解，要简明扼要、针对性、操作性强，可行性好。指导患者如何调节情绪、适应性应对方式或行为方式等。

3. 支持鼓励　鼓励是针对消极悲观、心理负担重、意志消沉、缺乏自信的患者，要适当给予患者支持，充分利用患者的潜力，调动患者的积极性，鼓励患者振作精神，鼓起勇气，提高应付危机的信心。鼓励要真诚而不夸大，具体而不笼统，及时而不随意。

4. 共情理解　共情（empathy）是治疗师要体会患者的内心世界犹如自己的内心世界一般，不是了解和同情。要求心理治疗师或医师体会到患者的感受，理解患者的精神世界与其产生共鸣，使患者感到被理解、被接纳，从而产生对治疗师的信任，有助于良好治疗关系的建立。

5. 积极关注　是心理治疗师或医师应该具备的基本态度，以积极的态度看待患者，注意强调患者的长处和优势资源，有选择性地突出患者言语和行为中的积极方面，充分利用其自身的积极因素和资源，促进患者向着改变自己的方向努力。

（三）结束治疗

简要回顾治疗过程，评估疗效，强化治疗效果，帮助患者与心理治疗师或医师完成可能出现心理分离反应，鼓励患者适应社会。

（四）适应证和禁忌证

支持性心理治疗适用于基本上所有的精神障碍患者，没有严格的禁忌证。

三、认知行为治疗

认知行为治疗（cognitive behavior therapy，CBT）是基于认知模型和教育模型建立的一种以目前问题取向的、短程的、结构式的心理治疗方法。认知行为治疗通过患者与治疗师合作，识别与目前症状、情绪状态和（或）问题解释有关的情感、信念和想法的类型和作用；学会识别、监控和消除与靶症状/问题有关的错误想法、信念和解释；学习一整套的针对目标想法、信念和（或）问题的应对技巧，从而达到患者心理行为问题和精神症状得到减轻或缓解的目的。CBT 是目前在精神障碍心理治疗中循证证据最强的心理治疗方法。

（一）认知行为治疗的基本过程

1. 治疗初期　主要任务是建立合作经验主义性的治疗关系，对患者进行资料的收集、评估与诊断以及案例的概念化，心理教育与正常化，治疗目标设定和治疗计划的制订。

2. 治疗中期　主要任务是应用认知和行为技术针对患者评估确定的治疗目标进行干预。包括识别和矫正自动思维和核心信念，矫正非适应性应对策略和行为，训练患者掌握和练习在治疗中所学到的认知和行为应对

方法和技巧，缓解患者的情绪和行为问题或精神症状，促进社会功能恢复。

3. 治疗后期　主要任务是患者精神障碍复发的预防、治疗回顾、疗效维持和治疗的终止。一旦患者症状减轻，并且掌握了基本的技能，可以取得患者同意配合逐步减少治疗，以帮助患者做好准备结束治疗，并应对可能出现的复发情况。

（二）认知行为治疗的主要技术

1. 一般技术　包括了心理治疗所共用的一些技术，如建立治疗关系、资料收集与评估、案例概念化、治疗目标设定、日程设置、治疗计划、心理教育、治疗反馈、治疗结束、家庭作业等技术。认知行为治疗还有一些具有自身特点的技术：

（1）心理教育与正常化：是 CBT 常用的技术，除了对患者进行疾病本身教育外还要进行 CBT 的教育，通过对素质应激理论的教育进行患者症状或疾病的正常化以消除患者的病耻感。

（2）案例概念化：通过横向和纵向相结合的方法对患者疾病的发生、发展和转归变化进行理解。横向分析又称微观分析，理解患者当前症状（认知、情绪、行为和生理）之间的关系；纵向分析又称宏观分析，从毕生发展的观点，探讨患者出现目前症状的核心信念和中间假设。在个案概念化完成之后，治疗师要制定出治疗计划，明确治疗目标，不断调整治疗计划。

（3）家庭作业：又称行动计划，是 CBT 的重要特征，使治疗室内的治疗延伸到治疗室外。每次治疗结束需要布置家庭作业，每次治疗开始前要检查家庭作业。家庭作业完成的质量与 CBT 的疗效具密切相关。

2. 认知技术　是认知行为治疗的核心技术，又称认知矫正或重组技术。主要用于识别和修饰认知歪曲（包括自动思维、中间假设和核心信念）。

（1）苏格拉底式提问（Socratic questioning）：是识别和修饰认知歪曲最常用的基本技术。通过探究式、阐述式、引导式等提问方式来识别患者的认知歪曲，然后再用提问的形式来验证这些认知歪曲的合理性和可信度，从而动摇患者的歪曲认知。

（2）思维记录表：通常以三列表或五列表的形式出现。三列表常用来记录事件－情绪－想法的关系，用以发现患者可能出现的自动想法，而五列表是在三列表基础上增加了替代性想法和情绪的再评估用以矫正患者的认知歪曲。

（3）检验证据：是矫正认知歪曲的常用技术。通过

针对歪曲认知的成本 - 效益、优势 - 劣势或支持 - 反对证据等形式的分析，使患者发现自己歪曲认知的不合理性，促进患者改变歪曲的认知。

（4）行为实验：是依据患者的歪曲认知观点的理论分析结果设计出可行的行为实验计划，通过行为实验的结果来验证患者歪曲认知的不合理性来动摇患者的歪曲认知。

3. 行为技术　主要包括在行为学习理论指导下针对焦虑、恐惧情绪和回避行为的暴露技术、放松训练和针对行为迟滞或减少的行为激活技术。

（1）暴露：是焦虑障碍治疗中最重要的行为技术，实质是让患者主动接触能引发其焦虑或恐惧的刺激，并且保持着这种接触，直到他们开始认识到他们预期的负性结果并没有发生，这时他们的焦虑便开始减少。通过暴露让患者理解焦虑是通过对恐惧事物的回避而得以维持的，通过暴露并阻止采取回避行为或安全行为，焦虑或恐惧情绪逐渐减轻或消失。暴露技术分现场暴露和想象暴露两种。现场暴露使患者直接处于刺激场景，想象暴露则让患者想象相应的刺激场景。

（2）行为激活：利用强化原理增加患者在某方面获得奖赏行为的频率或者通过让患者集中于其他活动而减少其抑郁性思维反刍等惩罚行为的频率。分为 4 个步骤：①监测当前活动。②建立一份奖赏活动的清单。③制订活动计划安排。④完成这些活动安排。通过监测评估当前的活动，让患者看到自己改变的潜力。让患者评估每项活动中患者感受到的愉快感（pleasure）和掌控感（master）。通过患者按计划活动，患者的自信和愉快感就会增加，从而逐渐增加患者的活动。

（3）放松技术：是一种以中和焦虑的生理反应为原理的方法，应当以那些干扰患者最严重的症状（如心悸、出汗、失眠等）为目标，患者通过学习掌握它来更好地控制自己的身体反应。放松技术主要有呼吸放松、渐进性肌肉放松和想象放松三种形式。

呼吸放松主要是利用深慢的腹式呼吸来减少过度换气，达到缓解因呼吸困难而引发的焦虑；渐进性肌肉放松法通过循序渐进地放松一组一组肌肉群最后达到全身放松的目的；想象训练需要患者选择一个放松的画面或回忆，再现该画面，并应用多种感官处理该场景。

（三）适应证和禁忌证

CBT 几乎适用于所用的精神障碍患者，但对于无法建立治疗关系或记忆受损严重的患者无法进行 CBT。

☞微视频 18-7
透过思维来拥抱自己：认知行为治疗

四、心理动力性心理治疗

（一）基本理论

动力性心理治疗的理论脱胎于精神分析，而精神分析理论庞杂，包括元心理理论、发展理论、心理病理理论、治疗理论等。下面介绍的主要是精神分析的心理模型理论。

1. 阻遏效应——治疗性宣泄模式　其核心问题是那些受压抑的记忆，像性虐待、早年丧失至爱双亲，或一些秘密的激情、禁忌的爱，或是针对亲人的死亡愿望。这些创伤性体验在意识层面被压抑、阻断并转换成功能性躯体化症状，所以被称为神经症症状。弗洛伊德采用自由联想的方法来治疗患者。在治疗过程中，当这些患者感觉足够安全能够忆起被压抑的创伤，重新经历这些痛苦的情感，并加以表达和宣泄。

2. 心理地形学模式　弗洛伊德把人的意识分为意识、前意识和无意识。无意识是指那些在正常情况下根本不能变为意识的东西，如内心深处被压抑而没有意识到的欲望。前意识指无意识中可召回的部分，人们能够回忆起来的经验。前意识处于意识和潜意识之间、担负着"稽查者"的任务，不准无意识的本能和欲望侵入意识之中。意识指心理的表面部分，是同外界接触直接感知到的稍纵即逝的心理现象。心理治疗的过程就是一个不断把无意识意识化的过程。

3. 结构模型　人在进行自我内部对话时，内在心理世界有着不同的组成部分。本我处在无意识中，与心智和躯体相联系，是本能驱力和身体需要的来源。自我从本我发展而来，在意识层面工作，执行各种功能，包括认知、防御机制、执行功能。超我由自我演变而来。通过认同他人对自己的看法，并把他人的意见内化。其主要的功能是自我意识的反省，包括自我评估、自我观察、自我批评、自我肯定等。

4. 客体关系理论　认为自我或自体仅存在于与其他客体发生的相互关系当中，而这个客体可能是外部的也可能是内部的。该理论关注个体童年时期主要的爱的客体是什么样的，是如何体验与客体之间的关系的，这种体验是如何内化的，以及这些无意识环境里的内在的形象和表现是如何在成年的他的无意识中存在并产生影响的。

5. 自体心理学 狭义的自体是心灵或人格的一个特殊结构，即自我中的自体呈像。广义的自体是个体心灵世界的中心，具有空间凝聚性和时间持续性的单位，是所有进取心和印象接受的中心。在自体的发展中，有包含和排除的心理过程，在发展中内化父母的功能来增强自体的功能，自体凝聚性和整合性增加，解体或变成碎片的危险减少。

（二）基本方法

1. 治疗设置 外部框架指治疗设置：治疗的场所、时间、治疗时程和频率、费用、治疗方法等。内部框架是心理框架，由两部分组成：①治疗师的治疗态度，开放、共情、非判断性、节制、中立、动力性的理解、职责等；②患者部分指治疗联盟，愿意投入到动力性治疗中的态度，包括自我观察、叙述自己的联想、自我责任等。

2. 治疗技术 常用技术包括倾听、澄清、面质、开放式问询、复述、宣泄、共情、解释等，不在此叙述。下面主要介绍动力性心理治疗中较为独特的心理治疗技术。

（1）自由联想：指让患者不稽查自己脑海中的任何想法，让其自然地产生，并不加审查地报告给治疗师。

（2）自由悬浮注意：这是指治疗师在治疗过程中要能够不加偏颇地把注意力分散给所有治疗中呈现出来的现象，包括患者的言语和非言语信息、患者和治疗师的互动以及治疗师自己在这互动的过程中出现的各种情感、想法和幻想。

（3）释梦：弗洛伊德称梦是通往无意识的康庄大道。在其著作《梦的解析》中，他认为梦是无意识愿望的表达，并且梦通过凝缩、象征、置换、幻想性思维的方式进行工作。

（4）阻抗与修通阻抗：治疗中患者出现的各种阻止治疗向前或深入的表现称为阻抗。阻抗具有自我保护和调节张力的功能，因此不应该把患者的阻抗视为意在反抗治疗师的治疗性努力，而是应该去接受它，并且要试着在患者的帮助下去理解它。

（5）移情与反移情：移情是患者把对其生活史中重要他人或者幻想中重要他人的情感放在治疗师身上。反移情则是治疗师在与患者的互动过程中对患者产生的各种情感和幻想。治疗师成为移情的客体，与患者的核心冲突或创伤联系起来，这是理解患者内心世界的重要工具。除了移情，治疗师还应注意自己的幻想、念头、情感，并且尝试通过和患者在这种具体情景下的接触来理解自己的反移情。

3. 治疗过程

（1）开始阶段：在开始阶段主要是进行心理评估，和患者共同商定治疗的目标、确定设置，并建立治疗联盟。

（2）中间阶段："修通"这一主题，是心理治疗过程中间阶段的重要特征，这一过程在开始阶段有些不确定的徘徊后，在中间阶段找到它的方向并集中于核心冲突的关系主题。这些核心冲突或焦点冲突会一次又一次地出现在患者治疗之外的生活，以及与治疗师的移情关系中；尽管实际的情况和背景会有所不同，根本的模式还是一样的。这些冲突会表现出"愿望或驱力"的一面，以及"害怕或阻抗"的一面，两个方面都需要在治疗的新体验的背景下修通。患者越来越多地接触到自己更深的冲突、挣扎着寻找解决方案、尝试着体验这样的方式会是什么样的感觉，这就是修通的本质。

（3）结束阶段：治疗的结束是分离的过程，患者必须离开治疗师，而治疗师也要允许患者离开。在治疗最后的阶段将目标确定为终止是重要的。治疗师与患者一起回顾治疗，一起确认在治疗中获得的新体验、新视角和成长以及治疗中的失望、局限和不成功的部分，并讨论患者今后可能的计划。

（三）适应证和禁忌证

心理动力性心理治疗主要适用于轻性精神障碍，对于重性精神病性障碍的急性期往往不宜。

五、家庭治疗

（一）基本理论

1960年前后，家庭治疗领域里已经涌现出精神分析取向、行为取向和人本取向的家庭治疗。以下介绍其中一些流派共用的基本理论。

1. 系统论（systemic theory） 家庭具有复杂系统的许多特征：由多个成员组成，有角色划分和权力分配，成员之间的相互关系和游戏规则如何对其整体性特征具有很大影响，整体大于各部分之和。在家庭治疗背景下谈论系统，注重的是成员之间的游戏规则，包括相互关系和互动方式以及由此引发的反应，是如何影响和控制家庭系统运作的。

2. 依恋理论（attachment theory） 依恋理论是精神分析理论中的重要组成部分。在家庭治疗领域里对于研究夫妻关系尤其有用。用依恋理论可以解释为批评和抱怨或许是对依恋纽带的一种保护。如果我们把恐惧和愤怒与对依恋的困扰联系起来看，就能帮助家长分析儿童的哪些症状与他们对家长效能的焦虑有关联；也能帮助夫妻理解愤怒和防御行为的背后所隐藏的与依恋有关的恐惧和弱点。

3. 建构主义与社会建构主义（constructionism and social constructionism）　建构主义认为，人类在认识世界的过程中，自身的思维活动会贯穿在信息加工、分类和解释的全过程中。社会建构主义则主要强调语言与文化的影响，并认为对意义的认知是在与其他人交谈的过程中产生的。在心理治疗领域谈论建构主义，主要意义在于：认识客观世界和看待事物的方式可以是多元化的，很难说清孰是孰非；真理是相对的，治疗师的观点不见得就比患者更客观。放弃了一些可能并没有标准答案的争执以及权力之争，家人或其他人际之间的相处可能就会宽容许多。

4. 多代传递过程（multigenerational transmission process）与派遣理论（delegation）　在家庭生活中，父母会以过硬或过度照顾的方式对子女施加影响，代替子女进行选择和行动。子代也可能倾向于与家庭纠结而难以实现自我的分化，并且会在自己的家庭和生活中延续这种模式。这种未能得到恰当处理的焦虑和人际关系模式会一代一代被传递下去。派遣指亲代会把自己未了的心愿寄托给下一代，希望他们代替自己来完成这些心愿。

5. 家庭生活周期（family life circle）的理论　家庭有其生命周期，呈现出既有连贯性、又有阶段性和周期性的特点。认为所谓"问题"常出在家庭生活周期发生变化或一个阶段向另一个阶段过渡的时期，它常意味着，家庭在克服某一阶段中的问题时遇到了麻烦。

（二）基本方法

1. 系统式家庭治疗　主要方法在于把个人心理问题与整个家庭联系起来看，并认为家庭内的许多模式和现象往往都会和几代人有关系，或者会影响到几代人。

家庭治疗最主要的目标是分化。将"问题"重新"情境化"，才有可能弄清其真实含义。系统式治疗师提倡喜欢多提问、少建议，帮助对方通过自己思考看清自己家庭的运作方式和问题形成的过程，从而自己去寻找解决问题的办法。

2. 结构式家庭治疗　十分强调当前的家庭结构，认为家庭功能的失调、精神症状的产生都与家庭结构失衡有着直接的关系。这种结构失衡主要表现为家庭中等级地位或界限的混乱，以及家庭对发展和环境的变化适应不良。治疗的主要目标是调整家庭结构，改变家庭成员间相互作用的方式，打破机能障碍的格局，建立起家庭成员间更为清晰、灵活的界限，进而产生新的、更为有效的家庭结构。

3. 精神分析取向的家庭治疗　认为难以解决的内心冲突源自于原生家庭，并且投射到当前的亲密关系中，治疗师应该注重消除这些内投，创造支持性的环境、唤起无意识内容、进行解释、提供领悟、借助移情和反移情帮助家庭了解过去的内化客体是如何阻碍了当前的家庭关系，互相支持对方对依恋、个体分化和个人成长的需要。

尽管家庭治疗领域里流派纷呈，很难找到某种通用的理论统一的技术来统领所有专业人员的思想和做法，但我们在实践中还是不难找到彼此之间相似相通的地方。而且最终，理论和技术都是媒介和手段，帮助家庭才是目的；流派发展只是过程，整合是大势所趋。

👉 拓展阅读 18-2
抑郁症的认知行为治疗

👉 微视频 18-8
系统的神奇力量：家庭治疗

（李占江）

复习思考题

1. 简述精神药物的分类、各类药物的主要靶症状及代表药物。
2. 简述抗抑郁药的分类及各自的主要药理机制。
3. 选择性 5- 羟色胺再摄取抑制剂为什么能够在精神科以及其他各科室被广泛使用？
4. 锂盐有哪些主要特点？使用过程中应注意什么？锂盐过量

中毒应如何处理？
5. 如何合理使用苯二氮䓬类药物？
6. 简述心理治疗的定义和分类，支持性心理治疗和认知行为治疗的主要技术方法有哪些。

网上更多……

👤 本章小结　　⬇ 教学PPT　　📝 自测题　　📶 微课

第十九章

法律相关的精神病学实践

关键词

法律　　　精神病学　　　司法精神病学　　　刑事责任能力

民事责任能力

　　关于精神障碍患者涉及的法律问题让许多人感到非常的神秘和困惑，如精神障碍患者犯法是否要承担法律责任？精神障碍患者能否结婚，能否签订遗嘱、合同或是否有效？而对于精神科医护人员来说在临床工作中如何尽量避免医疗纠纷？如何合法诊治精神障碍患者？学习本章后将会知晓答案。

第一节　概　　述

司法精神病学（forensic psychiatry）是应用现代精神医学理论和技术，对涉及当事人的精神状态、法定能力、精神损伤、精神伤残等问题进行评定的一门学科。它是精神病学与法学之间的交叉学科，既是精神医学的一个分支，也是法医学的一个分支。其鉴定意见作为诉讼活动中重要的科学证据，在刑事、民事和行政诉讼等案件的侦查、审判过程中发挥着重要的作用。

司法精神病学鉴定（forensic psychiatrics expertise）是指具有司法精神病学专门知识的鉴定人在接受委托方（包括司法机关、企事业单位、社会团体、个人）的委托后，应用精神医学和法学的理论和方法，遵从法定程序，对涉及法律事件的相关人员的精神状态和法律能力进行评定，并以书面形式向委托方提供鉴定意见（司法精神病鉴定书）的活动过程。司法精神病学鉴定在司法部颁布的《司法鉴定执业分类规定》（试行）（2000 年 1 月 1 日）中称为法医精神病鉴定，其定义为："运用司法精神病学的理论和方法，对涉及与法律有关的精神状态、法定能力（如刑事责任能力、受审能力、服刑能力、民事行为能力、监护能力、被害人自我防卫能力、作证能力等）、精神损伤程度、智能障碍等问题进行鉴定。"在一些非诉讼活动中，如交通事故、劳动仲裁、医疗纠纷等此类问题时，也需要具有专门知识的人对当事人的精神状态作出判断或评估，并以此作为处理问题的依据。司法精神病学鉴定的目的和意义：为司法机构做出公正、合理的判断提供重要的科学证据。

随着我国司法制度的改革、发展和进步，司法精神病学鉴定的研究范围更加扩大，内容更加丰富。主要包括以下内容：

（一）刑事司法精神病学鉴定

1. 刑事案件中当事人的受审能力、责任能力和服刑能力鉴定。

2. 性侵案被害人的性自我防卫能力、证人的作证能力等鉴定。

3. 在人身伤害案件中，被害人的精神损伤程度、损伤后果、精神伤残等级和精神病因果关系鉴定。

（二）民事司法精神病学鉴定

1. 劳动能力鉴定，民事行为能力鉴定 [包括婚姻（结婚、离婚）能力、遗嘱能力、签订及履行合同能力等]。

2. 民事案件中诉讼当事人的诉讼能力鉴定。

3. 精神状态鉴定（包括智力障碍评定、精神疾病医学诊断等）。

4. 精神损伤的性质和程度以及伤残程度的鉴定。

（三）其他

1. 根据《精神卫生法》，对非自愿住院治疗的严重精神障碍患者进行医学鉴定。

2. 对精神障碍患者暴力行为的风险评估，以及有违法行为的严重精神障碍患者的强制性治疗和监护的评估。

3. 参与精神卫生立法及技术规范的制定工作，研究精神障碍患者权益的法律保障、精神障碍患者的监护及监管体制等。

第二节　司法精神病学鉴定内容

一、刑事司法精神病学鉴定

（一）刑事责任能力鉴定

刑事责任能力（criminal responsibility）是指行为人能够正确认识自己行为的性质、意义、作用和后果，并能够根据这种认识而自觉地选择和控制自己的行为，从而达到对自己所实施的刑法所禁止的危害社会行为承担刑事责任的能力，即对刑法所禁止的危害社会行为具有的辨认和控制能力。刑事责任能力是犯罪主体的核心和关键要件。"具有刑事责任能力的自然人"是犯罪主体的构成条件，即只有具有刑事责任能力的自然人实施危害社会的行为才可能构成犯罪，而无刑事责任能力的人实施危害社会的行为并不构成犯罪。

目前刑事责任能力的评定分为完全刑事责任能力、限定刑事责任能力和无刑事责任能力三级。

2011 年 3 月 17 日，司法部司法鉴定管理局发布了《精神障碍者刑事责任能力评定指南》（SF/Z JD0104002—2011），该司法鉴定技术规范同日生效，是我国现行责任能力评定的规范性文件。该技术规范根据最高人民法院、最高人民检察院、公安部、司法部、卫生部《精神疾病司法鉴定暂行规定》及司法部《司法鉴定程序通则》，运用精神病学及法学的理论和技术，综合精神疾病司法鉴定的实践经验而制定，为刑事责任能力鉴定提供了科学依据和统一标准。

刑事责任能力评定的标准必须包含医学和法学要件，即必须评定在实施危害行为时是否患有精神障碍，同时必须评定是否因精神障碍而丧失了对行为的辨认能力和控制能力。辨认能力是刑事责任能力的基础，丧失辨认能力也就必然不具备控制能力。只有在辨认能力存在的前提下，才需要确认其控制能力的状况。

辨认能力是指行为人对自己的行为在刑法上的意义、性质、作用和后果的分辨认识能力，或指行为人对行为的是非、是否触犯刑法、危害社会的分辨识别能力。对于处在发病时期的精神障碍患者，危害行为往往受精神症状的支配或影响，存在无法理解的病理性动机，其辨认能力常存在严重损害，主要反映在如下 3 方面：①行为的动机荒谬离奇，脱离现实；②对行为的后果缺乏认识；③曲解行为的违法性质。

控制能力是指行为人具备选择自己实施或不实施为刑法所禁止、所制裁的行为的能力，即具备决定自己是否以行为触犯刑法的能力，主要受到意志和情感活动的影响。在法医精神病学鉴定实践中，部分精神障碍患者由于受精神症状的支配和影响，对自己行为的意义、性质、作用和后果丧失了辨认能力，其控制能力是否存在的判定就没有意义。部分冲动控制障碍患者，尽管尚存在实质性辨认能力，但其控制能力往往存在不同程度的损害。常从以下几方面判断行为人的控制能力：①社会功能受损程度。②自知力是否存在。③自我保护能力情况。④既往行为方式。

1. 精神障碍者的刑事责任能力 [《精神障碍者刑事责任能力评定指南》(SF/Z JD0104002—2011)]

（1）完全刑事责任能力

1）被鉴定人实施某种危害行为时，精神状态正常；或虽然能建立明确的精神障碍诊断，但其对危害行为的辨认和控制能力完整。

2）参考标准：标准化评定工具检验在完全刑事责任能力范围内。

（2）限定刑事责任能力

1）在发生危害行为时，能建立明确的精神障碍诊断。

2）被鉴定人对危害行为的辨认或控制能力削弱，但尚未到达丧失或不能的程度。

3）辨认或控制能力削弱由精神障碍所致。

4）参考标准：标准化评定工具检验在限定刑事责任能力范围内。

（3）无刑事责任能力

1）在发生危害行为时，能建立明确的精神障碍诊断。

2）被鉴定人对危害行为的辨认或控制能力丧失。

3）辨认或控制能力的丧失由精神障碍所致。

4）参考标准：标准化评定工具检验在无刑事责任能力范围内。

2. 特殊精神障碍者的刑事责任能力

（1）反社会人格障碍者评定为完全刑事责任能力。

（2）普通（急性）醉酒者评定为完全刑事责任能力。

（3）复杂性醉酒者，实施危害行为时处于辨认或控制能力丧失或明显削弱状态的，评定为限定刑事责任能力；再次发生复杂性醉酒者，评定为完全刑事责任能力。

（4）病理性醉酒者，实施危害行为时处于辨认或控制能力丧失的，评定为无刑事责任能力；再次发生病理性醉酒时，对自愿者评定为完全刑事责任能力。

（5）对毒品所致精神障碍者，如为非自愿摄入者按精神障碍者（4.1 条款）评定其刑事责任能力；对自愿摄入者，暂时不宜评定其刑事责任能力，可进行医学诊断并说明其案发时的精神状态。

☞ 典型案例（附分析）19-1
亲生父亲杀子精神状态和刑事责任能力鉴定案

☞ 典型案例（附分析）19-2
吸毒青年无故杀人刑事责任能力鉴定案

（二）受审能力鉴定

受审能力（competence to stand trial）是指犯罪嫌疑人或被告人在刑事诉讼活动中行使法律赋予的权利和义务以及理解刑事诉讼的意义，接受刑事审查或审判的能力。目前受审能力的评定分为有受审能力和无受审能力两级。受审能力的评定具有阶段性，大致过程为：①提出受审能力评定的请求。②政法机关指定司法鉴定机构进行受审能力评定。③法律裁定或处置（包括精神障碍的治疗）。

司法部目前尚未对精神障碍患者的受审能力评定作出有关技术规范性文件，蔡伟雄等编制出了《精神障碍者受审能力评定量表》以辅助评定，并建议采用以下标准进行评定：

1. 有受审能力　具有如下条件之一者，应评定为具有受审能力。

（1）不能建立明确的精神障碍诊断。

（2）虽然能建立明确的精神障碍诊断，但其鉴定当时的精神症状对以下情况无实质性影响：

1）能认识其面临的刑事诉讼的性质和可能为自己带来的后果。

2）能认识自己在刑事诉讼活动中的权利和义务。

3）能清楚陈述其犯罪事实并对其他诉讼参与人的提问做出合理的回答。

4）能与其辩护人进行有效配合或独立为自己完成合理的辩护。

（3）参考标准：《精神障碍者受审能力评定量表》评分在有受审能力范围内。

2. 无受审能力　具有以下条件者，可评定为无受审能力。

（1）被鉴定人目前能建立明确的精神障碍诊断。

（2）受精神症状的影响，导致以下情形之一：

1）不能认识其面临的刑事诉讼的性质和可能为自己带来的后果。

2）不能认识自己在刑事诉讼活动中的权利和义务。

3）不能清楚陈述其犯罪事实并对其他诉讼参与人的提问做出合理的回答。

4）不能与辩护人进行有效配合或独立为自己完成合理的辩护。

（3）参考标准：《精神障碍者受审能力评定量表》评分在无受审能力范围内。

（三）服刑能力鉴定

服刑能力（competence of serving a sentence）是指罪犯或服刑人员承受刑法的能力。如果精神障碍患者由于其精神病态或智力的影响不能将刑法主体的要求内化为自己的刑事法律意识，便不具有服刑能力，反之，便具有服刑能力。我国司法部于 2011 年 3 月 17 日颁布实施的《精神障碍者服刑能力评定指南》（SF/Z JD0104003—2011），已经成为服刑能力评定工作的规范性文件，其将服刑能力作两级划分，并按如下标准进行评定：

1. 有服刑能力　目前无精神异常；或虽然目前存在明确的精神异常，但精神症状对其相应的法律心理能力影响不明显，被鉴定人能正确认识自己所承受刑法的性质、意义和目的，能合理地认识自己的身份和出路，对自己当前应当遵循的行为规范具有相应的适应能力。

2. 无服刑能力　目前具有明显的精神异常，在精神症状的影响下，被鉴定人对自己目前所承受刑法的性质、意义和目的不能合理认识，丧失了对自己当前身份和出路的合理的认识能力，或丧失了对自己当前应当遵循的行为规范的适应能力。

（四）性自我防卫能力鉴定

性自我防卫能力（ability to defend oneself against sexual abuse）又称性自卫能力、性防卫能力，是指公民对自身性的合法权益不可侵犯的自我保护能力。精神疾病和智能障碍影响个体心理活动的各个方面，包括思维、感知、情感、意志行为，也必然对女性的性自我防卫能力产生影响。《精神疾病司法鉴定暂行规定》第二十二条第一款："被鉴定人是女性，对自身所受的侵害或严重后果缺乏实质性理解能力的　为无自我防卫能力"。因此，性自我防卫能力评定的医学要件是患有精神障碍，法学要件是对其所受性侵害或严重后果的实质性判断或辨认能力和自我控制能力。

目前一般将性自我防卫能力的评定分为三个等级，即无性自我防卫能力、性自我防卫能力削弱和有（完全）性自我防卫能力。

在司法鉴定中主要涉及以下情形　①犯罪嫌疑人在实施违法行为前或当时并不知道受害人是精神病患者或程度严重的痴呆者，被害人又无反抗　尚不能确定是否为强奸时，既要对被害人是否存在精神障碍或智能障碍进行评定，又要对其性自我防卫能力进行评定。②犯罪嫌疑人与间歇性精神病患者未发病期间，且本人同意或无明显反抗的情形下发生性行为的，需对其精神状态、智力状态和性自我防卫能力进行评定。

不宜评定性自我防卫能力的特殊情况有：①女性精神障碍者或智能障碍者在遭受性侵害时有明显反抗表示的；②犯罪嫌疑人明知妇女是精神障碍者或者"痴呆"者而与其发生性行为的，无论被害人有无反抗表示；③在醉酒或服药后意识障碍状态下被侵害的，司法机关已可直接认定为强奸。在司法鉴定实践中遇此情形时，只需提供医学诊断意见，不必进行性自我防卫能力评定。

☞典型案例（附分析）9-3
智障女青年被性侵后精神智力状态和性防卫能力鉴定案

（五）作证能力鉴定

作证能力（competence of testimony）又称证人能力，是指行为人看到、听到，或在他人处获悉案件的真实情况，并能提供对案件有关系的证言的能力。我国《刑事诉讼法》第四十八条规定："凡是知道案件情况的人，都有作证的义务"。第二款"生理上、精神上有缺陷或者年幼，不能辨别是非、不能正确表达的人，不能作为证人"。为此，精神障碍患者能否作为证人，其证言是否有效还必须通过鉴定和法庭的认定，这种情况下的司法鉴定即为作证能力鉴定。按《精神疾病司法鉴定暂行规定》第二十一条第三款规定："控告人、检举人、证人等提供不符合事实的证言，经鉴定患有精神疾病，致使缺乏对客观事实的理解力和判断力的，为无作证能力"。作证能力只存在"有""无"两级划分。

在精神障碍中，下列疾病的发病期将影响其作证能力：脑器质性精神障碍、躯体疾病所致精神障碍、精神活性物质所致精神障碍、精神分裂症、心境障碍或双相情感障碍、偏执性精神障碍、中度及以上智能障碍、分离（转换）障碍等。

二、民事司法精神病学鉴定

（一）民事行为能力鉴定

民事行为能力（civil capacity）是指自然人能够以自己的行为参加民事法律关系，取得民事权利、承担民事义务的能力。行为人应具有意识能力，或称识别能力、辨认能力，即在从事民事活动时能充分表达自己的意思或意图，并希望取得民事权利和承担民事义务的愿望。而民事行为能力需具备一定的条件，受年龄、智力、精神健康状态等的影响。只有当公民智力发育成熟，精神状态健康，能够理智地判断自己行为的后果，独立处理自己事务，清楚自己行为会给自己带来有利或不利的法律后果的时候，才具有行为能力。

根据我国相关法律，精神状况正常的公民的民事行为能力的评定分为三级：完全民事行为能力、限制民事行为能力和无民事行为能力。

民事行为能力鉴定主要包含：一般民事行为能力鉴定和特定民事行为能力鉴定。一般民事行为能力鉴定是指尚未涉及某一具体民事行为时，针对精神障碍者广泛的民事行为时的行为能力进行的评定。而特定民事行为能力鉴定是对被鉴定人已经实施完成或即将要进行的某一特定民事行为的行为能力进行的评定，主要包含合同能力、遗嘱能力、婚姻（结婚、离婚）能力等的评定。

精神障碍患者的民事行为能力依《中华人民共和国民事诉讼法》第七十二条规定，要通过法定鉴定部门评定。由于精神障碍患者所患疾病的性质、严重程度不一，导致其行为能力的受损程度也不尽相同。在民事行为能力鉴定的实践中，由于精神障碍患者的民事行为能力常具有可变性和波动性的特征，在其发病期间，精神病性症状使患者对某些较为复杂的民事行为事务，丧失了认识能力、判断能力和自我保护能力等，此时可以鉴

定为无民事行为能力或暂时性无民事行为能力，待其精神障碍恢复正常后，可以再行鉴定，重新恢复其民事行为能力。

☞典型案例（附分析）19-4
老年人民事行为能力鉴定案

（二）劳动能力鉴定

劳动能力（work capacity）是指劳动者能够以自己的行为依法行使劳动权利和履行劳动义务的能力。劳动能力鉴定是指劳动者因工或非因工负伤，以及患病后，劳动能力鉴定机构根据用人单位、职工本人或者近亲属的申请，组织劳动能力鉴定专家，依照国家鉴定标准，运用有关政策和医学科学技术的方法、手段，确定劳动者伤残程度、丧失劳动能力程度的一种综合评定。

造成精神疾病患者劳动能力损害的疾病主要是严重精神障碍，如精神分裂症、心境障碍或双相情感障碍、脑器质性疾病所致的精神障碍等。我国精神疾病患者劳动能力的评定主要依据《劳动能力鉴定职工工伤与职业病致残等级》（GB/T 16180—2014）和劳动社会保障部2002年4月5日颁布实施的《职工非因工伤残或因病丧失劳动能力程度鉴定标准（试行）》进行。

劳动能力等级划分标准：

1. 完全丧失劳动能力的条件　根据《职工非因工伤残或因病丧失劳动能力程度鉴定标准（试行）》规定，对于精神障碍导致完全丧失劳动能力的患者进行劳动能力评定：

（1）慢性器质性精神障碍，经系统治疗2年仍有下述症状之一，并严重影响职业功能者：痴呆（中度智能减退，智商<49）；持续或经常出现的妄想和幻觉，持续或经常出现的情绪不稳定以及不能自控的冲动攻击行为。

（2）精神分裂症，经系统治疗5年仍不能恢复正常者；偏执性精神障碍，妄想牢固，持续5年仍不能缓解，严重影响职业功能者。

（3）难治性的情感障碍，经系统治疗5年仍不能恢复正常，男性年龄50岁以上（含50岁），女性45岁以上（含45岁），严重影响职业功能者。

（4）具有明显强迫型人格发病基础的难治性强迫障碍，经系统治疗5年无效，严重影响职业功能者。

（5）根据《道路交通事故受伤人员伤残评定》标准，符合1~4级者。

（6）根据《劳动能力鉴定职工工伤与职业病致残等

级》标准，符合 1~4 级者。

2. 大部分丧失劳动能力的条件

（1）符合《道路交通事故受伤人员伤残评定》标准 5~6 级者。

（2）符合《劳动能力鉴定职工工伤与职业病致残等级》标准 5~6 级者。

3. 部分丧失劳动能力的条件

（1）符合《道路交通事故受伤人员伤残评定》标准 7~10 级者。

（2）符合《劳动能力鉴定职工工伤与职业病致残等级》标准 7~10 级者。

在劳动能力鉴定的实践中，多数情况是由当地人力资源和社会保障局或相关部门组织专家进行劳动能力鉴定，也可由当地人力资源和社会保障局或相关部门委托司法鉴定机构进行劳动能力鉴定，或者出现争议时，由人力资源和社会保障局或相关部门或法院委托司法鉴定机构进行劳动能力鉴定。

（三）精神状态鉴定

精神状态鉴定（mental state identification）是指鉴定人通过收集相关资料（包括病历资料、证人资料等）、进行精神检查以及运用心理测量等方法对被鉴定人当时或特定时段的精神状态进行评估，作出有无精神障碍及何种精神障碍的过程。精神检查依据司法部《精神障碍者司法鉴定精神检查规范》（SF/Z JD0104001—2011）进行。精神障碍的诊断标准依据《中国精神障碍分类与诊断标准第 3 版》（CCMD-3）或《ICD-10 精神与行为障碍分类》进行。

在精神状态鉴定的实践中，既可涉及民事诉讼案件，也可涉及刑事诉讼案件中对当事人是否存在智力障碍及智力障碍的程度进行评定，以及是否存在精神障碍、何种精神障碍以及精神障碍的程度进行评定。

（四）精神损伤程度鉴定

精神损伤（mental injuries）是指个体遭受外来物理、化学、生物或心理等因素作用后，大脑功能发生紊乱，出现认知、情感、意志和行为等方面的精神紊乱或缺损。精神损伤的鉴定目的是为了执法机关对肇事方实施刑事处罚及民事赔偿提供依据，也就是通过鉴定受害人的精神损伤性质和程度，获得对肇事方定罪量刑或索赔的依据。

我国还没有专门的精神损伤评定标准，目前评定精神损伤程度的主要鉴定标准是公安部、国家安全部、司法部 2014 年 1 月 1 日起联合发布实施的《人体损伤程度鉴定标准》和《劳动能力鉴定职工工伤与职业病致残等级》（GB/T 16180—2014）。我国现将人体损伤程度分为"重伤""轻伤"和"轻微伤"三级，达到重伤和轻伤程度时，肇事方即触犯刑法，将要承担刑事责任。

在精神损伤鉴定实践中，最常见的问题是需要对于伤害因素与精神障碍间的因果关系进行评定，两者之间的关系通常是确定肇事方刑事责任大小及赔偿比例的重要依据。根据致伤因素在损害后果中的原因力大小，将致伤因素与损害后果之间的关系分为全部因果关系（直接因果关系）、间接因果关系（包括主要、同等、次要、轻微因果关系）和无因果关系。具体参与度为：①全部因果关系：指损害后果完全由致伤因素造成，参与度 91%~100%。②主要因果关系：损害后果主要由致伤因素造成，参与度 61%~90%。③同等因果关系：损害后果由致伤因素和其他因素共同造成，参与度 41%~60%。④次要因果关系：损害后果主要由其他因素造成，参与度 21%~40%。⑤轻微因果关系：损害后果由致伤因素造成的可能性很小，参与度 5%~20%。⑥无因果关系：指损害后果完全由其他因素造成，参与度 0%~4%。

☞典型案例（附分析）19-5
车祸后精神伤残因果关系鉴定案

（五）精神伤残鉴定

精神伤残（mental disability）是指各种物理、化学、生物或心理等因素，导致个体不可逆的精神障碍，即出现了永久或终身影响个体生活和社会功能的精神障碍或精神问题。由于精神损伤部分可以通过治疗康复，如通过治疗不能康复或残留明显的精神障碍，并长期或永久地表现精神障碍，社会功能受损，不能脱离医疗或护理依赖，此时，精神损伤就演变为精神伤残。精神伤残鉴定的目的，主要是为民事赔偿诉讼案件的处理提供科学的依据。如道路交通事故的伤残鉴定、工伤职业病的伤残鉴定、军人的伤病残鉴定、保险理赔伤残鉴定等，通过受害人的精神残疾的评定，获得经济赔偿或补偿。

我国还没有专门的精神伤残评定标准，目前评定精神伤残的主要鉴定标准依据的是《道路交通事故受伤人员伤残评定》（GB 18667—2002）《劳动能力鉴定职工工伤与职业病致残等级》（GB/T 16180—2014）《革命伤残军人评定伤残的条件》《人身保险意外伤害残废给付标准》等标准。在具体的精神伤残鉴定实践中，多用到《道路交通事故受伤人员伤残评定》和《劳动能力鉴定职工工伤与职业病致残等级》标准，这两个标准都将精神伤残等级分为十级。《道路交通事故受伤人员伤残评定》标准主要从意识障碍程度、日常生活自理能力、自主活动情况和社会交往功能状况 4 个方面进行评定，主要涉及交通肇事诉讼案件中受害人精神伤残的评定结论作为赔偿的依据。《劳动能力鉴定职工工伤与职业病致残等级》则主要从器官缺失程度、形态异常、功能障碍和医疗护理依赖 4 方面进行评定，主要涉及职工精神伤残的评定结论作为赔偿或补偿的依据及病退的判定依据。对于人身保险精神伤残等级评定，按照《人身保险伤残评定标准》（JR/T 0083—2013）进行评定。对于刑事案件涉及刑事责任的受伤人员伤残等级鉴定，多参照《劳动能力鉴定职工工伤与职业病致残等级》进行评定；涉及民事赔偿的受伤人员伤残等级评定，多参照《道路交通事故受伤人员伤残评定》进行评定。

在具体的精神伤残鉴定实践中，鉴定专家常遇到《道路交通事故受伤人员伤残评定》标准中出现的精神障碍名称与 CCMD-3 和 ICD-10 的精神障碍诊断标准不是很吻合，导致精神科的专业诊断与精神伤残标准难以匹配。需要将精神科专业的诊断尽量比照《道路交通事故受伤人员伤残评定》的精神障碍条目进行伤残等级评定，并加以说明，以减少和避免新的纠纷与质疑。

关于对智力缺损进行鉴定时，不能过分依赖智商（IQ）的测定结果，由于测试工具的版本老旧、测试者的操作不当、被测试者的配合情况等问题，导致 IQ 的测试结果容易出现较大的误差，因此，鉴定专家必须综合全面地分析才能判断被测试者的真实智力缺损水平。

三、其他司法精神病学鉴定的项目

其他司法精神病学鉴定项目还包括多导心理生理检测，精神科医疗过错责任案件的司法鉴定，非自愿住院的医学鉴定，生前鉴定，儿童、青少年和老年人的司法精神病学鉴定，以及司法精神病鉴定文证审查等。

第三节　精神科临床实践中的法律问题

随着人们法律意识和自我保护意识观念的不断增强，精神科医护人员在其职业生涯中难以避免会遇到有关医疗行为的诉讼问题。由于严重精神障碍患者的特殊性，在诊断时更多的是依赖于患者的临床表现、第三者提供的病情资料和精神专科检查，而不是客观的实验技术检查；加之严重精神障碍患者常常难以与医务人员有

良好的合作。尤其是《精神卫生法》刚实施不久，部分人对此法律的认识、理解不够深刻，没有严格依法行医，更容易出现法律纠纷或诉讼问题。

医疗纠纷（medical disputes）是指医患双方由于对诊疗护理过程中发生的不良医疗后果及其原因认识不一致，患方要求追究责任或（和）给予赔偿，而向卫生行政部门提请行政处理或向人民法院提起诉讼的案件。

一、精神科医务人员的专业责任问题

（一）医疗文书的记录问题

医疗行为中所记录的医疗文书，既是医疗行为活动的重要内容，又是法律的重要证据。法庭一般推定，没有记录就是没有行为。《精神卫生法》第四十七条规定："医疗机构及其医务人员应当在病历资料中如实记录精神障碍患者的病情、治疗措施、用药情况、实施约束、隔离措施等内容，并如实告知患者或者其监护人。患者及其监护人可以查阅、复制病历资料；但是，患者查阅、复制病历资料可能对其治疗产生不利影响的除外。病历资料保存期限不得少于三十年。"《中华人民共和国侵权责任法》第六十一条规定："医疗机构及其医务人员应当按照规定填写并妥善保管住院志、医嘱单、检验报告、手术及麻醉记录、病理资料、护理记录、医疗费用等病历资料。患者要求查阅、复制前款规定的病历资料的，医疗机构应当提供。"因此，精神科医护人员在医疗、护理过程中，应详细、真实、及时地记录每一项医疗行为的操作、对患者及监护人的指导、说明等文书，并注意保存患者及监护人的知情同意证据。

（二）诊断问题

《精神卫生法》第二十八条规定："除个人自行到医疗机构进行精神障碍诊断外，疑似精神障碍患者的近亲属可以将其送往医疗机构进行精神障碍诊断。对查找不到近亲属的流浪乞讨疑似精神障碍患者，由当地民政部门等有关部门按照职责分工，帮助送往医疗机构进行精神障碍诊断。疑似精神障碍患者发生伤害自身、危害他人安全的行为，或者有伤害自身、危害他人安全危险的，其近亲属、所在单位、当地公安机关应当立即采取措施予以制止，并将其送往医疗机构进行精神障碍诊断。医疗机构接到送诊的疑似精神障碍患者，不得拒绝为其做出诊断。"第七十四条和第七十五条还规定"拒绝对送诊的疑似精神障碍患者做出诊断的""违反精神障碍诊断标准，将非精神障碍患者诊断为精神障碍患者的"工作人员和医疗机构将受到处罚。因此，精神科医

师必须要对主体为疑似患者的近亲属、有关部门、所在单位、公安机关等做出正确的诊断，既要防止"正常人"被"精神病"，也要防止精神障碍患者被漏诊。

二、精神障碍患者的出入院问题

（一）关于自愿住院

《精神卫生法》第三十条规定精神障碍患者的住院治疗实行自愿原则。自愿住院（voluntary hospitalization）是指精神障碍患者按照自己的意愿自行决定住院。精神障碍患者如无伤害自身和他人的行为以及危害社会的行为，任何人不得强行收治入院，包括精神专科医师、患者亲属、司法机关及政府部门。精神专科医师根据诊断和病情评估达到住院标准的患者，提出住院的建议，经患者自愿同意后，出具自愿住院通知书或住院证，由患者本人（或授权近亲属或监护人）签署同意书并办理住院手续。《精神卫生法》第四十四条规定："自愿住院治疗的精神障碍的患者可以随时要求出院，医疗机构应当同意。"并自行办理出院手续。精神专科医师应告知出院后的注意事项（包括药物的使用和复诊的时间等）。

（二）关于非自愿住院

非自愿住院（involuntary hospitalization）是指精神障碍患者本人不同意住院，由其近亲属或监护人及相关人员决定的、违背患者本人意愿的住院。《精神卫生法》第三十条规定：诊断结论、病情评估表明，就诊者为严重精神障碍患者并有下列情形之一的，应当对其实施住院治疗：①已经发生伤害自身的行为，或者有伤害自身的危险的；②已经发生危害他人安全的行为，或者有危害他人安全的危险的。

因此，对于"已经发生伤害自身的行为，或者有伤害自身危险的"严重精神障碍患者，经其监护人同意，医疗机构应当对患者实施住院治疗；监护人不同意的，医疗机构不得对患者实施住院治疗。监护人应当对在家居住的患者做好看护管理（《精神卫生法》第三十一条）。对于"诊断结论表明需要住院治疗的精神障碍患者，本人没有能力办理住院手续的，由其监护人办理住院手续；患者属于查找不到监护人的流浪乞讨人员的，由送诊的有关部门办理住院手续"（《精神卫生法》第三十六条）。

而对于"已经发生危害他人安全的行为，或者有危害他人安全的危险的"严重精神障碍患者，"患者或者其监护人对需要住院治疗的诊断结论有异议，不同意对患者实施住院治疗的，可以要求再次诊断和鉴定。要求

再次诊断的，应当自收到诊断结论之日起三日内向原医疗机构或者其他具有合法资质的医疗机构提出。承担再次诊断的医疗机构应当在接到再次诊断要求后指派两名初次诊断医师以外的精神科执业医师进行再次诊断，并及时出具再次诊断结论。承担再次诊断的执业医师应当到收治患者的医疗机构面见、询问患者，该医疗机构应当予以配合。对再次诊断结论有异议的，可以自主委托依法取得执业资质的鉴定机构进行精神障碍医学鉴定；医疗机构应当公示经公告的鉴定机构名单和联系方式。接受委托的鉴定机构应当指定本机构具有该鉴定事项执业资格的两名以上鉴定人共同进行鉴定，并及时出具鉴定报告"（《精神卫生法》第三十二条）。"再次诊断结论或者鉴定报告表明，不能确定就诊者为严重精神障碍患者，或者患者不需要住院治疗的，医疗机构不得对其实施住院治疗。"而对于确诊为严重精神障碍者"其监护人应当同意对患者实施住院治疗。监护人阻碍实施住院治疗或者患者擅自脱离住院治疗的，可以由公安机关协助医疗机构采取措施对患者实施住院治疗。在相关机构出具再次诊断结论、鉴定报告前，收治精神障碍患者的医疗机构应当按照诊疗规范的要求对患者实施住院治疗"（《精神卫生法》第三十五条）。"自愿住院治疗的精神障碍患者可以随时要求出院，医疗机构应当同意。"对于已经发生伤害自身的行为，或者有伤害自身的危险的"精神障碍患者实施住院治疗的，监护人可以随时要求患者出院，医疗机构应当同意。医疗机构认为前两款规定的精神障碍患者不宜出院的，应当告知不宜出院的理由；患者或者其监护人仍要求出院的，执业医师应当在病历资料中详细记录告知的过程，同时提出出院后的医学建议，患者或者其监护人应当签字确认。"对于已经发生危害他人安全的行为，或者有危害他人安全的危险的"精神障碍患者实施住院治疗，医疗机构认为患者可以出院的，应当立即告知患者及其监护人"（《精神卫生法》第四十四条）。"精神障碍患者出院，本人没有能力办理出院手续的，监护人应当为其办理出院手续"（《精神卫生法》第四十五条）。

（三）关于疑似精神障碍患者的紧急住院观察

疑似精神障碍患者的紧急住院观察（emergency hospitalization observation）是指对被怀疑有精神障碍的个体实施的以观察为主要手段，得出诊断结论为主要目的的住院行为。"疑似精神障碍患者的近亲属可以将其送往医疗机构进行精神障碍诊断。对查找不到近亲属的流浪乞讨疑似精神障碍患者，由当地民政部门等有关

部门按照职责分工，帮助送往医疗机构进行精神障碍诊断。疑似精神障碍患者发生伤害自身、危害他人安全的行为，或者有伤害自身、危害他人安全的危险的，其近亲属、所在单位、当地公安机关应当立即采取措施予以制止，并将其送往医疗机构进行精神障碍诊断"（《精神卫生法》第二十八条）。对于此类患者，医疗机构"应当将其留院，立即指派精神科执业医师进行诊断，并及时出具诊断结论"（《精神卫生法》第二十九条）。医疗机构接到送诊的疑似精神障碍患者，不得拒绝为其做出诊断（《精神卫生法》第二十八条）。当精神科执业医师接到疑似精神障碍患者后，首先进行精神检查，以确定是否需要紧急住院观察，再出具紧急住院观察通知书，由被疑似精神障碍者的送诊的监护人、近亲属或相关人员签署紧急住院观察同意书，并代为或协助办理住院手续。

（四）关于强制医疗与强制住院

强制医疗（compulsive treatment）和强制住院（compulsory hospitalization）是指精神障碍患者由于其精神障碍损害了自身利益的同时也给他人和社会带来了危害，由国家政法机关（主要指警察）根据法定程序实施的对患者强行送入精神专科医院或专业机构进行强行治疗的行为，可不征得患者或监护人的同意。《中华人民共和国刑事诉讼法》第四章规定："实施暴力行为，危害公共安全或者严重危害公民人身安全，经法定程序鉴定依法不负刑事责任的精神病人，有继续危害社会可能的，可以予以强制医疗。"正常程序是公安机关发现精神障碍患者符合强制医疗条件时，向人民检察院出具强制医疗意见书，人民检察院向人民法院提出强制医疗的申请，由公安机关将精神障碍患者强行送入住院接受强制性治疗。"对精神障碍患者的强制医疗，由人民法院决定。""对实施暴力行为的精神病人，在人民法院决定强制医疗前，公安机关可以采取临时性的保护性约束措施。"被强制医疗的精神障碍患者及其监护人或近亲属有权申请解除强制医疗。当被强制医疗的精神障碍患者病情得到控制，自知力和社会功能恢复后，经精神专科医师评估后达到出院标准时，应及时提出解除强制医疗的意见，报送公安机关，并由公安机关报送人民法院批准后可办理出院手续。

三、关于精神障碍患者的暴力、自杀行为问题

当精神障碍患者由于受命令性或评论性幻听、被害或关系妄想、过度躁狂等精神病性症状的影响，容易出现暴力攻击行为，对家属、其他患者及医护人员带来伤害，精神科医护人员常常需要采用保护性约束、药物控制及电痉挛治疗等方式予以处置。但同时也由于保护性约束的方式是否恰当、时间把握是否准确、选择方式是否会伤害患者、监护人或近亲属是否知情同意，药物的选择、使用的剂量、时间和不良反应等，电痉挛治疗的选择和不良反应等方面导致争议，产生医患纠纷。"精神障碍患者在医疗机构内发生或者将要发生伤害自身、危害他人安全、扰乱医疗秩序的行为，医疗机构及其医务人员在没有其他可替代措施的情况下，可以实施约束、隔离等保护性医疗措施。实施保护性医疗措施应当遵循诊断标准和治疗规范，并在实施后告知患者的监护人。禁止利用约束、隔离等保护性医疗措施惩罚精神障碍患者"（《精神卫生法》第四十条）。

☞ 微视频 19-1
医学保护约束中的患者权益保护

同样，当精神障碍患者由于受命令性或评论性幻听、被害或关系妄想、抑郁等精神病性症状的影响，容易出现自伤、自杀行为，对患者本人和对其家人造成伤害与损失。在临床工作中，非常有经验的医护人员也难以非常准确地预测自伤、自杀行为等危险行为的发生，这也容易导致医疗纠纷和诉讼的发生。因此，在患者住院治疗期间，需要定期对精神障碍患者进行暴力攻击与自杀风险等方面的评估，需要拥有暴力攻击与自杀风险等危险行为的紧急处理措施和防范措施及预案。如果医护人员没有尽到注意义务（包括评估、预防、急救等不符合规范），就要承担相应的医疗损害责任。

在精神科住院期间，精神障碍患者还偶有猝死和意外死亡事件的出现，从而容易导致医疗纠纷和诉讼的发生。猝死多为心源性猝死，主要与原有的心脏病变基础有关，在长期或大量使用抗精神病或抗抑郁躁狂药物后，导致 $Q-T_c$ 间期延长促发尖端扭转型室性心动过速致死。而意外死亡多为老年坠床跌倒摔伤死亡、吞咽困难窒息死亡等。如果医护人员存在误诊误治、发现及抢救不及时、不恰当等都要承担一定的医疗损害责任。

四、关于精神障碍患者及亲属的知情同意问题

知情权是指公民应该享有了解与自己利益相关情况的权利。"医疗机构及其医务人员应当将精神障碍患者在诊断、治疗过程中享有的权利，告知患者或者其监护人"（《精神卫生法》第三十七条）。但由于严重精神障

碍患者自知力不完整或丧失，不能自我判断病情及做出有利于自己的医疗选择，在此情形下，应当告知患者的法定监护人以代替和帮助行使患者的权利。在临床工作实践中，需要告知的内容有：①患者的诊断；②为了明确诊断需要进行的辅助检查和特殊检查；③患者目前的状态和注意事项；④拟采取的治疗，包括药物治疗、电痉挛治疗、心理治疗等风险和利益；⑤保护性约束的使用；⑥疾病的预后情况等。医护人员在履行告知义务的

同时，患者和（或）监护人需要签署知情同意书或相关手续。

☞ 推荐阅读 19-1

《中华人民共和国精神卫生法》

（张　涛）

复习思考题

1. 一位身体良好的 80 岁老太太想修改自己的遗嘱，公证机关要求她补充上交司法鉴定文书，她需要如何操作？

2. 一名犯罪嫌疑人与一位没有反抗表示的妇女发生了性行为，但该犯罪嫌疑人明知此妇女存在严重的精神障碍，司法机关是否要对此妇女提出性自我防卫能力的鉴定申请，以明确该犯罪嫌疑人是否犯有强奸罪？

3. 精神损伤与精神伤残有什么区别与关系？

4. 严重精神障碍患者在什么情况下应当对其实施住院治疗？什么情形下应当对其实施强制住院治疗？

网上更多……

👤 本章小结　　⬇ 教学PPT　　✍ 自测题

第二十章

公共精神卫生中的预防和康复

关键词

精神疾病防治	三级预防	重性精神疾病
精神障碍康复	个案管理	社区精神卫生

精神障碍因其发病因素的复杂多变，故预防工作重要而艰难，需要临床医生与公共精神卫生工作者通力合作，使越来越多的精神障碍在发病前即得到有效控制，从而对人民群众的精神健康起到良好的保护作用。"预防第一"的思想，着重强调的是"不得病"，因为全力去救治患者永远是不得已的被动选择。学生越早建立起"防为先，治为后"的科学观念，那么越能有针对性地从事精神卫生专业工作。

而康复工作，却是对精神障碍患者进行亡羊补牢式的帮助不可或缺的部分。精神残疾的阴影像巨石一样压在患者及家庭的心头，也对临床精神科医师的工作成效和专业价值感"虎视眈眈"。没有社会功能真正意义上的康复，也就没有精神障碍完全痊愈的可能。所以精神科医师要将"病前预防—病中治疗—病后康复"这一系列的举措结合起来，全病程地帮助患者应对疾病，克服精神障碍对其的种种影响。

预防和康复，是精神病学恒久的主题，更是精神科医师必然的使命，二者决定着临床治疗的结局和患者未来的走向，需认真掌握。

公共卫生（public health）一词在当今时代涵盖有预防医学、临床医学、康复医学及卫生管理学等多个层面的含义。首先，医学领域内的公共卫生所针对的医疗措施或干预手段，主要指向居民生活的社区或社会各个功能单元，是以群体服务视点为核心观念的服务。既往的公共卫生服务指的是健康教育、卫生监督、防疫接种、传染病和慢性病预防及各种流行病学举措等，并未突出重性精神疾病的公共卫生属性，而近年来在社会各界的积极推动下，情况正有所变化。同时，作为一种成本低廉、效果明显的卫生服务模式，各国政府在公共卫生服务的设计和实施过程中具有绝对的主导作用。在卫生行政部门的规划布署下，公共卫生工作者通过措施评价和政策建议来实现预防各种疾病、促进功能康复、延长生存寿命、提升生存质量并促进心身健康的根本目标。

以重性精神疾病为代表的精神障碍，始终是世界范围内公认的重大公共卫生问题。目前全球约有 4.5 亿人口受困于精神疾病或行为障碍，在导致残疾和早亡的疾病中，精神障碍达到一半左右。我国的精神障碍现患率已经超过 17%，经原国家卫生部估计，在 21 世纪初我国重性精神疾病患者即达到 1 600 万以上。抑郁症在我国的疾病负担排行榜上的排名仅次于慢性阻塞性呼吸道疾病；因精神疾病造成的疾病负担也位居全部疾病负担的前列，约为 14%。而物质滥用、非正常死亡、暴力攻击和自伤自杀行为等社会问题，均与精神疾病存在程度不等的密切联系。同时，精神障碍所损害的不仅是患者个人的健康和社会功能，对其家庭和周边社区也造成严重的负担和影响。精神疾病治疗的长期性和高复发性，使患者家庭在经济上难以承受，同时形成照料和管理的诸多困境。况且，精神疾病与躯体健康之间存在着必然联系，即重性精神疾病患者的预期寿命明显少于正常人群，而非仅影响生存质量。故精神疾病的预防、治疗和康复工作在公共卫生服务中所占有的比重，将会随着医学发展和社会进步越来越占据重要位置。

公共精神卫生服务的内容，包括精神疾病的预防、临床整合治疗及一体化康复等方面。本章将重点讨论精神障碍的预防和康复环节，因为不断显现的证据表明，预防工作和康复训练对于患者的疾病结果而言，有时比临床治疗更为重要。

第一节　精神障碍的三级预防

☞ 典型案例（附分析）20-
被锁在家里的可怜女人

新中国成立以来，我国公共卫生工作的指导方针主要集中在预防为主的思想上，随着相对完善的疾病预防和控制工作体系的建立，绝大多数严重传染病和部分高发慢性病的防治工作取得了长足进展。但直到 21 世纪的前十年间，精神障碍的预防和管理工作仍未得到足够的重视。在"中央补助地方卫生经费重性精神疾病管理治疗项目"启动，即中国疾病预防控制中心所属的精神卫生中心正式承担国家级的防控和管理任务之后，我国的精神障碍预防工作才算正式纳入公共卫生服务体系之中。在 2013 年《中华人民共和国精神卫生法》实施之后，我国的精神障碍三级预防工作目标具体如下：降低各种精神疾病的发病率、患病率和致残率，预防疾病的严重后果及减少反复发作。

一、精神障碍的一级预防

所谓的一级预防（primary prevention），指的是去除病因角度的预防工作。即通过尽可能消除或降低致病因素来阻止或减少精神疾病的发生，是最为主动和积极的疾病预防措施。尽管就目前而言，许多精神障碍的发病机制仍不十分明确，致病因素相对其他疾病来说纷乱繁杂，故在公共精神卫生工作中的实施比较成功的一级预防有现实困难，但随着科学的进步相信会逐步得以实现。

精神障碍一级预防的主要内容有：

1. 加强健康宣教　在广度和深度两方面强化精神卫生知识的科普工作，针对普通人群提供有效可及的心理咨询服务，面向不同背景的群体教授自我心理保健技能等。

2. 推进科学研究　加大对精神障碍基础理论研究的相关投入，结合其他相关临床及基础学科以期深入探讨病因机制。还要定期实施国家级和地区级的精神疾病流行病学调查，集中研究精神疾病，特别是重性精神疾病在人群中的发生规律、分布情况及诸方面影响因素，结合循证医学证据及地区实际，为下一步的公共精神卫生工作规划提供科学性的建议。

3. 提倡优生优育　依法降低近亲结婚的可能性，

减少具有精神障碍高度风险的患者将疾病传递至下一代的可能性。重视精神卫生工作中的遗传咨询环节，与产科展开密切合作，强化围生期生理和心理保健。开设儿童心理卫生教育课程，辅助教育界培养未成年人相对健康和健全的人格。

4. 关注高危人群　对于相对容易罹患精神障碍的群体，采取包括人生规划性质的心理测评、成长性心理咨询、职业心理应激防护及突发事件后的心理危机干预等措施。我国现阶段的精神障碍高危人群，不仅指自身具有特殊心理素质的普通人群体，更包含长期处于躯体损伤危害下的职业人群、从事过高心理压力行业的人群、在社会生活中遭受特定歧视的人群及突然遭受重大生活挫折和精神打击的人群。一级预防的服务群体主要指向未产生精神障碍的正常健康人群，故以上群体应为公共精神卫生服务的重点人群之一。

二、精神障碍的二级预防

二级预防（secondary prevention）着重强调的是精神障碍防治工作中的"三早"原则，即早期发现、早期诊断和早期治疗。最大限度地提升预后效果，减少疾病的复发。很多精神疾病具有慢性起病或亚急性起病的特点，症状表现不明显，难以被患者及家属及时发现，故二级预防的任务就是提升临床表现的早期识别率，其内容主要有如下几个方面：

1. 消除偏见歧视　在定期、深入和规律地向公众投放防病治病知识，切实提高患者、家属及高危人群识别精神障碍的能力的同时，要努力改变既往因科普力度不足和不良传统观念所造成的偏见，让正常人群体认识和了解精神障碍，并对患者及其家庭产生必要的理解和同情。这样既可以减少因害怕受到歧视和不公平对待所导致的恐惧求医现象，又可以将早期干预措施及时开展，把精神疾病控制在初发首发状态。

2. 建立工作同盟　精神障碍的诊断、治疗和康复离不开患者及家属的配合，由于此类疾病对患者自知力的损害，使得与家属共同努力开展工作显得尤为重要。帮助家属及时识别和就诊、选择最优化的治疗方案和接受康复过程中的专业指导，是二级预防工作中的重中之重。这样可以力争使疾病达到高度缓解，并减少不必要的病情复发。

3. 强化临床治疗　坚持精神障碍的生物学治疗以足量和足疗程为根本原则，争取以充分有效的治疗来实现疾病的尽可能完全缓解，同时着重后期的巩固治疗以

防复发。大力提倡药物治疗、物理治疗及心理治疗等多种手段有机结合的整合医疗模式，在精神障碍治疗的过程中把功能恢复与症状消除放到同等重要的位置上来。

4. 推广会诊－联络　引导和促进综合医院内设立临床心理科，具一定规模的综合医院内建立精神专科，为人民群众提供更为便利的精神障碍就诊条件。并积极开展向广大无精神心理专科设置的医疗机构，提供会诊－联络工作。帮助其他临床学科的同仁认识了解精神障碍，并掌握初步的药物治疗知识和心理危机干预技能。

☞ 微视频 20-1

个案管理——社区安全精神障碍患者的安全堡垒

三、精神障碍的三级预防

三级预防（tertiary prevention）目前主要指的是精神障碍的康复训练。其基本目标是防止疾病的复发，促进功能恢复，减少精神残疾，提升生活质量，回归社会生活。三级预防的过程，也可以理解为应用各种康复手段，最大可能地提升精神障碍患者基本生存能力、心身适应能力、人际交往能力、职业劳动能力等方面的水平。

1. 强化院内康复　医院环境下的康复治疗往往是患者实现长期康复的开始，其重要性不可忽视。应结合住院条件下的技术优势，首先开展心理行为训练，改善患者既往的不良认知，深入剖析和了解自身心理特点，进而克服性格缺陷，减少精神障碍的易感因素。同时，应更多地创造有利条件，模拟社会生活的各种现实困境和人际矛盾，训练和指导患者加以有效应对，以期建立健康稳固的应对方式。

2. 动员家属参与　越来越多的证据显示，家庭中的人际互动模式及成员间的矛盾关系可能对部分疾病的发生发展和转归具有显著的影响。家庭成员如果能积极投入到患者的康复活动中来，则对患者病情康复的进程具有良好的促进作用。针对家属开设定期的培训班，帮助家属之间成立联谊会等互助组织及支持家属深入参与各项康复活动的设计和实施等，是目前常见的具体措施。

3. 重视社区康复　在社区内建立各种康复治疗站，并派出精神科医生、护士、康复治疗师、心理治疗师等为核心的团队，与社区卫生工作者共同合作，并指导院外环境下的康复训练。做好患者及其家庭的定期随访，

将患者纳入当地的精神障碍防治工作体系中，实现一对一的个案管理。还要积极帮助有能力的地区设立"医院与社区的康复中间机构"，如日间康复站、归家前集体宿舍等。

4. 争取政府支持　积极争取上级主管部门对精神卫生工作的重视和支持。尽可能多地提供精神障碍预防相关的政策建议，推动当地精神卫生立法进程。向政府建言以成立精神障碍防治工作领导小组，将卫生、公安、司法、民政、财政、教育等部门的力量加以协调，有效构建精神障碍的预防、治疗和康复工作体系。

5. 注重长期措施　精神障碍的康复进程往往漫长而持久，患者所面临的病情变化、各种生活事件和社会环境来源下的心理应激，都会对其产生不同程度的影响。三级预防工作应积极帮助患者应对各种可能发生的生存困境，特别是争取社会优势资源，促进康复效果良好的患者实现有效就业，解决个人生活问题并减轻家庭负担，最终实现患者在自知力大部分恢复、社会功能相对良好的前提下，与部分症状和谐共存而参与社会生活的康复目标。

精神障碍由于其病因机制的复杂性、症状表现的多样性、心身损害的严重性及功能缺损的持久性，已经引起政府、社会各界及临床医学各专科越来越多的重视。祖国传统医学中"防病胜于治病"的优良理念久已深入人心，当然也包括精神卫生工作者和部分精神障碍患者家庭。科学高效的三级预防工作体系，可以减少精神障碍的发生，减轻患者家庭的精神痛苦，并促进患者早日回归正常社会生活。以预防疾病为根本目标的精神卫生防治工作，在2013年《中华人民共和国精神卫生法》颁布实施和《"十三五"全国精神卫生工作规划》出台之后，一定会进入良性发展的高速车道，必将我国的精神卫生事业做出不可磨灭的贡献。

☞ 推荐阅读 20-1
划时代的"686项目"

第二节　精神障碍的康复

☞ 典型案例（附分析）20-2
从"人见人怕"到"和谐共处"

康复医学（rehabilitation medicine）指的是促进患者、伤者及残疾人康复的医学分支学科，精神康复（psychiatric rehabilitation）是当代康复医学的重要组成部分。同其他导致躯体功能缺损的疾病一样，精神障碍严重且持续地损害患者的心身功能甚至造成精神残疾，故需要通过综合性地应用精神医学、康复医学、心理学、社会学及职业技能等方面的技术手段，对精神障碍的患者进行有效的科学训练。精神康复可以理解为针对精神疾病所造成的社会功能损害所进行的康复训练活动，即精神障碍康复。目前世界范围内对精神康复的总体目标达成以下共识：减轻精神疾病的致残因素不良后果，实现患者各方面功能恢复，尽量提高患者的活动能力，改善患者的自我照料能力，帮助患者重新融入社会生活，最终实现生活质量的提高。

进入21世纪，我国精神卫生事业得到了政府和社会的重视，精神障碍的康复工作得到了相应的细化。精神康复的主要服务对象，当前主要是重性精神障碍患者，并向病程迁延、反复发作的患者倾斜。康复活动的主要内容也集中在生活能力培养、心身功能训练、知识教育、职业技能康复和人际交往能力训练等方面。

一、精神康复的原则与任务

（一）基本原则

康复医学中既往的工作理念，是在患者发生功能缺损和心身残疾之后，才启动各种有针对性的康复手段。这样往往使工作对象局限于已经存在躯体和精神残疾的患者群体。精神障碍康复工作的服务对象要比传统范围更为宽泛一些，着重强调降低损害，阻断致残。即临床治疗的开始，也是康复训练的开始，将康复活动与整合治疗行为同步进行。抢在功能损害和精神残疾发生前或稳固化之前将危险降低到最小。因此，精神康复工作具有以下三大基本原则：

1. 功能训练　是指结合康复医师、心理治疗师、社会工作者、志愿服务人员与其他专业人员，通过应用不同类型的康复手段，对精神障碍患者提供躯体运动、人际沟通、心理活动、生活照料、劳动技能及其他社会功能等方面的专项训练。训练以培养和锻炼与患者生存发展密不可分的技能为核心目标。

2. 全面康复　精神障碍康复活动不能理解为各种单项训练活动的简单堆积，在康复训练的设计和实施过程中，专业技术人员一定要从"生物-心理-社会"的角度全方位地思考患者的现在和未来。精神康复的目标，一定要从患者已经掌握的生理、心理和社会三方面的实际能力来加以体现。

3. 重返社会　因各种疾病来到医院，接受相应的治疗和康复的患者均来源于社会，疾病痊愈和功能康复之后回归原来的生活环境，是患者配合医疗活动的内在根本需求，精神障碍患者当然也不例外。同时，也只有得到来自家庭成员、亲友同事及邻居公众的真心接纳，患者的康复过程才算真正得以完成。故重返社会是康复训练的工作方向。

（二）主要任务

1. 生存能力培养　训练患者切实掌握独立生活所必备的行为技能，如购物、烹饪、清洁卫生、安全防护、简单沟通等。能及时识别生活环境中的一般性问题并加以解决，如存在解决困难则能够有效求助。

2. 自我健康管理　帮助患者建立主动学习自身精神障碍相关知识的良好习惯，积极参加个体或群体的心理治疗，并自觉坚持药物治疗。对药物所造成的不良反应有清醒和正确的认识，并掌握科学应对方法。对心理治疗所带来的阶段性情绪波动和治疗进程中的挫折感建立足够的心理准备，并能承受一定的因康复活动所带来的不可避免的精神痛苦。

3. 心理功能恢复　通过家庭干预（family intervention）的形式，充分动员精神障碍患者的家庭成员，以积极接纳的态度辅助患者康复全程。以期帮助患者在疾病自知力恢复之后，重建健康有效的亲子关系、两性关系及家庭内部的其他关系。训练患者适当表达不良情绪的方法，及准确识别自身心理特点的能力，以减少家庭关系中的负性碰撞，获得全新的相处方式，以降低复发。

4. 社会功能康复　支持患者勇敢地接触外界环境，尝试与更多的人建立良好的人际互动关系。在得到更多社会心理支持的同时，也能够向他人提供相似的理解和同情并加以帮助。学习和适应工作环境下的职业应激和竞争压力，正确处理来自社会各个层面的心理应激，更好地融入社会生活。

5. 促进个人成长　随着康复活动的持续和深入，需将患者生存技能中相对优势的部分提升为职业技能，帮助患者依靠自己所擅长的能力和技术自给自足，争取尽早独立生存。同时，将患者的个人兴趣提升为具有一定创造性的业余爱好，并以此为契机鼓励患者加入具有共同爱好的小组或群体，以获得更为广泛的社会支持。此外，引导患者将自身对抗疾病的经历进行正性释义，并支持患者以志愿者的身份参与到精神障碍的防治工作中来，以独特的角度来帮助其他精神疾病患者和家庭，将患病的痛苦感受加以升华，最终实现具有一定意义的人生价值。

二、住院环境的精神康复

精神障碍患者在精神卫生机构或综合医院的临床心理科住院治疗期间，所接受的康复训练可称之为住院环境的康复，即院内康复。由于精神疾病治疗的长期性，使很多患者经年累月处于住院状态，难以尽快回归家庭和社会。为了防止和减缓这部分患者的心理与社会功能缺陷，院内的康复治疗和各种训练即成为必不可少的干预手段。院内康复的核心理论是在保持患者的自我照料能力和基本生活技能的同时，注意防止患者因长期脱离正常的人际互动而形成社会剥夺（social deprivation）损害。

由于我国当前各地区的精神卫生事业发展水平差异较大，医疗和康复服务能力仍难以满足现实需求，对社区提供康复指导的能力有限，故院内康复还是精神障碍康复的主要途径，而且是患者回归社会之前所必经的重要干预环节。

（一）院内康复的工作内容

1. 全面训练患者的心理社会功能方面的能力，强化患者自我照料，完成劳动和参与社交的技能。

2. 提升医护人员的服务态度，改善医院的环境条件，建立良好的医患关系，最终以医疗服务质量的提高来加强患者的康复。

3. 加大对工作治疗和娱乐治疗场所的投入，合理配置人员和设施，为患者提供方便易得的康复训练项目。

4. 推动住院患者的开放式管理模式，尽可能为患者提供相对自由的生活环境，并为患者间的人际交往创造有利条件。

5. 建立科学的服务反馈系统，在康复活动的全程加入主客观评估的内容。选用恰当的心理测量工具和有目的性的调查问卷，定期评定院内康复的实际效果，以利于调整和完善。

（二）院内康复的具体内容

患者在医院住院治疗期间，其生活和运动的具体环境成为决定其所参与的康复训练的类型和频度的重要因素。就目前我国精神卫生专科医院所开展的项目来看，主要集中在以下三个方面，即生活能力康复训练、学习行为康复训练和劳动就业技能培训。

1. 生活能力康复训练　包括有自我照料能力培养，即强化如何正确地进行穿衣、洗漱、服药、进食、排便等能力，训练周期多在 4 周以上，针对的多为处于慢性衰退期的精神疾病患者；还有人际交往能力训练，即学习基本的社交礼节、鼓励患者与家人和病人交流思想、学习准确和恰当地表达内心感受等；以及兴趣爱好培养活动，内容与患者的身体状况、病情特点、个人喜好、教育背景等其他因素紧密结合起来，主要有音乐、美术、文学等的观赏和学习，参与带有一定竞争性质的文娱或体育活动等。

2. 学习行为康复训练　所针对的患者是已经良好掌握生活能力的部分患者。分为两种主要形式，一种是对患者进行群体形式的常识教育、安全教育、文化民俗介绍、历史地理知识和社会要闻解读等。培养患者学习新知识的习惯和兴趣，以利于提升其常识水平。或是采取集中定期的学习班的形式，教授特定的知识和技能，以相对简单易学的内容为主。学习行为康复的高级形式，是经历了临床治疗阶段并康复良好的患者为回归社会做必要准备的过程。所学习的内容包括清洗衣物、整理家务、购物烹饪、通讯交通和深度社交等。

3. 劳动就业技能培训　即对患者进行以参与社会劳动获取生存资料为目的的训练，从前多被称为工作治疗（工疗）。工作治疗的内容包罗万象，凡是医疗机构能够提供，又便于患者学习掌握，并且具有一定现实社会需求的职业技能，均可以成为培训的内容。这对精神障碍患者最终回归社会，具有决定性的意义。

☞ 推荐阅读 20-2
精神障碍患者院内康复的不可替代性

☞ 微视频 20-2
康复员眼中的院内康复

三、社区环境的精神康复

社区（community）的概念来自国外，是现代西方社会的基本组织形式。其定义大体指的是一定社会群体或社会组织聚焦于某些地域，进而形成在日常生活中密切关联和相互依赖的成员联合体。社区的性质与我国的居委会近似，但其功能和范围要远大于居委会。近年来我国也开始建设居民社区，并取得了一定的成效。精神障碍患者的社区康复（community-based rehabilitation），强调的是在社区环境之中开展的康复活动，也可以理解为"院外康复"。即寻找和开发患者所居住的社会功能单元内的诸多优势资源，投入到患者的心身康复过程之中去。社区康复所承担的不只是康复任务，也具有个案

管理、应急处置及疾病防控等功能。在现代精神卫生防治工作中，将患者及其家庭与所生活的社区看作不可分割的整体，正逐渐成为主流的工作理念和指导思想。

精神障碍的社区康复是当前社区卫生工作的重要组成部分，同时对于社区卫生工作者而言也是较为陌生的内容。几乎每位精神障碍患者，都是在社区内出生、成长、患病、治疗、恢复直到走向人生终点的，那么就要求今后的精神卫生服务在坚守长期性的同时，还要注重服务和管理的个体化操作。针对每一位患者的病情阶段、心理特点、家庭环境、教育背景、成长经历及现实需求等因素，来具体制订康复活动的相应举措。社区精神康复应在社区精神卫生服务的总体框架内，以阶段性的工作和个体化的措施来实现患者的功能康复，并对患者及其家庭提供持续的社会心理支持。

（一）院外康复的工作体系

社区精神卫生工作，必须有正常的强力支持和社会各界力量的积极参与才能发挥应有的作用。精神障碍的社区康复，涉及精神医学、应用心理学、预防医学、社会学及社会工作等学科领域，属于较为复杂的专业技术工作类型。在不断地努力之下，我国当前的精神障碍患者院外康复工作体系已经初具成形，大致可分为以下几个部分：

1. 精神卫生工作联席会议　自20世纪80年代末期即开始实施，工作联席会议包括卫生、民政、公安、残联和教育等多部门负责人参加，定期召开工作会议，来商讨和协调所在地区的精神卫生工作规划，并依据进展情况加以实时调整，来保障相关工作的正常运行。

2. 社区康复机构　通常情况下是由社区卫生服务机构来主导社区的精神障碍康复工作。地点多数设置于社区医院或医疗站点，也有部分条件优越的企事业单位配备了功能近似的康复中心或康复室。社区康复机构的技术人员多来自基层，必须经过一定的精神卫生知识和技能培训，并定期接受精神科医师和心理治疗师等专业人员的督导和支持。社区康复机构不仅可以为患者及家庭提供持续而易得的康复服务，也能实现精神障碍患者的早期识别和应急处置功能，是社区精神卫生工作的重要支点。

3. 庇护站和福利工场　由政府的卫生和民政部门合作开设，或是由社会上的非政府组织所筹建的，专供无法回归家庭和社会的患者暂时居住并提供精神卫生服务的特殊机构。患者在这里可以继续接受整合医疗、接受医生和心理治疗师的建议，同时从事生产劳动，为下

一步走向社会积累必要的经验，还可以学习尝试解决各种生活中的难题并得到帮助支持。庇护站和福利工场是目前较为有效的精神康复措施之一，为从医院环境转向社区环境的患者提供了难得的心身缓冲地带，减少了康复活动失败的可能性。

4. 精神卫生专科机构　包括承担各地区精神卫生防治业务指导任务的精神病专科医院、综合医院精神心理科室或其他具有相应技术能力的专业团队。这些机构所属的精神科医师、护士、心理治疗师及康复师等人员，定期组队到社区康复机构中提供业务指导，并开展一定的门急诊服务，对患者及家庭提供心理咨询、医疗咨询，对特定的患者进行会诊，并提出相应的处置建议。

5. 具有重要补充作用的其他机构

（1）社区互助小组：属于半自发性的群众性松散组织，由患者所在社区的行政人员、社区卫生工作者、患者家属及关系密切的亲友邻居等构成。具有定期访视、识别病情、督促服药、排忧解难、生活关照、健康教育、危机干预等方面的功能。

（2）长期托养机构：类似于国内常见的收治躯体功能残疾者的机构，原来以公立为主，现在民营机构占主要部分。其服务对象多为长期受到重性精神疾病损害，社会功能衰退较严重，对社会存在一定危害性并且病情控制不理想的患者。

（3）患者家庭资源中心：属于完全自发的群众性组织，依参与人群的高度同质性而建立。即在患者的治疗和康复过程中，不同家庭的成员之间相互学习、相互帮助和相互鼓励，以期实现抱团取暖共渡难关的目标。形式多为将各个家庭组织起来参加知识技能讲座，及组织一定的具有康复功能的团体活动等。

（4）日间（夜间）医院：也是服务于回归社会的中继机构的一种，向患者提供非全日制的院内医疗行为形式，具有过渡性质。具体是在精神病专科医院或其他专业机构内部，开辟出专门病区而成立单独的半天制区域。患者或是日间在医院接受治疗和康复，夜间回归家中，或是相反而为之。这样有利于患者及时向医疗人员反馈回归社会后遇到的现实问题，并在不断地处理难题的过程中适应院外的生活环境，建立起面对出院后的人生的信心。

（二）院外康复的具体目标

1. 阻断精神障碍的发生发展进程　全面、科学而有效的社区康复措施，可以在疾病的急性发作期，为患者争取最佳的疗效，努力使更多的精神障碍患者达到临床痊愈或是症状的大部分缓解。同时也能在疾病的缓解期，巩固治疗效果，降低精神残疾患者增加的可能。

2. 减轻精神障碍残疾的程度　对于病程迁延、反复发作，临床症状治疗效果欠佳的患者，应在康复活动的实施过程中，注意有效阻断其心理和社会功能的持续衰退。对已经存在精神障碍残疾表现的患者，也应尽可能减轻残疾程序，着重加强其生活的自我照料能力，为家庭和社会减负。

3. 强化和提升工作能力　使患者能够在回归家庭后尽可能地自食其力，利用参与社会劳动来获取生活资料，为进一步的实现人生价值做必要准备，是社区康复工作的核心目标之一。患者在能够实现自我照料，掌握简单沟通能力的基础之上，即可参加各种工作能力和实用技术的培养训练。比较适合精神障碍患者从事的职业劳动类型多种多样，常见的有清洁卫生类，如洗衣、洗车、保洁和粉刷等工作，以及派送、零售及简单的管理岗位等。

4. 重建人际交往能力　许多精神障碍患者在患病前拥有较为良好的社会心理支持系统，与亲友同事等人群维持着密切的互动关系。但受疾病症状表现、自知力恢复后的病耻感及社会上存在的歧视等因素的影响，患者原有的人际资源几乎损失殆尽。人类作为社会性群体生物，已经存在数十万年的时间，人类的个体无法在社会隔绝的状态下健康生存。故让患者适应社会，使社会接纳患者，是精神康复工作的终极目的。

（三）院外康复的常用技术手段

1. 职业治疗　在精神障碍的康复领域中的职业治疗（occupational therapy，OT），是指以通过掌握劳动技能、扶助患者就业来促进其心身健康的康复治疗方法。职业治疗的实施主要依靠康复治疗师、社区卫生工作者及其他具有职业训练特长的人员来完成。

职业治疗不仅限于帮助患者掌握当前或未来所希望从事的社会劳动的知识和技能，同时也包括为改善和创造患者能更好参与社会劳动的客观环境的努力。我国目前的职业治疗活动多由精神病专科医院中的工娱治疗科和康复医疗科来实施，少部分心理治疗师和社会工作者及社会来源的志愿者参与其中。在开展职业治疗时，专业技术人员首先要对患者进行定期评估，然后再制订相应的训练计划，以提供相对个体化的训练和服务。在实施的过程中也依据各种主客观条件的变化实时调整，最终实现增强患者参加日常活动和社会工作的各项技能。

2. 个案管理 社区精神卫生中的个案管理（case management，CM）是一项关键性技术，其核心理念是以每一位患者的个体实际需要来作为制订精神卫生服务的内容和具体步骤。在以个案管理模式运行精神卫生服务的社区中，每一位精神障碍患者都由个案管理者提供一对一的专门服务，个案管理者负责帮助患者获得医疗和康复资源、督促其坚持药物治疗、鼓励其参加群体心理治疗小组、帮助协调和解决生活中的难题等。个案管理者目前由社区卫生工作者、精神科护士、心理咨询师和职业训练人员等组成，其主要职责包括：进行精神障碍的病情评估、提供社会心理支持、协调康复进程中的关系、制订和完善个体服务计划（individual service plan，ISP）、帮助和督促患者坚持执行 ISP 的各个环节。定期随访患者及家庭、对患者突发的病情变化提供咨询和干预。

实施个案管理的社区精神卫生，要求将服务的范畴扩大至多学科领域，而非仅限于精神科医疗。故个案管理的团队应包括康复治疗师、临床心理工作者、精神科医生及护士、社会工作者和职业训练人员等。

3. 个体服务计划 是在精神障碍的院外康复过程中，由患者、家属及专业技术团队共同协商制订的，包括不同性质和层次的治疗康复方法实施规划。主要有针对患者的动机加以影响的策略、对患者行为的具体干预措施和生活现实问题的解决技能等内容。ISP 的制订和实施高度依赖精神康复工作同盟，即患者及其家庭须对

技术团队具有高度的信任、对康复和治疗措施具有良好的依从性。ISP 具有易实施和操作性强的特点，主要内容包括：患者的症状评估、情绪和行为状态的干预、生活事件不良应激的处理训练、自我照料和安全保护能力培训、对外界环境和人员的危险度评估、家庭内部关系协调技能、学习能力阶段性提升、职业和经济情况应对策略、躯体健康维护、个人居住空间保障和兴趣爱好保持等。在社区精神卫生服务比较成熟的地区，如香港等，每一位院外康复的精神障碍患者均拥有自己独有的 ISP，其作为一种具契约精神的合作关系存在于康复专业技术团队和患者之间。ISP 的普及实施，体现的是社区文明的高度进步、社区海纳百川的包容性和社区强大的复原能力，对精神障碍康复进程具有不可低估的作用。

☞ 人文视角 20-1
归家路漫漫

☞ 推荐阅读 20-3
医疗救助的严重不足

☞ 微视频 20-3
春天终会到来——记精神病人的全程一体化康复

（徐福山）

复习思考题

1. 公共卫生服务中的精神障碍管理与其他慢性病管理的异同点是什么？
2. 精神科医生和临床心理工作者，应如何更具针对性地介入
3. 对比分析精神障碍的院内康复和院外康复各自有何优缺点？
4. 精神障碍的"医院–社区"一体化机构可以尝试哪些形式？

精神障碍的三级预防工作？

网上更多……

📇 本章小结　　⬇ 教学PPT　　📝 自测题

第二十一章

会诊－联络精神病学

关键词

会诊－联络精神病学　　　综合医院

　　《中华人民共和国精神卫生法》第六十五条规定，综合性医疗机构应当按照国务院卫生行政部门的规定开设精神科门诊或者心理治疗门诊，提高精神障碍预防、诊断、治疗能力。随着医学模式向生物—心理—社会医学模式的转变，综合医院内的精神卫生问题日益受到重视。很多躯体疾病在发生、发展、转归等不同过程中均伴随着各种各样的精神卫生问题。心理社会因素在躯体疾病的预后、康复和生活质量方面具有重要的意义。但是基层医疗保健、综合医疗机构中的临床医护人员大多还缺乏精神科相关专业知识和技能，大多数躯体疾病患者的精神卫生问题没有得到早期诊断和及时有效的处置。会诊－联络精神病学（consultation-liaison psychiatry，CLP）就是为解决这一临床问题而诞生并逐步发展起来的一门新兴学科。CLP 是在生物—心理—社会医学模式的大背景下，建立起来的连接精神病学与其他医学学科的桥梁，是精神科医生、其他科医生和患者一起处理躯体疾病相关精神卫生问题的实践。

第一节 概 述

一、概念

在生物－心理－社会医学模式大背景下，综合医院（general hospital）对精神卫生问题日益重视。会诊－联络精神病学作为一座桥梁，连接起精神病学和普通医学。会诊－联络精神病学在国外也称为综合性医院精神病学，它属于精神病学的一个新兴分支，是一门研究躯体疾病中的心理社会因素，心理卫生问题和精神症状的识别与处理等内容的医学学科。其主要内容是精神专科医师应用精神科的知识和技能在综合医院的非精神科开展相关的临床、教学和科研工作，为临床各科室提供会诊和联络服务。其主要含义包括会诊（consultation）及联络（liaison）两方面的内容。会诊指为非精神科提供有关心理、精神方面的诊断与处理意见的服务，在非精神科进行精神障碍的防治和处理；联络具有联合协作的含义，较会诊有更为深层的要求、更为宽广的涵义，指精神科医生协同其他医务人员为个体提供生物、心理和行为各方面的综合医疗服务，以及对其他医务人员提供精神卫生知识的教学、常规临床轮转以及共同探讨心理社会因素与躯体疾病的关系的服务。

二、发展与现状

20世纪三四十年代，美国很多综合医院陆续建立了精神科，为非精神科住院的患者提供精神科会诊服务，在临床医疗、教学和研究方面加强了精神科与其他科之间的联系。"联络精神病学"一词最早由Bilings在1939年首先提出和应用。20世纪五六十年代，美国的会诊－联络精神病学服务逐步形成，操作模式日益成熟，会诊－联络活动不断开展，提高会诊－联络的组织和教学活动日益增多。1959年，加拿大蒙特利尔的皇家维多利亚医院在Lipowski的主持下创建了第一个会诊－联络精神病学组织。20世纪70年代以后，美国决定将会诊－联络精神病学的服务扩大，让更多年轻的精神科医生接受联络精神医学训练，使得会诊－联络精神病学教育逐渐成为精神科医师训练不可缺少的一部分。1987年，欧洲的14个国家成立了欧洲会诊－联络精神医学工作组。2000年，欧洲成立了会诊－联络精神医学和心身医学组织。目前，会诊－联络精神病学在世界各国的发展并不平衡，发展较为成熟的是北美、西欧等地区以及日本。

由于历史、师资、理念和客观条件等多方面的原因，长期以来，我国大多数医学院没有将精神病学教学放在重要位置，这在一定程度上造成很多非精神科医生不能从生物－心理－社会医学模式去认识疾病。截至目前，我国的会诊－联络精神病学仍处于比较滞后的局面。随着改革开放，我国于20世纪90年代初引进了会诊－联络精神病学的概念，随之陆续有学者介绍国外会诊－联络精神病学的发展动态和研究状况，在国内也开展了有关会诊－联络精神病学的临床服务和相关研究。

虽然长期以来，国内的精神科联络会诊工作一直在进行，但始终无法形成系统和统一规范。与欧美国家相比，我国会诊－联络精神病学在很多方面存在较大差距，主要表现在：①会诊－联络精神病学的系统没有完整建立起来，缺乏专业机构，缺少学术组织，专职会诊医生匮乏；②会诊率低，目前仅有不到10%的需要精神科会诊的综合医院患者得到会诊治疗，绝大多数综合性医院的患者得不到精神卫生服务，特别是在基层医院；③缺少精神科医生与非精神科医生以及患者三方的互动，仅有会诊，缺少联络；④缺少对精神科会诊－联络医生的教育，缺乏对非精神科医师的宣传、交流和培训；⑤非精神科医生对躯体疾病患者存在的精神障碍认识不够，识别率低，缺乏针对性处置和治疗。

近十年来，在WHO和卫生部的推动下，我国的精神卫生事业取得了迅速发展。目前三级以上医院基本设立了精神科或心理科。另一方面，会诊－联络学术组织不断增多，自2000年开始，对精神科医生以及精神病学资质的再培训增加，国家建立了规范的心理咨询师和心理治疗师的培训和考核制度。2003年北京市成立了联络会诊协作组。2006年中华医学会也成立了联络会诊协作组。精神科医生与非精神科医生的交流与合作不断增多，关于会诊－联络精神病学的论文数量不断增加。

随着医学模式向生物－心理－社会医学模式的转变，综合性医院对会诊－联络精神病学的需要日益迫切。有研究显示，综合医院初诊患者有3个1/3，即1/3是器质性疾病，1/3是以各种躯体不适为表现的神经症，还有1/3是与心理因素密切相关的心身疾病。由此可见，多学科合作才能够真正做到从心理、社会和生物医学等多方面诊断和处理患者。综合性医院心身医学科一方面通过会诊－联络，深入临床各科，视情况建立定点联系方式，综合应用生物医学、心理学、社会学等方法和手段，共同处理临床问题；另一方面，积极开展会诊－联络精神病学的教学与科研工作，以提高综合性医院医务人员对精神障碍的识别能力，最终真正实现医学模式的转变。

三、未来展望

会诊－联络精神病学经过近一个世纪，特别是近50年的发展，取得了丰硕的成果，在综合性医院发展兴旺起来。随着人们对精神疾病与行为问题关注和认识不断增加，身心健康的概念越来越被人们所接受，社会对精神卫生服务的需求也将不断增加，精神卫生专科机构不再是唯一的就诊机构，将会有更多的患者选择到综合医院门诊治疗，因此从事会诊－联络的精神科医师在将来会显得更加重要，需求量更多，对人员的要求将更加专业化，医师的服务范围也将更广泛。

会诊－联络精神病学的发展必将带动医学教育和培训的发展，使更多的医务人员树立整体医疗观念，在医疗工作中注意心理社会因素对疾病的影响，学会结合生物学、心理学、社会学的技巧和方法治疗疾病，真正做到从传统医学模式到生物－心理－社会医学模式的转变。

加强初级卫生保健的精神卫生服务同样是会诊－联络精神病学需要面对和解决的重要问题和发展方向。目前，许多初级卫生保健的医生处理很多精神卫生问题，有必要增加精神卫生知识在初级保健医师中的普及，让会诊－联络精神病学在初级保健医疗中发挥更大的作用。

☞人文视角 21-1
回归大医学之路

第二节　工作模式与技术

一、任务

会诊－联络精神病学的任务是探究躯体疾病的诊断和治疗过程中心理社会因素对患者躯体疾病的发生、发展、治疗效果和预后转归诸多方面的影响，以及躯体疾病伴发的精神症状和精神障碍的识别和处理。主要分为以下几个方面：①对相关人员，包括精神科和非精神科的医生、护理人员进行知识和技术的再培训；②对患者进行相关疾病知识教育；③对躯体疾病出现的精神症状或精神障碍的识别、治疗方式和治疗效果的探索；④研究心理－社会－因素及精神症状对躯体疾病的发生、发展、临床表现、治疗效果、预后的影响；⑤会诊－联络精神病学中所涉及的法律、医患双方的权利、责任、义务的界定和研究；⑥综合性医院诊疗环境和过程中的心理反应的处理；⑦在综合性医院就诊的常见精神障碍如躯体形式障碍、心境障碍、焦虑障碍、心理生理障碍等识别和处理。

由于我国会诊－联络精神病学发展仍处于初级阶段，目前我国会诊－联络精神病学的主要任务是引起政府对建立综合性医院精神科的重视，推动学科层面建立相关的工作模式，在综合性医院建立一支固定的工作队伍。

二、组织形式

会诊－联络精神病学服务主要涉及精神科医师、全科医师或非精神病学专业的专科医师、护理人员、社会工作者和心理工作者，不同人员在会诊－联络精神病学中具有不同的职能。

目前西方开展的综合医院精神医学服务大致有以下5种方式：①以"行为学"理论为主导的行为医学科来承担，既可请精神科医师诊断和治疗，也可请行为医学专家处理；②在内科或综合医院中成立一个医学小组，负责院内会诊和科内会诊，特殊情况请精神科医师或精神病院的 CLP 医师会诊服务；③在综合医院内，有专人分别从事精神医学与行为医学工作，与精神病院无联系；④美国 Duke 大学模式，在精神科或精神病院中分别成立 CLP 和行为医学两个小组，负责综合医院中精神医学问题服务；⑤美国耶鲁大学模式，在精神科或精神病院中成立一个由 CLP 医师和行为医学专家组，前者负责住院患者精神科会诊和处理，后者负责门诊患者的处理。

从事会诊－联络精神病学的人员应该以精神科医生为主，但由于目前国内精神卫生工作人员较为缺乏，而且大多集中在精神专科医院，仅少部分在大型综合医院的精神科，因此参与这项工作的人员专业知识和水平参差不齐，很少接受过会诊－联络精神病学的系统培训。国内会诊－联络工作主要可分为以下几种层次：第一种是以非精神科医生为主的模式，在未设精神科的中小医院多采用这种形式，精神障碍的会诊和处理多由神经内科医师承担，一些较轻的精神症状则不予处理，症状明显的则请精神专科医院会诊或是转院治疗；第二种是以精神科医师为主的模式，在设有独立精神科的医院，精神障碍的处理由精神科医师承担，但精神科医师多以被动的会诊服务为主，很少有联络服务，发展较好的会在院内针对各科医务人员开展一些会诊－联络精神病学相关知识的继续教育活动；第三种是设有独立的会诊－联络精神科，专门负责识别和处理非精神科的各种精神、心理问题，并开展对非精神科医务人员和患者的教育工作；第四种是成立由精神科医生和其他相关人员（如非精神科医生、心理咨询师、社会工作者、保健人员等）组成的联络会诊中心来提供会诊－联络服务。目前第一种模式和第二种模式在国内比较常见，在一些发达地区，第三种模式正在有序开展。因此，基于各地区发展很不平衡，对会诊－联络精神科医师的培训是一项长期而系统的工作，在今后相当长的一段时期内，这种以多元化的工作模式仍将继续存在。

三、相关专业技能

会诊－联络精神病学的基本技术包括：发现病例、诊断、干预、治疗、沟通。

发现病例是指识别有精神症状、精神障碍或者物质依赖的患者。虽然综合性医院患者中情绪和人格障碍的发生率很高，但是由于种种原因，精神障碍的识别率非常低。国外资料显示，住院患者中仅有 1.5% ~ 3.0% 的精神障碍被识别，因此提高临床医师发现病例的侦探技术（谈话技巧）是至关重要的，此举有助于增加有效的医患交流和发现患者的症状。

诊断是指全面地收集疾病相关的信息，信息的来源包括患者的父母、家庭、重要人员、社区保健医生、病史记录和测验等，然后按照诊断标准做出诊断。

干预指精神科医师讨论患者的诊断和根据患者接受程度选择治疗的过程。

治疗是指在门诊或者住院中治疗患者的精神症状或者精神障碍，或者将患者转诊到精神专科医疗机构进行相应的诊治。

交流（或沟通）是指医师与患者、家属、其他相关人员交流，获得诊断、干预和治疗需要的信息的过程。

四、会诊程序

精神科会诊－联络的主要作用是给请求会诊的非精神科医师提供专业的建议，便于进行内外科治疗，其次是给患者提供直接的精神科治疗或者精神卫生服务。会诊一般按以下程序进行：

1. 主管医师根据患者表现出的精神问题或者患者有需要精神科医师会诊的诉求，提出会诊邀请，主管医师将请精神科会诊之事告知患者或家属。

2. 精神科会诊医师收到会诊邀请，向主管医师、护士和其他工作人员交流，了解具体情况，了解会诊的理由和会诊诊断治疗所需要的信息。

3. 会诊医师阅读患者的病史、实验室检查和影像学检查结果、病程记录和护理记录，了解患者既往及最近的信息，浏览医嘱了解治疗方案，看是否有影响患者情绪或精神状态的药物使用或更改。

4. 从患者的亲属或陪客中收集间接资料，如过去和现在的躯体疾病史、精神疾病史，精神疾病家族史。

5. 与患者交谈进行完整的精神检查，包括患者的外表、意识、定向力、交流能力、思维内容、情绪与情感以及认知功能等。这是会诊中非常重要的工作，最好单独交谈，一般不超过 30 min。可以借助心理测验和量表评估了解患者的精神状态。

6. 对患者进行体格检查，包括一般状况、皮肤、眼睛、神经系统检查。

7. 根据病史资料、症状、体征、实验室检查结果作出诊断，分析原因，提出进一步的检查、需要采取的治疗措施和用药方法。

8. 对经过会诊的患者进行一次随访，这有利于观察病情进展和疗效的评估，随访过程中的精神状态变化很有可能具有诊断意义，对于不需要随访的患者也需要告诉主管医生。

第三节　综合医院常见的精神障碍

一、综合医院常见的精神障碍

（一）抑郁、自杀

☞典型案例（附分析）21-1
瘫痪后的人生改变

抑郁症状在综合医院就诊患者中也是比较常见的，女性多于男性。严重抑郁可以导致自杀，自杀未遂患者常到综合医院急诊科就诊，其他内外科医师也常因患者情绪低落、拒绝治疗而要求精神科会诊。患者主要表现为情绪低落、思维迟缓和活动减少。程度轻重不一，轻者表现为闷闷不乐、哭泣，也可伴有焦虑、激越，严重者可表现为木僵，甚至有消极念头和行为，综合医院的抑郁症患者还可表现为较多的躯体症状，如疲劳、疼痛、心血管和胃肠道症状。

因为抑郁症状而请精神科会诊主要可分为以下几种情况：首先，一些躯体疾病本身及治疗药物会导致抑郁症状，如甲状腺功能减退症、帕金森病等。其次，因身患躯体疾病而诱发抑郁障碍，如慢性肝病、肾病、心脏病、糖尿病等疾病需要长期治疗，而癌症或有严重后遗症的疾病导致功能丧失或影响劳动力。另外，躯体疾病与抑郁障碍共病，这类患者已患有抑郁障碍，发现躯体疾病后症状加重或复发。

心理治疗可以使抑郁患者重新认识自己的现状，纠正不良认知，改变对疾病治疗的认识，增强面对现实、适应环境的能力，积极回归家庭和社会。对于抑郁情绪持续存在和症状严重患者，则需要接受抗抑郁药物治疗，可选用 SSRIs 类、SNRIs 类、NaSSAs 类抗抑郁药物。选择抗抑郁药物时需考虑各种药物之间的相互作用，对于极其严重者、有自杀观念和企图者，可考虑电痉挛治疗。

自杀对个人、家庭和社会带来的影响都是无法估量的，对于因自杀就诊的患者，精神科医生需要评价自杀未遂者的心理社会因素，评估再次自杀的风险，进一步查找自杀的原因，进行危机干预和必要的药物治疗，并安排一对一陪护，远离一些危险物品。

（二）焦虑恐惧状态

焦虑恐惧在综合医院各科门诊和住院患者中相当普遍，以广泛性焦虑最为多见。焦虑和恐惧都表现为主观上担心和不安，焦虑是在无任何确定刺激情况下出现的持续的、广泛的多虑不安，恐惧则是对具体危险或特定对象的反应。临床上可表现为激越、担惊受怕、坐立不安、肌肉紧张、发抖出汗、回避等，急性焦虑发作时，如果达到难以忍受的程度，可出现自杀行为。

在诊断时需先排除是否为某些器质性疾病所致，如心脏病、甲状腺功能亢进症，另外物质依赖戒断时或服用一些治疗药物和非处方药物的也可以出现焦虑症状。部分患者的焦虑恐惧症状源于对躯体疾病和治疗的了解不充分或者误解。焦虑对一些躯体疾病特别是内科疾病的发生、发展和转归有不利影响，如焦虑恐惧能增加心脏猝死的风险。临床上可借助于医院焦虑抑郁量表、焦虑自评量表等工具评估患者的焦虑症状。

在治疗中首先需针对病因进行治疗，积极处理引起焦虑的原发躯体疾病，调整引起焦虑的药物剂量；同时需与患者进行沟通交流，给予心理安慰和支持，增加对所患疾病的了解，提高患者战胜疾病的信心。对于原发性的焦虑障碍患者，放松训练、认知行为治疗和生物反馈治疗是很有帮助的，若焦虑程度较为严重，可选用 SSRIs 类、SNRIs 类、或 $5HT_{1A}$ 受体激动剂，如丁螺环酮、坦度螺酮等。苯二氮䓬类药物容易形成依赖性和耐受性，只可以短期使用。三环类抗抑郁药有较大不良反应，一般很少使用，特别是有心脏疾病的患者。

（三）躯体形式障碍

躯体形式障碍在综合医院内科中非常普遍。据统计，在综合医院就诊的患者中有 25%~50% 的躯体症状无法给予合理地科学解释，其中很大部分可能与潜在的精神因素相关。临床表现以持久地担心或相信各种躯体症状的优势观念为特征，常见症状为慢性疼痛、胃肠道或自主神经症状，患者因这些症状焦虑担忧而反复就医，检查结果阴性和医生的解释均不能够消除其顾虑，非精神科医师也因此请精神科会诊。这类患者往往有潜在的心理因素，但患者往往否认心理因素的存在，对精神科的治疗依从性较差，需要做好解释，以免引起强烈的情绪反应，影响治疗效果。

躯体形式障碍的治疗有药物治疗和心理行为治疗等。这类患者往往存在焦虑、抑郁等不良情绪，药物治疗上可选择抗抑郁药物，有时可联合小剂量抗精神病药。目前研究发现，SNRIs 类抗抑郁药如度洛西汀对抑郁症的疼痛症状、糖尿病性周围神经痛具有较好疗效；非甾体抗炎药不仅有止痛作用，它还可消炎、营养神经，对一些躯体疾病引起的疼痛有较好的效果。在治疗过程中特别需要注意与患者沟通，做好解释，此类患者多否认自己有精神疾病，拒绝服用精神药物或者治疗依从性差。此外，一些能起到活血、松弛肌肉的效果的理疗方法，因可减轻疼痛不适并有暗示效果，因此也能为患者所接受。另外，心理治疗也是必要的，能够去除患者潜在的心理因素，培养积极乐观的生活态度和健康的行为方式。

在会诊此类患者时，精神科医生还需注意两个问题：一是患者是否存在"继发性获益"；二是患者是否存在人格障碍，特别是癔症性人格障碍。

（四）谵妄

谵妄在综合医院住院患者中的发生率高达 6%~56%，特别在重症监护病房、外科病房的患者中发生率较高，在老年人或手术后人群特别容易发生。谵妄可由躯体疾病、代谢紊乱、感染、中毒、物质戒断、药物、毒素等因素所致。其基本特征是意识障碍、短暂的记忆丧失以及非痴呆性的认知改变。主要表现为意识清晰度下降、定向力障碍、注意力不集中、丰富生动的错幻觉，继发各种情绪行为异常，还可伴有自主神经功能和睡眠觉醒周期紊乱。症状波动、昼轻夜重是谵妄的重要特征之一。谵妄多呈急性、一过性、波动性病程，部分患者持续时间较长，甚至数月，其严重程度及持续时间取决于原发疾病。

谵妄的诊断主要依赖于患者的临床表现，会诊医师应该全面复习病史、神经系统检查、实验室检查的结果以及药物和精神活性物质的使用情况，结合观察到的患者临床特征，做出诊断。通过预防谵妄的发生、减少并发症来降低住院费用、缩减住院天数、降低疾病负担。由于谵妄的发生往往是多因素造成的，因此预防需要通过多种方式进行。具体措施包括：①处理导致谵妄发生的危险因素；②进行有针对性的提醒，保持时间和地点定向能力；③避免长期不活动，在条件允许的情况下，鼓励早期活动；④借助辅助器具，保持通过视觉或听觉接受外界信息；⑤保持水、电解质和酸碱平衡，预防脱水；⑥营造良好的休息环境，尽量保证在不受干扰的情况下连续睡眠；⑦避免使用精神活性药物。

谵妄一旦发生，首先需积极查找原因，主要通过病史、体格检查和实验室检查结果判别，在会诊过程中需特别注意了解患者的躯体疾病情况、饮酒史、用药情况如抗生素、抗胆碱能药物等，通过借助血常规、尿常规、血氧、血氨等检测明确有无感染、肝性脑病、肺性脑病的可能。其次，治疗以积极治疗原发疾病为主，尽快去除可能的诱因。另外，针对患者的精神行为症状采取对症治疗。突发的冲动激越症状对于患者本人和周围工作人员是一个潜在的威胁，必要时可以先给予适当的躯体约束，以便减少对患者本人或他人造成伤害；另一方面，药物治疗上可选用小剂量氟哌啶醇肌内注射以控制兴奋躁动，症状较轻时可考虑给予小剂量非典型抗精神病药如奥氮平、利培酮口服，症状好转时逐渐减量停用；有报道抗胆碱能药物和苯二氮䓬类药物会加重意识障碍，需谨慎使用；但对于酒精戒断的患者则首选苯二氮䓬类药物逐步替代治疗，但仍需关注可能的苯二氮䓬类药物成瘾发生。在用药的过程中需特别注意患者意识、呼吸和锥体外系不良反应，便于及时处理和调整。

（五）痴呆

痴呆是以大脑进行性认知功能损害为特征的一种慢性脑病综合征，以阿尔茨海默病和血管性痴呆最为常见，其他原因包括颅内感染、脑积水、脑外伤、癫痫、内分泌代谢性疾病、营养缺乏等。据报道，痴呆在综合医院内外科住院患者中占8%~27%，痴呆会延长患者的平均住院天数，大大增加了医疗花费，而且死亡率也高。

痴呆的临床表现为患者在意识清晰的状况下，出现认知功能损害症状和非认知功能损害症状。认知功能损害症状包括智力下降、记忆力减退、视空间障碍、言语和日常生活行动能力下降；非认知功能损害症状包括激越、抑郁、精神病性症状、冲动攻击性行为、昼夜节律紊乱、人格改变等，患者常因非认知功能损害症状对照料者和医疗工作人员构成的负担和威胁，而要求精神科会诊。痴呆也是发生谵妄的危险因素之一，有些患者会同时表现谵妄和痴呆。一些认知功能评估方法如简易精神状态检查表（MMSE）、临床痴呆评定量表（CDR）等可辅助用于痴呆的判别。

对于原发性痴呆如阿尔茨海默病，临床上尚无逆转痴呆的药物，因此只有使用胆碱酯酶抑制剂或NMDA受体拮抗剂以延缓疾病的发展。治疗上需要及时诊断和处理一些可逆的、能对病因进行阻断的痴呆，如血管性、感染性、代谢性、免疫性等引起的认知功能损害。针对幻觉、妄想等精神病性症状，可选用非典型抗精神病药物。针对不同人群选择合适的药物，如对于帕金森病患者选用锥体外系不良反应较小的药物；对于老年人群选择对心血管疾病影响小的药物；对于抑郁患者则可选用SSRIs类、SNRIs类抗抑郁药物；对于冲动攻击性行为，可选用情感稳定剂如丙戊酸钠或非典型抗精神病药如奥氮平；对于焦虑情绪可考虑苯二氮䓬类药物，但有加重痴呆和认知功能损害的风险而需慎用。痴呆患者的心理社会治疗也非常重要，根据痴呆不同的严重程度，采取合理的干预措施。对轻症患者加强心理支持与行为指导，鼓励患者参加适当活动；对重症患者应加强生活上的照顾和护理，均衡营养。增加有利于患者定向和记忆的提示，营造便于患者现实定向的居住环境；对有自杀、自伤、伤人、毁物或攻击行为的患者，要由专人照料，不用脱离照料者的视野范围。

（六）精神病性症状

幻觉、妄想和行为紊乱等精神病性症状是综合医院请求精神科紧急会诊最常见的原因，占35.7%~50.5%。其中，以老年人更为多见，其病因多为器质性精神障碍，症状特点为急性、短暂性发作。精神病性症状多以幻觉为主，在幻觉的基础上产生各种妄想和行为异常，错觉也较常见。因此，会诊医师应注意询问患者的躯体疾病史、既往精神疾病史，并进行全面的体格检查、精神检查，查看实验室检查结果。

处理时首先需要明确病因。对于有器质性疾病基础的患者，治疗上需积极处理原发疾病；如果是药物或精神活性物质所引起的，如某些抗帕金森药、抗生素或可卡因等可以导致精神病性症状出现，则需要及时停药或换药。针对精神病性症状，目前提倡使用非典型抗精神病药物，如利培酮、奥氮平等，从小剂量开始滴定，逐渐加量。对于症状明显的患者需要严密监护，必要时给予抗精神病药物肌内注射，如经典抗精神病药物氟哌啶醇等，以避免在幻觉妄想影响下发生意外。若躯体状况稳定，精神症状仍特别突出，可考虑转精神专科治疗。

（七）睡眠障碍

睡眠障碍在住院和门诊患者中非常普遍，据调查显示，51.2%~76.2%的住院患者存在不同程度的睡眠问题，监护病房、骨科较为多见，老年人更为明显。其中小部分是慢性单纯性失眠，大多数有疾病因素和环境因素，其他还有心理和药物因素的影响。

临床表现为入睡困难、多梦易醒或睡眠节律紊乱。大多患者主要是因为对疾病行为不适应而引起，住院后患者的睡眠环境和习惯发生了改变，疾病本身如疼痛、制动以及一些治疗如夜间输液监护、治疗药物等均会影响睡眠。长时间的睡眠障碍不仅会影响疾病的恢复，而且还会导致患者产生不良情绪。一些焦虑抑郁等情绪障碍也可能以睡眠症状为突出表现，这在临床上需引起重视。

在处理上选用非苯二氮䓬类催眠药物，如唑吡坦、扎来普隆、佐匹克隆来代替苯二氮䓬类药物（如阿普唑仑、艾司唑仑、氯硝西泮等）。前者具有成瘾性小、不抑制呼吸、半衰期短的优势；后者已经在临床上应用多年，但有依赖性和一定的抑制呼吸作用，对于有严重躯体疾病者尤其需要注意。如果患者伴有一些焦虑或抑郁情绪，也可选用小剂量具有镇静作用的抗抑郁药物，如曲唑酮、米氮平等。另外，心理治疗或行为干预对改善睡眠障碍同样有效。针对诱发失眠的因素采取相应的心理疏导，减少患者对疾病的焦虑和恐惧，使患者增加自信心，并做好睡眠卫生指导，制订个体化的作息时间表，保持治疗和休息的平衡。

（八）人格障碍

人格是个体在社会化过程中成长和发展起来的相对稳定的认知、情感和行为模式，每个人都有不同的人格特质，当其显著偏离正常人群的思维与行为模式时，便为人格障碍。不同类型人格障碍具有不同的临床特点。患者人格障碍对就医和患病问题也有影响，在住院的患者问题会显得更为突出，很容易出现情绪和行为问题。

A类人格障碍包括偏执、分裂和分裂样人格。表现为对人际关系疏远、对人冷淡并且敏感多疑。这类患者的治疗依从性比较差，处理的原则是保护他们个人心理界限的空间，医疗工作者避免过分介入，必须尊重患者所需要的距离，同时，礼貌地鼓励患者合作治疗。

B类人格障碍包括反社会、边缘性、表演性和自恋性人格障碍。这类人格障碍的患者情绪不稳定，对医生及治疗的态度也常多变，有不良情绪时常抱怨或怪罪周围人，并作出自伤或自杀姿态来威胁，对于这类患者在治疗时最好的办法是坚定的、持续的、医师自己充满热情的治疗。

C类人格障碍包括回避、依赖、强迫性人格障碍。回避性人格障碍表现为行为退缩、心理自卑，面对挑战多采取回避态度或无能应付。强迫型人格障碍患者表现为过分关注细节，处事谨小慎微、优柔寡断，对医生和治疗要求较高。强迫、依赖型人格障碍的患者往往很关注细节，稍有偏差或不满足便会烦躁愤怒，在诊疗过程中医生需特别留意患者的要求。

二、临床科室常见的精神障碍

（一）重症医学科患者

重症监护病房患者身患严重的躯体疾病，直接面对死亡，可以表现出复杂的心理反应和各种情绪障碍。常见的有谵妄和焦虑抑郁情绪。1966年"监护病房综合征"首先由Mckeney提出，并首次使用"监护病房综合征"的概念。主要是以谵妄状态为本质特点的精神病性症候群，表现为对外界刺激的反应能力下降，出现丰富的错、幻觉，继发情绪改变和行为失常，对治疗不配合，如自行拔去各种医疗管，坚持坐起来要回家等，症状在夜间更为突出。另外患者在治疗初始对自己的病情和监护病房的环境都不适应，对患病表现出震惊、否认或怀疑，可表现出明显的焦虑烦躁，对自身躯体症状感到不安；监护病房里特殊的治疗环境，没有家属的陪伴，受尽疾病折磨，终日面对密集的监护与治疗设备、嘈杂的仪器声音、昼夜不灭的灯光和信号及医护人员忙碌工作的身影，还目击同室病友的死亡，这些都给患者造成了强大的精神心理压力，容易感到孤独无助，无望感，被遗弃感，甚至濒死感，出现抑郁情绪，严重者甚至轻生拒绝治疗。

治疗干预时首先需要建设人性化的治疗环境，营造舒适的氛围，时间和地点定向给予反复提醒。医护人员需要根据患者不同阶段的心理感受，建立良好的医患关系，取得信任，增强信心，战胜对死亡的恐惧；加强生活上的护理，给予情感上的支持，使患者感到温暖。其次，积极治疗躯体疾病，保证营养，维持水、电解质和酸碱平衡，保证睡眠与休息，尽可能去除不良因素，减少谵妄的发生，利于疾病的康复。最后，根据患者出现的情绪障碍、睡眠障碍和精神病性症状及其严重程度，可适当选用小剂量、不良反应小、药物相互作用少的精神药物治疗。

（二）急诊室患者

急诊室就诊的患者病情往往比较危急，处理时需要做到迅速、有效和安全，有多种情况需要请精神科会诊协助处理。常见的有自杀、幻觉妄想状态、精神运动性兴奋，还有惊恐发作、木僵等。

治疗中首要的原则是保证患者及周围人的生命安全。自杀患者需首先开展相应的抢救和监护。情绪不稳定、兴奋冲动的患者因无法配合完成检查和治疗而请精神科处理，这时可考虑给予氟哌啶醇、劳拉西泮等药物镇静，必要时给予躯体约束，以免伤及自我或他人。待脱离生命危险后，积极查找精神行为症状的病因，如有无外伤、感染、不良刺激，是否不规律服药、是否是病情复发，并作相应的处理。器质性精神障碍则积极治疗原发病。对于抑郁症、精神分裂症等精神疾病，则收入专科病房治疗。

（三）老年科患者

为适应老龄化社会，目前许多医院逐渐建立了老年科。老年人躯体疾患较多，并且容易出现各种各样的精神问题，所以老年科也成为请求临床会诊较多的临床科室。谵妄、痴呆和抑郁是老年人中最常见的精神行为症状。有些患者的症状可以叠加，表现为认知功能下降、胡言乱语、兴奋躁动、睡眠节律紊乱等精神行为症状。

对于老年患者来说，各方面的能力均明显下降，生活上的照顾和护理是非常重要的。在治疗过程中尽量预防或减少谵妄的发生。针对不同的精神症状，给予针对性的药物治疗，但因老年人躯体状况差，用药种类多，起始用药剂量要小，并需考虑药物之间相互作用的影响，密切观察药物不良反应。老年患者因患有多种躯体疾病，还需特别注意药物引起精神症状的可能性。

（四）妇产科患者

女性发生情绪障碍的终生患病率比男性高2倍。有

研究报道妇科门诊就诊患者精神障碍患病率为38%。在临床上，经常会碰到女性特有的精神问题包括以下几个方面：与月经相关的精神障碍，包括经前期紧张综合征、周期性精神病、更年期综合征；与生育有关的精神障碍，包括妊娠期和哺乳期出现的焦虑抑郁症状或精神病性症状，如产后抑郁症或产后精神病，以及因为不孕、流产、意外怀孕有关的情绪障碍；与生活事件相关的精神障碍，如缺乏社会支持、家庭暴力、强奸等。

女性很多精神疾病的发病高峰在育龄期，经常会咨询精神疾病遗传方面的问题以及服用的精神药物对妊娠和哺乳的影响。目前绝大多数精神药物属于美国FDA公布的对孕妇用药危险的C级，即不能排除对胎儿的危险。锂盐、卡马西平、丙戊酸钠、多数三环类抗抑郁药物、帕罗西汀和某些苯二氮䓬类药物（不包括氯硝西泮）在D级，即孕期使用相对禁忌。因此，针对妊娠期精神药物使用的问题，临床医生需要掌握几个原则：①在妊娠期的所有需要精神药物的治疗方案都需要医生、家属或患者共同讨论确定，最终应由具有精神行为能力的夫妇决定是否使用精神药物，临床医生不能单方面的为患者作出妊娠期是否使用精神药物的决定；②临床医生有责任向患者和她的丈夫提供最新的、不带个人偏见的关于用药的可能风险和不治疗的可能后果的资料和信息；③一旦决定在孕期使用精神药物，尽量做到选择安全级别高的药物，维持最低有效剂量，尽量避免妊娠初期和妊娠晚期用药。

（五）外科患者

外科患者中，有15%~50%存在精神症状或者心理卫生问题。手术或外伤对患者来说既是一种躯体刺激，也是一种严重的心理刺激。患者往往会产生较明显的心理反应。术前主要表现为对手术和麻醉的担心和恐惧，担心麻醉不充分造成疼痛，麻醉过量又怕昏迷不醒。术后患者躯体和心理上又有失落感，可能来自于脏器或肢体的缺失，或者性功能、独立生活能力与其他方面的能力受损，表现出抑郁焦虑、易激惹、持续疼痛、睡眠障碍、不合作等。有些术后患者出现谵妄，多发生于术后的2~5d，大约1周缓解。这些都不利于患者的治疗和病情恢复。

在治疗时，首先应与患者建立良好的医患关系，对患者进行健康教育，并针对患者的疑问进行通俗易懂的解释，包括介绍手术过程及术后可能会出现的不适感、教会患者如何处理术后的不适感、消除顾虑等。此外，在治疗过程中需密切观察患者病情变化，注意控制感

染，保持水、电解质平衡和各脏器功能。给予患者安慰和鼓励，增加患者的安全感，也利于疾病康复。对于已出现精神症状者，可考虑给予相应的精神药物治疗。

（六）内科及肿瘤科患者

许多内科疾病，如胃肠道疾病、神经系统疾病、心血管疾病、内分泌疾病以及肿瘤患者都可以产生精神障碍，可以影响患者的生命，影响患者的生活质量。抑郁、焦虑障碍、谵妄是内科患者常伴发的精神心理问题。有研究显示，15%～27% 的心血管疾病患者合并抑郁或焦虑障碍。近 2/3 的肠易激惹综合征患者的肠道症状与焦虑或心境症状几乎同时发生。同时，伴发的精神障碍又会增加躯体疾病的治疗难度，影响治疗效果和预后。如抑郁障碍是缺血性心脏病的一种重要危险因素。对于这类患者的精神障碍参考躯体疾病所致精神障碍中的相关内容处理。

☞ 推荐阅读 21-1
会诊－联络精神病学相关的学科进展

（陈　俊）

复习思考题

1. 会诊－联络精神病学的概念是什么？

2. 会诊－联络精神病学的基本技术包括哪些？

3. 国内会诊－联络工作主要分为几种层次？

4. 会诊一般按照什么程序进行？

5. 综合医院常见的精神障碍有哪些？

网上更多……

👤≡ 本章小结　　📥 教学PPT　　📝 自测题

主要参考文献

［1］中华人民共和国精神卫生法.北京：中国法制出版社，2013.

［2］沈渔邨.精神病学.5版.北京：人民卫生出版社，2009.

［3］杨德森，刘协和，许又新.湘雅精神医学.北京：科学出版社，2015.

［4］郝伟，于欣.精神病学.7版.北京：人民卫生出版社，2013.

［5］赵靖平，施慎逊.中国精神分裂症防治指南.2版.北京：中华医学电子音像出版社，2015.

［6］于欣，方贻儒.中国双相障碍防治指南.2版.北京：中华医学电子音像出版社，2015.

［7］李凌江，马辛.中国抑郁障碍防治指南.2版.北京：中华医学电子音像出版社，2015.

［8］郑毅，刘靖.中国注意缺陷多动障碍防治指南.2版.北京：中华医学电子音像出版社，2015.

［9］中华医学会精神病学分会.焦虑障碍防治指南.北京：人民卫生出版社，2010.

［10］江开达.精神病学高级教程.北京：人民军医出版社，2009.

［11］江开达，马弘.中国精神疾病防治指南（实用版）.北京：北京大学医学出版社，2010.

［12］张聪沛.临床精神病学.北京：人民卫生出版社，2009.

［13］李占江.临床心理学.北京：人民卫生出版社，2014.

［14］翟金国，李君.简明临床精神药理学.北京：人民卫生出版社，2013.

［15］栗克清，孙秀丽，张勇，等.中国精神卫生服务及其政策：对 1949—2009 年的回顾与未来 10 年的展望.中国心理卫生杂志，2012，26（5）：321-326.

［16］Stahl SM. Stahl's Essential Psychopharmacology—Neuroscientific Basis and Practical Applications. 4th ed. Cambridge: Cambridge University Press，2014.

［17］Stahl SM. Essential Psychopharmacology—the Prescriber's Guide. 3rd ed. Cambridge：Cambridge University Press，2014.

［18］Hales RE, Yudofsky SC, Roberts LW. The American Psychiatric Publishing Textbook of Psychiatry. 6th ed. Arlington: American Psychiatric Association Publishing，2014.

［19］Gabbard GO. Gabbard's Treatments of Psychiatric Disorders. 5th ed. Arlington: American Psychiatric Association Publishing，2014.

［20］American Psychiatric Association. Diagnostic and Statistical Manual of Mental Disorders. 5th ed. Arlington：American Psychiatric Association Publishing，2013.

［21］Sadock BJ, Sadock VA, Ruiz P. Kaplan and Sadock's Synopsis of Psychiatry: Behavioral Sciences/Clinical Psychiatry. 11th ed. Philadelphia：Lippincott Williams &Wilkins，2014.

［22］Sadock BJ. Kaplan & Sadock's Pocket Handbook of Psychiatric Drug Treatment. 6th ed. Philadelphia：Lippincott Williams &Wilkins，2013.

［23］Cowen P, Harrison P, Burns T. Shorter Oxford Textbook of Psychiatry. 6th ed. Oxford：Oxford University Press，2012.

［24］Comer RJ. Abnormal Psychology. 8th ed. New York: Worth Publishers，2013.

［25］Tasman A, Kay J, Ursano RJ. The Psychiatric Interview: Evaluation and Diagnosis. Hoboken：Wiley-Blackwell，2013.

［26］Oyebode F. Sims' Symptoms in the Mind: Textbook of Descriptive Psychopathology. 5th ed. Philadelphia：Saunders，2015.

［27］Thapar A, Pine DS, Leckman JF, et al. Rutter's Child and Adolescent Psychiatry. 6th ed. Hoboken：Wiley-Blackwell，2015.

［28］Hagiya H，Deguchi K，Kawada K，et al. Neurosyphilis Is a Long-forgotten Disease but Still a Possible Etiology for Dementia. Intern Med，2015，54（21）：2769-2773.

［29］Saha S，Whiteford H，McGrath J. Modelling the Incidence and Mortality of Psychotic Disorders: Data from the Second Australian National Survey of Psychosis. Aust N Z J Psychiatry，2014，48（4）：352-359.

中英文名词对照索引

防伪查询说明

用户购书后刮开封底防伪涂层，利用手机微信等软件扫描二维码，会跳转至防伪查询网页，获得所购图书详细信息。也可将防伪二维码下的20位密码按从左到右、从上到下的顺序发送短信至106695881280，免费查询所购图书真伪。

反盗版短信举报

编辑短信"JB，图书名称，出版社，购买地点"发送至10669588128

防伪客服电话

（010）58582300

外贸单证缮制

MAKING-OUT OF FOREIGN TRADE DOCUMENTATION

主　编　宁顺青　杨国民　莫　凡

副主编　李宗文　曾岸华

编　者　胡　艳　龙　芸　叶　夏　黄晶晶

主　审　姚大伟

中国商务出版社

CHINA COMMERCE AND TRADE PRESS

图书在版编目(CIP)数据

外贸单证缮制 / 宁顺青,杨国民,莫凡主编.—北京:中国商务出版社,2014.6
商务部"十二五"规划教材 高职商务英语(家电方向)系列教材
ISBN 978-7-5103-1059-1

Ⅰ.①外… Ⅱ.①宁…②杨…③莫… Ⅲ.①进出口贸易—原始凭证—英语—中等专业学校—教材 Ⅳ.①H31

中国版本图书馆 CIP 数据核字(2014)第 129133 号

商务部"十二五"规划教材
高职商务英语(家电方向)系列教材

外贸单证缮制
MAKING-OUT OF FOREIGN TRADE DOCUMENTATION

主　编　宁顺青　杨国民　莫　凡
副主编　李宗文　曾岸华
主　审　姚大伟

出　版:中国商务出版社
发　行:北京中商图出版物发行有限责任公司
社　址:北京市东城区安定门外大街东后巷 28 号
邮　编:100710
电　话:010 – 64269744　64218072(编辑一室)
　　　　010 – 64266119(发行部)
　　　　010 – 64263201(零售、邮购)
网　店:http://cctpress.taobao.com
网　址:http://www.cctpress.com
邮　箱:cctp@cctpress.com;bjys@cctpress.com
照　排:北京金奥都图文制作中心
印　刷:北京市松源印刷有限公司
开　本:889 毫米 × 1194 毫米　1/16
印　张:8.25　字　数:219 千字
版　次:2014 年 8 月第 1 版　2014 年 8 月第 1 次印刷
书　号:ISBN 978 – 7 – 5103 – 1059 – 1
定　价:21.00 元

编 委 会

总 序

高职商务英语（家电方向）系列教材是根据教育部2012年11月颁布实施的《高等职业学校商务英语专业教学标准》精神，为高职院校商务英语专业量身定制的一套教材，具有如下三大特点：

1. 体现专业新标准，培养技术技能型商务英语人才

本系列教材完全按照教育部最新颁布实施的《高等职业学校商务英语专业教学标准》的要求编写，由12门课程构成，涵盖了商务英语专业中所有核心专业基础课程和职业技能课程（即专业课），完整地体现了该专业的课程体系与结构。在12门课程中，4门为专业基础课，8门为职业技能课，即专业课（见下表）。每门课程的教学设计重在应用和实践，突出能力培养，使学生在全面提高英语交流能力的基础上，掌握国际商务行业领域的基本理论知识和业务流程，毕业后能够用英语从事国际商务工作。

课　程	序　号	教材名称
专业基础课	1	综合英语（1-2）
	2	英语听力（1-2）
	3	英语口语（1-2）
	4	英语应用文写作
职业技能课（专业课）	5	商务英语综合教程（1-4）
	6	商务英语（家电方向）（1-2）
	7	商务英语听说（家电方向）（1-2）
	8	商务英语翻译（家电方向）
	9	外贸英语函电（家电方向）
	10	国际贸易实务（家电方向）
	11	国际市场营销（家电方向）
	12	外贸单证缮制（家电方向）

2. 产教融合，服务家电行业，创新和引领专业教学改革

多年来，全国高职院校商务英语专业存在严重的同质化现象，具体表现在课程结构及课程内容雷同，与区域经济和国家相关产业发展需求脱节，这是造成近年来商务英语专业毕业生就业难的重要原因之一。为此，本系列教材从我国享誉世界的先进制造业——家电行业入手，建设一套服务家电行业的商务英语专业教材，探索一条高职商务英语专业细化服务产业的教学改革之路。如此项改革经实践检验成功，我们将继续开发建设针对其他行业方向的商务英语专业系列教材。

本系列教材主要通过职业技能课（即专业课）体现与家电行业的紧密结合。专业课在教学内容上除了涵盖国际商务领域的通用知识、业务技能和要求外，着重体现家电行业的特殊要求，反映家电行业的整个生产过程、工作流程、主要工作岗位及其任务等，并与相关的职业资格标准对接，使学生毕业后可以直接到家电行业就业，为我国家电行业在全球可持续发展提供涉外业务人才支持。

专业基础课教材旨在帮助学生打好语言基础，全面提高听说读写技能，培养正确的学习方法和良好的学习习惯，为后续学习职业技能课程（即专业课）奠定良好的基础。

3. 校企合作，共同研发课程，实现一线教学与行业实际的高度结合

本系列教材的编者队伍由高职英语教育领域知名教授、一线资深英语教师和家电行业、企业的专家共同组成，联合研发课程，以确保英语学科与家电行业的有效融合。这些作者既有丰富的英语教学经验或家电行业工作经历，也有编写教材的经验。本系列教材的总主编为王乃彦教授（教育部外经贸职业教育教学指导委员会副主任委员）、牛健教授（教育部职业院校外语类专业教学指导委员会秘书长）、刁云峰（全球家电龙头——海尔集团副总裁）。王乃彦教授宏观指导，牛健教授主持编写，刁云峰副总裁提供行业支持。校企合作建设的教材主要体现在专业课中，每门专业课教材的主编为一名高职一线资深英语教师和一名家电行业、企业的专家。

本系列教材通过与家电行业结合，旨在引领和推动我国高职院校商务英语专业教学改革，探索该专业进一步发展的新路径，这在国内外尚属首次。我们希望全国高职院校能予以积极支持和配合，在使用本系列教材的过程中积极发现问题，收集反馈意见，使该教材能够与时俱进，不断贴近我国产业调整与升级需求，贴近企业发展需求，真正实现工学结合、学用一致的高职教育理念。

所有意见和建议请发往：bjys@cctpress.com
欢迎访问我们的网站：www.cctpress.com
联系电话：010-64269744　010-64218072

《高职商务英语》（家电方向）系列教材编委会
2014年2月

编 写 说 明

　　《外贸单证缮制》一书以外贸出口工作过程的单证流转为主线，先以真实的外贸情景导入项目，分析完成项目所需要的能力和相关的知识，然后演示单证范本，并做出操作指导说明，最后通过项目实操，让学生缮制真实的单证，以提高他们单证缮制的能力。

　　本书以国际商务单证员岗位工作任务为基础，以外贸单证员职业能力为标准，融"教、学、做"为一体，并通过对接国际商务单证员考试，实现课证融合。

　　本书参照INCOTERMS2010、UCP600等最新国际贸易惯例，紧跟我国对外贸易的最新变化，突出时效性。

　　书中所选用的案例都是青岛海尔、顺德和中山家电出口企业2012和2013年真实的外贸单证，项目背景和内容可靠，能代表典型家电企业的外贸业务。

　　本书由宁顺青拟定编写大纲、主题内容、读审及最后统稿。杨国民负责编写一、二、四章，李宗文负责编写第三、五章，胡艳负责编写第六、七章，黄晶晶负责编写第八章，龙芸负责编写第九、十章，曾岸华负责编写第十一、十二章，叶夏负责编写第十三、十四章。姚大伟担任本书主审。前美的集团海外部主管莫凡负责把握外贸的新变化和内容校对。

　　感谢海尔集团、顺德高威达电器燃具有限公司、中山九星电器有限公司、广东吴川恒泰进出口有限公司提供的真实外贸单证。

　　在编写过程中，编者们参阅国内外相关论著和网站的资料，并引用了其观点，特向有关单位和个人表示诚挚谢意。

　　由于编者水平有限，加上外贸政策不断变化，书中难免存在纰漏和不妥，敬请读者和专家批评指正，以便再版时予以修正、完善。

《外贸单证缮制》编写组

目 录

第一章　外贸单证缮制准备

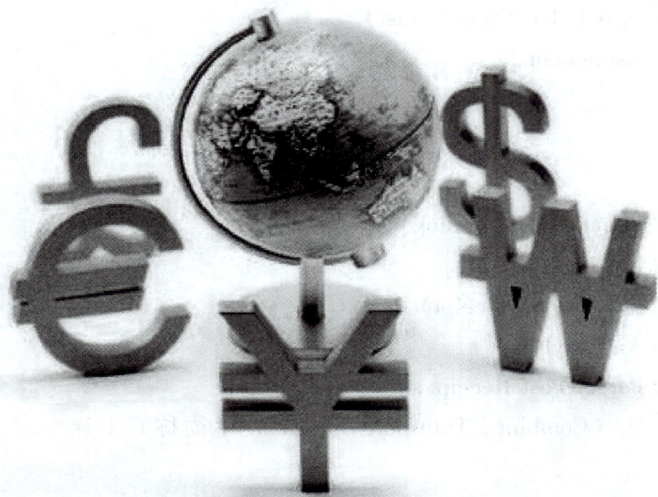

一、外贸单证的概念

外贸单证是指在国际结算中应用的单证、文件与证书的总称，用来处理国际货物的支付、运输、保险、商检、结汇等。

二、外贸单证的分类

对外贸易卖方必须按合同或信用证的规定给买方或银行提供所需要的单证。它涉及的单证很多，而且每笔交易所需的单证也不尽相同，但总的来说，常用单证可以划分为以下四大类：

（一）资金单证（Financial Documents），主要用于货款的收取，具有货币的属性，通常分为以下 4 类

1. 汇票（Bill of Exchange/ Draft）
2. 本票（Promissory Note）
3. 支票（Cheque/ Check）
4. 信用证（Letter of Credit），简称 L/C

（二）商业单证（Commercial Documents），通常分为以下 5 大类

1. 商业发票（Commercial Invoice）

2. 重量单/磅码单（Weight List）

3. 装箱单证（Packing Documents）

常见的有：

装箱单（Packing List）

包装提要（Packing Summary）

包装说明（Packing Specification）

详细装箱单（Detailed Packing List）

尺码单（Measurement List）

4. 保险单（Insurance Policy）

5. 运输单证（Transport Documents）

常见的有：

海运提单（Ocean Bill of Lading）

铁路运单（Rail Waybill）

承运货物收据（Cargo Receipt）

航空运单（Air Waybill）

邮包收据（Parcel Post Receipt）

联合运输单证（Combined Transport Document），简称 C T D

（三）官方单证（Official Documents），指政府机关、社会团体签发的各种证件，通常分为以下 6 类

1. 商检证书（Inspection Certificate）

2. 产地证（Certificate of Origin）

3. 普惠制产地证（Generalized System of Preference Certificate of Origin Form A）

4. 海关发票（Customs Invoice）

5. 领事发票（Consular Invoice）

6. 领事产地证（Consular Certificate of Origin）

（四）其他证明（Other Certificates），通常分为以下 4 类

1. 受益人证明（Beneficiary's Certificate）

2. 船籍证明（Certificate of Vessel's Nationality）

3. 航运路线证明（Itinerary Certificate）

4. 船长收据（Captain's Receipt）

5. 运费收据（Freight Receipt）

三、外贸单证缮制要求

外贸单证缮制应做到准确、完整、及时、简明和整洁。

1. 准确（CORRECTNESS）：单证的准确性是所有单证工作的前提。它要求单证缮制首先应满足单单一致、单证一致，其次各种单证应符合国际贸易惯例、各

国/行业法律和规则的要求。

2. 完整（COMPLETENESS）：单证的完整性是构成单证合法性的条件之一。它要求三个完整：内容完整，份数完整，种类完整。

3. 及时（PUNCTUALITY）：指单证缮制不迟延。即及时制单、及时审单、及时交单、及时收汇。

4. 简明（CONCISENESS）：指所制作的单证简单、明了。

5. 整洁（TIDINESS）：指单证应清楚、干净、美观、大方，单证的格式设计合理、内容排列主次分明、重点内容醒目突出。

四、外贸单证缮制的依据

根据什么缮制单证是国际贸易中必须重视的问题。具体依据如下：

1. 法律、惯例和规定。所有国际贸易中要求的单证都应有相应的法律、惯例和规则，如我国政府参加的《联合国国际货物销售合同公约》、在国家贸易领域影响巨大的 UCP600、URR525、INCOTERMS2000 等，所有这些规定都对制单工作具有非常强的指导意义。

2. 以合同、信用证和货物实际情况为准，缮制单证。

3. 单证缮制应满足各行业、部门的特殊要求。每个行业都有其特定的规矩：像出口到信仰伊斯兰教国家的禽类产品，进口商有时会提出由出口地伊斯兰教协会出具有关证明。

五、外贸单证缮制的时间顺序

各种单证的签发日期应符合逻辑性和国际惯例，通常提单日期是确定各单证日期的关键，汇票日期应晚于提单、发票等其他单证，但不能晚于 L/C 的有效期。各单证日期关系如下：

发票日期应在各单证日期之首；

提单日不能超过 L/C 规定的装运期，也不得早于 L/C 的最早装运期；

保单的签发日应早于或等于提单日期（一般早于提单 2 天），不能早于发票；

装箱单应等于或迟于发票日期，但必须在提单日之前；

产地证不早于发票日期，不迟于提单日；

商检证日期不晚于提单日期；

受益人证明应等于或晚于提单日；

装船通知应等于或晚于提单日后 3 天内；

船公司证明应等于或早于提单日。

六、外贸单证流程图

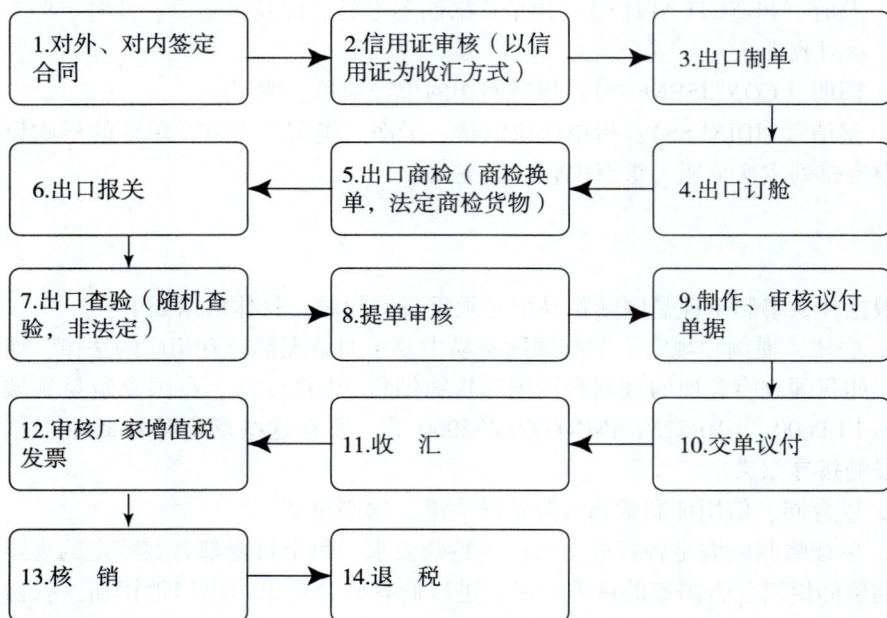

```
1.对外、对内签定      ──→   2.信用证审核（以信        ──→   3.出口制单
合同                      用证为收汇方式）                    │
                                                            ↓
6.出口报关    ←──   5.出口商检（商检换      ←──   4.出口订舱
  │                  单，法定商检货物）
  ↓
7.出口查验（随机查    ──→   8.提单审核      ──→   9.制作、审核议付
验，非法定）                                        单据
                                                    │
                                                    ↓
12.审核厂家增值税    ←──   11.收  汇    ←──   10.交单议付
发票
  │
  ↓
13.核  销    ──→   14.退  税
```

第二章 缮制外贸合同

外贸合同在国内又被称作国际贸易合同或进出口贸易合同。在本教材中统一为 Sales Contract（S╱C）。

CONTRACT Nr. 0027

01.07.2012

Company SHUNDE METALS AND MINERALS IMPORT AND EXPORT CO.,LTD OF GUANGDONG represented by the General Manager Mr Anson Mok, acting on the basis of the Statute, hereinafter referred to as «the Sellers, on one part, and Limited Liability Company «Ros" ", represented by the Director Apollonov A.I., acting on the basis of the Statute, hereinafter referred to as «the Buyer», on the other part, together hereinafter referred to as the "Parties", have concluded the present contract for the following:

1. SUBJECT OF THE CONTRACT
1.1. Seller is obliged to deliver, and Buyer to pay for and accept on the agreed terms Goods:

Gas water heater model JSD20-A3 (NG) in quantity 35 000 pieces at the price of FOB Shunde 52.26 USD for one unit. The sum is 1 829 100,00 USD.

Gas water heater model JSD20-A3 (LPG) in quantity 20 000 pieces at the price of FOB Shunde 52.26 USD for one unit. The sum is 1 045 200,00 USD.
1.2. Country of origin - China.

2. DELIVERY CONDITIONS
2.1. The goods will be loaded on the terms of delivery FOB Shunde, China, according to the International rules of interpretation of trading terms «INCOTERMS 2010».
2.2. After both party confirm the order shipping schedule by written file, Seller provides readiness of the goods for loading deliver the goods within 60 days from the date of receipt of the first advance payment.

一、项目目标

1. 能撰写外贸合同条款；
2. 能审核外贸合同条款；
3. 能准备完整的外贸合同。

二、项目导入

英国 ABB 进出口公司（ABB IMP. & EXP. CORP.）对顺德龙泰家电有限公司（SHUNDE LONGTAI APPLIANCE CO.，LTD）的热水器 Gas Water Heater Model JSD20-A3 感兴趣，双方就交易条件多次磋商后达成一致，双方需要签订一份正式的外贸合同。为此，卖方拟订了销售合同，一式两份，签章后寄给买方。现需根据以下磋商的过程和内容拟订一份外贸合同。

1. ABB 公司的询盘（Inquiry）

ABB IMP. & EXP. CORP.

No. 136，GIANT STREET LONDON UK

TEL：9978－5488965

IMP ＝IMPORT
EXP ＝EXPORT
CORP ＝CORPORATION

02 Sep.，2013

Dear Mr. Wang

We are interested in your Gas Water Heater Model JSD20-A3. We would be grateful if you could quote us your best prices.

Looking forward to your response.

Yours sincerely

Mr. John Peter

2. 龙泰家电有限公司的发盘（Offer）

顺德龙泰家电有限公司

广东省佛山市顺德容桂大道 98 号

SHUNDE LONGTAI APPLIANCE CO.，LTD

No. 98，RONGGUI AVE FOSHAN GUANGDONG．528302 P. R. CHINA

TEL：+86－757－22829930　FAX：+86－757－22829929

17 Sep.，2013

Dear Mr. Peter

We are very happy to get your inquiry of 02 Sep.，2013 and to know that you are interested in our products.

We would be pleased to quote as follows：

DESCRIPTION OF GOODS	QUANTITY	UNIT PRICE
GAS WATER HEATER		FOB SHUNDE
JSD20-A3（NG）	35,000 PCS	USD 152.26
JSD20-A3（LPG）	5,000 PCS	USD 152.26

NG = natural gas

LPG = liquefied petroleum gas

We are looking forward to your initial order.

Yours truly

Mr. David Wang

3. ABB 公司公司接受

ABB IMP. & EXP. CORP.

No. 136，GIANT STREET LONDON UK

TEL：9978－5488965

30 Sep，2013

Dear Mr. Wang，

Thank you for your e-mail on 17 Sep，2013.

We would be happy to inform you that we would accept your proposal for price，other conditions keep unchanged. We hope you draw up a sales contract and send it to us as soon as possible.

Yours sincerely

Mr. John Peter

因篇幅有限，双方关于签订商业合同的其他条款在此省略。

三、项目分析

(一) 销售合同模板

表 2−1 销售合同模板

卖方 (The Seller)：(包括公司名称、地址和联系方式)

SALES CONTRACT

买方 (The Buyer)：(包括地址和联系方式)

日期 (Date)：　　　　合同号码 (Contract No.)：

合同号码有时写在合同标题之后，有时写在其右下方。

兹经买卖双方同意按照以下条款由买方购进，卖方售出以下商品：

The undersigned Sellers and Buyers have agreed to conclude the following transactions according to the terms and conditions stipulated below.

(1) 品质 (Quality of Commodity)

(2) 数量 (Quantity)

(3) 价格 (Price)

(4) 包装 (Packing)

(5) 运输 (Shipment)

(6) 支付条款 (Terms of Payment)

(7) 保险 (Insurance)

(8) 检验和索赔 (Inspection & Claims)

(9) 迟交货与罚款 (Late Delivery and Penalty)

(10) 不可抗力 (Force Majeure)：

(11) 争议解决 (Dispute Settlement)

(12) 通知 (Notices)

(13) 价格术语 (Price Terms)

(14) 附加条款 (Additional Clause)

买方签署 (Buyer's Signature)：　　　　　　卖方签署 (Seller's Signature)

（二）典型的销售合同一般由以下内容构成

进出口贸易合同主要条款

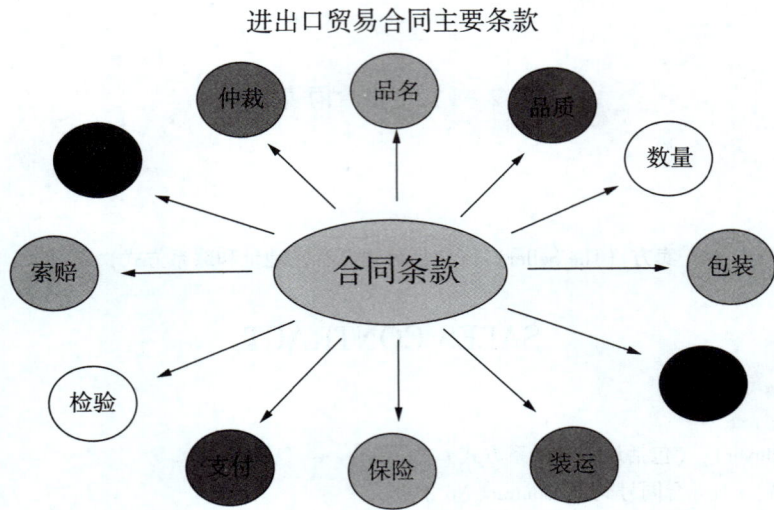

图 2 - 1　进出口贸易合同的主要条款

1. 约首

SALES CONTRACT——①合同名称

SHK-FEL968——②合同号码

Aug. 17，2013——③合同日期

The Seller：HAIER ELECTRICAL APPLIANCE CORP. LTD

　　　　　　HAIER INDUSTRIAL PARK

　　　　　　HAIER ROAD QINGDAO，P. R. CHINA

The Buyer：IMMENSE INC.

Address：SUITE，KELL St.，TORONTO，CANADA

—④合同当事人信息

2. 正文

（1）品质条款（Quality）

118877——①货号（Art. No. ）

TEA KETTLE 600ML——②商品名称、规格

（2）数量条款（Quantity）

一般应写明商品各货号的数量和使用的计量单位

116602 480—— ①数量　　　　230 PCS—— ②计量单位

（3）价格条款（Price）

Unit Price　　　　　　　　Amount

CIF TORONTO——①价格术语

116602　US＄28.00—— ②单价

US $ 21788.00——③ 合同金额（小写）

Total Amount in Words——④合同金额（大写）

Say US Dollars Twenty One Thousand Seven Hundred and Eighty Eight Only.

"总金额大写"常用"Say…Only"结构表示

（4）包装条款（Packing）

Art. No. 8077 to be packed in cartons——① 包装种类

Total 50 pcs——② 包装总件数

（5）装运条款（Shipment）

FROM： Qingdao, China——① 起运地/港

TO：   Toronto, Canada——② 目的地/港

To be effected before March 20, 2013——③ 装运期

with partial shipments not allowed and transshipment allowed——④ 对分批和转运的规定

（6）支付条款（Payment）

The Buyer should open through a bank acceptable to the Seller——① 开证银行

an Irrevocable L/C payable at 30 days after B/L date——② 信用证种类及付款期限

for 100% of total contract value——③ 信用证金额

to reach the Seller before Sep. 15, 2013 ——④ 到证时间

and valid for negotiation in China——⑤ 到期地点

until the 15th day after the date of shipment——⑥ 到期日

（7）保险条款（Insurance）

The Seller should cover insurance——① 投保人

for 110% of the total invoice value——② 保险金额

against Institute Cargo Clauses（B）——③ 投保险别

as per I. C. C. dated 1/1/2013——④ 保险条款及生效时间

（8）检验和索赔（Inspection & Claims）

In case of any discrepancy in Quality, claims should be filed by the Buyer within 30 days after the arrival of the goods at port of destination; while for quantity discrepancy, claims should be filed by the Buyer within 15 days after the arrival of the goods at port of destination.

（9）迟交货与罚款（Late Delivery and Penalty）

Should the Seller fail to make delivery on time as stipulated in the Contract, with the exception of Force Majeure causes specified in Clause 21 of this Contract, the Buyer shall agree to postpone the delivery on the condition that the Seller agrees to pay a penalty which shall be deducted by the paying bank from the payment under negotiation. The rate of penalty is charged at _____ % for every _____ days, odd days less than _____ days should be counted as _____ days. But the penalty, however, shall not exceed _____ % of the total value of the goods involved in the delayed delivery.

（10）不可抗力（Force Majeure）

The Seller shall not hold liable for non-delivery or delay in delivery of the entire lot or a portion of the goods hereunder by reason of natural disasters, war or other causes of Force Majeure. However, the Seller shall notify the Buyer as soon as possible and furnish the Buyer within 15 days by registered airmail with a certificate issued by the China Council for the Promotion of International Trade attesting such event（s）.

（11）争议解决（Dispute Settlement）

All disputes arising out of the performance of, or relating to this contract, shall be settled through negotiation. In case no settlement can be reached through negotiation, the case shall then be submitted to the China International Economic and Trade Arbitration Commission for arbitration in accordance with its arbitral rules. The arbitration shall take place in Guangdong. The arbitral award is final and binding upon both parties.

（12）通知（Notices）

All notices shall be written in _____ and served to both parties by fax according to the following addresses. If any changes of the addresses occur, one party shall inform the other party of the change of address within _____ days after the change.

（13）价格术语（Price Terms）

INCOTERMS 2000

INCOTERMS 2000 即《2000 年国际贸易术语解释通则》，是为国际贸易中最普遍使用的贸易术语提供一套解释的国际规则，以避免因各国不同解释而出现的不确定性，或至少在相当程度上减少这种不确定性。

The terms FOB, CFR, CIF in the Contract are based on INCOTERMS 2000 of the International Chamber of Commerce.

（14）附加条款（Additional Clause）

Conflicts between Contract clause hereabove and this additional clause, if any, it is subject to this additional clause.

3. 约尾

（1）The contract is made out in two original copies, one copy to be held by each party. —— 合同份数及归属

（2）Confirmed by：

THE SELLER   THE BUYER

HAIER ELECTRICAL APPLIANCE CORP. LTD

（signature）   （signature）

—— 合同双方签字确认

四、示范操作

销售合同（Sales Contract，简称 S/C）与销售确认书（Sales Confirmation，简称 S/C）相类似，具有同等的法律效力。

表 2 - 2　销售合同

顺德龙泰家电有限公司
广东省佛山市顺德容桂大道 98 号
SHUNDE LONGTAI APPLIANCE CO., LTD
No. 98, RONGGUI AVE FOSHAN GU ANGDONG 528302　P. R. CHINA
TEL：+86－757－22829930　FAX：+86－757－22829929

销售合同
SALES CONTRACT

To：

ABB IMP. & EXP. CORP.   No. ：20130027

No. 136, GIANT STREET LONDON UK Date：19 OCT, 2013

TEL：9978 – 5488965 Place：SHUNDE, CHINA

买卖双方同意按下列条件购进、售出下列商品：

THE SELLER AGREES TO SELL AND THE BUYER AGREES TO BUY THE UNDER-MENTIONED GOODS ACCORDING TO THE TERMS AND CONDITIONS AS STIPULATED BELOW.

1. 商品名称及规格 DESCRIPTION OF GOODS	2. 数量 QUANTITY	3. 单价 UNIT PRICE	4. 总值 TOTAL VALUE FOB SHUNDE
Gas water heater	35, 000 PCS	USD 152. 26	USD5, 329, 100. 00
Art. No. JSD20 – A3（NG）	5, 000 PCS	USD 152. 26	USD761, 300. 00
Art. No. JSD20 – A3（LPG）			USD6, 090, 400. 00

5. 包装

PACKING：PACKED IN CARTONS OF 40, 000 PCS

6. 唛头

SHIPPING MARKS：WILL BE INDICATED IN THE LETTER OF CREDIT

7. 装船港口

PORT OF SHIPMENT：RONGQI, CHINA

8. 目的港口

PORT OF DESTINATION：AMSTERDAM THE NETHERLANDS

9. 装船期限

TIME OF SHIPMENT：NOT LATER THAN Oct 31ST, 2013.

10. 付款条件：买方应通过买卖双方都接受的银行向卖方开出以卖方为受益人的不可撤销、可转让的即期付款信用证并允许分装、转船。信用证必须在装船前30天开到卖方。

TERMS OF PAYMENT：The Buyer shall open with a bank to be accepted by both the Buyer and Seller an irrevocable transferable letter of credit, allowing partial shipment, transshipment in favor of the Seller's and addressed to Seller payable at sight against first presentation of the shipping document to Opening Bank. The covering letter of credit must reach the Seller 30 days before shipment.

11. 保险：由买方/卖方按发票金额加成10%投保一切险及战争险。如果买方要求加投上述保险或保险金额超出上述金额，必须提前征得卖方的同意；超出保险费由买方承担。

INSURANCE：To be covered by the Buyer/Seller for the full invoice value plus 10% against all risks and war risks. If the Buyer desires to cover for any other extra risks besides aforementioned of amount exceeding the aforementioned limited, the Seller's approval must be obtained beforehand and all the additional premiums thus incurred shall be for the Buyer' account.

12. 检验：由中国商检局出具的品质/重量证明书将作为装运品质数量证明。

INSPECTION：The inspection Certificate of Quality/Weight issued by CCIB shall be taken as basis for the shipping Quality/Weight.

13. 不可抗力：因人力不可抗拒事故，使卖方不能在合同规定期限内交货或不能交货，卖方不负责任，但是卖方必须立即以电子邮件通知买方。如果买方提出要求，卖方应以挂号函向买方提供由中国国际贸易促进会或有关机构出具的证明，证明事故的存在。

FORCEE MAJEURE：The Seller shall not be held responsible if they, owing to Force Majeure causes, fail to make delivery within the time stipulated in the contract or can't deliver the goods. However, in such a case the Seller shall inform the Buyer immediately by E-mail. The Seller shall send to the Buyer by registered letter at the quest of the Buyer a certificate attesting the existence of such a cause or causes issued by China Council for the Promotion of International Trade or by a competent Authority.

14. 异议索赔：品质异议须于货到目的口岸之日起 30 天内提出，数量异议须于货到目的口岸之日起 15 天内提出，买方需同时提供双方同意的公证行的检验证明。卖方将根据具体情况解决异议。由自然原因或船方、保险商责任造成的损失，将不予考虑任何索赔，信用证未在合同指定日期内到达卖方或 FOB 条款下、买方未按时派船到指定港口，或信用证与合同条款不符，买方未在接到卖方通知所规定的期限内传真修改有关条款时，卖方有权撤销合同或延迟交货，并有权提出索赔。

DISCREPANCY AND CLAIM：In case discrepancy on quality of the goods is found by the Buyer after arrival of the goods at port of destination, claim may be lodged within 30 days after arrival of the goods at port of destination, while for quantity discrepancy, claim may be lodged within 15 days after arrival of the goods at port of destination, being supported by Inspection Certificate issued by a reputable public surveyor agreed upon by both parties. The Seller shall, then consider the claim in the light of actual circumstance. For the losses due to natural cause or causes falling within the responsibilities of the Ship-owners or the Underwriters, the Seller shall not consider any claim for compensation. In case the Letter of Credit not reach the Seller within the time stipulated in the Contract, or under FOB price terms Buyer does not send vessel to appointed ports or the Letter of Credit opened by the Buyer does not correspond to the Contract terms and the Buyer fails to amend therefore its terms by fax within the time limit after receipt of notification by the Seller, the Seller shall have right to cancel the contract or to delay the delivery of the goods and shall have also the right to lodge claims for compensation of losses.

15. 仲裁：凡因执行本合同所发生的或与合同有关的一切争议，双方应友好协商解决。如果协商不能解决，应提交香港仲裁法院，根据该法院的有关仲裁程序暂行规则在中国进行仲裁的、仲裁裁决是终局的，对双方都有约束力。仲裁费用除另有裁决外，由败诉一方承担。

ARBITRATION：All disputes in connection with the Contract or the execution thereof, shall be settled amicable by negotiation. In case no settlement can be reached, the case under dispute may then be submitted to the "Arbitration Court of HONGKONG" for arbitration. The arbitration shall take place in China and shall be executed in accordance with the provisional rules of procedure of the said Court and the decision made by the Court shall be accepted as final binding upon both parties for setting the dispute. The fees, for arbitration shall be borne by the losing party unless otherwise awarded.

卖方签字（Buyer's signature）：　　　　　买方签字（Seller's signature）
顺德龙泰家电有限公司　　　　　　　　　　ABB IMP. & EXP. CORP.

王涛　　　　　　　　　　　　　　　　　LARRY LEWIS

五、知识链接

1. 书面合同的形式

《公约》对货物买卖合同的书面形式没有特定的限制。买卖双方可以采取正式合同、销售确认书、协议书、备忘录、订单和委托书等形式。在我国对外贸易中，主要使用合同和销售确认书（Sales Confirmation）两种形式。

2. 对进出口贸易合同的审核要点

（1）如果进出口贸易合同的形式和格式由外商提供，必须逐项审查其合法性、真实性和可操作性。

（2）外销员对外签订合同，必须取得公司法定代表人的"签约授权书"，否则无效。

（3）对合同审核的主要内容，包括品种、规格、单价、数量、总金额及贸易术语、装运时间、装运港和目的港、包装、保险、付款、方式、码头及其他双方约定的条款、仲裁条款等。

（4）进出口贸易合同采用书面合同形式，经买卖双方签字、盖章有效。

3. 进出口合同的履行

买卖合同签订后，进入合同履行阶段。

如果是以 CIF 条件成交和信用证方式的合同，卖方需要经过以下环节：落实信用证、租船订舱、报验（如果需要）、报关、保险、装船、制单结汇等环节。如果是以 FOB 条件成交和付汇（如 T/T）或托收结算方式的合同，卖方需要经过托运、报检（如需要）、报关、制单、审单、退税等环节。履行出口合同可归纳为：货、证、船、款四个基本环节，它们是出口合同履行的必要程序。

4. 签订进出口合同应注意以下 4 个问题

（1）合同条款的内容必须和磋商达成的协议内容相一致；

（2）合同条款要具体、明确、完善；

（3）文字简练、严密，避免模糊不清；

（4）合同标的物要合法。

六、项目实操

1. 请根据以下资料缮制一份销售合同，要求格式清楚、条款明确、内容完整。

经过多次交易磋商，顺德创迪家电有限公司（SHUNDE CHUANGDI APPLIANCE CO.，LTD.）和加拿大 CEF 贸易总公司（CEF GENERAL TRADING CO.）就电饭煲的各项交易条件达成共识，于 2013 年 2 月 3 日在顺德签订销售合同，合同号为 SHDS13027。

（1）卖方（Seller）：

　　SHUNDE CHUANGDI APPLIANCE CO.，LTD.

　　4THFLOOR RONGGUI MANSION，123 RONGGUI RD.，SHUNDE CHINA

（2）买方（Buyer）：

　　CEF GENERAL TRADING CO.

　　#554 JALAN STREET，TORONTO，CANADA

（3）货号品名规格：

　　CHUANGDI ELECTRIC COOKER

KY－SG 302	2,000PCS	USD93.50/PC
KY－SG 302 WG	4,000PCS	USD99.80/PC

（4）唛头：由卖方自行设计标准唛头

（5）成交价格条件：CIF TORONTO

（6）包装条件：纸箱包装。KY-SG 302 每箱装 4 套；KY-SG 302　WG 每箱装 2 套。

（7）交货/装运条件：装运期为 2013 年 5 月，允许分批装运及转运。

（8）装运港：容奇港

（9）目的港：多伦多

（10）保险条件：由卖方按 CIF 成交金额的 110% 投保中国人民保险公司海运货物水渍险和战争险。

（11）付款条件：10% 采用 T/T 方式支付，剩下 90% 采用不可撤销即期跟单信用证方式支付。

2. 请根据以下资料缮制一份销售合同，要求格式清楚、条款明确、内容完整。

S/C No.：CD13D0546

Date：FEB. 24，2013

Place：SHUNDE，CHINA

SELLER：SHUNDE CHUANGDI APPLIANCE CO.，LTD.

    4TH FLOOR RONGGUI MANSION，123 RONGGUI RD.，SHUN-DE CHINA

BUYER：JEF GENERAL TRADING CO.

    #554 JALAN STREET，TORONTO，CANADA

（1）Please quote your lowest price for 4,000 sets Electric Fan Model No. LC001 CFR Boston.

（2）As requested，we are making you a firm offer As follows：4,000 sets Electric Fan，Model No. LC001，packed in boxes of one dozen each，and 20 boxes to a carton，at US＄20 per dozen CFR Boston for shipment during March/April 2013. Payment is to be made by confirmed，irrevocable L/C payable by draft at sight.

（3）While we thank you for the above offer，we regret to say that your price is hard to be acceptable. There is no possibility of this deal unless you reduce your price by 5%.

（4）In view of our long business relations，we accept your counter offer. Please send us your order with shipping mark is N/M by return.

（5）We are pleased to confirm having ordered 1,000 sets Electric Fan on the terms and conditions stated in our counter offer. Please send us relevant S/C.

（6）Enclosed is our S/C No.5454 signed at Shunde on 18th December，2012.

第三章 信用证操作

Santander

Banco Santander (Mexico), S.A.
Prol. Paseo de la Reforma 500
Col. Lomas de Santa Fe
C.P. 01219, México, D.F.

Import LC Issue

Status: Released

We request you to issue your letter of credit with terms in accordance with the details given in this application	Date: 04/09/13
	Transmit via: SWIFT
Applicant: COMERCIALIZATION SA DE CV NUEVA YORK 4041 INDUSTRIAL LINCO MONTERREY N. LEON 00064310	Reference No.: 350
Country MEXICO	Bank LC No.: R215183

一、项目目标

1. 能够撰写信用证的催证函;
2. 能够填写信用证的开证申请书;
3. 能够审核信用证,并填写信用证分析单;
4. 能够撰写信用证的修改函。

二、项目导入

信用证是对外贸易中最普遍的付款方式,在满足信用证条款的情况下,利用信用证付款既安全又快捷。可是,如果受益人(通常为出口人)提供的文件有错漏,不仅会产生额外费用,而且还会遭到开证行的拒付,对安全、及时收汇带来很大的风险。因此,事先审核信用证条款,修改不符合出口合同规定或无法办到的信用证条款并及时提请开证人(通常为进口方),可避免不符合信用证规定情况的发生。假设你是海尔电器有限公司的业务员,需要在收到开证行开出的信用证后,以合同为依据,审核信用证并填写信用证分析单。请首先以项目组的形式按照项目分析中的要求开展项目内容资讯,然后,结合知识链接,把握示范操作中的操作技能,最后,将操作技能运用于项目实操。

三、项目分析

本项目需要项目组成员熟悉信用证的合约方,掌握信用证操作的流程,即要懂得如何撰写催证函催促开证申请人向开证行申请开立信用证、如何申请开立信用证、如何根据合同审核信用证、如何根据审证结果撰写修改函要求开证申请人向开证行申请修改信用证。项目组成员应该在参与项目实操前，依据以下问题开展合作式项目内容资讯：

1. 信用证是什么？
2. 信用证有哪些类型？
3. 信用证的合约方各自的权利与义务是什么？
4. 为什么要写催证函？
5. 催证函由哪些部分组成？
6. 如何依据合同申请开立信用证？
7. 信用证有哪些开立方式？
8. 合同与信用证之间是什么关系？
9. 如何依据合同审核信用证？
10. 为什么要写改证函？
11. 改证函由哪些部分组成？

四、示范操作

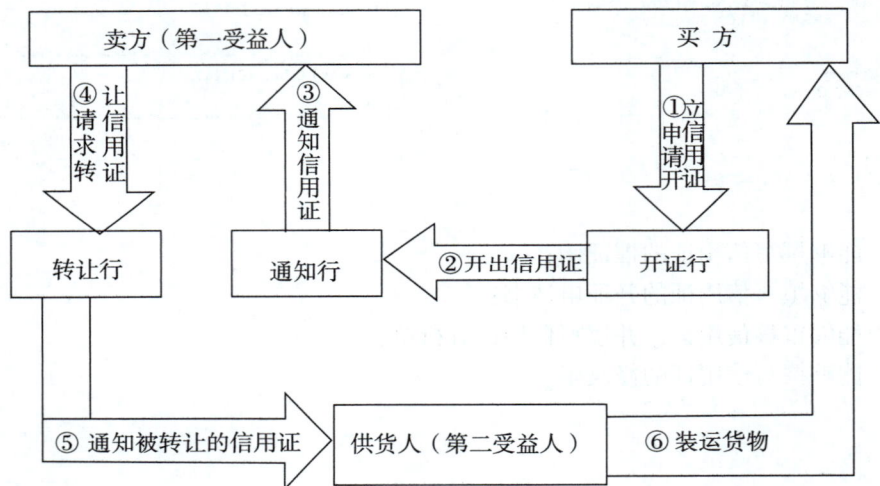

图 3 - 1　催开信用证流程图

依据合同审核信用证是信用证操作的关键环节，也是本项目要求学生掌握的核心技能。以下对此环节进行示范操作，并在知识链接中对操作技能加以说明：

表 3 - 1　销售确认书样本

Haier Electrical Appliances Corp., Ltd.

No. 1 Haier Road, Haier Industrial Park, Qingdao, P. R. China

SALES CONFIRMATION

TEL：+86 - 532 - 88936868　　　　　NO：PLW253

FAX：+86 - 532 - 88936868　　　　　DATE：Sept. 15, 2013

TO：Komlog Exp. & Imp. Corp., Ltd.

RM. 1101－1110, 11/A, International Business Center A. 001, 16, 10th Avenue, Toronto

P. O. Box：33 Toronto, Canada

We hereby confirm having sold to you the following goods on terms and conditions as stated below：

NAME OF COMMODITY：Haier Brand Electric Fan

ART. No.：LR 1005 E

PACKING：Packed in wooden cases of one set each.

QUANTITY：Total 5, 500 sets

UNIT PRICE：US $ 64. 00 per set CIFC3% Toronto

TOTAL AMOUNT：US $ 352, 000. 00
（SAY U. S. DOLLARS THREE HUNDRED AND FIFTY TWO THOU-SAND ONLY.）

SHIPMENT：During Oct. /Nov. 2013 from Qingdao to Toronto with partial shipments and trans-shipment permitted.

　　INSURANCE：To be covered by the seller for 110% of total invoice value against all risks and war risks as per the relevant ocean marine cargo clauses of the People's Insurance Company of China dated January 1st, 2011.

PAYMENT：The buyer should open through a bank acceptable to the seller an Irrevocable Letter of Credit at 30 days after sight to reach the Seller 30 days before the month of Shipment valid for negotiation in China until the 15th day after the date of shipment.

REMARKS：Please sign and return one copy for our file.

The Buyer：Komlog Exp. & Imp. Corp., Ltd.
The Seller：Haier Electrical Appliances Corp., Ltd.

表 3－2　信用证样本

THE ROYAL BANK OF CANADA
BRITISH COLUMBIA INTERNATION CENTRE
122 QUEEN VICTORIA ROAD, TORONTO, B. C. V6E 3P3
CANADA

Advised through: Bank of China,　　　No. CN3099/714

Qingdao Branch　　　DATE Oct. 2, 2013

To: Haier Electrical Appliances Corp., Ltd.

No. 1 Haier Road, Haier Industrial Park, Qingdao, P. R. China

Dear Sirs:

We are pleased to advise that for account of Komlog Exp. & Imp. Corp., Ltd., we hereby open our L/C No. CN3099/714 in your favor for a sum not exceeding about US $ 330, 000. 00 (Say U. S. Dollars Three Hundred Thirty Thousand only) available by your drafts on Construction Bank of China, Qingdao Branch at 30 days after date accompanied by the following documents:

1. Signed commercial invoice in 6 copies.

2. Packing List in quadruplicate.

3. Full set of (3/3) clean on board B/L issued to our order notify the above mentioned buyer and marked "Freight Collect" dated not later than October 31, 2013. From Qingdao to Toronto, partial shipments are not permitted and trans shipment is not permitted.

4. Insurance policy in 2 copies covering C. I. F. for 150% invoice value against all risks and war risks as per the relevant ocean marine cargo clauses of the People's Insurance Company of China dated January 1st, 2014.

5. Certificate of Origin in 1 copy issued by China Council for the Promotion of International Trade.

DESCRIPTION OF GOODS:

5, 500 sets Electric Fan Art. No. LR 1005 E packed in wooden cases or cartons each at US $ 64. 00 CIF Toronto

Drafts drawn under this credit must be marked "drawn under Construction Bank of China, Qingdao Branch", bearing the number and date of this credit.

We undertake to honor all the drafts drawn in compliance with the terms of this credit if such drafts to be presented at our counter on or before Oct. 31, 2013.

SPECIAL INSTRUCTIONS:

(1) Shipment advice to be sent by fax to the applicant immediately after the shipment stating our L/C No., shipping marks, name of the vessel, goods description and amount as well as the bill of lading No. and date. A copy of such advice must accompany the original documents presented for negotiation.

(2) The negotiating bank is kindly requested to forward all documents to us (THE ROYAL BANK OF CANADA, BRITISH COLUMBIA INTERNATION CENTRE, 122 QUEEN VICTORIA ROAD, TORONTO, B. C. V6E 3P3, CANDA) in one lot by airmail.

It is subject to the Uniform Customs and Practice for Documentary Credits (1993) Revision, International Chamber of Commerce Publication No. 400.

Yours faithfully,

For THE ROYAL BANK OF CANADA

表3-3　信用证分析单

信用证号码	CN3099/714		开证日	Oct. 2，2013		开证行	The Royal Bank of Canada	
通知行	Bank of China, Qingdao Branch		保兑行			议付行	Construction Bank of China, Qingdao Branch	
申请人	Komlog Exp. & Imp. Corp., Ltd.		受益人	Haier Electrical Appliances Corp., Ltd.		合同号码	PLW253	
信用证金额	US $ 330,000.00	最高限额规定		有效期	Oct. 31，2013	到期地	Toronto, Canada	
付款方式	Draft at 30 days after date	货币	USD	货物允许增减幅度		金额允许增减幅度		
是否需要提交汇票	Yes	汇票付款人	The Royal Bank of Canada	汇票付款期限	on or before Oct. 31, 2013	汇票金额	US $ 330,000.00	
装运港	Qingdao	目的港	Toronto	可否转运	No	可否分批	No	
装运期限	not later than Oct. 31, 2013	运输标志	N/M			交单期	on or before Oct. 31，2013	
货物描述	5500 sets Electric Fan Art. No. LR 1005 E packed in wooden cases or cartons each at US $ 64.00 CIF Toronto							
单据名称	提交银行份数	信用证项下单据条款的证明文句						
发票	6	in 6 copies						
装箱单	4	in quadruplicate						
提单	3/3	抬头	The Royal Bank of Canada	通知	Komlog Exp. & Imp. Corp., Ltd.	背书	证明文句	full set of (3/3)
保单	2	加成	50%	险别	all risks and war risks	赔付规定	证明文句	in 2 copies
商会产地证	1	in 1 copy						
其他证明								
信用证审核意见：								

续表

信用证条款：US $ 330,000.00（Say U. S. Dollars Three Hundred Thirty Thousand only） 存在问题：信用证的金额与合同不符 修改意见：US $ 352,000.00（Say U. S. Dollars Three Hundred Fifty-Two Thousand only）
信用证条款：at 30 days after date 存在问题：付款期限与合同不符 修改意见：at 30 days after sight
信用证条款：partial shipments are not permitted and trans shipment is not permitted 存在问题：合同上是允许分批和转运的，而 L/C 不允许 修改意见：partial shipments are permitted and transshipment is permitted
信用证条款：Freight Collect 存在问题：提单的运费支付不正确 修改意见：Freight Prepaid
信用证条款：not later than Oct. 31，2013 存在问题：到期议付地点有误 修改意见：During Oct. /Nov. 2013
信用证条款：for 150% invoice value 存在问题：投保金额大于合同要求 修改意见：for 110% invoice value
信用证条款：US $ 64.00 CIF Toronto 存在问题：单价条款错误 修改意见：US $ 64.00 per set CIFC3% Toronto
信用证条款：at our counter 存在问题：单价条款错误 修改意见：in China
信用证条款：on or before Oct.31，2013 存在问题：议付有效期有误 修改意见：until the 15th day after the date of shipment
信用证条款：packed in wooden cases or cartons 存在问题：包装有误 修改意见：packed in wooden cases

五、知识链接

（一）信用证审证要点

1. 检查信用证的付款保证是否有效

如果出现以下情况之一，则表明付款保证无效或存有缺陷：

（1）信用证明确表明是可以撤销的；

（2）应该保兑的信用证未按要求由有关银行进行保兑；

（3）信用证未生效；

（4）有条件生效的信用证，如："待获得进口许可证后才能生效"；

（5）信用证密押不符。

2. 检查信用证的付款时间是否与有关合同规定相一致

应特别注意下列情况：

（1）信用证中规定有关款项须在向银行交单后若干天内或见票后若干天内付款等情况；

（2）信用证在国外到期。

3. 检查信用证受益人和开证人的名称和地址是否完整和准确

4. 检查装期的有关规定是否符合要求

注意：逾信用证规定装运期的运输单据将构成不符点，银行有权不付款。特别应注意下列情况：

（1）实际装运期与交单期时间相距太短；

（2）信用证中规定了分批出运的时间和数量，应注意能否办到，否则，任何一批未按期出运，以后各期即告失效。

5. 检查能否在信用证规定的交单期交单

注意：如果来证中规定向银行交单的日期不得迟于提单日期后若干天，超过限期或单据不齐有错漏，银行有权不付款。

6. 检查信用证的金额、币制是否符合合同规定

应特别注意下列情况：

（1）信用证金额是否正确；

（2）信用证的金额应该与事先协商的金额一致；

（3）信用证中的单价与总值是否准确，大小写并用内容是否一致；

（4）如果数量上可以有一定幅度的增减，那么信用证也应该相应规定在支付金额时允许有一定幅度的增减；

（5）检查币制是否正确。

7. 检查信用证的数量是否与合同规定相一致

8. 检查价格条款是否符合合同规定

9. 检查货物是否允许分批出运

注意：除信用证另有规定外，货物是允许分批出运的。

10. 检查货物是否允许转运

注意：除信用证另有规定外，货物是允许转运的。

11. 检查信用证规定的单证能否提供或及时提供

应特别注意下列情况：

（1）某些需要认证的单据，特别是由使馆认证的，能否及时办理和提供；

（2）由其他机构或部门出具的有关单证，如出口许可证、运费收据、检验证明等能否提供或及时提供；

（3）信用证中指定船龄、船籍、船公司或不准在某港口转船等条款能否办到。

（二）信用证操作项目指引

1. 信用证的合约方

如图 3-1 所示：

（1）开证申请人（即进口商）：是向开证行申请开立信用证的合约方；

（2）受益人（即出口商）：是以其为抬头开立信用证的合约方，其有权开具汇票并领取货款；

（3）开证行：是进口国的一家银行，应开证申请人的申请而开立信用证；

（4）通知行：是出口国的一家银行，负责将开证事宜通知受益人；

（5）议付行：是出口国的一家银行，负责向卖方支付或承兑汇票。

2. 信用证操作的流程

如图 3-1 所示：

（1）进出口双方经过磋商，约定以信用证方式进行结算；

（2）进口商向开证行递交开证申请书，约定信用证内容，并支付押金或提供保证人；

（3）开证行接受开证申请书后，根据申请开立信用证，正本寄给通知行，指示其转递或通知出口方；

（4）由通知行转递信用证或通知出口商信用证已经开立。通知行可以在开证行要求或授权下对信用证加以保兑；出口商收到信用证后须认真核对信用证是否与合同相符，如果不符，可要求进口商通过开证行进行修改；待信用证无误后，出口商根据信用证备货、装运、开立汇票并缮制各类单据，船运公司将装船的提单交予出口商；

（5）出口商将单据和信用证在信用证有效期内交予议付行；

（6）议付行审查单据，若符合信用证条款，则接受单据并付款，若单证不符，则可以拒付；

（7）议付行将单据寄送开证行指定的付款行，向其索偿；

（8）开证行收到单据后，应核对单据是否符合信用证，如正确无误，即应偿付议付行代垫款项，同时，通知开证申请人备款赎单；

（9）进口方付款赎单，如发现不符，可以拒付款项并退单或者拒绝赎单；

（10）开证行将单据交予进口商；

（11）进口商凭单据提货。

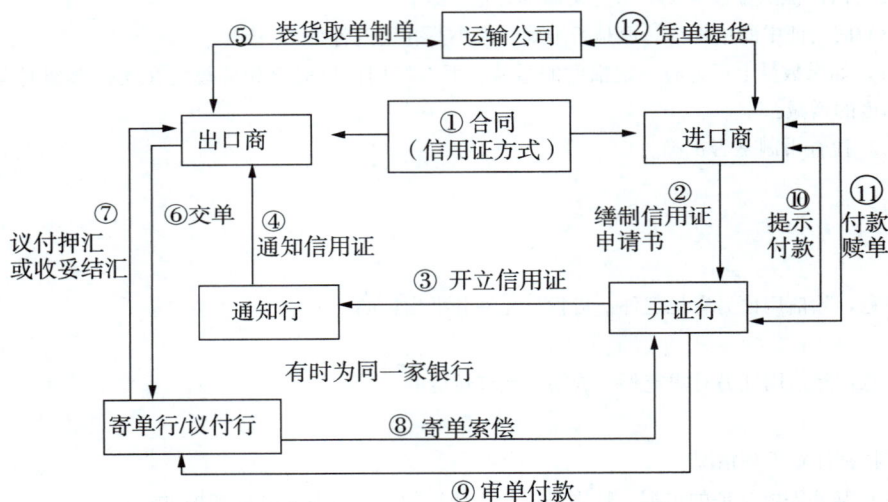

图 3-1　信用证的合约方及其操作流程

六、项目实操

1. 请参照示范操作，结合知识链接，依据以下合同审核信用证，并填写信用证分析单。

表 3-4　合同样本

HAIER ELECTRICAL APPLIANCES CORP., LTD.

No. 1HAIER ROAD, HAIER INDUSTRIAL PARK, QINGDAO, P. R. CHINA

SALES CONFIRMATION

TEL：+86－532－88936868
FAX：+86－532－88936868

NO：CNT0219
DATE：MAY 10，2010

TO：TAI HING LOONG SDN，BHD，KUALA LUMPUR.
7/F，SAILING BUILDING，No. 50 AIDY STREET，KUALA LUMPUR，
MALAYSIA

THE UNDERSIGNED SELLER AND BUYER HAVE AGREED TO CLOSE THE FOLLOW-
ING TRANSACTION ACCORDING TO THE TERMS AND CONDITIONS STIPULATED BELOW：

DESCRIPTION OF GOODS	QUANTITY	UNIT PRICE	AMOUNT
			CIF KUALA LUMPUR
WASHING MACHINE WITH SPARE PARTS HW20－1010A	1，000 SETS	HKD1，080. 00	HKD1，080，000. 00
TOTAL：1，000 SETS			HKD1，080，000. 00

SHIPMENT：DURING JUNE/JULY, 2010 IN TRANSIT TO MALAYSIA.
PAYMENT：BY IRREVOCABLE SIGHT L/C.
INSURANCE：TO BE EFFECTED BY SELLERS COVERING WPA AND WAR RISKS FOR
10% OVER THE INVOICE VALUE.

THE BUYER：
TAI HING LOONG SDN，BHD，KUALA LUMPUR
THE SELLER：
HAIER ELECTRICAL APPLIANCES CORP.，LTD.

表3－5　信用证样本

FROM BANGKOK BANK LTD.，KUALALUMPUR
DOCUMENTARY CREDIT No.：01/12RT35，DATE：JUNE 12，2010
ADVISING BANK：BANK OF CHINA，QINGDAO BRANCH
APPLICANT：TAI HING LOONG SDN，BHD. ，P. O. B. 666KUALA LUMPUR，MALAYSIA
BENEFICIARY：HAIER ELECTRICAL APPLIANCES CORP.，LTD.，BEIJING BRANCH
AMOUNT：HKD1，060，000. 00（SAY HONGKONG DOLLARS ONE MILLION SIXTY THOU-
SAND ONLY）
EXPIRY DATE：JULY 25，2010 IN MALAYISA FOR NEGOTIATION
DEAR SIRS：
WE HEREBY ISSUE THIS DOCUMENTARY CREDIT IN YOUR FAVOR，WHICH IS AVAILA-
BLE BY NEGOTIATION OF YOUR DRAFT（S）IN DUPLICATE AT SIGHT DRAWN ON BENE-
FICIARY BEARING THE CLAUSE："DRAWN UNDER L/C No. 01/12RT35 OF BANGKOK
BANK LTD.，KUALA LUMPUR DATED JUNE 12，2010" ACCOMPANIED BY THE FOLLOW-
ING DOCUMENTS：
－SIGNED INVOICE IN QUADRUPLICATE COUNTER-SIGNED BY APPLICANT.
－FULL SET（3/3）OF CLEAN ON BOARD OCEAN BILLS OF LADING MADE OUT TO ORDER，

ENDORSED IN BLANK, MARKED 'FREIGHT COLLECT' AND NOTIFY BENEFICIARY.

– MARINE INSURANCE POLICY OR CERTIFICATE IN DUPLICATE FOR FULL INVOICE VALUE PLUS 50% WITH CLAIMS PAYABLE IN NANJING IN THE SAME CURRENCY AS THE DRAFT COVERING ALL RISKS AND WAR RISKS FROM WAREHOUSE TO WAREHOUSE UP TO KUALALUMPUR INCLUDING SRCC CLAUSE AS PER PICC1/1/1981.

– PACKING LIST IN QUADRUPLICATE.

– CERTIFICATE OF ORIGIN IN DUPLICATE ISSUED BY BANK OF CHINA, BEIJING.

– SHIP'S CLASSIFICATION IN 1 COPY ISSUED BY LIOYDS' INLONDON.

COVERING：

ABOUT 1,000 SETS WASHING MACHINE WITH SPARE PARTS HW20-1010A AS PER SALES CONFIRMATION No. CNI0219 DATED MAY 10, 2010 TO BE DELIVERED ON TWO EQUAL SHIPMENTS DURING MAY/JUNE.

ALL BANKING CHARGES OUTSIDE MALAYSIA ARE FOR THE ACCOUNT OF BENEFICIARY. SHIPMENT FROM CHINA TO PORT KELANG LATEST JULY 31, 2010. PARTIAL SHIPMENTS ARE ALLOWED. TRANSSHIPMENT PROHIBITED.

WE HEREBY ENGAGE WITH DRAWERS, ENDORSERS AND BONA FIDE HOLDERS THAT DRAFTS DRAWN AND NEGOTIATED IN CONFORMITY WITH THE TERMS OF THIS CREDIT WILL BE DULY HONORED ON PRESENTATION 15 DAYS AFTER THE DATE OF SHIPMENT, SUBJECT TO UCP 400.

BANGKOK BANK Ltd., KUALALUMPUR（SIGNED）

表 3－6　信用证分析单

信用证号码		开证日		开证行	
通知行		保兑行		议付行	
申请人		受益人		合同号码	
信用证金额	最高限额规定	有效期		到期地	
付款方式	货币	货物允许增减幅度		金额允许增减幅度	
是否需要提交汇票	汇票付款人	汇票付款期限		汇票金额	
装运港	目的港	可否转运		可否分批	
装运期限	运输标志			交单期	
货物描述					
单据名称	提交银行份数	信用证项下单据条款的证明文句			
发票					
装箱单					

续 表

提单		抬头		通知		背书		证明文句	
保单		加成		险别		赔付规定		证明文句	
商会产地证									
From A									
商检证									
寄单证明									
其他证明									

信用证审核意见：

信用证条款：
存在问题：
修改意见：

信用证条款：
存在问题：
修改意见：

信用证条款：
存在问题：
修改意见：

信用证条款：
存在问题：
修改意见：

信用证条款：
存在问题：
修改意见：

Haier

COMMERCIAL **INVOICE**

HAIER ELECTRICAL APPLIANCES
CORP. LTD., HAIER INDUSTRIAL PARK
HAIER ROAD QINGDAO, P.R. CHINA

No.: CW135TUS004H02
Date: 2013/07/26

L/C No. O/A 120 DAYS AFTER B/L DATE From QINGDAO To CALLAO

P/O No. M1304472

Haier internal S/O No. 0001715878 0001716631 0001746572 0001762870 0001762945

For account and risk of Messrs. ELECTROLUX HOME PRODUCTS, INC.
703 WATERFORD WAY, SUITE 300
MIAMI, FLORIDA 33126 USA

Marks & Nos	Description of Goods	Quantity	Price	Amount
N/M	DRYER AND WASHER PO:M1304472			FOB QINGDAO
	FDG143HSKW	1SET	USD262.77	USD262.77
	FWAC14M3HSKW	3SETS	USD220.56	USD661.68
	FDE142HSKW	15SETS	USD220.56	USD3308.40

一、项目目标

1. 能看懂合同、信用证中有关发票制作的条款；
2. 能根据合同、信用证条款准确填写商业发票的相关内容；
3. 能将信用证中有关发票的特殊条款体现在单据制作中。

二、项目导入

假设你是海尔集团的一名单证员，公司与客户签订了合同，信用证号为00021011034903。现在业务部正在进行备货出运工作，请根据业务部门提供的合同、信用证和其他资料制作商业发票。

三、项目分析

1. 商业发票（Commercial Invoice）简称发票（Invoice），是出口商向进口商开具的载有交易货物名称、数量、价格等内容的总清单，是装运货物的总说明。它是全套单证的核心，不管在任何支付方式下的单证都必须包括商业发票。在单证制作过程中，其他单证均参照商业发票缮制。

2. 在信用证支付方式下，发票的内容要求应与信用证规定条款相符，还应列明信用证的开证行名称和信用证号码。在有佣金折扣的交易中，还应在发票的总值中列明扣除佣金或折扣的若干百分比。

四、示范操作

表 4 - 1　标准商业发票范本

ISSUER（2）		COMMERCIAL INVOICE（1）		
TO（3）		No.（4）　　　DATE（5）		
TRANSPORT　DETAILS（6）		S/C No.（7）　　L/C No.（8） TERMS OF PAYMENT（9）		
Marks & Numbers（10）	Number and kind of package Description of goods（11）	Quantity（12）	Unit Price（13）	Amount
			Total（14）	
SAY TOTAL（15）				
Special Terms（16）				
			Signature（17）	

2. 解析

（1）发票名称（Name of Invoice）：一般在外贸业务中使用，由出口方出具的发票大多是商业发票，并且一定会醒目地标出"INVOICE"的字样。

（2）出票人名称和地址（Issuer）：出票人的名称和地址通常固定地印刷在发票的正上方。在 L/C 支付方式下，本栏需填写 L/C 收益人的名称和地址。

（3）发票抬头名称和地址（To）

（4）发票号码（Invoice No.）：由出口公司自行缮制。

（5）发票日期（Invoice Date）：通常是指发票签发时的日期。根据《UCP600》，如无相反规定，银行可以接受出单日早于信用证开证日期的单据。

（6）运装条款（Shipment Term）：运装条款一般包括启运地、目的地、运输工具名称等。

（7）合同号码（S/C No.）

（8）信用证号码（L/C No.）

（9）支付条款（Terms of Payment）

（10）装运标志（Marks and Numbers.）：即一般所言的"唛头"。如果信用证有关于唛头的规定，就应严格按照信用证规定的内容缮制。如果信用证未规定唛头，那么受益人制单时可以参照合同中的唛头或自己设计合适的装运标志。若没有唛头，则此栏可填写"N/M"。

（11）货物描述（Description of Goods）：商业发票的货物描述要和信用证货物描述完全一致。这是发票的中心内容。一般情况下，必须具体描写。

（12）货物的数量（Quantity）：货物的包装、件数和数量，必须在发票中表明，并与其他单据一致。凡"约"、"大概"、"大约"或类似的词语，用于信用证数量时，应理解为有关数量不超过 10% 的增减幅度。

（13）商品的单价和总金额（Unit Price and Amount）：单价和总金额是发票的

主要项目，必须准确计算。

（14）货物的总量（Total Amount）：除了在重量单、装箱单上应注明毛重、净重外，商业发票上也应打明总的毛重、净重。信用证上明确要求在发票上需列明货物重量或以重量计价的商品，在缮制发票时，应详细列明毛重和净重，且应与其他单据上的重量一致。

（15）总值（TOTAL　AMOUNT）

发票的大小写金额必须一致。如小写金额为 USD46,530.00，则大写金额为 SAY TOTAL：UNITED STATES DOLLARS FORTY-SIX THOUSAND FIVE HUNDRED THIRTY ONLY.

（16）声明文句（Statements/Special Terms）：在很多信用证中，要求在发票中证明某些事项的条款或特别声明。如原产地声明，货物包装声明等。

（17）签署（Signature）：本栏为发票授权签字人的签名。

3. 商业发票实例

表4-2　商业发票

Haier

COMMERCIAL **INVOICE**

HAIER ELECTRICAL APPLIANCES CORP.LTD., HAIER INDUSTRIAL PARK HAIER ROAD QINGDAO, P.R.CHINA

| No.: | C1133RFROC3H01 |
| Date: | 2013/04/12 |

L/C No. 00021011034903　　From QINGDAO PORT　To LE HAVRE PORT

P/O No. 184-1

Haier internal S/O No. 0001642247　0001642248　0001642249　0001643890　0001643891

For account and risk of Messrs. AIRWELL RESIDENTIAL SAS
1 B AVENUE DU 8 MAI 1945
78280 GUYANCOURT

Marks & Nos	Description of Goods	Quantity	Price	Amount
	AIR CONDITIONER ACCORDING TO PROFORMA INVOICE 130226 DATED 26FEB13 FOB QINGDAO PORT AS PER INCOTERMS 2010 OF ICC PARIS			FOB QINGDAO PORT
N/M				
	AWSI-EAV012-N11	5PCS	USD171.00	USD855.00
	CBV PANEL 60X60	280PCS	USD39.00	USD10920.00
	CCV PANEL 90X90	110PCS	USD48.00	USD5280.00
	RCV01	5PCS	USD8.50	USD42.50
	REC01	5PCS	USD13.00	USD65.00
	RWV01	30PCS	USD24.00	USD720.00
	RWV03	5PCS	USD19.20	USD96.00
	AWSI-HAV012-N11	25PCS	USD153.00	USD3825.00
	AWSI-FAV012-N11	5PCS	USD234.00	USD1170.00
	AWSI-FAV024-N11	5PCS	USD244.00	USD1220.00
	AWSI-HAV024-N11	10PCS	USD171.00	USD1710.00
	AWSI-HRV1000-N11	2PCS	USD549.00	USD1098.00
				Total: USD223549.5
	TOTAL PACKED IN 1383 CTNS			

HAIER ELECTRICAL APPLIANCES CORP.LTD

JRFL 12.07 1169HW-1

4. 根据以下相关信息制作商业发票

信用证部分信息

ADVISING BANK：BANK OF CHINA, GUANGDONG BRANCH

IRREVOCABLE DOCUMENTARY CREDIT No.：211LC2001156

DATED：18 FEB., 2013.

DATE AND PLACE OF EXPIRY：17 APR., 2013　IN BENEFICIARY'S COUNTRY

BENEFICIARY：SHUNDE METALS & MINERALS IMP. & EXP. CO., LTD.
OF GUANGDONG
200 TIYU ROAD, RONGGUI, SHUNDE, FOSHAN, GUANG-
DONG, CHINA
TEL：+86 - 757 - 25525502　FAX：+86 - 757 - 25539304
TAX ID：440681190341967

APPLICANT：HOP TONG HAI（PTE）LTD.
BLK 15, NORTH BRIDGE ROAD
#04 - 9370BARCELONA SPAIN 100032
FAX：2953397

AMOUNT：

USD215, 190.78

SAY UNITED STATES DOLLARS TWO HUNDRED AND FIFTEEN THOUSND
ONE HUNDRED AND NINETY AND SEVENTY-EIGHT CENTS ONLY

PARTIAL SHIPMENT：NOT ALLOWED

TRANSHIPMENT：ALLOWED

SHIPMENT FROM CHINA TO BARCELONA W/T AT HONG KONG

LATEST SHIPMENT DATE：7 APR., 2013

THIS CREDIT IS AVAILABLE WITH THE ADVISING BANK BY NEGOTIATION
AGAINST PRESENTATION OF THE DOCUMENTS DETAILED HEREIN AND
BENEFICIARY'S DRAFT（S）AT 30 DAYS AFTER SIGHT DRAWN ON ISSUING
BANK FOR FULL INVOICE VALUE.

EVIDENCING SHIPMENT OF：

2034 CTNS HEATERS AS PER S/C No. 02EC301302 DATED 26-01-2013 AS DE-
TAILS BELOW：

（1）JSD18 - B3 Heater 818 CTNS AT USD78.69 PER CTN. CIF BARCELONA；

（2）JSD18 - B3 Heater 748 CTNS AT USD146.25　PER CTN. CIF BARCELONA；

（3）JSD24 - B3 Heater 468 CTNS AT USD88.52　PER CTN. CIF BARCELONA；

INSTRUCTIONS TO THE NEGOTIATING BANK：
THE AMOUNT AND DATE OF EACH NEGOTIATION MUST BE ENDORSED ON THE REVERSE OF THE ORIGINAL CREDIT BY THE NEGOTIATING BANK. ALL DOCUMENTS ARE TO BE SENT TO ISSUING BANK IN ONE LOT.

UPON RECEIPT OF DOCUMENTS IN CONFORMITY WITH THE TERMS AND CONDITIONS OF THIS CREDIT, WE SHALL REIMBURSE YOU BY CREDITING OUR HEAD OFFICE'S ACCOUNT WITH US.

THIS CREDIT IS ISSUED SUBJECT TO UNIFORM CUSTOMS AND PRACTICE FOR DOCUMENTARY CREDTIS AS PER INCOTERMS 2010 OF ICC PARIS.
BANK OF CHINA, BARCELONA

其他信息
（1）SHIPPING MARKS：
　C. T. H.
　BARCELONA
　No.：1-3154
（2）DATE OF SHIPMENT：MARCH 31, 2013
　VESSEL NAME AND VOYAGE No.：TAIPINGTIANSHUN V. 1368

具体制作商业发票如下：

SHUNDE METALS & MINERALS IMP. & EXP. CO., LTD. OF GUANG-DONG200
TIYU ROAD, RONGGUI, SHUNDE, FOSHAN, GUANGDONG, CHINA
TEL：+86-757-25525502　FAX：+86-757-25539304　TAX ID：440681190341967

COMMERCIAL INVOICE

TO	HOP TONG HAI (PTE) LTD. BLK 15, NORTH BRIDGE ROAD #04-9370BARCELONA SPAIN 100032	Invoice No. ：	AXAO2C3-0474
		Invoice Date：	MAR. 18, 2013
		S/C No. ：	02EC301302
		S/C Date：	JAN. 26, 2013
From：	RONGQI	To：	BARCELONA W/T AT HONG KONG
Letter of Credit No. ：	211LC200115	Issued By：	BANK OF CHINA, BARCELONA

Marks and Numbers	Number and kind of package Description of goods	Quantity (CTN)	Unit Price (USD)	Amount (USD)

C. T. H. BARCELONA No.：1 –3154	CIF BARCELONA			
	JSD12 – B3 Heater	818	78.69	64,368.42
	JSD18 – B3 Heater	748	146.25	109,395.00
	JSD24 – B3 Heater	468	88.52	41,427.36
TOTAL		2034		215,190.78

SAY TOTAL： UNITED STATES DOLLARS TWO HUNDRED AND FIFTEEN THOUSAND ONE HUNDRED AND NINTY AND CENTS SEVENTY-EIGHT.

SHUNDE METALS & MINERALS IMP. & EXP. CO., LTD. OF GUANG-DONG

王涛

五、知识链接

1. 商业发票的作用

商业发票虽然不是物权凭证，但是作为买卖双方交接货物、结算货款的主要单据，它对该笔交易做出详细的叙述，是贸易必不可缺的单据。其作用如下：交易证明文件，记账凭证，报关征税依据，替代汇票。

信用证不要求使用跟单汇票时，开证行应根据发票金额付款，这时发票就代替了汇票。其他在不用汇票结汇的业务中（如汇款方式），也用发票替代汇票进行结算。

除以上几点以外，发票还作为统计、投保、理赔、出口退税等业务的重要凭证。

2. 缮制商业发票的要点

（1）发票的首部应印有"COMMERCIAL INVOICE"或"INVOICE"字样；

（2）发票中货物的描述必须与信用证完全相符；

（3）唛头一般要求简明醒目，如果信用证指定唛头，必须严格照办；

（4）发票的签发单位必须是信用证的受益人，如果信用证有手签要求，必须由法人签写；

（5）信用证支付方式下，在缮制发票时，金额、数量和单价必须依据《UCP600》的有关规定。

六、项目实操

1. 请根据以下资料缮制一份售商业发票，要求格式清楚、条款明确、内容完整。

FM：STANDARD CHARTERED BANK, RIO DE JANEIRO BRAZIL

TO：BANK OF CHINA HANGZHOU CHINA

Form of Doc. Credit	*40 A：IRREVOCABLE
Doc. Credit Number	*20：LC0801 –19921
Date of Issue	*31C：2012 –09 –15
Expiry	*31 D：Date 2012 –11 –15 Place CHINA

Applicant	* 50：	SANTOS TRADE COMPANY LIMITED
		355 SAN JOSE BOULEVARD
		RIO DE JANEIRO
		BRAZIL
Beneficiary	* 59：	SHUNDE LONGTAI APPLIANCE CO., LTD
		No. 98, RONGGUI AVE FOSHAN
		GUANGDONG 528302
		P. R. CHINA

Amount   * 32B：Currency USD Amount 96, 000. 00

Available with /by   * 41D：BANK OF CHINA, SHUNDE BRANCH
                                         BY NEGOTIATION

Draft at……   42C：DRAFTS AT 60 DAYS AFTER B/L DATE
                                         FOR FULL INVOICE VALUE

Drawee   42A：STANDARD CHARTERED BANK
                                         RIO DE JANEIRO
                                         BRAZIL

Partial Shipments   43P：NOT ALLOWED

Transshipment   43T：ALLOWED

Port of loading   44E：RONGQI

Port of discharge   44F：RIO DE JANEIRO

Latest Date of Ship.   44C：2012 – 10 –31

Descript. of Goods   45A：

                                   SIHE BRAND ELECTRIC KETTLE,
                                   10, 000 SETS
                                   MODELSB –2188, 110V, 50HZ,
                                   CIF RIO DE JANEIRO USD 10. 00 PER SET
                                   PACKING：TEN SET IN ONE CARTON, 5, 000
                                   CARTONS IN ONE

Documents required 46A：

                                   + MANUALLY SIGNED COMMERCIAL IN-
                                   VOICE IN 6 COPIES
                                   SHOWING S/C NO AND DATE, L/C NO AND
                                   DATE AS WELL
                                   AS ISSUING BANK'S NAME
                                   +FULL SET OF CLEAN ON BOARD OCEAN
                                   BILLS OF LADING
                                   MADE OUT TO OUR ORDER AND MARKED
                                   FREIGHT PREPAID
                                   NOTIFY APPLICANT
                                 + SIGNED PACKING LIST IN 6 COPIES

+ CERTIFICATE OF ORIGIN IN TRIPLICATE SHOWING THE NAME OF THE MANUFAC- TURER

+ CERTIFICATE QUALITY IN TRIPLICATE ISSUED BY CIQ

+ INSURANCE POLICY IN DUPLICATE FOR AT LEAST 110 PCT OF THE INVOICE VAL- UE COVERING ALL RISKS AS PER INSTI- TUTE CARGO CLAUSE DATED 1/1/1982 WAREHOUSE TO WAREHOUSE CLAUSE INCLUDED IN THE SAME CURRENCY OF THE DRAFTS

Details of Charges   71B: ALL BANKING CHARGES OUTSIDE BRAZIL ARE FOR ACCOUNT OF BENEFICIARY

Presentation Period   48: DOCUMENTS TO BE PRESENTED WITHIN 15 DAYS AFTER THE DATE OF SHIPMENT, BUT WITHIN THE VALIDITY OF THE CREDIT

Ins to Pay/Acc/Neg Bk   78: THE NEGOTIATION BANK MUST FORWARD THE DRAFTS AND ALL DOCUMENTS BY REGISTERED AIRMAIL DIRECT TO US IN TWO CONSECUTIVE LOTS, UPON RECEIPT OF DRAFTS AND DOCUMENTS ORDER WE WILL REMIT THE PROCEEDS AS INSTRUCT- ED BY THE NEGOTIATING BANK

其他相关资料：
发票号码：12SYE2012　　　发票日期：2012 年 10 月 14 日
提单号码：SHRIO6730　　　提单日期：2012 年 10 月 30 日
船名：APL PEARL V. 730E　　唛头：N/M
箱号：COSU522809　　　合同号：SY870910
合同日期：2012 年 9 月 10 日
生产厂家名称：**顺德龙泰家电有限公司（SHUNDE LONGTAI APPLIANCE CO., LTD)**

2. 请根据以下资料缮制一份售商业发票，要求格式清楚、条款明确、内容完整。

出口商（托运人）：SHUNDE CHUANGDI APPLIANCE CO., LTD.
　　　　　　　　　4TH FLOOR RONGGUI MANSION, 123 RONGGUI RD.,
　　　　　　　　　SHUNDE CHINA
　　　　　　　　　SHUNDE, CHINA
进口商（收货人）：FAR EASTERN TRADING COMPANY LIMITED
　　　　　　　　　336 LONG STREET NEW YORK

发票日期：2013 年 5 月 15 日

发票号：X118

合同号：MK007

信用证号：4I－19－03

装运港：RONGQI

中转港：HONGKONG

目的港：NEW YORK

运输标志：FETC

        MK089

        NEW YORK

        C/No. 1－UP

货名：INDUCTION COOKER

数量：9,000 SETS

包装：纸箱装，每箱 10 SETS

单价：CIF NEW YORK USD 128/SET

原产地证书号：CCPIT113245679

保险单号：ABX999

保险单日期：2013 年 5 月 18 日　保险加成率：10%

提单日期：2013 年 5 月 20 日

船名航次：HONGXING V. 777

险别：COVERING ICC（A）AS PER INSTITUTE CARGO CLAUSE OF 1982

赔付地点：NEW YORK IN USD

第五章 缮制装箱单

Haier HAIER ELECTRICAL APPLIANCES CORP.LTD.,
HAIER INDUSTRIAL PARK NO.1 HAIER ROAD,
QINGDAO, CHINA.

PACKING LIST

INVOICE NO.	INVOICE DATE	SHIP BY	ORDER NO.	HNR PO NO.
CF1556PK001	1-Jun-13	SEA FREIGHT	1690059	HNR-REF-CKD-0513-258

FOR ACCOUNT HNR COMPANY (PVT) LTD
AND RISK OF   19.5KM RAIWIND ROAD LAHORE PAKISTAN
MESSRS.

CONTRACT NO: 13RCIT002800593   DATE: 26-Mar-13

NAME OF BANK:
BANK ALFALAH LIMITED
(CENTRALIZED IMPORTS DEPARTMENT) 11TH FLOOR, BUSINESS
PLAZA MUMTAZ HASSAN ROAD, KARACHI PAKISTAN.

Marks & Nos	Container No	GOODS DETAIL	QTY /CARTON	NET WEIGHT (KG)	GROSS WEIGHT (KG)
		PARTS,COMPONENT/SUB COMPONENT,RAW MATERIAL FOR MANUFACTURING OF DEEP FREEZER			
	MRKU0006968	HDF-385H	215	5,418.000	6,020.000
HNR COMPANY (PVT) LTD	MSKU1810974	HDF-385H	85	2,430.000	2,700.000
	MSKU0972332	HDF-385H	429	8,537.400	9,486.000

一、项目目标

1. 能够正确把握装箱单与合同、信用证及商业发票之间的关系；
2. 能够熟知装箱单的格式、项目、术语、时限和使用规定；
3. 能够进行与装箱单内容相关的运算；
4. 能够依据合同与商业发票缮制装箱单。

二、项目导入

作为商业发票的补充单据，装箱单（Packing List）主要表明装箱货物的名称、规格、数量、唛头、件数、重量、包装等情况。假设你是海尔电器有限公司的外贸业务员，请在完成了商业发票缮制后，以信用证为依据，并选取合同与商业发票的相关信息缮制装箱单。

三、项目分析

本项目要求项目组成员熟知装箱单的功能、格式和项目，缮制单证一致、单同一致和单单一致的装箱单。项目组成员应该在参与项目实操前，依据以下问题开展合作式项目内容资讯：

1. 装箱单是什么？
2. 装箱单由哪一方缮制？
3. 装箱单有什么功能？
4. 装箱单的基本格式是怎样的？
5. 装箱单的基本项目有哪些？
6. 装箱单的哪些数值需要运算？
7. 装箱单与信用证、合同及商业发票的哪些内容相对应？

四、示范操作

缮制装箱单是外贸业务流程中的一个必经环节。首先对此环节进行示范操作，并在知识链接中对操作技能加以说明：

表5-1　信用证样本摘录

DOC. CREDIT NUMBER ＊20： 　　CN3126/728

DATE OF ISSUE 31C： 　　130202

EXPIRY ＊31D： 　　DATE 130306 PLACE CHINA

APPLICANT ＊50： 　　KOMLOG EXP. & IMP. CORP., LTD.

　　RM. 1101-1110, 11/A, INTERNATIONAL BUSINESS CENTER

　　A. 001, 16, 10TH AVENUE, TORONTO P. O. BOX 33 TORON-

　　TO, CANADA

BENIFICIARY ＊59： 　　HAIER ELECTRICAL APPLIANCES CORP., LTD.

　　No.1 HAIER ROAD, HAIER INDUSTRIAL PARK, QINGDAO,

　　P. R. CHINA

AMOUNT ＊32B： 　　CURRENCY USD AMOUNT 47, 600. 00

PARTIAL SHIPMENTS 43P： 　　NOT ALLOWED

TRANSSHIPMENT 43T： 　　ALLOWED

LOADING IN CHARGE 44A： 　　CHINA PORT

FOR TRANSPORTATION TO 44B： 　　TORONTO

LATEST DATE OF SHIPMENT 44C： 　　130220

DISCRIPTION OF GOODS 45A： 　　1, 000 SETS ELECTRIC FAN LR 1008 C, 1 SET PER

　　CARTON OF 0. 16 CBM USD32. 00 PER PC CIFC2 TO-

　　RONTO, AND 600 ELECTRIC FAN LR 1006 B, 1 SET

　　PER CARTON OF 0. 13 CBM USD26. 00 PER PC

　　CIFC2　TORONTO　AS　PER　SALES

　　CONTRACT No. PLT368

SHIPPING MARKS： 　　KLEIC-2308-012（IN A DIAMOND）

　　C/NO：1-1600

DOCUMENTS REQUIRED 46A：

　　＊PACKING/WEIGHT LIST IN QUADRUPLICATE

补充合同与商业发票资料：

PORT OF LOADING：QINGDAO

PORT OF TRANSSHIPMENT：VANCOUVER

DATE OF B/L：FEB. 18, 2013

INVOICE No. ：2013D8K4886

ELECTRIC FAN 1008 **C**：

G. W.：12. 2KGS/CTN

N. W.：11. 1KGS/CTN

ELECTRIC FAN 1006 **B**：

G. W.：10. 8KGS/CTN

N. W.：9. 7KGS/CTN

表 5 – 2   装箱单样本

Haier Electrical Appliances Corp., Ltd.
No. 1 Haier Road, Haier Industrial Park, Qingdao, P. R. China

PACKING LIST

TO：Komlog Exp. & Imp. Corp., Ltd.   INVOICE No.：2012D8K4886
RM. 1101 –1110, 11/A, International   DATE：   FEB. 12, 2013
    Business Center A. 001, 16,   S/C No.：PLT368
    10th Avenue, Toronto   L/C No.：CN3126/728
    P. O. Box：33 Toronto, Canada

SHIPPING MARKS：

       ◇ KLEIC –2308 –012 ◇

C/No.：1 –1600

SHIPMENT FROM QINGDAO VIA VANCOUVER TO TORONTO

DESCRIPTION OF GOODS	QTY.	PKG.	G. W.	N. W.	MEAS.
LR 1008 C @ 1 PC / CTN OF 0. 16 M³	1, 000PCS	1, 000CTNS	12, 200KGS @12. 2KGS/CTN	11, 100KGS @11. 1KGS/CTN	160M³
LR 1006 B @ 1 PC / CTN OF 0. 13 M³	600PCS	600CTNS	6, 480KGS @10. 8KGS/CTN	5, 820KGS @ 9. 7KGS/CTN	78 M³
TOTAL：	1, 600PCS	1, 600CTNS	18, 680KGS	16, 920KGS	238M³

TOTAL IN AMOUNT：SAY ONE THOUSAND AND SIX HUNDRED CARTONS ONLY

五、知识链接

（一）装箱单缮制要点

1. 出单人：出单人的名称与地址（位于单据的最顶端），应与商业发票的出单方相同，同时，与信用证的受益人以及合同的卖方一致。

2. 单据名称：装箱单（PACKING LIST）的表述方式应与合同或信用证要求一致。

3. 抬头人（TO）：应与商业发票的受单方相同，同时，与信用证的开证申请人以及合同的买方一致。

4. 发票编号（INVOICE NO.）：填写与装箱单相关的商业发票编号。

5. 日期（DATE）：填写装箱单缮制日期，应与商业发票日期一致。

6. 运输（SHIPMENT）：根据商业发票填写。"FROM"后面填写装货港（装运港），"TO"后面填写卸货港（目的港），如有转运，则在装货港后面添加"VIA"

并填写转运港。

7. 唛头（SHIPPING MARKS）：应与商业发票上的唛头相同，同时，注意必须与信用证关于唛头的表述一致。

8. 货物描述（DESCRIPTION OF GOODS）：应与商业发票上的货物描述相同，货名如有总称，应先注总称，然后逐项列明每一包装件的货名、货号、规格、品种等内容。

9. 数量（QUANTITY）：应注明每种货物的总数量，并说明每件包装内数量，最后在合计栏处注明总数量。

10. 件数（PACKAGE）：应填写每种货物的外包装件数，最后在合计栏处注明外包装总件数。

11. 毛重（GROSS WEIGHT）：应注明每个包装件的毛重和此包装件内不同规格、品种、花色货物各自的总毛重，最后在合计栏处注明总毛重。

12. 净重（NET WEIGHT）：应注明每个包装件的净重和此包装件内不同规格、品种、花色货物各自的总净重，最后在合计栏处注明总净重。

13. 尺码（MEASUREMENT）：注明每个包装件的体积，最后在合计栏处注明总体积。

14. 签署（STAMP AND SIGNATURE）：如信用证无特别规定，装箱单、重量单、尺码单等包装单据无须签署。

（二）装箱单缮制注意事项

1. 有的出口公司将两种单据的名称印在一起，当来证仅要求出具其中一种时，应将另外一种单据的名称删去。单据的名称，必须与来证要求相符。

2. 两种单据的各项内容，应与发票和其他单据的内容一致。

3. 包装单所列的情况，应与货物的包装内容完全相符。

4. 如来证要求这两种单据分别开列时，应按来证办理，提供两套单据。

5. 如来证要求在这两种单据（或其中一种）上要求注明总尺码时，应照办，此单据上的尺码，应与提单上注明的尺码一致。

6. 如来证要求提供"中性包装清单"（NEUTRAL PACKING LIST）时，应由第三方填制，不要注明受益人的名称。这是由于进口商在转让单据时，不愿将原始出口暴露给其买主，于是，故意要求出口商出具中性单据。

六、项目实操

1. 请参照示范操作，结合知识链接，依据以下合同审核信用证，并填写装箱单。

表 5-3　信用证样本摘录

DOC. CREDIT NUMBER	*20：M0732510NA1123030
DATE OF ISSUE	31C：120601
EXPIRY	*31D：DATE 120722 PLACE CHINA
APPLICANT	*50：TAI HING LOONG SDN, BHD.
	P. O. B. 666 KUALA LUMPUR, MALAYSIA
BENIFICIARY	*59：HAIER ELECTRICAL APPLIANCES CORP., Ltd.

No. 1 HAIER ROAD, HAIER INDUSTRIAL PARK,
QINGDAO, P. R. CHINA

AMOUNT	*32B: CURRENCY USD AMOUNT 190, 500. 00
PARTIAL SHIPMENTS	43P: ALLOWED
TRANSSHIPMENT	43T: ALLOWED
LOADING IN CHARGE	44A: CHINA PORT
FOR TRANSPORTATION TO	44B: KUALALUMPUR
LATEST DATE OF SHIPMENT	44C: 100706
DESCRIPTION OF GOODS	45A: 500 SETS WASHING MACHINE WITH SPARE PARTS HW20 – 1010A, 1 SET PER CARTON OF 0. 32 CBM USD186. 00 PER SET CIF KUALALUMPUR, AND 300 SETS WASHING MACHINE WITH SPARE PARTS HW22 – 1009C, 1 SET PER CARTON OF 0. 36 CBM USD195. 00 PER SET CIF KUALALUMPUR AS PER SALES CONTRACT NO. DTC632
SHIPPING MARKS:	TAI HING LOONG SDN, BHD
DOCUMENTS REQUIRED	46A: * PACKING/WEIGHT LIST IN QUADRUPLICATE

补充合同与商业发票资料:

PORT OF LOADING: QINGDAO
PORT OF TRANSSHIPMENT: HONGKONG
DATE OF B/L: JUL. 1, 2012
S/C NO. : TCD2012022
S/C DATE: MAY 23, 2012
INVOICE NO. : TS – 9D96C
INVOICEDATE: JUN. 20, 2012

WASHING MACHINE WITH SPARE PARTS HW20 – 1010A
G. W. : 35. 6KGS/CTN
N. W. : 33. 2KGS/CTN
WASHING MACHINE WITH SPARE PARTS HW22 – 1009C
G. W. : 38. 7KGS/CTN
N. W. : 36. 3KGS/CTN

PACKING LIST

		Invoice NO. :	
		Invoice date:	
To:		S/C No. :	
		S/C date:	
From:		To:	
Letter of credit No. :		Date of shipment:	

Marks and numbers	Number and kind of package Description of goods	Quantity	Package	G. W.	N. W.	Meas.
	Total:					
SAY TOTAL:						

2. 信用证摘录样例

ISSUING BANK:

CONFIRMATION OF TELEX/CABLE PRE-ADVISED   DATE: _____

TELEX No. _____   PLACE: _____

FORM OF DOC. CREDIT:	CREDIT NUMBER:	ADVISING BANK'S REF. No.
ADVISING BANK:		**APPLICANT**:
BENEFICIARY:		**AMOUNT**:

EXPIRY DATE: FOR NEGOTIATION IN BENEFICIARY'S COUNTRY

GENTLEMEN:

WE HEREBY OPEN OUR IRREVOCABLE LETTER OF CREDIT IN YOUR FAVOR WHICH IS AVAILABLE BY YOUR DRAFTS AT SIGHT FOR FULL INVOICE VALUE ON US ACCOMPANIED BY THE FOLLOWING DOCUMENTS:

+   PACKING LIST AND _____ COPIES, SHOWING _____

_____

…

COVERING SHIPMENT;

DETAILS IN ACCORDANCE WITH SALES CONFIRMATION DATED _____

[ ] FOB/ [ ] CFR/ [X] CIF/ [ ] FAS TORONTO CANADA

SHIPMENT FROM	TO	LATEST	PARTIAL SHIPMENTS	TRANS SHIPMENT

第六章 缮制托运单

一、项目目标

1. 能够依据托运资料缮制托运单；
2. 能够掌握缮制托运单的基本格式；
3. 能够发现托运单的缺陷并进行修改。

二、项目导入

1. 任务描述

顺德有限公司（Shunde Co. Ltd）将一批电器通过海运发往墨西哥的 Invelmexstar S. A. de C. V. 公司。盛凯达国际货运代理有限公司（深圳分公司）［M&L Container Liners（Shenzhen Branch）］接受顺德公司订舱委托以后，缮制集装箱海运托运单。

2. 托运资料

（1）公司信息

顺德公司地址：200，Tiyu Road, Ronggui, Shunde, Foshan, Guangdong, China；联系电话：+86 − 757 − 28315700；传真：+86 − 757 − 28317028

墨西哥公司地址为：Perimetral Duport No. 1350 Fracc. Arboledas. Altamira, Tamaulipas. Mexico

（2）货物明细

JSD12 − B3（LPG）GAS WATER HEATER　　769 台

JSD12 – B3（NG）GAS WATER HEATER   49 台

JSD18 – B3（LPG）GAS WATER HEATER   649 台

JSD18 – B3（NG）GAS WATER HEATER   99 台

JSD24 – B3（LPG）GAS WATER HEATER   399 台

JSD24 – B3（NG）GAS WATER HEATER   48 台

（3）毛重：17 636.5 公斤

（4）度量体积：108.05 立方米

（5）运输标志：N/M

（6）付款方式：预付

（7）装货港：顺德容奇

（8）卸货港：Manzanillo

（9）递送条款：FOB

（10）在顺德领取正本提单

（11）货柜数量：20 尺普柜和 45 尺高柜各一个

三、项目分析

1. 托运单是什么

托运单（Booking Note of Export Cargo/Shipping Order）是出口商（发货人/托运人）在报关前向船方或其代理人（承运人）申请租船订舱的单据。托运单是承运人和托运人之间对托运货物的合约，其记载有关托运人与承运人间的权利义务。它是缮制提单的主要背景资料，是船公司制作提单的依据。如果托运单缮制有差错、延误等，就会影响到其他单证的流转。只有正确及时制单，才能保证安全收汇。

2. 缮制托运单要点

本项目需要项目组成员熟悉托运单涉及的各方，了解托运单的内容，掌握缮制托运单的要点，即要懂得以下几个内容如何填写，具体包括：发货人（Shipper）、收货人（Consignee）、通知人（Notify）、分批装运（Partial Shipment）和转运（Transshipment）、运费（Freight）、装运日期（Shipping Date）、货物描述（Description of Goods）、包装（Packages）、毛重（Gross Weight）、净重（Net Weight）及总体积（Measurement）。

项目组成员应该在参与项目实操前，依据以下问题开展合作式项目内容讨论：

（1）托运单是什么？

（2）托运单有哪些类型？

（3）托运单的各方各自的权利与义务是什么？

（4）缮制要点是什么？

（5）托运订舱的程序是什么？

（6）填写过程中有哪些注意事项？

3. 托运订舱流程

如下图 6 – 1 所示：

出口商，即货主在货、证备齐后，填制订舱委托书，委托货代代为订舱。有时还委托其代理报关，及货物储运等事项。

货代接受订舱委托后，缮制货物托运单，随同商业发票、装箱单及其他必要的单证一同向船公司办理订舱。

船公司依据具体情况，如接受订舱则在托运单的几联单证上编上与提单一致的编号，填上船名、航次，并签署，即表示已确认托运人的订舱，同时把配舱回单、S/O等与托运人有关的单据退给托运人。

托运人持船公司签署的S/O，填制出口货物报关单、商业发票、装箱单等连同其他有关的出口单证向海关办理货物出口报关手续。

海关依据有关规定对出口货物进行查验，如同意出口，则在S/O上盖放行章，并将S/O退回给托运人。

托运人持海关盖章的由船公司签署的S/O要求船长装货。

装货后，由船上的大副签署M/R大副收据，交给托运人。

托运人持M/R，向船公司换取正本已装船提单。

船公司凭M/R，签发正本提单并交给托运人凭以结汇。

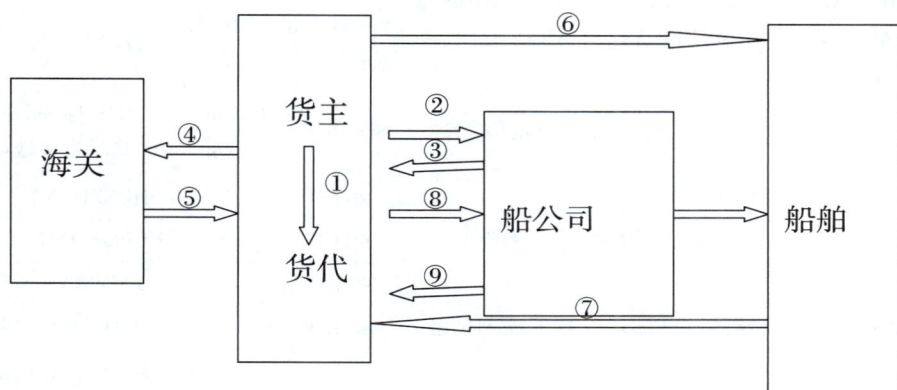

图6-1　托运订舱流程

①订舱委托书
②托运单，商业发票，装箱单及其他单证
③配舱回单，S/O等
④S/O，报关单，商业发票，装箱单
⑤S/O盖章放行
⑥S/O
⑦大幅签发M/R交托运人
⑧M/R

四、示范操作

依据托运资料填写托运单是托运单缮制的关键环节，也是本项目要求学生掌握的核心技能。以下对此环节进行示范操作，并在知识链接中对操作技能加以说明：

表6-2　海运托运单

Shipper 托运人 SHUNDE CO., LTD ADDRESS：200，TIYU ROAD, RONGGUI, SHUNDE, FOSHAN, GUANGDONG, CHINA Tel +86-757-28315700　Fax +86-757-28317028			**M&L CONTAINER LINES(SHENZHEN BRANCH)** 9th Floor, Section A Taipingyang Commercial & Trade Bldg, No.4028 Jiabin Rd, Luohu District, Shenzhen, China Tel:(86-0755)33963122 / 33963135　　Fax:(86-0755)33963138 / 33963349　NVOCC NO.MOC-NV05010		
Consignee 收货人 INVELMEXSTAR S. A. DE C. V. PERIMETRAL DUPORT NO. 1350 FRACC. ARBOLEDAS, ALTAMIRA, TAMAULIPAS, MEXICO			**Shipping Order** 海运托运单		
Notify Party 通知人 INVELMEXSTAR S. A. DE C. V. PERIMETRAL DUPORT NO.1350 FRACC. ARBOLEDAS, ALTAMIRA, TAMAULIPAS, MEXICO			S/O No. 托运单号		
			CY Opening 开舱日期	CY Closing 截关日期	
			Vessel/Voyage 船名/航次	DATONG	
Place of Receipt 收货地	Place of Loading 装货港		Size 柜型	Quantity 柜量	B/L Issued at: 提单发放地点
	RONGQI（容奇）		20'GP	1	SHENZHEN
			40'GP		HONGKONG
			40'HQ		TAIWAN
Port of Discharge 卸货港	Place of Delivery 目的港		45'HQ	1	OTHER　SHUNDE
MANZANILLO	MANZANILLO		Service Required 所需服务 √□FCL 柜货 　□LCL 散货	Release B/L Way: 放货方式 MASTER B/L HOUSE B/L TLX RELEASE	
Marks/Nos 唛头/号码	Quantity and Kind of package 件数及包装；货物品名及规格　Description of Goods			Gross Weight（KGS）毛重（公斤）	Measurement（CBM）度量体积（立方米）

五、知识链接

1. 缮制海运托运单的主要内容

发货人一般应在装运前10天缮制好出口货物托运单或明细单，送交承运公司办理托运手续。其主要内容及缮制要求如下：

（1）经营单位或发货人（SHIPPER）：一般为出口商。

（2）收货人（CONSIGNEE）：以信用证或合同的要求为准，可以填 TO ORDER，TO ORDER OF ××，×× CO. 和 TO BEABER 等，一般以前两种使用较多。

（3）通知人（NOTIFY）：以信用证要求为准，必须有公司名称和详细地址。

（4）分批装运（PARTIAL SHIPMENT）和转运（TRANSHIPMENT）：要明确表示是否可以分批和转运。

（5）运费（FREIGHT）：应注明是"运费预付（FREIGHT PREPAID）"还是"运费到付（FREIGHT COLLECT）"。

（6）装运日期（SHIPPING DATE）：按信用证或合同规定的装运期填写。

（7）货物描述及包装（DESCRIPTION OF GOODS；NO. S OF PACKAGES）：填写商品的大类名称及外包装的种类和数量。

（8）总毛重、总净重及总体积（TOTAL GROSS WEIGHT、NET WEIGHT、MEASUREMENT）：按实际填写。

2. 缮制海运托运单的注意事项

（1）目的港

名称须明确具体，并与信用证描述一致，如有同名港时，须在港口名称后注明国家，地区或州，城市。如信用证规定目的港为选择港（OPTIONAL PORTS），则应是同一航线上的，同一航次挂靠的基本港。

（2）运输的编号

每个具有进出口权的托运人都有一个托运代号（通常也是商业发票号），以便查核和财务结算。

（3）货物名称

应根据货物的实际名称，用中英文两种文字填写，更重要的是要与信用证所列货名相符。

（4）标记及号码

为了便于识别货物，防止错发货，通常由型号，图形货收货单位简称，目的港，件数或批号等组成。

（5）重量尺码

重量的单位为公斤，尺码为立方米；

（6）货物的描述

托盘货要分别注明盘的重量，尺码和货物本身的重量，尺码，对超长，超重，超高货物，应提供每一件货物的详细的体积（长，宽，高）以及每一件的重量，以便货运公司计算货物积载因素，安排特殊的装货设备。

（7）付款方式

一般有运费预付（FREIGHT PREPAID）和运费到付（FREIGHT COLLECT）。有的转运货物，一程运输费预付，二程运费到付，要分别注明。可否转船分批，以及装期，效期等均应按信用证或合同要求一一注明。

（8）通知人

收货人按需要决定是否填。

（9）其他有关的运输条款订舱，配载信用证货客户有特殊要求的也要一一列明。

六、项目实操

请参照示范操作，结合知识链接，依据以下托运资料缮制托运单。

任务描述

顺德有限公司（Shunde Co. Ltd）将一批电器通过海运发往墨西哥的 Comercialization S. A. de C. V. 公司。盛凯达国际货运代理有限公司（深圳分公司）［M&L Container Liners（Shenzhen Branch）］接受顺德公司订舱委托以后，缮制集装箱海运托运单。

托运资料

（1）公司信息

顺德公司地址：200，Tiyu Road，Rongqi，Shunde，Foshan，Guangdong，China；联系电话：+86 – 757 – 28315700；传真：+86 – 757 – 28317028

墨西哥公司地址为：Nueva York #4041，Col. Industrial Lincoln，Monterrey，Nuevo Leon，Mexico

（2）货物明细

| 1352 Units of 8L instant water heaters | 1352 台 |
| 30 Units of 12. 5L instant water heaters | 30 台 |

毛重：10, 475. 4 公斤

度量体积：70. 963 立方米

运输标志：N/M

（3）付款方式：预付

（4）装货港：顺德容奇

（5）卸货港：Monterrey

（6）目的港：Monterrey

（7）递送条款：FOB

（8）货柜数量：一个 40 尺高柜

Shipper 托运人	M&L CONTAINER LINES(SHENZHEN BRANCH) 9th Floor, Section A Taipingyang Commercial & Trade Bldg, No.4028 Jiabin Rd, Luohu District, Shenzhen, China Tel:(86-0755)33945122 / 33945133　Fax:(86-0755)33945138 / 33945148　NVOCC NO.MOC-NV05010	
	Shipping Order 海运托运单	
Consignee 收货人		
Notify Party 通知人	S/O NO. 托运单号	
	CY Opening 开舱日期	CY Closing 截关日期
	Vessel/Voyage 船名/航次	DATONG

Place of Receipt 收货地	Place of Loading 装货港	Size 柜型	Quantity 柜量	B/L Issued at：提单发放地点	
		20'GP		SHENZHEN	
		40'GP		HONGKONG	
		40'HQ		TAIWAN	
Port of Discharge 卸货港	Place of Delivery 目的港	45'HQ	OTHER		
		Service Required 所需服务 □FCL 柜货 □LCL 散货		Release B/L Way：放货方式 MASTER B/L HOUSE B/L	
				TLX RELEASE	
Marks/Nos 唛头/号码	Quantity and Kind of package Description of Goods 件数及包装；货物品名及规格			Gross Weight（KGS）毛重（公斤）	Measurement（CBM）度量体积（立方米）
Terms of Delivery 递送条款	CFR/CIF/DDU/DDP	Ex Works	FOB	Prepaid 预付	Collect 到付

第七章 缮制原产地证

一、项目目标

1. 能够依据要求缮制原产地证；
2. 能够修改有缺陷的原产地证。

二、项目导入

（一）缮制一般原产地证

1. 任务描述

顺德有限公司（Shunde Co. Ltd）将一批电器从顺德容奇港通过海运发往墨西哥 Colima 州的 Manzanillo 市。按照相关规定，必须缮制一般原产地证明，并向相关机构申办。

2. 缮制资料

（1）公司信息

顺德公司地址：200，Tiyu Road，Ronggui，Shunde，Foshan，Guangdong，China

（2）货物明细

JSD12 – B3 HEATER　818 箱

JSD18 – B3 HEATER　748 箱

JSD24 – B3 HEATER　468 箱

SPARE PARTS　　　1 箱

（3）发票编号：GWMX01C12200

（4）发票日期：2013 年 4 月 10 日

（5）运输标志：N/M

（6）海关编码：8419

（二）缮制普惠制原产地证

1. 任务描述

顺德有限公司（Shunde Co. Ltd）将一批电器从顺德容奇港通过海运发往俄罗斯Sochi市。按照相关规定，必须缮制普惠制原产地证明，并向相关机构申办。

2. 缮制资料

（1）公司信息

顺德公司地址：200，Tiyu Road，Ronggui，Shunde，Foshan，Guangdong，China

（2）货物明细

INSTANT GAS WATER HEATER　　　　1050 箱（共1050 件）

PARTS FOR GAS WATER HEATER　　　2 箱（共405 件）

（3）发票编号：GWRU01C130815 - 1

（4）发票日期：2013 年 9 月 24 日

（5）运输标志：N/M

（6）原产地标准：P

三、项目分析

1. 原产地证是什么

原产地证按用途可分为优惠原产地证书和非优惠原产地证书两大类；按种类可分为普惠制原产地证书、一般原产地证书、区域性经济集团互惠原产地证书、专用原产地证书等。

一般产地证的全称是 CERTIFICATE OF ORIGIN，简称 C. O. 。它是用以证明有关出口货物的生产或制造地的一种证明文件，是货物在国际贸易行为中的"原籍"证书，在特定情况下，进口国据此对进口货物给予不同的关税待遇。

普惠制原产地证又称"G. S. P 证"、"Form A 证"，是指发达国家给予发展中国家或地区在经济、贸易方面的一种非互利的特别优惠待遇。普惠制于 1970 年由联合国贸易开发会议第四届优惠特别委员会推行实施。这一制度的实施，对于发展中国家而言，可以扩大出口，多创外汇，加速经济基础发展、促进产业工业化。

本项目要求依据要求缮制一般原产地证书和普惠制产地证书。

2. 原产地证书缮制要点

本项目需要项目组成员了解原产地证的获取方式，证书缮制的基本格式和基本要求，能够依据要求缮制原产地证书，即要懂得如何填写出口方、收货方、运输方式和线路、目的地国家和地区、运输标志、商品名称、包装数量及种类、商品编码、量值、发票编号及日期、出口方声明等上述几项内容。

四、示范操作

依据要求缮制原产地证是外贸单证缮制的一项重要内容。以下对此环节进行示范操作，并在知识链接中对操作技能加以说明：

1. 缮制一般原产地证

表7－1　一般原产地证

ORIGINAL	
1. Exporter	Certificate No.
SHUNDE CO., LTD 200 TIYU ROAD, RONGGUI, SHUNDE, FOSHAN, GUANGDONG, CHINA	**CERTIFICATE OF ORIGIN** **OF** **THE PEOPLE'S REPUBLIC** **OF CHINA**
2. Consignee	
3. Means of transport and route	5. For certifying authority use only
FROM RONGGUI, CHINA TO MANZA-NILLO, COLIMA, MEXICO BY SEA	**CHINA COUNCIL FOR THE PROMO-TION OF INTERNATIONAL TRADE**
4. Country / region of destination MEXICO	

6. Marks and numbers	7. Number and kind of packages; description of goods	8. H. S. Code	9. Quantity	10. Number and date of invoices
N/M	EIGHT HUNDRED AND EIGHTEEN（818）CTNS GWMX01C12200 OF JSD12 – B3 HEATER	8419	818UNITS	
	SEVEN HUNDRED AND FORTY-EIGHT（748）CTNS OF JSD18 – B3 HEATER	8419	748UNITS	APR. 10, 2013
	FOUR HUNDRED AND SIXTY-EIGHT（468）CTNS OF JSD24 – B3 HEATER	8419	468UNITS	
	ONE（1）CTN OF SPARE PARTS	8419	1UNITS	
	＊ ＊			

11. Declaration by the exporter	12. Certification
The undersigned hereby declares that the above details and statements are correct, that all the goods were produced in China and that they comply with the Rules of Origin of the People's Republic of China.	It is hereby certified that the declaration by the exporter is correct.
APR. 10, 2013	SHUNDE APR. 10, 2013
Place and date, signature and stamp of authorized signature	Place and date, signature and stamp of certifying authority

2. 缮制普惠制原产地证

表 7－2 普惠制原产地证

1. Goods consigned from（Exporter's business name, address, country） SHUNDE CO. LTD OF GUANGDONG 200 TIYUROAD, RONGQI, SHUNDE, FOSHAN, GUANGDONG, CHINA	**Reference No.** **GENERALIZED SYSTEM OF PREFERENCES CERTIFICATE OF ORIGIN** （Combined declaration and certificate） **FORM A** Issued in **THE PEOPLE'S REPUBLIC OF CHINA** （country） see Notes overleaf
2. Goods consigned to（Consignee's name, address, country） ROSGAZ LLC 352894, RUSSIA, SOCHI, BATUMI HIGHWAY, 45C RUSSIA	
3. Means of transport and route（as far as known） ON/AFTER Oct. 4, 2013 FROM BAO AN, CHINA TO NOVOROSSIYSK, RUSSIA BY SEA	4. For official use

5. Item number	6. Marks and numbers of packages	7. Number and kind of packages; description of goods	8. Origin criterion (see Notes overleaf)	9. Gross weight or other quantity	10. Number and date of invoices
1	N/M	ONE THOUSAND FIFTY（1050）CTNS OF INSTANT GAS WATER HEATER	"P"	1050 PCS	GWRU 01C130815－1 SEP. 24, 2013
2		TWO（2）CTNS OF PARTS FOR GAS WATER HEATER * * * * * * * * *	"P"	405 PCS	

11. Certification It is hereby certified, on the basis of control carried out, that the declaration by the exporter is correct. GUANGDONG ENTRY-EXIT INSPECTION & QUARANTINE BUREAU OF THE PEOPLE'S REPUBLIC OF CHINA GUANGZHOU, CHINA, SEP. 24, 2013 Place and date, signature and stamp of certifying authority	12. Declaration by the exporter The undersigned hereby declares that the above details and statements are correct; that all the goods were produced in CHINA and that they comply with the origin requirements specified for those goods in the Generalized System of Preferences for goods exported to RUSSIA （importing country） SHUNDE, CHINA, SEP. 24, 2013 Place and date, signature and stamp of certifying authority

五、知识链接

（一）缮制一般原产地证

1. 缮制一般原产地证注意事项

（1）出口方（Exporter）：出口商品名称、地址、国别此栏出口商名称必须是经检验检疫局登记注册，其名称、地址必须与注册档案一致。

（2）收货方（Consignee）：收货人的名称、地址和国别一般应填写最终收货人名称，即提单通知人或信用证上特别声明的受货人，如最终收货人不明确或为中间商时，可填"TO ORDER"字样。

（3）运输方式和线路（Means of transport and route）：运输方式和路线填明装货港、目的港名称及运输方式（海运、空运或陆运）。经转运的，应注明转运地。

（4）目的地国家和地区（Country/region of destination）：目的地指货物最终运抵港，或国家、地区，一般应与最终收货人（第二栏）一致。

（5）签发机构用栏（For certifying authority use only）：签发机构专用栏，此栏留空。

（6）运输标志（Marks and numbers）：此栏应照实填具完整的图案、文字标记及包装号。

（7）商品名称、包装数量及种类（Number and kind of packages；description of goods）：此栏应填明商品总称和具体名称。

（8）商品编码（H. S Code）：此栏要求填写四位数的 H. S. 税目号，若同一证书含有多种商品，应将相应的税目号全部填写。

（9）数量和重量（Quantity）：此栏应填写商品的计量单位。

（10）发票编号及日期（Number）：此栏不得留空。月份一律用英文缩写。

（11）出口方声明（Declaration by the exporter）：该栏由申领单位已在签证机构注册的人员签字并加盖企业中英文印章，同时填写申领地点和日期，该栏日期不得早于发票日期（第十栏）。

（12）签发机构证明（Certification）：申请单位在此栏填写签证日期和地点，然后，由签证机构已授权的签证人签名、盖章。

2. 填写语言

缮制 C. O. 证书一般使用英语，如信用证有特殊要求使用其他语言的，也可凭有关资料申请办理。

（二）缮制普惠制原产地证

1. 缮制普惠制原产地证注意事项

（1）货物运至（出口商的名称、地址、国家）：出口方名称、详细地址及国家（地区）。该栏目内容是带有强制性的，必须按规定详细填写。

（2）货物交给（进口商的名称、地址和国家）：应填写给惠国内的最终收货方的名称、详细地址及国家（地区）。当给惠国属于某一关税同盟，由同盟名称代替国家或地区名称。

（3）运输方式和线路：填写装货港、到货港及使用的运输工具（海运、空运等）及方式。如果是转运，也应列明，并与提单所列内容一致。

（4）签发机构用栏：签证机构在需要时加注内容。

（5）项目号：以品名为依据，填写"1……N"，只有单项商品时，一般填写"1"。

（6）运输标志：此栏应与发票栏所列的同类内容完全一致，无运输标志时，要填"no mark"或"N/M"

（7）商品名称、包装数量及种类：填写商品的具体名称，实际的包装种类和件数，应与信用证和其他单据保持一致，在内容填完后要在后面加结束符号，以防伪造和添加。

（8）原产地标准：按背面注释内容填写。

（9）毛重或其他数量：与运输单据的总毛重或数量相同。

（10）发票编号和发票日期：与商业发票的同类内容完全一致。

（11）签证机构证明：签证机构证明、签字、盖章栏。注明签署地点与日期，不得早于 12 栏日期。

（12）出口商申报：出口方声明、签字、盖章栏。申报日期不得早于发票日期。

2. 填写语言

证明书使用的语种为英语或法语，但证明书背面注释可以使用受惠国本国文字印刷。签证机构必须是受惠国政府指定的，其名称、地址、印模都要在给惠国注册登记。

六、项目实操

（一）缮制一般原产地证

请参照示范操作，结合以上知识链接，依据所给资料，填写一般原产地证。

1. 任务描述

顺德龙泰家电有限公司（SHUNDE LONGTAI APPLIANCE CO., LTD）将一批电热水器选择厦门港通过海运发往美国纽约 W 公司（W Appliance Company Inc）。按照相关规定，必须缮制一般原产地证明，并向相关机构申办。

2. 缮制资料

公司信息

顺德公司地址：No. 98, RONGGUI AVE FOSHAN GUANGDONG 528302 CHINA

纽约公司地址：1360 Broadway, New York, N. Y., U. S. A., 邮编：10018

货物明细

JED12 – A3 ELECTRIC WATER HEATER 618 箱

发票编号：GETX01C21101

发票日期：2013 年 9 月 10 日

运输标志：N/M

海关编码：8419

到货港：美国 Long Beach 港

ORIGINAL

<table>
<tr><td colspan="2">1. Exporter</td><td colspan="3" rowspan="2">Certificate No.
CERTIFICATE OF ORIGIN
OF
THE PEOPLE'S REPUBLIC OF CHINA</td></tr>
<tr><td colspan="2">2. Consignee</td></tr>
<tr><td colspan="2">3. Means of transport and route</td><td colspan="3" rowspan="2">5. For certifying authority use only
CHINA COUNCIL FOR THE PROMOTION OF INTERNATIONAL TRADE</td></tr>
<tr><td colspan="2">4. Country / region of destination</td></tr>
<tr><td>6. Marks and numbers</td><td>7. Number and kind of packages; description of goods</td><td>8. H. S. Code</td><td>9. Quantity</td><td>10. Number and date of invoices</td></tr>
<tr><td colspan="2">11. Declaration by the exporter
The undersigned hereby declares that the above details and statements are correct, that all the goods were produced in China and that they comply with the Rules of Origin of the People's Republic of China.

Place and date, signature and stamp of authorized signature</td><td colspan="3">12. Certification
It is hereby certified that the declaration by the exporter is correct.

Place and date, signature and stamp of certifying authority</td></tr>
</table>

（二）缮制普惠制原产地证

请参照示范操作，结合以上知识链接，依据所给资料，填写普惠制原产地证。

1. 任务描述

海尔电器有限公司（Haier Electric Appliances Co., Ltd）将一批电器选择青岛港通过海运发往挪威的 Moss 港。按照相关规定，必须缮制普惠制原产地证明，并向相关机构申办。

2. 缮制资料

公司信息

海尔公司地址：Haier Industrial Park, No. 1 Haier Road, Qingdao, China

挪威公司名称：Norsk Engrosservice Ltd

挪威公司地址：Drobakvn 401 AAS Norway

货物明细

REFRIGERATOR 40 箱

发票编号：C1133ICZ001

发票日期：2013 年 4 月 7 日

运输标志：N/M

原产地标准：“W” 84. 18

1. Goods consigned from （Exporter's business name, address, country）	Reference No. **GENERALIZED SYSTEM OF PREFER-ENCES CERTIFICATE OF ORIGIN** （Combined declaration and certificate） **FORM A** Issued in **THE PEOPLE'S REPUBLIC OF CHINA** （country） see Notes overleaf				
2. Goods consigned to （Consignee's name, address, country）					
3. Means of transport and route （as far as known）	4. For official use				
5. Item number	6. Marks and numbers of packages	7. Number and kind of packages; description of goods	8. Origin criterion （see Notes overleaf）	9. Gross weight or other quantity	10. Number and date of invoices
11. Certification It is hereby certified, on the basis of control carried out, that the declaration by the exporter is correct. Place and date, signature and stamp of certifying authority	12. Declaration by the exporter The undersigned hereby declares that the above details and statements are correct; that all the goods were produced in and that they comply with the origin requirements specified for those goods in the Generalized System of Preferences for goods exported to （importing country） Place and date, signature and stamp of certifying authority				

（三）根据所给资料判断一般原产地证的填写是否正确，若不正确，请加以改正

相关资料：

顺德公司地址：200, Tiyu Road, Rongqi, Shunde, Foshan, Guangdong, China

货物明细

JSF12 – B3 WATER HEATER	718 箱
JSF18 – B3 WATER HEATER	848 箱
JSF24 – B3 WATER HEATER	538 箱
SPARE PARTS	2 箱

发票编号：GWTX01C10022

发票日期：2013 年 5 月 9 日

运输标志：N/M
海关编码：8419

ORIGINAL

1. Exporter SHUNDE CO., LTD 200 TIYU ROAD, RONGQI, SHUNDE, FOSHAN, GUANGDONG, CHINA	Certificate No. **CERTIFICATE OF ORIGIN OF THE PEOPLE'S REPUBLIC OF CHINA**
2. Consignee	
3. Means of transport and route FROM RONGQI, CHINA TO MANZA- NILLO, COLIMA, MEXICO BY SEA	5. For certifying authority use only **CHINA COUNCIL FOR THE PROMO- TION OF INTERNATIONAL TRADE**
4. Country / region of destination MEXICO	

6. Marks and numbers	7. Number and kind of packages；description of goods	8. H. S. Code	9. Quantity	10. Number and date of invoices
N/M	SEVEN HUNDRED AND EIGHTEEN （718） CTNS OF JSF12 – B3 HEATER	8419	718UNITS	GWMX01C12200
	EIGHT HUNDRED AND FORTY-EIGHT （848） CTNS OF JSF18 – B3 HEATER	8419	848UNITS	MAY 9，2013
	FIVE HUNDRED AND THIRTY-EIGHT （538） CTNS OF JSF24 – B3 HEATER	8419	538UNITS	
	TWO （2） CTN OF SPARE PARTS	8419	2UNITS	
	* * * * * * * * * * * * * * * * *			

11. Declaration by the exporter The undersigned hereby declares that the above details and statements are correct, that all the goods were produced in China and that they comply with the Rules of Origin of the People's Republic of China.	12. Certification It is hereby certified that the declaration by the exporter is correct.
	SHUNDE, MAY 9, 2013
SHUNDE, MAY 6, 2013	
Place and date, signature and stamp of authorized signature	Place and date, signature and stamp of certifying authority

第八章 缮制投保单

一、项目目标

1. 了解投保的流程；
2. 能够规范地缮制投保单；
3. 能够审核投保单。

二、项目导入

2012年9月，海尔公司向英国出口2000台冰箱，按照CIF LONDON向保险公司投保一切险。但是因为海运提单上只写明进口商的名称，没有详细注明其地址，货物抵达伦敦后，船公司无法通知进口商来货场提货，又未与海尔公司的货运代理联系，自行决定将该批货物运回装运港上海港。在运回途中因为轮船渗水，有50台冰箱受到海水浸泡。货物运回上海港后，海尔公司没有将货物卸下，只是在海运提单上补写进口商详细地址后，又运回伦敦。进口商提货后发现部分冰箱损坏，所以只提取了未损坏的1950台。海尔公司发现货物有损后，凭保险单向保险公司提起索赔，要求赔偿50台冰箱的损失。保险公司经过调查发现，货损发生在第二航次，而不是第一航次。投保人未对第二航次投保，不属于承保范围，于是保险公司拒绝赔偿。

三、项目分析

在上述案例中，虽然海尔公司对出口冰箱进行了投保，然而由于本案中被保险人只对货物运输的第一航次进行投保，但是货物是在由伦敦至上海的第二航次中发生了风险损失，即使该项损失属于一切险的承保范围，但不属于保险单的承保范围，保险人对此不予负责。如果海尔公司想要得到保险公司的赔偿，应该对第二航次再次进行投保。

在国际贸易中，凡是按 CIF 或 CIP 等术语成交的出口货物，卖方负有办理保险的责任，一般应在货物从装运仓库运往码头或车站之前办妥投保手续、填制投保单。缮制投保单时，需熟悉办理投保手续的流程，即如何根据合同或信用证的规定，在备妥货物并已确定装运日期和运输工具后，按约定的保险险别和保险金额，向保险公司投保，填制一份"海运出口货物投保单"。保险公司在收到投保单后即缮制保险单。

项目组成员应该在参与项目实操前，依据以下问题开展合作式项目内容资讯：

（1）投保单是什么？

（2）缮制投保单的依据是什么？

（3）缮制投保单时需注意什么？

（4）投保单缮制后，需如何审核投保单？

（5）保险理赔时，应出具什么单据？

四、示范操作

1. 样本

投保单是企业向保险公司申请订立保险合同的文字依据，也是保险公司签发保险单接受投保的重要依据。投保人应翔实、清楚地填写投保单的各项。以下对此环节进行示范操作，并在知识链接中对操作技能加以说明：

表 8 – 1　合同样本

Haier Electrical Appliances Corp., Ltd.

No. 1 Haier Road, Haier Industrial Park, Qingdao, P. R. China

SALES CONFIRMATION

TEL：86 – 532 – 88936868 　　　　　　　　　　　No.：PLW253

FAX：86 – 532 – 88936868 　　　　　　　　　　　DATE：Sept. 15, 2012

TO：Komlog Exp. & Imp. Corp., Ltd.

RM. 1101 – 1110, 11／A, International Business Center A. 001, 16, 10th Avenue, Toronto P. O. Box 33 Toronto, Canada

We hereby confirm having sold to you the following goods on terms and conditions as stated below：

Marks and Numbers	Description of goods	Quantity	Unit Price	Amount
N/M	Haier Brand Electric Fan	5,500 SETS	CIF Toronto	USD 352,000.00
	LR 1005 E	4,000 SETS	USD64.00	USD
	LR 1006 E		USD70.00	280,000.00
Total		9,500 SETS		USD 632,000.00

TOTAL VALUE：SAY US DOLLARS SIX HUNDRED AND THIRTY TWO THOUSAND ONLY.

PACKING：Packed in wooden cases of one set each.

SHIPPING MARKS：At buyer's option.

SHIPMENT：During Oct./Nov. 2012 from Qingdao to Toronto with partial shipments and transshipment permitted.

INSURANCE： To be covered by the seller for 110% of total invoice value against All risks and war risks as per the relevant ocean marine cargo clauses of the People's Insurance Company of China dated January 1st, 1981.

PAYMENT： The Buyer should open through a bank acceptable to the Seller an Irrevocable Letter of Credit at 30 days after sight to reach the Seller 30 days before the month of Shipment valid for negotiation in China until the 15th day after the date of shipment.

The Buyer	The Seller
Komlog Exp. & Imp. Corp., Ltd.	Haier Electrical Appliances Corp., Ltd.

表 8 – 2　海运出口货物投保单样本

3）标记	4）包装及数量	5）保险货物项目	6）保险货物金额
1）保险人： 中国人民保险公司		2）被保险人 海尔电器有限公司 HAIER ELECTRICAL APPLIANCES CORP., LTD.	
N/M	1900 CTNS	HAIER BRAND ELECTRIC FAN	695,200.00

7）总保险金额：（大写）
SAY US DOLLARS SIX HUNDRED AND NINTY FIVE THOUSAND TWO HUNDRED ONLY

8）运输工具：　（船名）　CM STAR	（航次）V. 05W
9）装运港：QINGDAO, CHINA	10）目的港：LONDON, BRITAIN
11）投保险别： FOR 110% OF TOTAL INVOICE VALUE AGAINST ALL RISKS AND WAR RISKS AS PER THE RELEVANT OCEAN MARINE CARGO CLAUSES OF THE PEOPLE'S INSURANCE COMPANY OF CHINA DATED JANUARY 1ST, 1981.	12）货物起运日期： AS PER BILL OF LADING
13）保险代理	
14）申请保险单正本份数 　ONE	15）■保险单 　□保险凭证
16）投保日期： NOV. 1, 2012	17）投保人签字 　张华

2. 缮制投保单的原则

（1）保险人：即承保人，一般为保险公司或保险商或其代理人，但不能为保险经纪人。

（2）被保险人：此项为受保险合同保障的一方。一般是谁投保，谁为被保险人。

（3）标记：此项应填写商品的运输标志，或写明按发票规定（as invoice）。

（4）包装及数量：此项写明包装方式以及包装数量，并填写最大包装的件数。

（5）保险货物项目：应填写保险货物的名称，按发票或信用证填写，如果货名过多，可只写统称，不必过于具体。

（6）保险货物金额：填写按照贸易合同或信用证规定的加成计算得出的保险金额数值。计算时一般按发票的金额加成。保险金额货币名称要与发票一致。

（7）总保险金额：填写保险金额的大写。

（8）运输工具：海运时应写明具体的船名及航次。

（9）装运港：填写合同或信用证规定的货物装运港口。

（10）目的港：填写合同或信用证规定的货物卸货港口。

（11）投保险别：具体写明险别以及按什么保险条款执行。

（12）货物起运日期：填写货物装船日期如 "as per bill of lading"。

（13）保险人代理：填写保险人在目的港的代理。

（14）正本单据的份数。

（15）保险单的类型：选择保险单或保险凭证。

（16）投保日期：填写投保人即出口公司投保的日期。

（17）投保人签字：本栏需要有投保人即出口公司的公章并由具体经办人签字。

五、知识链接

（一）货运保险投保要点

1. 投保时间： 投保时间需早于或等于起运日期

2. 如何计算保险金额及保费：

保险金额 = 发票金额 × 1.1

保险费 = 保险金额 × 费率

3. 投保注意事项：

（1）投保时保险金额需准确

（2）提单号、船名预保时刻暂缓提供

（3）如果做信用证，投保时需同时提供信用证中对保险的要求描述

（4）投保后不能退保

（二）投保险别

按照能否单独投保，我国海运货物保险险别可分为基本险和附加险两类。基本险也称主险，可以单独投保，承保的主要是自然灾害和意外事故所造成的损失或费用；附加险不能单独投保只能在投保基本险后加保，其承保的主要是其他外来风险所造成的损失或费用。

1. 基本险

我国海运货物保险的基本险险别同国际保险市场的做法一样，分为平安险、水渍

险和一切险三种，其责任范围、除外责任、责任起讫、被保险人义务及索赔期限都在中国人民保险公司1981年1月1日修订的《海洋运输货物保险条款》中分节予以明确规定，三种基本险除了在责任范围方面有所不同外，其他部分的内容都相同。

（1）责任范围

平安险（Free from Particular Average，简称FPA）的承保责任范围

① 被保险货物在运输途中由于恶劣气候、雷电、海啸、地震、洪水等自然灾害造成整批货物的全部损失或推定全损；

② 由于运输工具遭受搁浅、触礁、沉没、互撞、与水流或其他物体碰撞以及失火、爆炸等意外事故造成货物的全部或部分损失；

③ 在运输工具已经发生搁浅、触礁、沉没、焚毁意外事故的情况下，货物在此前后又在海上遭受恶劣气候、雷电、海啸等自然灾害所造成的部分损失；

④ 在装卸或转运时由于一件或数件货物整件落海造成的全部或部分损失；

⑤ 被保险人对遭受承保责任内危险的货物采取抢救、防止或减少货损的措施而支付的合理费用，但以不超过该批被救货物的保险金额为限；

⑥ 运输工具遭遇海难后，在避难港由于卸货所引起的损失以及在中途港、避难港由于卸货、存仓和运送货物所产生的特别费用；

⑦ 共同海损的牺牲、分摊、和救助费用。

水渍险（With Particular Average，简称WA或WPA）的承保责任范围：

①平安险所承保的全部责任；

②被保险货物在运输途中，由于恶劣气候、雷电、海啸、地震、洪水等自然灾害所造成的部分损失。

水渍险不包括锈损、碰损、破碎，以及散装货物的部分损失，故常用于不易损坏的货物或生锈并不影响使用价值的货物，如钢管、铁材等。

一切险（All Risks）的承包责任范围：

平安险、水渍险和一般附加险的总和，应用于价值较高、致损原因较多的货物，如棉毛及其制品等。

（2）除外责任

即保险人不负赔偿责任的范围：

① 被保险人的故意行为或过失所造成的损失；

② 属于发货人责任所引起的损失；

③ 在保险责任开始前，被保险货物已存在的品质不良和数量短差所造成的损失或费用；

④ 被保险货物的自然损耗、本质缺陷、特性以及市场价格跌落、运输延迟所造成的损失或费用；

⑤ 战争险和罢工险条款规定的责任范围和除外责任。

（3）责任起讫

责任起讫是保险人承担保险责任的起始与终止实现，也称保险期间或保险期限。出于运输险的特点，保险业务中对责任起讫不规定具体的日期，而是采用"仓至仓"（Warehouse to Warehouse，简称W/W）原则，即保险人对被保险货物所承担的保险责任，从运离保险单所载明的发货人仓库或储存处所时开始生效，在正常运输过程中（包括海上、陆上、内河、和驳船运输在内）继续有效，直至该项货物到达保险所载明的目的地收货人的仓库或储存处所或被保险人用作分配、分派或非正

常运输的其他储存处所为止，以先发生者为准。

（4）索赔期限

也称索赔时效，是被保险货物发生承保范围内的风险与损失时，被保险人向保险人提出索赔要求的有效期。逾期则被保险人丧失索赔的权力。我国海商法规定，从保险事故发生之日起计算，最多不超过两年。

2. 附加险

为了满足国际贸易中有关关系人的保险要求，保险人在基本险险别之外又制定了各种附加险。目前，《中国保险条款》中的附加险有一般附加险、特别附加险和特殊附加险三类。

（三）理赔基本材料

1. 正本保单；
2. 正本提单（如是电放，须提供清晰的复印件）；
3. 正本发票和正本装箱单；
4. 买卖合同复印件（需在复印件上盖章，如合同是多页，请加盖骑缝章，并注明"与原件相符"）；
5. 出口报关单复印件；
6. 收货人收货时与内陆承运人之间的货物交接单正本（如果有内陆段运输）；
7. 货损照片；
8. 收货人与承运人（和其他责任方）关于损失索赔的函件、传真；
9. 收货人致保险公司的索赔函和索赔清单（须列名保单号、货物损失的原因和程度、索赔金额和收款账户）；
10. 查勘报告。

注：上述材料清单只做参考，索赔时以具体案情提交相关材料。

六、项目实操

请参照示范操作，结合知识链接，依据以下信用证及附加信息缮制投保单，向保险公司申请开立一份正本保险单。

信用证样本：

FROM HSBC BANK LTD. , NEW YORK

DOCUMENTARY CREDIT No. ：01/12RT35，DATE：MAY 10，2012

ADVISING BANK：BANK OF CHINA，SHANGHAI BRANCH

APPLICANT：VICTORY TRADING COMPANY P. O. BOX 132563，NEW YORK，U. S.

BENEFICIARY：HAIER ELECTRICAL APPLIANCES CORP., LTD., SHANGHAI BRANCH, SHANGHAI, CHINA

AMOUNT：HKD 4,300,000.00（SAY US DOLLARS FOUR MILLION THREE HUNDRED THOUSAND ONLY）

EXPIRY DATE：JULY 15，2012 IN NEW YORK FOR NEGOTIATION

DEAR SIRS：

WE HEREBY ISSUE THIS DOCUMENTARY CREDIT IN YOUR FAVOR，WHICH IS

AVAILABLE BY NEGOTIATION OF YOUR DRAFT（S）IN DUPLICATE AT SIGHT DRAWN ON BENEFICIARY BEARING THE CLAUSE："DRAWN UNDER L/C No. 01/12RT35 OF HSBC BANK LTD., NEW YORK DATED MAY 10，2012" ACCOMPAINED BY THE FOLLOWING DOCUMENTS：

– SIGNED INVOICE IN QUADRUPLICATE COUNTER – SIGNED BY APPLICANT.

– FULL SET OF CLEAN ON BOARD OCEAN BILLS OF LADING MADE OUT TO ORDER, ENDORSED IN BLANK, MARKED 'FREIGHT PREPAID' AND NOTIFY BENEFICIARY.

– MARINE INSURANCE POLICY OR CERTIFICATE FOR FULL INVOICE VALUE PLUS 10% WITH CLAIMS PAYABLE IN NEW YORK IN THE SAME CURRENCY AS THE DRAFT COVERING ALL RISKS AND WAR RISKS FROM WAREHOUSE TO WAREHOUSE UP TO NEW YORK AS PER PICC 1/1/1981.

– PACKING LIST IN QUADRUPLICATE.

– CERTIFICATE OF ORIGIN ISSUED BY BANK OF CHINA, BEIJING.

– SHIP'S CLASSIFICATION ISSUED BY LIOYDS' IN LONDON.

COVERING：

ABOUT 1，500 SETS AMERICAN FRIDGE FREEZERS WITH SPARE PARTS HRF – 628IF6 AS PER BUYER'S ORDER No. TH – 108 DATED MAY 1，2012 TO BE DELIVERED ON TWO EQUAL SHIPMENTS DURING MAY/ JUNE.

ALL BANKING CHARGES OUTSIDE NEW YORK ARE FOR THE ACCOUNT OF BENEFICIARY. SHIPMENT FROM CHINA TO PORT NEW YORK LATEST JULY 1，2012. PARTIAL SHIPMENTS ARE ALLOWED. TRANSSHIPMENT PROHIBITED.

WE HEREBY ENGAGE WITH DRAWERS, ENDORSERS AND BONA FIDE HOLDERS THAT DRAFTS DRAWN AND NEGOTIATED IN CONFORMITY WITH THE TERMS OF THIS CREDIT WILL BE DULY HONORED ON PRESENTATION. SUBJECT TO UCP 600

HSBC BANK Ltd. , NEW YORK （SIGNED）

附加信息：

保险公司：中国平安保险公司　　　　　船名及航次：LEIDA　　V. 5230 L

唛头：VICTORY/HA1101/NEW YORK/NOS 1–800　　投保日期：2012 年 5 月 25 日

海运出口货物投保单

1）保险人：		2）被保险人	
3）标记	4）包装及数量	5）保险货物项目	6）保险货物金额
7）总保险金额：（大写）			
8）运输工具：　（船名）		（航次）	
9）装运港：		10）目的港：	
11）投保险别：		12）货物起运日期：	
13）保险代理			
14）申请保险单正本份数		15）☐ 保险单 ☐ 保险凭证	
16）投保日期：		17）投保人签字	

第九章 缮制报关单

数据中心统一编号： 0000000008514

中华人民共和国海关出口货物报关单

预录入编号 532616694	申报现场 顺德车场 (5153)	海关编号		
出口口岸 (5316) 大鹏海关	备案号		出口日期	申报日期
经营单位 (4122960451) 广东省顺德于金矿产进出口有限公	运输方式 水路运输	运输工具名称 05000570201110	提运单号 粤DN9842	
发货单位 (4122960451) 广东省顺德于金矿产进出口有限公	贸易方式 一般贸易	征免性质 (0110) 一般征税	结汇方式 (101) 电汇	
许可证号	运抵国(地区) 俄罗斯联邦 (344)	指运港 俄罗斯 (344)	境内货源地 顺德 (44229)	
批准文号	成交方式 FOB	运费	保费	杂费
合同协议号 201291	件数 1050	包装种类 纸箱	毛重(千克) 9870	净重(千克) 9400
集装箱号 FCIU8298530 * 1(2)	随附单证 B			生产厂
标记唛码及备注 退税 随附单证				
总值： 120750.00壹拾贰万零柒佰伍拾承整				
项目 商品编号 商品名称、规格型号 数量及单位	最终目的国(地区)	单价	总价	币制 征免
001 84191100.00 燃气热水器 原理：通过燃烧加热方式将热量	1050台 俄罗斯联邦 (344)	115.0000	120750.00 (502)	美元 照章征税

* * * * * 以下空白 * * * * *

一、项目目标

1. 了解出口货物报关的流程；
2. 能够缮制报关单；
3. 能够审核报关单。

二、项目导入

2012 年 12 月，青岛海尔公司把一批出口到古巴的电脑运抵青岛海关监管区，该公司报关员填写了出口货物通关单，装货 6 小时前向海关申报通关，并提供了报关所需要的发票、装箱单、提运单、报关单、出口批文、减免税证明及加工贸易备案手册等单证。然而海关拒绝了海尔公司的通关申报。

三、项目分析

在上述案例中，海尔公司的报关人员应当在装货前 24 小时向海关申报。此规定是为了在装货前给海关以充足的时间查验货物，以保证海关正常工作。如果在这一规定的期限之前没有向海关申报，海关可以拒绝接受通关申报，这样，出口货物就得不到海关的检验、征税和放行，无法装货运输，甚至导致延迟装运、违反合同。因此，应该及早向海关办理申报手续。

出口货物报关单是指出口货物收发货人或其代理人，按照海关规定的格式对出口货物的实际情况做出书面申明，以此要求海关对其货物按适用的海关制度办理通关手续的法律文书。它在对外经济贸易活动中具有十分重要的法律地位。它既是海关监管、征税、统计以及开展稽查和调查的重要依据，又是出口退税和外汇管理的重要凭证，也是海关处理走私、违规案件，及税务、外汇管理部门查处骗税和套汇犯罪活动的重要证书。

项目组成员应该在参与项目实操前，依据以下问题开展合作式项目内容资讯：

1. 报关单是什么？
2. 如何进行报关？
3. 缮制报关单时需注意什么？
4. 出口报关的基本流程是什么？

四、示范操作

（一）出口报关单

出口企业应按海关总署规定的统一格式和填制规范，翔实、清楚地填写报关单的各项。以下对此环节进行示范操作，并在知识链接中对操作技能加以说明：

表 9 – 1　装箱单

Packing list

Shipping Mark：N/M   No.：C1133RFR003H01

Date：2013/04/12

Description of Goods	Quantity	Package	Gross Weight	Net Weight
AIR CONDITIONER				
TAU356	1020 PCS	102 CTNS	862.00 KGS	820.00 KGS
TAU511	1210 PCS	131 CTNS	1040.00 KGS	957.00 KGS
TAU720	742 PCS	69 CTNS	635.00 KGS	610.00 KGS
TOTAL：	2,972 PCS	302 CTNS	2,537.00 KGS	2,387 KGS

ISSUED BY

Haier Electrical Appliances Corp. ltd.

王阳

表9-2　报关单样本

中华人民共和国海关出口货物报关单

预录入编号：422020130200107791　申报现场：青机场关（4220）　海关编号：422020130200107791

出口口岸 青岛海关	备案号	出口日期 20130415	申报日期 2013.04.13
经营单位 （3702954522） 海尔集团电器产业有限公司	运输方式 江海运输	运输工具名称 YS MAR F. 07W	提运单号
发货单位 （3702954522） 海尔集团电器产业有限公司	贸易方式（0110） 一般贸易	征免性质（101） 一般征税	结汇方式 L/C
许可证号	运抵国（地区）（110） 香港	指运港 香港	境内货源地 青岛其他

批准文号	成交方式 FOB	运费	保费	杂费
合同协议号	件数 2972	包装种类 纸箱	毛重(千克) 2537.00	净重（千克） 2387.00

集装箱号	随附单证	生产厂家 海尔集团电器产业 有限公司

标记唛码及备注
N/M

项号	商品编号	商品名称、规格型号	数量及单位	最终目的国（地区）	单价	总价	币制	征免
	84159020.00	空调 AIR CONDITIONER		（502）			美元	照章征税
1		TAU356	1020 台		35.00	357000.00		
2		TAU511	1210 台		40.00	48400.00		
3		TAU720	742 台		66.00	4 8972.00		
			2972 台			133072.00		

税费征收情况

录入员　　　录入单位 　8800000305700	兹声明以上申报无讹并承担法律责任	海关审单批注及放行 日期（签章）	
报关员	申报单位（签章） 青岛飞天国际货运代理有限公司	审单	审价
		征税	统计
单位地址 青岛市市南区延安三路 220 号 邮编　　　电话　　　　　填制日期 　　0532－83871018　　2013.05.11		查验	放行

（二）出口报关单的缮制规范

1. 预录入编号：海关编制，自动打印。

2. 海关编号：海关编制，自动打印。

3. 出口口岸：该栏目应当填写货物实际出口的口岸海关名称。这个栏目填写的内容必须是"××海关"。如果在改错中此栏只填写"青岛"而不是"青岛海关"就为错误。

4. 备案号：此栏目中只有两种情况才需要填写内容，一是填写加工贸易合同中《登记手册》编号，二是特定减免税货物进口时必须提供的《进出口货物征免证明》的编号，如果涉及一般贸易此栏为空。备案号是 12 位编码，都是由第 1 位的英文字母和后面的 11 个数字组成。

5. 出口日期：运载所申报货物的运输工具办结出境手续的日期。本栏目应为 6 位数，或 8 位数。

6. 经营单位：经营单位指对外签定并执行进出口贸易合同的中国境内企业或单位（在海关登记注册并有外资经营权的中国境内的法人或者组织）。经营单位代码有 10 位数。

7. 运输方式：主要涉及江海运输、航空运输、铁路运输。具体根据 8. 运输工具名称填写。

8. 运输工具名称：江海运输需要填写船名、航次号；航空运输填报航班号＋进出境日期＋/＋总运单号

9. 提运单号：一份报关单只允许填写一个提运单号。

10. 发货单位：指出口货物在境内的生产或销售单位，包括自行出口货物的单位，委托有进出口经营权的企业代理出口货物的单位。

11. 贸易方式：常用贸易方式有一般贸易 0110、来料加工 0214、进料加工 0615 等。

12. 征免性质：常用征免性质分为一般征税（101）、来料加工（502）、进料加工（503）等。

13. 结汇方式：有信汇、电汇、票汇、付款交单、承兑交单、信用证等。

14. 许可证号：此栏会在已知条件中给出，如已知条件没给则不填写。

15. 运抵国（地区）：国别中文名称＋代码。对发生运输中转的货物，如中转地未发生任何商业性交易，则运抵国（地区）不变，如中转地发生商业交易，则以中转地为运抵国（地区）。

16. 指运港：指运港指出口货物运往境外的最终目的港；最终目的港不可预知的，可按尽可能预知的目的港填报。

17. 境内货源地：境内货源地指出口货物在国内的产地或原始发货地。

18. 成交方式：本栏目应根据实际成交价格条款按海关规定的《成交方式代码表》选择填报相应的成交方式代码。无实际进出境的，进口填报 CIF 价，出口填报 FOB 价。

19. 运费：本栏目用于成交价格中不包含运费的进口货物或成交价格中含有运费的出口货物，应填报该份报关单所含全部货物的国际运输费用。

20. 保费：本栏目用于成交价格中不包含保险费的进口货物或成交价格中含有保险费的出口货物，应填报该份报关单所含全部货物国际运输的保险费用。

21. 杂费：指成交价格以外的、应计入完税价格或应从完税价格中扣除的费用，

如手续费、佣金、回扣等。

22. 合同协议号：本栏目应填报出口货物合同的全部字头和号码。

23. 件数：本栏目应填报有外包装的进（出）口货物的实际件数。

24. 包装种类：本栏目应根据出口货物的实际外包装种类，按海关规定的《包装种类代码表》选择填报相应的包装种类代码。

25. 毛重（公斤）：指货物及其包装材料的重量之和。本栏目填报出口货物实际毛重，计量单位为公斤，不足一公斤的填报为1。

26. 净重（公斤）：指货物的毛重减去外包装材料后的重量，即商品本身的实际重量。本栏目填报进（出）口货物的实际净重，计量单位为公斤，不足一公斤的填报为1。

27. 集装箱号：集装箱号是在每个集装箱箱体两侧标示的全球唯一的编号。本栏目用于填报和打印集装箱编号及数量。集装箱数量四舍五入填报整数，非集装箱货物填报为0。

28. 随附单据：指随进（出）口货物报关单一并向海关递交的单证或文件，合同、发票、装箱单、许可证等的必备的随附单证不在本栏目填报。本栏目应按海关规定的《监管证件名称代码表》选择填报相应证件的代码。

29. 生产厂家：指出口货物的境内生产企业，本栏目供必要时手工填写。

30. 标记唛码及备注：本栏目上部用于打印以下内容：

（1）标记唛码中除图形以外的文字、数字。

（2）受外商投资企业委托代理其进口投资设备、物品的外贸企业名称。

31. 项号：本栏目分两行填报及打印。第一行打印报关单中的商品排列序号。第二行专用于加工贸易等已备案的货物，填报和打印该项货物在《登记手册》中的项号。

32. 商品编号：指按海关规定的商品分类编码规则确定的出口货物的商品编号。

33. 商品名称、规格型号：本栏目分两行填报及打印。第一行打印出口货物规范的中文商品名称，第二行打印规格型号，必要时可加注原文。

34. 数量及单位：指出口商品的实际数量及计量单位。

35. 最终目的国（地区）指已知的出口货物的最终实际消费、使用或进一步加工制造国家（地区）。

36. 单价：本栏目应填报同一项号下出口货物实际成交的商品单位价格。

37. 总价：本栏目应填报同一项号下出口货物实际成交的商品总价。

38. 币制：指出口货物实际成交价格的币种。本栏目应根据实际成交情况按海关规定的《货币代码表》选择填报相应的货币名称或代码。

39. 征免：指海关对出口货物进行征税、减税、免税或特案处理的实际操作方式。对于一般的出口货物，本栏目填"一般征税"。

40. 税费征收情况：由海关进行批注。

41. 录入员：本栏目用于预录入和EDI报关单，打印录入人员的姓名。

42. 录入单位：本栏目用于预录入和EDI报关单，打印录入人单位名称。

五、知识链接

出口报关的基本流程：

1. 根据件数、重量、尺寸做出口拖单，给船公司租船订舱。

2. 根据 HS 编码，如果确定是法检商品应先办理报检手续，所需单证为合同、发票、箱单、出境货物报检单。

3. 报关资料：出口下货纸、发票、箱单、出境货物报检单、手工填写的出口报关单及海关监管所涉及的各类证件等。带齐所需报关资料到海关预录大厅预录申报，审结后将单证递交海关出口科。海关审核单证无误后放行，如需验货打印查验单。

4. 如验货，将集装箱调入海关验货区，报关员协助海关查验放行货物。

5. 将出口下货纸送至船公司。

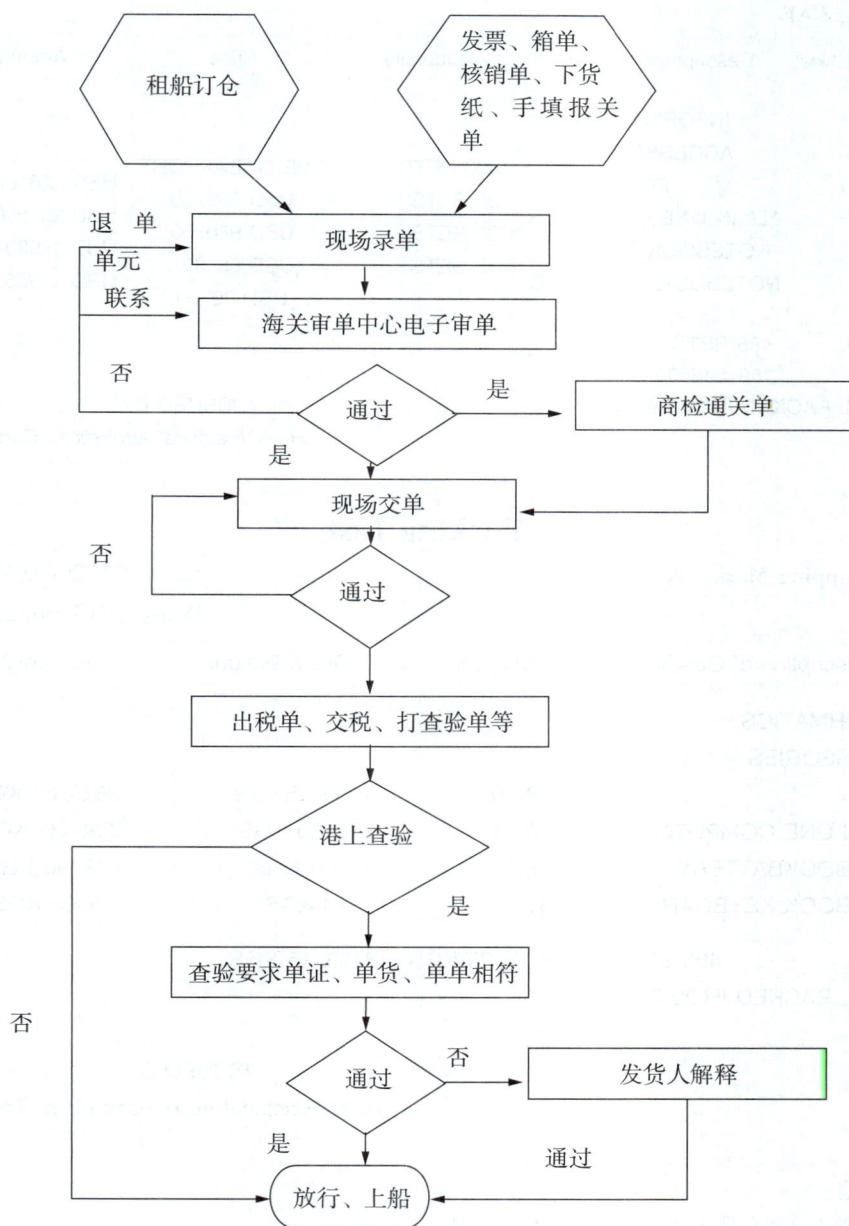

图 9−1　出口报关的基本流程

六、项目实操

请参照示范操作，结合知识链接，依据以下发票和装箱单缮制出口报关单。

Commercial Invoice

No.：C1220COP409K22

Date：2013/06/21

L/C No.：00030225780001 from YANTIAN PORT，CHINA To DUBAI PORT，UAE

P/O No. 240－3

For account and risk of messrs. MOONSTAR TRADING LLC P. O. BOX 163201 DUBAI，UAE

Marks & Nos	Description of goods	Quantity	Price	Amount
N/M	INFORMATICS ACCESSORIES PC ALL IN ONE COMPUTER NOTEBOOK BATTERY NOTEBOOK KEYBOARD	400 SETS 30 SETS 30 SETS 35 SETS	CFR DUBAI PORT USD 320.00 USD 950.00 USD 66.00. USD 39.00	USD 128,000.00 USD 28,500.00 USD 1,980.00 USD 1,365.00

TOTAL　　495 SETS
USD　　159,845.00
TOTAL PACKED IN 20 PALLETS

ISSUED BY
Haier Electrical Appliances Corp. ltd.
王阳

Packing List

Shipping Mark：N/M

No.：C1220COP409K22

Date：2013/06/21

Description of Goods	Quantity	Gross Weight	Net Weight
1 NFORMATICS ACCESSORIES PC ALL IN ONE COMPUTER NOTEBOOKBATTERY NOTEBOOK KEYBOARD	400 SETS 30 SETS 30 SETS 35 SETS	4200.25KGS 289.30 KGS 15.60 KGS 7.10 KGS	3526.00 KGS 230.25 KGS 13.90 KGS 6.00 KGS

TOTAL：　　495 SETS　　4512.25 KGS　　3776.15 KGS
TOTAL PACKED IN 20 PALLETS

ISSUED BY
Haier Electrical Appliances Corp. Ltd.
王阳

附加信息：
报关代理人：青岛飞天国际货运代理有限公司
地址：青岛市市南区延安三路220号　　　电话：0532－83871018
填制日期：2013.05.11

中华人民共和国海关出口货物报关单

预录入编号： 申报现场： 海关编号：

出口口岸	备案号	出口日期	申报日期	
经营单位	运输方式	运输工具名称	提运单号	
发货单位	贸易方式	征免性质	结汇方式	
许可证号	运抵国（地区）（110）	指运港	境内货源地	
批准文号	成交方式	运费	保费	杂费
合同协议号	件数	包装种类	毛重(千克)	净重（千克）
集装箱号	随附单证		生产厂家	

标记唛码及备注

项号	商品编号	商品名称、规格型号	数量及单位	最终目的国（地区）	单价	总价	币制	征免

税费征收情况

录入员 录入单位	兹声明以上申报无讹并承担法律责任	海关审单批注及放行日期（签章）	
		审单	审价
报关员	申报单位（签章）	征税	统计
		查验	放行
单位地址			
邮编　　　　　电话　　　　　填制日期			

第十章 缮制报检单

中华人民共和国出入境检验检疫
出境货物报检单

报检单位（加盖公章）：九城软件			*编 号 380700210019869		
报检单位登记号:3888888888	联系人:九城软件	电话:87165156	报检日期:2010 年 08 月 23 日		
发货人	（中文）九城软件				
	（外文）************************				
收货人	（中文）***				
	（外文）FRIGORIFICS FERRER S A				
货物名称(中/外文)	H.S.编码	产地	数/重量	货物总值	包装种类及数量
精制虾仁条(单冻)	0306131100 P.R/Q.S	宁波市象山县	24000千克	111700 美元	4800双瓦楞纸箱

一、项目目标

1. 能够根据进出口货物的实际情况按照信用证或合同办理货物出口报检手续；
2. 能够根据信用证、合同检验检疫相关条款缮制出境货物报检单和检验证书。

二、项目导入

顺德龙泰家电有限公司（SHUNDE LONGTAI APPLIANCE CO., LTD ）出口一批电热水器去英国 ABB 公司，合同规定装运港为顺德容奇，业务员根据商品的 H. S. 编码查出该批货物的报检条件，在装运前 10 天向顺德进出口商品检验检疫局办理商品报检手续。

三、项目分析

有别于其他商品的出口，我国对出口小家电产品有特殊的报检要求，实施法定检验。

（一）报检的范围、流程和要求

1. 报检范围
小家电产品指需要外接电源的家庭日常生活使用或类似用途、具有独立功能的并与人身有直接或间接的接触，将电能转化为功能或热能，涉及人身的安全、卫生、健康的小型电器产品。
2. 报检流程：接单——审单——预录——申报——验货——放行——下账
3. 报检要求
（1）检验检疫机构对出口小家电产品的生产企业实行登记制度；

（2）登记时应提交《出口小家电生产企业登记表》，并提供相应的出口产品质量技术文件；

（3）检验检疫机构对出口小家电产品的企业的质量保证体系进行书面审核和现场验证，重点审查其是否具备必需的安全项目的检测仪器和相应资格的检测人员；

（4）小家电产品出口需取得型式试验报告，首次登记的企业，由当地的检验检疫机构派员从生产批中随机抽取并封存样品，由企业送至国家质检总局指定的实验室进行型式试验；

（5）凡型式试验不合格的产品，一律不准出口。

（二）出境货物报检单的缮制

表 10-1　出境货物报检单模板

CIQ	中华人民共和国出入境检验检疫 出境货物报检单

报检单位（加盖公章）：				*编号		
单位地址						
报检单位登记号：		联系人：	电话：	报检日期：	年　月　日	
发货人	（中文）					
	（外文）					
收货人	（中文）					
	（外文）					

货物名称（中/外文）	H.S.编码	产地	数/重量	货物总值	包装种类及数量

运输工具名称号码		贸易方式		货物存放地点	
合同号		信用证号		用途	其他
发货日期	月　日	输往国家（地区）		许可证/审批号	
启运地		到达口岸		预计工作日期	年 月 日

合同、信用证订立的检验检疫条款或特殊要求	标记及号码	随附单据（划"　"或补填）	
		（　）合同	（　）包装性能结果单
		（　）信用证	（　）许可/审批文件
		（　）发票	（　）出口货物报关单
		（　）换证凭单	（　）
		（　）装箱单	（　）
		（　）厂检单	

需要证单名称（划"　"或补填）			*检验检疫费	
（　）品质证书	＿＿正＿＿副	（　）植物检 ＿＿正＿＿副	总金额	
（　）重量证书	＿＿正＿＿副	疫证书 ＿＿正＿＿副	（人民币元）	
（　）数量证书	＿＿正＿＿副	（　）熏蒸/消 ＿＿正＿＿副		
（　）兽医卫生证书	＿＿正＿＿副	毒证书	计费人	
（　）健康证书	＿＿正＿＿副	（　）出境货		
（　）卫生证书	＿＿正＿＿副	物换证凭单	收费人	
（　）动物卫生证书	＿＿正＿＿副	（　）放行		

报检人郑重声明：	领取证单	
1. 本人被授权报检。	日期	
2. 上列填写内容正确属实，货物无伪造或冒用他人的厂名、标志、认证标志，并承担货物质量责任。		
签名：　　　+++	签名	

注：有"*"号栏由出入境检验检疫机关填写	◆国家出入境检验检疫局制
	[1-2（2000.1.1）]

2. 出境货物报检单的要素分析

报检单位应加盖公章，并准备填写本单位在检验检疫机构备案或注册登记的代码。所列各项内容必须完整、准确、清晰，不得涂改。

（1）编号：由检验检疫机构报检受理人员填写，前6位为检验检疫机构代码，第7位为报检类代码，第8、9位为年代码，第10至15位为流水号。

（2）报检单位登记号：报检单位在检验检疫机构备案或注册登记的代码。

（3）联系人：报检人员姓名。

（4）电话：报检人员的联系电话。

（5）报检日期：检验检疫机构实际受理报检的日期，由检验检疫机构受理报检人员填写。

（6）发货人：按不同情况填写。出口报检的，应填写外贸合同中的卖方或信用证受益人。

（7）收货人：按合同、信用证中所列买方名称填写。

（8）货物名称：按合同、信用证上所列名称及规格填写，如为废旧货物应注明。

（9）HS编码：按《协调制度》中所列编码填写，以当年海关公布的商品税则编码分类为准。

（10）产地：填写省、市、县名，填制时，一般应具体到县市行政区名称

（11）数/重量：按实际申请检验检疫数/重量填写。注明数/重量单位，应与合同、发票或报关单上所列一致。重量一般填写"净重"。填制数/重量时，对于H.S.编码对应的第一计量单位必须输入；第一计量单位填制完毕后，可以同时填制另一项数/重量。

（12）货物总值：按合同或发票所列货物总值填写，需注明币种。

（13）包装种类及数量：填写本批货物实际运输包装的种类及数量，应注明包装材质。

（14）运输工具名称号码：填写装运本批货物进出境的运输工具的名称或运输工具编号。出境货物在报检时，一般只能初步确定运输工具种类，对于运输工具名称和号码一般还无法确定。因此，在填制报检单时，可只对运输工具类别进行填制，如"船舶×××"。

（15）合同号：根据对外贸易合同填写，或填订单、形式发票的号码。

（16）信用证号：本批货物对应的信用证编号，对于不以信用证方式结汇的，应注明结汇方式，如"T/T"。

（17）贸易方式：该批货物出口的贸易方式。

（18）货物存放地点：注明具体地点、厂库。

（19）发货日期：实际发货日期。应为8位数字，顺序为年（4位）、月（2位）、日（2位）。

（20）输往国家（地区）：指出口货物离开我国关境直接运抵的国家或地区，或者在运输中转国（地区）未发生任何商业性交易的情况下最后运抵的国家或地区。

（21）许可证/审批号：须办理加工单位注册登记、备案登记等许可类手续的出境货物取得的相关许可证或审批的号码。

（22）生产单位注册号：指生产、加工本批货物的单位在检验检疫机构备案登

记的 10 位编号。

（23）启运地：出境货物的报关地。

（24）到达口岸：填写货物抵达目的地停靠口岸名称。

（25）集装箱规格、数量及号码：货物若以集装箱运输应填写集装箱的规格、数量及号码。

（26）合同订立的特殊条款及其他要求：在合同中订立的有关检验检疫的特殊条款及其他要求应填此栏。若没有则填"无"。

（27）标记号码：货物的标记号码，应与合同、发票等有关外贸单据保持一致。若没有标记号码则填"N/M"。

（28）用途：本批货物的实际用途。

（29）随附单据：按实际情况在随附单据种类前的"口"上划"√"或补填。

（30）需要证单名称：根据所需由检验检疫机构出具的证单，在对应的"口"上划"√"或补填，并注明所需正副本的数量。

（31）报检人郑重声明：由负责本批货物报检的报检人员手签或盖章。

（32）检验检疫费：由检验检疫机构计费人员核定费用后填写。

（33）领取证单：报检人在领取检验检疫机构出具的有关检验检疫证单时填写实际领证日期并签名。

四、示范操作

顺德龙泰家电有限公司（自理报检单位备案号 4502567924）根据与英国 ABB 公司签订的销售合同（表 10－2）和附加信息，结合我国小家电出口报检的要求，缮制了《出境货物报检单》（表 10－3）

1. 表 10－2　销售合同

顺德龙泰家电有限公司

广东省佛山市顺德容桂大道 98 号

SHUNDE LONGTAI APPLIANCE CO.，LTD

No. 98，RONGGUI AVE FOSHAN GU ANGDONG PRO. 528302　P. R. CHINA

TEL：+86 757 22329930　FAX：+86 757 22329929

销售合同
SALES CONTRACT

To：

ABB IMP. & EXP. CORP.

No. 136，GIANT STREET LONDON UK

TEL：9978－5488965

No.：20130027

Date：19 OCT.，2013

Place：SHUNDE，CHINA

买卖双方同意按下列条件购进、售出下列商品：

THE SELLER AGREES TO SELL AND THE BUYER AGREES TO BUY THE UNDER-MENTIONED GOODS ACCORDING TO THE TERMS AND CONDITIONS AS STIPULATED BELOW

商品名称及规格 DESCRIPTION OF GOODS	数量 QUANTITY	单价 UNIT PRICE	总值 TOTAL VALUE
Induction cooker Art. No. JSD20－A3（NG） Art. No. JSD20－A3（LPG）	35000 PCS 5000 PCS	USD 152.26 USD 152.26	FOB SHUNDE USD5,329,100.00 USD761,300.00 USD6,090,400.00

5. 包装：

PACKING：PACKED IN CARTONS OF 40,000 PCS

6. 唛头：

SHIPPING MARKS：WILL BE INDICATED IN THE LETTER OF CREDIT

7. 装船港口：

PORT OF SHIPMENT：RONGQI, CHINA

8. 目的港口：

PORT OF DESTIMATION：AMSTERDAM THE NETHERLANDS

9. 装船期限：

TIME OF SHIPMENT：NOT LATER THAN Oct. 31ST, 2013.

10. 付款条件：买方应通过买卖双方都接受的银行向卖方开出以卖方为受益人的不可撤销，可转让的即期付款信用证并允许分装、转船。

TERMS OF PAYMENT：The Buyer shall open with a bank to be accepted by both the Buyer and Seller an irrevocable transferable letter of credit, allowing partial shipment, transshipment in favor of the Seller and addressed to Seller payable at sight against first presentation of the shipping document to Opening Bank.

11. 保险：由买方/卖方按发票金额加成10%投保一切险及战争险。如果买方要求加投上述保险或保险金额超出上述金额，必须提前征得卖方的同意；超出保险费由买方承担。

INSURANCE：To be covered by the Buyer/Seller for the full invoice valve plus 10% against all risks and war risks. If the Buyer desires to cover for any other extra risks besides aforementioned of amount exceeding the aforementioned limited, the Seller's approval must be obtained beforehand and all the additional premiums thus incurred shall be for the Buyer's account.

12. 检验：由中国商检局出具的品质/重量证明书将作为装运品质数量证明。

INSPECTION：The inspection Certificate of Quality/Weight issued by CCIB shall be taken as basis for the shipping quality/weight.

13. 不可抗力：因人力不可抗拒事故，使卖方不能在合同规定期限内交货或不能交货，卖方不负责任，但是卖方必须立即以传真通知买方。如果买方提出要求，卖方应以挂号函向买方提供由中国国际贸易促进会或有关机构出具的证明，证明事故的存在。

FORCE MAJEURE：The Seller shall not be responsible if they, owing to Force Majeure causes, fail to make delivery within the time stipulated in the contract or can't deliver the goods. However, in such a case the Seller shall inform the Buyer immediately by fax. The Seller shall send to the Buyer by registered letter at the quest of the Buyer a certificate attesting the existence of such a cause or causes issued by China Council for the Promotion of International Trade or by a competent Authority.

14. 异议索赔：品质异议须于货到目的口岸之日起30天内提出，数量异议须于货到目的口岸之日起15天内提出，买方需同时提供双方同意的公证行的检验证明。卖方将根据具体情况解决异议。由自然原因或船方、保险商责任造成的损失，将不予考虑任何索赔，信用证未在合同指定日期内到达卖方或FOB条款下、买方未按时派船到指定港口，或信用证与合同条款不符，买方未在接到卖方通知所规定的期限内电改有关条款时，卖方有权撤销合同或延迟交货，并有权提出索赔。

DISCREPANCY AND CLAIM：In case discrepancy on quality of the goods is found by the Buyer after arrival of the goods at port of destination, claim may be lodged within 30 days after arrival of the goods at port of destination, while for quantity discrepancy, claim may be lodged within 15 days after arrival of the goods at port of destination, being supported by Inspection Certificate issued by a reputable public surveyor agreed upon by both parties. The Seller shall, then consider the claim in the light of actual circumstance. For the losses due to natural cause or causes falling within the responsibilities of the Ship-owners or the Underwriters. the Seller shall not consider any claim for compensation. In case the Letter of Credit not reach the Seller within the time stipulated in the Contract, or under FOB price terms Buyer does not send vessel to appointed ports or the Letter of Credit opened by the Buyer does not correspond to the Contract terms and the Buyer fails to amend therefore its terms by fax within the time limit after receipt of notification by the Seller, the Seller shall have right to cancel the contract or to delay the delivery of the goods and shall have also the right to lodge claims for compensation of losses.

15. 仲裁：凡因执行本合同所发生的或与合同有关的一切争议，双方应友好协商解决。如果协商不能解决应提交香港仲裁法院，根据该法院的有关仲裁程序暂行规则在中国进行仲裁的、仲裁裁决是终局的，对双方都有约束力。仲裁费用除另有裁决外由败诉一方承担。

ARBITRATION：All disputes in connection with the contract or the execution thereof, shall be settled amicable by negotiation. In case no settlement can be reached, the case under dispute may then be submitted to the " Arbitration Court of HONGKONG " for arbitration. The arbitration shall take place in China and shall be executed in accordance with the provisional rules of Procedure of the said Court and the decision made by the Court shall be accepted as final binding upon both parties for setting the dispute. The fees, for arbitration shall be borne by the losing party unless otherwise awarded.

卖方签字（Buyer's signature）：   买方签字（Seller's signature）
顺德龙泰家电有限公司   ABB IMP. & EXP. CORP.

王涛   *LARRY LEWIS*

2. 附加信息
（1）L/C No.：2013LC200115
（2）VESSEL NAME AND VOYAGE No.：TAIPING V. 1499
（3）Marks and Numbers： N/M

表 10 – 3 《出境货物报检单》

中华人民共和国出入境检验检疫
出境货物报检单

报检单位（加盖公章）：	顺德龙泰家电有限公司	*编 号	* * *
单位地址	广东省佛山市顺德容桂大道 98 号		

报检单位登记号：	4502567924	联系人：	电话：	报检日期：	年 月 日

发货人	（中文）	顺德龙泰家电有限公司
	（外文）	SHUNDE LONGTAI APPLIANCE CO.，LTD

收货人	（中文）	
	（外文）	ABB IMP. & EXP. CORP.

货物名称（中/外文）	H.S. 编码	产地	数/重量	货物总值	包装种类及数量
电磁炉 Induction cooker	85166010	顺德	40,000PCS	USD 6,090,400.00	PACKED IN CARTONS OF 40,000 PCS

运输工具名称号码	TAIPING V. 1499	贸易方式	一般贸易	货物存放地点	容奇港码头
合同号	20130027	信用证号	2013LC200115	用途	其他
发货日期	月 日	输往国家（地区）	荷兰	许可证/审批号	* * *
启运地	RONGQI, CHINA	到达口岸	AMSTERDAM	预计工作日期	年 月 日

合同、信用证订立的检验检疫条款或特殊要求	标 记 及 号 码	随附单据（划"✓"或补填）	
The inspection Certificate of Quality/Weight issued by CCIB shall be taken as basis for the shipping quality/Weight.	N/M	（ ）合同 （ ）信用证 （ ）发票 （ ）换证凭单 （ ）装箱单 （ ）厂检单	（ ）包装性能结果单 （ ）许可/审批文件 （ ）出口货物报关单 （ ） （ ）

需要证单名称（划"✓"或补填）				*检验检疫费	
（ ）品质证书	__ 正__ 副	（ ）植物检疫证书	__ 正__ 副	总金额（人民币元）	
（ ）重量证书	__ 正__ 副		__ 正__ 副		
（ ）数量证书	__ 正__ 副	（ ）熏蒸/消毒证书	__ 正__ 副	计费人	
（ ）兽医卫生证书	__ 正__ 副				
（ ）健康证书	__ 正__ 副	（ ）出境货物换证凭单			
（ ）卫生证书	__ 正__ 副			收费人	
（ ）动物卫生证书	__ 正__ 副	（ ）放行			

报检人郑重声明：	领 取 证 单	
1. 本人被授权报检。 2. 上列填写内容正确属实，货物无伪造或冒用他人的厂名、标志、认证标志，并承担货物质量责任。 　　　　　　签名：　　+ + +	日期	
	签名	

注：有"*"号栏由出入境检验检疫机关填写　　　　　　◆国家出入境检验检疫局制

[1 – 2 (2000. 1. 1)]

五、知识链接

（一）出口小家电产品报检时应提供的证单

出境小家电除按规定填写《出境货物报检单》，并提供外贸合同或销售确认书或信用证、发票、装箱单等有关外贸单证外，还应提供如下相应单证：

1. 国家质检总局指定的实验室出具的产品合格有效的型式试验报告（正本）；

2. 列入强制产品认证的还应提供强制认证证书和认证标志；

3. 以非氯氟烃为制冷剂、发泡剂的家用电器产品和以氯氟烃为制冷工质的家用电器产品用压缩机出口时，应提供为非氯氟烃制冷剂、发泡剂的证明（包括产品说明书、技术文件以及供货商的证明）。

4. 出口小家电产品生产企业登记时应提交《出口小家电生产企业登记表》，并提供相应的出口产品质量技术文件，如产品企业标准、国内外认证证书、出口质量许可证书、型式试验报告及其他有关产品获证文件。

5. 首次报检或登记的企业，由企业将随机抽取并封存的样品，送至国家质检总局指定的实验室进行型式试验。

（二）实施出口法定检验的小家电产品目录

表 10 – 4　实施出口法定检验的小家电产品目录

编码	商品名称
84145110	功率≤125 瓦的吊扇（本身装有一个不超过 125 瓦的电动机）
84145120	功率≤125 瓦的换气扇（本身装有一个不超过 125 瓦的电动机）
84145130	功率≤125W 具有旋转导风轮的风扇（本身装有一个不超过 125 瓦的电动机）
84145191	输出功率不超过 125 瓦的台扇（本身装有一个不超过 125 瓦的电动机）
84145192	输出功率不超过 125 瓦的落地扇（本身装有一个不超过 125 瓦的电动机）
84145193	输出功率不超过 125 瓦的壁扇（本身装有一个不超过 125 瓦的电动机）
84145199	功率≤125 瓦其他未列名风机，风扇（本身装有一个不超过 125 瓦的电动机）
84212110	家用型水的过滤、净化机器及装置
84213910	家用型气体过滤，净化机器及装置
84213991	静电除尘器
84221100	家用型洗碟机
84248910	家用型喷射、喷雾机械器具
85091000	真空吸尘器
85092000	地板打蜡机
85093000	厨房废物处理器
85094000	食品研磨机，搅拌器及果，菜榨汁机
85098000	其他家用电动器具
85101000	电动剃须刀
85102000	电动毛发推剪

编 码	商 品 名 称
85103000	电动脱毛器
85161000	电热水器（指电热的快速热水器、储存式热水器、浸入式液体加热器）
85162100	电气储存式散热器
85162990	电气空间加热器
85163100	电吹风机
85163200	其他电热理发器具
85163300	电热干手器
85164000	电熨斗
85165000	微波炉
85166010	电磁炉
85166030	电饭锅
85166040	电炒锅
85166090	其他电炉、电锅、电热板、加热环等
85167100	电咖啡壶或茶壶
85167200	电热烤面包器
85167900	未列名电热器具
90191010	按摩器具
95069110	健康及康复器械

六、项目实操

1. 根据以下信息制作出境货物报检单：

（1）销售确认书

SALES CONFIRMATION

S/C No.：EEE13027

DATE：03 APR.，2013

THE SELLER：

SHUNDE CHUANGDI APPLIANCE CO.，LTD.

4TH FLOOR RONGGUI MANSION，123 RONGGUI RD.，

SHUNDE CHINA

THE BUYER：

FAR EASTERN TRADING CO.，LTD

#304 –310 LONG STREET，

TORONTO，CANADA

ART. NO.	COMMODITY	QUANTITY	UNIT PRICE	AMOUNT
HX1115 HX2012 HX4405 HX4510	STAR BRAND INDUC-TION COOKERS INDUCTION COOKER INDUCTION COOKER INDUCTION COOKER INDUCTION COOKER	542 SETS 800 SETS 443 SETS 254 SETS	CIFC5 TORONTO USD23. 50/SET USD20. 40/SET USD23. 20/SET USD30. 10/SET	USD12737. 00 USD16320. 00 USD10277. 60 USD7645. 40
	TOTAL	2039SETS	USD46 ,980. 00	
TOTAL CONTRACT VALUE: SAY US DOLLARS FORTY SIX THOUSAND NINE HUNDRED AND EIGHTY ONLY.				

PACKING: HX2012 IN CARTONS OF 2 SETS EACH AND HX1115 , HX4405 AND HX4510 TO BE PACKED IN CARTONS OF 1 SET EACH ONLY. TOTAL: 1639 CARTONS.

PORT OF LOADING & DESTINATION: FROM RONGQI TO TORONTO.

TIME OF SHIPMENT: TO BE EFFECTED BEFORE THE END OF APRIL 2013 WITH PARTIAL SHIPMENT NOT ALLOWED AND TRANSSHIPMENT ALLOWED.

TERMS OF PAYMENT: THE BUYER SHALL OPEN THROUGH A BANK ACCEPTABLE TO THE SELLER AN IRREVOCABLE L/C AT 30 DAYS AFTER SIGHT TO REACH THE SELLER BEFORE APRIL 10, 2013 VALID FOR NEGOTIATION IN CHINA UNTIL THE 15TH DAY AFTER THE DATE OF SHIPMENT.

INSURANCE: THE SELLER SHALL COVER INSURANCE AGAINST ALL RISKS AND WAR RISKS FOR 110% OF THE TOTAL INVOICE VALUE AS PER THE RELEVANT OCEAN MARINE CARGO OF PICC DATED 1/1/1981.

THE SELLER: THE BUYER

SHUNDE CHUANGDI APPLIANCE CO., Ltd.   FAR EASTERN TRADING CO., LTD

MR. DAVID WANG   MR. JOHN SMITH

（2）信用证摘录

RECEIVED FROM: THE ROYAL BANK OF CANADA

BRITISH COLUMBIA INT'L CENTRE

1055 WEST GEORGIA STREET, VANCOUVER, B. C. CANADA

MESSAGE TYPE : MT700 ISSUE OF A DOCUMENTARY CREDIT

: **27**: SEQUENCE OF TOTAL

1/1

: **40A**: FORM OF DOC. CREDIT

IRREVOCABLE

: **20**: DOC. CREDIT NUMBER

13/0501 – FTC

: **31C**: DATE OF ISSUE

130408

：**31D**：EXPIRY

DATE 130515 PLACE CHINA

：**50**：APPLICANT

FAR EASTERN TRADING CO., LTD

#304 – 310 LONG STREET,

TORONTO, CANADA

：**59**：BENEFICIARY

SHUNDE CHUANGDI APPLIANCE CO., LTD.

4THFLOOR RONGGUI MANSION, 123 RONGGUI RD.,

SHUNDE CHINA

：**32B**：AMOUNT

CURRENCY USD AMOUNT 46, 980, 00

：**41D**：AVAILABLE WITH/BY

ANY BANK

BY NEGOTIATION

：**42C**：DRAFTS AT…

30 DAYS AFTER SIGHT

：**42D**：DRAWEE

US

：**43P**：PARTIAL SHIPMENTS

PROHIBITED

：**43T**：TRANSSHIPMENT

ALLOWED

：**44A**：LOADING IN CHARGE

RONGQI, CHINA

：**44B**：FOR TRANSPORT TO…

TORONTO, CANADA

：**44C**：LATEST DATE OF SHIP.

130430

：**45A**：DESCRIPTION OF GOODS

4 ITEMS INDUCTION COOKERS AS FOLLOW：

HX1115：542SETS OF　INDUCTION COOKER AT USD23. 50/SET；

HX2012：800SETS OF　INDUCTION COOKER AT USD20. 40/SET；

HX4405：443SETS OF　INDUCTION COOKER AT USD23. 20/SET；

HX4510：254SETS OF　INDUCTION COOKER AT USD30. 10/SET.

CIFTORONTO, CANADA. AS PER S/C NO.：EEE13027

PACKING：STANDARD EXPORT PACKING

：**46A**：DOCUMENTS REQUIRED

+ SIGNED COMMERCIAL INVOICE IN 5 COPIES.

+ PACKING LIST INDICATING THE INDIVIDUAL WEIGHT AND MEASURE-

MENT OF EACH ITEM.

+ FULL SET OF CLEAN ON BOARD OCEAN BILLS OF LADING MADE

OUT TO ORDER OF SHIPPER AND ENDORSED IN BLANK. MARKED FREIGHT PREPAID NOTIFY APPLICANT.

　+ CERTIFICATE OF ORIGIN ISSUED BY CHINA COUNCIL FOR THE PROMOTION OF INTERNATIONAL TRADE .

　+ INSURANCE POLICY OR CERTIFICATE FOR 110 PERCENT OF INVOICE VALUE COVERING INSTITUTE CARGO CLAUSES（A）AND WAR RISKS AS PER PICC DATED 1/10/2009

　+ CANADA CUSTOMS INVOICE OF DEPARTMENT OF NATIONAL REVENUE/ CUSTOMS AND EXCISE IN DUPLICATE.

　+ BENEFICIARY'S FAX COPY OF SHIPPING ADVICE TO APPLICANT AFTER SHIPMENT ADVISING L/C No. SHIPMENT DATE, VESSEL　NAME, QUANTITY AND WEIGHT OF GOODS.

：**47A**：ADDITIONAL COND.

A DISCREPANCY HANDLING FEE OF USD50.00（OR EQUIVALENT）AND THE RELATIVE TELEX/SWIFT COST WILL BE DEDUCTED FROM THE PROCEEDS NO MATTER THE BANKING CHARGES ARE FOR WHOEVER ACCOUNT.

：**71B**：DETAILS OF CHARGES

ALL BANKING CHARGES OUTSIDE LC ISSUING BANK ARE FOR ACCOUNT BENEFICIARY INCLUDING OUR REIMBURSEMENT CHARGES.

：**48**：PRESENTATION PERIOD

WITHIN 15 DAYS AFTER THE DATE OF SHIPMENT BUT WITHIN THE CREDIT VALIDITY.

：**49**：CONFIRMATION

WITHOUT

：**78**：INSTRUCTIONS

1. DOCUMENTS MUST BE SENT THROUGH NEGOTIATING BANK TO OUR ADDRESS：THE ROYAL BANK OF CANADA, BRITISH COLUMBIA INT'L CENTRE, 1055 WEST GEORGIA STREET, VANCOUVER, B. C. CANADA IN 1. LOT BY COURIER SERVICE.

2. UPON RECEIPT OF COMPLIANT DOCUMENTS, WE SHALL REIMBURSE YOU AS INSTRUCTED.

3. EACH DRAWING/PRESENTATION MUST BE ENDORSED ON THE REVERSE OF THE CREDIT.

（3）出口货物内部联系明细单

出口货物明细单

2013 年 4 月 12 日

信用证号	13/0501－FTC	填制单位编号	EEE130019
收汇方式	L/C AT 30 DAYS AFTER SIGHT	外运编号	

开证银行	THE ROYAL BANK OF CANADA BRITISH COLUMBIA INT'L CENTRE, 1055 WEST GEORGIA STREET, VANCOUVER, B. C. CANADA	合同号	FFF04027		
		许可证号			
发票抬头人	FAR EASTERN TRADING CO., LTD #304－310 LONG STREET, TORONTO, CANADA	贸易性质	一般贸易	贸易国别	CANADA
		佣金		运输方式	SEA
托运人	SHUNDE CHUANGDI APPLIANCE CO., LTD. 4THFLOOR RONGGUI MANSION, 123 RONGGUI RD., SHUNDE, CHINA	出口岸	RONGOI	目的港	TORONTO
		可否转运	Y	可否分批	N
提单或承运收据	收货人	TO ORDER OF SHIPPER	装运期限	130430	有效期限	130515
	通知人	FAR EASTERN TRADING CO., LTD #304－310 LONG STREET, TORONTO, CANADA	提单特别显示	CLEAN ON BOARD OCEAN BILLS OF LADING		
	运费	PREPAID　提单份数：3/3＋1N/N				

标记唛头	货名规格及货号	包装件数	数量或尺码	毛重	净重	价格（成交条件）	
						单价	总价
						CIFTORONTO, CANADA	
J. B. S. EEE 130019 TORON-TO C/No. 1 －1639	4 ITEMS OF INDUCTION COOKERS： HX1115：542SETS OF INDUCTION COOKER； HX2012：800SETS OF INDUCTION COOKER； HX4405：443SETS OF INDUCTION COOKER； HX4510：254SETS OF INDUCTION COOKER . PACKING：STANDARD EXPORT PACKING （8516. 6010）	542CTNS 400 CTNS 443 CTNS 254 CTNS	542 SETS 800 SETS 443 SETS 254 SETS	10840 KGS 9200 KGS 10632 KGS 7112 KGS	7588 KGS 6400 KGS 7974 KGS 5207 KGS	USD 23.50/SET USD 20.40/SET USD 23.20/SET USD 30.10/SET	USD 12737.00 USD 16320.00 USD 10277.60 USD 7645.00

TOTAL：1,639CTNS　2,039SETS　37,784KGS　27,169KGS　　　USD 46,980.00

TOTAL IN AMOUNT：SAY USD FORTY-SIX THOUSAND NINE HUNDRED AND EIGHTY ONLY.

外运外轮注意事项	SHIPPED IN 4×20′FCL.	总体积		99.937M³
		保险单	险别	ALL RISKS AND WAR RISK
			保额	按发票金额加：10%
			赔款地点	TORONTO IN CANADA
		业务员		＋＋＋

第十一章　缮制装运通知

SHIPMENT ADVICE

DATE: 2013-10-24

TO: RUPALI INSURANCE CO.LTD
    HEAD OFFICE,7 RAJUK AVENUE,DHAKA-1000 BANGLADESH
    HAYES(BANGLADESH) LTD.
    HOUSE:9,ROAD NO.14, BLOCK-SW(C)GULSHAN-1, DHAKA,BANGLADESH

FM: HAIER INTERNATIONAL CO., LIMITED,
    UNIT 2815,28/F,CHINA MERCHANTS TOWER,SHUN TAK CENTRE,168-200
    CONNAUGHT ROAD,CENTRAL,HK.

INSURANCE COVER NOTE NO. RIC/HO/MC-471/09/13 DATE:12.09.2013

DETAILS OF SHIPMENT:
DESCRIPTION OF GOODS:
WASHING MACHINE IN CBU CONDITION WITH 1 PCT SPARE PARTS(FOC)
DATE OF SHIPMENT: 2013-10-23
VESSEL/VOYAGE NO.:ITAL MILIONE 024W
BILL AMOUNT:USD 3287.76

一、项目目标

1. 了解装运通知的定义，功能和主要内容；
2. 能根据信用证等单据缮制装运通知。

二、项目导入

2013 年中国海尔公司向哥伦比亚 SEGUROS COMERCIALES BOLIVAR 公司通过港至港运输出口一批家电用品。请根据以下内容缮制装运通知一份。

L/C No.：10071413283000

APPLICANT：HAIER INTERNATIONAL COMPANY LIMITED

BENEFICIARY：SEGUROS COMERCIALES BOLIVAR. CALLE 44 No. 69 – 09，MEDELLIN COLOMBIA ATN.

B/L No.：GUX130505763

SHIPMENT DATE：　20TH MAY, 2013

ORIGINAL FAX FROM BENEFICIARY TO OUR APPLICANT EVIDENCES B/L No., VESSEL'S NAME, SHIPPING DATE, PORT OF LOADING AND PORT OF DISCHARGE, QUANTITY AND VALUE OF GOODS.

VESSEL/VOYAGE No.：ZHIHANG 898 V. 3211

COMMODITY：WASHING MACHINE AND ACCESSORIES LAV AS 490L

QUANTITY：PACKED IN 688 CTNS

INVOICE VALUE：USD 100, 464. 00

SHIPMENT FROM SHUNDE CHINA TO BUENAVENTURA COLOMBIA

三、项目分析

（一）根据信用证，找出关于装运通知的要求。

（二）了解装运通知的定义，功能和主要内容。

（三）结合信用证和外贸知识缮制装运通知。

四、示范操作

第一步：信用证要求受益人（即卖方）通过正本传真提供装船通知给开证人（即买方），证明装运情况：提单号，船名，装船日期，装运港和卸载港，货物数量和金额。

第二步：装运通知主要用于了解货物的装运情况或用于保险公司投保。此处未提及保险公司，制作装运通知时抬头填写买方 HAIER INTERNATIONAL COMPANY LIMITED，日期填装船通知的日期，20TH MAY，2013。参考号码填信用证号码 GUX130505763。具体装运情况列明货物品名 WASHING MACHINE AND ACCESSORIES LAV AS 490L、数量 688 CTNS、发票价值 USD 100,464.00，船名和航次 ZHIHANG 898 V. 3211，装运港 SHUNDE CHINA，卸载港 BUENAVENTURA COLOMBIA。最后签名栏由海尔公司签署。

第三步：结合以上分析，缮制装运通知单如下，见表 11-1。

表 11-1 装运通知单

SHIPPING ADVICE

TO:SEGUROS COMERCIALES BOLIVAR. CALLE 44 NO.69-09, MEDELLIN COLOMBIA ATN.
FAX.NO.2606048-2301253

FROM: HAIER INTERNATIONAL COMPANY LIMITED

L/C NO. 10071413283000

WE STATE THAT WE HAVE SENT THE FAX TO ADVISING THE FOLLOWING DETAILS FOR INSURANCE PURPOSE:

VESSEL/VOYAGE:ZHIHANG 898 V.3211
B/L NO.GUX130505763
ON BOARD DATE:20130520
DESCRIPTION OF GOODS:WASHING MACHINE AND ACCESORIES LAV AS 490L
QUANTITY:TOTAL PACKED IN 688 CTNS.
INVOICE VALUE:USD100464.00
POL:SHUNDE CHINA
POD:BUENAVENTURA COLOMBIA

HAIER INTERNATIONAL COMPANY LTD.

HRFL 13.05 690HW-14

五、知识链接

(一) 定义和功能

装运通知（Shipping Advice）是根据信用证规定，出口商在货物装船后发给进口商包括货物详细装运情况的单据。一般以传真或电传方式告知。主要目的在于让进口商准备筹资、付款和接货。如果需进口商办理保险，装运通知还是进口商办理进口货物保险的凭证。如果未及时通知买方办理保险，运输过程中的损失将由卖方负责。主要装运通知以英文制作，无统一的格式，内容需符合信用证的规定。

(二) 装运通知的内容

1. 单证名称

按信用证的规定填写单证名称。主要的表达方式有：Shipping/Shipment Advice，Advice of Shipment，Shipping Statement/Declaration.

2. 通知对象

根据信用证的要求来填写，主要是开证申请人或开证申请人的指定人或保险公司。

3. 通知内容

主要填写信用证号或合同号、品名、数量、金额、运输工具名称、开航日期、启运地和目的地、提单号码、运单号码、运输标准等。如果信用证有具体项目要求，应该按要求出单。

4. 日期和签名。

日期填写制作装船通知的日期，一般同 B/L 日期。常见的两种情形为以小时为准（within 24/48 hours）和以天为准（within 2 days after shipment date）。如信用证未规定，则在装船后立即发出。如信用证规定"immediately after shipment"（装船后立即通知），则应在提单签发后三天内发出。签名则由出口公司签署。装船通知参考样单如表 11 – 2 所示。

表 11 – 2　装船通知参考模板

SHIPMENT ADVICE

DATE: 2013-10-24

TO: RUPALI INSURANCE CO.LTD
　　HEAD OFFICE,7 RAJUK AVENUE,DHAKA-1000 BANGLADESH
　　HAYES(BANGLADESH) LTD.
　　HOUSE:9,ROAD NO.14，BLOCK-SW(C)GULSHAN-1，DHAKA,BANGLADESH

FM: HAIER INTERNATIONAL CO., LIMITED,
　　UNIT 2815,28/F,CHINA MERCHANTS TOWER,SHUN TAK CENTRE,158-200
　　CONNAUGHT ROAD,CENTRAL,HK.

INSURANCE COVER NOTE NO. RIC/HO/MC-471/09/13 DATE:12.09.2013

DETAILS OF SHIPMENT:

DESCRIPTION OF GOODS:

WASHING MACHINE IN CBU CONDITION WITH 1 PCT SPARE PARTS(FOC)

DATE OF SHIPMENT: 2013-10-23

VESSEL/VOYAGE NO.:ITAL MILIONE 024W

BILL AMOUNT:USD 3287.76

PORT OF LOADING: QINGDAO SEA PORT, CHINA

PORT OF DISCHARGE: CHITTAGONG SEA PORT, BANGLADESH

LCAF NO.033724, IRC NO. BA-88567, H.S. CODE NO.8450.11.00 AND L/C
NO.222713011537,DATE:12.09.2013 TIN: 212-200-7429, VAT NO.5091036093/50204

COUNTRY OF ORIGIN: CHINA

HAIER INTERNATIONAL COMPANY LTD.

六、项目实操

1. 根据以下资料缮制装运通知。

L/C No.：DC KLH734585

APPLICANT：FIAMMA SDN BHD

8 – 1 WISMA FIAMMA No. 20

JALAN 7A/62A，BANDAR MANJALARA

52200 KUALA LUMPUR，MALAYSIA

BENEFICIARY：WUCHUAN HENGTAI IMPORT AND EXPORT CO.，LTD

B/L No.：OAG131064

SHIPMENT DATE：　NOV. 04，2013

VESSEL/VOYAGE No.：RONG GUANG SHUN 3 E53041311040

COMMODITY：ELBA COOKING RANGE AND 1 PERCENT FOC SPARE PARTS

QUANTITY：309 CTNS

INVOICE No.：SL131101

INVOICE VALUE：USD 38,822.00

PORT OF LOADING：RONGQI，CHINA

PORT OF DISCHARGE：PORT KLANG，MALAYSIA

DATE OF SHIPMENT：NOV.04，2013

　　2. 根据以下资料缮制装运通知。

B/L No.：HLCUSZX 1304ARHIO

APPLICANT：INVELMEXSTAR SA DE CV

　　　　　　PERIMETRAL DUPORT No.1350 FRACC. ARBOLEDAS

　　　　　　ALTAMIRA，TAMAULIPAS

　　　　　　MEXICO

BENEFICIARY：SHUNDE METALS AND MINERALS IMP. AND EXP. CO.，LTD，OF GUANGDONG，200 TIYU ROAD，RONGGUI，SHUNDE，FOSHAN，GUANG-DONG，CHINA

INVOICE No.：GWMXO1C12200

INVOICE VALUE：USD 105,150.46

SHIPMENT DATE：　24TH APR.，2013

VESSEL/VOYAGE No.：SHUN YI 313

COMMODITY：387 UNITS OF JSD 12 – B3 HEATER，748 UNITS OF JSD18 – B3 HEARTER，431 UNITS OF JSD12 – B3 HEATER，468 UNITS OF JSD21 – B3 HEATER，1 UNITS OF SPARE PARTS

NUMBER OF PACKAGES：PACKED IN 2035 CTNS

PORT OF LOADING：RONGQI，CHINA

PORT OF DISCHARGE：MANZANILLO

2. 请说出信用证中有关装船通知的条款。并根据本章节的内容，从以下单据找出与缮制装船通知相关的内容。

表 11－3

MAERSK LINE	BILL OF LADING FOR OCEAN TRANSPORT OR MULTIMODAL TRANSPORT	SCAC MAEU

		B/L No. 583699692
Shipper HAIER ELECTRICAL APPLIANCES CORP.,LTD. HAIER INDUSTRIAL PARK NO.1, HAIER ROAD,QINGDAO,CHINA	**Booking No.** 583699692	
	Export references	Svc Contract R1
	Onward inland routing (Not part of Carriage as defined in clause 1. For account and risk of Merchant)	
Consignee (negotiable only if consigned "to order", "to order of a named Person or "to order of bearer") TO ORDER OF BANK ALFALAH LIMITED, CENTRALIZED IMPORTS DEPARTMENT, 11TH FLOOR,BUSINESS PLAZA, MUMTAZ HASSAN ROAD, KARACHI,PAKISTAN	**Notify Party** (see clause 22) HNR COMPANY (PVT) LTD 19.5 KM RAIWIND ROAD-LAHORE-PAKISTAN	
Vessel (see clause 1 + 19) BOTSWANA	**Voyage No.** 1301	Place of Receipt. Applicable only when document used as Multimodal Transport B/L; see clause 1
Port of Loading QINGDAO,CHINA	**Port of Discharge** Port Qasim, Pakistan	Place of Delivery. Applicable only when document used as Multimodal Transport B/L. (see clause 1)

PARTICULARS FURNISHED BY SHIPPER

Kind of Packages; Description of goods; Marks and Numbers; Container No./Seal No.	Weight	Measurement
3 containers said to contain 735 CARTONS	18260.000 KGS	195.0550 CBM

PARTS,COMPONENT/SUB COMPONENT,
RAW MATERIAL FOR MANUFACTURING OF
DEEP FREEZER AND CATALOGUES OF HAIER BRAND TV (F.O.C)
0001690059 HNR121115020STV
CONTRACT NO:13RCIT002800583
CONTRACT DATE:26-MAR-13
DF-CKD-0513-258
NET WEIGHT:16434 KGS

HNR COMPANY (PVT) LTD

MRKU0006960 ML-CN7608697 40 DRY 8'6 215 CARTONS 6020.000 KGS 64.1720 CBM
MSKU1810974 ML-CN7596922 40 DRY 9'6 85 CARTONS 2700.000 KGS 69.1110 CBM
MSKU0972332 ML-CN7644108 40 DRY 9'6 435 CARTONS 9540.000 KGS 64.7720 CBM
SHIPPER'S LOAD, STOW, WEIGHT AND COUNT.

FREIGHT PREPAID

CY/CY

ORIGINAL

Above particulars as declared by Shipper, but without responsibility of or representation by Carrier (see clause 14)

Freight & Charges	Rate	Unit	Currency	Prepaid	Collect

Carrier's Receipt (see clause 1 and 14). Total number of containers or packages received by Carrier. 3 containers	Place of Issue of B/L Qingdao	SHIPPED, as far as ascertained by reasonable means of checking, in apparent good order and condition unless otherwise noted herein, the total number of quantity of Containers or other packages or units indicated in the box entitled "Carrier's Receipt" for carriage from the Port of Loading (or the Place of Receipt, if mentioned above) to the Port of Discharge (or the Place of Delivery, if mentioned above)... IN WITNESS WHEREOF the number of original Bills of Lading stated on this side have been signed and wherever required, one original Bill of Lading has been surrendered and any others shall be void. Signed for the Carrier A.P. Moller - Maersk A/S trading as Maersk Line
Number & Sequence of Original B(s)/L. 1/THREE	Date of Issue of B/L 2013-06-11	
Declared Value (see clause 7.3)	Shipped on Board Date (Local Time) 2013-06-11	As Agent(s) for the Carrier

2011A2 #00118935

第十二章　缮制海运提单

EVERGREEN LINE
A Joint Service Agreement

BILL OF LADING
NOT NEGOTIABLE UNLESS CONSIGNED TO ORDER
ORIGINAL

(2) Shipper/Exporter (complete name and address)	(5) Document No.
HAIER ELECTRICAL APPLIANCES CORP., LTD. NO.1 HAIER ROAD,HAIER INDUSTRIAL PARK, QINGDAO,P.R.CHINA TEL:86 532 88936878 FAX:86 532 88936860	140397011682
	(6) Export References

(3) Consignee(complete name and address)/(unless provided otherwise, a consignment as 'To Order' means 'to Order of Shipper')	(7) Forwarding Agent
COMERCIAL MABE CHILE LTDA. AV. PRESIDENTE RIESCO 5711, OF 1403 LAS CONDES, SANTIAGO - CHILE RUT 76.014.842-5 EMAIL:NATALIA.BIZAMA@MABE.CL	

(4) Notify Party (complete name and address)	(8) Point and Country of Origin (for the Merchant's reference only)
COMERCIAL MABE CHILE LTDA. AV. PRESIDENTE RIESCO 5711, OF 1403 LAS CONDES, SANTIAGO - CHILE RUT 76.014.842-3 EMAIL:NATALIA.BIZAMA@MABE.CL	(9) Also Notify Party (complete name and address)

(12) Pre-carriage by	(13) Place of Receipt/Date	
	QINGDAO, CHINA	In Witness Whereof, the undersigned, on behalf of the Carrier and Vessel Provider, Evergreen Marine (Singapore) Pte Ltd., has signed the number of Bill(s) of Lading stated below, all of this tenor and date, one of which being accomplished, the others to stand void.
(14) Ocean Vessel/Voy. No.	(15) Port of Loading	
HS BRUCKNER 0152-028S	QINGDAO, CHINA	
(16) Port of Discharge	(17) Place of Delivery	

一、项目目标

1. 了解海运提单的定义，种类和填制；
2. 能根据信用证，装箱单等知识缮制海运提单。

二、项目导入

2013 年广东吴川恒泰进出口有限公司向马来西亚 FIAMMA 公司通过海运出口一批家电用品。请根据以下信用证的要求和补充资料缮制提单一份。

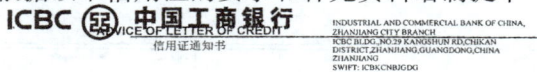

ICBC 中国工商银行
ADVICE OF LETTER OF CREDIT
信用证通知书

INDUSTRIAL AND COMMERCIAL BANK OF CHINA,
ZHANJIANG CITY BRANCH
ICBC BLDG.,NO.29 KANGSHUN RD,CHIKAN
DISTRICT,ZHANJIANG,GUANGDONG,CHINA
ZHANJIANG
SWIFT: ICBKCN8JGDG

TO(致):
吴川恒泰进出口有限公司

DATE(日期):22. SEPTEMBER 2013

OUR REF NO.(我行通知编号) : AV445991300280 (PLEASE ALWAYS QUOTE)
LC NO. (信用证号) : DC KLH734585
DATE OF ISSUE (开证日) : 19. SEPTEMBER 2013
ISSUER (开证方) : HSBC BANK MALAYSIA BERHAD, MALAYSIA KUALA LUMPUR,MALAYSIA
LC AMOUNT(信用证金额) : USD 38,822.00
EXPIRY DATE(效期) : 15. NOVEMBER 2013
LATEST SHIPMENT DATE(最迟装运期) : 05. NOVEMBER 2013

DEAR SIRS,(敬启者)

WE HAVE PLEASURE IN ADVISING YOU, THAT WE HAVE RECEIVED FROM THE A/M BANK A LETTER OF CREDIT, CONTENTS OF WHICH ARE AS PER ATTACHED SHEET(S). THIS ADVICE AND THE ATTACHED SHEET(S) MUST ACCOMPANY THE RELATIVE DOCUMENTS WHEN PRESENTED FOR NEGOTIATION.
兹通知贵司，我行收到上述银行信用证一份，现随附通知。贵司交单时，请将本通知书及信用证一并提示。

PLEASE NOTE THAT THIS ADVICE DOES NOT CONSTITUTE OUR CONFIRMATION OF ABOVE L/C NOR DOES IT CONVEY ANY ENGAGEMENT OR OBLIGATION ON OUR PART.
本通知书不构成我行对此信用证之保见及其它任何责任。

IF YOU FIND ANY TERMS AND CONDITIONS IN THE L/C WHICH YOU ARE UNABLE TO COMPLY WITH AND /OR ANY ERROR(S), IT IS SUGGESTED THAT YOU CONTACT APPLICANT DIRECTLY FOR NECESSARY AMENDMENT(S) SO AS TO AVOID ANY DIFFICULTIES WHICH MAY ARISE WHEN DOCUMENTS ARE PRESENTED.
如本信用证中有无法办到的条款及/或错误,请直接与开证申请人联系进行必要的修改,以排除交单时可能发生的问题。

UNDER THE TERMS AND CONDITIONS OF THIS LETTER OF CREDIT WE HAVE CALCULATED THE FOLLOWING FEES:
OUR FEES THAT WILL BE CHARGED AT A LATER DATE:

Advising or transmit Fee	CNY 200.00

提示: 如我行交单，单据语言应使用英文，否则我行将不承担由于单据语言导致的相关风险。

在我行交单条收通知费。
请注意下列事项:
1、效期与装期相衔接短。
2、47A-5含有高额扣费条款。
3、交单期为10天。

请注意

适用规则: SUBJECT TO UCP LATEST VERSION

IF YOU HAVE ANY FURTHER QUERIES,PLEASE DON'T HESITATE TO CONTACT US ON THE ABOVE MENTIONED NUMBER.
如果贵司有任何疑问，请按上述业务编号与我行联系。

THIS IS A COMPUTER-GENERATED LETTER,NO SIGNATURE REQUIRED.
本函由计算机生成，无须签字。

Page 1/1

1. 信用证资料如下

Formatted incoming message MT 700 DC KLH734585 1/1 HBMBMYKLCXXX /

ICBC 中国工商银行 中国工商银行股份有限公司湛江分行/湛江

OUR REFERENCE NO. AV445991300280 DATED 2013.09.22

通知号：AV44599 1300 280

ORIGINAL

REF NO.:
日 期：2013. 9. 22
DATE:

Sent	:ID: 2013.09.19 17:11
Reveived	:OD: 2013.09.19 17:11
Own BIC / TID	:II: ICBKCNBJAXXX
SWIFT Message Type	:MT: 700 Issue of Documentary Credit
Correspondents BIC / TIO	:IO: HBMBMYKLCXXX
:SN:	:SN: 2992987894
Optional Message User Reference	:108: 132620569343
Sequence of Total	:27: 1/1
Form of Documentary Credit	:40A: IRREVOCABLE
Documentary Credit Number	:20: DC KLH734585
Date of Issue	:31C: 2013.09.19
Applicable Rules	:40E: UCP LATEST VERSION
Date and Place of Expiry	:31D: 2013.11.15 IN COUNTRY OF BENEFICIARY
Applicant	:50: FIAMMA SDN BHD
	8-1 WISMA FIAMMA NO. 20
	JALAN 7A/62A, BANDAR MANJALARA
	52200 KUALA LUMPUR, MALAYSIA
Beneficiary Customer	:59: WUCHUAN HENGTAI IMPORT AND EXPORT
	CO., LTD
	6F,FOREIGN TRADING BUILDING,HAIGANG
	ROAD,WUCHUAN,GUANGDONG,CHINA
Currency Code, Amount	:32B: USD 38,822.00
Maximum Credit Amount	:39B: NOT EXCEEDING
Available with ... By ...	:41D: ANY BANK
	BY NEGOTIATION
Drafts at	:42C: SIGHT
Drawee	:42D: ISSUING BANK
Partial Shipments	:43P: ALLOWED
Transshipment	:43T: ALLOWED
Port of Loading/Airport of Departure	:44E: ANY CHINA PORT
Port of Discharge/Airport of Destination	:44F: PORT KLANG, MALAYSIA
Latest Date of Shipment	:44C: 2013.11.05
Description of Goods and/or Services	:45A:

中国工商银行股份有限公司湛江分行
国际结算业务专用章
001

国际结

FOB ANY CHINA PORT
620 UNITS OF ELBA COOKING RANGE WITH INCLUSIVE OF 1 PERCENT
FOC SPARE PARTS (AS PER APPLICANT ORDER F/6648)

Documents Required   :46A:
SIGNED COMMERCIAL INVOICES IN TRIPLICATE.
PACKING LIST.
CERTIFICATE OF ORIGIN.
FULL SET OF ORIGINAL CLEAN 'ON BOARD' MARINE BILLS OF LADING
MADE OUT TO SHIPPER'S ORDER, ENDORSED IN BLANK, MARKED 'FREIGHT
COLLECT', NOTEFY APPLICANT.
BENEFICIARY'S CERTIFICATE EVIDENCING THAT:
1) A SET OF NON-NEGOTIABLE DOCUMENTS HAS BEEN COURIERED DIRECTLY
   TO THE APPLICANT WITHIN 3 DAYS AFTER SHIPMENT.
2) FOC SPARE PARTS HAS BEEN INDICATED IN THE COMMERCIAL INVOICE
   AND PACKING LIST WITH REMARK AS FREE OF CHARGE.
3) BARCODE HAS BEEN PRINTED ON THE GIFT BOX.

Additional Conditions   :47A:
FORWARDER BL OR HOUSE BL IS ACCEPTABLE.

FOC SPARE PARTS ARE ACCEPTABLE.

page 1 of 3

2. 补充资料：

Ocean vessel：RONG GUANG SHUN 3

Voyage No.：E5304134

B/L No.：OAG131064

B/L Date：NOV. 04，2013

表 12 –1

WUCHUAN HENGTAI IMPORT AND EXPORT CO.，LTD

6F, FOREIGN TRADING BUILDING，HAIGANG ROAD，WUCHUAN， GUANGDONG，CHINA

PACKING LIST

To Messrs. FIAMMA XXX

8 –1 WISMA FIAMMA JXXX

JALAN 7A/62A，BANDAR MANJALARA

52200KUALA LUMPUR，MALAYSIA

Date：NOV. 01，2013

Invoice No：SL 131101

L/C No.：DC KLH734585

Shipped by VESSEL From RONGQI，CHINA To PORT KLANG，MALAYSIA

Description of Goods	Quantity（UNITS）	Package（CTNS）	Gross Weight（KGS）	Net Weight（KGS）
ELBA COOKING RANGE MODEL：EIC－A1718（WH）	420	105	1523.55	1201.20
ELBA COOKING RANGE MODEL：EIC－A2029（BK）	50	50	594.50	544.50
ELBA COOKING RANGE MODEL：ECH－A2229（BK）	147	147	1443.54	1296.54
1 PERCENT FOR SPARE PARTS FREE OF CHARGE	－	7	30.00	25.00
TOTAL	617	309	3,591.59	3,067.24

Shipping Marks：

N/M

REMARKS：BARCODE HAS BEEN PRINTED ON THE GIFT BOX.

三、项目分析

要完成此项目，需要具备信用证知识，能通过阅读信用证找出关于海运提单的一些条款，了解海运提单的性质，种类和内容，并结合信用证和补充资料缮制提单。

四、示范操作

第一步：阅读信用证。信用证要求提交全套（一般理解成三份正本）正本清洁已装船提单。信用证受益人 WUCHUAN HENGTAI IMPORT AND EXPORT CO.，LTD 就是提单的托运人。提单的收货人做成凭指示字样，空白背书，运费到付并通知信用证申请人。信用证要求最后装船期为 05，NOVEMBER 2013。卸货港为 PORT KLANG ，MALAYSIA，无唛头。根据信用证，买方的订单号为 F/6648，信用证号为 DC KLH734585。

第二步：补充资料包含一份装箱单，从中得知此项目下货物名称，包装种类，件数，毛重和尺码。另外补充资料已告知船名，航次，提单号。

第三步：根据提单的内容，缮制提单如下，见表12－2.

表 12 – 2　海运提单

Shipper WUCHUAN HENGTAI IMPORT AND EXPORT CO., LTD 6F, FOREIGN TRADING BUILDING, HAIGANG ROAD, WUCHUAN, GUANGDONG, CHINA	JOB NO.	Bill of Lading No. OAG131064
Consignee TO SHIPPER'S ORDER	**OCEANAIR** OCEANAIR GLOBAL LOGISTICS CO.,LTD.	
Notify party FIAMMA SDN BHD 8-1 WISMA FIAMMA NO. 20 JALAN 7A/62A, BANDAR MANJALARA 52200 KUALA LUMPUR, MALAYSIA	Party to contact for cargo release GNL LOGISTICS WORLDWIDE SDN BHD 42-1 JALAN MAHOGANI 1, BANDAR BOTANIC, 41200 KLANG, SELANGOR D.E. MALAYSIA TEL : 603-3325 8332 FAX : 603-3325 8322	

Pre-Carriage by	Place of Receipt	Inland Routing / Export Instructions	
Ocean Vessel RONG GUANG SHUN 3	Voy No. E53041311040	Port of Loading RONGQI, CHINA	
Port of Discharge PORT KLANG, MALAYSIA	Place of Delivery PORT KLANG, MALAYSIA		*Final Destination

Container,Seal No.& Marks & Nos. N/M 20'GP X 1 CAXU6802964/CH1187764	Number & Kind of Packages 309 CTNS	Description of Packages & goods ELBA COOKING RANGE 1 PERCENT FOC SPARE PARTS AS PER APPLICANT ORDER F/6648 LC NO.: DC KLH734585 ON BOARD SHIPPER'S LOAD , COUNT & SEAL FREIGHT COLLECT	Gross Weight(kgs) 3591.59KGS	Measurement(m³) 26.0000 CBM

ORIGINAL

CY/CY

TOTAL NO.OF CONTAINERS OR PACKAGES (IN WORDS)	SAY THREE HUNDRED AND NINE (309) CTNS ONLY.				
FREIGHT & CHARGES	Revenue Tons	Rate	Per	Prepaid	Collect

	Declared value		Place and date of Issue　SHENZHEN HANJIN OCEANAIR GLOBAL LOGISTICS CO.,LTD
Ex.Rate	Prepaid at	Payable at	Signed for the Carrier
	Total Prepaid	No.of Original B(s)/L THREE	
	LADEN ON BOARD THE VESSEL		AS AGENT FOR THE CARRIER: HANJIN
DATE	NOV 04,2013		IN WITNESS whereof the number of original Bills of Lading stated left have been signed, one of which being accomplished, the other(s) to be void.

五、知识链接

(一) 海运提单是什么

海运提单（Ocean Bill of Lading），是承运人或其代理人收到货物后出具的货物收据，也是承运人所签署的运输契约的证明，提单还代表所载货物的所有权，是一种具有物权特性的凭证。它是银行议付结汇的重要单据之一，也是向船公司或保险公司索赔的重要依据。

(二) 海运提单的种类

1. 根据货物是否装船，可分为已装船提单（On Board B/L）和备运提单（Received for Shipment B/L）。已装船提单是指船公司将货物装在指定的船舶上后签发的提单。提单上注明船名和装船日期，并有承运人和船长签名。备运提单在货物装船后，如经承运人加注"已装船"（On Board）字样，并注明日期和签章，便成为已装船提单。

2. 根据提单上对货物外表状况有无不良批注，可分为清洁提单（Clean B/L）

和不清洁提单（Unclean B/L）。清洁提单是指货物交付运输时表面状况良好，承运人在签发提单时未加任何有关货物受损或包装不良等批注的提单。不清洁提单则是指提单上加注货物表面状况受损或包装不良等批注的提单。

3. 根据提单收货人抬头，可分为记名提单（Straight B/L），不记名提单（Bearer B/L），和指示提单（Order B/L）。记名提单在"收货人"一栏内具体填写特点的收货人名称，该提单不得转让流通。不记名提单在提单"收货人"填入"to bearer"或不填。可任意流通转让。指示提单在"收货人"一栏注明"凭指示"（To Order）或"凭××人指示"（To Order of...）的提单。

（三）海运提单的主要内容

海运提单的内容分为固定和可变部分，下面就提单需填制的主要内容进行说明，提单格式参见样单表 11-3。

1. 提单号（B/L No.）：右上角显示提单号（一般含有船公司代码及一串数字）。

2. 托运人（Shipper/Consignor）：托运人委托运输，是合同的卖方，信用证的受益人。

3. 收货人（Consignee）：如果是记名提单，可填写具体的收货人；如属指示提单，可填为（Order）或（to Order）；如需列明指示人，可做成"凭收货人指示"（to Order of Consignee），或"凭银行指示"（to Order of ×× Bank）。

4. 被通知人（Notify Party）：被通知人是船公司在货物到达目的港时发送到货通知的收件人。

5. 船名和航次（Vessel and Voyage No.）：填写船名和航次

6. 装货港（Port of Loading）：填写实际装船港口的具体名称。

7. 卸货港（Port of Discharge）：填写货物实际卸下的港口名称。一般为目的港。

8. 商品描述、包装及数量：填写内容与托运单一致。

9. 前段运输（Pre-carriage By）：如属转运的货物，此栏填写第一程船的名称：如果货物不需转运，此栏空白。如属多式联运提单，此栏填运输工具统称。

10. 收货地点（Place of Receipt）：此栏主要针对货物需要转运时，收货的港口名称和地点。货物不转运，此栏空白。

11. 交货地点（Place of Delivery）：此栏填写最终目的地名称。如果货物的目的地就是目的港，此栏空白。

12. 集装箱箱号和封号以及唛头（Container and Seal No.，Marks and Nos）：如果是集装箱运输，填写箱号和封号。唛头与发票一致。

13. 运费和费用（Freight and Charges）：一般为预付（Freight Prepaid）或到付（Freight Collect）。预付主要用于 CIF 或 CFR 出口，到付用于 FOB 出口。

14. 签发地点和时间（Place and Date of Issue）：装货完毕时间为提单签发时间，备运提单除外。签发地点按装运地填。

15. 正本的签发份数（Number of Original B（S）/L）：一般按信用证要求出具份数。提单需明确签发人身份，必须由承运人或船长或他们的代理签发。表示为"Carrier"，"Captain" "As Agent for the Carrier：×××"。

六、项目实操

1. 根据以下资料缮制海运提单。

（1）APPLICANT：COMERCIAL MABE CHILE LTD.

（2）BENEFICIARY：HAIER ELECTRICAL APPLIANCES CORP.，LTD.

（3）B/L No.：EGLV 140397011682

（4）B/L DATE：APR. 03，2013

（5）OCEAN VESSEL：HS BRUCKNER

（6）VOYAGE No.：0152－0285

（7）SHIPMENT FROM QINGDAO, CHINA TO SAN ANTONIO, CHILE

（8）DESCRIPTION OF GOODS：FREEZER

（9）PACKING：TOTAL PACKED IN 10 CONTAINERS（1,646 CARTONS）

（10）MARKS AND No.：N/M

（11）GROSSS WEIGHT：65,164.000 KGS

（12）MEASUREMENT：725.3577 CBM

2. 根据以下资料缮制海运提单。

（1）APPLICANT：IMPORTACIONES HIRAOKA S. A. C.

（2）BENEFICIARY：HAIER ELECTRICAL APPLIANCES CORP.，LTD.

（3）B/L No.：SUDUN34719632001

（4）B/L DATE：JUL. 26，2013

（5）OCEAN VESSEL AND VOY. No.：LING YUN HE   0007E

（6）SHIPMENT FROM QINGDAO, CHINA TO CALLAO, PERU

（7）DESCRIPTION OF GOODS：DRYER AND WASHER

（8）PACKING：TOTAL PACKED IN 90 CARTONS

（9）FREIGHT PAYABLE AT HONG KONG

（10）GROSS WEIGHT：5,820.000 KGS

（11）MEASUREMENT：62.388 CBM

3. 请根据表12－4和表12－5找出与海运提单相关的内容。

表 12 −4

Haier
PACKING LIST

Shipping Mark

N/M

No.: C01309DA0003

Date: 2013/10/17

Marks	Container No.	Description of Goods	Quantity	Net/Gross Weight	
		FREEZER			
			MEAS		
		HQF-208H 180SETS	72.64	N/W:	G/W:
		HQF-288H 142SETS	73.56	6480.00KGS	6930.00KGS
			TOTAL146.2	5822.00KGS	6248.00KGS
				Total:	Total:
				12302.00KGS	13178.00KGS

HAIER INTERNATIONAL COMPANY LTD.

HPFL A K 8048W-4

REFERENCE NO GLO-0141/13

TOTAL PACKED IN 322 CTNS

* Applicable only when document used as Through Bill of Lading

表 12 – 5

Haier

HAIER INTERNATIONAL CO., LIMITED
Unit 2815, 28/F., China Merchants
Tower, SHUN TAK CENTRE, 168-200
CONNAUGHT ROAD, CENTRAL, H.K.

COMMERCIAL INVOICE

No.: CO1309DA0003
Date: 2013/10/17

L/C No. D/P AT SIGHT   From QINGDAO   To Lobito

P/O No. BCL1309FRZ-LO-OCT-2

Haier internal S/O No   0001861213

For account and risk of Messrs. BESTCO CONTINENTAL LTD. ROOM 1003, JUBILEE CENTRE, 18 FENWICK STREET/42-46, GLOUCESTER ROAD, WANCHAI, HONGKONG

Marks & Nos	Description of Goods	Quantity	Price	Amount
	FREEZER			FOB QINGDAO
N/M	HCF-208H HCF-288H	180SETS 142SETS	USD107.00 USD119.00	USD19260.00 USD16898.00 Total: USD36158.00
				HAIER INTERNATIONAL COMPANY LTD.
	REFERENCE NO GLO-0141/13		HRFL-C 33044-4	
	TOTAL PACKED IN 322 CTNS			

第十三章 缮制汇票

No. CF1356PK00 1　　　　　　　　Qingdao,

EXCHANGE FOR USD89980　　　　　　　　　　*1*

At DIA 150 DAYS FROM B/L DATE sight of this **FIRST OF EXCHANGE** (Second unpaid)

Pay to the order of **OURSELVES**　　　　　　the sum of

SAY U.S.DOLLARS EIGHTY NINE THOUSAND NINE HUNDRED EIGHTY ONLY

To: HNR COMPANY (PVT) LTD
19.5KM RAIWIND ROAD LAHORE
PAKISTAN.

HAIER ELECTRICAL APPLIANCES CORP. LTD

HRFL 12. 07 1169IIIW-2

一、项目目标

1. 通过填写汇票的操作学习，掌握汇票的制作流程；
2. 通过拓展训练，熟练缮制汇票。

二、项目导入

2013 年中国海尔集团和巴基斯坦 HNR 公司达成一项 USD89,980.00 的出口贸易合同，以承兑交单的方式完成支付。现请根据商业发票制作一份汇票，商业发票内容如下：

1. 商业发票部分内容，见表 13-1。

表 13-1 商业发票

Haier HAIER ELECTRICAL APPLIANCES CORP.LTD.,
HAIER INDUSTRIAL PARK NO.1 HAIER ROAD,
QINGDAO. CHINA

COMMERCIAL INVOICE

INVOICE NO.	INVOICE DATE	SHIP BY	ORDER NO.	HNR PO NO.
CF1356PK001	1-Jun-13	SEA FREIGHT	1690059	HNR-REF-CKD-0513-258

SHIPPED FROM:	SHIPPED TO:	FREIGHT	PAYMENT TERMS:	COUNTRY OF ORIGIN
QINGDAO, CHINA	PORT QASIM, PAKISTAN	PREPAID	D/A 150 DAYS FROM B/L DATE	CHINA

FOR ACCOUNT AND RISK OF MESSRS.	HNR COMPANY (PVT) LTD 19.5KM RAIWIND ROAD LAHORE PAKISTAN	CONTRACT NO: 13RCIT002800583　　DATE: 26-Mar-13
		NAME OF BANK: BANK ALFALAH LIMITED (CENTRALIZED IMPORTS DEPARTMENT) 11TH FLOOR, BUSINESS PLAZA MUMTAZ HASSAN ROAD, KARACHI PAKISTAN.

PARTS,COMPONENT/SUB COMPONENT,RAW MATERIAL FOR MANUFACTURING OF DEEP FREEZER

MODEL: HDF-385H

ITEM NUMBER	PART NAME	TOTAL QTY.	UNIT OF MEASUREMENT	CFR PORT QASIM-PAKISTAN	
				UNIT PRICE (USD)	TOTAL PRICE (USD)
1	Wire Condenser	2000	EA	16.500	33,000.00
2	Dryer Filter	2000	EA	1.680	3,360.00
3	Single Phase AC Motor (28 Watt)	2000	EA	6.500	13,000.00
4	Paper adhesive tape Double sided	800	MTR	1.450	1,160.00
5	Silver welding rod	16.00	KG	263.056	4,208.90
6	Thermostat	2000	EA	2.990	5,980.00
7	Copper capillary tube	398.46	KG	10.500	4,183.83

Haier

**HAIER ELECTRICAL APPLIANCES CORP.LTD.,
HAIER INDUSTRIAL PARK NO.1 HAIER ROAD,
QINGDAO. CHINA**

COMMERCIAL INVOICE

INVOICE NO.	INVOICE DATE	SHIP BY	ORDER NO.	HNR PO NO.
CF1356PK001	1-Jun-13	SEA FREIGHT	1690059	HNR-REF-CXD-0513-258

SHIPPED FROM:	SHIPPED TO:	FREIGHT	PAYMENT TERMS:	COUNTRY OF ORIGIN
QINGDAO, CHINA	PORT QASIM, PAKISTAN	PREPAID	D/A 150 DAYS FROM B/L DATE	CHINA

FOR ACCOUNT AND RISK OF MESSRS.	HNR COMPANY (PVT) LTD 19.5KM RAIWIND ROAD LAHORE PAKISTAN	CONTRACT NO: 13RCIT002800583 DATE: 26-Mar-13 NAME OF BANK: BANK ALFALAH LIMITED (CENTRALIZED IMPORTS DEPARTMENT) 11TH FLOOR, BUSINESS PLAZA MUMTAZ HASSAN ROAD, KARACHI PAKISTAN.

48	Solder powder	1.5	KG	15.800	23.70
49	Sponge pipe (black)	2000	EA	0.001	2.00
50	Stopple for drainage	4000	EA	0.020	80.00
51	Thermostat Knob	2000	EA	0.019	38.00
52	Thermostat Panel	2000	EA	0.210	420.00
53	Thermostat switch cover	2000	EA	0.020	40.00
54	Thermostat white Button	2000	EA	0.023	46.00
55	Sponge bar	40000	EA	0.002	80.00
56	CATALOGUES OF HAIER BRAND TV (F.O.C)	6	Cartons	0.000	0.00
	GRAND TOTAL				85,980.00

H.S Code(s):	8418.9990, 3920.2090, 8421.3910, 7318.1400, 3919.1090, 4016.1090, 8418.9920, 9032.1010, 8539.2200, 7411.1010, 7407.2900

GROSS WEIGHT(KGS): 18260.00
NET WEIGHT(KGS): 16434.00
TOTAL PACKED IN 735 CARTONS
SHIPPING MARK : HNR COMPANY (PVT) LTD

HAIER ELECTRICAL APPLIANCES CORP.LTD.

HRFL 13.05 250HW-1

2. 外贸员的任务是：

任务一：读懂商业发票的内容，找到需要缮制汇票的相关信息；

任务二：根据规定，制作汇票。

三、项目分析

正本汇票一般是一式两联，两联汇票具有相同的法律作用。当第一联汇票生效时，第二联自动作废，即为付一不付二（First of Exchange Second Unpaid）；当第二联汇票生效时，第一联汇票自动作废，即付二不付一（Second of Exchange First Unpaid）。

汇票信息必须准确，包括付款人名称和地址是否正确、汇票上金额的大小写保持一致、币制名称要与发票上一样，以及票据号码、日期按发票规定填写。如有填制上的问题，也可及时向银行工作人员询问。

四、示范操作

第一步：根据任务一的要求，读懂商业发票的内容，找到需要缮制汇票的相关信息。

根据汇票制作的规定，托收汇票通常是跟单的商业汇票，没有固定格式，除一般具有10个要点外，即"汇票"字样，汇票金额，出票地点，出票日期，付款期限或日期，无条件的书面支付命令，收款人，付款人，付款地点，出票人签字，还应加注交单条件（在付款期限前注明 D/A 或 D/P）。

第二步：根据任务二的要求，制作汇票。

1. 汇票编号（No.）：即为商业发票号码，此项目下为"CF1356PK00 1"。

2. 出票地点和日期（Place and Date of Issue）：以出票日作为计算付款日，一般由出票人留空。而出票地点需要印制，一般为出票人的营业场所、住所或经常居住地，此任务下即为"青岛 Qingdao"。

3. 汇票小写金额（Amount in Figures）：Exchange for 后填小写金额，一般保留到小数点后两位，此任务下汇票金额与商业发票金额一致，为"USD 89,980.00"。

4. 付款期限（Tenor）：汇票的付款期限一般有两种：

即期汇票：应在"At"和"sight"中间的空白处以"－－－－"或"＊＊＊"连接，不可留空，表示见票即付。

远期汇票：一般有三种填写方式：① at ×× days after sight，以见票日期为起算日期，见票后若干天付款，例如 30 DAYS AFTER SIGHT，即为见票日后 30 天付款。② at ×× days after date of Invoice，以发票日期为起算日期，例如 30 DAYS AFTER DATE OF INVOICE，即为发票日期后 30 天付款。③ at ×× days after date of B/L，以提单签发日为起算日期，例如 30 DAYS AFTER DATE OF B/L，提单签发后 30 天付款。

此任务下，从发票要求中可知，汇票为远期汇票，"D/A 150 DAYS FROM B/L DATE"填写在"At"与"sight"空白处。

5. 收款人（Payee）：填写在"Pay to the order of"后的空白处，此任务下，为托收方式，商业汇票可直接以出票人作为收款人，可填写"OURSELVES"。

6. 汇票大写金额（Amount in Words）：在"The sum of"后填大写金额，大小写金额必须要保持一致。

7. 付款人（Drawee）：即为受票人，商业汇票下的受票人可以由买方或银行承担，在"To:"后填写买方或银行名称、地址。此任务下为"HNR COMPANY（PVT）LTD 19.5KM RAIWIND ROAD LAHORE PAKISTAN"。

8. 出票人（Drawer）：即为签发汇票的人，商业汇票下出票人为出口人，在右下角的空白处，填出口公司的名称，并盖公司经理印章，因此可以填写"HAIER ELECTRICAL APPLIANCES CORP. LTD"加上公司经理印章即可。

9. 汇票开具一式两联：一般将两张正本汇票分成两次连续邮寄，以防全部丢失，先到先付，后到无效，也就出现在任务下，汇票中出现"FIRST OF EXCHANGE（Second unpaid）/SECOND OF EXCHANGE（First unpaid）"。

最后具体制做出的汇票如下表 13 - 2 和表 13 - 3 所示：

表 13－2　汇票 第一联

表 13－3　汇票 第二联

五、知识链接

1. 不同种类的汇票

按出票人不同，汇票可分为银行汇票和商业汇票，两种汇票在缮制的过程中，要求不同，分别是：

银行汇票（Banker's Bill），由银行签发，出票人填制为银行，根据信用证条款开具，并且付款人为信用证的开证行或其指定银行为付款人，不以信用证申请人为付款人。出票日期也一般以信用证支付方式下的银行议付货款日期为准，所以通常由议付行填写。同时，在信用证支付方式下，汇票缮制过程中会列出出票条款（Drawn Under），这是不可缺少的重要内容，表明开证行在一定期限内对汇票的金额履行保证付款责任的法律根据，严格按照信用证条款填写，如果信用证下没有规定，填写开证行名称、信用证号码及开证日期即可。

商业汇票（Trader's Bill），由出口人（卖方）向进口人（买方）或委托银行开出，出票人一定是企业或个人，付款人可以是企业、个人或银行，如上文任务中一样。

2. 拓展学习

中国农业银行纸质票据与电子票据业务操作规程：http://www.abchina.com/cn/

六、项目实操

1. 根据商业发票资料（见表13-4），缮制汇票。

表13-4 商业发票

SHUNDE METALS & MINERALS IMP. & EXP. CO., LTD. OF GUANGDONG

200 TIYU ROAD, RONGGUI, SHUNDE, FOSHAN, GUANGDONG, CHINA

TEL：+86 - 757 - 25525502   FAX：+86 - 757 - 25539304   TAX ID：440681190341980

COMMERCIAL INVOICE

Messrs：	Invelmexstar SA de CV		Invoice No. ： GWMX01C12200	
Address：Perimetral Duport 1350 Fracc. Arboledas. Altamira，TampsMexico				
Attn：Lorena Espinosa				
FinalDesination ：Manzanillo，Mexico			Issue date：April 10th，2013	
Mark &No.	Description of the Goods		Quantity（CTN）	Unit Price（USD）
N/M	JSD12 - B3 Heater		818	37. 25
	JSD18 - B3 Heater		748	51. 15
	JSD24 - B3 Heater		468	77. 82
	Spare parts		1	0. 00
TOTAL			2, 035	USD 105, 150. 46
TOTAL：SAY US DOLLARS ONE HUNDRED AND FIVE THOUSAND ONE HUNDRED AND FIFTY AND CENTS FORTY-SIX ONLY.				

2. 根据以下信用证资料（见表13-5），缮制信用证支付下的汇票。

表 13 – 5　信用证

Santander

Banco Santander（Mexico），S. A. Prol. Paseo de la Reforma 500 Col. Lomas de Santa Fe C. P. 01219，México，D. F.	Import LC Issue Status：Released
We request you to issue your letter of credit with terms in accordance with the details given in this application	Date：04/09/13
Applicant： COMERCIALIZATION SA DE CV NUEVA YORK 4041 INDUSTRIAL LINCO MONTERREY N. LEON 00064310 **Country** MEXICO	Transmit via：SWIFT
	Reference No.：350
	Bank LC No.：R215183
	Beneficiary： SHUNDE METALS & MINERALS IMP. & Exp. CO. LTD. OF GUANGDONG 200 TIYU ROAD, RONGGUI SHUNDE, FOSHAN, GUANGDONG, CHINA
Advise Thru bank： THE AGRICULTURAL BANK OF CHINA GUANGDONG SUBBRANCH	**Advising bank：** BANCO SANTANDER, HONG KONG 6TH FLOOR, GLOUCERTER TOWER, THE LANDMARK, 11 PEDDER STREET, CENTRAL　HONG KONG Country HONGKONG

LC amount：1, 033, 707. 47　　USD

Amount in words：SAY USD ONE MILLION THIRTY-THREE THOUSAND SEVEN HUNDRED AND SEVEN AND CENTS FORTY-SEVEN ONLY.

Tolerance	Tolerance Percentage：	P/M Amount：

Tenor：Time

Days：90　　　　**Period：**Days Bill Of Lading Date　　**Maturity Date：**

Available by：

DEF PAYMENT

MIX/DEF payment details：

AT 90 DAYS SHIPMENT DATE

Available with：

THE AGRICULTURAL BANK OF CHINA

GUANGDONG SUB BRACH

Expiry date：05/13/13

Expiry place：CHINA

Presentation period：21

Charges：

FOREIGN BANK CHARGES TO BE PAID BY：BENEFICIARY

ISSUING BANK CHARGES TO BE PAID BY：APPLICANT

Merchandise description：

+ WATER HEATERS AS PROFORMA INVOICE GDWH20130227MX13 – 1

Documents required：

+ 1 ORIGINAL AND 4 COPIES OF SIGNED AND DATED COMMERCIAL INVOICE SHOWING IN-COTERM FOB，ANY CHINESE PORT，（INCOTERM 2010）

+ 1 ORIGINAL AND 2 COPIES OF CERTIFICATE OF ORIGIN ISSUED BY A PUBLIC AUTHORI-TY.

+ 1 ORIGINAL AND 3 COPIES OF PACKING LIST.

+ FULL SET OF MULTIMODAL BILL OF LADING CONSIGNED TO THE ORDER OF BANCO SAN-TANDER（MEXICO）S. A. AND NOTIFY TO：COMERCIALIZATION S. A. DE C. V. NUEVA YORK 4041 COL. INDUSTRIAL LINCOLN，MONTERREY，NUEVO LEON，MEXICO，CP64310 AND OR A AND M CEDIMEXA GROUP LLC 208 FLECHA LANE，LAREDO TEXAS，78045，USA.

– MARKED FREIGHT COLLECT.

Additional conditions：

+ AS PER AGREEMENT BETWEEN APPLICANT AND BENEFICIARY WE ARE REQUIRING MUL-TIMODAL BILL OF LADING NOTWITHSTANDING TRADE TERM FOB.

+ DOCUMENTS DATED BEFORE ISSUANCE OF THIS L/C ARE ACCEPTED.

+ THE COMPLETE NAME OF THE BENEFICIARY IS SHUNDE METALS AND MINERALS IMPORT AND EXPORT CO. ，LTD OF GUANGDONG

+ THE DIFFERENCE BETWEEN THE TOTAL AMOUNT OF THIS L/C

（416，820. 72 USD）AND THE TOTAL AMOUNT OF THE INVOICE（616，886. 75 USD）WAS PAID OUTSIDE OF THIS L/C

+ DOCUMENTS SHOWING SPARE PARTS ARE ALLOWED.

+ THE BENEFICIARY MUST PRESENT AND EXTRA PHOTOCOPY OF ALL DOCS REQUIRED IN THIS L/C FOR BANCO SANTANDER（MEXICO）SA FILE.

+ FOR EACH PRESENTATION OF DOCUMENTS WITH DISCREPANCY USD 81. 20 OR EQUIVA-LENT WILL BE DEDUCTED FROM THE PROCEEDS AS A DISCREPANCY FEE，EVEN THOUGH ALL COMMISSIONS AND CHARGES ARE BY APPLICANTS ACCOUNT

+ FOR EVERY MT750 WITH DISCREPANCIES PLS INDICATE MATURITY DATE OF PAYMENT AND DETAIL SHIPMENT DATE OR INVOICE DATE.

Comments：

**** MSG FROM YOUR BANK ISSUE　　350　　000 RELEASED 09/04/13 11：56

+ EMISION USD1，033，707. 47（MAXIMO）JCRH/FJTA

Applicant name：COMERCIALIZATION SA DE CV NUEVA YORK 4041 INDUSTRIAL LINCO MONTERREY N. LEON 00064310 **Country** MEXICO	
Signature：	**Title**： **Date**：04/09/13

The opening of this credit is subject to the terms and conditions of Security Agreement currently in place between the Applicant and the Issuing Bank.

第十四章 缮制收益人证明

BENEFICIARY CERTIFICATE

WE CERTIFY THAT FULL SET OF NON-NEGOTIABLE COPY
DOCUMENTS HAVE BEEN SENT TO THE APPLICANT WITHIN 10
DAYS BY E-MAIL FROM THE B/L DATE THROUGH BASF
BANGLADESH LTD.

LCAF NO.033724,IRC NO. BA-88567,H.S. CODE NO.8450.11.00

AND L/C NO.222713011537,DATE:12.09.2013 TIN: 212-200-7429,

VAT NO.5091036093/50204

COUNTRY OF ORIGIN: CHINA

一、项目目标

1. 理解出具受益人证明的作用，掌握缮制受益人证明的步骤；
2. 按贸易合同下开具的信用证要求，缮制受益人证明。

二、项目导入

2013 年广东省吴川恒泰进出口有限公司与马来西亚一家公司达成一项 USD 382,82.00 的贸易出口合同，9 月 22 日，马来西亚开证行开来一份信用证，经通知行中国工商银行湛江分行通知，信用证通知书和信用证内容如下：

1. 信用证通知书，见下表 14 - 1。

表 14 - 1 信用证通知书

ICBC 中国工商银行
ADVICE OF LETTER OF CREDIT
信用证通知书

INDUSTRIAL AND COMMERCIAL BANK OF CHINA,
ZHANJIANG CITY BRANCH
ICBC BLDG.,NO.29 KANGSHUN RD,CHIKAN
DISTRICT,ZHANJIANG,GUANGDONG,CHINA
ZHANJIANG
SWIFT: ICBKCNBJGDG

TO(致):   DATE(日期):22. SEPTEMBER 2013
吴川恒泰进出口有限公司

OUR REF NO.(我行通知编号)	: AV445991300280 (PLEASE ALWAYS QUOTE)
LC NO.（信用证号）	: DC KLH734585
DATE OF ISSUE（开证日）	: 19. SEPTEMBER 2013
ISSUER（开证方）	: HSBC BANK MALAYSIA BERHAD, MALAYSIA KUALA LUMPUR,MALAYSIA
LC AMOUNT(信用证金额)	: USD 38,822.00
EXPIRY DATE(效期)	: 15. NOVEMBER 2013
LATEST SHIPMENT DATE(最迟装运期)	: 05. NOVEMBER 2013

DEAR SIRS,(敬启者)

WE HAVE PLEASURE IN ADVISING YOU, THAT WE HAVE RECEIVED FROM THE A/M BANK A LETTER OF CREDIT, CONTENTS OF WHICH ARE AS PER ATTACHED SHEET(S). THIS ADVICE AND THE ATTACHED SHEET(S) MUST ACCOMPANY THE RELATIVE DOCUMENTS WHEN PRESENTED FOR NEGOTIATION.
兹通知贵司，我行收到上述银行信用证一份，现随附通知，贵司交单时，请将本通知书及信用证一并提示。

PLEASE NOTE THAT THIS ADVICE DOES NOT CONSTITUTE OUR CONFIRMATION OF ABOVE L/C NOR DOES IT CONVEY ANY ENGAGEMENT OR OBLIGATION ON OUR PART.
本通知书不构成我行对此信用证之保兑及其他任何责任。

IF YOU FIND ANY TERMS AND CONDITIONS IN THE L/C WHICH YOU ARE UNABLE TO COMPLY WITH AND /OR ANY ERROR(S), IT IS SUGGESTED THAT YOU CONTACT APPLICANT DIRECTLY FOR NECESSARY AMENDMENT(S) SO AS TO AVOID ANY DIFFICULTIES WHICH MAY ARISE WHEN DOCUMENTS ARE PRESENTED.
如本信用证中有无法办到的条款及/或错误，请直接与开证申请人联系进行必要的修改，以排除交单时可能发生的问题。

UNDER THE TERMS AND CONDITIONS OF THIS LETTER OF CREDIT WE HAVE CALCULATED THE FOLLOWING FEES:

OUR FEES THAT WILL BE CHARGED AT A LATER DATE:

Advising or transmit Fee	CNY 200.00

提示：如在我行交单，单据语言应使用英文，否则我行将不承担由于单据语言导致的相关风险。

在我行交单免收通知费。
请注意下列事项：
1、效期与装期相距较短。
2、47A-5含有高额扣费条款。
3、交单期为10天。

适用规则：SUBJECT TO UCP LATEST VERSION

IF YOU HAVE ANY FURTHER QUERIES,PLEASE DON'T HESITATE TO CONTACT US ON THE ABOVE MENTIONED NUMBER.
如果贵司有任何疑问，请按上述业务编号与我行联系。

THIS IS A COMPUTER-GENERATED LETTER,NO SIGNATURE REQUIRED.
本函由计算机生成，无须签字。

2. 信用证，见表 14 - 2，采用 SWIFT 形式传递。

表 14 - 2　信用证

Formatted incoming message MT 700 DC KLH734585 1/1 HBMBMYKLCXXX /

ICBC 中国工商银行　中国工商银行股份有限公司港汇分行/新
INDUSTRIAL AND COMMERCIAL BANK OF CHINA

OUR REFERENCE NO. AV445991300280 DATED 2013.09.22

通知号：AV445991300280

ORIGINAL

REF NO.:

日期：2013. 9. 22

Sent	:ID:	2013.09.19 17:11
Reveived	:OD:	2013.09.19 17:11
Own BIC / TID	:II:	ICBKCNBJAXXX
SWIFT Message Type	:MT:	700　Issue of Documentary Credit
Correspondents BIC / TID	:IO:	HBMBMYKLCXXX
:SN:	:SN:	2992987894
Optional Message User Reference	:108:	132620569343
Sequence of Total	:27:	1/1
Form of Documentary Credit	:40A:	IRREVOCABLE
Documentary Credit Number	:20:	DC KLH734585
Date of Issue	:31C:	2013.09.19
Applicable Rules	:40E:	UCP LATEST VERSION
Date and Place of Expiry	:31D:	2013.11.15　IN COUNTRY OF BENEFICIARY
Applicant	:50:	FIAMMA SDN BHD 8-1 WISMA FIAMMA NO. 20 JALAN 7A/62A, BANDAR MANJALARA 52200 KUALA LUMPUR, MALAYSIA
Beneficiary Customer	:59:	WUCHUAN HENGTAI IMPORT AND EXPORT CO., LTD 6F,FOREIGN TRADING BUILDING,HAIGANG ROAD,WUCHUAN,GUANGDONG,CHINA
Currency Code, Amount	:32B:	USD　38,822.00
Maximum Credit Amount	:39B:	NOT EXCEEDING
Available with ... By ...	:41D:	ANY BANK BY NEGOTIATION
Drafts at	:42C:	SIGHT
Drawee	:42D:	ISSUING BANK
Partial Shipments	:43P:	ALLOWED
Transshipment	:43T:	ALLOWED
Port of Loading/Airport of Departure	:44E:	ANY CHINA PORT
Port of Discharge/Airport of Destination	:44F:	PORT KLANG, MALAYSIA
Latest Date of Shipment	:44C:	2013.11.05

中国工商银行股份有限公司港汇分行
国际结算业务专用章
001

中国工商银行
国际结

Description of Goods and/or
Latest Date of Shipment   :44C: 2013.11.05
Description of Goods and/or   :45A:
Services

FOB ANY CHINA PORT
620 UNITS OF ELBA COOKING RANGE WITH INCLUSIVE OF 1 PERCENT
FOC SPARE PARTS (AS PER APPLICANT ORDER F/6648)

Documents Required   :46A:

SIGNED COMMERCIAL INVOICES IN TRIPLICATE.
PACKING LIST.
CERTIFICATE OF ORIGIN.
FULL SET OF ORIGINAL CLEAN 'ON BOARD' MARINE BILLS OF LADING
MADE OUT TO SHIPPER'S ORDER, ENDORSED IN BLANK, MARKED 'FREIGHT
COLLECT', NOTIFY APPLICANT.
BENEFICIARY'S CERTIFICATE EVIDENCING THAT:
1) A SET OF NON-NEGOTIABLE DOCUMENTS HAS BEEN COURIERED DIRECTLY
   TO THE APPLICANT WITHIN 3 DAYS AFTER SHIPMENT.
2) FOC SPARE PARTS HAS BEEN INDICATED IN THE COMMERCIAL INVOICE
   AND PACKING LIST WITH REMARK AS FREE OF CHARGE.
3) BARCODE HAS BEEN PRINTED ON THE GIFT BOX.

Additional Conditions   :47A:
FORWARDER BL OR HOUSE BL IS ACCEPTABLE.

FOC SPARE PARTS ARE ACCEPTABLE.

Formatted incoming message MT 700 DC KLH734585 1/1 HBMBMYKLCXXX /

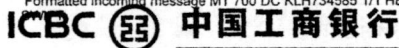

ICBC 中国工商银行

DOCUMENTS PRESENTED WITH MISSPELLING OR TYPING ERRORS THAT DO
NOT AFFECT THE MEANING OF A WORD OR SENTENCE IN WHICH THEY
OCCUR, DO NOT MAKE A DOCUMENT DISCREPANT UNLESS SUCH ERRORS
RELATES TO PRICE, QUANTITY, QUALITY, SIZE AND DELIVERY TERMS,
AND SO AFFECTS THE MEANING.
ONE EXTRA COPY / PHOTOCOPY OF ALL DOCUMENTS (EXCEPT DRAFT)
REQUIRED FOR ISSUING'S BANK FILE. OTHERWISE , ADDITIONAL FEE OF
USD20.00 (OR EQUIVALENT) WILL BE DEDUCTED FROM THE PROCEEDS.
ALL BANKING CHARGES OUTSIDE MALAYSIA ARE FOR THE ACCOUNT OF
BENEFICIARY.
DOCUMENTS PRESENTED AFTER PRESENTATION PERIOD/DC EXPIRY WILL BE
LEVIED A CHARGE OF 0.1 PERCENT OF CREDIT VALUE, TO BE BORNE BY
THE BENEFICIARY AND DEDUCTED DIRECTLY FROM PROCEEDS.
NEGOTIATING BANK'S DISCOUNT AND/OR INTEREST, IF ANY PRIOR TO
REIMBURSEMENT BY US ARE FOR THE ACCOUNT OF BENEFICIARY.
A USD100.00 (OR EQUIVALENT) FEE SHOULD BE DEDUCTED FROM THE
PROCEEDS/REIMBURSEMENT CLAIM FOR EACH PRESENTATION OF DISCREPANT
DOCUMENTS UNDER THIS DOCUMENTARY CREDIT. NOTWITHSTANDING ANY
INSTRUCTIONS TO THE CONTRARY, THIS CHARGE SHALL BE FOR THE
ACCOUNT OF BENEFICIARY.
THIS DC IS AVAILABLE WITH ANY HSBC GROUP OFFICE / ANY BANK BY
NEGOTIATION. AN ADDITIONAL CHARGE OF USD45 (OR EQUIVALENT) WILL
BE DEDUCTED FROM EACH BILL UNDER THIS DC WHICH HAS NOT BEEN
PRESENTED THROUGH HSBC OFFICES . THIS CHARGE SHALL BE FOR THE
ACCOUNT OF BENEFICIARY

IN ACCORDANCE WITH THE PROVISIONS OF ARTICLE 16 C III B OF
UCP600, IF WE GIVE NOTICE OF REFUSAL OF DOCUMENTS PRESENTED
UNDER THIS CREDIT WE SHALL HOWEVER RETAIN THE RIGHT TO ACCEPT A
WAIVER OF DISCREPANCIES FROM THE APPLICANT AND, SUBJECT TO SUCH
WAIVER BEING ACCEPTABLE TO US, TO RELEASE DOCUMENTS AGAINST THAT
WAIVER WITHOUT REFERENCE TO THE PRESENTER PROVIDED THAT NO
WRITTEN INSTRUCTIONS TO THE CONTRARY HAVE BEEN RECEIVED BY US
FROM THE PRESENTER BEFORE THE RELEASE OF THE DOCUMENTS.
ANY SUCH RELEASE PRIOR TO THE RECEIPT OF CONTRARY INSTRUCTIONS
SHALL NOT CONSTITUTE A FAILURE ON OUR PART TO HOLD THE DOCUMENTS
AT THE PRESENTER'S RISK AND DISPOSAL, AND WE WILL HAVE NO
LIABILITY TO THE PRESENTER IN RESPECT OF ANY SUCH RELEASE.
UNLESS OTHERWISE EXPRESSLY STATED, ALL DOCUMENTS CALLED FOR
UNDER THE CREDIT MUST BE IN ENGLISH.
EXCEPT OTHERWISE EXPRESSLY STATED, THIS DOCUMENTARY
CREDIT IS SUBJECT TO UNIFORM CUSTOMS AND PRACTICE FOR
DOCUMENTARY CREDITS (2007 REVISION) INTERNATIONAL CHAMBER OF
COMMERCE PUBLICATION NO. 600.
REIMBURSEMENT INSTRUCTIONS:

ON RECEIPT OF DOCUMENTS CONFORMING TO THE TERMS OF THIS
DOCUMENTARY CREDIT, WE UNDERTAKE TO REIMBURSE YOU IN THE CURRENCY
OF THIS DOCUMENTARY CREDIT IN ACCORDANCE WITH YOUR INSTRUCTIONS
AFTER DEDUCTING ALL RELATIVE REIMBURSING CHARGES INCURRED.

Period for Presentation   :48: WITHIN 10 DAYS AFTER THE DATE OF
                                SHIPMENT BUT WITHIN THE VALIDITY OF
                                THE CREDIT

Confirmation Instructions   :49: WITHOUT
Inst/Paying/Accpt/Negotiate Bank :78:

DOCUMENTS TO BE DESPATCHED TO THE ISSUING BANK, HSBC BANK
MALAYSIA BERHAD 9TH FLOOR, GLOBAL TRADE AND RECEIVABLES
FINANCE , NO. 2 LEBOH AMPANG, 50100 KUALA LUMPUR, MALAYSIA BY
COURIER IN ONE COVER.

Formatted incoming message MT 700 DC KLH734585 1/1 HBMBMYKLCXXX /

ICBC 中国工商银行

"Advise Through" Bank
:57D: INDUSTRIAL AND COM BK OF CHINA LTD
GUANGDONG BRANCH, ICBC BUILDING
NO.29,KANGSHUN RD,CHIKAN,ZHANGJIANG
GUANGDONG CHINA

Sender to Receiver Information :72: SWIFT CODE: ICBKCNBJGDG
Trailer :-:
MAC :MAC: 00000000
Trailer

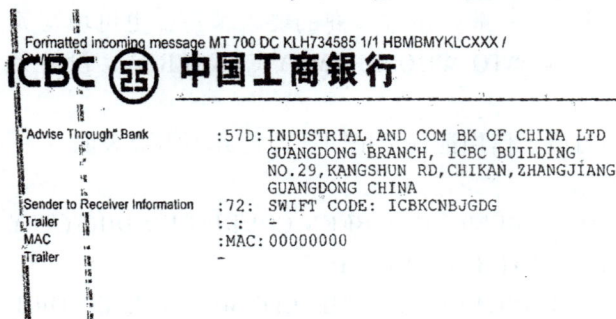

吴川恒泰进出口有限公司外贸员的任务是：

任务一：读懂信用证通知书和信用证条款；

任务二：根据规定，对外出具一份"受益人证明"，表明已履行了进口商要求的义务和完成了工作，符合进口商的要求。

三、项目分析

1. 受益人证明（Beneficiary's certificate）是一种由受益人自己出具的证明，以便证明自己履行了信用证规定的任务或证明自己按信用证的要求办事。

2. 缮制受益人证明需要熟悉《UCP600》有关受益人证明的条款。

四、示范操作

缮制受益人证明通常分为以下两个步骤。

第一步：根据任务一的要求，读懂信用证通知书和信用证条款。

外贸单证员拿到信用证通知书和信用证条款，先熟悉条款内容，特别是信用证中关于受益人证明的条款："BENEFICIARY'S CERTIFICATE EVIDENCING THAT：

A SET OF NON-NEGOTIABLE DOCUMENTS HAS BEEN COURIERED DIRECTLY TO THE APPLICANT WITHIN 3 DAYS AFTER SHIPMENT.

FOR SPARE PARTS HAS BEEN INDICATED IN THE COMMERCIAL INVOICE AND PACKING LIST WITH REMARK AS FREE OF CHARGE.

BARCODE HAS BEEN PRINTED ON THE GIFT BOX."

这是制作"受益人证明"正文内容的要求和依据。

第二步：根据任务二的要求，制作一份"受益人证明"

受益人证明（Beneficiary's Certificate）一般没有固定格式，可以根据各公司的信用证内容自己设计，但需要以英文制作，并且通常只签发一份。

一般内容包括以下几个要点：

出单人（Issuer），包括出单方（通常就是出口商）的名称和地址。在此任务下填写"WUCHUAN HENGTAI IMPORT AND EXPORT CO., LTD, 6F, FOREIGN TRADING BUILDING, HAIGANG ROAD, WUCHUAN, GUANGDONG, CHINA"。

信头（Letterhead），标题"BENEFICIARY'S CERTIFICATE"一定不能少。

信用证号（L/C No.），此任务下，根据信用证内容填写"DC KLH734585"。

发票号（Invoice No.），也就是商业发票号码，填写"SL131101"。

日期（Date），指的是制作此证明的实际日期，此任务下填写"NOV.04,

2013"。

抬头人（To），是指接受证明的人，一般是按进口商的要求填写，也可填写笼统的抬头人。例如，此任务下填写的是"TO WHOM IT MAY CONCERN"，没有具体表明出接受证明人的名称和地址。

正文，证明内容的阐述。必须对应于信用证规定填写，此任务下需要表明

"WE HEREBY CERTIFY THAT:

A SET OF NON-NEGOTIABLE DOCUMENTS HAS BEEN COURIERED DIRECTLY TO THE APPLICANT WITHIN 3 DAYS AFTER SHIPMENT.

FOR SPARE PARTS HAS BEEN INDICATED IN THE COMMERCIAL INVOICE AND PACKING LIST WITH REMARK AS FREE OF CHARGE.

BARCODE HAS BEEN PRINTED ON THE GIFT BOX."。

受益人签字（Signature），因为是属于证明性质，按规定需要填写出口公司的名称并由法人或者经办人签字。

最后制作出的受益人证明如下表14-3所示：

表 14-3　受益人证明

WUCHUAN HENGTAI IMPORT AND EXPORT CO., LTD
6F, FOREIGN TRADING BUILDING, HAIGANG ROAD, WUCHUAN, GUANGDONG, CHINA

BENEFICIARY'S CERTIFICATE

DATE: NOV. 04, 2013

LC NO.: DC KLH734585
Invoice No.:SL131101

TO WHOM IT MAY CONCERN:

WE HEREBY CERTIFY THAT:

1) A SET OF NON-NEGOTIABLE DOCUMENTS HAS BEEN COURIERED DIRECTLY TO THE APPLICANT WITHIN 3 DAYS AFTER SHIPMENT.
2) FOR SPARE PARTS HAS BEEN INDICATED IN THE COMMERCIAL INVOICE AND PACKING LIST WITH REMARK AS FREE OF CHARGE.
3) BARCODE HAS BEEN PRINTED ON THE GIFT BOX.

1. 一般的正文要求是以信用证条款要求为准，可以直接照抄原文，但有时也应注意时态问题，需要做一些必要的修改。

如信用证规定"BENEFICIARY'S CERTIFICATE EVIDENCING THAT A SET OF NON-NEGOTIABLE DOCUMENTS WILL BE COURIERED DIRECTLY TO THE APPLICANT WITHIN 3 DAYS AFTER SHIPMENT"，在缮制证明时就应将要求里的"WILL BE COURIERED"改为"HAVE BEEN COURIERED"。

2. 证明文件正文通常以"THIS IS TO CERTIFY（DECLARE, STATE, EVIDENCE）"等，或"WE HEREBY CERTIFY（DECLARE, STATE, EVIDENCE）"等开始。

3. 相关学习网站：

《跟单信用证统一惯例》（UCP600）中文版全文 http://www.law-lib.com/law/law_view.asp?id=281665

六、项目实操

1. 根据下列信用证资料（见表14-4），缮制受益人证明。

表14-4　信用证

```
          BANK OF CHINA  SHANDONG BRANCH

Eximbills Enterpriste Incoming Swift
Message Type:MT700
Send Bank:BNACCUHHXXX
BANCO NACIONAL DE CUBA LA HABANA

Recv Bank:BKCHCNBJXXX
BANK OF CHINA BEIJING (HEAD OFFICE)

User Name:sd101084
Print Times:2
Print Date:2013-09-02 MIR:130830BNACCUHHAXXX0665454793

:27:[Sequence of Total]
1/1
:40A:[Form of Documentary Credit]
IRREVOCABLE
:20:[Documentary Credit Number]
CC01301771000
:31C:[Date of issue]
130830                              10.31 - 11.2/
:40E:[Applicable Rules]
UCP LATEST VERSION
:31D:[Date and Place of Expiry]
131121CHINA
:50:[Applicant]
```

```
:46A:[Documents Required]
1-80 PERCENT INVOICE VALUE, WILL BE PAYABLE AGAINST
THE FOLLOWING DOCUMENTS:
1-FULL SET ON BOARD OCEAN BILL OF LADING
AND THREE NON NEGOTIABLE COPIES, CONSIGNED TO
EMIAT, HAVANA, CUBA, MARKED FREIGHT PREPAID.          BL 3+3
IN CASE OF TRANSHIPMENT THE BILL OF LADING MUST INDICATE:
TRANSHIPMENTS ARE PERMITTED, EXCEPT AT TERRITORY OF THE
U.S.A., ALASKA, HAWAII, PUERTO RICO AND OTHER
TERRITORIES GRANTED OR UNDER SOBERANITY, JURISDICTION AND
OCCUPATION OF THE USA.
2-COMMERCIAL INVOICE, IN THREE ORIGINALS AND THREE COPIES, FOR AN
AMOUNT NOT EXCEEDING THE VALUE OF THIS CREDIT.
3-THREE ORIGINALS OF THE PACKING LIST.              PL 3ORL
4-TWO ORIGINALS AND TWO COPIES OF THE QUALITY CERTIFICATE, ISSUED
BY THE MANUFACTURER OF THE MERCHANDISE AND/OR BY THE
SELLER.
5-ORIGIN CERTIFICATE AND TWO COPIES, ISSUED BY THE CHAMBER OF
COMMERCE OF THE GOODS ORIGIN COUNTRY.
6-INSPECTION CERTIFICATE OF THE MERCHANDISE IN ORIGIN, ISSUED BY
THE CUBACONTROL S.A. OR THEIR AGENT.
7-BENEFICIARY'S DECLARATION STATING HAVING SENT FAX
AND/OR E-MAIL TO EMIAT, HAVANA, CUBA, INFORMING SHIPMENT
AVAILABILITY, SPECIFYING QUANTITY AND VALUE AND INDICATING
CONTRACT NUMBER AND DOCUMENTARY CREDIT NUMBER.

II-20 PERCENT INVOICE VALUE WILL BE PAYABLE AT 90 DAYS FROM
BILL OF LADING DATE.
:47A:[Additional Conditions]
FIELD 59 BENEFICIARY'S ADDRESS.
```

2. 根据信用证以及信用证改证资料（见表14-5），缮制受益人证明。

（1）表14-5　信用证部分内容

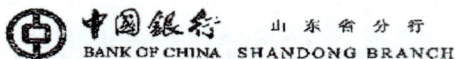

中国银行　山东省分行
BANK OF CHINA SHANDONG BRANCH

```
Eximbills Enterpriste Incoming Swift
===============================================================
Message Type:MT700
Send Bank:CMCIFRPADOC
CREDIT MUTUEL - CIC BANQUES STRASBOURG (BANQUE FEDERATIVE CREDIT MUTUEL -
DOCUMENTARY CREDITS)

Recv Bank:BKCHCNBJ500
BANK OF CHINA QINGDAO (SHANDONG BRANCH)

User Name:sd101132
Print Times:4
Print Date:2013-03-15 MIR:130314CMCIFRPAADOC3427841160
===============================================================

:27:[Sequence of Total]
1/1
:40A:[Form of Documentary Credit]
IRREVOCABLE
:20:[Documentary Credit Number]
00021011034903
:31C:[Date of Issue]
130314
:40E:[Applicable Rules]
UCP LATEST VERSION
```

```
:31D:[Date and Place of Expiry]
130521 CHINA
:50:[Applicant]
AIRWELL RESIDENTIAL SAS
1 B AVENUE DU 8 MAI 1945
78280 GUYANCOURT
:59:[Beneficiary]
HAIER OVERSEAS DEPT
BRAND CREATIND BUILDING NO 1
HAIER ROAD
QINGDAO 266101 CHINA
:32B:[Currency Code, Amount]
USD223549,50
:39B:[Maximum Credit Amount]
NOT EXCEEDING
:41D:[Available With...By...]
ANY BANK
BY NEGOTIATION
:42C:[Drafts at...]
90 DAYS AFTER SHIPMENT DATE
:42A:[Drawee]
CMCIFRPADOC
:43P:[Partial Shipments]
ALLOWED
:43T:[Transshipment]
PROHIBITED
:44E:[Port of Loading/Airport of Departure]
QINGDAO PORT
```

+ SIGNED COMMERCIAL INVOICE IN 2 COPIES
+ PACKING LIST IN 2 COPIES
+ WEIGHT NOTE IN 2 COPIES
+ CERTIFICATE OF ORIGIN ISSUED BY THE CHAMBER OF COMMERCE OR
SIMILAR AUTHORITIES
+ FULL SET OF OCEAN BILL OF LADING DRAWN TO ORDER OF CIC BANQUES
NOTIFY LOGISTIQUE ESTUAIRE PARC DE LA PLAINE ROUTE DE LA
PLAINE 76700 GONFREVILLE L'ORCHER AND AIRWELL RESIDENTIAL 1 BIS
AVENUE DU 08 MAI 1945 78284 GUYANCOURT CEDEX FRANCE MARKED
FREIGHT COLLECT
:47A:[Additional Conditions]
+ INSURANCE COVERED BY THE BUYERS
+ DOCUMENTS TO BE SENT TO US IN ONE LOT
+ THE L/C ADVISING COMMISSION IS FOR BEN ACCOUNT. IF DOCUMENTS
ARE PRESENTED TO A NEGOTIATING BANK OTHER THAN THE ADVISING
BANK, THE NEGOTIATING BANK MUST DEDUCT THE ADVISING COMMISSION
FROM PROCEEDS AND PAY IT TO THE ADVISING BANK.
+ ALL DOCUMENTS TO BE ISSUED IN ENGLISH
+FOR EACH SET OF DOCUMENTS, BENEFICIARY'S CERTIFICATE CONFIRMING
THEIR ACCEPTANCE AND/OR NON-ACCEPTANCE OF ALL THE AMENDMENTS MADE
UNDER THIS CREDIT QUOTING THE RELEVANT AMENDMENT NUMBER IS
REQUIRED. IF THIS CREDIT HAS NOT BEEN AMENDED, SUCH CERTIFICATE
IS NOT REQUIRED
+ IF DISCREPANCIES ON DOCUMENTS CHARGES FOR EUR 100 OR
EQUIVALENT ARE FOR BENEFICIARY S ACCOUNT AND WILL BE
DEDUCTED FROM SETTLEMENT
+ DOCUMENTS MUST BE SENT TO US PER DHL OR ANY OTHER RAPID
COURIER SERVICE TO CIC BANQUES, SERVICE CREDITS
DOCUMENTAIRES, 33 AVENUE LE CORBUSIER, 59000 LILLE, FRANCE

（2）信用证改证资料如下：

SWIFT－MT：707NORMAL

SWIFT－DEST：BKCHCNBJ500

SENT TO：

BANK OF CHINA

SHANDONG BRANCH

62，ZHONG SHAN ROAD

266001   QINGDAO

：20：SENDER'S REFERENCE

00021011034903

：21：RECEIVER'S REFERENCE

UNKNOWN

：31C：DATE OF ISSUE

130314

：30：DATE OF AMENDMENT

130321

：26E：NUMBER OF AMENDMENT

01

：59：BENEFICIARY

HAIER ELECTRICAL APPLIANCES CORP. LTD. HAIER INDUSTRIAL PARK
HAIER ROAD

QINGDAO 266101 CHINA

：31E：NEW DATE OF EXPIRY

130621

：44C：LATEST DATE OF SHIPMENT

130531

：79：NARRATIVE

+ PLEASE READ BENEFICIARY'S NAME AND ADDRESS AS ABOVE MENTIONED
IN FIELD 59

+ IN FIELD 45A DESCRIPTION OF GOODS PLEASE READ：

AIR CONDITIONERS I/O HI WALL

：72：SENDER TO RECEIVER INFORMATION

/PHONBEN/

参 考 文 献

[1] 陈同仇. 国际贸易. 北京：对外经济贸易大学，1998.

[2] 陈文培. 外贸业务经理人手册. 北京：中国海关出版社，2010.

[3] 董宏祥. 外贸单证制作. 上海：上海财经大学出版社，2011.

[4] 龚玉和. 外贸单证实训精讲. 北京：中国海关出版社，2013.

[5] 国际商会. UCP600 ICC 跟单信用证统一惯例（2007）. 北京：中国民主法制出版社，2007.

[6] 何源. 跟单信用证一本通. 北京：中国海关出版社，2012.

[7] 贾建华. 国际贸易理论与实务. 北京：首都经济贸易大学出版社，2002.

[8] 吕建清. 国际商务单证考试应试指导（第二版）. 上海：同济大学出版社，2008.

[9] 屈韬. 外贸单证处理技巧. 北京：中国海关出版社，2008.

[10] 全国国际商务单证培训认证考试办公室 编. 国际商务单证理论与实务. 北京：中国商务出版社，2008.

[11] 孙丽云. 国际贸易（第三版）. 上海：上海财经大学出版社，2002.

[12] 汪德. 跟单高手教你做跟单. 北京：中国海关出版社，2009.

[13] 吴运襟. 最新外贸单证实训. 大连：东北财政大学出版社，2012.

[14] 严国辉. 国际贸易理论与实务. 北京：对外经济贸易大学出版社，2007.

[15] 张浩清. 外贸实务疑惑解难220例. 北京：中国海关出版社，2012.

[16] 中国国际贸易学会商务专业培训考试办公室. 外贸业务理论与实务. 北京：中国商务出版社，2008.

[17] 周树玲. 外贸单证实务. 北京：对外经济贸易大学出版社，2011.

[18] 周旭东. 国际贸易单证. 北京：中国商务出版社，2009.

[19] 庄艳. 外贸单证操作实务. 北京：对外经济贸易大学出版社，2009.

ME | TEXTBOOKS NATIONAL PROJECT
国家级继续医学教育项目教材

国家级继续医学教育项目教材

中国心身医学
实用临床技能培训教程

主　　编　吴爱勤　袁勇贵
编　　委　（以姓氏笔画为序）

王国强　王高华　王铭维　毛家亮

毛富强　邓云龙　阮列敏　杜向东

李　勇　吴爱勤　何金彩　邹韶红

况　利　沈鑫华　张桂青　周　波

赵旭东　袁勇贵　谢　健　潘集阳

薛　蓉

编委会秘书　李　磊　刘晓云

中华医学电子音像出版社
CHINESE MEDICAL MULTIMEDIA PRESS
北　京

图书在版编目（CIP）数据

中国心身医学实用临床技能培训教程/吴爱勤,袁勇贵主编. —北京:中华医学电子音像出版社,
2018.9

ISBN 978 - 7 - 83005 - 058 - 0

Ⅰ. ①中… Ⅱ. ①吴… ②袁… Ⅲ. ①心身医学—医学院校—教材 Ⅳ. ①R395.1

中国版本图书馆 CIP 数据核字(2018)第 216180 号

网址:www.cma-cmc.com.cn(出版物查询、网上书店)

中国心身医学实用临床技能培训教程

ZHONGGUO XINSHEN YIXUE SHIYONG LINCHUANG JINENG PEIXUN JIAOCHENG

主　　编：吴爱勤　　袁勇贵

策划编辑：冯晓冬　　史仲静

责任编辑：赵文羽

文字编辑：王月红

校　　对：龚利霞

责任印刷：李振坤

出版发行：中华医学电子音像出版社

通信地址：北京市东城区东四西大街 42 号中华医学会 121 室

邮　　编：100710

E-mail：cma-cmc@cma.org.cn

购书热线：010-85158550

经　　销：新华书店

印　　刷：廊坊市团结印刷有限公司

开　　本：889 mm×1194 mm　1/16

印　　张：12.75

字　　数：343 千字

版　　次：2018 年 9 月第 1 版　　2018 年 9 月第 1 次印刷

定　　价：70.00 元

内 容 提 要

　　本书由多年从事心身医学一线的临床专家编写,主要讲述了心身疾病危险因素与心理生理发病机制,心身医学访谈、评估与诊断方法,心身相关障碍的分类和心身医学研究用诊断标准、医患沟通交流技巧、医务人员的心理健康促进、医患冲突及危机干预、精神药物的合理应用以及抑郁、焦虑、睡眠、认知、谵妄等障碍的识别与处理技巧等内容,最后附以心身医学科常用量表,着重从临床角度出发,目的是让读者牢牢掌握"心身相关"理论,并灵活运用于医疗实践。在编写过程中,作者努力遵循科学性、思想性、先进性和可操作性的原则。本书内容充实,条理清楚,适用性强,便于掌握,适用于医学院校本科生、研究生以及临床各科医生学习参考。

前 言

　　心身医学是医学的分支,主要探讨由心(精神-心理、社会、伦理引起的情绪因素)与身(躯体的结构与功能)之间的相互关系在健康的保持和疾病发生、发展、康复中的作用,它在综合医院医务人员继续教育中日渐受到关注和拓展。心身医学新模式要求医务人员更新诊疗思维模式,提高临床实践技巧。心身疾病见于临床各科,涉及人体的各个器官和系统。国外调查发现,心身疾病的患病率为10%~60%。国内目前尚缺乏受过良好心身医学训练的非精神科临床医师,大量的心身疾病患者反复就诊于综合医院各专科,症状迁延不愈,既给患者带来了极大痛苦,也造成了医疗资源的浪费与疾病负担的增加。由于综合科室医师或基层医务工作者对心身障碍的识别率较低,相当数量的心理障碍患者求医无门或患者长期处于反复求医的"患病"状态。这除了增加患者的痛苦外,还存在着另一大危害:这类患者往往成为医疗资源的高度使用者,反复到医院各科就诊,重复做大量昂贵的检查、治疗,浪费大量医疗资源。这是造成"看病难、看病贵、医患矛盾增加"的重要原因之一。

　　随着社会的发展,医学模式已从单纯的生物医学模式转换成"生物－心理－社会"医学新模式。进入21世纪,精神心理和心身医学问题更被认为是健康状况不佳和生产力下降的重要原因。目前,我国大多数心理障碍或心身疾病患者就诊于非精神专科医院,由于医师缺乏识别精神心理疾病的相关知识和技能,大多数患者的心理问题和心理障碍未得到及时正确的诊治,给患者带来极大的痛苦,对社会造成严重的负担,由此也影响了医患关系,甚至导致医患纠纷或医患冲突。因此,非精神科医师应掌握一定的精神卫生知识和心身疾病诊疗技能,具有识别、处理常见心身疾病的基本能力,在看"身病"的同时还要看"心病"。大力发展心身医学事业是目前我国医疗卫生事业的重要发展方向,是推动医学模式转变的重要内容,非精神科医师开展心身疾病诊治是临床医疗的重要组成部分。

　　有鉴于此,中华医学会心身医学分会组织20多位国内著名心身医学专家共同编写《中国心身医学实用临床技能培训教程》,全书共分16章,系统阐述了心身疾病的概念、发病机制、访谈、检查、评估与处理等内容,并介绍了部分常见心身疾病的诊断和鉴别诊断方法,以及常见心身疾病相关临床流行病学资料和临床案例;全部临床案例都是参加编写的老师在临床实践中所处理过的典型病例,是他们临床经验的分享。

　　本教程由心身医学专家团队在原有培训讲课的基础上,融入了专家团队临床经验总结的精华内容整理编成,主要面向非精神科医师,目标不是把他们培养成专业的精神科医师,而是希望他们通过学习本教程,具有一定的心身疾病诊疗技能,具备诊断心身疾病的能力,能像哨兵一样,及时发现心身障碍患者,并在治疗躯体障碍和躯体疾病的同时,给予心身疾病患者恰当的心理干预和必要的治疗。

　　作为培训教材,本书突出实用性、规范性和基本技能,紧密围绕心身疾病临床诊疗相关的实用技能,全面展开论述与介绍,并积极关注近年来心身医学理论新动向及技术新趋势。本书的出版将改变国内心身疾病临床诊疗技能培训缺乏系统教材的现状,为我国的心身医学发展贡献力量。

本教程的编写工作得到了各方面的大力支持。在这里,要感谢医学会及各大医院的心身医学分会各位专家,正是由于前期工作的良好基础和专家们的精诚合作,才使本书得以顺利出版。

现代心身医学引入中国的时间不长,在教材方面国内也没有可以借鉴的范本,本教程虽已由各位专家反复讨论修改后定稿,但错漏在所难免,敬请读者不吝赐教!

编　者

2018 年 5 月

出版说明

医药卫生事业发展是提高人民健康水平的必然要求，医药卫生人才队伍建设是推进医药卫生事业改革发展、维护人民健康的重要保障。继续医学教育作为医学终身教育体系的重要组成部分，是实施人才强卫战略和卫生人力资源开发的主要途径和重要手段。

《国家级继续医学教育项目教材》系列于2006年经全国继续医学教育委员会批准，由中华医学会组织编写，具有以下特点：一是权威性，由全国众多在本学科领域内有较深造诣和较大影响力的专家撰写；二是时效性，反映了经过实践验证的最新学术成果和研究进展；三是实用性、指导性和可操作性，能够直接应用于临床；四是全面性和系统性，以综述为主，代表了相关学科的学术共识。

纵观《国家级继续医学教育项目教材》系列，自2006年出版以来，每一分册都是众多知名专家智慧的结晶，其科学、实用的内容得到了广大医务工作者的欢迎和肯定，被全国继续医学教育委员会和中华医学会共同列为国家继续医学教育推荐教材，同时连续被国家新闻出版广电总局定为"十一五""十二五""十三五"国家重点出版物。

本套教材的编辑与出版得到了全国继续医学教育委员会、国家卫生和计划生育委员会科教司、中华医学会及其各专科分会与众多专家的支持和关爱。在此一并表示感谢！

限于编写时间紧迫、经验不足，本套教材会有很多不足之处，真诚希望广大读者谅解并提出宝贵意见，我们将在再版时加以改正。

《国家级继续医学教育项目教材》编委会

目　录

第1章

概　论

随着社会的进步与发展,人们生活节奏的日益加快和竞争意识越来越强,心身疾病的患病率逐年升高,随着疾病死亡谱的改变、现代医学模式和多因素发病理论的推进,心身疾病已日益受到医学界的重视。心与身的关系自古以来就是人们关注的话题。医学之父希波克拉底(Hippocrates)提出"了解什么人患病比了解患什么病更重要",认为把患者当作一个整体来了解比仅仅关注患者患病的器官更为重要。这是早期心身医学理论的雏形。

心身医学是医学的分支,主要探讨由心(精神-心理、社会、伦理引起的情绪因素)与身(躯体的结构与功能)之间的相互关系在健康的保持和疾病发生、发展、康复中的作用。心身医学具有双重含义:首先,它是一种指导医学研究和医疗实践的学术思想或理论,即应用生物、心理、社会关联的理论,来阐明这些因素以何种方式、在多大程度上对各种疾病的形成、发展和治愈起共同作用。其次,心身医学还是一种治疗原则,它把生物医学、心理康复疗法看作一个整体医学互为补充的各个部分。

心身相关障碍表现为自主神经支配的器官症状,与情绪状态有关的各器官生理变化,若变化过度或过久而致功能障碍,就成为心身症状障碍。其与心理冲突关系密切,且可有器质性变化。

第一节　从心身疾病到心身障碍

心身疾病(psychosomatic disease),又称心理生理性障碍(psychophysiological disorder),是介于躯体疾病和神经症之间的一类疾病,其发病、发展、转归与防治都与心理社会因素密切相关。而近代心身疾病,是19世纪20年代由心身医学提出的心身疾病的概念的基础上发展起来的。"心身疾病"一词来源于西方医学,最早是由 Halliday JL(1943)提出的,而 Alexander F(1950)的特别关注,使心身疾病一词得到大力推广。近半个世纪以来,人类的疾病谱和死亡顺位发生了明显改变,单纯生物躯体性疾病(生物感染性疾病)逐渐为心身相关的疾病(心血管病、脑血管病、恶性肿瘤)所取代,心身疾病对人类健康构成严重威胁,是造成死亡率升高的主要原因。随着疾病死亡谱的改变及现代医学模式和多因素发病理论的推进,心身疾病已日益受到医学界的重视。

心身疾病属于心身医学。现代医学中的心身概念,在西方可以追溯到古希腊时代;东方医学的中国、阿拉伯及印度的传统医学中也充满这方面的思想。可以这样说,无论东、西方,原始的医学思想都认为心与身是相关的;只是由于生物医学模式的发展,才使现代医学出现"心""身"分离;现代心身医学就是在这种背景条件下诞生,并在心理、生理及医学各方面的努力下得到发展。心身疾病概念在临床上一直有所变化。美国精神疾病诊断治疗手册(DSM),在 DSM-Ⅰ(1952)设有"心身疾病"一类。DSM-Ⅱ(1968)更名为"心理生理性自主神经与内脏反应",定义为"由情绪因素引起的单一器官系统的躯体症状",分类则按累及器官,如哮喘为"心理生理性呼吸系统反应"。DSM-Ⅲ(1980)及DSM-Ⅲ-R(1987)均用"影响身体状况的心理因素"分类,诊断标准为:①由心理因素引起的躯体症状,与时间相关;②躯体有器质性变化或明确的病理性过程(如呕吐);③不符合躯体疾病及神经症的诊断。DSM-Ⅳ又将其改为"影响医学情况的心理因素"(PFAMC)。PFAMC 是一种诊断分类,而不是具体的疾病,是指对医学疾病起不良影响的心理或行为因素。这些因素会引起或加重疾病,干扰治疗和康复,或促使发病率和死亡率提高,心理因素本身可能构成疾病的危险因素,或者产生放大非心理危险因素的效应。过去的分类使精神病学家忽视躯体障碍,而其他专科的医师又无视心理障碍。现在 DSM-Ⅳ 的诊断分类反映了心身相互作用的关系,是"心身的设计",要求人们同时兼顾心、身两个方面(Levenson,1997)。

像 DSM 一样,WHO 制定的 ICD 也曾有过"心理生理障碍"及"精神因素引起生理功能障碍"的分类。目前 ICD-10 将传统的"心身疾病"分别纳入不同分类,归为"神经症性、应激相关的及躯体形式障碍"(F4),还有一些内容分散在"伴有生理紊乱及躯体因素的行为综合征"(F5)及其他分类中。我国 1958 年的精神疾病分类中没有心身疾病。反复修订的《中华医学会精神病分类-1981》将精神性疾病分为 13 类,"心身疾病"列至最后。1995 年的《中国精神疾病分类第 2 版修订版》(CCMD-2-R)虽然取消了心身疾病分类,但把相关内容放进"与心理因素有关的生理障碍"(分类 5)和"神经症及与心理因素有关的精神障碍"(分类 4)中,另有一些放在"儿童少年期精神障碍"中;现在的 CCMD-3 更接近 ICD-10。

日本心身医学会(1992)将心身疾病定义为:"躯体疾病中,其发病及经过是与心理社会因素密切相关的,有器质或功能障碍的病理过程。神经症(如抑郁症)等其他精神障碍伴随的躯体症状除外。"心身疾病有狭义和广义两种含义。狭义的心身疾病是指心理社会因素在发病、发展过程中起重要作用的躯体器质性疾病,如冠状动脉粥样硬化性心脏病(冠心病)、原发性高血压和溃疡病等。广义的心身疾病特指心理社会因素在发病、发展过程中起重要作用的躯体性器质疾病和功能障碍。以前有学者将心身关系分为 3 类:①心身反应(psychosomatic reaction),指精神性刺激引起的生理反应,当刺激除去,反应也就恢复;②心身障碍(psychosomatic disorder),指精神刺激引起的功能障碍,但没有器质性变化;③心身疾病(psychosomatic disease),指精神刺激引起的器质性病变。但是,一般都将心身疾病和心身障碍混合使用,因为这种区分在理论上易理解,但实践中难以明确界定。自从 ICD-10 建议用"disorder"取代"disease"以来,上述分类就没有实际意义。按现在的疾病分类系统已无心身疾病、心身障碍的提法;但实际上仍有使用。

第二节　心身相关障碍的分类

心身疾病概念和理论的认识尚未完全统一,致使心身疾病的范畴和分类受到影响。心身疾病在发达国家均有各自的分类方法。曾有学者将广义的心身疾病分为心身障碍和心身疾病两大类,一定程度上只体现疾病发展的不同阶段。心身障碍是由心理社会因素引起的躯体功能性改变,如偏头痛、心脏神经官能症等,这类疾病属于功能性病变,但亦有躯体症状和一定的病理改变。心身疾病是指心理社会因素引起的躯体器质性病变,这类疾病又可以分为两类:一类是心理社会因素直接致病,如神经性皮炎、哮喘、斑秃等,这类疾病在心身疾病中所占比例较小;另一类是心理社会因素在发病中起诱发作用,如消化性溃疡、原发性高血压、冠心病、过敏性结肠炎、糖尿病等多种常见的躯体疾病,还包括在一定条件下可以演变为器质性疾病的心身症,如冠脉痉挛持续过久,可引起心肌坏死,在临床上引起急性心肌梗死的典型改变。

20 世纪 70 年代,日本将心身疾病按照各临床学科和内科各系统分为 15 大类,每一大类均注明具体的心身疾病名称,如循环系统心身疾病、消化系统心身疾病等。

最近,以中华医学会心身医学分会专家为主体,提出了中国心身相关障碍体系,将心身相关障碍分为 5 类,包括:①心身反应;②心身症状障碍;③心理因素相关生理障碍(其中包括进食障碍、睡眠障碍、性功能障碍);④心身疾病;⑤躯体疾病伴发心身症状。其中心身反应原则上还不能称为一个疾病,只是一种"反应",是指暂时的生理反应,把那些病程较短(<1 周)的患者归为此类别。

躯体疾病伴发心身症状是一种特殊医学障碍中的心理问题。由于广义心身疾病的诊断几乎涉及全部精神障碍与全部临床躯体疾病之间的相互作用,心身疾病的研究注重"心-身"联系,实际上,有些心身障碍是由躯体疾病通过认知、行为中介引起;这种躯体疾病本身作为应激源引起的心理反应,即所谓的身-心反应或继发性心身障碍。这些心理反应不但影响患者的社会生活功能,还可以成为继发性躯体障碍的原因。所以,现在更为关注两者的共存频率。据估计有 25%～30% 的门诊患者和 40%～50% 的住院患者有可以诊断的精神障碍。

目前主要关注的心理反应如下:

1. 躯体疾病对患者感知的影响。程度受疾病性质、程度及病程,患者的人格特征、年龄、社会角色等的因素影响。

2. 躯体疾病引起患者的心理反应。包括抑郁症状:①自我意识转变;②对疾病的理智反应;③情绪反应。

3. 躯体疾病对患者的心理社会影响。不同的躯体疾病可以通过对神经系统的直接、间接作用而影响心理活动。包括:①原发性心理障碍,是指功能障碍引起的心理后果,如视力、听力或运动功能的任何障碍都可能对个体心理产生限制;②继发性心理社会后果,是指患病后社会关系改变引起的后果,如患病后与家人的关系,学习工作受到的影响等。

4. 不同躯体疾病可以通过对神经系统的直接、间接作用而影响心理活动。如脑血管意外或心脏病引起的脑缺氧;电解质代谢紊乱导致的心理障碍,如高血钾可致意识障碍和知觉异常,高血钙可致淡漠、幻觉等。

第三节　心身相关障碍的发病机制

一、社会因素

社会因素对心身疾病的作用可以从流行病学调查结果来说明。总体上这些疾病的患病率是发达国家高于发展中国家,城市高于农村,脑力劳动者高于体力劳动者;居住拥挤、生活条件恶劣、要做较多努力者患病率较高。另一种心身疾病患病率较高的群体是移民。从冠心病和动脉粥样硬化的社会心理因素调查看出,生活应激和社会环境作为导致冠心病的社会心理因素,是具有强大说服力的。如"健康保险计划辅助研究",采用问题表形式对 2320 例第 1 次患心肌梗死的男性幸存者的社会隔离(social isolation)和最近生活事件、个体经历等项进行了跟踪 3 年的调查,结果发现,社会隔离和生活应激方面积分高的患者心脏性猝死的危险明显增高。从事办公室工作的妇女心绞痛发病的危险性是从事其他脑力或体力劳动妇女的 2 倍,主要因素是办公室的妇女缺乏社会支持。

二、心理因素

心理因素指个体本身的心理素质、心理发育和心理反应,而生物因素与社会因素是以心理因素为中介而作用于人体的。不良的心理刺激常可导致机体的心理或生理反应即心身反应。一般而言,引起人们产生损失感和不安全感的心理刺激最易致病。

伴心理上丧失感的心理刺激对健康危害最大。这种损失感可以是具体的事或物,如亲人死亡,遭受地震、火灾或抽象的损失,工作失败,荣誉感的损失等,其中以配偶死亡影响最为严重。研究表明,中年丧偶者与同龄者相比,丧偶对健康影响更明显。调查一组新近丧偶者,发现在居丧(3 年)内的病死率比同年龄组高 7 倍。死亡原因中以脑血管病、冠心病、高血压心脏病、全身动脉粥样硬化、肺结核、肝炎和流行性感冒等 7 种疾病最显著,其他如恶性肿瘤、糖尿病和意外倾向的比例也很高。

由于人们的哲学知识、信念、经历和文化教育不同,对同样的生活事件有不同的理解,导致不同的心理反应。例如,财产的损失对爱钱如命的人影响特别明显;荣誉方面的打击,却对"要面子"的人尤为重要;父母患病或病亡对于感情亲密的子女能引起强烈的悲痛;深信癌症是不治之症的人,一旦知道自己生了此病,则整日处于绝望、忧伤之中,使病情恶化,日趋严重。

许多学者发现心理素质在发病中起重要作用。心身疾病可能都有相应特征。冠心病的发生与病前性格有一定关系,其特征为雄心勃勃、竞争性强、急躁易怒、急于求成,有学者将之称为"A 型性格";与此特征相反者,则为"B 型性格"。美国西部协作研究组最早对"A 型行为"者的冠心病发病率进行前瞻性研究,发现"A 型"个体的冠心病(包括心肌梗死、心绞痛、猝死)发病率是"B 型"的 2 倍。

发展心理学家们发现,早年亲子关系不佳也是发病原因,实验证明剥夺母爱的小猩猩成年后健康欠佳,常易罹患各种疾病。1979 年 Schepank 调查城市人口中心理疾病的发生频率及状况中发现,在儿童期有高应激状态(被母亲遗弃或母亲有明显的精神病等)的心身疾病发病率最高,包括未婚先育、不正常的父母关系、母亲的遗弃或父母的年龄差别太大。

三、生理因素

生理始基与生理中介机制是产生心身疾病的两个重要方面。

1. 生理始基　是指心身疾病患者病前的生理特点。不同的生理始基,使个体具有不同的相应心身疾病的易损性。例如在溃疡病发病中,由于胃蛋白酶增多,消化了胃的黏膜,引发溃疡。溃疡病患者病前胃蛋白酶的前体——胃蛋白酶原含量高,就是溃疡病的生理始基。仅有溃疡病的生理始基,也不会直接导致溃疡病。有溃疡病生理始基的人群中,心理社会刺激起"扳机"作用。研究还发现三酰甘油(甘油三酯)是冠心病的生理始基;高蛋白质结合碘是甲状腺功能亢进的生理始基。

2. 生理中介机制　心理社会因素及各种信息影响大脑皮质的功能,而大脑皮质则是通过生理中介(mediator)如自主神经系统、内分泌系统、神经递质系统和免疫系统等影响内环境平衡,使各靶器官产生病变。

(1)自主神经系统和中介机制:自主神经系统,即交感系统、副交感系统,与内脏功能有着密切的联系。由于剧烈、持久的自主神经功能改变,可引起相应脏器产生不可逆的器质性变化。构成心身疾病的发病机制假说为心理因素-大脑皮质功能变化-自主神经功能变化-内脏功能障碍-内脏形态学改变。

(2)内分泌系统和中介机制:内分泌系统是一个非常复杂的系统。靶腺分泌甲状腺素、肾上腺皮质激素、去甲肾上腺素、性激素。而靶腺又受到垂体分泌的促甲状腺素、促肾上腺皮质激素、黄体生成素、卵泡刺激素等激素的调节和控制,垂体分泌又受下丘脑控制。靶腺活动可以影响上一层的内分泌活动,同时靶腺之间也相互制约、相互影响,从而形成大脑皮质-下丘脑-垂体-靶腺轴。

(3)神经递质和中介机制:神经生化的发展,引起对神经递质的研究。普遍认为,在情绪应激时,有中枢儿茶酚胺增高与 5-羟色胺下降。

(4)免疫系统和中介机制:临床实践中发现,强烈情绪变化可导致机体免疫功能损伤,极度抑郁者容易患传染性疾病。情绪较抑郁者有较高的患癌率。在癌症患者中,乐观豁达者可调动体内潜力,使免疫功能加强。社会心理应激引起的免疫功能改变在自体免疫性疾病及过敏性疾病中也起重要作用。

综上所述,在心身疾病的发病机制中,社会因素、心理因素、生理因素交织在一起,共同影响机体内环境的稳定,使机体防御机制崩溃,从而影响机体健康,导致疾病发生。

四、现代研究技术

现代常用的心身疾病的研究方法主要有以下 3 种。

1. 心理应激测试 心血管系统的心理学研究,常借助一些心理作业作为唤起精神紧张的应激源,此类作业统称为心理应激测试(mental stress testing,MST)。主要包括 5 类:问题解决作业、信息处理作业、心理运动作业、情感状态、厌恶或痛苦的状态。MST 主要作为测定心血管反应性的应激刺激,从性质上说只是一种急性的实验室应激,它引起的反应与慢性应激引起的不尽相同。

2. 电生理学技术 许多躯体系统生理功能的应激反应都可用电生理学技术做定时测定,躯体变化对心理过程的影响,也可用电生理技术测量。生理多导记录仪可同时测量多种生理信息,如脑和神经系统活动的电冲动信号,骨骼肌系统活动的肌电信号和机械信号、心脏活动的信号、容积变化、心音、压力和输出血量变化信号,以及血管、呼吸、胃肠、泌尿、内分泌及感官活动等,都可通过各种生理信号的电学、物理学和化学特性来检出。另外,目前脑诱发电位仪可用于研究心理活动如认知过程、情感和意志过程,还可用于诊断精神分裂症。心理测谎仪即生理多导记录仪,可同时记录脑电、肌电、心电、呼吸、皮肤温度、肾电阻、指血流量等,通过其上述生理信号变化,可较客观地判断受试者是否说谎。

3. 分子生物学技术 生理活动和心理活动都是以物质为基础的,特定的分子结构表现特定的生理或心理功能。分子生物学技术主要从分子或基因水平阐述特定的心理功能、生理功能和特定的DNA 结构的关系。目前常用聚合酶链式反应(又称无细胞克隆技术)以及基因表达法、基因克隆法等。

第四节 心身相关障碍的诊治

一、诊断程序

1. 病史采集 应着重了解起病前心理紧张刺激的来源、性质、程度及患者对此的反应,并注意了解患者心理社会方面的有关资料,如个体心理发展情况、个性或行为特点、人际关系状况、家庭或社会支持资源、个体的认知评价模式等资料,分析这些心理社会因素与心身疾病发生发展的相互关系。

2. 体格检查 与临床各科体格检查相同,但要注意患者对查体的情绪及合作态度,恰当地判断患者心理素质上的某些特点。

3. 心理行为检查 临床上为判定患者精神症状的严重程度和存在与否,常应用症状量表,如自评症状问卷、自评抑郁量表。患者的性格特点和行为模式也是心身疾病的易感素质,常用测定方法有明尼苏达多相人格调查表、艾森克个性问卷等。对初步疑为心身疾病者,应结合病史材料,采取晤谈、行为观察、心理测验或必要的生理生物学检查方法,恰当地评估心理社会因素在疾病中的作用。

4. 心理生理学检查 多采用多导生理仪记录患者的躯体反应,如心率、心电图、呼吸、血压、皮肤电反应和肌电图等。还可采用自主神经功能检查法,如卧立试验、压颈或压眼球等,以有利于诊断。最后通过对以上资料的收集,提出假说进行归因分析,通过排除法做出判断。在归因分析中检验假说,最终得出结论。

二、治疗措施

(一)心理治疗

心理治疗通常需要提倡心身整合治疗,遵循接受、支持、保证三项基本原则。

1. 接受 指医师有计划、有目的地与患者交谈,耐心听取患者的病情、烦恼、苦闷,取得患者的信任与合作。医师的倾听对患者来说是一种情感的宣泄,也是获得了一种支持。医师可以从谈话中找出主要的心理矛盾与冲突,并仔细观察患者的行为及其动机和目的,帮助患者分析疾病的心因性本质,以及患者不恰当的态度和观念,并指导其解决心理矛盾和冲突,以便重新适应社会,争取早日康复。

2. 支持　指在交谈中,医师应对患者表示理解和同情,进而安慰、鼓励患者。支持会对患者的心理和行为产生显著影响,而受到支持的患者通常会增加对医师的信任感,增加对战胜疾病的信心,主动配合医师,克服心理冲突,促进病情好转。支持过程中医师切忌把个人观点强加于患者,以免引起逆反心理而不愿意同医师合作,影响治疗效果。

3. 保证　指在接受、支持的基础上,医师运用自己掌握的医学和心理学知识,用肯定、通俗易懂、科学的语言对患者进行疏导,要让患者相信,经过治疗,疾病肯定会稳定、好转或痊愈。操作过程中,医师谈话语气要坚定、富有权威性,同时避免表现性得过于夸张而失去可信性。

在以上三原则中,接受最为重要,是心理治疗的基础,有时仅仅靠接受就能使患者从心理冲突中解脱出来。

心理治疗的目的:一是要消除心理社会刺激因素,如对焦虑引起的紧张性头痛患者,通过心理支持、认知疗法、松弛训练或催眠治疗,使其认知发生改变,减轻焦虑,消除头痛。这属于治标,但相对容易一些。二是要消除心理学病因,如与冠心病关系密切的 A 型性格患者,要帮助其改变认知模式和生活环境以减少心理刺激,从而从根本上消除心理学因素,逆转心身疾病的心理病理过程,使之向健康方向发展,这属于治本,但难度较大;也可以通过心理学技术,消除患者的生物学症状,提高身体素质,促进疾病康复,如采用松弛训练或生物反馈疗法治疗高血压患者。

(二)药物治疗

对躯体症状严重的患者,应以药物治疗为主,心理治疗为辅。如对急性心肌梗死患者,综合性生物性救治措施是解决问题的关键,同时对伴有焦虑、恐惧的患者进行心理治疗。对于心理症状为主、躯体症状为辅的患者,则可在进行常规躯体治疗的同时,重点进行心理治疗。目前,临床上比较常用的药物有抗焦虑药、抗抑郁药、自主神经调整药和中药。药物治疗的目的包括终止躯体症状与神经性焦虑的恶性循环。躯体病症状作为心理应激源,通过认知评价引起患者的心理反应。如焦虑是神经症性症状,而焦虑又可以促使交感神经活动性增强,导致心身恶性循环,而抗焦虑药物可终止这种恶性循环。

药物治疗是对处于应激状态下的患者的一种精神支持,药物减轻焦虑起到精神支持的作用,有利于心理治疗的进行。对急切需要心理治疗的患者,先用药物减轻症状,有助于在患者心目中树立医师的威信,在以后进行的心理治疗中,可起到事半功倍的效果。研究表明,药物加心理治疗的效果要优于单纯心理治疗。

心身相关障碍的表现多种多样,用药物治疗起码能消除部分症状,这就减轻了心理上的消极面,增加了积极因素,实际上就是对心理状态进行了重新调整。就目前水平来看,药物治疗作为一种工具,可以用于训练患者的自控能力,也就是说在药物使用中,由他人控制过渡到自我控制。

在药物治疗中,要特别注意药物的不良反应和患者对药物的易感性,避免因药物不良反应而加重病情,引起患者对医师的不信任感,从而导致心理治疗的失败。

第五节　心身医学临床展望

半个世纪以来,许多国家建立了心身医学会,并召开各级学术大会进行心身医学研究和学术交流。心身医学已成为部分国家高等医学院校的必修课程,并作为医护进修和继续教育的主要内容。我国在 20 世纪 80 年代初也已意识到疾病谱的改变,有越来越多的学者投身于心身疾病的研究。

一、主要研究内容

主要研究内容涉及以下几个方面:①初步调查各类心身疾病在城乡居民中的患病率和心身疾病

在综合医院中的发生状况。②开展心身疾病的病因及机制研究。一方面从神经内分泌、神经免疫、神经生理等方面寻找分子生物学基础,同时研究人体对不良心理社会因素的应激及其与心身疾病的关系。目前认为,任何单一或多因素型平面的病因学难以解释,必须采用多层次、多因素、多系统非直线型模式探索。③围绕临床上部分常见的心身疾病进行重点研究,如高血压、消化性溃疡、糖尿病、甲状腺功能亢进症等。④对心身疾病的防治进行有益的探索,诸如抗精神病药物、抗抑郁药物、精神支持疗法、行为治疗、生物反馈疗法、自我训练等在治疗心身疾病中的作用。

二、主要研究方向

医学科技的进步及系统论、控制论、信息论等的发展,为心身医学提供了更多的依据和条件,使得心身疾病的研究和实践有了更为广阔的天地。从发展的角度看,今后应从几个方面加强:①在医学教育和临床工作的继续教育中应重视心身医学的专业教育或培训工作,提高临床医务人员对心身疾病的认识,尤其在综合医院。②继续开展流行病学调查和群体研究,以提高对心身疾病的整体认识。积极寻找心理社会危险因素及危害行为方式,以便有的放矢地制定防治策略。③从生物学和心理社会角度进一步探讨心身疾病的内在机制和外来影响,尤其是加强对“中介机制”的研究。④结合对心身疾病预防机制的研究,初步构建系统的、操作性强的防治措施。⑤发展新一代阻断或调节中介环节的精神药物,并科学地评估其疗效。⑥加强不良行为、认知方式等因素对心身疾病的发生机制等方面的研究。⑦客观真实地评估具体的或综合的治疗方案的效果,探寻最佳方案。

心身疾病涉及个体心理社会诸方面与躯体各系统不同脏器的障碍,所以评估时应做全面考虑,对现有的心理测验要灵活运用,特别要着重以下两点:①要开发新的心理测验(不仅评定消极面,还要评估个体的积极因素);②要编制适合各系统或具体疾病临床评估应用的心身医学的成套测验。心身医学作为一门学术技术领域,有其独立的地位,亦是为其他专业提供综合服务的一门学科。我们希望患者能够同时接受一个完整的心身评估和人性化心理治疗。这需要更多学科共同参与和努力,跨学科研究,使心身医学对医学有可持续的贡献。

(吴爱勤)

参 考 文 献

[1]　筒井末春,中野弘一. 新心身医学入门[M]. 日本:南山堂,1996.

[2]　Adler RH,Herrmann JM,Kohle K,et al. Uexkull Psychosomatic Medicine[M]. Germany:Urban & Schwarzenberg,Munchen-Wein-Baltimore,1997.

[3]　刘斌. 实用心身医学[M]. 北京:科学出版社,1998.

[4]　Peseschkian N. 身心疾患治疗手册——跨文化、跨学科的积极心理疗法[M]. 北京:社会科学文献出版社,2002.

[5]　刘涛. 实用心身医学[M]. 北京:农村读物出版社,1989.

[6]　余展飞. 心身医学与心身疾病[M]. 北京:华夏出版社,1990.

[7]　徐斌,吴爱勤. 心理生理障碍——心身疾病. 北京:中国医药科技出版社,2006.

[8]　徐斌,王效道,刘士林,等. 心身医学——心理生理医学基础与临床. 北京:中国科学技术出版社,2000.

[9]　刘增垣,何裕民. 心身医学[M]. 上海:上海科技教育出版社,2000.

第2章

心身疾病危险因素与心理生理发病机制

第一节　心身疾病的危险因素

一、个体外环境改变

1. **社会因素**　社会信息和来自社会的应激源是心身疾病重要的病因学要素。潘建良等研究结果证实,消化性溃疡患者的社会支持各因子评分较正常人显著较低,即其社会支持方面存在缺陷;姚树桥等研究证明,糖耐量低的人群转化为2型糖尿病患者过程中,社会支持利用率显著减少。同时,社会支持利用度对血糖变化有一定的直接影响,并可通过影响紧张性生活事件的主观感受强度而对个体血糖产生一定的间接影响效应。毛佩贤等研究证实,社会支持的不足在肺癌患者抑郁症状的形成中起重要作用,而社会支持尤其是家庭外源性支持具有减轻癌症患者心理症状、提高生活质量及治疗效果的作用。

2. **文化因素**　心身疾病具有显著的国家、民族和文化差异,不同的文化背景对于诊治和研究有不同的影响。个体通过心理适应、社会定位、与他人沟通等方式受到文化的影响,对自身的归因和解释不断进行调整。在一项针对医学无法解释症状的群体研究中,多数被试者对于自身的症状都能给出多种自己的理解,但相互之间具有差异性。包含在文化中的特定症状模式既可能会放大痛苦,也可能导致个体忽视或否认某些症状。个体的应对方式会与其他社会因素产生交互作用,而应对方式会受到文化模式及他人反应的影响。

3. **家庭因素**　一项对于中学生心理健康的调查显示,家庭经济状况、家庭亲密度和矛盾性因子对中学生心理健康影响最为显著。不同的家庭条件与家庭教育方式影响个体心理发育与性格的形成。管制较严的环境下容易形成谨小慎微、内向压抑的性格,而在鼓励爱护和肯定为主导的环境中则乐观向上,相比之下前者更容易孤独、自卑,发生心身疾病。加拿大一项研究显示,家庭暴力与躯体症状显著相关,并增加肥胖的风险,儿童期虐待与慢性支气管炎或肺气肿、成年期关节炎、偏头痛、癌症、卒中(中风)、肠道疾病和慢性疲劳综合征等均有关。此外,家庭因素还包括家庭的负性事件,包括父母离异、亲人久病、亲人离世等,这些不良事件都是导致家庭内成员发生心身疾病的风险因素。

4. **环境因素**　外界环境因素包括工作、生活环境的改变及经历的突发或重大事件,即应激因素,通过人体各种感官作用在大脑,直接影响大脑本身的功能及间接影响大脑所支配的所有器官的功能,在心身疾病即躯体症状障碍和器质性疾病的发生、发展过程中起重要作用。国外两项关于胎儿期及婴儿期暴露于饥荒的研究显示,暴露组在成年后高血压患病风险显著增加,收缩压和舒张压均增加;母亲妊娠期经历饥荒,后代成年后冠心病累计发病率较高,且发病年龄更早,暴露组与对照组发病年龄分别是47岁和50岁;母亲妊娠期暴露于战争的后代,高血压、高脂血症和任何心脏疾病患病风险增加。胎儿期和婴儿期暴露于飓风的人群,儿童期糖尿病患病率增加22%。妊娠期母亲高应激使子代 2 岁时出现复发性喘息的可能性高于低应激组 3 倍。

二、个体内环境紊乱

个体内环境紊乱导致器官和细胞应激,通过血液循环、内分泌改变和细胞因子以及神经介质的变化影响脑细胞代谢,导致脑对器官调节管理的紊乱,我们称内环境紊乱的个体为脆弱的个体,为环境紊乱的大脑为脆弱的大脑。大脑中的神经网络是个体精神活动与行为的结构基础,当大脑结构的完整性受到破坏,神经功能损害,个体内环境势必进一步发生紊乱,继而表现为相应器官紊乱的症状和内分泌免疫调节的异常。

1. **神经系统症状**　如头痛、头晕、躯体不同部位的慢性疼痛(如背痛),同时伴发失眠、紧张、焦虑等情绪异常。研究发现脑卒中后抑郁的发生率为 40%~70%,卒中后焦虑发病率为 41.8%。帕金森病抑郁的发生率为 40%~70%,焦虑的发生率为 33.9%~39.5%,焦虑和抑郁共病率为 31.45%。

2. **内分泌系统疾病**　甲状腺功能亢进症患者容易表现为焦虑,而甲状腺功能减退症患者多表现为抑郁;糖尿病患者胰岛细胞分泌减少,肾上腺皮质内分泌功能减退,促肾上腺皮质激素水平降低,胰高血糖素水平升高,多伴有焦虑、紧张、抑郁等不良心理症状;青春期性腺快速发育,不仅由于为分泌内环境的改变导致脑功能改变,青少年出现敏感、多疑、思维敏捷等,更由于性特征的出现导致青少年的好奇、羞愧等多种复杂思想和感情的波动。更年期妇女卵巢类固醇激素的减少使雌激素水平降低及多种性激素水平的波动使机体疲惫、脑老化加速从而诱发脑功能改变,表现为情感障碍和心身疾病。

3. **循环系统疾病**　如原发性高血压、冠状动脉粥样硬化性心脏病患者动脉管腔狭窄,血流受阻,心率变异性增强,心脏、脑部血流灌注减少,血管内皮的压力顺应性受损,外周血管张力持续增高,使交感神经活性增高,一方面,活化血小板与白细胞黏附,激活单核细胞,使血管内易发生炎症反应;另一方面,将信息反馈至中枢,激活中枢-下丘脑-垂体-肾上腺皮质轴、中枢-交感-肾上腺髓质轴和中枢-肾素-血管紧张素-醛固酮轴,引发神经系统、内分泌系统的改变,成为导致焦虑、抑郁及其他躯体不适的生理基础。

4. **消化系统疾病**　如胃肠功能紊乱、胃肠溃疡及某些炎性肠胃疾病发生,胃肠内动力学、消化道分泌功能、胃肠免疫防御功能失调,胃肠菌群易位,使中枢神经、肠神经、自主神经三重神经组成的脑-肠轴失衡,分布于消化道的交感神经与副交感神经兴奋性发生改变,胃肠道分泌的各种胃肠激素如胆囊收缩素、血管活性肠肽、生长抑素、胃泌素释放肽等作用于迷走神经受体,或由血液携带通过脑干的最后区直接入脑,所有这些胃肠感受器捕获的刺激信息上行传入中枢神经系统,调控并引起各种反应。

5. **呼吸系统疾病**　如急慢性呼吸功能不全、呼吸道感染时,肺呼吸储备功能下降,在体力活动、发热等因素致负荷加重时,肺通气和换气功能下降,气体在血液中的运输减慢,通气/血流比例失调,使血氧分压降低或伴有二氧化碳分压升高;同时,肺泡过滤全身静脉血液有害物质的能力下降,肺泡巨噬细胞、炎性细胞释放出血管活性物质和炎性介质,通过血液进入全身各器官,酸碱平衡紊乱,容易引发肺源性心脏病、肺性脑病等其他系统的疾病或不适。

6. **血液系统疾病**　如贫血时,血液携氧能力降低,致使个体组织缺氧,轻者出现头痛、头晕、眼花、耳鸣、注意力不集中、记忆力下降、四肢乏力、精神倦怠等症状,重者可有心慌、气短、恶心、腹胀、腹泻、便秘等表现,严重者可发生贫血性心脏病或心功能衰竭。水、电解质紊乱时,机体出现微循环障碍和代谢障碍导致能量供应不足,严重者出现酸中毒、碱中毒、低钾血症等,脑供血、供氧不足,大脑正常的生理功能发生紊乱,成为发生各种精神障碍的基础。

所有上述这些躯体的生理功能异常使机体的易敏性增强,成为脆弱的个体,继而导致脑网络的稳定功能更加脆弱易损,对各器官和系统的调节能力下降,使机体出现超负荷应激反应,成为情感障碍和心身疾病发生发展的病理生理基础。

三、遗传因素

心身疾病的危险因素一直都在探索之中,其中遗传基因对外在的情绪行为障碍具有潜在的调控作用。有关遗传和环境因素影响的经典双生子研究结果显示,慢性疼痛综合征估计遗传性高达66%,儿童的心理健康与成年后的心身疾病也与遗传有关。对我国汉族应激障碍患者的多巴胺 D_2 受体基因 Taq I 多态性进行检测,显示 A_1 等位基因的携带者可能对应激障碍易感。全身各个系统的心身疾病均与表观遗传调制有关,而各种心身疾病的遗传基因可能各不相同。

四、遗传-性格-心身疾病

在性格的形成过程中,遗传因素起到很大的作用。国外有研究者对 22 名 2 岁左右的被试者进行性格比较研究,13 人被认定为性格拘谨内向,9 人性格外向,功能磁共振成像分析结果显示,内向者脑扁桃体的活动比外向者明显活跃,而内向者长大后更易患上社交恐惧症或抑郁症。高自尊的个体与低自尊的个体相比,前者的海马和杏仁核灰质容量要显著大于后者。家族中患有精神疾病者比普通人患病的可能性高 2 倍。

性格决定个体对现实认识、看法、情感反应和处理问题的方法,同时也决定个人对生活事件的易患性差异:性格健全者,对生活事件的回应机制健全,虽有较重大的生活事件,但对其心身影响不明显;性格不健全者,对生活事件的回应机制有缺陷,表现为心理弹性减退,较小的生活事件即可能导致心身疾病。躯体化症状患者突出表现在焦虑症和抑郁症,说明具有焦虑和抑郁人格特征的机体更容易选择性地关注自我的躯体感觉,并倾向于用躯体疾病来解释自我感觉。

具有遗传家族史的高血压病患者中,A 型性格者占 62.8%,明显多于无遗传家族史的高血压病患者(8.7%)。具有遗传性家族史的支气管哮喘患者 A 型性格明显多于无遗传性家族史的患者,前者占总数的 86%,后者占 2%;何炳勇等使用艾森克人格问卷调查证实,儿童支气管哮喘患者中,男患儿有明显的内向性格特征,女患儿有掩饰的性格特征;哮喘患者的人格特征多是过分依赖、幼稚敏感、自我中心、情绪不稳定、易焦虑、暗示性高、不安全感强、过分期望得到保护和援助。

第二节 心身疾病的心理生理发病机制

一、应激的媒介作用

应激是机体在各种内外环境因素及社会、心理因素刺激时所出现的全身非特异性适应反应。当反应持续时间过久或长期处于激活状态,则被称为适应性负荷,会对机体产生不利影响。应激后中枢部自主神经功能紊乱,表现为情绪和精神行为问题(焦虑、恐惧、抑郁)、认知障碍、睡眠障碍、头痛、头晕、过度疲劳;应激后周围部自主神经系统功能紊乱可表现于心血管系统、呼吸系统、泌尿系统、消化系统、生殖系统等。多种不良应激导致大脑神经元的损伤,发生脑结构的改变,下丘脑-垂体-肾上腺轴(hypothalamus-pituitary-adrenal axis, HPA)、蓝斑-交感-肾上腺髓质(locus ceruleus-sympathetic-adrenal medulla, LC-NE)轴的改变、氧化应激、能量代谢、端粒长度改变、神经递质及神经营养因子等一系列的改变,使自主神经系统、内分泌系统和免疫系统出现功能紊乱。因此,应激是心身疾病发生与发展的重要媒介。

二、神经系统异常

1. **心身疾病相关脑区结构及功能改变** 心身疾病患者脑干、网状结构的注意和唤醒功能异常。

以疼痛或不适感为主诉的心身疾病患者的前扣带回皮质,包括背外侧前额叶在内的脑岛存在异常,情绪相关的边缘系统、注意力相关的前额叶系统与感知觉分辨系统相互作用共同使疼痛刺激发生敏化或脱敏化;以疲劳为主要症状的患者的灰质体积显著减小;一些以运动或感觉功能减退或丧失为主诉的心身疾病患者出现左侧颞叶、顶叶、前额叶背外侧活动的减弱,前额叶、纹状体部位活动的增强。功能性消化不良患者的脑岛、前扣带、中扣带和中额叶是与消化不良症状和焦虑、抑郁均相关的大脑区域,是两者相互作用的关键部位,并且,焦虑、抑郁症状会随着大脑功能网络异常拓扑模式的改变而呈现非线性的波动。

2. 自主神经系统功能异常　心身疾病通常涉及自主神经系统所支配的系统或器官。心身疾病的症状大多在自主神经分布区,当自主神经系统的功能发生过于急剧或持久的改变时,即可能造成心、肺、胃、肠等器官和组织持久的活动过度或不足。自主神经周围部功能紊乱的症状包括直立性低血压、心律失常、晕厥等;呼吸困难或呼吸急促,瞳孔散大,感光度减退,泪液减少;尿失禁或神经性膀胱功能障碍;胃轻瘫(胃排空延迟)伴随恶心、反酸、呕吐、消化功能紊乱、食欲缺乏、便秘、腹泻、腹胀,出汗过多或出汗少甚至无汗,皮肤瘙痒、干燥,全身疼痛、疲乏或沉重,耳鸣、口干、味觉异常等。

3. 神经递质及受体功能异常　自主神经通过释放神经递质影响器官和组织的活动。已确证有 20 多种神经递质与心身疾病有关,其中主要的是神经肽,如 P 物质、降钙素基因相关肽、神经生长因子、神经肽 Y、血管活性肠肽等,其他还包括神经内分泌激素、催乳素和氨基酸类神经递质谷氨酸、γ-氨基丁酸等。目前认为,免疫细胞因子白介素及肿瘤坏死因子也是神经递质。心身疾病患者由于自主神经功能改变和神经-内分泌-免疫紊乱,常常伴随着中枢单胺类神经递质系统功能紊乱。

三、神经-内分泌机制

最终影响健康的心身中介机制涉及神经系统、内分泌系统和免疫系统。心理-神经中介机制主要通过交感神经-肾上腺髓质轴进行调节,刺激下丘脑引起交感神经-肾上腺髓质轴激活,从而使去甲肾上腺素(norepinephrine,NE)释放增高,心理警觉性增强、骨骼肌兴奋、交感神经功能亢进。心理-神经-内分泌中介机制主要通过 HPA 进行调节。刺激下丘脑引起促肾上腺皮质素释放激素(CRH)、促肾上腺皮质激素(ACTH)、糖皮质激素分泌增加,发挥炎症抑制、抗体增加等作用。HPA 轴适度兴奋有助于维持良好的情绪和学习能力,过度兴奋或不足可引起中枢神经系统功能障碍,出现抑郁、厌食等躯体不适。特别是应激状态下分解代谢类激素增加,合成代谢类激素减少。心理-神经免疫机制方面,短暂或低强度的应激不影响或略增强免疫功能;中度应激增强免疫应答;强烈应激往往降低免疫功能。目前普遍认为神经内分泌系统和免疫系统间存在一个具有双向反馈调节能力的神经-内分泌-免疫调节网络(neuroendocrine-immunomodulatory network,NEI),主要由神经系统、内分泌系统和免疫系统构成,系统之间相互作用,相互协调,共同维护机体的稳定状态(图 2-1)。兴奋性刺激传导至大脑时,通过神经系统将信息传导至下丘脑,引起 HPA 轴兴奋,分泌肾上腺皮质激素而抑制免疫系统,同时也反馈性地抑制下丘脑和垂体;此外,这种兴奋性刺激还使脑干蓝斑兴奋,继之兴奋交感神经系统,分泌 NE 而抑制免疫系统。另一方面,免疫系统分泌的 IL-1 和 IL-6 也可兴奋 HPA 轴、交感神经系统、下丘脑-垂体-性腺轴(HPG 轴)、下丘脑-垂体-甲状腺轴(HPT 轴)等。

应激因素作用于机体的两条主要的作用通路分别是下丘脑-垂体-肾上腺皮质(HPA)轴和蓝斑-交感-肾上腺髓质(LC-NE)轴。

关于应激与 HPA 轴的研究已经比较成熟。HPA 轴激活引起 CRH、ACTH 和糖皮质激素(人类主要是皮质醇)的分泌。皮质醇可以对下丘脑和垂体进行负反馈调节,减少 CRH 的分泌,同时可以促进 LC-NE 轴肾上腺髓质合成分泌肾上腺素(adrenaline,AD)和 NE,正反馈作用于垂体。机体在应激状态下,皮质醇合成增加,使机体处于"警戒"状态,过量的皮质醇使紧张程度过高,使机体处

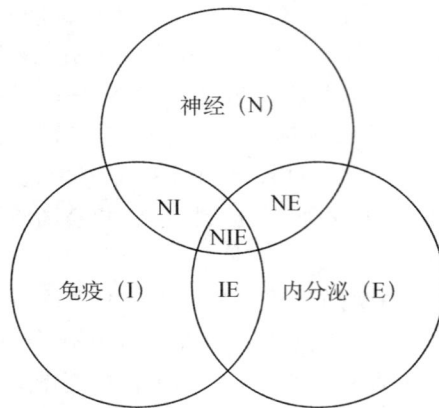

图 2-1 以集合表示的神经系统、免疫系统和内分泌系统三系统间的关系

其中 3 个集合两两重叠处可分别代表神经（N）与免疫（I），免疫（I）与内分泌（E）及神经（N）与内分泌（E）间的共同范畴，而三重叠部应视为神经系统、免疫系统和内分泌系统的共同内容（NIE）

于一种极度紧张、焦虑的状态，经常导致焦虑症、躁郁症、失眠等，同时，不正常的皮质醇分泌周期性的紊乱亦与多种心身疾病有关，如慢性疲劳综合征、失眠、倦怠等。糖皮质激素的一个重要靶组织是脑中的海马核团，也是应激后发生认知功能障碍的生理基础之一。

LC-NE 轴激活引起儿茶酚胺（AD）和 NE 的释放，随后引起心率和血压的增加。实际上，LC-NE 轴对应激不仅起着直接的调节作用，且比 HPA 轴更为敏感，在应激时会发生快速反应。位于脑干部位的蓝斑是 LC-NE 系统的中枢位点，是中枢神经系统对应激反应最敏感的部位，主要分泌 NE。NE 能神经元具有广泛的上行、下行纤维联系。上行纤维主要与杏仁复合体、海马结构、边缘系统和边缘皮质有密切的联系，成为应激时情绪、认知、行为功能变化的结构基础；下行纤维主要分布于脊髓侧角，行使调节交感神经和肾上腺髓质系统的功能。而肾上腺髓质在交感神经的支配下能分泌 AD。在此意义上，肾上腺髓质是将神经信息转换为激素信息的一种神经内分泌转换器，在紧急情况下通过交感神经为机体创造逃走或准备斗争的体内条件。早期的一些研究认为 AD 与恐惧、焦虑情绪反应有关，而 NE 与愤怒、攻击性情绪有关。

糖皮质激素和儿茶酚胺对代谢均有影响。糖皮质激素增加，可以促进蛋白分解和糖类异生，儿茶酚胺类使胰岛素分泌减少，胰高血糖素和生长激素分泌增加，从而使葡萄糖的利用减少，糖原和脂肪分解增加，出现应激性高血糖、应激性糖尿、血浆脂肪酸及酮体的增加。

除了上述两种应激轴，下丘脑功能失调还可以影响下丘脑-垂体-甲状腺素轴、下丘脑-垂体-性腺轴，分别是体内的代谢轴和生殖轴，它们与上述内分泌轴共同调控和影响机体的内环境及外在的身体功能。甲状腺功能亢进症患者容易心跳加快，情绪激动，精神紧张，导致失眠；而甲状腺功能减退症的患者心跳缓慢，反应迟钝，记忆力差，神情淡漠。女子在精神紧张时可有月经周期的紊乱和不孕不育，痛经妇女多表现为神经质的性格，这是因为性腺激素水平除了影响生殖，也与情绪有关。

四、神经免疫机制

1924 年 Metalnikov 等证明经典条件反射可改变免疫反应，表明免疫系统也受神经系统高级中枢的有力影响。1936 年，Selye 等发现"应激"（缺氧、冷冻、感染、失血、中毒和情绪紧张等）可引起肾上腺皮质肥大，胸腺萎缩，外周血淋巴细胞减少等变化，表明内分泌系统对免疫系统也有影响。研究表明，外来入侵物如病毒、细菌及肿瘤等可直接刺激免疫细胞释放细胞因子或神经内分泌激素，后者动员和调节免疫功能，并影响其他器官或系统，促使全身各种功能活动对上述刺激做出协调有效的反应。而脑接收精神和躯体的刺激后,通过传出神经、神经内分泌激素和细胞因子也影响外周免疫功能。脑和免疫系统之间的相互作用对免疫调节、防御反应和内环境的稳定非常重要。

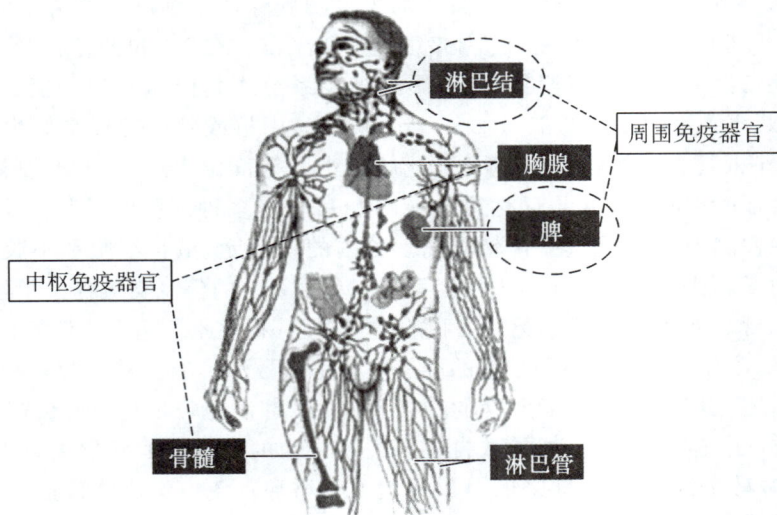

图 2-2　人体免疫器官

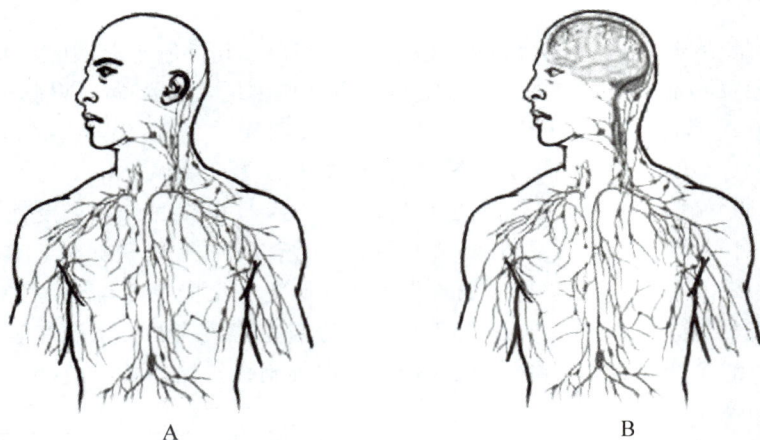

图 2-3　淋巴系统
A. 传统的淋巴系统;B. 新发现脑内淋巴管后绘制的淋巴系统

(一)神经-免疫联系

免疫器官是免疫细胞分化、增殖或定居的场所,可分为中枢免疫器官和周围免疫器官(图 2-2)。骨髓和胸腺是"中枢免疫器官",脾和全身淋巴结等是"周围免疫器官"。传统的观点认为,中枢神经系统不存在淋巴系统;但 2015 年弗吉尼亚大学 Louveau 教授等发现,脑内确实存在连接免疫系统的淋巴管(图 2-3)。越来越多的研究表明,正常机体内存在激素、神经递质和神经肽对免疫系统的紧张性控制,免疫活动同样影响神经和内分泌活动。神经细胞和免疫细胞都可以合成并释放神经递质、激素和细胞因子,这些信号分子成为神经系统和免疫系统对话的共同生物语言。

1. 神经纤维直接支配免疫器官　初级免疫器官和次级免疫器官如骨髓和淋巴结等都受传入神经和传出神经支配。已经发现大鼠胸腺受迷走神经支配,Felten 等在淋巴器官中发现 NE 能纤维和神经肽能纤维。电镜和光镜下观察到脾内 NE 末梢与淋巴细胞有突触样接触,有可能发生神经递质释放和突触后受体激活。

2. 神经和免疫系统的共同生化语言　激活的免疫细胞除产生细胞因子外,还合成多种神经递质、神经肽和激素及其受体。多种免疫细胞上都已鉴定出 NE、ACTH 和神经肽 Y 等及其结合位点。免疫细胞产物对免疫活动进行反馈调节,也可影响神经系统或其他器官的功能。Farrar 在大脑皮质、脑干和小脑都观察到生物活性的 IL-1 及其结合位点。中枢或外周神经系统内注射抗原如脂多糖(lipopolysaccharide,LPS)均能诱导皮质、下丘脑和小脑等部位表达 IL-1 等细胞因子及其受体。而越来越多的事实证明神经系统可以天然或诱导产生 IL-2 等多种细胞因子及其受体。交感神经节和副交感神经节中检测到 IL-6 及其受体转录物。脑内的神经元、星状细胞和小胶质细胞均能合成和分泌多种细胞因子。这些共同的介质为神经系统和免疫系统的信息交流提供了物质基础。

3. 神经和免疫系统的相互作用　免疫细胞的增殖、移行和抗原呈递等是依赖营养物质和生长因子的高代谢率过程,尤其易受控制中间代谢的神经内分泌信号的影响。神经激素和递质对免疫系统的影响已有详细综述,如 NE 抑制胸腺和脾的功能;ACTH 抑制免疫反应;胰岛素则增强免疫活动。免疫细胞的产物也影响神经元的活动,导致自主神经和行为的变化。如外周注射 LPS 30～90 分钟后,下丘脑 NE 和海马 5-羟色胺(5-HT)的释放量就大大增加。免疫细胞释放的 β-内啡肽在外周神经系统产生镇痛作用。丘脑和下丘脑注射 IL-1β 对动物的摄食、体温调节和痛觉敏感性都有影响。外周注射 IL-1 等细胞因子导致下丘脑、海马、脑干和脊髓等部位的 NE 能神经元活动增加。静脉注射 hIL-1β 或其片段导致迷走神经胸腺分支传出冲动增强,并促进肾上腺和脾交感神经活动。

(二)免疫机制

免疫功能变化是参与心身疾病发生的重要机制(图 2-4)。几乎所有典型的心身疾病都有不同程度的、不同方面的免疫功能变化,不少自身免疫性疾病是典型的心身疾病。胃肠道是体内最大的外周免疫器官,人体 IgA 超过 2/3 来源于肠黏膜固有层的浆细胞,主要以 SIgA 执行体液免疫功能作为黏膜免疫的一大特点。实验证实在应激状态下,血清中 IgA 及胃液中 SIgA 均明显减少,显示机体局部及全身免疫机制受到抑制。斑秃是发生于毛囊的、与应激相关的自身免疫性疾病,斑秃患者血浆 β-内啡肽水平及自然杀伤细胞(NK 细胞)活性明显异常。斑秃皮损 Th1 型细胞因子 IFN-γ、IL-2、IL-12、TNF-α 均表达上调,提示 Th1 反应模式为主的细胞免疫反应也参与斑秃发病。

对一些消极的心理状态如焦虑、抑郁、失望和悲伤等与免疫系统的关系研究表明,这些状态下淋巴细胞增殖减少,自然杀伤细胞活性降低,血液循环中白细胞核抗体的数量改变。另外,人体对异物

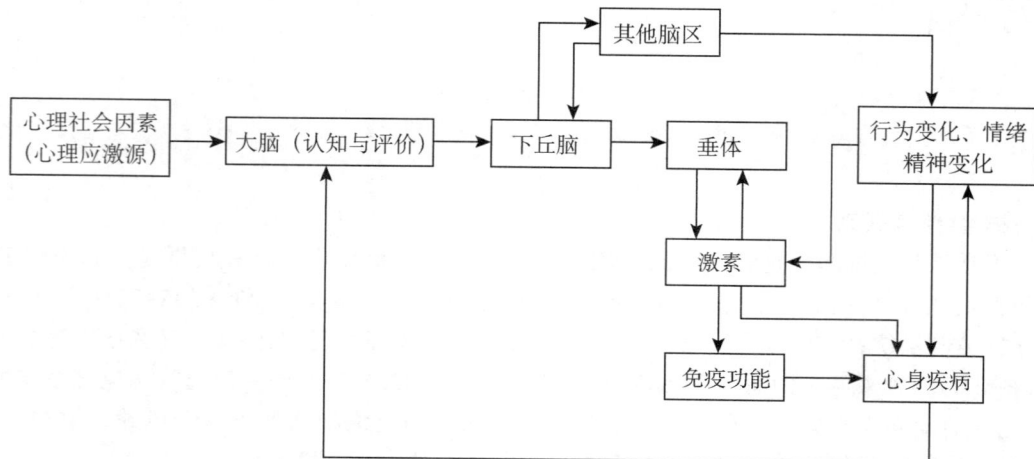

图 2-4　免疫功能变化是参与心身疾病发生的重要机制

产生抗体的能力与焦虑的程度相关。过度焦虑使机体对有害物质所产生的抗体减少。而且,压力的持续时间、性质与免疫改变程度存在着一定关系。压力持续的时间越长,悲观程度越重,特殊类型的淋巴细胞减少越多。大脑通过强大的神经反射,影响免疫功能抑制关键促炎细胞因子(如肿瘤坏死因子α)的释放。这种反射的传出运动通路在内脏神经,而非迷走神经。

1. 应激对免疫系统的调节　应激或应激反应是指机体在受到各种强烈因素(各种内、外环境因素及社会、心理因素)刺激时所出现的非特异性全身反应。应激是心身疾病的诱因。文献报道,应激主要通过丘脑、丘脑下部、网状结构、边缘系统,特别是大脑皮质的认知、评价引起各种情绪及内脏、躯体反应。应激源作用于大脑皮质、边缘系统、下丘脑等脑区,影响神经递质的分泌,同时对体液免疫及细胞免疫均产生影响(图 2-5)。应激时内分泌系统主要通过两个途径调节免疫应答,即下丘脑-垂体-肾上腺皮质(HPA)轴和交感-肾上腺髓质(SAM)轴。应激时 HPA 轴和 SAM 轴均处于激活状态,使糖皮质激素分泌增多、β_2 肾上腺素能受体兴奋。一般认为,短暂而不太强烈的应激不影响或略影响免疫功能。但是,长期较强烈的应激会损害下丘脑,造成皮质激素分泌过多,使内环境严重紊乱,从而导致胸腺和淋巴组织退化或萎缩,抗体反应抑制,巨噬细胞活动能力下降,嗜酸性粒细胞减少和阻滞中性粒细胞向炎症部位移动等一系列变化,从而造成免疫功能抑制,降低机体对抗感染、变态反应和自身免疫的能力。

β 肾上腺素能受体活化能够抑制肿瘤坏死因子(TNF)的分泌,活化巨噬细胞,产生 IL-10,发挥抗炎作用;而 α 肾上腺素能受体活化产生相反的作用,即促进 TNF 的分泌,减弱 IL-10 的分泌,产生

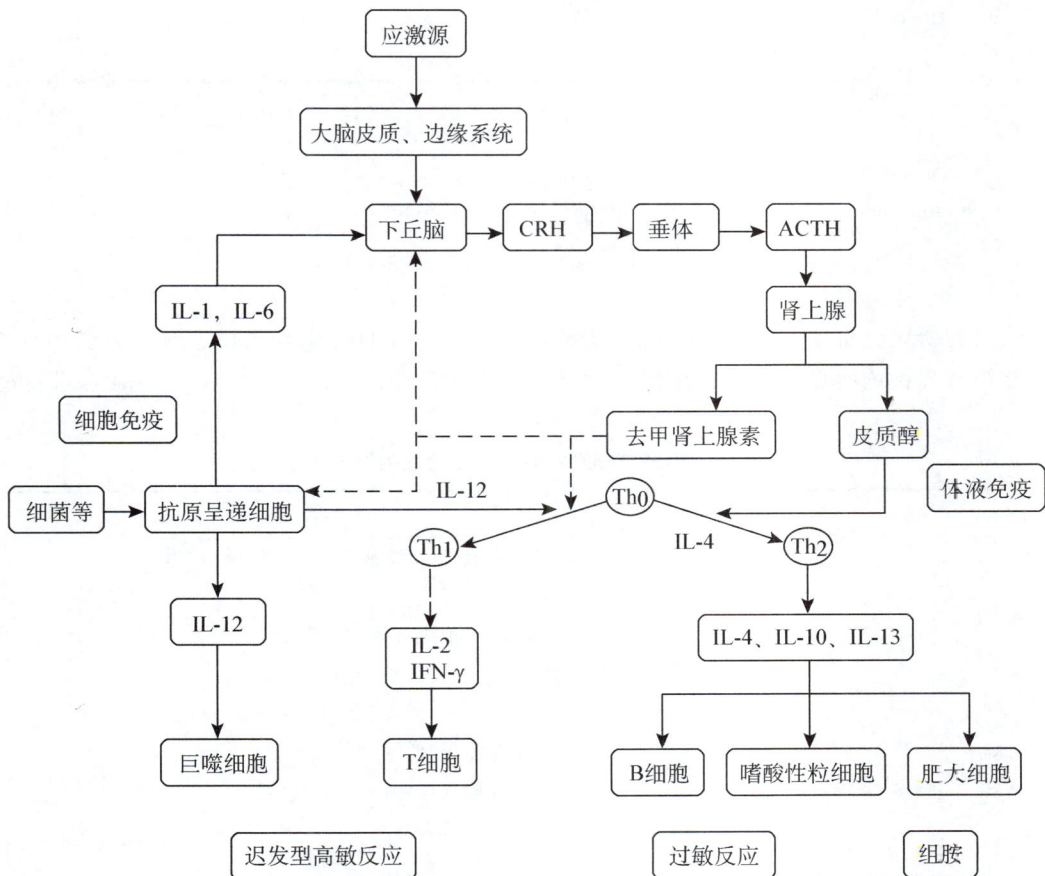

图 2-5　应激对免疫系统的影响(实线箭头表示促进,虚线箭头表示抑制)

炎症效应。Pongratz G 等的研究显示,免疫反应类型与儿茶酚胺浓度相关。距离应激源不同距离的区域所发生的免疫反应类型呈儿茶酚胺浓度依赖性。在儿茶酚胺浓度较高的区域,以 β 肾上腺素能受体作用占优势,主要以抗炎作用为主;而在儿茶酚胺浓度较低的区域以 α 肾上腺素能作用为主,产生炎症反应(图 2-6)。

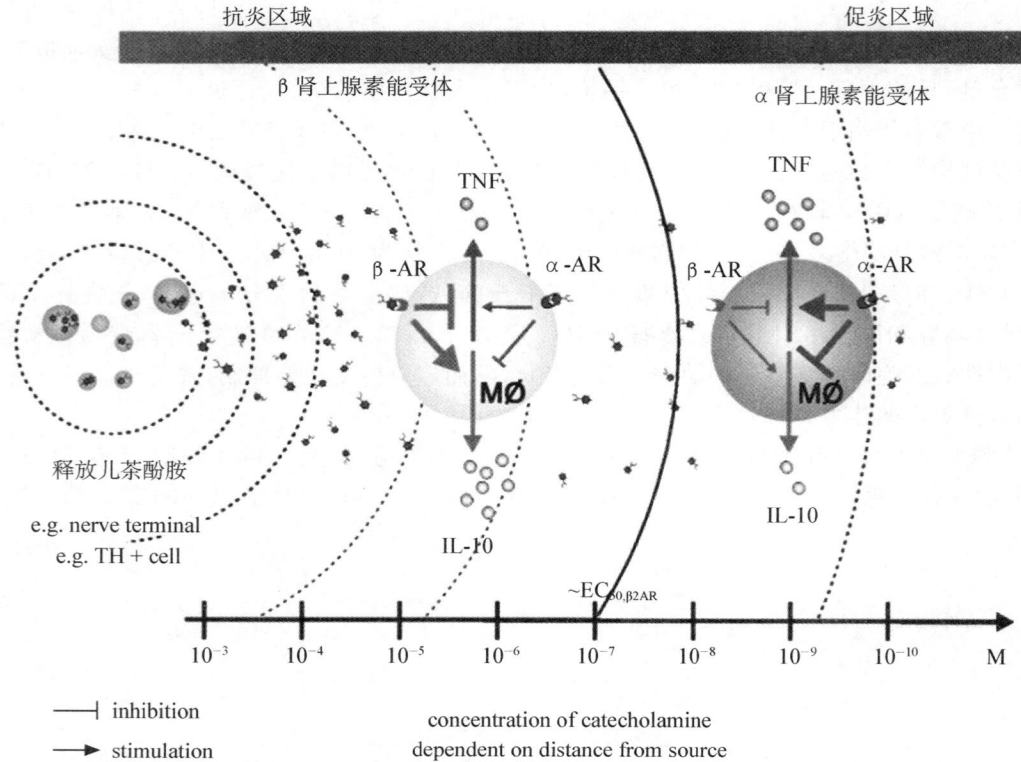

图 2-6 免疫反应类型与儿茶酚胺浓度相关

此外,大量研究已证实神经肽对免疫系统的影响。内源性的阿片类肽和非阿片类肽均有免疫抑制效应,能被特异性内啡肽拮抗药所阻断。表 2-1 总结了神经内分泌物质对免疫功能的调节效应。

表 2-1 神经内分泌物质对免疫功能的调节作用

激素	作用	效应
糖皮质激素	—	抗体合成,NK 细胞活性,细胞因子产生
儿茶酚胺	—	淋巴细胞转化
乙酰胆碱	+	骨髓淋巴细胞和巨噬细胞数目
性激素	−/+	淋巴细胞转化,混合淋巴细胞培养
β 内啡肽	+/−	抗体合成,巨噬细胞活化,T 细胞转化
甲硫脑啡肽	+	T 细胞转化(低浓度)
强啡肽	+	植物凝集素刺激的 T 细胞转化
甲状腺素	+	空斑形成(PFC),T 细胞转化
生乳素	+	巨噬细胞活化,IL-2 产生
生长激素	+	抗体合成,巨噬细胞活化,IL-2 产生
加压素	+	T 细胞转化
催产素	+	T 细胞转化

（续　表）

激　素	作用	效　应
血管活性肠肽	−/+	细胞因子产生
褪黑激素	+	混合淋巴培养反应,抗体合成
促肾上腺皮质激素	+/−	细胞因子产生,NK 细胞活性,抗体合成,巨噬细胞活化
生长抑素	−/+	PFC,淋巴细胞对分裂原反应
促肾上腺皮质素释放激素	+/−	抑制生长激素分泌

引自 Khansari 等(1990),+:兴奋作用;−:抑制作用

2. 免疫机制的促发作用　免疫系统是如何与神经内分泌系统相互作用而促发心身疾病的？神经-内分泌-免疫网络学说认为,免疫细胞可分泌激素样物质,免疫应答产物可有激素样功能、许多免疫细胞表面有神经介质或内分泌激素受体等,甚至认为免疫是一个"感觉器官"。

自体免疫性疾病如心身性皮肤病,与神经内分泌免疫相关。国外研究显示 44% 的初发银屑病和 88% 的复发银屑病与心理因素有关,心理应激可以促进银屑病的炎症的加重和免疫失衡的发生。为了确定精神因素与银屑病的联系,肖玲等对银屑病患者的神经肽 Y、IL-6、IL-8、皮质醇等神经内分泌免疫指标进行检测统计,发现银屑病患者的抑郁分、焦虑分、时间紧迫感分、紧张和敌对分、多伦多述情障碍量表总分与神经肽 Y、IL-6、IL-8 和皮质醇水平有显著相关性,认为神经内分泌免疫网络可能是心理社会应激引发银屑病的重要途径。免疫因子 IL-1β 及 TNF 同时也是免疫系统与中枢交感神经系统相关联的重要因子。当外界抗原侵入机体,可激活局部免疫细胞释放前炎症介质,而前炎症介质同时可以增高或降低痛觉传入纤维及迷走神经传入纤维的兴奋阈值(图 2-7)。当神经信号足够强时,可将信号传入大脑,激活两个主要的应激轴,即 HPA 轴及交感神经系统,从而促发心身疾病。

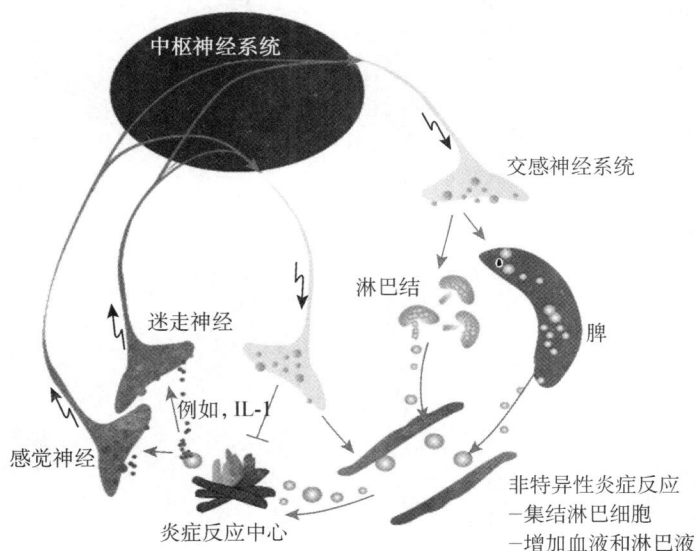

图 2-7　免疫因子(如炎症因子)通过自主神经对中枢神经系统发挥调节作用

综上所述,心身疾病可以归结为,机体外部与内部的多种应激因素作用于人体大脑,导致大脑皮质与皮质下中枢所组成的多层次神经网络异常,大脑本身的高级功能如认知、情绪、睡眠、语言等能力,以及其所支配的各种继发功能如自主神经功能、神经内分泌功能、免疫功能等发生改变,从而出现神经内环境稳态的失衡,出现多种躯体形式障碍的状态表征。

（王铭维）

参 考 文 献

［1］ Joels M. Stress-induced changes in hippocampal function［J］. Prog Brain Res,2008,167(2):3-15.

［2］ Herman JP. Limbic system mechanisms of stress regulation:hypothalamo-pituitary-adrenocortical axis［J］. Prog Neuropsychopharmacol Biol Psychiatry,2005,29(8):1201-1213.

［3］ Ota M. Age-related decline of dopamine synthesis in the living human brain measured by positron emission tomography with L-［β-11C］ DOPA［J］. Life Sci,2006,79(8):730-736.

［4］ Britton JC. Neural correlates of social and nonsocial emotions:An fMRI study［J］. Neuroimage,2006,31(1):397-409.

［5］ Segar TM. Heterogeneity of neuroendocrine stress responses in aging rat strains［J］. Physiol Behav,2009,96(1):6-11.

［6］ Simon M. Age-dependent susceptibility of adult hippocampal cell proliferation to chronic psychosocial stress［J］. Brain Res,2005,1049(2):244-248.

［7］ Magri F. Stress and dementia:the role of the hypothalamicpituitary-adrenal axis［J］. Aging Clin Exp Res,2006,18(2):167-170.

第3章

心身医学访谈、评估与诊断方法

第一节　心身医学问诊

心身医学的问诊是一种建立在具有全面系统问诊能力基础之上的专科问诊方法，它既强调详细询问躯体症状发生和演变的情况（即所谓"身"），又强调询问与躯体症状相关的情绪变化的情况（即所谓"心"），同时还需要了解患者的成长环境、人际关系、性格特点等方面。心身医学的问诊要求医师从生物、心理、社会等多种角度了解患者，是"生物-心理-社会"的医学模式的具体体现，同时也给医师提出了更高的要求，不仅要求医师具有一定的内科学、神经病学、精神病学等相关学科的专业知识，而且还需要具有一定的心理学、人文科学、社会科学方面的修养，有良好的交流和沟通能力。

一、问诊前准备

（一）对环境的要求

心身医学的问诊会涉及患者隐私问题，要求环境安静，不受打扰，没有陌生人在场，即便有家属在，当问到某些敏感问题时，通常需要征求患者的意见，是否让家属回避。如果没有条件找到适合场所，当问到患者的隐私部分时，需要小声询问，并观察患者有无难言之隐，如有，需要询问是否另找时间或场所询问，总之，让患者感到医师尊重他的隐私权，为建立良好的医患关系打好基础。

（二）自我介绍与规则的交代

对初次接触的患者，有必要做一个简单的自我介绍，比如自己的姓氏、工作经验或工作内容，本次问诊目的等。之后要交代规则，比如"本次问诊可能会涉及您的一些隐私问题，这对全面了解和评估您的疾病有帮助，我们完全尊重您的意愿，您愿意说就说，愿意说多少就说多少，不愿意也没有关系。同时我们承诺，对您所说的一切都会保密"。这个规则的交代和保密的承诺对建立良好的医患关系至关重要，尽管本次患者仍有可能不会暴露他的隐私，但为在以后收集病史中得到他的配合打下基础。

二、问诊内容

我们常常通过一般性的开放式提问作为开始，比如"请问您今天来，有哪里不舒服？"或'请问您这次来希望我们帮助您解决什么问题？"患者会跟随您的问题叙述他的病情。根据心身医学科多年的经验，尽管考虑患者诊断是情绪障碍，如果患者以躯体症状为主诉，首先聚焦躯体症状的问诊，问诊常常涉及以下的内容。

（一）问躯体症状

首先聚焦患者主要症状所涉及的系统问诊，然后扩散到身体的其他系统，心身医学科患者常常主诉较多，甚至患者说他从头到脚都有问题，比如一个主诉胃痛、胃胀的患者，除了问他胃痛、胃胀的程度，持续时间，病程，伴随症状，诱因，加重和缓解的因素，治疗经过以及疗效之外，还需要问问"您还有哪些地方不舒服？"当患者回答完毕后,再问"您还有哪些地方不舒服？"直到患者说就这么多了,此时医师需要根据临床经验,对他描述的部分重要的症状还需要仔细甄别,进行鉴别诊断(经验:要让患者有充分的机会来表达他身上所有的不舒服,他才会增加对医师的诊断和治疗的依从性)。

(二)问睡眠情况

心身医学科的患者常常存在睡眠问题,睡眠障碍的形式对诊断有一定的意义,比如早醒提示与抑郁相关,当患者有睡眠问题时,医师常常需要这样问诊:

"是否有入睡困难？一般需要多长时间才能入睡？"

"有无早醒？一般提早多久醒来？"

"是否睡眠浅,中途容易被惊醒？睡眠中惊醒几次？"

"是否经常做噩梦？"

"睡眠中有无打鼾？打鼾时是否有呼吸暂停？"(问家属)

"晚上睡眠不好,白天精神状态怎样？有无疲乏,头晕、脑胀？"

"晚上睡眠不好,您白天的情绪怎样？有无烦躁、易怒？"

"这种睡眠状态对您的生活、工作或学习有多大的影响？"

(三)问情绪状态

当完成躯体症状、睡眠情况的询问之后,开始询问患者的情绪状态(切不可贸然过早去问患者的情绪,他们常常反感医师将他的症状归咎于他的情绪)。

针对焦虑常常问 4 个问题:

"您是否经常烦躁,一点小事就发怒？"

"您是否经常无故地担心、紧张？"

"您是否是一个总把事情往坏处想的人？"

"您是否一阵一阵心慌、胸闷、气紧又查不出原因？"

针对抑郁常常问 4 个问题:

"您是否经常感到不容易高兴起来,闷闷不乐或无精打采？"

"您是否对以前感兴趣的事情,兴趣减退或失去了兴趣？"

"您是否经常感觉到伤感或经常想哭？"

"您是否反复想到生活没有意思,甚至活着没有意思？"

当患者叙述有情绪问题时,一定要询问情绪问题与躯体症状的关系,首先是时间顺序上,情绪问题出现在躯体症状之前还是之后,其次,躯体症状和情绪症状是怎样交互影响的。比如有患者说只要没有躯体症状了,我的心情就好了;有的患者反映好长时间心情一直不好,有躯体不适心情就更不好,身体舒服了,我的心情只会好一些,这些情况对诊断有意义。

(四)问成长经历与生活环境

心身医学强调不仅要关注"患了什么病?"更需要关注"是什么人患了病?"重点要落在"人"身上,这就需要我们去了解这个人的出生、成长环境、学业状态、生活事件、人际关系、人格特点等。比如,要问患者出生在城市还是农村,兄弟姐妹几个,排行老几,家庭经济状况,父母的工作性质,各自性格特点,相处是否和谐,从小由谁抚养,成长中顺利否,有无重大的生活事件,学习成绩,人际关系(包括与父母、同学、同事、朋友、夫妻、婆媳等的关系),性格特点,当遇到不开心的事情时常用的应对方式,如果在工作,需要问工作性质、强度,自己感受到的压力,家族史中两系三代有无类似疾病或精神疾病的患者等(经验:在询问这部分之前,一定要告诉患者为了更好地找到疾病的原因,医师需要了解他的整个成长经历、生活环境、生活中的重大事件及性格特点等,希望得到患者的理解和配合,否则,他会觉得医师问这些很奇怪,甚至不配合)。

三、问诊技巧

问诊的过程不仅是一个收集信息的过程,也是与患者建立一个良好医患关系的过程,需要掌握以下技巧。

(一)开放式提问

为了收集到更加全面的信息,尽可能用开放式的提问,比如:"你感觉到还有哪些地方不舒服?""这个症状在哪些情况下会加重? 在哪些情况下会减轻?""各种检查未发现明显异常,对于这个症状您怎么看?""对这个问题您能多说一点吗?"等。

(二)觉察

除了收集言语信息还要收集非言语信息,在问与答的过程中一方面需要对患者有觉察,比如观察患者的表情、内心的感受,是否有掩饰,或对医师的不信任,有无沮丧、急切、肢体颤抖、坐立不安等。有的患者会边擦眼泪边对您说"其实没什么,这事已经过去了。"是否真的过去了,还需要医师进一步去评估。另一方面,需要觉察医师自己情绪和身体的反应,比如,有的患者会让医师产生一种讨厌、烦躁的情绪,甚至身体出现发紧、出汗、胸闷的情况。当出现这种情况时,医师需要暂停,喝一口水或站起来走动一下,或做点别的事情。如果医师不及时调整,患者会觉察到医师的这种负性情绪,而不愿意进一步表达,也不利于医患关系的建立。

(三)倾听

倾听的技巧在心身医学的问诊过程中非常重要,心身医学科的患者常常有诸多身体不适,到处检查,检查结果常为阴性,患者很疑惑,明明身体有不舒服,为什么检查不出病? 有的患者抱怨他们的家属甚至怀疑自己是否在装病,有些医师也会因为检查结果阴性,认为患者没有病,导致患者异常痛苦,有苦难言。他们担心医师没有耐心去仔细倾听他诉说,就草率下结论,或马上给他们开药。有的患者担心自己在医师面前不能把平常感受到的不适完全说出来,他们通常用纸写下他们所有的不适让医师仔细看。在接诊过程中,常有患者抱怨:"找某某教授看病,我还没有说完,他就把药开出来了,根本就没有了解我的病情,这药我肯定不能吃!"。因此,仔细倾听是非常重要的,也是建立良好医患关系的前提。

(四)共情

在综合医院非精神专科,由于医师对这类以躯体化症状为主要表现的情绪障碍识别率低,导致患者长时间得不到正确的诊断和治疗,经常会出现"逛医"的现象,也就是他们哪儿不舒服就到哪个科去看病,拿着各种检查结果阴性的报告,反复辗转于各科和各医院,看了很多医师,做了很多检查,吃了很多药,但是效果不好。浪费他们大量的时间和金钱,同时也浪费大量的医疗资源,他们异常痛苦,部分患者也得不到家人的理解,患者内心充满委屈、痛苦、纠结、矛盾、怀疑,甚至绝望的复杂情绪,渴望有人能够理解他们,医师常常一句:"这个病让您受了很多委屈,您仍然坚持寻求帮助真的不容易。""这个病有多么痛苦,可能只有您和我们医师能够理解。""这的确是一种病,不是您的心理作用,更不是您假装的。"有时候患者会感动得热泪盈眶,有的患者会说:"终于找到一个说我有病的医师了。"由此可见,共情对这部分患者的重要性。

(五)引导

在临床上有时会遇到这样一些患者,他们主动看医师,但问诊时又迟迟不说,还有一部分患者不是主动求医,而是家属要求就诊,或从其他科转诊到心身医学科,他们忌讳别人说他们有心理问题或根本不承认自己患有心身医学科的疾病,不愿意配合医师问诊。针对第一种情况,医师常常用共情来打开患者的话匣,比如"我看到您表情痛苦而依然来寻求帮助,真不容易。""不着急,我知道您有很多想对我说的,却不知从何说起,您先告诉我您哪里不舒服?""也许有一件很为难的事情,您不知道从何说起,不急,您可以先理一理,然后再告诉我。""您能到这里来真不容易,请问您有什么事情希望得到我的帮助?"等。针对第二种情况,需要更有技巧,如下面的对话。

医师:"您现在还在犹豫是否要告诉我,没有关系,您能告诉我今天是您自己要来,还是家里的人叫您来的?"

患者:"是家里的人要我来看医生的。"

医师:"那您觉得有没有必要来看看医生?"

患者:"我觉得没有必要。"

医师:"那么让我问问您的家人,看他们为什么要让您来看医生好不好?"

患者:"好的。"

接下来就问问患者的家属,他们为什么要让患者来就诊,根据家属描述的症状和表现,再与患者进行对质和澄清,这样就把患者的话匣打开了。如果患者回答是:"我觉得也有点必要。"医师再问:"那么您能不能告诉我,您觉得您有哪些不舒服有必要来看医生?"这样也把患者的话匣打开了。

(六)打断

如果遇到有的患者谈得太多,偏离主题,要学会在恰当的时候打断,同时又不让患者感到他没有详述,医师就不能了解他的病情。常用的方法有:①归纳以后,转移话题。比如,"请停一停,我归纳一下您刚才说的这些,您看说的对不对?"②肯定以后,转移话题。比如,"您刚才说的这些很重要,但我更想了解另外一方面的情况。"③复述以后,转移话题。比如,"您刚才谈到了这样一个问题,接下来我想问您另外一个问题。"

(七)总结

心身医学科的患者常常主诉多,病程长,诱发因素多,生活事件复杂,有时候患者自己说了后面又忘了前面,内容繁杂,头绪不清,患者担心医师不能完全了解他的情况,这个时候医师如果能总结出患者存在哪几点问题,以及他最希望解决的问题,能增加患者对医师的信任。比如,"我来总结一下,您目前存在以下几个方面的问题:①10多年的胃痛、胃胀等消化道症状,查不出原因,治疗效果不好;②近几年出现心脏方面的不舒服;③长期的睡眠问题;④还有担心、焦虑、心情高兴不起来、兴趣下降等情绪问题。您最希望解决的问题是如何消除胃部症状,如何睡好觉,是不是?"

(八)解释

心身医学科的患者常常困惑为什么有身体不舒服,却又检查不出问题,甚至他们还希望进一步检查,去找到病因。他们不认同甚至反感将他们的症状归咎于情绪障碍,这时候一种恰当的解释对于增加患者对治疗的依从性至关重要。常常通过打比方的方式告诉患者,比如:"您的病就好像天花板上有一个出故障的灯泡,灯泡和底座都没问题,故障在开关上,开关修好了,灯泡就亮了。您的心脏不舒服也类似,病变不在心脏,而在大脑里,把大脑功能调整好了,心脏的症状就消失了。"或者告诉患者:"人体犹如电视机,人体的各器官犹如电视机的每一个部件,电视机现在出现雪花,检查每一个部件都没有问题,结果是调试出了问题,我们做些微调,雪花就消失了,您的躯体症状也是这样的。"这样的比方能够让患者明白不是没有问题,只是没找对地方。

第二节 心身医学评估

在心身医学的实践中,问诊过程本身就是一个系统的评估与诊断过程,是"生物-心理-社会"医学模式的具体呈现,评估需要内科学知识、神经病学知识、心理学知识,以及医师的临床经验、生活经验。心身医学的评估主要从以下几个方面进行。

一、有无器质性疾病

患者常常以躯体症状作为主诉就诊,常在来心身医学科就诊前,就已经做了大量的辅助检查,通常未发现器质性疾病,或者未发现能解释患者目前症状严重程度的器质性疾病,或者即使发现了器质性损害,但不能完全解释患者的症状,或者按该器质性疾病治疗后患者的症状仍得不到缓解,这些都提示患者是躯体化症状。但是在临床上我们也有过一些教训,由于检查不全面而漏掉器质性疾病或由于患者过去检查未发现异常,但随病程的延续,病灶逐渐显露出来,而忽略了再次检查。比如患者腹部疼痛,以前检查一直未见异常,被认为是躯体化疼痛,用抗抑郁药也有好转,但后来出现胰头癌。需要注意的是,有的器质性疾病的早期,病灶可能不明显;还有部分躯体化症状的患者,时间久了,也可能出现新发的器质性疾病,不要因为过去检查没有问题,就忽略相关的辅助检查,特别是在有新发症状或以前的症状在严重程度、性质上有变化时,应给予必要的辅助检查。反过来,在没有评估前提下的过分的辅助检查会强化患者不恰当的求医行为,这需要医师自行甄别和权衡。

二、情绪障碍严重程度和自杀风险

心身医学科的患者在躯体症状的背后常常隐藏着大量的情绪问题,医师需要评估这些情绪是以抑郁情绪为主,还是以焦虑情绪为主,当抑郁合并焦虑时,患者常常容易主动把焦虑情绪表现出来,比如烦躁、担心、焦虑、易发脾气、失眠、心慌、气紧、坐立不安、尿频等,而抑郁情绪常需要医师通过问诊引出来,比如情绪低落、兴趣减退、精力不足、沮丧、疲乏、记忆力减退等,当引出有抑郁情绪时,一定要评估患者有无躁狂和轻躁狂的情况,以及自杀的风险。对于躁狂和轻躁狂的评估,要问患者在过去有无感觉精力特别充沛、情绪高涨、活动增多、能力突然提高、睡眠需求量减少、持续多长时间等情况;对于自杀风险的评估,要问患者因为上述症状有无觉得生活没有意思、活着还不如死了算了的想法,有没有经常想到死这件事,如果有,还需要问有没有想到怎样去死,是否为此准备,如寻找自杀的方法,准备药物,准备上吊的绳子,寻找跳楼的地方等,或是否已经实施了这种行为。

量表也是一种评估的方法,比如焦虑自评量表(self-rating anxiety scale,SAS)、抑郁自评量表(self-rating depression scale,SDS)、轻躁狂自评表(hypomania check list,HCL-32)、汉密尔顿抑郁量表(Hamilton depressive scale,HDMD)、汉密尔顿焦虑量表(Hamilton anxiety scale,HAMD)、15 项躯体症状严重程度量表(15 item somatic symptom severity scale,PHQ-15)、90 项症状自评清单(symptom check list 90,SCL-90)、自杀风险评估量表(NGASR)等。

三、社会心理因素的影响

心身疾病的患者多不会主动将自己的躯体症状与社会心理因素联系在一起,其实他们的躯体症状和情绪障碍与社会心理因素有着密切的关系。这些社会心理因素常常包括工作压力、学业压力、经济压力、婚姻关系、亲子关系、婆媳关系、亲人丧失、疾病困扰以及其他创伤经历,有些是持续存在的,有些是突发事件,患者对生活事件的心理感受不一定与事件本身的大小成正比,比如失恋对某些人只是一般性的痛苦,而对另外一些人则痛苦得死去活来,需要尊重患者自己的感受。对于本身是一件很大的生活负性事件,患者表现得轻描淡写,却又出现躯体化的症状,对于这种情况,医师需要注意患者可能存在压抑、转移等防御机制,除评估生活应激事件外,还需要评估患者的防御方式。此外,还需要评估患者的社会支持系统是否健全,比如家庭成员的关系,有无亲密的朋友关系,同事领导的关系如何,也可以通过生活事件量表(life events scale,LES)、社会支持评定量表(SSRS)等评估。

四、个性特征

心身疾病的患者患病常与其个性特征有关,该类患者常有内向、孤僻、自负、敏感、多疑、偏执、易受暗示等个性特征,而这样的个性特征一方面和遗传背景有关,另一方面与患者从小的成长经历有关,因此了解患者的成长经历对患者的个性特征评估至关重要,也可以通过艾森克人格问卷(EPQ)

或明尼苏达多项人格测试(MMPI)来评估。

五、对社会功能的影响

社会功能的损害往往涉及生活自理能力、人际交往能力、工作学习能力和遵守社会规则能力等方面。社会功能也可作为判断心身疾病轻重的指标。如抑郁症患者,不能坚持上班,不愿意出门社交等,根据严重程度,可评估为社会功能受损或部分受损,也可通过"个人和社会功能量表(PSP)"来评定。

六、自主神经功能检查

(一)远端交感神经功能检查

1. 定量发汗运动轴突反射试验(quantitative sweating axon reflex test,QSART) 一组汗腺受直流电离子透入乙酰胆碱的刺激,冲动沿交感神经 C 纤维逆行上传到分支点,再由其他神经 C 纤维顺行下传,诱发出汗。潜伏期1~2分钟。

发汗范围:直径为5~7cm。

反应分正常、减低、消失、过度、持续存在。可提示交感节后纤维的作用。

2. 皮肤电(电位或电阻)反应 可检查多突触的躯体-交感神经反射通路。最有效的刺激是激活Ⅱ、Ⅲ型机械感受器;常用电刺激和深吸气。此类反射涉及脊髓及低位脑干成分。反应有赖于汗液分泌。中枢及外周性自主神经病变时异常。

3. 小静脉-小动脉反射(veno-arteriolar reflex) 感受器位于小静脉,神经通路为 C 纤维的轴突反射。当静脉跨壁压增至 25mmHg(如下肢抬高 40cm)就出现反射性小动脉收缩,使血流减少50%。目前已发现糖尿病性神经病患者这一反射减低。

4. 皮肤划痕——局部血管运动反应 用叩诊锤柄在前胸、后背(肩胛区间)、前臂屈侧、大腿内侧等易于观察的部位,略施压力迅速划线,经潜伏期(8~12秒)后,出现白色条纹,持续 1~5 分钟,最长可达 10 分钟;称为白色划纹征。若用力缓慢划线,则经潜伏期(5~15 秒)后,先呈白色,随即迅速变红,持续 1.5 分钟,长的可达 1~2 小时,称为红色划纹征。前者反映交感神经活性,后者提示副交感神经活性;潜伏期及持续时间延长提示自主神经功能障碍。

(二)全身自主神经功能检查

1. 温度调节发汗试验 可筛选交感神经节前纤维、节后纤维病变;观察从丘脑到胸、腰段脊髓输出部位;椎旁交感神经节及到汗腺的节后交感神经的功能。

方法:用红外线热源加温被试头部,并调控空气湿度和皮温,就可检查。

注意点及辅助手段:①用茜红指示剂,保持高温环境,湿度较高,并使皮温不断升高,可使检查者易观察到最大发汗反应;②抗胆碱能药可造成发汗丧失,因此检查前 48 小时应停用;③患者要充分饮水,因失水可影响发汗;④重要的是要保证核心温度升高1℃,使其达到38℃。

2. 血浆去甲肾上腺素浓度 可用于交感神经节前功能障碍、节后功能障碍的鉴别。节前病变者,静息时去甲肾上腺素在仰卧位时正常,但变为站立时,因不能激活交感神经可丧失相应反应。广泛节后病变,仰卧水平可减低。

3. 卧位起立心电图试验 平卧位记录心电图,起立 5 分钟后再记录立位心电图,观察有无 ST-T改变,主要用于测定交感神经紧张状态。

4. 微震 从手掌引导肌肉的微小震颤(肌肉中的 γ 运动系统含有脊髓反射及心脏搏动的成分),分析振幅的增加来推测自主神经系统的功能。正常人 8~13/s(cps)的 α 波频率增加,波频改变反映自主神经的改变。

5. 交感神经功能障碍简易测试 持续肌肉收缩可使收缩压、舒张压、心率增加,这是肌肉运动刺激引起心输出量和外周血管阻力增加。根据这一原理，令患者以最大握力 30％ 的力量双手紧握 5 分钟，然后记录舒张压。

6. 压力反射指数（baroreflex index）　血压或脉压突然或持续变化可影响心动周期指数（心率的倒数）。测试用去氧肾上腺素或去甲肾上腺素升高血压或用硝酸甘油降低血压；将血压突然变化时的心动周期改变的速度平均，也可用能增、减压力的颈部束带刺激压力感受器。

7. 心率频谱分析　正常人的心率呈周期性规则变动，心率变化的谱性分析（用快速傅里叶变换法将连续的 R-R 间期转换成不同的频率范围）可将瞬时心率波动的正常能谱分为 3 个谱性组分：①低频带（0.02～0.09Hz）反映交感神经、副交感神经及肾素-血管紧张素活性，受交感神经影响；②中频带（0.09～0.15Hz）与压力感受性反射及血压调节有关；③高频带（0.15～0.40Hz）相当呼吸驱动的副交感活性。一般将 0.25Hz 左右的高频组分称为呼吸性频谱分析（RSA），反映副交感神经功能；而 0.1Hz 左右的中频组分则称为中波频谱分析（MWSA），反映交感神经活性。

8. Shellong 站立试验　安静卧位测血压、脉搏；起立 1 分钟后，连续测定 10 分钟内的血压、脉搏。

9. Valsalva 试验　深吸气后进气，可增高胸内压（15 秒增加 40～50mmHg）。反应分 4 个阶段：①胸内正压，压迫大血管及血压升高经压力感受性反射，减慢心率。②胸内压继续升高，使回心血量降低，导致心输出量降低；并使心动周期缩短（迷走神经的作用消失，交感神经激活），故平均血压在此阶段早期降低，但后期恢复并超过基线水平。③与第①段相反，心输出量恢复到正常，但外周血管仍收缩，造成血压过高，引起反射性心率减慢。④外周血管恢复，血压及心率也恢复正常。

[反射径路：颈动脉窦、主动脉弓的压力感受器（经迷走神经、舌咽神经）→延髓孤束核→疑核、迷走背核→延髓腹外侧核群→心迷走神经→窦房结→心率变慢]

Valsalva 比率 = 最大心动周期/最小心动周期。副交感神经功能丧失时异常。

10. 冷加压试验　将一侧手浸入 4℃ 冰水中，测对侧手臂血压，1 分钟后再测血压。正常反应为血压升高 0～2.83kPa（0～22mmHg），多数 <2kPa（15mmHg），试验停止后 2 分钟恢复。舒张压及收缩压升高均在 2.66kPa（20mmHg）以上者为血管运动功能亢进；收缩压上升 5.32kPa（40mmHg）以上，见于高血压素质及原发性高血压；恢复时间超过 2 分钟提示自主神经调节功能障碍。

（三）其他试验

1. 皮肤划痕征——局部血管运动反应　用叩诊锤柄在前胸、后背、前臂屈侧、大腿内侧等易于观察的部位，略加压迅速划线经 8～20 秒的潜伏期后，出现白色条纹，持续 1～5 分钟，最长可达 10 分钟（白色划痕征）；若用力缓慢划线则经 5～15 秒潜伏期后，先为白色，迅速转为红色，持续 1.5 分钟，可长达 1～2 小时（红色划痕征）。白色反映交感神经功能，红色反映副交感神经功能；潜伏期及消失时间延长，提示自主神经功能障碍。

2. 眼-心反射　又称 Aschner-Dagnini 反射，以示指、中指压迫眼球两侧（注意，不是压迫中央）。分 3 级逐渐加压：①轻压，患者有轻度压迫感；②中压，有明显压迫感；③重压，感轻度疼痛。用弹簧压力计则分别为 50g、300g、500g。压迫仅限一侧或左、右交替；仅在反应极弱时，同时压迫两眼；压迫时间持续 10～15 秒，重复 3～4 次。记录用心电图描记，心率减慢反应出现于压迫后 2～5 秒，慢的出现于压迫后 8～10 秒。反应持续 20～40 秒，不超过 1 分钟。计 5 秒钟心率乘 12 求得每分心率。具体操作：卧床休息 20 分钟后，计 5 秒心率为基础值；压迫出现变化后的 5 秒钟心率为实验值。两者各乘以 12，再相减为每分钟减少脉搏数。正常型弱阳性，减少 4～12 次/分；显著阳性型，减少 12～15 次/分或以上；阴性型，未减少；反常型增加 2～4 次/分。

临床意义：可表明自主神经系统，特别是迷走神经功能状态的特征，弱阳性表示迷走神经活动增高，显著阳性表示过度增高；反应持续时间过度延长，提示灵活性差；快、慢交替出现，提示自主神经功能不稳定。阴性型多数表明有神经系统器质性病变；反常型多数为神经功能性疾病。但也有不符合的。

3. 耳蜗性瞳孔反射　振动的音叉刺激可使瞳孔先缩小、再扩大,反应强烈提示自主神经功能亢进。

4. 毛果芸香碱试验　1‰毛果芸香碱 0.5～1.0 ml 皮下注射可使唾液在 3～10 分钟开始分泌,13～18 分钟达高潮,收集注射后 30 分钟分泌的唾液计量,50～10ml 为弱反应;100～200ml 为中反应;200ml 以上为强反应。弱型表示副交感神经功能降低;强型提示功能亢进。

5. 阿托品变时性效应(chronotropic response)　阿托品 1.2mg 静脉注射可阻断静息迷走神经张力;若不出现心动过速,可在 5 分钟后再注射 1 次;不行者还可做第 3 次注射。若 3 次无变化,可考虑迷走神经传出性病变。

自主神经功能综合评价见表3-1。

表 3-1　自主神经功能综合评价

检查项目	交感神经功能亢进	副交感神经功能亢进
1. 唾液分泌量(30 分钟)	少	多
2. 唾液的 pH	高	低
3. 皮肤划痕征潜伏时间	长	短
4. 皮肤划痕征持续时间	短	长
5. 手掌电传导度	高	低
6. 前臂皮肤电传导度	高	低
7. 收缩压	高	低
8. 舒张压	高	低
9. 脉压	低	高
10. 窦性心律失常	少	多
11. 心搏间隔	短	长
12. 舌下温度	高	低
13. 手指温度	低	高
14. 淋巴细胞数(%)	少	多
15. 白细胞数	多	少
16. 嗜酸性粒细胞(%)	少	多
17. 血糖	高	低
18. O_2 耗量	多	少
19. 瞳孔直径	大	小
20. 呼吸振幅平均值	小	大

第三节　心身医学的基本概念与诊断方法

一、基本概念

(一)疾病与疾患

"disease"(疾病)与"illness"(疾患、病感)两词在一般的辞典中是同义的;但在心身医学领域中是不同的概念。疾病是指由于个体的组织与器官的各种结构障碍而产生的体征,即可从外部观察或仪器检查(如 X 线、实验室检查、组织切片)到的病理证据;且大部分是患者不能理解或体验到的,也就是说,疾病可以在患者完全不知道的情况下存在。疾患(病感)则是患者在健康受影响时的体验,或者说是个体对不健康(ill health)的知觉,包括他所感受到的躯体不适、疼痛、苦恼、能力丧失等;就是说疾患存在于患者的意识中。疾病与疾患的区别见表 3-2。

表 3-2　疾病与疾患的区别

疾病	疾患
被医师了解客观体征	患者体验到的主观症状
可重复的	独特的
共同证实的	不能直接检验的
只影响特定部位	影响整个个体
存在着的不适	感受到的不适
生活的量变	生活的质变
不动感情的处理	有同情心的照顾
死亡的原因	痛苦的原因

（二）生物医学模式与现代医学模式的观念差异

医学模式是具有时代特征的、对医学认识的指导思想；具体表现为健康观（对健康的维度、保护、演变的认知）、疾病观（对疾病发生、发展、转归、治疗、预防的解释）等方面；深层次的根源在于哲学上的认识论。对医学发展做出很大贡献的生物医学模式有两个基本出发点：①还原论，认为所有的医学情况（如某一疾病）均可线性地还原到一个原因（病因）；②二元论，认为疾病与疾患可以分为"器质性障碍"（有可以从客观上界定的病因）和"功能性障碍"（没有特异病因或病理生理表现）。而作为现代医学模式的生物-心理-社会医学模式的观点则不同，从系统论、信息论、控制论出发，认为一切医学情况的发生都是多因素的；机体与他所生存的环境（自然环境与社会环境）形成不同层次的系统整体，相互作用（通过信息交往），相互影响（控制与受控）。

二、诊断方法

（一）诊断模式

Weiss 及 English（1957）在《心身医学》教科书中指出：对一般躯体疾病诊断的常用方法包括询问病史、体格检查、各种实验室及特种仪器检查；从中收集阳性体征与症状，先列出各种可能性，再逐个排除以提出初步印象，因此称为"除外诊断"。这种诊断模式缺乏对情绪生活的研究分析，而心身诊断是要在前述的基础上增添人格研究，他们称之为"正当的心身方法"（proper psychosomatic approach）。他们提出心身诊断模式，迄今已有半个世纪了，在此期间科学技术的发展，理论观念的进步，促使心理生理学方法的兴起；心理社会因素研究的深入，现代医学模式的提出与推进，促使循证医学（evidence-based medicine）临床模式的提出，因此，除了运用现代检验技术开展心理生理学研究和运用现代的心理社会评估技术外；在 Weiss 及 English 提出的人格研究中，还要"考虑患者的价值观和意愿"（Sackett）。再有，社会的动荡及生态环境的恶化也不断对人们的心身起着冲击影响。因此，对他们提出的心身诊断模式也应加以扩展。

（二）诊断程序

根据这个诊断模式，诊断的程序如下。

1. 采集病史　除主诉及现病史外，应通过诊断性晤谈，尽可能详细地了解个人成长经历及当前工作、学习情况，价值观和个人意愿。

2. 体格检查及实验室检查　着重自主神经功能及心理生理学检查。

3. 心理社会评估　必要的心理测量，情绪判定结合病史中有关个人的经历与现状做评估。

4. 做出心身诊断　对躯体、心理、社会适应、行为模式及个人意愿等均应考虑。

(三)心身疾病的诊断要点

1. 确定躯体疾病的所在。

2. 明确存在的心理社会因素在时间上与躯体疾病的发生、发展和康复的相关。

3. 对照心身障碍的特征及标准:①发病因素与情绪障碍有关;②病前人格特征;③发病有明显个体差异;④同一个体可有几种疾病同时存在或交替发生;⑤常有相同或类似的家族史;⑥疾病常有缓解和复发倾向。

(四)诊断性晤谈

1. 建立和睦关系 和睦关系(rapport)是指晤谈双方相互理解的人际关系,被称为晤谈的第一需要。这种相互理解的基础是患者的信任和医师的同情。由于心身诊断晤谈要涉及患者的思想情感、家庭情况、成长经历、价值观、个人意愿,甚至隐私;因此,必须有良好的医-患关系为基础。

2. 明确晤谈目的 诊断性晤谈是为评估患者的心身状况所进行的语词交往。就性质而言,诊断性晤谈属半结构性;因为这种晤谈有明确的目的,要了解:①求医动机;②主诉及现病史;③疾病发生、发展中的心理社会因素(人际纠纷、事业发展、经济状况、重大生活事件、日常困扰);④早年心理发展经历(基本安全感、童年创伤体验、青春期的自我认同或独立性障碍);⑤个性倾向及适应能力;⑥既往治疗经历(医-患关系);⑦个人现实状况及意愿。

3. 晤谈步骤 诊断性晤谈是临床医学中收集信息的主要途径。Morgan 和 Engle(1977)推荐的生物心理社会综合晤谈法,包括 6 个方面;以后 Adler(1996)又提出 10 个晤谈步骤。内容有些雷同。今将其归纳为 4 步:①营造和谐气氛(医患相互熟悉,创造良好环境氛围);②确定目前情况(通过"开放式"提问,了解主诉及现病史);③了解过去(围绕主要问题,深入与心身有关的既往史、家族史);④对取得的资料信息随时进行分析、归纳;并补充提问。

4. 晤谈技术要点 ①鼓励患者多谈,耐心注意倾听;②内容重点:个人发展成长经历、当前情况、多维度(躯体、情绪、理性思维、信念、社会支持、职业、环境)评价健康;③心理社会因素与躯体变化的时间相关,判定因-果(心-身还是身-心)关系。

(周　波　吴爱勤)

参 考 文 献

[1] 沈渔邨. 精神病学[M]. 5 版. 北京:人民卫生出版社,2009.

[2] 李凌江. 陆林. 精神病学[M]. 3 版. 北京:人民卫生出版社,2015.

[3] 万学红,卢雪峰. 诊断学[M]. 8 版. 北京:人民卫生出版社,2018.

[4] 利文森. 心身医学[M]. 北京:北京大学医学出版社,2010.

[5] 张松. 心理咨询与治疗[M]. 武汉:武汉大学出版社,2016.

第 4 章

心身相关障碍的分类和心身医学研究用诊断标准

第一节 国际心身相关障碍的分类特点

心理动力学派是根据病因划分，而日本心身学会则按疾病分，也扩大到相关疾病。G. L. Engle（1967）用"心身障碍"（psychosomatic disorder）这一术语划分为：①心理障碍（基本没有器官机制介入或自以为有器官机制介入），症状多变，疾病反应，对心理病理状态的反应。②心理生理障碍（心理作用造成的广义躯体反应），伴随情绪（或类似心理状态）的生理现象；心理因素引发的器官疾病。③狭义的心身疾病（身心-心身障碍），特点为首次发病无年龄区别（青春期后期较常见），发病缓慢，心理忧伤起决定作用；特定的精神动力条件造成了与此相关的特定躯体疾病的出现；患者的心理特征异常明显。④心身障碍（对躯体疾病的心理反应）。

K. L. Hofmann（1995）指出："'心身'这个概念在医学疾病分类上没有统一的定义。所以在大多数情况下，人们一直以描述性的划分作为依据。"他也使用"心身障碍"来表述，但是划分为 3 类。①转换症状：防御机制将神经功能的冲突排斥在心理经历之外而表现在身体上（躯体化）症状（具有患者本人无法认识的象征性特点）；这些症状可以理解为解决冲突的一种方式，转换症状常影响感觉和运动功能，如癔症性的盲、聋、失明、瘫痪及心因性呕吐、心理性疼痛等。②功能（躯体形式的）综合征：这些患者带着说不清的模糊不适来看病，主观症状可涉及许多系统，而客观检查没有证据，往往使医师束手无策，Alexander（1951）称之为"器官神经官能症"。③狭义的心身疾病：就是指经典的心身疾病。

20 世纪 70 年代，日本将心身疾病按照各临床学科和内科各系统分为 15 大类，每一大类均注明具体的心身疾病名称（表 4-1）。

表 4-1 日本心身障碍分类方法及各类主要疾病

分类	主要疾病
循环系统	原发性高血压、冠心病、冠状动脉痉挛、心脏神经症、神经性心绞痛、阵发性心动过速、雷诺病、血管神经症、功能性期前收缩、β-受体高敏症、原发性循环动力过度症等
呼吸系统	过度换气综合征、支气管哮喘、心因性呼吸困难、神经性咳嗽、喉头痉挛等
消化系统	消化性溃疡、部分慢性胃炎、溃疡性结肠炎、过敏性结肠炎、食管痉挛、贲门和幽门痉挛、反胃言、反酸症、胆道功能障碍、神经性厌食、神经性嗳气、神经性呕吐、异食癖、心因性多食症、习惯性便秘、直肠综合刺激综合征、气体潴留症、腹部饱胀感等
内分泌代谢系统	肥胖症、糖尿病、神经性低血糖、心因性烦渴、心因性尿崩症、甲状腺功能亢进症等
泌尿生殖系统	原发性性功能障碍、夜尿症、过敏性膀胱炎、尿道综合征等

（续　表）

分类	主要疾病
神经系统	偏头痛、肌紧张性头痛、慢性疲劳综合征、面肌痉挛、自主神经功能紊乱、心因性知觉障碍、心因性运动障碍、寒冷症、神经症等
肌肉骨骼系统	慢性风湿性关节炎、全身肌肉疼痛、脊柱过敏症、书写痉挛、痉挛性斜颈、局限性痉挛等
妇产科	痛经、原发性闭经、月经失调、功能失调性子宫出血、心因性闭经、假孕、经前紧张症、更年期综合征、妇女不适感综合征、心因性不孕症、孕妇焦虑症、产妇疼痛症、泌乳障碍、扎管后综合征、原发性外阴瘙痒症等
外科	外伤性神经症、频发手术症、手术后神经症、器官移植综合征、整形术后综合征等
皮肤科	神经性皮炎、原发性皮肤瘙痒症、银屑病、斑秃、多汗症、慢性湿疹、慢性荨麻疹、过敏性皮炎等
耳鼻喉科	过敏性鼻炎、嗅觉异常、咽喉异感症、眩晕综合征、神经性耳鸣、耳聋、癔症性失音、晕动症等
眼科	原发性青光眼、癔症性视力障碍、精神性大小变视症、飞蚊症、眼部异物感、心因性溢泪、眼肌痉挛、眼睑下垂、眼肌疲劳等
口腔科	特发性舌痛、口臭、部分口腔炎、口腔黏膜溃疡、心因性牙痛、口腔异物感、异味症、心因性三叉神经痛、原发性颞颌关节痉挛、唾液分泌异常等
老年科	老年冠心病、老年原发性高血压、老年心律失常、老年脑血管异常、老年脑血管疾病、老年性甲状腺功能亢进症、老年糖尿病、部分老年癌症、老年性痛风、吸收不良综合征、老年尿失禁、老年肥胖症等
儿科	哮喘、自立性调节障碍、复发性肠疝气、心因性拒食、神经性尿频、神经性腹痛、心因性发热、神经性遗尿、夜惊症、口吃、心因性咳嗽、睡眠障碍等

　　早期的美国精神病学会（APA）制定的《精神障碍诊断与统计手册》（Diagnostics and Statistical Manual of Mental Disorders，DSM）、世界卫生组织（WHO）制定的《国际疾病分类》（International Classification of Disorders，ICD）及《中国精神障碍分类与诊断标准》（Chinese Classification of Mental Disorders，CCMD）中均有心身疾病的概念，以后，随着心身疾病概念外延的日益扩大，心身疾病的内容不断变化。DSM-Ⅰ（1952）设"心身疾病"（psychosomatic disease）。DSM-Ⅱ（1968）更名为"心理生理性自主神经与内脏反应"（psychophysiological autonomic nervous and visceral response），按累及器官分类。DSM-Ⅲ（1980）改为"影响躯体状况的心理因素"（psychological factors affecting physical condition）。DSM-Ⅲ-R（1987）沿用。DSM-Ⅳ（1994）又改为"影响医学情况的心理因素"（psychological factors affecting medical condition，PFAMC），是指对医学疾患起不良影响的心理或行为因素。这些因素会引起或加重疾患，干扰治疗或康复，或促使发病率和死亡率提高，心理因素本身可能构成疾病的危险因素，或者产生放大非心理危险因素的效应。过去的分类使精神病学家忽略躯体障碍，而其他专科的医师无视心理障碍，DSM-Ⅳ的诊断分类反映了心身相互作用的关系，是"心身的设计"，要求人们同时兼顾心、身两个方面。

　　国际疾病分类（ICD）：从"心身疾病"改为"心理生理障碍"，ICD-9又改为"精神因素引起生理功能障碍"；1992年出版的ICD-10则提出取消和少用"心因性"（psychogenic）及"心身的"（psychosomatic）两词。ICD也曾有过"心理生理障碍""精神因素引起生理功能"等分类，在ICD-10（1996）中，明确建议不使用"心身的""心因的"专业性词汇，理由是因各国使用的含义不同，并容易误解为只有少数疾病才与行为有心因性影响，故将心身疾病纳入"神经症性、应激相关的躯体形式障碍"和"伴有生理紊乱及躯体因素的行为综合征"之中。

第二节　中国心身相关障碍的分类体系

　　我国1958年曾将精神疾病分为14类，无心身疾病，而1982年《中华医学会精神病分类（1981）》，首次将"心身疾病"作为最后一类精神性疾病纳入诊断；1989 年的中国精神障碍分类与诊断标准第 2 版（CCMD-2）中 10 类精神性疾病中，第 6 类为"心理生理障碍、神经症及心因性精神障碍"，应包括心身障碍在内，在第 1 类"内脏疾病伴发的精神障碍"中也有一些属于心身障碍的范畴；其后的 CCMD-3 中第 6 类"心理因素相关的生理障碍"包含心身障碍，第 1 类"器质性精神障碍"中也有部分。

中华医学会心身医学分会提出了中国特色的心身相关障碍的分类体系，将心身相关障碍分为 5 类（图 4-1），包括：①心身反应；②心身症状障碍；③心理因素相关生理障碍（其中包括进食障碍、睡眠障碍、性功能障碍）；④心身疾病；⑤躯体疾病伴发心身症状。其中心身反应原则上还不能称为一个疾病，只是一种"反应"，是指暂时的生理反应，把那些病程较短（<1 周）的患者归为此类别。

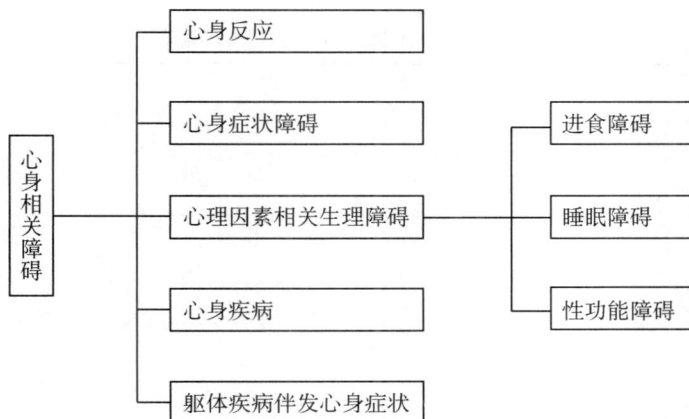

图 4-1　中国心身相关障碍分类

由图 4-1 分类不难看出，躯体疾病到精神障碍是一个连续的疾病图谱，由躯体疾病向精神障碍的过渡可归纳为包括心身疾病、心身症状障碍、心理因素相关生理障碍、躯体疾病伴发心身症状的心身相关障碍移行图谱和包括躯体疾病伴发精神障碍，应激相关障碍、神经症等，人格障碍、冲动控制障碍，心境障碍，精神分裂症在内的精神障碍移行图谱（图 4-2）。

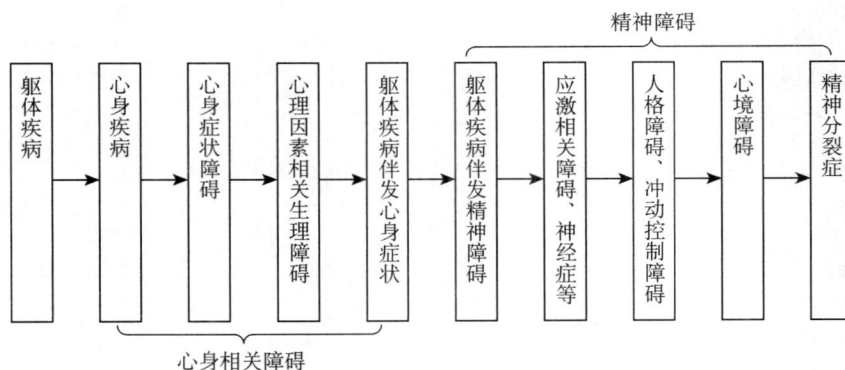

图 4-2　躯体疾病、心身相关障碍和精神障碍的关系

一、心身症状障碍

1. 心身症状障碍的定义　一组与急、慢性心理社会因素密切相关的综合征，患者具有一定的人格基础，主要表现为焦虑、抑郁、失眠、疼痛、躯体化症状等症状中的一种或几种症状。症状没有可证

实的器质性病变作基础,或虽存在一定的躯体疾病,但疾病的严重程度与患者的症状严重程度不相称,患者感到痛苦和无能为力,自知力不全。不符合现有的精神障碍的诊断标准。

2. 心身症状障碍的诊断标准 心身症状障碍需符合下列 4 个标准。

(1)症状标准(至少有下列 1 项):①抑郁;②焦虑;③失眠;④疼痛;⑤其他躯体化症状等。

(2)严重标准:社会功能部分受损或自感痛苦,促使其主动求医。

(3)病程标准:1 周以上。

(4)排除标准:排除现有的各类精神障碍。

3. 心身症状障碍严重度的评定(表 4-2)

表 4-2 心身症状障碍严重度评定量表

条目	评分
应激	0,无;1,轻度;2,中度;3,重度
严重度	0,无影响;1,轻度影响日常生活和工作;2,中度影响日常生活和工作;3,不能正常生活和工作
病程	0,1 周以内;1,1 个月内;2,3 个月内;3,3 个月以上

临床医师可根据表 4-2 的评定结果,给出具体的建议:轻度(0～3 分),可以自我调节;中度(4～6 分),建议心身科门诊就诊;重度(7～9 分),建议心身科住院治疗或精神科治疗。

二、心身疾病

心身疾病是指具有器质性损害的一类心身相关障碍,往往是指原发性的心身疾病,即心理因素引起的躯体疾病;而继发性心身疾病则是指躯体疾病引起的心理障碍,又称身心疾病,是指第 5 类,即躯体疾病伴发心身症状。那么原发性心身疾病,在八大学科中,包括 68 种疾病,具体见表 4-3 所示。

表 4-3 心身疾病分类

内科	功能性消化不良	帕金森综合征	咽异感症
呼吸系统	肠易激综合征	**外科**	口吃
支气管哮喘	内分泌系统	肿瘤(乳腺癌等)	癔症性耳聋、失明
过度换气综合征	Graves 病	器官移植后综合征	**口腔科**
神经性咳嗽	甲状腺功能减退症	男性不育	牙齿敏感症
慢性阻塞性肺疾病	原发性甲状旁腺功能亢进症	男性性功能障碍	复发性口疮
心血管系统	糖尿病	**妇产科**	下颌关节紊乱综合征
冠心病	肥胖症	流产	磨牙症
原发性高血压	风湿免疫系统	异位妊娠	**眼科**
白大褂综合征	类风湿关节炎	妊娠剧吐	原发性青光眼
二尖瓣脱垂征	系统性红斑狼疮	胎儿生长受限	伪盲
β受体高敏症	雷诺病	胎盘早剥	**皮肤病学科**
高血压病	纤维肌痛综合征	功能失调性子宫出血	扁平苔藓
充血性心力衰竭	白塞病	原发性痛经	皮肤瘙痒症
功能性心律失常	干燥综合征	绝经综合征	神经性皮肤炎
心因性心律失常	神经系统	女性性功能障碍	银屑病
消化系统	紧张性头痛	不孕	白癜风
消化性溃疡	肌痉挛症	**儿科**	斑秃
慢性胃炎	(血管性)偏头痛	小儿遗尿症	荨麻疹
溃疡性结肠炎	脑卒中后抑郁	**耳鼻喉头颈外科**	
Crohn 病	癫痫	精神心理性耳鸣	

三、躯体疾病所致心身症状

这类患者的心身症状与躯体疾病密切相关,其发生发展和严重程度均与躯体疾病相平行。药物引起的心身不良反应也包括在这类患者中,是指心身症状的出现与消失均与药物的使用密切相关。

第三节　心身医学研究用诊断标准(DCPR)简介

心身医学是一门研究生物、心理和社会因素在调节健康和疾病平衡过程中相互作用的广泛交叉学科。过去的几十年,人们对与躯体疾病的易损性、治疗和预后密切相关的可调节的心理因素的评估也日益关注。随着心身医学相关科研成果在很多重要杂志期刊上(如 *Psychotherapy and Psychosomatics*、*Psychosomatic Medicine*、*Psychosomatics* 和 *Journal of Psychosomatic Research* 等)大量发表,心身医学逐渐形成了有一定影响力的知识体系。这个知识体系的应用产生出一些分支学科:心理肿瘤学、心理肾脏病学、心理神经内分泌学、心理神经胃肠病学、行为心脏病学、心理免疫学和心理皮肤病学等,这些学科的出现及发展反过来促进医学期刊、临床服务及科学的发展。

临床上的心身疾病很常见,虽未达到精神障碍的诊断标准,却显著影响着患者的生命质量与疾病的转归和预后,且其发病率较精神疾病更高。然而,临床医师大多使用美国的《精神障碍诊断与统计手册第 4 版(DSM-Ⅳ)》进行诊断,而心身疾病的发病机制和临床症状特征与精神障碍不同,采用精神障碍分类诊断标准,会导致大量达不到诊断标准却存在社会心理易感因素或躯体化症状的患者难以得到有效的关注。可以说采用这种诊断模式几乎无法对当前心身医学的临床实践产生实质性的帮助。而在科研上,研究者也往往采用不同的诊断工具,使得研究结果同质性较差,同时这种分类诊断模式也不利于研究者间的交流。

一、DCPR 的提出

为了补充 DSM 诊断系统临床应用的不足,1995 年国际心身医学研究小组提出心身医学研究用诊断标准(diagnostic criteria for psychosomatic research,DCPR),这是一个简单、可靠且有效的定式访谈工具,包含 12 个综合征,可分为两组:①关注心理因素对健康的影响,共 4 个综合征,包括述情障碍、A 型行为、沮丧和易激惹,这 4 个症状更好地替代了 DSM-Ⅳ 中的"影响医学情况的心理因素";②关注异常疾病行为共 8 个,包括疾病恐惧、死亡恐惧、健康焦虑和疾病否认、继发于精神障碍的功能性躯体症状、持续性躯体化、转换症状及周年反应,这 8 个综合征取代和扩大了 DSM 中"躯体形式障碍"这一章节(图 4-3)。

DCPR(表 4-4)通过将影响躯体疾病治疗和预后的心理变量转化为客观的心身医学研究用诊断标准用工具,用于心身疾病的筛查与诊断。这种分类法的好处在于它摆脱了内科疾病的器质性和功能性二分法的束缚。

自出版以来,DCPR 已被应用于多个国家的各种临床人群,包括功能胃肠功能紊乱、心脏移植、内分泌失调以及癌症患者等。它既能用来诊断"器质性"疾病也能用于"功能性"疾病的评估,且比量表具有较好的可操作性和较高的可信区间(k:0.69~0.97)。

国内李磊等对原版 DCPR 进行翻译和校正并探讨中文版 DCPR 的临床价值,结果发现 95.4% 的抑郁和焦虑障碍患者存在至少 1 个 DCPR 症状,接近 75% 的患者至少存在 2 个 DCPR 症状,同时证实 DCPR 及多伦多述情障碍量表(TAS-20)诊断的述情障碍发生率无显著统计学差异。国外研究也证实,DCPR 和 TAS-20 具有良好的诊断一致性。Guidi 等对 DCPR 及 DSM-Ⅴ 相关诊断标准进行比较,并认为相比于 DSM-Ⅴ,DCPR 的敏感性及特异性均较高。

持续性躯体化

继发于精神障碍的功能性躯体化

转换性症状

周年反应 }

疾病恐惧

死亡恐惧

健康焦虑

疾病否认

述情障碍

A型行为 } 关注心理因素对健康的影响

沮丧

易激情绪

关注异常行为

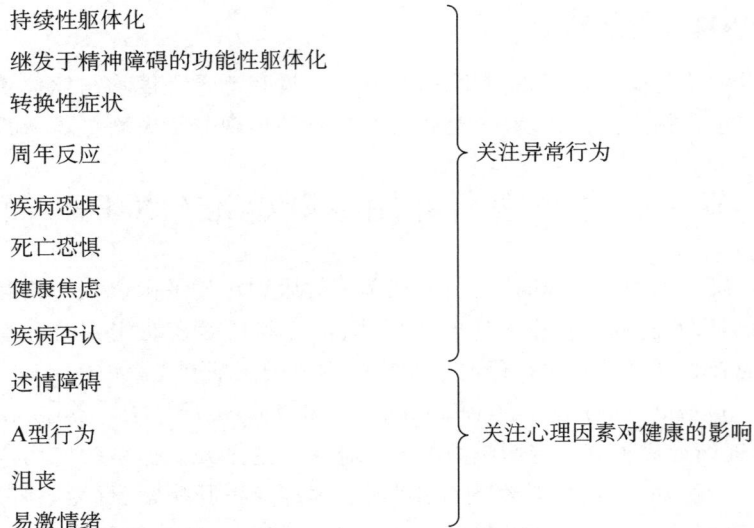

图 4-3　DCPR(1995)

表 4-4　心身医学研究用诊断标准(DCPR,1995)

健康焦虑(必须同时满足 A 和 B)

A. 对疾病的一般性担忧,关注疼痛和躯体先占观念(倾向于放大躯体感觉)持续时间少于 6 个月

B. 对合理医疗保证的焦虑可能迅速减轻,但新的焦虑依然有可能接踵而至

死亡恐惧(必须同时满足 A、B、C)

A. 有即将发生的死亡感和(或)死亡信念冲击,即使这些恐惧没有客观的医学理由

B. 对于死亡相关信息(比如,葬礼、讣告)存在持续而显著的恐惧和回避行为;暴露于这些刺激会唤起直接的焦虑反应

C. 回避、焦虑预期和由此带来的苦恼明显影响患者的功能水平

疾病恐惧(必须同时满足 A、B、C)

A. 没有理由地持续害怕遭遇一些特殊疾病(比如,艾滋病、癌症),尽管有合理的解释与保证,这种怀疑仍然不能消除

B. 这类恐惧与对慢性疾病的长期担忧不同(例如,疑病症),患者的害怕通常集中在担心突然罹患某些疾病的可能性;惊恐发作可能是一种相关特征

C. 对于疾病的恐惧需不随时间改变,症状持续达到 6 个月

疾病否认(必须同时满足 A 和 B)

A. 存在疾病症状、体征和诊断,或需要治疗时,坚持否认自身患病,并且否认治疗的必要性(通常表现为依从性差、对严重的持续的症状拖延就诊、反恐惧行为)

B. 患者已经被提示过明确的疾病状况和自我管理方法

持续性躯体化(必须同时满足 A 和 B)

A. 功能性躯体障碍(例如,纤维肌痛、疲劳、食管动力障碍、消化不良、肠易激综合征、神经循环无力、尿道综合征),持续时间超过 6 个月,造成患者极大困扰,导致重复医疗行为或造成生活质量下降

B. 其他器官系统自动唤醒症状(比如,心悸、出汗、震颤、面部潮红),夸大治疗的不良反应,提示疼痛阈值低和高暗示性

（续　表）

转换性症状（必须同时满足 A、B、C）

A. 单独或多种影响运动、感觉功能的症状及损害,通常缺乏相应生理机制的解剖学证据,应有的体征或实验室检查结果亦常缺如,同时可能与临床特征不符;如果自动唤醒的症状(例如,心悸、出汗、震颤、面部潮红)或功能性的医学障碍(纤维肌痛、疲劳、食管动力障碍、消化不良、肠易激综合征、神经循环无力、尿道综合征)存在,转换性症状应十分突出,造成患者苦恼,重复医疗行为,导致生活质量下降

B. 至少有以下 2 种特征存在

1. 对症状的矛盾纠结[例如,当他(她)描述造成自己痛苦的症状时,却表现出轻松或不确定]

2. 戏剧性人格特征(富有色彩和戏剧性地表达,语言和外貌,极度依赖,高暗示性,情绪变化快)

3. 心理应激会使得症状成形,但患者没有意识到之间的联系

4. 患者曾经有过类似的症状,或者看到别人有过,寄希望于他人

C. 合理的医疗评估不能发现器质性病理证据来解释患者抱怨的躯体不适

继发于精神障碍的功能性躯体症状（必须同时满足 A、B、C）

A. 自动唤醒的症状(例如,心悸、出汗、震颤、面部潮红)或功能性障碍(例如,肠易激综合征、纤维肌痛、神经循环无力),造成患者苦恼,重复医疗行为,导致生活质量下降

B. 合理的医疗评估不能发现器质性病理证据来解释患者抱怨的躯体不适

C. 一种精神障碍(包括所涉及的临床表现中包含的躯体症状)发生在功能性躯体症状(例如,疼痛障碍和心量症状)之前

周年反应（必须同时满足 A、B、C）

A. 自动唤醒的症状(例如,心悸、出汗、震颤、面部潮红)或功能性躯体障碍(例如,肠易激综合征、纤维肌痛、神经循环无力)或转换性症状造成患者苦恼,重复医疗行为,导致生活质量下降

B. 合理的医疗评估不能发现器质性病理证据来解释患者抱怨的躯体不适

C. 通常发生于当患者到一定年龄,或发生在父母一方或亲近的家庭成员罹患疾病或死亡的纪念日;患者自身没有意识到这之间的联系

沮丧（必须同时满足 A、B、C）

A. 患者意识到没能成功达成自己的期望(或他人的期望)或不能处理一些紧急的问题时产生的情感状态;患者感到无助、无望或准备放弃

B. 这种感觉状态广泛而持续(至少持续 1 个月)

C. 感觉几乎先于躯体疾病的临床症状发生或恶化疾病症状

易激惹（必须同时满足 A、B、C）

A. 一种在特殊环境下短时间发作的情感状态,但也可能广泛化、慢性化;在这种状态下,患者或尝试加强控制情绪,或表现为愤怒言行的激烈爆发

B. 易激的经历对患者来说总是不愉快的,对怒气的合理排解通常表现为缺乏

C. 感觉引起应激相关的生理应答或加重疾病的症状

A 型行为（必须同时满足 A 和 B）

A. 9 项特征中至少具有 5 项

1. 极端追求在期限内完成工作或其他活动

2. 时间紧迫感稳定和普遍

3. 表现出自动表达特征(快速和爆发性的说话,突然的身体移动,紧张的面部肌肉,手势)提示正处在时间造成的压力下

4. 敌意和愤世嫉俗

5. 易激情绪

6. 趋向于加快躯体活动

7. 趋向于加快精神活动

8. 极度渴望获得成就和认可

9. 高竞争性

B. 行为引起应激相关的生理应答从而加重疾病的症状

（续　表）

述情障碍（满足 A）

A. 以下 6 个特征至少有 3 项存在

1. 无法使用合理的语言描述情感

2. 趋向于描述细节而不是感觉（比如,事件发生的条件而不是感觉）

3. 生活中想象力贫乏

4. 思考的内容更多地关注与外部事件而不是想象或情绪

5. 没有意识到常见的躯体反应是与各种感觉联系在一起的

6. 偶发暴力行为,常见不恰当的情绪行为表达

二、DCPR 的修订

2017 年国际心身小组对 DCPR 的部分条目进行修改,相比于 1995 年版 DCPR 更加关注异常行为与心理因素对健康的影响,新的版本增加了适应负荷、疑病症,并关注于压力（适应负荷）、个性（A 型行为、述情障碍）、患病行为（疑病症、疾病恐惧、死亡恐惧、健康焦虑、持续的躯体化、转换症状、周年反应、疾病否认）、心理表现（沮丧、易激惹、继发于精神障碍的功能性躯体症状）四大类共 14 个条目的内容,更加全面系统地对心身医学进行诊断（图 4-4）。

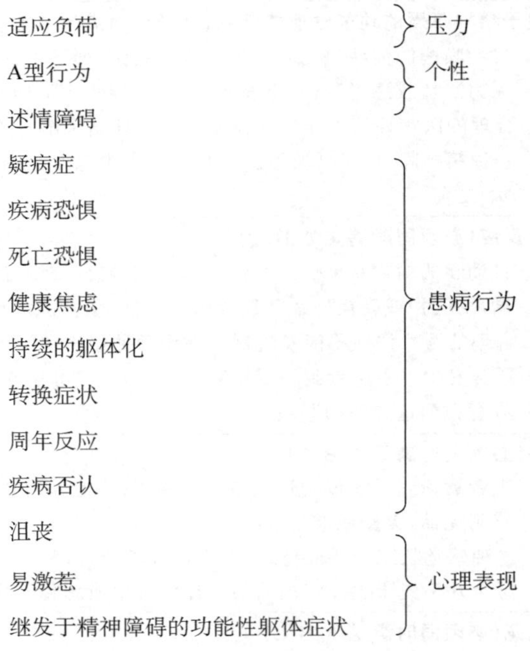

下面详细介绍 2017 年版 DCPR 相比于 1995 年版新增及改动的内容。

（一）新增的内容

1. 适应负荷　临床上我们常常能够观察到生活压力事件导致的健康损害。而数据采集的结构化分析方法的引入,又使内分泌系统、心血管系统、呼吸系统、胃肠道系统、自身免疫、皮肤

适应负荷 〉 压力

A型行为 〉 个性
述情障碍

疑病症
疾病恐惧
死亡恐惧
健康焦虑
持续的躯体化 〉 患病行为
转换症状
周年反应
疾病否认

沮丧
易激惹 〉 心理表现
继发于精神障碍的功能性躯体症状

图 4-4　DCPR(2017)

和肿瘤疾病与早于其相关症状出现的生活事件的相关性得到证实。事实上,在多因子的参照系中,生活压力事件可通过多种方式影响神经-内分泌-免疫系统的调节功能。当压力达到一定程度则会引发由神经递质、促炎细胞因子和激素参与的反应。这些反应可能在糖尿病、心血管疾病以及肿瘤等的发病机制中发挥着关键作用。

McEwen 基于稳态的定义即机体通过调节达到平衡稳定,明确了压力和其致病过程之间的关系。从这个角度出发,适应负荷反映的是日常生活中压力事件的累积效应。机体长期处于不断波动和升高的神经或神经内分泌反应,当这种反应超过个体应对能力时,适应负荷随即产生。

通常患者否认适应负荷是一种疾病症状的表现,因为他们并不知道症状的出现与压力积累之间的潜在联系。适应负荷与认知、生理功能和死亡率密切相关。前额叶皮质、海马及杏仁核是一些受影响最显著的脑区。适应负荷可以通过特定的经过验证的临床度量标准进行评估。这些标准在 DCPR 修订版中有所体现（表 4-5）。

表 4-5　适应负荷(必须满足标准条件 A 和 B)(DCPR,2017)

标准 A	近期存在以生活事件和(或)慢性压力形式出现的显著的疾病诱因;这种压力使个体负重或超过个体所能承受的范围
标准 B	压力源与以下 1~3 个症状相关,并且症状在压力源出现后的 6 个月内出现

(1)至少存在下列两个症状:入睡困难、夜寐不安、早醒、精神不振、头昏眼花、广泛焦虑、易怒、悲伤、堕落

(2)严重影响其社会或职业功能

(3)严重影响其对外界事物的处理能力(对日常生活需求变得不知所措)

2. 疑病症　Mechanic 和 Volkart 这样定义疾病行为——"不同的人对特定的症状出现不同的感知、评价和行动(或不行动)方式"。随后,Mechanic 进行以下说明:"疾病行为涉及一系列个人对身体状况的反应,如何监控内部状态,定义和解释症状,归因,采取补救措施和利用各种正归和非正归的治疗行为。"

疾病行为是心身医学的一个核心特征,并且为那些无法进行传统分类的临床现象提供了一个很好的解释。疾病行为谱的临床表现包括很多症状,其中也包括 DSM-V 分类中省略的疑病症。疑病症与疾病恐惧不同,表现为以下 3 点:①疑病症只是表现出来持续的、长期的担忧,而疾病恐惧倾向于对自己的攻击;②疑病症一般表现为寻求保证及反复检查行为,而疾病恐惧往往会努力去避免与其疾病相关的内源性和外源性刺激;③疑病症的担忧不集中在某一特定的疾病,而疾病恐惧的担忧集中在某一个特定的疾病并认为其不太可能转换为另一种疾病或另一系统的疾病。

由于研究者们开发出了一种可以将疑虑这一疑病症核心症状很好逆转的心理治疗,且该种心理治疗在随机对照试验中已经通过验证,因此认为应该将疑病症保留(表 4-6)。

表 4-6　疑病症(必须满足标准条件 A~D)(DCPR,2017)

标准 A	害怕或有担忧因躯体症状的误诊而致严重疾病
标准 B	经过反复的医学检查和保证,医师合理的讨论和解释不能打消顾虑
标准 C	干扰持续的时间至少 6 个月
标准 D	这种关注导致明显的痛苦和(或)社会和职业功能的损害

(二)修改的内容

1. A 型行为和易激惹　人格特性的神经生理的表现为医疗机构预测疾病出现的症状和异常疾病行为提供了病理生理学视角。潜在影响总体疾病的易损性的人格特性——A 型行为受到人们高度关注,但它与健康之间的关系仍存在争议。A 型行为来源于 20 世纪 50 年代末在心脏病患者身上观察到的"情感-行为综合征",是由于个体的易患倾向和能察觉到的具体压力和挑战综合产生的。其中发现具有 A 型行为的个体占存在患冠心病风险的受试者的 36.1%,而仅占无心脏病受试人群的 10.8%。A 型行为包括时间紧迫性、过度工作、敌意、快速的语言和行为动作、高竞争力及渴望成就,被描述为致力于用尽可能少的时间获得尽可能多的收益和积极参与长期不断的竞争。

而易怒可能是精神病综合症状的一部分,个人总是不愉快的,显著的临床表现为缺乏情绪的合理排解。一些研究发现易激惹对疾病的发病过程及不健康的生活方式的形成有着显著的影响。应用 DCPR 研究发现在医疗机构中患有心肌梗死、心脏移植、功能性胃肠道紊乱、癌症和皮肤病的患者,易激惹的患病率在 10%~15%,而内分泌疾病患者高达 46%。

然而,1995 年版 A 型行为的诊断标准 B 及易激惹的诊断标准 C 对两者的诊断限制过多,容易造成临床上的漏诊,且此标准条目的鉴定给临床医师带来极大的困难。为此,结合临床实际,2017 年版分别删除了 A 型行为的标准 B"行为引起应激相关的生理应答从而加重疾病的症状"和易激惹的标准 C"感觉引起应激相关的生理应答或加重疾病的症状"这一条目。

2. 死亡恐惧 这组症状描述为死亡的恐怖感觉,在没有任何客观理由的情况下对将死的确信及对于死亡有关消息的害怕,比如讣告通知。死亡恐惧症可能出现在惊恐障碍、疑病症和疾病恐惧症中及其他心理症状中,具有较高的发病率。

相比于 1995 年版 DCPR 有关死亡恐惧的诊断标准,2017 年版在其诊断标准 A 中加入了时间限制,即"在过去的 6 个月中,在没有实际危险,尽管有合理的评价,即使存在一些不良事件医师也已经做过合理的处理,有合理的解释与保证的条件下,至少有两次出现有即将发生的死亡感和(或)死亡信念冲击"。加入时间限制,使诊断标准更具严谨性,同时更好地指导临床医师对于死亡恐惧的诊断(表 4-7)。

表 4-7 死亡恐惧(必须满足标准条件 A～C)(DCPR,2017)

A. 在过去的 6 个月中,在没有实际危险,尽管有合理的评价,即使存在一些不良事件医师也已经做过合理的处理,有合理的解释与保证的条件下,至少有两次出现有即将发生的死亡感和(或)死亡信念冲击
B. 对于死亡相关信息(比如,葬礼、讣告)存在持续而显著的恐惧和回避行为;暴露于这些刺激会唤起直接的焦虑反应
C. 回避、焦虑预期和由此带来的苦恼明显影响患者的功能水平

3. 转换症状 转换症状是根据 Engel 标准提出的,描述为感觉运动的缺失或者无法用器质性原因解释的随意运动,矛盾心理是其标准之一。在一个以来自不同医疗机构的 1498 例患者为研究对象的实验中,利用 DCPR 诊断发现 4.5% 的受试者存在转换症状,而利用 DSM-IV 仅发现 0.4%。

虽然 DCPR 在鉴定心身疾病比 DSM-IV 更具优势,但其关于转换症状的诊断顺序排列欠佳,对于此类患者的诊断应先排除器质性损害的可能。为此,2017 年版 DCPR 将其诊断标准 B 和诊断标准 C 的顺序做了对调(表 4-8)。

表 4-8 转换症状(必须满足标准条件 A～C)(DCPR,2017)

A. 单独或多种影响运动、感觉功能的症状及损害,通常缺乏相应生理机制的解剖学证据,应有的体征或实验室检查结果亦常缺如,同时可能与临床特征不符;如果自动唤醒的症状或持续的体征存在,转换性症状应十分突出,造成患者苦恼,重复医疗行为,导致生活质量下降
B. 合理的医疗评估不能发现器质性病理证据来解释患者抱怨的躯体不适
C. 下列 4 种特征至少有 2 项存在
1. 对症状的矛盾纠结[例如,当他(她)描述造成自己痛苦的症状时,却表现出轻松或不确定]
2. 戏剧性人格特征(富有色彩和戏剧性地表达,语言和外貌,极度依赖,高暗示性,情绪变化快)
3. 心理应激使得症状成形,但患者没有意识到之间的联系
4. 患者曾经有过类似的症状或看到别人有过,寄希望于他人

4. 沮丧 最早的 DCPR 中有关沮丧的定义是 Frank 的沮丧综合征和 Schmale 及恩格尔的欲放弃-放弃行为综合征的整合。研究表明,沮丧在患者中具有较高的发生率。

2017 年版 DCPR 沮丧诊断标准 A 和 C 变动较大,新的版本更显示它的两个不同的表述:无助(个人具有应对的能力,但缺乏足够的支持)和绝望[个体对于他(她)独自面对的无法解决的问题时的一种感受]。绝望和无助涉及 5-羟色胺能系统和去甲肾上腺素系统,而绝望很有可能与抑郁症更加相关,可为抑郁症严重程度的评估提供参考(表 4-9)。

表 4-9　沮丧(必须满足标准条件 A 和 B,标准 C 是绝望特别说明)(DCPR,2017)

A. 以感觉不能处理一些紧急的问题和(或)缺乏他人足够的支持(无助)为特征;个人具有应对的能力
B. 这种感觉状态是长期的而广泛的(至少持续 1 个月)
C. 以坚信没有办法解决当前所遇到的问题和困难而有未能达到预期目标的挫败感为特征(绝望)

三、中国版 DCPR

结合中国当前临床实际,袁勇贵等在 2017 版 DCPR 的基础上增加了神经质、体像障碍、逛医行为及重大疾病(或手术后)的躯体不适共 4 个条目内容,并将疑病症改为疑病观念,关注于应激与个性(适应负荷、神经质、A 型行为、述情障碍)、患病行为(逛医行为、疑病观念、疾病恐惧、死亡恐惧、健康焦虑、持续的躯体化、转换症状、周年反应、疾病否认、体像障碍)、心理表现[沮丧、易激惹、重大疾病(或手术后)的躯体不适、继发于精神障碍的功能性躯体症状]三大方面共 18 项内容,建立了符合中国国情的心身医学研究用诊断标准,即中国版心身医学研究用诊断标准(CDCPR)(图 4-5)。

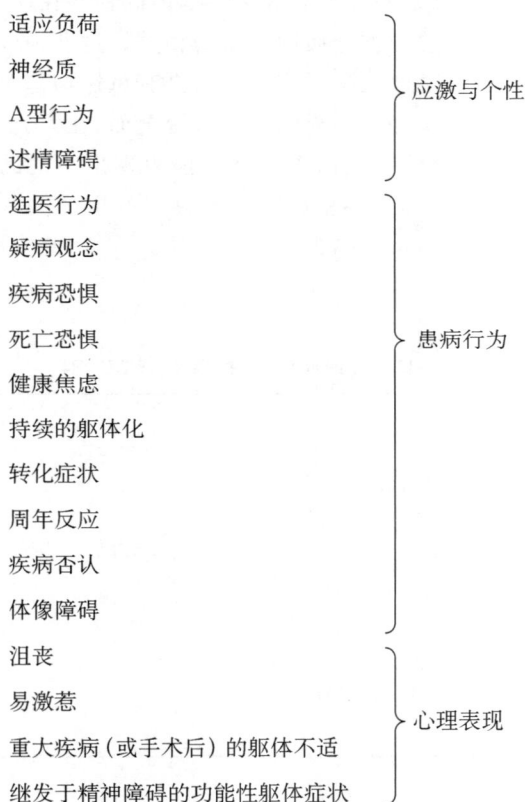

图 4-5　中国版心身医学研究用诊断标准(CDCPR)

(一)改变的内容

疑病观念　对于健康,我们每个人都需要适度的去关注,如果长期不切实际的高度关注,并且影响生活和工作,那就演变成了疑病症。而往往在临床上,有些患者仅仅表现出过度关注自身健康,担心患上某种严重疾病,病程不超过 6 个月,也没有明显的社会功能损害,但却使患者处于紧张、焦虑和不安中,严重影响其自身健康,这种并未达到疑病症诊断标准的过度担忧的状态称为疑病观念(表4-10)。

表 4-10   疑病观念(必须满足标准条件 A~C)(CDCPR)

标准 A	害怕或有担忧因躯体症状的误诊而致严重疾病
标准 B	经过反复的医学检查和保证,医师合理的讨论和解释不能打消顾虑
标准 C	这种关注导致明显的不良情绪和痛苦

(二)新增的内容

1. 神经质   神经质是一种稳定的人格特质,目前认为其主要表达两个方面的内容,即情绪稳定性和负性情绪倾向。

情绪稳定:低神经质个体,通常表现为安静、轻松、自信、随和、稳重、自我克制;他们较少感受到大起大落的情绪体验,不易焦虑和沮丧不安。情绪不稳定:高神经质个体,通常喜怒无常、易兴奋激动紧张、多焦虑、郁闷、不安、敏感;他们在情绪上倾向于过度反应,在遭遇挫折或强烈的情绪体验时要经过长时间才能恢复常态。

神经质是一种消极的人格特性,具有负性情绪倾向。神经质人格特征的个体对生活事件的应对能力较差,做事易冲动,同时会有更多的非理性观念,更容易遭受心理上的困扰。Wright 等的研究发现,对消极情感影响最大的人格因素是神经质因素。国内邱林等在研究主观幸福感的结构及其与人格的关系中也发现个体的消极情感与神经质因素密切相关。过度神经质会增加患焦虑、抑郁障碍和其他情感障碍的风险。一项遗传学研究中发现神经质具有重性抑郁及广泛焦虑的基因易感性。

而在大五人格因素模型中对于神经质的界定更为系统全面,在大五人格理论中,神经质又分为 6个代表稳定的人格倾向子维度,每个子维度的差异都可能表现出不同的行为特征,可见神经质这种人格特性的复杂性,而神经质之所以与很多精神疾病都存在一定的关联,可能就是神经质的多子维度及其自身的复杂性。鉴于神经质特性与精神疾病的密切关系,因此中国版 DCPR 加入了这一人格因素的诊断(表 4-11)。

表 4-11   神经质(满足标准 A)(CDCPR)

标准 A 至少应该出现下列特征中的 5 条
1. 常无缘无故感到无精打采和倦怠
2. 常常为自己不该做而做了的事,不该说而说了的话而紧张
3. 过分关注自身的不适或体验
4. 犹豫不决,常推迟或避免做出决定
5. 常常担心会发生可怕的事情
6. 对拒绝和批评过分敏感
7. 常为达不到自己的要求或目标而烦恼
8. 遇到一次难堪的经历后,会在一段很长的时间内还感到难受
9. 常忧心忡忡,有强烈的情绪反应

2. 逛医行为(doctor shopping behaviors)   是指患者为了更快、更好地解决实际问题,而在医治过程中,一再游走于不同医师及不同医院之间的行为表现。逛医行为的根源主要是患者对医师的不信任和对疾病的不了解,抑或是因为不愿意面对残酷的现实,通过不断地寻求医务服务而寻求任何一个可能的机会。

这种现象存在以下几个方面的不利影响:①对患者而言,由于反复游走于不同的医师和医院之间,造成每个医师都无法全面地对其病情进行掌握,最终患者得不到实质性的获利,往往是花费了大量的钱财而病情得不到改善,反而有时还会加重;②对医师而言,这种患者的存在无疑增加其工作量,而反过来工作量的增加又降低医师分配给每个人的看诊时间与看病质量,影响良好医患关系的建立;③就目前中国就医环境而言,社会医疗负担在不断增大,而这种行为却严重造成医疗资源的浪费,造成很多医疗资源不能得到有效利用,且逛医行为也有可能引起药物滥用。

为了更好地服务患者及更好地利用医疗资源,需针对逛医行为进一步深入研究及明确诊断(表4-12)。

表 4-12　逛医行为（必须满足标准条件 A～C）（CDCPR）

标准 A	因害怕或担忧因躯体症状的误诊或误治而反复地要求医学检查和保证,或者反复游走于不同医师和不同医院之间
标准 B	这种行为持续的时间至少 6 个月
标准 C	这种行为导致明显的痛苦和(或)社会和职业功能的损害

3. **体像障碍**　又称丑人综合征,是一种对轻微的或想象的外表缺陷的先占观念,这种观念垄断了患者的思想,患者常常不可忍受自身的"丑陋缺陷",反复就诊和咨询医师,并由此产生心理痛苦的病症。体像障碍具有较高的发病率,再加上此类患者还会出现较高的药物滥用史及自杀倾向,因此需要引起社会的广泛重视(表4-13)。

表 4-13　体像障碍(必须同时满足 A 和 B)(CDCPR)

标准 A	近来关注外表上可见的在别人看来不明显的或轻微的一个或多个缺陷(不足)
标准 B	为之烦恼,并表现出重复的行为(比如照镜子、过度修饰、抠挖皮肤及寻求保证)或精神活动(比如把自己的外貌和他人的进行比较)

4. **重大疾病(或手术后)的躯体不适**　临床上,在重大疾病或手术后患者往往会出现焦虑、抑郁等情绪障碍,然而有相当一部分患者还甚至会出现头痛、头晕、胸闷等功能性躯体不适症状,这些不适无法用疾病本身来解释,即使有些患者可能存在疾病本身所致的相关躯体症状,但其所主诉的躯体不适远远强于疾病本身引起的不适感。这类患者往往被临床医师所忽视,从而严重影响患者疾病或术后恢复,导致其生存质量下降,我们将此类症状称为重大疾病(或手术后)的躯体不适(表4-14)。

表 4-14　重大疾病(或手术后)的躯体不适(必须同时满足 A～C)(CDCPR)

标准 A	发生于一种明确的重大躯体疾病(如心肌梗死)或手术后发生在功能性躯体症状
标准 B	合理的医疗评估不能发现器质性病理证据来解释患者抱怨的躯体不适
标准 C	功能性躯体不适症状,造成患者苦恼,重复医疗行为,导致生活质量下降

心身医学经历了两个世纪的发展壮大,已深入到综合医院的各个专业学科。而心身医学的研究领域仍处于起步阶段,心身疾病的流行病学调查、心身疾病的筛查工具的创制和诊疗规范制定及心身疾病的疾病负担研究仍需进一步完善。

(袁勇贵　刘晓云　李英辉　吴爱勤)

参 考 文 献

[1]　Lipowski ZJ. Psychosomatic medicine:past and present[J]. Can J Psychiatry,1986,31(1):2-21.

[2]　Wise TN. Psychosomatics:past,present and future[J]. Psychother Psychosom,2014,83(2):65-69.

[3]　Fava GA,Wise TN. Issues for DSM-Ⅴ:psychological factors affecting either identified or feared medical conditions:a solution for somatoform disorders[J]. Am J Psychiatry,2007,164(7):1002-1003.

［4］ Mangelli L,Semprini F,Sirri L,et al. Use of the diagnostic Criteria for Psychosomatic Research（DCPR）in a community sample［J］. Psychosomatics,2006,47(2):143-146.

［5］ Porcelli P,De Carne M. Criterion-related validity of the diagnostic criteria for psychosomatic research for alexithymia in patients with functional gastrointestinal disorders［J］. Psychother Psychosom,2001,70(4):184-188.

［6］ Grandi S,Fabbri S,Tossani E,et al. Psychological evaluation after cardiac transplantation:the integration of different criteria［J］. Psychother Psychosom,2001,70(4):176-183.

［7］ Sonino N,Ruini C,Ottolini F,et al. Psychosocial correlates of endocrine disease［J］. Eur Psychiatry,2000,15(suppl 2):345.

［8］ Porcelli P,Rafanelli C. Criteria for psychosomatic research（DCPR）in the medical setting［J］. Curr Psychiatry Rep,2010,12(3):246-254.

［9］ Porcelli P,Guidi J. The clinical utility of the Diagnostic Criteria for Psychosomatic Research:a review of studies ［J］. Psychother Psychosom,2015,84(5):265-272.

［10］ Galeazzi GM,Ferrari S,Mackinnon A,et al. Interrater reliability,prevalence,and relation to ICD-10 diagnoses of the diagnostic Criteria for Psychosomatic Research in Consultation-Liaison psychiatric patients［J］. Psychosomatics,2004,45(5):386-339.

［11］ 李磊,张钰群,杜向东,等. Fava 半定式访谈工具在中国抑郁和焦虑障碍患者中的运用［J］. 中华行为医学与脑科学杂志,2016,25:16-20.

［12］ Guidi J,Rafanelli C,Roncuzzi R,et al. Assessing psychological factors affecting medical conditions:comparison between different proposals［J］. Gen Hosp Psychiatry,2013,35(2):141-146.

［13］ Theorell T. Evaluating life events and chronic stressors in relation to health［J］. Adv Psychosom Med,2012,32:58-71.

［14］ Fink G. Stress Concept and Cognition,Emotion,and Behaviour［M］. San Diego:Academic Press,2016.

［15］ Nemeroff CB. Paradise lost:the neurobiological and clinical consequences of child abuse and neglect［J］. Neuron,2016,89(5):892-909.

［16］ Schöttker B,Saum KU,Jansen EH,et al. Associations of metabolic,inflammatory and oxidative stress markers with total morbidity and multi-morbidity in a large cohort of older German adults［J］. Age Ageing,2016,45(1):127-135.

［17］ McEwen BS. Physiology and neurobiology of stress and adaptation:central role of the brain［J］. Physiol Rev,2007,87(3):873-904.

［18］ McEwen BS,Bowles NP,Gray JD,et al. Mechanisms of stress in the brain［J］. Nat Neurosci,2015,18:1353-1363.

［19］ McEwen BS,Gianaros PJ. Stress-and allostasis-induced brain plasticity［J］. Annu Rev Med,2011,62:431-445.

［20］ Offidani E,Ruini C. Psychobiological correlates of allostatic overload in a healthy population［J］. Brain Behav Immun,2012,26(2):284-291.

［21］ Mechanic D,Volkart EH. Illness behavior and medical diagnoses［J］. J Health Hum Behav,1960,1:86-94.

［22］ Mechanic D. Sociological dimensions of illness behavior［J］. SocSci Med,1995,41(9):1207-1216.

［23］ American Psychiatric Association:Diagnostic and Statistical Manual of Mental Disorders,ed 5［M］. Washington:American Psychiatric Association,2013.

［24］ Fava GA,Grandi S. Differential diagnosis of hypochondriacal fears and beliefs［J］. Psychother Psychosom,1991,55(2-4):114-119.

［25］ Noyes R,Carney CP,Langbehn DR. Specific phobia of illness:search for a new subtype［J］. J Anxiety Disord,2004,18(4):531-545.

［26］ Cosci F,Fava GA. The clinical inadequacy of the DSM-Ⅴ classification of somatic symptom and related disorders:an alternative trans-diagnostic model［J］. CNS Spectr,2016,21(4):310-317.

［27］ Cosci F. Assessment of personality in psychosomatic medicine:current concepts［J］. Adv Psychosom Med,2012,32:133-159.

［28］ Friedman M,Rosenman RH. Type A Behavior and Your Heart[J]. New York:Knopf,1974.

［29］ Sirri L,Fava GA,Guidi J,et al. Type A behavior:a reappraisal of its characteristics in cardiovascular disease[J]. Int J ClinPract,2012,66(9):854-861.

［30］ Snaith RP,Taylor CM. Irritability[J]. Br J Psychiatry,1985,147:127-136.

［31］ Klabbers G,Bosma H,van den Akker M,et al. Cognitive hostility predicts all-cause mortality irrespective of behavioural risk at late middle and older age[J]. Eur J Public Health,2013,23(4):701-705.

［32］ Sonino N,Navarrini C,Ruini C,et al. Persistent psychological distress in patients treated for endocrine disease[J]. Psychother Psychosom,2004(2),73:78-83.

［33］ 吴爱勤. 心身医学分类诊断评估策略[J].实用医院临床杂志,2015,12(06):1-6.

［34］ Porcelli P,Fava GA,Rafanelli C,et al. Anniversary reactions in medical patients [J]. J NervMent Dis,2012,200:603-606.

［35］ Frank JD. Persuasion and Healing. Baltimore[M]. Washington:Johns Hopkins University Press,1961.

［36］ Schmale AH,Engel GL. The giving up-given up complex illustrated on film[J]. Arch Gen Psychiatry,1967,17:133-145.

［37］ Tecuta L,Tomba E,Grandi S,et al. Demoralization:a systematic review on its clinical characterization[J]. Psychol Med,2015,45(4):673-691.

［38］ Sweeney DR,Tinling DC,Schmale AH Jr. Differentiation of the "giving-up" affects-helplessness and hopelessness[J]. Arch Gen Psychiatry,1970,23(4):378-382.

［39］ Benedetti F. The Patient's Brain. The Neuro-science behind the Doctor-Patient Relationship[M]. Oxford:Oxford University Press,2011.

［40］ 李胜兰. 躯体疾病患者绝望水平及与神经质、领悟社会支持关系研究[D]. 中南大学,2014.

［41］ Eysenck HJ. Genetic and environmental contributions to individual differences:the three major dimensions of personality[J]. J Pers,1990,52(1):81-90.

［42］ Wright CI,Williams D,Feczko E,et al. Neuroanatomical correlates of extraversion and neuroticism[J]. Cereb Cortex,2006,16(12):1809-1819.

［43］ 邱林,郑雪. 主观幸福感的结构及其与人格特质的关系[J]. 应用心理学,2005(04):330-335.

［44］ Wadron JS,Malone SM,McGue M,et al. Genetic and environmental sources of covariation between early drinking and adult functioning[J]. Psychol Addict Behav,2017,31(5):589-600.

［45］ McCrae RR,Costa PT Jr. Validation of the five-factor model of personality across instruments and observers[J]. J Pers Soc Psychol,1987,52(1):81-90.

［46］ Sansone RA,Sansone LA. Doctor shopping:a phenomenon of many themes[J]. Innov Clin Neurosci,2012,9(11-12):42-46.

［47］ Ahluwalia R,Bhatia NK,Kumar PS,et al. Body dysmorphic disorder:Diagnosis, clinical aspects and treatment strategies[J]. Indian J Dent Res,2017,28(2):193-197.

［48］ Kelly MM,Zhang J,Phillips KA. The prevalence of body dysmorphic disorder and its clinical correlates in a VA primary care behavioral health clinic[J]. Psychiatry Res,2015,228(1):162-165.

［49］ Ajiboye PO,AbiodunOA,Tunde-Ayinmode MF,et al. Psychiatric morbidity in stroke patients attending a neurology clinic in Nigeria[J]. Afr Health Sci,2013,13(3):624-631.

第 5 章

心理减压常用技术

压力(stress)即应激,压力的产生首先是存在外部环境刺激(压力源或应激源),其次但关键是个体对外部刺激的感受、解释和评价(认知),最后才可能有个体对刺激做出的认知、情绪和行为反应(应激反应或压力反应,或简称压力)。因此,减压可以从管理应激源、改变认知、消除反应 3 个方面着手。

外部刺激有时是天灾人祸,个体或许无能为力。但绝大多数外部刺激或称生活事件之所以成为应激源,压力反应之所以会出现,其根本原因是个体对外部刺激及其反应的认知;而这种认知又受个体的知识、经验、技能、愿望、抱负、信念、态度、健康状态、社会支持等认知行为因素和压力应对资源的影响。因此,本章除从认知行为的角度介绍常用减压技术外,还介绍了压力应对资源相关的健康八歌。

第一节　认知减压技术

知己知彼,才能反应适当。压力反应的产生与个体在压力产生过程中对自我和外界的认知评价或信念密切相关。在面对外部刺激时,个体会首先评价应激源是否与自己有利害关系或者是否对自己构成威胁;之后个体会评价自身是否有能力应对压力,又是否能够接受应对无效时压力可能带来的结果。当个体在面对压力时感到受威胁,又没有信心有效应对时,压力导致的适应不良的心理行为反应才会出现。

压力相关的不当认知源于个体经历,具有习惯化、自动化、极端化、绝对化、普遍化、固定化、消极化等特征,因此是不合理的或非理性的。认知减压的关键是帮助患者找到其不合理认知,用更辩证、更实际、更积极、更理性的合理思维来替代它;正确地知己知彼,才能反应适当,从而达到减轻压力、和谐心身,提高对外界和自我的接纳水平,增强应对变化和进取生活的信心和能力。

一、常见不合理认知

认知疗法的代表人物艾伯特·艾利斯提出了一些非理性思维的例子,笔者也添加了一些比较常见的不合理认知。您可以更正它们,使其更辩证、更实际、更积极、更理性吗?

1. 对于一个成年人来说,获得同伴、家庭成员和朋友的爱戴和赞同是绝对不可缺少的。
2. 您必须无所不能,所有的事情都要尽善尽美地完成。
3. 某些人是邪恶的、不道德的、腐化堕落的,而且应受到惩罚。
4. 当事情并不是像您所希望的那样时,就太糟糕了。
5. 外部事件是造成人们痛苦的重要原因,如果想避免痛苦、获得快乐,您必须控制外部世界。
6. 对于未知的、不确定的或有潜在危险的任何事物,您应该感到害怕或焦虑。
7. 逃避生活中的困难和责任比直接面对困难和责任要容易些。
8. 您需要一个比您自己更强大的人或者事物来依靠。

9. 要根据过去的经验来决定现在的行为。

10. 快乐可以被动地获得，或者从无休止的休闲时光中获得。

11. 您孤立无助，无法控制您的处境和感觉。

12. 人是脆弱的，从来就不应该受到伤害，也经不起伤害。

13. 良好的人际关系建立在"付出"的基础上，付出总比收获更能维持关系。

14. 如果您不尽最大努力地使别人满意，那么他们就会抛弃和拒绝您。

15. 当人们都不赞同您，那么总是意味着您错了或者您不好。

16. 快乐、高兴和满足只有在其他人在场的情况下才能够体验到，孤独是可怕的。

17. 存在着一种完美的爱情和一种完美的人际关系。

18. 生活中不应该有痛苦，您应该享受美好生活。

19. 您的人生价值体现在您达到了多少目标和创造了多少财富。

20. 发怒肯定是不好的和有破坏作用的。

21. 自私总是不好和错误的。

您还可以在这个列表的后面再添加一些其他非理性思维的条目。发现您的非理性思维的最好方法就是回想自己在体验焦虑、抑郁、发怒、内疚及觉得人活得没意思的时候，您自己都在对自己说什么。在那些持久的不良情绪背后都有一种非理性自我对话的心理活动。

二、常用认知改变技术

从自我学习、实践到接受教育、管理、咨询或治疗，改变伴随人的一生。人们在各种改变的过程中积累了无数的经验和技术，本节仅列举一些方便在临床中直接使用或与表格法结合使用的简单的认知改变技术。

1. 证据法　询问自己"有何证据表明这种想法是真的？又有哪些证据表明这种想法是错误的？"

2. 调查法　要求患者进行调查，检验其想法或态度是否现实。如多问几个朋友，同样情况下是否也有过类似的感觉？

3. 实验法　即进行实验来验证消极思维的准确性。问问自己"我能做什么实验来证明这种想法是否真的正确？"

4. 直线前进法　直接要求患者用一种更积极和更现实的思维方式进行思考。

5. 双重标准法　人们对待自己往往比对待他人更为严厉。当自己陷入自责自罪时，设想"如果我的亲人或朋友做了这样的事来找我倾诉，我会对他说这些无情的话吗？"

6. 满意预测法　先用十分制预估从事某项活动的满意度，在完成该项活动后，再评估实际满意度并与预估分比较。

7. 箭头向下法　写下消极思维，并在这一想法的下面画一个箭头，问自己："如果这个想法是真的，又会怎么样呢？它会如何伤害我呢？"将答案写在箭头的下方。不断如此重复接龙，您会写出一系列的消极思维，并映射出您潜在的不合理信念。

8. 换位思考法　包括从对方、从第三者的角度看问题。

9. 一分为二法　以一分为二的方式看待事物，避免非黑即白的绝对化思维。

10. 明确概念法　问自己"我真正想表达什么？"如您把自己称作"十足的失败者"时，问自己：什么叫"十足的失败者"？这个定义有意义吗？世界上真有完全失败的人吗？

11. 客观具体法　实事求是，客观具体，避免对事实做笼统的概括和情绪化判断。

12. 去标签法　发现、质疑并最终修改"……是/不是""……应该/不该"等贴标签式的思维。

13. 苏格拉底对话法　通过询问一系列问题，引导患者理解其思维中的不当之处。例如，您说自己是失败者时，您是说您做的有些事情是失败的，您有些时候是失败的，还是在说您做的所有事情都是失败的、您所有时候都是个失败者？

14. 成本收益法　列出在各种情况下愤怒和烦恼的益处和害处,比较其成本和收益。

15. 不同归因法　归因于外界的可改变的有助于个体努力去解决问题,归因于内部的不能改变的容易导致消极……

16. 思维表演法　指导患者将内心深处的消极思维表演出来;或与患者交替扮演消极思维和积极思维并互动。这一技术可以帮助患者从理性的理解阶段过渡到改变非理性的情绪阶段。

三、思维记录表格

思维记录表格可以帮助医师和患者更加系统地发现非理性认知,并可结合使用上述认知改变技术来达到改变认知和减压的目的。思维记录表格的具体形式和填写方法,见表 5-1。

表 5-1　思维记录表格

A. 事件	B. 思维	C. 压力反应	D. 支持思维的证据	E. 不支持思维的证据	F. 可以替代的思维	G. 重评压力反应

第一栏是"事件"。在描述事件的同时应描述当时的情境,如何时、何地、还有谁、您在做什么等。描述得越详细具体越好。

第二栏是"思维"。在此栏里记录事件发生时出现在您内心的思维,思维可以是口语性或视觉性的。回答下列部分或全部的问题:当我处于当时的情境时,我的心里想些什么? 这说明了我是什么样的人? 这对我、对我的生活、我的未来有什么意义? 我担心会发生什么事? 如果这是真实的,那么可能发生的最坏的事是什么? 别人会对我有什么样的感觉或想法呢? 对别人来说,这有什么意义?

第三栏是"压力反应"。在这一栏里用一个词来记录下事件发生时您所体验的情绪和您的行为,并且以 1～10 分评价反应的强烈程度。一般来说,情绪可用一个或几个单独的词来描述。如果您以整个句子来描述情绪,您所写的更可能是思维,而不是情绪。

第四栏是"支持思维的证据"。在这一栏里写下支持第二栏中思维的实际证据,不要推测。

第五栏是"不支持思维的证据"。使用前述改变认知的技术,帮助自己找出不支持自己思维的证据。

第六栏是"可以替代的思维"。使用前述改变认知的技术,找出可以替代的更为积极理性的思维,评估您对这些替代思维的相信程度。

第七栏是"重评压力反应"。誊写第三栏中的内容,用 1～10 重新评估每一种反应或任何新出现的反应如情绪的强烈程度。

第二节　行为减压技术

个体面对压力源时会采取一些行为方式来应对或缓解压力。应对方式因个体经历认知的不同而不同,并且可因情境不同采取多种不同的应对方式。有的应对方式更倾向于针对问题的解决,如面对、回避、否认、升华等;有的更倾向于针对缓解压力反应,如放松、幽默、发泄、使用药物等。这些应对方式或许均有一定的即时效果,能使个体获得短暂的心理平衡;但许多应对方式并无长期的实际效果,甚至有害,即既不能解决问题又不能平衡心身。借酒浇愁愁更愁,这些实际有害的应对方式因而不值得提倡。

行为减压技术是一类有效的主要针对压力心身反应的应对方式,包括不同民族文化特色的健身术,如太极、瑜伽等,和所谓去除了文化和宗教色彩的现代放松及相关治疗技术,如各种放松训练、系统脱敏、生物反馈等技术。实证研究表明,放松技术是行为减压技术中应用广泛的有效技术。放松技术之所以有效是因为紧张和放松这两种不同的心理和生理状态不能同时存在于同一个体,所以心身放松训练可以缓解压力。本节主要介绍腹式呼吸放松和渐进性放松训练。

一、腹式呼吸放松训练

胸式呼吸和腹式呼吸是人类两种典型的呼吸方式。

胸式呼吸主要是靠胸腔扩张、肩膀抬高以获得空气,具有浅、快、弱、节律差等特点,往往和压力、紧张、忧虑或其他情绪问题有关。可能因为血氧交换效率差,忧虑者还有呼吸停止(屏气)、过量呼吸或减量呼吸、气短等情况。

腹式呼吸是新生婴儿或熟睡的成年人常采用的自然呼吸方法。腹式呼吸主要是横膈膜的收缩与膨胀,具有呼吸深、慢、匀,血氧交换效率高等特点,是心身放松的主要标志,也是简单有效的减压方法。

腹式呼吸训练的方法很多,卧、坐、立等不同体位时单独或组合训练均可,但卧位训练效果更佳。腹式呼吸训练减压方法简单,或许数分钟即可学会并体验到它的好处,但更佳的效果可能要数周甚至数月规律的持之以恒的锻炼。一般训练每次 5～15 分钟,每天 1 到数次。

1. 感知呼吸　仰卧,分腿屈起,放松,闭眼,双手分别置于腹、胸部靠近正中线的位置。先不要尝试去改变呼吸习惯,只是注意自己的呼吸方式:吸气时哪只手上升的幅度更大,说明是哪个部位为主呼吸。

将胸式呼吸转为腹式呼吸的窍门:先将肺部的气体尽量完全地呼出来,呼出 1～2 次,这样肺部就出现真空状态,有助于在后面的吸气过程中做深度的横膈膜呼吸。

2. 腹式呼吸　接感知呼吸,注意呼吸,轻轻地将双手或一本书放在腹部,跟踪呼吸,注意体验腹部随呼吸运动的状况。如果感觉难以用腹部来呼吸,可在呼气时用手下压腹部,在吸气时用腹部推上面的手。注意一下胸腹运动是否相互协调,腹式呼吸是否自然。如果感觉还是难以用腹部来呼吸,还可双手重叠后放在脑后俯卧练习腹式呼吸,感觉体验腹部顶地板。

3. 深慢呼吸　接腹式呼吸,通过鼻子缓慢地、深深地吸入空气,使之进入腹部,并将腹上的手上推,使自己感到很舒服。胸部随腹动而动,但幅度很小。保持放松,面带微笑,通过口腔呼出气流,同时感受到气流的声音。做几次长的、缓慢的深呼吸,使腹部起落升降。注意呼吸时的感觉和所发出的声音,同时感觉越来越放松的体验。

呼吸训练结束时,检查体验身体有无紧张的部位,并对比训练前后的紧张程度的不同。学会呼吸放松减压后,可以针对性地在感觉紧张时练习放松。

二、渐进性放松训练

心理感受到压力或焦虑、紧张时,身体也会出现肌肉紧张等生理反应;而这些生理上的紧张感觉又使个体体验为心理上的压力或焦虑。循序渐进地放松肌肉群可以降低个体的心跳、血压、呼吸等压力的生理反应,进而打断上述恶性循环,使个体心理压力或焦虑减轻,从而成功减压。

1. 训练说明　卧位和坐位均可,关键是安静、放松、顺其自然,按一定的顺序依次做每块肌肉的紧张和放松练习。首先必须体验清楚肌肉紧张和放松的感觉。每块肌肉被紧张 5～7 秒后放松 20～30 秒。这个过程至少被重复 1 次。如果某一块特定肌肉难以放松,这个紧张和放松过程应增加到 5 次。做循序渐进放松练习时,要闭眼,还可以用自言自语的方式对自己说:"紧张走开,平静休息"或"肌肉平稳放松"等自我诱导放松式的言语。

一般每天做 2 次,每次 15 分钟;先做基础程序练习,熟练后可做缩短程序练习;不熟悉时可在录音带指导下练习,注意自己录音时要留下足够的放松体验时间;要坚持练习,一般练习 1～2 周会有显效;练习肌肉收缩时注意防止受伤,尤其是颈部和下肢。

2. 基础程序指导语 找一个不会被打扰的房间,一个舒服的位置。可能要松开一下衣服并脱去鞋子,做几次平缓的深呼吸后就可以开始放松了……现在,当您让身体放松时,先握紧拳头在腕关节(手腕)处向后面弯曲……越来越紧……感觉到拳头和前臂的紧张……现在放松……感觉到拳头和前臂的放松……注意和紧张状况的对比……(如果您有时间的话,将前面所有程序重复至少1次)。现在将肘部弯曲,紧张肱二头肌……您要尽最大努力使它们紧张,并且有一种紧张的感觉……将手垂下并放松……感受差别……将注意力转向头部并紧张前额,尽最大努力紧张……感觉到前额和头皮的紧张。现在将它放松和平展……现在皱眉,注意前额有一种拉紧的感觉……放松。让眉毛重新平展……挤压闭合的双眼……再紧些……将眼部放松。让它们轻轻舒服地闭合。……现在张大口并感到腭部的紧张……将腭部放松……当腭部放松时,口唇轻微张开。注意紧张和放松之间的对比……现在用舌尖顶住上腭。感到咽部的疼痛……放松……现在压紧口唇,将其收拢,皱起成"O"的形状……放松口唇……感受前额、头皮、眼睛、腭部、舌和口唇……越来越放松……

将头部围绕颈部缓慢地转动,当头部运动时注意紧张变化点……然后从相反方向缓慢地转动头部。放松,让头部舒服地回到原来位置。……现在开始耸肩,将肩膀对着耳朵向上抬起……停顿……将肩膀落下,一种放松的感觉传遍颈部、咽喉和肩膀……纯粹地放松,越来越深入……

现在将空气吸入,充满肺部。屏住呼吸,感受压力……现在将气体呼出,让胸部变得松弛……继续放松,让呼吸自由和平缓……注意随着每次气体呼出,肌肉上的紧张也被释放出来……下一步,收紧上腹部并保持一会儿,感到腹部紧张……放松……现在将一只手放在腹部,用腹部做深呼吸,让其推动手向上,停顿……放松。当气体呼出时注意放松的感觉……现将背部弯曲成拱形,不要过度,使身体的其他部位尽量放松。注意背下部位的紧张……现在放松……让紧张消退。

紧张臀部和大腿……放松并感觉其不同之处……现在伸直和拉紧腿并向下弯曲足趾。体验这紧张……放松伸直和拉紧腿并向面部弯曲足趾……放松。

当您继续慢慢地深深地呼吸时,感觉到这舒适的温暖和深沉的松弛遍及您的全身……您可以调动全身做进一步放松,释放体内剩余的最后一点紧张度。放松足部……放松踝部……放松小腿……放松膝关节……放松大腿……放松臀部……让放松的感觉扩展到腹部……到背下部位……到胸部……越来越放松。感觉到松弛渗透进肩膀……渗透进上肢……渗透进手掌……越来越深入。注意颈部那种松弛和放松的感觉……还有腭部……面部……头皮……继续缓慢地做深呼吸,您的全身有一种松弛、平静和休息良好的感觉。

3. 缩短程序 掌握基础程序后,可以采用缩短程序比较快地放松肌肉。让更多的肌肉群被同时地紧张,然后被同时地放松,比较体验紧张和松弛两种不同的感觉。每个程序至少重复1次,肌肉紧张5～7秒,然后再放松15～30秒。

步骤:将拳头弯起,紧张肱二头肌和前臂,放松;将头围绕颈部按顺时针方向转动,划一个完整的圆周,然后按照相反的方向转动,放松;皱眉,就像胡桃一样;紧张前额,挤眼,张口,肩膀耸起,放松;深吸一口气进入胸腔时将肩背部弯成弓形,停顿,放松;做一个深呼吸,压紧腹部,停顿,放松;伸直腿并将足趾反向对着面部,拉紧腿部肌肉,停顿,放松;伸直腿并将足趾弯曲,与此同时紧张小腿、大腿和臀部,放松。

第三节 认知行为减压技术

认知和行为相互影响,难以割裂。认知行为减压技术包括应对技能学习、应激免疫训练、时间管理、生活方式改变等,源于东方文化的第三波(认知)行为疗法多具有改变认知和缓解生理反应的作用,因而是认知行为一体的减压技术,本节从减压的角度介绍一个源于悦纳疗法的基于正念禅修的悦纳无住技术——正念悦纳功。

正念来源于南传佛教中的毗婆舍那禅修传统,即对各种感受仅仅是单纯的观察与觉知,发展起对一切感受毫无贪嗔、心怀慈悲、完全接纳的平等心,即无分别地乐意接纳或悦纳;并且对这些感受不论好坏均不执着不留住,即无住。物来则应,去留由他;"应无所住而生其心"《金刚经》,使人达至最终的觉悟与解脱:认知行为改变,从而达到解除痛苦或压力的目的。

一、练习的准备和要求

1. 练习准备　要求在相对安静、安全且无意外干扰的地方练习;保持积极、平和的心态;解除自身的约束和负担,包括摘下眼镜、取下手表、松解衣领、排空大小便等。

2. 练习原则　姿势端正:坐、立、卧、行均可,以坐卧为佳;意息互随:注意力和呼吸气流流转,保持若即若离即可;循序渐进,自然而然地进入放松入静状态。练习时间不限,15～30 分钟较佳。

3. 练习过程　觉照环境,融于自我;观深呼吸,悦纳感受;自然呼吸,随息观感;意气相随,意守丹田;觉照一切,回到环境。

二、正念悦纳功练习程序

1. 觉照环境、融于自我　摆好姿势后观察周围环境一遍,做几次深呼吸,慢慢将注意力收回到自身,闭上眼睛,感知体会放松的自身和祥和的环境融为一体、和谐相处的意境。

2. 观深呼吸、悦纳感受　把注意力集中到呼吸上,觉知呼吸时气流在一进一出,并且呼吸逐步变成深慢自然的腹式呼吸。这时,身体可能会有一些好的舒适的或不好的难受的感觉,头脑中也可能出现一些这样那样的杂念,注意力难以集中……或许这些感觉和杂念就是压力反应。不要紧,物来则应,去留由他,心怀慈悲,乐意接受感觉和杂念,并继续将注意力放在呼吸气流感觉上。如果仍然被那些感觉和杂念吸引,试着用意识随呼吸按一定顺序扫描和放松全身,或扫描和放松有不良感觉的部位并悦纳不良感觉。

3. 自然呼吸、随息观感　继续保持放松、自然的腹式呼吸,注意力随呼吸气流流动,对出现的一切感觉和杂念用一种中立的态度以第三者的身份去观察:就像看电影一样。这时,有压力者脑中或许会出现压力事件——应激源的重演,练习者或许会习惯性地回避、排斥或控制。但要知道,即使您比武松更厉害,也不能打死或赶走脑中的"老虎",当然也无法逃避它带来的痛苦。因为每一次回避或排斥,都会加剧脑中记忆的神经冲动痕迹或强化这个条件反射。只有无分别地乐意地接纳并且无住才能使这种神经留痕或条件反射平伏。即既不回避又不排斥,用中立的态度以第三者的身份静静地观察脑中发生的一切:物来则应,过去不留。

4. 意气相随、意守丹田　悦纳无住后,练习者会回归松静状态。这时仍然可以保持注意力和呼吸气流相随;也可将注意力置于小腹(丹田)处,随着深慢均匀的腹式呼吸一起一伏:感觉腹部在吸气时慢慢地扩张,吐气时往内微微下沉……保持全然的觉知,深深地吸气,慢慢地吐气……整个世界只剩下呼吸的腹部(丹田),丹田就是整个世界!

5. 回到环境、收功活动　慢慢地让注意力随呼吸离开丹田,离开身体,回到熟悉的环境。活动几下身体,做几次深呼吸,结束本次练习。

第四节　心身健康歌

以上介绍了简单实用的认知、行为和认知行为一体的减压方法。如前所述,压力的产生除与外部刺激和个体认知密切相关外,还与个体的健康状态和健康生活方式等应激应对资源丰富与否密切相关。丰富个体的应激应对资源有助于预防和降低压力。下面与大家分享邓云龙教授提出的《健康八歌》,为如何通过运动、营养、睡眠、改善生活习惯等方式减压提供帮助。

1. 饮食——生命与健康的根本　营养均衡不偏好,饮食规律不过量;高盐高脂少开口,腌熏霉味少放肆;在外就餐不乱食,病从口入不忘记;少酒戒烟少零食,保你健康少生病。

2. 睡眠——美好一天的前提　睡眠与梦是需要,不同个体有差异;兴奋抑制为周期,人为干预要科学;午间小睡利健康,运动热浴益睡眠;消除恐惧和担心,顺其自然眠天成。

3. 锻炼——生命在于动静结合　一动一静益身心,动静结合百病清;有质有量有规律,顺其自然是关键。

4. 信念——健康一生的保障　信念治病非传说,积极向上益心身;内外因由人相异,自我实现各不同;奋斗过程乐于苦,一生痛快有追求;谋事在人成事在天,知足常乐才自由。

5. 情绪——健康生活的基调　不良情绪损健康,外因多由内因定;心病身相易迷惑,身病心相莫轻视;喜怒哀乐人常有,心病还需心药医;豁达开朗多交游,幽默乐观利健康。

6. 社交——心身健康的需要　社会交往宜真诚,信用银行有回报;礼尚往来不苛求,爱心付出更重要;莫怕世间无真情,患难之时有知音;社会支持保健康,莫忘家庭最重要。

7. 性爱——健康生活的色彩　性爱情欲原本能,浪漫抒发益身心;纵欲固然不可取,肾亏损命却夸大;夫妻房事招在变,房前事后爱无边;是需是责更是情,生活有爱才精彩。

8. 就医——健康需要科学就医　患病就诊要从医,全凭感觉不真实;好心可能办坏事,尽信书本也不行;迷信风水危害多,庸医讹传更杀人;多病多医要统筹,心身兼治真内行。

第五节　情绪管理的对策

情绪管理没有一成不变的方法或原则,需从个人实际出发,找到最适合自己的管理方法。无论应用哪种方法,情绪管理都应把运用理智去转变观念及行为的方式放在首位。

一、合理情绪疗法

个体产生各种情绪的原因并不在于刺激事件的本身,而在于个体对事件的解释及评价,不同的解释及评价会产生不同的情绪,错误的认知观念、曲解的认知体系往往是产生消极情绪的根源。当个人在遇到刺激事件时,首先要客观、冷静、理智地分析所处处境,正确分析引起不良情绪的客观实际,认清事件的本质,厘清自身与事件的关系,沉着应对,做出最合理的决定。培养合理的认知体系,改变对待事件的不良思维方式及行为模式,可以有效地减少情绪的波动。

二、积极的自我暗示

积极的自我暗示是指在个体遇到生活事件刺激,消极情绪过多积累,出现过度压抑或情绪爆发时,自身通过积极的自我暗示来调整心态,释放消极情绪,从而达到身心和谐。积极的自我暗示主要通过语言和想象进行调节。例如,生活中遇到挫折想发怒时可以立刻提醒自己"发怒有什么用?事情还是得不到解决,倒显得自己比较蠢了,接受现实,想办法解决问题吧!"或者"世上无难事,只怕有心人,只有历经坎坷,才会苦尽甘来,成功没有那么容易的"等。

三、寻求亲朋好友的支持

由亲人、同学、朋友、同事、单位、政府等组成的家庭及社会支持系统在个体遭遇生活事件刺激时有强大的支撑作用。情绪波动属于正常现象,每个人都会经历,而每个人的情绪调节能力差异较大,在自身不能有效应对消极情绪时寻求家庭及社会的支持显得尤为重要。积极情绪与人分享,愉悦感会成倍增加;消极情绪与人分担,悲伤感会成倍减小。与亲朋好友谈心交流,释放消极情绪,寻求建议与意见,不同人看待问题的角度不一样,不同人给的建议不一样,综合所有人的建议与意见,可以使我们更加客观、冷静、理智、全面地看待问题,从而做出最合理的决定。

四、换个角度看待问题

从辩证法角度分析,任何事都具有两面性,积极一面和消极一面,而个体产生何种情绪主要取决于关注事物的哪一面。古时候,有甲、乙两个秀才去赶考路上遇到了一口棺材。甲说:"真倒霉碰上了棺材,这次考试死定了"。乙说:"棺材棺材升官发财啊,看来我的运气来了,这次一定能考上"。结果乙真的考上了,而甲也真的名落孙山了。其实甲、乙二人本来并无多大差别,最后得到这样的结果全因他们对事情所持的情绪不同。可见,换个角度看待问题,不仅可以产生不同的情绪,还可以产生不同的后果。

五、合理的发泄途径

消极情绪过度积累,久而久之容易发生心理疾病或躯体疾病,因此,消极情绪也需适时、适度发泄。发泄的方式有多种,例如,与人交谈倾诉、旅行、呐喊、大哭、唱歌、运动、吃东西、听音乐、吸烟、饮酒等方式。但我们鼓励对身体有利的发泄方式,对于吸烟、饮酒等不利的方式可适度采用,不可过分依赖。

六、寻求专业帮助

世界卫生组织提出 21 世纪健康新概念:"健康不仅仅是没有疾病,而是包括个体在身体、心理和社会适应方面的完满状态"。心理健康包含智力正常、情绪稳定和愉快、思想和行为协调统一、人际关系和谐、适应能力良好。当个体在消极情绪过多积累,而又做不好情绪管理时,心理问题的发生风险便会增高。而是否需要寻求专业人士的帮助,主要取决于心理问题的严重程度及对个体社会功能的影响。当心理问题持续的时间比较长,心理活动反应较强烈,自身难以调整,生活、工作、学习受到明显影响时,尽快寻求心理咨询师、心理医师等专业人士帮助尤为重要。通过专业人士对消极情绪进行有效的疏导、治疗,达到情绪的有效宣泄,可以成功解决心理问题。专业人士还可以提供专业的分析及建议来预防心理问题的发生。

(邓云龙　马　鑫　邹韶红)

参 考 文 献

[1]　George Fink. Encyclopedia of Stress. 2nd Edition[M]. Academic Press,2007:563.
[2]　Jesse H. Wright 主编,武春艳等主译.学习认知行为治疗[M].北京:人民卫生出版社,2010:201.
[3]　[美]玛莎·戴维斯,[美]艾舍尔曼·麦凯.放松与减压手册[M].南京:译林出版社,2010:38-43.
[4]　邓云龙,马鑫.非精神科临床心理行为问题诊治[M].北京:人民卫生出版社,2013:237-238.

第6章

医患沟通交流技巧

第一节 概　述

一、医患沟通的含义

医患沟通是指在医疗卫生和保健工作中,医患双方围绕伤病、诊疗、健康及相关因素等主题,以医方为主导,通过各种有特征的全方位信息的多途径交流,科学地指引诊疗患者的伤病,使医患双方形成共识并建立信任合作关系,达到维护人类健康、促进医学发展和社会进步的目的。

二、医患沟通的意义

1. 医学自身发展的需要　人体是一个极为复杂的开放系统,我们在某一特定时刻对生命现象某些指标的观察和取得,总带有一定的局限性,要通过医患之间的相互协调的观察和验证,通过主体间的相互交流才能一步一步地去获得。良好的医患沟通是医学科学发展的基本前提。

2. 医学人文精神的体现　正如医师特鲁多墓志铭上的名言所说:"有时,去治愈;常常,去帮助;总是,去安慰。"医学面对的是人与人的问题,所以医学的本质是"人学"。因此,加强医患沟通,能够满足患者健康的愿望和社会心理需求,从而实现医治疾病、减轻痛苦、促进康复,提高人的生命质量和健康素质,构建和谐的医患关系。

3. 医疗活动的前提　医疗活动必须由医患双方共同参与完成,服务的有效和高质量,必须建立在良好的医患沟通的基础上。疾病诊断的前提是对患者疾病起因、发展过程的了解,病史采集和体格检查就是与患者沟通和交流的过程,这一过程的质量,决定病史采集的可靠程度和体格检查的可信度。

4. 有助于提高医疗效果

(1)帮助建立医患信赖关系:好的医师会用简短的问候、友好的微笑及关切的声音,给患者传递温暖与关爱,让患者觉得其可以信赖。

(2)有助于医师对于病情的诊断:通过与患者进行良好沟通,医师就可以较好地了解患者的情况。

(3)医师对患者的教育:医师与患者坦诚交流各自有关疾病治疗的想法,让患者主动地参与,以及医师给予患者必要的关怀等,会使患者更好地执行医嘱。

5. 增加医师自己的满意度　与患者的沟通开展得好,也就说明这项工作做得得心应手,心情自然舒畅。如果由于与患者沟通的问题而发生医患纠纷,则会对医生造成很大的精神压力。

6. 增加患者的满意度　良好的医患沟通能让患者更满意是因为它对患者的病情诊断、治疗与康复有显著的促进作用。其次,与患者进行沟通能够有助于满足患者的心理社会需要。

第二节　医患沟通与交流的基本技巧

医患沟通看似简单,实际上却由许多更具体的技巧所组成。

一、态度性技巧

在医患沟通过程中,沟通态度通过医师的言语、行为、表情等表现出来之后,首先就直接对沟通关系产生影响。尊重、热情、真诚的沟通态度,是建立良好、和谐的医患关系的前提。

(一)尊重

尊重的态度是建立相互信赖的医患关系的基本要素,当患者受到尊重时,就意味着他受到了平等的对待,得到了医师的承认和肯定。医师对患者的尊重,主要体现在以下几个方面。

1. 对患者的接纳　把患者看成具有人权、价值、情感和独立人格的人,接纳一个有可能价值观和自己不同、生活方式相差甚远的患者,并与之平等交流。

2. 对患者的礼貌　无论患者的社会地位、经济状况及个性特点如何,医师都应以礼相待,不轻视,也不奉承。

3. 对患者的信任　医师应给予充分的理解和信任,对患者的信任往往会换来医患双方的互相信任,是良好医患关系的基础。

4. 对患者隐私的保护　对于患者暂时不愿透露而与治疗密切相关的隐私,医师应该创造安全的氛围,以取得患者的信任;与治疗无关的隐私,医师不得随便干预或出于好奇而去探问。

(二)热情

医师热情的态度,会让患者感到自己受到了最友好的接待,有利于建立良好的医患关系。

(三)真诚

真诚是指在医疗过程中,医师不把自己藏在专业角色后面,而是表里一致、真实可信地置身于与患者的关系之中。医师对患者真诚的态度,主要体现在以下几个方面:①真实地表达自己的感受;②真诚地面对自己;③真情实感的流露常常能起到很好的示范作用,能鼓励患者充分暴露内心的想法或担忧。

二、主动倾听的技巧

(一)用"心"去倾听患者的谈话

我们对说话者需要怀有敬意并由衷地关心。在聆听别人说话时不仅需要用耳,还需要用眼睛、思想、乃至想象,最重要的是要用心。相对于普通的人际沟通,医患沟通中医师作为听者的时间应该更多一些。

(二)患者说话需要发挥主动性

医师听患者说话需要很强的主动性,因为不仅要明白患者在说什么,还需要透过其言语来分析其患病背景,对患病的态度,以及其想要表达的情感,甚至其内心所想但没有表达出来的含义等。

(三)对患者的谈话给予尊重和肯定

希望自己的谈话得到医师的尊重是患者期待的事情,这里所说的尊重既包括对患者本人的尊重,也包括对其表述的观点与感受的尊重。

(四)说话时不要急于如何回应

很多时候医师在听患者说话时,会有意或无意地在头脑中设计自己该如何应对,还可能由此产生出很多其他的想法。这样做的结果是一开始沟通就把注意力集中于自己的内心活动上,而无法全身心地去听。

三、言语和非言语表达技巧

非言语表达与解读能力指的是能够在沟通中有效地运用非言语表达方式,并能很好地解读别人发出的非言语信号。

(一)医患沟通中的言语表达技巧

和患者沟通,首先要知道如何能与对方建立和谐的关系,一些常用的建立初始关系的说话技巧包括:见面时的互相介绍,尽量从积极的角度说话,给患者以希望;在开始谈论一个重要话题时先征询对方的同意,即表示一种礼貌,也会使患者对您接下去要说的话有一定的心理准备。同时,医师要尽量用通俗易懂的语言来代替一些专业术语,帮助对方消除某些顾虑。另外,谈话要随着场合的变化而灵活变通。

言语沟通是一种技巧性很强的沟通方式,通常会用到提问技术、解释技术和指导技术。

1. 提问技术　提问在病史采集、医患会谈等过程中起着相当重要的作用。适当的提问既可以避免让喜爱倾诉的患者反复诉说自己的不适,也可以了解紧张和不善言辞的患者最真实的情况。常用的提问方式主要有两种:开放式提问和封闭式提问。

开放式提问应该建立在良好医患关系的基础上,没有良好的医患关系,这种提问就容易使对方产生疑虑,有被窥探的感觉。开放式提问通常使用"什么""如何""为什么""能不能""愿不愿意"等词来发问,让患者就有关问题给予详细的解释和说明。

封闭式提问通常使用"是不是""对不对""有没有"等词,而回答也是简单的"是"或"否"即可。这种询问常用来收集资料并加以条理化,以澄清事实,获取重点。

在病史采集等需要和患者会谈时,必须结合开放式提问和封闭式提问两种方式,适当地使用才能达到最好效果。

2. 解释技术　在言语沟通技巧中,解释通常是医师运用自己所学的医学知识将患者的病情、症状、疑惑等解释清楚,使患者从一个新的、全面的、系统的、科学的角度来重新面对病情,提高认识,促进康复。医患沟通效果的好坏在很大程度上取决于医师理论联系实际的能力。

3. 指导技术　指导即医师运用自己的医学专业知识直接指示患者的行为及一些健康方面的注意事项。指导是医师对患者影响最为直接和明显的一种技巧。例如,外科医师可以指导患者了解术前、术后的注意事项,怎样做会使手术更加成功、预后更加好等。

(二)医患沟通中的非言语表达技巧

沟通过程中,言语信息与非言语信息通常是同步进行的。非言语信息往往是自然流露的,而言语信息则更容易为说话人所有意识地控制。所以,当一个人所发出的言语信息与其非言语信息不一致时,我们更倾向于相信其透过非言语动作所传递的信息。非言语手段主要包括肢体动作语言,如面部表情、目光接触、动作、姿势及身体接触等。

1. 面部表情　面部表情是我们表达情绪最直接也是最常用的方法。面部表情的变化是医师获得病情的重要信息来源,也是患者了解医师内心活动的镜子。

2. 目光接触　在与患者的交谈中与患者进行目光接触会让患者感到您很在意他,使用这种技巧容易与患者建立起和谐关系。

3. 身体姿态　一个人在谈话时的姿态能传递很丰富的信息。在医患接触中,患者首先感受到的是医师的举止、姿势、体态、风度等外在表现,良好的表现能反映出医务人员的职业修养和诊治护理能力。比如,在患者说话时,上身略微前倾,表示您愿意并集中注意倾听患者的谈话或回答;而抱臂于胸前同时上身后仰则会给人一种傲慢的感觉,传递的信息是:"我不愿听或不感兴趣",从而影响与患者的沟通。

4. 肢体动作　在谈话过程中我们常常需要辅以各种肢体动作来帮助我们表达,使之更形象易懂。如聆听别人说话过程中时不时地点头微笑等,则可能有助于沟通。

四、化解冲突的沟通技巧

医师与患者的共同合作才能有效地与各类疾病做斗争。同时,这种合作涉及很多方面的因素,使得双方容易产生矛盾。当医患关系出现矛盾时,双方都希望能够很好地处理和解决。冲突处理的可能形态包括回避、和解、竞争、妥协和双赢。

(一)解决医患冲突的基本策略

冲突与矛盾是人们在生活中经常遇到的事情。有矛盾冲突并不可怕,重要的是如何有效地面对和解决。冲突与矛盾处理得好,可以加深医患之间的互相理解,甚至使医患关系得到升华,倘若处理得不好,也可能导致严重的后果。

1. 主动接触　医师和患者都应该主动找机会接触、沟通和互动,并发现自己的一些信念是错误的。比如,有的患者在刚开始时就对医师的某个诊断或治疗方案感到不满,但由于不愿意直接表达或害怕说出来会伤害医患关系而埋在内心。结果患者对医师的信任程度会慢慢下降,并可能有意或无意地抵制医师的建议,如果最后的医疗结果非常的不理想,则会突然爆发出这种不满,从而导致医患纠纷。

2. 寻找共同目标　通过沟通促使双方摒弃歧见,寻找双方共同拥有的目标。集中谈利益而不是观点。

3. 选择时机和对方谈判　谈判也是一种在沟通中不断达成协议的过程,冲突双方谈话和决策的灵活性、是否能准确理解对方的观点和立场影响谈判结果。双方要努力争取双赢的谈判结果,需要不断的平衡折中、整合一致。

4. 请第三方介入来帮助解决　首先,这个第三方需要充当和解人,在两方之间进行非正式的沟通,求同存异,努力寻找解决冲突的方法;其次,进行调停,即中立的第三方使用劝说、讲道理、建议等方式,促进双方达成一致;还可以请有影响力的权威的第三方介入,对冲突双方施加强制性影响来达成协议。

(二)应对冲突的沟通技巧

当与患者发生冲突时,首先要澄清并界定问题,弄清楚究竟在哪方面有冲突,这样在寻求解决方法的时候才能够有针对性。了解彼此的需求或愿望,评估各种可能的解决方法,讨论其可行性与彼此的接受度,才能找到令双方满意的解决方法。同时需要尽量使双方避免对于分歧过于情绪化,这样双方才可能比较理智地对待与解决冲突。

1. 管理好自己的情绪　发生冲突时,有负性情绪是难免的,有时候还会很强烈。但为了能够与对方一起把矛盾解决,需要控制住自己的这些情绪。

2. 缓解对方情绪的技巧　为了能与对方进行有效沟通,在管理好自己的情绪的同时,需要想办法削减对方的怒气。一种有效的办法是简单地对对方的观点中真实的地方表示认可与理解。比如您可以说:"您说得没错,我原先确实是答应您做这件事的。"

3. 理解与同情　试着把自己放在对方的位置上来看问题。这样不仅可以帮助您理解对方的所思所想,从而更容易与对方进行交流。如果对方觉得您理解他,会让他感觉好一些,也会让他感到您是一个明白人,从而可能就会愿意与您沟通。

4. 鼓励对方表达内心的想法与感受　当患者把内心的想法都说出来之后,其情绪反应一般就不会那么强烈了,对矛盾本身及对医师的态度都会发生变化。当医师愿意聆听并尊重患者及其观点时,患者一般也会以同样的方式来对待医师。这样,双方就可能进一步沟通,从而找到解决矛盾的办法。

5. 注意说话技巧以避免责怪对方　人们对于责怪的最常见的反应就是情绪性防御,即对对方进行反击。所以,在与对方说话时,要注意说话技巧。可以使用第一人称"我"来叙说某些负面的想法与感受。比如"我们之间出现这种分歧我感到很不安。"这样会让患者感觉好受得多。

6. 应对患者抱怨的语言技巧　如果患者对医师的接待与治疗表示不满,医师要主动倾听患者与家属的抱怨,包括他们的感受与想法,对患者的感受表示理解与同情。然后向患者说明白您可以为他做什么,不能为他做什么。

第三节　医患双方的权利和义务

我国目前还没有专门的医患关系法或医患权益保障法。关于医患双方的权利和义务的规定主要见于《执业医师法》《医疗机构管理条例》和《医疗事故处理条例》等法律、法规中。

一、医方的权利与义务

(一)医方的权利

1. 治疗主导权　在治疗过程中,医师享有诊断权、处方权、处置权等,医师有权询问患者的家族病史、患者个人生活情况,有权要求患者做各项检查,有权决定治疗和处置方案。

2. 医疗费用支付请求权　医方提供医疗服务后,有权要求患方支付相应的医疗费用。

3. 医疗意外、并发症的免责权　医疗机构因医疗工作的高风险、高技术难度等特点,为保障患者及其他公民的健康权,医院工作人员在医疗过程中享有医疗意外、并发症的免责权,在特殊情况下享有否定患者拒绝治疗和采取行为控制权。

4. 医疗机构的其他合法权益　如财产所有权、知识产权、名称权、荣誉权、名誉权、债权等受法律保护,任何单位组织和个人不得侵犯。

5. 其他　支持医务人员维护自身合法权益的权利。

(二)医方的义务

1. 依法和依约提供医疗服务的义务

(1)医方提供医疗服务,应当按照《执业医师法》和其他有关法律、法规的规定履行义务。

(2)医方和患方另有约定的,应当按照约定履行义务,但双方的约定不得违背法律、法规的规定,不得损害国家利益和社会公共利益。

2. 忠实义务　忠实义务包括对患者的忠实和对社会的忠实两个方面的内容。此项义务包括以下内容。

(1)医方应当保证其提供的医疗服务符合保障患者的健康和经济利益的要求,不得超核准登记的诊疗项目开展诊疗活动。

(2)提供及时的医疗服务,对于危急患者应当采取紧急措施进行诊疗,不得拒绝处置危急患者。

(3)提供诊疗场所、舒适的就诊环境、良好的医德和热情的服务态度。

(4)医方不得聘用非卫生技术人员从事医疗技术工作。

(5)未经医师亲自诊察患者,医疗机构不得出具疾病诊断书、健康证明书或死亡证明书等证明文件;未经医师、助产人员亲自接产,医疗机构不得出具出生证明或死亡报告。

(6)医方应当向患者提供医疗服务的真实信息,不得做引起误解的虚假宣传。

(7)在医疗活动中,医疗机构及其医务人员应当将患者的病情、医疗措施、医疗风险等如实告知患者,及时解答其咨询,但应当避免对患者产生不利后果。

(8)对因限于设备或技术条件不能诊疗的患者,应及时转诊。

(9)医方应按照有关规定或医疗惯例出具服务单据、病历资料,患者或家属索要服务单据、资料的,医疗机构应当依法提供。

(10)除法律、法规另有规定外,医疗机构以及医务人员应当保护患者的隐私。

3. 注意及报告义务

(1)遵守各项规章制度和技术操作规范的义务。

(2)提高专业技术水平的义务。

(3)发生医疗事故或发现传染病疫情、食物中毒、涉嫌伤害事件或非正常死亡时的报告义务。

4. 附随义务

(1)医方不得出具各种假证明材料。

(2)发生医疗纠纷后,医方不得涂改、隐匿、销毁医疗资料。

(3)医方不得以医谋私。

(4)医方不得以格式文书、通知、声明等方式做出对患者不公平、不合理的规定或减轻、免除其损害患者合法权益应当承担的民事责任。

(5)不得侵犯患者的身体或限制人身自由(精神病患者发作期除外)。

二、患方的权利和义务

(一)患方的权利

1. 患者享有获得适宜的医疗服务的权利。包括:①患者拥有获知有关医疗信息的权利。所谓医疗信息,是指医院病房科室的设置、有关专家及其特长等。②患者有获得公正医疗保健服务的权利,且得到与其就诊医院等级相应的医疗技术水平的服务权利。③患者有获得费用节省的医疗服务的权利。④患者,尤其是急诊患者有得到及时医疗服务的权利。

2. 患者享有合理限度的医疗自由权。包括:①有权选择医疗机构,自主选择医师。②除法律、法规规定传染病实施强制治疗外,患者有权决定接受或不接受任何一项医疗服务。③在不违反法律、法规的前提下,患者有出院及要求转院的权利(如果患者要求出院或转院而医师认为患者病情未痊愈而不宜出院或其他情况不宜转院,应在医嘱和病历记录上写清楚)。

3. 患者有知情权及同意权。包括:①知情权是指患者有权了解和认识自己所患疾病,包括检查、诊断、治疗、处理及预后等方面的情况,并有权要求医师做出通俗易懂的解释。②患者有权知道所有为其提供医疗服务的医疗人员,尤其是负责其治疗的医师的身份和专业地位。③患者有权知道处方的内容,出院时有权索要处方副本或影印件。④患者依法有权复印门诊病历、住院志等病历资料。⑤患者有权检查医疗费用,并有权要求医方逐项做出解释。

4. 人身安全、财产安全不受损害的权利。包括:①患者有权要求医疗机构提供的医疗服务 符合保障人身安全、财产安全的要求。②患者因接受医疗服务受到人身、财产损害的,享有依法获得赔偿的权利。

5. 隐私权。在治疗过程中,患者的个人隐私有不受医方不法侵犯的权利;对于医务人员已经了解了患者的隐私,患者享有不被擅自公开的权利。

6. 患者在接受治疗时,享有其人格尊严、民族风俗习惯得到尊重的权利。

7. 患者享有获得有关患者权益保护方面的知识的权利。

8. 患者享有依法成立保护自身合法权益的社会团体的权利。

9. 患者享有对医疗服务及保护患者权益工作进行监督的权利。包括:①有权检举、控告侵害患者权益的行为及工作人员在保护患者权益工作中的违法失职行为。②有权对保护患者权益方面的工作提出批评、咨询和建议。

(二)患方的义务

1. 配合医师诊疗的义务。在医疗合同履行中,双方当事人必须密切配合。体现在患者方面,患者应如实陈述病史、病情,按医嘱接受各项检查和接受治疗。如果由于患者的错误陈述导致医师的判断错误,医方不承担民事责任。

2. 患者有支付医疗费用的义务。

3. 在医方告知的情况下,患者有对自己的诊疗选择做出决定的义务。

4. 患者在治疗过程中,应自觉遵守国家法律、法规及医方制定的与患者有关的规章制度。

第四节 医患沟通中的基本实践技能

一、初步诊疗中如何与患者交流

大部分的医疗工作是医师在门诊诊室内或治疗室内进行的。平常工作时,医师因为在有限的时间内看若干个患者,那么就不可能对每一个患者花费更多的时间,这样,就需要将效率和详细询问病史这一对矛盾的方面结合起来。

(一)解决初步诊疗中的交流问题

在初步诊疗过程中,导致医师不满意的诸多因素中,有时使交往的医患双方都受到损害。例如,美国医师温迪·利文森和她的同事曾列举了损害医患关系的 6 个因素:①医患之间缺乏信任或一致性;②患者的问题太多;③医师感到有额外的压力;④患者缺乏坦诚;⑤缺乏理解,患者自我主张太强或要求太过分;⑥太多有特殊问题的患者,如患者有受虐待或慢性疼痛等。

这些状态常常会影响交流的结果。表 6-1 列出了患者和医师双方面的不满原因,下面我们举些交流技巧的例子来帮助解决这些问题,并为良好的治疗提供机会。

表 6-1　医患交流受挫的原因

患者的看法	医师的看法
医师根本没听我说	我没有太多的时间
医师没解决所有的问题	这个患者的问题太多了
医师什么也没说	患者什么也不懂
医师不体谅我的病痛(遭遇)	这个患者是自作自受
医师把我气坏了	我真怕了这个患者了

1. 医师根本没听我说/我没有太多的时间

【实例 1】

医师:您好,先生,我是张医师,很高兴见到您。

患者:见到您我也很高兴。

医师:今天来您有什么不舒服吗?

患者:我的后背有点问题,一直不舒服。在过去的 10 年中,我的腿有静脉炎,脚有时也会肿,然后肿到腿上来,但现在后背下面有问题了,从上个月开始加重了,还有,我想知道是不是我该减肥了。

医师:减肥?

患者:是啊?

医师:好,但您还是先告诉我您后背的事吧。

这位医师开始都应用了一般性的问题,让患者主动陈述主诉或详尽地叙述一些他们所关心的问题。

沟通的规律提醒我们,应避免干扰、打断或彼此赌气,应把患者的情况尽可能地弄清楚。

2. 医师没有解决所有的问题/这个患者的问题太多了　如果患者诉说得太多,在有限的时间里处置不了,怎么办? 这个解决问题的方法就是在您与患者谈话的开始,就要为此次就诊有一个日程安排。当患者告诉您有几个问题时,您就应该确定哪个是重点问题? 今天要重点解决什么问题? 患者最关心的是什么问题? 当医师与患者就重点关心的问题不一致时,医师有职责带头解决"争议"。

在表 6-2 中列举了几种可有助于避免"门把现象"(doorknob phenomenon)的技巧,门把现象是用来形容那些快要离开诊室时,患者却手握门把又提出的新的问题,有时是重要问题。例如,当您礼貌地送患者到门口时,他却说:"顺便问一下,我有时头痛得很厉害是怎么回事儿?"这时您会说什么? 如果您表明下次就诊时再检查,则有可能导致漏诊,重者有时会危及生命;且如此处理,一般也会让患者气呼呼地说医师没有解决他们来就诊的问题。如果出现意外,医师也会感到非常失败。

在患者做完开始的陈述后,医师应鼓励患者"开诚布公"地把现在所关心的问题分门别类地叙述出来,这种开首语奠定了问题的范围和篇幅,但没有限制深度。在医患交流中,如果一个问题较其他问题不是更紧急,患者可以自我决定如何应用有限的时间;然而,当患者未能认识到问题的紧急性或患者不能做决定时,医师就必须为他安排诊治日程计划。

表 6-2　避免"门把现象"的方法

时间点	采取的措施
从相遇开始	让患者知道就诊时的程序
	确定重点,今天解决什么
	处置情感和心理问题
	弄清患者的看法和期望
	给患者提问的机会
转为结束时	让患者知道就要结束谈话了
	总结此次就诊的事情
	查看一下患者是否明白现在的事情(就要结束此次就诊了)
	清楚计划
	鼓励患者和再安慰患者

当有不止一个问题或不清楚哪个问题更重要时,问完问题后应进行一番汇总,并向患者解释您的诊疗计划,是会非常有益的。

【实例 2】

医师:"我看得出,您足上的癣的确让您心烦,而且我也注意到您的体重长了 5 千克,但您有胸痛,由于时间有限,我想让您先查一下您的心脏和肺,好吗?"

能够用"今天我能为您做什么?"则是个良好的开始语,有广泛的用途,但也表示愿望是侧重于"今天"的。

3. 医师什么也没说/患者什么也不懂　医师应该在交谈的开始,简明扼要地陈述一些重要的事情。患者更容易记住最初的大部分信息,而对随后的讨论资料记得不多。抓住患者的记忆特点,通过问题引导患者进入到"我们现在如何办?"的思路中来,然后,医师可再采用其他交流技巧,比如重复或进一步的解释等,将突出的问题得以完善沟通。

在交流的结束时刻,医师应问清患者能明白多少,再对不理解的问题给予解释,对于患者的发问应给予回答并对他的理解给予鼓励。这些技巧能扩大患者的受教育机会,也最大可能地避免"门把现象"。简单地让患者重复一下您说过的,并对其给予随后的更正或肯定,能增加患者的满意度。

4. 医师不体谅我的病痛(遭遇)/这个患者是自作自受　近年来,行为习惯与疾病的关系越来越受到医学的重视,现实中经常看到有些患者的疾病的确要由他自己来"负责"。如吸烟的患者发展成慢性肺部疾病但拒绝戒烟,尽管有肥胖、高胆固醇血症、高血压、糖尿病却仍然吃不恰当的食物等。

这些疾病也许就是他们行为的结果,也可能是这些疾病的发展造成了这样的行为。这些患者仍然需要我们帮助他们减轻疾病和痛苦,看到他们的这些不良行为,我们往往会责备他们,然后免除了自己医者的角色。

5. 医师把我气坏了/我真怕了这个患者了 站在我们是救助者或治疗者的角度上,看到患者对我们发火、发怒,常常会令我们感到非常困惑,接下来,就会发现我们会对这个患者产生抵触情绪。想弄清楚患者为什么发怒并不是一件容易的事。患者是不是由于疾病而抑郁,使得他们易激惹和对任何事情都容易生气?是不是我们的诊断与治疗没做好?或者哪方面没有满足他(或她)的需求?我们忽略了什么?或者做错了什么事情使得医患关系紧张,甚至敌对?更让人迷惑的是,看似对医师发怒,实则是由于患者自己的其他事情如经济困难、工作失败,婚姻破裂等,却都发泄到医师这儿。

(二)预防保健

在初级医疗中预防医学是相当重要的部分,我国的社区医师担当着此任。在预防保健中良好的医患交流关系能起到关键的作用。

通过交流,从医学角度对患者导致疾病的危险行为、个人偏好等采取所需的预防措施;通过交流,也能促进对患者的健康教育,协商或劝阻有碍健康的生活习惯。这样医患之间的交流的确是一种促进健康的有效方式。

但是,在医院门诊由于就诊的时间短暂或是太过于关注焦点问题,免疫和早期的筛查往往被忽略,这样就没有关于患者免疫接种和(或)筛查的资料。社区医师问诊时在患者的过去史中对这些问题应给予重视,并且要突出患者每年度所做检查的资料。在开始这部分的问讯前,应给患者一简短的介绍,如"我想问一下有关您健康预防保健方面的几个问题"。

(三)隐私性和诚实

1. 保证隐私性 在我国的《执业医师法》中明确规定:在治疗过程中,患者的个人隐私有不受医方不法侵犯的权利;对于医务人员已经了解的患者的隐私,患者享有不被擅自公开的权利。能为患者保守秘密,也能促进医患之间的相互信任,从而增强医疗效果。

医学中的保守秘密,即隐私性不只是要暂时地保守一个医师与患者之间的秘密,而是要在每天的工作中都保持有尊重患者及其私有权利的工作方式和方法。另一个保证私密的重要方面是在病历上只记录患者恰当的资料或信息。

2. 限度与例外 隐私性是相对的或有限的,而不是绝对的,表6-3列出了私密性原则之外的标准例外。

表 6-3 合理的(私密性)例外

法律允许或要求	对患者或其他人的伤害
枪击伤	致死性伤害
特殊的可传播性疾病	自杀
儿童受虐或遗弃	可传播性疾病
证件所需(如驾照)	
法庭传唤	

遇到上述情况,您应向患者解释您不得不与他人共享有关信息的原因,并且期望得到患者的允许。如果没能得到患者的允许,就应知道真正应做什么和如何去做。例如,您诊断了一例艾滋病或结核患者,应向患者说明是法律要求您必须上报有关的健康管理部门,而且要讲明管理部门要求上报的目的,您也要给患者说明他所患疾病具有的可传染性及与其行为的关系。

3. 证明、表格和声明:关于诚实的问题 在医疗实践中,有关医学证明经常遇到两类问题。

一类问题是患者要求"封闭"消息。

患者甲：不要写我是抑郁症，我不想让别人知道我患了这个病。

患者乙：听着，那次胃出血是 3 年以前的事情，不要在病历中记录哦，不然会影响保险公司对我住院费用的报销。

作为医师，您会怎么办？您会诚实地记录那些会给患者带来麻烦的真实情况吗？

首先，应在表格上诚实地填写清楚。在这样做之前，您应该向患者解释既然他同意与您共享有关的信息，他就不该有那些不合理的期望。

其次，如果您认为对患者有益，花点时间记录下额外的注解性资料。在此您可以表明他的胃出血已得到相当好的控制或患者的抑郁已经完全解决，没有残留症状。

最后，如果您不认为是必要的，就请不要提供额外的信息。通常，医师在交流的最后会问一句"还有其他健康方面的问题吗？"请注意，这里我们不是需要详细的患者的病史，而是以您的临床判断，看看是否还有其他与工作、保险、社会项目有关的问题。

另一类问题是患者要求您就他的疾病或残疾做错误的或不能被相信的证明。患者的保险承保机构或社会福利部门会问到这个患者是否"完全残废"，依您的观点，可能没有客观的证据来证明或证据是有限的，在这种情况下，重要问题是您不能做残疾的判定，那种判定不是依据您的临床判断做出的，您应忠实于您的临床判断。当然，如果发现您的判断与患者自己的意愿不相一致，您可以拒绝填写此类证明。

二、交流中的相互影响问题

在我们的医疗交流中，不论是参与交流的医师还是患者，都想尽可能地表达正确和清楚的相关信息资料。

（一）交流的风格与方式

有时患者的个性或交谈风格会对获得客观和清楚的资料有所影响。下面列出的是患者的几种个性及如何对待这几种个性患者的方式，以便能使您更有利地获得正确的资料。

1. 依赖型　患者极力地渲染他所有的迫切需要，希望给医师留下印象，这种患者需要给予足够的重视、再三地保证和不断地劝告、劝解。对于有依赖倾向的患者，医师应该积极用宽大的胸怀、满怀同情心地给予帮助，以让患者从躯体上和心理上感到舒适。如果这种依赖的倾向变成慢性持续性的或是被过分夸大，您就必须来点限制，像需要特别的按规定预约、提供特别的书写的文字说明清楚地让患者明白作为患者的义务。

2. 夸大型　此类患者在开始时会表现得让人感到高兴和易与人相处，但当他开始幻想时，甚至会把全球的时局来当作他的主诉症状："这种痛是我所没有经历过的世界上最厉害的疼痛了，一直在痛，日日夜夜，一刻不停，什么也无能为力，我已经有好几个星期不能睡觉了……"

在与这类患者交流时应当倾听患者用他自己的语言来诉说他的疾病"故事"，只是给予一定的引导，要与患者建立一种实实在在的关系，并要患者接受你所做出的诊疗计划，最好在整个病史的采集过程中，您应当先有一个尊重患者的态度的表明。

3. 忍受型　此类患者是"拒绝帮助者"。在他们的病史中，您会发现都是些持续长时间的忍受、失望和不幸。他们会把所有的这些归于天命如此或坏运气，经常会不顾自己的情况和需求，反而去帮助别人；他们外表上可能表现得很谦卑，但大多有很强的欲望，表达他长期所经受的痛苦；对于医疗的观点，往往是"没有有用的办法"，一旦治疗，一种症状消失，另一种症状又出来。

有时您与这样的患者交谈足以能够使医师也感到没有希望了，患者的话语中可能会反复提到没有希望、没有解决办法，患者唯一最乐观的表现就是"我想我还是相信有效果为好"，至少"对我没害处"。最后，医师也放弃了提高兴趣的努力，同患者一起分享她的抑郁，"我想我能帮点儿忙就好了"；

反过来,患者要劝解医师"我怎么能让您帮这些忙呢"。

(二)医患交流中的不良感觉

有时,由于患者的感觉或情绪问题会产生一些行为的改变,影响到您对病史的采集或能提供的资料不是清晰的、准确的。一位怒气冲冲的患者可能根本就不跟您说话,一位抑郁的患者可能只说一点点。

有经验的医师们发现,如果在交流时,您能够体贴患者,专注地回馈患者的述说,无论从有效性(缩短谈话时间)还是正确性(提供有价值的资料)上,均会有所促进。

1. 处置交流中不良情绪的一般策略　当不良的情绪影响到病史资料的获得,有必要知晓一下进行良好的医患交流的基本要点是什么。

(1)如果您是一个医学生,必须清楚患者是否同意您来与他进行交流;如果同意,是否明了与您之间的协议。

(2)安心听,给患者反应的时间,尤其是当讨论的主题对患者相当重要时。

(3)间或总结一下患者所说的症状内容和感情内容。

(4)应用互动的方式让患者与您都专心专注,并反馈给患者您的理解。用您的话清楚地描述患者所述的症状和感情变化的程度,注意患者对您的重述的肯定、许可和更正。

2. 处置特殊情况的沟通策略

(1)焦虑:在患病的患者中,如果没有被疾病彻底地吓坏,或多或少会产生一些焦虑。在交流时,您会观察到一些焦虑的体征,如面部变红、出汗、语速加快、手足变凉、烦躁,甚至发抖。在您就他的焦虑问题进行讨论之前,您会发现具有焦虑的患者较难进行交谈,而下列这些方法可以帮助您同焦虑患者的交谈。

1)不要着急,您的姿态要镇定。

2)同情患者。但是,应记住过度的同情会加重患者的焦虑,使患者感到有什么可怕的东西没被告知。

3)对患者的要求应特别地予以告知。如在检查时,患者应该脱哪件衣服,应采取什么姿势,应坐什么地方等。

4)告诉患者生病后焦虑是人之常情,是正常的、反应性的。大部分患者会接受这种说法,并反应良好。

(2)发怒:现实中的确可以看到,患者虽然发怒、气愤,但也很压抑、忧愁。处置发怒患者可以通过以下方法。

1)表明承认和知晓患者的发怒。如:"我看(听、感觉)得出来,您生气和不高兴了。""等这么长的时间,很多人都会生气的。"如果您不能确定您的患者是否生气了,也可以问一下:"您现在生气了,是吗?"但尽量不要去指责患者。

2)接受患者生气的现实,倾听患者的诉说,尽管有理由的解释也不可能改变患者的情绪,但是也应该用中立的姿态解释一下此种状态的原因,不要不理不睬。

3)如果患者确实有理由对您发怒,就要勇敢承认您的错误。我们总是在学习,错误是不可避免的,我们会修正错误并从错误中获得经验。如果患者的发火不是针对您的,也要帮助患者认识、处理和解决令他发怒的原因。

(3)抑郁:抑郁的临床特征包括活着没意思、没有希望、漠不关心,伴有深深的空虚和孤独感。这些可以反映在患者的行为、声音、姿态、语音语调,患者因此思维缓慢,少有说话和声调较低。患者说话的语调低平,似乎有气无力,同时说话时两眼向下看或不与人对视,诉说时会伴有流泪。有时,医师应用"您看起来不太好"或"看起来,这些事情已经开始使您感觉不好了"这样的话语,使患者有机会来表达他的压抑感觉,这样也有利于获得更多的医学病史资料。

三、坏消息的告知

在医师遇到的较为难的情况中,可怕消息或不良消息的告知是尤其困难的情况之一。诚实相告是医学中一个比较"新"的内容。大部分的人希望知道自己的病情诊断和疾病的进展,而且知晓这些信息后,对于今后他们的生活处理和安置是好处大于坏处。同样重要的是,有关以患者知情权和自我决定权为基础的医学伦理观念得到了极大重视,我们能够接受患者的决定权,接受患者接受或拒绝治疗的选择,但是,患者选择权的应用需要医师对于病情的诊断和进展给予一定的解释,包括对于不同治疗方法的危险和益处的说明。

那么,医师如何向患者告知不良、可怕的消息呢?

(一)来自医师方面告知坏消息的阻碍

医师若要清楚和有效地来进行坏消息或不良消息的告知,必须要克服几个心理和职业上的阻碍。

以下列出了来自医师方面坏消息告知的阻碍及理由。

否认失败——将来还有告知的机会,等等再说。

掩盖事实——用患者不懂的专业语言掩盖真相。

害怕使患者失去希望——患者需要活下去的希望。

保持距离——对患者产生感觉或感情是不职业的表现。

避而不见——我没什么可做的了。

对于不良消息的告知,需要医师掌握交谈的技巧,也需要医师克服上述的障碍,避免从患者面前消失,包括从实际和感情两个方面。

(二)告知坏消息时的交谈技巧和同情

1. 做好谈话的准备工作　要想有效地将不良消息或坏消息告知患者,您首先需要选择一个比较恰当的交谈环境。在医院里,就要选择一个相对比较清闲、不需要急着去处理情况的时间,坐下来安安稳稳地进行交谈。如果患者的家人要求您共谋对患者隐瞒病情(例如,出于宗教文化的原因),在您答应为他们掩盖或伪装真相之前,您一定要彻底弄清缘由;只有患者自我决定能力有限或不具备时,您才应该与患者的代理人、监护人或家人交谈。

2. 告知　通常在发表您的不好消息之前,有这样的一个开场白:"恐怕我有一个坏消息要告诉您。"从您的一些行为上(像深吸气、谈话的犹豫神态),患者可能会有所察觉,是有不好的事情发生或最好避免不做铺垫或直接进入主题,并且有时间来给患者做相关情况的介绍,回答患者的提问,提供情感方面的支持。适当地表达您对患者的同情和遗憾,以体现您对患者疾苦的体谅。

3. 继续交谈　随着交谈的继续,对医师来说,控制患者对于病情的理解和应有的对相关消息的情感反应都是很重要的。就病情理解方面来说,患者初始接触到这种不好的消息,总会是心慌意乱,难以记清医师所告知的诊断细节、治疗重点。这样,医师就应该对于重点的问题给予重复、强调,回答患者的提问,做一些后续的治疗的安排,像安排及时的复诊时间等。

四、知情同意和协商

一旦我们转达了基本的病情和我们推荐的诊治建议,我们必须要确定患者是否明白并且同意我们的计划。

(一)知情同意

知情同意是一个过程,而不只是一张表格或纸张。标准的知情同意表含有一套文字和患者或家属(委托代理人)的签名,您可以此表为由来完成与患者的讨论,但是患者对表格的签署并不代表知情同意。尽管已签署的表格是一种证明,但在法庭上,不能作为知情同意必需的充分证据。在每天的工作中,我们经常体会到有能力的患者是自愿地、明白地同意了诊断性的检查或治疗。

让我们看一下知情同意的成分:

1. *知情*　信息应向患者提供"有理智的人"想要知道的有关诊治的过程、好处、危险及其他措施的相关问题。

2. *理解*　患者应明了、理解所提供给的信息。

3. *同意*　自愿性,患者的决定必须是自由地做出的,没有被迫的证据。

4. *权限*　在某些特殊情况下,患者要能自主做出医疗决定。

此处的重点是在医患交流时,能向患者就诊治问题做出解释,回答患者的提问并且要在评价患者的能力和理解力的基础上获得患者的同意。知情同意提供了机会,让临床实践中的不确定危险性转为为减少危险而努力的医患联盟。

在弄清知情同意的过程中,您发现患者已经明白了所发生的问题,但患者并没有同意您的建议,医师和患者就必须要通过协商来达到步调一致。

(二)协商

除非患者明白并能记住医师的医嘱,否则患者就不可能去遵从它;如果患者不同意或不赞同医师的计划,那他更不会去遵从。因此,您必须让患者知道对于他的病,他本人应该去做些什么。您可以用这些内容来改变患者的观念,采纳您的诊疗计划并使疾病好转或是通过协商来达成医患联盟。协商就是人们通过讨论和争议来达到某一问题的解决。在实际工作中,协商是一种着眼于患者的理解遵从,并能体现出对患者尊重的做法。当您完成与患者的交谈和体格检查时,尽管还没有完全确定发生疾病的原因和疾病本身,但您会对患者的病情有一个印象或假设,此时您想要影响患者的行为(要为患者设定诊治计划并实施行动),减少患者的焦虑,给予患者战胜疾病的信心。

在协商的过程中,明了患者的理解力、做出决定的过程和环境是很重要的,同时要记住"接受诊断特别重要,因为健康的信念可产生巨大的康复能力"。

医师对患者越尊重,与患者交流得越好,越能理解他们的目的,患者就越能听从您的治疗计划。另一个额外的问题是不确定性,这个问题对那些刚刚开始学习与患者进行交流和协商的医师尤其重要。对于初学的新手,您所经历的只是一部分,在患者和医护工作人员之间许多不确定性是固有的。在协商时您不单只是想使患者遵从您的建议或理解您的计划,也想在您和患者的共同努力下取得更好的治疗效果,这样就需要您通过协商与患者来分享那份不确定。

我们讨论了在取得有效的治疗时协商的作用。在协商时,尊重患者和知晓患者的期盼对您去影响患者是很有帮助的,"付出才能获得"的观念和感觉将会使您的行动计划得到全面的赞同。

总之,医患沟通是一种技能,也是一门艺术。只有医学科学的知识和专业技能而缺乏沟通技能,是不能成为好医师的。在医师的职业生涯中,不断学习和提高沟通的水平和沟通的效能,对每一位医师都是非常重要的。

（张桂青　李　勇）

第 7 章

医务人员的心理健康促进

根据国家卫生和计划生育委员会统计年鉴,2015 年末,全国卫生人员总数达 1069.4 万人。其中,卫生技术人员 800.8 万人,乡村医生和卫生员 103.2 万人,其他技术人员 40.0 万人,管理人员 47.3 万人,工勤技能人员 78.2 万人。卫生技术人员中,执业(助理)医师 303.9 万人,注册护士 324.1 万人。2015 年末卫生人员机构分布:医院 613.3 万人(占 57.3%),基层医疗卫生机构 360.3 万人(占 33.7%),专业公共卫生机构 87.7 万人(占 8.2%)。这样一个庞大的职业群体,秉承的工作理念是"救死扶伤,治病救人",但是从个体角度来讲,每一位医务人员(包括医师、护士、医技和医辅人员)自己也是潜在的伤者、病者,也应该得到同样的关注,特别是心理上的关注。

医务人员作为一种特殊的职业群体,在紧张繁重的工作中所承受的巨大的精神压力和心理压力已经影响到其身心健康和工作质量。如果其心理健康长期失衡,健康状况不佳,如若得不到有效的治疗,不仅会影响医疗服务质量,进而关系到患者的生命安全,甚至患者家庭安危及社会的安定团结与和谐发展。

第一节 医务人员的心理健康现状

欧阳娜针对湖南省 445 家各级医疗保健机构的调研结果显示,随机抽取的 17 170 名医务人员(包括医师、护士、医技检验人员、药剂人员、后勤行政人员等),焦虑、抑郁的总检出率分别为 35.3%、64.6%。其中,护士焦虑和抑郁检出率最高,分别为 38.6%、67.9%;其次为医师,分别为 37.1%、67.1%。女性医务人员抑郁检出率(65.8%)高于男性(61.9%);初级职称医务人员焦虑和抑郁检出率(37.2% 和 65.8%)明显高于副高级(33.6% 和 54%)及以上职称者;检出焦虑、抑郁医务人员的社会支持得分显著低于无焦虑和抑郁者,且差异有统计学意义。

李儒林等对 116 名精神病院医护人员的调查结果显示,医护人员的职业倦怠程度与人际关系、收入情况和对个人身体健康状况的主观满意度等有关。徐茜等对 225 名产科医务人员进行调查发现,80.44% 的调查对象有中、高度情绪衰竭现象,91.11% 有去人性化,48.89% 自我成就感处于低级,职业倦怠与工作负荷等压力源呈正相关。

范佩贞等在 2016 年对中国 85 所医学院和其教学医院共 3387 名医学生和住院医师(医学生 2097 名,住院医师 1290 名)进行调查。调查结果显示职业倦怠的平均分数在情感耗竭中为 11.42(SD=6.25),职业冷漠为 8.10(SD=4.85),降低的个人成就感分数为 21.08(SD=8.70)。研究指出职业倦怠不仅影响身体和心理健康,也影响医学生与医师的共情能力,职业角色塑造及职业素质培养。鉴于中国老龄化、疾病负担加重,医学教育工作者和医疗政策制定者应该重视医学生及医师的职业倦怠情况及心身健康。

2013 年,澳大利亚对 14 000 名医师和医学生的问卷调查发现,医师患抑郁症的比例是普通人群的 4 倍。根据美国自杀预防基金委员会的调研,全国每年有 300～400 名医师自杀身亡,平均每天 1 名。2015 年的美国医师生活方式报告显示,46% 的医师承认自己存在不同程度的职业倦怠,高于

2013年的39.8％的调研数据。其中,重症监护室和急诊科室的职业倦怠率最高,女医师的职业倦怠率高于男医师。

国内外研究中均提示医务人员属于心理疾病危险性较高的职业群体。医务人员在工作过程中极易产生抑郁、焦虑的情绪问题,职业倦怠现象,甚至自杀行为。研究表明,医务人员的心理健康状态会影响医患关系,不利于临床疑难病例的解决,造成医疗事故的发生率增加等。其中,医务人员的职业倦怠对个人、组织和社会的影响是巨大的。对个人而言,影响到个人的身心健康和幸福感;对组织而言,影响工作效率和工作质量;对社会而言,影响医患关系的协调和健康中国目标的实现。

第二节　医务人员的职业倦怠

一、职业倦怠的概念

Freudenberger(1974)最早提出职业倦怠的概念,即由工作对个人能力、精力或资源过度要求而导致工作者感到挫败、情绪枯竭、筋疲力尽的现象。西方学者从不同角度提出职业倦怠的理论模型,如生态理论、资源保存理论和人职匹配理论等。最被认可的是Maslach(1981)的倦怠三维度理论,即情感衰竭(emotional exhaustion)、去人性化(depersonalization)和自我成就感降低(personal accomplishment)。情感衰竭指过度的消耗个人自身的感情资源,使得个体感觉疲惫不堪,精力透支,而因此在工作中无法达到和原来一样的工作效率和效果,由此而产生的紧张状态。去人性化,指个体对待工作消极、怠慢,对待服务对象似无生命个体一样冷淡,缺乏情感。这种过分疏远的态度,减少了个体与工作对象之间的有效沟通,即使在必要的工作交流中,也会出现负性的、易怒的态度。个人成就感降低指个体对自己进行负性评价的趋势,个体对于所从事工作的胜任感和从工作中获得的成就感降低。当个体呈现出情绪衰竭高,去人性化高和个人成就感低时,称作职业倦怠出现。

职业倦怠不是一个单独的疾病单元,而是许多心理和躯体疾病,包括致死性的严重疾病,如肿瘤、心脑血管病的基本症状或前奏。最常见的表现是疲乏感、厌倦感、力不从心感、无能感、淡漠、敌意、易激惹、抑郁、焦虑、注意涣散、工作动机削弱、工作效率下降、睡眠障碍、饮食及体重改变。如果自我保健不足,医疗机构管理中缺乏对员工的人性化激励与关爱,长期带着枯竭状态工作的人不仅会漠视、敌视、虐待服务对象,也会把自己变成急需帮助的患者,甚至缩短有效的生命时间,严重降低生活质量。

二、导致职业倦怠的原因

(一)个体情感反应

医务人员从事医疗活动的过程就是不断引起情感反应的过程,而情感反应跟职业倦怠和职业枯竭密切相关。有时候会有积极情绪,例如满意、惊喜、好奇及治疗效果好时的得意;大多数情况下,患者因为痛苦前来就诊,医务人员体会更多的是消极情绪,即紧张、焦虑、困惑、无助、厌倦、受挫折、厌恶、克制、压抑等;不管是积极情绪还是消极情绪,都需要进行适当的调控,这就要求我们要有很好的情感品质,也就是高情商。

(二)医患关系紧张,执业氛围欠佳

国外研究发现,团队气氛与情绪衰竭和职业冷漠呈负相关。我国医患关系一直处于紧张状态,医患矛盾愈演愈烈,医闹、杀医等恶性事件频频发生,再加上一些媒体的舆论引导,导致医务人员与患者相互不理解。据报道,医护人员对目前我国医患关系现状表示满意的仅占2.7％,对目前医患关系现状不满的医护人员已经达到62.3％。医务人员为了自我保护,长期处于高度紧张的防御状态,增加了工作压力,更容易产生职业倦怠。

（三）报酬不合理

Freudenberger 在探讨倦怠的心理机制时，曾提出"付出-回报"不对称理论。他将倦怠定义为"一种迫不得已的生存方式调整的结果，即在现实不能吻合所期待的'付出-回报'逻辑时导致的一种心理疲劳和挫折状态"。医疗服务业是一个高科技、高情感、高风险的行业。因此，医务人员在工作中需要付出更多的知识、情感和体力等资源，如果这些资源得不到及时的补充和回报，就会产生一些负面的情绪，影响工作质量。

（四）工作量大，工作负担过重

国内外研究一致认为医务人员是超负荷工作的群体。2016 年调查显示，51％的美国医务人员每周看诊时间为 30～45 小时。护理人员作为卫生保健服务的最大提供者，有美国、日本等国的研究反映护士缺少足够的用餐和休息时间，睡眠状况和心理健康较差，工作条件所引起的压力和疲劳已是常见的健康问题。2013 年调查的 5852 份医务人员问卷显示：三甲医院医务人员的日工作时间超过 8 小时的占 61.7％，二甲医院占 55.3％，而北京市医务人员日均工作时间超过 8 小时的比例更高。

（五）角色冲突

医务人员同时承担临床和科研的任务，又要负担患者和家庭带来的压力，各种工作角色均要付出巨大精力，容易导致压力过大，角色冲突。为了协调角色冲突，可能会强迫自己加大对工作的投入，这不仅可能影响工作的效率和质量，还有可能影响职业倦怠的发生。

第三节　医务人员心理健康促进与职业倦怠预防

一、职业素养提升

（一）正视心理危机，树立自我意识

心身医学模式要求我们不要只把患者和咨询者当成客观的研究对象，还要把他与我们之间形成的关系和系统当成研究对象。有一句古话是"正人者先正己，助人者先自助"，即我们要有办法帮助自己，把自己当作一个需要经常修理、补充、休养和保健的对象。遇到困难时要正视危机，这既是要讲给患者听的话，也是医疗工作者自己需要注意的问题。正视危机促使我们朝着以人为本的方向成长。

从事医疗行业的工作过程中，医疗工作者需要既有自我意识，又有价值立场，主要涉及我们头脑中的意义系统（meaning system）。我们要不断反思自己的视野和格局，知道我们能看到什么、不能看到什么；能做什么、不能做什么。自我意识让我们对自己和求助者诚实，避免不道德地利用别人谋取私利；用自己的健康价值观来防止自己以小人之心度君子之腹。倘若把自己的价值观一厢情愿地投射强加于人，会影响我们建立正常的医患关系。

（二）自我压力管理和情绪调控

医疗行业压力很大，医务人员要学会管理压力。宣泄是释放消极情绪的减压阀，是处理情绪的一种基本方法。宣泄的形式有很多，比如倾诉。当一个人遇到挫折后，可以找亲人、知心朋友等信得过的人，把自己的苦衷和怨恨尽情倾诉出来，向有相同经历或经验的人讨教。同时，情绪心理学家指出，强忍着泪水不流出，等于在慢性自杀。长期从事哭泣研究的专家指出，当人们因遭受各种挫折而产生不良情绪时，体内就会产生一些有害的化学物质，而排出这些有害物质的途径之一便是哭泣。

此外，还可以通过写作、欣赏音乐、锻炼和休息、外出旅行等方式来宣泄自己的情绪，减轻压力。通过写作把心中的烦恼、愤怒等情绪写出来，情绪也可以得到宣泄和解脱。而且，听音乐后引起的情绪上的变化及由此而引发的一些美好的联想都可以起到缓解压力、调控情绪的作用。

（三）注意专业人员的职业形象

医务人员的职业形象表现在文明礼仪、社会成熟度、生活质量和工作效率等多个方面。我们把自己认同为什么样的人,会影响别人对您的观感。医师的角色行为,以及大众对医师角色的期待,与领导、法官、慈善家、宗教人士、艺术家、商人、公务员、工程师、工匠等职业不一样,更是跟传统疗病者中的江湖术士、巫师及走方郎中不一样。所以,医务人员要清楚自己的身份和角色,树立良好的职业形象。

(四)倡导"助人者意识",弱化"权威意识"

助人者(helper),是指专门以助人为本职工作的人士,如从事社会慈善福利事业、公共服务及医疗保健等工作,并且具有专业训练背景的社会工作者、心理学家、医师、护士等专业技术人员。

疗病(healing)行为是历史最悠久、分化最早的专业助人行为。人们很早就意识到,疗病者(healer)自身的德行、品格对于求助者有很大影响。生物医学模式过度强调将患者作为"客体对象"的观察和干预,有意或无意地忽略了这种影响。医师作为技术权威,实施单向操控的权力越来越大,医院治疗流程变成越来越缺乏人情味的流水线,这是近几十年来出现医患关系异化、恶化现象的重要原因。

医患关系的不平等不仅是"信息不对称"的问题,而且是有关"权利"和"权力欲"的法律、伦理和心理问题。在发展市场经济、建设法治国家的进程中,人民群众对权益保护十分重视,希望与医务人员之间建立平等关系,医务人员既往以"天使""权威"自居,自以为是的职业态度已经不合时宜。

早在 20 世纪 50 年代,德国的年轻医师史第尔林就以"医师权力与医师受暴力侵害的关系"为题,撰写博士论文。他的研究结论是:历史上医师权力最大的时候,也就是他们受患者或其亲友暴力侵害最频繁的时候。到了 20 世纪 90 年代,他成为倡导在助人过程中应用系统思想的大学者。他们这一代西方医学家已经在深刻反省医学的缺陷,提倡以人为本的医疗观,并且在心身医学及心理治疗学领域中进行操作性的实践。

(五)加强道德感和伦理意识

医务人员要有很强的道德感和伦理意识。目前医学教育体系在这方面的训练太少,医务人员整体的伦理意识薄弱。伦理的道德感核心是不损坏求助者的利益,不应该有反社会行为,做一个有道德感、行事规范、待人善良、表里如一的人,从而减少产生良心不安及与不良行为相关的内心冲突。

伦理跟法律存在区别。伦理主要涉及应该不应该的问题,依赖于理性的权衡和判断,违反伦理的行为要受到谴责、批评,而法律是禁止哪些事情不该做,有严格底线规定,有强制性和刚性,违反的后果是要接受处罚和制裁。临床医学有四大原则,违反这些基本原则,将直接或间接地导致医务人员在道德伦理层面的心理冲突,产生不健康状态。

第一,不伤害。医务工作者在医疗过程中,绝不能故意让患者身心受到伤害,并且要尽量减少由诊疗措施引起的、无法避免的伤害。随着现代医学科技的进展,很多新型器械、药物、技术方法被开发出来并应用于临床,但有些高效的新进展可能有明显的或潜在的不良反应,轻率、过度地使用,可能损害患者。

第二,行善。医务人员在计划和实施诊疗行为的过程中,要权衡利弊,为患者谋取最大的利益。当前中国医务人员最受诟病的行业形象就是"以药养医,唯利是图"的过度市场化倾向。由于经济制度的问题,医务人员的公益行为受到逐利动机的影响,这是医务人员每天面对的最普遍的伦理冲突。

第三,自主性原则。医务人员要尊重患者自己知情并做决定(informed consent)的权利。长期以来,受传统道德伦理和苏联式"保护性医疗制"的影响,加上过分尊重家属的意见,我们往往只是片面地强调保护患者不受医疗上的"坏消息"的打击,极少跟患者讨论检查、治疗中的各种发现及不良后果,同时却过于重视家属(甚至远亲)的意见。

第四,公平原则。用公平和合理的态度对待患者和家属,老少无欺,不能因为患者的背景而区别性对待。在强调等级、身份、经济状况、亲疏关系的"高情境文化"中,患者应该享有的平等权利有可能得不到保障,而富于同情心、同理心的医务人员就有可能受此煎熬,产生负面心理体验。

除了以上 4 条很有普适性的伦理原则,还应该强调第五条——责任感。这指的是,医务人员除了要知道自己能做什么,还得要知道自己不能做什么。以往的医学教育,鼓励大家勇攀高峰、勇往直前,较少提醒医学的局限性,以及复杂社会中人性的局限性。一些人在职业认同上的挫折感、缺乏成就感,以及对自己发挥能力的"游戏空间"、底线缺乏清晰的认识,常常与此有关。很多人不注重责任感,不清楚自己对别人事务干预的界限在哪里、自己的权力或能力的局限性在哪里,对自己工作要求太高,造成负担过重,这样会非常累,甚至会把自己搞垮,不利于心理和身体健康。

二、医患沟通培训

良好的医患沟通不仅能有效避免和减少医患纠纷和医患矛盾,还有利于建立医患间的信任,提高信任程度,从而营造一个和谐的医疗环境。那么,医务人员要如何提高自己的医患沟通能力呢。

(一)要有同理心和共情的能力

心理素质的核心能力,就是设身处地地投入地理解。"共情(empathy。也称同理心)"这个词是从德文受到启发发明出来的,德文叫作"einfühlung",即让求助者感觉到他受到了理解。虽然基础是同情心,但共情、同理心比同情心有更多的理性和认知的成分。

最近神经科学有个很大的进展,科学家在人类和高级灵长类动物脑中发现了跟同理心有关的神经元——镜像神经元,它能对别人进行感同身受的反应,同时可以预测他人的意图、痛苦和动机。其次,要提高语言沟通技巧,有清晰交流的能力。西方医学之父希波克拉底曾经说过,治病有三样法宝:药物、语言、手术刀。语言的魅力需要医师好好把握才能发挥其应有的作用。互动过程中,能够清晰地表达自己的话语,让对方因自己的话语表现出您期待的反应,您说话有没有用,是否达到了目的;也要注意别人说话您能否适当回应。跟患者交流、分析、讨论疾病时,要让患者感觉到您是一个有的放矢的人,不会高谈阔论地谈一些无关痛痒的事情;给别人的信息要简明实在,措辞得当,"接地气"。

(二)了解患者的需求,提高依从性

依从性是指患者对医嘱的遵从程度。具有讽刺意味的是,在许多医务人员还在自我陶醉,以为自己无所不能时,我们实际上已经进入了"挑剔的消费者年代",不可能再简单地期望患者对着自己的白大衣肃然起敬,乖乖听话和顺从了。为了获得"顾客"最基本的合作,重要的是要放下架子,平等相待,主动澄清患者的疑惑,使之在信服的基础上做出"知情选择"(informed choice)。

对于一些过于自信的医师,以下数据、事实应该有启发意义:传统的德国人最尊重医师,"最听医师的话"。但是,在 20 世纪 80 年代的德国,1/3 的处方药未被服用;50% 的慢性患者未执行医嘱;精神科、心身医学科、药物依赖科患者失访率>50%。这说明,医师往往过高估计患者依从性。中国患者依从的情况比这差得多。如果仔细想想以下问题,有些同仁心里的答案可能会比德国的数字低:"从我的门诊或病房走出去的患者有几个又去看别的专家?怀里揣着几个门诊病历本?有几个拿着处方去配药并服药?拿着检查单去检查?拿着住院证去住我们科?下次还会来吗?……"

影响依从性的因素不只是医疗技术因素,而更多的是心理性的因素。例如:

1. 是否满足了患者对于解释的需要? 至少 80% 的患者对解释信息有高度期待,但 60% 的患者并不表达这种期待或实际上自己也没有主动努力获取信息。因此,30% 的患者未能满足信息需要而离开医院。只有约 50% 的患者真正知道诊断,>30% 的患者知道治疗措施。病情越重,越不知情。即便是在得到很好指导的患者中,依从率也只有 52%;缺乏指导的患者中,依从率低至 29%。

2. 医师与患者"健康信念模式"之间的互动合拍吗? 每位患者,无论具有什么样的知识背景,总是有一套关于自己身体状态、关于本次生病的"理论",而且时刻都在打量、琢磨着医师,不停地对照医师的说法,决定是否及在多大程度上采信医师的说法。不随时注意以下问题的医师,只会获得患者较低的依从性:患者是否认识到病情的严重性?是否对治疗措施的正面作用有足够乐观的判

断？是否在期望正面收获时对费用和不良反应能够耐受？治疗者及其同事群体、机构是否给人一种有能力、热情投入的形象，并且使具体的每一位患者领悟治疗建议？二者的"疾病理论"是否一致？不一致性是否得到澄清、沟通、"谈判"？是否对推荐、建议的方法取得一致？

3. 情绪、态度的屏障——患者接纳、喜欢你吗？ 患者"不听话、不配合"常常有情绪方面的原因，如恐惧、忧虑、困惑、先入之见引起的怀疑或敌对，等等，需要医务人员主动发现和处理。助人者如果欠缺同情心、同理心，会直接妨碍发现和处理这些问题，纵然有高超的技艺、精良的设备也不能得到认真响应。

4. 患者及其家属自主选择的程度——"我要做"还是"要我做？" 在大众自主自立意识逐步加强的时代，居高临下的权威态度越来越容易引起阻抗、反感；即便是良苦用心驱使下的劝慰也会让人起疑，或使人感到自由意志受强制或剥夺，受用不起。有的同仁对此会产生"好心当成驴肝肺"的委屈感，甚至愤怒反应。其实，这个简单的事实反映了近几十年来社会文化的急剧变迁，提示我们不能固守一厢情愿的"天使"角色了。

（三）"安慰剂效应"与"惊吓剂效应"的管理

如前所述，医疗活动在患者及家属方面常常产生生物医学疗效之外的反应，药物、手术及其他所有医疗干预的疗效，都由生物效应和心理性效应两部分构成，而心理性效应又分为有益的"安慰剂效应"（placebo effect）和有害的"惊吓剂效应（nocebo effect）"，这一对效应之间的比例关系决定了患者依从性的高低。3种因素决定了心理效应的方向（是安慰剂效应还是惊吓剂效应？）及其强弱：①医师、患者的个性；②医患互动质量；③治疗模式、设置或情景条件对于患者及家属的意义。其发生涉及4种心理机制：①对治疗的期望；②减轻焦虑；③经典条件反射；④社会支持。

研究显示，子宫全切术、前列腺摘除术的疗效也包含心理效应。得到乐观信息、对预后有积极期待的患者康复快、并发症少、出院早。另外的研究揭示，安慰剂并不仅仅是双盲对照研究中的无用药、假药，其效应也不仅仅是心理作用，还可能通过心身互动关系而有生理生化过程的参与。安慰剂效应可降低冠心病患者的病死率；对于抑郁症患者，夏天的安慰剂效果比在冬天好3倍；有的患者对安慰剂产生不良反应，包括撤药后的疼痛。

相反地，医务人员的权威地位和言行有可能对患者产生医源性的心理损害。例如，患者的血压可能因为与医务人员有关的情绪体验而波动，产生所谓"白大衣效应"；不良交流、过度检查与治疗可以导致医源性障碍，但经过有效的沟通，进行咨询、解释、安慰，这些问题又可以轻易解决。又譬如，如果处方医师没有提前解释清楚，正规的药品说明书所列出的不良反应清单，很可能导致患者害怕、疑惑而不愿服药、擅自减量，或是在服用以后发生强烈不适。

对患者而言，他们无法区分心理效应与生物效应，生物学效应、心理学效应都是实实在在的效应。所以，医师要自觉发挥积极的心理影响力，适度地利用安慰剂效应，避免惊吓剂效应。

三、心理健康干预

医务人员心理健康意识和心理健康水平显著影响医疗安全。医学教育机构、卫生行政部门、医疗机构及医务人员应加强以下工作：①在医学教育、医师培训中显著增加医学心理学、精神病学与精神卫生内容；对非精神科医师重点进行心身医学、会诊联络精神病学业务及基本心理治疗技术的培训。②在医疗机构开设精神科、临床心理科，开展会诊联络精神病学业务，加强精神科人员与非精神科人员的合作。实践证明，国内外的综合医院在积极开展精神卫生服务后，收到了事半功倍的效果。③对医疗机构人员提供心理健康服务，提高应对职业应激、压力的意识与能力，预防职业倦怠。例如，开展针对医务人员的心理辅导、跨专科案例讨论与督导、巴林特（Balint）小组活动等。

医务人员作为一种特殊的职业群体，在紧张、繁重的工作中所承受的巨大的精神压力和心理压力已经影响到其身心健康和工作质量。医务人员在工作过程中极易产生职业压力、职业紧张、职业倦怠等各种心理健康问题,可能的原因是医师面临着终身学习、行业风险和职业及其他压力。目前,医务人员的心理问题已经引起广泛重视,今后,我们需要从个体层面、医疗机构管理层面、必要的心理干预等多方面提高医务人员的心理健康,提升医务人员的幸福感,从根本上提高医疗队伍的素质,进而达到更好地为人民健康服务的最终目的。

(赵旭东　黄　蕾　厚皎皎)

参 考 文 献

[1]　欧阳娜.17 170 名医务人员心理健康状况及其影响因素研究[D].中南大学,2012.

[2]　王富华,谢铮,张拓红.医务人员职业倦怠的国内外研究[J].中国社会医学杂志,2013,30(3):188-190.

[3]　徐茜,徐蔚,吕伶,等.产科医务人员职业倦怠现状及其影响因素的研究[J].江苏卫生保健:学术版,2011,13(2):34-36.

[4]　Fan AP,Kosik RO,Huang L,et al. Burnout in Chinese medical students and residents:an exploratory cross-sectional study[J]. The Lancet,2017,390:S84

[5]　Maslach C,Jackson SE. The Measurement of Experienced Burnout[J]. Journal of Organizational Behavior,1981,2(2):99-113.

[6]　漆隽玮,苗元江.医务人员心理健康状况研究综述[J].中国卫生事业管理,2008,25(2):126-128.

[7]　李进,冯先琼.医务人员工作量的现状及分析[J].中华现代护理杂志,2016,22(9):1326-1329.

[8]　全国卫生专业技术资格考试专家委员会.心理治疗学[M].北京:人民卫生出版社,2011.

[9]　《中国心身医学实用临床技能培训教程》编委会.中华人民共和国精神卫生法医务人员培训教材[M].北京:中国法制出版社,2013.

[10]　于欣.医务人员心理保健手册[M].北京:中华医学电子音像出版社,2014.

第 8 章

医患冲突及危机干预

第一节　医患冲突的定义与原因

近年来,中国的医疗纠纷事件时常见报,医患冲突不断升级,关于医疗暴力的消息更是不绝于耳。每次事件的报道,都能深深地带给我们心灵的震撼和沉痛的反思。比如,2010 年 7 月的"缝肛门事件"后,医院停业整顿,当事助产士丢掉工作,孕妇罹患抑郁症,其丈夫也无法再外出工作。医患冲突对医患双方均可能造成难以估量的创伤,如何正确认识和干预成为当下关注的重点。

一、医患冲突的定义

医患冲突是指因权利、义务不对等,导致医患双方对诊疗过程、诊疗目标的认知不协调、不一致的状态。狭义上讲,医患冲突是医师和患者个体之间的权利义务冲突;而从广义上讲,是医疗服务供给方和医疗服务需求方的权利义务冲突。

医患冲突是客观存在的。事实上,医患冲突并不只是意味着破坏、对抗,适度的医患冲突能缓解社会关系的紧张、促进医疗事业的发展,但医患冲突表现形式多样,如暴力、撒泼取闹、争吵等,且存在突发性与不确定性,爆发征兆难以预料,时常会造成难以预计的严重后果,如破坏医疗秩序,影响医务人员身体及心理健康,对患者及家属造成双重伤害等。

二、医患冲突原因分析

我国近年来,医患冲突愈演愈烈,其形成原因是多方面的。

从社会层面上,医患冲突与法律、体制、文化等因素密切相关。法律方面,现有的一些法律是基于医患双方信息不对称、地位不对等而提出的,却可能导致医方防御性医疗、患方过度维权等现象;体制方面,我国的卫生体制、医疗机构经营体制、医保制度都欠完善,患方将因此产生的矛盾都转嫁于医务工作者,导致双方都得不到令人满意的对待。文化方面,目前许多患者将医疗过程视为金钱交易,这是一种对生命极大的曲解。同时,医方社会压力大,患方信息不对称,医患之间缺乏互相信任,甚至部分人员核心价值观缺失,导致矛盾丛生。而近年来,新闻媒体角色的偏离,更是医患冲突爆发的间接诱因。

医患冲突的形成,与医患双方的心理因素也有极大关联。一方面,因工作对象、性质之特别,医务工作者容易出现疲劳作业,在医疗过程中医务工作者精神高度紧张,需同时兼顾疾病进展及与患方沟通,易出现烦躁、易怒、焦虑等情绪,并容易出现职业倦怠与恐惧心理,这些个人情绪可能导致医务工作者与患方沟通不良,甚至在医疗过程中出现失误;患者及家属方面,患者因患病,在承受疾病痛苦的同时,心理较为脆弱,对外界反应尤为敏感。患者家属既要考虑经济负担,又需照顾患者,对体力、精力都有要求,特别是对于危重症患者,还要考虑疾病对患者造成的伤害,甚至可能有面临亲人残疾、死亡等风险,更容易让他们处于应激状态。因此,稍有不顺,则容易产生医患冲突。

第二节　危机干预

如何预防医患冲突、及早干预防止暴力事件出现成为当今社会关注的焦点。针对医患双方的心理，"危机干预"是必不可缺少的一环。

一、危机的定义

关于"危机"的定义很多，心理危机理论创始人卡普兰（Caplan）指出："当一个人面临困难情景，而他先前的处理危机的方式和惯常的支持系统不足以应对目前的处境，即他面对的困难情景超过了他的能力时，这个人就会产生暂时的心理困扰，这种暂时的心理失衡状态就是心理危机。"

《危机干预策略》一书中罗列了 6 种危机的定义，并提出："危机是一种认识，当事人认为某一事件或境遇是个人的资源和应付机制所无法解决的困难。"

由上述定义可以看出，危机是个人短时间内难以独立解决的，如果个体遭遇危机，会出现解体、失衡的体验，此后如危机无法及时缓解，可能导致个体出现情感、认知、行为等方面的障碍。医患冲突中，医患双方均会遭遇危机，如无法及时解决，会造成身体、心理、社会功能等方面的损害。如上述所说，"缝肛门"事件后的当事患者罹患抑郁症，患者丈夫无法继续外出工作。对医务工作者而言也是如此，2017 年 2 月，黑龙江省某麻醉医师，因其一位患者意外死亡及后续带来的多方原因，不堪压力，在家中注射药品自杀身亡。

二、心理危机的特征

危机具有复杂性，它并不是指单一的某件事，而可能涉及个体生活、工作环境的所有方面，家庭、邻居、同事等均可能涉及其中，受其影响。

危机具有普遍性，所有个体在人生境遇中都会遭遇危机，但也有特殊性，同一件事情，可能导致某些个体遭遇危机，而其他人却能平稳度过。

三、危机转移状态

危机具有一定的时间限制，通常会持续 6～8 周，在后期，个体主观的不适感会减轻。倘若危机事件后出现新的刺激，会将个体带回危机状态，导致个体在数月甚至数年内情绪起伏不定，我们定义它为"危机转移状态"。如某人存在对已故父母的愤怒无法发泄，随着时间推移，他会感觉愤怒逐渐消失。倘若遭遇和权威人物有关的刺激，如工作中遭遇挫折，领导会成为其新的谴责对象，这时他并不能意识到这种愤怒的根源。也许他会因为工作不顺去寻求心理咨询帮助，并达成一种短暂的平衡状态，但根源没有解决，如果刺激反复出现，他的情绪仍可能如"过山车"一般起伏不定。

情绪反复不定，可能带来较大的社会危害，假如危机干预工作者能有效识别，及时应对或转诊让其接受长期治疗，则会帮助求助者认识问题的根源，稳定情绪，避免后续危机的再次发生。

四、转危机点

干预治疗危机转移状态时，常会出现转危机点（transcrisis points）。

转危机点的出现常以求助者发展到新的阶段或出现问题的其他维度为标准。如一个常年忍受家庭暴力的妇女，可能会反复电话求助危机干预工作者，但没有其他行动。如果她开始在继续忍受、报警和离婚的选择中有了一定的倾向，则标志着她在危机干预治疗中有了积极的进展。但一个问题的解决并不意味着万事大吉，妇女可以选择离婚来脱离丈夫的暴力，但当她们开始独自生活时，可能因孤独，出现物质滥用、抑郁等情况。因此，要使求助者不退回到危机状态，危机干预工作者需要付出极大的努力,与每一个危机点做斗争,使求助者重新获得控制能力。

在实际案例中,转危机点的出现,可能代表着干预治疗有了新的进展,因此危机干预工作者要注重转危机点的出现,及时调整干预策略。

五、危机理论与危机干预模式

目前尚没有一种单纯的思想模式或学派能涵盖人类危机的所有观点,以及危机干预的各种模式。

(一)危机理论

亚诺希克(Janosik)将危机理论概括为基本危机理论、扩展危机理论和应用危机理论。

林德曼和卡普兰提出的基本危机理论,将危机看成是境遇性或发展性,而非病理性。两人对创伤进行危机干预时,采用平衡/失衡模式。这一模式分为四期,即紊乱平衡、短期治疗或悲哀反应发生作用、求助者尝试解决问题/悲哀反应,最后恢复平衡状态。基本危机理论把焦点放在因创伤性事件导致的暂时性的认知、情绪、行为障碍,帮助危机求助者认识并矫正这种障碍。

基本危机理论完全是基于心理分析存在,忽视了产生这种危机的社会、环境等因素,而扩展危机理论则是将系统理论、精神分析理论、适应理论、人际关系理论整合在一起。

上文曾提到,危机是复杂而又特殊的,每一个人、每次危机都有不同,这就需要我们在危机应用中有一个灵活的态度。应用危机理论应运而生,应用危机理论包括正常发展性危机、境遇性危机和存在性危机。它既包含了基本危机理论,也囊括了扩展危机理论,为实践提供了理论框架。发展性危机是指在成长、发展过程中,因角色或环境的急剧变化或转变而出现的异常反应,如分娩、毕业工作、退休等。境遇性危机是指突发罕见或非常规事件而出现的危机,如交通意外、被绑架、突发疾病或死亡等。境遇性危机是随机的、突发的,具有震撼性和强烈的灾难性。存在性危机伴随着重要的人生问题,往往涉及人生的意义、责任、独立、自由等方面的思考。如一个人退休后觉得自己的生活没有目标,空虚,找不到可以填补的事物。

现今生态系统理论在飞速发展,它将个人、事件、环境和整体生态联系在一起,甚至包含了国家或地区所有的人、文化、沟通技术和环境,这套理论中,电子媒介的影响被提及并重视。电子媒介是把双刃剑,如前文所述的"缝肛门事件",媒体对医患双方的伤害占了很大比重。当然,电子媒介也有起到积极的作用,如人们能从互联网等途径获取各种各样的信息,以帮助在应对灾难时做出迅速、有效的反应。生态系统理论提出,如果危机没有得到妥善解决,不仅个人,甚至周边的社会、经济和环境资源都会受到波及,假如灾难性事件发生,仅仅处理危机幸存者的创伤是不够的,还需要投入大量的人力、精力来恢复稳定和与环境的平衡。

(二)危机干预模式

危机干预模式包括平衡模式、认知模式、心理社会转变模式。

平衡模式即为平衡/失衡模式,处于危机中的人通常处于情绪或心理的失衡状态,这种状态下,常规的应付机制并不能帮助他们解决问题,该模式的目的是为了让人们重新恢复危机前的平衡状态。该模式适用于早期干预。

认知模式是基于下述认识:危机的根源来自对事件或境遇的错误认识,而不是事件或境遇本身。其原则是通过改变思维方式,获得对危机的控制权。

心理社会转变模式认为人是遗传和环境学习的产物,危机是由社会、环境和心理等因素引起。该模式引导我们从社会、环境及心理3个方面寻找干预危机的策略。

六、基本的危机干预技术

要成为一个好的危机干预工作者,需要掌握必需的技术。在危机干预中,我们推崇注重实效,以环境为基础。下述的危机干预六步法被专业咨询工作者和其他相关人员广泛应用。

（一）危机干预六步法

1. 确定问题　从求助者角度出发，理解并确定求助者所认为并需要解决的问题。如果工作人员认为的危机境遇并非求助者认同的问题，则会对后续工作的开展失去重点，甚至前功尽弃。这个过程的开始，推荐使用核心倾听技术，即同情、理解、真情、接纳以及尊重。医患冲突中，针对患方，干预者需要确定患者或家属认同的问题，明确是医疗、态度或经济等原因，过程中，因患方往往情绪激动，有时言辞激烈，干预者需保持理智冷静，获取信任。对于医务工作者的问题，干预者也需通过倾听、询问，确定危机的根源，不要想当然地忽视倾听过程。

2. 确保安全　危机干预过程中，工作人员需要确保求助者安全，即确保求助者对自我、他人的生理和心理危险性尽可能降低。尽管确保安全被放在第二步，但它是工作人员在危机干预过程中首先要考虑的问题，在检查评估、倾听和制订干预策略时工作人员要将这个问题融入其中。医患冲突中，患方可能出现抑郁、自伤自残、与医方剧烈冲突甚至医疗暴力等情况，医方也有自伤自杀等风险，干预者需要在干预过程中，了解求助者的心理状态，如有暴力或自杀倾向，需及时干预或转诊。

3. 给予支持　工作人员在与求助者沟通、交流过程中，需要无条件地提供支持和帮助。过程中，工作人员不要随意评价求助者的经历及感受，而应该无条件、积极地接纳，让求助者相信有人真心在帮他。我国近年来的医患冲突中，患方常表现出医闹、打砸等情况，这是一种对医方的不信任表现，干预者针对患方的激烈言辞或行为，要注意沟通技巧，可以表达自己的态度，但忌鲁莽批判，给予对方一定的帮助和支持，表明想帮助求助者解决危机的立场。

4. 提出并验证应对方式　通常情况下，求助者处于思维不灵活的状态，危机来临时难以恰当地做出选择。这时，工作人员需要帮助求助者意识到，危机境遇中仍有许多可变通的应对方式可以选择。主要从下述 3 个方面帮助求助者思考：①环境支持，使求助者意识到他并非孤军奋战，有人关心并支持他；②应付机制，帮助求助者思考应付危机的行动、行为、资源有哪些；③积极的思维方式，使求助者改变自己对问题的看法，减轻求助者应激与焦虑水平。医患冲突中，对于患者，干预者需要帮助他认识到：他有家人、朋友的支持，如果患方认为是医疗过错的原因引起的冲突，则要帮助患方列明应对方式有哪些（例如，包括争吵、暴力、与医师沟通、投诉或与医院上级领导交流、走法律途径等），并具体分析主要的几条应付机制。此外，注意稳定患者的情绪，帮助他重新认识处境及相应的后果，可能并没有想象中的严重，减轻患者焦虑水平。对于医务工作人员，要帮助他认识到，自己并非孤军奋战，同事、领导和家人都是他的坚强后盾，帮助他厘清后续有哪些应付机制，减轻紧张甚至大祸临头的感觉。

5. 制订计划　工作人员与求助者共同制订计划来矫正情绪的失衡状态。计划应确定求助者能得到其他外界的支持，帮助求助者明确行动步骤。计划应切实可行，能系统帮助求助者解决问题。但是需要注意的是，计划需要与求助者共同制订，使求助者主动参与其中，以恢复他们的自制能力，不产生依赖感。

6. 得到承诺　即让求助者承诺坚持实施干预方案。如果第五步实施得比较好，那么工作人员比较容易获得求助者的保证。多数情况下这一步较为简单，即让求助者复述一下计划，明确求助者是否同意合作。

（二）评估

在危机干预中，评估求助者及其所处的危机境遇是关键。检查评估有助于工作人员了解危机的严重程度，确定求助者的情绪状态（包括求助者的思维方式，情感、情绪体验和行为方式），评估求助者的控制力、能动性，可变通的应付机制及支持系统，以及求助者致死的水平（对自我和他人的伤害危险性）。在医患冲突中，评估也尤其重要，如温岭杀医案、广州口腔科医师被尾随杀害等事件，并不是突发的。患者在行凶前有过许多踪迹，如反复寻找医师、投诉、尾随、扬言报复等，但都被忽视。医患冲突中,如患者或家属情绪激动,干预者要及时对他们的情绪状态进行评估,评估其暴力行为、自杀、杀人等危险性,预防惨案再发。同时,对于危机境遇中的医务工作者,也要及时评估其情况,预防其产生心理问题,如对工作恐惧、懈怠、不敢面对甚至自杀等。

评估过程中,需要迅速采取有效的方法,能真实评估求助者过去和现在的状况,分类评估量表(the trinage assessment from,TAF)较为适用。量表包含了求助者的情感、认知和行为,每方面都有对应的反应方式和举例,有助于工作人员确定求助者的功能水平。

评估在危机干预的始末都是中心,工作人员需要注意的是,不能因为表面上看来危机已经解决,而认为不再需要检查评估,只有当求助者恢复到危机前平衡状态时,评估干预才能结束。但这并不意味着求助者不再需要进一步的帮助与治疗,只代表急性期已过,危机干预工作者的工作已经做了。如患者或可能度过了医患冲突,但后续因疾病或其他原因,仍有工作能力的下降,情绪抑郁等情况,可能仍需长期心理治疗或借助药物。

(三)倾听

危机干预跟长期心理治疗不同,往往时间紧迫,工作人员更注重实用性。准确、良好的倾听技术是危机干预所必需的,甚至有时仅仅倾听就可以帮助求助者。此时,我们鼓励的是工作人员开放式地提问、准确地反馈"自己的"回应,避免封闭式提问、说教甚至侵犯求助者的自主权。

开放式提问一般是以"什么""怎么样"等方式来进行,要求深入和详细地表达。开放式提问鼓励求助者完整地叙述经过,并深入地表达内涵。过程中,要注意避免问"为什么",这会让求助者注意防御自己的言行,试图将问题归于外界。通过开放式提问,工作人员更容易获取求助者感情、思维、行为等方面的信息。

封闭式提问多用来向求助者确认特别具体的资料,常用词有"是不是""有没有""会不会"等。在检查评估中,封闭式提问往往使得求助者不够合作或表现得唯唯诺诺,难以获取足够的信息,但在向求助者要求行动的保证时,较为适用。

(四)复述和反馈

为了准确领会求助者的意思,工作人员可以采用复述和反馈的方法,用自己的话简单地复述求助者所讲的内容,有助于保证双方理解相同,反馈自己的感受,让求助者知道您在听他讲,可以帮助求助者看到自己行为的基础。

沟通过程中,如果工作人员能给求助者提供投情、真诚和接纳 3 个条件,则求助者更容易情绪积极。所谓投情是指工作人员能准确感受并理解求助者的内心体验;真诚是指工作人员完全开诚布公,没有隐瞒和掩饰,没有职业面具;接纳则是指工作人员无条件地正面接纳、鼓励求助者。

(五)干预方式

上文提到的六步法中,前三步注重倾听技术,帮助求助者发现导致心理失衡的原因,后三步则主要表现为下述 3 种方式之一:非指导性咨询、合作性咨询以及指导性咨询。

1. 非指导性咨询 如果求助者能认识到问题并能自己采取行动,则采用非指导性方式,多适用于危机并不十分严重的情况。形式主要是:工作人员通过开放式提问及其他有技巧的沟通,积极倾听来帮助求助者厘清自己面对的问题,各种应对产生的结果。过程中,多采用"您"的人称,来指导、帮助求助者。开放式问题诸如:"您希望有什么样的结果?""现在能够支持并帮助您的,您能联系上谁?""如果您选择这么做,那么最后结果会怎么样?"

干预者围绕求助者内心世界,确定求助者的能力、精力、能动性,以及做出合理选择的自主性,帮助其积极面对现实。过程中,干预者不要试图去操纵、支配、说教和控制求助者,而应该让求助者意识到这是他自己的问题,需要自己制订应对机制。非指导性咨询帮助求助者树立起信心,认识到自己的能力能应对危机,只是暂时因情绪或其他原因无法做到。

如医患冲突中,患者与医务人员争吵后情绪激动,甚至开始放狠话,这时,干预者的工作是通过开放式提问、积极倾听,让患者认识到,自己之前过于情绪化,没有理智地对待,待患者平静后,引导患者重新思考应对方式,比如自己暂时回避,让家人、朋友代为沟通,以进一步治疗。

对于医患纠纷中的医务人员,有一典型的心理咨询方式——巴林特小组。巴林特小组并不是指导医务人员如何处理冲突,它探索的意义更大,旨在促进对于医患关系的理解与思考。巴林特小组营造出一个安全、自在、允许内在开放和探索的有边界的抱持性环境,使案例呈报者有机会重新描述自己印象较深的冲突经历,通过讲述回忆事件,可以使担心、恐惧、愤怒等情绪得到释放和宣泄,压力得到缓解。组员询问事件详情,帮助案例呈报者发现自己忽视的重要细节。组员讨论对案例的感受,可以获得对案例所呈现的不同的视角,对每位参与人员都有启发。一次成功的巴林特小组咨询,能使得案例呈报者获得其他组员的情感支持,更好地识别和处理自己的情绪压力,也能使呈报者换位思考,理解患者和家属的行为,对整个事件过程产生新的认识,获得解决问题的不同方式和技巧。

2. 合作性咨询　如果经过评估后发现,非指导性咨询对求助者作用不大,但只要有一个同伴的帮助就足够,那么危机干预工作者可以选择合作性咨询的方式。一般来说,这里的求助者,危机会比非合作性咨询中完全具备能动性的求助者严重,但还能作为一个合作者,寻找、制订并实行解决方案。那么,危机干预者只要作为一个催化剂,帮助参考、支持就已足够。

在合作性咨询中,危机干预工作者以平等的身份与求助者共同评估问题,选择求助者能接受的应对方式,并采取行动。过程中,往往以"我们"的人称,与求助者共同参与。这时候,工作人员典型的叙述方式是:"您刚才说,您打算暂时回避与医师的会面,让您的家人来帮助您沟通,那么我们来考虑一下,您哪个家人比较合适?""您刚才一口气说了很多其他方法来解决这次的问题,但不确定哪一个更好,现在我们把这些方法列出来,一起寻找最合适的一个方法,好吗?"

3. 指导性咨询　如果在检查评估中发现,求助者所处的危机严重,求助者缺乏能动性,难以应对危机,那么危机干预工作者可以采用指导性咨询方式。这时候,危机干预工作者暂时性充当"领导(leader)"的角色,确定问题,寻找应对方式,制订计划,指导并督促求助者实行。在指导性咨询中,工作者多应用第一人称"我"来交谈。工作人员通过直接的指导,暂时性地主导、控制目前状况。

举一个例子,在医患冲突中,面对六神无主、感觉大难临头的医师,危机干预工作者可以从下述谈话开始。

求助者(医师、语气急促):我不知道接下来要怎么办,他们像疯了一样缠着我,恐吓我,我压力很大。

干预者:我觉得,您现在可以做一些事情。来,深吸一口气,然后慢慢吐出来,深呼吸时,把您的注意力集中在呼吸上,不要想其他事情。让自己放松,注意紧张正在离您而去。

求助者(稍平静时):我没法继续工作,我一出现在办公室,他们就会闯进来骂我,威胁我。

干预者:现在这种情况,您今天不能回办公室了,我可以跟您上级联系,申请让您暂时脱离工作岗位,联系您的家人,先送您回家。现在最重要的是,我得保证您今天的安全问题。

缺乏能动性的求助者多种多样,或为药物或器质性疾病所致,或为精神疾病发作,或是突然遭受巨大打击痛苦异常。危机干预工作者在面对需要指导性咨询的求助者时,要注意检查评估其死亡可能性,因为这类求助者比前两类更容易发生自杀。

经过暂时的指导性咨询后,大部分的求助者能动性有所恢复,此时,危机干预工作者可以从指导性咨询向合作性咨询、非指导性咨询过渡。例如,上例医患冲突中的医师,待其情绪有所平静后,可以以平等的身份与其交谈,共同制订应对方式或帮助其自己思考后续处理方法。

七、危机干预中的注意事项

应用六步法干预危机时,工作人员一般首先采取非指导性方式,根据检查评估,必要时转变为指导性咨询方式。在干预过程中,工作人员需要注意以下几点。

(一)认识个体差异

每一个求助者都是独特的,工作人员不要轻率地采用刻板、先入为主和大包大揽的态度来解决问题。

(二)注意自我评价

在危机干预中,要注意评价自己是否有能力来帮助求助者,如果自觉力所不及,应及时转诊。

(三)保证求助者安全

一旦怀疑求助者不安全,比如求助者离开工作人员后有自伤和危害他人的风险,应立即予以帮助。

(四)关注求助者需求

给予理解和帮助。如果求助者感觉孤独,要联系其朋友、家人陪护。

(五)转诊

有时求助者的问题并不是工作人员单独能解决,此时需要转诊以获得帮助,比如经济方面、法律支持等,有些求助者需要接受长期心理治疗或药物治疗,甚至需要住院留观。因此,对于危机干预工作者来说,与广泛的有关机构、人员建立工作性转诊关系也很重要。如果存在工作关系网,在危机干预时,工作人员能更加及时高效。

第三节 紧急事件应激晤谈

医患冲突由于通常继发于较为严重的创伤如患者残疾、死亡等事件后,冲突常较激烈,手段不理智,暴力情况多,不及时干预,会对医患双方造成精神创伤,从而导致患方及家属、医务工作者情绪、认知和社会功能方面的障碍。为预防后续危机进一步演化,危机干预应及早进行。例如,紧急事件应激晤谈(crash incident stress debriefing,CISD)即要求在创伤事件后立即进行。

一、CISD 的定义

紧急事件应激晤谈是早期发展出来的简短的、结构性的干预技术,其疗效已经在多种创伤事件中得以证实。典型的 CISD 小组由两人组成,他们必须在精神卫生方面至少有硕士水平,并且通过 CISD 培训、获得证书。CISD 小组的任务是减轻各种应激或事故带来的心理创伤,保持内环境稳定,防止创伤后应激障碍(PTSD)的发展,同时分辨干预对象是否需要专业心理治疗。

二、CISD 的分类

CISD 分为非正式援助和正式援助。

(一)非正式援助

非正式援助是指在意外事故发生后进行的初步援助,由受过 CISD 训练的人员在现场实施。步骤包括工作人员自我介绍,讲解干预程序、注意事项,通过求助者讲述事情经过、情感、认知反应及压力情况,探寻求助者的受难经过,并给予纠正求助者对事件的错误认知,帮助他(们)正确认识压力与伤害。

(二)正式援助

正式援助包括 7 个步骤,通常在伤害事件 24 小时内进行,一般需要 2~3 小时。干预人员帮助求助者重新感受创伤体验,鼓励其将事实过程转化为情绪表达,并促进认知加工。7 个步骤分别为①介绍(introduction):介绍小组成员,解释 CISD 过程与方法,寻求降低阻抗并激发求助者敏感的问题。②发现事实(fact phase):讨论存在的事实,干预者问一些诸如"您负责做什么工作""谁最先到达事发地点的""从您的观点看,发生了什么"等问题。③认知(thought phase):鼓励求助者谈论他们在这些危机事件中最初和最痛苦的想法,这些事情对他们来说有什么个人意义,将事件人格化,让情绪表露出来,并引导求助者的情绪,转入下一阶段。④反应(reaction phase):这是整个干预过程中耗时最长、涉入最深的一个阶段,鼓励求助者直接、自由地说出他们的情绪反应,可以集中于剧烈的恐惧、否认等情绪,干预人员作为被动的关怀者,要在这一点上表现出更多的行动。⑤症状(symptom phase):这个阶段使 CISD 小组回过头来,对事件有更多的认识,讨论在事件中和后怎么做,典型问题包括"到目前为止,您感觉怎么样?"等,这个阶段要评估求助者的症状是趋于好转还是逐渐恶化。这些症状可以是躯体的、认知的、情绪的或行为等方面的。⑥指导(teaching phase):干预者以一种权威的语气,提供有关应激反应的一般信息,并将这些反应正常化,让求助者知道这些是典型的正常的反应,不用过于担心。同时指导求助者怎样识别和了解尚未暴露的症状,教导一些应付压力的技巧。⑦再进入(re-entry):干预者对整个干预过程进行总结。此时干预者的主要任务是回答问题、消除疑虑,考虑求助者认为尚未协调好的事项,并对需要进一步心理治疗的人提供转诊服务。通过上述步骤,CISD 小组给求助者提供了安全的宣泄,给予了需要的支持,从而取得良好的效果。

心理危机干预能缓和矛盾,避免后续危机及不良后果的出现。医患冲突中,若能及早介入干预,可能避免后期难以预料的不良事件发生。目前心理危机干预有许多成熟的模式和方法,但由于受到科研、经济、文化等条件所限,我国缺乏系统、正规的心理危机干预预案,医患冲突发生时,缺乏行之有效、可以大规模推广使用的干预指导手册。同时,医患双方主动寻求危机干预的较少,干预效果也受影响。

(谢 健)

参 考 文 献

[1] 凌子平,黎东生. 医患冲突的根源及和谐医患关系的构建[J]. 中国医学伦理学,2016(4):219-221.

[2] 李丽洁. 基于危机管理的三位一体医患冲突控制体系研究[J]. 医学与哲学,2013,8:70-73.

[3] Editorial. Chinese doctors are under threat[J]. Lancet,2010,376:657.

[4] Gilliland BE,James RK. 肖水源,译. 危机干预策略[M]. 北京:中国轻工业出版社,2000.

[5] Janosik EH. Crisis counseling:A contemporary approach. Monterey. CA:Wadsworth Health Sciences Division,1984.

[6] 陈华,刘文娟,叶尘宇. 巴林特小组在综合性医院的应用实践[J]. 内科理论与实践,2011,3(6):184-186.

[7] 姜荣环,张秋凌,范娟,等. 心理危机干预对受灾人群的疗效评价[J]. 现代预防医学,2010,37(19):3699-3701.

[8] Kaplan Z,Iancu I,Bodnar E. A review of psychological debriefing after extreme stress [J]. Psychiatry Services,2001,52:824-827.

第 9 章

心理咨询与短程心理治疗

第一节　心理咨询

一、心理咨询概述

现代心理健康服务（心理咨询与心理治疗）的出现，与人们对心理社会因素和心理干预对心理障碍作用的认识是分不开的。在一些欧美等发达国家，心理咨询工作的发展已日趋成熟和专业化。当人们主观上感到生活不是很积极或有些不良的心理感觉时，如烦恼或不自在，就会寻求心理咨询师的帮助。

在我国大陆，自 20 世纪 80 年代初期，心理咨询开始出现，并不断被人们了解和接受。台湾省自 20 世纪 60 年代、香港地区自 20 世纪 70 年代起，心理咨询便得以迅速发展。随着人们对心身健康、精神心理障碍的不断重视，心理咨询工作得以逐步发展。实践过程中，心理咨询队伍和专业技术水平不断得到提升，心理咨询的内容和方式也呈现出多样化、丰富化的特点。

（一）心理咨询的定义

咨询一词源于拉丁语"consultation"，意指商谈、征求意见的磋商行为。到目前为止，对心理咨询的定义仍众说纷纭、表述不一，但没有本质的差异。

一般认为，心理咨询（psychological counseling）是受过专业训练、具备专业技术的咨询人员，运用心理学原理和方法，通过人际交往过程，帮助来访者发现问题与根源，挖掘自身内在的积极潜能，使来访者改变原有的认识、情感和行为模式，从而更好地调节和适应社会生活。简而言之，心理咨询就是咨询师协助来访者解决心理问题的过程。

（二）心理咨询的对象和内容

1. 心理咨询对象　心理咨询的主要对象是"正常"人群，着重处理的也是正常的大众需求或问题。即在应付日常学习、工作、生活和压力时存在不同程度困难或一定心理障碍，并且请求帮助的人。有时，也包括那些非精神病性心理障碍患者、恢复期精神病患者及家属等寻求医学帮助和指导的人，但严重的、精神病性障碍患者不包括在内。

2. 心理咨询内容　心理咨询工作常常在社区或有关领域，如企业、学校、监狱、军队服务机构或邻近的诊所等进行。如学校心理咨询，是对在校学生的学习、适应、发展、择业或道德和精神等问题给予处理、指导和帮助的过程。坚持为学生健康成长和全面发展服务的理念，为学生完成学业创造良好的环境，发挥学生主体作用和主观能动性。重视心理健康知识进课堂，发挥朋辈辅导、"小组形式"等条件和情境的优点，让学生与同伴、与心理咨询师有更多的接触和交流。婚姻家庭咨询，作为心理咨询细化深入的产物，使得一些问题可以借助家庭系统完成辅导，或者在家庭系统内开展咨询更加彻底。近些年婚姻家庭咨询迅速发展，已成为一门独立的学科。

心理咨询涵盖非常广，涉及学校问题、职业指导、人际交往、婚姻家庭等诸多方面，大致可分为以下两类。

(1)心理健康咨询:服务对象通常是存在心理或生活适应问题的"正常"人,他们仍然维持较好的生活、学习或工作,但心理健康出现不同程度的问题。主要处理现实生活中的发展性问题,如成长、学习、情感、择业、人际关系及自我发展等,或因长期内心冲突与困扰,遭受较严重心理创伤,但尚未达到疾病的状态。他们寻求心理咨询的帮助,从而能够发挥自身的潜质,提高应对的能力,有效利用环境资源,获得良好的生活质量,并预防各种疾病的发生。

(2)医学心理咨询:服务对象大多是经诊断患有或自认为有精神、躯体疾病的患者。它是生物-心理-社会医学模式在医学实践的具体体现,甚至可以作为一个地区医学事业水平高低的标志。咨询人员必须具备充分的医学基础,准确实施心理评估与诊断,掌握运用心理咨询与心理治疗技术。一般分为心理卫生咨询、临床心理咨询和康复心理咨询。首要目的就是帮助患者减轻痛苦症状,治愈疾病。远期目的是促进患者的人格完善,最大限度地恢复患者的整体功能,满足生理、心理和社会需求。例如,对一些器官的功能性障碍表现,各种躯体疾病引起的心理反应、心身疾病的综合治疗,各类残障的康复期人群。

(三)心理咨询的任务与特点

1. 心理咨询任务　一方面,心理咨询师要教会来访者或采取或模仿某种策略、某种新的行为方式,最大限度地发挥其潜能或适当的应变能力。另一方面,也要使他们的身心得到健全而充分的发展。开展心理咨询工作,要让教育和发展两方面达到和谐的统一。心理咨询任务可分为以下几类。

(1)帮助来访者处理现有的问题,改变其不良的认知、情绪和行为。

(2)帮助来访者增进社会适应的能力。

(3)与来访者探讨自我成长与发展的方向,以实现未来的无限可能。

2. 心理咨询特点

(1)人际关系特点:咨访关系是特定条件下建立的具有隐蔽性和保密性的特殊关系,实现双方互动交流的过程,包括言语和非言语的形式。给予来访者心灵的触动或体味,从而获得新的自我认识和调适;不存在利害冲突和彼此社会交互影响,是一种强有力的、积极有效的关系。

(2)专业化特点:心理咨询是以晤谈的形式进行,要求接受专业训练的咨询师,应用心理学有关理论和方法开展咨询,所要处理及达到的咨询目标也都是心理或行为性质的。可以说,心理咨询就是一系列心理学活动过程,如合理认知、情绪疏导、心理分析、行为矫正等方法。

(3)助人自助特点:心理咨询以来访者主动寻求帮助为前提,并且不代替来访者解决问题。而是以来访者为中心,帮助来访者认识自身的心理冲突,探讨影响其情绪、行为的原因,引导他们自我改变。

二、心理咨询方法

心理咨询不是说教和做思想工作,而是聆听和接纳,使得来访者内心悦服。心理咨询是真诚理解、共同参与的过程,咨询师给予恰当支持与引导,进而启发领悟和促发来访者成长。心理咨询运用会谈、测验、辅导或提供忠告,帮助来访者解决其个人的特定问题或对未来的选择做出决定。

(一)心理咨询的影响因素

并非经历困扰或问题的个体都愿意去寻求帮助,也不是所有的助人行为都能产生良好的助人效果。咨询工作能否有效进行,是咨、访双方共同参与的结果,也受到特定社会文化环境因素的影响。

1. 来访者咨询动机和态度因素　是影响咨询效果的最重要因素。来访者存在心理问题的严重或痛楚程度,决定个体如何寻求专业性咨询或帮助。通常,引发个人的问题或痛苦越长久、越强烈,对生活、学习或工作的影响越大,越有可能主动寻求帮助。另外,来访者对自身状态的认知评价,对心理卫生知识了解程度,对自身状况的敏感性,是否存在躯体不适症状,以及经济水平等都直接影响其求助行为。

2. 心理咨询师相关因素　在咨、访双方之间建立起和谐、信任的关系,是所有心理咨询工作最基本的共同特点。咨询师的业务能力、准确的共情、始终的诚恳和积极关注等,以及其可接近和可接受的特征,对能否取得积极咨询效果有很重要的影响,以及具有崇高的职业道德、渊博的知识和优秀的心理素质。相对而言,咨询技术手段有时就显得不那么重要了。大多数学派都认可这一基本要领,即咨询目的在于启发来访者的自主意识和提高应变能力,促进其认知改变、情绪调节和行为改善。

3. 社会文化环境因素　不同区域、文化或家庭环境中,对同样的心理或适应性问题,会有不同甚至截然相反的态度。多数时候,情绪心理问题并不被看成是需要处理的健康问题,而更多在意躯体上的不适症状。心理困扰常常难以言表,难以被周围人体会理解,有时甚至将心理问题看成是思想教育的问题,对心理问题的病耻感等都阻碍了求助行为,造成很多环境压力。

(二)心理咨询的程序

心理咨询工作是专业理论为指导下科学的方法和专门的技巧。个体心理咨询与团体心理咨询有所不同,这里以前者为例说明。不同理论模式划分不同,大多将咨询过程分为 3 个或 4 个阶段。三阶段划分为初期了解情况阶段、中期问题探明与选择方法阶段、后期干预帮助与结束阶段;或者也常分为问题澄清阶段、问题领悟阶段、问题处理阶段。四阶段划分为评估阶段、计划阶段、干预阶段和效果评价阶段。但无论如何划分,心理咨询过程都包括一些共同关键步骤。

1. 建立关系　建立并维系一种职业关系。

2. 了解情况　主动倾听、关注,理解来访者。了解收集基本情况和相关背景信息,包括年龄、性别、职业、文化程度、重要生活事件、工作和家庭环境等。

3. 确定目标　系统分析,识别和澄清问题,把握来访者存在的问题实质,确定评估目标、子目标和评价疗效的指标。

4. 制订方案　探讨切实可行的解决办法,交流双方认可的理论和方法,优化选择并制订、实施计划。

5. 实施干预　咨询师运用心理咨询的理论和技术,将计划付诸实施。挖掘利用潜能、应对技能和环境资源等,适时调整实施方案。

6. 评价效果　评估咨询效果,对来访者进步进行奖励。结束咨询或对咨询后仍存在的问题,应重新确定、剖析主要问题,重复上述步骤。

(三)心理咨询的原则

1. 理解与信任原则　良好的沟通交流需要在友好、信任的关系下进行,这是取得成效的重要保证。

2. 启发性原则　鼓励、启发来访者准确表达思想,提出积极性分析意见,培养进取精神,也是实现来访者自我领悟、接纳和成长的良好基础。

3. 坦率与委婉结合原则　与来访者沟通传递的信息要清晰明确,不含糊其词,但也要委婉亲切,让来访者易于接受。

4. 整体与科学性原则　开展心理咨询工作一定要以科学心理学理论为指导,遵循心理学规律。系统辩证地分析看待来访者及其问题,需要整体发展的眼光,不能就事论事。

5. 保密性原则　遵守职业道德,尊重来访者的合理要求,有责任对咨询内容予以保密,并受到法律的保护。

6. 预防性原则　生理或心理问题都应以预防为主,关注来访者的问题转归,预防可能的其他问题,重视心理卫生知识的宣传,对大众心理健康有重要作用。

(四)心理咨询的通用技巧

心理咨询师不仅需要良好的态度、信念和价值观,以及具备专业心理学理论和技术,如心理动力学疗法、来访者中心疗法、认知行为疗法、理性情绪疗法、格式塔疗法、艺术疗法等。但无论遵循何种咨询理论流派知识,咨询工作中都需要熟练掌握和运用以下这些或更多的咨询通用技巧。

1. **非言语技巧**　包括表情、目光、手势、肢体动作、语气语调、沉默等。

2. **倾听技巧**　狭义的倾听指用耳朵接收言语和声音信息,广义的倾听则包括文字交流等方式,从而达到认知、理解的全过程。倾听是在接纳的基础上,积极、认真且关注地听,并适时参与互动。倾听反应有询问、鼓励、澄清、释义、归纳总结等。倾听,本身就具有助人作用,是咨询参与性技术之一。

3. **参与性技术**　除了倾听技巧以外,还包括开放式提问与封闭式提问、鼓励技术、内容反应、情感反应、重复技术、具体化、总结概述、对非言语行为的把握等。

4. **影响性技术**　心理咨询师运用专业心理学理论,试图描述和理解来访者的思想、情感和行为的原因、过程与实质等,称为解释。解释,能够促发来访者产生领悟、提高认识、促进改变,是咨询技巧中一项复杂而富有创造性的工作。解释内容有是否存在心理问题及其性质,问题产生的原因与演变过程,心理咨询的过程、方法和预期效果等。另外,影响性技术还有指导、劝告、反馈和自我暴露等。

5. **结束技巧**　心理咨询工作基于合作和目标问题为导向,注重咨询效果的评估,达到预期目标后,按照设置及时恰当终止咨询也是重要步骤之一。当未达到咨询目标或来访者因其他无法自主应对生活,应重新评估看待问题、共同调整方案,必要时终止或转介到其他心理咨询人员、专业医疗机构等。

三、心理咨询形式

提供开展心理咨询的途径、形式多样,常可分为门诊心理咨询、现场心理咨询、专栏心理咨询、电话心理咨询、网络心理咨询等。按照咨询对象的人数,也可分为个体心理咨询、团体心理咨询。

(一)门诊心理咨询

通常在各类学校、咨询中心或专科、综合医院设有心理咨询门诊。咨询的内容可以是心理健康咨询,也可以是与综合科或专科有关的医学心理咨询。服务范围广泛,如儿童青少年、老年心理咨询,亲子养育、婚恋问题咨询及康复心理咨询等。服务对象为一次或多次来访的个体,大多进行个体咨询,也可安排采用团体多人的形式。

(二)现场心理咨询

指到某一心理问题较多或有特殊需要的地方去开展心理咨询,称为现场心理咨询。对当事人群进行集体或个体咨询,常可收到较好效果。为住院期间或在家中的患者、家属等实施医学心理咨询介入,通常也看作是现场咨询。此种咨询能够较为集中、及时地处理某些亟待解决的问题,免除受助者的不便,将问题就地解决,并能起到一定预防和治疗的作用。如近年出现的社会重大、单位突发事件的现场应急处理。但缺点是对咨询工作人员的时间、精力和技术能力要求高,一次现场也难以解决所有问题。

(三)专栏心理咨询

通过在报纸、刊物、广播、电视等大众传媒开设专栏,对大众关心的常见、典型心理问题进行解答和咨询服务。此种形式影响人群范围广,可以起到社会性健康指南的作用,已较为普遍开展。但往往只限于一般性问题处理,无法满足个体间的不同差异需求。

(四)电话心理咨询

以电话为中介,通过良好的咨询关系,运用基本的心理咨询方法和技术,帮助来话者澄清问题,挖掘和利用资源,以建设性的方式解决问题,有效满足其需要并促进其成长的过程。目前各地设置的心理危机热线即属于此类,大多是免费公益服务。热线咨询员多为受过训练的志愿者,对来电者提供情感宣泄与支持,提出建设性问题解决策略,帮助面对现实和促进自我成长。能够帮助来电者度过心理危机时刻,故又被称为"生命线""希望线"。但是缺少连续性,解决的问题也比较有限。另外,电话咨询形式正逐渐扩大到处理一般心理问题的人群,但大多属于社会收费服务。

(五)网络心理咨询

网络心理咨询以其独特优势,在实践中已越来越被广泛应用。利用远程沟通和信息互通科技突破时空限制,提供有关心理健康信息收集、评估、干预、教育指导等咨询程序。借助于网络技术媒介,如电子邮件、聊天室、QQ、网络视频通话等现代网络交流方式。咨询者得以向来访者介绍心理学知识,提供在线心理测量、心理咨询和援助建议活动。这样的咨询形式相对安全、经济、方便快捷,匿名虚拟可以降低自我暴露的压力,那些对面对面咨询有所排斥或担心的个体(例如同性恋)更愿意通过网络心理咨询寻求帮助。有研究表明,当面咨询、视频互动和语音交流 3 种治疗模式在咨询效果上的差异很小,并且都明显好于没有接受干预的控制组。借助网络甚至可以自助咨询,国内已经出现基于 CBT 的网络自助的探索实践,无须咨询师参与。另外,也可以降低咨询师的职业风险。当前国内外网络心理咨询已逐渐成为私人或机构咨询服务的延伸,并支付相应费用。当然,网络咨询的伦理法律问题和疗效问题亟待解决。总之,网络心理咨询顺应时代发展,也符合来访者的现实需要和呼声,如妥善解决自身的一些问题,一定有非常好的发展前景,对推动心理咨询的普及产生巨大影响。

(六)团体心理咨询

团体心理咨询是在团体情景下进行的一种心理咨询形式。团体中,咨询师有意识创设安全与接纳的氛围,通过人际交互作用,促发团员对自我的认识、探索与接纳,发展出良性的态度与行为。团体咨询的优势在于经济和独特效应,对成员的影响范围和程度深远。团员之间问题近似,能够使其减少恐惧、压力和自我防御;可以获取丰富的观点与信息,学会尊重不同意见,有效沟通和处理冲突的技巧;在安全环境下经历认知和情感冲击,可以深入思考和模仿学习并得到及时反馈,获得成长契机与促进潜能;团体接近真实生活,新技巧和行为模式也容易迁移和发展到日常生活中去,从而巩固咨询效果;人际关系问题在团体中更容易暴露,特别适合需要改善人际关系的个体。但团体咨询也并非适合所有人、所有问题,团体咨询中难以顾及每个成员的感受,所有咨询效果可能有很大差异。

四、心理咨询相关问题

心理咨询工作与社会文化环境密切相关,接受咨询的对象都宜由相同民族与文化背景的专业人员来辅导,并通过与文化适应的咨询方式才能获得良好的咨询效果。正因如此,构建并发展符合我国文化传统的心理咨询理论与实践技术将是一项长期且重要的课题。

(一)我国心理咨询的现状与不足

从 2002 年开始,劳动与社会保障部开始了心理咨询师资格认证的实践工作。2005 年,颁布了正式的资格认证标准,即对心理咨询从业人员的培训和资格认证明确提出了要求。由于来访者的困扰多种多样,涉及范围广,面临的问题繁多复杂,加之环境社会因素掺杂其中,其本人也无法言明是心理问题或疾病困扰,这些对咨询工作人员提出了很高的专业要求。

我国心理咨询工作基本还处于起步阶段,在培训对象、培训要求、认证标准等方面还有许多不完善的地方,需要在实践中不断改进和提升。从现阶段的心理咨询工作从业实际状况看,普遍重理论而轻实践。需要加强对心理咨询从业人员的督导力度,规范心理咨询从业标准,建立科学完善的评价机制。另外,建立健全心理咨询从业人员的职业保障,也是行业长期良性发展的重要保证。总体来讲,我国医学心理学发展起步较晚,从业人员仍较少,能力水平参差不齐,专业化的水平还较低。目前我国的心理咨询现状,大致体现在:①心理咨询的专业化和实践水平,与国外相比仍然较低;②心理咨询逐渐被社会大众所接受,但程度仍偏低;③ 心理咨询工作得以发展,但人们对心理学和心理问题仍存在偏见和误解;④高校是发展心理咨询的有利场所,目前高校心理咨询还存在许多问题。

(二)心理咨询的职业化与专业化

我国现阶段对心理咨询从业人员的培训,还不能达到实务训练标准的要求。对心理咨询人员包括心理督导、实践学习、执业知识的实务训练还未系统建立。科学有效的职业资格认证,是对服务对象权益的有效保障,也有利于心理咨询行业可持续发展,是我国目前迫切需要解决的问题。

对心理咨询从业人员除了专业能力条件外,还包括人格特点和素养要求。

1. 罗杰斯(C. R. Rogers)3 个品质模型

(1)无条件的爱:让来访者处于安全的氛围中,无条件的积极关注和理解,耐心倾听,完全接纳,赞赏来访者。

(2)同感:对来访者保持敏锐和理解,用来访者的眼睛观察、感受和理解他的世界,能够"设身处地"为来访者着想。

(3)真诚:心理咨询师要"心口如一",让来访者感到被完全、毫无保留地接纳,咨询者要真诚、和谐、表里和言行一致。

2. 卡特尔(Raymond Bernard Cattell)的 7 个特质模型

(1)认识自我价值。

(2)分析自己感受的能力。

(3)文化经验的知觉。

(4)具有典范和影响的能力。

(5)利他主义。

(6)强烈的伦理意识。

(7)有责任感。

(三)心理督导

心理督导(psychological supervision)是对从事心理工作的咨询师或治疗师职业化过程的专业指导。督导者帮助受督导者更有效地服务当事人及协助受督导者专业提升,同时也要对个案的咨询过程负责。

美国于 1978 年成立咨询员培训和督导协会(the association for counselor education and supervision,ACES),旨在满足于咨询师的素质教育与督导需要,帮助提升他们的业务水平。国外已形成了较为完善的督导体系,有明确的督导课程、培训目标,以及相应法律、伦理和认证制度。目前,国内在加强督导培训、建立督导体系、强化临床督导工作的教学与研究等方面,仍有待大力发展。

督导的技术和方法日益多样化,应用较多的有自我报告法、过程记录法和案例记录法、治疗过程的录音录像法以及现场观察法。

1. 促进咨询师的个人成长。

2. 当咨询师本人出现心理问题时,帮助其恢复心理健康。

3. 有效帮助咨询师咨询技能的提升。

4. 帮助咨询师,尤其是新入行的咨询师,及时调整咨询策略。

(四)心理咨询与心理治疗的异同

心理咨询和心理治疗都是在心理学理论指导下,有计划、有步骤地对特定对象的心理活动、个性特征和行为问题加以影响,目的都是相同的。两者在一定程度上相互重叠、互相融通,助人的目的、原理,甚至技术流派都是相似相近的,并无本质区别,即都属于专业性心理疏导或干预技术,但两者之间仍有一定差异。

1. 心理治疗有其规范化、标准化操作,相对而言,心理咨询不太规范和标准化。

2. 心理咨询是"协商解决",即在支持、启发和帮助过程中处理问题;心理治疗则是对心理、行为问题进行"分析矫治",以消除症状,重建人格。

另外,两者在开展工作的场所、从业资质和技术背景、服务干预对象也都有所不同。

(王国强　谌利民)

第二节　短程心理治疗

一、心理治疗概述

(一)基本概念

1. 心理治疗　心理治疗是遵循医学心理学原理,通过与患者建立治疗关系与互动,积极影响患者,达到减轻痛苦、消除或减轻症状的目的,以及帮助患者健全人格、适应社会、促进康复的治疗方法的总称。

2. 短程心理治疗　目前学术界对短程心理治疗的界定尚不完全一致,Bloom 于 1992 年提出短程心理治疗具有 5 个基本特征。

(1)及时干预。

(2)治疗师专业水平较高。

(3)明确、有限的治疗目标。

(4)清晰明确焦点和确认与保持。

(5)与患者共同商定治疗时限。

(二)心理治疗者和场所

我国《精神卫生法》规定心理治疗属于医疗行为,应该由精神科医师或心理治疗师在医疗机构内开展。

(三)适应证和禁忌证

1. 适应证　心理治疗主要适应证,按照《国际疾病分类(ICD-10)精神与行为障碍分类》包括:①神经症、应激相关及躯体形式障碍;②心境(情感)障碍;③伴有生理紊乱及躯体因素的行为综合征(如进食障碍、睡眠障碍、性功能障碍等);④起病于儿童与少年期的行为与情绪障碍;⑤人格与行为障碍;⑥精神活性物质所致精神和行为障碍;⑦精神分裂症、分裂型障碍和妄想性障碍;⑧心理发育障碍及器质性精神障碍等。

在针对以上各类精神障碍的治疗中,心理治疗可以作为主要治疗方法,也可以作为其他治疗的辅助手段。

2. 禁忌证

(1)精神病性障碍急性期患者,伴有兴奋、冲动及其他严重的意识障碍、认知损害和情绪紊乱等症状,无法配合心理治疗者。

(2)伴有严重躯体疾病,无法配合心理治疗者。

(四)心理治疗分类

心理治疗的理论流派和临床技术众多,主要分类方法如下。

1. 按学术思想分类　分为精神分析(心理动力学)治疗、人本主义(咨客中心)治疗、认知行为疗法和系统式治疗。

2. 按治疗对象分类　分为个体治疗、夫妻治疗(婚姻治疗)、家庭治疗和团体治疗等。

3. 按言语及非言语技术使用情况分类　分为言语性技术和非言语性技术。

4. 按心理干预的强度、深度、紧急程度分类　分为支持性治疗、深层治疗和危机干预。

二、基本心理治疗技术

基本心理治疗技术是指综合各个流派的基本共性特点,在临床工作中对多数患者,尤其是对程度较轻的心理问题具有普遍实用性的一般性心理治疗技术,主要包括建立治疗联盟的关系技术、用于心理健康教育及解决一般心理问题的支持-解释性心理治疗等,属于心理治疗人员必须熟练掌握、运用的通用技术。

(一)支持性心理治疗

1. 概述　支持性心理治疗是指心理治疗人员在医疗情境中,基于治疗的需要,在伦理、法律、法规和技术性规范的指导下,与患者积极互动而形成支持性、帮助性工作关系。

治疗关系是心理治疗操作技术的有机组成部分,其本身具有向患者提供心理支持的作用,在精神卫生领域的临床工作中作为各种心理治疗的共同基础性技术。

2. 操作方法

(1)进入治疗师角色:心理治疗人员要以平等、理性、坦诚的态度,设身处地地理解患者,建立治疗联盟,避免利用性、操纵性的治疗关系。

(2)建立治疗关系:建立让患者感到安全、信任、温暖、被接纳的治疗关系。

(3)心理评估与制订治疗计划:在了解患者的病史、症状、人格特点、人际系统、对治疗的期望、转诊背景等基础上,进行心理评估,与患者共同商定治疗目标,制订可行的治疗计划。

(4)实施治疗:采用倾听、共情与理解、接纳与反映、肯定、中立、解释、宽慰、鼓励、指导等技术实施心理治疗。

(5)结束治疗:简要回顾治疗过程,评估疗效,强化治疗效果,帮助患者与治疗人员完成心理分离,鼓励患者适应社会。

(二)解释性心理治疗

1. 概述　解释指对心理、行为及人际情境中的关系或意义提出假设,促使患者用新的词汇、语言及参照系,来看待、描述心理和行为现象,以帮助患者澄清自己的思想和情感,以新观点看待和理解病理性问题与各种内、外因素的关系,获得领悟,学习自己解决问题。

2. 操作方法　根据施用于患者时引发的感受、干预的力度和发挥作用的时间不同,解释分为以下层次。

(1)反映:治疗师给患者的解释信息不超过公开表达的内容。

(2)澄清:稍微点明患者的表达中所暗含、暗示但自己未必意识到的内容。

(3)对质:治疗师利用患者呈现的情感和思想作为材料,提醒患者注意暗含的,但没有意识到或不愿承认的情感和思想。

(4)主动阐释:按照与当前临床问题有关的理论,治疗师直接导入全新的概念、意义联系或联想。

(5)隐喻性阐释:通过利用譬喻、象征的方法进行交流,以促进患者及其相关系统产生自己对问题的理解。

三、西方心理治疗技术

针对有适应证的患者,根据一定的流派理论进行的较有系统性、结构性的特殊心理治疗,包括精神分析及心理动力学治疗、人本主义治疗、认知行为疗法、系统式家庭治疗,以及催眠治疗、危机干预、团体疗法、表达性艺术治疗等。

(一)人本心理治疗

1. 概述　人本心理治疗是一组体现人本心理学思想的心理疗法的总称,主要包括以人为中心疗法、存在主义疗法、完形疗法等,其中以人为中心疗法的影响最大。本条仅涉及罗杰斯所代表的以人为中心疗法。该疗法可用作一般的发展性咨询和精神疾病的心理治疗。

2. 操作方法

(1)确定治疗目标:加深自我理解,在整合现实的方向上,达到自我重组、发展更自在和更成熟的行为方式。

(2)建立治疗关系:核心要素是真诚一致、共情、无条件的积极关注。

(3)实施治疗过程:以如何对待个人感受为指标,分阶段进行循序渐进的互动、访谈,使患者从僵化且疏远地看待自己及内心活动,直至其内心不受歪曲、束缚,达到自由的状态,实现以人为中心疗法去伪存真的治疗目标。

(二)精神分析治疗

1. 概述　精神分析及心理动力学治疗是运用精神分析理论和技术所开展的心理治疗活动。精神分析指高治疗频次的,以完善人格结构、促进心理发展为目标的经典精神分析疗法;心理动力学治疗由经典精神分析疗法发展而来,是相对短程、低频次的治疗方法,通过处理潜意识冲突,消除或减轻症状,解决现实生活情境中的问题。

心理动力学治疗在不同程度上使用经典精神分析的基本概念和技术,但方法较为灵活;治疗过程中更关注现在与现实,注重开发患者的潜能和复原力,促进人格完善与发展。

2. 操作方法

(1)治疗设置:精神分析的设置为长程、高频次的精神分析,每周3~5次,每次45~50分钟。心理动力学治疗的设置为低频,通常为每周1~2次,每次45~50分钟,治疗疗程相对灵活。

(2)治疗联盟:治疗联盟为患者与治疗师之间形成的非神经症性的、现实的治疗合作关系。

(3)初始访谈与诊断评估:通过心理动力学访谈,对患者的人格结构、心理防御机制、心理发展水平、潜意识的心理冲突、人际关系等进行评估和动力学诊断,确定治疗目标。

(4)治疗过程与常用技术:将移情与反移情、阻抗作为探索潜意识的线索和治疗工具,通过自由联想、梦的分析、肯定、抱持、反映、面质、澄清、解释、修通、重构等技术达到治疗目标。

(5)结束治疗:回顾治疗过程,评估疗效,强化治疗效果,帮助患者与治疗人员完成心理分离,促进患者适应社会。

(三)行为治疗

1. 概述　行为治疗是运用行为科学的理论和技术,通过行为分析、情景设计、行为干预等技术,达到改变适应不良行为、减轻和消除症状、促进患者社会功能康复的目标。

2. 操作方法　治疗原则是在建立良好治疗关系的基础上,激活并维持动机,目标明确、进度适当,赏罚适当。常用的行为治疗技术如下。

(1)行为的观测与记录:定义目标行为,准确辨认并客观和明确地描述构成行为过度或行为不足的具体内容。

(2)行为功能分析:对来自环境和行为者本身的,影响或控制问题行为的因素做系统分析。以分析为基础,确定靶行为。

(3)放松训练:①渐进性放松,采取舒适体位,循序渐进地对各部位的肌肉进行收缩和放松的交替训练,同时深吸气和深呼气、体验紧张与放松的感觉,如此反复进行。练习时间从几分钟到30分钟。②自主训练,有6种标准程式,即沉重感、温暖感、缓慢地呼吸、心脏慢而有规律地跳动、腹部温暖感、额部清凉舒适感。

(4)系统脱敏疗法:①教患者学会评定主观不适单位(SUD)。②松弛训练,按前述方法进行放松训练。③设计不适层次表:让患者对每一种刺激因素引起的主观不适进行评分(SUD),然后按其分数高低将各种刺激因素排列成表。④系统脱敏,由最低层次开始脱敏,即对刺激不再产生紧张反应后,渐次移向对上一层次刺激的放松性适应。在脱敏之间或脱敏之后,将新建立的反应迁移到现实生活中,不断练习,巩固疗效。

(5)冲击疗法:又称满灌疗法。让患者直接面对引起强烈焦虑、恐惧的情况,进行放松训练,使恐怖反应逐渐减轻、消失。治疗前应向患者介绍原理与过程,告诉患者在治疗中需付出痛苦的代价。

(6)厌恶疗法:通过轻微的惩罚来消除适应不良行为。对酒依赖的患者的治疗可使用阿扑吗啡(去水吗啡)催吐药。

(7)自信训练:运用人际关系的情景,帮助患者正确地和适当地与他人交往,提高自信,敢于表达自己的情感和需要。

(8)矛盾意向法:让患者故意从事他们感到害怕的行为,达到使害怕反应不发生的目的,与满灌疗法相似。

(9)模仿与角色扮演:包括榜样示范与模仿练习。帮助患者确定和分析所需的正确反应,提出榜样行为和随时给予指导、反馈、强化。

(10)塑造法:用于培养患者目前尚未做出的目标行为。

(11)自我管理:患者在行为改变各环节扮演积极、主动的角色,自己对改变负责任。

(12)行为技能训练:使用示范、指导、演习和反馈,帮助个体熟悉有用的行为技能。

(四)认知治疗

1. 概述　认知治疗的焦点是冲击患者的非理性信念,让其意识到当前困难与抱持非理性观念有关;发展有适应性的思维,教会更有逻辑性和自助性的信念,鼓励患者身体力行,引导产生建设性的行为变化,并且验证这些新信念的有效性。

认知治疗使用许多来自其他流派的技术,特别是与行为治疗联系紧密,以致二者现在常被并称为认知行为疗法。

2. 操作方法　认知治疗强调发现和解决意识状态下所存在的现实问题,同时针对问题进行定量操作化、制订治疗目标、检验假设、学习解决问题的技术,以及布置家庭作业练习。

(1)识别与临床问题相关的认知歪曲:主要包括①"全或无"思维;②以偏概全,过度泛化,跳跃性地下结论;③对积极事物视而不见;④对事物做灾难性推想,或者相反,过度缩小化;⑤人格牵连;⑥情绪化推理。

(2)识别各种心理障碍具有特征性的认知偏见或模式,为将要采用的特异性认知行为干预提供基本方向。

(3)建立求助动机。

(4)计划治疗步骤。

(5)指导患者广泛应用新的认知和行为,发展新的认知和行为来代替适应不良性认知行为。

(6)改变有关自我的认知:作为新认知和训练的结果,患者重新评价自我效能。

3. 治疗过程

(1)识别自动性想法。

(2)识别认知性错误。

(3)真实性检验(或现实性检验)。

(4)去注意。

(5)监察苦恼或焦虑水平。

(6)认知自控法。

(五)表达性艺术治疗

1. 概述　表达性艺术治疗又称为表达性治疗或简称为艺术治疗,是将艺术创造形式作为表达内心情感的媒介,促进患者与治疗师及其他人交流,改善症状、促进心理发展的一类治疗方法。其基本机制是通过想象和其他形式的创造性表达,帮助患者通过想象、舞蹈、音乐、诗歌等形式,激发、利用内在的自然能力进行创造性表达,以处理内心冲突、发展人际技能、减少应激、增加自我觉察和自信、获得领悟,促进心理健康、矫治异常心理。

表达性艺术治疗包括很多形式,常见的如绘画治疗、戏剧治疗、音乐治疗、舞蹈治疗、沙盘治疗、诗歌治疗、园艺治疗等。

2. 治疗形式　根据不同的理论取向,表达性艺术治疗有多种形式。

(1)舞蹈治疗:利用舞蹈或即兴动作的方式治疗社会交往、情感、认知及身体方面的障碍,增强个人意识,改善个体心智。舞蹈治疗强调身心的交互影响、身体－动作的意义。

(2)音乐治疗:在音乐治疗过程中,治疗师利用音乐体验的各种形式,以及在治疗过程中发展起来的治疗关系,帮助被治疗者达到健康的目的。可分为接受式音乐治疗、即兴式音乐治疗、再创造式音乐治疗等不同种类。

(3)戏剧治疗:系统而有目的地使用戏剧、影视的方法,促进心身整合及个体成长。戏剧疗法通过让被治疗者讲述自己的故事来帮助患者解决问题、得到宣泄,扩展内部体验的深度和广度,理解表象的含义,增强观察个人在社会角色的能力。

(4)绘画治疗:通过绘画的创作过程,让绘画者将混乱、困惑的内心感受导入直观、有趣的状态,将潜意识内压抑的感情与冲突呈现出来,获得疏解与满足,从而达到治疗的效果。

(5)沙盘游戏治疗:采用意象的创造性治疗形式,通过创造和象征模式,反映游戏者内心深处意识和无意识之间的沟通和对话,激发患者内在的治愈过程和人格发展。

(6)其他方法:应用表达性艺术治疗的原理,还可以结合其他的创造性、娱乐性方法,如陶艺、书法、厨艺、插花艺术等,为患者提供丰富多彩的心理帮助。

3. 治疗过程　大多数表达性艺术治疗分为 4 个阶段。

(1)准备期:热身、建立安全感。

(2)孵化期:放松,减少自主性意识控制。

(3)启迪期:意义开始逐渐呈现,包括积极方面和消极方面。

(4)评价期:讨论过程意义,准备结束。

4 个阶段是从理性控制到感受,再到理性反思的过程。

(六)叙事疗法

1. 概述　叙事疗法是受到广泛关注的后现代心理治疗方法,它摆脱了传统上"将人看作为问题"的治疗观念,透过"故事叙说""问题外化""由薄到厚"等方法,使人变得更自主、更有动力。

现代主义者崇尚"客观"的事实真相,而后现代主义者则相信"主观"的事实真相,也就是说事实真相会随着使用的观察历程的不同而改变,事实真相取决于语言的使用,并且大部分受到人们所处的背景环境的影响。

2. 操作方法　叙事心理治疗涉及的方法和策略很多,这里列举主要的几种。

(1)故事叙说——重新编排和诠释故事。叙述心理治疗主要是让当事人先讲出自己的生命故事,以此为主轴,再透过治疗者的重写,丰富故事内容。面对日常生活的困扰、平庸或是烦闷,把自己的人生、历史用不同的角度来"重新编排",成为一个积极的、自己的故事。这样或许可以改变盲目与抑郁的心境。

(2)问题外化——将问题与人分开。把贴上标签的人还原,让问题是问题,人是人。如果问题被看成是和人一体的,要想改变相当困难,改变者与被改变者都会感到相当棘手。问题外化之后,问题和人分家,人的内在本质会被重新看见与认可,转而有能力与能量反身去解决自己的问题。

(3)由薄到厚——形成积极有力的自己观念。在消极的自我认同中,寻找隐藏在其中的积极的自我认同。叙事心理辅导采用的是"由单薄到丰厚"的策略。叙事疗法认为,当事人积极的资源有时会被自己压缩成薄片,甚至视而不见。如果将薄片还原,在意识层面加深自己的觉察,这样由薄而厚,就能形成积极有力的自我观念。

四、东方心理治疗技术

(一)正念疗法

1. 概述 正念直译为心智觉知,是以一种特定的方式去留心和注意,即有目的地觉察、活在当下及不做任何评判。

正念源于佛教禅修,由卡巴金等改良和整合为当代心理治疗中最重要的概念和技术之一,并以正念为基础诞生了正念减压疗法(MBSR)、辩证行为疗法(DBT)、接受实现疗法(ACT)、正念认知疗法(MBCT)等一系列心理疗法。

由威廉姆斯等提倡的正念认知疗法被称为认知疗法的第三次浪潮。

2. 时间安排 正念减压疗法是连续 8～10 周的团体训练课程。患者每周参与一次为时 2.5～3 小时的课程,学习及实际练习正念方法,并以正念面对、处理生活中的压力与疾病。

3. 操作方法

(1)坐禅:观察随着呼吸而产生的腹部起伏运动,或者意守鼻端,观察鼻端与呼吸接触的感受;当任何妄想、情绪出现时,禅修者只是觉察它,然后将注意引回到腹部起伏的运动或鼻端;当疼痛出现时,鼓励患者观察身体的疼痛。

(2)身体扫描:患者平卧或采用太空人卧姿,引导注意力依序观察身体不同部位的感受,从左足趾开始,最后至头顶。面对妄想与疼痛的策略,与坐禅时相同,但观痛时,偶尔带有观想的技巧(如观想疼痛随着呼吸离开身体)。

(3)正念瑜伽:正念修行结合哈达瑜伽,教导患者在练习哈达瑜伽的同时,观照当下的身心现象。

(4)日常正念:除上述 3 种主要方法外,还鼓励在日常生活中培育正念的技巧。

(二)森田疗法

1. 概述 森田疗法是由森田正马创立,主要治疗"神经质症"(大致包括当今分类中的焦虑症、恐惧症、强迫症、疑病症、神经症性睡眠障碍等),森田疗法也是一种人生态度。

森田认为发生"神经质症"的人都有疑病素质。他们对身体和心理方面的不适极为敏感。而过度敏感的感觉又会促使进一步注意体验某种感觉。这样一来,感觉和注意就出现一种交互作用。森田称这一现象为"精神交互作用",认为它是神经质产生的基本机制。

2. 治疗原则 森田疗法提倡"接纳客观,为之当为",其治疗原则就是"顺其自然",就是接受和服从事物运行的客观法则,它能最终打破神经质患者的精神交互作用。而要做到顺其自然就要求患者在这一态度的指导下正视消极体验,接受各种症状的出现,把心思放在应该去做的事情上。这样,患者心理冲突就排除,痛苦就减轻了。

3. 操作方法 森田疗法分住院治疗和门诊治疗两种方式。症状较轻的患者可以阅读森田疗法自助读物,坚持日记,并定期到门诊接受医师的指导,症状较重者则需住院治疗。住院治疗分为 4 个阶段。

(1)绝对卧床期(4～7 天):要求患者绝对卧床,禁止患者做任何事情,患者会有无聊的感觉,总想做点什么。

(2)轻作业期(3～7 天):除可轻微劳动外仍然不能做其他事情,但开始让患者写治疗日记。

(3)重作业期(3～7 天):患者可开始读书,让他努力去工作,以体验全心投入工作及完成工作后的喜悦。

(4)社会康复期(1～2 周):为出院准备期,患者可进入一些复杂的实际生活。

(三)内观疗法

1. 概述 内观疗法是指由吉本伊信提出,具有环境与操作的特定要求,回答内观三项目的提问,对自己人生经历中的基本人际关系进行回忆,从而洞察自己的人际关系,对自己的历史进行验证,改变自我中心主义意识的一种心理治疗方法。

2.内观环境   面向墙壁,保持放松的姿势,坐下。为了遮断心理上和视觉上的隔离,可以在屋里的一个角落,用屏风围起来,隔出独立的 2m² 左右的小空间。空间墙壁无饰物,有桌椅、笔纸、水杯、钟表等治疗所需物品。内观者坐在中间,要保持安静,可以躺着,也可以闭眼,也可以睁开眼。设定孤独的、自己静静地面对自己的情境。

3.操作方法

(1)内观要求:每天上午 6 时起床,至晚上 10 时就寝为止,连续实施 16 小时的内观(洗澡、上厕所以外的全部时间。严禁收听收音机、看电视、读书、与别人交谈。除非紧急事件不能打电话。三餐送到内观屏风内,边内观边用餐)。

(2)内观对象:为自己最亲近的若干人(如父母、长辈、兄弟或姐妹、老师或领导、朋友、配偶、子女等)。

(3)内观时段:调查次序是按年龄顺序,从幼年时代直到现在。每 3～5 年作为一个内观时间段从远到近依次回忆。

(4)内观主题:回忆内容围绕以下 3 类实际已发生过的具体生活事件。①对方(母亲)为我做过事情;②我为对方(母亲)做过哪些事情;③我给对方(母亲)添麻烦的事情。

(5)内观督导:指导者每隔 1.5～2 小时与内观者"面接"(晤谈)一次(5～10 分钟),了解内观情况并进行指导,每天晤谈 7～8 次。

五、中国心理治疗技术

中国心理治疗技术指在中国传统文化基础上融合现代心理学原理和技术,在相应的文化群体中有成功应用经验的某些心理疗法,以及一些基于传统的或创新的心理学原理开发的治疗技术。

(一)认知领悟疗法

1.概述   认知领悟疗法又称"中国式心理分析""钟氏领悟疗法",是钟友彬在精神分析疗法基础上提出,是通过解释使求治者改变认识,得到领悟而使症状得以减轻或消失,从而达到治病目的的一种心理治疗方法。

认知领悟疗法的治疗原理,是把无意识的心理活动变成有意识的,使求治者真正认识到症状的意义,以得到领悟,症状即可消失。

2.操作方法   采取交谈方式,每次时间为 60～90 分钟,疗程由双方商定,可相隔几天、1 周或更长时间。会见最好单独进行,每次会见后,要求求治者写出对施治者解释的意见,并结合自己对病情的体会提出问题。

初次会见时,让求治者或家属,叙述症状产生和发展的历史及其症状的具体内容,以评估病情。如果属于适应证,即可进行初次讲解,说明他的病是可以治好的;如果初次会见时间许可,可直接告诉求治者,他的病态情绪和行为的根源是在幼年时期形成的。病态实际上是用幼年的方式排除成年人的心理困难或满足成年的性欲望,是幼年时期恐怖情绪的再现等。解释的内容因诊断不同而略有出入。

在以后的会见中,用较多的时间引导求治者并和他一起讨论分析症状的性质,让求治者充分领悟症状大都是幼稚的、不符合成年人思维逻辑规律的感情或冲动,其症状表现是以幼年的方式来解决成年人的问题。在这一过程中,具体的解释要结合患者的实际情况。

(二)道家认知治疗

1.概述   道家认知治疗也称为"ABCDE 技术",是杨德森、张亚林将道家哲学思想为核心内容,借鉴合理情绪治疗(RET)形式,通过改变患者的认知观念和调整应对方式来调节负性情绪、矫正不良行为和达到防病治病的目的。

2. 操作程序与方法　可分为 5 个基本步骤。

(1)评估目前的精神刺激因素(A)。

(2)调查价值系统(B)。

(3)分析心理冲突和应付方式(C)。

(4)道家哲学思想的导入与实践(D)。指导患者研习《32 字诀》,并与其现实事件或处境相结合:①利而不害,为而不争;②少私寡欲,知足知止;③知和处下,以柔胜刚;④清静无为,顺其自然。

(5)评估与强化疗效(E)。

3. 标准疗程　分 5 次完成,每次 60～90 分钟,每周可安排 1～2 次。

(三)心理疏导疗法

1. 概述　心理疏导疗法是鲁龙光整合了中国传统文化、认知行为疗法、现代医学及控制论、信息论、系统论的思想,对于治疗强迫症、恐惧症、抑郁症及性心理障碍、心身疾病等有显著效果。

2. 治疗原则

(1)以辩证唯物主义和历史唯物主义为原则:实事求是,从患者的实际出发,详细地了解资料,具体地进行分析,反映历史的真实,通过临床实践,不断地总结并上升为理论。再运用于临床治疗,使之接受实践的检验,不断完善理论,使理论和实践密切地结合起来,逐步分析和解决临床实践中的新问题。

(2)以中国传统文化和古代心理疏导的思想及方法为主导:主要特点是让患者将认识与行动相结合,调动治疗能动性,积极地实现病理心理转化。

(3)以控制论、信息论、系统论为基础:此三论是心理疏导治疗的"三位一体"的支柱。心理疏导治疗系统在理论上可以归纳出一个信息和控制科学的模型,主要由医师、信息、患者 3 个要素构成,以社会信息——语言作为治疗的基本工具,其治疗控制原则主要是信息的转换和信息反馈。

3. 治疗模式　不知→知→认识→实践→效果→再认识→再实践→效果巩固。这种治疗是一个循环往复、逐步深入的认知过程。

(四)内观认知疗法

1. 概述　内观认知疗法是李振涛、毛富强在内观疗法基础上整合贝克认知疗法,按照内观三主题回忆亲身经历的生活事件,多角度观察和感受重要人际关系,重温满足、感动和愧疚等情感体验,动摇执着的自我中心意识,对非理性认知进行觉察和矫正,使主观与客观趋于和谐,心灵得到洗涤和升华的一种心理疗法。

2. 操作方法　标准疗程为 7 天,每天 9 小时,共 63 小时。治疗过程包括导入、内观、认知和总结几个部分,内观和认知两者时间比例为 6∶1。

(1)静心阶段(进入情境):遮断外部刺激的封闭空间是提供一种环境,主要目的还是让内观者浮躁的心逐渐安静下来,能够开始回忆过去和观照内心。

(2)专注阶段(重温自我):努力保持注意力,并将注意力集中到规定的回忆内容上来。在回忆事件时,重温自己当时的想法和感受。

(3)动情阶段(换位感受):不同内观主题时伴随出现不同的情感体验,是心理治疗起效的标志。尽量站在当时对方的立场,体会其当时的想法和感受。

(4)感悟阶段(察觉感悟):情绪和认知存在相互加强的关系,健康情绪会激发理性认知的回归,克服心理阻抗,识别和捕捉心理治疗过程中出现的感悟和收获。

(5)认知阶段(认知矫正):通过在内观基础上,整合贝克认知疗法,对内观的感悟进行提炼,使之更加系统和清晰。觉察自己的自动式思维,进行真实性检验,识别非理性认知类型并进行矫正。

(五)平衡心理治疗

1. 概述　平衡心理治疗(balancing psychotherapy,BPT)是一种建立在东方哲学体系上的,整合了精神分析、认知疗法、行为疗法、叙事治疗及积极心理学等多种心理治疗流派的治疗取向。通过正念冥想、催眠、音乐治疗、沙盘游戏治疗、舞蹈治疗、虚拟现实治疗、认知行为治疗、积极心理治疗、生物反馈、团体平衡心理治疗等多样化的方式,帮助患者纠正不正确的认知信念并导入积极的行为方式,减少患者的烦恼,改变患者的心身症状,最终达到实现心身平衡状态即治愈患者的目的。

2. 治疗原则

(1)运用平衡学的相关理论,以"度的掌握"和"关系的协调"为核心。

(2)从病因学角度将平衡从宏观到微观分为 4 个层次,对心身相关障碍患者心身症状的成因进行深入剖析(图 9-1)。

第一层次的平衡:个人-家庭-社会的平衡(图 A)。

第二层次的平衡:身-心-灵的平衡(图 B)。

第三层次的平衡:知-情-意的平衡(图 C)。

第四层次的平衡:单胺递质的平衡(图 D)。

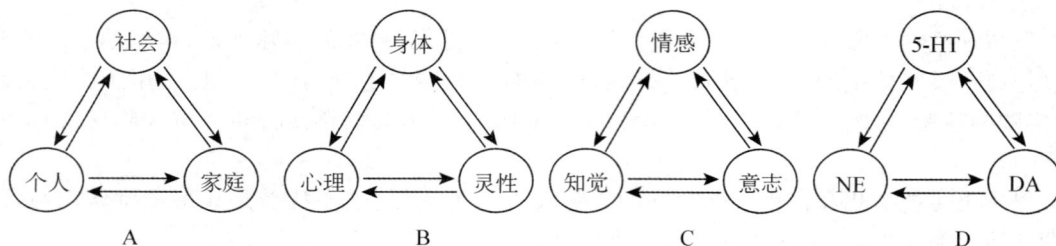

图 9-1 平衡的 4 个层次演示

5-HT.5-羟色胺;NE.去甲肾上腺素;DA.多巴胺

(3)BPT 在临床实践中,常采用的平衡法则有以下 4 种:①将不如意变成如意;②扬长避短,另辟蹊径,另造一个大如意;③从不如意中找出如意;④"不化解"。

3. 操作程序与方法　平衡心理治疗可分为团体治疗、个体治疗和家庭治疗 3 种类型,均大致包括以下 6 个步骤的操作流程,顺序并非固定不变,可以相互融通,动态调整。

(1)平衡奠基石:①建立信任关系;②治疗关系建立时的破冰效应;③了解基本情况。

(2)平衡领悟会:①体验情绪与表达情绪,任由情绪能量自然地流动与消耗,寻找症状的成因。②讲述平衡概念、讲故事(成功案例、哲理故事)、解读平衡箴言,通过生动的叙述,启发来访者领悟自己心理问题的症结所在。

(3)平衡症状分析:①具体分析;②剖析失衡原因;③提高患者自信。平衡式的人生主要包括 6个方面,即家庭、事业、财富、朋友、健康和成长,6 个方面的重要程度一致,缺少任何一方面,都可能导致身心的失衡。

(4)平衡心得志:患者需要完成家庭作业,填写平衡反馈单来进行有效的心理训练,建立治疗目标,梳理治疗心得,加深自我分析,表达治疗信心。

(5)平衡放松术:①动态放松术,包括太极拳、瑜伽、平衡保健操等;②静态放松术:包括生物反馈训练、听息、冥想、自我催眠等。

(6)平衡互助谈:发挥团体治疗的优势。

六、特殊心理治疗技术

(一)家庭治疗

1. 概述　家庭治疗是基于系统思想,以家庭为干预单位,通过会谈、行为作业及其他非言语技术消除心理病理现象,促进个体和家庭系统功能的一类心理治疗方法。家庭治疗有多种流派,例如,策略式或行为家庭治疗、结构式家庭治疗、精神分析、系统式家庭治疗及家庭系统治疗等。

家庭治疗的主要观点是:家庭是由互相关联的个体和子系统,以复杂方式自我组织起来的开放系统和因果网络。患者的异常心理及行为与生理功能、人际系统处于循环因果关系之中。它们不仅是作为后果发生于个体内部的过程,还受到人际系统内互动模式的影响,而且其本身也是对于系统过程的反应或干预调节。

2. 治疗过程

(1)澄清转诊背景,重点评估以下方面特点:①家庭动力学特征;②家庭的社会文化背景;③家庭在其生活周期中的位置;④家庭的代际结构;⑤家庭对"问题"起到的作用;⑥家庭解决当前问题的方法和技术;⑦绘制家谱图,用图示表现有关家庭信息。

(2)规划治疗目标与任务,旨在引起家庭系统的变化,创造新的交互作用方式,促进个人与家庭的成长。

(3)治疗的实施:每次家庭治疗访谈历时 1～2 小时。两次座谈中间间隔时间开始较短,一般为 4～6 天,以后可逐步延长至 1 个月或数月。总访谈次数一般为 6～12 次。

3. 言语性干预技术

(1)循环提问。

(2)差异性提问。

(3)前馈提问。

(4)假设提问。

(5)积极赋义和改释。

(6)去诊断。

4. 非言语性干预技术

(1)家庭作业:为来访的家庭布置治疗性家庭作业。常用的有①悖论(反常)干预与症状处方;②单、双日作业;③记秘密红账;④角色互换练习;⑤厌恶刺激。

(2)家庭塑像、家庭"星座",以及其他表达性艺术治疗技术。

(二)团体心理治疗

1. 概述　团体心理治疗是在团体、小组情境中提供心理帮助的一种心理治疗形式。通过团体内人际交互作用,促使患者在互动中通过观察、学习、体验,认识自我、探讨自我、接纳自我,调整和改善与他人的关系,学习新的态度与行为方式,发展生活适应能力。

团体治疗的理论依据有多种,如心理动力学理论、系统理论及认知-行为治疗理论。

现代团体治疗主要有 3 种:心理治疗、人际关系训练和成长小组。心理治疗的重点是补救性、康复性的,组员可以是患者,也可以是有心理问题的正常人。社交行为障碍明显者,以及治疗师担心个别治疗会加剧患者依恋的情况,比较适合团体治疗。后两种团体是成长和发展性的,参加者是普通人,目的是为了改善关系,发挥潜能,自我实现,广泛应用在医院及其他场所,适于不同的人参加。

2. 形式和目标

(1)治疗形式:由 1～2 名心理治疗师担任组长,根据组员问题的相似性组成治疗小组,通过共同商讨、训练、引导,解决组员共有的发展课题或相似的心理障碍。团体的规模少则 3～5 人,多则 10 余人,活动几次或 10 余次。间隔为每周 1～2 次,每次时间为 1.5～2 小时。

(2)治疗目标

1)一般目标:减轻症状、培养与他人相处及合作的能力、加深自我了解、提高自信心、加强团体的归属感、凝聚力等。

2)特定目标:每个治疗集体要达到的具体目标。

3)每次会面目标:相识、增加信任、自我认识、价值探索、提供信息、问题解决等。

3. 治疗过程 团体心理治疗经历起始、过渡、成熟、终结的发展过程。团体的互动过程会出现一些独特的治疗因素,产生积极的影响机制。

(1)起始阶段:定向和探索时期,基本任务是接纳与认同。

(2)过渡阶段:协助组员处理他们面对的情绪反应及冲突,促进信任和关系建立。

(3)成熟阶段:探讨问题和采取有效行为,以促成组员行为的改变。

(4)终结阶段:总结经验,巩固成效,处理离别情绪。

4. 组长职责 ①注意调动团体组员参与积极性;②适度参与并引导;③提供恰当的解释;④创造融洽的气氛。

5. 操作技术

(1)确定团体的性质,如结构式还是非结构式,小组是开放式还是封闭式,组员是同质还是异质。

(2)确定团体的规模。

(3)确定团体活动的时间、频率及场所。

(4)招募团体心理治疗的组员。

(5)协助组员投入团体。

(6)促进团体互动。

(7)团体讨论的技术,例如,脑力风暴法、耳语聚会、菲力蒲讨论法、揭示法。

(8)其他常用技术,尤其是表达性艺术治疗的方法。

(毛富强)

第 10 章

巴林特小组——医务人员心身医学基本技能

米歇尔·巴林特(Michael Balint,1896－1970)是位匈牙利精神分析学家,他强调处于医学核心的永远是职业化的医患关系。他所倡导的巴林特小组是一种着重关注医患关系的案例学习,从不同角度对医患关系进行思考,从而允许医师获取他人的观点,并察觉无意识的干扰因素,以及他自己对这个问题的影响。这些新观点使医师更好地理解自己和患者,并为更满意的治疗过程提供动力。以"病人为中心",通过提供优质高效的整体医疗服务,使患者在躯体和心理上得到全方位的关怀和治疗。巴林特小组就是这样通过建设职业化医患关系能力,来提升心身医学整体认识,开拓面向未来的诊疗途径,体验心身整体关注的成就感,从而对医师的人格发生"细微且重要的变化"。

第一节　巴林特先生的心身医学观点

一、起源

巴林特小组产生的理论背景是在批判与继承弗洛伊德本能模式的基础上所创建和发展起来的客体关系。"二战"期间欧洲精神分析学家大量地流入英国,极大地促进了精神分析的理论发展,也为创立巴林特小组提供丰富的理论资源。

巴林特先生 1919 年开始跟随世界上首位精神分析领域教授费伦茨(Ferenczi,1873－1933)学习,并继承和发展了费伦茨的精神分析思想。1925 年他在内科工作时,对表现为心身症状的患者开始心理治疗——"谈话疗法",由此开始了对心身医学的研究。同时他也希望巩固自己作为"心身医学先驱"的地位。1945 年他组织了"关于医疗实践中心理问题的讨论会",其目的是让全科医师了解除器质性因素外,精神因素在疾病症状中也发挥着作用。

20 世纪 50 年代,人们刚刚经历了战争中的创伤,同时作为城市化的结果,"很多人失去了他们赖以生存的根基和彼此之间的联系,个人变得越来越自立甚至孤独,许多精神和情绪方面的压力伴随躯体方面的张力同时出现,他们选择到自己的医师那里去抱怨就成了一个可能的、而且实际上是最为频繁使用的出口",并且"在这里,医师对待患者的态度十分关键"。这就意味着:首先所有的医师都必须仔细地倾听患者关于躯体症状的述说,并予以理解。他们小心地处理和解释这些信息,并尊重症状背后可能的内心冲突。其次,医患关系黏着于躯体症状而不探求内心的冲突,并都在寻找一个适当的生理疾病并予以一致认同。心身疾病因此可能慢性化,而内心冲突则始终隐藏着。

巴林特先生说:"因为他们所接受的训练,医师在可能的疾病中通常都会优先选一个躯体疾病。因为他们对躯体疾病更了解,他们学了更多也知道更多的躯体疾病,用躯体疾病表达他们的发现也更容易、更准确。这一自动化的反应可能导致更多的专科检查,开更多不必要的药物。"同时他也说:"相反的危险也存在。医师可能倾向于将所有的躯体症状放到一边,而钻进他所认为的心理根源去。

这种诊断或治疗方法意味着医师努力将症状从患者那里拿走,同时逼着他有意识地面对可能导致了症状的痛苦问题。换句话说,患者被迫要用很多严重的精神折磨去交换这些优先的症状,而这些精神折磨本是他通过更容易接受的躯体折磨而逃避了的。"这段话写于 1955 年,时至今日,类似情形没有得以改善,甚至愈演愈烈。前国际巴林特联盟主席 Otten 常常扪心自问:"对那些我已经解决了其躯体症状的患者,我能给予他们什么?"

巴林特先生以小组讨论的方式在对全科医师进行精神分析临床督导过程中,以生物-心理-社会模式下应用精神分析的眼光去理解疾病的发生与发展,提出了许多心身医学方面的重要观点。这一讨论过程逐渐固定,创建了一种特殊的培训模式——巴林特小组。1957 年他的经典著作 *The Doctor, His Patient and the Illness* 发表,这本书后来被赞"改变了英国医学面貌"。此书通过提供 28 个生动而细致的案例来指导全科医师如何进行有效的精神分析治疗,这也代表性地印证了他所强调的医患关系和治疗技术。因此,巴林特小组已成为医学领域中宝贵的文化遗产。

二、发展

巴林特以其极具创造性的精神分析理论和治疗技术,引领了精神分析治疗领域的一场新运动——国际巴林特运动。随着巴林特运动影响力的逐渐扩大,继 1969 年在伦敦成立第一个巴林特协会后,欧洲许多国家都纷纷组建巴林特协会,其任务是传播医患关系的重要性和心理知识的必要性。1975 年成立国际巴林特联盟(International Balint Federation, IBF),从组织机构上确立巴林特及巴林特小组活动的国际地位和影响力,确保巴林特运动与研究的国际交流与合作得以顺利有序地开展。其中德国可能是世界上巴林特运动开展得最为成功的国家。2005—2008 年上海同济大学和德国弗莱堡大学心身医学科联合开展"Asia—Link"国际心身医学合作培训项目,由此巴林特小组这一工作方法在中国落地生根。近年来,通过复旦大学附属中山医院、上海精神卫生中心、北京协和医院、广东精神卫生中心等单位举办培训和督导,并开展相关科研活动,同时把传统价值观整合到现代医学中,巴林特小组迅速在中国扩大影响。2011 年中国巴林特联盟正式成立,其宗旨:推进和发展巴林特小组活动,提高广大临床工作者的自我服务能力。并于 2012 年以国家成员身份正式加入 IBF。

第二节 巴林特小组的工作方法

一、巴林特小组的基本心理动力学假设

巴林特小组的基本假设为:大多数心理过程是在潜意识的层面,通过反馈和想法可以表达出来,经受这种矛盾的感觉是重要的;描述时所遗忘和逃避的内容有决定性意义;儿童时期的经历是重要的;患者的行为和感情会影响医师的思想、感情和行为。就像语言可以有很多意义一样,患者的描述和疾病症状也有很多层面,彼此不是互相排斥的。所以,巴林特说:"帮助医师对医患互动时患者脑海中的意识层面和潜意识层面内容和想法更加敏感"。巴林特小组不是要把医师培养成二流的精神科医师或心理治疗师,而是让他们通过参加小组活动来提高对医患关系中情绪内容的敏感性和自我意识,进而提高其专业水平。

二、巴林特小组的理论

巴林特小组的基本理论是"the doctor, drug",也就是说医师对患者的倾听和关心可以起到类似药物的作用。协和医院魏镜教授对这句话有更为升华的体会:"医师开给患者的第一种药是自己。""不是第一次在医学史中的这种讨论让人们知道,医师最通常所使用的方子,并不是医疗或是药物起决定作用,而是医师在写它时的方式方法,带给医学的整个气氛。"巴林特同时也问:"为什么医师尽

管专业地书写方子,但却没有达到预期的效果?"所以他要求医师对不同的医患关系保持敏锐的洞察力,能认识到患者将以往的经验带到了医患关系中去。所以说"医师-药"的隐喻说明患者不仅仅对药物做出反应,同时还对医师本人、医师所提供的氛围及医患沟通的意义做出反应。简而言之,巴林特小组就是以小组的方式来研究"医师的药理学",包括"医师的作用及一些不想要的作用"(Balint,1957)。

三、巴林特小组的设置和操作

一个巴林特小组由 8～12 个成员组成,成员可以是来自各科室的医务工作者。组长是由具有巴林特小组经验的医师担任,其能胜任巴林特小组的督导工作,并将医患关系的基本假设付诸实施。小组成员定期规律会面,一次约持续 1.5 小时。所有参与者坐成一圈,每次活动讨论 1 个案例。整个过程着重关注医患关系,探索医患关系层面被忽视的部分。理想状态下,一个巴林特小组应拥有固定的成员,大家连续、全程参加这个小组的工作,成员都有机会作为案例提供者并可以提供正在进行中的临床案例。

巴林特先生相信人类所有的疾病和痛苦,生物、心理的只有在其关系之中才可以理解。所以巴林特小组首要任务是促进对于医师和患者之间关系的理解和思考。讨论的案例由组长邀请,在小组中自发产生,通常是那些令医师有着强烈感受的患者或医患情形。案例报告是自发的;报告当前与我们持续存在关系的患者的案例将更有帮助;患者使我们产生强烈的感受,如沮丧、烦躁、困惑、绝望、痛苦、愤怒、怨恨、内疚;我们害怕去见的,或者已经离开却让我们感到尚未完结,或对其无能为力的患者;令人难以入眠的患者;或者被我们"带回家"的患者。

巴林特小组工作流程:第一步,由组长强调小组基本原则,即保密、界限、负责、守时。然后询问小组成员谁愿意叙述 1 个自己在临床工作中与患者之间沟通互动的案例,如有多名组员要求发言,分别简介自己的案例,由全体组员举手表决。第二步,由提供案例的组员描述与该患者的沟通过程、存在的问题及困扰,报告完毕,其他成员可以询问他们希望了解的相关细节问题,由案例报告者根据实际情况予以回答。第三步:经过安静思考片刻后,小组成员自由阐述自己的内心想法、躯体感觉等,以及在讨论过程中的想法改变,该阶段案例提供者仅仅是倾听,暂不做发言或反馈。第四步,邀请案例报告者回来并总结发言,根据所有成员的发言重新认识之前没有发现的问题,总结对自己触动最大的发言;最后由组长总结,结束本工作流程,并感谢案例报告者。

小组实践中"思考活跃自由"地开展讨论,目的是多维度、多视角地观察问题所在,增加医师的自我觉察能力,帮助他知晓自己的态度,并促使其改变。一旦他能深入洞察自己潜意识的和前意识的反应,他就能更好地感知困扰患者的心理压力和社会压力,进而选择更有利于治疗的方法。医师的思想、感觉和躯体感觉借助巴林特小组进行关系分析,报告者得到一种新的观念和方式,因此盲区被点醒。他认识到他对患者的作用及行为模式,可以再现医师和患者之间的关系。因此也发展了一种改变医患关系的新的想法。

四、巴林特小组的关注点和对组长的要求

巴林特小组讨论医师和患者之间的关系,并试图知道发生了什么。这种唤起医师感情的患者是非常重要的,可以重现在当下的报告人和小组成员之间。这种移情和反移情的呈现,有助于医师对患者及医患关系的理解。小组内所有的讨论都是保密的。巴林特小组并不告诉医师"如何做",也不仅仅是提供支持,也不提供简单的答案,它为医护人员提供了一个安全的环境来表达自己的情感。

研究发现,专业的组长培训能够提高临床医师带领巴林特小组工作的能力;精神/心理专业背景和非精神/心理专业背景的医疗工作者都具有良好的巴林特小组组长潜能。IBF 对组长的要求是:①小组长应具备适当的基础培训;②小组长应有之前参加巴林特小组的经验;③小组长应和有资质的小组长一起工作过足够长的时间;④小组长应对医患关系有理解;⑤小组长应接受适当的督导,鼓

励参与者开放和自由地表达想法、感受和疑惑。

巴林特小组的组长需要创造一个安全的小组氛围及接纳和信任的环境,通过建立并维护小组规则,全面构建并掌控小组;人格方面要灵活、具有好奇心、容忍不确定性,对报告者和患者都能共情,有能力塑造小组的行为。必要时也代表患者说话,让组员认识到患者可能受到的伤害;引导成员思考有关医患沟通的问题,鼓励反思、共情和同情。通过适当澄清,以"棱镜效应"联结成员的相互作用,从而形成系统的观点(表 10-1)。

表 10-1　巴林特小组组长对小组成员的问题

您认为患者当时感受如何
患者是个什么样的人
您对他的生活状态、目前家庭和原生家庭有哪些了解
这位患者勾起了我们的什么感觉
这位患者如何让医师满足了他的需求? 有什么可能性? 反过来呢
患者和他所处的环境之间存在哪些潜在的"适应不良",是如何反映出来的
您觉得患者怎么看他的医师? 他把医师看成什么
为什么医师在这种场景下那么做? 他希望通过这个行为实现什么
患者在跟医师的关系中是否缺失什么? 可能在他的生活中也缺失了什么

五、巴林特小组的实质

巴林特小组不是支持性小组,不是治疗性小组,也不是案例讨论小组,而是专注于医患关系,重点解释医师提出的日常工作中当下情景的各种具体事件或情况,注重提高医护人员倾听和共情能力。巴林特小组实质是认知与情感的学习。小组讨论为医师创造了一个持续的学习环境,让他们有机会通过反复的探索和验证来获得新的认知学习,发展正确的心身医学基本技能,即能意识到情绪因素对疾病成功治愈的干扰作用及情绪因素和人格类型对医患关系的影响。

小组成员对各种不同观点持有真诚、尊重和支持的态度,并且形成小组的凝聚力和彼此间的信任感,以及对小组活动内容的保密。在这样的开放自由、平等友好的讨论氛围中,案例报告者被小组友好地接受。同时,他也意识不到此刻他代表的是患者,而小组则在无意识中扮演着医师的角色。这是一个平行进程,是医患关系的再现。对这一内在联系的认知将对医师产生极大的教育意义。所以,通过长期有规律地参与巴林特小组,医师获得在医患关系中对自己感觉的认知及理解患者内心感受的技能,从而促使其更精确、更能共情地理解医患关系和难以相处的患者。巴林特小组的最终目的是帮助医师认识和理解患者疾病的心理方面,使其能够更好地认知和帮助患者,为他们提供有效的支持。

巴林特小组工作常用技术和方法——"fishbowl(金鱼缸)"和雕塑。"金鱼缸"作为一种在大的团体中呈现巴林特小组活动的方式,主要是对巴林特小组的操作过程进行示范、学习和观摩。按照"金鱼缸"方法,所有在场者分为两部分:一部分是内圈的巴林特小组,另一部分为外圈的观察者,其情形如同"金鱼缸"中的金鱼和周围的观看者。内组成员对案例进行工作,外组成员感受内组氛围,并有自己的宝贵体验。

雕塑技术(表 10-2)作为新颖元素是巴林特小组工作常用技术之一。通过雕塑这样一种非语言形式的系统性视角,了解一个复杂的系统和其中的人际关系及其动力。让小组成员在不同的雕塑状态下的感受所扮演角色的内心体会,并去观察、倾听、感受哪些对您是重要的想法和改变,从而展开关于医患关系的讨论。改变的不是现实,而是案例提供者的内心图像。这样的话,隐藏的冲突在情绪上变得易于觉察;也能感知到可能的解决方案的线索。

表 10-2　雕塑流程

1. 案例提供者讲述他的案例,提出困扰的问题
2. 通过提问回答澄清问题,小组成员决定做雕塑
3. 案例提供者命名人物、机构、客体,对治疗关系有影响的人物
4. 案例提供者在小组成员挑选在雕塑中代表人物、机构、客体及症状
5. 案例提供者构建雕塑
6. 从远处观察整个场景
7. 决定访问的次序
8. 角色扮演者体会角色感受和改变愿望
9. 形成新的雕塑
10. 变化后再次采访
11. 脱离扮演角色
12. 再回到小组讨论

第三节　巴林特小组的心身医学意义

一直以来,医师只是根据其对患者病情的判定来决定诊断和治疗,患者有时仅仅被视为一个医疗的对象。长此以往,这必然引起不满和失望。患者的需要可能并未用语言表达出来,这需要医师必须通过观察研究,甚至凭直觉来发觉。要满足这类患者并不意味着仅仅满足患者表达出来的愿望,而是要实现更深层的,通常是无意识的需要,对这类需要的阐释需要复杂而精湛的技术。而探讨这些需要和满足的医学正是"以病人为中心的医学",这一术语由 Michael Balint 所创(Phillip Hopkins,1972)。

然而,巴林特又说:"总的来说,医师更愿意使用从他们的会诊老师那里学到的标签去诊断躯体疾病,而不愿去诊断整个人格层面的问题。正如我们已知的,这一现象的原因有数个。首先,确实没有一套可用的术语来描述非精神病性患者的人格问题;实践中可用的寥寥可数,例如歇斯底里、强迫、神经症、焦虑、抑郁等。得到这一类诊断几乎不需要任何专业技巧。真正的诊断可直接将医师导向一个或多或少的合理治疗,但人格问题的诊断几乎未能有此作用。另外,还有这样的信念:躯体疾病比人格问题更重要。"

同样如此,在当代的中国,随着社会的进步和法治的健全,患者的自我保护意识逐渐增强,对健康的要求也不断提高。但中国特殊的文化传统和历史背景下,中国人在面对巨大的精神心理磨难甚至创伤时,不愿意面对和接受,往往以躯体症状的方式所呈现,即躯体化。在每种疾病中,患者的躯体、精神和社会问题都是交织在一起的,心血管疾病也不例外。随着众多高新技术的引入,心血管疾病有了革命性的治疗进步,但患者就医的思维模式却融入了更多的精神心理因素及对环境要求的主动行为。因此,心血管疾病伴发的心身障碍已成为当今困惑心血管医务人员最主要的问题。继"双心"医学提出以后,诸多同道孜孜不倦、殚精竭虑,在医疗实践中尊重个体的感受,寻求行之有效的干预技术来提高患者的生活质量。

为了突破学科发展瓶颈,从大健康、大临床视野来完善"双心"整体体系,在 2016 年第 22 届中华医学会心身医学分会全国年会暨心身医学国际论坛上,成立了中华医学会心身医学分会双心协作学组。该学组通过搭建一个开放而多元的平台,同时以巴林特小组作为心血管医务人员心身医学基本技能,"以病人为中心"进行诊疗实践,更新诊疗思维模式,提高临床实践技巧,尤其是探索适合目前中国国情的"双心"医学发展模式,使患者在躯体和心理上得到全方位的关怀和治疗,从而促使医学更具人性化。

也正如魏镜教授所说:"在生物医学如此发达的今天,我们比以往任何时候都需要心身医学为患

者带来人性的力量和仁心的温暖。"心身医学从医学、心理学、社会学多角度诠释了健康的概念,对疾病的认知从理论到实践提供了新的视角。而巴林特小组则将作为医务人员心身医学基本技能的重要课程,"架起桥梁,将精神分析和动力学思维当作和生物学一样重要的基础整合进入医师培训中"。通过巴林特工作引向心身思考,对心理和躯体疾病予以共同关注,弥合裂痕,应对挑战。倡导人文关怀,推动医学整合,强调以人为本,坚持心身合一,所以这种医患之间的互动作用对治疗的成功具有无可估量的价值。我们也通过分析性思考的方法给复杂带去反思,给互动带去乐趣,通过引向以患者为中心的心身思考,从而走向更愿意关注患者心身健康的良性循环中去。

(毛家亮　王一波)

参 考 文 献

[1] Balint M. The Doctor, His Patient and the Illness[M]. Edinburgh:Churchill Livingstone,2000:303.

[2] Jing W,Otten H,Sullivan L,et al. Improving the doctor-patient relationship in China:the role of balintgroups [J]. Int J Psychiatry Med,2013,46(4):417-427.

[3] 徐萍萍,王艳萍,郭本禹.独立学派的客体关系理论:费尔贝恩、巴林特研究[M].福州:福建师范大学出版社,2010.

[4] HeideOtten 著.曹锦亚,魏镜.译.职业化关系-巴林特小组的理论与实践[M].北京:中国协和医科大学出版社,2015:17-22.

[5] 魏镜.主译.医生、他的患者及所患的疾病[M].北京:人民卫生出版社,2012:1-26.

[6] K Fritzsche,H Otten. Balint Work in China-AnExperienceReport[J]. Balint Journal,2011,12(4):116-122.

[7] 陈华.巴林特小组在继续医学教育中的应用[J].中华医学教育杂志,2010,30(3):457-458.

[8] 陈华,刘文娟,叶尘宇,等.巴林特小组在综合性医院的应用实践[J].内科理论与实践,2011,6(3):184-187.

[9] 王一波,曾军,黄劼婷,等.心内科护士巴林特小组案例的质性分析研究[J].中国心血管病研究,2015,13(12):1147-1150.

[10] 魏镜,唐宏宇.综合医院精神卫生服务基本技能[M].北京:中华医学电子音像出版社,2014.

[11] 陈华,汪浩,吴文源.心身医学基本技能[M].上海:同济大学出版社,2009.

[12] 曹锦亚,史丽丽,赵晓辉,等.职业化医患关系技术(巴林特小组工作)培训需求和推广方向的研究[J].中华医学教育杂志,2014,34(1):119-122.

[13] 曹锦亚,魏镜,史丽丽,等.医学活动中的共情及困难——巴林特工作对促进共情的作用[J].医学与哲学,2015,36(4B):4-7.

[14] 赵建平.巴林特小组及其在中国的发展[J].教育理论与实践,2012,32(12):37-39.

[15] 吴爱勤,袁勇贵.中国当代心身医学研究[M].南京:东南大学出版社,2015:71-75.

[16] 王一波.巴林特小组——心血管医务人员心身医学基本技能[J].医学与哲学,2017,38(6):19-21.

[17] 费长青,苏珊·麦克丹尼尔,迈克尔·维尔盛.熊娜娜,曹锦亚主译.心身医学初级医疗的国际入门读物[M].北京:中国协和医科大学出版社,2016:60-66.

[18] 王一波.职业化医患关系技术——巴林特小组//刘梅颜,陆林,耿庆山.双心医学[M].北京:人民卫生出版社,2016:260-266.

第 11 章

精神药物的合理应用

　　心身医学本身就是一种治疗原则,它将生物医学、心理健康、社会适应等原则结合起来,形成整体医学。为此要加强临床医师对心身相关的认识;熟练掌握心理、躯体治疗的方法,还要加强各科同行的交流与协作。在治疗前,应首先了解病史和心理状态。由于心身疾病的发生、发展、转归及预后等均与心理社会因素有着密切的关系,因此对各种身心疾病要根据不同病种、不同症状和个体的特异性选择施行不同的心理治疗。此外,还应动员其家庭成员、朋友和亲属共同配合完成。

　　由于心身是不可分割的整体,心身双方是通过神经-内分泌-免疫中介相互依存、相互影响的。躯体障碍的发生、发展、转归及预后等均与心理社会因素有着密切的关系,而躯体疾病也对心理产生影响。所以,心身疾病的治疗应遵循以下原则:①心身同治;②躯体(药物及其他)治疗与心理治疗并重;③治疗要抓早、剂量要恰当、疗效要充分;④心理治疗的个性化等。治疗的重点,一般包括减轻患者的抑郁、失望、焦虑、否认、依赖等心理反应,鼓励情绪表达,用新的认知取代旧的不良认知,纠正不良的行为模式。由此,帮助患者减轻或消除其异常心理应激状态及相关躯体症状,促进机体的代谢功能,增强抗病能力等。

第一节　心身相关障碍治疗中精神药物的应用

　　防治心身疾病的主导思想在于提高患者的自控(self-control)能力。所以,理想的药物治疗,应该着眼于帮助患者实现对应激、情感、认知和意志的调控。当然,目前的药理研究还基本处于生物医学模式的强大影响之下,要系统地从以上角度来进行药物分类还有待于从心身医学临床实践中来归纳。中药的药性归类,比较接近这一思路,但是理论体系的不同也是一种隔阂,需要中西医结合的临床工作者创造出一些适合的方剂。

一、药物治疗分期及其非特异性因素

(一)治疗分期

　　药物在心身疾病治疗中可以作为训练患者自控能力的工具,即在药物使用中,由他人(医师)控制过渡到自我控制。简井与中野(1996)将这一过程分为 4 个时期。

　　1. 初期　他人控制期,遵医嘱定期服药(抗焦虑药、抗抑郁药、镇静催眠药、自主神经调整药及中药)。

　　2. 中期　自我与他人联控期,通过生物反馈练习自我控制,伴不定期服药。

　　3. 后期　医师指导下自我控制,学会自我控制,药物在必要时服用。

　　4. 终止期　自理的自我控制,在日常生活情境下自我控制,不用药。

　　药物治疗,应先确定目标,再对症下药。药物作用的目标有:①首选目标为中止躯体症状与神经性焦虑的恶性循环。②药物的给予是对处于应激情境下的患者一种精神支持。③先期投予高效的药物减轻症状,有助于在患者的心目中树立医师的威信。这有利于心理治疗的进入。④药物治疗消

除一些症状,就减轻了心理的消极面,增强了积极因素,实际上就是对心理状态进行了重调定(reset)。⑤对老人用药,剂量要从小量(1/3～1/2 成人剂量)开始,服法应简单,注意个体差异性。其中,①②两点是应用药物治疗的主要目标。

(二)非特异性因素

1. 良好的医-患关系,医师对所用药物的肯定态度,可增强患者对药物的感受。

2. 受教育程度的提高,医疗知识的普及,可提高患者对药物意义的认知和增强遵守医嘱的自觉性,这是药物治疗的心理目标,也是自控能力的提高。

3. 自我保健意识的增强,家庭生活的安定,对于遵守医嘱及自我调整都有重要影响。

二、心理治疗与药物的相互作用

心理治疗时给予药物或对服药的患者进行心理治疗,这种联合是拮抗还是协同?研究的前提是两种治疗必须"标准化"(Elkin 等,1988)。在精神药理学方面,为了获得患者顺从性(是否服药)及药物吸收,机体代谢的有关信息可以通过药物的血中浓度来判定,但心理治疗是很难"标准化"的。因为治疗手段的规定是死的,而治疗进程是灵活的,如 Beck 等(1979)关于抑郁症的认知治疗手册,Kierman 等(1984)关于人际心理治疗(IPT)的说明等。Karasu(1982)提出精神药理学及心理治疗整合的假说:①每种治疗都有不同的效果、作用范围。服药可影响症状及情绪,心理治疗对人际关系及社会适应能力有较大影响。②每种治疗都有不同激活进行的时间标尺,药物作用快速、效应持续短,并可用于预防;心理治疗的效应出现较晚,而持续较长。③每种治疗影响不同的疾病,药物治疗对有限定时间的自主"状态"障碍(autonomous state disorders)有效,而心理治疗有益于长期的"特质"障碍(trait disorder)。

相互作用研究可以为不同形式治疗的不同影响提供时间信息,药物治疗常可以 1 周左右见效,尤其是对睡眠、精神运动性活动,以及食欲等心理生物学功能的调整。心理治疗则需较长时间,主要是对自我功能及维持满意关系的能力。美国国立精神卫生研究所(NIMH)关于用抗抑郁药和心理治疗相互作用结合治疗抑郁症的研究揭示以下不同效应:心理治疗改善抑郁心境并增加患者自我接受(self-acceptance)以及建立满意关系的能力。阿米替林改善抑郁的自主性症状(Kierman 等,1984)。

在很长一段时间内,有几位心理治疗学者认为心理治疗与精神药理学方法是相互排斥的。新的研究方法的引入揭示了相互作用的益处。Kierman(1984)归纳了以下几点。

1. 精神药物治疗对心理治疗的负面影响 由于药物降低患者对心理治疗的动机,使症状回潮。精神性药物使患者代偿性应对策略过快地降低。

2. 精神药物治疗对心理治疗的积极影响 心理治疗可以由精神药物来开始。伴随症状减轻的情绪改善可以提高患者参与心理治疗的动机;有时在进入心理治疗之前患者的自我功能必须稳定。

3. 心理治疗对精神药物治疗的负面效应 心理治疗对精神药物的效应曲线有负性影响。

4. 心理治疗对精神药物治疗的积极效应 心理治疗可以促进患者对药物疗法的顺从性。它可以对患者自我功能发生影响,并继发性影响人际关系及康复过程。

通过综合使用研究,治疗学家希望造成一种叠加的或协同的结果。最好是一种"易化性相互作用"(facilitative interaction)。为此治疗学家就要努力使这两类治疗形式产生一种最适的剂量-效应,这就需要以整合的观点去对待这两种治疗形式。

药物都有它专门的药理特征。然而,除生物学效应外,药物对心理治疗过程的影响从开始的非特异性、非精神性、模糊的心理动觉,通过医-患关系相互作用的学习,使药理学效应成为"精神性",并且可以由患者评定(Knickenberg 及 Meermann,1991)。

有学者曾对心理治疗学家、运用精神性药物的治疗家(通常是精神科医师)及患者进行系统的研究。当主管医师请精神病学专家会诊提供一种必需的药物时,当精神病学家需要专科诊断和躯体治疗方法而请会诊时,或者要请心理学家进行心理治疗时,这一类协作就变得极为需要。有学者称此为"三角治疗"(triangular therapies)。这种临床会诊式的综合治疗的先决条件有二:一是能容忍对自己的方法提出不同的意见;二是对困难的治疗情境,特别是急诊时要掌握的交往技术。Gitlin 提出有关协作的问题:①根据时间、地点及人物而将药物治疗与心理治疗分割开来,这就会减弱整合治疗的影响,并促使患者对另一种治疗模式产生抵制。②自我结构紊乱及原始防御方式的患者可促使过程分离,而所有的体验都可以分成"好的"和"差的"两类。③患者整合不同自我目标及目标部分的能力一开始就可能受到损害。④每一位治疗学家的有限治疗空间会构成问题。例如,当患者希望将重要的治疗资料集中于精神药理治疗学家,他到心理治疗学家处的时间就会有所削减。⑤在急诊情境下的结合,如患者服用过量的精神性药物或有自杀倾向,那么两位治疗学家之间并与患者一起讨论这种情境时就会产生治疗问题。

三、精神性药物对医-患关系的干预

Balint M 等(1970)研究"医师就是药物"(doctor as drug)这一观念的药理学影响,使人们注意到医-患关系的重要性。Balint 认为"医师自己就是一帖最好的药";他坚信,医疗关系重要的不在于药,而是在医-患交往过程中"给予"和"得到"这样一种气氛。医师与患者的互动并非恒定不变,在交往中,患者意识与潜意识的心理动力学方面以及医师对"药理学效应"(如适应证、禁忌证、不良反应及剂量等)的掌握起着重要的作用;患者的主诉与症状是对医师的一种授意,要医师做出反应。

心理治疗的心理动力学观点认为医-患关系中存在着以下几种水平:①工作关系的现实水平;②移情与反移情的神经水平;③共生的(symbiotic)水平。这 3 种水平都受精神药物的影响。Sandler等总结为以下几点。

1. 治疗联盟(treatment alliance)　这是医-患双方建立的一种治疗关系。它的基础是意识或潜意识中的合作愿望、接受治疗指示、克服内部困难的准备;建立的过程是医-患双方要对疾病、诊断及治疗对策进行协调;理想目标是要达到从生物-心理-社会模式上来理解治疗过程。对这方面的信息了解得越仔细,患者进行药物治疗的愿望就越迫切(是对潜意识积极性调动的结果)。用药指导必须清晰地了解关于诊断、治疗方式、药物治疗的目的、药物的作用机制、给药的方式、可能的不良反应,以及疗程的时限等。如果认真提供信息,就会促进药物的药理效应,并降低不顺从性(non-compliance);另外,患者的顺从性也受其家庭、社会、文化环境对药物态度的影响。

2. 移情　可以看作为"一种有针对的幻想",它是针对一个并不了解的人而发生的,并可以使患者立即潜意识地考虑药物的生理作用。Sarwer-Foner 曾研究过与精神药物有关的反移情现象。有许多患者已经通过防御机制用症状信息解决了的冲突,在药物作用下可能被重新激活。这可以表现为焦虑增强,例如有心脏焦虑性神经症的患者使用反恐怖(contraphobic)措施消除了焦虑,在使用镇静药后可能导致焦虑再次增强。另一位患者由强迫性神经症或边缘性人格障碍而考虑躯体完整性受损害,对于使用药物治疗就产生一种躯体威胁的体验。所以 Gutheil(1982)说,"药物通过医师或赋予神秘色彩而人格化"。Sarwer-Foner 指出,医师对患者的反应可影响患者对他处方药物的反应,如医师厌恶患者而保持一定距离,那么就可能发生患者潜意识地将药物的客观精神性效应与对医师的态度联系起来,结果可能是一种负性的症状伴随性强化(negative symptom-contingent reinforcement)。

3. 共生的关系水平　Loch(1965)认为这是一种积极色彩的自恋性移情(narcissistic transference)。她以母子之情作为一切人际关系的基础来说明教育和照顾的方法。特别是有躯体疾病的患者,对他们的照顾应该是一种积极的教育关系。Loch 认为这种关系不可能在治疗期间通过解释来提出,因为很难将精神治疗性药物的作用与人际关系处理水平结合起来。

(吴爱勤)

第二节 抗精神病药物

一、适应证与禁忌证

抗精神病药物(antipsychotics drugs)又称强安定药或神经阻滞药(neuroleptic),主要用于治疗精神分裂症和预防精神分裂症的复发,控制躁狂发作,伴有精神病性症状的心境障碍,以及其他具有精神病性症状的非器质性精神障碍或器质性精神障碍。这类药物可以有效地控制精神病患者的精神运动性兴奋、幻觉、妄想、思维障碍、敌对情绪和奇特怪异行为等精神症状,并预防疾病复发。

抗精神病药物的使用需注意参照药品说明书中的警示语和适应证及禁忌证。有严重过敏史者禁用。有严重肝肾疾病、心血管疾病、造血功能障碍、闭角型青光眼等疾病患者应避免使用。重症肌无力、妊娠和哺乳期、年老体弱及有较严重躯体疾病者慎用。老人、儿童使用时减量。

二、临床合理应用

抗精神病药物按药理作用分为典型抗精神病药物(又称传统抗精神病药物、第一代抗精神病药物)和非典型抗精神病药物(又称非传统抗精神病药物、第二代抗精神病药物、新型抗精神病药物)。

典型抗精神病药物主要药理作用为阻断中枢多巴胺 D_2 受体,治疗中可产生锥体外系症状和催乳素水平升高等不良反应,代表药为氯丙嗪、氟哌啶醇、奋乃静、舒必利等。典型抗精神病药物可进一步分为低效价类和高效价类。低效价类以氯丙嗪等为代表,治疗剂量较大,镇静作用强,抗胆碱能作用明显,对心血管和肝毒性相对较大;高效价类的代表药物为氟哌啶醇等,治疗剂量相对较小,锥体外系不良反应更明显,镇静作用较弱,对心血管和肝毒性相对较小。

非典型抗精神病药物主要阻断 $5-HT_{2A}$ 和 D_2 受体,代表药物氯氮平、奥氮平、利培酮、喹硫平、阿立哌唑、齐拉西酮等。非典型抗精神病药物在治疗剂量时较少产生锥体外系不良反应,但少数药物催乳素水平升高仍较明显,部分药物如氯氮平等对血糖、血脂等代谢相关指标的影响也越来越受到关注。根据目前国内外治疗规则体系的建议,一般推荐非典型抗精神病药物如利培酮、奥氮平、喹硫平等作为一线药物选用,典型抗精神病药物和氯氮平作为二线药物使用。

临床用药原则:①安全、有效为首要考虑,建议用药前检查患者的血压、心率等生命体征,完善血液分析、肝功能、肾功能、心电图、脑电图等检查,尽可能单一用药。②从小剂量开始,逐渐加量,剂量个体化。③各药物的治疗剂量范围有所不同,在有效治疗剂量范围内,药物滴定速度视药物特性及患者特质而定;有条件的医院可以考虑结合药物浓度监测或代谢酶检测制订和调整个体化治疗方案。④足剂量、足疗程治疗。⑤积极开展家庭教育,用药前告知患者和家属关于药物不良反应的知识,增加治疗依从性。⑥以患者社会功能的康复为主要治疗目标。

药物种类的选择和剂量调整应因人而异。如果某一种抗精神病药物在足量、足疗程(6~8 周)治疗后效果不佳,则可以换用不同化学结构的药物继续治疗。若换药疗效仍不满意,可考虑两种药物合并治疗,以化学结构不同、药理作用不同的药物联用较合适。

常用的抗精神病药物及特点如下。

(1)氯丙嗪:具有良好的镇静、控制兴奋躁动和抗幻觉妄想作用。适用于具有精神运动性兴奋和幻觉妄想状态的各种急性精神分裂症患者。治疗剂量为每日 200~600mg。

(2)奋乃静:除镇静作用小于氯丙嗪外,适应证基本同氯丙嗪。不良反应相对氯丙嗪较少,尤其对心血管系统、肝和造血系统的不良反应较氯丙嗪为轻。治疗剂量为每日 20~60mg。

(3)氟哌啶醇:对阳性症状疗效肯定,对控制伴有兴奋躁动的幻觉、妄想的急性精神分裂症和急性躁狂发作有良好的效果,对阴性症状及伴发的抑郁症状疗效不肯定。锥体外系不良反应较重且常见,可引发心室传导阻滞。治疗剂量为每日 6～20mg。

(4)舒必利:主要适用于精神分裂症偏执型、紧张型,对慢性精神分裂症的孤僻、退缩、淡漠有效,可以改善抑郁情绪和焦虑,但抗幻觉、妄想作用不及吩噻嗪和丁酰苯类。主要不良反应为失眠、烦躁、泌乳素水平升高,也可出现心电图改变及一过性转氨酶升高。治疗剂量为每日 200～1200mg。

(5)氯氮平:氯氮平是一种非典型广谱抗精神病药,具有较强的镇静作用,对精神分裂症幻觉、妄想、思维障碍、行为紊乱、兴奋等阳性症状有较好的效果,对淡漠、退缩等阴性症状也有效,甚至对难治性精神分裂症或严重迟发性运动障碍患者亦可显示满意效果。锥体外系不良反应较少见,常见不良反应有过度镇静、流涎、自主神经系统功能紊乱、直立性低血压、体重增加等;需关注的较严重不良反应包括粒细胞减少或致痉挛发作等。治疗剂量为 200～600mg。

(6)奥氮平:奥氮平的药理特性与氯氮平相似,但严重不良反应发生率相对更低;对首发和多次发作的精神分裂症、分裂情感性精神障碍、双相情感障碍、器质性精神障碍的精神病性症状或情感症状均有效;主要的不良反应为短暂的镇静、直立性低血压,体重增加不良反应明显,锥体外系不良反应的危险较低,有恶性综合征、暂时性催乳素升高的个案报道。治疗剂量为 5～20mg。

(7)利培酮:用于治疗急性和慢性精神分裂症及其他各种精神病性状态的阳性症状(如幻觉、妄想、思维紊乱、敌视、怀疑)和阴性症状(如反应迟钝、情感淡漠、少语、社交困难),也可减轻与精神分裂症有关的情感症状(如抑郁、负罪感、焦虑)。常见的不良反应为剂量相关性锥体外系不良反应和血催乳素水平增高,其他常见的不良反应包括镇静、头晕等。治疗剂量为 2～6mg。

(8)喹硫平:喹硫平为多受体拮抗的非典型抗精神病药物,对 5-HT$_2$ 受体、H$_1$ 受体、5-HT$_6$ 受体、α$_1$ 受体和 α$_2$ 受体有很高的亲和性。对急、慢性精神分裂症和双相情感障碍的阳性、阴性症状及情感症状均有效,引发明显锥体外系不良反应的危险性较小,常见不良反应为嗜睡、头晕和直立性低血压,偶尔出现 QTc 间期延长。治疗剂量为 300～800mg(治疗精神分裂症不超过 750mg)。

(9)阿立哌唑:为 5-HT 和多巴胺系统稳定剂,平均消除半衰期较长(75 小时),对精神分裂症阳性、阴性症状疗效与其他抗精神病药相当,可改善情感症状及认知功能。常见不良反应有头痛、困倦、兴奋、焦虑、静坐不能、消化不良、恶心等,对体重、糖脂代谢指标及血清催乳素水平影响较小。治疗剂量为 10～30mg。

(10)齐拉西酮:为 5-HT$_{2A}$ 受体和多巴胺 D$_2$ 受体强拮抗药,治疗精神分裂症阳性症状、阴性症状、情感症状和认知症状有效;对急性或亚急性精神分裂症的疗效与其他抗精神病药物和利培酮相当。主要不良反应为嗜睡、头晕、恶心和头重脚轻,偶有心动过速、直立性低血压和便秘;对体重、糖脂代谢指标及血清催乳素水平影响较小。使用过程中应注意心电图监测及 QTc 值的变化。

三、药物不良反应及处理

抗精神病药物的常见不良反应包括过度镇静、直立性低血压、流涎、锥体外系不良反应、泌乳素水平升高、体温调节紊乱、抗胆碱能不良反应、体重增加及糖脂代谢异常、心血管系统影响、肝毒性等,严重不良反应包括恶性综合征、诱发癫痫发作、剥脱性皮炎、血液系统改变甚至猝死等。

1. 药源性精神症状的处理

(1)根据病史、症状特点、患者的反应等,详加鉴别,必要时停药观察。

(2)出现明显药源性精神症状时,应采取补液等措施促进排泄。

(3)结合心理治疗,进行安慰、解释。

(4)对症治疗,如抑郁状态,经一般处理无效时,可考虑给予抗抑郁药。

2. 急性锥体外系不良反应的处理

(1)注意鉴别,必要时减少抗精神病药物剂量或换药。

(2)加用苯海索或东莨菪碱等抗震颤麻痹药治疗。

3. 迟发性运动障碍的处理

(1)停药或换药：迟发性运动障碍一旦出现，应及时停药。对仍需应用抗精神病药物治疗的患者可考虑换药，如氯氮平、奥氮平等。

(2)药物治疗：可试用异丙嗪或安定类药物治疗。也有报道称维生素 E 和 β 受体拮抗药有一定效果。

(3)预防：长期大剂量服药的患者，防止骤停抗精神病药物，并合理使用抗帕金森病药物。对中、老年及伴有脑器质性疾病患者，治疗时应密切观察。

4. 药源性癫痫的处理

(1)对抗精神病药物敏感的患者，宜选用致抽搐作用较弱的药物，加药时不宜过快，对原已服用抗癫痫药的患者还可适当增加抗癫痫药的剂量。

(2)抗精神病药物所致癫痫，若发作频数很少，一般不必停药，但要合并抗癫痫药，如丙戊酸盐或安定类药物。

(3)发作较重、次数较多的患者，应及时停药或换药，急性期按癫痫治疗原则处理。

5. 自主神经系统功能紊乱的处理

(1)严重者可考虑减药、停药或换药处理。

(2)对症治疗

1)口干：少量饮水，常漱口等。

2)便秘：多活动，多吃含纤维的食物，避免不必要地使用抗胆碱能药，必要时使用缓泻药。

3)麻痹性肠梗阻：禁食，胃肠减压，肛门排气，高压灌肠。必要时应用肠蠕动药并预防感染，密切观察并发症。

4)视物模糊：必要时可用缩瞳药。

5)青光眼：立即停药，眼科会诊。

6)尿潴留：轻者行膀胱按摩或热敷促排，重者需导尿，也可用针灸穴位刺激。

7)直立性低血压：患者应取头低平卧位。若不能恢复，可考虑应用去甲肾上腺素等升压药。要告知患者，在服药期间，起床或站立时动作要缓和，出现头晕、眼黑时，立即坐下。

8)心律失常：窦性心动过速多使用 β 受体拮抗药如美托洛尔对症治疗。出现阵发性心动过速或其他严重心律失常，及时停药，并请心内科医师会诊。

9)心肌损害：密切观察心电图改变，必要时停药，给予维生素 B_1、能量合剂等支持治疗。并请心内科医师会诊。

6. 恶性症状群的处理

(1)立即停用抗精神病药物。

(2)对症治疗，如降温、抗痉挛等，高热时宜采取物理降温，同时也可使用解热药。

(3)吸氧，加强支持治疗，补液先输盐类液体，后补糖类液体。

(4)适当使用抗震颤麻痹药物，以改善锥体外系不良反应。

(5)控制或预防感染。

(6)必要时使用肾上腺皮质激素或多巴胺受体激动药(如溴隐亭)。

7. 消化系统症状的处理

(1)严重肝功能损害者应立即换药或停药，定期复查肝功能。

(2)轻度肝功能损害者可不用减量或换药，可应用护肝药物对症处理。

(3)补给葡萄糖、高蛋白饮食、维生素类等支持治疗。

(4)有明显过敏或重症肝炎者，可应用肾上腺皮质激素。

8. 血液系统不良反应的处理

(1)血小板减少:①适当休息,防止外伤出血;②应用升血小板药物,必要时考虑激素治疗;③特别严重者可考虑输血小板治疗。

(2)再生障碍性贫血:①一经诊断,立即停用抗精神病药;②激素治疗;③加强护理,预防感染。

(3)粒细胞缺乏:①立即停药或换药;②控制或预防感染;③应用促白细胞生成药;④输新鲜血;⑤激素治疗;⑥加强护理,加强营养,清洁环境、防止感染。

9. 代谢及内分泌系统不良反应　包括体重增加、性功能障碍、月经紊乱、泌乳、甲状腺功能低下等。一般属可逆的,适当调整药量或对症处理可恢复。

10. 皮肤不良反应的处理措施

(1)一般药疹:不一定要停药,可先用抗组胺药物及维生素 C 治疗。皮疹瘙痒者可外用炉甘石洗剂等。

(2)光敏性皮炎:重点在于避免日晒,可局部用药。

(3)剥脱性皮炎:①立即停药;②局部用药,如用炉甘石洗剂涂抹,必要时可使用皮质类固醇如氢化可的松静脉滴注;③抗感染;④维持水、电解质平衡;⑤加强护理,注意无菌隔离,保护皮肤、黏膜。

(刘　浩　王高华)

第三节　抗抑郁药

一、概述

瑞士 Geigy 制药公司在研发抗精神病药物时发现了丙米嗪,请当时著名的苏黎世精神病学教授 Roland Kuhn 试用于精神分裂症患者,结果发现有很好的抗抑郁作用。瑞士另一家制药企业 Hoffman-La-Roche 开发了异烟肼及异丙异烟肼用于结核病的治疗,结果意外地发现患者的情绪有很大的提高,甚至到躁狂的状态。这些意外的发现,开创了人类药物抗抑郁的纪元。20 世纪 90 年代,第一个用于治疗抑郁症的选择性 5-羟色胺再摄取抑制药(selective serotonin reuptake inhibitors,SSRI)类抗抑郁药氟西汀成功上市,标志着新一代抗抑郁药的崛起。

二、抗抑郁药的分类

目前临床上常用的抗抑郁药几乎都是主要通过增加 5-羟色胺(5-hydroxytryptamine,5-HT)、去甲肾上腺素(norepinephrine,NE)、多巴胺(dopamine,DA)中的一种或多种神经递质突触功能发挥抗抑郁作用。常见的作用靶点(不是唯一)是抑制突触前膜对单胺的再摄取泵。

抗抑郁药有不同的分类方法,一般采用作用机制为主线,结合化学结构的分类法,可分为:①单胺氧化酶抑制药(monoamine oxidase inhibitor,MAOI),如苯乙肼、反苯环丙胺、吗氯贝胺;②三环类抗抑郁药(tricyclic antidepressant,TCA),如阿米替林、氯米帕明等;③5-羟色胺再摄取抑制药,如氟西汀(百忧解)、帕罗西汀(乐友、赛乐特)、舍曲林(左洛复)、氟伏沙明(兰释)、西酞普兰(喜普妙)、艾司西酞普兰(来士普)等;④5-羟色胺和去甲肾上腺素再摄取抑制药(serotonin and norepinephrine reuptake inhibitors,SNRIs),如文拉法辛、度洛西汀、米那普仑等;⑤去甲肾上腺素和多巴胺再摄取抑制药(norepinephrineand and dopamine reuptake inhibitors,NDRI),如安非他酮;⑥5-HT$_{2A}$ 受体拮抗药和 5-HT 再摄取抑制药(serotonin antagonist/reuptake inhibitors,SARIs),如曲唑酮、萘法唑酮等;⑦α$_2$-肾上腺素受体拮抗药和 5-HT$_1$、5-HT$_2$ 受体拮抗药,如米安色林等;⑧去甲肾上腺素和特异性 5-HT 抗抑郁药(noradrenergic and specific serotonergic antideprtessants,NaSSA),如米氮平等;⑨其他,如噻奈普汀、圣约翰草等。

三、抗抑郁药的选用原则

1. 用药原则 ①综合分析正在服用的所有药物,包括草药及非处方药;②保持用药单纯,尽可能地用一种药物来治疗一种综合征或障碍;③对患者进行医疗知识教育,治疗联盟是依从性的最好保障;④开始服药时要密切观察靶综合征和不良反应;⑤切记,停止服药是一种有价值的干预手段,特别是老年人服多种药物时;⑥避免让患者用"需要时服"这样一种方式来用药,特别是疼痛、撤药综合征、谵妄患者;⑦当"需要时服"有剂量要求时,要检测使用频率来决定常设的剂量;⑧一次只改变一种药物,以最小的剂量获得所希望的效果;⑨预防性用药需要明确的理由,如用甲磺酸苯扎托品来避免有焦虑的首发精神病年轻男性在服用抗精神病药物时可能产生的肌张力障碍;⑩选用患者以前疗效好的或家庭成员患同样疾病时疗效好的药物;⑪如果治疗失败,需要再次检查诊断是否正确、是否有物质滥用;⑫药物血清水平不是疗效及毒性反应的标志;⑬非专利药可能存在性价比优势,但生物利用度不一样;⑭社会因素和性格问题会强烈影响治疗的依从性;⑮注意,每个患者都是独一无二的。

2. 常用抗抑郁药的选择 在抗抑郁药上市前的临床试验中,经过 8 周治疗,约 2/3 患者有效(症状改善超过 50%),安慰剂有效率约为 1/3。真实世界的研究,如 STAR＊D 显示,约 1/3 患者在第 1 次抗抑郁治疗中达到临床缓解,即使在 1 年内接受了序贯的 4 轮抗抑郁药,且每轮持续 12 周的治疗,约 2/3 的患者缓解。

选择抗抑郁药时要考虑:①患者的意愿;②既往药物疗效;③相对的有效性和效能;④安全性、耐受性和潜在的不良反应;⑤精神和躯体的共病;⑥潜在的药物相互作用;⑦半衰期;⑧费用。SSRIs、SNRIs、米氮平、安非他酮对大多数患者来说都是优选药。

常用抗抑郁药物及推荐剂量,见表 11-1。

表 11-1 常用抗抑郁药物及推荐剂量

药物名称	分类(机制)	起始剂量（mg）	日推荐剂量（中国,mg）	CFDA 批准适应证
A 级推荐药物				
氟西汀	SSRI	20	20～60	是
帕罗西汀	SSRI	20	20～50	是
舍曲林	SSRI	50	50～200	是
氟伏沙明	SSRI	50	100～300	是
西酞普兰	SSRI	20	20～40	是
艾司西酞普兰	SSRI	10	10～20	是
文拉法辛	SNRI	37.5	75～225	是
度洛西汀	SNRI	60	60～120	是
米那普仑	SNRI		100～200	
米氮平	NaSSA	15	15～45	是
安非他酮	NDRI	150	150～450	是
阿戈美拉汀	MT$_1$ 和 MT$_2$ 受体激动药;5-HT$_2$ 受体拮抗药		25～50	是
B 级推荐				
多塞平	TCA	25～50	50～250	是
阿米替林	TCA	25～50	50～250	是

（续　表）

药物名称	分类（机制）	起始剂量（mg）	日推荐剂量（中国,mg）	CFDA 批准适应证
马普替林	四环类	75?	50～225	是
氯米帕明	TCA		50～250	是
丙米嗪	TCA	25～50	50～250	是
米安色林	四环类		30～90	是
曲唑酮	SARIs	150?	50～400	是
噻奈普汀			25～37.5	是
瑞波西汀	NRI		8～12	是
C 级推荐				
吗氯贝胺	RIMA	150	150～600	是

SSRI. 选择性 5-羟色胺再摄取抑制药；NaSSA. 去甲肾上腺素和特异性 5-羟色胺抗抑郁药；NDRI. 去甲肾上腺素和多巴胺再摄取抑制药；TCA. 三环类抗抑郁药；SARIs. 5-HT$_{2A}$ 受体拮抗药和 5-HT 再摄取抑制药；NRI. 去甲肾上腺再摄取抑制药；RIMA. 选择性单胺氧化酶抑制药

常用抗抑郁药的不良反应及处理，见表 11-2。

表 11-2　常用抗抑郁药的不良反应及处理

常见不良反应	相关药物	处理措施
心血管系统		
心律失常	TCA	心功能不稳定或心肌缺血者慎用；可能与抗心律失常药物产生相互作用
高血压	SNRI,安非他酮	监测血压；尽量使用最小有效剂量；必要时可加用抗高血压药
高血压危象	MAOI	紧急治疗；如果高血压严重，需使用静脉内抗高血压药物（如拉贝洛尔、硝普钠）
直立性低血压	TCA,曲唑酮,萘法唑酮、MAOI	加用氟氢可的松；增加食盐的摄入
消化系统		
便秘	TCA	保证摄入充足水分；泻药
口干	TCA,SNRI,安非他酮	建议使用无糖口香糖或糖果
肝毒性	阿戈美拉汀、萘法唑酮	提供有关的教育和检测肝功能
恶心、呕吐	SSRI,SNRI,安非他酮	饭后或分次给药
泌尿生殖系统		
排尿困难	TCA	加用氯贝胆碱
性唤起,勃起功能障碍	TCA,SSRI,SNRI	加用西地那非、他达拉非、丁螺环酮或安非他酮
性高潮障碍	TCA，SSRI，文拉法辛，MAOI	加用西地那非、他达拉非、丁螺环酮或安非他酮
阴茎异常勃起	曲唑酮	泌尿科紧急治疗

（续　表）

常见不良反应	相关药物	处理措施
神经精神系统		
谵妄	TCA	评估其他可能导致谵妄的病因
头痛	SSRI,SNRI,安非他酮	评估其他病因（如咖啡因中毒、磨牙、偏头痛、紧张性头痛）
肌阵挛	TCA,MAOI	氯硝西泮
癫痫	安非他酮,TCA,阿莫沙平	评估其他病因，并加用抗惊厥药物
激活	SSRI,SNRI,安非他酮	早晨服用
静坐不能	SSRI,SNRI	加用β受体阻滞药或苯二氮䓬类药物
失眠	SSRI,SNRI,安非他酮	早晨服用；加用镇静催眠药；增加褪黑素；提供睡眠卫生教育或认知行为疗法
镇静	TCA,曲唑酮,米氮平、萘法唑酮	睡前给药，添加莫达非尼或哌甲酯
其他		
胆固醇增加	米氮平	加用他汀类药物
体重增加	SSRI,米氮平,TCA,MAOI	鼓励运动，咨询营养师，更改抗抑郁药物，可考虑使用仲胺基（如TCA）或其他较少引起体重问题的药物（如安非他酮）
视物模糊	TCA	加用毛果芸香碱滴眼液
磨牙症	SSRI	如有临床指征，需牙科医师会诊
多汗	TCA,某些SSRI类药物,SNRI	加用 α_1 肾上腺素能受体阻滞药（如特拉唑嗪）、中枢 α_2 肾上腺素能受体激动药（如可乐定）或抗胆碱能药（如苯扎托品）
跌倒风险	TCA,SSRI	监测血压；评估镇静作用、视物模糊或精神错乱；改善环境
骨质疏松	SSRI	进行骨密度监测，并添加特殊的治疗，以减少骨质流失（如钙和维生素D，双膦酸盐，选择性雌激素受体调节药）

TCA. 三环类抗抑郁药；SNRI. 5-羟色胺和去甲肾上腺素再摄取抑制药；MAOI. 单胺氧化酶抑制药；SSRI. 选择性 5-羟色胺再摄取抑制药

患者往往伴发躯体及心理疾病，多种药物合并使用的机会增加，所以需考虑抗抑郁药对细胞色素 P_{450} 的影响（表 11-3）。

表 11-3　抗抑郁药物对细胞色素 P_{450} 的抑制作用

	1A2	2A6	2B6	2C8	2C9	2C19	2D6	2E1	3A4
阿米替林	+				+			+	
安非他酮							+++		
西酞普兰	+		+			+	+		
地昔帕明		++	++				++	+	++

（续 表）

	1A2	2A6	2B6	2C8	2C9	2C19	2D6	2E1	3A4
去甲文拉法辛									＋
度洛西汀							＋＋		
艾司西酞普兰							＋＋		
氟西汀	＋＋		＋＋	＋＋	＋	＋＋	＋＋＋		＋
去甲氟西汀	＋		＋＋		＋		＋＋		＋
丙米嗪	＋					＋			＋
米氮平	＋								＋
去甲替林				＋＋			＋		＋＋
帕罗西汀	＋		＋＋＋		＋	＋	＋＋＋		＋
司来吉兰	＋	＋			＋	＋	＋		＋
舍曲林	＋		＋＋	＋	＋	＋＋	＋＋		＋＋
去甲舍曲林			＋		＋		＋		＋
文拉法辛			＋				＋		＋

注意：＋＋＋＝强抑制药，＋＋＝中度抑制药，＋＝轻抑制药

抑郁症的治疗时间：急性期治疗，目标是临床痊愈，功能恢复，一般 8～12 周。巩固期治疗，防止复燃，时间为 4～9 个月。维持期治疗，防止复燃或复发，时间不肯定；一般认为多次复发（3 次或以上）以及有残留症状、有持续的心理社会应激因素、心境障碍家族史、发作严重等患者需要维持治疗。

（沈鑫华）

第四节 心境稳定剂

一、概述

心境稳定剂（mood stabilizers，MS）也被称为抗躁狂药，目前尚缺乏统一的定义，我国《双相障碍防治指南》指出：MS 是指对躁狂或抑郁发作具有治疗和预防复发的作用，且不会引起躁狂或抑郁转相，或导致发作变频的药物。Goodwin 和 Malhi 认为，理想的 MS 应该对急性躁狂和抑郁发作均有效，并有预防复发的作用。MS 最早仅指锂盐，后来将丙戊酸盐、卡马西平、拉莫三嗪以及近年的非典型抗精神病药也归为广义的 MS。

二、心境稳定剂分类

MS 通常分为传统 MS 和新型 MS。传统 MS 包括碳酸锂、丙戊酸盐和卡马西平。新型 MS 有拉莫三嗪、加巴喷丁、托吡酯、抗精神病药（氯丙嗪、氟哌啶醇、奥氮平、利培酮、喹硫平、氯氮平、阿立哌唑和齐拉西酮等）。

三、心境稳定剂选用原则

1. 急性躁狂 原则是快速、安全、有效控制症状，一般锂盐为一线药物，可与苯二氮䓬类或抗精神病药物合用，目前认为第二代抗精神病药物比第一代抗精神病药物更好。

2. 双相抑郁发作 锂盐和拉莫三嗪是治疗和维持的一线药物，第二代抗精神病药是二线药物。

不主张单用抗抑郁药物,因为可能转为躁狂。

3. 混合型 一般用丙戊酸盐治疗。

四、常见心境稳定剂的应用

(一)经典心境稳定剂

1. 锂盐(碳酸锂)

(1)用法用量:常用碳酸锂每片 250mg,饭后口服给药,一般开始每次 250mg,每日 2～3 次,逐渐增加剂量,有效剂量范围为每日 750～1500mg(老人、儿童相对低剂量),至少 1 周起效,6～8 周完全缓解,有效率 70%,此后以有效剂量继续巩固 2～3 个月。

对于病情反复发作的患者应使用维持治疗,一般在第 2 次发作缓解后开始,维持时间为跨过既往发作的 2～3 个循环的病情稳定或持续 2～3 年,维持剂量为每日 500～750mg,保持锂浓度为 0.4～0.8mmol/L。

(2)不良反应

1)常见胃肠道刺激症状,乏力,手震颤,口渴、多尿、体重增加等。轻者可在用药过程中自行消失,但手震颤与多尿则不会消失。重者需减量或停药。

2)神经系统:记忆力减退、手震颤等。

3)心功能、肾功能减退,甚至造成尿崩症等。

4)内分泌功能紊乱,甲状腺功能亢进。

(3)注意事项(锂中毒):锂盐治疗浓度与中毒浓度相近,安全范围小,有必要监测血锂浓度,急性期治疗有效血锂浓度为 0.8～1.2mmol/L,>1.5mmol/L 易出现中毒。早期表现有发音不清、震颤加重、共济失调,进而出现谵妄、意识障碍、惊厥、昏迷,可以致死。老年、肾功能不良者,增加水和钠的摄入可促进锂盐的排泄。

中毒时无特殊解毒药。只有采取各种措施促进锂排出,必要时做血液透析,应用锂盐必须监测血药浓度。一次服用大剂量应立即催吐、用 0.9% 盐水洗胃,同时用硫酸镁导泻,并大量输液,但应注意电解质平衡,用甘露醇渗透性利尿排锂,但不宜使用排钠利尿药。

(4)药物的相互作用

1)抗精神病药物:氟哌啶醇可增加锂盐的神经毒性,引起共济失调、意识障碍、癫痫发作。

2)排钠利尿药物:噻嗪类利尿药可使锂盐在肾的清除率降低 25%。

3)碱性药物:氨茶碱、碳酸氢钠、咖啡因可增加锂盐的排泄,降低锂盐的血药浓度,从而使疗效降低。

4)与强心苷类合用可增加对心脏的毒性等。

2. 丙戊酸钠

(1)用法用量:常用丙戊酸钠缓释片(德巴金),每片含丙戊酸钠 500mg,饭后口服给药,起始剂量为每日 400～600mg,分 2～3 次服用,每隔 2～3 日增加 200mg,5 日后可达有效剂量,有效剂量范围为每日 800～1800mg。

(2)不良反应

1)常见胃肠道刺激症状、镇静、共济失调、震颤等。

2)转氨酶升高、致畸胎。

3)长期服用体重增加。

(3)药物的相互作用

1)与卡马西平合用时,二者血药浓度均降低。

2)与第一代抗精神病药、三环类抗抑郁药及单胺氧化酶抑制药合用时效果降低。

（二）新型心境稳定剂

1. 拉莫三嗪

（1）用法用量：常用利必通，每片含拉莫三嗪 50mg，成人及 12 岁以上儿童单药治疗的初始剂量为 25mg，每日 1 次，连服 2 周；随后用 50mg，每日 1 次，连服 2 周。此后，每 1～2 周增加剂量，最大增加量为 50～100mg，直至达到最佳疗效。通常达到最佳疗效的维持剂量为每日 100～200mg，每日 1 次或分 2 次给药。但有些患者每日需服用 500mg 拉莫三嗪才能达到所期望的疗效。

（2）不良反应：常见皮疹、嗜睡、震颤、头痛、口干。

（3）注意事项：肝功能、肾功能受损者，孕妇，2 岁以下儿童禁用。12 岁以下儿童不推荐单药治疗。

（4）药物的相互作用

1）某些诱导肝药物代谢酶的抗癫痫药（例如，苯妥英、卡马西平、苯巴比妥和扑米酮）会诱导拉莫三嗪葡萄糖醛酸化的代谢，从而增强拉莫三嗪的代谢。

2）丙戊酸钠抑制拉莫三嗪的葡萄糖醛酸化，可降低拉莫三嗪的代谢，拉莫三嗪的平均半衰期增加近两倍。

3）正在服用卡马西平的患者，服用拉莫三嗪之后有中枢神经系统反应的报道，包括恶心、视物模糊、头晕、复视和共济失调。这些反应在减少卡马西平的剂量后通常都会消失。

2. 抗精神病药 氯丙嗪、氟哌啶醇、奥氮平、喹硫平、利培酮及氯氮平等均能有效控制躁狂发作且疗效较好。氯氮平与碳酸锂联合可治疗难治性躁狂症，抗精神病药物剂量视病情严重程度及药物不良反应而定。病情严重者可肌内注射氯丙嗪，每日 50～100mg；或用氟哌啶醇 5～10mg，每日 1～2 次。病情较轻的患者宜口服抗精神病药。第二代抗精神病药奥氮平、喹硫平、利培酮等与锂盐或丙戊酸盐联合使用，能有效控制躁狂发作，且起效快，并能缓解伴精神病性症状的躁狂症，急性期疗效优于单用心境稳定剂。

（袁勇贵 尹营营）

第五节 抗焦虑药和镇静催眠药

一、抗焦虑药

抗焦虑药物是一类用于消除或减轻紧张、焦急、惊恐等负性情绪的药物。严格来说，临床上用于抗焦虑治疗的药物根据药物受体作用特点应分为抗焦虑药物和有抗焦虑作用的药物。目前使用最多的抗焦虑药有苯二氮䓬类药物、具有抗焦虑作用的抗抑郁药、5-HT$_{1A}$ 受体部分激动药、肾上腺素 β 受体阻滞药及抗精神病药等。

（一）作用机制与药理作用

近代有关焦虑的神经生物学研究主要着眼于 γ-氨基丁酸（γ-aminobutyric acid，GABA）、5-羟色胺（5-hydroxytryptamine，5-HT）、去甲肾上腺素（norepinephrine，NE）和多巴胺（dopamine，DA）4 种神经递质系统。GABA 是中枢神经系统主要的抑制性神经递质，在降低杏仁核及皮质-纹状体-丘脑-皮质环路神经元活性上起重要作用，是参与调控焦虑的关键神经递质；5-HT 能系统，特别是背侧中缝核能抑制焦虑特有的适应性行为，而中枢性 5-HT 活动具有重要的保持警觉和控制焦虑的作用；NE 能系统，特别是蓝斑核，起警诫作用，可引起对危险的警惕期待心情；中脑皮质的 DA 能系统与情感行为和情感表达有关；这 4 种神经递质系统在脑的不同部位和不同水平相互作用，这种复杂的细胞间信号的相互作用，借助于第二信使、cAMP 和 Ca^{2+}，在亚细胞水平加以整合，在脑和身体的各部位引起不同的变化，形成焦虑的各种临床表现。

目前的抗焦虑药物主要通过两条通路发挥作用：一是通过调节 GABA 通路，如苯二氮䓬类药物；二是通过调节 5-HT 通路，如丁螺环酮、坦度螺酮和具有抗焦虑作用的抗抑郁药物。另外，部分抗抑郁药物和抗精神病药物则分别通过作用于 NE 能神经系统或 DA 能神经系统而起到抗焦虑作用。

1. 苯二氮䓬类抗焦虑药物　苯二氮䓬类（benzodiazepine，BZDs）药物具有抗焦虑、镇静、催眠、抗惊厥和肌肉松弛的药理作用。其起效快，效果显著，但长期使用具有一定的依赖性（成瘾性）和认知功能影响。因此，BZDs 目前主要用于焦虑障碍的急性期治疗或作为增效剂，尽量避免长期单药使用。有研究显示，BZDs 与抗抑郁药物或认知行为干预联用可能获得较为理想的治疗效果。而对于抗抑郁药物治疗无效的社交焦虑障碍患者，使用 BZDs 可能是较好的选择。国内常用的 BZDs 包括阿普唑仑、艾司唑仑、氯硝西泮、劳拉西泮等。

2. 具有抗焦虑作用的抗抑郁药物　20 世纪 90 年代开始，新型抗抑郁药物逐渐成为治疗焦虑障碍的主要药物。选择性 5-羟色胺再摄取抑制药（selective serotonin reuptake inhibitors，SSRIs）、5-羟色胺和去甲肾上腺素再摄取抑制药（serotonin and norepinephrine reuptake inhibitors，SNRIs）和去甲肾上腺素及特异性 5-羟色胺能抗抑郁药（noradrenergic and specific serotonergic antidepressants，NaSSAs）在治疗各种焦虑障碍时均显示出相当程度的抗焦虑作用。根据世界生物精神病学会联合会（WFSBP）指南的推荐，焦虑障碍的一线治疗选择为 SSRIs、SNRIs 及钙离子通道调控药——普瑞巴林。三环类抗抑郁药（tricyclic antidepressant，TCA）和单胺氧化酶抑制药（monoamine oxidase inhibitor，MAOI）对某些焦虑障碍亚型治疗有效，但其耐受性、安全性较 SSRIs/SNRIs 差，因此限制了其临床应用。

3. $5-HT_{1A}$ 受体部分激动药　$5-HT_{1A}$ 受体部分激动药与 $5-HT_{1A}$ 受体具有较强的亲和力，能够激活突触前 $5-HT_{1A}$ 受体，抑制神经元放电，减少 5-HT 的合成与释放，同时对突触后 $5-HT_{1A}$ 受体具有部分激动作用而发挥抗焦虑作用。目前临床上常用的 $5-HT_{1A}$ 受体部分激动药有丁螺环酮和坦度螺酮，二者抗焦虑效果显著，长期使用耐受性好，不良反应少，甚至可以用于儿童、青少年等特殊人群。由于 $5-HT_{1A}$ 受体部分激动药对 GAGA 和苯二氮䓬受体没有作用，因此不会影响认知功能，无肌肉松弛和白天嗜睡效果。$5-HT_{1A}$ 受体部分激动药的缺点在于起效时间相对缓慢（2～4 周），个别患者需要 6～7 周方可起效。

4. 普瑞巴林　普瑞巴林为 GABA 类似物，是一种神经钙通道调节药，具有抗癫痫、镇痛和抗焦虑活性。普瑞巴林抗焦虑作用是通过其与神经元上的电压门控钙通道 a_2-δ 亚基相结合，抑制神经递质的释放而实现的。普瑞巴林已被证实对广泛性焦虑障碍相关的精神和躯体症状均有改善作用，目前在欧洲获准用于治疗广泛性焦虑障碍。此外，也有研究证实普瑞巴林对社交焦虑障碍和惊恐障碍也有疗效。而从安全性方面的研究显示，普瑞巴林耐受性优于文拉法辛、阿普唑仑和劳拉西泮等，且相较于苯二氮䓬类，普瑞巴林起效快，最早在用药 1 周内即可显效，且不容易产生药物依赖。需要注意的是，普瑞巴林临床使用的不良反应中过敏反应较为常见，禁用于对普瑞巴林及其辅料过敏的患者。处方医师在开普瑞巴林时，应警惕在用药的早期和增加剂量后可能出现急性过敏反应。此外，2009 年 4 月美国食品药品监督管理局（food and drug administration，FDA）药品评价和研究中心修改了普瑞巴林胶囊的安全性标签，增加了安全性警告，提示普瑞巴林能引起自杀行为和自杀观念，使用该药时应密切观察患者的情绪变化以及是否出现抑郁、自杀倾向或行为。

5. 其他　焦虑可引起交感神经过度兴奋，进而导致心跳加速、心悸、冒汗、发抖等症状，并常常会因此加重焦虑症状。β 受体阻滞药（β-adrenergic receptor antagonists）可通过阻断 β 受体，减少心脏活动，降低心率和收缩力，减少冲动在心脏传导系统的作用，可缓和交感神经相关症状，将有助于打破"焦虑—再焦虑"的恶性循环。但需注意，β 受体阻滞药禁用于合并有支气管哮喘、严重心脏传导阻滞、心源性休克、重度或急性心力衰竭和窦性心动过缓患者。

谷维素也可用作抗焦虑治疗的辅助用药，可调整自主神经功能，减少内分泌平衡障碍，不仅能改善焦虑状态,对焦虑形成的失眠也有一定的作用。

此外,部分抗精神病药物在较低剂量时也具抗焦虑作用,国内非精神科常用来治疗焦虑或抑郁的氟哌噻吨和美利曲辛的复合制剂,便是利用了低剂量氟哌噻吨的抗焦虑作用。非经典抗精神病药用于焦虑症治疗的证据有限,最好和一线抗焦虑治疗药物合并使用,同时权衡考虑疗效及对于糖尿病、体重增加的不良反应。

(二)临床用药选择

抗焦虑药物目前广泛用于各大内科、神经科、精神科、妇产科、外科以缓解焦虑、紧张,稳定情绪、镇静以及手术前后、内镜检查前和某些特殊境遇时用药,适用于各种焦虑障碍、伴发焦虑症状的抑郁障碍、各种心身疾病以及躯体疾病或各种器质性原因所致的继发性焦虑状态。理想的抗焦虑药物应符合以下特征:①能消除焦虑,但无过度的镇静作用;②作用快,见效快;③能产生松弛作用,不引起锥体外系症状或共济失调;④不抑制呼吸;⑤对记忆等认知功能无损害;⑥无耐受性,无成瘾性;⑦停药后无"反跳"作用;⑧应用范围广泛,对老年人也适用,使用方便。

抗焦虑药物种类繁多,临床最为常用的是苯二氮䓬类和新型抗抑郁药物。药物的选择需要根据患者焦虑的性质、药动学以及患者对药物的疗效和不良反应而定。目前指南推荐 SSRIs、SNRIs 及钙离子通道调控药——普瑞巴林为焦虑障碍的一线治疗选择。TCAs 对某些焦虑障碍亚型治疗有效,但其耐受性、安全性较 SSRIs 或 SNRIs 差。大多数处方指南建议 BZDs 仅应用于短期治疗。然而,也有许多专家认为,只要密切监测,针对首选药物无应答或出现不良反应的患者(如既往无酒精或其他物质滥用的患者),苯二氮䓬类药物仍是合理选择。研究发现,长期使用苯二氮䓬类药物者出现痴呆的风险较对照者显著升高,但目前还不清楚是否为因果关系。BZDs 不应与阿片类药物联用,且针对老年个体应使用最小剂量,避免引起包括跌倒等不良事件,导致超过药物治疗所带来的获益。BZDs 也可应用于无物质滥用障碍病史的难治性焦虑患者。

抗焦虑药物临床应用及治疗剂量建议,见表 11-4。

表 11-4 抗焦虑药物临床应用及治疗剂量建议(mg/d)

	惊恐障碍	广泛性焦虑障碍	社交焦虑障碍	强迫症	创伤后应激障碍
选择性 5-羟色胺再摄取抑制药（SSRIs）					
西酞普兰	20～60		20～40		
艾司西酞普兰	10～20	10～20	10～20	10～20	
氟西汀	20～40		20～40	20～60	20～40
氟伏沙明	100～300		100～300	100～300	
帕罗西汀	20～60	20～50	20～50	20～60	20～40
舍曲林	50～150	50～150	50～150	50～200	50～100
5-羟色胺和去甲肾上腺素再摄取抑制药（SNRIs）					
文拉法辛	75～225	75～225	75～225		75～225
度洛西汀		60～120			
三环类抗抑郁药					
阿米替林					
氯米帕明	75～250			75～300	

（续　表）

	惊恐障碍	广泛性焦虑障碍	社交焦虑障碍	强迫症	创伤后应激障碍
丙米嗪	75～250				
钙离子通道调节药					
普瑞巴林		150～600			
加巴喷丁			600～3600		
MAO 抑制药					
苯乙肼	45～90		45～90	45～90	45～90
可逆的单胺氧化酶抑制药					
吗氯贝胺					
苯二氮䓬类					
阿普唑仑	1.5～8				
氯硝西泮	1～4		1.5～8		
地西泮	5～20	5～15			
劳拉西泮	2～8	2～8			
非典型抗精神病药					
喹硫平		50～300			
利培酮					0.5～6
三环类抗焦虑药					
奥匹哌醇	50～150				
阿扎哌隆					
丁螺环酮		15～60			
肾上腺素能和特异性 5-HT 能抗抑郁药(NaSSA)					
米氮平				30～60	30～60
抗组胺药					
羟嗪	37.5～75				

（三）停药与更换药物的指征

苯二氮䓬类药物原则上遵循从小剂量开始，逐步增加至焦虑症状控制或不出现不良反应为止，一般疗效不宜超过 6 周。急性、严重焦虑症状或伴明显睡眠障碍时建议 BZDs 和 SSRIs、SNRIs 等抗焦虑药物联合使用，一旦焦虑症状缓解，为防止药物依赖应在 4 周内逐步停用 BZDs，以 SSRIs 或 SNRIs 维持治疗。

抗抑郁药物的停药，临床上需要注意以下几点：①不建议患者突然停药。临床专家共识认为，急性期需争取在 6～12 周完全缓解；巩固治疗期需持续 6～9 个月；维持治疗期首次发作 6～12 个月，第 2 次发作 3～5 年，3 次以上发作应长期维持。②经过 6～8 个月的"标准"治疗后，建议药物在 6～8 周逐渐减量；如果患者已处于维持期治疗，则建议减药更缓慢，如每 4～6 周减量 1/4；如果疗程不足 8 周，则停药时间在 1～2 周较为安全。③告知患者停药、漏服、减药均可能导致撤药反应，通常这些反应比较轻微且可自发缓解，持续约 1 周。如果突然停药，则症状可能更严重。通常情况下，可在 2 周内缓慢减停。半衰期越短减药所需时间越长（如帕罗西汀、文拉法辛）。

抗抑郁药物的换药原则：药物治疗起效时间有一定差异，一般 1～2 周开始起效，治疗 6～8 周后仍应答不良,可换用另一类抗抑郁药物或联合用药。一般不推荐 2 种以上抗抑郁药联用,伴有严重失眠的焦虑、抑郁、躯体化患者治疗初期或足量、足疗程、单一抗抑郁药治疗疗效不佳时可考虑联用不同机制的药物或增效剂,SSRIs、SNRIs 常与 NaSSA 类药物(如米氮平)、5-HT$_{1A}$ 受体激动药(如丁螺环酮或坦度螺酮)、非典型抗精神病药物(如利培酮、奥氮平、喹硫平等)、心境稳定剂(如碳酸锂、丙戊酸钠、卡马西平等)联用。当更换抗抑郁药物时,应避免突然撤药。一般选择缓慢减停无效或不良反应较大的药物,同时将另一种抗抑郁药物逐步加量,短效 SSRIs 类药物(如西酞普兰、艾司西酞普兰、帕罗西汀、舍曲林)之间的替换无需交叉换药,倘若从氟西汀换为其他药物则需注意:停用氟西汀 4~7 天后再换用其他 SSRIs,并以低剂量起始(低剂量是指:西酞普兰 10mg/d,艾司西酞普兰 5mg/d,帕罗西汀 10mg/d,舍曲林 25mg/d);如替换前后的 SSRIs 作用相似,则替换后的药物可降低前种药物的停药反应。需警惕突然停药、换药仍可引起停药反应。如出现停药反应,建议先经过一个短暂的缓慢减量期,再行替换。出现严重撤药反应者,需延长减停时间至 1~2 个月。

二、镇静催眠药

镇静催眠药(sedatives-hypnotics)是一类对中枢神经系统有广泛抑制作用的药物。小剂量可引起镇静,使服药者处于安静和嗜睡状态,也可用于解除或减轻患者的焦虑和烦躁不安;中等剂量可引起催眠,诱导入睡,减少觉醒次数,延长睡眠时间,引起生理性的睡眠;大剂量往往具有抗惊厥作用或麻醉作用。镇静催眠药在临床上目前可分为巴比妥类、苯二氮䓬类和其他(包括非苯二氮䓬类新型镇静催眠药),而抗精神病药物、三环类抗抑郁药、抗组胺药及某些新型抗抑郁药都能诱导睡眠,但由于催眠并非其主要的临床功效,故一般不归类于镇静催眠药。而美国 FDA 批准用于治疗失眠障碍的药物还包括褪黑素受体激动药和食欲素受体拮抗药,因此在这一章也将一起概括。

(一)镇静催眠药的作用机制与药理作用

1. 巴比妥类　巴比妥类对 GABA 能神经与 BZDs 有类似作用,主要作用于网络结构上行激活系统,对中枢神经系统起抑制作用。这种抑制作用呈剂量-效应关系,可起到镇静、催眠、抗惊厥、麻醉和麻痹作用。巴比妥类药物作用的强弱、起效和作用时间长短取决于药物的脂溶性大小。

2. 苯二氮䓬类药物　苯二氮䓬类药物属于 GABA$_A$ 受体激动药,由不同 α 亚基构成的 GABA$_A$ 受体在中枢神经系统的不同部位介导不同作用。含 α$_1$ 亚基介导镇静(催眠)、麻醉和抗惊厥作用,α$_2$ 和 α$_3$ 亚基介导抗焦虑、抑郁和肌肉松弛作用。BZDs 类主要选择作用于边缘系统,影响情绪和记忆。BZDs 可缩短患者的入睡时间,延长睡眠时间(主要是延长 Ⅱ 期睡眠),但长期使用容易形成依赖。因此,WHO 建议治疗失眠时尽量少用或不用苯二氮䓬类镇静催眠药,以免导致成瘾或药物依赖;推荐小剂量、短期、间断用药,服药最好不超过 4 周,并在症状未得到控制、改善时考虑换用另一种镇静催眠药。

3. 非苯二氮䓬类药物　新型非苯二氮䓬类药为选择性的苯二氮䓬受体激动药,也可作用于 GABA 受体(不包括唑吡坦),增加氯离子的传导从而抑制神经系统,但由于仅作用于 GABA 受体的某种亚型,与 Ⅰ 型(α$_1$、β$_2$、γ$_2$)受体有相对强的结合特异性,故有更好的疗效和较少的不良反应。目前国内临床常使用的非苯二氮䓬类药物有唑吡坦、艾司佐匹克隆、扎来普隆。

(1)唑吡坦(zolpidem):唑吡坦是短效咪唑吡啶类化合物,通过选择性与中枢神经系统的 ω1 受体亚型结合,小剂量时能缩短入睡时间,延长睡眠时间;较大剂量时,N$_2$、N$_3$ 期睡眠时间延长,REM 期睡眠时间缩短。有较强催眠作用,但无抗焦虑、抗惊厥、肌肉松弛作用。其吸收快速,由于首关效应,口服 20 mg 时,生物利用度约为 67%。其血药浓度达峰值时间为 1.6 小时,药物作用时间为 4~5 小时,总蛋白结合率约为 92%,饱食后其吸收稍有下降。唑吡坦代谢产物无生物活性,主要经肾排泄。

(2)艾司佐匹克隆:艾司佐匹克隆属三环吡咯酮类化合物,作用于 BZD 受体,具有镇静催眠、抗焦虑、肌肉松弛和抗惊厥作用,临床多用于治疗入睡困难和睡眠维持困难。其口服后 0.5～1 小时血药浓度达峰值,半衰期为 6 小时。生物利用度约为 80%,脂溶性强,首关效应少,能快速进入中枢神经系统,蛋白结合率约为 45%,代谢产物主要经肾和肺排泄。

(3)扎来普隆(zaleplon):扎来普隆为吡唑嘧啶类药物,选择性与 BZD 受体结合,而且与 $GABA_A$ 受体复合物结合的亲和力高。其口服快速吸收,1 小时即可达血药峰值,消除半衰期约为 1 小时,蛋白结合率约为 60%。扎来普隆可快速代谢成无活性形式,其代谢物约 71% 在尿中重吸收,17% 在肠道重吸收。扎来普隆是一种超短效药物,有睡眠初期加速催眠作用,可缩短睡眠潜伏期,但并不增加总睡眠时间。

4. 褪黑素受体激动药催眠药物　褪黑素受体激动药多为选择性激动褪黑素 MT_1、MT_2 受体,且与受体亲和力较褪黑素高。MT_1 受体激活可抑制视交叉上核神经元的活动,减弱视交叉上核发送的觉醒信号,减弱生物钟或"起搏点"的促觉醒作用,使睡眠信号占优势,诱导睡眠发生。MT_2 受体激活使视交叉上核产生生物反馈信号,调节正常睡眠-觉醒周期的时相转换和昼夜生物节律效应。

雷美替胺(ramelteon)是此类药物中首先被推出使用的药物,2005 年获美国 FDA 批准用于治疗失眠。其对 MT_1/MT_2 受体的选择亲和力是褪黑素的 1000 倍。雷美替胺可快速起效,血药浓度达峰值时间约为 0.3 小时,主要经肝 CYP1A2 氧化代谢,消除半衰期约为 1.2 小时,但其活性代谢产物 MⅡ半衰期可达 2～5 小时。雷美替胺未见有药物依赖性,未被美国药品管制局(DEA)列为管制类药品。雷美替胺的常见不良反应为头痛、嗜睡和喉痛。雷美替胺与酒精无相互作用,无耐药性及成瘾性风险,停药后无反跳性失眠,但存在可以忽略的轻微宿醉效应。

阿戈美拉汀为另一种选择性褪黑素 MT_1、MT_2 受体激动药,对位于中枢神经系统的褪黑素受体具有高度的亲和力。此外,它也是 $5-HT_{2C}$ 受体拮抗药,对 $5-HT_{2C}$ 具有较高的亲和力,因此具有抗抑郁作用,欧盟已批准其作为抗抑郁药用于临床。

5. 食欲素受体拮抗药　苏沃雷生(suvorexant)是该类药物中首款获得 FDA 批准用于治疗失眠的药物。苏沃雷生是一种食欲素(orexin)受体拮抗药,可影响 orexin 通路的信号传导,进而起到调控睡眠-觉醒周期的作用。

6. 其他　临床上用于失眠障碍治疗的药物还包括具有镇静作用的抗抑郁药、非典型抗精神病药以及抗抽搐药(如曲唑酮、米氮平、阿米替林、多塞平、奥氮平、喹硫平、加巴喷丁、普瑞巴林),但其中除多塞平可用于睡眠维持性睡眠障碍外,其他药物均未被 FDA 批准作为催眠药物。多塞平与 H_1 受体亲和力强,可通过 H_1 受体阻滞作用阻断组胺促觉醒通路以达到镇静催眠效果。

(二)临床用药选择

BZDs 作为最常见的镇静催眠药仍在国内临床上广泛使用,但因其残留效应、呼吸抑制和耐药性、成瘾性等问题,国外临床医师已渐少用于治疗失眠。非苯二氮䓬受体激动药和褪黑素受体激动药类镇静催眠药因其起效快、疗效明显、作用时间短、"宿醉作用"少、不良反应少、无耐药性及成瘾性较低等特点,正逐渐成为临床医师治疗失眠的主要手段。

在临床上使用镇静催眠药,应把握以下原则。

1. 把握获益与风险的平衡,在选择干预药物时需要考虑症状的针对性、既往用药反应、患者一般状况、当前用药的相互作用、药物不良反应及现患的其他疾病。

2. 同时还需兼顾个体化原则。一般来说,对于入睡困难者应选用吸收快、起效快的药物,如唑吡坦;对于早醒者或睡眠维持困难应选用吸收较慢、作用时间长的药物,如艾司佐匹克隆,对处于焦虑状态者可选用艾司唑仑片。

3. 根据《中国失眠症诊断和治疗指南》药物治疗的次序(专家共识),推荐用药顺序为:①短、中效的苯二氮䓬受体激动药(BZRAs)或褪黑素受体激动药(如雷美替胺)。②其他 BZRAs 或褪黑素受体激动药。③具有镇静作用的抗抑郁药(如曲唑酮、米氮平、氟伏沙明、多塞平),尤其适用于伴有抑郁和(或)焦虑症的失眠患者。④联合使用 BZRAs 和具有镇静作用的抗抑郁药。⑤处方药如抗癫痫药、抗精神病药不作为首选药物使用,仅适用于某些特殊情况和人群。⑥巴比妥类药物、水合氯醛等虽已被美国 FDA 批准用于失眠的治疗,但临床上并不推荐应用。⑦非处方药如抗组胺药常被失眠患者用于失眠的自我处理,临床上并不推荐使用;此外,食欲素受体拮抗药中的苏沃雷生已被 FDA 批准用于失眠的治疗。

4. 给药原则:"小剂量间断"和"按需治疗",建议每周服药 3~5 天而不是连续每晚用药。需长期药物治疗的患者宜"按需服药",即预期入睡困难时,在上床前 5~10 分钟服用;上床 30 分钟后仍不能入睡时服用;比通常起床时间提前≥5 小时醒来,且无法再次入睡时服用(仅适合使用半衰期短的药物);当第 2 天日间有重要工作或事情时可于睡前服用。此外,抗抑郁药不能采用间歇疗程的方法。

5. 治疗疗程:应根据患者睡眠情况来调整用药剂量和维持时间。短于 4 周的药物干预可选择连续治疗;超过 4 周的药物干预需要每个月定期评估,每 6 个月或疾病复发时,需对患者睡眠情况进行全面评估,必要时变更治疗方案或根据患者的睡眠改善状况适时采用间歇治疗。

6. 特殊人群:儿童、孕妇、哺乳期妇女、肝肾功能损害、重度睡眠呼吸暂停综合征、重症肌无力患者不宜服用催眠药物治疗。

常见的镇静催眠药的注意要点如下。

(1)苯二氮䓬类药物:国外一项苯二氮䓬类药物使用情况的调查研究表明,用于焦虑、失眠和癫痫的使用率分别是 78%、63% 和 36%,而普拉西泮(prazepam)更为失眠药物首选;在我国,使用的催眠药物中阿普唑仑、氯硝西泮约占 50%。然而,FDA 批准用于失眠障碍的苯二氮䓬类药物仅仅只有氟西泮、夸西泮、艾司唑仑、替马西泮(羟基安定)和三唑仑这 5 种药物。在老年患者甚至更有限,由于药物半衰期长,老年患者不适于用前两种药物,艾司唑仑也可能会有日间残留效应;三唑仑则因半衰期短和较高中枢神经系统不良反应为次要选择。

苯二氮䓬类药物的常见使用原则:①各种原因引起的一过性失眠可使用短、中效类残留效应较少的苯二氮䓬类药物 1~2 次。②由于外界临时压力造成的急性失眠,仅可低剂量使用 1~2 周。③对于慢性失眠障碍,应用催眠药物治疗可能有益,但需低剂量间断或短疗程使用,疗程一般不超过 4 周。④老年或体虚者,药物剂量是成人剂量的一半;儿童一般禁忌使用,但单剂量可能有效;孕妇避免使用,哺乳期妇女可偶尔安全使用;避免慢性呼吸性疾病患者使用。⑤使用需逐加逐减。

苯二氮䓬类药物临床应用也存在许多潜在风险,如镇静、白天嗜睡、认知功能损害、顺行性遗忘,尽管这些不良反应都是剂量依赖性的,值得注意的是它们其中的一些不良反应并不会随着持续使用而症状减轻,如记忆问题。一项在养老院的长期使用苯二氮䓬类药物的研究显示,使用苯二氮䓬类药物的患者比未使用者存在更多入睡困难,夜间觉醒时间长、白天未恢复感、自我睡眠感差,所以不建议长期使用苯二氮䓬类药物。临床上为了避免更多的不良反应,除了关注药物本身、剂量和其他因素外,CYP 酶与药物之间的相互作用,特别是 P450 也是需要考虑的因素。

(2)非苯二氮䓬类药物:与苯二氮䓬相比,非苯二氮䓬类药物更加安全,尤其是 FDA 推荐药物治疗剂量的成瘾依赖、耐药性和戒断反应少。值得注意的是,尽管选择性苯二氮䓬受体拮抗药有潜在优势,但是有些患者对选择性苯二氮䓬受体药物不再有反应时反而对传统的苯二氮䓬类药物反应良好。

由于扎来普隆的半衰期更短(1 小时),患者有时会半夜醒来而不能再次入睡,临床上已较少使用,可作为半途催眠药物使用,建议在计划起床前 4 小时服用。需注意的是,扎来普隆会加重抑郁情绪,所以对重性抑郁障碍患者慎用。2013 年美国 FDA 指出有文献报道唑吡坦控释剂会对女性第二天工作造成一定的功能影响,特别是需要警惕性高的工作比如开车,建议修改唑吡坦的女性初始使用剂量。另外,服用唑吡坦也曾有睡眠相关进食障碍和睡行症报道,因此在使用此类药物时需要警惕。

艾司佐匹克隆属于中效催眠药物,在成人半衰期为 6 小时,在老年人半衰期为 9 小时,可用于入睡困难和睡眠维持困难患者,特别是慢性失眠者长期治疗有效。2005 年 Roth 的一项研究发现,艾司佐匹克隆对睡眠潜伏期时间的效果可长达 12 个月,连续使用 6 个月后停用右佐匹克隆,未有苯二氮䓬类药物常见的戒断反应及其他负面效应出现,连续使用 12 个月后停用右佐匹克隆,未有反跳性失眠现象出现。在双盲、安慰剂对照试验,艾司佐匹克隆联合 SSRI 药物对共病重性抑郁障碍和广泛性焦虑障碍也有很好疗效。对 18~64 岁成人,表现为入睡困难者推荐使用 2mg,而睡眠维持困难者则推荐使用 3mg;对于 65 岁以上患者推荐初始剂量为 2mg,对仅有入睡困难者 1mg 即可。对正在服用 CYP3A4 抑制药(酮康唑、伊曲康唑或克拉霉素)患者,初始剂量应减少,临床最常见的不良反应是味觉异常。美国 FDA 也要求减少女性初始使用剂量。

(3)褪黑素受体激动药:目前被 FDA 批准用于失眠障碍的褪黑素受体激动药有雷美替胺和他司美琼,并且他司美琼是目前唯一一个被批准用于非 24 小时昼夜节律睡眠障碍的药物。雷美替胺无成瘾性或依赖性,对老年患者或肾功能损害者无须剂量调整,对于轻度到中度肝损害或呼吸系统疾病,包括慢性阻塞性肺疾病和睡眠呼吸暂停患者仍需慎用。推荐睡前 30 分钟内 8mg 整片吞服,避免高脂饮食。他司美琼则需注意不要与食物同食,且避免与 CYP1A2 抑制药如氟伏沙明和 CYP3A4 诱导药如利福平、酮康唑使用。

(4)食欲素受体拮抗药:苏沃雷生是一种高度选择性食欲素受体拮抗药,由于拮抗食欲素受体 A 和 B,可导致嗜睡发作和猝倒,所以苏沃雷生是嗜睡症患者的禁忌。推荐睡前 30 分钟 10mg 服用,最大剂量不超过 20mg。

(5)其他:小剂量多塞平(3~6mg)可显著改善失眠患者维持睡眠困难情况,且耐受性良好,不良反应与安慰剂相当,主要为头痛、口干、胃肠道反应等。盐酸多塞平研究未报道抗胆碱能不良反应,无记忆损害,无耐受或复杂的睡眠行为,未观察到明显的宿醉或次日残留效应。但 FDA 建议对存在未治疗的闭角型青光眼、重度尿潴留及重度睡眠呼吸暂停的患者应禁用多塞平。曲唑酮常被用于合并抑郁、焦虑、创伤后应激障碍和痴呆的失眠,推荐剂量临睡前 25~100mg,其主要的不良反应是阴茎异常勃起和直立性低血压。低剂量的米氮平(7.5~15mg)比高剂量更具镇静作用,其不良反应是体重增加。喹硫平通常用于合并明显精神疾病的患者,小剂量(12.5~50mg)睡前服用,不良反应包括 Q-T 间期延长、头痛、晶状体改变或白内障和白细胞计数降低。

(三)停药与更换药物的指征

催眠药物治疗的目的是使患者重建睡眠的正常规律,因此需在针对失眠病因的基础上针对性治疗,科学合理掌握停药与更换药物的指征。一般遵循以下原则。

1. 换药指征 ①推荐治疗剂量无效;②对药物产生耐受性或严重不良反应;③与正在使用的其他药物发生相互作用;④长期使用(>6 个月)导致减药或停药困难;⑤有药物成瘾史的患者。

2. 换药方法 如果首选药物治疗无效或无法遵医嘱服药,可更换为另一种短、中效的苯二氮䓬类药物或褪黑素受体激动药。需逐渐减少原有药物剂量,同时开始给予另一种药物,并逐渐加量,在 2 周左右完成换药过程。

3. 常用减量方法 逐步减少睡前药量和(或)变更连续治疗为间歇治疗。

4. 停药指征 患者感觉能够自我控制睡眠时,考虑逐渐减量、停药;如失眠与其他疾病(如抑郁症)或生活事件相关,当病因去除后,也应考虑减量、停药。

5. 停药原则 避免突然中止药物治疗,应逐步减量、停药以减少失眠反弹,有时减量过程需要持续数周至数月。

停用苯二氮䓬类药物应遵循个体化原则,考虑患者的治疗时长、药物半衰期、停药症状发生的可能性及每日总用量:①对于半衰期较短的苯二氮䓬类药物(如奥沙西泮等),停药症状可能发生于停药后 1～2 天;②对于半衰期较长的苯二氮䓬类药物(如氯氮䓬、地西泮、氟西泮),停药症状可能发生于停药后 3～7 天。半衰期短的苯二氮䓬类药物更容易出现戒断症状,因此治疗上可将短作用药改为长半衰期药物。总体而言,应缓慢、渐进式减停苯二氮䓬类药物。专家建议以下两种减量方案:①每 2 周减少原剂量的 25%,直至完全减停;②第 1 周和第 2 周分别减少原剂量的 25%,此后每周减少原剂量的 10%,直至最终完全减停。

(潘集阳)

第六节　益 智 药

益智药(nootropics),曾称促认知药(cognitive enhancer)或抗痴呆药,主要是指治疗痴呆患者认知症状的药物,用来改善或促进痴呆患者的认知功能或延缓认知功能的衰退。本书所述益智药,不包括可以短期改善注意力的中枢神经系统兴奋药。益智药的主要作用机制包括增强酶活性、改善脑组织代谢、加强神经递质的合成、恢复大脑代谢功能及信息传递或改善脑血供及脑细胞对氧、葡萄糖等的利用,从而减少致病因子对大脑的损害,使受损脑组织的功能得以恢复或保持。痴呆患者认知功能损害,目前主要有两类假说:胆碱能缺陷假说及谷氨酸能假说。益智药种类较多,根据不同的作用机制,大致可以分为如下几类。

一、胆碱能药

现有观点认为,胆碱能功能下降是导致认知功能障碍的主要病理机制。因此,增加乙酰胆碱的合成与释放、抑制乙酰胆碱的降解是胆碱能药的主要方向。前者,目前尚处于研究阶段;后者,即胆碱酯酶抑制药,是目前临床应用最广泛的抗痴呆药,主要代表性药物如下。

1. 盐酸多奈哌齐(donepezil):世界范围内广泛使用的改善痴呆患者的注意力或至少延缓其记忆丧失的速度,被 FDA 批准用于阿尔茨海默病(AD)的药物。服用方便,5～10mg 夜间服用,主要不良反应为一过性胃肠道反应。

2. 他克林(tacrine):第一个被批准用于治疗阿尔茨海默病记忆障碍的胆碱酯酶抑制药,因半衰期短、药物相互作用多、有肝毒性,目前为二线用药。

3. 加兰他敏(galantamine):主要治疗靶症状:阿尔茨海默病的记忆丧失和行为症状及其他痴呆所致的记忆丧失。常用剂量为每日 16～24mg,最高日剂量为 32mg,每日需服药 2 次是其缺点。常见不良反应为恶心、腹泻、食欲下降、头痛头晕、疲乏、抑郁等,心、肝、肾功能损害者慎用。

4. 卡巴拉汀(rivastigmine):已被 FDA 批准治疗阿尔茨海默病及帕金森病痴呆,常用剂量为每日 6～12mg,每日 2 次,常见不良反应为胃肠道反应、头痛、眩晕、虚弱等。经皮贴剂剂型利于依从性,不良反应相对较少。

5. 石杉碱甲是我国研发的,从植物千层塔中分离的一种生物碱,是一种强效胆碱酯酶抑制药,有改善记忆智能的作用。研究认为,石杉碱甲可显著改善阿尔茨海默病患者认知功能、行为和心境障碍、日常生活活动能力和总体功能,具有良好的安全性。

6. 其他尚未上市或尚未广泛使用的胆碱酯酶抑制药,包括美曲膦酯、毒扁豆碱等。

二、谷氨酸受体拮抗药

美金刚(memantine)被 FDA 批准用于治疗中、重度 AD,每天 10mg,每日 2 次。常见不良反应为头晕、头痛、便秘。可与胆碱酯酶抑制药联用。肾功能损害者慎用或剂量减少,肝功能、心功能损害者无须调整剂量。

三、自由基清除剂

1. 司来吉兰（selegiline） 一种选择性单胺氧化酶抑制药，具有抗氧化及神经保护作用，可延缓帕金森病和阿尔茨海默病的功能丧失。在欧洲已被批准用于治疗阿尔茨海默病，每天 5～10mg，分 2 次服用；65 岁以上者推荐每天 20mg。常见不良反应有恶心、眩晕、腹痛、口干、头痛、运动障碍等。缺点：不能与 SSRIs、SNRIs、TCAs 等抗抑郁药联用，由于药物相互作用复杂，且服药时饮食禁忌多（需严格遵从低酪胺饮食），一般作为二线或三线用药。

2. 维生素 E 被推荐为预防阿尔茨海默病进展的一种治疗，但有效证据不足。

四、神经营养因子

如神经生长因子、神经元存活因子、轴突伸长因子等，尚处于研究阶段。

五、代谢增强剂

1. 双氢麦角碱 临床较为常用，常用剂量为每日 3～6mg，分 3 次服用。不良反应少。

2. 吡拉西坦 具有对抗物理因素和化学因素所致的脑功能损害的作用，可改善学习、记忆和回忆能力及由缺氧导致的逆行性遗忘。常用剂量为每次 0.8～1.6g，每日 3 次。不良反应较少。

3. 奥拉西坦 可用于阿尔茨海默病、血管性痴呆等的治疗。常用剂量为每次 800mg，每日 2～3 次。不良反应少。

六、其他

叶酸制剂、银杏提取物、他汀类、过氧化物酶体增殖物激活受体激动药（如罗格列酮）、雌激素、非甾体抗炎药、脂肪酸、碳酸锂、丙戊酸盐、钙通道拮抗药、免疫制剂等。

总之，目前益智药主要是基于胆碱能缺陷假说及谷氨酸能假说，一线药物为多奈哌齐、加兰他敏、卡巴拉汀、美金刚。如前所述的其他药物，部分被证实可改变疾病进程或辅助治疗或缓解症状等，但均尚缺乏循证证据。

（杜向东）

第七节 复合制剂

临床最常用的复合制剂氟哌噻吨美利曲辛片（黛力新），是由相当于 0.5mg 氟哌噻吨的二盐酸氟哌噻吨及相当于 10mg 美利曲辛的盐酸美利曲辛混合制成的复方制剂。黛力新于 1971 年即已上市，因其可以快速改善抑郁、焦虑症状而被广泛用于心身疾病或慢性躯体化疾病患者，然而相应的临床研究却十分有限，现就近年来国内氟哌噻吨美利曲辛片的临床使用情况做一综述。

一、改善抑郁、焦虑症状

在欧洲，氟哌噻吨美利曲辛片已被批准用于治疗焦虑、抑郁和冷漠。2013 年，国内 Liu 等通过将 277 例抑郁患者随机分为中药组、氟哌噻吨美利曲辛片组及氟哌噻吨美利曲辛片联合针灸组，分别给予 8 周治疗，发现无论是单用氟哌噻吨美利曲辛片组还是氟哌噻吨美利曲辛片联合针灸组均可有效改善患者的抑郁症状，从而证明氟哌噻吨美利曲辛片的改善抑郁作用，且发现氟哌噻吨美利曲辛片联合针灸的治愈率和显效率比单用氟哌噻吨美利曲辛片更优。同年，Lu 等通过抑郁动物模型实验发现给予氟哌噻吨美利曲辛片干预可以缓解抑郁在大鼠中引起的行为改变并增加 5-羟色胺的含量，再次证明氟哌噻吨美利曲辛片的抗抑郁作用。此后，Wang 等将 75 例慢性躯体疾病患者随机分为氟哌噻吨美利曲辛片组[舍曲林(每天 75mg)＋氟哌噻吨美利曲辛片(每天 1 片)]和安慰剂组[舍曲林(每天 75mg)＋安慰剂(每天 1 片)]治疗 2 周,然后再予两组患者舍曲林(每天 75mg)治疗 2 周。结果发现氟哌噻吨美利曲辛片组汉密尔顿焦虑量表(Hamilton anxiety scale,HAMA)和汉密尔顿抑郁量表(Hamilton depression scale,HAMD)评分的早期改善显著优于安慰剂组,提示联合氟哌噻吨美利曲辛片可以加速 5-羟色胺再摄取抑制药的早期抗抑郁、抗焦虑的作用。还有研究发现,氟哌噻吨美利曲辛片可以有效缓解乳腺癌患者术后的抑郁和更年期女性的失眠及抑郁症状,并显著增加更年期女性血清 5-HT、去甲肾上腺素(norepinephrine,NE)和雌二醇(estradiol,E_2)水平,降低促卵泡激素(follicle stimulating hormone,FSH)水平。上述研究结果表明,氟哌噻吨美利曲辛片不仅可以用于抑郁症患者的治疗,也可用于治疗伴有抑郁、焦虑症状的躯体疾病患者,其改善抑郁、焦虑症状的作用机制可能是调节 5-HT 和 NE 水平。

氟哌噻吨美利曲辛片之所以具有改善抑郁、焦虑的作用,是因为合成氟哌噻吨美利曲辛片的氟哌噻吨和美利曲辛均可以改善抑郁和焦虑。氟哌噻吨是硫杂蒽类衍生物,是一种神经阻滞药,主要阻断突触前膜的高亲和力 D_2 受体,可增加多巴胺(dopamine,DA)合成和释放,具有明显的抗精神病作用;其还具有脱抑制作用,可提高情绪,因而在小剂量时具有抗焦虑和抗抑郁的作用。而美利曲辛则可以同时抑制 5-HT 和 NE 的再摄取,提高突触间隙 5-HT 和 NE 浓度,从而起到抗抑郁、抗焦虑的作用。因此,氟哌噻吨美利曲辛片可以用于改善患者的抑郁、焦虑症状。又因为美利曲辛与文拉法辛、度洛西汀一样,是 5-HT 和 NE 双回收抑制药,故而可以加速 SSRIs 抗抑郁效应。

二、改善心身疾病的症状

心身疾病是指一组发生发展与心理社会因素密切相关,但以躯体症状表现为主的疾病,其由多种因素引起,各种因素之间互有联系和影响。心身疾病可通过心理社会因素引起焦虑、抑郁,再经此引起自主神经系统、内分泌系统和免疫系统功能改变,最终引发疾病。氟哌噻吨美利曲辛片具有抗焦虑、抑郁的作用,可阻断心理社会因素对心身疾病的不良影响,从而改善心身疾病。

1. 胃食管反流(gastroesophageal reflux)　又称反流性食管炎,是指胃液反流入食管,导致胃灼热、反流和可能的食管黏膜损伤。研究表明,情绪压力可能是胃食管反流的危险因素之一,而持续的反流症状和其他不适也可能导致情绪障碍。抗酸药和 H_2 受体拮抗药的经验治疗虽然可以改善胃食管反流患者的反流症状,但对患者情绪症状的改善无效。Yu 等通过随机对照研究发现,埃索美拉唑联合氟哌噻吨美利曲辛片治疗 2 周后不但可以显著改善伴情绪障碍的胃食管反流患者嗳气、腹痛、厌食及其他的伴随症状,而且可以显著降低焦虑、抑郁评分,表明联合氟哌噻吨美利曲辛片比单用埃索美拉唑疗效更佳。Yang 等将常规治疗无效的难治性胃食管反流患者随机分入兰索拉唑＋枸橼酸莫沙必利＋氟哌噻吨美利曲辛片、兰索拉唑＋枸橼酸莫沙必利＋舒肝解郁药、兰索拉唑＋枸橼酸莫沙必利＋氟哌噻吨美利曲辛片＋舒肝解郁药、兰索拉唑＋枸橼酸莫沙必利及氟哌噻吨美利曲辛片单药组进行治疗,分别评定 5 组治疗 4 周和 8 周后的症状和情绪评分。结果显示,氟哌噻吨美利曲辛片联合舒肝解郁药组的总有效率最高,可显著降低胃食管反流的症状评分及情绪评分。

2. 腹泻型肠易激综合征　肠易激综合征(irritable bowel syndrome,IBS)是一组包括腹痛、腹胀、排便习惯改变和大便性状异常、黏液便等表现的临床综合征,持续存在或反复发作,经检查排除可引起这些症状的器质性疾病,包括腹泻型 IBS 患者(D-IBS)和便秘型 IBS(C-IBS),是最常见的一种功能性肠道疾病。消化科常规治疗对本病疗效欠佳,以致病程迁延反复,症状长期困扰患者,影响生活质量,造成极大的心理及经济负担。Chen 等研究发现,给予有焦虑、抑郁的 D-IBS 患者地衣芽孢杆菌联合氟哌噻吨美利曲辛片治疗后总有效率为 86.67%,患者的消化道症状、HAMA 和 HAMD 评分均有显著改善,尤其是改善大便形态及黏液的评分。

3. 躯体形式疼痛障碍(somatoform pain disorder,SPD)　又称心因性疼痛,主要表现为各种部位持续存在的严重疼痛,使患者感到痛苦或影响其社会功能,但医学检查未发现疼痛部位有任何器质性病变,不能用某种生理过程或躯体障碍解释,其发生常与情感冲突或心理社会问题有关。患者常因疼痛反复就诊于各大医院,进行各种检查与治疗或服用各种镇痛药物,但均无明显疗效。中国Yu 等于 2015 年进行了一项针对 SPD 患者的随机对照研究,随机给予合并抑郁的 SPD 患者针灸或氟哌噻吨美利曲辛片治疗,连续治疗 8 周后两组患者的疼痛和抑郁评分均较治疗前显著下降,表明中医针灸和氟哌噻吨美利曲辛片均能够有效治疗 SPD。

疼痛多是由于蓝斑核 NE 神经元和缝际核群 5-HT 神经元功能不足使得投射至脊索后角的 NE 能和 5-HT 能神经递质不足,无法抑制外周疼痛信号上传所致。而氟哌噻吨美利曲辛片能够增加 5-HT 和 NE 传导,从而抑制外周疼痛信号的传导。此外,氟哌噻吨美利曲辛片还可以增加多巴胺的释放,而多巴胺可以增加内啡肽释放,内啡肽有镇痛效应,从而进一步减轻疼痛。

三、不良反应

事物都是相互联系的,氟哌噻吨美利曲辛片存在改善抑郁焦、虑症状等适应证的同时,也存在相应的不良反应。因氟哌噻吨美利曲辛片是氟哌噻吨和美利曲辛的复合制剂,故其不良反应也应从氟哌噻吨联合美利曲辛考虑。

氟哌噻吨美利曲辛片的主要不良反应有①阻断突触前膜高亲和力 D_2 受体可导致失眠、不安、躁动及厌食。②阻断突触后膜的低亲和力 D_2 受体可导致锥体外系反应,如药源性帕金森综合征,甚至迟发性运动障碍。③NE 能神经递质的不良反应:a. 精神系统,有诱发躁狂、加重精神分裂症阳性症状的风险;b. 神经系统,可引起失眠、头晕和震颤;c. 循环系统,美利曲辛增加 NE 能神经递质,可加快心率、引起高血压,禁用于心肌梗死恢复早期及嗜铬细胞瘤患者,慎用于心律失常、冠状动脉缺血、甲状腺功能亢进和高血压患者;d. 其他系统,可引起胆汁淤积性肝炎、高血糖;④拮抗胆碱能受体、α_1 受体、H_1 受体和 Na^+ 通道作用,可恶化排尿困难、导致前房角狭窄,引起直立性低血压及心脏传导阻滞等,禁用于闭角型青光眼、循环衰竭及心脏传导阻滞者,慎用于排尿困难、重症肌无力及癫痫患者。

(陈素珍　袁勇贵)

第八节　中 成 药

心身医学在理论基础方面与中医学"天人一体观""形神一体观""整体观"等哲学思想异曲同工,在临床诊疗方面与中医学"刚柔相济""心身同治"等辩证思想异曲同工。国际心身医学会上有权威人士呼吁"世界心身医学应向中医学寻找智慧"。在心身疾病的治疗中,中医学历来强调"先治其心,后治其身"。以下介绍几种心身疾病中的常用中成药。

一、乌灵胶囊

(一)成分

乌灵胶囊是以我国珍稀药用真菌乌灵菌经现代生物技术发酵而成的中药制剂。乌灵菌粉内含腺苷、多糖、甾醇类及谷氨酸、γ-氨基丁酸、色氨酸、赖氨酸等 19 种氨基酸,还含有维生素和微量元素等多种成分,具有镇静催眠、免疫调节、改善记忆等作用。从中医的角度描述为补肾健脑、养心安神。

(二)药理作用

乌灵菌粉提高小鼠脑内谷氨酸(Glu)和 γ-氨基丁酸(GABA)含量、GABA 受体的结合活性及谷氨酸脱羧酶(GAD)的活性,从而发挥良好的镇静安眠、抗焦虑作用。其抗抑郁作用机制,在细胞水平上,可能与增加脑内 γ-氨基丁酸受体结合活性有关;在分子水平上,通过全基因表达谱芯片技术对差异基因的表达进行分析,可能与线粒体转位蛋白(TSPO)介导的线粒体自噬有关。同时,乌灵胶囊有改善脑损伤动物模型的学习记忆障碍、记忆再现缺失,保护海马神经元、纹状体髓鞘,发挥脑保护作用,其分子机制可能与调节神经营养因子(BNDF)和中枢神经递质 GABA 含量有关。

(三)临床应用

1. **焦虑、抑郁状态及失眠、躯体化症状**　用于焦虑症、抑郁症及焦虑抑郁障碍共病及其伴发的失眠,乌灵胶囊作为安全有效的增效剂,与抗焦虑、抑郁西药联合使用(舍曲林、西酞普兰、帕罗西汀、米氮平等),优于抗焦虑、抗抑郁药物单用,可显著降低抗抑郁药物和镇静药物的使用剂量,降低抗抑郁药物所致不良反应,改善耐受性。

此外,乌灵胶囊可改善躯体化症状患者的焦虑、抑郁及躯体症状,包括不明原因头晕、耳鸣、头痛、心悸、胸闷、胸痛、心肌缺血、心律失常、疲劳等,经检查无器质性病变或症状无法用生物医学的病理改变合理解释者。

2. **躯体疾病伴发的焦虑、抑郁状态及失眠**

(1)卒中后抑郁:乌灵胶囊单用或联合抗抑郁药治疗卒中后抑郁(PSD)均有效。同时,乌灵胶囊能改善卒中后神经功能及认知功能。对降低 PSD 发病率、延缓发生时间、减轻抑郁程度方面有一定的预防作用。

(2)癫痫合并抑郁:乌灵胶囊可有效改善癫痫患者的抑郁症状,且不增加癫痫发作频率和严重程度。

(3)帕金森病合并抑郁:乌灵胶囊不但能改善帕金森病患者伴发的抑郁症状,同时能辅助左旋多巴对运动功能障碍的治疗,对运动功能的恢复有一定的帮助。

(4)认知功能障碍及伴发的抑郁:乌灵胶囊有改善认知功能障碍患者的记忆功能。同时,乌灵胶囊治疗伴有抑郁状态的轻度认知功能障碍,在改善抑郁症状的同时,显著改善认知功能,其中注意力、计算力、延迟记忆力改善最为明显。

(5)其他疾病伴发的焦虑、抑郁状态及失眠:临床观察显示,对于心血管系统疾病伴发的焦虑、抑郁及睡眠障碍,更年期综合征伴发的焦虑、抑郁及失眠,肿瘤伴发的焦虑、抑郁及失眠;糖尿病伴发的焦虑、抑郁及失眠;慢性阻塞性肺疾病、慢性肾炎合并焦虑者;慢性乙型肝炎合并抑郁者,乌灵胶囊均可改善疾病伴发的焦虑、抑郁状态及失眠。

3. **心身障碍**　乌灵胶囊抗焦虑、抑郁作用明确,适合在各科室心身障碍患者中广泛使用。具体包括以下心身疾病:肠易激综合征、功能性消化不良、胃食管反流、慢性疲劳综合征、紧张性头痛及偏头痛、皮肤相关的心身疾病等。

二、百乐眠胶囊

(一)成分

百乐眠胶囊由百合、刺五加、何首乌藤、合欢花、珍珠母、石膏、酸枣仁、茯苓、远志、玄参、地黄、麦冬、五味子、灯心草、丹参 15 味中药组成。组方中百合、地黄(百合地黄汤)为君药,具有滋阴清热、养心安神的作用;何首乌藤、珍珠母、酸枣仁、茯苓、远志为臣药,协助君药安神定志;佐以合欢花疏肝解郁,刺五加、玄参、麦冬、五味子、丹参滋阴养血安神,生石膏清热除烦;灯心草为使药,引导诸药直达心经。诸药协同,共奏滋阴清热、疏肝解郁、宁心安神之功效。

(二)药理作用

主要适应证为阴虚火旺型不寐。将百乐眠灌服失眠模型小鼠的实验表明,百乐眠可以增强小鼠体内的 5-HT 及 GABA 含量,进而改善失眠症状,减少其自主活动次数、提高 15 分钟内入睡比例,缩短睡眠潜伏期,延长总睡眠时间。

(三)临床应用

1. **失眠障碍**　重度失眠患者在应用百乐眠胶囊和阿普唑仑联合治疗 2 周后,总有效率达

94.2%,效果优于单一用药。顽固性失眠患者在单独服用百乐眠胶囊治疗 3 周后,能有效改善患者的失眠状况,缓解焦虑症状,无耐药性与药物成瘾性。

2. **焦虑障碍相关性失眠** 在中医理论中,失眠和焦虑两者之间存在共同的病因和机制。焦虑,即郁症,多以情志不舒、气机郁滞为主,而情志不遂,肝气不疏则是不寐的重要病机。采用百乐眠胶囊和丁螺环酮联合治疗广泛性焦虑障碍患者 6 周,发现其焦虑症状改善优于单用丁螺环酮,且不良反应发生率也明显降低。

3. **躯体疾病相关性失眠** 躯体多种器质性疾病会导致失眠的发生,例如,循环系统、呼吸系统、消化系统、神经系统等器质性疾病患者常伴发失眠症状。研究显示,百乐眠胶囊针对心脑血管系统疾病相关性失眠、消化系统疾病相关性失眠、呼吸系统疾病相关性失眠、内分泌系统疾病相关性失眠(如糖尿病合并失眠)、女性更年期相关性失眠等均有较好疗效。

4. **血管性神经头痛、慢性紧张性头痛、带状疱疹后遗神经痛** 头痛的反复发作与失眠的发生互为因果,脑内神经递质失衡(5-HT、去甲肾上腺素、多巴胺等)是导致失眠的物质基础,同时也影响头痛病程反复,迁延不愈。研究发现,百乐眠胶囊与全天麻胶囊合用治疗偏头痛作用更快、疗效更好,且不良反应少;联合氟哌噻吨美利曲辛片协同改善患者焦虑抑郁情绪,从而更好地发挥对慢性紧张性头痛的临床疗效。将百乐眠胶囊联合氟桂利嗪用于治疗血管神经性头痛,从调节患者睡眠及情绪出发,缓解精神紧张状态,降低应激阈值,控制血管神经性头痛的发作,并有效减少其复发。

百乐眠胶囊联合普瑞巴林治疗带状疱疹后遗神经痛同时提高患者睡眠质量,促进患者恢复,提高带状疱疹的治愈率。

5. **抑郁症及躯体疾病伴发的抑郁** 抑郁症的发生与脑内 5-HT 改变及其受体功能下降有关,睡眠质量下降是其常见伴随症状。研究发现与单用抗抑郁药物相比,联合百乐眠胶囊在改善抑郁症状、睡眠质量及记忆功能方面具有显著优势。治疗躯体疾病伴发的抑郁症状的临床综合有效率比单纯运用抗抑郁药物明显提高,不良反应未见明显增加。

6. **原发性不安腿综合征** 原发性不安腿综合征是临床引起失眠的原因之一,采取百乐眠胶囊联合多巴胺能药物治疗原发性不安腿综合征,可以显著改善患者 IRLS 评分和 PSQI 评分,减轻患者不安腿的症状,还可以减轻多巴胺能药物的不良反应。

三、舒肝解郁胶囊

(一)成分

舒肝解郁胶囊由贯叶连翘与刺五加配伍而成。

1. **贯叶连翘** 又名贯叶金丝桃,味苦、涩,性平;入肝经;具有"清心泻火,舒肝解郁"功效;用于情志不畅,气滞郁闷。《中国抑郁障碍防治指南》:贯叶连翘植物提取物对 5-HT、NE、DA 再摄取均有明显的抑制作用,并具有相似的效价。适用于轻、中度抑郁症患者。国外称为圣·约翰草(St. John's wort,SJW);英国皇家药典委员会郑重推荐其为治疗抑郁症的首选植物药物。

2. **刺五加** 味辛、微苦,性微温;归脾、肾、心经;具有益气健脾,补肾安神功效,用于脾肾阳虚,体虚乏力,食欲不振,腰膝酸软,失眠多梦的治疗。临床广泛用于治疗神经官能症、神经衰弱、抑郁症等。欧洲已批准刺五加制剂用于疲劳的治疗。

(二)药理作用

贯叶连翘可以通过作用于瞬时受体电位(TRP)离子通道,增加胞内 Na^+ 浓度,降低胞内外 Na^+ 梯度,抑制突触前膜递质联合转运体再摄取神经递质,使突触间隙神经递质浓度升高。刺五加通过影响可溶性 NSF 附着蛋白及其受体,促进囊泡转运、停泊、融合、释放,增加突触间隙神经递质水平。两组成分,两条途径,协同提高单胺类神经递质(5-HT、DA、NE)浓度。

(三)临床应用

1. **轻、中度抑郁症** 舒肝解郁胶囊治疗轻、中度抑郁症的疗效与盐酸氟西汀相当,优于安慰剂。

2.卒中后抑郁　《中国卒中后抑郁障碍规范化诊疗指南》中特别指出,舒肝解郁胶囊是一种治疗 PSD 疗效好、安全性高的纯中药抗抑郁药,值得临床推广使用;《卒中后抑郁临床实践的中国专家共识》也指出,舒肝解郁胶囊治疗轻、中度 PSD 患者有较好疗效,且舒肝解郁胶囊不良反应较少。

3.神经疾病伴发焦虑　舒肝解郁胶囊对于神经疾病合并轻、中度焦虑伴抑郁患者疗效较好,且不良反应较少。

4.双心疾病　舒肝解郁胶囊对慢性心力衰竭合并抑郁症患者的临床疗效研究提示,治疗 4 周及 8 周后抑郁程度较前明显改善,6 分钟步行距离(6MWD)和左心室射血分数(LVEF)明显增加,血浆 N 末端 B 型利钠肽前体(NT-probins)及左心室舒张末期内径(LVEDD)明显降低。

四、舒肝颗粒

(一)成分

舒肝颗粒源于宋代《太平惠民和剂局方》中的经典名方"逍遥散",由柴胡、香附、当归、白芍、白术、茯苓、薄荷、栀子、牡丹皮、甘草等 10 味药物组成。舒肝颗粒通过理气疏肝、养血柔肝、健脾养肝、凉血清肝的组方之法,达到"舒肝散郁、心身同治"的作用,是现代临床治疗"心身疾病"及"肝郁证"的代表药物。

(二)药理作用

舒肝颗粒通过上调 5-羟色胺(5-HT)、去甲肾上腺素(NE)、多巴胺(DA)等神经递质的含量和双向调节雌激素水平,降低泌乳素水平,来对神经-内分泌-免疫网络起全面调控作用,从而达到同时改善心理症状和躯体症状的双重疗效。

(三)临床应用

舒肝颗粒可有效治疗焦虑、抑郁、月经不调、更年期综合征、功能性胃肠病、乳腺增生、黄褐斑等疾病。

1.治疗焦虑和抑郁　有研究采用开放性病例对照方法观察舒肝颗粒治疗焦虑障碍的疗效,结果显示,舒肝颗粒对轻、中度焦虑患者有一定的治疗作用。在联合使用时,还可增强西药的疗效并显著降低患者的恶心、头部不适、便秘或腹泻、嗜睡、口干或口苦等症状,同时减少苯二氮䓬类药物的使用量。在心理干预治疗的基础上口服舒肝颗粒的综合有效率达到 84.8%,患者的抑郁症状改善明显,且无不良反应。临床上亦有关于舒肝颗粒单用有效治疗轻、中度抑郁,联合 SSRIs 治疗中、重度抑郁的报道。

2.治疗月经不调、更年期综合征　舒肝颗粒在妇科疾病尤其是月经不调、更年期综合征、痛经等方面也有非常好的疗效。

3.治疗功能性胃肠病　对于胃肠道运动功能紊乱为主要表现的患者,在常规治疗的基础上,使用舒肝颗粒 30 天后的总有效率达 92.2% 以上,同时能有效改善腹部不适、腹痛、恶心等症状,疗效显著。

4.治疗乳腺增生　在治疗乳腺增生方面,舒肝颗粒的治疗效果尤为显著。对患者乳房疼痛及触痛、烦躁易怒和两胁疼痛等主要症状也有明显的作用,还可以明显改善单用三苯氧胺产生的月经失调和胃肠道等不良反应。

5.治疗黄褐斑　舒肝颗粒辅助治疗黄褐斑疗效显著,能明显缩小黄褐斑面积,安全性好。舒肝颗粒联合外用药治疗面部黄褐斑的疗效确切。

(袁勇贵　汪天宇)

参 考 文 献

[1]　沈渔邨.精神病学[M].5 版.北京:人民卫生出版社,2009.

[2]　赵靖平,施慎逊.中国精神分裂症防治指南[M].2版.北京:中华医学电子音像出版社,2015.

[3]　郝伟,于欣.精神病学[M].7版.北京:人民卫生出版社,2013.

[4]　江开达.精神药理学[M].北京:人民卫生出版社,2007.

[5]　吴敏伦.成人精神病学[M].3rd ed.香港:Blackwell Science Asia Pty Ltd,APA.Practice guideline for the treatment of patients with major depressive disorder,2014.

[6]　Kemuel L.Philbrick,et al.Clinical Manual of Psychosomatic Medicine:A Guide to Consultation-Liaison Psychiatry.2nd ed[M].Wrlington:American Psychiatric Publishing,2011.

[7]　Stephen M Stahl.Stahl's Essential Psychopharmacology:Neuroscientific Basis and Practical Applications.3rd ed[M].Cambridge University Press,2007.

[8]　江开达.精神病学[M].2版.北京:人民卫生出版社,2010.

[9]　Keck Jr PE,Mc Elroy SL,Richtand N,et al.What makes a drug a primary mood stabilizer?[J].Mol Psychiatry,2002,7(suppl 1):S8.

[10]　沈启杰.双相障碍防治指南[M].北京:北京大学医学出版社,2007.

[11]　Goodwin GM,Malhi GS.What is a mood stabilizer?[J].Psychol Med,2007,37(5):609-614.

[12]　童建明.非典型抗精神病药能成为新型心境稳定剂吗?[J].国际精神病学杂志,2010,37(1):43-46.

[13]　梅其一.双相障碍躁狂发作的治疗[J].中华精神科杂志,2011,44(4):243-244.

[14]　Alao AO,Dewan MJ.Evaluating the tolerability of the newer mood stabilizers[J].J Nerv Ment Dis,2001,189:60.

[15]　施慎逊.心境稳定剂研究进展及合理应用[J].中国处方药,2007,5(62):52-55.

[16]　Emrich HM,Dose M,von Zerssen D.The use of sodium valproate,carbamazepine and oxcarbazepine in patients with affective disorders[J].J Affect Disord,1985,8:243.

[17]　喻东山.丙戊酸钠的不良反应[J].医药导报,2011,30(2):265-268.

[18]　Yamashita S,Furuno K,Moriyama M,et al.Effects of various antiepileptic dregs on plasma levels of lamotrigine,a novel antiepileptic,in rats.Pharmacology,1997,54:319.

[19]　张瑾.非典型抗精神病药研究进展.齐齐哈尔医学院学报,2010,31(2):254-255.

[20]　彭安瑜,潘集阳.失眠障碍的药物治疗[J].临床荟萃,2016,31(12):1277-1281.

[21]　潘集阳.睡眠障碍临床诊疗[M].广州:华南理工大学出版社,2001.

[22]　黄旭文,黄俏庭,潘集阳.抗抑郁药治疗失眠临床应用进展[J].中国现代神经疾病杂志,2013,13(11):971-975.

[23]　司天梅,黄继忠,于欣,等主译.精神药理学精要:神经科学基础与临床应用[M].3版.北京:北京大学医学出版社,2011.

[24]　中国睡眠研究会.中国失眠症诊断和治疗指南[J].中华医学杂志.2017,97(24):1844-1856.

[25]　Sateia MJ,Buysse DJ,Krystal AD,et al.Clinical practice guideline for the pharmacologic treatment of chronic insomnia in adults:an American Academy of Sleep Medicine clinical practice guideline.J Clin Sleep Med,2017,13(2):307-349.

[26]　司天梅.5-HT$_{1A}$受体部分激动剂与焦虑障碍:焦虑障碍药物治疗研究进展[J].中华精神科杂志,2016,49(5):341-343.

[27]　Bandelow B,Sher L,Bunevicius R,et al.Guidelines for the pharmacological treatment of anxiety disorders,obsessive-compulsive disorder and posttraumatic stress disorder in primary care[J].International Journal of Psychiatry in Clinical Practice,2012,16(2):77.

[28]　Preskorn SH.A Way of conceptualizing benzodiazepines to guide clinical use.J Psychiatr Pract,2015,21(6):436-441.

[29]　Stephen M.Stahl 主译,于欣,司天梅.精神药理学精要:处方指南[M].2版.北京:北京大学医学出版社,2009.

[30]　江开达.精神药理学[M].2版.北京:人民卫生出版社,2011.

[31]　Stephen MS.Stahl's essential psychopharmacology-neuroscientific basis and practical applications[M].4rd.Cambridge University Press,2013.

[32]　刘二军,张伟玲,白亚平.针药联合治疗抑郁症临床疗效观察[J].中国针灸,2013,33(6):497-500.

［33］ 吕玲玲,沈小珩,陈敬贤.血府逐瘀口服液干预应激抑郁模型大鼠的实验研究［J］.中国中西医结合杂志 2013,
33(5):638-640.

［34］ Wang L,Zhong Z,Hu J,et al. Sertraline plus deanxit to treat patients with depression and anxiety in chronic so-
matic diseases:a randomized controlled trial［J］.BMC Psychiatry,2015,15:84.

［35］ 吕晓皑,王蓓,陈建彬,等.耳穴贴压治疗乳腺癌术后抑郁临床观察［J］.中国针灸,2015,35(5):447-450.

［36］ 马小娟,赵杰,冯振宇,等.加味甘麦大枣汤对更年期抑郁症患者神经内分泌系统的影响［J］.中国中药杂志,
2014,39(23):4680-4684.

［37］ Armstrong D. Gastroesophageal reflux disease［J］.Curr Opin Pharmacol,2005,5(6):589-595.

［38］ Kovács Z,Kerékgyártó O. Psychological factors,quality of life,and gastrointestinal symptoms in patients with e-
rosive and non-erosive reflux disorder［J］.Int J Psychiatry Med,2007,37(2):139-150.

［39］ Wang AJ,Wang H,Xu L,et al. Predictors of clinical response of acid suppression in Chinese patients with gas-
troesophageal reflux disease［J］.Dig Liver Dis,2013,45(4):296-300.

［40］ Tan VP,Wong WM,Cheung TK,et al. Treatment of non-erosive reflux disease with a proton pump inhibitor in
Chinese patients:a randomized controlled trial［J］.J Gastroenterol,2011,46(7):906-912.

［41］ Yu YY,Fang DC,Fan LL,et al. Efficacy and safety of esomeprazole with flupentixol/melitracen in treating gas-
troesophageal reflux disease patients with emotional disorders［J］.J Gastroenterol Hepatol,2014,29(6):1200-
1206.

［42］ Yang XY,Guo CY,Zhang X,Zhong YQ,Tian C. Effect analysis on Deanxit combined with Shuganjieyu capsule
in the treatment of refractory gastroesophageal reflux disease［J］.Zhonghua Yi Xue Za Zhi,2017,97(44):3475-
3479.

［43］ Spiegel BM,Farid M,Esrailian E,et al. Is irritable bowel syndrome a diagnosis of exclusion?:a survey of primary
care providers,gastroenterologists,and IBS experts［J］.Am J Gastroenterol,2010,105(4):848-858.

［44］ Chen YH,Chen XK,Yin XJ. Comparison of the therapeutic effects of electroacupuncture and probiotics com-
bined with deanxit in treating diarrhea-predominant irritable bowel syndrome［J］.Zhongguo Zhong Xi Yi Jie He
Za Zhi,2012,32(5):594-598.

［45］ Yu X,Zhang X,Liu X. Efficacy on somatoform pain disorder treated with resuscitation and tranquilization acu-
puncture technique［J］.Zhongguo Zhen Jiu,2015,35(1):25-29.

［46］ 汪春运.黛力新的临床应用［J］.精神医学杂志,2016,29(04):314-317.

［47］ 赵志付,柳红良,原晨,等.心身医学理念与中医学一致性的探讨［J］.环球中医药,2014,7(10):766-768.

［48］ 廖名龙,郁杰.乌灵胶囊［J］.中国新药杂志,2000,9(11):797.

［49］ 杨楠,郝文宇,刘雁勇,等.乌灵菌胶囊抗焦虑作用的行为学实验研究［J］.中国民族民间医药,2010,19(5):27-
28.

［50］ Li D,Ji Z,Wang M,et al. Wuling powder prevents the depression-like behavior in learned helplessness mice mod-
el through improving the TSPO mediated-mitophagy［J］.J Ethnopharmacol,2016,186:181-188.

［51］ 李中春,李德强.乌灵胶囊对卒中后抑郁大鼠学习记忆障碍的影响［J］.解放军医学杂志,2011,36(6):629-632.

［52］ 舒忙巧,何珊珊,彭正午,等.乌灵菌粉水提物对 MCAO 小鼠海马结构及 BDNF,GABA 水平的影响［J］.现代生
物医学进展,2017,17(13):2407-2410.

［53］ 王金凤.乌灵胶囊联合西酞普兰治疗老年抑郁伴失眠患者的临床研究［J］.中国医药指南,2014,(35):282-283.

［54］ 邢效如,赵新春,王魁恩,等.乌灵胶囊联合帕罗西汀对广泛性焦虑症伴失眠患者的疗效及安全性［J］.精神医学
杂志,2016,29(4):290-292.

［55］ 朱毅平.米氮平联合乌灵胶囊及单一米氮平治疗抑郁和焦虑障碍共病的疗效对照［J］.实用中西医结合临床,
2006,6(6):5-6.

［56］ 马元业,魏长礼,周东林,等.舍曲林联合乌灵胶囊治疗焦虑抑郁共病对照研究［J］.临床心身疾病杂志,2009,15
(6):490-491.

［57］ 周渊东,刘建农.乌灵胶囊治疗神经症(126 例)临床疗效观察［J］.神经疾病与精神卫生,2001,1(3):38-39.

［58］ Peng L,Zhang X,Kang D Y,et al. Effectiveness and safety of Wuling capsule for post stroke depression:a systematic review[J]. Complementary Therapies in Medicine,2014,22(3):549-566.

[59] 程记伟,白宇,张利军,等.乌灵胶囊治疗脑卒中后抑郁疗效及安全性 Meta 分析[J].中成药,2014,36(10):2049-2055.

[60] 张宸豪,臧艳静,李文贵,等.乌灵胶囊预防脑梗死后抑郁及认知障碍患者疗效观察[J].疑难病杂志,2014,(2):136-138.

[61] Wei-Feng Peng,Xin Wang,Zhen Hong,et al. The anti-depression effect of Xylarianigripes in patients with epilepsy:A multicenter randomized double-blind study[J]. Seizure,2015,29:26-33.

[62] 张凯娜.左旋多巴与乌灵胶囊治疗帕金森病伴发抑郁的临床研究[J].新医学,2005,3(36):154-156.

[63] 王蓓芸,钟远,燕虹.乌灵胶囊治疗伴抑郁状态的老年轻度认知功能障碍患者的临床疗效观察[J].中成药,2012,34(11):2082-2085.

[64] 孙丽娟.乌灵胶囊辅治心血管神经症心律失常患者临床观察[J].亚太传统医药,2014,10(19):111-112.

[65] 吕晶晶,方小玲,李庆云.乌灵胶囊治疗恶性肿瘤患者抑郁症的临床研究[J].临床医学,2011,31(2):116-117.

[66] 师林,柯斌.乌灵胶囊对 2 型糖尿病伴失眠症患者 PSQI 量表及血糖的影响[J].广东医学,2012,33(10):1491-1493.

[67] 李彦斌,米晓斌,杨晨曦,等.帕罗西丁联合乌灵胶囊治疗 COPD 合并焦虑抑郁疗效观察[J].现代中西医结合杂志,2015,24(26):2905-2907.

[68] 翁秀平.乌灵胶囊对慢性肾炎患者合并焦虑症状的疗效观察[J].现代实用医学,2014,26(9):1097-1098.

[69] 徐志勇,苏银法.乌灵胶囊对慢性乙型肝炎患者抑郁症状的疗效观察[J].海峡药学,2012,24(5):77-78.

[70] 林李森,陈浩,陈碧红,等.乌灵胶囊治疗伴有抑郁症状的腹泻型肠易激综合征的对照研究[J].安徽医药,2008,12(5):445-446.

[71] 陈洁,郑松柏,陈成川,等.乌灵胶囊治疗伴轻、中度抑郁焦虑症状的老年功能性消化不良的多中心随机对照临床试验[J].中国新药与临床杂志,2011(5):325-329.

[72] 陈小燕,闫峻,蔡振寨,等.乌灵胶囊治疗伴有焦虑状态的胃食管反流病的疗效[J].中国临床药理学与治疗学,2009,14(11):1300-1303.

[73] 刘志新.慢性疲劳综合征的药物治疗临床观察[J].河北医学,2004,10(11):1022-1024.

[74] 奚振华,马小董,黄萍.乌灵胶囊联合氟桂利嗪预防偏头痛发作的疗效观察[J].心脑血管病防治,2013,13(2):159-160.

[75] 刘小云,陈松林,梁颖茵.乌灵胶囊辅助治疗伴焦虑情绪的慢性紧张型头痛 31 例[J].中成药,2010,32(8):1294-1296.

[76] 付昱,杨静,孙洁.乌灵胶囊联合果酸治疗痤疮疗效观察[J].中国美容医学杂志,2014,23(2):160-162.

[77] 王筠默,姜名瑛.中药药理学[M].上海:上海科学技术出版社,1985:92.

[78] 卞勇,唐向东.百乐眠胶囊对失眠症小鼠的治疗机制[J].中华医学杂志,2014,94(46):3671-3674.

[79] 田发发,郭婷辉,马云峰,等.百乐眠胶囊联合阿普唑仑治疗重度失眠 85 例总结[J].湖南中医杂志,2005,21(4):48-49.

[80] 麦觉.百乐眠胶囊治疗顽固性失眠 30 例疗效观察[J].中国医药导报,2009,6(28):74-75.

[81] 朱宇欢.百乐眠联合丁螺环酮治疗广泛性焦虑障碍 77 例疗效观察[J].中成药,2010,32(7):1102-1104.

[82] 邓东明,董正蓉,曾广民.百乐眠胶囊治疗高血压病伴睡眠障碍的疗效观察[J].中国中医药科技,2015,22(4):429-430.

[83] 王乃梅.帕罗西汀联合百乐眠治疗脑卒中睡眠障碍的临床观察[J].中国医药导刊,2013,(6):992-994.

[84] 杨健,陈高红,殷红霞,等.质子泵抑制剂加铝碳酸镁、百乐眠治疗难治性胃食管反流病的疗效观察[J].实用临床医药杂志,2014,18(21):133-134.

[85] 周晓宏,陈正祥,谈勇.中西医结合治疗慢性阻塞性肺疾病急性发作期合并不寐临床观察[J].实用临床医药杂志,2008,12(3):89-90.

[86] 周斌,张磊.百乐眠胶囊治疗 2 型糖尿病伴失眠症 60 例观察[J].实用中医药杂志,2015,31(10):953-954.

[87] 司静文,石子璇,赵娇,等.百乐眠胶囊治疗女性更年期失眠症的疗效观察[J].陕西中医,2014,35(1):46-47.

[88] 李凌江,马辛.中国抑郁障碍防治指南[M].2 版.北京:中华医学电子音像出版社,2015.

[89]　袁勇贵.中国卒中后抑郁障碍规范化诊疗指南[M].南京:东南大学出版社,2016.

[90]　王少石,周新雨,朱春燕.卒中后抑郁临床实践的中国专家共识[J].中国卒中杂志,2016,11(8):685-593.

[91]　谢鹏,何金彩.常见神经疾病伴发焦虑诊疗专家共识[M].北京:人民卫生出版社,2017.

[92]　中国中西医结合学会心血管病专业委员会双心学组.双心疾病中西医结合诊治专家共识[J].中国全科医学,2017,20(14):1659-1662.

[93]　宋志宇,庞剑月,隋净净,等.舒肝颗粒治疗更年期焦虑症的机制研究[J].中药药理与临床,2003,29(3):183-185.

[94]　庞剑月,郭慧荣,石永香,等.舒肝颗粒治疗焦虑障碍的临床疗效观察[J].神经疾病与精神卫生,2013,13(1):33-35.

[95]　史福平,邸卫英,苏立凯,等.舒肝颗粒治疗脑卒中后抑郁 46 例临床观察[J].中国医师进修杂志,2012,35(3):44-45.

[96]　张香芝,张海燕,于俊丽,等.抑郁症诊治分析[J].医药论坛杂志,2007,13(28):51.

[97]　李艳青,陈璐,杨琦,等.舒肝颗粒辅助治疗黄褐斑伴月经不调的临床观察[J].中国药房,2016,27(26):3692-3694.

[98]　周春秋.更年期综合征妇女应用舒肝颗粒治疗的临床分析[J].中外医疗,2015,(15):98-99.

[99]　王海平.浅谈舒肝颗粒治疗胃肠道功能紊乱疗效分析[J].医学信息,2017,4(28):5512.

[100]　李瑞.舒肝颗粒治疗乳腺增生症的临床观察[J].中国医药指南,2014,27(11):277-278.

[101]　李倩.逍遥散在治疗乳腺增生病中的地位[R].全国中医、中西医结合乳房病学术会议会刊,2011:94-97.

[102]　高冬,周素荣,王福胜.舒肝颗粒治疗黄褐斑临床观察[J].医学信息,2010,5(2):317-318.

[103]　刘黎明.外用药联合舒肝颗粒治疗黄褐斑疗效观察[J].中国麻风皮肤病杂志,2015,31(8):461-466.

第 12 章

抑郁的识别与处理技巧

第一节 概 述

一、抑郁障碍现状

抑郁障碍是最常见的精神障碍之一,是指各种原因引起的以显著而持久的心境低落为主要临床表现的一类心境障碍。

根据世界卫生组织(World Health Organization,WHO)统计,全球抑郁障碍发病率约为 11%,全球约有 3.4 亿抑郁障碍患者。2017 年 4 月 7 日是"世界卫生日",国家卫生计生委组织公布的由北京大学第三人民医院社会精神病学与行为医学研究室主任黄悦勤教授负责的"中国精神障碍疾病负担和服务利用研究"项目的主要调查结果显示,我国心境障碍患病率为 4.06%,其中抑郁障碍患病率为 3.59%。

抑郁障碍往往与焦虑障碍、精神活性物质使用障碍、人格障碍和冲动控制障碍等共病,其中共病焦虑障碍最多见(36.1%～57.5%)。

抑郁障碍具有发病率高、复发率高、致残率高的特点,每年抑郁障碍都会给社会造成惊人的经济损失。根据 WHO 全球疾病负担的研究,抑郁障碍占非感染性疾病所致失能比重的 10%,预计到 2020 年将成为仅次于心血管病的第二大疾病负担源。

二、抑郁障碍就诊现状

(一)综合医院存在抑郁情绪的患者就诊现状

综合医院中患者躯体疾病伴发或共病焦虑、抑郁与躯体化较为常见。研究显示,目前国内综合医院住院患者中超过 26% 的内、外科就诊者有焦虑和抑郁,其中有抑郁症状的患者占 33.2%。综合医院就诊患者焦虑障碍、抑郁障碍、抑郁和焦虑共病的校正患病率分别为 8.6%、12.0% 和 4.1%,能达到上述任一诊断的患病率为 16.5%。

总体来说,综合医院就诊患者中有抑郁情绪患者的比例较高;总体呈现出就诊率高(33.2%)而检出率低(16.5%)的特点。

(二)抑郁患者主要就诊于综合医院

抑郁患者多伴有全身症状或多个系统自主神经功能失调症状,大多以主诉躯体不适出现在综合医院不同临床科室,可独立或与躯体疾病共同出现。

在存在抑郁情绪的患者当中,约 80% 的抑郁患者首诊选择在综合医院进行治疗;约 70% 的抑郁患者在非精神科就诊,如神经科、心血管科、消化科等临床各科,且转诊率低。

(三)抑郁患者诊疗不佳的危害

由于综合医院中抑郁患者就诊比例高、识别率低、诊疗不充分等原因,导致以下结果。

1. 由于未得到准确的治疗,导致疾病进入慢性化过程,增加了治疗难度。

2. 抑郁患者往返于各科室就诊,增加了医疗资源的利用和负担。

3. 对于伴有躯体症状的患者往往只关注躯体症状,不充足的治疗使复发、复燃比例增加。

4. 患者受情绪症状影响,躯体症状治疗效果不佳,治疗效果差降低了躯体疾病治疗的依从性。

5. 患者情绪症状反复,躯体症状治疗效果欠佳,加重患者躯体疾病。

(四)躯体疾病患者中抑郁的现状

1. 特定躯体状况下的抑郁

(1)抑郁与心血管系统疾病:有 27%～35% 的冠心病患者表现出恶劣心境,抑郁症在该人群中的诊断率为 16%～23%。冠心病中症状结构与抑郁重叠,包括过度疲乏、精力不足、易激惹和意志消沉。

高血压具有发病率高、病死率高、致残率高、并发症多的特点,抑郁患者有更高的情绪反应性和更大的血压波动,不利于对高血压的控制。

(2)抑郁与神经系统疾病:约有 50% 的帕金森病患者表现出有临床意义的抑郁症状,大多数伴有抑郁的帕金森病患者表现为心境恶劣、轻度抑郁和非精神病状态的悲伤。

卒中是人类第三位的死因,住院的卒中患者中抑郁症的患病率平均为 19.3%,在门诊病例为 23.3%。

阿尔茨海默病的症状中,如情感脆弱很容易被误认为是抑郁,而其他症状如情感淡漠在两种情况下都可出现。

抑郁是癫痫患者中最为常见的一种精神障碍,在反复发作的癫痫患者中抑郁症的患病率为 20%～55%,在病情得到很好控制的患者中患病率为 3%～9%;抑郁与癫痫之间的联系似乎是双向的。

在多发性硬化的患者中,抑郁障碍的患病率高达 50%,尤其是在急性恶化期或是作为发展性病程的一部分。

亨廷顿病作为一种常染色体显性遗传病,以不自主运动和认知损害为特征,抑郁症的比例高达 32%,9% 的患者为双相情感障碍。

(3)抑郁与消化系统:中枢系统与肠道之间的相互作用与联系是通过神经-内分泌机制组成的"脑-肠轴"来实现的,说明心理(即脑的高级功能)与肠功能相互影响。

消化性溃疡是一种常见的消化道疾病,容易导致情绪障碍,主要为抑郁障碍。消化性溃疡患者常伴有抑郁、悲观、失望、情绪不稳定、紧张焦虑、易怒等心理问题。

胃食管反流的发病常与心理因素相关,包括胃灼热、反酸、胸骨后灼痛等症状,且胃食管反流患者常存在明显的抑郁症状。

肠易激综合征是一种肠功能紊乱性疾病,主要表现为腹胀、腹痛、腹部不适伴排便习惯改变等,70%～80% 的肠易激综合征患者均伴有抑郁、焦虑等症状。

(4)抑郁与内分泌系统:1 型糖尿病是一种慢性躯体疾病,抑郁症在 1 型糖尿病和 2 型糖尿病中所占比例至少是一般人群的 2 倍。抑郁与糖尿病相关的躯体并发症的风险增加相关,包括视网膜病变、性障碍、神经病变、卒中和心脏病。

甲状腺功能亢进发病常与心理因素相关,甲状腺功能亢进患者常伴有抑郁症状,且抑郁症状并不一定随着甲状腺功能亢进病情好转而改善。

代谢综合征是多种代谢成分异常聚集的病理状态,患者常常表现出消极、悲观、抑郁、烦躁、易怒、敌对等症状。

(5)抑郁和癌症:疲乏和食欲缺乏几乎是所有癌症患者的合并症,所以很难在患有癌症的基础上做出抑郁的诊断;而且许多放射治疗与化学治疗的不良反应也难以用抑郁的相关症状区分开来。

(6)药物导致的抑郁:有报道显示,抑郁可以是很多药物的不良反应;在一些情况下,如抗癫痫药物,抑郁主要发生在高的血药浓度水平;而其他药物,如干扰素,经常在常规剂量下就导致抑郁。

2. 躯体疾病患者中抑郁的诊出率十分困难,这些原因包括:①很多躯体疾病症状,如疲劳、失眠、体重下降、注意力下降和精神运动迟滞与抑郁的表现相似。②患有晚期疾病而无抑郁情绪的患者也会报告死亡的意愿和想法;与非躯体疾病患者相比,患有晚期躯体疾病的患者中丧失生活的意愿并非抑郁的可靠症候。③在没有共患抑郁障碍的情况下,残疾和躯体疾病会降低患者体验快乐的能力。④许多因素会使抑郁症在躯体疾病患者中的诊断不足和过度诊断,如躯体疾病患者的抑郁症状会表现为隐匿的或不典型的症状,包括躯体症状的放大,对躯体治疗的拒绝或不依从。⑤非病理性的哀伤反应与临床抑郁之间的界限常难以确立;如严重的躯体疾病的发生均与严重的丧失感相关,这种丧失感与居丧反应和哀伤中观察到的丧失感相似。

第二节　临床表现

一、抑郁障碍临床表现

抑郁障碍的临床表现包括核心症状及其他相关症状,其中核心症状主要表现为心境低落、兴趣丧失及精力缺乏。抑郁障碍患者常常在心境低落的基础上还伴有其他认知、生理以及行为症状,如注意力不集中、行为活动减少、反应迟钝、失眠及疲惫感。

1. 情感症状是抑郁障碍的主要表现,包括自我感受到的或他人可观察到的高兴不起来,心境低落,兴趣减退甚至丧失,无法体会到幸福的感觉;甚至会莫名其妙出现悲伤,低落的心境几乎每天都存在,一般不随环境变化而好转,但一天内可能出现明显的昼夜差异,如有些患者晨起心境低落最为严重,傍晚开始好转。有些患者还伴有焦虑、痛苦、运动性激越等体验,坐立不定,来回走动,注意力不集中。有时这些体验比抑郁心境更突出,因而可能掩盖抑郁心境致使漏诊或误诊。

情绪低落是负性情绪的增强,患者整日感到心情压抑、悲伤、愁眉不展、忧心忡忡、唉声叹气,其中以压抑感最为多见,严重者可出现沮丧、度日如年、生不如死等情感,伴有自责、自罪,甚至出现自杀意念或自杀行为。

患者可能不注重着装和修饰,面部表情为口角下垂、眉头紧蹙、目光低垂、垂头丧气、弓腰驼背、姿势变化少等。需要注意的是,有些患者内心有很深的抑郁体验,但外表仍旧笑容可掬,如同在抑郁心境表面蒙上了一层微笑的面纱,具有极强的隐匿性(即微笑型抑郁)。患者对平日感兴趣的爱好活动不再有兴趣,对生活没有热情,不能从平时所从事的工作、学习、家庭生活以及娱乐活动中获得应有的快乐感受;常常回避社交活动。患者常常会出现无助(helpless)、无望(hopeless)和无用(worthless)的"三无症状",并在此基础上,出现以自责(self-blame)、自罪及自杀(suicide)为主要表现的"三自症状"。

2. 躯体症状在抑郁障碍患者中并不少见,包括食欲、体重、睡眠和行为活动等方面的异常。

国外有学者将这些躯体症状亦称为生物学症状,其典型表现包括:①对通常能享受乐趣的活动丧失愉快感和兴趣;②对通常令人愉快的环境缺乏相应的情感反应;③早晨抑郁症状加重;④存在精神运动性迟滞或激越;⑤早上较平时早醒;⑥食欲明显下降;⑦1个月中体重降低至少5%;⑧明显的性欲减退。通常中、重度或严重抑郁发作的患者都存在上述 4 条或以上的躯体症状。此外,部分患者还存在疼痛、心动过速、便秘等症状。当患者的激越或迟滞症状十分突出时,患者可能不愿或不能描述其他的症状;另外,存在精神发育迟滞或神经认知功能障碍的患者也可能无法详细描述主观体验,此时客观观察到的躯体症状对于诊断尤为重要。

3. 严重的抑郁状态时,常存在一定程度的认知功能减退或损害,许多患者会描述存在思维迟缓、注意力不集中、分心、对自我和周围环境漠不关心等。

患者注意力不集中,主动注意不能够指向心理活动的目标,带来的直接后果是感到丢三落四,抱怨记忆很差,尤其感到近记忆力明显下降。在老年患者中,记忆力受损严重的患者常出现抑郁性假性痴呆。思维迟缓时患者表现为联想速度减慢,联想困难,数量减少;患者自觉脑子变笨了,反应变慢了;在行为上,患者则表现出动作迟缓,工作效率下降。精力减退使患者感到无力,做每件事都很费力,难以完成任务。

二、综合医院抑郁特点

(一)综合医院抑郁患者主诉以躯体症状为主

在综合医院就诊的抑郁患者中有 69% 的患者自诉躯体症状是唯一的就诊理由,仅 31% 的患者主诉包括心理症状和躯体症状。研究显示,76% 的抑郁症或焦虑症患者具有"躯体表现"(躯体主诉)。抑郁障碍会导致患者出现各种躯体症状,甚至会掩盖抑郁核心症状。

躯体化症状临床表现多种多样,多涉及多个系统多种症状。常见有头部、腹部、背部、关节、四肢、直肠等疼痛症状;打嗝、反酸、恶心、腹痛、腹胀、食欲下降、腹泻、便秘等胃肠道症状;吞咽困难、抽搐、抽动、失眠、步态不稳、视物模糊或复视、瘫痪或肌无力、失聪等假性神经系统症状;性冷淡、勃起或射精功能障碍等性症状;瘙痒、烧灼感、刺痛、麻木感、酸痛等异常的皮肤感觉症状;心率快、呼吸不畅、咽部异物感、喉头或胸部紧缩感、疲劳、无力、睡眠障碍、体重减轻等其他症状。

(二)抑郁和躯体症状相互伴随

患者抑郁情绪与躯体疾病相互伴随,互为因果。

抑郁可能是躯体疾病的一种直接后果;抑郁可能诱发或促发躯体疾病;躯体疾病可以合并抑郁等精神症状表现;抑郁亦可表现为各种躯体不适的症状;抑郁、焦虑加重躯体疾病的痛苦,患者常因伴有抑郁情绪而延误躯体疾病的治疗甚至导致疗效不佳。

(三)抑郁、焦虑共病问题

抑郁障碍共病焦虑障碍较为多见,患者往往存在以下特点:①主诉较多,各种躯体症状尤为突出;②主要症状与抑郁症相似,但躯体化症状具有焦虑症特征;③共病患者的某些症状较重,如社交不适、自责自罪,某些症状频率较高,如早醒、快感缺乏、自杀等,某些症状较轻,如精神运动性阻滞和精神病性症状;④与自杀具有显著关系;⑤加重或继发躯体疾病;⑥常存在对抗焦虑药物的耐受和依赖性;⑦病程多数慢性迁延,容易反复发作或加剧,疗效不稳定,不经治疗难以自愈;⑧治疗依从性差,易产生医源性精神负担;⑨治疗的预后差。

第三节　抑郁的筛查

一、识别方法

在综合医院非精神科中,可以通过以下两种方法中的任意一种帮助内科医师初步识别抑郁症状。

1. 通过 PHQ-2 即患者健康问卷抑郁量表(PHQ-9)的前两项(表 12-1)对患者进行询问,如果 2 项均为阳性,则需进一步精神检查。

表 12-1　患者健康问卷抑郁量表(PHQ-9)的前两项

	完全不会	好几天	一半以上天数	几乎每天
1. 做事时提不起劲或没有兴趣	0	1	2	3
2. 感到心情低落、沮丧或绝望	0	1	2	3

2. 通过抑郁的"90 秒 4 问题询问法"(表 12-2)快速初步筛查,如果回答皆为阳性(即是或有),则需进一步精神检查。

表 12-2 90 秒 4 问题询问法

问题	阳性
过去几周(或几个月)是否感到无精打采、伤感,或对生活的乐趣减少了	是
除了不开心之外,是否比平时更悲观或想哭	是
经常有早醒吗(事实上并不需要那么早醒来)	每个月 1 次以上为阳性
近来是否经常想到活着没意思	经常或"是"

若 PHQ-2 量表 2 项均为阳性或"90 秒 4 问题询问法"4 项均为阳性,则需进行进一步临床评估。

二、评估工具

美国心脏协会(2008)和美国临床肿瘤协会(2014)等多个专业协会以及 DSM-Ⅴ均推荐 PHQ-9 量表用于综合科抑郁症状的严重程度评估。分值结果分析处理意见:0～4 分,没有抑郁,注意自我保重;5～9 分,可能有轻微抑郁,建议咨询心理医生或心理医学工作者;10～14 分,可能有中度抑郁,最好咨询心理医师或心理医学工作者;15～19 分,中重度抑郁,积极进行药物治疗和(或)心理治疗;20～27 分,可能有重度抑郁,立即首先选择药物治疗,若严重损伤或对治疗无效,建议转诊至精神病专家,进行心理治疗和(或)综合治疗。

对于在非精神专科就诊的中度以上患者,该科医师可邀请精神专科医师进行会诊或转诊。

综合医院抑郁快速识别流程见图 12-1。

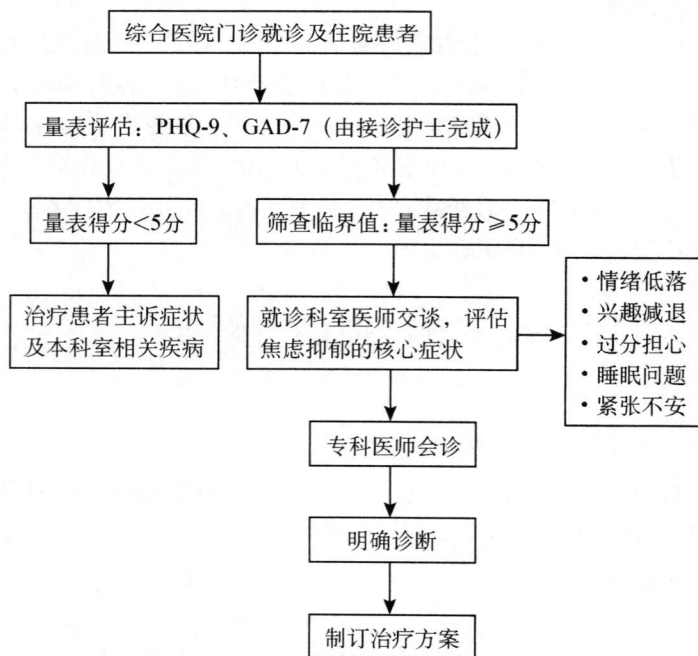

图 12-1 综合医院抑郁快速识别流程

三、诊断原则

1. 坚持排除器质性疾病的等级诊断原则。

2. 避免不必要的检查,特别是侵入性的检查,以免加重患者的疑病观念、增加医疗费用及造成不必要的医源性伤害。

3. 如果器质性疾病不能完全解释躯体不适症状,应考虑同时诊断器质性和功能性躯体疾病。

4. 排除器质性疾病后,考虑焦虑、抑郁等精神障碍特征。

四、诊断标准

抑郁障碍的临床诊断应根据诊断标准。

(一)ICD-10 抑郁障碍分类及诊断标准要点

F32 抑郁发作 典型发作,通常有心境低落、兴趣和愉快感丧失,导致劳累增加和活动减少的精力降低。依据严重程度的不同,可以分为轻度、中度、重度抑郁发作。其他症状包括:①集中注意和注意的能力降低;②自我评价和自信降低;③自罪观念和无价值感;④认为前途暗淡悲观;⑤自伤或自杀的观念或行为;⑥睡眠障碍;⑦食欲下降。

心境低落症状几乎每天都一样,不随环境而变化,但在一天内可以显示出特征性的昼夜差异。临床表现有个体差异,在青少年患者中常见非典型的临床表现。某些患者的焦虑、痛苦和运动性激越比其抑郁症状更为突出;有些患者的心境低落症状可能被易激惹、过度饮酒、戏剧化的行为、恐惧或强迫症状等附加临床症状所掩盖。对于 3 种不同严重程度的诊断,均要求至少持续 2 周,但是如果症状格外严重或起病急骤,时间标准可以适当缩短。

特征性的临床表现主要为:①对通常能享受乐趣的活动丧失兴趣和愉快感;②对通常令人愉快的环境缺乏情感反应;③早上较平时早醒 2 小时或更多;④早晨抑郁加重;⑤精神运动性迟滞或激越(为他人提及或报告);⑥食欲明显下降;⑦体重降低(通常定义为过去 1 个月里失去体重的 5% 或更多);⑧性欲明显降低。只有肯定存在 4 条上述症状时,才被视为有特定临床意义的"躯体综合征"。

轻度、中度、重度抑郁之间的区分有赖于复杂的临床判断,包括症状的数量、类型以及严重程度。日常工作和社交活动的表现通常是帮助了解严重程度的有用指标,需要注意个人的、社会的、文化的影响使症状的严重程度与社会功能之间并不呈现平行关系。

(二)DSM-Ⅴ 重性抑郁障碍诊断标准

1. 在连续 2 周内有 5 项(或更多)下述症状,并且是原有功能的改变,其中至少有 1 项症状是心境抑郁或对活动失去兴趣或愉快感(注:不包括虽然由躯体情况所致的症状,或与心境不协调的妄想或幻觉)。

(1)几乎每天大部分的时间心境抑郁,主观体验(例如,感到悲伤或空虚),或他人观察到:例如流泪);儿童和青少年可以是易激惹。

(2)几乎每天大部分时间对所有的或几乎所有活动的兴趣或愉快感显著减低(主观体验或他人观察到)。

(3)没有节食时体重明显下降或体重明显增加(例如,1 个月内体重变化超过 5%),或几乎每天都有食欲减退或增加(注:儿童要考虑体重没有得到预期增加)。

(4)几乎每天都有失眠或睡眠过多。

(5)几乎每天都有精神运动性激越或迟滞(不仅主观感到坐立不安或迟滞,而且别人也能观察到)。

(6)几乎每天都感到疲倦或缺乏精力。

(7)几乎每天都感到自己无用或有不恰当的过分的内疚(可以达到罪恶妄想的程度;不仅是为患病而自责或内疚)。

（8）几乎每天都有思维能力或注意集中能力减退，或犹豫不决（主观体验或他人观察到）。

（9）反复出现死的想法（不只是怕死），反复出现自杀的意念但无特定的计划，或有自杀未遂，或有特定的自杀计划。

2. 症状不符合混合发作标准。

3. 症状引起具有临床意义的苦恼或社交、职业或其他重要功能的损害。

4. 症状不是由于物质（如成瘾药物、处方药物）或躯体情况（例如，甲状腺功能减退）的直接生理效应所致。

5. 症状不能用居丧反应（即失去亲人的反应）来解释，症状持续 2 个月以上，或者症状的特征为显著的功能损害、病态地沉浸于自己的无用感、自杀意念、精神病性症状或精神运动性迟滞。

五、鉴别诊断

1. **居丧反应**　是指患者对于亲属死亡这一应激生活事件的反应而导致的抑郁、悲伤或悲痛状态。一般具有如下特点：①病因为亲人亡故；②表现为轻度抑郁状态，对日常生活、学习、工作、社交有一定影响，但一般生活能自理，工作能完成，社交活动能进行；③持续时间一般不超过 6 个月，也有部分人的症状可能会持续到丧亲事件后约 13 个月。如患者持续存在行为方面的症状或是症状与持续存在的功能损害相关，则可以使用抗抑郁药来治疗居丧反应。

2. **双相障碍**　其临床表现是在抑郁发作的基础上，有一次以上的躁狂或轻躁狂发作史，或存在多个躁狂发作症状（满足躁狂或轻躁狂发作的诊断标准）。抑郁症与双相障碍的鉴别点主要包括以下几个方面。①年龄：抑郁症较晚（中年多见），双相障碍较早（25 岁以前）；②家族史：抑郁症的双相障碍家族史少见，双相障碍患者多有双相障碍的家族史；③起病形式：抑郁症起病缓慢，双相障碍多为急性或亚急性起病；④病程：抑郁障碍缓解期较长，双相障碍病程较短（3～6 个月）；⑤复发特点：抑郁症缓解期较长，双相障碍反复发作（抑郁发作可高达 5 次以上）；⑥心境稳定性：抑郁症心境较稳定，双相情感障碍缓解期也可表现出心境不稳定和强烈的情感特质；⑦易激惹性：抑郁症患者少见，双相障碍易出现敌对、愤怒和冲动性；⑧激越：抑郁症患者较少见，双相障碍易见精神运动性激越；⑨思维形式障碍：抑郁症患者表现为迟滞，双相障碍多见思维竞赛或思维的拥挤感，主观感觉"不愉快"；⑩注意：抑郁症表现为注意持续性困难，双相障碍患者多见随境转移；⑪体重：抑郁症多表现为消瘦，双相障碍患者多见贪食和体重增加；⑫睡眠：抑郁症患者多见早醒，双相障碍患者多表现为睡眠增多。上述每项特征对双相障碍的预测或诊断价值仍需进一步深入研究和临床检验。

3. **精神分裂症**　伴有精神病性症状的抑郁发作或抑郁性木僵需与精神分裂症或其紧张型鉴别。鉴别要点如下。①原发症状：抑郁障碍以心境低落为原发症状，精神病性症状是即发的；精神分裂症通常以思维障碍和情感淡漠、不协调为原发症状，而抑郁症状是继发的，且比精神分裂症的原发症状短。②协调性：抑郁障碍患者的思维、情感、意志行为等精神活动之间还有一定的协调性，而精神分裂症患者的精神活动缺乏协调性。③病程：抑郁障碍多是间歇性病程，间歇期基本正常；精神分裂症的病程大多数是发作进展或持续进展，缓解期常有残留精神症状或人格缺损。④病前性格、家族遗传史、预后及药物治疗的反应等都有助于鉴别。

4. **焦虑障碍**　抑郁障碍常与焦虑障碍共同出现，但是它们是两种不同的临床综合征。抑郁障碍以情绪低落为核心，焦虑障碍以害怕、恐惧、担忧、着急等为特点，但这两种精神障碍常有几种症状共存的情况，如躯体不安、注意力集中困难、睡眠紊乱、疲劳等。焦虑障碍以焦虑症状较为突出，当潜在抑郁障碍时，鉴别较为复杂，焦虑障碍患者的情感表达以焦虑、脆弱为主，有明显的自主神经功能失调及运动性不安，患者的自知力良好，症状波动大，主动求治，病前往往有明显引起高级神经活动过度紧张的精神因素。

5. **创伤后应激障碍**　创伤后应激障碍常伴有抑郁症状。鉴别要点在于：创伤后应激障碍常存在严重的、灾难性的、对生命有重大危险的创伤性事件,情绪波动较大,没有昼重夜轻的节律变化,情绪多为怨天尤人,很少责备自己;且精神症状与心理因素紧密相关,临床症状充分反映心因内容,易受外界影响;精神活动迟钝不明显;睡眠障碍多为入睡困难,与创伤有关的噩梦梦魇,与抑郁发作的早醒不同。患者常常重新体验到创伤事件,有反复出现的闯入性回忆等。

第四节　抑郁的处理与治疗

抑郁障碍的治疗目标在于尽可能早期诊断,及时规范治疗,控制症状,提高临床复发率,最大限度减少病残率和自杀率,防止复燃及复发。

一、抑郁障碍的治疗原则

1. 正确诊断,避免漏诊、误诊。

2. 全面考虑患者的年龄、躯体情况、症状特点、对药物的耐受性等,个体化全面用药。在本病的发展中心理应激因素可能起着重要作用,在药物治疗基础上结合心理治疗可能会取得更好的效果。

3. 治疗前应向患者及家属说明药物性质、作用、可能发生的不良反应及对策,争取患者的主动配合,按时按量服药。

4. 全病程治疗,包括急性期治疗、巩固期治疗、维持期治疗 3 个阶段。①急性期治疗(8~12周):控制症状,尽量达到临床治愈与促进功能恢复到病前水平,提高患者生活质量。急性期的疗效决定患者疾病的结局和预后,需要合理治疗以提高长期预后和促进社会功能恢复。②巩固期治疗(4~9 个月):在此期间患者病情不稳定,复燃风险较大,原则上应继续使用急性期治疗有效的药物,并强调治疗方案、药物剂量、使用方法保持不变。③维持期治疗:维持治疗时间的研究尚不充分,一般倾向至少 2~3 年,多次复发(3 次或以上)以及有明显残留症状者主张长期维持治疗。

二、治疗方式

抑郁障碍的治疗主要包括药物治疗、物理治疗及心理治疗。

(一)药物治疗

药物治疗能够有效治疗急性抑郁,快速控制症状。

1. 选择性 5-HT 再摄取抑制药(SSRIs)　SSRI 类主要包括氟西汀、帕罗西汀、舍曲林、氟伏沙明、西酞普兰、艾司西酞普兰。

2. 5-HT 和 NE 再摄取抑制药(SNRIs)　包括文拉法辛、度洛西汀和米那普仑,常使用的为前两种。

3. 去甲肾上腺素能和特异性 5-HT 能抗抑郁药(NaSSA)　主要有米氮平。

4. 去甲肾上腺素多巴胺再摄取抑制药(NDRI)　主要有安非他酮。

5. 其他抗抑郁药物　经国家食品药品监督管理局批准,中草药如圣·约翰草提取物片、疏肝解郁胶囊、巴戟天寡糖胶囊等,主要用于治疗轻、中度抑郁症。

根据抑郁障碍全疗程治疗的原则,对于接受药物治疗要求减药的患者而言,一般建议患者尽量不在假期前、重大的事件及应激性事件发生时结束治疗。当停止药物治疗时,需要在几周内逐步减药,使撤药反应的可能性降到最低,应当建议患者不要突然停药,在外出或旅行时随身携带药物。

停止治疗之前,应告知患者存在抑郁症状复发的潜在危险,并应确定复发后寻求治疗的计划,复发概率最高的时间是在结束治疗之后的 2 个月内。

(二)物理治疗

1. 无抽搐电休克治疗(MECT)　对于重度抑郁障碍是一种快速有效的治疗方式,可以明显降低抑郁障碍的慢性化率和死亡率。MECT 的适应证包括:①药物治疗无效或对药物不良反应不能耐受者;②有严重自杀行为和企图者;③伴有精神病性症状者;④有明确躯体疾病不适于应用抗抑郁药者;⑤抑郁性木僵患者;⑥极度兴奋躁动、冲动伤人者。

MECT 每个疗程一般 8~12 次,具体为连续进行 3~6 次,此后可以每周进行 2 次直至治疗结束。

2. 重复经颅磁刺激(repetitive transcranial magnetic stimulation,rTMS) 具有可以进行深部刺激、无痛、非介入等优点,有中度抗抑郁疗效。

治疗方式为每天 1 次,每次 30 分钟,10 天为 1 个疗程,可进行 1~2 个疗程,每个疗程间断休息 2 天。

(三)心理治疗

对抑郁障碍患者可采取的心理治疗种类较多,常用的主要有支持性心理治疗、动力学心理治疗、行为疗法、认知疗法、人际心理治疗、婚姻和家庭治疗等。

1. 支持性心理治疗 目的是减轻患者的应激性逆遇,而不是改变其他症状。基本技术包括倾听、解释和指导、减轻痛苦或逆遇、提高自信心、鼓励自我帮助等。

2. 精神分析与精神动力学治疗 强调早年的成长经历对成年后的精神症状和障碍的影响。

3. 行为治疗 是应用实验和操作条件反射原理来认识和治疗临床问题的心理治疗方法,强调问题、针对目标和面向未来。主要方法包括系统脱敏法、暴露疗法、阳性强化法和消除法、厌恶疗法、自信心及社交技巧训练、自控法等。

4. 认知疗法 是根据认知过程影响情感和行为的理论假设,通过改变不良认知来消除不良情绪及行为后果的一类心理治疗方法的总称。

5. 人际心理治疗 是基于伤害性事件和社会压力可以迅速导致抑郁,但亲人和朋友的关心也可以预防抑郁的产生的理论假设上,让患者学会把情绪与人际交往联系起来,通过适当的调整和改善人及管理来减轻抑郁情绪的一类心理疗法。

6. 家庭治疗 又称家庭心理治疗,旨在矫正家庭系统内人际关系的一类治疗方法。

7. 婚姻治疗 又称夫妻治疗,是对婚姻关系出现问题的配偶进行的心理治疗。

8. 集体心理治疗 简称集体治疗,指治疗者同时对许多患者进行的心理治疗。主要方法包括一般性集体心理治疗、动力-相互关系法、相互关系集体治疗、经验性集体治疗、心理剧等。

根据抑郁症严重程度的不同,应选择不同的治疗方案。美国精神病学会(APA)和英国国家卫生与临床优化研究所(NICE)推荐的抑郁症的阶梯式分层治疗方案如图 12-2 所示。

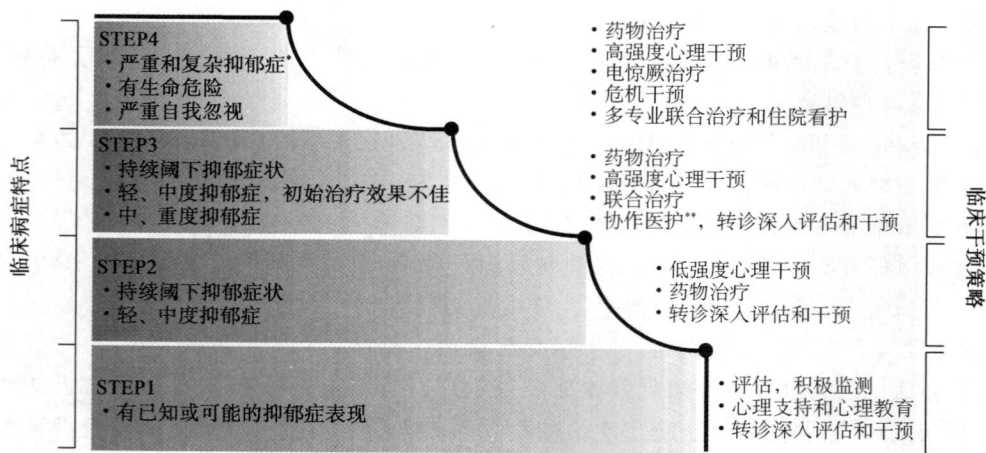

图 12-2 抑郁症的阶梯式分层治疗

* 复杂抑郁症包括多种治疗疗效不佳,还有精神病性症状,和(或)伴有明显的精神病症或心理社会因素。

** 仅指同时有慢性躯体问题并伴功能损害

(况 利)

参 考 文 献

[1] 李凌江,马辛.中国抑郁障碍防治指南[M].2 版.北京:中华医学电子音像出版社,2015.

[2] 利文森(James L. Levenson)(编者),吕秋云（译者).心身医学(精装)[M].北京:北京大学医学出版社,2010.

[3] 孙学礼.精神病学[M].北京:高等教育出版社,2013.

[4] 吴爱勤,袁勇贵.中国当代心身医学研究[M].南京:东南大学出版社,2015.

[5] 谢鹏.神经系统疾病与精神疾病[M].北京:人民卫生出版社,2017.

第 13 章

焦虑的识别与处理技巧

第一节　概　述

　　焦虑是一种内心紧张不安、预感到似乎将要发生某种不利情况而又难于应付的不愉快情绪。焦虑是指向未来的，指向可能的危险或不幸，在观念上是不确定的。当焦虑的严重程度与客观的事件或处境不相称或持续时间过长时则可能为病理性焦虑，临床称为焦虑症状。焦虑症状是指焦虑的表现，可分为精神性焦虑和躯体性焦虑。焦虑的症状又可分为生理症状、行为症状、认知症状及情感症状。

　　1. 生理症状　①心血管方面：心悸、心跳过速、血压升高或降低、头晕；②呼吸方面：急促呼吸、胸部有压迫感、喉头窒息或呼吸困难；③神经肌肉方面：过度反射、眼皮跳动、失眠、全身无力；④肠胃消化方面：食欲差、腹部不适或疼痛、胸口灼热感、恶心；⑤排泄方面：尿急、尿频、便秘、腹泻；⑥皮肤方面：面红、出汗、瘙痒、忽冷忽热。

　　2. 行为症状　不安、紧张、颤抖、惊吓反应、讲话速度增快、动作失调、人际关系变得退缩、逃避、换气过度。

　　3. 认知症状　无法专心，注意力不集中，先入为主，健忘，思考中断混乱，无法客观判断错误，知觉感受能力降低，缺乏创造性，害怕失去控制，担心有视觉幻象，害怕受伤或死亡。

　　4. 情感症状　不耐烦、不愉快、害怕、有压迫感、危机的心理、神经质、受惊、战战兢兢、容易有惊吓或兴奋的反应。

　　焦虑障碍是一组以焦虑为主要临床症状的精神障碍。ICD-10 把焦虑障碍分为恐怖性焦虑障碍和其他焦虑障碍两大类，前者包括广场恐怖（不伴惊恐发作、伴惊恐发作）、社交恐怖、特定的（孤立的）恐怖等；后者包括惊恐障碍、广泛性焦虑障碍、混合性焦虑和抑郁障碍等。DSM-Ⅳ 把焦虑障碍分为不伴广场恐怖的惊恐障碍、伴广场恐怖的惊恐障碍、广场恐怖无惊恐障碍史、特殊恐惧症、社交恐惧症、强迫症、创伤后应激障碍、急性应激障碍、广泛性焦虑障碍等。DSM-Ⅴ 把强迫症和应激相关障碍从焦虑障碍中分出，把原本多见于儿童、青少年的焦虑障碍也纳入，包括分离焦虑障碍、选择性缄默、特定恐惧症、社交焦虑障碍（社交恐惧症）、惊恐障碍、广场恐惧症、广泛性焦虑障碍、物质或药物所致的焦虑障碍、由于其他躯体疾病所致的焦虑障碍。

第二节　诊断标准

　　目前，我国临床使用 ICD-10 标准。

一、惊恐障碍

　　基本特征是严重焦虑（惊恐）的反复发作，焦虑不局限于任何特定的情境或某一类环境，因而具有不可预测性。如同其他焦虑障碍,占优势的症状因人而异,但突然发生的心悸、胸痛、哽咽感、头晕、非真实感(人格解体或现实解体)是常见的。同时,几乎不可避免地继发有害怕会死,失去控制或发疯。一次发作一般仅持续数分钟,但有时长些,发作频率和病程都有相当大的变异性。处于惊恐发作中的患者常体验到害怕和自主神经症状的不断加重,这致使患者十分急切地离开他或她所在的场所。如果这种情况发生在特定情境,如在公共汽车上或置身人群中,患者以后可能回避这些情境。同样,频繁的、不可预测的惊恐发作可导致害怕独处或害怕进入公共场所。一次惊恐发作常继之以持续性地害怕再次发作。

诊断要点　在 ICD-10 分类系统中,发生在确定情境的惊恐发作被视为恐怖严重度的表现,因此优先考虑恐怖的诊断。仅当不存在 F40 列出的任何恐怖时,才把惊恐障碍作为主要诊断。

要确诊应在 1 个月之内存在几次严重的自主神经性焦虑:①发作出现在没有客观危险的环境;②不局限于已知的或可预测的情境;③发作间期基本没有焦虑症状(尽管预期性焦虑常见)。包含惊恐发作、惊恐状态。

二、广泛性焦虑障碍

基本特征为泛化且持续的焦虑,不局限于甚至不是主要见于任何特定的外部环境(即"自由浮动")。如同其他焦虑障碍,占优势的症状高度变异,但以下主诉常见:总感到神经紧张、发抖、肌肉紧张、出汗、头重足轻、心悸、头晕、上腹不适。患者常诉及自己或亲人很快会有疾病或灾祸临头。这一障碍在女性更为多见,并常与应激有关。病程不定,但趋于波动并成为慢性。

诊断要点　一次发作中,患者必须在至少数周(通常为数月)内的大多数时间存在焦虑的原发症状,这些症状通常应包含以下要素:①恐慌(为将来的不幸烦恼,感到"忐忑不安",注意困难等);②运动性紧张(坐卧不宁、紧张性头痛、颤抖、无法放松);③自主神经活动亢进(头重足轻、出汗、心动过速或呼吸急促、上腹不适、头晕、口干等)。

儿童突出的表现可能是经常需要抚慰和一再出现躯体主诉。

出现短暂的(一次几天)其他症状,特别是抑郁,并不排斥广泛性焦虑作为主要诊断,但患者不完全符合抑郁障碍(F32)、恐怖性焦虑障碍(F40)、惊恐障碍(F41.0)、强迫障碍(F42)的标准。

包含焦虑神经症、焦虑反应、焦虑状态。

第三节　焦虑的评估

一、心理学测量

焦虑是可以测量的,测量焦虑最科学的方法是评定量表。它包括两种类型:①他评量表,由会谈者根据检查来评定,如汉密尔顿焦虑量表(HAMA);②自评量表,由患者自己评定,如焦虑自评量表(SAS)、医院内焦虑抑郁量表(HAD)和贝克焦虑量表(BAI)等。

二、生理学测量

焦虑的心理生理反应特别引起人们的重视,这是因为焦虑情绪特别普遍,经常为大家所经历到。早年的研究者发现,焦虑症患者的基础皮肤电阻低,反应较小。随后用皮肤电位的研究发现严重焦虑的患者电位的记录不稳定。Zuckerman 等研究发现,焦虑症患者的皮肤电传导水平高于抑郁症患者。谢世平等研究结果显示,焦虑症组皮肤电反应波幅比抑郁症组和对照组显著下降,抑郁症组与对照组相比,伴有焦虑抑郁患者皮肤电反应波幅明显降低,与焦虑抑郁症患者差异无显著性。皮肤电反应波幅与患者 HAMA 评分呈负相关。说明患者只要存在焦虑症状则皮肤电反应波幅降低。

提示皮肤电反应可作为评估焦虑严重程度的一种客观指标。

第四节　治　疗

选择心理治疗还是药物治疗取决于：①患者的意念和动机；②患者驾驭治疗的能力；③疾病的严重程度；④医师的技能和经历；⑤心理治疗的提供能力；⑥患者以前的治疗反应；⑦共病的躯体或精神障碍。

一、心理治疗

不管采用何种心理治疗，患者首先必须接受心理教育和鼓励面对恐惧。Meta 分析显示不管是个体还是集体心理治疗，对惊恐障碍、特殊恐怖、社交恐怖、强迫症、广泛性焦虑障碍、创伤后应激障碍均有效。特别是基于暴露的疗法和认知行为疗法，此外，还有基于冥想的认知行为疗法。

认知行为干预的要素如下。

1. 暴露　鼓励患者面对恐惧；通过经验学习正确信息；通过反复接触消灭恐惧发生；成功应对增强自我效能感。

2. 安全反应抑制　要求患者限制他们平常用的减轻焦虑的行为（例如，逃跑，需要保证）；减少负强化；通过不采用试图减轻焦虑的行为来应对焦虑，增强自我效能。

3. 认知策略　认知重构、行为实验及相关策略针对患者夸大的危险感知（例如，社交焦虑障碍中的害怕负面评价）；通过提供正确信息合理看待威胁程度；针对自我效能相关信念。

4. 唤起管理　放松和呼吸控制技巧可帮助患者控制已经增加的焦虑程度。

5. 放弃安全信号　让患者放弃安全信号（例如，同伴的存在，最近盥洗室位置）；学习适合的自我效能信念。

心理治疗一般每周 1 次，持续 12～20 周；也有一些短程的和最少干预次数的心理治疗也被证明是有效的，如最初的 4 周是每周 1 次，然后是每 2～3 个月 1 次。

二、药物治疗

抗抑郁药物治疗需要从小剂量开始，一般起效较慢，往往 2～8 周才起效，12 周或以上才会有最大的疗效；长期治疗可获进一步的疗效，并且可以防止复燃，大多数患者需要持续 12～24 个月的治疗。

苯二氮䓬类药物作为抗抑郁药物的辅助措施，在早期，尤其是有急性焦虑和激越的患者，能帮助患者及时度过危机和等待抗抑郁药起效；但因为可能的依赖、镇静、认知损害及其他不良反应，苯二氮䓬类药物的使用受到限制，疗程一般不超过 4 周。

三、药物治疗合并心理治疗

临床上常常是药物治疗合并心理治疗，有助于患者取得更好的疗效。

（沈鑫华）

参 考 文 献

[1]　吴文源.焦虑障碍防治指南[M].北京：人民卫生出版社，2007.

[2]　WHO. The ICD-10 Classification of Mental and Behavioural Disorders：Clincal description and diagnostic guidelines.

[3]　APA. Diagnostic and statistical manual of mental disorders[M]. 15 edition，2013.

［4］　张明园.精神科评定量表手册［M］.长沙：湖南科学技术出版社，1993.

［5］　吴文源.焦虑障碍防治指南［M］.北京：人民卫生出版社，2010.

［6］　何燕玲，张明园.Liebowitz 社交焦虑量表的信度和效度研究［J］.诊断学理论与实践，2004，3(2)：89-93.

［7］　Kroenke K，Spitzer RL，Williams JB，et al. The patient health questionnaire somatic, anxiety, and depressive symptom Scales：a systematic review［J］. Gen Hosp Psychiatry，2010，32(4)：345-359.

［8］　何筱衍，李春波，钱洁，等.广泛性焦虑量表在综合性医院的信度和效度研究［J］.上海精神医学，2010，22(4)：200-203.

［9］　Katzman MA，Bleau P，Blier P，et al. Canadian clinical practice guidelines for the management of anxiety, post-traumatic stress and obsessive-compulsive disorders. BMC Psychiatry，2014，14(Suppl 1)：S1.

第 14 章

睡眠障碍的识别与处理技巧

第一节 概 述

睡眠障碍是指睡眠量不正常以及睡眠中出现异常行为的表现，也是睡眠和觉醒正常节律性交替紊乱的表现。研究显示，很多人都患有睡眠方面的障碍或者与睡眠相关的疾病，成年人出现睡眠障碍的比例高达 30%。长期睡眠障碍会导致大脑功能紊乱，对身体造成多种危害，严重影响身心健康，因此必须引起足够重视。

临床上接诊怀疑睡眠障碍的患者时，应详细询问并记录患者的现病史、治疗史、过敏史和既往史，尤其需要关注是否长期饮用咖啡，是否吸烟、酗酒。另外，关于患者的睡眠习惯、工作或生活压力及有无心理异常也需要详细询问。询问患者家属尤其是配偶，是否存在打鼾情况，有无睡眠呼吸暂停情况、睡眠中憋气、惊醒、睡眠期咳嗽、呛咳等。在了解患者是否会在不合适的场合睡着这个问题时，家庭成员的叙述常比患者本人准确。

在睡眠障碍的临床诊治工作中，通常采用晤谈法和睡眠日记来进行主观评估，从而了解相关症状。在晤谈的基础上，可以选择相应的睡眠量表来判断患者睡眠障碍的严重程度。在众多失眠量表中，匹兹堡睡眠质量指数（Pittsburgh sleep quality index，PSQI）、失眠严重指数（insomnia severity index，ISI）是常用的用于评价失眠患者失眠严重程度的两个量表；爱普沃斯嗜睡量表（Epworth sleepiness scale）常用于评估白天的困倦、嗜睡程度。当睡眠疾病诊断不明时，可以考虑客观的辅助检查工具，如多导睡眠监测（polysomnography，PSG）、多次睡眠潜伏时间试验（multiple sleep latency test，MSLT）、清醒维持试验（maintenance of wakefulness test，MWT）和体动记录仪（actigraphy）。

PSG 可以对睡眠相关病理生理和睡眠结构提供客观的判断依据，反映睡眠的完整性，区分失眠与睡眠感知错误。当睡眠障碍患者怀疑为失眠外的其他睡眠疾病如睡眠呼吸障碍或睡眠周期性肢体运动障碍时应进行 PSG 评价以确定诊断。MSLT 可以对入睡倾向和出现睡眠起始快速眼球运动期可能性进行客观的评价，是临床和科研中评价嗜睡程度最常用的方法。用于可疑发作性睡病的确诊和可疑特发性睡眠过度的鉴别诊断。MWT 可以对患者特定时间内维持清醒能力进行客观的评价，常用于评价过度嗜睡者的治疗反应。体动记录检查是一种评估睡眠-清醒节律，确定睡眠形式的有效方法。当失眠患者合并抑郁出现昼夜节律变化或睡眠紊乱，或是患有昼夜节律睡眠障碍应进行体动记录检查评价。

第二节 失眠的识别和处理技巧

一、概述

失眠是睡眠障碍中最常见的类型，流行病学研究表明，全世界有约 1/3 的成年人有失眠的症状，而 6% 的个体符合失眠障碍的诊断标准。在中国,有 45.4% 的人在过去 1 个月内曾经历过不同程度的失眠,有 10% 的人符合精神障碍诊断与统计手册第 4 版(Diagnostic and Statistical Manual of Mental Disorders-4,DSM-Ⅳ)中慢性失眠的诊断标准。根据 DSM-Ⅳ 标准,北京地区的抽样调查显示,在普通成年人群中失眠的患病率在 9.2%。各国研究均表明,女性、老年、低教育水平、低收入、低社会支持、抑郁焦虑状态是失眠常见的危险因素,其中性别、年龄是最危险的人口学因素。

二、临床表现

失眠是以频繁而持续的入睡困难或睡眠维持困难并导致睡眠满意度不足为特征的睡眠障碍。这些睡眠问题往往伴随着困扰或伴随着家庭、社会、职业、学业或其他重要功能的损害。失眠可独立存在或与其他精神障碍(例如,抑郁、焦虑)、躯体疾病(例如,慢性疼痛)或其他睡眠障碍共病。构成失眠的主要睡眠问题包括睡眠起始困难(或入睡困难)和睡眠维持困难。后者主要指睡眠过程中觉醒后入睡困难或比预期起床时间更早醒来。相比于单独入睡困难或睡眠维持困难,失眠障碍患者更常见的临床表现是同时合并入睡困难和睡眠维持困难。此外,睡眠质量差(例如,梦多、睡眠浅)和无恢复性等症状也往往是失眠患者的主诉。上述失眠症状可伴随多种日间功能的损害。常见的日间功能损害症状包括疲劳、注意力、集中力及记忆力下降,易激惹和情绪低落。此外,失眠患者在工作、学校或社交功能方面的表现下降也很常见。

三、诊断标准

DSM-Ⅴ 中失眠障碍的诊断标准如下。

1. 主诉对睡眠数量或质量的不满,伴有下列(或更多)相关症状。

(1)入睡困难(儿童可以表现为在没有照料者的干预下入睡困难)。

(2)维持睡眠困难,其特征表现为频繁地觉醒或醒后再入睡困难(儿童可以表现为在没有照料者的干预下再入睡困难)。

(3)早醒,且不能再入睡。

2. 睡眠紊乱引起有临床意义的痛苦,或导致社交、职业、教育、学业、行为或其他重要功能的损害。

3. 每周至少出现 3 晚睡眠困难。

4. 至少 3 个月存在睡眠困难。

5. 尽管有充足的睡眠机会,仍出现睡眠困难。

6. 失眠不能更好地用另一种睡眠-觉醒障碍来解释,也不仅仅出现在另一种睡眠-觉醒障碍的病程中(例如,发作性睡病、与呼吸相关的睡眠障碍、昼夜节律睡眠-觉醒障碍、睡眠异态)。

7. 失眠不能归因于某种物质的生理效应(例如,滥用的毒品、药物)。

8. 共存的精神障碍和躯体状况不能充分解释失眠的主诉。

急性失眠障碍的诊断标准与慢性失眠障碍类似,但病程少于 3 个月且没有频率的要求。

四、鉴别诊断

失眠可以作为独立疾病存在(失眠障碍),也可以与其他疾病共同存在(共病性失眠障碍)或是其他疾病的症状之一。在诊断失眠时需要区别是单纯的失眠障碍、共病性失眠障碍或失眠症状。确定失眠诊断的过程中都需要进行系统的病史询问、体格检查、失眠相关临床检查以明确失眠的病因和共病障碍。

失眠的鉴别需要比较系统的诊断思路,首先根据年龄、性别、病程、睡眠卫生习惯,失眠主诉的特征、已知的或潜在的未知疾病对失眠症状的影响、伴随的症状演变等,来确定是失眠障碍还是继发于其他障碍的失眠症状。这包括系统性疾病导致的失眠或由各种睡眠疾病导致的失眠,在失眠患者可能同时伴发其他疾病,还要区别其他疾病是失眠的病因还是共病。

五、失眠的临床接诊思路

接诊怀疑失眠障碍患者时,除了标准化诊断条目外,评价患者的睡眠模式时也应采取下列开放式问题。

(一)了解患者所表现的失眠症状

1. 入睡困难　需要仔细询问患者的入睡时间。很多患者会有躺在床上玩手机、看电视的习惯,并报告说需要好几个小时才睡着。准确评估关灯后患者用了多长时间入睡非常重要。另外,个体入睡时间有明显的差异,且受年龄影响较大,需要将患者目前的入睡时间与过去的入睡时间进行对比,并询问本人是否为此感到痛苦。

2. 入睡后觉醒　他们一晚上一共醒来几次?为什么起床?醒来后多久才能入睡?部分患者常常报告每晚起床几次去小便或是被伴侣吵醒,应注意区分。另外,老年人报告自我觉醒次数并不是很多,觉醒时间也不是很长,不要马上认为是失眠症状。

3. 早醒　早晨醒来的时间比本人预计的时间或一般起床时间早 2 小时以上,而且不能再入睡的为早醒。但临床医师需要注意,患者经常抱怨早上醒得太早,是否是由于外界因素造成的(例如,被伴侣吵醒,有年幼孩子或是邻居很吵闹)?

4. 睡眠质量　不少患者汇报虽然自己睡眠时间较长,但早晨起来没有得到良好的睡眠感。正常人的熟睡感与慢波睡眠的量有关。但对于失眠患者而言,即使有关睡眠的客观检查(比如多导睡眠仪)没有异常,但也会出现"一整夜都在做梦、或者说大脑很清醒,对外面情况都了解、迷迷糊糊"缺乏有质量睡眠的主诉。

5. 白天打盹　评估白天打盹的次数和时长;夜间睡眠和白天打盹时长相加,才是患者的总睡眠数量。

6. 嗜睡及疲劳　是否发生在白天的某一特定时间点?患者随着时间的变化,嗜睡、疲劳程度是否有所改变?他(她)在打盹后是否感觉精力恢复?

(二)了解患者失眠的时间

1. 间歇性症状　持续至少 1 个月,但少于 3 个月。

2. 持续性症状　持续 3 个月或更长。

3. 复发性　1 年内发作 2 次或更多。

(三)了解引起失眠的诱因

接诊失眠患者时,要仔细询问患者的病史,包括失眠的临床表现、起病时间、伴随症状以及工作生活环境和压力情况,以便了解失眠的诱因。

1. 外界因素导致的失眠常引起暂时性失眠或短期性失眠。多见于一过性的精神紧张、环境嘈杂、环境温差变化大、倒时差、睡眠环境改变、睡眠习惯改变等有关。疾病、外伤及药物也会导致失眠。生活或工作中出现一些不良事件,如失恋、离婚、丧偶、失业、考试失利等,也会引起失眠。如短期内去除诱因,失眠常是暂时性的。

2. 内源性因素导致的失眠如慢性疾病(包括精神疾病和躯体疾病)伴发失眠。精神疾病和心理疾病是慢性失眠最常见的诱因。

3. 心理生理性失眠与个人心理素质、对事物的认识水平有着直接的关系。不良的心理状态如果得不到良性调整,则产生或加重失眠症状。常伴有躯体症状。

六、失眠的处理技巧

(一)总体原则

对于短期或急性失眠障碍的患者而言,往往存在一定的诱发因素,去除这些诱因可使部分患者睡眠恢复正常,但仍有一部分患者会转为慢性失眠障碍。所以,对于短期失眠障碍患者需要积极进行治疗。早期进行心理行为干预和(或)药物治疗,对于防止短期失眠障碍转化为慢性失眠障碍非常重要。而对于慢性失眠障碍的患者而言,认知行为疗法是首选的一线疗法。所有成年慢性失眠障碍患者均应首先接受失眠认知行为疗法(cognitive behavioral therapy for insomnia,CBT-I)作为初始治疗。在实际操作中,当第一步应用某种心理学与行为学疗法无效时,临床医师应确认患者是否患有其他未知共患疾病,进而选择其他心理疗法或者是失眠认知行为疗法,并由医师及患者共同商讨决定是否需要联用催眠药物。

(二)心理疗法

应用于治疗失眠障碍的心理和行为治疗包括一系列不同特定的形式。目前证实单独实施有效的包括刺激控制、放松训练、认知行为疗法(CBT-I)联合或不联合放松疗法。另外,目前并没有足够的研究支持单独实施睡眠卫生教育可以获得确切的疗效,但事实上每一位失眠患者在治疗一开始都应该得到充分的宣教并尝试实践,当睡眠卫生疗法与其他疗法联用充当辅助疗法时,可以取得很好的疗效。实践中,特定的心理干预疗法和行为干预疗法经常被联合使用,最常见的就是认知行为疗法(CBT-I),包括睡眠卫生宣教、认知疗法、睡眠限制和刺激控制。

对于不是睡眠医学专业的临床医师而言,要求患者严格地执行睡眠限制等行为疗法在实践中或许会有些困难,而且对于不能够很好地执行行为疗法的患者,CBT-I 是不适当的。在这种情况下,提供一些基于 CBT-I 的原则简短的行为建议是可行的。除了提供这些,最好提供一些基本原理让患者理解它是如何工作的。有时因为门诊时间、地域等限制,临床医师或许并不能详细地和患者进行充分的宣教与交流,也难以严格完成完整的疗程,可以考虑分发患者自助手册,让患者自我学习。

(三)药物治疗

应在睡眠卫生宣教和认知行为治疗的基础上,酌情给予镇静催眠药。用药剂量应遵循个体化原则,小剂量开始给药。一旦达到有效剂量后就不轻易调整药物剂量。患者服药应遵循按需、间断、足量的原则,每周 3～5 天服药的频率较为合理。若患者需长期接受药物治疗,"按需服药"是较好的选择。即当患者预感到今晚或许有睡眠困难时(如情绪不佳、过度清醒),可于上床前 5～10 分钟服用药物;若患者上床 30 分钟后仍不能入睡时,可服用药物;若患者比通常起床时间提前 5 小时醒来,且无法再次入睡时可服用药物(仅适合使用短半衰期的药物);当第 2 天白天有重要工作或事情时可于睡前服用。但应注意,失眠患者若合并服用抗抑郁药,应遵循医嘱服用,避免间歇服药。

具体的用药剂量和药物治疗的维持时间应根据患者的睡眠状况逐步调整:短于 4 周的药物干预可选择连续治疗;超过 4 周的药物干预需要每个月定期评估,每 6 个月或失眠复发时,需对患者睡眠情况进行全面评估;必要时应变更治疗方案或根据患者的睡眠改善状况适时采用间歇治疗。另外,应注意特殊人群的治疗,儿童、孕妇、哺乳期妇女、肝肾功能损害、重度睡眠呼吸暂停综合征、重症肌无力患者不宜服用镇静催眠药治疗。

根据美国睡眠医学会对于失眠障碍患者,在单独或联合使用药物治疗时,推荐的一般用药顺序为:①短、中效苯二氮䓬受体激动药(包括唑吡坦、佐匹克隆、扎来普隆和替马西泮)或褪黑素受体激动药,如雷美替胺(国内正处于临床试验中);②其他苯二氮䓬受体激动药(benzodiazepine receptor agonists,BZRAs)或褪黑素受体激动药;③具有镇静作用的抗抑郁药(如曲唑酮、米氮平、多塞平、阿米替林),尤其适用于伴有抑郁或焦虑障碍的失眠患者;④联合使用苯二氮䓬受体激动药和具有镇静作用的抗抑郁药;⑤处方药如抗癫痫药、抗精神病药不作为首选药物使用,仅适用于某些特殊情况或人群;⑥巴比妥、水合氯醛等虽已被 FDA 批准用于失眠的治疗,但临床上并不推荐应用;⑦非处方药如抗组胺药常被失眠患者用于失眠的自我处理,临床上并不推荐使用。此外,食欲素受体拮抗药中的 suvorexant 已被 FDA 批准用于失眠的治疗。

第三节 过度睡眠的识别与处理技巧

过度睡眠是指白天应该维持清醒的主要时段不能保持清醒和警觉,出现难以抑制的困倦甚至突然入睡,是许多睡眠疾病的临床表现。这种睡眠多发生在久坐、无聊或单调的环境中,严重者可以不分时间、地点,毫无预兆地酣然入睡,例如当说话、吃饭或驾车时发生难以克制的睡眠。给患者的工作和生活带来很大影响,甚至酿成意外事故而危及自身和他人安全。

过度睡眠在人群中的发生率为 0.5%～35.8%,大多数报道在 5%～15%。过度睡眠轻重程度不一,临床表现各异,部分患者每天的总睡眠时间明显增多,但醒后并无精神和体力恢复的感觉。有些患者在小睡一段时间内思睡症状可暂时缓解,但不能持久。幼儿的思睡可表现为 24 小时睡眠时间过长和(或)先前本已消失的白天小睡重现。儿童过度睡眠患者可表现为学习成绩不佳、注意力涣散、情绪不稳、多动等看似与思睡不一致的症状。大多数情况下过度睡眠是一个慢性的症状,持续时间大于 3 个月才能考虑诊断。过度睡眠常见的类型有阻塞性睡眠呼吸暂停综合征(obstructive sleep apnea-hypopnea syndrome,OSAHS)和发作性睡病等。

一、过度睡眠的临床接诊思路

(一)临床问诊

1. 询问患者夜间睡眠情况,夜间睡眠差或睡眠时间过短,可影响睡眠质量,导致白天嗜睡。

2. 询问患者是否有抑郁病史,抑郁可能是白天过度嗜睡的主要诱因,抑郁症患者白天感到过度嗜睡的概率是正常患者的 3 倍。

3. 询问是否有睡眠剥夺的情况？如熬夜工作或学习,或通宵看电视、玩游戏等,造成夜间睡眠时间不足、白天嗜睡等情况。

4. 询问患者或家属患者夜间是否有打鼾和憋醒情况,存在这些症状则需考虑 OSAHS。OSAHS 表现为日间过度嗜睡,同时有打鼾及睡眠呼吸暂停,多导睡眠监测可明确诊断。

5. 需注意不要漏诊或误诊发作性睡病,发作性睡病多在青春期以后起病,主要表现为白天出现不可控制的嗜睡,发作性猝倒,睡瘫,入睡幻觉及夜间睡眠紊乱。

6. 询问患者近期是否服用引起嗜睡的药物,比如镇静药或催眠药,特别是有宿醉效应的催眠药。第一代抗过敏药苯海拉明和多西拉敏常在复方感冒药或镇咳药中存在,导致服药后嗜睡。抗癫痫药(丙戊酸钠等)、三环类抗抑郁药多塞平、曲米帕明和阿米替林及其他类抗抑郁药曲唑酮、萘法唑酮和米氮平等也能引起嗜睡。此外,加巴喷丁和噻加宾有镇静作用,可引起嗜睡。

7. 询问患者是否患有内分泌代谢疾病,如糖尿病出现日间嗜睡的可能性是非糖尿病患者的 2 倍。甲状腺功能减退患者由于基础代谢低,常有嗜睡的表现。

8. 询问患者是否患有慢性阻塞性肺疾病,当潴留的二氧化碳升高到一定程度时,可发生昼夜睡眠倒置,严重时患者可出现嗜睡,即所谓的"肺性脑病"。

9. 神经精神系统疾病也可伴有嗜睡。

(二)体格检查和实验室检查

体格检查和实验室检查,可了解过度睡眠的原因,选择性应用。

1. OSAHS 患者除肥胖外,常有颈粗短、扁桃体肥大、下颌后缩等体征。

2. 仔细进行神经系统体格检查,警惕神经系统疾病导致的嗜睡。

3. 甲状腺功能检查可了解患者有无甲状腺功能减退;血糖以及糖化蛋白检查可了解患者是否有糖尿病。

4. 头颅电子计算机断层扫描(computed tomography,CT)或磁共振成像(magnetic resonance

imaging,MRI)可除外颅内病变。脑卒中或颅内肿瘤可导致嗜睡甚至昏迷。

5. 嗜睡量表可了解患者嗜睡的程度。

6. 多导睡眠监测可鉴别嗜睡的原因。

二、诊断和鉴别诊断

(一)诊断标准

1. OSAHS 的诊断标准　根据 DSM-Ⅴ 的标准,(1)下列①或者②。

(1)由多导睡眠图提供每小时睡眠至少有 5 次阻塞性呼吸障碍或低通气的证据,以及下列睡眠症状之一:①夜间呼吸紊乱,如打鼾、打鼾/喘息或在睡眠时呼吸暂停;②日间困倦、疲劳或尽管有充足睡眠的机会,但睡眠仍不能让人精神焕发,且不能更好地用另一种精神障碍来解释(包括睡眠障碍),也并非另一种躯体状况所致。

(2)由多导睡眠图提供每小时睡眠有 15 次或更多的阻塞性呼吸障碍或低通气的证据,无论伴随症状如何。①轻度,呼吸暂停低通气指数<15;②中度,呼吸暂停低通气指数为 15～30;③重度,呼吸暂停低通气指数>30。

2. 发作性睡病的诊断标准　根据 DSM-Ⅴ 的标准,在同一天内反复地不可抗拒地需要睡眠、陷入睡眠或打盹。在过去 3 个月内每周必须出现 3 次以上。存在下列至少一项。

(1)猝倒发作,定义为①或②,每个月至少出现几次:①长期患病的个体中,短暂(数秒至数分钟)发作性双侧肌张力丧失,维持清醒状态,可通过大笑或开玩笑诱发。②儿童或个体在起病 6 个月内,无意识地扮鬼脸或下颌张开发作,伴吐舌或全面张力减退,且无任何明显的情绪诱因。

(2)下丘脑分泌素缺乏,采用脑脊液测定下丘脑分泌素-1 免疫反应值(用相同的方法,小于或等于健康受试者的 1/3 的数值或≤110pg/ml)。脑脊液测定下丘脑分泌素-1 水平低,不能是在急性脑损伤、炎性反应或感染的背景下观察到的。

(3)夜间多导睡眠图呈现出快速眼动潜伏期≤15 分钟,或多次睡眠潜伏试验显示平均睡眠潜伏期≤8 分钟,以及 2 次或更多次的睡眠发作快速眼动期。

(二)鉴别诊断

1. 精神疾病相关的过度嗜睡　可表现为夜间睡眠过长、日间嗜睡或小睡次数多,但患者仍感觉睡眠质量不好、睡眠不能使疲劳得到缓解,强烈地关注日间嗜睡症状,甚至工作缺勤、一周几天整日卧床或因需要睡眠而突然放弃工作,也可能回避社交、情感淡漠和缺乏活力。

2. 药物或物质滥用所致的过度嗜睡　患者有镇静、催眠药物服用史,酒精成瘾或毒品滥用史,或药物、酒精、毒品和其他药物戒断史。MSLT 有助于鉴别。

3. 癫痫　需与发作性睡病区别,癫痫患者通常白天无不可抗拒的睡眠发作和猝倒发作,且脑电图可见痫性放电。另外,癫痫发作时可伴有意识的丧失,但发作性睡病猝倒患者猝倒发作时意识清楚,往往主动采取保护措施,发作后可回忆发作的过程。注意某些抗癫痫药(丙戊酸钠)服用后可出现嗜睡现象。

4. 昼夜节律睡眠觉醒障碍　昼夜节律睡眠觉醒障碍的特征通常为日间困倦。在有昼夜节律睡眠觉醒障碍的个体中存在不正常的睡眠-觉醒时间表的历史(伴有轮班或不规律的时间安排)。

三、过度睡眠的治疗

(一)OSAHS 的治疗原则

OSAHS 需要综合治疗,首先要纠正引起 OSAHS 或使之加重的基础疾病,肥胖患者需要减肥,侧卧位睡眠可减少呼吸暂停。应避免吸烟、饮酒、慎用催眠药。对于中、重度 OSAHS 患者,首选持续气道正压通气(continuous positive airway pressure,CPAP)。如有手术指征的患者,可给予上气道扩大术。有下颌后缩或舌根后坠的患者,下颌前移型口腔矫正器有一定效果。

(二)发作性睡病的处理原则

患者应保持有规律的、充足的夜间睡眠。另外,白天应有计划地安排小睡来减少睡意。不宜从事高精度、高注意力的职业。药物可使用中枢神经兴奋药(苯丙胺、哌甲酯)治疗日间过度嗜睡、抗抑郁药(如三环类抗抑郁药丙米嗪、氯米帕明等,5-羟色胺再摄取抑制药如氟西汀、帕多西汀等)均能有效地抗猝倒作用。同时,应给予患者心理支持。

第四节　异态睡眠的识别与处理技巧

异态睡眠是指在入睡、睡眠期间或从睡眠中觉醒时发生的非自主性躯体行为或体验。这些异常行为包含运动行为、情绪、感知、做梦和自主神经系统功能相关的睡眠异常可能导致自伤或伤及同床者、睡眠中断、不良健康效应和不良的心理社会效应。常见的异态睡眠包括睡行症、睡惊症、梦魇、快速眼动期行为障碍(rapid eye movement sleep behavior disorder,RBD)等。

对于异态睡眠的识别,应需要仔细询问患者同床者及家属发病时的具体表现,可以得到相应的临床诊断线索,同时患者的性别和发病年龄对各种异态睡眠的鉴别有一定的价值。

一、梦游症

梦游症(又称睡行症)是指起始于睡眠前 1/3 阶段,从慢波睡眠觉醒时发生的一系列复杂的行为,以从睡眠觉醒后呈现持续性意识模糊同时伴下床活动为特征,很难唤醒,认为唤醒可能加重意识模糊后定向障碍,持续数分钟,也可更长时间,活动形式也可能比较复杂,如驾驶汽车、担水等,醒后部分或完全遗忘。梦游症可发生于任何年龄,但首次发作多在 4～8 岁,在成年人阶段发病者少见。普通人群中的发病率为 1%～15%,儿童高达 17%。梦游症的发病率无明显性别差异,但伴有暴力行为的梦游症多见于男性。梦游症患者可在睡眠中起床行走或做一些简单活动,一般无阳性体征,多导睡眠监测显示睡眠结构和进程一般正常,发作时可有异常表现。需与睡眠相关性癫痫鉴别,后者也可出现类似梦游症的表现,但呼之不应,醒后不能回忆,脑电图可有癫痫波形,抗癫痫治疗有效。梦游症的治疗应处理诱因、注意保护。发作时不要弄醒患者,尽可能引导患者上床睡觉,支持性心理治疗及睡眠卫生宣教。对于发作频繁的患者,可使用苯二氮䓬类或三环类抗抑郁药,如阿米替林睡前疗效好。此外,还可以选择 5-羟色胺再摄取抑制药(盐酸氟西汀等)和盐酸曲唑酮等。

二、睡惊症

睡惊症是指突然从慢波睡眠中觉醒,并伴有尖叫或呼喊、表情极度恐惧、自主神经系统兴奋性增加等行为表现。多见于青春前期儿童,发作时无法安慰,成人可能在危急的恐怖影像或梦境片段的驱使下突然跳床,出现外伤或伤人。一般持续 5 分钟以上,此时如果看护试图终止发作可能导致情绪更加激动,次日不能回忆。睡惊症常于青春期前起病,以 4～12 岁儿童最常见,儿童的患病率为 1%～8.7%。成人的最易患病年龄是 20～30 岁,睡惊症在男性中较女性中常见。需与夜间惊恐发作鉴别,后者以女性多见,表现为在夜间入睡前或觉醒后突然出现惊恐不安,有大祸临头或濒死感,伴随一系列交感神经功能亢进表现,如头晕、心慌、气急、手足发凉、血压上升等,持续数分钟至数十分钟,发作时意识完全清楚,发作后能够回忆发作过程。为焦虑障碍的一种表现。睡惊症治疗上应处理诱因(增加睡眠总时间),药物治疗和梦游症基本相同。可使用苯二氮䓬类,对伴有非典型抑郁的老年患者,三环类抗抑郁药有一定的疗效。

三、梦魇

梦魇是指发生在快速眼动睡眠(REM)期间的以恐怖不安或焦虑为主要特征的梦境体验,事后患者能够详细回忆。频繁发作影响睡眠质量,可引起抑郁焦虑及各种躯体症状。梦魇可发生于任何年龄,发病高峰在 3～6 岁,半数始发于 10 岁前,儿童的发病率为 5%～30%,成人的发病率为 5%～7%。可以发生在夜间睡眠或午睡时,一般发生于后半夜,表现为一个长而复杂的噩梦,是一种令人苦恼的精神体验,并导致觉醒。患者从不同的焦虑中惊醒,通常对一段由非恐怖性到恐怖性发展而来的或多或少延续的梦境有清晰的回忆,并由这种恐怖性的梦境所唤醒。需与单纯性噩梦鉴别,单纯噩梦也有惊恐体验,伴随心率增快,呼吸加深,但是不伴有压迫感及肢体欲动不能的体验。治疗上应查明相应病因,认知心理治疗,一般不需要药物治疗,必要时可使用减少 REM 睡眠的药物,如三环类抗抑郁药。

四、快速眼动期行为障碍

RBD 是临床常见的 REM 期异态睡眠,是一种以 REM 睡眠期间伴随梦境出现肢体活动为特征的睡眠疾病,发作时常出现暴力行为并可造成自身及同床者伤害,并破坏睡眠。RBD 主要见于 60 岁以上老年人,儿童期发病者多有神经系统的疾病,男性比女性多见。常常发生在睡眠的后半段,RBD 的临床症状主要包括鲜活恐怖或暴力梦境及与梦境相关的梦呓和肢体动作及情绪反应。典型的临床表现为睡眠期间出现不同程度的肢体动作甚至暴力行为,如殴打同床者,甚至下床活动、伤人或毁物,患者在清醒后可清晰回忆梦境内容,但对睡眠中出现的异常行为无记忆。RBD 鉴别诊断包括睡眠期癫痫、梦游症、睡惊症、梦魇,见上述。还需与创伤后应激障碍鉴别,此类患者曾经有强烈的创伤经历,症状表现与创伤经历密切相关。清醒时有创伤性应激障碍的其他表现,如持续警觉性增高、持续回避,并伴有社会功能损害。治疗上,应为伴有伤害性行为的 RBD 患者提供相对安全的睡眠环境,应作为非药物治疗的标准化治疗手段。氯硝西泮是治疗 RBD 的有效药物,可使 90% 以上的患者症状缓解而很少出现耐受或滥用,可显著减少 RBD 行为和外伤的发生。建议剂量为 0.25～2.0mg,睡前 15 分钟服用,最高不超过 4.0mg。此外,睡前服用 3～12mg 褪黑素对于控制 RBD 的症状效果显著,是第 2 个常用的治疗 RBD 药物。

(何金彩)

参 考 文 献

[1] Ohayon MM. Epidemiology of insomnia:what we know and what we still need to learn[J]. Sleep Medicine Reviews,2002,6(2):97-111.

[2] Xiang YT,Ma X,Cai ZJ,et al. The prevalence of insomnia,its sociodemographic and clinical correlates,and treatment in rural and urban regions of Beijing,China:a general population-based survey[J]. Sleep,2008,31(12):1655-1662.

[3] 刘帅,张斌.《中国失眠障碍诊断和治疗指南》解读[J]. 中国现代神经疾病杂志,2017,17(9):633-638.

[4] Schutte-Rodin S,Broch L,Buysse D,et al. Clinical guideline for the evaluation and management of chronic insomnia in adults[J]. Journal of Clinical Sleep Medicine Jcsm Official Publication of the American Academy of Sleep Medicine,2008,4(5):487-504.

[5] 韩芳. 白天过度嗜睡及其评价[J]. 诊断学理论与实践,2009,8(6):7-9.

[6] 刘玺诚. 儿童睡眠与睡眠障碍现状与进展[J]. 中国儿童保健杂志,2012,20(9):773-775.

[7] 江帆. 儿童睡眠障碍的流行病学[J]. 中华实用儿科临床杂志,2007,22(12):883-885.

第 15 章

认知障碍的识别与处理技巧

第一节　概　述

随着医学的不断进步与发展以及疾病原因复杂化,心身疾病不再被单纯地认定是情绪障碍或精神疾病,而是心理社会因素在疾病的发生、发展过程中起重要作用的躯体器质性疾病和躯体功能性障碍,可涉及全身各个系统,如消化系统、心血管系统、呼吸系统、神经系统、内分泌代谢系统,并通过自主神经系统、神经内分泌系统和神经免疫系统等途径对身体产生各种影响,比如长期精神紧张、交感神经兴奋造成的高血压病、冠心病、消化道溃疡、紧张性头痛、内分泌功能异常,甚至认知障碍、肿瘤的发生发展等,而心身疾病在认知领域的研究逐渐成为重点。

原发性器质性疾病,如顽固性高血压、冠心病、内分泌疾病、消化性溃疡等均可导致认知障碍。以内分泌系统疾病为例,研究发现许多内分泌疾病可以对情绪和认知造成影响,甲状腺素(thyroxine, T_4)在学习和记忆中起重要作用,甲状腺素合成减少可以使得下丘脑-垂体-甲状腺轴功能减弱,从而导致大脑兴奋性降低,细胞代谢降低,学习记忆力下降。随着社会竞争压力的增大,越来越多的女性患者出现甲状腺功能亢进或减退,桥本甲状腺炎与认知功能之间的关系是近几年研究的热点,桥本甲状腺炎是引起甲状腺功能减退的常见因素之一。Thomas Leyhe 等研究发现,甲状腺素水平正常的桥本甲状腺炎患者也会出现认知功能下降,而且血清中抗甲状腺抗体水平越高,认知功能损害越严重。影像学研究也发现桥本甲状腺炎可以改变大脑额叶血流灌注和使得左侧额下回灰质密度降低,在进行甲状腺素治疗之后,额叶血流灌注和左侧额下回灰质密度均有明显恢复。此外,高血压、冠心病、消化道溃疡、胃食管反流、反复多发脑梗死或关键部位脑梗死等均可导致认知功能障碍。这些疾病本身可以引起认知功能改变,而伴发的情绪与睡眠障碍,同样也会引起认知的改变,因此在关注原发躯体器质性疾病带来的危害的同时,应警惕隐藏在背后的睡眠、情绪等问题,两者同时管理,才能更好地防止认知障碍的发展。

心身疾病大多伴发情绪障碍如焦虑抑郁等,对焦虑抑郁患者进行神经心理量表评估可以发现注意力不集中、记忆力减退等认知损害。有研究统计分析,约有 2/3 的抑郁患者伴有认知障碍,加拿大一项记忆门诊患者样本的横断面调查($n=216$)中,51.0%轻度认和功能损害(MCI)患者和 30.9%痴呆患者存在抑郁症状,这些都提示心身疾病伴发的慢性失眠、焦虑抑郁长期引起认知功能下降;另外,研究证实抑郁障碍对躯体疾病的预后有不利的影响,52%~78%的研究表明即使在控制了躯体疾病严重程度的影响之后抑郁障碍仍增加躯体疾病的死亡率,临床医师在关注心身疾病导致慢性内科疾病的同时应重视患者的情绪障碍,改善情绪才能更好地治疗心身疾病及其引起的认知功能下降。

许多心身疾病伴随睡眠障碍,《睡眠障碍国际分类(第 3 版)》(ICSD-3)中指出睡眠障碍包括失眠障碍(insomnia disorder)、睡眠相关呼吸障碍(sleep related breathing disorder)、中枢性过度嗜睡障碍(central disorders of hypersomnolence)、睡眠-觉醒昼夜节律障碍(circadian rhythm sleep-wake disorders）、异态睡眠（parasomnias）、运动相关睡眠障碍（sleep related movement disorders）和其他睡眠障碍（other sleep disorder），其中慢性失眠、阻塞性睡眠呼吸暂停低通气综合征（obstruction sleep apnea-hypopnea syndrome OSAHS）、快速眼动期行为障碍（REM behavior disorder，RBD）是常见的睡眠障碍疾病。既往的研究认为失眠是精神障碍及躯体疾病的一个常见症状，但最近越来越多的研究结果表明慢性失眠是许多慢性内科疾病和认知功能障碍的独立危险因素之一。慢性失眠不仅可以导致情绪异常，出现重度焦虑抑郁，长期慢性失眠还可导致认知功能下降，单光子发射计算机断层成像术（single-photon emission computed tomography，SPECT）研究显示失眠患者与记忆相关的脑区存在异常激活状态，经过 8 周的行为治疗后，与记忆相关脑区的异常激活状态均可得到改善，局部脑血流量有明显的恢复。OSAHS 患者在睡眠中反复出现上呼吸道塌陷，引起长期的慢性间歇性低氧血症及高碳酸血症，导致睡眠结构紊乱、脑源性神经营养因子（brain-derived neurotrophic factor，BDNF）缺乏、脑血流动力学异常、生化代谢紊乱对患者认知功能造成损害，此外，炎症因子，如白细胞介素-1（interleukin-1，IL-1）和白细胞介素-6（interleukin-6，IL-6）等的升高会加快神经退化，并与认知障碍相关。此外，尽管研究表明 iRBD 患者少有认知功能减退的主诉，但神经心理学测试显示存在着视空间构建能力和视空间学习能力的减退。另一研究也指出 iRBD 患者的注意力、执行功能和语言记忆能力减退，而 MMSE 量表和痴呆评定量表评分可以是正常的。因此，对于同时伴有心身疾病与睡眠障碍的患者，应对两者双管齐下，治疗心身疾病的同时改善睡眠，从而提高疾病治愈率及提高患者生活质量。

心身医学综合了精神心理专科以外的多学科，是整体合一的表现，无论心身疾病伴发的躯体化症状或器质性躯体疾病，最终均可引起认知功能下降，关注躯体疾病的同时关注情绪、心理、应激因素和睡眠，以及认知障碍疾病的发生发展。

综合医院的医师更应该重视心身疾病认知障碍的识别，只有早期识别认知障碍的先兆，才好做到早期干预、早期治疗，从而防止认知功能障碍的进行性加重。

第二节　认知障碍的识别与评估

对认知障碍的识别、评估变得愈加重要，只有做到早期识别并早期干预心身疾病引起的认知障碍，才可预防认知障碍的进一步加重，从而改善患者生活质量。对于认知障碍的识别与评估包括以下几个方面。

一、病史询问、体格检查

（一）病史
临床应重视病史的询问。

1. 主诉和现病史　主诉和现病史是临床医师应熟练掌握的方法，对心身疾病而言，医师在听取患者的临床症状和经过时，要尽可能查明病因。尤其是关于心理社会方面（近期有没有受到什么创伤、精神刺激，是否伴有情绪问题）。

2. 既往史　伴随疾病、家族史、职业、受教育水平等，是否伴有精神行为和人格改变（如淡漠、抑郁、反社会行为如偷窃、幻觉等）；追问可能的诱发因素或事件。既往病史询问亦应详细，尤其注意询问可能导致认知功能障碍的躯体疾病（如睡眠障碍中的失眠、OSAHS、RBD；糖尿病、甲状腺疾病、帕金森病等）。此外，应注意询问患者的服药史，是否服用引起认知功能障碍的药物，如利舍平、氟桂利嗪等；是否服用影响情绪及睡眠的药物，如 SSRIs 与 SNRIs 类抗抑郁药、麻醉镇痛药、β受体阻滞药、利尿药以及平喘药物等；是否存在酒精依赖等。根据现病史和既往史可初步诊断患者是否有认知功能障碍及初步判定其可能原因。

（二）体格检查

对患者应进行详细的体格检查，包括一般查体和专科系统查体。

1. 一般查体　主要包括心率、血压、面容、皮肤黏膜等。

2. 专科查体　主要涉及消化系统、心血管系统、内分泌代谢系统、神经系统查体（主要是初步高级皮质功能检查）等的详细查体，其中应重视神经系统的专科查体，大多数的神经系统疾病如脑血管病、多发脑梗死、帕金森病等均可出现认知功能障碍，详细的神经系统查体可以鉴别有无这些疾病。

二、情绪障碍的评估

心身疾病大多伴有焦虑抑郁，焦虑抑郁等情绪障碍严重影响患者的生活质量，对于存在焦虑抑郁症状等情绪问题的患者，应进行完整的心理、社会评估，为了明确焦虑抑郁障碍的诊断，同时了解其他的精神症状及躯体一般情况，评估包括现病史、目前症状，是否有自杀意念，既往是否有过躁狂发作或精神病性症状发作，目前的治疗情况及疗效，既往服药史，过去是否有治疗史等。

长期情绪障碍可以引起认知功能下降，对就诊于综合医院的精神情绪障碍患者，应进行详细的神经心理量表评估，明确焦虑抑郁的严重程度，从而针对性治疗，详细的量表评估参考 DSM-V 诊断。早期治疗焦虑抑郁有利于躯体疾病的治疗及躯体症状的缓解。

三、睡眠障碍的评估

心身疾病多伴有睡眠障碍，慢性失眠不仅可以导致情绪异常，出现重度焦虑抑郁，长期慢性失眠还可导致认知功能下降，在进行相关的焦虑抑郁量表评估的同时也应对睡眠进行相应的评估，以便了解患者睡眠情况及睡眠障碍严重程度。

在进行量表评估之前，应仔细询问患者病史，包括睡眠障碍的形式，是入睡困难、早醒还是睡眠维持障碍，是否伴有夜间打鼾或呼吸暂停，是否伴夜间腿动障碍等；睡眠障碍发生的时间、有无相关的治疗，效果如何，同时应仔细询问是否伴随日间症状、情绪障碍等，其中应着重关注 OSAHS、RBD 的识别。

常用的睡眠状况评估量表有以下几个。

1. 匹兹堡睡眠质量指数（Pittsburgh sleep quality index，PSQI）　是目前应用比较广泛的睡眠质量量表。共 24 个问题，包括 19 个自评题目和 5 个他评题目。总分在 0～21 分之间，得分越高，说明睡眠质量越差；总分≤5 分，代表睡眠质量好；总分＞5 分，代表睡眠质量差。PSQI 适用于评价近 1 个月的睡眠质量。

2. 失眠严重程度指数（insomnia severity index，ISI）　是由 7 个问题组成的自评量表，较多用于失眠筛查、评估失眠的治疗反应。总分 0～28 分，0～7 分无失眠，8～14 分轻度失眠，15～21 分中度失眠，22～28 分重度失眠。ISI 适用于评价 2 周内的睡眠情况。

3. Epworth 嗜睡评分（Epworth sleepiness scale，ESS）　用于评价白天嗜睡情况的自评量表。要求受试者对自己在 8 种情况下出现瞌睡或入睡的可能性做出评价。总分为 0～24 分，10 分以下为正常，16 分以上提示严重嗜睡。

此外，对于心身疾病合并认知功能障碍的患者，若同时存在睡眠障碍，建议行多导睡眠监测（polysomnography，PSG）检查除外影响认知功能的睡眠相关疾病，如 OSAHS、RBD 等，明确有无 OSAHS 和 RBD 以及病情严重程度。

四、认知功能的评估

心身疾病伴发的焦虑抑郁、慢性失眠及躯体器质性疾病均可引起认知功能障碍，在评估焦虑抑郁、睡眠障碍的同时，不能遗漏潜在的认知功能下降问题，患者一般会有注意力下降、记忆力减退、情绪低落等主诉,此时应对患者行相关量表评估,明确是否有认知功能障碍问题及严重程度。常用的量表评估有简易精神状态检查(mini-mental state examination,MMSE)和蒙特利尔认知评估(Montreal cognitive assessment,MoCA)。

1. 简易精神状态检查　是筛查认知功能缺损的有效工具,是目前使用较为普遍的一种量表。内容覆盖时间与地点定向力、记忆力、注意力、计算力、语言能力和视空间能力,具有良好的信效度、敏感性强、易操作、耗时少的特点。量表总分为 0~30 分,测验成绩与文化程度密切相关。根据 MMSE 量表划定受不同文化教育程度人群的划界分:文盲≤17 分、小学≤20 分、中学及以上≤24 分为痴呆。

2. 蒙特利尔认知评估　是针对轻度认知功能损害制作而成,包括视空间功能、语言功能、计算力、注意力、定向力、执行功能等认知领域测试,但项目内容也受教育程度及文化背景差异的影响,在使用不同中文版本的 MoCA 需要根据不同的受教育年限进行文化校正(满分 30 分)。在非痴呆人群中,根据 MoCA 划界分:文盲≤13 分、小学≤19 分、中学及以上≤24 分为轻度认知功能障碍。

五、影像学检查评估

头颅 CT、MRI、PET 或 SPECT 等影像学检查可辅助临床诊断及鉴别诊断认知功能障碍;对临床认知功能障碍患者选择恰当的影像学检查,有助于疾病的早期识别,改善预后。如阿尔茨海默病(Alzheimer disease,AD),临床上常见的导致认知功能障碍和痴呆的神经退行性病变,MRI 可见内侧颞叶和(或)海马萎缩,额颞叶痴呆 MRI 上主要表现为额叶和前颞叶显著局限性萎缩,一般双侧对称,同时可以排除有无因其他脑血管疾病造成的认知障碍,如反复多次脑梗死、关键部位(丘脑等)等也可引起认知功能的损害。

常规颅内外血管检查也至关重要,长期脑供血不足或颅内外血管狭窄或闭塞虽可无明显临床症状,但长期引起脑萎缩、认知功能下降等,脑血管的评估包括颈部血管彩超、经颅多普勒超声(transcranial Doppler,TCD)、血管造影、MRA 等。

六、实验室检查

常规化验包括血常规、肝功能、肾功能、电解质、血脂、肿瘤全项、甲状腺功能、抗体等。血液学检测、血清学生化标志物、脑脊液检查等为诊断及鉴别诊断痴呆与认知障碍的重要参考指标。基因检测适用于具有明确痴呆家族史者,可帮助诊断;对于临床上罕见的痴呆类型,无法用非创伤性技术手段明确诊断时可以采用病理活检。出现痴呆或认知功能损害,可选择嗅觉黏膜作为活检部位。

第三节　鉴别诊断

认知功能障碍需要与下列疾病相鉴别。

一、躯体疾病与认知障碍

1. 血管性认知功能障碍(vascular cognitive impairment,VCI)　指由脑血管病的危险因素(高血压、糖尿病、高脂血症和高同型半胱氨酸血症等)、显性脑血管病(脑梗死和脑出血等)及非显性脑血管病(白质疏松和慢性脑缺血等)引起的一组从轻度认知损害到痴呆的综合征。多有 1 个以上的血管危险因素,血管因素与认知损害相关,认知功能障碍多呈急剧恶化或波动性、阶梯式病程。对皮质下脑血管病损害 MRI 较 CT 敏感性及特异性强,在一定程度上可鉴别阿尔茨海默病及 VCI。

影像学改变包括脑血管病变及相关的脑萎缩。头 MRI 可表现为多发大血管性梗死,重要部位的梗死(如角回、丘脑、基底前脑、大脑后动脉或大脑前动脉供血区),多发腔隙性梗死及广泛脑室旁白质损害等。诊断血管性痴呆需首先确定存在认知障碍,其次确定血管疾病是引起认知缺陷的重要但非绝对唯一的病因,认知损害突出的血管性病因的证据见 VASCOG(国际血管性行为与认知障碍协会)共识;在老年人脑中,偶然的脑梗死和脑白质损害非常普遍,需排除其他可能导致认知障碍的病因。

2. 糖尿病与认知障碍 糖尿病是认知障碍的独立危险因素。海马对低血糖耐受力低,糖尿病患者易发生低血糖,导致海马萎缩而影响认知功能;高血糖诱导线粒体细胞色素 C 释放到细胞质中激活与凋亡相关的蛋白 caspase-3,从而导致线粒体功能障碍;此外,高血糖可加速动脉粥样硬化及小血管病变引起血管性痴呆,另有研究显示糖尿病导致的微出血是认知障碍的重要因素。然而,目前尚无有关血糖控制良好与认知障碍关系的报道,维持血糖及糖化血红蛋白处于正常水平、减少波动可能对认知障碍的缓解有帮助。

3. 高血压、高血脂与认知障碍 目前多认为高血压、高血脂导致的认知障碍与其导致的脑血管病变相关,维持血压、血脂于正常水平可能会减少认知障碍,老年有血管狭窄的患者血压水平视平时血压情况而定。

4. 甲状腺功能异常与认知障碍 甲状腺素的异常变化可通过影响大脑的形态发生而影响大脑的发育和成熟,对不同时期脑的形态和功能产生影响,并导致认知损害。亚临床甲状腺功能亢进症、甲状腺功能减退症及甲状腺功能亢进症、甲状腺功能减退症均可导致认知功能损害,甲状腺功能减退症患者认知功能障碍更多表现为注意力、执行能力、空间参考和物体再认记忆下降,而甲状腺功能减退症患者可能仅存在物体再认记忆方面的减退,提示甲状腺功能亢进症患者的记忆损害范围更广,亚临床甲状腺功能减退症及甲状腺功能亢进症较甲状腺功能减退症、甲状腺功能亢进症相应方面的认知障碍轻度损害。

此外,脑积水、贫血、慢性心力衰竭、维生素 B_{12} 缺乏、酒精依赖、肿瘤、颅内感染(病毒、细菌、真菌、梅毒、HIV)和药物等均可导致认知功能障碍。因此,确定为认知功能障碍的患者要了解特殊用药史,需完善头部 MRI、梅毒抗体、HIV 抗体、血维生素 B_{12} 定量、血常规和甲状腺功能等化验检查。

二、焦虑、抑郁、睡眠障碍与认知障碍

1. 焦虑抑郁与认知障碍 焦虑、抑郁、躯体化症状患者除情感、认知症状外,多伴有全身症状或多个系统自主神经功能失调症状,大多会以不同躯体不适主诉出现在综合医院不同临床科室,可独立或与躯体疾病共同出现。焦虑抑郁患者多有认知障碍,尤其是执行能力方面,青年焦虑抑郁患者的认知功能已引起人们注意。对于可疑焦虑抑郁患者,应进行相应焦虑抑郁量表的评估。

2. 睡眠障碍与认知障碍 睡眠障碍与认知障碍密切相关,有报道称 69% 的睡眠障碍患者合并认知障碍,睡眠障碍可加重神经退行性疾病的发生,而神经退行性疾病后期可有睡眠障碍两者恶性循环。考虑失眠、睡眠增多、异态睡眠的患者应行相关睡眠量表评估;考虑不宁腿综合征、阻塞性睡眠呼吸暂停综合征、RBD 的患者应考虑行睡眠检测检查。

三、神经退行性疾病所致的认知功能障碍

1. 阿尔茨海默病 阿尔茨海默病是最常见的痴呆类型,可分无症状临床前期、轻度认知功能损害(mild cognitive impairment,MCI)和痴呆,主要表现为近记忆和其他认知功能障碍,早期出现情境记忆障碍,记忆力下降明显,可伴不同程度的精神行为症状,最后影响日常生活能力和社会功能。

MRI 可见内侧颞叶和(或)海马萎缩,MRI 颞叶结构测量可有效区分轻度阿尔茨海默病与认知正常的老年人。在内颞叶结构测量指标中,以海马和内嗅皮质最为重要,有研究发现阿尔茨海默病最早病变发生于内嗅皮质,然后才累及海马,海马萎缩被认为是阿尔茨海默病患者早期特异性标志。MRI 功能影像学(functional MRI,fMRI)研究显示,阿尔茨海默病患者颞顶叶的相对血容量显著降

低,PET 显示双侧颞顶叶葡萄糖代谢率降低和 Aβ 沉积。90％的阿尔茨海默病患者可有脑电图异常,表现为节律减慢、不规则、消失或波幅下降,可出现广泛性 θ 波,期间混有 β 波活动,脑电图检查对于鉴别正常老化与痴呆有一定的实用价值。脑脊液 Aβ-42 下降,总 Tau/磷酸化 Tau 升高,联合检测 Aβ-42 和 P-tau 蛋白是目前阿尔茨海默病与非阿尔茨海默病痴呆早期鉴别最有效的生物标记物;但是,P-tau 蛋白不同亚型对诊断阿尔茨海默病亚型鉴别作用不同。此外,尚需排除代谢因素及感染因素等已知原因导致的认知功能障碍。

常用的阿尔茨海默病诊断标准有 2 个:美国《精神疾病诊断与统计手册》修订第 Ⅳ 版(DSM-Ⅳ.R)标准与美国神经病学、语言障碍和卒中老年性痴呆和相关疾病学会工作组(NINCDS-ADRDA)标准。

2. 路易体痴呆 以波动性认知功能障碍、反复发作的视幻觉和锥体外系症状为主,震颤相对少见,抗帕金森药物治疗不佳,对抗精神病类药物敏感。临床上多以锥体外系症状出现 1 年以内甚至之前发生的痴呆倾向于路易体痴呆,1 年以上出现的痴呆倾向于帕金森病性痴呆。具体诊断标准可参考 2012 年路易体痴呆国际专家组诊断标准。

3. 额颞叶痴呆(frontotemporal dementia,FTD) 以进行性精神行为异常、执行功能障碍和语言损害为临床特征。可分为 2 种临床类型,即行为变异性和原发性进行性失语,后者又可分为语义性痴呆和进行性非流利性失语症。MRI 上主要表现为额叶和前颞叶显著局限性萎缩,一般双侧对称,但 Pick 病可以不对称,通常为左侧优势半球萎缩明显,患者的顶叶、颞上回后 2/3 及枕叶常不受累,表现脑回变窄,两侧脑室前角和颞角扩大,其中呈气球样扩大是该病的影像学特征,锥体外系神经核(尤其是豆状核)、岛叶皮质和前胼胝体常受累,MRI、T_2 加权像可显示受累脑皮质和白质区高信号有助于诊断 FTD。

4. 帕金森病的认知功能障碍 首先符合英国帕金森病的诊断标准,经本人或家属提供或其他人观察到认知功能下降,经正式的神经心理测试或总体认知功能量表表明有认知功能下降,认知功能损害并不足以显著干扰功能独立性,尽管执行复杂的功能任务时可能会出现轻微的困难。

5. 多系统萎缩(multiple system atrophy,MSA)患者的认知功能障碍 既往认为 MSA 患者不出现认知功能障碍,并把此作为 MSA 的排除诊断标准。但近期研究发现 MSA 患者也可出现认知功能障碍,MSA-P 患者认知功能障碍主要集中在视空间、执行功能等方面,而 MSA-C 患者认知障碍主要表现为语言记忆及语言流畅性显著受损。晚期患者 MRI 可见脑桥"十"字面包征、"壳核裂隙症",部分患者 α 突触核蛋白阳性与帕金森病和路易体痴呆归为 α 突触核蛋白病。

第四节 认知障碍的处理原则

一、预防

识别及控制导致认知障碍的危险因素可减少认知障碍的发生,是认知障碍预防的关键。其中,导致认知障碍的危险因素有很多,包括①人口学因素:老龄、性别、低教育水平;②血管危险因素:高血压、糖尿病、高脂血症、心脏病、动脉硬化、肥胖、高同型半胱氨酸血症等;③脑卒中:卒中病灶的体积、部位,脑白质病变等;④系统性疾病:肝功能不全、肾功能不全、肺功能不全等,维生素缺乏、甲状腺功能低下;⑤中毒:酒精中毒、毒品滥用等。这些因素可以相互交叉。

对心身疾病及认知障碍危险因素的控制,可以防止认知障碍持续加重。如对高血压或伴有高血压脑血管疾病患者应积极控制血压。Timothy 认为,高血压与认知功能下降及痴呆的发生相关,降压治疗可以阻止认知障碍及痴呆的发生。

二、治疗

目前尚无特效方法治疗认知障碍,早期对认知障碍的病因及其危险因素的干预治疗,可以减少认知障碍的发生,对延缓患者日常生活质量迅速减退有十分重要的作用。主要包括原发躯体疾病的治疗及伴发的情绪障碍和睡眠障碍的治疗。

病因治疗:早期识别及控制导致心身疾病的危险因素,及时治疗现有的心身疾病。

(一)伴发情绪障碍的治疗

焦虑抑郁可导致多种心身疾病的发生,同时也可导致认知障碍。因此,伴有焦虑抑郁障碍的患者,需首先治疗焦虑抑郁。目前,焦虑抑郁的治疗包括健康教育、心理治疗和药物治疗。

1. 心理治疗　目前常用心理治疗包括认知行为疗法(cognitive behavioral therapy,CBT)、支持心理治疗、放松训练、行为治疗与人际心理治疗(interpersonal psychotherapy,IPT)等,这些治疗主要针对那些不想进行药物治疗的患者,可先进行心理治疗,一旦心理治疗无效,则应启动药物治疗。

2. 药物治疗　抗抑郁药物的选择应该考虑患者的症状特点、年龄、是否共病等,抗抑郁药可以消除抑郁心境以及伴随的焦虑、紧张和躯体症状,目前常用的治疗焦虑抑郁的药物包括新型抗抑郁药、经典抗抑郁药、抗焦虑药及合剂药物、中药制剂等。

1)药物选择原则:①药物治疗需要保证足够剂量、全病程治疗,一般药物治疗 2～4 周开始起效,治疗的有效率与时间呈线性关系,如果患者使用足量药物治疗 4～6 周后仍无效,则换用其他同类药物或作用机制不同的药物可能有效,一般情况下,患者不可自行停药;②抗抑郁药物的选择应个体化,根据不同的症状、年龄、伴随症状、伴发躯体疾病等选择不同的药物;③治疗共病原则:焦虑抑郁与其他的器质性疾病等伴发,应积极治疗焦虑抑郁以及共病的躯体疾病、物质依赖等。

2)治疗药物:目前常用的抗抑郁药有新型抗抑郁药、经典抗抑郁药、合剂药物和中药制剂。详细的抗抑郁药物可参考 DSM-V。而新型抗抑郁药中的选择性 5-羟色胺再摄取抑制药(SSRIs)如舍曲林、艾司西酞普兰和选择性 5-羟色胺及去甲肾上腺素(NE)再摄取抑制药(SNRIs)如度洛西汀、文拉法辛是首选的抗抑郁药物。

对于严重焦虑症状,或伴明显睡眠障碍时建议苯二氮䓬类药物和抗焦虑药、抗抑郁药联合使用,一旦焦虑症状缓解,为防止药物依赖应在 4 周内逐步停用苯二氮䓬类药物,以抗焦虑药、抗抑郁药维持治疗。重度抑郁也可考虑 TCAs 治疗,有自杀观念及行为者转精神科治疗,难治性抑郁需加用增效剂或联合用药,建议精神科医师参与治疗方案的制订或转精神专科治疗。

(二)伴发慢性失眠障碍的治疗

慢性失眠障碍也可导致多种心身疾病如高血压的发生,同时,失眠障碍可导致或加重认知障碍。因此,伴有失眠障碍的患者需首先治疗失眠。

目前失眠的治疗包括非药物治疗及药物治疗。

1. 非药物治疗　包括认知行为疗法(CBT-I)及饮食疗法、芳香疗法、按摩、顺势疗法、光照疗法等。其中,认知行为疗法包括睡眠相关认知治疗、行为干预(如睡眠限制及刺激控制)及教育(如睡眠卫生)

2. 药物治疗　包括苯二氮䓬类受体激动药(benzodiazepine receptoragonists,BZRA)、褪黑素受体激动药及具有催眠效果的抗抑郁药物。①苯二氮䓬类受体激动药(BZRAs):分为传统的苯二氮䓬类药物(BZDs)(如阿普唑仑、氯硝西泮)和新型非苯二氮䓬类药物(non-BZDs)(如唑吡坦、佐匹克隆)。新型非苯二氮䓬类药物半衰期短,次日残余效应被最大程度地降低,一般不产生日间困倦,产生药物依赖的风险较传统苯二氮䓬类药物低,治疗失眠安全、有效,长期使用无显著药物不良反应。②褪黑素和褪黑素受体激动药,如 2014 年于美国新上市的 suvorexant。③具有催眠效果的抗抑郁药物:三环类抗抑郁药物、选择性 5-羟色胺再摄取抑制药(SSRIs)、5-羟色胺和去甲肾上腺素再摄取抑制药（SNRIs），对失眠伴随抑郁、焦虑时较为有效。

根据 2016 年 CAP 发表的成人慢性失眠障碍的管理指南中提出，慢性失眠患者首先应该接受针对失眠的认知行为治疗。若单用 CBT-I 治疗失败，可与患者探讨短期药物治疗的收益、危害及成本，以决定是否联用药物治疗。而急性失眠患者宜早期应用药物治疗。选择药物时应注意症状的针对性、既往用药反应、患者一般状况、当前用药的相互作用、药物不良反应、现患的其他疾病。遵循治疗原则的同时还需兼顾个体化原则。

3. 阻塞性睡眠呼吸暂停低通气综合征（OSAHS）　OSAHS 是常见的睡眠障碍疾病，长期会引起认知功能下降，对于失眠伴夜间打鼾者应予以积极治疗，首先纠正引起 OSAHS 或使之加重的基础疾病；对 OSAHS 患者进行多方面的指导，包括减肥、戒烟酒、慎用可引起或加重 OSAHS 的药物，侧卧位睡眠，适当抬高床头，白天避免过度劳累等；其次，没有呼吸机使用禁忌者建议使用无创气道正压通气治疗；上气道阻塞且无手术禁忌证者，可外科手术治疗。此外，也可行口腔矫正器治疗。

4. 快速眼动期行为障碍（RBD）　做好睡眠环境的安全措施，严重时使用药物治疗，治疗 RBD 的一线药物为氯硝西泮。不能耐受氯硝西泮者可以尝试使用褪黑素治疗。

（三）原发躯体疾病治疗

很多躯体疾病均为心身疾病，能够导致认知障碍。因此，首先对躯体疾病，如常见的高血压、冠状动脉粥样硬化性心脏病、糖尿病、桥本甲状腺炎、哮喘、消化性溃疡、脑梗死等对症治疗，如高血压患者应积极控制血压，降压目标为 <140/90mmHg，患有糖尿病、肾脏病等特殊人群，其降压目标为 <130/80mmHg；糖尿病患者的血糖目标值为空腹血糖 4.4～6.1mmol/L，非空腹血糖 4.4～8.0mmol/L，糖化血红蛋白（HbA1c）<6.5%；桥本甲状腺炎患者若甲状腺较小，又无明显压迫症状者可以随诊观察；甲状腺肿明显或有甲状腺功能减退者需用甲状腺素替代治疗，伴甲状腺功能亢进者给予 β 受体阻滞药对症处理，其他的冠状动脉粥样硬化性心脏病、消化性溃疡、贫血、哮喘等患者根据各专科科室进行相应的治疗。

在对原发躯体疾病、伴随的情绪与睡眠障碍进行干预后，同样应对认知功能障碍进行治疗，只有同时治疗才能提高治疗效果。

（四）认知障碍的治疗

认知功能下降严重影响患者的生活质量，早期识别认知功能下降并进行干预可以提高患者的生活质量。

1. 心理社会治疗　应鼓励早期患者参加各种社会活动和日常生活活动，延缓认知障碍的进展。有研究表明，体育运动及有氧运动能够延缓认知障碍的进展。但必须对患者提供必要的照顾，以防意外。此外，适当的认知训练可以延缓认知功能的下降。Naqui 等认为，认知训练能够阻止认知功能下降，而 Sylvie Belleville 和 Louis Bherer 发现，认知训练增加轻度认知障碍患者大脑代谢及任务相关大脑活动。因此，对轻度认知障碍患者，心理社会治疗是有益的。

2. 药物治疗

（1）轻度认知障碍的药物治疗：包括促智药、麦角生物碱类制剂、钙离子拮抗药、银杏叶提取物、胆碱酯酶抑制药等。

1）促智药：目前常用的促智药为吡咯烷酮类药物。其通过促进脑神经细胞对氨基酸、磷脂及葡萄糖的利用，提高神经细胞的反应性和兴奋性。有研究表明，促智药可以改善认知障碍的总体功能。

2）麦角生物碱类制剂：如麦角溴烟酯，主要能扩张脑毛细血管，增加脑供血，改善脑对能量和氧的利用，同时还能促进相关递质的释放。有研究表明，麦角溴烟酯对认知障碍的治疗是有效且安全的。

3）钙离子拮抗药如尼莫地平等，能舒张血管平滑肌，增加脑血流，改善供血。

4）银杏叶提取物：其有较强的自由基清除作用和神经保护作用。有研究证明，银杏叶提取物对轻度认知障碍和痴呆的治疗是有效及安全的。

5）胆碱酯酶抑制药：它通过抑制脑内的胆碱酯酶对乙酰胆碱的水解，增加脑内乙酰胆碱的水平，改善认知。胆碱酯酶抑制药是治疗轻、中度认知障碍的药物。目前常用的胆碱酯酶抑制药有多奈派齐、利斯的明、加兰他敏等。Campanozzi MD 发现，胆碱酯酶抑制药对阿尔茨海默病患者的治疗有效，而 Rozzini L 发现，胆碱酯酶抑制药能够改善阿尔茨海默病的抑郁症状。Ikeda M 发现，长期服用多奈哌齐，能够改善阿尔茨海默病患者认知功能的损害及其症状。而 Etsuro Mori 发现，增加多奈哌齐的剂量对提高认知是有好处的，目前多奈哌齐用法用量为起始剂量 5 mg，每日 1 次，服用 4 周后可增至 10mg，每日 1 次，晚上睡前服用。如患者有失眠等睡眠障碍，也可改为早餐前服用。胆碱酯酶抑制药治疗较为安全，仅少数患者在服用过程中可能出现恶心、食欲下降等胃肠道反应。需要指出的是，倘若治疗中出现不良反应（如恶心、呕吐、腹痛或食欲减退等）或体重下降，应将每日剂量减至患者能够耐受的剂量为止。

（2）重度认知障碍的药物治疗：包括认知障碍的基础治疗及痴呆精神行为症状的治疗。

1）认知障碍的基础治疗：治疗药物包括胆碱酯酶抑制药、N-甲基-d-谷氨酸受体拮抗药（NMDA）、银杏叶提取物、钙离子拮抗药、维生素 E、麦角生物碱类制剂等。

其中 N-甲基-d-谷氨酸受体拮抗药（NMDA）通过降低谷氨酸的浓度，从而减少神经元的损伤，该类药多用于中、重度的认知功能障碍。目前常用的药物有美金刚。美金刚是一种低亲和力的非竞争性 NMDA 受体拮抗药，可用于治疗中、重度认知障碍。但是，目前有研究发现，美金刚对轻度认知障碍，特别是合并躁动患者的治疗也有效。美金刚每日最大剂量为 20 mg，为了减少不良反应发生，起始剂量为每次 5 mg，每日 1 次，晨服；第 2 周增加至每次 5 mg，每日 2 次；第 3 周，早上服 10 mg，下午服 5 mg；第 4 周开始服用推荐的维持剂量，每次 10 mg，每日 2 次。可空腹服用，也可随食物同服。美金刚治疗痴呆安全，偶有幻觉、意识混沌、头晕、头痛和疲倦，以及焦虑、肌张力增高、呕吐、膀胱炎和性欲增加。

2）痴呆精神行为症状治疗：抗精神药物、抗抑郁药物及抗焦虑药物对控制患者伴发的行为异常有作用。对于严重妄想、幻觉、激越、攻击行为等精神症状，推荐应用非典型抗精神病药物如利培酮治疗；选择性 5-羟色胺再摄取抑制药氟西汀、西酞普兰等适用于老年认知障碍患者抑郁症状的治疗，而苯二氮䓬类药物，适用于认知障碍患者的焦虑、失眠和激惹症状的治疗。

此外，有指南认为，萘普生、罗非昔布、塞来昔布、卡巴拉汀等对认知障碍有一定疗效。同时，很多药物，如吡拉西坦、司来吉兰、长春西汀等药物被用来治疗认知障碍。但是，目前尚无令人信服的证据支持这些药物对认知障碍的有效性。

3. 物理治疗

（1）高压氧治疗：目前认为，高压氧对认知障碍，特别是脑外伤导致的认知功能障碍有明显的改善，尤其是在语言表达能力及定向力方面尤为明显。

（2）经颅磁刺激和重频经颅磁刺激：是一种无创的提高认知功能的治疗方法。在对其空间识别、学习记忆、语言等能力方面改善较为明显。

（3）小脑顶核电刺激：目前，有研究表明，小脑顶核电刺激通过乙酰胆碱的释放，减少自由基的生成，从而促进神经干细胞的增殖、分化，从而改善认知障碍。

（4）针刺疗法：中医学认为，针刺疗法可以通过调整精气运行改善五脏六腑气血变化，从而改善认知障碍。靳瑞教授创立的靳三针中益智清神类针刺法，如四神针、脑三针、智三针、颞三针等和石学敏院士创立的"醒脑开窍"针刺疗法对改善机体认知有效。

心身疾病患者的认知问题不可忽视，而心身障碍患者往往以躯体化症状，如心悸、气急、记忆力障碍、睡眠紊乱等而就诊于综合性医院，因为患者就诊的主诉症状多种多样，这样分布隐隐于市，多就诊于心脏科、消化科、内分泌科、神经科、肿瘤科等，而非心身医学专门科室接收。临床医师通常只重视患者的躯体化表现,往往忽视心理、社会因素等形成的内在"杀手"。各种心身疾病的背后都有焦虑、抑郁因素,若患者对治疗效果不满意,更加重其焦虑、抑郁情绪及失眠。因此,综合医院的医师,应双管齐下,既治疗躯体疾病又关注心理,改善睡眠、焦虑抑郁、认知功能和提高整体生活质量。

（薛　蓉）

参 考 文 献

[1]　王铭维.心身疾病——精神疾病还是躯体疾病[J].医学与哲学,2012,1:11-13.

[2]　郑虹,薛慎伍.老年甲状腺功能减退与认知障碍的研究进展[J].中国老年学杂志,2012,32:4605-4607.

[3]　Leyhe T,Mussig K. Cognitive and affective dysfunctions in autoimmune thyroiditis[J]. Brain,behavior,and immunity,2014,41:261-266.

[4]　Rieben C,Segna D,da Costa BR,et al. Subclinical Thyroid Dysfunction and the Risk of Cognitive Decline:a Meta-Analysis of Prospective Cohort Studies[J]. The Journal of clinical endocrinology and metabolism,2016,101(12): 4945-4954.

[5]　Wiesmann M,Zerbi V,Jansen D,et al. Hypertension,cerebrovascular impairment,and cognitive decline in aged AbetaPP/PS1 mice[J]. Theranostics,2017,7(5):1277-1289.

[6]　Ju G,Yoon IY,Lee SD,et al. Relationships between sleep disturbances and gastroesophageal reflux disease in Asian sleep clinic referrals[J]. Journal of psychosomatic research,2013,75(6):551-555.

[7]　On ZX,Grant J,Shi Z,et al. The association between gastroesophageal reflux disease (GERD) with sleep quality,depression and anxiety in a cohort study of Australian men[J]. Journal of gastroenterology and hepatology, 2016,32(6):1170-1174.

[8]　Ma L LY,Feng M. Positive emotion and cardiovascular disease in elderly people[J]. Int J Clin Exp Med,2015,8 (5):6682-6686.

[9]　Kimura Y,Kamiya T,Senoo K,et al. Persistent reflux symptoms cause anxiety,depression,and mental health and sleep disorders in gastroesophageal reflux disease patients[J]. Journal of clinical biochemistry and nutrition, 2016,59(1):71-77.

[10]　吴文源,魏镜,陶明,等.综合医院焦虑抑郁诊断和治疗的专家共识[J].中华医学杂志,2012,92(31):2174-2181.

[11]　Rock PL,Roiser JP,Riedel WJ,et al. Cognitive impairment in depression:a systematic review and meta-analysis [J]. Psychological medicine,2014,44(10):2029-2040.

[12]　Afridi MI,Hina M,Qureshi IS,et al. Cognitive disturbance comparison among drug-naive depressed cases and healthy controls[J]. Journal of the College of Physicians and Surgeons--Pakistan:JCPSP,2011,21(6):351-355.

[13]　McDermott LM,Ebmeier KP. A meta-analysis of depression severity and cognitive function[J]. Journal of affective disorders,2009,119(1-3):1-8.

[14]　Jaeger J,Berns S,Uzelac S,Davis-Conway S. Neurocognitive deficits and disability in major depressive disorder [J]. Psychiatry research,2006,145(1):39-48.

[15]　Hasselbalch BJ,Knorr U,Kessing LV. Cognitive impairment in the remitted state of unipolar depressive disorder:a systematic review[J]. Journal of affective disorders,2011,134(1-3):20-31.

[16]　Moraros J,Nwankwo C,Patten SB,et al. The association of antidepressant drug usage with cognitive impairment or dementia,including Alzheimer disease:A systematic review and meta-analysis[J]. Depression and anxiety, 2017,34(3):217-226.

[17]　Pigeon WR. Diagnosis,prevalence,pathways,consequences & treatment of insomnia[J]. Indian J Med Res,2010, 131:321-332.

[18]　Sateia MJ. International classification of sleep disorders-third edition:highlights and modifications[J]. Chest, 2014,146(5):1387-1394.

[19]　Ohayon MM,Reynolds CF. Epidemiological and clinical relevance of insomnia diagnosis algorithms according to the DSM-IV and the International Classification of Sleep Disorders (ICSD)[J]. Sleep medicine,2009,10(9):952-

960.

[20] Bastien CH. Insomnia: Neurophysiological and neuropsychological approaches[J]. Neuropsychology review, 2011,21(1):22-40.

[21] Smith MT, Perlis ML, Chengazi VU, et al. NREM sleep cerebral blood flow before and after behavior therapy for chronic primary insomnia: preliminary single photon emission computed tomography (SPECT) data[J]. Sleep medicine,2005,6(1):93-94.

[22] Kerner NA, Roose SP. Obstructive Sleep Apnea is Linked to Depression and Cognitive Impairment: Evidence and Potential Mechanisms[J]. The American journal of geriatric psychiatry: official journal of the American Association for Geriatric Psychiatry,2016,24(6):496-508.

[23] He Y, Xiang L, Zhao LP, et al. Relationship between soluble Semaphorin4D and cognitive impairment in patients with obstructive sleep apnea-hypopnea syndrome[J]. European archives of oto-rhino-laryngology: official journal of the European Federation of Oto-Rhino-Laryngological Societies,2017,274(3):1263-1268.

[24] 肖倩,赵永波. 快速动眼睡眠行为障碍[J]. 临床神经病学杂志,2010,6:474-475.

[25] Andersen BL, DeRubeis RJ, Berman BS, et al. Screening, assessment, and care of anxiety and depressive symptoms in adults with cancer: an American Society of Clinical Oncology guideline adaptation[J]. Journal of clinical oncology: official journal of the American Society of Clinical Oncology,2014,32(15):1605-1619.

[26] 段莹,孙书臣. 睡眠障碍的常用评估量表[J]. 世界睡眠医学杂志,2016,3(4):201-203.

[27] Zhang MY, Katzman R, Salmon D, et al. The Prevalence of Dementia and Alzheimer's Disease in Shanghai, China: Impact of Age, Gender, and Education[J]. Ann Neurol,1990,27(4):428-437.

[28] Lu J, Li D, Li F, et al. Montreal Cognitive Assessment in Detecting Cognitive Impairment in Chinese Elderly Individuals: A Population-Based Study[J]. Journal of Geriatric Psychiatry and Neurology,2012,24(4):184-190.

[29] 国家卫计委脑卒中防治工程委员会. 中国血管性认知障碍诊疗指导规范(2016年)[J]. 全科医学临床与教育, 2016,14(5):484-487.

[30] 徐岩,郭起浩. 血管性认知障碍的诊断标准: 国际血管性行为与认知障碍学会的申明[J]. 神经病学与神经康复学杂志,2014,11(2):144-154.

[31] Sachdev P, Kalaria R, et al. Diagnostic criteria for vascular cognitive disorders a VASCOG statement. [J]. Alzheimer Dis Assoc Disord,2014,28(3):206-218.

[32] Wennberg AM, Gottesman RF, Kaufmann CN, et al. Diabetes and cognitive outcomes in a nationally representative sample: the National Health and Aging Trends Study[J]. International psychogeriatrics,2014,26(10):1729-1735.

[33] Carvalho C, Katz PS, Dutta S, et al. Increased susceptibility to amyloid-beta toxicity in rat brain microvascular endothelial cells under hyperglycemic conditions[J]. Journal of Alzheimer's disease: JAD,2014,38(1):75-83.

[34] Zhou H, Yang J, Xie P, et al. Cerebral microbleeds, cognitive impairment, and MRI in patients with diabetes mellitus[J]. Clinica chimica acta; international journal of clinical chemistry,2017,470:14-19.

[35] Riba-Llena I, Nafria C, Mundet X, et al. Assessment of enlarged perivascular spaces and their relation to target organ damage and mild cognitive impairment in patients with hypertension[J]. European journal of neurology, 2016,23(6):1044-1050.

[36] Kim J, Kwon J, Kim M, et al. Low-dielectric-constant polyimide aerogel composite films with low water uptake [J]. Polymer Journal,2016,48(7):829-834.

[37] 周信子,王小飞,王健. 老年血脂异常患者轻度认知功能障碍与Klotho蛋白的相关性研究[J]. 中华老年心脑血管病杂志,2014,18(4):423-425.

[38] Ceresini G, Lauretani F, Maggio M, et al. Thyroid Function Abnormalities and Cognitive Impairment in Elderly People: Results of the Invecchiare in Chianti Study[J]. J Am Geriatr Soc,2008,57(1):89-93.

[39] Annerbo1 S, Lökk J. A clinical review of the association of thyroid stimulating hormone and cognitive impairment. [J]. ISRN Endocrinology,2013,2013:1-6.

[40] 张培人,杨蕴天. 甲状腺功能与认知功能[J]. 国际脑血管病杂志,2016,24(8):746-750.

［41］ 中华医学会神经病学分会神经心理学与行为神经病学组.综合医院焦虑、抑郁与躯体化症状诊断治疗的专家共识［J］.中华神经科杂志,2016,49(12):908-917.

［42］ Castaneda AE,Tuulio-Henriksson A,Marttunen M,et al. A review on cognitive impairments in depressive and anxiety disorders with a focus on young adults［J］. Journal of affective disorders,2008,106(1-2):1-27.

［43］ Baune BT,Fuhr M,Air T,et al. Neuropsychological functioning in adolescents and young adults with major depressive disorder-a review［J］. Psychiatry research,2014,218(3):261-271.

［44］ Abenza Abildua MJ,Miralles Martinez A,Arpa Gutierrez FJ,et al. Conditions associated with REM sleep behaviour disorder:Description of a hospital series［J］. Neurologia,2017,32(2):1-6.

［45］ Zhang F,Zhong R,Li S,et al. The missing link between sleep disorders and age-related dementia:recent evidence and plausible mechanisms［J］. Journal of neural transmission,2017,124(5):559-568.

［46］ Cannon JA,Moffitt P,Perez-Moreno AC,et al. Cognitive Impairment and Heart Failure:Systematic Review and Meta-Analysis［J］. Journal of Cardiac Failure,2017,23(6):464-475.

［47］ Feczko E,Augustinack JC,Fischl B,et al. An MRI-based method for measuring volume,thickness and surface area of entorhinal,perirhinal,and posterior parahippocampal cortex［J］. Neurobiology of aging,2009,30(3):420-431.

［48］ 贾建平,王荫华,章军健,等.中国痴呆与认知障碍诊断指南四［J］.中华医学杂志,2011,91(13):867-875.

［49］ 中华医学会老年医学分会老年神经病学组,老年人认知障碍诊治专家共识撰写组.中国老年人认知障碍诊治流程专家建议［J］.中华老年医学杂志,2014,33(8):817-825.

［50］ 中华医学会神经病学分会痴呆与认知障碍学组写作组.中国痴呆与认知障碍诊治指南——轻度认知障碍的诊断和治疗［J］.中华医学杂志,2010,90(41):2887-2893.

［51］ Hughes TM,Sink KM. Hypertension and Its Role in Cognitive Function:Current Evidence and Challenges for the Future［J］. American Journal of Hypertension,2016,29(2):149-157.

［52］ Cassilhas RC,Viana VA,Grassmann V,et al. The Impact of Resistance Exercise on the Cognitive Function of the Elderly［J］. Med Sci Sports Exerc,2007,39:1401-1407.

［53］ Brown AK,Liu-Ambrose T,Tate R,et al. The effect of group-based exercise on cognitive performance and mood in seniors residing in intermediate care and self-care retirement facilities:a randomised controlled trial［J］. British Journal of Sports Medicine,2008,43(8):608-614.

［54］ Smith PJ,Blumenthal JA,Hoffman BM,et al. Aerobic exercise and neurocognitive performance:a meta-analytic review of randomized controlled trials［J］. Psychosomatic medicine,2010,72(3):239-252.

［55］ Naqvi R,Liberman D,Rosenberg J,et al. Preventing cognitive decline in healthy older adults［J］. CMAJ,2013,185(10):881-885.

［56］ Belleville S,Bherer L. Biomarkers of Cognitive Training Effects in Aging［J］. Current translational geriatrics and experimental gerontology reports,2012,1(2):104-110.

［57］ Saletu B,Garg A,Shoeb A. Safety of nicergoline as an agent for management of cognitive function disorders［J］. BioMed research international,2014,6:101-103.

［58］ Zhang H-F,Huang L-B,Zhong Y-B,et al. An overview of systematic reviews of ginkgo biloba extracts for mild cognitive impairment and dementia［J］. Frontiers in Aging Neuroscience,2016,8(1):1-14.

［59］ Campanozzi MD,Casali E,Neviani F,et al. Evaluation of the slopes of cognitive impairment and disability in Alzheimer's disease (AD) patients treated with acetylcholinesterase inhibitors (AChEI)［J］. Archives of Gerontology and Geriatrics,2007,44:91-96.

［60］ Rozzini L,Costardi D,Chilovi BV,et al. Efficacy of cognitive rehabilitation in patients with mild cognitive impairment treated with cholinesterase inhibitors［J］. International journal of geriatric psychiatry,2007,22(4):356-360.

［61］ Ikeda M,Mori E,Kosaka K,et al. Long-term safety and efficacy of donepezil in patients with dementia with Lewy bodies:results from a 52-week,open-label,multicenter extension study［J］. Dementia and geriatric cognitive disorders,2013,36(3-4):229-241.

［62］ Mori E,Ikeda M,Nakai K,et al. Increased plasma donepezil concentration improves cognitive function in patients with dementia with Lewy bodies:An exploratory pharmacokinetic/pharmacodynamic analysis in a phase 3 randomized controlled trial[J]. Journal of the neurological sciences,2016,366:184-190.

［63］ 中华医学会老年医学分会老年神经病学组,老年人认知障碍诊治专家共识撰写组.中国老年人认知障碍诊治流程专家建议[J]. 中华老年医学杂志,2014,33(8):817-825.

［64］ Zhang N,Wei C,Du H,et al. The Effect of Memantine on Cognitive Function and Behavioral and Psychological Symptoms in Mild-to-Moderate Alzheimer's Disease Patients[J]. Dementia and geriatric cognitive disorders,2015,40(1-2):85-93.

［65］ Brodziak A,Wolinska A,Kolat E,et al. Guidelines for prevention and treatment of cognitive impairment in the elderly[J]. Medical science monitor:international medical journal of experimental and clinical research,2015,21:585-597.

［66］ 彭丹涛,李鹤,张占军.2010 年欧洲神经病学联盟阿尔茨海默病诊疗指南[J]. 中华老年医学杂志,2011,30(2):89-95.

第 16 章

谵妄的识别和处理技巧

谵妄(delirium)一词由 Hood 于 1870 年首先命名,是由多种因素引起的急性、广泛性认知障碍,以意识障碍为主要特征的综合征。因其往往急性起病、病程短暂、病变发展迅速,故又称急性脑病综合征。《国际疾病分类》第 10 版(ICD-10)将其精练地归纳为精神运动紊乱、睡眠觉醒周期紊乱及情感障碍。1994 年出版的美国《精神疾病诊断与统计手册》第 4 版修订版(DSM-Ⅳ-TR)将谵妄定义为短暂的急性发作的意识混乱,伴注意力不集中,思维混乱、不连贯及感知功能异常。美国《精神疾病诊断与统计手册》第 5 版(DSM-Ⅴ)将谵妄定义为患者引导、集中、维持和转移注意力的能力下降。

谵妄以全面的意识受损为特征,进而会引起个体对环境的警觉、注意和知觉等能力的下降。谵妄是综合性医院中最为常见的一种精神障碍,它是躯体疾病常见的并发症,可见于 5%～15% 的普通内、外科病房患者,重症监护病房甚至更为多见,机械通气患者的谵妄发病率为 60%～80%,非机械通气患者为 20%～50%。认知功能下降的老年人也较易出现此症状,痴呆或轻度认知功能障碍者的谵妄发生率为 33%～86%。

不可低估正确识别谵妄的重要性,倘若不能获得适当的处理,谵妄可导致死亡率增加,日常生活能力下降,认知功能损害,延长住院和疗养院的时间,增加痴呆的发生。

第一节 病因与发病机制

一、病因

谵妄的病因尚未彻底阐明,但大量研究结果证实,谵妄是由多种因素引起的一种非特异性脑器质性病理综合征。近年来许多队列研究、系统评价以及循证指南评估谵妄的危险因素,产生大量的循证医学证据。在 NICE 2010 年颁发的谵妄循证指南中指出:认知功能障碍,睡眠问题,行动困难,听觉和视觉障碍,脱水和便秘,急、慢性疼痛,低氧血症,感染,多药共用,营养问题等都是谵妄的危险因素。

谵妄的危险因素通常又分为易患因素和诱发因素。易患因素是指慢性的、不可逆转的因素,如高龄;认知功能障碍;合并多种躯体疾病;视力或听力障碍;活动受限等。对于老年患者来说,易患因素越多,越容易发生谵妄。而在易患因素的基础上,任何机体内、外环境的紊乱均可促发谵妄,成为诱发因素,常见的诱发因素包括应激(骨折、外伤、慢性疾病急性加重等);营养不良;手术及麻醉;药物(特别是抗胆碱能药,苯二氮䓬类镇静催眠药,抗精神病药物等);缺氧(包括慢性肺病加重、心肌梗死、心律失常、心力衰竭引起的低氧血症);疼痛;排尿或排便异常(如尿潴留及便秘);脱水,电解质紊乱;感染(泌尿系统感染和呼吸系统感染,甚至脓毒血症);睡眠障碍等。

(一)年龄因素

一般认为,随着年龄的年龄增长,神经细胞衰亡较多,从外界接收信息的数量和质量下降;脑组织本身的退行性变,使中枢神经递质(如乙酰胆碱、去甲肾上腺素、肾上腺素、γ-氨基丁酸)的含量均有所改变;丘脑下部、边缘系统、蓝斑等处的神经核衰老,这些因素均使大脑功能下降所致药物代谢能力降低等,均是谵妄发生的高危因素。

(二)躯体疾病及中枢神经系统疾病

脑部疾病(如阿尔茨海默病、皮克病、脑外伤、脑瘤、脑卒中、脑膜炎或脑炎、颅内动脉炎等)时,谵妄的发病风险增加。常见的躯体疾病包括心血管疾病、急性呼吸系统疾病、感染、代谢障碍、尿毒症、水及电解质平衡失调、内分泌失调、营养不良、贫血、休克,还有结缔组织疾病、颅内动脉炎、肺结核、亚急性细菌性心内膜炎等,均可引起谵妄。

(三)药物因素

利尿药、镇静催眠药、镇痛药、抗帕金森病药物、抗抑郁药、抗精神病药物及具有抗组胺、抗胆碱能作用的药物的不合理使用,尤其大剂量使用均可导致谵妄。某一长期、大剂量使用的药物突然停药,也会诱发谵妄。需特别重视的是,对老年人,进入中枢神经系统的任何药物,特别是有抗胆碱能作用的药物均可加速谵妄的发生与发展。

(四)心理因素

创伤性的心理因素,尤其引起严重丧失感、威胁感及不安全感的事件,如老年丧偶、丧子等,与原发严重的躯体疾病所造成的脑损害并存时,极易发展为谵妄。

(五)其他

其他因素包括:①手术是引起谵妄的重要促发因素;②环境因素如入住重症监护病房、使用约束行动的装置、使用导尿管、接受多种操作均会引起谵妄;③长期睡眠剥夺会引起谵妄。

二、发病机制

(一)胆碱能缺陷机制

有关谵妄的发病机制尚不清楚,目前认为中枢胆碱能缺陷是其主要机制。中枢的乙酰胆碱在意识、注意、感知觉传入的调节中起重要作用。解剖上胆碱能通路具有广泛的相互联系,从基底前脑及脑桥中脑投射到纹状体的中间神经元,最终投射到相应的大脑皮质。谵妄患者的结构及其功能神经影像资料显示,其胆碱能通路存在异常。临床研究也发现,使用对胆碱能系统功能有损害的药物时患者易发生谵妄。老年人体内乙酰胆碱合成细胞减少,脑内氧化代谢能力下降,最终脑内乙酰胆碱合成减少,使其发生谵妄的风险增加。这也是老年人更容易发生谵妄的原因。

(二)多巴胺功能亢进

多巴胺水平升高也与谵妄的发生相关。在氧化应激状态下,钙离子内流,多巴胺产生增加与线粒体的氧化磷酸化不匹配,导致多巴胺的毒性代谢产物增加,腺苷三磷酸(简称 ATP)产生减少,抑制儿茶酚氧位甲基转移酶的活性,使前额皮质的多巴胺合成及降解异常。因此,多巴胺水平升高引起兴奋型谵妄,表现为幻觉、妄想、刻板行为等。多巴胺能药物(如左旋多巴、安非他酮)是公认的易致谵妄的药物,而多巴胺拮抗药(如抗精神病药物)治疗谵妄有明显效果。

(三)其他神经递质

去甲肾上腺素、5-羟色胺、γ-氨基丁酸(GABA)、谷氨酸盐、褪黑素等也与谵妄有关。

第二节 临床表现

通常急性或亚急性起病,症状日夜变化大,昼轻夜重,波动性变化。通常持续数小时或数天,典型的谵妄通常 10~12 天可基本恢复,倘若引起谵妄的易感因素与促发因素没有改变,也可达 30 天以上或转为慢性谵妄。有些患者在发病前可表现有前驱症状,如坐立不安、焦虑、激越行为、注意涣散和睡眠障碍等。前驱期持续 1~3 天。

谵妄的基本特征是意识障碍,在意识障碍的基础上,呈现注意力、认知、精神运动、睡眠觉醒周期及情感障碍,具体特征如下。

一、意识障碍

因意识障碍而引起定向力障碍(时间、地点、人物定向障碍)和记忆障碍。患者夜间会找不到厕所,在床边大小便,不认识家人,分不清白天、晚上,病情往往波动性变化,昼轻夜重。

二、感知障碍

常伴恐怖性幻觉、错觉及妄想;视幻觉多见,部分患者会在知觉障碍的基础上出现片段的妄想,内容常常是被害性质。如患者可出现凭空看到房间里有很多表情恐怖的人或动物,认为有人要害他,继而出现躲避或攻击性行为,幻视消失时,患者妄想也消失。

三、认知障碍

认知障碍可从轻度感知迟钝、记忆力减退、逻辑思维能力降低、理解困难、意识清晰度下降到意识模糊、谵妄,直至昏迷。早期主要表现为注意力不集中,随之出现逻辑推理能力降低,或出现思维混乱,记忆能力减退或记忆错误。记忆障碍以即刻记忆和近记忆障碍最明显,患者尤对新近事件难以识记。谵妄缓解后患者对病中的表现全部或大部分遗忘,轻度谵妄患者常描述就像做了一场噩梦。

四、注意力障碍

患者注意力不集中,难于唤起,唤起后不能保持或警觉性过高。

五、睡眠清醒周期障碍

睡眠清醒周期失去原有规律性,经常白天嗜睡和(或)夜间不适宜的活动。临床症状呈昼轻夜重的波动性也是谵妄的重要特征之一,有些患者的谵妄症状仅在夜间出现,白天清醒时间缩短,呈现困倦或嗜睡,而在夜间出现兴奋躁动或激动不安。因此,患者睡眠清醒周期被打乱,甚至颠倒。

六、精神运动性障碍

可出现精神运动性兴奋或迟滞。患者可以表现为兴奋、恐惧、激越,甚至攻击行为;也可以表现为过度安静、抑制、反应迟钝,甚至出现亚木僵状态。

七、情感障碍

情感反应早期多表现为轻度抑郁、焦虑、易激惹,病情严重时情感相对淡漠,有时表现为焦虑、恐惧、激越、愤怒等情感反应。

第三节　诊　断

一、诊断

谵妄是一种器质性疾病导致的急性综合征,常起病急骤,同时伴有意识、注意、知觉、思维、记忆、情感和行为障碍,以及睡眠清醒周期紊乱,病程短暂易变,特别是症状呈昼轻夜重等特点,一般可以做出诊断。伴有躯体疾病或脑部疾病以及有中毒或药物依赖史者,有助诊断。谵妄的诊断主要为临床诊断,需要医师在床边从意识状态、认知能力方面仔细观察患者的关键特征,结合患者的病史、实验室检查、辅助检查等做出正确判断。

在 DSM-Ⅴ,谵妄被归为神经认知障碍大类,包括 5 条诊断标准。

1. 注意障碍(即指向、聚焦、维持和转移注意的能力减弱)和意识障碍(对环境的定向减弱)。

2. 该障碍在较短时间内发生(通常为数小时到数天),表现为与基线注意和意识相比的变化,以及在一天的病程中严重程度的波动。

3. 额外的认知障碍(例如,记忆力缺陷、定向不良、语言、视觉空间能力或知觉)。

4. 注意障碍、意识障碍和认知障碍不能用其他先前存在的,已经确立的或正在进行的神经认知障碍来更好地解释,也不是出现在觉醒水平严重降低的背景下,如昏迷。

5. 病史、躯体检查或实验室发现的证据表明,该障碍是其他躯体疾病,物质中毒或戒断(即由于滥用的毒品或药物),或接触毒素,或多种病因的直接的生理性结果。

二、分型

同时,DSM-Ⅴ标准也首次根据谵妄临床表现将其分为 3 种亚型。

1. 抑制型(hypoactive) 患者可以表现为过度安静、失定向和情感淡漠等意识模糊状态。老年人多见于此类型,但这种患者不容易被感知,而容易被误诊为认知能力下降、抑郁或痴呆,预后差。

2. 兴奋型(heperactive) 患者可以表现为激越、失定向和妄想,并且患者可以有幻觉的经历。相对少见,好发于较年轻患者,预后尚可。

3. 混合型(mixed) 这种类型的患者可以在不同时期有不同表现,谵妄的波动症状表现更为明显。症状多样性,可发生于各类人群,兼具以上两种表现,较常见,预后尚不明确。

三、鉴别诊断

谵妄应与急性短暂性精神病性障碍、精神分裂症和躁狂症鉴别。当谵妄的幻觉、妄想等精神病性症状明显时,容易与这类精神障碍混淆。但谵妄时常有意识、定向障碍,并有明显的视错觉和视幻觉,体格检查和实验室检查发现有躯体疾病的证据或可疑证据,均有助于鉴别。如有疑问时,可进行脑电图检查,谵妄常见弥漫性慢波,并与认知障碍的严重程度相平行,可资鉴别。

谵妄伴有认知功能改变应与痴呆鉴别,痴呆为慢性脑病综合征,起病缓慢,进行性加重,而谵妄是急性病程,波动性变化,且起病前无认知下降,谵妄缓解后认知功能可全部或大部分恢复,可作为鉴别依据。但谵妄也发生在痴呆患者中,痴呆叠加谵妄可导致严重的并发症和不良的预后。鉴别时应注意基础精神状态的评估,当患者症状突然变化或痴呆突然加重,意识水平下降时,往往提示发生了谵妄。

第四节 处理技巧

谵妄的治疗原则,首先在于寻找原发病因,进行病因治疗。

1. 病因治疗 谵妄的治疗首先要处理诱因,如控制感染,营养支持,纠正电解质紊乱,保持呼吸道通畅、纠正低氧血症,改善睡眠,镇痛等。老年人应避免多种药物联合应用,特别是使用抗胆碱能药物,如使用则应停药或减量。老年人尿潴留、便秘也会诱发谵妄发生,应注意观察患者的大小便。积极对症处理这些情况非常重要。

2. 药物治疗 药物对于预防和治疗谵妄是否有效还存在争议。目前,对于谵妄患者多使用抗精神病药物控制症状,但抗精神病药物本身又是谵妄发生的危险因素。氟哌啶醇因疗效明确、经济、不良反应相对较少作为治疗谵妄的首选药,但随着非典型抗精神病药物如利培酮、奥氮平等的使用,氟哌啶醇的使用逐渐减少。但剂量范围也有相当大的个体差异,而且也应遵循症状一旦控制就尽早停药的原则。除非是苯二氮䓬类药物戒断症状引起的谵妄,否则不建议将苯二氮䓬类药物治疗谵妄患者激越行为。

3. 预防 谵妄的预防重于治疗,30%～40%的谵妄可以预防。针对谵妄易发生人群进行针对性预防可能会减少谵妄的发生。推荐采用非药物干预方式预防谵妄,非药物干预方式包括多学科咨询、针对危险因素的早期筛查、医务人员相关知识培训等。护理在早期发现和预防谵妄中发挥着不可替代的作用。如提供安全舒适的环境,维持适当的室温及光线,避免过多的噪声;病旁内放置日历、挂钟帮助改善其时间定向;了解每日需要进行的医疗护理活动,减少对环境的陌生感和恐惧感,积极地配合治疗和护理;为需要的老年患者提供眼镜和助听器;与医师合作,避免不必要的约束和插管;评估药物的使用;对老年患者的疼痛给予积极有效的管理;鼓励家属或照护人员参与整个治疗、照护过程,提供情感支持等。

(阮列敏　陆浙丽)

参 考 文 献

[1] 刘协和,袁德基主译.牛津精神病学教科书[M].成都:四川大学出版社,2004:395-397.

[2] 杜航,董晨明.重症医学科患者谵妄预防策略研究进展[J].中华医学杂志,2017,97(25):1995-1997.

[3] Meagher D. Motor subtypes of delirium:past,present and future[J]. Int Rev Psychiatry,2009,21( ):59-73.

[4] 孙峰,张本恕.老年谵妄的临床研究进展[J].国外医学·老年医学分册,2007,28(4):158-161.

[5] Serrano-Duenas M,Bleda MJ. Delirium in Parkinson's disease patients. a five-year follow-up study[J]. Parkinsonism Relat Diaord,2005,11(6):387-392.

[6] 王秋梅,刘晓红.老年人谵妄的识别与处理[J].中华老年医学杂志,2012,31(5):445-446.

[7] Siddiqi N,House AO,Holmles JD. Ocurrence and outcome of delirium in medical in-patients:a systematic literature review[J]. Age aging,2006,35:350-364.

[8] 李青栋,万献尧.ICU 内老年谵妄的识别与诊断[J].中华内科杂志,2016,25(6):728-730.

[9] American Psychiatric Association. Diagnostic and statistical manual of mental disorders 5th ed[M]. Arlington,Virginia:American Psychiatric Press,2013.

[10] 董碧蓉,岳冀蓉.老年患者术后谵妄防治中国专家共识[J].中华老年医学杂志,2016,35(12):1257-1262.

[11] 江开达.精神病学[M].北京:人民卫生出版社,2010.

附录 心身医学科常用量表

心身医学科常用量表见附表 1-1～附表 1-9。

附表 1-1 9 条目健康问卷 (PHQ-9)

在过去 2 周,您曾多久一次受到以下任何问题的困扰?

问　题	完全不会	几天	一半以上	几乎每天
1. 做事时提不起兴趣或很少乐趣	□	□	□	□
2. 感到心情低落、沮丧或绝望	□	□	□	□
3. 入睡或熟睡困难,或睡得太多	□	□	□	□
4. 感觉疲倦或没有精力	□	□	□	□
5. 胃口不好或吃得过多	□	□	□	□
6. 觉得自己很糟——或觉得自己很失败,或让自己或家人失望	□	□	□	□
7. 做事时难集中注意力,例如阅读报纸或看电视	□	□	□	□
8. 动作或说话速度缓慢到别人可以察觉到的程度?或正好相反——您感觉烦躁或坐立不安,以至于您走来走去多于平时	□	□	□	□
9. 有不如死掉或用某种方式伤害自己的念头	□	□	□	□

如果您在本问卷中的任何问题上打"√",这些问题曾给您的工作、照顾家里事务,或与他人相处造成多大困难?
□毫无困难　　　□有点困难　　　□非常困难　　　□极度困难

PHQ-9 评分标准:4 级评分。0～4 分,无;5～9 分,轻度;10～14 分,中度;15～19 中度,中重度;20～27 分,重度

附表 1-2 广泛性焦虑量表 (GAD-7)

在过去 2 周,您曾多久一次受到以下任何问题的困扰?

问　题	完全不会	几天	一半以上	几乎每天
1. 感到紧张、不安或烦躁	□	□	□	□
2. 无法控制或停止担心	□	□	□	□
3. 对不同事情过分担心	□	□	□	□
4. 身体和心理难以放松	□	□	□	□
5. 焦躁不安,难以安静地坐着	□	□	□	□
6. 容易心烦或容易发脾气	□	□	□	□
7. 感到害怕,就像有可怕的事情即将发生	□	□	□	□

如果您在本问卷中的任何问题上打"√",这些问题曾给您的工作、照顾家里事务,或与他人相处造成多大困难?
□毫无困难　　　□有点困难　　　□非常困难　　　□极度困难

GAD-7 评分标准:4 级评分。0～4 分,无;5～9 分,轻度;10～14 分,中度;15～27 分,重度

附表 1-3　卒中后抑郁量表(PSDS)

姓名:_____　性别:_____　年龄:_____

指导语:请仔细阅读每一条,把意思弄明白,然后根据您最近 1 周的实际情况,选择最适合您的答案。

圈出最适合您情况的分数				
1. 言语减少(不想说话)	0	1	2	3
2. 容易疲乏	0	1	2	3
3. 容易哭泣	0	1	2	3
4. 睡眠差、早醒	0	1	2	3
5. 感到自己能力下降	0	1	2	3
6. 有想死的念头	0	1	2	3
7. 感觉自己好不了	0	1	2	3
8. 比平常容易生气、激动	0	1	2	3

(0=无;1=小部分时间有;2=相当多时间有;3=绝大部分或全部时间有)

得　分:_____

评分标准:0~4 分,无;5~9 分,轻度;10~14 分,中度;≥15 分,重度

附表 1-4　心身症状量表(MBSS)

请仔细阅读每一条,把意思弄明白,然后根据您最近 1 个月的实际情况,选择最适合您的答案。

序号	项　目	没有	小部分时间	相当多时间	绝大部分或全部时间
1	头昏、头胀或头晕	0	1	2	3
2	两眼憋胀、干涩、视物模糊	0	1	2	3
3	部位不定的烧灼感、紧束感	0	1	2	3
4	四肢颤抖、发麻	0	1	2	3
5	情绪低落、消沉或绝望	0	1	2	3
6	心前区不适、心慌(心率加快)、心悸(心跳加强)	0	1	2	3
7	胸闷、气急、呼吸困难	0	1	2	3
8	喉部不适感	0	1	2	3
9	耳鸣或脑鸣	0	1	2	3
10	比平常更容易发脾气、冲动	0	1	2	3
11	感到紧张、担心、害怕或濒死感	0	1	2	3
12	口干、舌苔厚腻	0	1	2	3
13	嗳气、反酸或烧心	0	1	2	3
14	打嗝、恶心、呕吐	0	1	2	3
15	肠鸣、腹胀、腹泻、便秘	0	1	2	3
16	常常回避使您紧张的场景	0	1	2	3
17	尿频、尿急、夜尿增多、排尿困难	0	1	2	3

（续　表）

序号	项　目	没有	小部分时间	相当多时间	绝大部分或全部时间
18	会阴部不适感	0	1	2	3
19	遗精早泄(限男性)/月经不调或痛经(限女性)	0	1	2	3
20	常有伤害自己的想法	0	1	2	3
21	手足心发热,全身阵热、阵汗或怕冷,四肢发凉,感觉有凉气进入身体	0	1	2	3
22	疼痛,如全身或局部疼痛、游走性疼痛等	0	1	2	3
23	感到全身乏力	0	1	2	3
24	感到不得不去重复做某些事或想某些问题	0	1	2	3
25	入睡困难、易醒、早醒	0	1	2	3

总分为每项相加的总分。该量表由 2 个分量表组成,分别是 M 量表,由 5、10、11、16、20、23、24、25 八个条目组成,B 量表由 1～4、6～9、12～15、17～19、21、22 条目组成

附表 1-5　简式健康焦虑量表(SHAI)

指导语:以下是一个问卷,由 18 道题组成,每一道题均有 4 句短句,代表 4 个可能的答案。请仔细阅读每一道题的所有回答(a～d)。读完后,从中选出一个最符合您情况的句子,在它后面对应的空格上打"√"。然后,再接着回答下一题。

题目	选项	评分
1.	(a)我不担心我的健康	0
	(b)我偶尔担心我的健康	1
	(c)我花费很多时间担心我的健康	2
	(d)我花费绝大多数时间担心我的健康	3
2.	(a)相对于大多数同龄人,我感受到的疼痛或痛苦少	0
	(b)相对于大多数同龄人,我感受到的疼痛或痛苦相同	1
	(c)相对于大多数同龄人,我感受到的疼痛或痛苦多	2
	(d)我总是感觉到疼痛或痛苦	3
3.	(a)我通常不会感受到身体的感觉或变化	0
	(b)我有时感受到身体的感觉或变化	1
	(c)我经常感受到身体的感觉或变化	2
	(d)我总是感受到身体的感觉或变化	3
4.	(a)对我来说,控制不想疾病的事从来不是个问题	0
	(b)对我来说,大多数时间可以控制不想疾病的事	1
	(c)我努力控制自己不想疾病的事,但时常不能奏效	2
	(d)我难以控制自己不想疾病的事,以至于我放弃抵抗了	3
5.	(a)我通常不会担心自己患重病	0
	(b)我有时担心自己患重病	1

（续　表）

题目	选项	评分
	(c)我经常担心自己患重病	2
	(d)我总是担心自己患重病	3
6.	(a)我脑海中不会浮现自己生病的画面	0
	(b)我脑海中有时浮现自己生病的画面	1
	(c)我脑海中经常浮现自己生病的画面	2
	(d)我脑海中一直呈现自己生病的画面	3
7.	(a)对我来说,不想健康的事没有任何困难	0
	(b)对我来说,不想健康的事有时候会有困难	1
	(c)对我来说,不想健康的事经常会有困难	2
	(d)没有任何事物能让我不想健康的事	3
8.	(a)如果医师告诉我没有病,我就不再担心	0
	(b)如果医师告诉我没有病,开始我不担心,有时一段时间后又担心	1
	(c)如果医师告诉我没有病,开始我不担心,总是一段时间后又担心	2
	(d)如果医师告诉我没有病,我依然担心	3
9.	(a)如果听说某种疾病,我从不认为自己患这种病	0
	(b)如果听说某种疾病,我有时认为自己患这种病	1
	(c)如果听说某种疾病,我经常认为自己患这种病	2
	(d)如果听说某种疾病,我总是认为自己患这种病	3
10.	(a)如果身体有某种感觉或变化,我很少想它意味着什么	0
	(b)如果身体有某种感觉或变化,我经常想它意味着什么	1
	(c)如果身体有某种感觉或变化,我总是想它意味着什么	2
	(d)如果身体有某种感觉或变化,我必须弄清楚它意味着什么	3
11.	(a)我通常认为自己患重病的概率极小	0
	(b)我通常认为自己患重病的概率较小	1
	(c)我通常认为自己患重病的概率较大	2
	(d)我通常认为自己患重病的概率很大	3
12.	(a)我从不认为自己患重病	0
	(b)我有时认为自己患重病	1
	(c)我经常认为自己患重病	2
	(d)我总是认为自己患重病	3
13.	(a)如果发现一种不明原因的身体感觉,我可以想其他的事情	0
	(b)如果发现一种不明原因的身体感觉,我有时难以想其他的事情	1
	(c)如果发现一种不明原因的身体感觉,我经常难以想其他的事情	2
	(d)如果发现一种不明原因的身体感觉,我总是难以想其他的事情	3
14.	(a)我的家人或朋友认为我不够关心自身健康	0
	(b)我的家人或朋友认为我能正常关心自身健康	1
	(c)我的家人或朋友认为我关心自身健康过度	2
	(d)我的家人或朋友认为我有疑病症	3
15.	(a)如果患重病,我仍然能很享受生活	0
	(b)如果患重病,我仍然几乎能享受生活	1

（续　表）

题目	选项	评分
	（c）如果患重病，我几乎不能享受生活	2
	（d）如果患重病，我完全不能享受生活	3
16.	（a）如果我患重病，现代医学很可能治愈我的病	0
	（b）如果我患重病，现代医学有可能治愈我的病	1
	（c）如果我患重病，现代医学不太可能治愈我的病	2
	（d）如果我患重病，现代医学不可能治愈我的病	3
17.	（a）重病会毁掉我生活的一些方面	0
	（b）重病会毁掉我生活的很多方面	1
	（c）重病会毁掉我生活的几乎所有方面	2
	（d）重病会毁掉我生活的一切	3
18.	（a）如果患重病，我不会觉得失去尊严	0
	（b）如果患重病，我觉得有失尊严	1
	（c）如果患重病，我觉得非常有失尊严	2
	（d）如果患重病，我觉得完全没有尊严	3

评分标准：0～3分4级评分。1～14项为因子1（疾病可能因子），15～18项为因子2（负面影响因子）；15分及以上为健康焦虑

附表 1-6　症状自评量表（SCL-90）

指导语：

您好：请您根据最近1周以来自己的实际情况，选择最符合您的一项，并在每题后的5个方格中选择一格，并标记。然后将每题得分填在测验后相应题号的评分栏中，其中"无"记0分，"轻度"记1分，"中度"记2分，"相当重"记3分，"严重"记4分。

	无	轻度	中度	比较重	严重
1. 头痛	☐	☐	☐	☐	☐
2. 神经过敏，心中不踏实	☐	☐	☐	☐	☐
3. 头脑中有不必要的想法或字句盘旋	☐	☐	☐	☐	☐
4. 头晕或晕倒	☐	☐	☐	☐	☐
5. 对异性的兴趣减退	☐	☐	☐	☐	☐
6. 对旁人求全责备	☐	☐	☐	☐	☐
7. 感到别人能控制您的思想	☐	☐	☐	☐	☐
8. 责怪别人制造麻烦	☐	☐	☐	☐	☐
9. 忘性大	☐	☐	☐	☐	☐
10. 担心自己的衣饰整齐及仪态的端正	☐	☐	☐	☐	☐
11. 容易烦恼和激动	☐	☐	☐	☐	☐
12. 胸痛	☐	☐	☐	☐	☐
13. 害怕空旷的场所或街道	☐	☐	☐	☐	☐
14. 感到自己的精力下降，活动减慢	☐	☐	☐	☐	☐
15. 想结束自己的生命	☐	☐	☐	☐	☐
16. 听到旁人听不到的声音	☐	☐	☐	☐	☐

（续　表）

	无	轻度	中度	比较重	严重
17. 发抖	□	□	□	□	□
18. 感到大多数人都不可信任	□	□	□	□	□
19. 胃口不好	□	□	□	□	□
20. 容易哭泣	□	□	□	□	□
21. 同异性相处时感到害羞不自在	□	□	□	□	□
22. 感到受骗、中了圈套或有人想抓住您	□	□	□	□	□
23. 无缘无故地突然感到害怕	□	□	□	□	□
24. 自己不能控制地发脾气	□	□	□	□	□
25. 怕单独出门	□	□	□	□	□
26. 经常责怪自己	□	□	□	□	□
27. 腰痛	□	□	□	□	□
28. 感到难以完成任务	□	□	□	□	□
29. 感到孤独	□	□	□	□	□
30. 感到苦闷	□	□	□	□	□
31. 过分担忧	□	□	□	□	□
32. 对事物不感兴趣	□	□	□	□	□
33. 感到害怕	□	□	□	□	□
34. 感情容易受到伤害	□	□	□	□	□
35. 旁人能知道您的私下想法	□	□	□	□	□
36. 感到别人不理解您、不同情您	□	□	□	□	□
37. 感到人们对您不友好，不喜欢您	□	□	□	□	□
38. 做事必须做得很慢以保证做得正确	□	□	□	□	□
39. 心跳得很厉害	□	□	□	□	□
40. 恶心或胃部不舒服	□	□	□	□	□
41. 感到比不上他人	□	□	□	□	□
42. 肌肉酸痛	□	□	□	□	□
43. 感到有人在监视您、谈论您	□	□	□	□	□
44. 难以入睡	□	□	□	□	□
45. 做事必须反复检查	□	□	□	□	□
46. 难以做出决定	□	□	□	□	□
47. 怕乘电车、公共汽车、地铁或火车	□	□	□	□	□
48. 呼吸有困难	□	□	□	□	□
49. 一阵阵发冷或发热	□	□	□	□	□
50. 因为感到害怕而避开某些东西、场合或活动	□	□	□	□	□
51. 脑子变空了	□	□	□	□	□
52. 身体发麻或刺痛	□	□	□	□	□
53. 喉咙有梗塞感	□	□	□	□	□
54. 感到没有前途、没有希望	□	□	□	□	□
55. 不能集中注意力	□	□	□	□	□
56. 感到身体的某一部分软弱无力	□	□	□	□	□
57. 感到紧张或容易紧张	□	□	□	□	□

（续 表）

	无	轻度	中度	比较重	严重
58. 感到手或足发重	□	□	□	□	□
59. 想到死亡	□	□	□	□	□
60. 吃得太多	□	□	□	□	□
61. 当别人看着您或谈论您时感到不自在	□	□	□	□	□
62. 有一些不属于您自己的想法	□	□	□	□	□
63. 有想打人或伤害他人的冲动	□	□	□	□	□
64. 醒得太早	□	□	□	□	□
65. 必须反复洗手、点数目或触摸某些东西	□	□	□	□	□
66. 睡得不稳、不深	□	□	□	□	□
67. 有想摔坏或破坏东西的冲动	□	□	□	□	□
68. 有一些别人没有的想法或念头	□	□	□	□	□
69. 感到对别人神经过敏	□	□	□	□	□
70. 在商店或电影院等人多的地方感到不自在	□	□	□	□	□
71. 感到任何事情都很困难	□	□	□	□	□
72. 一阵阵恐惧或惊恐	□	□	□	□	□
73. 感到在公共场合吃东西很不舒服	□	□	□	□	□
74. 经常与人争论	□	□	□	□	□
75. 单独一人时神经很紧张	□	□	□	□	□
76. 别人对您的成绩没有做出恰当的评价	□	□	□	□	□
77. 即使和别人在一起也感到孤单	□	□	□	□	□
78. 感到坐立不安、心神不定	□	□	□	□	□
79. 感到自己没有什么价值	□	□	□	□	□
80. 感到熟悉的东西变成陌生或不像是真的	□	□	□	□	□
81. 大叫或摔东西	□	□	□	□	□
82. 害怕会在公共场合晕倒	□	□	□	□	□
83. 感到别人想占您的便宜	□	□	□	□	□
84. 为一些有关"性"的想法而很苦恼	□	□	□	□	□
85. 您认为应该因为自己的过错而受到惩罚	□	□	□	□	□
86. 感到要赶快把事情做完	□	□	□	□	□
87. 感到自己的身体有严重问题	□	□	□	□	□
88. 从未感到和其他人很亲近	□	□	□	□	□
89. 感到自己有罪	□	□	□	□	□
90. 感到自己的脑子有毛病	□	□	□	□	□

［评定注意事项］

SCL-90 的每一个项目均采取 5 级评分制,具体说明如下。0 分(无):自觉无该症状(问题);1 分(轻度):自觉有该症状,但对受测者并无实际影响或影响轻微;2 分(中度):自觉有该症状,对受测者有一定影响;3 分(比较重):自觉常有该项症状,对受测者有相当程度的影响;4 分(严重):自觉该症状的频度和轻度都十分严重,对受测者的影响严重。

［评分标准］

SCL-90 的分析统计主要有以下各项,其中最常用的是总分与因子分。

(1)单项分:90 个项目的各个评分值。

（2）总分：90 个单项分相加之和，可反映整体心理健康水平。

（3）总均分：又称总症状指数，是将总分除以 90。

（4）阳性项目数：评分为 1～4 分的项目数，也等于 90 减去评为 0 分的项目数，可反映症状广度，表示受测者在多少个项目中呈现"有症状"。

（5）阴性项目数：单项分等于 0 的项目数，即 90 减去阳性项目数，表示受测者"无症状"的项目有多少。

（6）阳性症状痛苦水平：是指总分除以阳性项目数。

（7）阳性症状均分：阳性项目数/阳性项目数；另一计算方法为（总分－阴性项目数）/阳性项目数。表示受测者在所谓阳性项目（即"有症状"项目）中的平均得分，反映受测者自我感觉不佳的项目，其严重程度究竟介于哪个范围。

（8）因子分：共有 10 个因子，每个因子反映一类症状，将各因子分别纳入一个双轴坐标图即可得到剖面图也叫廓图，可据此分析各症状的主次轻重；不同时间的廓图比较可动态分析症状变化趋向。

因子分＝组成某因子的各项目总分/组成某因子的项目数

[常模、分界值及结果解释]

量表协作组曾对全国 13 个地区 1388 名正常成人的 SCL-90 进行分析，建议总分超过 160 分，或阳性项目数超过 43 项，或任一因子分超过 2 分，考虑筛查阳性，需进一步检查。

SCL-90 测查结果的解释方法很多。既可以从整个量表（90 个题目）中的阳性症状均分和总均分出发来宏观评定被试心理障碍的平均程度等级；又可从统计原理出发，对被试的某一因子得分偏离常模团体均数的程度加以评价。一般说来，当某因子偏离常模团体、均数达到两个标准差（SD）时，即为异常。

附表 1-7　述情障碍量表（TAS-20）

指导语：表明下面 20 个陈述句在何种程度符合您的情况，您可在"1. 很不同意；2. 不同意；3. 部分同意；4. 同意；5. 很同意"之中选取最适合您的选项，请在相应的数字上画圈。

内容	回答				
	很不同意	不同意	部分同意	同意	很同意
1. 我常常搞不清楚自己有什么样的感受	1	2	3	4	5
2. 我感到难以用恰当的词语来描述我的感受	1	2	3	4	5
3. 我有一些即使是医生也不能理解的身体感觉	1	2	3	4	5
4. 我能容易地描述出自己的感受	1	2	3	4	5
5. 我更喜欢分析问题而不仅仅是描述它们	1	2	3	4	5
6. 当我心里难受时，我不知道究竟是悲伤、害怕，还是恼怒	1	2	3	4	5
7. 我常常被我身体的一些感觉所困惑	1	2	3	4	5
8. 我偏向于任事情发生，而不是去了解它们为何会发展成那样	1	2	3	4	5
9. 我有一些自己难以识别的感受	1	2	3	4	5
10. 我知道自己有何内心体验对我来说很重要	1	2	3	4	5
11. 我难以描述我对别人有何感受	1	2	3	4	5
12. 人们要我多描述一些我的感受	1	2	3	4	5
13. 我不知道自己内心在发生一些什么活动	1	2	3	4	5
14. 我常常不知道我为何会气愤	1	2	3	4	5
15. 我喜欢与别人谈论他们的日常生活而不是他们的感受	1	2	3	4	5

（续 表）

内容	回答				
	很不同意	不同意	部分同意	同意	很同意
16. 我喜欢看"轻松"的娱乐片胜过看关于个人命运的情节片	1	2	3	4	5
17. 即使是对密友,我也难以表露我内心深处的感受	1	2	3	4	5
18. 我能感觉到与某人有亲切感,即使在我们沉默无言之时	1	2	3	4	5
19. 我觉得审察自己的感受对于解决个人问题是有用的	1	2	3	4	5
20. 寻找电影或戏剧中隐藏的意义会使人从娱乐中分心	1	2	3	4	5

每条目按1~5分计分,得分为相加的总分,其中第4、第5、第10、第18、第19项反向评分。该量表分为因子1(F1):第1、第3、第6、第7、第9、第13、第14项;因子2(F2):第2、第4、第11、第12、第17项;因子3(F3):第5、第8、第10、第15、第16、第18、第19、第20项

附表 1-8　A 型行为类型评定量表

指导语:请回答下列问题,凡符合您情况的选"是",不符合您情况的选"否"。每个问题都必须回答,不能空漏。回答时请不要考虑"应该是怎样",只需要回答您平时"是怎样的"。

题号	内容	回答	
1	我常常力图说服别人同意我的观点	是	否
2	即使没有什么要紧事,我走路也很快	是	否
3	我经常感到应该做的事情很多,有压力	是	否
4	即使是决定了的事别人也很容易使我改变主意	是	否
5	我常常因为一些事情发脾气或和人争吵	是	否
6	遇到买东西排长队时,我宁愿不买	是	否
7	有些工作我根本安排不了,只是临时挤时间去做	是	否
8	我上班或赴约会时,从来不迟到	是	否
9	当我正在做事时,谁要是打扰我,不管有意无意,我都非常恼火	是	否
10	我总看不惯那些慢条斯理、不紧不慢的人	是	否
11	有时我简直忙得透不过气来,因为该做的事情太多了	是	否
12	即使跟别人合作,我也总想单独完成一些更重要的部分	是	否
13	有时我真想骂人	是	否
14	我做事喜欢慢慢来,而且总是思前想后	是	否
15	排队买东西,要是有人插队,我就忍不住指责他或出来干涉	是	否
16	我觉得自己是一个无忧无虑、逍遥自在的人	是	否
17	有时连我自己都觉得,我所操心的事远远超过我应该操心的范围	是	否
18	无论做什么事,即使比别人差,我也无所谓	是	否
19	我总不能像有些人那样,做事不紧不慢	是	否
20	我从来没有想过要按照自己的想法行事	是	否
21	每天的事都使我的神经高度紧张	是	否
22	在公园里赏花、观鱼等,我总是先看完,等着同来的人	是	否
23	对别人的缺点和毛病,我常常不能宽容	是	否

（续 表）

题号	内容	回答	
24	在我所认识的人里,个个我都喜欢	是	否
25	听到别人发表不正确的见解,我总想立即纠正他	是	否
26	无论做什么事,我都比别人快一些	是	否
27	当别人对我无礼时,我会立即以牙还牙	是	否
28	我觉得我有能力把一切事情办好	是	否
29	聊天时,我也总是急于说出自己的想法,甚至打断别人的话	是	否
30	人们认为我是一个相当安静、沉着的人	是	否
31	我觉得世界上值得我信任的人实在不多	是	否
32	对未来我有许多想法,并总想一下子都能实现	是	否
33	有时我也会说人家的闲话	是	否
34	尽管时间很宽裕,我吃饭也很快	是	否
35	听人讲话或报告时我常替讲话人着急,我想还不如我来讲	是	否
36	即使有人冤枉了我,我也能够忍受	是	否
37	我有时会把今天该做的事拖到明天去做	是	否
38	人们认为我是一个干脆、利落、高效率的人	是	否
39	有人对我或我的工作吹毛求疵时,很容易挫伤我的积极性	是	否
40	我常常感到时间晚了,可一看表还早呢	是	否
41	我觉得我是一个非常敏感的人	是	否
42	我做事总是匆匆忙忙的,力图用最少的时间办尽量多的事情	是	否
43	如果犯错误,我每次全都愿意承认	是	否
44	坐公共汽车时,我总觉得司机开车太慢	是	否
45	无论做什么事,即使看着别人做不好我也不想拿来替他做	是	否
46	我常常为工作没做完,一天又过去而忧虑	是	否
47	很多事如果由我来负责,情况要比现在好得多	是	否
48	有时我会想到一些坏的说不出口的事	是	否
49	即使受工作能力和水平很差的人所领导,我也无所谓	是	否
50	必须等待什么的时候,我总是心急如焚,"像热锅上的蚂蚁"	是	否
51	当事情不顺利时我就放弃,因为我觉得我自己能力不够	是	否
52	假如我可以不买票白看电影,而且不会被发现,我可能会这样做	是	否
53	别人托我办的事,只要答应了,我从不拖延	是	否
54	人们认为我做事很有耐性,干什么都不会着急	是	否
55	约会或乘车、船,我从不迟到,如果对方耽误了,我就恼火	是	否
56	我每天看电影,不然心里就不舒服	是	否
57	许多事本来可以大家分担,可我喜欢一个人去干	是	否
58	我觉得别人对我的话理解太慢,甚至理解不了我的意思	是	否
59	人家说我是个厉害的爆性子的人	是	否
60	我常常比较容易看到别人的缺点而不容易看到别人的优点	是	否

该量表分为3个量表。

1. TH量表(共25题) 表示时间匆忙感和紧迫感,做事快、缺乏耐心等特征。每题1分,共25分。答"是"得分题:第4、第5、第9、第12、第15、第16、第17、第23、第25、第28、第29、第31、第35、第38、第39、第41、第47、第57、第

59、第 60 题；答"否"得分题：第 18、第 36、第 45、第 49、第 51 题。

2. CH 量表（共 25 题） 表示争强好胜、竞争性、暴躁和敌意等性格特征。每题 1 分，共 25 分。答"是"得分题：第 2、第 3、第 6、第 7、第 10、第 11、第 21、第 22、第 26、第 27、第 32、第 34、第 40、第 42、第 44、第 46、第 50、第 53、第 55、第 58 题；答"否"得分题：第 1、第 14、第 19、第 30、第 54 题。

3. L 量表（共 10 题） 为被试者的掩饰得分。反映测验的真实程度即被试回答量表时是否诚实、认真。每题 1 分，共 10 分。答"是"得分题：第 8、第 20、第 24、第 43、第 52 题；答"否"得分题：第 13、第 33、第 37、第 48、第 56 题。

计分方法为先计算 L 量表的分数：L≥7 分说明真实性不够，结果无效，测验作废；L<7 分，说明测验有效，可接着计算 TH 量表、CH 量表的得分。

根据 TH 量表＋CH 量表的合计得分判断行为类型。人群常模（即一般人群抽样测试的标准得分）平均值为 28 分

附表 1-9 艾森克人格问卷（EPQ）（成人）

请回答下列问题。回答"是"时，就在"是"上打"√"；回答"否"时就在"否"上打"√"。每个答案无所谓正确与错误。这里没有对您不利的题目。请尽快回答，不要在每道题目上太多思索。回答时不要考虑应该怎样，只回答您平时是怎样的。每题都要回答。

题项	是	否
1. 您是否有许多不同的业余爱好		
2. 您是否在做任何事情以前都要停下来仔细思考		
3. 您的心境是否常有起伏		
4. 您曾有过明知是别人的功劳而您去接受奖励的事吗		
5. 您是否健谈		
6. 欠债会使您不安吗		
7. 您曾无缘无故觉得"真是难受"吗		
8. 您曾贪图过分外之物吗		
9. 您是否在晚上小心翼翼地关好门窗		
10. 您是否比较活跃		
11. 您在见到一个小孩或一只动物受折磨时是否会感到非常难过		
12. 您是否常常为自己不该做而做了的事，不该说而说了的话而紧张吗		
13. 您喜欢跳降落伞吗		
14. 通常您能在热闹的联欢会中尽情地玩吗		
15. 您容易激动吗		
16. 您曾经将自己的过错推给别人吗		
17. 您喜欢会见陌生人吗		
18. 您是否相信保险制度是一种好办法		
19. 您是一个容易伤感情的人吗		
20. 您所有的习惯都是好的吗		
21. 在社交场合您是否总不愿露头角		
22. 您会服用奇异或危险作用的药物吗		
23. 您常有"厌倦"之感吗		
24. 您曾拿过别人的东西吗（哪怕一针一线）		
25. 您是否常爱外出		
26. 您是否为伤害您所宠爱的人而感到乐趣		
27. 您常为有罪恶感所苦恼吗		

（续 表）

题项	是	否
28. 您在谈论中是否有时不懂装懂		
29. 您是否宁愿去看书而不愿去多见人		
30. 您有要伤害您的仇人吗		
31. 您觉得自己是一个神经过敏的人吗		
32. 对人有所失礼时您是否经常要表示歉意		
33. 您有许多朋友吗		
34. 您是否喜爱讲些有时确能伤害人的笑话		
35. 您是一个多忧多虑的人吗		
36. 您在童年是否按照吩咐要做什么便做什么,毫无怨言		
37. 您认为您是一个乐天派吗		
38. 您很讲究礼貌和整洁吗		
39. 您是否总在担心会发生可怕的事情		
40. 您曾损坏或遗失过别人的东西吗		
41. 交新朋友时一般是您采取主动吗		
42. 当别人向您诉苦时,您是否容易理解他们的苦哀		
43. 您认为自己很紧张,如同"拉紧的弦"一样吗		
44. 在没有废纸篓时,您是否将废纸扔在地板上		
45. 当您与别人在一起时,您是否言语很少		
46. 您是否认为结婚制度是过时了,应该废止		
47. 您是否有时感到自己可怜		
48. 您是否有时有点自夸		
49. 您是否很容易将一个沉寂的集会搞得活跃起来		
50. 您是否讨厌那种小心翼翼地开车的人		
51. 您为您的健康担忧吗		
52. 您曾讲过什么人的坏话吗		
53. 您是否喜欢对朋友讲笑话和有趣的故事		
54. 您小时候曾对父母粗暴无礼吗		
55. 您是否喜欢与人混在一起		
56. 您若知道自己工作有错误,这会使您感到难过吗		
57. 您患失眠吗		
58. 您吃饭前必定洗手吗		
59. 您常无缘无故感到无精打采和倦怠吗		
60. 和别人玩游戏时,您有过欺骗行为吗		
61. 您是否喜欢从事一些动作迅速的工作		
62. 您的母亲是一位善良的妇人吗		
63. 您是否常常觉得人生非常无味		
64. 您曾利用过某人为自己取得好处吗		
65. 您是否常常参加许多活动,超过您的时间所允许		
66. 是否有几个人总在躲避您		
67. 您是否为您的容貌而非常烦恼		
68. 您是否觉得人们为了未来有保障而办理储蓄和保险所花的时间太多		
69. 您曾有过不如死了为好的愿望吗		
70. 如果有把握永远不会被别人发现,您会逃税吗		
71. 您能使一个集会顺利进行吗		
72. 您能克制自己不对人无礼吗		

(续 表)

题项	是	否
73. 遇到一次难堪的经历后,您是否在一段很长的时间内还感到难受		
74. 您患有"神经过敏"吗		
75. 您曾经故意说些什么来伤害别人的感情吗		
76. 您与别人的友谊是否容易破裂,虽然不是您的过错		
77. 您常感到孤单吗		
78. 当人家寻您的差错、找您工作中的缺点时,您是否容易在精神上受挫伤		
79. 您赴约会或上班曾迟到过吗		
80. 您喜欢忙忙碌碌地过日子吗		
81. 您愿意别人怕您吗		
82. 您是否觉得有时浑身是劲,而有时又是懒洋洋的		
83. 您有时把今天应做的事拖到明天去做吗		
84. 别人认为您是生气勃勃的吗		
85. 别人是否对您说了许多谎话		
86. 您是否容易对某些事物冒火		
87. 当您犯了错误时,您是否常常愿意承认它		
88. 您会为一动物落入圈套被捉拿而感到很难过吗		

量表解释:

艾森克人格问卷包括精神质(P)、内外向(E)、神经质(N)和说谎(L)4 个分量表。

1. E(内向-外向) 分数高表示人格外向,可能是好交际,渴望刺激和冒险,情感易于冲动。分数低表示人格内向,可能是好静,富于内省,除了亲密的朋友之外,对一般人缄默冷淡,不喜欢刺激,喜欢有秩序的生活方式,情绪比较稳定。

2. N(神经质) 反映的是正常行为,并非指神经症。分数高者常常焦虑、担忧,郁郁不乐、忧心忡忡,遇到刺激有强烈的情绪反应,以致出现不够理智的行为;分数低者情绪反应缓慢且轻缓,很容易恢复平静,稳重、性情温和、善于自我控制。

3. P(精神质) 并非暗指精神病,它在所有人身上都存在,只是程度不同。高分者可能是孤独、不关心他人,难以适应外部环境,不近人情、感觉迟钝、与他人不友好、喜欢寻衅滋扰、喜欢干奇特的事情,并且不顾危险;低分者能与人相处,能较好地适应环境,态度温和、不粗暴、善从人意。

4. L(说谎) 成人随年龄而升高;儿童随年龄而减低。

88 道题的成人版计分:(+)为正向计分,即答"是"加 1 分,答"否"不加分;(−)为反向计分,即答"是"不加分,答"否"加 1 分。

E 量表(21 道题):(+),第 1、第 5、第 10、第 13、第 14、第 17、第 25、第 33、第 37、第 41、第 49、第 53、第 55、第 61、第 65、第 71、第 80、第 84 题;(−),第 21、第 29、第 45 题。

P 量表(23 道题):(−),第 2、第 6、第 9、第 11、第 18、第 22、第 38、第 42、第 56、第 62、第 72、第 88 题;(+),第 26、第 30、第 34、第 46、第 50、第 66、第 68、第 75、第 76、第 81、第 85 题。

N 量表(24 道题):(+),第 3、第 7、第 12、第 15、第 19、第 23、第 27、第 31、第 35、第 39、第 43、第 47、第 51、第 57、第 59、第 63、第 67、第 69、第 73、第 74、第 77、第 78、第 82、第 86 题;(−),无。

L 量表(20 道题):(+),第 20、第 32、第 36、第 58、第 87 题;(−),第 4、第 8、第 16、第 24、第 28、第 40、第 44、第 48、第 52、第 54、第 60、第 64、第 70、第 79、第 83 题。

结果的解释

根据受测者在各量表上获得的总分(粗分),据常模换算出标准分 T 分[$T=50+10\times(X-M)/SD$],便可分析受测者的个性特点。各量表 T 分在 43.3~56.7 分为中间型,T 分在 38.5~43.3 分或 56.7~61.5 分为倾向型,T 分 < 38.5 分或 > 61.5 分为典型

学习培训及学分申请办法

一、《国家级继续医学教育项目教材》经国家卫生和计划生育委员会（现更名为国家卫生健康委员会）科教司、全国继续医学教育委员会批准，由全国继续医学教育委员会、中华医学会联合主办，中华医学电子音像出版社编辑出版，面向全国医学领域不同学科、不同专业的临床医生，专门用于继续医学教育培训。

二、学员学习教材后，在规定时间（自出版日期起 1 年）内可向本教材编委会申请继续医学教育 II 类学分证书，具体办法如下：

方法一：PC 机激活

1. 访问"中华医学教育在线"网站 cmeonline.cma-cmc.com.cn，注册、登录。
2. 点击首页右侧"图书答题"按钮，或个人中心"线下图书"按钮。
3. 刮开本书封底防伪标涂层，输入序号激活图书。
4. 在个人中心"我的课程"栏目下，找到本书，按步骤进行考核，成绩必须合格。
5. 在"我的课程"-"已经完成"，或"我的学分"栏目下，申请证书。

方法二：手机激活

1. 微信扫描二维码 关注并进入"中华医学教育在线"官方微信号。
2. 点开首页"图书答题"，刮开本书封底防伪标涂层，输入序号激活图书。
3. 在个人中心"我的课程"栏目下，找到本书，按步骤进行考核，成绩必须合格。
4. 登录 PC 端网站，在"我的课程"-"已经完成"，或"我的学分"栏目下，申请证书。

《国家级继续医学教育项目教材》编委会

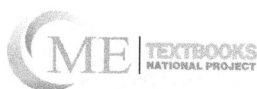

国家级继续医学教育项目教材

双心医学诊疗高级教程

主　　审　胡大一

主　　编　刘梅颜　陆　林

副 主 编　耿庆山　屠　洪

编　　委　（按姓氏笔画排序）

马延敏　王及华　王克芳　田小园　史大卓

叶瑞繁　孙兴国　任延平　孙新宇　张兆元

杨　萍　陈琦玲　姜荣环　郝海平　郭　兰

夏志琦　高铸烨

参编专家　（按姓氏笔画排序）

马　欢　王志鹏　叶　慧　刘贵浩　李　萱

段文慧　姜众会　徐　勇

中华医学会组织编著

中华医学电子音像出版社
CHINESE MEDICAL MULTIMEDIA PRESS

北　京

图书在版编目（CIP）数据

双心医学诊疗高级教程/刘梅颜，陆林主编. —北京：中华医学电子音像出版社，2018.9

ISBN 978-7-83005-157-0

Ⅰ. ①双… Ⅱ. ①刘… ②陆… Ⅲ. ①心脏血管疾病-诊疗-教材 ②心理疾病-诊疗-教材 Ⅳ. ①R54 ②R395.2

中国版本图书馆 CIP 数据核字（2018）第 206937 号

网址：www.cma-cmc.com.cn(出版物查询、网上书店)

国家级继续医学教育项目教材

双心医学诊疗高级教程

SHUANGXIN YIXUE ZHENLIAO GAOJI JIAOCHENG

主　　编：刘梅颜　陆　林
策划编辑：史仲静　崔竹青青
责任编辑：崔竹青青
校　　对：马思志
责任印刷：李振坤
出版发行：中华医学电子音像出版社
通信地址：北京市东城区东四西大街 42 号中华医学会 121 室
邮　　编：100710
E-mail：cma-cmc@cma.org.cn
购书热线：010-85158544
经　　销：新华书店
印　　刷：北京虎彩文化传播有限公司
开　　本：889mm×1194mm　1/16
印　　张：10.75
字　　数：220 千字
版　　次：2018 年 9 月第 1 版　2019 年 3 月第 2 次印刷
定　　价：80.00 元

内 容 提 要

本书重点介绍了双心医学领域临床研究进展，邀请了我国临床一线著名精神心理和心血管专家全方位、多角度、立体化地阐述了双心医学最新研究现状和诊疗进展，从双心疾病的预防与管理、特殊人群的双心问题诊疗对策、双心疾病的规范治疗等多方面进行了详细解读。本书权威性、学术性、实用性强，对临床有一定的指导意义。

出 版 说 明

医疗卫生事业发展是提高人民健康水平的必然要求，医药卫生人才队伍建设是推进医药卫生事业改革发展、维护人民健康的重要保障。继续医学教育作为医学终身教育体系的重要组成部分，是实施人才强卫战略和卫生人力资源开发的主要途径和重要手段。

《国家级继续医学教育项目教材》系列于 2006 年经全国继续医学教育委员会批准，由中华医学会组织编写，具有以下特点：一是权威性，由全国众多在医学科领域内有较深造诣和较大影响力的专家撰写；二是时效性，反映了经过实践验证的最新学术成果和研究进展；三是实用性、指导性和可操作性，能够直接应用于临床；四是全面性和系统性，以综述为主，代表了相关学科的学术共识。

纵观《国家级继续医学教育项目教材》系列，自 2006 年出版以来，每一分册都是众多知名专家智慧的结晶，其科学、实用的内容得到了广大医务工作者的欢迎和肯定，被全国继续医学教育委员会和中华医学会共同列为国家继续医学教育推荐教材，同时连续被国家广播电视总局定为"十一五""十二五""十三五"国家重点出版物。

本套教材的编辑与出版得到了全国继续医学教育委员会、国家卫生健康委员会科技教育司、中华医学会及其各专科分会与众多专家的支持和关爱，在此一并表示感谢！

限于编写时间紧迫、经验不足，本套教材会有很多不足之处，真诚希望广大读者谅解并提出宝贵意见，我们将在再版时加以改正。

《国家级继续医学教育项目教材》编委会

目 录

第一部分

双心疾病的预防与管理

双心医学的现状

耿庆山　叶瑞繁
广东省人民医院

第 *1* 章

双心医学（psychocardiology）又称为心理心脏病学，是心身医学的一个重要分支，研究和处理与心脏疾病相关的情绪、社会环境及行为问题的科学。双心医学的目的是将社会心理因素作为心脏病整体防治体系的组成部分，立足于心血管疾病的学科体系，对心血管疾病受到社会心理因素的干扰或表现为类似心脏病症状的精神心理问题进行必要、恰当的识别和干预。

一、双心医学的发展

早在一百多年前，医师即有猜想，心理情绪等因素可能在心脏病发生发展上起重要作用，这是对心身机制联系的最初模糊认识。随着医学的发展，大量的证据表明包括抑郁和焦虑在内的精神心理问题对人的心脏有不良影响。1980 年，美国心身医学研究所将心身疾病定义为由环境心理应激引起和加重躯体病变的疾病。其中明确原发性高血压、原发性低血压、冠状动脉粥样硬化性心脏病（以下称"冠心病"）、冠状动脉痉挛、神经源性心绞痛、阵发性心动过速、原发性心动过缓、功能性期前收缩和心脏神经症等心血管疾病与精神心理因素相关，这些疾病是目前所指的双心疾病范畴。

1998 年，来自世界各地的 38 位专家召开了心理心脏病学现状及共识会议，规范了心理心脏病学的概念、研究手段及干预治疗方面的相关问题。欧美各大学和研究机构对心理心脏病学开展了很多的相关课题研究，尤其在心理社会因素与心血管疾病，特别是与高血压和冠心病之间的关系进行了广泛的临床研究和基础研究。在 20 世纪 50 年代，美国著名心脏病学家 Friedman 和 Rosenman 首次提出了 A 型行为模式的概念。A 型行为模式是一种具有过强的竞争性及高度的时间紧迫感的人格类型，是冠心病的主要危害因素之一。有研究指出，心血管疾病的发生、发展与 5 种心理社会因素密切相关：焦虑、抑郁、某种人格特征、社会孤立及慢性的生活应激。目前，焦虑、抑郁与冠心病、高血压相互关系及心理干预的研究已成为研究的热点，SADHART（sertraline antidepressant heart attack randomized trial）、ENRICHD（enhancing recovery in coronary heart disease）等临床研究取得了很多有价值的结论，促进了双心医学的快速发展。自 2008 年后，美国、加拿大及欧洲等国家的心脏病学会就冠心病合并抑郁问题发布了相应的临床处理建议，指出对于心血管病患者，尤其冠心病患者，应该常规进行抑郁筛查，这是数十年来双心医学通过科学论证逐步发展的结果。

国内双心医学概念从 1995 年由胡大一教授提出以来，一直在进行艰难的探索，通过积累临床实践经验，不断进步，近年双心医学获得较大发展。胡大一教授倡导以预防为主，构建心血管疾病的整体防治体系。呼吁"关爱生命，以人为本"，改变"头痛医头，脚痛医脚"的行医观念，将机体看作是一个整体，将人们的一生视作一个连续不断的过程；倡导医疗工作者为大众提供的是"一生所需、连续不断、全面综合的全程关爱和医疗服务"。1995 年，胡大一教授提出了"健康从心做起"的口号，并号召建立"双心门诊""双心查房"。近年来，双心医学日益受到国内心血管病专家的重视，多个大城市的综合医院陆续开设了双心门诊和双心病房，强调治疗患者躯体上存在的心血管疾病的同时，也关注患者的精神心理问题，尊重患者的主观感受，倡导真正意义上的全面心身健康——即心身健康的全面和谐统一，最终目标是改善患者的心血管疾病预后，实现患者躯体和心理的完全康复。提倡既要加强冠心病的二级预防，又要干预其精神心理障碍，从而达到身心协调、心身同治的目标。

二、双心医学的现状

（一）我国精神卫生服务机构及服务人员严重不足

由于历史原因，长期以来我国精神卫生服务的重点是精神病医院和重型精神病患者，其服务范围不足精神卫生工作的 1%，精神卫生服务资源严重不足。据中国疾病预防控制中心统计，截至 2005 年年底，全国精神疾病医疗机构仅 572 家，共有精神科床位 132 881 张，注册精神科医师 16 383人。照此计算，全国平均精神科床位密度为万人 1.04 张，平均每 10 万人中才有一位精神科医师。与其他国家相比，处于较低水平，无法满足众多心身疾病患者的就诊需要。

（二）社会民众对精神疾病认识不足

由于精神卫生知识尚不普及，宣传力度不够，致使大多数人对精神疾病认知不足，不愿主动诉说精神心理症状，加之受社会歧视及羞耻感的影响而故意隐瞒病情，多数患者宁愿首诊于综合医院而不愿甚至拒绝去精神科就诊。有心理疾患的初诊者首诊于综合医院心理或精神科的比例不到 50%；而患有抑郁障碍、焦虑障碍等精神障碍者只有 10% 的人到心理或精神科就诊，90% 不知道自己患有可治疗的心理障碍或不愿意看心理医师，或到其他科就诊，致使其心理问题未被识别和诊治。

（三）医护人员的精神卫生知识严重不足

由于过去很长一段时间内，我国的医学教育中精神病学、医学心理学和心身医学课程得不到重视，继续教育中也少有心理卫生方面的内容。因此，综合性医院临床医师缺乏精神心理疾病方面的专业知识，不了解精神心理问题与躯体疾病之间的相互关系。在临床实践工作中遇到相关问题时可能无法正确识别、诊断和处理，导致病情延误。心血管疾病患者心理障碍的患病率较高，但我国综合性医院中的临床医师，包括大多数心血管医师，对心理障碍的重视不够，缺乏应有的精神卫生知识，对心理障碍的识别率低，治疗率更低。由于非精神科医师忽视了患者的精神症状，使绝大多数综合性医院中伴发心理障碍的患者没有得到应有的处理，尤其是对患者进行许多不必要的检查和治疗，造成医疗卫生资源的浪费和医疗费用的增加，影响患者的预后和转归。

（四）非精神科医师的生物医学诊病模式有待改变

自 1977 年恩格尔提出医学模式转变以来，生物-心理-社会医学模式虽然越来越被认同，但在临床实践中远未得到推广，生物医学模式仍然占据主导地位。目前，在我国大多数综合医院临床医师对精神状况和社会心理因素与躯体疾病之间的相互作用重视不够，不利于躯体疾病的治疗和患者的康复。虽然 WHO 在我国开展了大量的培训工作，对综合性医院的非精神科医师实施精神卫生知识的培训。然而，能有机会接受培训的非精神科医师毕竟是少数，而心身医学的基础及临床诊治培训工作基本上仍是空白，综合性医疗机构的临床医师对精神心理障碍的识别能力不高。在疾病病因方面，仅从生物因素出发，忽视了心理社会因素，难以合理解释很多躯体化症状；在病史采集上，忽视了对家庭、社会、个性、各种应激及应对能力等方面的资料采集和分析，缺乏对患者心理社会因素的评估；在治疗处理上，很少或不能恰当地使用抗焦虑和抑郁的药物，基本没有心理治疗手段，缺乏人文关怀。

有学者认为，传统的生物医学模式依旧我行我素，甚至走向极端，逐步形成了"过度医疗、对抗医疗、消耗医疗"三座大山，成为引发医患矛盾和医疗危机的活火山。甚至有人认为，现行的生物医学模式是目前医疗危机的主要罪魁之一。医患关系恶化往往归结于医疗体制出了问题。对此，有学者表示，医疗危机蔓延全球，并非仅因医疗体制、医疗政策导致，其罪魁祸首实际是现行医学模式，需要改变的绝不仅仅是制度上的"医改"，而是医学模式的"医改"，这也是目前双心医学工作所要面对的问题和挑战。因此，目前仍然迫切需要加强医学模式的转变，非精神科医师的生物医学诊病模式有待改变，把患者作为一个整体看待，对患者从心身两个方面加以考察评估，尽可能给予心身同步治疗。

参考文献

［1］刘梅颜，陶贵周. 心理心脏病学科进展. 北京：人民军医出版社，2013

［2］胡大一. 心血管疾病和精神心理障碍的综合管理——"双心医学"模式的探索. 中国临床医生，2006，34（5）：2-3

［3］刘梅颜. 双心（心脏心理）疾病在综合医院筛查与诊疗流程模式探索. 医学与哲学，2013，34（2）：20-22

［4］中国康复学会心血管病专业委员会，中国老年医学会心血管病专业委员会. 在心血管科就诊患者的心理处方中国专家共识. 中华心血管病杂志，2014，42（1）：6-10

［5］刘梅颜，陆林，耿庆山. 双心医学. 北京：人民卫生出版社，2016

［6］Bunz M, Kindermann I, Karbach J, et al. Psychocardiology: how heart and mind interact. Dtsch Med Wochenschr, 2015, 140（2）：117-122

［7］Halaris A. Psychocardiology: moving toward a new subspecialty. Future Cardiol, 2013, 9（5）：635-640

［8］J. P. Ginsberg, Giada Pietrabissa Gian Mauro Manzoni, et al. Treating the mind to improve the heart: the summon to cardiac psychology. Front Psychol, 2015, 6: 1101

双心疾病的识别与处理

耿庆山　郭兰
广东省人民医院

第 2 章

双心医学的目的，不仅是简单地把精神问题和心脏病放到一个单元进行治疗，而是强调在临床治疗中关注患者躯体疾病的同时，要关注患者的精神心理状态，尊重患者的主观感受，倡导真正意义上的健康——即心身的全面和谐统一，实现患者躯体和心理的完全康复。

一、如何识别心血管疾病患者的精神心理问题

1. 日常临床评估中发现问题——筛查　心脏科的临床诊疗节奏快，无论门诊还是病房工作，对患者的情绪体验难以逐一澄清。因此，进行心理问题的筛查就变得尤为重要。可以在诊疗同时，采用简短的 3 问法，初步筛出可能有问题的患者。3 个问题是：①是否有睡眠不好，已经明显影响白天的精神状态或需要用药？②是否有心烦不安，对以前感兴趣的事情也失去兴趣？③是否有明显身体不适，但多次检查都没有发现能够解释的原因。如果 3 个问题中有 2 个回答是，则 80% 有可能符合精神障碍。

也可以在患者等待就诊时采用评价情绪状态的量表进行筛查。推荐《躯体化症状自评量表》、《患者健康问卷 9 项》（PHQ9）、《广泛焦虑问卷 7 项》（GAD7）、《综合医院焦虑抑郁量表》（HADs）等。

针对谵妄的评估工具有 10 多种，在综合医院使用最多的是"意识模糊评定法"（confusion assessment method，CAM）的简本（4 个条目），其全版本有 11 个条目。更难得的是，CAM 还拓展了专门用于重症监护病房（ICU）的 CAM-ICU，特别便于连续评定术后或病情严重、住在 ICU 的患者。已有中国研究人员采用 CAM-ICU 对冠状动脉旁路移植术后患者的谵妄进行研究。

有作者将 CAM 与神经、精神科常用于认知功能检查的 MMSE（mini mental state examination）联合使用，用以区分谵妄和痴呆。针对谵妄，虽然 MMSE 的敏感度不错，但单用 MMSE 无法区分痴呆，特异性低。另外，还有护士用的谵妄评定工具，其中内地精神科医师翻译并进行过效度检验的是护理用谵妄筛查（nursing delirium screening scale）。

2. 常用量表的作用与局限　量表作为开发的标准化评估工具，有着各自的用法和适用范围。有的量表需要培训过才能有评价一致性，如《汉密尔顿抑郁量表》，是由受训合格的专业人员施测的，不能由患者自填。有的量表用于筛查灵敏度和特异度都合格，但作为随访考察病情变化的指标就过于简单了（如前文提到的 3 问法）。大部分自评问卷属于症状评定，不能据此直接得出精神科诊断，因为患者自己显然不具备对不良情绪进行鉴别诊断和按专业分类归类的能力。而且，不同精神科诊断的症状谱存在交叉，不能根据抑郁自评评分高便诊断为抑郁症，焦虑自评评分高便

诊断为焦虑症。

由此可见，了解不同评估工具的具体用法和适用范围尤其重要，这是避免基本错误的保证。

3. 精神科诊断与简易诊断（ICD-10 普及版）　对心脏科患者进行精神科诊断，精神科医师应当采用国内精神病学会公布的官方诊断标准《国际疾病分类第 10 版第 5 章——精神与行为障碍》（ICD-10，人民卫生出版社 1993）。如果是由心内科医师来进行初步预诊断和处理，则可以参照 ICD-10 的普及保健版本进行。其中不仅有经过世界卫生组织推荐的简化诊断标准，而且有怎样向患者和家属交代病情，怎样初步处理的建议。

4. 精神科访谈简介　精神科访谈的模式可以粗略地分为两大类，一类是传统的临床访谈，以患者的主诉和叙述习惯为核心，逐步澄清问题；另一类是为了研究中一致性高而采用的定式或半定式方法。由于后者更容易与条目化的诊断标准对应，改革开放以来大行其道，但由于它是在精神科环境下开发的，其实并不适合非精神科环境。这也是综合医院工作的医师面临的困境，在精神病理学基础不足、精神科临床训练不足的情况下，矛盾尤其突出。

好的精神科访谈应当是患者自然叙述与医师提示性提问相结合，这样不仅症状能自然流露出来，相关的背景、与一般烦恼的区别也很清楚准确。同时，如果这种方法能运用熟练，也不排斥参考半定式方法中的部分细节进行追问，使诊断资料更完整。在落实到纸面上时，中国的精神科医师传统上按"知、情、意"进行总结书写，有些过于粗疏。采用更细致的记录格式——英国病历记录格式，更容易反映出心脏科患者的情况。具体细节可以参考胜利、胡大一于 2012 年发表在《医学与哲学》中的文章。

二、心血管病患者合并精神障碍的临床处理

（一）支持性心理帮助

认知因素在决定心血管病患者的反应中起关键性因素，包括对病因和疾病结果的态度，对治疗预期作用的态度等。支持性心理帮助的目的在于帮助患者自己学会应对症状发作，解决患者所面对的心理困难，减少焦虑、抑郁情绪，改善患者的非适应行为，包括对人、对事的看法和人际关系，维持、重建自尊，提高自信和自我适应能力。治疗者需要了解患者的现实人际关系，以及情绪或者行为的过去和当前状况。帮助患者以有效且适当的方法来处理心理问题及适应生活。

1. 认知行为治疗

（1）健康教育：心血管科患者常因对疾病的不了解、误解和担忧导致情绪障碍，这就需要从心理上帮助患者重新认识疾病，合理解释患者心脏疾病转归和预后，纠正患者不合理的负性认知，恢复患者的自信心，通过适当的健康教育和解释，可以使很多患者的焦虑、抑郁情绪得到有效缓解。健康教育可以通过定期讲课的形式或者一对一咨询的方式进行。内容包括冠心病、高血压、心律失常、心力衰竭等疾病的防治课程，让患者了解疾病的发生和预后，减少误解和不了解造成的心理障碍；同时让患者了解精神心理障碍对心脏疾病发生的影响，使得患者重视精神心理障碍的治疗。

（2）适当的病情解释：有精神障碍的患者往往有大量主诉，在漫长的就医过程中，做了许多检查，用了许多药物进行治疗，但患者的病情仍然得不到很好的缓解，同时患者常会感到自己的病症得不到医师的重视和家人理解，使患者心生怨言；这时，医师要对患者的病情表示理解，对患者的病痛表示同情，耐心倾听和接受患者对疾病的描述，在患者阐述病情时，除了心血管病症状，要尽可能详细询问患者有无其他不适主诉，如睡眠问题、有无紧张和担心害怕、有无乏力和

情绪不佳；讨论症状出现时的心理情绪问题，要了解患者对本身心脏疾病的认识，有无随时感到疾病会对自己造成重大威胁，或对疾病的治疗和恢复失去信心；要了解患者发病之初有无负性生活事件，如亲人病故、病重及其他重大精神创伤和压力。有时患者虽然有强烈的求治愿望，但因屡治不好，也会对医师失去信赖。在与患者就上述方面充分交流沟通的基础上，可重新取得患者信任。在对患者病情充分了解的情况下，结合本专业的知识，对患者进行合情合理的安慰，给其适当的健康保证，打消其顾虑，使患者看到希望，恢复患者战胜疾病的勇气和信心。

心理障碍患者固有的心理防御机制使他们倾向于隐瞒自己的抑郁焦虑情绪，同时也担心医师考虑精神因素时会耽误对心脏疾病的诊断和治疗。此时，须帮助患者认识到其目前的病情与精神心理障碍可能有关，抑郁焦虑同样会导致躯体不适，同时帮助患者正确判断其心血管疾病的严重程度，客观评价患者临床症状与心血管疾病之间的关系，使患者自己认识到夸大疾病和症状。要详细解释精神心理障碍治疗的必要性，解释药物使用过程中的特点和注意事项，以取得患者对疾病诊断的充分理解和对治疗的积极配合。

（3）提高治疗依从性：研究显示，合并精神障碍的患者治疗依从性差，表现为对抗焦虑抑郁治疗的不依从，以及对心血管二级预防的不坚持。因此，提高患者的治疗依从性对改善患者预后非常重要。可从以下方面予以注意：①加强治疗指导。以患者能够理解的方式来进行，使用亲切的语言使患者感到宽慰，根据患者医疗需求和受教育程度提供浅显易懂的口头和书面信息，如为什么需要治疗、怎样进行治疗、治疗的益处等，各个药物的用法用量、注意事项和可能产生的不良反应，用药方案尽量适应患者的生活、工作习惯，通过对患者进行健康教育的过程提高患者对自身疾病的认识，正确理解治疗方案；促使患者家属积极配合，支持和监督患者接受治疗。②调动支持系统。支持系统作为一种社会心理刺激因素会影响患者的身心健康，通过提供正确、合理的家庭、社会支持，改善家庭和社会环境，是提高治疗依从性的重要措施。对于患者来说，家庭、社会的支持对精神健康有直接促进作用，能够让患者在遇到应激事件时，更好地应付困难、渡过难关，降低应激事件对身心健康产生的消极影响，减少心理障碍的诱发因素，降低发病率。而且良好的家庭、社会支持，可以对疾病的康复起到促进作用的同时能减少复发；反之，缺乏家庭、社会有效支持的患者得不到良好的康复，并且会增加复发的机会。鼓励患者家属和患者之间的感情互动，可以促进患者的恢复，同时要对患者家属进行适当的健康教育，提醒患者家属避免过度紧张给患者造成更大的精神压力。

（4）随访：随访是定期了解患者病情变化和指导患者进一步治疗的一种方法，可以提高治疗依从性，提高患者对治疗的信心。随访从患者接受治疗开始，治疗开始时间可以为1周或者2周一次，之后可以适当延长随访时间。在随访中，医师主要观察患者治疗的效果及药物反应，并根据随访情况来调整用药及支持性治疗内容；治疗早期随访非常重要，根据不良反应的情况尽量把药物剂量加到有效值，同时鼓励患者治疗达到足够的疗程，以减少复发。远期随访可获得长期效果，随访过程对患者具有持续心理支持作用。随访可以通过门诊咨询、电话或者信件等方式进行。

2. 运动疗法 运动治疗对冠心病的益处已经是医学界的共识，大量研究也证明，运动在改善冠心病患者生存率的同时，也能够改善患者的焦虑、抑郁症状。Lavie 等进行的随机对照研究显示，运动训练可以改善冠心病患者的焦虑和抑郁症状，并且不论患者是年轻人还是老年人都有效。Milanni 等对 522 名冠心病患者进行平均长达 4 年的追踪观察，结果显示运动治疗能够使合并抑郁障碍的冠心病患者病死率降低 73%，同时该研究结果还提示，只需要较小程度地改善患者的心肺功能，即可降低抑郁障碍的发病率以及冠心病患者的病死率。国内学者的研究也得出了相似的结论：3 个月的运动治疗能够显著改善心血管神经症患者的焦虑、抑郁负性心理障碍，进一步提示运动治疗对心血管疾病和负性心理应激两方面都有肯定的疗效。

在运动治疗前，须对患者进行综合评估，包括：①确认患者有无器质性病变及程度。②患者焦虑、抑郁情况及程度，既往治疗情况，有无复发史等。③心肺功能及运动能力。如果有条件建议患者进行运动评估，并结合患者的兴趣、需要及健康状态来制定运动处方，并遵循个体化的运动处方进行运动治疗。如果条件受限不能进行运动评估，或者患者未合并器质性心脏病，也可以根据年龄、运动习惯等因素给予合适的运动指导。运动处方包括运动频率、强度、时间和方式。根据运动试验结果（如静息心率、最大心率、血压和心电图的改变）、病变程度、左心功能状况和症状来确定运动强度，运动强度以 50%~70% 最大摄氧量或靶心率（运动需达到的心率）为 60%~80% 的最大心率（运动试验结果或者根据公式算出），对于有些患者也可根据自觉劳累分级（RPE）达 13（有些累）来调整运动强度。根据运动训练实施过程中患者对训练的反应及再评定的结果，不断对运动处方进行修订。对于所有患者，医师应鼓励其进行每周 3~5 天（最好每天），每次 30~60 分钟中等强度的（如上所述）有氧锻炼，辅以日常活动如散步、园艺、家务；2 次的抗阻训练，包括哑铃、弹力带等应用。

运动治疗应遵循的一般原则，并注意：①建议高危患者在有心电和血压监护下运动。一方面可以观察患者在运动中的心血管反应，及时调整运动处方；另一方面可以消除患者的运动恐惧心理，让患者在放松状态下运动。低危患者可以选择在康复中心或者在家进行运动训练，建议在运动过程中可以播放舒缓的音乐营造放松的运动环境。②低危冠心病患者或心血管神经症患者有氧运动强度可以偏大，建议达到最大运动量的 70%~80%；高危冠心病患者则从中低强度开始，循序渐进。在每次运动前后给予柔韧性运动的方式进行热身和放松，有助于预防运动损伤。中老年患者可以进行平衡训练，降低运动中跌倒的风险。在运动治疗一段时间后应适当增加抗阻训练，以增强肌力和肌耐力，改善患者的生活质量。③治疗过程当中多和患者及家属交流，及时解答患者的困惑。多给予鼓励，尤其是在患者有进步时，心理支持应贯穿治疗的始终，包括家属。

（二）药物治疗

1. 目前药物研究介绍　对于合并精神心理问题的心脏疾病患者，治疗精神心理问题是否对心脏疾病有益，仍存在争议。目前选择性 5-羟色胺再摄取抑制剂（SSRIs 类）对冠心病患者合并抑郁干预治疗的三个重要临床试验分别是 SADHART（sertraline antidepressant heart attack randomized trial）、ENRICHD（enhancing recovery in coronary heart disease）和 CREATE（canadian cardiac randomized evaluation of antidepressant and psychotherapy efficacy）试验，分别探讨几类精神药物对双心疾病的疗效。

2. 药物治疗原则　药物治疗原则：①诊断要确切。②全面考虑患者的症状特点、年龄、躯体状况、药物的耐受性、有无并发症，个体化用药。③剂量逐步递增，采用最低有效量，使不良反应降到最低，提高治疗的依从性。④一般药物治疗在 2 周左右开始起效，治疗的有效率与时间呈线性关系，如果足量治疗 6~8 周无效，考虑换药。⑤治疗持续时间一般在 3 个月以上，根据病情决定用药时间。⑥如第一种药物治疗无效，可考虑换药，换用同类另一种药物或者作用机制不同的另一类药物。⑦与患者有效沟通治疗的方法、药物的性质、作用、可能的不良反应及对策，增加患者治疗的依从性。

3. 心血管科患者抗抑郁焦虑药物的选择　抗抑郁焦虑药物按作用机制包括以下八类：单胺氧化酶抑制剂；三环类抗抑郁药和四环类抗抑郁剂，选择性 5-羟色胺（5-HT）再摄取抑制剂（SSRIs），5-HT 受体拮抗和再摄取抑制剂（SARIs），5-HT 和去甲肾上腺素（NE）再摄取抑制剂（SNRIs），去甲肾上腺素和特异性 5-HT 受体拮抗剂（NaSSA），多巴胺和去甲肾上腺素再摄取抑制剂（NDRI/NARI）和氟哌噻吨美利曲辛复合制剂。

（1）有安全性证据用于心血管病患者的抗抑郁焦虑药物：

1）选择性 5-HT 再摄取抑制剂：是当今治疗焦虑、抑郁障碍的一线用药。目前研究认为该类药物用于心血管疾病患者相对安全。用药后 2~4 周起效。

适应证：各种类型和各种不同程度的抑郁障碍；焦虑症、疑病症、恐惧症、强迫症、惊恐障碍、创伤后应激障碍等。

禁忌证：①对 SSRIs 类过敏者；②禁止与单胺氧化酶抑制剂、氯米帕明、色氨酸联用。

用法：SSRIs 类药物镇静作用较轻，可白天服用；若患者出现困倦乏力可以晚上服用。为减轻胃肠道刺激，通常餐后服药。心血管病患者建议从半量开始，老年体弱者建议从 1/4 量开始，每 5~7 天缓慢加量至最低有效剂量（表 1）。

表 1　常用 SSRIs 剂量和用法

药名	半衰期	常用治疗量（mg/d）	最高剂量（mg/d）	用法
氟西汀	4~6 天	20~40	60	每日 1 次
帕罗西汀	24 小时	20~40	60	每日 1 次
舍曲林	22~36 小时	50~100	200	每日 1 次或分次口服
西酞普兰	35 小时	20~40	60	每日 1 次

2）苯二氮䓬类（BDZ）：用于焦虑症和失眠的治疗。特点是抗焦虑作用起效快。按药物的半衰期长短分为短效、（半衰期<12 小时）、中效（半衰期 12~20 小时）、长效（半衰期 20~50 小时）三类。常用药有短效药物咪达唑仑（7.5~15 mg/d）、奥沙西泮（30~60 mg/d）；中效药物艾司唑仑（2~6 mg/d）和劳拉西泮（2~12 mg/d）；长效药物地西泮（4~40 mg/d）等。

注意事项：有呼吸系统疾病者要慎用，易引起呼吸抑制，导致呼吸困难。长期使用会产生药物依赖，突然停药可引起戒断反应。建议连续应用不超过 4 周，逐渐减量停药。

唑吡坦、佐匹克隆作为新型催眠药物，在苯二氮䓬类基础上改进。但从总体上没有能够取代苯二氮䓬类药物。由于半衰期短（分别为 2.5 小时和 3.5~6.5 小时），长期使用艾司唑仑等药物的慢性失眠患者，换用新型催眠药会在后半夜醒来，往往不能成功替换。对于新出现失眠且以入睡困难为主的患者，会有一定帮助。

3）氟哌噻吨美利曲辛（黛力新）：该药是一个复合制剂，含有神经松弛药（氟哌噻吨）和抗抑郁药（美利曲辛）。具有协同的调整中枢神经系统的功能，抗抑郁、抗焦虑和兴奋特性。

适应证：轻、中度焦虑抑郁；神经衰弱、心因性抑郁，抑郁性神经症，隐匿性抑郁，心身疾病伴焦虑和情感淡漠，更年期抑郁，嗜酒及药瘾者的焦躁不安及抑郁。

禁忌证：心肌梗死急性期，循环衰竭，房室传导阻滞。未经治疗的闭角性青光眼。急性酒精、巴比妥类药物及鸦片中毒。禁与单胺氧化酶抑制剂同服。

用法：成年人，通常每天 2 片，早晨及中午各 1 片；严重病例早晨剂量可加至 2 片。老年患者，早晨服 1 片即可。维持量：通常每天 1 片，早晨口服。对失眠或严重不安的病例，建议在急性期加服镇静药。老人或此前未接受过精神科治疗的患者，有时半片也能达到效果。

（2）目前尚无安全性证据用于心血管病患者的抗抑郁焦虑药物：5-HT 受体拮抗和再摄取抑制剂（SARIs）代表药曲唑酮，主要用于有轻、中度抑郁或焦虑合并失眠的患者，该类药物可引起体位性低血压，建议夜间使用。5-HT 和 NE 再摄取抑制剂（SNRIs）文拉法辛、度洛西汀和去甲肾上腺素，特异性 5-HT 受体拮抗剂（NaSSA）米氮平：这两类药物抗焦虑抑郁效果较好，但 SNRIs

类药物有升高血压风险，NaSSA 类药物有促进食欲、增加体重和糖代谢紊乱风险，目前临床上用于心血管病患者的安全性还没有明确。单胺氧化酶抑制剂临床很少应用。多巴胺和去甲肾上腺素再摄取抑制剂（NDRI/NARI）丁螺环酮、坦度螺酮，具有抗焦虑作用，可作为高血压伴焦虑患者的治疗用药，对其他心血管疾病的安全性不明确。

（3）禁用于心血管病患者的抗抑郁焦虑药物：包括三环类和四环类抗抑郁药，该类药物可导致尖端扭转室速，避免用于心血管疾病患者。对于因单纯精神障碍在心内科就诊的患者，在明确除外心血管疾病的前提下，可酌情选择各类抗抑郁焦虑药物使用。

（三）放松训练与生物反馈技术

放松训练包括运用腹式呼吸和集中注意力的想象进行渐进性肌肉放松、自我催眠、沉思、冥想及生物反馈训练，可以减少心血管事件及再发，促进病情恢复。接受简单放松训练的手术患者表现出术后谵妄减少，并发症减少，住院时间缩短。

生物反馈治疗倾向用于那些喜爱器械及对"谈话治疗"持怀疑态度的患者。通过传感器将采集到的内脏活动的信息加以处理和放大，及时并准确地用人们所熟悉的视觉信号或听觉信号加以显示，相当于让人们听到或看到自己内脏器官的活动情况。通过学习和训练，人们就能够在一定范围内做到对内脏器官活动的随意性控制，对偏离正常范围的内脏器官活动加以纠正，恢复内环境的稳态，从而达到防治疾病的目的。

由于心理和生理密切相关，生物反馈为人们提供的有关骨骼肌和内脏活动的信息就不单纯是生理性信息，它同时也是心理活动的反映。通过生物反馈的训练能够对内脏器官的活动达到一定程度的调节，改变不良的心理生理反应，从而达到治疗疾病的目的。目前国内常用的生物反馈仪器为肌电反馈仪、皮温反馈仪和心率反馈仪。具体操作细节可参照各仪器操作指南。

（四）特殊疾病的处理

1. 谵妄的处理　对于谵妄的处理，早在 1990 年中期就有过很详细的总结，提出了针对外科 ICU 重症患者的一些经验。谵妄的治疗与焦虑抑郁的治疗原则不同。对于已经插管进行人工通气的患者，如果出现躁动，咪达唑仑是可供选择的药物，起效快，代谢快。对于没有进行人工通气的患者，出现躁动不是进行插管的指征。如果没有人工通气指征，抗焦虑和适当约束患者是更好的选择，同时应注意抗焦虑药物的肌松作用，检查血氧，除外低氧血症加重谵妄。值得注意的是，苯二氮䓬类药物，特别是高效价药物大量使用时，可以加重和延长意识障碍，应当和抗精神病药物联合使用。

对于使用抗精神病药物，首要原则是分型处理，对于激越型患者，在 1～2 天内达到和维持强力镇静只适用严重病例，同时注意重建患者的昼夜节律；对于淡漠型患者，目的是帮助调节昼夜节律，以期辅助患者意识的恢复。没有哪种药物能让患者很快恢复意识，抗精神病药物的作用是镇静。在药物选择上，氟哌啶醇是传统的经典药物，对激越有效，但对睡眠效果不大。虽然对胆碱能系统影响小，一般不加重意识混浊，但缺点是可以造成 QT 间期延长，对于有室性心律失常的患者不建议应用。最近有个案报道和开放性研究提示，新型抗精神病药物如奥氮平，在老年患者的谵妄处理中有一定优势。除用药外，护理方面的照顾也是患者恢复的基本要素。恰当地强调时间、人物、地点定向，与固定陪护人员的合作等，可以很大程度上降低谵妄患者受伤和出现激越的风险。

精神科会诊医师的作用在于：①利用自己的经验，帮助内科医师一起寻找病因。②对患者及家属进行安慰，对陪护人进行健康教育。③提醒和协助处理谵妄患者相关的医疗决策等伦理和法律问题。

对于重症患者的谵妄，预防更重要。在风险因素中，除了不可改变的因素，有些诱因是可以改变的，如减少多药并用、少用芬太尼镇痛、早期纠正睡眠障碍等。在患者入 CCU 后，监测皮质醇水平、肌酐水平，有助于预测谵妄的出现。另外，已经有医疗团队开发了脑血氧监测系统，经对症处理，减少了术后谵妄的发生。

2. 惊恐发作的处理　惊恐发作主要表现为急性焦虑发作，常常无明显诱因情况下出现心悸、胸闷、窒息和濒死感，十分类似心脏病发作，但是临床检查不支持与心脏器质性病变相关，症状一般 10 分钟左右达高峰，持续 5~60 分钟，可自然缓解。

治疗原则：①综合治疗。联合药物治疗和心理治疗，可全面改善患者的预后。对于在心内科诊疗的患者，心内科医师提供支持性的心理治疗，同时配合心理教育，提高患者对疾病的认识和治疗的依从性。②长期维持治疗。惊恐发作是一种慢性的、易复发的疾病，包括急性期治疗和维持期治疗。急性期治疗遵循足量、足疗程的原则，一般持续 12 周，控制症状；维持期治疗一般 1 年左右，根据患者的临床特点考虑逐渐减药。

一旦确诊，建议选用有治疗适应证的药物。国家食品药品监督管理局（SFDA）批准的治疗惊恐障碍的药物有：帕罗西汀、氟西汀、舍曲林、文拉法辛、艾司西酞普兰、阿普唑仑、氯硝西泮；国家食品药品监督管理局（SFDA）批准的药物有帕罗西汀、艾司西酞普兰和氯米帕明。由于苯二氮䓬类药物长期治疗的效果较差，且容易产生依赖，一般不建议应用，如氯硝西泮和阿普唑仑。多数患者对氯米帕明的耐受性较差，临床上应用很少。除了帕罗西汀、艾司西酞普兰，在临床实践中，医师可根据实际需要选择未在中国批准该适应证的抗抑郁药物，但需要告知患者。

治疗过程中患者可能将一些药物的不良反应，如心动过速、头晕、口干等误认为是疾病的表现，在药物治疗的早期患者的焦虑性躯体症状会加重，且药物的不良反应多发生在治疗后的第 1 周，因此，治疗前向患者告知药物不良反应发生的特点和可能的应对方式，提高患者依从性，避免过早停药而延误治疗。在治疗早期，建议患者合用具有抗焦虑作用的苯二氮䓬类药物如劳拉西泮（根据个体差异，每日用量 0.5~2.0 mg，分次服用），缓解焦虑，增加患者对药物不良反应的耐受性，提高治疗的依从性；另外，抗抑郁药物应从小剂量开始应用，一般从半片开始（如帕罗西汀 10 mg 每日 1 次，舍曲林 25 mg 每日 1 次等），根据患者的耐受性逐渐增加到治疗的有效剂量。

（五）心内科医师处理心血管病患者合并精神障碍时应注意的问题

首先详细了解病史，细致体格检查，必要的实验室及物理检查。明确患者疾病为心源性或非心源性或合并存在，避免漏诊漏治心血管疾病。

诊断原则：建议在进行精神心理诊断时，不给予患者抑郁症、焦虑症的诊断，而给予抑郁状态、焦虑状态的诊断，便于对患者及时进行治疗。如患者需要疾病学的诊断，建议患者转诊精神专科，由精神科医师予以疾病学诊断。

治疗前的沟通是关键。在给予治疗前，必须与患者、家属沟通诊断和治疗，包括可能的治疗方法、药物治疗的起效时间、疗效特点（2 周左右起效，早期会出现不良反应，多在第 2 周左右开始缓解等）、疗程（治疗需要持续的时间一般在 3 个月以上）、可能的不良反应（如恶心、便秘、心悸等）和处理方法，不仅可增加患者治疗的依从性，而且可以减少医疗纠纷。

个体化治疗：由于心内科患者年龄较大、常合并应用多种药物，抗抑郁药物多数通过细胞色素 P450 系统代谢，与心血管系统很多药物存在药物相互作用，因此，选择治疗药物时需考虑药物的相互作用，从低剂量开始应用；对于睡眠问题严重者，早期合用镇静催眠药物；焦虑患者早期应合用苯二氮䓬类药物缓解焦虑，改善患者的睡眠和焦虑，增加患者对不良反应的耐受性，提高患者的依从性。

参考文献

[1] 中国康复学会心血管病专业委员会. 在心血管科就诊患者的心理处方中国专家共识. 中华心血管病杂志，2014，1（42）

[2] Chin WY, Wan EY, Choi EP, et al. The 12-month incidence and predictors of PHQ-9-screened depressive symptoms in Chinese primary care patients. Ann Fam Med, 2016, 14（1）：47-53

[3] Yu X, Tan WW, Wong PT, et al. The patient health questionnaire-9 for measuring depressive symptoms among the general population in Hong Kong. Compr Psychiatry, 2012, 53（1）：95-102

[4] Löwe B, Decker O, Müller s, et al. Validation and standardization of the generalized anxiety disorder screener （GAD-7） in the general population. Med Care, 2008, 46（3）：266-274

[5] Leung CM, Wing YK, Kweng PK., et al. Validation of the Chinese-Cantonese version of the hospital anxiety and depression scale and comparison with the hamilton rating scale of depression. Acta Psychiatr Scand, 1999, 100（6）：456-461

[6] Inouye SK, Kosar CM, Tommet D, et al. The CAM-S：development and validation of a new scoring system for delirium severity in 2 cohorts. Ann Intern Med, 2014, 160（8）：526-533

[7] Plaschke K, von Haken R, Scholz M, et al. Comparison of the confusion assessment method for the intensive care unit （CAM-ICU） with the intensive care delirium screening checklist （ICDSC） for delirium in critical care patients gives high agreement rate （s）. Intensive Care Med, 2008, 34（3）：431-436

[8] 梅伟，刘尚昆，张治国，等. 中文版护理谵妄筛查量表的信度和效度研究. 中华护理杂志，2010，45（2）：101-104

[9] 胜利，胡大一. 综合医院如何识别精神疾患——以双心门诊服务为例. 医学与哲学，2012，33（11B）：1-3

[10] 吕娜，陈玉娟，朱丽萍. 认知重构干预对冠心病患者感知控制态度、情绪及依从性的影响. 中华现代护理杂志，2016，22（23）：3347-3350

[11] 姚淑琴. 优质护理对冠心病心理状态及治疗依从性的影响. 中国基层医药，2015，22（2）：319-320

[12] Davidson KW, Burg MM, Carney RM, et al. Exercise, cardiac rehabilitation, and post-acute coronary syndrome depression-reply. JAMA Intern Med, 2014, 174（1）：166-167

[13] Milani RV, Lavie CJ. Impact of cardiac rehabilitation on depression and its associated mortality. Am J Med, 2007, 120（9）：799-806

[14] 刘遂心，朱洁，孙明，等. 有氧运动干预对心血管神经症的影响. 中国行为医学科学，2005，14（5）：421-422，424

双心医学的预防与管理

耿庆山　刘贵浩
广东省人民医院

第 3 章

　　双心医学是对医学发展中整体化趋势的回应，通过心血管和精神专科深入发展与整合，为心血管病患者提供全面、综合的医疗照顾与管理。心血管疾病和心理问题已经成为我国最严重的健康问题之一，越来越多的心血管病患者合并有心理问题。这两种疾病互为因果，相互影响。由于这部分患者临床表现不典型，容易误诊误治，加之心内科医护人员已经习惯于传统的单纯生物医学模式，对就医患者的精神心理问题，一是不关注，二是缺乏识别这些精神心理问题的基本知识和技能。因此，迫切需要加强双心医学的预防与管理。

一、加强双心医学的宣传推广

　　据国内一项对 1673 例心血管疾病患者的调查显示，心内科医师对精神心理障碍的正确识别率只有 15.9%，漏诊及误诊率高达 84.1%。结果是患者花了很多钱，耽误了很多时间，吃了很多药，甚至出现药物不良反应，却没治好病。因此，有必要进一步加强双心医学的宣传推广工作，使更多的医务人员加入双心医学的队伍，使更多的医院开展双心临床和科研工作。有必要进一步发现和组织双心医学的优秀人才，吸收从事临床医学各科热衷双心医学事业的专家学者。同时，成立双心医学学术组织是最好的宣传推广工作，目前中国医师协会全科医师分会已成立以胡大一教授和于欣教授为组长的"双心"学组，但这还远远不够，应继续加强学科、学会之间的横向联系。

　　目前有关双心医学的出版物比较少，应积极组织专家编写双心医学类丛书、教科书或专著。已出版的专著有刘梅颜、耿庆山主编的《双心医学》及刘梅颜主编的《心理心脏病学科进展》。由刘梅颜、耿庆山主编的国际期刊 *Heart and Mind* 已正式发行，这是双心医学事业的一个里程碑，它将对双心医学的发展起到重要的推动作用

二、注重双心疾病的诊疗规范

　　近年来，全国的双心医学专家不辞辛劳，在双心医学的临床诊疗和科研规范方面做了大量的工作。由胡大一教授牵头，丁荣晶、耿庆山、郭兰、刘遂心、毛家亮、胜利、杨菊贤（专家顺序按汉语拼音排序）7 位专家参与编写，并征集了全国 30 余位专家意见的《在心血管科就诊患者的心理处方中国专家共识》，于 2013 年 10 月 12 日在北京正式发布。希望借助专家共识的推广，为广大心血管医师在临床工作中提供有益的、可供借鉴的参考与指导。

　　2013 年，广东省医学会行为与心身医学分会起草了《非精神科医师心身疾病诊疗暂行管理办

法》，内容主要包括：心理障碍及心身疾病定义；阐明开展心身疾病诊疗工作的重要性及与《精神卫生法》的关系，强调开展心身疾病诊治必须在遵守《精神卫生法》的前提下进行；界定非精神科医师对心理障碍及心身疾病的诊疗工作范围和内容。在实践中，有必要尽快组织专家起草《双心疾病诊疗规范管理办法》，来规范临床医师对双心疾病的诊断与治疗，同时规避诊疗过程中的风险。待条件成熟后，推出"双心"疾病诊治的专家共识，以便让更多的医师实施"双心医疗"时有据可依。

三、强化双心医学的科研培训

为推动医学模式转变，使双心医学在广东省遍地生根开花并健康成长，耿庆山教授率领广东团队对综合医院医护人员进行了大量的培训和宣传工作，并针对非精神科医师开展了《精神心理诊疗技能系列培训》，2012 年至 2014 年就完成了超过 6000 人次初级培训和高阶培训。通过对专科医师进行培训，对广大医护人员进行普及教育，使他们了解和掌握识别处理常见的轻、中度精神心理疾病的方法，营造重视身心全面健康的氛围，构建身心全面服务的人性化、理性化医疗模式。

刘梅颜教授倡导和开展的社区全科医师"双心"培训，在医学实践中具有重要的现实意义。全科医学是医学未来发展的一个重要内容。解决我国老百姓看病难、看病贵的方法之一就是在社区解决双心问题，这要求全科医师系统地掌握双心疾病的诊疗标准，能够在第一时间识别出双心疾病，从而减少不必要的医疗花费。

四、推动双心医学的学科建设

双心医学学科建设，一定程度上需要在"双心"医师的培养方面下功夫。如何培养"双心"医生是目前双心医学学科建设中的关键问题。双心医学是将"关注精神心理卫生"作为"心脏整体防治体系"的组成部分，立足于心血管疾病的学科体系，培养既懂心脏疾病、又懂心理知识的临床"双心"医师，从疾病整体的角度对心血管病合并的精神心理障碍早期识别、早期诊断及综合治疗。从而为患者提供更理性化、更人性化的医疗服务，一站式解决患者的躯体、心理问题，并学会把复杂和重症精神心理患者转诊至精神专科治疗。双心医学，不是单纯地在心血管科筛查精神障碍患者并试图纠正患者的精神问题，更重要的是将整体医学的理念融入诊疗工作中，尤其表现在医护人员日常医疗实践言行和态度上。因此，有必要呼吁医学院校增加双心医学的课程，并把双心医学培训作为心血管专科医师规范化培训的必修内容。

实施"双心医学"，就要在日常的医疗实践中实实在在地改变传统单纯的生物医学模式，把身心健康服务融合在一起。目前全国多地陆续开设了双心门诊，但尚无专门的双心病房。建议有条件的心血管科可单独设立专门的双心病房，收治心血管内外科无法医治的双心疾病患者。例如在心内科的同一诊室，同一次查房或会诊，由心内科医师和精神心理医师一起面对患者，一起解决患者同时存在的躯体痛苦和精神心理创伤。

五、建立双心医学的三道干预防线

心理疾病是一个渐进的过程，早期临床症状不明显，患者常以胸闷、气促、心悸等症状就诊于心内科，特别是慢性疾病患者，如高血压、冠心病、心律失常时常常出现焦虑、抑郁情绪。冠心病患者在支架植入后，由于对治疗技术的成果不了解，反而更担忧，造成反复入院，根本问题是患者的心理障碍。因此，需要"战线前移，关口下沉"，建立三道干预防线，即第一道干预防线应该提前至社区医院，第二道干预防线应定位在基层医院大内科，第三道干预防线以三甲医院心内科为主体，设立双心疾病门诊，对前两道干预防线均未解决问题的患者，与精神科医师一起联合干预。三道干预防线的建立，基本掌握了患者的流向，即从基层来到基层去，对患者流向管理、医疗资源合理分配与利用的管理及医药成本的降低均起到促进作用。

　　三道干预防线的建立，实际是对医疗资源的合理整合，在具体的医疗改革、医疗模式上要注重两个维度。第一是纵向维度，即要对患者全程关爱，从社区到基层医院，再到三甲医院，然后从医院到社区最后到家庭医疗服务的无缝隙链接。目前我国的医疗体制链接基本断裂，如双向转诊，实际操作中，基层医院把患者转向大医院通畅，但大医院将患者转回去不易。第二是横向维度，要实现心内外科、影像和心理科室的有效沟通，对冠心病患者是进行药物治疗，还是血管重建治疗？如果是血管重建治疗，那么是旁路移植治疗还是介入治疗？应综合分析，以选择最适合患者的治疗方案。

　　世界卫生组织一直在推动精神心理服务进非精神卫生科室、进社区、进家庭。培养社区、基层医生的基本精神卫生服务理念，将医学人文融入临床。只有建立了三道干预防线，才能真正做到双心医学预防与治疗同行，解决大医院看病难而导致医患关系紧张，并可大幅度减少不必要的检查和治疗，节省医疗费用，缓解医患矛盾。

　　总之，加强双心医学的预防与管理，使医疗工作者认识到了解、掌握、自如运用"双心医学"的理念对心血管疾病的预防及康复有着举足轻重、不容忽视的作用，强调对患者进行多层次、多角度的综合干预治疗，有利于患者躯体健康和精神心理健康的和谐统一，使单纯地注重改善躯体疾患的模式转变为躯体、行为、心理并重的规范化诊疗护理模式。

参考文献

［1］刘梅颜，陆林，耿庆山. 双心医学. 北京：人民卫生出版社，2016

［2］耿庆山，吴静，吴瑞. 非精神科医生精神疾病诊疗指南. 广州：广东科技出版社，2009

［3］耿庆山. 非精神科医生心身疾病诊疗培训教程. 广州：广东人民出版社，2015

［4］陈琦玲，胡大一. 建立双心医学三道干预防线. 中国全科医学，2015，（26）：3134-3136

［5］李婧. 双心医学的研究现状. 心血管病学进展，2015，36（1）：117-119

［6］丁荣晶. 双心医学研究进展. 四川精神卫生，2014，27（3）：193-197

［7］Jiang W, Samad Z, Boyle S, et al. Prevalence and clinical characteristics of mental stress-induced myocardial ischemia in patients with coronary heart disease. J Am Coll Cardiol, 2013, 61（7）：714-722

［8］Jing LI, Cardiology DO. Research status of psychocardiacology. Advances in Cardiovascular Diseases, 2015

［9］Fan Hui, He Xiuli, Shi Meili, et al. The first cardiology department of clinic heart center of affiliated. Study on the Application of TCM to the Mode of Psychocardiacology. Western Journal of Traditional Chinese Medicine, 2014

双心疾病的循证与展望

第 4 章

耿庆山　马　欢
广东省人民医院

冠心病的发病率与人群所处的精神压力相关，越是在大城市生活的人群冠心病的发病率越高。同时冠心病患者往往也合并不同程度的精神心理问题。精神心理障碍可致机体产生一系列病理生理变化，使心血管疾病的预后恶化。在过去的 40 多年，60 多个研究及大量的荟萃分析均证实，抑郁和心血管疾病发病率及死亡率密切相关。而针对冠心病合并抑郁患者的抗抑郁治疗亦可改善其长期预后。由此可见，精神心理问题如同冠心病其他危险因素一样，同样需要被关注、被干预。对冠心病患者的治疗方案不仅仅是临床医学的血运重建和药物二级预防，关注心血管病患者精神心理健康的"双心模式"，才是当前需要提倡的模式，亦是推动医学模式转换的可贵探索。

一、"心-脑"相互作用是双心疾病的发病基础

一个人处在不同的情绪状态/精神压力下，他的心脏会有不同的反应。不同的人对精神压力的反应也是不同的。同样的事情有人生气有人不介意，它所带来的后果是不一样的。易怒的个体常年处于高精神压力的状态下，体内肾上腺素的水平持续升高，会出现心肌细胞持续损害。直到出现心肌病、恶性猝死为止，这就是精神压力引发的心肌损伤。大量的流行病学调查显示，精神障碍患者后期更多合并的是心脏损伤，如临床上 50% 癌症患者最终死于心血管系统疾病。近年来经常报道的青年猝死事件与长期高强度和高压力有关。交感风暴，同样是有身心机制的，美国的股市效应和我国的拆迁效应就是很好的例证。由此可见，精神压力引发心肌损伤在现实生活中比比皆是。

心脏既是泵动力器官，同时也是一个具有内分泌功能的器官，其受到刺激后可分泌许多物质，如肾素-血管紧张素系统（RAS）、血管肽性物质、脑钠肽（BNP）等。这些物质通过神经内分泌系统调节人体的循环系统（包括心脏）和代谢平衡。在不同的境遇下，个体因为不同的思想而产生不同的情绪，情绪导致神经内分泌代谢的改变，这种改变作用于心脏，我们将这种精神压力引发心脏改变的机制称为"应激-脑-情绪-心脏"模式。

二、心肌微循环是"心-脑"相互作用的靶点

由于精神压力主要通过人体的神经内分泌系统作用于心脏，内分泌细胞分泌的激素通过血液循环作用于特定细胞的受体，与受体结合后发挥作用，而受体主要分布在微血管上。因此，心脏微血管病变可能是连接精神压力引发心肌缺血的关键所在。微血管指内径小于 300 μm 分布于心肌

的二级血管，负责调节心肌灌注血流，它们不能被肉眼看到，可通过血管内超声和血流储备分数进行评估。

人们对冠心病认识是一个不断发展的过程。近20年来随着冠状动脉介入技术的深入发展，出现了与现存理论不相符的现象，如一部分胸痛患者的冠状动脉造影阴性，但存在慢血流，慢血流的背后是什么？对这部分患者心肌组织病理活检证实，慢血流的主要原因是微血管功能失调导致的心肌缺血。这些患者5级以上可被肉眼看到的大血管没有发现硬化斑块，而微血管首先出现了变化。因此，冠状动脉造影阴性不等于患者没有冠心病，我们对冠心病的认识需要从传统的心脏一级血管的阻塞性改变转变到兼顾二级血管（微血管）的功能性改变上来。冠状动脉的功能学改变往往早于结构学改变，微血管在冠状动脉功能学改变上起着核心作用。将微血管病变导致的心肌缺血写入指南表明心血管医生对心脏的认识已经发生从结构到功能的改变。2013年欧洲心脏病学会（ESC）指南指出，稳定型冠心病不仅包括动脉粥样硬化性狭窄，同时亦需考虑微血管障碍和冠状动脉痉挛导致的由运动或应激引起的胸部症状。指南指出，即便确诊为阻塞性冠心病，同样需要评估冠状动脉是否同时存在微血管功能障碍或冠状动脉痉挛的问题。

非阻塞性冠心病同样存在心肌缺血，但缺血特点与阻塞性冠心病不同。非阻塞性病变主要是下游微血管的变化，微血管功能紊乱导致冠脉内血流减慢，管腔压力降低。非阻塞性冠心病缺血的特点是以点状的缺血为主。这种情况下仅靠心电图作为诊断的时候往往不能甄别出来。非阻塞性冠心病同样具有极高的心血管事件风险。有研究对比了540例怀疑缺血但无冠脉造影阻塞证据的女性患者和1000例年龄匹配的无症状女性的心血管事件风险，结果显示，有缺血症状但无阻塞证据的冠状动脉疾病（CAD）患者，远期心血管事件风险也显著升高。

胸痛患者冠状动脉慢血流背后亦可能发生应激性心脏损伤，亦称为左心球囊扩张综合征，应激性心脏病等。患者受到强烈的情感打击后，引发体内交感风暴，大量肾上腺素作用于心肌细胞，形成心肌细胞损伤和扩张引发的心脏改变。不愉快状态下，情绪问题引发内在的神经内分泌系统的改变，最终以心脏病的症状表现出来。这样广泛的病变引发整个机体功能学的改变，就是心脏和心理之间的关系。

三、双心疾病的量化评估方法

精神心理问题引发的心肌损伤比我们设想的要多得多。研究表明，大约50%稳定型冠心病患者存在精神压力引发的心肌损伤。筛查试验阳性者，未来再发冠脉事件的风险增加，病死率升高。而抗抑郁治疗可使约40%患者转为阴性。目前评估精神压力的手段主要有心理测试量表，然而量表评估相对简单，同时存在偏差，而临床问题错综复杂，仅仅靠一个量表是无法解决的。因此，评估精神压力引发心肌损伤国际上已有统一的方法，如通过心理压力测试（心算测试、公众演讲回忆、镜画试验）等对患者主动进行刺激，某些个体接受这种精神压力刺激后心肌会出现一过性缺血征象，心肌一过性缺血可通过心电图、心脏彩超和核素心肌扫描进行评估。通过这种方法对精神压力诱发心肌缺血进行量化。

四、双心疾病之中医论述

冠心病属于中医"真心痛"、"胸痹"、"心悸"范畴，病位在心，中医学认为，心的生理功能为"心主神明"和"心主血脉"两个方面，因此，冠心病患者不仅有气血运行的病理变化，还会出现精神神志方面的异常行为，如焦虑烦躁、情志抑郁、失眠多梦、心烦易怒、健忘痴呆等，故称之为"双心疾病"，严重影响患者生活质量和疾病的预后。

"心主神明"是指心有统帅全身脏腑、肢体、官窍的生理活动和人的精神意志、认知、思维等心理活动的功能，故中医学称之为"君主之官"，历代中医文献对"心主神明"皆有论述。《黄帝内经·素问·灵兰秘典论》曰："心者，君主之官，神明出焉。"《医门法律》曰："心为五脏六腑之大主而总统魂魄，兼赅志意。"说明对冠心病的治疗要讲究"双心"同治，通过整体调节和辨证治疗"双心"疾病。

五、双心疾病对机体其他系统的危害

精神压力不仅可以引起心肌损伤，同时对中枢神经系统、自主神经系统、外周器官、内分泌腺、血管和免疫系统亦产生深远的影响。所有的疾病，不管是身体还是心理疾病都对个体产生压力。慢性压力尤其是无法逃避的压力，可以引起个体精神状态改变和心血管系统结构和功能发生病理学改变，这些均可以导致器官组织不可逆转的损伤。压力和精神疾病之间相互作用的复杂性仍然是一个重要的科学研究课题。正如 McEwen 所述，压力是一种短期或长期存在的稳态矢衡，最终导致人体的超负荷状态。精神应激除了激活下丘脑-垂体-肾上腺轴外，亦可激活中枢神经系统的交感神经分支。这种激活最终导致迷走神经紧张性降低，对全身免疫系统产生深远影响。持续存在的中枢神经系统功能失衡，无一例外均会产生精神紊乱，最终对心血管系统生理和免疫系统产生深远的影响。这些病理生理学改变对心血管疾病和精神紊乱合并症的存在做出了贡献。因此，引用 Thayer 的话，自主神经功能失衡和副交感神经活力下降可能是许多疾病最后共同的道路。在心血管疾病患者一生中，有30%～50%经历过由精神压力导致的心肌缺血，这包括左心室功能不全、激发的急性冠脉综合征和潜在致死性心律失常等。

总之，精神压力如同一个应激原作用于大脑，大脑指示个体产生特殊的情绪，情绪引发神经内分泌激素的释放，激素作用于心脏微循环上特定的受体，引起心脏电生理改变，进而出现心肌缺血。这就是精神压力引发心肌缺血的过程。因此，精神压力如同冠心病的其他危险因素，日积月累会对心脏产生负性影响。该方面的研究在国外已逐渐推广并得到临床医生的重视，国内这方面仍未见相关报道，因此，将精神压力诱发心肌缺血引入我国科研工作中是一项有意义的探索，为我国医学模式向"社会-生物-心理医学模式"的转变提供依据，为双心医学交叉学科的发展开辟道路。

参考文献

[1] Zhang XH, Lu ZL, Liu L. Coronary heart disease in China. Heart, 2008, 94 (9): 1126-1131

[2] Singh RB, Sharma JP, Rastogi V, et al. Prevalence of coronary artery disease and coronary risk factors in rural and urban populations of north India. Eur Heart J, 1997, 18 (11): 1728-1735

[3] Ormel J, Von Korff M, Burger H, et al. Mental disorders among persons with heart disease-results from World Mental Health surveys. Gen Hosp Psychiatry, 2007, 29 (4): 325-334

[4] Scott KM, de Jonge P, Alonso J, et al. Associations between DSM-IV mental disorders and subsequent heart disease onset: beyond depression. Int J Cardiol, 2013, 168 (6): 5293-5299

[5] Roest AM, Thombs BD, Grace SL, et al. Somatic/affective symptoms, but not cognitive/affective symptoms, of depression after acute coronary syndrome are associated with 12-month all-cause mortality. J Affect Disord, 2011, 131 (1-3): 158-163

[6] Rumsfeld JS, Jones PG, Whooley MA, et al. Depression predicts mortality and hospitalization in

patients with myocardial infarction complicated by heart failure. Am Heart J, 2005, 150 (5): 961-967

[7] Zellweger MJ, Osterwalder RH, Langewitz W, et al. Coronary artery disease and depression. Eur Heart J, 2004, 25 (1): 3-9

[8] Roest AM, Carney RM, Freedland KE, et al. Changes in cognitive versus somatic symptoms of depression and event-free survival following acute myocardial infarction in the Enhancing Recovery In Coronary Heart Disease (ENRICHD) study. J Affect Disord, 2013, 149 (1-3): 335-341

[9] Somberg TC, Arora RR. Depression and heart disease: therapeutic implications. Cardiology, 2008, 111 (2): 75-81

[10] Gale CR, Batty GD, Osborn DP, et al. Mental disorders across the adult life course and future coronary heart disease: evidence for general susceptibility. Circulation, 2014, 129 (2): 186-193

[11] McGrath MF, de Bold ML, de Bold AJ. The endocrine function of the heart. Trends Endocrinol Metab, 2005, 16 (10): 469-477

[12] De Bold AJ, Bruneau BG, Kuroski de Bold ML. Mechanical and neuroendocrine regulation of the endocrine heart. Cardiovasc Res, 1996, 31 (1): 7-18

[13] Mangieri E, Macchiarelli G, Ciavolella M, et al. Slow coronary flow: clinical and histopathological features in patients with otherwise normal epicardial coronary arteries. Cathet Cardiovasc Diagn, 1996, 37 (4): 375-381

[14] Mosseri M, Yarom R, Gotsman MS, et al. Histologic evidence for small-vessel coronary artery disease in patients with angina pectoris and patent large coronary arteries. Circulation, 1986, 74 (5): 964-972

[15] Kassab GS. Functional hierarchy of coronary circulation: direct evidence of a structure-function relation. Am J Physiol Heart Circ Physiol, 2005, 289 (6): H2559-H2565

[16] Camici PG, d'Amati G, Rimoldi O. Coronary microvascular dysfunction: mechanisms and functional assessment. Nat Rev Cardiol, 2014

[17] Jiang W, Samad Z, Boyle S, et al. Prevalence and clinical characteristics of mental stress-induced myocardial ischemia in patients with coronary heart disease. J Am Coll Cardiol, 2013, 61 (7): 714-722

[18] Jiang W, Velazquez EJ, Kuchibhatla M, et al. Effect of escitalopram on mental stress-induced myocardial ischemia: results of the REMIT trial. JAMA, 2013, 309 (20): 2139-2149

[19] Boyle SH, Samad Z, Becker RC, et al. Depressive symptoms and mental stress-induced myocardial ischemia in patients with coronary heart disease. Psychosom Med, 2013, 75 (9): 822-831

[20] McEwen BS. Protective and damaging effects of stress mediators. N Engl J Med, 1998, 338 (3): 171-179

[21] Thayer JF, Lane RD. The role of vagal function in the risk for cardiovascular disease and mortality. Biol Psychol, 2007, 74 (2): 224-242

[22] Soufer R, Burg MM. The heart-brain interaction during emotionally provoked myocardial ischemia: implications of cortical hyperactivation in CAD and gender interactions. Cleve Clin J Med, 2007, 74 (Suppl 1): S59-S62

双心医学代谢调控与药物发展前景

第 5 章

郝海平　叶　慧
中国药科大学药学院

随着社会的快速发展，科技的进步，生活节奏的加快和生活方式的改变，人与人之间的交流方式正在发生巨大的改变，人类社会工作、学习、生活的压力也在不断增加。越来越多的研究显示，工作、生活中的压力给个体所带来的精神和心理的困扰，也同时影响着个体身体的健康和疾病的进程，反之亦然，疾病患者尤其是心血管疾病患者合并精神、心理障碍也日趋增多。多个前瞻性 Meta 研究分析显示，在校正了其他危险因素后，普通人群中患有抑郁症的人发生冠心病的概率是没有患抑郁症者的 1.5~2.0 倍；而在冠心病患者中，合并有抑郁症的人群远期发生心血管事件的危险度是未合并者的 2.0~2.5 倍。对超过 10 万名参与者和上千例心血管事件进行多项观察性研究性 Meta 分析也得到相似的结论，提示抑郁是冠心病发病和死亡的重要危险因素。与此相应，在心血管疾病中，"双心医学（Psycho-cardiology）"或称心理心脏病学，或精神心脏病学应运而生，双心医学是研究和处理心血管疾病与相关的情绪、社会环境及行为问题的科学。双心医学的目的是将"精神心理因素"作为"心脏病整体防治体系"的组成部分，立足于心血管疾病的学科体系，对心血管疾病受到来自精神心理因素的干扰或表现为类似心脏症状的单纯精神心理问题进行必要、恰当的识别和干预。

早在 1818 年，德国精神病学家 Johann Heinroth 提出了心身疾病的概念，经历了上百年的发展，对心身疾病的认识不断深入，并促进了双心医学的发展，直到哥廷根大学（The University of Gottingen）在心脏病专家 Christoph Herrmann-Lingen 领导下将双心医学病房融入哥廷根心脏中心，创建了"双心门诊"，代表着将双心医学概念转化为正式的多学科合作项目。在我国，胡大一教授自 1995 年开始提出双心医学，并一直致力于精神心理卫生作为心脏整体防治体系的组成部分，倡导和推动国内双心医学的步伐。近 20 年来随着研究的不断深入，双心医学得到了很大发展。但迄今为止，多数研究者聚焦于精神心理因素和心血管疾病之间的相关性研究，精神心理问题与心血管疾病之间关联的实质，或者说双心医学的物质代谢调控基础仍远未阐明，分子和基因水平的研究尤其较少，本章拟对双心医学物质代谢调控与药物发展前景进行综述。

一、双心医学代谢调控的物质基础

目前研究已经明确，精神心理问题患者处于精神应激状态，这类患者的交感神经有更高的兴奋水平、高皮质醇和儿茶酚胺水平、血小板激活、炎症激活以及内皮功能紊乱，这些变化与精神应激导致下丘脑-垂体-肾上腺轴及交感肾上腺系统激活密切相关。同时，临床研究显示，存在高交感状态、高儿茶酚胺水平、血小板激活、炎症激活及内皮功能紊乱的患者，常处于心血管疾病高危状态，不仅容易触发心血管事件，而且增加心血管疾病的死亡风险。由此提示，精神心理问题和心血管疾病可能存在共同的物质基础和发病途径，先天因素（基因变异）和后天因素（环境、饮食等）相互作用，相互影响，促发疾病的发生。

1. 同型半胱氨酸 同型半胱氨酸（homocy steine，HCY）亦称高半胱氨酸，即 2-氨基-4 巯基丁酸，是甲硫氨酸（亦称蛋氨酸）代谢过程中产生的一种含硫氨基酸。1932 年，Butzdu 和 Vigneaud 首先报道同型半胱氨酸；随后 Carson 和 Neill 在 1962 年报道了某些智力迟滞的儿童与同型半胱氨酸尿症有关；McCully 于 1969 年首次提出了动脉粥样硬化和同型半胱氨酸水平相关的病理学机制。近年来有大量研究显示，血浆 HCY 水平的升高与心脑血管疾病等有着非常密切的关系。

流行病学和临床研究证实，高 HCY 血症是心脑血管疾病和静脉血栓的一个独立危险因子。高HCY 可通过损伤血管内皮、促进平滑肌增殖、血管炎症反应、破坏机体凝血和纤溶之间的平衡、影响脂质代谢和转甲基化反应等不同机制影响心血管病的发生和发展。而在神经系统中，HCY通过刺激 N-甲基-D-天门冬氨酸（N-methyl-D-aspartate，NMDA）受体对神经细胞发挥毒性作用，使过多的钙流入及氧化反应的产生导致了神经损伤，同时血脑屏障的破坏使 HCY 过度刺激 NMDA受体而发挥其神经毒性作用。

2. C 反应蛋白 C 反应蛋白（C-reactive protein，CRP）是急性时相反应蛋白之一，1930 年美国洛克菲勒研究院 AVERY 实验室的 Tillett 和 Fransic 发现急性感染患者的血清能和肺炎双球菌细胞壁上的 C 多糖发生沉淀反应，后证实参与反应的是一种蛋白质，故称之为 C 反应蛋白。多年的研究显示，CRP 具有多种生物学功能，与多种疾病的发生，如结缔组织疾病、强直性脊柱炎、银屑病关节炎等密切相关。随着慢性炎症反应在心血管疾病中作用的逐渐证实，CRP 在心血管疾病中的作用日趋受到重视，是心血管疾病的独立预测因子。冠心病、急性冠状动脉综合征患者 CRP往往明显升高，如心肌梗死患者中血清 CRP 可以急剧上升并达到 100 mg/L 以上，其升高水平与冠状动脉梗阻程度、冠心病终末事件的发生及预后、充血性心力衰竭的程度等均有显著相关性。目前 CRP 已经成为健康人及冠状动脉疾病患者心血管疾病风险的预测因子之一，也是监测疾病治疗效果的指标之一。近年来的研究发现，单纯抑郁患者 C 反应蛋白水平也明显增高；心血管健康研究表明，即使调整了其他潜在因素的影响，抑郁患者较非抑郁患者 C 反应蛋白水平也增加；上述研究说明，CRP 在冠心病及抑郁症中均起着潜在性的作用。流行病学调查显示，老年冠心病患者抑郁患病率高，而且抑郁可作为冠心病预后的独立危险因子。目前对于冠心病抑郁患者血浆中CRP 浓度的变化，究竟是由于冠心病抑郁导致 CRP 升高，还是 CRP 升高引起抑郁？尚不能完全明确，有待于进一步深入的研究。

3. 纤溶酶原激活物/纤溶酶原激活物抑制剂系统 纤维蛋白溶解系统主要包括血浆纤溶酶（plasmin）、血浆纤溶酶原（plasminogen）、组织型纤溶酶原激活物（t-PA）和纤溶酶原激活物抑制剂-1（plasminogen activator inhibitor-1，PAI-1）。PAI-1 是纤溶系统的主要调节因子，具有抑制纤维蛋白降解、促进纤维蛋白沉积于血管壁和刺激平滑肌细胞增生等作用，是最重要的纤溶和凝血系统平衡调节者。血浆 PAI-1 水平的升高与许多心血管疾病密切相关，如动脉粥样硬化、冠心病、原发性高血压、深静脉血栓形成、肺血栓栓塞、脑血栓形成等，目前认为 PAI-1 是心血管疾病相关的标志物之一。除了调节纤溶和凝血系统平衡，t-PA/PAI-1-Plasmin 系统广泛存在于人的中枢神经系统中，参与了脑内的多种分子机制和功能调节，Pawlak 等报道 t-PA 和 PAI-1 均与抑郁障碍相关，但其机制尚不清楚，可能与调节脑源性神经营养因子（brain-derived neurotrophic factor，BDNF）和抑制 NMDA 过度激活而造成的兴奋性神经毒性有关。因此，t-PA/PAI-1-Plasmin 系统既是溶血、凝血过程的重要调节分子，与多种心血管疾病密切相关，又参与了抑郁障碍发病的病理过程。t-PA/PAI-1-Plasmin 通路可能成为连接抑郁障碍和心血管疾病的关键，也是双心医学研究重要的物质代谢基础。

4. 肿瘤坏死因子 α　肿瘤坏死因子 α（tumor necrosis factor-α，TNF-α）是一种具有多种生物学效应的细胞因子，属于 TNF 超家族成员。TNF-α 主要由单核细胞、巨噬细胞和 T 淋巴细胞产生，其主要作用是介导炎症反应和免疫调节反应、杀伤肿瘤细胞、抗病毒及促进细胞因子分泌。大量的基础和临床研究均证实，TNF-α 介导的炎症反应在动脉粥样硬化斑块的形成和发展演变过程中起着至关重要的作用，其致动脉粥样硬化作用的可能机制主要有：直接损伤血管内皮细胞，使其通透性增高，血中胆固醇易于穿透内膜而在管壁内沉积形成动脉粥样硬化斑块；促进原癌基因转录，产生血小板源性生长因子，破坏血凝-抗血凝平衡，诱导血小板黏附，促进血栓形成；促进炎症反应，诱导 CRP 合成，增强白细胞的趋化作用和血管细胞增殖迁移，参与血管重建，刺激生长因子、趋化蛋白及一些黏附分子的产生；可以影响脂类代谢，参与脂质代谢的调节　可降低脂蛋白酶活性，加速肝脂肪酸的合成，导致高三酰甘油血症的发生，与冠心病脂质代谢紊乱有关；另外，在肥胖相关的胰岛素抵抗形成过程中也起重要作用；TNF-α 还可使纤溶酶原激活物抑制剂（PAI）活性增强，而 PAI 可以与组织型纤溶酶原激活剂结合可使其失活，从而导致纤溶活性低下。临床研究证实，冠心病患者血清中 TNF-α 水平升高，并随着冠状动脉病变加重及其受累范围的增加而逐渐升高，说明 TNF-α 介导的炎症反应参与了冠心病的发生和发展。TNF-α 升高可使动脉粥样斑块不稳定，致急性冠脉综合征（acute coronary syndromes，ACS）发生。Vadli 等观察到稳定型和不稳定型心绞痛的患者外周血单核细胞 TNF-α 分泌增加，对稳定型心绞痛和不稳定型心绞痛患者的细胞培养中观察到 TNF-α 分泌增高。新近的国内外研究均显示，并发抑郁症的冠心病患者外周血中 TNF-α 水平明显高于无抑郁症的冠心病患者，且 TNF-α 水平与抑郁评分显著正相关，抑郁程度越重，血清中 TNF-α 水平增高，说明抑郁是冠心病患者血清 TNF-α 增高的影响因素。但是，目前对于 TNF-α 水平增高与抑郁之间的因果关系尚不清楚，尚需进一步深入研究来阐明 TNF-α 在冠心病患者并发抑郁症中作用的分子机制。

5. 色氨酸/犬尿氨酸代谢途径　色氨酸是人体内的必需氨基酸，其分解途径有两个：5-羟色胺途径和犬尿氨酸途径。少部分色氨酸通过色氨酸羟化酶生成 5-羟色胺，约 95% 的色氨酸在吲哚胺 2，3 双加氧酶（indoleamine-2，3-dioxygenase，IDO）或色氨酸 2，3 双加氧酶（trytophan-2，3-dioxygenase，TDO）的作用下生成犬尿氨酸。犬尿氨酸也有两条代谢通路，大部分在犬尿氨酸羟化酶（kynurenine 3-hydroxylase）的作用下生成 3 羟犬尿氨酸（3-hydroxy-kynurenine，3-HKYN），然后由犬尿氨酸酶（kynureninase，KYNU）催化水解生成 3 羟邻氨苯甲酸（3-hydroxyanhranilic acid，3-HAA），最后经过多级酶促反应生成喹啉酸、吡啶羧酸类及烟酰胺腺嘌呤二核苷酸（nicotinamide adenine dinucleotide，NAD）等活性分子参与体内各种生理过程；另外一条通路是在犬尿氨酸氨基转移酶（kynurenine aminotransferase，KAT）的作用下生成犬尿喹啉酸（kynurenic acid，KYNA）。

IDO 是色氨酸/犬尿氨酸途径的限速酶，哺乳动物 IDO 广泛存在于除肝以外的组织细胞内，包括星形胶质细胞、小胶质细胞、巨噬细胞和血管内皮细胞，多种炎症介质包括干扰素 γ（interferon γ，IFN-γ）、肿瘤坏死因子 α、白介素 1（interleukin-1，IL-1）、IL-12、IL-18 及前列腺素 E_2 等均可诱导 IDO 表达。炎症反应已被证实与多种心血管疾病密切相关。新近的研究显示，IDO 基因敲除可显著改善低密度脂蛋白受体（LDLR）缺失小鼠动脉粥样硬化和结肠炎。另一方面，炎症介质激活 IDO 后，色氨酸代谢为犬尿氨酸途径占优势，5-羟色胺生成减少，而 5-羟色胺是脑内重要的神经递质，与抑郁的发病密切相关。在抑郁易感人群中已经发现抑郁症状的促成与膳食中色氨酸的急性耗竭有关。在给予 IFN-α 治疗的患者中，抑郁的发展和外周血中色氨酸的减少及犬尿氨酸的增加与 IDO 的激活一致，提示 IDO 在炎性诱导抑郁症中具有一定作用。此外，在用细菌脂多糖（LPS）或结核菌素（BCG）治疗的小鼠中，阻断 IDO 确实能抑制抑郁样行为的产生。提示色氨酸/犬尿氨酸代谢途径可能是联系心血管疾病和中枢神经系统疾病，尤其是抑郁症的重要物质基础。

二、双心医学药物发展前景

目前针对心血管病患者抑郁、焦虑的药物治疗主要有选择性 5-羟色胺再摄取抑制剂（SSRIs）及去甲肾上腺素能和特异性 5-羟色胺能抑制剂（NaSSA），两者均可改善患者的焦虑抑郁情绪，但对于患者心血管病预后的改善作用尚不明显。国外临床研究显示，抗抑郁药物舍曲林治疗心肌梗死或者不稳定型心绞痛合并抑郁症患者安全有效，但治疗后的长时间随访表明，舍曲林对于心血管危险事件生存率并没有改善。鉴于此，有学者提出另外一个观点，即因为焦虑抑郁导致血小板和炎症因子激活一般认为与心血管疾病预后不良有关，是否将治疗的重点不放在抗抑郁焦虑，而是筛查出焦虑抑郁，有焦虑抑郁的患者加强抗血小板激活治疗和抗感染治疗。这一观点是否可改善患者的心血管病预后，目前还未见相关研究。如前所述，炎症介质介导的炎症反应可能是连接心血管疾病和中枢神经系统疾病的纽带，特异性针对炎症反应的靶向治疗可能是双心医学未来的治疗策略之一。研究显示，人参总皂苷可以显著改善 LPS 诱导的小鼠炎症反应和抑郁症状。此外，非药物治疗主要包括认知行为治疗、人际心理治疗及运动治疗，也会对心血管合并中枢神经系统疾病患者具有一定的益处。中医学以特有的辨证论治及整体观念，在双心疾病的治疗上有其独到之处，笔者认为对于患有双心疾病的患者，提倡中西医结合治疗，先给予患者心理疏导，减轻患者的心理负担，单服中药治疗，或在西药的基础上辅以中药治疗，以达到取长补短、突出各自优势的目的。

参考文献

［1］Lett HS, Blumenthal JA, Babyak MA, et al. Depression as a risk factor for coronary artery disease: evidence, mechanisms, and treatment. Psychosom Med, 2004, 66 (3): 305-315

［2］Nicholson, A, Kuper H, Hemingway H. Depression as an aetiologic and prognostic factor in coronary heart disease: a meta-analysis of 6362 events among 146 538 participants in 54 observational studies. Eur Heart J, 2006, 27 (23): 2763-2774

［3］Herrmann-Lingen C. Steps towards integrated psychosomatic medicine-the example of psychocardiology. J Psychosom Res, 2011, 70 (2): 111-115

［4］Azad MAK, Huang P, LiuG, et al. Hyperhomocysteinemia and cardiovascular disease in animal model. Amino Acids, 2018, 50 (1): 3-9

［5］Fridman O. Hyperhomocysteinemia: atherothrombosis and neurotoxicity. Acta Physiol Pharmacol Ther Latinoam, 1999, 49 (1): 21-30

［6］Pepys MB, Balt z ML. Acute phase proteins with special reference to C-reactive protein and related proteins (pentaxins) and serum amyloid A protein. Adv Immunol, 1983, 34: 141-212

［7］Haim M, Benderly M, Tanne D, et al. C-reactive protein, bezafibrate, and recurrent coronary events in patients with chronic coronary heart disease. Am Heart J, 2007, 154 (6): 1095-1101

［8］Aukrust P, Halvorsen B, Yndestad A, et al. Chemokines and cardiovascular risk. Arterioscler Thromb Vasc Biol, 2008, 28 (11): 1909-1919

［9］Miller GE, Stetler CA, Carney RM, et al. Clinical depression and inflammatory risk markers for coronary heart disease. Am J Cardiol, 2002, 90 (12): 1279-1283

［10］Appels A, Bär FW, Bär J, et al. Inflammation, depressive symptomtology, and coronary artery disease. Psychosom Med, 2000, 62 (5): 601-605

［11］Frasure-Smith N, Lespérance F. Recent evidence linking coronary heart disease and depression. Can J Psychiatry, 2006, 51 (12): 730-737

[12] 张冬梅，陈明. 纤溶酶原激活物抑制剂-1 与心血管疾病. 心血管病学进展，2009，30（4）：696-699

[13] Pawlak R, Melchor JP, Chattarji S, et al. Tissue plasminogen activator and plasminogen mediate stress-induced decline of neuronal and cognitive functions in the mouse hippocampus. Proc Natl Acad Sci USA, 2005, 102（50）：18201-18206

[14] Tsai SJ, Hong CJ, Liou YJ, et al. Plasminogen activator inhibitor-1 gene is associated with major depression and antidepressant treatment response. Pharmacogenet Genomics, 2008, 18（10）：869-875

[15] Schett G. Effects of inflammatory and anti-inflammatory cytokines on the bone. Eur J Clin Invest, 2011, 41（12）：1361-1366

[16] Bellisarii FL, Gallina S, De Caterina R. Tumor necrosis factor-alpha and cardiovascular diseases. Ital Heart J, 2001, 2（6）：408-417

[17] McKellar GE, McCarey DW, Sattar N, et al. Role for TNF in atherosclerosis? Lessons from autoimmune disease. Nat Rev Cardiol, 2009, 6（6）：410-417

[18] 刘伟，宁彬. 冠心病患者血浆 IL-10 和 TNF-α 水平变化分析. 中华全科医学，2008，6（9）：913-914

[19] Vaddi K, Nicolini FA, Mehta P, et al. Increased secretion of tumor necrosis factor-alpha and interferon-gamma by mononuclear leukocytes in patients with ischemic heart disease. Relevance in superoxide anion generation. Circulation, 1994, 90（2）：694-699

[20] Song P, Ramprasath T, Wang H, et al. Abnormal kynurenine pathway of tryptophan catabolism in cardiovascular diseases. Cell Mol Life Sci, 2017, 74（16）：2899-2916

[21] Robinson CM, Hale PH, Carlin JM. The role of IFN-gamma and TNF-alpha-responsive regulatory elements in the synergistic induction of indoleamine dioxygenase. J Interferon Cytokine Res, 2005, 25（1）：20-30

[22] Liebau C, Baltzer Aw, Schmidt S, et al. Interleukin-12 and interleukin-18 induce indoleamine 2, 3-dioxygenase（IDO）activity in human osteosarcoma cell lines independently from interferon-gamma. Anticancer Res, 2002, 22（2A）：931-936

[23] Metghalchi S, Pennuswamy P, Simon T, et al. Indoleamine 2, 3-dioxygenase fine-tunes immune homeostasis in atherosclerosis and colitis through repression of interleukin-10 production. Cell Metab, 2015, 22（3）：460-471

[24] 刘宇凝，蒋春雷，王云霞. 炎症诱发抑郁症：吲哚胺 2, 3 双加氧酶的激活是关键环节之一. 现代生物医学进展，2012，12（14）：2751-2756

[25] Glassman AH, O'connor C, Califf R, et al. Sertraline treatment of major depression in patients with acute MI or unstable angina. JAMA, 2002, 288（6）：701-709

[26] Berkman LF, Blumenthal J, Bung N, et al. Effects of treating depression and low perceived social support on clinical events after myocardial infarction: the Enhancing Recovery in Coronary Heart Disease Patients（ENRICHD）Randomized Trial. JAMA, 2003, 289（23）：3106-3116

[27] 丁荣晶，杨渊. 双心医学研究进展. 四川精神卫生，2014，27（3）：193-197

[28] Zheng X, Zhang X, Wang G, et al. Treat the brain and treat the periphery: toward a holistic approach to major depressive disorder. Drug Discov Today, 2015, 20（5）：562-568

[29] Kang A, Hao H, Zheng X, et al. Peripheral anti-inflammatory effects explain the ginsenosides paradox between poor brain distribution and anti-depression efficacy. J Neuroinflammation, 2011, 8：100

[30] Zheng X, Zhang X, Kang A, et al. Thinking outside the brain for cognitive improvement: Is peripheral immunomodulation on the way? Neuropharmacology, 2015, 96（Pt A）：94-104

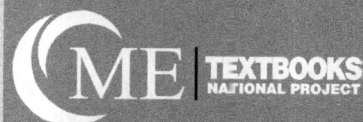

第二部分

从病例中学习临床双心问题的处理原则

冠心病伴发抑郁的处理

第 6 章

杨 萍
吉林中日联谊医院心内科

在展开本文前，介绍 2 例笔者所在临床中心的病例。

病例 1. 患者女性，52 岁，主诉胸闷、胸痛 10 余年，加重 2 个月。既往高血压病史，血压最高 160/100 mmHg，平素规律口服降压药物，血压控制尚可。自诉近 2 个月食欲减退、睡眠差、体重减轻。查体未见阳性体征。辅助检查：心电图示窦性心律，下壁导联可见 T 波低平、倒置，冠状动脉造影示右冠状动脉中段 40%～50% 狭窄。在与患者沟通病情的过程中患者主诉多且不典型，描述反复不清楚，伴有情绪较低落，对外界刺激反应较迟钝。经心理咨询科会诊后诊断为抑郁状态。

病例 2. 患者男性，56 岁，因突发胸痛 2 小时入院，入院后完善心电图、心肌损伤标志物等检查，明确诊断为"急性前壁心肌梗死"，急诊冠状动脉造影提示前降支近端闭塞，给予支架植入术。患者术后第 2 天即出现情绪低落，饮食、睡眠差，家属描述患者情绪低落症状晨轻、午后较明显，经抑郁量表测评后考虑为抑郁状态。

上述 2 例均为冠心病合并抑郁的病例，临床中并不少见，应如何诊断与治疗？

2015 年 8 月 7 日最新发布的《中国心血管病报告 2014》显示，我国心血管病现患人数已达 2.9 亿人，每 5 个成年人就有 1 人患心血管病，每 10 秒就有 1 人死于心血管病，随着医学模式由生物医学模式向生物-心理-社会医学模式的转化，精神心理因素与心血管疾病的关系逐渐得到重视，越来越多的研究提示了抑郁症与冠状动脉性心脏病之间的相关性，冠心病患者群体的抑郁症发病率较正常人群体显著增加，抑郁症从另一方面影响着心血管疾病的发生与发展，是冠心病不良预后的独立危险因素。然而，临床上仍然有很多伴发抑郁的冠心病患者，因精神心理因素被忽视导致治疗的依从性、临床预后和生活质量均明显降低。积极推动双心医学模式的转变，不能停留在理论与口号上，切实掌握冠心病合并抑郁症的治疗手段，是目前心血管医师在临床中迫切需要面对的一项重要工作。

一、支持性心理帮助

1. 支持治疗 伴有抑郁的冠心病患者主诉多而不典型，心理症状常隐匿于躯体疾病症状之中或表现为与病变程度不相称的症状加重，同时，抑郁症的患者往往因对疾病不了解而产生不合当的负性认知、忧虑和恐惧。此时，医师需要对患者的病情表现出更多的理解，用关切的语言给予适当鼓励，耐心倾听患者的不适症状和诉求，并通过健康教育让患者了解心理和心脏疾病的发生、相互关系和预后，减少不必要的误解，使其重新获得对疾病的充分理解和对医师的信任，提高治疗效率。

2. 认知行为治疗　该治疗方法的核心观点认为，不良精神刺激不会直接导致情绪反应，必须要有认知过程及结论（信念）与态度参与，不同的结论与态度会产生不同性质及程度的情绪反应。认知行为治疗是一种主流的心理治疗手段，帮助患者学会识别自身的不良情绪，改变思维方式和应对方式，提高调节情绪的能力，以积极乐观的心态面对病症，从而有效改善患者的抑郁状态，有助于冠心病的治疗。首先，与患者沟通病史、生活背景、家庭情况，沟通患者内心深处的疑问、不解，建立良好的沟通关系，共同制订治疗目标和计划。其次，针对患者存在的疑问，结合本专业的知识，进行冠心病相关的健康教育，这个过程可以识别自动思维，纠正歪曲认知，进行认知重建。最后，可帮助患者认识到其目前的病情与精神心理情况可能有关，抑郁同样会导致患者存在躯体不适，教会患者识别不良情绪，并配合行为干预，即建立生活结构，包括有规律的、科学的体育锻炼，健康的生活习惯，健康饮食，积极参与力所能及的活动和社交，培养兴趣爱好等。

二、抗抑郁药物治疗

除了心理支持治疗之外，抗抑郁药物治疗是能及时改善心理障碍症状、控制急性发作的有效手段，治疗主要包括单胺氧化酶抑制剂（MAOI）、三环及四环类抗抑郁药、5-羟色胺再摄取抑制药（SSRIs）、去甲肾上腺能素能和特异的 5-羟色胺能抗抑郁药（NaSSA）、5-羟色胺和去甲肾上腺素再摄取抑制剂（SNRI）、多巴胺和去甲肾上腺素再摄取抑制剂。在应用药物治疗心理疾病的同时应充分权衡利弊，避免药物治疗对心血管的不良反应。

1. MAOI 类抗抑郁药　此类药物是最早出现的一种抗抑郁药，主要通过减少中枢神经系统内单胺类递质的破坏，达到提高情绪兴奋性的作用，然而其效果差、不良反应多，已逐步被取代。

2. 三环、四环类抗抑郁药　对循环系统的影响主要包括体位性低血压、传导阻滞甚至室性心律失常等严重的心律失常，由于其严重心脏毒性的不良反应，尤其对于心肌梗死后的患者会延长 QT 间期、增加恶性心血管事件，因此该类药物不能作为合并心血管疾病的抑郁患者治疗的一线药物。

3. SSRIs 类抗抑郁药　此类药物是作为抑郁治疗一线用药的新型抗抑郁药，代表药物有盐酸氟西汀、帕罗西汀、舍曲林、西酞普兰、氟伏沙明，被称为"五朵金花"。SSRIs 可有效抑制突触前神经元对 5-羟色胺的回收、增加突触间隙的 5-羟色胺以传递信息、增加兴奋性、改善抑郁。有大量临床试验支持该类药物的安全性、有效性及对远期预后的改善。SSRIs 类药物不良反应较少，除了可降低心率外较少有其他的心血管不良反应，降低心率的幅度在每分钟降低 1～2 次搏动，临床意义并不大。但临床上 SSRIs 类抗抑郁药与 β-受体阻滞剂合用时仍需谨慎，因为两种药物降低心率的作用叠加可增加不良反应发生风险，且部分 SSRIs 类药物如氟西汀、帕罗西汀、氟伏沙明可以降低细胞色素 P450 的活性，增加 β-受体阻滞剂的血药浓度。

4. NaSSA 抗抑郁药　它可通过拮抗中枢突触前膜 α_2 受体和突触后膜的 5-羟色胺受体，提高脑细胞神经递质水平，从而发挥抗抑郁作用，同时它几乎无抗胆碱能作用，具有对心血管、胃肠道无影响的优势。研究证实代表药物米氮平对于治疗冠心病伴有抑郁症具有较好疗效，但其对心血管的远期预后有待进一步研究。

5. SNRI 类抗抑郁药　具有 5-羟色胺和去甲肾上腺素双重再摄取抑制作用，代表药物有文拉法辛和度洛西汀，对于重症抑郁有较好的疗效，该药物具有心率增加甚至心律失常、血压增高、QT 间期延长的作用；另外，有口干、性欲减退、便秘、恶心等消化道症状的不良反应。

6. 氟哌噻吨美利曲辛　它是含有神经松弛剂（氟哌噻吨）和抗抑郁药（美利曲辛）的复合制

剂，小剂量氟哌噻吨主要作用于突触前膜多巴胺受体，促进多巴胺的合成和释放，美利曲辛含量为单用剂量的 1/10~1/5，低剂量应用可抑制突触前膜对去甲肾上腺素及 5-羟色胺的再摄取的作用。两者联合可有效改善冠心病患者的抑郁、焦虑等多种精神心理障碍，且氟哌噻吨的应用可拮抗美利曲辛的抗胆碱作用，故很少有心血管不良反应。该药虽缺乏国际多中心研究数据，但在国内越来越多的小规模单中心研究中体现了良好的安全性及疗效。适用于轻中度抑郁，但禁用于心肌梗死急性期、循环衰竭、房室传导阻滞、未治疗的闭角型青光眼、急性酒精中毒或急性巴比妥类药物中毒。

合并抑郁的冠心病患者由于常常就诊于心血管内科治疗，因此临床医生尤其心血管内科医生作为非精神科专科医生，仍应正确把握心理障碍的药物治疗。针对抑郁症状明显的患者应在充分全面评估患者的症状谱特点、年龄、躯体疾病状况、并发症等方面的情况后，尽量个体化用药。抗抑郁药物起效较慢，新型抗抑郁药物的治疗有效率与用药持续时间存在函数关系，甚至可能需要 4~8 周才能完全显效，若足量治疗 6~8 周无效，应重新评估病情；服药疗程长，症状缓解后仍需服药 3~6 个月以上，临床医务工作者需鼓励患者坚持服药，避免中断治疗或放弃巩固治疗；另外，需警惕抗抑郁药物的戒断反应，开始服药和停药时都应该逐渐加量和减量以避免不良反应的出现。

三、运动疗法

心脏康复体系经历了被否定、质疑的过程，到了今天，运动康复对冠心病的益处已被普遍接受，也有越来越多的研究证实了运动治疗对伴发抑郁的冠心病患者的症状和远期预后都有肯定疗效。

运动处方的建立需因人而异，总体需遵循以下原则。

在运动治疗前，对患者进行综合评估，结合患者的基础疾病及程度、心肺功能、运动能力、兴趣等制定个体化的运动处方。

运动康复的进展宜循序渐进，院内及早期从被动运动到主动运动，从床旁行走、病室内步行到上 1 层楼梯或固定踏车训练，且应在心电和血压监护下进行，运动量宜控制在较静息心率增加 20 次/分左右，同时患者感觉不大费力；院外 1 个月后开始增加每周 3~5 次心电和血压监护下的中等强度运动，包括有氧运动、阻抗运动及柔韧性训练等，逐渐至恢复工作和日常活动。

训练强度应根据患者的基础疾病程度制定，建议低危患者的运动强度达到最大运动量的 70%~80%，高危冠心病患者则从低强度开始，循序渐进。运动程序基本包括准备热身运动、训练阶段、放松运动。

运动治疗过程中的心理支持应贯穿始终，建议在运动过程中播放轻松舒缓的音乐，营造放松的运动环境，运动治疗和随访过程中始终给予患者密切的关注、积极的沟通，努力消除其运动恐惧心理、使其充分放松，并多给予正面鼓励。

四、放松训练与生物反馈技术

放松训练是一种使机体从紧张状态逐渐松弛的练习过程，通过肌肉的放松可使整个机体活动水平降低，最终达到心理上的放松和内环境的平衡与稳定，有助于平静心态、促进冠心病的治疗、减少心血管事件。放松训练可以配合音乐疗法，利用音乐的节奏感调整大脑网状结构和边缘系统的活跃能力，主要训练形式包括深呼吸放松、渐进性肌肉放松、自我催眠、冥想等。这种治疗手段简便、易行，无需复杂仪器设备，在患者掌握了方法之后几乎不会增加医疗负担，可以每天进行自我训练，改善抑郁症状，提高生活质量。

生物反馈治疗是通过传感器接收肌电、脑电等信号，并用视觉信号和听觉信号加以显示，由此进行反馈性调节指导精神放松的新技术，生物反馈治疗倾向用于那些喜爱器械及对"谈话治疗"持怀疑态度的患者，在听到或看到自己内脏器官的活动情况后，通过学习和训练，人们能在一定范围内做到对内脏器官活动的随意性控制，对偏离正常范围的内脏器官活动加以纠正，恢复内环境的稳态，从而达到防治疾病的目的。

五、与精神科的合作

精神科医师擅长于处理各种特殊服务对象特别是重症患者，擅长于辨析精神症状背后的精神病理意义，对于各种复杂的精神心理疾病患者的处理更有经验，这是心血管专科医生无法替代的。对于心血管医师无法处理和分辨的复杂病例，可提请精神科会诊，后者可帮助提供精神科诊断、指导进一步治疗方案、明确预期效果。尤其是疗效无改善的难治性病例，反复出现治疗依从性不好的病例，伴有明显幻觉、迟滞或敌对的重症病例，有自杀或自伤、他伤行为的危险病例，或有缺乏依据的投诉或敌对情绪的病例，应请精神科医师会诊。

六、随　访

随访有利于医师定期获得病情变化的重要信息并据此调整进一步的治疗处方，有利于患者在与医师长期的有效沟通过程中增加疾病治疗的信心并提高依从性。随访从患者接受治疗开始，从1~2周1次逐渐延长随访时间。

七、从病例中学习冠心病伴抑郁的治疗

在学习完冠心病合并抑郁的治疗后，回到本文最初提到的2例病例。

第1例病例，笔者及所在医疗团队在查房时给予患者充分的理解和耐心，注意倾听和接受患者的主观描述，并给予合理的安慰。通过对患者进行健康教育，帮助患者认识到其目前的病情除可能存在的冠脉病变外，也与抑郁状态有关，帮助患者正确判断其心血管疾病的严重程度，客观评价其症状与心血管疾病之间的关系，让患者自己认识到夸大的症状。在给予患者氟哌噻吨美利曲辛片2片/天口服（早晨及中午各1片）、认知行为治疗并配合定期锻炼后，患者自觉症状明显好转出院，现定期随访状态。

第2例病例，笔者考虑患者的抑郁症状与应激因素有关，也与其对"冠心病"、"支架"这些普通人谈之色变的字眼的不合理认知有关。在常规的心血管治疗以外，首先对患者进行心脏疾病的发生、转归和预后等相关知识的系统健康教育，经心理科会诊后给予西酞普兰抗抑郁治疗，并教导患者坚持每日进行放松训练，配合音乐疗法，以及监护下的床旁行走、病室内行走、合理的单车练习等运动治疗，患者胸痛症状好转出院，并定期门诊随诊，患者出院4周后胸痛及抑郁症状明显好转，抗抑郁药物逐渐减量至停药，现定期随访状态。

双心医学已改变了传统单纯的生物医学治疗模式，随着双心医学的推广和发展，更多的临床医务工作者在治疗躯体病变的同时对心理问题加以更多的重视，而心血管医师更是双心医学的最佳启动者和推广者。临床工作中，针对前来就诊的疑似有抑郁等趋向的冠心病患者，临床医生需在明确有无器质性心脏病的同时关注心理问题，给予合理的干预，以最大程度地缓解患者病痛、改善患者生活质量。

参考文献

[1] 陈伟伟，高润霖，刘力生，等. 中国心血管病报告 2014 概要. 中国循环杂志，2015，30（7）：617-622

[2] Thombs BD, Bass EB, Ford DE, et al. Prevalence of depression in survivors of acute myocardial infarction. J Gen Intern Med, 2006, 21：30-38

[3] Pratt LA, Ford DE, Crum RM, et al. Depression, psychotropic medication, and risk of myocardial infarction：prospective data from the Baltimore ECA follow-up. Circulation, 1996, 94：3123-3129

[4] Carney RM, Freedland KE, Steinmeyer B, et al. Depression and five year survival following acute myocardial infarction：a prospective study. J Affect Disord, 2008, 109：133-138

[5] Lett H, Blumenthal JA, Babyak MA, et al. Depression as a risk factor for coronary artery disease：evidence, mechanisms and treatment. Psychosom Med, 2004, 66：305-315

[6] Frasure Smith N, Lesperance F. Recent evidence linking coronary heart disease and depression. Can J Psychiatry, 2006, 51：730-737

[7] Hoen PW, Whooley MA, Martens EJ, et al. Differential associations between specific depressive symptoms and cardiovascular prognosis in patients with stable coronary heart disease. J Am Coll Cardiol, 2010, 56（11）：838-844

[8] May HT, Horne BD, Knight S, et al. The association of depression at any time to the risk of death following coronary artery disease diagnosis. Eur Heart J Qual Care Clin Outcomes, 2017, 3（4）：296-302

[9] Whang W, Kubzansky LD, Kawachi I, et al. Depression and risk of sudden cardiac death and coronary heart disease in women：results from the Nurses' Health Study. J Am Coll Cardiol, 2009, 53（11）：950-958

[10] Gulliksson M, Burell G, Vessby B, et al. Randomized controlled trial of cognitive behavioral therapy vs standard treatment to prevent recurrent cardiovascular events in patients with coronary heart disease：secondary prevention in uppsala primary health care project（SUPRIM）. Arch Intern Med, 2011, 171（2）：134-140

[11] Berkman LF, Blumenthal J, Burg M, et al. Effects of treating depression and low perceived social support on clinical events after myocardial infarction：the Enhancing recovery in coronary heart disease patients（ENRICHD）randomized trial. JAMA, 2003, 289（23）：3106-3116

[12] 高婷叶. 认知行为治疗对冠心病支架植入术后患者焦虑抑郁情绪的影响. 中国继续医学教育，2017，9（15）：102-104

[13] 赵福涛，徐淑敏，赵文艺. 认知行为治疗对冠心病介入治疗术后焦虑抑郁和生活质量的影响. 中国健康心理学杂志，2010，18（12）1433-1435

[14] 中国康复学会心血管病专业委员会，中国老年学学会心脑血管病专业委员会. 在心血管科就诊患者的心理处方中国专家共识. 中华心血管病杂志，2014，42（1）：6-13

[15] Glassman AH, Roose SP, Bigger JT Jr. The safety of tricyclic antidepressants in cardiac patients. Risk-benefit reconsidered. JAMA, 1993, 269（20）：2673-2675

[16] 王渊铭，陈德，王蕊，等. 抗抑郁治疗对老年冠心病伴抑郁患者炎症因子及生活质量的影响. 中国健康心理学杂志，2015，23（3）：451-454

[17] Lavie CJ, Milani RV. Adverse psychological and coronary risk profiles in young patients with coronary artery disease and benefits of formal cardiac rehabilitation. Arch Itern Med 2006, 166：1878-1883

[18] Lesperance F, Frasure-Smith N, Koszycki D, et al. Effects of citalopram and interpersonal psychotherapy on depression in patients with coronary artery disease the canadian cardiac randomized evaluation of antidepressant and psychotherapy efficacy（CREATE）trial. JAMA, 2007, 297：367-379

[19] Carney RM, Bluementhal JA, Freedland KE, et al. Depression and late mortality after myocardial

infarction in the enhancing recovery in coronary heart disease （ENRIHD） study. Psychosom Med, 2004, 66：466-474

[20] De Boer T. The pharmacologic profile of mirtazapine. J Clin Psychiatry, 1996, 57 （4）：19-25

[21] Anttila SA, Leinonen EV. A review of the pharmacological and clinical profile of mirtazapine. CNS Drug Rev, 2001, 7 （3）：249-264

[22] Radhakishun FS, van den Bos J, van der Heijden BC, et al. Mirtazapine effects on alertness and sleep in patients as recorded by interactive telecommunication during treatment with different dosing regimens. J Clin Psychopharmacol, 2000, 20 （5）：531-537

[23] Honig A, Kuyper AM, Schene AH, et al. Treatment of post-myocardial infarction depressive disorder：a randomized, placebo-controlled trial with mirtazapine. Psychosom Med, 2007, 69：606-613

[24] 中国医师协会神经内科医师分会神经心理与情感障碍专业委员会. 卒中后抑郁临床实践的中国专家共识. 中国卒中杂志, 2016, 11 （8）：685-693

[25] 陈业雄, 符峰梁. 哌噻吨美利曲辛片治疗老年冠心病伴焦虑患者的疗效. 中国老年学杂志, 2013, 12 （33）：6017-6018

[26] 双相障碍抑郁发作药物治疗专家委员会. 双相障碍抑郁发作药物治疗专家建议. 中国神经精神疾病杂志, 2013, 39 （7）：385-390

[27] Rutledge T, Redwine LS, Linke SE, et al. A meta-analysis of mental health treatments and cardiac rehabilitation for improving clinical outcomes and depression among patients with coronary heart disease. Psychosom Med, 2013, 75 （4）：335-349

[28] 中华医学会心血管病学分会, 中国康复医学会心血管病专业委员会, 中国老年学学会心脑血管病专业委员会. 冠心病康复与二级预防中国专家共识. 中华心血管病杂志, 2013, 41 （4）：267-275

[29] Lehrer PM, Gevirtz R. Heart rate variability biofeedback：how and why does it work. Front Psychol, 2014, 21 （5）：756

[30] 双相障碍抑郁发作药物治疗专家委员会. 双相障碍抑郁发作药物治疗专家建议. 中国神经精神疾病杂志, 2013, 39 （7）：385-390

心力衰竭与焦虑抑郁

第 7 章

王志鹏　姜众会　高铸烨

北京市昌平区中医医院　中国中医科学院西苑医院

一、临床流行病学特点

慢性心力衰竭一旦形成，会造成社会的不良状态和患者生活质量下降，治疗难度大，死亡率高。尽管目前对慢性心力衰竭的诊断与治疗有了很大的进展，但其发病率及死亡率仍很高。调查发现，65 岁以上的心力衰竭患者约 80% 的男性及 70% 的女性在诊断心力衰竭后的 8 年内死亡。最新调查显示，中国心血管病患者达 2.9 亿，其中心力衰竭患者超过 490 万人，人群中慢性心力衰竭（CHF）患病率为 0.9%。

心力衰竭患者有较高焦虑和（或）抑郁症状发病率，患者焦虑抑郁共病普遍。CHF 患者中焦虑抑郁障碍的发病率逐年增高，最新研究显示，中国 CHF 患者中抑郁与焦虑障碍的发病率为 40.1%，且焦虑抑郁发病率与心功能级别呈正相关。一项国外研究同样显示，美国心力衰竭患者中抑郁的发病率为 21.5%，随着纽约心功能分级增加，抑郁障碍的发病率从 11%~42% 逐渐增加，而焦虑障碍的患病率为 38%~70%。焦虑抑郁障碍在 CHF 患者中的发病率明显高于其他心脏疾病，并且是一般人群的 4~5 倍。2014 年一项前瞻性研究发现，焦虑、抑郁会显著增加心力衰竭患者的病死率，是预测心力衰竭预后的独立危险因素。2016 年一篇 Meta 分析也指出，焦虑抑郁障碍会增加心力衰竭患者不良事件的发生。另有研究显示，"双心"患者的再住院率、急诊到方率、门诊随访率是普通心力衰竭患者的近 2 倍，病死率为普通心力衰竭患者的 4 倍。此外"双心"患者的医疗负担明显增加，而生活质量显著下降。

心力衰竭患者的焦虑和抑郁状态与精神病学上定义的焦虑症和抑郁症均可通过量表方式评价。有调查显示，心力衰竭合并心理障碍发病率区别很大，心力衰竭合并抑郁症发病率门诊患者是 13%~48%，住院患者是 13.9%~77.5%。这与研究者采用心理障碍的评价方法、量表不同，患者基础资料不同，如年龄、性别、种族及心力衰竭严重程度有关。综合医院心理障碍筛查评估使用较多的有健康问卷 2（patient health questionnaire，PHQ-2）、PHQ-9 量表、综合医院总抑郁量表（HADS 量表）、贝氏情绪量表及 Zung 氏量表。这些问卷和量表应用于心力衰竭患者有其局限性，还需要进一步比较量表、寻找合适的诊断评分系统研究心力衰竭的心理障碍。

二、临床表现

1. 心力衰竭患者焦虑症状的临床表现　反复发作心悸、胸闷、气急、睡眠差、夜尿多、小便频，常伴出汗多、烦躁、心动过速，长叹气可缓解症状。频繁住院或门诊就诊，易误诊为急性左心衰竭，给予心力衰竭规范化治疗，自觉症状缓解不明显，若同时给予抗焦虑药物治疗则有效。

2. 心力衰竭患者抑郁状态的临床表现　情绪低落，反应迟钝，孤僻冷漠，消极悲观，对任何事物不关心。躯体表现有：体乏无力，不思饮食，体重下降，大便秘结，睡眠障碍等，甚至有自残、自杀倾向。

三、影响机制

1. 神经体液调节机制　心力衰竭患者心排血量下降，组织器官供血不足，机体长期处于"慢性应激"状态，导致下丘脑-垂体-肾上腺皮质轴功能亢进，促肾上腺皮质激素、皮质醇大量释放，这些激素长期保持在高水平可影响大脑情绪调控中枢，从而诱发焦虑抑郁障碍。

2. 自主神经调节机制　心力衰竭患者常伴交感神经兴奋，导致外周儿茶酚胺分泌增多，大量儿茶酚胺释放容易导致自主神经功能紊乱，使中枢神经系统中去甲肾上腺素、5-羟色胺等神经递质分泌紊乱，引起心境障碍。

3. 免疫相关机制　心力衰竭患者体内肿瘤坏死因子 α、白介素-1（IL-1）、白介素-6（IL-6）等细胞因子及炎症介质明显增加。研究发现，焦虑抑郁患者体内 IL-6、IL-1 的含量均高于正常人，已证实其与压力、情绪有关。此外，心力衰竭合并抑郁焦虑患者血浆中分泌型 ST2 与 N-氨基末端脑钠素前体水平同步增高，Weinberg 等证实分泌型 ST2 可促进神经激素分泌，激活交感神经，与抑郁障碍的发生密切相关。也有研究报道，C 反应蛋白、D-二聚体也能够影响情绪反应。

4. 社会心理相关机制　调查发现文化程度低、意志薄弱的心力衰竭者易产生焦虑抑郁情绪，此外女性心力衰竭患者抑郁障碍的发病率是男性的 2 倍以上。从个人层面看，心力衰竭容易导致活动耐量下降，患者不能耐受重体力劳动，部分患者甚至生活不能自理，社会功能受限，这种情况下若缺乏家人、朋友、社会的关怀容易产生抑郁情绪。从社会层面看，心力衰竭患者常面对曲折、烦琐的诊治过程以及高昂的医疗费用，并且由于当前医疗环境，医生可能过分地强调疾病的不良预后，这也在无形之中加重了患者的心理负担。

四、治疗预防

目前对于"双心"患者的药物治疗尚无相关指南推荐，大多数学者建议以积极处理心力衰竭为主，对出现的一过性情绪波动一般无须特殊处理；症状持续但不严重的以心理治疗为主；当症状严重且影响患者的社会功能时需积极药物治疗。慢性心力衰竭合并心理障碍治疗包括药物治疗和非药物治疗。

1. 药物治疗

（1）选择性 5-羟色胺再摄取抑制剂（SSRIs）：药理作用选择性抑制 5-羟色胺再摄取，使突触间隙 5-羟色胺含量升高而达到治疗目的，特点：心脏毒性低和不良反应小，可在心内科中安全使用。常用的有氟西汀，每次 20 mg，每日早晨服用 1 次；帕罗西汀，每次 10～20 mg，每日早晨服用 1 次；舍曲林，每次 50 mg，每日早晨服用 1 次；氟伏沙明每次 50～100 mg，每日早晨服用 1次；5-羟色胺再摄取抑制剂起效时间较慢，通常需要 2～4 周改善患者症状。疗程结束尽量缓慢减药，以避免撤药反应，需注意 SSRIs 对细胞色素氧化酶 P450 同工酶有抑制作用，影响 β-受体阻滞剂、钙通道阻滞剂、IC 类抗心律失常药、血管紧张素酶转换酶抑制剂等药物代谢；增加出血倾向和导致少见的大出血；存在自杀风险。

（2）苯二氮䓬类（BDZ）：药物作用机制未完全阐明，一般认为 BDZ 的抗焦虑紧张作用与药物同脑内 BDZ 特殊受体的亲和力及对海马、杏仁核等边缘系统功能部位具有高度选择性有关，其镇静催眠作用可能与抑制网状上行激活系统有关。常用药物有艾司唑仑、阿普唑仑、劳拉西泮等。但 BDZ 有耐药性与撤药反应，处理方法为慢慢减药。

（3）三环类抗抑郁药（TCAs）：主要药理作用是突触前作用，TCAs 阻断去甲肾上腺素（NE）和 5-羟色胺的再摄取，使突触间隙 NE 和 5-羟色胺含量升高。大剂量 TCAs 对心脏产生明显的心律失常不良反应，可阻止钠通道，导致传导障碍，如 PR、QRS、QT 延长，增加心率，引起体位性低血压，小剂量是安全的，常用的有多塞平。

（4）氟哌噻吨美利曲辛（黛力新）：三环类抗焦虑抑郁的复合制剂，含有神经松弛剂和抗忧郁剂。主要表现提高突触间隙多巴胺、NE 及 5-羟色胺等多种不同神经递质的含量。其起效快，不良反应小。用法：每日 1~2 片，早晨 1 次顿服或早晨及中午各服 1 片。

（5）β-受体阻滞剂：研究显示阿替洛尔、普萘洛尔可改善心理应激后的心境障碍；美托洛尔可能改善心理应激性的心肌缺血。

（6）中医药治疗：中西医结合治疗在临床上应用越来越广泛，具有一定疗效。部分中成药物如百乐眠胶囊、舒眠胶囊、乌灵胶囊可养心安神，改善失眠；振源胶囊可宁心安神，益气复脉；心可舒片可活血化瘀，安神复脉。

2. 非药物治疗

（1）心理干预：包括心理疏导、行为疗法、人际关系疗法、认知疗法、音乐疗法以及生物反馈治疗等方法。其中认知行为疗法是治疗焦虑抑郁最有效的心理治疗。前提是患者积极参与治疗，与周围人和事有充分的接触。医护人员针对不同病情予以个体化心理治疗，帮助患者正确认识疾病，使其以积极的求医行为改善对疾病的不良认识。

（2）社会支持：其对维持个人良好的情绪体验有重要意义。社会支持主要指来自家庭、亲友和社会各方面情绪上和物质上的帮助，反映一个人与社会联系的密切程度和质量。其中家庭支持是其基本形式，家庭成员是主要的社会支持来源。当家庭成员因生病、残疾等原因生活部分或完全不能自理时，别的家庭成员会帮助、照顾和体贴他，从而间接改善患者的焦虑抑郁状态。

（3）运动疗法：以运动为主的综合心脏康复计划（comprehensive cardiac rehabilitation program，CRP），即集运动物理治疗、心理辅导与治疗、职业训练、营养与医疗健康教育等为一体的综合临床康复项目，是目前心脏病康复治疗的重要组成部分，可提高患者生存质量，改善预后，降低死亡率。

运动疗法是一种简单易行的有效治疗措施，研究表明，运动可改善 CHF 患者的焦虑抑郁症状，又能有效控制心血管病的高危因素，但要注意个体化原则和循序渐进。其中个体化精准运动整体方案更是安全、有效。医务人员在评估患者心功能后拟定运动计划，在监督和指导下进行有氧运动。

五、案例分析

王某某，男，59 岁。2017 年 9 月 6 日初诊，胸闷、喘憋、乏力，活动后加重，伴有心悸，头晕，性情急躁，纳食可，睡眠差，多梦易醒，二便可。近 3 年曾因心力衰竭住院 2 次，既往有冠状动脉粥样硬化性心脏病病史 10 余年，高血压病史 15 年，最高血压：180/100 mmHg，血压控制在 110~140/80~90 mmHg。现规律服用阿司匹林肠溶片 100 mg，每日 1 次口服；氯沙坦钾氢氯噻嗪片 162.5 mg，每日 1 次口服；瑞舒伐他汀钙片 10 mg，晚 1 次口服。外院辅助检查：TnT 0.016 pg/ml，BNP 3865 pg/ml，超声心动图示左心室收缩期末内径 37 mm，左心室舒张期末内径 58 mm；右心室内径 21 mm；室间隔厚度 11 mm；左心房内径 35 mm；EF 55%。诊断为：慢性心力衰竭，心功能Ⅱ级（NYHA）；冠状动脉粥样硬化性心脏病；高血压3级（极高危）。处方：加用富马酸比索洛尔片2.5 mg，每日1次口服，盐酸曲美他嗪20 mg，每日3次口服。2017年10月13日复诊，胸闷、喘憋、乏力稍好转，但仍有心悸、头晕，情绪淡漠，易怒，睡眠差，不易入睡，多梦易醒，纳食可，二便可。考虑患者存在抑郁、焦虑情绪，加用氟哌噻吨美利曲辛片（黛力新）1片，每晚1次口服。2017年10月20日复诊，诉心悸及头晕减轻，睡眠改善，血压控制在110~135/70~85 mmHg，每日步行15 000步左右无不适，继续该方案治疗，患者病情平稳，一直随诊未诉特殊不适。

六、问题与展望

目前"双心"诊治在临床实践中也存在很多现实问题，对双心医学的发展提出了挑战，现总结为以下几个方面。

1. "双心"诊治的标准化问题

（1）目前心内科医师大多通过简易量表来评估患者的精神状态，这些量表对于焦虑抑郁障碍的初筛具有一定作用，但测评环境复杂多变，无法控制测评过程中内外条件的统一，故测评结果的客观性不足。

（2）心内科医师常用的量表与精神科专业汉密顿焦虑量表和抑郁量表测量结果缺乏一致性，特异性和敏感性有限，故仅使用简易量表来诊断焦虑、抑郁障碍是不严谨的。

2. "双心"诊治的医源性问题

（1）虽然心血管内科医师接触的潜在焦虑抑郁障碍患者远远高于其他临床学科，但焦虑抑郁障碍属于精神病学诊断，严格意义上必须经由具备精神病专业资格的医师才能诊断，故心血管内科医师诊断焦虑、抑郁障碍的资质一直存有争议。

（2）心内科医师对精神疾病诊治水平参差不齐，尤其在基层医院，由于缺乏相关精神疾病的系统培训，可能导致潜在焦虑抑郁障碍的漏诊、误诊。

（3）部分心内科医师对"双心"患者精神及情绪变化重视程度不够，导致临床上重心力衰竭治疗而轻心理障碍治疗。

3. "双心"诊治的社会性问题

（1）"双心"诊治的最大阻力来自社会传统观念，很多人对精神障碍患者存在偏见，缺乏同情心，不愿意与他们交流，甚至有意回避他们，这对"双心"患者是一种不利刺激，可能造成他们社会功能进一步减退，加重躯体心理疾病。

（2）部分"双心"患者因"病耻感"不愿对他人表达自己的情绪问题，不接受抗精神障碍治疗，导致治疗延误。

4. 防治前景　真正意义上的健康指的是身心和谐统一。这就要求临床医师在处理患者躯体疾病的同时要重视患者的主观心理感受，用双心医学思维和方法进行规范化诊治，全面提高"双心"患者的生存质量，最终实现"双心"健康。基于心理障碍和心血管疾病的相关性认识，对焦虑抑郁的CHF患者应采取心身相结合的治疗原则，在躯体治疗的同时辅以心理支持干预治疗以促进疾病的康复。目前"双心"诊治在发展中面临一定的挑战，但是随着国家加大对精神障碍疾病的宣传及加强心内科医师相关技能的培训，双心医学必然会成为当代心脏病学的发展方向。

参考文献

［1］Kop WJ, Synowski SJ, Gottlieb SS. Depression in heart failure：biobehavioral mechanisms. Heart Failure Clinics, 2011, 7（1）：23-38

［2］Marc A, Silver. Depression and heart failure：an overview of what we know and don't know. Cleveland Clinic Journal of Medicine, 2010, 77（Suppl 3）：S7-S11

［3］Rutledge T, Reis VA, Linke SE, et al. Depression in heart failure a meta-analytic review of prevalence, intervention effects, and associations with clinical outcomes. Journal of the American College of Cardiology, 2006, 48（8）：1527-1537

［4］Olafiranye O, Jean-Louis G, Zizi F, et al. Anxiety and cardiovascular risk：Review of Epidemiological and Clinical Evidence. Mind & Brain, 2011, 2（1）：32-37

［5］Eisele M, Blozik F, Störk S, et al. Recognition of depression and anxiety and their association with quality of life, hospitalization and mortality in primary care patients with heart failure-study protocol of a longitudinal observation study. BMC Family Practice, 2013, 14：180

［6］Suzuki J, Shiga J, Kuwahara K, et al. Impact of clustered depression and anxiety on mortality and rehospitalization in patients with heart failure. Journal of Cardiology, 2014, 64（6）：456-462

［7］Sokoreli I, de Vries JJ, Pauws SC, et al. Depression and anxiety as predictors of mortality among heart failure patients：systematic review and meta-analysis. Heart Failure Reviews, 2016, 21（1）：49-63

［8］Ehlert U, Gaab J, Heinrichs M. Psychoneuroendocrinological contributions to the etiology of depression, posttraumatic stress disorder, and stress-related bodily disorders：the role of the hypothalamus-pituitary-adrenalaxis. Biological Psychology, 2001, 57（1-3）：141-152

［9］Quesseveur G, Repérant C, David DJ, et al. 5-HT$_2$A receptor inactivation potentiates the acute antidepressant-like activity of escitalopram：involvement of the noradrenergic system. Experimental Brain Research, 2013, 226（2）：285-295

［10］Fedacko J, Singh RB, Gupta A, et al. Inflammatory mediators in chronic heart failure in North India. Acta Cardiologica, 2014, 69（4）：391-398

［11］徐素丹, 卢永昕, 苏冠华, 等. 抑郁障碍对慢性收缩性心力衰竭患者 sST2、NT-pro BNP 和 Ghrelin 水平及预后的影响. 华中科技大学学报（医学版）, 2014, 43（3）：285-291

［12］David J, Allison, David S, et al. The common inflammatory etiology of depression and cognitive impairment：a therapeutic target. Journal of Neuroinflammation, 2014, 11：151

［13］饶芳. 抑郁焦虑情绪与慢性心功能不全预后相关性的研究进展. 中西医结合心脑血管病杂志, 2017, 15（14）：1724-1727

［14］刘超, 杜万红. 慢性心力衰竭并抑郁障碍研究进展. 华南国防医学杂志, 2013, 27（8）：605-607

［15］王瑞钰, 胡兰, 罗素新. 慢性心力衰竭合并焦虑抑郁障碍"双心"诊治最新进展. 心血管病学进展, 2016, 37（5）：503-507

白大衣高血压的诊治

第 8 章

王及华
北京大学人民医院

高血压是指以体循环动脉血压［收缩压和（或）舒张压］增高为主要特征，可伴有心、脑、肾等器官功能或器质性损害的临床综合征。

高血压是最常见的慢性病，也是心脑血管病最主要的危险因素。降低高血压患者的血压水平，可明显减少脑卒中及动脉硬化性心脏病事件的发生，延缓动脉硬化性肾疾病的进展，可显著改善患者的生存质量，有效降低个人、家庭及社会的疾病负担。控制血压，意义重大而深远。

在临床工作中我们所见到的血压升高的原因基本上可分为以下两类。

（1）原发性高血压：是一种以动脉血压升高为主要临床表现而病因尚未明确的独立疾病。原发性高血压的发病机制目前还不完全清楚，研究较多的有肾素-血管紧张素-醛固酮系统（RAAS）活性增强、交感神经系统激活及与摄盐过多相关的容量依赖性血压升高。

（2）继发性高血压：又称为症状性高血压。在这类疾病中，病因明确，高血压仅是该种疾病的临床表现之一，去除病因，增高的血压可得到相应的控制。

无论原发性还是继发性的高血压，导致血压升高的机制可能交互存在，共同作用。在人数众多的高血压患者群体中，进行治疗决策前，一定要仔细甄别是原发性高血压还是继发性高血压，确保规范诊治。

白大衣高血压（white coat hypertension，WCH）是指有些患者仅在医生诊室内测量血压升高，但在家中自测血压或 24 小时动态血压监测时血压正常。这可能是由于患者见到穿白大衣的医生后或在诊室就诊的环境中，表现出精神紧张，血液中出现过多儿茶酚胺，使心率加快及外周血管收缩，阻力增加，从而导致血压上升。在根据诊室内偶测血压值诊断为轻中度高血压的患者中，有20%~30%为白大衣高血压。随着高血压诊断及防治研究的进展，白大衣高血压越来越受到人们的重视。

白大衣高血压的发生机制目前还不十分明确，过去认为白大衣高血压仅精神紧张，平时血压在正常范围内，可能与患者产生的应激反应和警觉反应有关。目前研究发现这种白大衣高血压可能是处于正常血压与持续性高血压之间的一种中间状态，年轻、女性、非吸烟人群中的发病率较高。因此，对白大衣高血压的个体应加强随访观察。

一、白大衣高血压的病因

1. 与医务人员相关　白大衣高血压的产生可能与医务人员测压对患者的"加压刺激"有关，在特定的场所，医务人员与患者交谈的语气情绪均能影响测得的血压值。

2. 患者的原因　患者本身对于应激有增强的反应，有研究发现 WCH 患者存在着肾素-血管紧张素系统的激活、血浆肾素和醛固酮水平增高，去甲肾上腺素水平也增高。

3. 白大衣高血压患者具有与应激相关的压力反应的遗传特性，可能是高血压前状态的一部分。

二、白大衣高血压的发生机制

白大衣高血压的发生机制目前还不十分明确，可能与以下因素有关。有学者认为，医务人员测压对患者有"加压素效应"，可能与患者产生的应激反应（stress reaction）与警觉反应（alert reaction）有关。白大衣高血压具有与应激相关的压力反应的遗传特性，并且是高血压前状态的一部分，也有研究认为白大衣高血压可能存在着交感神经系统的激活或紊乱，对于应激有增加的反应，Weber 发现白大衣高血压患者存在着肾素-血管紧张素系统（RAAS）的激活，血浆肾素和醛固酮水平增高，去甲肾上腺素水平也增高。白大衣高血压患者的心率和平均动脉压呈显著正相关。白大衣高血压也与精神因素有关，而这也与交感神经系统的激活和紊乱有一定的关系。白大衣高血压患者的收缩压和舒张压对心算法的检测反应大于原发性高血压患者，这也表明心算法是诊断白大衣高血压的一种有效方法。

白大衣高血压是一种增强型的血管反应性应激反应。有研究认为血压受谈话及其他情绪影响，医务人员的语言能影响所测得的血压值，为了使白大衣高血压诊断确切，应保证于就诊后到开始问诊前的沉默时间内测量血压，以避免交谈和情绪的影响。

三、白大衣高血压的临床表现

1. 单纯诊室高血压　指未经治疗的患者呈现诊室中所测血压始终增高，而在诊室以外环境时日间血压不高同时动态血压监测正常的临床表现。有人认为称"单纯诊室高血压"更为合适。

2. 难控制性白大衣高血压　指正在接受抗高血压药物治疗的患者在到医院复诊时呈现"白大衣效应"。即患者的实际血压值测得过高，又称"诊室高血压"。此类患者动态血压监测正常。

在临床实际工作中如遇到血压控制不理想的患者，特别当几个不同类型的降压药物同时联合应用时，除了应考虑患者服药的依从性及继发性高血压等原因外，"白大衣效应"是一个值得注意的因素。动态血压监测或家庭自测血压的应用有利于排除后一种现象。

四、白大衣高血压的检查

白大衣高血压的检查包括筛查（提高检出率）及综合危险因素的筛查。

动态血压监测是临床常用的一种检查手段，目前用此方法来确诊白大衣高血压。家庭自测血压也是近年指南推荐的一种监测血压的方法。

白大衣高血压患者 24 小时动态血压均显著低于持续性高血压患者，而与正常人相比，24 小时及白昼平均血压均升高，甚至相差显著。因此，有必要进行心血管危险分层以采取适当的治疗方案。

1. 危险因素　包括性别、年龄、吸烟、肥胖、早发心血管疾病家族史以及血糖、血脂、同型半胱氨酸的测定等。

2. 靶器官损伤　心电图、心脏超声、颈动脉超声、脉搏波速度、踝/臂指数、肾小球滤过率、血清肌酐测定、白蛋白/肌酐比等。

另外，对于有焦虑状态的患者应进行心理测评。

五、白大衣高血压的诊断和治疗

在未服药状态下，诊室测量时血压高，而 24 小时动态血压监测血压或家庭自测血压在正常范围时即可诊断白大衣高血压。

中国的参考诊断标准为：白大衣高血压患者诊室收缩压＞140 mmHg 和（或）舒张压＞90 mmHg，并且昼间动态血压收缩压＜135 mmHg 舒张压＜80 mmHg；这还需要经过临床的验证和评价，临床上怀疑单纯诊室高血压时应通过家庭血压测量或动态血压测量来协助诊断。

2013 年欧洲高血压指南的诊断标准为：诊室血压＞140/90 mmHg，诊室外或家庭自测血压白天＜135/85 mmHg 且 24 小时动态血压全天＜130/80 mmHg。

近年来强调对白大衣高血压患者进行非药物治疗，提出白大衣高血压的患者应注意生活方式的调整，改善其生活习惯、工作环境，使得精神放松，还可进行生物反馈、瑜伽、松弛训练等。有研究认为，这些应激处理可能通过降低儿茶酚胺和肾素-血管紧张素-醛固酮系统的活性而减少心血管危险性。

有报道称，抗焦虑药物对伴有白大衣效应及焦虑抑郁高血压患者有确切的降压疗效。

随着高血压诊断及防治研究的进展，白大衣高血压越来越受到人们的重视。准确识别出白大衣高血压患者，消除缓解其紧张焦虑的情绪是首选的干预措施之一。

参考文献

［1］中国高血压防治指南修订委员会. 中国高血压防治指南 2010. 中华心血管病杂志，2011，39（7）：579-616

［2］陆再英，钟南山. 内科学（第 7 版）. 北京：人民卫生出版社，2008

［3］Rugnath T. Pillay BJ. Cassimjee MH. Twenty-four hour ambulatory blood pressure monitoring in general practice. South African Med J，2000，90（9）：898-904

［4］施珍，方宁远. 白大衣高血压研究进展. 心血管病学进展，2005，26（1）：8-11

［5］Smith PA. Graham LN. Mack in tosh AF. et al. Sympathetic neural mechanisns in whit-coat hypertension. J Am coll Cardiol，2002，40：126-132

心绞痛患者的惊恐障碍

夏志琦
深圳孙逸仙医院

第 9 章

一、心绞痛

（一）定义

心绞痛是冠心病的分型之一。冠心病心绞痛是指由于冠状动脉粥样硬化狭窄导致冠状动脉供血不足，心肌暂时缺血与缺氧所引起的以心前区疼痛为主要临床表现的一组综合征。冠心病目前在我国的发病率呈逐年上升趋势，严重危害着人民群众的健康和生活。冠心病一般包括五种类型，危害最严重的是急性心肌梗死，常需要紧急救治，否则危险性极高；发生率最多的是心绞痛，包括稳定型心绞痛和不稳定型心绞痛，其中稳定型心绞痛属于最轻型的冠心病；此外还有心搏骤停、无痛性心肌缺血和缺血性心肌病。这五种情况临床上可以互相转换，取决于病变是否进展、治疗是否有效。所以普及宣传冠心病的知识，积极有效地防止冠心病对于提高人民群众的健康是有重要意义的。下面重点介绍冠心病心绞痛的相关内容。

冠心病的病因不十分清楚，一般认为是多因素综合引起的结果。冠心病心绞痛的主要病理改变是不同程度的冠状动脉粥样硬化。目前认为引起的冠状动脉粥样硬化的危险因素有血脂代谢紊乱、高血压、糖尿病、吸烟、肥胖、高尿酸血症高纤维蛋白原血症、遗传因素等。此外，男性、老年、不爱运动者多发。其中前五项在我国发病率高、影响严重，是我们主要控制的对象。

（二）疾病分类

临床上常将心绞痛分为稳定型心绞痛和不稳定型心绞痛两种类型。稳定型心绞痛是指在一段时间内的心绞痛的发病保持相对稳定，均由劳累诱发，发作特点无明显变化，属于稳定劳累性心绞痛。不稳定型心绞痛包括初发性心绞痛、自发性心绞痛、梗死后心绞痛、变异性心绞痛和劳力恶化性心绞痛；主要的特点是疼痛发作不稳定、持续时间长、自发性发作危险性大，易演变成心肌梗死。

不稳定型心绞痛与稳定型心绞痛不同，属于急性冠状动脉综合征，常常需要紧急处理，与非ST 段抬高性心肌梗死非常接近，所以目前一般两者一并论述。

（三）发病机制

稳定型心绞痛是在冠状动脉狭窄时，冠状动脉血流量不能满足心肌代谢的需要，引起心肌缺血缺氧时，即产生心绞痛。稳定型心绞痛常常是由于人活动、激动后，心肌耗氧量增加，而狭窄的冠状动脉不能满足供血而发生心绞痛。不稳定型心绞痛是在冠状动脉粥样硬化的基础上，斑块破裂形成非阻塞性冠状动脉血栓是不稳定型心绞痛和非 ST 段抬高性心肌梗死的典型病理生理机制，其他病理机制还有血管痉挛，进行性的冠脉粥样硬化病变加重阻塞。另外，还有一些继发性因素，包括心动过速、发热、甲亢、贫血、低血压等，均可导致不稳定型心绞痛的发生和加重。

（四）临床表现

1. 稳定型心绞痛　心绞痛以发作性胸痛为主要临床表现，疼痛的部位主要在心前区，有手掌大小范围，界限不很清楚。常放射至左肩、左臂内侧达环指和小指，有时也可发生颈、咽或下颌部不适；胸痛常为压迫、发闷或紧缩性，也可有烧灼感，但不尖锐，不像针刺或刀扎样痛，发作时，患者往往不自觉地停止原来的活动，直至症状缓解；发作常由体力劳动或情绪激动（如愤怒、焦急、过度兴奋等）所激发，饱食、寒冷、吸烟、心动过速等亦可诱发。典型的心绞痛常在相似的条件下发生，早晨多发；疼痛一般持续 3~5 分钟后会逐渐缓解，舌下含服硝酸甘油也能在几分钟内使之缓解。可数天或数星期发作一次，亦可一日内发作多次。

2. 不稳定型心绞痛　和非 ST 段抬高性心肌梗死的共同表现特点为心前区痛，但是疼痛表现形式多样，发作诱因可有可无，可以劳力性诱发，也可以自发性疼痛。发作时间一般比稳定型心绞痛长，可达到 30 分钟，疼痛部位和放射部位与稳定型心绞痛类似，应用硝酸甘油后多数能缓解。但是也经常有发作不典型者，表现为胸闷、气短、周身乏力、恶心、呕吐等，尤其是老年女性和糖尿病患者。

（五）疾病体征

1. 稳定型心绞痛　体检常无特殊发现，发作时常见心率增快、血压升高，表情焦虑、皮肤凉或出汗，有时出现第四或第三心音奔马律。

2. 不稳定型心绞痛　和非 ST 段抬高性心肌梗死的体征差别经常不明显，缺乏特异性。一般心脏查体可发现心音减弱，有时可以听到第三或第四心音以及心尖部的收缩期杂音，严重者可发现伴随的周身异常改变。

（六）辅助检查

1. 稳定型心绞痛

（1）心电学检查：是诊断冠心病最有价值的检查手段。其中常规 12 导联心电图是发现心肌缺血、诊断心绞痛最方便、最经济的检查方法。特别是心绞痛发作时的心电图显示心肌缺血，症状缓解后心电图的缺血恢复更具有诊断价值。但是患者常常在发病时不能马上到医院检查，而到医院后症状已缓解，这时做心电图可以完全正常，这样不能认为患者没有冠心病心绞痛。应该根据情况建议患者做心电图运动负荷试验或者选择 24 小时动态心电图测定来发现患者的心肌缺血改变，这样可使诊断的准确性提高。

（2）超声心动图：稳定型心绞痛患者的静息超声心动图大部分无异常表现，进行该项检查的主要目的在于评价心脏功能和发现其他类型心脏病，有助于鉴别诊断。必要时与负荷心电图一样，负荷超声心动图可以帮助识别心肌缺血的范围和程度。

（3）放射性核素检查：这种检查主要有 [201]Tl-心肌显像或兼做负荷试验，在冠状动脉供血不足部位的心肌，可显示灌注缺损。主要适合于心电学检查不能确诊或者需要进一步对心肌进行特殊评估者。

（4）冠状动脉 CT 检查：这项检查是近十年广泛用于诊断冠心病的方法，属于无创性，也需要应用对比剂显像。可以直接显示冠状动脉血管壁和腔内的情况，准确性稍差于冠状动脉造影。适合于临床冠心病诊断不清，或者需要判断冠状动脉病变程度者，相对来说，是一项准确的无创性检查手段。

（5）冠状动脉造影：目前仍然是诊断冠心病冠状动脉病变最准确的方法，因为它是有创性检查方法，通常在上述方法不能确诊时或者是对于诊断明确者需要介入治疗时才进行。

（6）化验检查：包括血脂、血糖、尿酸、肝肾功能、高敏感 CRP 等，有助于对患者的危险因素进行评估和指导下一步的处理。

2. 不稳定型心绞痛

（1）心电学检查：是最简单而实用的手段，常能发现一过性的 ST 段的水平或下斜行下移，T 波倒置。重要的是疼痛发作时出现心电图改变，而疼痛缓解后心电图改变也恢复，这是诊断心绞痛非常有意义的指标。也有少数患者可以没有任何心电图的改变，多见于多支冠状动脉病变的患者。本病不适合运动负荷心电图检查，可以进行动态心电图检查。

（2）心脏生化标志物的检查：肌钙蛋白 I（cTnI）、肌钙蛋白 T（cTnT）是心肌损伤最敏感和特异的指标，比 CPK-MB 具有更高的特异性、敏感性。目前认为 cTnI 或 cTnT 检查超过正常范围提示非 ST 段抬高性心肌梗死，但是要排除继发性的其他个别原因。

（3）其他化验：包括血脂、血糖、尿酸、肝肾功能、血清离子、高敏感 CRP，有助于对患者的危险因素进行评估和指导下一步的处理。

（4）心脏超声、心脏核素、心脏 CT 和心脏磁共振检查等，可以观察心肌运动异常、心功能评价和病因学分析及直接冠状动脉的检查（同前述）。

（5）冠状动脉造影：这一技术是目前评价冠状动脉病变最有意义的检查手段，可以准确地判定病变范围，病变的程度，病变的类型。这组患者行冠状动脉造影检查的主要目的是指导进一步的治疗和评估预后。

（七）疾病诊断

1. 稳定型心绞痛　根据典型的发作特点，稳定型心绞痛通常发作在 1~3 个月内无改变，即每日和每周疼痛发作次数大致相同，诱发疼痛的劳力和情绪激动程度相同，每次发作疼痛的性质和部位无改变，疼痛时限相仿（3~5 分钟），用硝酸甘油后，也在相同时间内发生疗效，结合年龄和存在冠心病易患因素，除外其他原因所致的心绞痛，一般即可建立诊断。

2. 不稳定型心绞痛　根据患者心前区疼痛症状的特点和心电图心肌缺血的改变，结合年龄和冠心病的危险因素诊断较易。

（八）鉴别诊断

1. 稳定型心绞痛　要与以下情况进行鉴别。

（1）心脏神经官能症：本病患者常诉胸痛，但为短暂（几分钟）的刺痛或持久（几小时）的隐痛，患者常喜欢不时地吸一大口气或作叹息性呼吸。胸痛部位多在左胸乳房下心尖部附近，或经常变动。症状多在疲劳之后出现，而不在疲劳的当时，作轻度体力活动反觉舒适，有时可伴有心悸、疲乏及神经衰弱的症状。

（2）不稳定型心绞痛：与稳定型劳力性心绞痛不同，不稳定型心绞痛包括初发的劳力性心绞痛，恶化性心绞痛及自发性心绞痛，因其发病机制与稳定型心绞痛不同（见后述）。

（3）肋间神经痛：本病疼痛常累及 1~2 个肋间，但并不一定局限在胸前，为刺痛或灼痛，多为持续性而非发作性，咳嗽、用力呼吸和身体转动可使疼痛加剧，沿神经走行处有压痛，手臂上举活动时局部有牵拉疼痛，故与心绞痛不同。

（4）其他心脏病引起的心绞痛：肥厚性心肌病、主动脉瓣膜病变、严重的心律失常、主动脉夹层、大动脉炎等均可引起心绞痛，需要鉴别。

（5）其他疾病：包括食管疾病、纵隔疾病、肺和胸膜病变有时也可引起胸痛，需要鉴别。

2. 不稳定型心绞痛　在诊断的过程中特别要排除急性心肌梗死，与 ST 段抬高性心肌梗死的鉴别相对较容易，主要依靠心电图的改变即可。对于与非 ST 段抬高性心肌梗死相区别，则需根据心肌酶谱、心脏血清标志物和心电图的动态观察才能区别。这组患者一般需要冠状动脉造影进一步评估病变的程度。其他鉴别同稳定型心绞痛。

（九）疾病治疗

1. 稳定型心绞痛　稳定型心绞痛的综合治疗措施包括：减少冠状动脉粥样硬化危险因素；药物治疗；冠脉内介入治疗；外科手术，冠状动脉旁路移植术。

（1）一般治疗：发作时立刻休息，一般患者在停止活动后症状即可消除。平时应尽量避免各种可以诱致发作的因素，如过度的体力活动、情绪激动、饱餐等。冬天注意保暖，调节饮食，特别一次进食不宜过饱，避免油腻饮食，禁绝烟酒。调整日常生活与工作量；减轻精神负担；保持适当的体力活动，以不致发生疼痛症状为度；处理诱发或恶化心绞痛的伴随疾病，治疗高血压、糖尿病、血脂紊乱等，减少冠状动脉粥样硬化危险因素。

（2）药物治疗：用于稳定型心绞痛的药物包括调脂药物、抗血小板制剂、β 受体阻滞剂、血管紧张素转换酶抑制剂、硝酸酯类和钙拮抗剂等。能够控制和改善心绞痛发作的药物主要是硝酸酯类（包括硝酸甘油、异山梨酯等）、β-阻滞剂（比索洛尔、美托洛尔）和钙拮抗剂（合贝爽）。另外，高血压的降压治疗、调血脂的他汀类药物治疗以及抗血小板的阿司匹林治疗对于降低稳定型心绞痛患者死亡率和致残率的证据充分，也作为冠心病心绞痛的主要药物治疗措施。

（3）介入治疗：主要是冠状动脉内的支架植入术，尤其是新型支架的应用，介入治疗不仅可以改善生活质量，而且可明显降低患者的心肌梗死和死亡率。

冠脉内介入治疗的适应证：①单支冠脉严重狭窄，有心肌缺血的客观依据，病变血管供血面积较大者；②多支冠脉病变，但病变较局限者；③近期内完全闭塞的血管，血管供应区内有存活心肌，远端可见侧支循环者；④左心室功能严重减退（左心室射血分数<30%）者，冠状动脉病变适合的情况；⑤冠脉搭桥术后心绞痛；⑥PTCA 术后再狭窄。

（4）外科治疗：主要是施行主动脉-冠状动脉旁路移植手术，取患者自身的大隐静脉作为旁路移植材料。一端吻合在主动脉，另一端吻合在有病变的冠状动脉段的远端，或游离内乳动脉远端吻合，引主动脉的血流以改善该冠状动脉所供血心肌的血流供应。

手术适应证：①冠状动脉多支血管病变，尤其是合并糖尿病的患者；②冠状动脉左主干病变；③不适合行介入治疗的患者；④心肌梗死合并室壁瘤，需要进行室壁瘤切除的患者；⑤狭窄段的远端管腔要通畅，血管供应区有存活心肌。

2. 不稳定型心绞痛　不稳定型心绞痛是严重的具有潜在危险性的疾病，对其处理的第一步首先应是快速检查评估危险性，并立即开始抗缺血治疗。对中危和高危的患者应立即住院进一步评估、监测、综合治疗，对于低危患者可以在急诊观察一段时间后，行无创性检查评价心肌缺血，结果阴性可以门诊随访观察治疗。

（1）中、高危患者的处理：应该住院按急性心肌梗死进行处理，这类患者症状发作频繁，一般可有心力衰竭、血压低，心电图改变明显，心脏生化标志物升高。主要措施包括①一般处理：

卧床休息、镇静，CCU 监护，对高危者应该至少监护 24 小时。②抗心肌缺血治疗：硝酸酯类、β-受体阻滞剂及钙拮抗剂是常用的治疗药物，都可以缓解不稳定型心绞痛的症状。③抗血栓治疗：目前主要有抗血小板和抗凝两种治疗方法，抗血小板的常用药物有阿司匹林、氯吡格雷、血小板糖蛋白Ⅱb/Ⅲa 受体阻滞剂。抗凝的主要药物有肝素和低分子肝素，戊糖和水蛭素也已用于临床。④其他药物治疗：硝酸甘油不能缓解胸痛或出现肺淤血或躁动时，可静脉应用吗啡类镇静药。ACEI 类用于有左心收缩功能障碍、血压仍偏高，以及合并糖尿病的患者。他汀类适用于各种类型冠心病的 1 级和 2 级预防及稳定斑块，也越来越广泛地应用于冠心病的治疗。⑤冠状动脉造影和冠状动脉血运重建治疗：目前总的趋势倾向于采取早期介入治疗方案，特别是对于 24 小时内有心肌缺血发作的患者，早期行冠状动脉造影，明确冠状动脉病变，进行早期血管重建治疗包括心脏支架植入术和外科手术搭桥术，都是积极有效地措施。

（2）低危患者的处理：这组患者可以院外门诊治疗，表现症状、体征轻，心电图改变轻，没有心脏生化标志物升高。治疗的措施是抗血小板，抗缺血，治疗心绞痛症状，提高生活质量，严格控制冠状动脉粥样硬化的危险因素，强化 ABCDE 的长期预防方案，达到改善预后、延长生存期的主要目标。但是与稳定型心绞痛相比需要密切随访观察，发现早期不稳定的因素，积极处理。

（十）疾病预后

心绞痛患者多数能生存很多年，但有发生急性心肌梗死或猝死的危险，有室性心律失常或传导阻滞者预后较差，但决定预后的主要因素为冠状动脉病变范围和心功能。左冠状动脉主干病变最为严重，三支血管病变及心功能减退患者的生存率与左主干狭窄相同，左前降支近段病变较其他两支的病变严重。

（十一）疾病预防

冠心病预防的主要措施为 ABCDE：

A. 就是应用阿司匹林和抗心绞痛治疗；
B. 为控制血压和应用 β-受体阻滞剂；
C. 控制胆固醇和戒烟；
D. 控制饮食和治疗糖尿病；
E. 运动锻炼和宣传教育。

值得一提的是假性心绞痛。假性心绞痛是一种冠状血管痉挛的疼痛，多发于更年期的妇女。妇女更年期由于雌激素的减少而对蛋白质的代谢产生影响，使独立的抗动脉硬化的保护因子——高密度脂蛋白的生成减少，因而不能忽视更年期妇女真性心绞痛的发生。而且两者有时很难鉴别，心绞痛发作时可有心电图异常，典型者 ST 段下降或 T 波倒置；但更年期"假性心绞痛"由于过度换气或交感神经张力过强，心电图也可有某些导联的 T 波低平、倒置。两者鉴别主要根据有无动脉硬化的血管改变而定。因此，更年期妇女尤其是肥胖和高血压者出现心血管症状时，应先到医院做全面检查，以免和真性心绞痛混淆。

二、惊恐障碍

患者发病时，剧烈的心绞痛及濒死感会导致患者应激状态的产生。患者重病在身，对疾病和预后不了解，对诊断和治疗的来龙去脉不清楚，考虑到前途、家庭、经济等问题，往往产生担心和害怕等负面情绪。针对以上情况，要引导患者科学的认识并了解自身疾病，医护人员应采取认真倾听、鼓励、说服、启发和指导的方式，再配合画面、动态图像等手段让患者充分认识自己的疾病及治疗方法。让患者认识到所患疾病是良性疾病，而且目前医学发达，是可以治愈的。疾病并不像想象的那样严重，手术也没有那么恐怖，心情就会豁然开朗，不良情绪会得到改善。

据估计，惊恐障碍的终生患病率为 2%~4%。美国 20 世纪 80 年代对成人的一项大规模的流行病学调查表明，惊恐障碍的终生患病率大约为 1.5%，惊恐发作的终生患病率为 3.6%，而有 9%~10% 的人经历过一次惊恐发作。90 年代的另一调查表明，美国人群中的终生患病率为 3.5%，其中男女比率为 2：5，在我国缺乏相应的调查资料。惊恐障碍大多在成年早期发病，年龄范围为 15~40 岁，平均发病年龄是 25 岁。不过，此病在各个年龄段均可发生。其发生与社会经济状况无关。

（一）定义

惊恐障碍（panic disorder）简称惊恐症，是以反复出现显著的心悸、出汗、震颤等自主神经症状，伴以强烈的濒死感或失控感，害怕产生不幸后果的惊恐发作（panic attacks）为特征的一种急性焦虑障碍。惊恐发作是一种突如其来的惊恐体验，起症状往往是患者自我感受到的表现，患者在某些情况下突然感到惊恐、失控感、发疯感、崩溃感、濒死感，惊恐万状，四处呼救，同时伴有严重的自主功能失调，其起病快，终止也快，其表现将持续数分钟或几十分钟，发作呈自限性。

（二）症状体征

惊恐障碍指反复的、有时为不可预料的焦虑或惊恐发作。发作突如其来，让人极端痛苦，持续几分钟或更久一些。在惊恐障碍中，发作不限于发生在特定的可预料的情境中。惊恐发作后会持续担心再次发作。包括 3 部分症状：

1. 惊恐发作 典型的表现是患者正在进行日常活动，如看书、进食、散步、开会或操持家务时，突然感到气短，头晕或轻度头痛，晕厥，震颤或颤动，不真实感，口干，难以集中思想或讲话，视物模糊，胸闷、胸痛、胸部压紧或疼痛感或呼吸困难，喉头堵塞，好像透不过气来，即将窒息。心悸，心脏剧跳，好像心脏要从口腔里跳出来；手麻，足麻，窒息感，出汗，潮热或寒战，迫切想逃脱，恶心，肌肉紧张，怕死去，失去控制或发疯；同时出现强烈的恐惧感，好像即将死去，或即将失去理智。这种紧张心情使患者难以忍受，因而惊叫、呼救。有的出现过度换气（hyperventilation）、头晕、非真实感、多汗、面部潮红或苍白、步态不稳、震颤、手足麻木、胃肠道不适等自主神经过度兴奋症状，以及运动性不安。在惊恐发作中患者一般竭力想逃避某种特殊功能的情境以期望惊恐停止，或者寻求帮助以防崩溃、心脏病发作或发疯。此种发作突然，发作时意识清晰，历时短暂，一般 5~20 分钟（10 分钟内达到高峰），很少超过 1 小时，即可自行缓解；或以哈欠、排尿、入睡而结束发作。发作间期精神状态正常。发作之后，患者自觉一切如常，能回忆发作的经过，但不久又可突然再发。患者可以频繁发作，1 个月达 3 次以上。

2. 预期焦虑 大多数患者在反复出现惊恐发作之后的间歇期，常担心再次发病，因而紧张不安，也可出现一些自主神经活动亢进的症状，称为预期性焦虑，可持续 1 个月以上。应注意与广泛性焦虑鉴别。

3. 求助和回避行为 惊恐发作时，由于强烈的恐惧感，患者难以忍受，常立即要求给予紧急帮助。在发作的间歇期，60% 的患者由于担心发病时得不到帮助，因而主动回避一些活动，如不愿单独出门，不愿到人多的热闹场所，不愿乘车旅行等，或出门时要他人陪伴，即继发广场恐惧症。惊恐发作有时（并不总是）会导致对某些情境的广场恐惧样回避，在这种情境中感到躲避很困难或令人难堪，或者感到不能立刻得到别人的帮助。偶尔的惊恐发作（即惊恐发作的频度不足以做出惊恐障碍的诊断）也可以出现在其他的精神障碍中，特别是在其他焦虑障碍中。

（三）病因及诊断

本病常无明显诱因突然发病，有多种自主神经症状，尤以心悸、气紧、头晕、出汗等最突出；在短时间内症状急剧发展达到高峰，伴有强烈恐惧；持续时间很短便自行缓解。间歇期除有预期焦虑，担心再次发病外，可无任何不适症状，常反复发作，间歇期可长可短。发作频繁，加上预期焦虑，易误诊为广泛焦虑障碍。不少病例继发广场恐惧症，DSM-Ⅳ将本病区分为：惊恐障碍伴有广场恐惧和惊恐障碍不伴广场恐惧两种亚型。合并重型抑郁症者应分别给予诊断。

根据 ICD-10 的诊断标准，惊恐发作诊断依据为 1 个月内至少有 3 次发作，每次不超过 2 小时。发作时明显影响日常活动。两次发作的间歇期，除害怕再发作外，没有明显症状。并有以下特点：①发作的情境中没有真正的危险；②并不局限在已知或可预料的情境中（参见特定的恐惧症或社交恐惧症）；③在惊恐发作间歇期几乎无焦虑症状（尽管常会担心下次惊恐发作）；④不是由生理疲劳、躯体疾病（如甲状腺功能亢进症）或物质滥用的结果。更详细的资料请参考 ICD-10、CCMD-Ⅲ 或 DSM-Ⅳ。

有证据表明在儿童和成人期经历创伤性事件或负性生活事件与惊恐障碍的形成有关。惊恐障碍的患者比无障碍的个体对创伤效应更敏感，特别是涉及分离和依恋关系破裂的事件。与此模式相一致的是最近的创伤应激可以在促发惊恐发作中发挥作用。这种异常有几种形式，包括紧张的自主性活动增加或者阻止对恐惧网络信号恰当解释和（或）阻止对限制焦虑及惊恐反应的皮质恰当反馈。因此，生活事件应激和遗传易感性的相互作用是成人惊恐障碍的根本原因。

（四）并发病症

惊恐障碍病例常伴有抑郁症状，这类患者的自杀倾向增加，临床上需加以重视。

（五）检查与鉴别

1. 检查　目前本病尚无特异性实验室检查指标。焦虑症患者脑电图节律减少，且活动多在较高频率范围，提示焦虑患者常处于高度警觉状态。

2. 鉴别　惊恐发作作为一组综合病征，可见于多种精神疾病和躯体疾病，只有在排除这类疾病之后，才能确立惊恐障碍的诊断。需要鉴别的精神疾病除广泛焦虑障碍和抑郁障碍外，还要注意与精神分裂症、人格解体障碍、躯体形式障碍等鉴别。内科疾病需要鉴别的包括：甲状腺功能亢进症、甲状旁腺功能亢进症、心律失常、冠状动脉供血不足、嗜铬细胞瘤、低血糖症、真性眩晕、药物戒断和酒精戒断症状等。特别容易混淆的是二尖瓣脱垂。二尖瓣脱垂也是突然发生心悸、胸痛，以及气紧、疲乏，甚至晕厥，但无头昏、出汗、震颤、面部发热或发冷，以及人格解体、濒死感或失控感等症状，借助超声心动图可以鉴别。但有研究报告显示，两者可能并发，并认为惊恐障碍可导致二尖瓣脱垂，如果惊恐障碍得到控制，二尖瓣脱垂可能消失。

在诊断本病时，首先做常规医疗评估排除是否是躯体疾病引起的焦虑症状（如心脏病、甲状腺功能亢进症）。通常惊恐障碍的患者已经先在内科医师处就诊，基本排除了器质性疾病的可能。

惊恐发作可能出现在其他恐惧症中，如社交恐惧症（当向一群人讲话时）或特定的恐惧症中（如看到蜘蛛时），在这些恐惧障碍中惊恐发作可以预测，仅发生在特定的刺激或情境中，这种情况下就不能做出惊恐障碍的诊断，只有不可预测的惊恐发作才可做出惊恐障碍的诊断。

在抑郁障碍病程中也可出现反复的惊恐发作，并担心再次发作。在一些患者中，抑郁可以继发于惊恐障碍（即惊恐障碍的体验使患者变得抑郁）。须记住惊恐发作是相对短暂的，形容自己整天惊恐的患者是在临床表现非常焦虑的心情而不是惊恐发作。

（六）诊疗方法

治疗目的在于尽早控制惊恐发作、预防再发和引起广场恐惧。

1. 早期治疗 在处理初次的惊恐发作时，应向患者说明由焦虑导致的躯体症状貌似可怕，其实是无害的，并解释患者"担心失去自我控制或死去"的想法是焦虑导致的认知障碍，会使焦虑进入恶性循环，从而防止惊恐障碍的进一步形成。患者应被告知回避行为的重要性，回避产生惊恐障碍的场所会导致广场恐惧。

2. 药物治疗 可选用以下药物。

（1）三环类抗抑郁剂：一些抗抑郁药大剂量应用时有抗惊恐发作的作用，故常被作为一线药物。较多选用丙米嗪，每天剂量 50～300 mg，可从小剂量 10 mg 或 25 mg 开始，逐渐加量，大多数患者日用量至少在 150 mg 以上才见效。氯米帕明（25～200 mg/d）亦可使用。对抗胆碱能副反应不能耐受者，可改用地昔帕明（去甲咪嗪）；易出现低血压的老年人，可选用去甲替林（nortriptyline）。阿米替林对减少惊恐发作同苯二氮䓬类相似，并很少引起依赖和撤药反应。但该药起效较慢，并有较多的不良反应，并且阿米替林对惊恐障碍的初期效果表现为提高觉醒水平，包括焦虑不安、失眠以及交感神经兴奋。因此，该药需从小剂量开始应用。大约有 2/3 对苯二氮䓬类或阿米替林有效的患者在停药 6 周后复发，并需要进一步治疗。

（2）5-羟色胺回收抑制剂：可作为一线药物，特别是对三环类副反应不能耐受者；合并强迫症状或社交恐惧症的患者可作为首选。常用药物包括帕罗西汀（20～60 mg/d），氟西汀（5～20 mg/d）、舍曲林（50～150 mg/d）和氟伏沙明（150 mg/d），早晨服用。SSRI（如氟西汀、帕罗西汀、氟伏沙明）、SNRI（文拉法辛及其缓释剂），以及 NaSSA（米氮平）等新型抗抑郁药同样可控制惊恐发作的症状，其效果同阿米替林相当。该药没有阿米替林的抗胆碱能和心血管系统的不良反应，但其特有的不良反应可使一部分患者无法耐受而终止服药。

（3）单胺氧化酶抑制剂：适用于对其他抗抑郁剂不能耐受者；合并非典型抑郁症或社交恐惧症者可作为首选。常用药物包括苯乙肼（口服 10～15 mg/次，3 次/d；对无效的严重患者可加量至30 mg，2 次/d，一旦有疗效，应隔日服 15 mg 维持。服药 3～4 w 后如不见效，应停药。）和反苯环丙胺（tranylcypromine，10～80 mg/d），早晨服用。

（4）高效苯二氮䓬类：适用于对各种抗抑郁剂不能耐受者；预期焦虑或恐惧性回避很突出，以及需要快速见效的病例可首选。常用药物包括阿普唑仑和氯硝西泮。后者药物作用时间较长，较少戒断反应。苯二氮䓬类在控制惊恐发作时必须大剂量地使用并持续数月，但会因此引起依赖性和撤药反应。常规使用药为阿普唑仑，该药在治疗剂量时，其效价较地西泮高而镇静作用相对较弱，通常需 6 mg/d 才可控制惊恐发作（与 60 mg 地西泮相当），加药需 2～3 周，撤药需缓慢，一般在 6 周以上。

（5）其他药物：文拉法辛（venlafaxine，50～75 mg/d）和奈法唑酮（nefazodone，200～600 mg/d）可试用于其他药物疗效不佳的患者。

由于本病容易复发，各种治疗时期一般不宜短于半年；有的病例需维持用药 3～5 年，才能充分缓解。

3. 心理治疗 用药物治疗控制惊恐发作之后，常需配合心理治疗，才能消除预期焦虑和恐惧性回避。

（1）支持性心理治疗：向患者说明疾病的性质，以减轻患者的精神负担，鼓励患者坚持治疗计划。组织同类患者参加小组治疗，互相帮助，能起到更好的效果。

（2）认知行为治疗：认知疗法是由临床心理医师或精神科医师进行的专业治疗。认知疗法短期效果同药物治疗相当，并有较低的复发率。但该治疗需专科医师进行，并较费时间，一般在行认知疗法前应先行药物治疗。①可选择以下方式进行：在发作间歇期有慢性过度换气，而在自发或诱发的惊恐发作时出现急性过度换气的患者，可导致低碳酸血症和碱中毒，从而降低脑血流量，引起头晕、意识模糊和人格解体等症状。采用抗惊恐药物控制惊恐发作，或通过呼吸的行为训练，教患者调节呼吸频率不要过度换气，可使惊恐发作显著减少。②暴露疗法：让患者通过默想，暴露于惊恐发作时的躯体感受，以消除患者对各种自主神经反应的恐惧。对有恐惧性可避行为或继发广场恐惧的患者，宜采取现场暴露，使患者能逐步适应害怕的情境。③放松训练：可按照从上到下的顺序依次收缩和放松头面部、上肢、胸腹部、下肢各组肌肉，达到减轻焦虑的目的。也可让患者学会保健气功，放松全身肌肉、调节呼吸、意守丹田，消除杂念。④认知重建：对患者发病时的躯体感觉和情感体验给予合理的解释，让患者意识到这类感觉和体验是良性的，对健康不会导致严重损害。

（七）预后

本病通常起病于少年晚期或成年早期，35～40 岁再有一次发病高峰期。近年发现儿童期也可发生本病。有的病例可在数周内完全缓解，病期超过 6 个月者易进入慢性波动病程。没有广场恐惧伴发的患者治疗效果较好。继发广场恐惧者预后欠佳；约 7% 的病例有自杀未遂史；约半数以上患者合并重型抑郁发作，使本病自杀危险性增加，特别值得重视。

总之，双心疾病既要注重患者心脏功能康复又要心理健康的恢复，把双心疾病生活方式的改变提高到治疗的高度，通过生活方式治疗，从源头上有效控制双心疾病及其危险因素的聚集，有助于患者从躯体和心理上完全恢复，使其拥有更好的生活质量。双心疾病生活方式的治疗要为患者树立自我管理的意识，要有健康的理念和理性的生活习惯，并要有持续的自我约束力，才能以此生活方式治疗为基础，综合干预心血管疾病和心理问题，使其双心得到康复。

参考文献

［1］Kubzansky LD, Kawachi I. Going to the heart of the matter: do negative emotions cause coronary heart disease? J Psychosom Res, 2009, 48 (4-5): 323-337

［2］Ziegelstein RC, Kim SY, Kao D, et al. Can doctors and nurses recognize depression in patients hospitalized with an acute myocardial infarction in the absence ormal screening? Pychosom Med, 2009, 67 (3): 393-397

［3］Barth J, Schumacher M, herrmann-lingen C. Depression as a risk factor for mortality in patients with coronary heart disease: a meta-analysis. Psychosom Med, 2009, 66 (4): 802-813

［4］李晓红. 冠心病合并不同程度抑郁患者心率变异性分析. 中国心血管杂志, 2011, 16 (6): 425-427

［5］Martens EJ, Smith OR, Winter J, et al. Cardiac history, prior depression and personality predict course of depressive symptoms after myocardial infarction, 2008, 38 (2): 257-264

［6］伍碧, 刘俊荣. 家庭因素对住院患者知情同意认知影响的调查分析. 医学与哲学：临床决策论坛版, 2012, 33 (6A): 28-30

［7］黄国明, 黄绍烈, 钞雪林, 等. 心理干预对急性冠脉综合征伴抑郁患者应对方式的影响. 医学与哲学：临床决策论坛版. 2011, 32 (9): 68-69

［8］Bunevictute J, Staniute M, Brozaitiene J, et al. Mood symptoms and personality dimensions as determinants of health-related quality of life in patients with coronary artery disease. J Heart Psychol, 2013, 8 (11): 1493-1504

［9］张虹, 李利平, 李典琳. 音乐疗法对急性心肌梗

死恢复期病人焦虑水平的影响. 中华现代护理杂志, 2010, 16 (5)：519-521

[10] 常卫波, 彭银鱼. 惊恐障碍误诊 24 例分析. 中国误诊医学杂志, 2009, 34：8433-8434

[11] 陈璨, 李宏伟, 陈平. 恐障碍误诊为心血管疾病 80 例分析. 实用医学杂志, 2007, 17：2767-2769

[12] 中国医师协会组织编写. 国家执业医师、护士"三基"训练丛书·临床医学分册. 北京：人民军医出版社, 2009

[13] 格尔德·哈里森·考恩. 牛津精神病学教科书. 第 5 版. 刘协和, 李涛, 译. 成都：四川大学出版社, 2010

[14] 沈渔邨. 精神病学. 第 5 版. 北京：人民卫生出版社, 2009

[15] David Semple, Roger Smyth, Jonathan Burns, 等. 牛津临床精神病学手册. 唐宏宇, 郭延庆, 主译. 北京：人民卫生出版社, 2006

[16] 吴卫珍, 石爱萍. 综合医院惊恐障碍误诊原因分析. 中华急诊医学杂志, 2006, 15：361-362

[17] 中华医学会精神科分会编. 中国精神障碍分类与诊断标准（CCMD-3）. 2001, 105-106

[18] Bringager CB, Friis S, Arnesen H, et al. Nine-year follow-up of panic disorder in chest pain patients：clinical course and predictors of outcome. Gen Hosp Psychiatry, 2008, 30：138-146

[19] Fleet R, Lavoie K, Beitman BD. Is panic disorder associated with coronary artery disease? A critical review of the literature J Psychosoma Res, 2000, 48：347-356

[20] Jeejeebhoy FM, Dorian P, Newman DM. Panic disorder and the heart：a cardiology perspective. J Psychosoma Res, 2000, 48：393-403

[21] Korczak DJ, Goldstein BI, Levitt AJ. Panic disorder, cardiac diagnosis and emergency department utilization in an repidemiologic community sample. Gen Hosp Psychiatry, 2007, 29：335-339

[22] Lenfant C. Chest pain of cardiac and noncardiac origin. Metabolism clinical and experimental, 2010, 59（suppl 1）：s41-s46

[23] Mu ller-tasch T, Frankenstein L, Holzapfel N, et al. Panic disorder in patients with chronic heart failure. J Psychosoma Res, 2008, 64：299-303

[24] Roest AM, Martens EJ, et al. Anxiety and risk of incident coronary heart disease. Journal of the American college of cardiology, 2010, 1：38-46

[25] Davidson KW Anxiety disorders and comorbid medical illness. Gen Hosp Psychiatry 2008, 30：208-225

[26] Segui J, salvador-carulla L, Marquez M, et al. Differential clinical features of late-onset panic disorder. J Affect Disor, 2000, 57：115-124

[27] Sowden GL, Huffman JC. The impact of mental illness on cardiac outcomes：a review for the cardiologist. Int J Cardio, 2009, 132：30-37

[28] Vogelzangs N., Seldenrijk A, et al. Cardiovascular disease in persons with depressive and anxiety disorders. Joumal of affective disorders, 2010, 125：241-248

难以解释的高血压患者的诊治决策

第 10 章

陈琦玲
北京大学人民医院

高血压的发病率逐年增高，我国约有 3 亿的高血压人群，虽然近 20 年来我国广大医务工作者做了大量的工作，但最新数据显示，中国高血压的知晓率为 46.9%，治疗率为 40.7%，而控制率为 15.3%，治疗控制率为 37.5%，远不尽人意。在高血压患者中有 3%~30% 为难治性高血压。难治性高血压患者的心血管疾病发病率和死亡率均较高。难治性高血压之所以难治涉及到很多因素，还存在很多悬而未决的问题。关于难以解释的高血压患者，在排除了继发性高血压又经规范化治疗而血压未达标者，我们从全新的视角重新审视、评估高血压患者有其重要性和必要性。

难治性高血压（TRH）的定义为：（中国）在改善生活方式的基础上，应用了合理联合的最佳及可耐受剂量的 3 种或 3 种以上降压药物（包括利尿剂）后，在一定时间内（至少>1 月）药物调整的基础上血压仍在目标水平之上，患者诊室收缩压>140 mmHg 和/或舒张压>90 mmHg，或服用 4 种或 4 种以上降压药物血压才能有效控制，称为难治性高血压。难治性高血压，根据定义和测量血压的方法 [例如，诊室血压、家庭血压及 24 小时动态血压监测（ABPM）] 数据有所不同。

难治性高血压是高血压治疗中一个比较常见的临床问题，也是治疗方面的一个棘手问题。血压控制不良，从而导致临床血管事件的发生，进而造成心、脑、肾等靶器官损害增多，致残率、死亡率明显增加。因此，积极有效地将血压控制在目标水平是高血压治疗的重要环节。影响血压难以控制的因素较多，包括不良的生活方式、患者的依从性差、存在继发性高血压的疾病因素以及药物治疗的不足及不合理等多方面。有效、合理治疗是控制高血压的重要手段。但是仅仅从生物医学的角度去治疗高血压是不行的。

血压为什么难以控制，在标准化治疗、排除了继发性高血压后，我们要从新的视角去看待高血压，近年来，人们已逐渐重视饮食、运动对血压的影响，却忽视了心理压力对血压的影响。

在压力状态下，我们体内会分泌出更多的压力激素，如肾上腺素。肾上腺素使血压和心跳都急剧升高，血小板聚集，黏附性增加，血液的胆固醇水平增高。心理压力过大时，体内的 IL-6 的升高，使人的情绪激奋，最终会导致动脉血管壁增厚，血压难以控制，成为心血管疾病的诱因。因此，一个心脏监测的指标都很正常的人，心理压力过大时，也可能突发高血压甚至高血压难以控制。

要想找到高血压控制的拐点，首先要规范化的诊断、鉴别诊断与治疗高血压。

对血压控制不佳者按照指南程序进行难治性高血压的筛查。

见图 1、图 2。

```
                    诊室血压符合RH诊断标准
              （3种以上合适最佳剂量降压药物，血压仍未达标）
                              │
                              ▼
                   进行家庭自测血压及动态血压监测
                    │                        │
                    ▼                        ▼
          仍符合RH诊断标准化              不符合RH诊断标准化
                    │                        │
                    │                        ▼
                    ▼                   假性RH
          进一步排除假性RH            （包括白大衣效应？）
          治疗依从性差？      是
          不合理使用降压药物？─────────────┐
                    │ 否                    ▼
                    ▼             逆转假性RH原因
                  RH             增加治疗依从性
                    │             合理使用降压药物
                    ▼                    │
        寻找常见继发性高血压原因            ▼
        肾上腺疾病？（原醛、嗜铬细胞瘤，   再评估是否符合RH标准
        Cushing综合征？）             （诊室、家庭、动态血压测量）
        肾性高血压？                 是│          │否
        肾血管性高血压？                ▼          ▼
        睡眠呼吸暂停综合征？          按真性RH处理   假性RH
          是│          否│
            ▼            ▼
      病因+药物治疗      RH
                    │         │
                    ▼         ▼
          强化生活方式干预   减小干扰血压的因素
                    │         │
                    ▼         ▼
              选择并调整至合适的药物治疗方案
                         │
            好│          ▼          │差
              ┌──── 评估药物疗效 ────┐
              ▼                      ▼
        继续药物治疗          考虑介入性治疗（RDN）
```

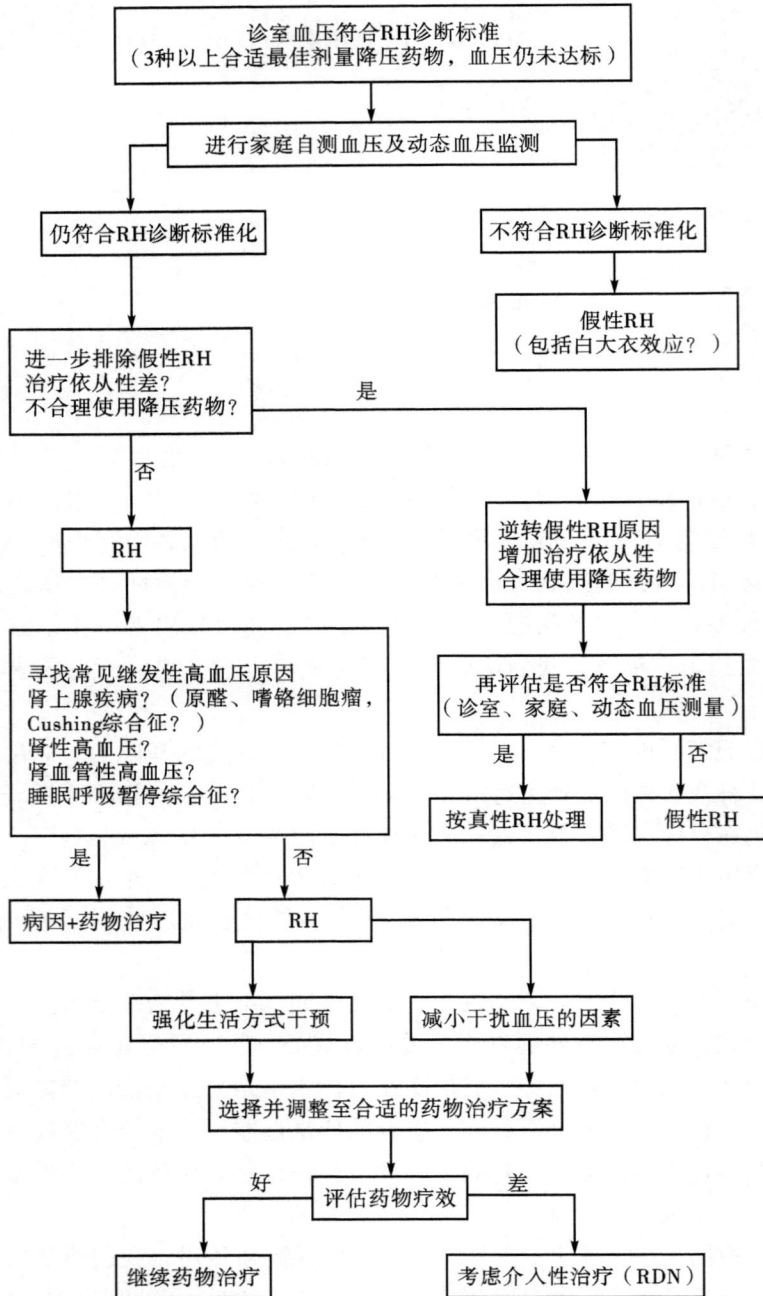

图1　难治性高血压诊断治疗流程图

从图中我们不难看出在 2013 年我国的难治性高血压诊断治疗中国专家共识中，强调了对药物治疗的评估，如果有效，继续药物治疗。如果无效，考虑介入治疗（RDN）。2015 年法国的难治性高血压诊断治疗指南中更多强调的是药物治疗及介入治疗。但是高血压的控制率仍然远不尽人意，这是为什么？我们忽视了什么？拐点在哪里？

它的不足之处是忽视了高血压不仅仅是一个症候群，同时也是一种心身疾病，所谓心身疾

```
                          ┌──────────────┐
                          │  难治性高血压  │
                          └──────┬───────┘
                          ┌──────┴───────────┐
                          │ 停用影响血压的药物 │
                          └──────┬───────────┘
                      ┌──────────┴──┐    是   ┌──────────────┐
                      │   血压达标   ├───────→│ 继续目前治疗  │
                      └──────┬──────┘         └──────────────┘
                           否 │
               ┌─────────────┴────────────┐    是
               │ 是否使用噻嗪类利尿剂        ├──────────────────┐
               └─────────────┬────────────┘                   │
                           否 │                                │
            ┌────────────────┴───────────────────┐            │
            │ CCB+RASI+利尿剂（可耐受剂量）        │            │
            └────────────────┬───────────────────┘            │
   ┌──────────────┐   是  ┌───┴──────┐                        │
   │ 继续目前治疗  │←──────┤ 血压达标 │                         │
   └──────────────┘        └───┬──────┘                        │
                            否 │                                │
                ┌──────────────┴─────────────────┐             │
                │ 测定24小时尿钠*                  │             │
                │ 判断钠摄入量（24小时尿钠）*      │             │
                └──┬──────────────┬───────────┬──┘             │
      ┌────────────┴──┐  ┌────────┴──────┐ ┌──┴─────────────┐←─┘
      │ 钠摄入＞12 g/d │  │ 钠摄入6～12 g/d │ │ 钠摄入≤6 g/d  │
      └────────┬──────┘  └──────┬────────┘ └──────┬─────────┘
      ┌────────┴──────┐  ┌──────┴────────┐ ┌──────┴─────────┐
      │ CCB或尿剂      │  │ 2种不同CCB或   │ │  RASI加量      │
      │ 加量          │  │ CCB+RASI加量   │ │               │
      └────────┬──────┘  └──────┬────────┘ └──────┬─────────┘
               └────────────────┼─────────────────┘
                          ┌─────┴──────┐
                          │  血压达标   │
                          └──┬──────┬──┘
   ┌──────────────┐   是     │    否 │
   │ 继续目前治疗  │←─────────┘       │
   └──────────────┘          ┌───────┴────┐
                             │ +醛固酮拮抗剂 │
                             └───────┬────┘
                          ┌──────────┴──┐   是   ┌──────────────┐
                          │   血压达标   ├───────→│ 继续目前治疗  │
                          └──────┬──────┘         └──────────────┘
                               否 │
                      ┌───────────┴──────────┐
                      │ 按照患者个体临床情况    │
                      └──┬──────────────┬────┘
                  ┌──────┴──┐       ┌───┴──────┐
                  │ 心率快   │       │  心率慢  │
                  └──────┬──┘       └───┬──────┘
      ┌──────────────────┴──────┐  ┌────┴──────────────┐
      │ +α、β受体阻滞剂或β受体阻滞剂│  │ +α受体阻滞剂       │
      └──────────────────┬──────┘  └────┬──────────────┘
                         └──────┬────────┘
                          ┌─────┴──────┐
                          │  血压达标   │
                          └──┬──────┬──┘
   ┌──────────────┐   是     │    否 │
   │ 继续目前治疗  │←─────────┘       │
   └──────────────┘          ┌───────┴─────┐
                             │ +中枢神经拮抗剂 │
                             └───────┬─────┘
                          ┌──────────┴──┐   是   ┌──────────────┐
                          │   血压达标   ├───────→│ 继续目前治疗  │
                          └──────┬──────┘         └──────────────┘
                               否 │
            ┌───────────────────┴────────────────────────┐
            │        转诊至高血压专科诊治                   │
            │（评估药物治疗的合理性、依从性、评估继发性高血压）│
            └────────────────────────────────────────────┘
```

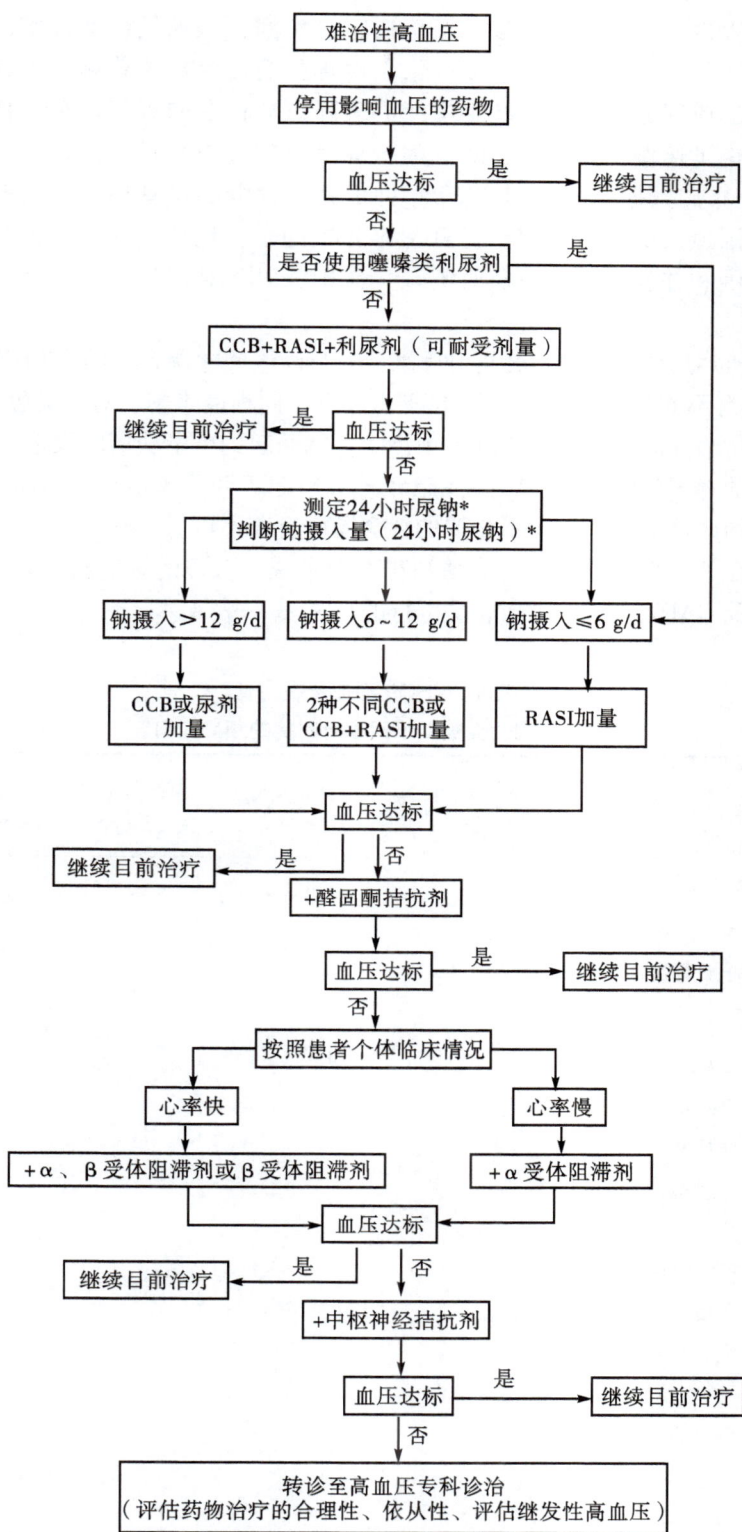

图 2　RH 药物选择

注：　*：鉴于高钠摄入常使血浆容量增加，故推荐使用利尿剂、CCB，低钠摄入容量正常或偏低时使用 RASI 则可充分体现其降压疗效。因此本共识引入以 24 h 尿钠排泄量以计算钠盐的摄入。此部分适用于可以进行 24 h 尿钠排泄的医疗机构以及医师。CCB：钙拮抗剂；RASI：肾素血管紧张素系统阻断剂。

病是指由社会心理因素作为重要原因参与发病的躯体疾病，在现代科学技术医学迅猛发展的今天，社会竞争加剧、工作节奏增快等诸多因素，使得我们社会群体普遍心理压力加大，而长时间的心理压力势必造成部分社会成员产生情绪心理障碍。社会的进步，医学技术迅猛发展的同时，精神心理疾病也迅速增多，目前已经成为全球重要的健康负担。据最新资料统计，世界卫生组织（WHO）公布的数据显示，到2020年抑郁将成为继心血管疾病之后的全球第二大类疾病，同时将成为中国最大的经济负担。而且不容忽视的是，包括焦虑、抑郁在内的精神心理问题是高血压重要病因和并发症，如不及时干预，血压长时间难以控制，必将导致靶器官的不可逆损害。

在对我院高血压病房住院的479名高血压患者进行健康问卷调查，即用PHQ9及GAD7进行健康问卷中，47.21%有不同程度的抑郁，46.66%患者有不同程度焦虑。对这类患者在生活方式改善加上有效的降压药物治疗同时，给予心理干预治疗，从而起到事半功倍的效果。

因此及时有效的降压治疗的同时，关注患者的心理健康并干预治疗，对防控高血压，提高国人的健康水平，节约医疗费用，减少不必要的社会矛盾有着不可低估的作用。

因此在高血压合并心理障碍时，对非精神科医师来说，合理的综合治疗是提高高血压控制率的关键。用PHQ9及GAD7患者健康问卷是可行的，见表1–表4。

表1　PHQ9抑郁量表问卷
过去2周，你被以下问题所困扰的频度如何？

序号	题目	完全不会（0分）	好几天（1分）	一半以上天数（2分）	几乎每天（3分）	评分
1	做事时提不起劲或没有兴趣					
2	感到心情低落、沮丧或绝望					
3	入睡困难、睡不安或睡眠过多					
4	感觉疲倦或没有活力					
5	食欲不振或吃太多					
6	觉得自己很糟或觉得自己很失败，或让家人失望					
7	对事物专注有困难，例如阅读报纸或看电视时					
8	动作或说话速度缓慢到别人已经觉察或正好相反，烦躁或坐立不安、动来动去的情况更胜于平常					
9	有不如死掉或用某种方式伤害自己的念头					
	总分统计					

表 2　抑郁评估表

分值	结果分析	治疗建议
0~4 分	无	无心理干预
5~9 分	轻度	观察等待：随访时复查 PHQ9
10~14 分	中度	制定治疗计划，考虑咨询随访或药物治疗
15~19 分	中度-重度	积极药物治疗和（或）心理治疗
20~27 分	重度	立即首先选择药物治疗，若严重损伤或治疗无效，建议转至精神疾病专家进行心理治疗和综合治疗

表 3　GAD7 焦虑量表问卷

序号	题目	没有（0 分）	有时有（1 分）	超过一半的时间有（2 分）	基本每天如此（3 分）	评分
1	紧张、焦虑或愤怒					
2*	易被激怒					
3	害怕什么可怕的事情发生					
4	担心很多事情					
5*	疲劳，坐不住					
6*	不能停止或不能控制的担心					
7	很难放松					

总分统计

表 4　焦虑评估量表

分值	结果分析	治疗建议
0~4 分	无焦虑	无
5~9 分	轻度焦虑	观察、制定治疗计划，考虑咨询随访或药物治疗
10~14 分	中度焦虑	积极药物治疗和（或）心理治疗
15~19 分	重度焦虑	立即首先选择药物治疗，若严重损伤或治疗无效，建议转至精神疾病专家进行心理治疗和综合治疗

高血压药物治疗按照图 3 方案，其目前仍然实用。

对于高血压合并焦虑抑郁患者，建议按以下流程进行。

（1）对轻、中度的焦虑、抑郁患者：

PHQ9 测量 5~14 分、GAD7 测量 5~14 分者，合理降压药+心理疏导+抗焦虑抑郁药物治疗。

（2）对中、重度的焦虑、抑郁患者：PHQ9、GAD7>14 分者，合理降压药+心理疏导+抗焦虑抑郁药物治疗。

请精神科专业医师共同诊治，目前用于抗焦虑抑郁药物如下。

（1）选择性 5 羟色胺再摄取抑制剂（SSRIs）

治疗焦虑、抑郁障碍的一线用药。如：氟西汀、帕罗西汀、舍曲林、西酞普兰。

（2）5-羟色胺和去甲肾上腺素再摄取抑制剂（SNRIs）：文拉法新。

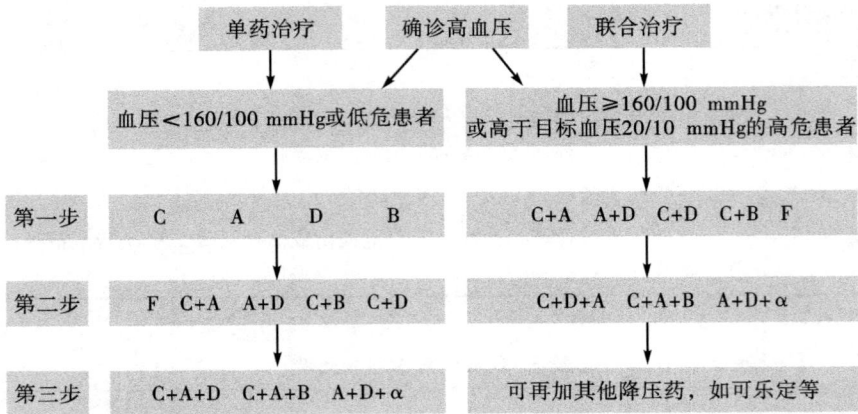

图 3　2010 年中国高血压防治指南推荐选择单药或联合治疗方案

注：A：ACEI 或 ARB；B：β 受体阻滞剂；C：二氢吡啶类钙通道阻滞剂；D：噻嗪类利尿剂；α：α 受体阻滞剂。
ACEI：血管紧张素转换酶抑制剂；ARB：血管紧张素 Ⅱ 受体阻滞剂；F：低剂量固定复方制剂。第一步均为小剂量开始，药物治疗后血压未达标者，可原药加量或另加一种降压药，如血压达标，维持用药；第二步也如此。

引自中国高血压防治指南 2010. 中华心血管病杂志. 2011，39（7）：579-616.

（3）去甲肾上腺素能和特异性 5-HT 能抗抑郁药（NaSSA）　米氮平。

（4）5-HT$_{1A}$ 受体部分激动剂：坦度螺酮。对边缘系统突触后膜 5-HT$_{1A}$ 受体有高选择性，能抑制 5-HT 神经冲动亢进，产生选择性抗焦虑作用。起效时间大约 1~2 周。

（5）苯二氮䓬类：用于治疗焦虑症和失眠。

长半衰期药物：地西泮、艾司唑仑、氯硝西泮。

短半衰期药物：劳拉西泮、阿普唑仑、咪达唑仑、奥沙西泮。

（6）复方制剂：氟哌噻吨美利曲辛（黛力新）

表 5　常用 SSRI 剂量和用法

药名	半衰期	常用治疗量（mg/d）	最高剂量（mg/d）	用法
氟西汀	4~6 d	20~40	60	1 次/d
帕罗西汀	24 h	20~40	60	1 次/d
舍曲林	22~36 h	50~100	200	1 次/d 或分次口服
西酞普兰	35 h	20~40	60	1 次/d

血压的控制是减少心血管疾病发生的关键之一，心血管疾病的危险因素中，心理障碍作为第 6 个危险因素纳入其中，可见其重要性。高血压难以控制时，是否存在精神压力引起的血压过度反应值得每一位医师思考。全方位、多学科联合、协同作战的战略方针是提高高血压控制率的关键。在广大医务工作者的共同努力下，不久的将来一定会被控制。

参考文献

［1］［CHC2017］50 万居民高血压调查最新数据公布

［2］难治性高血压诊断治疗中国专家共识. 中华高血压杂志，2013，21（4）

［3］Rimoldi SF，Messerli FH，Bangalore S，et al. Resistant Hypertension：What the Cardiologist Needs to Know. Eur Heart J，2015，36（40）：2686-2695

［4］李晓、陈琦玲. 高血压合并抑郁和焦虑的临床分析. 中国医药. 2016，11（2）：131-134

［5］中国高血压防治指南 2010. 中国医学前沿杂志（电子版），2011，3（5）

介入术后的双心问题

夏志琦
深圳孙逸仙医院

第 **11** 章

心脏疾病，特别是急性冠状动脉综合征患者发生恶性心律失常及心脏性猝死（sudden cardiac death，SCD）临床十分常见。根据统计资料，美国每年约有 30 万人发生心脏性猝死，占全部心血管病死亡的 50% 以上，在心脏性猝死中至少 80% 由冠心病及其并发症所致，25% 冠心病者以心脏性猝死为首发临床表现。对于人口众多的我国，心脏性猝死者更是一个庞大的数字。如何减少冠心病患者不良心血管事件的发生，找寻可靠预测指标，提前采取预防措施，提高患者的生存率和生活质量受到广泛的关注。

目前心脏疾病的治疗主要包括三大类，即药物治疗、经皮冠状动脉介入治疗（percutaneous coronary intervention，PCI），以及外科的冠状动脉搭桥术（coronary artery by pass graft，GABG）。经皮介入治疗凭借其诊断明确、疗效显著、创伤性小的特点迅速普及、推广，已成为心脏疾病的主要治疗方法之一，每年美国约有超过 100 万、欧洲约超过 80 万患者接受心脏介入治疗。目前我国心脏介入手术实施量已超过 50 万例/年，成功率高达 91%~97%，其适应证也在不断地扩大。但多数患者对心脏介入手术的相关知识了解甚少，易引起心理应激反应，如焦虑、抑郁、恐惧等，尤其是急诊患者。而心理因素在心血管疾病的发生、发展、表现和转归中起重要作用，并可导致心血管事件的发生率和死亡率增加，对患者的预后会产生不利的影响，最终成为不良心血管事件的独立危险因素。因此，心脏介入术前、术后的心理障碍都需要早期识别和干预。

一、心理障碍对心脏介入术前、术后的影响

心血管疾病合并心理问题由多种原因造成：①对手术的不了解，如恐惧手术、害怕麻醉、害怕开刀、担心手术效果。②经济负担，患者有较强的自尊心，家庭责任心重，经济上有一定压力。③社会功能受限，担心术后丧失劳动能力，工作或家庭中不能履行自己的角色。④对疾病今后的不确定性，不知道下一步会发生什么事。⑤围术期并发症，如局部血肿、迷走神经反射造成患者心理负担。

心脏疾病作为一种身心疾病，其发生、发展与情绪应激和行为特征有密切的关系，心理行为因素与躯体因素在疾病的发生和发展中相互作用，形成恶性循环。通过长期的临床观察，笔者发现部分心脏疾病的发生与患者性格之间存在着一定的关联。部分心脏病患者的性格表现为：雄心勃勃、做事认真、竞争性强、富于感情、固执己见、急于求成，因此，在遇到应急事件时，容易紧张、激动、愤怒、攻击性强、对人产生敌对情绪，进而引起儿茶酚胺与促肾上腺皮质激素过量分泌，使血压波动、血黏度增加、血小板黏附力和聚集性增加、加速血栓形成，并最终导致了冠

脉供血的不足。生活事件与心理应激可以作为"扳机"促发冠心病的发作或心律失常的发生，当个体遇到这些应激性事件时，容易出现应激情绪反应如焦虑、恐惧、愤怒、激动等 继而影响心跳的速率、节律与心搏出量，诱发心绞痛和心肌梗死。

另一方面，近年来大量的研究发现，与既往认定的心脏疾病危险因素：遗传、糖尿病、高血压、高脂血症、吸烟和肥胖等相比，焦虑、抑郁等情绪因素也成为心脏疾病的危险因素之一。抑郁和焦虑常见于急性冠状动脉综合征（ACS）或其他心血管事件患者，这样的精神综合征持续数月甚至数年却常常没有被意识，从而影响患者的生活质量。心脏病患者伴发抑郁症的概率远高于正常人群，普通人群抑郁症患病率为 15.1%～22.5%，而心脏病患者抑郁症状发生率则高达52.1%～63.4%，45%的心肌梗死患者伴有抑郁症状，心脏病伴发抑郁往往会加重躯体症状，甚至影响疾病过程及转归，抑郁症可使心脏病病情加重、死亡率上升。

抑郁障碍是一种常见的心境障碍，可由各种原因引起，以显著而持久的心境低落为主要临床特征，且心境低落与其处境不相称，临床表现可以从闷闷不乐到悲痛欲绝，甚至发生木僵；部分病例有明显的焦虑和运动性激越；严重者可出现幻觉、妄想等精神病性症状。多数病例有反复发作的倾向，每次发作大多数可以缓解，部分可有残留症状或转为慢性。

焦虑障碍是人群中最常见的精神障碍，患者的社会功能明显缺损，这已成为严重的公共卫生问题。焦虑障碍与精神分裂症、抑郁障碍和儿童注意缺陷多动障碍的发生和发展一样，都是生物-心理-社会因素综合作用的结果，它们的防治必须采取生物-心理-社会的综合措施。合适的精神药物治疗对上述疾病有肯定的效果，但心理治疗在焦虑障碍中的作用和地位不容忽视。若在综合医院遇见此类患者建议转精神专科诊治。

Barefoot 在长达 19 年间对冠心病伴抑郁患者的随访中发现，与无抑郁情绪的冠心病患者相比，伴有中度到重度抑郁情绪的冠心病患者发生心源性死亡的概率高达 69%，比发生其他原因死亡的概率大 78%，而且发病后 5～10 年间死亡危险度逐渐增加 84%，10 年以后增加 72%。Kwachi 等在 32 年中对总共 402 次冠心病事件调查，发现伴有明显焦虑情绪的病例发生致命性冠心病事件和猝死的危险度增高。因此，心理障碍作为影响冠心病发生、发展的危险因素越来越引起人们的重视。

二、介入术前、术后的心理障碍与识别

近几年来介入技术迅速发展，已成为了治疗心脏疾病的重要手段，特别是在治疗急性冠状动脉综合征方面作用斐然。但该项技术仍为创伤性操作，而且通常在清醒状态下手术时间较长，属于重大的负性生活事件，因而，患者易产生较明显的心理应激反应，可通过大脑皮质、大脑边缘系统、基底神经节到下丘脑，产生皮质感觉，引起焦虑、抑郁、愤怒、紧张、恐惧等心理障碍。不仅术前易产生焦虑、抑郁、恐惧等心理变化，术后仍有较高的负性情绪，且可导致一些负效应的发生。小样本临床研究表明，PCI 术前患者的焦虑程度明显高于正常人14%，心脏介入手术前既有焦虑，又有抑郁，存在肯定焦虑者占 70%，存在肯定抑郁者占 38%，说明患者受着手术和基础疾病的双重心理应激，焦虑和抑郁发生率增加，这种不良的心理反应会直接影响手术过程和术后恢复。相关研究已经提示广大心内科医生，心理障碍在冠心病介入性治疗的患者中广泛存在，如何及早地识别、并有针对性地对患者制定合理的治疗方案及心理干预方案很有必要。对提高临床治疗效果并进一步改善患者的生存质量有着十分重要的意义。

1. 介入术前、术后心理障碍产生的原因 介入手术本身就是复杂的心理、生理过程，因而患者易产生诸多的心理障碍，可概括为以下具体原因：①发病急，缺乏对疾病的了解，担心介入治疗造成的躯体痛苦，担心术者的技术是否过硬及手术能否成功、会不会有并发症，怕发生意外影

响以后的生活和工作，给家庭亲友和单位带来麻烦或被人轻视，失去原有的待遇。②对心脏病惧怕，认为自己有病很严重，稍有不适就认为是病情加重，把一过性的头痛、牙痛、肩背痛、右侧胸痛均看成是心绞痛发作，并十分注意观察家属和医护人员对其疾病的态度，怀疑对其隐瞒了疾病的严重程度，或者是担心医护人员能否给予精心治疗等。③住院后环境陌生，饮食起居、休息睡眠等常规生活受到扰乱，对疾病充满不安和恐惧，易烦躁不安。在工作中作者观察到，PCI 术前有睡眠障碍的患者，术中发生冠状动脉痉挛的风险要远远大于无睡眠障碍的患者。

介入手术治疗虽然创伤小，易恢复，但术中亦有可能导致冠脉夹层、急性血栓形成及无复流等相关风险，术后为了防止再狭窄及晚期支架内血栓形成，需长期服用比较昂贵的抗血小板药物，加之介入手术费，这些对于大多数普通家庭都造成一定的经济压力，从而影响了患者的心理状态。还有一类患者往往因病情反复发作、药物疗效差，甚至是药物产生的不良反应，对疾病的恢复失去信心，总感到身体不适，甚至表现出退化行为。

2. 介入术前、术后心理障碍产生的机制　抑郁和焦虑已经被认为是与心脏病患者急性心血管事件及预后相关的独立的负面因素，且贯穿于整个心脏疾病的发展过程，两者是介入术前后主要的心理障碍。抑郁和焦虑的发生涉及人的中枢神经系统及内分泌系统，脑中诸多的生化物质和（或）系统亦参与了焦虑抑郁的病因与病理学过程。

抑郁、焦虑与介入手术之间的联系还可以通过血小板的活化来介导。抑郁、焦虑患者伴有非常复杂的血小板功能异常，常表现为血小板活性的增强，其血小板黏附反应的程度、血小板Ⅳ因子、凝血球蛋白及血小板活性因子水平均有明显的升高，血小板血清素转运减少，而 5-HT（5-羟色胺）2 受体的暴露增加。在血小板激活、聚焦至形成血栓的过程中，释放大量的血栓素 A_2 和 5-HT 等，这些物质除了有收缩血管的作用外，还加速血小板集聚、使血小板对其他激动剂的反应性增加，进而导致血栓的形成。

一部分学者研究认为，抑郁、焦虑和 PCI 之间的联系可能与部分免疫功能和炎症介质改变相关。冠心病的粥样斑块形成是动脉对血管内膜损伤作用反应的结果，炎症/免疫反应既是冠状动脉粥样硬化的触发因素，也是造成斑块活化的致危因素之一。研究发现伴有心理障碍的患者有着较高的免疫及炎症因子水平，如白介素 1（IL-1）、白介素 6（IL-6）、肿瘤坏死因子（TNF）、C-反应蛋白（CRP）等，这些炎症因子在急、慢性心力衰竭，动脉粥样斑块的形成及 ACS 的发生、发展过程中，均发挥着重要的作用。国外已有研究证实，抑郁会使血管内皮激活因子（可溶性细胞黏附因子-2）、CRP 水平升高。

研究表明，伴有心理障碍的患者存在丘脑-垂体肾上腺轴（HPA）的功能亢进，进而引起交感肾上腺系统的功能亢进，其结果导致血儿茶酚胺水平升高。血中儿茶酚胺的升高，一方面参与血小板的激活过程，促成血小板凝集及血栓的形成；另一方面，对于冠心病患者，由于血管内皮功能的受损，无法有效对抗儿茶酚胺收缩血管的作用，进而加重冠脉狭窄，影响冠脉血流，甚至可能导致血管内皮的进一步损伤。需要指出的是，PCI 手术过程本身是一个机械过程，会对粥样斑块造成挤压，将斑块挤压到血管壁，进而使血管壁压力变大，促使儿茶酚胺水平的升高。儿茶酚胺水平的升高、交感的活化，短期可能有代偿意义，但下丘脑-垂体-肾上腺轴（HPA）功能的长期亢进，可导致心室功能不全，引起心力衰竭，最终诱导了恶性心血管事件的发生。

此外，伴有心理障碍的患者同时存在皮质醇水平明显升高的现象，血液中较高的皮质醇水平反过来可诱导血管内皮损伤，介导高血压和动脉粥样硬化的发生和发展。

心率变异性（HRV）是指逐次心搏间期的微小差异，它产生于自主神经系统对心脏窦房结的调制，使得心搏间期一般存在几十毫秒的差异和波动。心率变异性的大小实质上是反映神经体液因素对窦房结的调节作用，也就是反映自主神经系统交感神经活性与迷走神经活性及其平衡协调的关系。通过观察伴有心理障碍患者的心率变异性，发现自主神经功能失调，主要表现为交感神经活性增加、副交感节律下降。冠心病患者在迷走神经张力下降的情况下更容易发生心律失常及猝死，HRV 的降低是急性心肌梗死患者发生猝死的一个重要的预测因素。有研究发现，对于伴有心理障碍的冠心病患者，如果其负性情绪长期得不到改善，其 HRV 会表现为明显的持续性降低，这种交感与副交感神经之间的失衡，增加了恶性心血管事件发生的概率。

值得一提的是，对于伴有心理障碍的患者来说，其血流介导的动脉血管扩张可能会损伤血管内皮的功能，继而引起内皮细胞活化，导致细胞间严重的相互作用，促使动脉粥样硬化的发生。

有学者认为，抑郁症与脑中去甲肾上腺素（NE）合成不足和释放减少、多巴胺（DA）能系统的活动抑制、脑源性神经营养因子（BDNF）的降低，以及下丘脑-垂体-甲状腺轴促甲状腺激素（TSH）对促甲状腺激素释放激素（TRH）的反应迟钝之间都存在着重要的关联。

3. 介入术前、术后心理障碍的影响因素　介入术前后心理障碍的主要影响因素包括：性别、人格、受教程度、工作压力以及对目前家庭收入的满意度等。在工作中，应该多关注女性患者，因为已有研究表明女性的焦虑、抑郁发生率都显著高于男性，原因可能为：①不同性别在性格行为、社会地位及抗压能力具有明显不同；②女性获得的社会支持度较低，传统婚姻对女性的约束更强；③女性对生气、恐惧等因素更敏感，承受的精神压力程度低于男性；④女性更容易受到家庭暴力、性虐待等因素的影响。

在以上的诸多因素中，经济地位是最有力的社会因素，是影响心理状态的重要因素，对家庭收入不满意容易引起患者负担过重，生活贫困，生存压力大，因而会为看病就医、抚养子女等问题而忧愁，继而出现焦虑、抑郁症状，并且程度逐渐加重。

4. 介入术前、术后心理障碍的识别　就我国目前的状况而言，综合医院心血管内科门诊临床医生对介入术前后合并焦虑、抑郁心理障碍识别率较低，并且存在着绝大多数心血管疾病患者对于心理社会因素与疾病之间的密切关系认识欠缺的情况，从而导致了患者发生心理障碍的知晓率低、接受治疗率低、医师对心理障碍控制满意度低。尽早地识别患者的心理障碍，不但可以及时为患者解除身心痛苦，更可以节省大量的时间、人力和财力。这就要求心内科医师在诊治本专业疾病的同时，通过完整的病史采集，观察患者一般状况和了解患者的精神/心理睡眠等问题识别出患者的精神/心理障碍，更好地为患者服务。

在对介入术前后心理障碍的识别过程中，除了可以凭借自己的工作经历，还可以使用心理量表。心理量表是对检测心理障碍患者非常有效的手段，目前，国内应用的主要心理量表都是从国外引进而来的，最常用的是汉密尔顿焦虑和抑郁自评量表、SCL-90 症状自评量表以及 Zung 焦虑抑郁自评量表。

焦虑自评量表（self-rating anxiety scale，SAS）是由华裔教授 Zung 于 1971 年编制的，是一种分析患者主观症状的相当简便的临床工具。主要适用于有焦虑症状的成年人，能较好地反映被检查者早期抑郁状态存在与否、严重程度及治疗效果的评价，因而在医学领域尤其是精神科作为抑郁测量工具得到广泛的应用。SAS 采用 4 级评分，主要评定症状出现的频度，其标准为："1"表示没有或很少时间有；"2"表示有时有；"3"表示大部分时间有；"4"表示绝大部分或全部时间都有。20 个条目中有 15 项是用负性词陈述的，按上述 1～4 顺序评分。其余 5 项（第 5、9、13、17、19）是用正性词陈述的，按 4～1 顺序反向计分。SAS 标准分的分界值为 50 分，其中 50～59 分为轻度焦虑，60～69 分为中度焦虑，70 分以上为重度焦虑。

抑郁自评量表（self-rating depression scale，SDS）由 Zung 于 1965 年编制而成，可以全面、准确、迅速地反映抑郁状态及其严重程度和变化。本测验为断层自评量表，操作方便，容易掌握，不受年龄、性别、经济状况等因素的影响，应用范围较广，适用于各种职业、文化阶层及年龄段的正常人或各类精神病患者，特别适用于综合医院早期发现抑郁症患者。其得分评定制度与 SAS 相同，标准分越高，表示这方面的症状越严重。一般来说，抑郁总分低于 50 分者为正常，53~62 分者为轻度，63~72 分者为中度，72 分以上者为重度抑郁。

90 项症状清单（symptom checklist 90, SCL-90），又名症状自评量表（self-reporting inventory），也称为 Hopkin 症状清单（HSCL），是目前在心理咨询、情绪障碍评估方面应用最为广泛的量表之一。该量表包括 90 个项目，根据具体心理障碍特点为分：躯体化症状、强迫症状、人际关系敏感、抑郁、焦虑、敌对、恐惧、偏执、精神病性等 9 个症状因子，余 7 项人为归类为第 10 因子（主要反应饮食、睡眠情况）。每一个项目均采用 5 级评分制：没有、很轻、中度、偏重、严重，"轻""中""重"的具体定义则应由自评者自己去体会，不必做硬性规定。

汉密尔顿抑郁量表（HAMD）由 Hamilton 于 1960 年编制并修订的 24 项版本，总分超过 35 分为严重抑郁；超过 20 分为轻度到中度抑郁；小于 8 分为无抑郁症状。此量表主要用于评定抑郁症状的严重程度。

汉密尔顿焦虑量表（HAMA）包括 14 个项目，由 Hamilton 于 1959 年编制，HAMA 评定标准为 0~4 分，5 级评定法。按照全国精神科量表协作组提供的常模，总分分界值为 14 分。此量表主要用于评定焦虑症状的严重程度，分为躯体性焦虑和精神性焦虑两大类因子。

近几年上海仁济医院毛家亮自创的《躯体症状自评量表》在综合医院非精神心理专科应用广泛，简洁便利，临床效果明显，但精神专科对此量表仍有争议。既往量表填写需耗费较长时间，但毛氏量表联合 PHQ-9，GAD-7 量表，可以较简便的评估患者情况，适用于非精神专科的心理评估。

三、介入术前、术后心理障碍的干预

在工作中比较常用的干预手段有非药物干预及药物干预，下面将就这两种干预方法分别进行详细论述。

1. 非药物干预　随着医学模式向生物-心理-社会医学模式的转变，非药物干预的作用和重要性逐步凸显出来。一般而言，各种类型、各种程度伴心理障碍的患者均可采用或联用支持性心理治疗。其常用的技术为：倾听、解释、指导、疏泄、保证、鼓励和支持等。

具体实施策略如下：①首先认真听取患者的主动述说，要全身心的投入，主动了解患者的要求，恰当的给予患者反馈信息，适当的鼓励和引导以便了解病史和问题的症结。不仅用耳，更要用心去倾听，有思考有重点的倾听，能通过患者的述说了解症状的主线索以及患者的诉求。注意有体察的倾听共情，表达对患者的理解和同情，消除患者因环境陌生而产生的孤独感，以初步建立良好的医患关系。②倾听之后继而采用通俗易懂的语言对患者及家属进行相关知识的宣传，对有关躯体和精神问题给予合适的解释，适时给出积极、健康的意见，认真解答患者的相关疑问。采用口头及图片的方法向患者介绍心脏解剖和生理功能以及冠心病的发病机制、冠状动脉狭窄的基本知识及常用的治疗方法，讲解手术的目的及术中、术后的配合，康复中注意事项，同时介绍可能出现的并发症、讲解 PCI 的最新进展、治疗方法及手术治疗成功事例。凭借热情、严谨、负责的工作态度以争取患者的信任。③整个手术过程（除抢救过程）医护人员应及时与患者进行交谈，介绍常规手术的方法及程序。急救药物、仪器配备处于备用状态，室内外人员均到位处于应急状态。用简明易懂的语言告诉患者手术前需做哪些准备及其目的、手术时的环境、人员配备，术中如何配合医务人员，手术后的注意事项、可能出现的反应等，以增添患者对手术的信心和安全感。④患者在住院期间，通过接受规范的疾病治疗，使患者能简单了解冠心病预防及保健方面的相关知识。通过语言、行为对患者的影响，帮助其树立对抗疾病的信心进而提高自我心理调节能力，使其能以积极、乐观的心态面对疾病并坚持长期规范化治疗。⑤应该让患者认识到的是，负性情绪，尤其是焦虑、抑郁等在冠心病患者中普遍存在，对于冠心病有着不可忽视的影响。提高患者对心理障碍的防治意识，增强患者的心理承受能力，引导患者主动发现并查找可利用的心理支持资源。经小规模临床试验证实，介入手术患者可采用音乐疗法及深呼吸对负性情绪进行干预，进行心理放松，以便改变自主神经系统的功能，从而使患者的精神得到松弛。⑥配合身心放松训练，放松训练的方法多种多样，对于冠心病患者应选择简单且较为轻松的方式，可以采取坐或卧姿，首次先经研究者指导，在平静呼吸状态下，由上至下，紧张、放松交替进行，最终达到放松全身肌肉，稳定心绪目的。在具体实施中，让患者结合自己身体状况，适当放弃一些难以做到的步骤，无需为了完成训练而造成不必要的负担。⑦在患者住院期间，应充分利用集体的力量，在主治医生的参与下，组织同病房的患者进行讨论，请治疗效果较好的患者分享自己的心得体会及日常生活经验，鼓励患者之间的学习与交流，有利于提高治疗的依从性。主治医师还可向患者讲解疾病防治的相关知识，鼓励患者在求医治病的过程中发现问题，表述自己的意见，研究者更于了解其病情和心理变化，对于其不正确的知识和观念，给予适当的矫正和指导。⑧认知过程是行为和情绪的中介。对 PCI 术后的患者进行认知教育，可纠正其不良生活方式，使其心绞痛发作频率、收缩压、血糖、食入脂肪等显著降低，从而促进心脏康复。⑨家庭及社会支持：请家属参与患者住院期间的心理干预治疗，表示希望家属可以对患者的疾病知识及患者病情有个大概的了解，使家属了解到他们的关心、体贴对于患者疾病的康复有着不可替代的重要作用。还应该让患者意识到长期坚持心理支持治疗的重要性，提高寻求帮助或自我心理治疗的意识。

2. 药物治疗 心理障碍用药应符合以下的治疗原则：诊断明确，全面考虑，个体化合理用药；剂量递增，采用最小有效剂量，使不良反应减至最小，提高服药依从性；小剂量疗效不佳时，根据不良反应和耐受情况，增至足量（有效药物上限）和用足够长的疗程（4~6 周）；如无效，可以考虑换药（同类另一种或作用机制不用的另一类药）。尽可能单一用药，足量、足疗程治疗，一般不主张 2 种以上药物联用。在用药前应向患者及家属阐明药物性质、作用、可能发生的不良反应及其对策，争取患者及家属的配合以提高药物的依从性。

临床上常用的药物包括：

（1）苯二氮䓬类药物（BZ）：抗焦虑作用可能是通过对边缘系统中的 BZ 受体的作用而实现的。抗焦虑作用的选择性较高，小剂量即可明显改善焦虑患者的恐惧、紧张、忧虑、失眠并伴有心悸、出汗、震颤等症状，对各种原因引起的焦虑均有显著疗效。具有抗焦虑作用迅速可靠，产生松弛作用，价格相对便宜等优点；缺点为仅对焦虑有效而缺少抗抑郁作用、有成瘾性。常用的有地西泮（安定）、劳拉西泮（罗拉）、艾司唑仑、咪达唑仑（速眠安）

（2）三环类抗抑郁药（TCAs）：作用于突触前膜，阻断去甲肾上腺素（NE）和 5-HT 的再摄取，使突触间隙 NE 和 5-HT 含量升高。此类药物的优点：同时具有抗焦虑和抗抑郁双重作用，不影响认识和记忆功能，耐受性好，不易成瘾，价格相对便宜。而大剂量的 TCAs 可对心脏产生明显的心律失常不良反应，所以，TCAs 在心血管内科使用时需谨慎，但小剂量仍是安全的。临床常用；阿米替林、多塞平、氯米帕明。

（3）选择性 5-羟色胺再摄取抑制剂（SSRIs）：选择性抑制 5-HT 再摄取，是突触间隙 5-HT 含量升高而起到治疗作用。此类药物具有的优点为：同时具有抗焦虑和抗抑郁双重作用，抗胆碱能不良反应小，不增加心血管事件的危险性，在心血管内科中可安全使用，镇静作用轻，患者耐受性好，不影响肝肾功能，不成瘾。然而起效较慢，部分患者服用后感到乏力、恶心、头晕，价格也偏高。临床常用氟西汀、帕罗西汀、舍曲林、西酞普兰以及氟伏沙明。

此外，文拉法辛（曾用名：万拉法新）和度洛西汀具有对 NE 和 5-HT 双重再摄取抑制作用，起效快，疗效好，尤其应用于中重度抑郁伴有焦虑患者。米氮平对 NE 和 5-HT 的传导均有增强的作用，有良好的抗抑郁和抗焦虑作用，尤其适用于抑郁伴焦虑及睡眠障碍的抑郁症及老年抑郁症。较常用的还有丁螺环酮、坦度螺酮及复方制剂黛力新。

临床上常用的理想药物需符合以下要求：①有效地消除焦虑和（或）抑郁，而不引起镇静作用；②不影响认识和记忆功能；③产生松弛作用，但不引起共济失调；④耐受性好，不影响心、肝、肾的功能，适宜长期使用，不成瘾；⑤价格相对便宜。在对患者心理障碍进行药物干预的同时，也不能忽视抗血小板及抗凝治疗。

四、小 结

介入治疗是当今对心脏病行之有效的诊断和治疗技术，由于手术部位是心脏，患者缺乏对这方面信息的了解，所以在术前会产生较强的心理应激反应。因此，作为心内科医生不仅要有娴熟的专业技术对患者的基础疾病进行正确及时的诊治，同时也要关注患者的心理因素，临床工作中要细心仔细观察患者的情绪变化、行为举止，敏锐的发现其心理问题，用真诚负责的态度取得患者信任，并采取有针对性的治疗策略，减轻患者的消极心理反应程度，使患者顺利度过手术难关并取得最佳手术效果。心血管内科学和心理科的融合——"双心医学"，是对心理和躯体疾病的共同关注，正体现了医学"以人为本"的实质，同时也体现了传统医学模式向生物-心理-社会医学模式的转变，可以更好地降低冠心病的死亡率，提高患者的生活质量，促进医患之间的和谐，创建安全的医疗环境。

参考文献

［1］杨菊贤. 内科医生眼中的心理障碍. 上海：上海科学技术出版社，2007

［2］吴文源. 心内科的精神卫生. 上海：上海科技技术文献出版社，2001

［3］于德华，上海市心内科精神卫生服务现状调查. 中华精神科杂志，2004，37（3）：176-178

［4］周敏娟. 心内科心理疾患的误诊资源浪费情况及影响因素. 中国行为医学科学，2006，15（2）：135-137

［5］毛家亮. 对心律早搏患者伴发焦虑抑郁症状的治疗及其意义. 中国心脏起搏与心电生理杂志，2008，22（3）：206-208

［6］毛家亮. 心悸、心律失常与心理障碍. 中国心脏起搏与心电生理杂志，2008，22（3）：203-205

［7］庄琦. 躯体化症状自评量表的初步编制及信度和效度研究，中华行为医学与脑科学杂志，2010，19（9）：847-849

［8］李晓丽. 心脏神经症患者躯体化症状自评量表的临床应用中国误诊学杂志，2008，8（20）：4798-4800

［9］吴绍敏. 非精神科医师对精神障碍处理现状调查. 临床精神医学杂志，2007，17（1）：6-7

［10］毛家亮. 综合医院心内科非专科心理障碍诊治的现状、困难及对策. 医学与哲学：临床决策论坛版，2013，34（4）：9-12

［11］中国康复学会心血管病专业委员会，中国老年学学会心脑血管病专业委员会. 在心血管科就诊患者的心理处方中国专家共识·中华心血管病杂志，2014，42（1）：6-13

［12］Nabi H. Effects of depressive symptoms and coronary heart disease and their interactive associations on mortality in middle-aged adults：the Whitehall Il cohort study. Heart, 2010, 96：1645-1650

［13］Carney RM. Depression in patients with coronary heart disease. Am J Med. 2008. 121：20-27

［14］Thombs BD. Depression screening and patient outcomes in cardiovascular care：a systematic review. Jama, 2008, 300：2161-2171

［15］Lichtman JH. Depression and coronary heart

disease：recommendations for screening，referral，and treatment：a science visory from the American Heart Association Prevention Committee of the Council on Cardiovascular Nursing，Council on Clinical Cardiology，Council on Epidemiology and Prevention，and Interdisciplinary Council on Quality of Care and Outcomes Research：endorsed by the American Psychiatric Association. Circulation，2008，118：1768-1775

[16] Davidson KW. Assessment and treatment of depression in patients with cardiovascular disease：National Heart，Lung，and Blood Institute Working Group Report. Psychosom Med，2006，68（5）：645-650

[17] AAFP guideline for the detection and management of post-myocardial infarction depression. Ann Fam Med，2009，7：71-79

[18] Yanping Ren. Performance of screening tools in detecting major depressive disorder among patients with coronary heart disease：A Systematic Review. Med Sci Monit，2015，21：646-653

[19] Ren Yanping，Colette Browning，Shane Thomas，et al. Prevalence of depression in coronary heart disease in China a systematic review and meta-analysis. Chinese Medical Journal，2014，127（16）：2991-2997

[20] Colquhoun DM. Screening，referral and treatment for depression in patients with coronary heart disease. A consensus statement from the National Heart Foundation of Australia. Med J Aust，2013，198（9）：483-484

[21] Graham L. European guidelines on cardiovascular disease prevention in clinical practice：executive summary Fourth Joint Task Force of the European Society of Cardiology and Other Societies on Cardiovaseular Disease Prevention in Clinical Practice（Constituted by representatives of nine societies and by invited experts）. Eur Heart J，2007，28：2375-2414

[22] Thombs BD. Dose evidence support the American Heart Associations recommendation to screen patients for depression in cardiovascular care? An updated systematic review. PLOS One，2013，8（1）：e52654

[23] Davidson KW. Enhanced depression care for patients with acute coronary syndrome and persistent depressive symptoms coronary psychosocial evaluation studies randomized controlled trial. Arch Intern Med，2010，170：600-608

[24] Whalley B. Psychological interventions for coronary heart disease. Cochrane Database Syst Rev，2011：CD002902

[25] Whang W. Depression and risk of sudden cardiac death and coronary heart disease in women：results from the Nurses Health Study. J Am Coll Cardiol，2009，53：950-958

[26] Frasure-Smith N. Elevated depression symptoms predict long-term cardiovascular mortality in patients with atrial fibrillation and heart failure. Circulation. 2009. 120：134-140

[27] Norlund F. Treatment of depression and anxiety with internet-based cognitive behavior therapy in patients with a recent myocardial infarction（u-care Heart）study protocol for a randomized controlled trial. Trials，2015，16（11）：154

[28] Tully PJ. Collaborative care for the treatment of comorbid depression and coronary heart disease：a systematic review and meta-analysi protocol Syst Rev，2014，28（3）：127.

[29] 全科医学之心理健康. 杨辉，译. 北京：北京大学医学出版社，2014

[30] WVRVieweg. Review of major measuring instruments in comorbid depression and coronary heart disease. Progress in neuro-psychopharmacology Biological Psychiatry，2011，35：905-912

心脏起搏器和 ICD 植入后的心理障碍

田小园　屠　洪
深圳市孙逸仙心血管医院

第 **12** 章

一、心脏起搏器简介

植入性心脏起搏器是一种植入于体内的电子治疗仪器，通过发放电脉冲刺激心脏跳动。它的原理是经电极导线将脉冲发生器的电流引入心脏，刺激心脏兴奋，继而收缩产生跳动，恢复泵血功能。

植入性心脏起搏器治疗的临床适应证主要是"症状性心动过缓"，所谓"症状性心动过缓"是指由于心率过于缓慢，导致心排血量下降，重要脏器及组织尤其大脑供血不足而产生的一系列症状，如一过性晕厥、近似晕厥、头昏、黑矇等。长期的心动过缓也可引起全身性症状，如疲乏、运动耐量下降以及充血性心力衰竭。为了避免上述情况的发生，所以部分患者需要植入永久性心脏起搏器。

临床上还有一种起搏器名叫"埋藏式心律转复除颤器"（ICD），这种装置可以对自发性室颤做出有效的反应，感知危及生命的恶性室性心律失常，并进行有效的治疗，防止心源性猝死的发生。在过去多年的临床应用中，ICD 已经被证明了其防止院外心源性猝死的效果。

ICD 系统大多采用心内膜电极，不仅用这些电极感知心律失常，而且用它进行抗心动过速起搏以及 VVI 或 DDD 起搏治疗。这类电极还可以释放电能量进行除颤。工作方式是当心率超过 ICD 预先设定的心律失常心率标准，则心律失常被感知，并触发 ICD 系统充电及通过除颤电极释放电能除颤。如果第一次电击不成功，则 ICD 系统重新工作和释放另外的电击进行除颤，一般可连续释放 3~6 次电击，直至除颤成功。在临床上 ICD 的治疗主要用于顽固性的室速、室颤、药物治疗无效并且发生过心脏停搏的患者。

上面进行了相关起搏器的知识介绍，临床上对有安装起搏器适应证的患者术前都对患者的全身及心脏情况做全面评估，调整水、电解质平衡，改善心功能，并向患者及家属说明手术的目的、必要性和术中、术后需与医生配合的事项，也需说明可能的并发症，需患者或家属签署知情同意书。大部分患者对治疗的目的和意义足够明确，因为要植入一套电子器械永久留在体内，需要有充分的思想准备，对手术过程和术后注意事项应充分了解，以便使手术过程顺利，术后起搏器发挥最佳作用。随着心血管疾病患者的不断增加以及永久起搏器质量和功能的提高，近年来需要安装心脏起搏器的患者日益增多，人们越来越意识到该治疗方式已不单是挽救生命，更重要的是提高患者的生存质量。但是，心脏起搏器的植入是永久性的植入，植入了心脏起搏器的患者日常生活、尤其是运动方面受到了一定的限制，且 8~10 年还面临第二次更换等。因为这些原因，许多患者出现了不同程度的焦虑甚至抑郁等表现。近年来，植入了心脏起搏器的患者出现心理障碍已开始受到人们的关注。国外有研究显示，10%～20%安装了起搏器的患者有焦虑、抑郁，10%的患者感觉失落，10%的患者认为起搏器恶化了他们的生活质量。起搏器患者的心理健康状况是不容乐观的。我国也对起搏器患者的心理健康日渐关注，但是我国目前对安装永久心脏起搏器患者术后的心理状况调查和生存质量的随访还很少有报道。为了加强安装心脏起搏器术后患者的心理健康管理，先总结一下起搏器术后产生心理障碍的原因。

（一）　本身病情因素

需要安装永久起搏器的患者一般病程较长且渐进性加重，这给他们在躯体和精神上带来了很大的痛苦，使其过分注意自己的身体变化，如患者自觉病情变重、心情变坏，时常担心病情反复，由此产生焦虑，这种焦虑情绪可能一直会持续到安装起搏器术后。

（二）　环境因素

环境对患者的心理活动产生至关重要的影响，起搏器手术患者住院的时间较一般的普通心血管病患者的时间要长，加之陌生的环境，生活习惯的突然改变，术后暂时要求活动量的减少。日常规律的生活习惯的改变都会引起心理的变化，产生焦虑。

（三）　患者对心脏起搏器植入术知识的缺乏

不少患者表示对心脏起搏器植入术不了解。他们想到做了起搏器植入术后身上有一个切口，身体内埋藏了一个像电池一样的东西，让它来带动心脏起搏使患者感到恐惧，尤其是起搏器术后患者强调要尽量避免做上肢抬高头顶的动作，更使他们感到不安，担心起搏器脱落，坐飞机过安检，不断地被安检人员询问和检查同样使他们感觉给生活带来了很多不便，容易产生心理问题。还有患者担心起搏器的质量，是否影响以后的工作和日常生活等，这也是引起心理问题的重要原因。

（四）　医护人员的告知缺乏

起搏器手术在心血管科是一种很常见的手术，有时医护人员的解释可能不到位，专业术语太多，没有用通俗易懂的语言介绍心脏起搏器的工作原理、手术步骤、术后注意事项，也是患者产生心理障碍的原因。

（五）　特殊的起搏器（ICD）的影响

为了预防室速、室颤引起的心源性猝死而安装 ICD 的患者更易出现心理问题。因为体内植入了一个可以救其性命的装置，并且该装置在患者出现室速、室颤时进行工作，在清醒状态下数次电击会引发患者的无助感，带着随时会遇到除颤电击可能性的装置过日子对患者而言是一种精神上的毁灭性打击，继而产生恐惧和焦虑，严重时产生抑郁。和安装普通的心脏起搏器患者相比较，ICD 植入患者的生活质量和心理适应性更差。据国外研究资料调查显示，ICD 相关的恐惧和焦虑症状是 ICD 植入患者最常出现的症状。此外，ICD 植入患者中有 13%～38%的患者可以诊断焦虑。ICD 相关的恐惧包括对电击、装置发生故障、死亡和尴尬的恐惧。由于 ICD 植入，患者为了避免情绪激动而激活装置一定程度上限制了体力活动，对他们的社会生活和工作也产生了不利影响，有一些患者可能会担心他们的身体形象，或者由于害怕发生心律失常和 ICD 放电而避免体力活动和性生活，这也是产生心理障碍的原因。在有些国家法律禁止 ICD 植入患者从事驾驶方面的工作，也给他们的日常生活带来了不便。另外，ICD 植入患者的配偶也会出现无助感和不确定，如果发生或者出现 ICD 放电时该怎么做，同时也担心 ICD 的可靠性并且担心患者可能突然死去，配偶的这些情绪表现都会对 ICD 植入的患者造成影响，使其感到压力和紧张，加重患者的焦虑和抑郁。

（六）医疗费用问题

起搏器本身价格偏贵，尤其是 ICD 起搏器，十几万至二十几万，对于经济不太好的家庭直接导致一定的压力，尤其是起搏器并不是终身能用的，每 8~10 年需更换一次，尤其是 ICD。如果放电次数多，工作频繁很容易耗竭电池，面临再一次更换起搏器。费用高也是患者产生心理障碍的原因。

二、起搏器植入术后心理障碍的诊断与治疗

以上阐述了起搏器植入术后患者产生心理障碍的一些原因，诊断心脏起搏器患者心理障碍可从以下方面考虑：

1. 认知方面：安装了心脏起搏器的患者往往会把自己当机器人看待，一有不适症状就怀疑心脏起搏器发生故障。并且对自身一些轻微的症状表现出过度敏感。

2. 人格基础：平时易敏感多疑、多思多虑。

3. 心理情感方面：易担心害怕、紧张焦虑、情绪低落，往往自我评价过低等。

4. 行为方面：睡眠障碍较为突出，包括失眠，早醒，多梦；精力减退，无明显原因的疲乏；怕吵闹、对声音过敏；严重者对人对事情缺乏兴趣。

5. 智力方面：思维迟钝，记忆力减退；注意力不能集中、叙述表达不清晰。

6. 躯体症状：

（1）首先是心血管系统症状：胸闷不适、心悸、心跳加快，血压不稳定，易上下波动等。

（2）其次可伴有其他多系统症状：头痛头晕、肌肉不适或疼痛、四肢发麻、双手颤抖、易出汗、视物模糊。喜欢大叹气。食欲减退、口干、便秘等。

7. 实验室检查发现所引起的临床症状与实际检查结果不符。

心脏起搏器植入患者们有心血管疾病的先占观念，他们常常拒绝承认或/和医师讨论心理障碍问题。所以，在了解患者的病情时，不要直截了当询问患者的心情如何，这样会引起患者的误解和抵触，而应从患者的行为方面以及其他多系统症状方面了解病情，另外，诊断心理障碍仍然需谨慎，在目前情况下作为非精神科医师，给这类患者的诊断以焦虑抑郁状态为宜，同时仍要十分注意心脏起搏器本身或由其他疾病带来的问题，做出正确的病情估计和诊断。只有清楚了这些原因，才能进行相应的治疗和疏导。这是患者、医护人员及家属三方面共同要努力的问题，为了避免起搏器术后的心理障碍，作为患者要做到以下几方面：

1. 清晰了解自己的病情和了解安装心脏起搏器的重要性；

2. 积极和医护人员沟通，充分了解起搏器术后的注意事项，通过发达的媒体也可以了解起搏器安装术后相关知识和信息；

3. 配合适当的运动、训练，使自己和正常人靠近，积极投入到工作和学习中，可以消除起搏器手术给人造成的压力。恢复以往的社交活动，逐步恢复日常生活能力，维持正常的人际关系；

4. 定期医院复查，并得到医护人员的定期指导和康复运动；

5. 患者家属要积极配合，理解和承担。

作为医护人员应该要做到以下几方面：

1. 严格掌握起搏器安装的适应证。

2. 对病人关心问题要给予针对性解释，解答为什么要安装心脏起搏器，要用通俗易懂的语言介绍心脏起搏器的工作原理、手术步骤、手术过程、术后注意事项等，使病人消除思想顾虑，缓解焦虑情绪，使病人确信治疗措施是完善的，让病人产生安全感。

3. 进行心脏起搏器术后康复治疗：

起搏器术后患者进行康复训练也是很有必要的。康复计划包括：①运动处方，在医护人员指导下进行低强度的运动训练对于患者重获在"真实生活"中进行运动的信心非常重要。②对于植入 ICD 的患者，进行电击之后心理治疗很重要。这些患者需要心理治疗师团队进行干预，并且还需要鼓励患者参与心脏康复计划来进一步减轻他们的心理压力。

4. 设立心脏起搏器术后专科门诊，定期电话随访，可以对这些患者的心理问题进行疏解。避免起搏器术后患者产生焦虑和抑郁。

经过医护人员的指导和康复后，患者焦虑与抑郁症状仍然存在的，可以进行药物治疗，心理治疗，系统松弛、焦虑控制训练等行为治疗以及认知等疗法，多数患者治疗效果良好。

5. 药物治疗：

（1）抗焦虑药

以苯二氮䓬类（BDZ）为主，小剂量就可以起到抗焦虑紧张作用，包括：艾司唑仑 1 mg/次，一日 2 次口服；阿普唑仑 0.4 mg/次，一日 2 次口服；地西泮 2.5 mg/次，一日 2 次口服。

（2）抗抑郁药

诊断明确的患者可以考虑用抗抑郁药，采用最小有效剂量，剂量逐步递增，使不良反应减至最小，提高服药依从性。考虑患者同时合并有心血管疾病，可以用对心血管影响较小的抗抑郁药。如氟桂利嗪美利曲辛片 10.5 mg/次，一日 2 次口服；舍曲林片 25 mg/次，一日 2 次口服；百忧解 20 mg/次，一日 2 次口服；一般不主张联用两种以上抗抑郁药。

必须说明的是，除了在治疗前给患者解释病情外，在用药前也要向患者及家人阐明药物性质、作用和可能发生的不良反应及对策，因为给予这类治疗药物是患者不太愿意的，所以，要向他们解释以取得理解，争取他们的主动配合，能遵嘱按时按量服药，治疗期间密切观察病情和不良反应，及时处理。

病例分析：

患者，女性，50 岁；因为患病毒性心肌炎引起三度房室传导阻滞，在医院安装了心脏永久起搏器。术后患者开始出现失眠，情绪低落，担心起搏器出故障，不敢出门，不敢坐高铁和飞机，多次在起搏器专科门诊复查，并多次向医师表达许多的不舒服，例如手臂和后背疼痛。消化不好，经常胸闷，头痛，失眠多梦，经常到医院做各项检查，均未发现心脏身体有任何器质性的问题。患心肌炎后经过治疗心脏的功能也恢复正常。患者把所有的症状都规到是安装了心脏起搏器引起工作也受到一定的影响，不敢出差，同事们的另眼看待，社交活动的减少等等，出现了情绪低落，对生活逐渐失去了信心，自诉不想活的感觉都有。经过医护人员的多次宣教，症状改善不明显。经过心理医生的会诊，制定了一个心理治疗和药物治疗相结合的方案。经过心理门诊医生的评估和治疗，患者症状有明显改善，生活的信心提高了许多。药物治疗主要用的是百忧解 20 mg/天一次口服，睡前安定 2.5 mg 口服。目前患者感觉良好，不适症状减轻，工作逐步走向正轨。

参考文献

［1］胡大一. 心脏病人精神卫生培训教程. 北京：人民军医出版社，2006

［2］Josef Niebauer. 心脏康复实践操作手册. 北京：北京大学医学出版社，2012

夏志琦

第 *13* 章

深圳市孙逸仙心血管医院

射频消融后的心理困惑

　　三十四岁的张先生 1 周前因为"反复心悸 1 年，再发 1 天"为主诉，再次来医院就诊，经心电图检查诊断为：房颤并快速心室率。接诊医师再次交代病情及可能的预后，并建议行射频消融术治疗，告诉患者有可能完全根治，但也有少部分患者会复发。患者及家属表示理解，张先生犹豫多时以考虑为由拒绝了介入治疗。但患者当天因为情绪激动，反复发作房颤并快速心室率。而后在家人的劝说下于 1 周前接受了射频消融术治疗。治疗后未再发生房颤。虽然心电、血压监测正常，但张先生总是觉得不舒服，感觉有持续的胸闷，胸痛症状，长时间不缓解，是因为"心脏里面被烧坏了"。所以每天都很紧张，以至于经常失眠，烦躁，食欲下降，对任何事物都提不起兴趣，因此不愿意出院，自觉"心脏病不但没有治好，好像越来越不舒服，越治越坏了"。为什么会出现这种情况呢？怎么才能解除张先生的不适感呢？难道真的是因为"手术做坏了"吗？

　　首先，我们了解一下什么是射频消融？射频波本质上是特定范围内的电磁波。与传统治疗相比具有疗效高、创伤小、痛苦小、恢复快、无后遗症、无风险、适应证广等优点，国内外专家誉为绿色治疗技术。

　　心脏射频消融术（catheterradiofrequency ablation）是将电极导管经静脉或动脉血管送入心腔特定部位，释放射频电流导致局部心内膜及心内膜下心肌凝固性坏死，达到阻断快速心律失常异常传导束和起源点的介入性技术。经导管向心腔内导入的射频电流损伤范围在 1~3 mm，不会造成机体危害。射频消融术目前已经成为根治阵发性心动过速最有效的方法。基本设备包括 X 线机、射频消融仪及心内电生理检查仪器。但由于生物因素、心理因素、社会因素的影响，多数患者对心脏介入手术的相关知识了解甚少，易引起心理应激反应，如焦虑、抑郁、恐惧等，尤其是急诊患者。而心理因素在心血管疾病的发生、发展、表现和转归中起重要作用，并可导致心血管事件的发生率和死亡率增加，对患者的预后会产生不利的影响，最终成为不良心血管事件的独立因素。因此，心脏介入术前、术后的心理障碍都需要早期识别和干预。

　　那么如何识别这类患者呢？除了医师的工作经验外就要借助评估工具——心理测试量表。心理量表是对检测心理障碍患者非常有效的手段，量表有很多种，目前，国内应用的主要心理量表都是从国外引进而来的，最常用的是汉密尔顿焦虑和抑郁自评量表、SCL-90 症状自评量表以及 Zung 焦虑、抑郁自评量表等。但近几年上海仁济医院毛家亮自创的《躯体症状自评量表》在综合医院非精神心理专科应用广泛，简洁便利，临床效果明显，但精神专科对此量表仍有争议。

　　临床上我们常用以下几个量表进行评估：①焦虑自评量表（self-rating anxiety scale，SAS）；②抑郁自评量表（self-rating depression scale，SDS）；③90 项症状清单（symptom checklist 90，SCL-90）；④汉密尔顿抑郁量表（HAMD）。经量表测试评估后，判断患者是否有心理或躯体症状，可给予非药物治疗或药物治疗。

一、非药物治疗

1. 情绪管理 心情也是一种生活方式，情绪管理也是生活方式治疗的一部分。情绪与心血管疾病的发生、发展、治疗和预后密切相关。人体受到不良情绪刺激之后，会释放肾上腺素，去甲肾上腺素和多巴胺，引起血管收缩，血管内斑块不稳定，血小板聚集，血栓形成，导致心律失常，心脏急性事件发生。因此，情绪管理对双心疾病治疗非常重要，医护人员不仅要做好心理疏导，还要教会患者自己主动管理情绪。

一般心理治疗是指几种基本的心理治疗技术，在各种心理治疗中都能应用，每立医生实际上也自觉或不自觉地应用的。这些方法能给患者精神支持，增强患者的防御功能，减轻患者的焦虑不安，获得安全感。故也可称为"支持性心理治疗"。基本技术有下列几种。

（1）保证：适用于焦虑或疑病症患者。如果医患关系良好，医师在患者心目中威望很高，在详细了解病史和周密检查后，肯定患者的症状是功能性的情况下，这种有力地保证能减轻焦虑，唤起希望和信心，促进病情好转。

（2）疏泄：医师以同情、谅解的态度，鼓励患者倾诉其内心苦闷和不快遭遇，使患者郁积的不良情绪疏泄出来，医师给予劝慰、谅解，提供另一种适当而积极的评价，常可使病情有很大好转。患者倾吐后，医生不要对不清楚的问题武断表态，对其个人秘密应予保密。

（3）解释：理由充足的解释有助于消除患者的疑虑，帮助患者澄清问题的性质，增强患者解决问题的信心。不适当的解释则会增加患者的焦虑，引起患者的误解。所以，解释必须在充分了解病情和患者心理特征的基础上，有充分的事实根据，运用通俗易懂的言语，采取共同商讨问题的态度，使解释能为患者所接受。解释起着治疗作用的并不只是解释的内容如何科学，关键在于患者是否接受了解释。因此，医师首先应深入了解患者的心理，鼓励患者说出自己的疑虑，充分重视患者身上的积极因素，使解释适合患者的心理特点，提高其解决问题的信心，切忌强加于人。武断的、消极的解释或模棱两可的解说常增加治疗困难。有时可请亲友参加或病愈者"现身说法"，增强解释的说服力。

（4）教育：由于医学知识不足和误解产生的问题，如手淫后追悔、焦虑性阳萎，可通过讲解必要的医学知识加以消除。

（5）鼓励：医师的鼓励对患者的行为有重要影响。鼓励能帮助患者振奋精神，鼓舞斗志，促进患者采取积极行动。如果患者有积极的行为变化，医生应及时肯定和赞许，患者的行为必然会获得改善。医生的鼓励，要真诚、具体和及时，一般化的笼统的鼓励作用不大。慢性患者往往需要更多的、经常的鼓励，对于他们的点滴进步也要及时肯定，并且归功于他们的积极努力。

（6）暗示：指运用言语使患者不经逻辑判断直接地接受医师灌输给他的观念，从而消除其症状。接受暗示的倾向人人都有，程度各有不同。如心因性瘫痪患者，易受暗示，运用暗示技术容易收效。可结合采用电刺激或葡萄糖酸钙、蒸馏水注射，以增强言语暗示效果。暗示又是催眠治疗中常常采用的技术。

（7）环境改变：某些心理障碍或神经症可能和人际关系或实际困难有关，尤其是和儿童、青少年患者的父母态度有关，此时，改变父母态度是治疗成功的关键。倾听、支持、保证，被称为简易心理治疗三原则，对各种患者都可应用。首先是倾听，鼓励患者毫无顾虑的诉说；接着是强有力的支持，对患者诉说不加评判的接受和设身处地的理解，强调经过适当步骤可以好转，帮助患者建立信心和希望；然后是保证，即在认真检查后，以明确、肯定的语气，做出恰如其分的适当保证，如疾病将被治愈，症状一定会消除，病情不是恶性的等。

有些人将治疗方法归类为以下几种：①精神分析法；②格式塔疗法；③互分析法；④访者中心疗法；⑤理性情绪疗法；⑥情感矫正体验疗法；⑦认知领悟疗法；⑧行为疗法。

2. 睡眠管理　睡眠对于双心疾病的恢复非常重要，心脏病与睡眠障碍关系密切，睡眠不足会使交感神经兴奋，血压和心率升高。睡眠障碍也是心脏病患者发生抑郁的标志之一。应对双心疾病患者的睡眠问题足够重视，早期给予有效的预防和控制。

3. 合理膳食　对双心疾病患者合理膳食不仅可以降低血脂、血压、血糖和体重等心血管疾病的危险因素，而且补充各种营养素，使饮食健康均衡，有利于改善患者的情绪状态，是一种经济、简单、无不良反应的双心治疗方法。

4. 戒烟限酒　双心疾病患者都伴有紧张、焦虑等症状，酒精和烟草是人们在紧张时经常想起的东西。这些物品也确实可以暂时稳定情绪，缓解急躁，使人感到放松。但表面症状的缓解会将真实的、更深层的紧张掩盖起来。吸烟不仅是心血管疾病的独立危险因素，而且使交感神经兴奋，儿茶酚胺分泌增加，心率增快，不仅加重焦虑和抑郁，还增加心脏急性事件。

5. 控制体重　鼓励患者通过体育运动、降低热量摄入来维持或降低体重，以减轻心脏危险因素，并可恢复患者自信，改善悲观、消极等情绪。

二、药物治疗

（一）传统抗抑郁药

1. 三环类抗抑郁药（TCAs）

（1）分类：①叔胺类对 5-羟色胺（5-HT）再摄取抑制作用较强，如丙米嗪、阿米替林、多塞平、氯米帕明。②仲胺类对去甲肾上腺素（NE）再摄取抑制作用较强，如地昔帕明、去甲替林等。

（2）作用机制：抑制中枢神经系统 NE 和 5-HT 的再摄取。

（3）适应证：抑郁障碍，焦虑障碍，惊恐障碍，强迫障碍（氯米帕明）。

（4）用法用量：一般剂量范围为 50~250 mg/d，分次服用。

（5）不良反应：镇静，烦躁，抗胆碱不良反应，心血管不良反应。

（6）注意事项：严重心、肝、肾疾病、癫痫、急性窄角性青光眼，TCAs 过敏者禁用；12 岁以下儿童，孕妇，老年人，前列腺肥大者慎用。

2. 四环类抗抑郁药　此类药物作用机制类似于 TCAs，种类不如三环类多，国内常用的有马普替林、米安舍林。

3. 单胺氧化酶抑制剂（MAOIs）　包括苯乙肼、超苯环丙胺等。作用机制可能与抑制单胺氧化酶、减少儿茶酚胺的降解有关，毒性较大，现已少用。

（二）新型抗抑郁药

1. 选择性 5-HT 再摄取抑制剂　代表药物包括氟西汀、帕罗西汀、舍曲林、氟伏沙明、西酞普兰、艾司西酞普兰。

（1）氟西汀：该药是第一个准入美国市场的 SSRIs，由于其对 5-HTZ2C 有拮抗作用，使 NE 和多巴胺（DA）的脱抑制性释放，可以引起前额叶皮质 NE 和 DA 释放增加，对抑郁障碍有治疗作用。

1）适应证：（国内说明书）各种抑郁性精神障碍，包括轻度或重度抑郁症、双相情感障碍的抑郁相。

2）用法用量：20~40 mg/d，1 次/天。

（2）帕罗西汀：一种有抗胆碱能和 NE 转运体阻断作用的 SSRIs，该药为最强的 5-HT 再摄取抑制剂，半衰期为 24 小时，较短。突然停用可引起停药综合征，需缓慢停药。

1）适应证：抑郁症。也可用于治疗强迫障碍、惊恐障碍或社交恐惧。

2）用法用量：治疗抑郁症 20 mg，1 次/天。治疗强迫症 20~60 mg，1~2 次/天。治疗惊恐障碍初始剂量为 10 mg/d。治疗社交恐惧一般剂量为 20 mg/d，根据病情加减。

（3）舍曲林：一种有 DA 转运体抑制作用的 SSRLs。该药清除不受年龄影响，对 P450 酶系干扰少，更适宜用于因同时合并躯体疾病需服用较多其他药物的患者，尤其是老年患者。舍曲林半衰期约为 24 小时，血浆中主要代谢产物为去甲基舍曲林。

1）适应证：（国内说明书）国内说明书治疗抑郁症的相关症状（包括伴随的焦虑症状）、双相障碍的抑郁发作，强迫障碍。食品药品监督管理局（FDA）批准抑郁障碍、经前期焦虑障碍、惊恐障碍、创伤后应激障碍、社交恐惧、强迫障碍。

2）用法用量：治疗抑郁症和强迫症的有效剂量为 50 mg，1 次/天。少数患者疗效不佳而对药物耐受较好时，可在几周内根据疗效逐渐增加药物剂量，每次增加 50 mg，最大可增至 200 mg/d，1~2 次/天。调整剂量的间隔时间不应短于 1 周。

（4）氟伏沙明：一种有 δ 受体结合特性的 SSRIs，对多种 P450 酶系同工酶有强抑制作用，药物相互作用比其他 SSRIs 多见。单剂量服用血浆半衰期为 13~15 小时，多次服用后的血浆半衰期为 17~22 小时。

1）适应证：（国内说明书）抑郁症及相关症状，强迫障碍。FDA 批准强迫障碍、社交恐惧。

2）用法用量：治疗抑郁症，起始剂量为 50 mg/d 每晚服用，或 100 mg/d 每晚服用，逐渐增量，常用有效剂量为 100 mg/d，个别病例可增至 300 mg/d，若每日剂量超过 150 mg，可分次服用。治疗强迫症起始剂量为 50 mg/d 每晚服用，服用 3~4 天。通常有效剂量 100~300 mg/d，应逐渐增量直至达到有效剂量。成人每日最大剂量为 300 mg，8 岁以上儿童和青少年每日最大剂量为 200 mg，若每日剂量 150 mg 或以上，可分 2~3 次服。

（5）西酞普兰：一种有"好"和"坏"衬映体的 SSRIs。因无任何次级结合，被称为真正纯粹的 SSRIs，其耐受性，安全性较好。平均半衰期为 35 小时。

1）适应证：（国内说明书）抑郁症。FDA 批准抑郁障碍。

2）用法用量：成人起始剂量 20 mg/d，如能耐受，根据病情可增加至 40 mg/d，或有需要时增至最高 60 mg/d。超过 65 岁的患者，剂量减半，即 10~30 mg/d。

（6）艾司西酞普兰：从西酞普兰中剔除 R-对映体，仅含 s 型对映体的西酞普兰，艾司西酞普兰更持久，也更有选择性。对 CYP450 酶的影响最小。多次给药后消除半衰期约为 30 小时。它是纯的 5-HT 转运体抑制剂，也可能是耐受性最好的 SSRIs，对 5-HT 再摄取抑制作用比西酞普兰更强、更持久，也更有选择性。

1）适应证：（国内说明书）抑郁障碍、伴或不伴有广场恐惧的惊恐障碍。FDA 批准抑郁障碍。

2）用法用量：治疗抑郁障碍，常用剂量为 10 mg，1 次/天，每日最大剂量可以增加至 20 mg，1 次/天。治疗伴或不伴有广场恐惧症的惊恐障碍起始剂量为 5 mg/d，持续 1 周后增加至 10 mg/d。根据患者的个体反应，剂量可以继续增加，至最大剂量 20 mg，1 次/天。老年患者（>65 岁）推荐以上述常规起始剂量的半量开始治疗，最大剂量也应相应降低。

2. 5-HT 和 NE 再摄取抑制剂（SNRI） 代表药物文拉法辛、度洛西汀。

（1）文拉法辛：双重抑制，起效相对较快，很多患者在 2 周内起效。文拉法辛和其活性代谢物去甲文拉法辛清除半衰期分别为 4 小时和 10 小时。

1）适应证：（国内说明书）各种类型抑郁症（包括伴有焦虑的抑郁症）及广泛性焦虑障碍。FDA 批准抑郁障碍，伴焦虑的抑郁障碍，广泛性焦虑障碍，社交恐惧。

2）用法用量：起始剂量为 75 mg/d，是治疗抑郁症的最低有效量，分 2~3 次服用，缓释剂每日服用 1 次，早晚均可，不受食物影响。最高剂量为 375 mg/d，缓释剂最高剂量为 225 mg/d。

（2）度洛西汀：适用于伴有疼痛不适又找不到其他原因的抑郁症患者。半衰期大约为 12 小时。

1）适应证：（国内说明书）抑郁症。FDA 批准抑郁障碍，糖尿病外周神经痛，纤维肌痛，广泛性焦虑障碍。

2）用法用量：起始剂量为 40~60 mg/d，1 次/天，或 30 mg，2 次/天，不考虑进食情况。

3. NE/DA 再摄取抑制剂（NDRIs） 安非他酮：用于双相障碍患者时，诱发躁狂或快速循环比 TCAs 少。半衰期为 8~40 小时。

（1）适应证：（国内说明书）抑郁症。FDA 批准抑郁障碍，焦虑障碍，惊恐障碍。

（2）用法用量：缓释剂起始量 150 mg，晨服，4 天后加至 150 mg，2 次/天。速效剂起始量 75 mg，2 次/天，缓增至 300 mg/d，分次服，4 周后无反应者可试用 450 mg/d。单次剂量不宜>150 mg，日剂量不宜>450 mg。

（3）禁忌证：抽搐、头部外伤，脑瘤和其他器质性疾病。

（4）不良反应：本药耐受性好，较安全。少见的严重不良反应为抽搐。不适用于伴有精神病性症状的抑郁发作。

4. NE 和特异性 5-HT 能抗抑郁药（NaSSA） 代表药物米氮平。

米氮平：是新型抗抑郁药物中仅有的一个 H1 受体拮抗作用的抗抑郁药，有助于镇静和增进食欲，是 REM 睡眠强抑制剂，减少夜间觉醒和延长总睡眠时间。该药尤其适用于伴焦虑、失眠、食欲缺乏的抑郁症患者。平均半衰期为 20~40 小时。

（1）适应证：（国内说明书）抑郁症。FDA 批准抑郁障碍。

（2）用法用量：起始剂量为 15 mg/d，逐渐加大剂量至获取最佳疗效。有效剂量通常为 15~45 mg/d，最好睡前服用。

（3）不良反应：食欲增加、体重增加。嗜睡、镇静，通常发生在服药后的前几周（此时减少剂量并不能减轻不良反应，反而会影响其抗抑郁效果）。少见的不良反应：体位性低血压、躁狂症、惊厥发作、震颤、肌痉挛、急性骨髓抑制（嗜红细胞增多、粒细胞缺乏、再生障碍性贫血以及血小板减少症）、血清转氨酶水平增高、药疹等。

（4）注意事项：此药可能有急性骨髓抑制作用，患者如有发热、咽喉痛、胃痛或其他感染症状应停止用药，并做相关检查。

5. 5-HT1A 受体部分激动药 代表药物坦度螺酮。

坦度螺酮：是一种抗抑郁药。

（1）适应证：适用于各种神经症所致的焦虑状态，如广泛性焦虑症。原发性高血压、消化性溃疡等躯体疾病伴发的焦虑抑郁状态。

（2）用法用量：成人应用枸橼酸坦度螺酮片的剂量为每次 10 mg，口服，每日 3 次。根据患者年龄、症状等适当增减剂量，但不得超过 60 mg/d 或遵医嘱。

（3）主要的不良反应：嗜睡、步态蹒跚、恶心、倦怠感、情绪不佳、食欲下降。主要实验室检查值异常有 AST（GOT）、ALT（GPT）升高。

（4）注意事项：器质性脑病，COPD，心功能和（或）肝、肾功能不全者禁用。

6. 5-HT2A 受体拮抗剂和 5-HT 再摄取抑制剂（SARIs）　代表药物曲唑酮。

曲唑酮：药物自胃肠道吸收迅速而完全，空腹服药后 1 小时血药浓度达峰值，如进食时服药须 2 小时才达峰值；在肝内大量经 N-氧化和羟化代谢，m-氯苯哌嗪为具有活性的代谢产物；主要经尿排泄，少量经胆汁至粪便排泄；血浆半衰期短，约 4~9 小时。

（1）适应证：（国内说明书）抑郁症和伴有抑郁症状的焦虑障碍以及药物依赖者戒断后的情绪障碍。FDA 批准抑郁障碍。

（2）用法用量：建议成人初始剂量每日 50~100 mg，分次服用，然后每 3~4 天可增加 50 mg，门诊患者一般以每日 200 mg 为宜，分次服用。住院患者抑郁情绪较严重者剂量可较高。最高剂量不超过每日 400 mg，分次服用。

（3）不良反应：一般耐受性好，常见不良反应为嗜睡、疲乏、头昏、头痛、失眠、紧张和震颤、视物模糊、口干、便秘。少见体位性低血压（进餐时同时服药可减轻）、心动过速、恶心、呕吐和腹部不适。极少数患者出现肌肉骨骼疼痛和多梦。少有静坐不能、过敏反应、贫血、胃胀气、排尿异常、性功能障碍和月经异常等不良反应。

（4）注意事项：对盐酸曲唑酮过敏者禁用，肝功能严重受损、严重的心脏疾病或心律失常及意识障碍者禁用。

7. 选择性 NE 再摄取抑制剂（NRIs）　代表药物瑞波西汀。

瑞波西汀：在英国广泛应用，但在美国并未批准用于抑郁症的治疗，因为在临床试验中与安慰剂相比并未发现其优势。半衰期约为 13 小时。

（1）适应证：（国内说明书）抑郁症。

（2）用法用量：4 mg，2 次/天，2~3 周逐渐起效。用药 3~4 周后视需要可增至 12 mg/d，分 3 次服用，每日最大剂量不得超过 12 mg.

（3）不良反应：口干、便秘、多汗、失眠、勃起困难、排尿困难、尿潴留、心率加快、静坐不能、眩晕或体位性低血压。但发生率较低，耐受性较好。

（4）注意事项：以下患者禁用。妊娠、分娩、哺乳期妇女对本品过敏，或对其成分过敏的肝、肾功能不全患者，有惊厥史者，如癫痫患者，青光眼患者，前列腺增生引起的排尿困难者，血压过低患者，心脏病患者。

8. 其他抗抑郁药　氟哌噻吨美利曲辛：由氟哌噻吨和美利曲辛组成。氟哌噻吨是一种典型抗精神病药，小剂量有抗抑郁和抗焦虑的作用。美利曲辛是一种抗抑郁药，有振奋作用。

（1）适应证：各种焦虑障碍，抗抑郁作用较弱，尤其适用于心因性抑郁，躯体病伴发的抑郁。

（2）用法用量：通常每天 2 片，早晨及中午各 1 片，老年患者早晨服 1 片，维持量为早晨服用 1 片。

人们在日常生活中因各种原因产生的短暂紧张、焦虑，一时的情绪低落或烦恼等各种情绪反应，是人对环境的适应性应激，尚不会对他们的学习、工作、家庭生活产生明显影响，社会功能保持良好。临床上也没有明显躯体不适症状及构成可辨认的综合征，这是心理健康出现问题的"正常"人。这些心理问题及情绪反应可通过自我认识调节或通过一般的谈话疏导缓解。文章开头所讲的张先生经心理疏导、认知改善及药物联合处理后，病情好转出院。

如果各种因素使这种应激变得过分强烈和持久，人们的紧张、焦虑、恐惧及抑郁等不良情绪反应达到一定的严重程度，持续一定时间，引起患者各种躯体不适症状，这些临床症候群可明显影响或损害患者的健康及社会功能，且这种不良情绪障碍不能自行缓解，单靠患者自身通常也不能加以克服。临床上有可资鉴别的临床综合征，如焦虑障碍、抑郁障碍、躯体形式障碍、神经症、疑病症等。患者有现实检验能力，有迫切求医的愿望，可建议转精神心理专科诊治。

参考文献

[1] Joung B, lee M, Sung JH, et al. Pediatric radiofrequency catheter ablation: sedation methods and success, complication and recurrence rates. Circ J, 2006, 70 (3): 2782-2841

[2] 邱原刚，张芙荣，陈君柱，等. 心内电生理检查及射频消融术前后患者心理状况及影响因素分析. 中华流行病学杂志，2003，24（10）：928-931.

[3] Spitzer R, Kroenke K, Williams JB. Validation and utility of a self-report version of PRIME-MD: the PHQ primary care study. Primary Care Evaluation of Mental Disorders. Patient Health Questionnaire. JAMA, 1999, 282: 1737-1744

[4] Bauer RA. Social Indicators. Cambridge: MA.

MIT Press, 1966

[5] 方积乾. 生存质量测定方法及应用. 北京：北京医科大学出版社，2000

[6] Huang CX, Liang JJ, Yang B, et al. Quality of life and cost for patients with premature ventricular contractions by radiofrequency catheter ablation. PACE, 2006, 29 (4): 343-350

[7] 毛家亮. 综合医院心内科非专科心理障碍诊治的现状、困难及对策. 医学与哲学：临床决策论坛版，2013，34（4）：9-12

[8] 中国康复学会心血管病专业委员会，中国老年学学会心脑血管病专业委员会. 在心血管科就诊患者的心理处方中国专家共识. 中华心血管病杂志，2014，42（1）：6-13

第三部分

特殊人群的双心问题诊疗对策

双心医学在女性患者的诊断和治疗进展

马延敏 李 萱

首都医科大学附属北京妇产医院

第 **14** 章

双心医学的概念从提出至今已有 23 年的历史，其主要的目的是使临床医生从临床医疗思维转变为生物-心理-社会的医疗模式，在重视患者疾病的同时应当重视患者的心理状态。而女性作为广大患者中的很大一部分，其健康越来越受到关注。作为医生，我们在面对罹患围绝经期综合征的女性患者时，应重视其情绪表现，并根据情况做出相应的处理，本文阐述了目前双心医学女性患者的诊断和治疗进展。

双心医学这个概念最早于 1995 年由我国杰出的心血管病专家胡大一教授提出，又称为心理心脏病学或行为心脏病学，是研究和处理与心脏疾病相关的情绪、社会环境及行为问题的科学，其目的是将精神心理因素作为心脏病整体防治体系的组成部分。自提出以来，一直处于探索阶段，近年来获得很大的发展，特别是在心血管科，其强调了在治疗心血管疾病的同时还应关注患者同时存在的心理问题，提倡心血管和心理健康（即身心健康或双心健康）完整以及和谐的统一。

在如今精神压力大的社会，罹患心血管疾病合并焦虑、紧张、抑郁情绪的双心患者明显增多，而女性作为一个特殊的群体，其健康问题更值得我们关注，特别处于更年期的女性。更年期，也称围绝经期，是妇女从生育功能旺盛走向衰退的过渡阶段，这个时期因常因雌激素水平降低而导致一系列相关症状，也称为更年期综合征，而这种激素水平的下降会导致围绝经期妇女出现以自主神经功能紊乱为主的症状，容易产生情绪变化及焦虑、悲观、失落等心理反应，而情绪及心理状态又会影响机体的生理功能。2008 年有报道，北京妇女围绝经期抑郁症状的发生率为 23.8%，说明围绝经期妇女的精神心理疾病亟待关注。大量的研究显示，围绝经期妇女的焦虑、抑郁情绪会增加其罹患心血管疾病的风险，也容易患上心血管神经症，加拿大新斯科舍省健康调查研究结果显示，正性情绪可改善心血管患者的预后，可使缺血性心肌病发病率降低 22.0%（丁荣晶，2014）。2013 年的一项研究指出，合并负面情绪的房颤患者疾病严重程度显著高于无负面情绪者（von Eisenhart Rothe，Goette et al，2013）。2005 年 1—2 月在北京 10 家二、三级医院的心血管科门诊，对连续就诊的患者进行调查，在 3260 例患者中，焦虑发生率为 42.5%，抑郁发生率为 7.1%，在心血管科最常见的冠心病和高血压人群中，抑郁发生率分别为 9.2% 和 4.9%，焦虑发生率分别为 45.8% 和 47.2%（刘梅颜，2013）。复旦大学公共卫生学院流行病学教研室在 2004 年 4 月—2005 年 2 月期间进行了一项名为《中国城市非精神科患者抑郁、焦虑及抑郁合并焦虑症状患病率研究》表明，心血管病人伴发抑郁/焦虑率高，分别为 22.8% 和 70.9%，且女性发病率高于男性；心血管医生对抑郁/焦虑患者诊断率低，分别为 3.7% 和 2.4%。对抑郁/焦虑患者治疗率更低，均为 2.4%（胡大一，2006）。

"双心医学"提倡在关注患者心脏的同时还要关注患者心理，其揭示的现象是临床较为常见的涉及生理、病理、心理医学、社会学等领域的综合病理现象，达到"心身"的协调和平衡是我们研究的目标之一。本文将对目前一些女性双心疾病的诊断和治疗的新进展作一阐述。

一、临床症状

患者最常见的主诉包括胸闷、心悸、气短、长出气后症状减轻或感到舒服，心电图检查没有明显缺血或心律失常改变，或者其改变不足以解释患者持续或严重的症状，部分患者诉胸痛，可伴有肩背痛，疼痛往往没有规律，与劳累关系不大，服用硝酸酯类药物后缓解缓慢；这些患者往往接受多种检查未见明显异常，而服用各种治疗心血管疾病的药物效果欠佳，甚至接受了冠状动脉造影手术，排除冠心病后最后也不了了之，患者的痛苦体验没有缓解，不断求医。

根据 2011 年发表的一篇文章，将"双心患者"根据主要的临床表现分为三类：一类是患者以胸闷、胸痛症状就诊，怀疑有心脏病，再加上社会或亲戚中经常有因心脏病去世的消息的影响，忧虑不安，但是经检查后根本没有器质性心脏病的证据；另一类是患者有胸闷、心悸的症状，心电图表现仅为早搏或轻度 ST-T 改变，并无严重的器质性心脏病，预后良好，但是由于医生的不正确解释导致患者心脏病不重，精神压力很重；第三类患者患有器质性心脏病，经历手术治疗，手术成功，但是在医院经历的急救、手术、病友的死亡等打击以及患病后多种不适应，再加上对疾病预后的不了解、不知情，从而导致心灵的创伤，产生抑郁、焦虑等精神心理障碍，造成加重预后，恶化生活质量等。

双心患者的心理因素涵盖了抑郁、焦虑、紧张、应激、敌意、愤怒、睡眠障碍、A 型行为、D 型人格等，而心血管疾病则涵盖了高血压、冠心病、应激性心肌病、心律失常、猝死、心力衰竭、心梗前延误等（马文林，2017）。2014 年欧洲心脏病学会公认"抑郁"为心血管疾病的独立危险因素；同年，美国心脏病学会发表的一篇综述详细阐述了抑郁对于心血管病患者的危险性。研究表示女性发生 TDP（Torsa De Point，扭转性室性心动过速）比男性增加 2 倍，原因在于女性容易出现 QTc（QT 间期）延长。Albert 等报道在女性患者中，恐惧性焦虑测评分值高者共发生 267 例冠心病死亡，其中心源性猝死 97 例；测定恐惧性焦虑应用 Crown-Crip（CCI），CCI 计分>4 分者与 CCI 0~1 分者比较，心源性猝死的风险增加 1.59 倍，致死性心肌梗死增加 1.30 倍，矫正了传统的危险因素后，恐惧性焦虑仍然是致死性冠心病，尤其是心源性猝死的一个高危因素（Albert CM，2005）。

二、诊断标准

双心患者一个极大的特点是，大部分患者不认为自身有心理疾病，因此，极易被单纯地诊断为心血管疾病（刘梅颜，胡大一，姜荣环等，2008）。目前的诊断标准是有国际心身研究小组研发的一种定式访谈工具，用于筛查、诊断双心疾病和心理生理障碍，一起将源于双心疾病研究的心理变量转变为能够鉴别患者个体的可操作的诊断标准，主要的诊断还是参照欧美国家对双心患者的临床处理意见进行常规的筛查。为使双心疾病的诊断更为明确，一些相关的症状量表也应运而生，也就是针对双心疾病的疾病特异性量表。我国专家毛家亮根据自己多年的双心临床实践编制了专用于心血管病患者常见心理问题筛查的躯体症状自评量表（李春波，庄琦，毛家亮，2010）（见表 1），经临床检验该量表对双心患者疾病的诊断有着良好的信度和效度，有着良好的心理测量学价值。

表 1　心血管病患者常见心理问题筛查的躯体症状自评量表

躯体化症状（S 分）		焦虑症状（A 分）		抑郁症状（D 分）		焦虑抑郁症状（AD 分）	
项目	负荷	项目	负荷	项目	负荷	项目	负荷
头痛头晕	0.562	易紧张不安或担忧害怕	0.727	易疲劳乏力	0.588	睡眠障碍	0.592
心血管症状	0.568	易激动烦躁、对声音过敏	0.662	情绪不佳、兴趣减退	0.732	记忆力减退、注意力下降	0.715
胃肠道症状	0.534	肢体易出汗颤抖或忽冷忽热	0.479	易产生消极想法、多想多虑	0.764		
肌肉酸痛	0.583	强迫感	0.530	易伤心哭泣	0.577		
手足或身体发麻、刺痛、抽搐	0.527	经常担心自己生病	0.683				
视物模糊	0.427						
呼吸困难、喜大叹气	0.587						
咽部不适、喉咙梗塞感	0.488						
易尿频、尿急	0.465						

三、发病机制

精神因素是诱发易感患者出现心肌缺血的潜在机制之一，是一过性冠脉收缩（刘梅颜，2012）。有研究发现，缺血性心脏病患者在精神压力试验时有冠脉血流的变化并出现内皮依赖性血管舒张。因此，抑郁状态既是血管性疾病的危险因子，又可成为血管性疾病加重的风险之一。德国的一项研究揭示了压力激素在双心医学中扮演的作用。研究显示，神经内分泌活性在影响与急性冠脉事件相关的心理社会因素方面扮演着重要的介质作用，而这些介质因子主要包括下丘脑-垂体-肾上腺轴和交感-肾上腺轴以及神经营养因子，如脑源性神经营养因子、神经生长因子、B型-利钠肽以及与压力相关的肌钙蛋白。压力、抑郁等与以上的激素轴相关联，相互作用，使血液处于一种高凝状态，上调炎症因子的表达（von Eisenhart Rothe，Goette，et al，2013）。也有研究表示，双心疾病的病理生理机制可能与血小板活性升高、内皮损伤、下丘脑—垂体—肾上腺轴活性增强、炎症反应、多不饱和脂肪酸水平降低、基因遗传因素等密切相关（彭金祥，姚祖培2010）。有文章指出，心理压力影响心血管疾病可以通过直接和间接两组方式。一方面可以通过诱导物理改变从而负面影响心血管系统的完整性；另一方面，会影响有益于健康行为的产生（Olive，2017）。

Chen 和他的研究团队最近发表的一篇文章指出了相关的心理问题，如抑郁、焦虑、愤怒和其他负面情绪和正面情绪在血管内皮功能和下丘脑-垂体-腺体轴的作用。研究表示，这些情绪通过一种皮质醇唤醒应答（CAR）机制来发挥作用，下调下丘脑-垂体-腺体轴是一条心理学压力对心血管疾病影响的假想通路，而这条通路通常被认为是心理问题与心血管疾病之间关系的主导问题。研究指出，负面情绪的干扰作用主要是能够产生固定的靶器官效应，从而降低血管弹性，损伤内皮功能，增加血小板活性、凝集功能，产生血液的高凝状态（YChen，2017）。

近期加拿大的一项研究指出，抑郁情绪在罹患心血管病的人群中相关的生物标志物可探寻方向包括下丘脑-垂体-肾上腺轴功能失调、炎症、内皮功能、血小板激活、5-羟色胺活性、交感神经系统激活、甲状腺功能、脑结构形态异常、血脂代谢、单碳代谢、内源性大麻素信号不规则、维生素 D 缺乏等。目前的研究显示出抑郁最为相关的标志物有肿瘤坏死因子-α（TNF-α），内皮素-1、内皮祖细胞、脑源性神经生长因子、二十二碳六烯酸等（ADIBFAR A，2016）。

Koertge 等对 65 岁以下的女性冠心病患者研究精力耗竭和急性冠脉综合征之间的联系，通过冠状动脉造影与血浆皮质醇的测定发现，单纯的精力耗竭与急性冠脉综合征之间的关系不密切，由焦虑和过分紧张、恐惧等心理应激引起皮质醇显著增加者，冠状动脉造影显示冠状动脉狭窄的程度比较严重，皮质醇浓度上升 25%，冠状动脉狭窄程度增加 41%，如兼有精力耗竭和血浆皮质醇浓度增高，则急性冠脉综合征发生的风险可增加 3 倍，作者认为心理应激促发急性冠脉综合征的机制主要与交感神经张力骤增、皮质醇分泌明显增加有关（Koertge J，2002）。

有学者将心脏和心理的机制假说划分为生物学机制和社会学行为机制两大类，前者包括血小板高聚集性、炎性反应激活、心率变异性降低、下丘脑-垂体-肾上腺轴高活性和基因机制等。

中医学对"双心疾病"有着独特的理论基础。早在《素问·灵兰秘典论》曰："心者，君主之官，神明出焉。"《灵枢·邪客》曰："心者，五脏六腑之大主也，精神之所舍也。"说明历代医家已认识心脏病和心理疾病常共存，并相互影响。中医认为，双心疾病实为形神兼病，《灵枢·平人绝谷》云"血脉和利，精神乃居"，故血脉和利，神明方能化生有源，为心所主，继而发挥调控周身的作用。"神明之心"是"血脉之心"的精神保障。心血管疾病患者血脉必定受损，神明失其藏养，若过分忧思，情志不遂则更易诱发神志病。神志病则血脉失其统领而运行失常，气血郁滞，化生痰浊瘀血，久则化火灼脉，扰乱神明，继而两者相互影响，恶性循环，而发双心疾病。《杂病源流犀烛·心病源流》曰："总之七情之由作心痛，七情失调可致气血耗逆，心脉失畅，痹阻不通而发心痛。"故可见情志调达，则气血调和，营卫通畅；若情志异常，则可致心气郁结，气滞血瘀，耗伤气阴，发为心病。这与现代医学中负面情绪可加重心血管疾病和心血管疾病常伴随情绪异常的众多研究结果相一致。

四、治疗现状

目前的观点是要根据患者的不同情况来进行治疗，即"心身同治"，在积极合理治疗合并的心血管器质性疾病同时治疗心理问题。目前的治疗方法包括西医治疗和中医治疗。

1. 抗焦虑、抑郁药物　在《心血管科就诊病人的心理处方中国专家共识》中明确指出，联合应用抗焦虑抑郁药物治疗双心疾病（中国老年学学会心脑血管病专业委员会，中国康复学会心血管病专业委员会，2014）。焦虑症状明显的患者可选用抗焦虑药物，伴有抑郁的患者可选用三环类抗抑郁药物，失眠严重者酌情使用咪达唑仑或佐匹克隆等。目前所用的抗抑郁及焦虑的药物主要是选择性 5-羟色胺再摄取抑制剂（SSRIs）以及去甲肾上腺素和特异性 5-羟色胺抑制剂（NaSSA）均可改善患者的焦虑抑郁情绪，但没有改善患者的心血管疾病预后（丁荣晶，2014）。而且有研究发现抗抑郁药可能会引起一些不良反应，如心肌缺血、体位性低血压、心律失常、心动过缓等（Von KR，2012），而镇静催眠药物可使者产生依赖性。

2. 精神心理行为治疗　心理疏导、行为矫正、生物反馈治疗等。心理干预治疗在现代医学模式中已经变成医疗的一部分，其对于疾病的康复有着非同一般的功效。在临床中，应定期的宣教，指导患者正确地对待疾病，减轻或解除患者的心理压力，调整情绪和精神活动，从而达到治疗疾病的目的。英国的一项研究显示，一般教育、问题解决、运动、认知行为治疗、放松训练虽然可缓解抑郁症状，但结果并无统计学意义，而且患者通常缺乏对自己疾病的正确认识，因此焦虑、惊恐，导致频繁就医、逛医等行为。因此，正如刘梅颜教授提出的，在医院指导下社区主导的家庭康复模式或更为实用。但也有研究指出，对于合并精神心理问题的更年期心脏疾病患者，治疗精神心理问题是否对心脏疾病有益仍存在争议。

3. 中医治疗　尽管西医常用的抗焦虑、抗抑郁药、镇静催眠药等可以取得一定疗效，但其不良反应大，患者依从性差，实际临床效果不佳，在这一方面，祖国医学表现出了极大的优越性。目前主要的中医治疗方法包括中药方剂治疗和针灸治疗。

（1）成方治疗：中医学对"双心疾病"的治疗有着深厚的理论基础和丰富的临床经验，因此也有着很多针对抑郁症的成方，如颜红教授独创的养心安神汤，运用"解郁安神、宽胸散结"之法，随证辨寒热虚实再行加减治疗情志不遂合并胸闷、胸痛等躯体症状的患者，疗效显著。除此以外，特别是邓悦教授根据中医阴阳互根互用理论和临床实践，以养心汤加减，治疗心虚失养所致心悸、胸痹、不寐，更年期综合征，疗效显著。2017 年发表的一篇文章研究了疏肝解郁安神汤联合"双心医学"模式治疗气滞血瘀型胸痹患者的临床疗效，结果证明，可明显缓解气滞血瘀型胸痹伴焦虑和（或）抑郁患者的心绞痛疼痛程度，减少发作次数，缩短发作持续时间，改善患者的焦虑、抑郁状态，提高临床疗效（王敏，徐新利等，2017）。

（2）针灸治疗：除了中药成分，针灸对于心身疾病的治疗优势显著，《灵枢·厥病》就有关于胸痹、心痛的针灸疗法，厥心痛甚考虑脾心痛，针刺取然谷、太溪；见其"色苍苍如死状，终日不得太息"者考虑肝心痛，取行间、太冲（朱兵，1998）。针刺输穴可以提高心肌抵御缺血性损伤的能力，促进损伤的修复，针灸能够提高治疗冠心病心绞痛的疗效，协同缓解心绞痛症状（姜爱平，粟新，曹建平，2015）。针灸的治疗过程将"治神"的理念贯穿于治疗的整个过程中，治疗过程本身就是一种心身调节，其独特的临床医患关系模式更有利于心身调节，疗效好，安全性高，更迎合双心医学疾病患者的心理需求。因此有着广阔的发展前景（张捷，杨娟，同旭升，2015）。

（3）其他特殊治疗：张子和在《儒门事亲》中提到："悲可以治怒，以恻怆苦楚之言感之；喜可以治悲，以欢乐戏谑之言娱之。恐可以治喜，以祸起仓卒之言怖之。思可以治恐，以虑此忘彼之言夺之。怒可以治思，以污辱斯罔之言触之。"可采用运动疗法、气功引导等来转移患者注意力，避免思虑太过，气机郁结，这与现代医学中运动能提高冠心病患者的生存率、改善焦虑抑郁等不良情绪的观点是相似的。吴欣媛发现八段锦功法训练，患者的抑郁自评量表和汉密尔顿抑郁量表分值较干预前明显下降（丁沛然，吴欣媛，李莉，2014）。张依群等采用五经推拿法配合情志干预可明显改善冠心病伴心理障碍的生活质量（张依群，2016）。

双心医学在我国提出到目前已经有 30 余年，虽对其有了一定认识，同时也取得了一定的治疗进展，但尚未形成规范统一的诊疗体系，且亟须临床医生的重视。特别是在广大的女性群体中，2009 年的一个调查北京地区妇科门诊就诊者抑郁症和（或）患病率，同时对照精神科医生的诊断来了解妇科医师对抑郁症和焦虑症的识别情况的研究表示，妇科医师对门诊就诊的患者抑郁症和（或）焦虑症的识别能力极低（李旭，白文佩，廖琴平等，2009），由此可见，作为临床医生，需要的是理论探讨和临床观察，以人为中心，治疗生病的人，而不仅仅是治疗人的病，抓住双心疾病的本质特点，提高临床治疗的效果。现代医学不能用"一元论"的辩证思维来解决目前的问题，需要多学科、多系统的共同探讨，尚需充分发挥中医理论基础的作用（雷舒雁与张京春等，2016）。作为医生，我们不应受过去传统医学模式——单纯生物学模式的桎梏，应提高对心理问题的理解和关注，（刘梅颜，胡大一，2007）将行为心理学的治疗方法融入我们的日常治疗生活中，在关注患者症状的同时，不应忽视患者的抑郁情绪，特别是合并有心血管疾病患者的心理状态

（Ladwig KH，1991；Frasure-Smith N，1993）。2011 年发表的一篇文章指出，建议医生在接诊患有心血管病的患者时，使用焦虑和抑郁评分常规筛查其中的双心患者（Herrmann-Lingen，2011）。我们相信，双心医学专科医生将会为那些遭受双心疾病折磨的女性患者带来福音。

参考文献

［1］ Adibfar A, Saleem M, Lanctot KL, et al. Potential biomarkers for depression asssociated with coronary artery diasease：a critical review. Curr Mol Med, 2016, 16（2）：137-164

［2］ Albert CM, Chae CU, Rexrode KM, et al. Phobic anexity and risk of coronary heart disease and sudden caradiac death among women. Circulation, 2005, 111（4）：480-487

［3］ Frasure-Smith N, Lespérance F, Talagic M Depression following myocardial infarction. Impact on 6-month survivaL. JAMA, 1993, 270（15）：1819-1825

［4］ Herrmann-Lingen, C. Steps towards integrated psychosomatic medicine-The example of psychocardiology. Journal of Psychosomatic Research, 2011, 70（2）：111-115

［5］ Allegaert K. The clinical pharmacology of short acting analgo-sedatives in neonates. Current Clinical Pharmacology, 2011, 6（4）：222-226

［6］ Koertge J, Al-khalili F, Ahnve S, et al. Cortisol and vital exhaustion in relation to significant coronary artery stenosis in middle-aged women with acute coronary syndrome. Psychoneuroendocrinology, 2002, 27（8）：893-906

［7］ Ladwig KH, kieser M, König J, et al. Affective disorders and survival after acute myocardial infarction. Rescults from the post-infarction late potential. Eur Heart J, 1991, 12（9）：959-964

［8］ Lichtman JH, Froelicher ES, Blumethal JA, et al. Depression as a risk factor for poor prognosis among patients with acute coronary syndrome：systematic review and recommendations：a scentific statement from the American heart association. Circulation, 2014, 129（12）：1350-1369

［9］ Olive LS. Youth psychological distress and intermediary markers of risk for CVD：The emerging field of pediatric psychocardiology. Atherosclerosis, 2017, 261：158-159

［10］ von Eisenhart Rothe, Goette A, kirchhof P, et al. Recent advances in psychocardiology：Update 2013；mental health in patients with atrial fibrillation：An urgent call for consideration. Journal of Psychosomatic Research, 2013, 74（6）：560

［11］ von känel R. Psychosocial stress and cardiovascular risk：current opinion. Swiss Med Wkly, 2012, 142：w13502

［12］ Chen Y, Osika W, Dangardt F, et al. Impact of psychological health on peripheral endothelial function and the HPA-axis activity in healthy adolescents. Atherosclerosis, 2017, 261：131-137

［13］ 吴欣媛，李莉，丁沛然，等. 八段锦对 62 例冠心病合并抑郁状态患者的影响. 世界中医药，2014，9（1）：39-40

［14］ 丁荣晶，杨渊. 双心医学研究进展. 四川精神卫生，2014，27（3）：193-197

［15］ 胡大一. 心血管疾病和精神心理障碍的综合管理——"双心医学"模式的探索. 中国临床医生，2006，34（5）：2-3

［16］ 粟新，曹建平，姜爱平，等. 针刺结合西药治疗不稳定型心绞痛临床疗效及动态心电图观察. 中国针灸，2015，35（9）：895-896

［17］ 雷舒雁，张京春，刘玥，等. 基于双心医学浅析中西医结合诊疗心血管疾病的现状. 中西医结合心脑血管病杂志，2016，14（15）：1807-1810

［18］ 庄琦，毛家亮，李春波，等. 躯体化症状自评量表的初步编制及信度和效度研究. 中华行为医学与脑科学杂志，2010，19（9）：847-849

［19］ 李旭，白文佩，廖琴平，等. 妇科门诊就诊者的抑郁症或（和）焦虑症患病率及妇科医生识别状况调查. 中国全科医学，2009，12（23）：2144-2147

［20］ 刘梅颜. 心血管疾病与精神心理关系最新研究进展——双心医学发展述评. 山东医药，2012，52（4）：1-3

［21］ 刘梅颜. 双心医学的发展与争议. 中国循环杂志，2013，28（1）：74

［22］ 刘梅颜，胡大一. 心内科患者常见的心理问题. 中国实用内科杂志，2007，27（9）：660-661

［23］刘梅颜，胡大一，姜荣环，等. 心血管内科门诊患者合并心理问题的现状分析. 中华内科杂志，2008，47（4）：277-280

［24］马文林. 重视双心医学原创研究. 医学与哲学，2017，38（6）：7-10

［25］彭金祥，姚祖培. 冠心病合并抑郁的中西医研究进展. 中国中西医结合心脑血管病杂志，2010，8（10）：1234-1236

［26］王敏，徐新利，祝婕，等. 疏肝解郁安神法联合"双心医学"模式治疗气滞血瘀型胸痹临床研究. 新中医，2017（11）：24-27

［27］杨婧，周旭升，张捷. 浅谈针灸在双心医学中的应用. 时珍国医国药，2015（2）：421-422

［28］张依群. 五经推拿法配合情志干预对冠心病伴抑郁患者生活质量的影响. 四川中医，2016，34（2）：190-193

［29］中国康复学会心血管病专业委员会，中国老年学学会心脑血管病专业委员会. 心血管科就诊患者的心理处方中国专家共识. 中华心血管病杂志，2014，42（1）：6-13

［30］朱兵. 针灸的科学基础. 青岛：青岛出版社　1998

老年心脏病患者的心理处理

孙新宇
北京大学第六医院

第 *15* 章

一、老年患者心理特点概述

老年期是心脏病的高发年龄段,据权威机构调查,全国 65 岁以上老年人慢性病患病率已达 54%,70%以上的老人同时患有两种及两种以上慢性病,发病率前三位的慢性病分别是高血压、冠心病、心脑血管疾病。随着人口老龄化进程加剧和预期寿命延长,患有心脏病的老年人群数量也大大增长。进入老年期后,躯体和心理都会发生变化。老年人离退休以后,伴随着社会经济地位、人际关系等一系列改变,将经历一个心理再适应过程。有许多人进入老年期后,仍可保持健康的心身,做出非凡的贡献,也有少数人进入老年期后,由于种种原因而发生心理健康问题。近代对老年健康的研究表明,即使活到七十岁,人们还能富有创造性,在社会生活中发挥积极作用。了解老年患者的特点和处理老年心脏病患者的心理问题已成为临床工作中不能回避的问题。

老年人的主要心理变化体现在感知、运动、记忆、智力、情感、人格等方面,而且对心血管疾病治疗预后产生不容忽视的影响。

(1) 感觉和知觉能力是人和环境交往的基础,增龄使老年人视力、听力、味觉、嗅觉及疼痛感知都有所减退,影响了对外界刺激的辨识;心理运动反应随年老而减慢,使老年人对环境的适应增加了困难;注意是对某种事物的指向和集中的心理活动,被认为是认知活动的能量,它是进行信息过程的必要资源。人在年老后,注意活动的变化对生活影响也很大。

(2) 认知心理是人们认识客观世界和反映客观世界的各种心理功能,认知过程的变化体现在注意、记忆、思维、言语、智力等诸多领域。

随着年龄增长,老年人记忆能力会逐渐变慢、下降,一般的趋势是 40 岁以后有一个较为明显的衰退阶段,然后维持在一个相对稳定的水平,直到 70 岁以后又出现一个较为明显的衰退。一般来说思维的衰退出现较晚,特别是与自己熟悉的专业有关的思维能力在年老时仍能保持。但是由于老年人记忆力的减退,无论在概念形成,解决问题的思维过程还是创造性思维和逻辑推理方面都受到影响,而且个体差异很大。Cattel 和 Horn(1978,1982)提出了著名的晶态智力和液态智力的概念,归纳了它们和年龄的关系。液态智力指那些与神经系统的结构和功能密切相关的能力,如反应速度和思维灵活性等,即基本信息加工过程的技能。它从事件学习和归纳推理等测验中反映出来。晶态智力反映一个人后天所获得的知识、经验和教育,可从有意学习的一些测验中,如词汇、知识和理解等可以看到。没有一种专门反映一项基本心理能力的测验,因为每个测验都代表一些基本心理能力的组合。只有尽量减少获得文化知识影响的、主要反映液态智力的测验,以及扩大这种获得知识作用的主要反映晶态智力的测验。液态智力在变老时显著下降，与之相反，晶态智力正常情况下随增龄并不出现减退。由于继续积累经验和生活中的学习，不断增长知识，获得新技能，晶态智力随年老还可以提高。

（3）情绪是一种心理体验，它有喜、怒、哀、乐等表现。在老年人中，情绪体验往往有增强和不稳定的特点，常表现为易兴奋、激动、唠叨、易与人争吵，一旦发生强烈情绪体验，需较长时间才能平静下来。年老过程并不必然伴有情感活动的显著变化，只要面对现实，恰当安排晚年生活，正确处理好与亲人的关系，老年人的情感生活仍然是美好与充实的。老年人比年轻人更会控制自己的情感，老年人更愿意控制自己的喜悦、悲伤、愤怒和厌恶的情绪。对于老年人来说，主要为个人得失而生气，其次才为是否符合心意与不畅快遭遇而生气。有些老人在离、退休后，从群体生活的大天地突然转向家庭小天地，从过去的忙人变成了闲人，容易使人萎靡不振、意志消沉和情绪低落。有时老年人的孤独、抑郁、兴趣索然会被误诊为痴呆。

（4）人格是以性格为核心由先天素质和后天家庭、教育、社会环境等综合影响所形成的气质、能力、兴趣、爱好、习惯的心理特征的总和。老年人的人格变化多为主观、敏感、多疑和固执，部分老年人甚至产生偏执、孤独和冷漠。老年人由于与外界接触减少，生活圈子狭窄，往往习惯于他所熟悉的事物和做法，而对新事物、新潮流不愿接受，喜欢坚持自己的老看法，显得思想保守，固执己见，刚愎自用。因为固执和喜欢想当然，任意猜测他人的动机，很容易产生多疑和偏执，导致人际关系紧张。这种心理状态常与老年人原有性格特征有一定关系。老年人较大的问题是他们过分关注自己的身体健康状况。老年人对躯体健康的关注可能与内向性格特征的增强有关。少数老人出现显著的人格改变，这可能与某些疾病特别是脑器质性疾病有关。

（5）社会心理因素对老年人行为的影响：离休和退休是生活中的一次重大变动，会使老年人不论在生活内容、生活节奏、社会地位、人际交往等方面都发生很大变化。一般来说，退休需经过四个阶段：期待期、退休期、适应期、稳定期，但每个人这一过程对身体和心理影响的程度不同。老年人退休以后的主要生活范围是家庭。家庭结构、家庭人员间的关系、老年人在家庭中的地位、经济是否独立等都对老年人的心理健康有很大影响。配偶患重病或长期卧床，或失去配偶是老年人遭遇的重大精神刺激，会带来不同程度的心理反应。老年丧偶者再婚也是一个对生活产生重大影响的社会心理因素。在一般情况下，经济收入和老年人精神状态有重要关系，很多家庭纠纷和两代关系紧张与经济问题有联系，对生活贫困的部分老人来说，贫困及由贫困带来的一些家庭问题是精神压力的重要来源之一。

老年人因机体老化而使各种疾患明显增多，疾病对老年人的心理影响有直接与间接两个方面：前者如脑组织退行性变化、脑动脉硬化、高血压等，致使脑组织变性或供血不足而引起记忆力减退，严重者可引起痴呆；有明显心血管系统和神经系统疾患的老年人，记忆力也较正常老年人差些，而且情绪也急躁不安。至于间接影响更为常见，如长期患病或卧床不起、生活不能自理者，焦虑、抑郁的心理状态更容易发生。有这些消极心理反应的老年人，主要靠家属的同情安慰和良好照顾来获得排解。

个性特征和行为模式与心脏病的发生发展关联的研究较多。张伯源调查了大量冠心病患者的行为特点并与正常人作对照，看到患者中 A 型行为问卷得分明显高于正常人，患者中 A 型者所占比例比常人高 2.2 倍。何耀等研究了经冠状动脉造影确诊的 125 名冠心病患者，结果发现 A 型行为特征越典型，冠脉病变支数越多，程度越重。但我国在这方面尚缺乏系统的纵向研究。Ragland 与 Brand 随访 257 名男性心脏病患者 22 年的死亡率，结果观察到，其中 128 例死亡，91 例死于心脏病，37 例死于其他原因。在急骤死亡（症状发作 24 小时内死亡）患者中，A 型行为者和 B 型行为者的死亡率几乎相等，在长时死亡患者中，A 型行为者和 B 型行为者的死亡率分别是每千人

19.1 人和 31.7 人。Costa 和 McCrae 回顾以往资料认为，虽然神经质分与胸痛和心绞痛有中等程度的相关，它与心肌梗死或心脏病死亡却无关。神经质者报告应激性事件和身体不舒服症状明显多些，并夸大应激事件的影响。自觉健康可预测死亡率，提示自我报告可提供生物学指标未能抓住的有用信息。

二、老年心脏病患者中常见的心理问题类型

老年心脏病患者中可以出现各种各样的心理问题。常见有以下几类：

1. 急性脑病综合征　又称谵妄状态，多继发于急性躯体疾病或急性应激状态，起病急，症状鲜明，可以随躯体疾病好转而恢复。有或轻或重的意识障碍，表现为言语行为紊乱，不认人，幻觉妄想并伴紧张、恐惧等情绪反应，睡眠和觉醒周期紊乱等。在心源性脑病、缺血缺氧性脑病急性期或恢复期的早期阶段以及伴有其他躯体疾病时可以出现。

2. 情感障碍或情绪障碍　可以由疾病造成的脑功能改变引起，也可以因为疾病本身或药物引起，如冠心病急性心肌梗死的患者相当比例出现焦虑抑郁情绪，应用降压药利血平可以导致情绪抑郁等。还有一种情况是患病以及疾病造成的社会功能影响引发患者的情绪反应，如过分担心自己的身体，整日闷闷不乐，干什么也没有兴趣，为自己疾病带来的生活不便发愁，甚至有不想活的念头；还有的人动辄发脾气，情绪不稳定。

3. 精神病性症状　包括幻觉、妄想、行为紊乱，如病后患者无端出现敏感多疑，固执的认定某些不现实的事情如认为有人害自己等。

4. 慢性脑病综合征　常见于长期慢性循环功能损害，造成认知功能全面受损，可以有记性不好，不会料理个人生活，原来能做的事情不会做了，分析判断能力下降，以及性格特点改变，一般没有意识障碍，部分患者发展为痴呆。

三、精神心理问题的诊断评估

1. 生物-心理-社会医学模式的评估（进行简要概述评估原则及评估内容，然后以案例进行具体分析）　当患者出现各种心理问题时遵循以下原则进行评估，结合一个病例进行分析介绍：高先生是一位退休公务员，65 岁。5 年前患者开始出现活动后胸闷、胸痛，步行上楼到五层活动后要休息 20~30 分钟左右缓解，间断发作。1 年前，常规查体显示"冠状动脉供血不足"，PCI 治疗中出现血管破裂，急性心脏压塞，行心包穿刺及引流、海绵凝胶填塞破裂血管处，并出现下壁心肌梗死。此后血压一直偏低，心率快。患者出院后，频繁打电话给医师，询问自己的不适是否是疾病波动的表现。血压在出院 1 周左右略有升高，晚上明显，服用安定治疗有效。刘先生反复自测血压及自行调整降压药，血糖也不稳定，还经常诉述胸痛、气短，反复要求心电图检查均无异常。患者既往有高血压病史 15 年，糖尿病史 5 年，高脂血症 6 年，均接受相应药物治疗。2 年前头颅 CT 检查示腔隙性脑梗死，无神经系统症状体征。身高 178 cm，体重 95 kg，体重指数 30。

（1）生物学层面：患者为中老年男性，体型肥胖，有高血压、糖尿病、高脂血症及脑血管病的相关疾病，虽经过冠状动脉介入治疗，心绞痛症状基本控制，仍是冠心病的高危群体，PCI 治疗术中出现致命性并发症，之后反复发作胸闷、胸痛，血压、血糖波动，胸痛发作时心电图没有发现 ST-T 动态改变，超声心动图也基本正常，提示目前不存在与症状相关的生物学功能异常状态。这里我们注重评估的是症状与疾病性质和严重程度的相关性。患者较长时间使用药物控制血压、血糖、血脂，是否存在药源性因素影响躯体和精神活动亦须考虑。

（2）心理层面：心理学研究显示 A 型性格与心血管疾病密切相关，有研究显示愤怒和敌意作为 A 型行为中的有害成分，是冠心病的危险因子之一。A 型行为模式多表现为具有较强的竞争性，如争强好胜，同时又缺乏耐性，易发脾气不善克制。患者罹患冠心病且 PCI 治疗过程中出现严重并发症，虽经抢救脱险，但对患者而言是一种严重的躯体和心理应激。这一层面，我们将通过病史的了解和检查判断，评估患者个性特征及其变化，应激事件后患者症状与应激刺激的密切程度等。

（3）社会层面：患者既往虽患有多种疾病，但并未影响其正常工作，2 年来的疾病进展对其日常生活必然会产生影响。65 岁已逐渐淡出事业回归相对平淡生活的年龄，随之而来的是社会经济状况的改变。家庭成员等与患者关系较密切的人的态度和行动也将影响患者的状态。从这一层面我们要着重了解患者病前的工作状态以及现在的变化，患者如何看待这种变化，患者的社会支持如何，家人在患者生病后的表现，患者对此有无抱怨等。

2. 精神状态检查和评估　精神检查评估是建立在良好沟通的基础上的，因此，首先必须与患者建立良好的关系。这一患者在较长时间的治疗中一直与医生保持较多的沟通交流，提示患者有交流的愿望和能力。但后一次住院时，患者反复自己调整治疗药物并对治疗方案提出疑义，对疗效表示不满提示与患者的沟通可能存在一些阻碍，这可能与患者的精神状态有关，且也应努力消除克服。解决这一问题最便捷的方式是换位思考，真正体会并传达出对患者感受的理解，并愿意与他一道对他关注的问题寻求解决方法。这也是"医者之心"与"患者之心"的贴近。

对精神心理症状的把握需要运用一些沟通技巧，如观察、倾听、提问等。观察以把握患者是否真正有相应的症状体征，患者是否为此产生相应的心理反应；倾听患者的叙述以及这些诉述背后隐含的担忧和疑惑甚至抱怨；针对关键问题提问以便进一步澄清躯体不适表现特点，患者的体验和情绪行为影响。

对患者精神状态的评估思路也很重要。可以遵循由点到线，由线而面，由面至本的原则。例如，该患者目前的首要症状是有诸多的躯体不适以及对躯体状态的关注。最基本的评价就是有哪些躯体不适，这些不适与他目前的疾病性质、严重程度和实验室及辅助检查结果是否吻合，如果有不吻合的地方是程度严重了还是范围泛化了等；这一系列诉述是否伴随有其他的感知觉或思维、情绪、行为改变，是否伴有明显的情绪的低落和焦虑，是否还存在焦虑的其他症状表现与原发疾病不吻合；这些症状是否能够构成一个综合征，什么综合征。从患者疾病纵向演化上这一综合征何时出现或消失，表现形式有什么变化等。最后面临的是精神心理诊断的形成和确立。

一些心理评估量表可以帮助我们筛查识别常见焦虑抑郁等心理问题。该患者可以选择抑郁自评量表，如患者健康问卷、广泛性焦虑问卷（GAD-7）、老年抑郁量表以及焦虑抑郁他评量表，如汉密尔顿抑郁量表、汉密尔顿焦虑量表进行焦虑抑郁症状评估，结合生活事件量表、艾森克人格问卷等评估心理社会因素影响，但需要说明的是这些量表评估仅是从某些侧面反映患者的特点，作为诊断参考而不是诊断标准。

3. 诊断和鉴别思路　精神心理疾病并无特异性的实验室检查异常，以及病因学、病理学诊断参照，临床诊断很大程度是症状学为基础的现象学诊断。结合病史和精神检查，该患者既往无精神病史，起病有诱因，病中表现出对身体状况的过分担忧，伴有自主神经症状，有惊恐发作，愉快感和兴趣减低，症状学诊断考虑为焦虑抑郁状态，需要鉴别的精神疾病有以下方面。

（1）抑郁障碍：抑郁发作患者通常有心境低落、兴趣和愉快感丧失，还可以表现为注意力集中困难，自我评价降低，自罪和无价值感，悲观失望，自伤自杀，睡眠食欲下降，精神运动性抑制、晨重夜轻等，持续时间大于 2 周。还有部分患者不典型，称为隐匿性抑郁，即患者以躯体疼痛疲劳等症状和紧张焦虑痛苦较为突出。

（2）惊恐障碍：基本特征为严重的焦虑（惊恐）的反复发作，焦虑不局限于任何特定的情境或者某一环境，具有不可预测性。表现为突然发生的心悸、胸痛、哽噎感、头晕、非真实感，继发怕死、发疯、失控感。确诊需 1 个月内数次发作，发作间期基本没有焦虑症状。

（3）创伤后应激障碍：创伤后应激障碍是对异乎寻常的威胁性或灾难性事件或情景的延迟和（或）延长反应。典型症状包括重大刺激，在"麻木"或迟钝的情感背景上的创伤体验再现，对周围环境和他人疏远，回避创伤相关的活动或情境，"扳机"诱发下的情感暴发，伴自主神经功能紊乱等，一般发生在创伤性事件 6 个月内。

（4）躯体形式障碍：其主要特征为患者反复陈述躯体症状，不断要求给予检查，无视医学检查的阴性结果，不管医生关于其症状并无躯体基础的再三保证，拒绝探讨疾病的心理病因，并寻求注意行为以博取医师及他人的关注。部分患者的症状为受自主神经支配与控制的器官或系统的躯体障碍所致，如心脏神经症。确诊要点为持续存在的自主神经兴奋症状，涉及特定器官或系统的主观主诉，存在上述器官可能患严重障碍的先占观念，并无相应器官的结构或功能损害的证据。

（5）冠心病所致精神障碍：为因冠状动脉循环功能改变导致的精神活动异常归于冠心病所致精神障碍，如阿斯综合征可出现一过性意识丧失；急性心肌梗死患者的体验与惊恐发作时体验极其相似，但发作时疼痛剧烈伴濒死感，心电图检查异常；心肌梗死恢复期可出现疲乏及脑功能衰弱表现，如注意力集中困难、思维迟缓等；心绞痛发作可伴有焦虑不安、激惹性增高、死亡恐惧；影响脑循环可出现情绪不稳、兴奋欣快、抑制淡漠，甚至出现谵妄或片断幻觉妄想等。

四、老年心脏病患者心理问题的处理

老年心脏病患者的临床处理基本原则也是要生物-心理-社会因素兼顾，包括一般支持治疗、心理治疗、药物治疗和康复治疗。

老年期的生理特点决定了老年人除了罹患心脏疾病外还可能共病多种躯体疾病，治疗的基础是兼顾患者的躯体情况，针对患者的原发疾病采取相应的治疗措施，良好的症状控制是进一步心理和精神药物干预的前提和基础。

1. 心理治疗　心理治疗的过程就是结合患者存在的问题或面临的困扰，采用心理学方法，通过语言或非语言因素，帮助来访者做出心理行为方面的改变，减轻或消除不适应行为和症状，恢复或重建期受损的心理功能。冠心病患者可以在病后出现焦虑、悲伤、担心健康、顾虑对社会角色和关系的影响以及对所爱的人的影响等多种心理反应，心理治疗是重要治疗手段，常用的心理治疗方法有支持治疗、认知治疗、行为治疗和人际关系治疗。在所有心理治疗方法中，认知行为治疗（cognitive behavioral therapy，CBT）是心血管疾病相关心理问题研究最多而且疗效可靠的心理治疗方法，也有循证证据支持人际关系治疗（Interpersonal therapy，IPA）对心血管患者焦虑抑郁治疗有效。

2. 药物治疗　精神药物治疗多为靶向性的，即使同类药物也存在些许疗效和不良反应的差异。药物治疗是在明确患者精神状态、药物不良反应以及兼顾患者躯体状况的基础上进行。老年人药代学和药效学特点造成药物胃肠吸收缓慢，易出现消化道不良反应；亲水化合物分布体积减小，亲脂性药物则增加，调节机制下降；首过效应减弱；经肾排泄随年龄的增加而减少，药物代谢清除率下降，血药浓度蓄积可能性加大；药物敏感性改变以及身体内环境稳态受损，药物不良反应如抗胆碱能作用的影响更大；药物间相互作用突出等。

因此，在选择使用药物时建议遵循以下原则：尽量选择安全性高、药物相互作用少的药物；尽量单一用药；起始剂量为成人推荐剂量的 1/2 或更少，在开始治疗 2 周内复诊了解药物耐受性；

老年人药物应答时间延长，缓慢加量获得最大缓解率，确保足量、足疗程；治疗过程中检查药物治疗的依从性，整个治疗过程中严密监测药物不良反应；注意药物相互作用，特别是与躯体疾病治疗药物的相互作用，如抗焦虑抗抑郁治疗中可以应用选择性 5-HT 再摄取抑制剂（舍曲林、米氮平、艾司西酞普兰等），小量起始，缓慢加量，显现疗效后坚持巩固治疗，但要特别注意检测心电图 QTc 变化，某些药物控制最高剂量。

适度的活动和躯体锻炼也是心脏病康复治疗的重要内容，近年来越来越多的研究显示，尽量参加一些社会交往和躯体活动也有助于患者的情绪改善和心理功能恢复。

参考文献

[1] 于欣. 老年精神医学. 北京：北京大学医学出版社，2008

[2] 胡大一，于欣. 双心医学. 北京：中国协和医科大学出版社，2011

[3] Macrides, N Nemeroff CB. Treatment of affective disorders in cardiac disease. Dialogues in Clinical Neuroscience, 2015, 17（2）：127-140

[4] Ward MC, White DT, Druss BG. A meta-review of lifestyle interventions for cardiovascular risk factors in the general medical population：lessons for individuals with serious mental illness. J Clin Psychiatry, 2015, 76（4）：e477-e486

[5] Norlund F, MG Olsson E, Burell G, et al Treatment of depression and anxiety with internet-based cognitive behavior therapy in patients with a recent myocardial infarction（U-CARE Heart）：study protocol for a randomized controlled trial. Trials, 2015, 16：154-161

[6] 胡大一，魏万林. 双心医学. 北京：人民卫生出版社，2016

[7] 中华医学会精神医学分会老年精神医学组. 老年期抑郁障碍诊疗专家共识. 中华精神科杂志，2017, 50（5）：329-334

妊娠期双心患者的心理干预

王克芳

北京安贞医院

第 16 章

妊娠是女性人生中重要标志点之一，相关研究显示，妊娠及分娩作为一种生理刺激，会造成孕产妇出现较为强烈的心理及生理应激反应。妊娠期间孕妇都存在不同程度的神经-内分泌功能紊乱，极易造成其出现持续性消极情绪，对产妇分娩结局、产后恢复造成不良影响。妊娠合并心脏病是妊娠期间的严重并发症，目前其已经成为孕产妇死亡的第 3 位因素，非产科因素孕产妇死亡的第 1 位。而在我国，根据 2018 年全国妇幼卫生信息分析报告显示，2017 年我国孕产妇死亡率为 19.6/10 万，其中心脏病为城市孕产妇主要死因构成第三顺位，农村孕产妇主要死因构成第四顺位。对于妊娠合并心脏病女性，其心理压力远超于一般妇女，不良的心理状态与孕妇的不良妊娠结局关系密切。帮助心脏病妇女维持积极而平稳的心理状态有助于减少因情绪激动而引起的内分泌激素剧烈变化，有助于维持其血压及心率的平稳，保持血流动力学平稳，减少心脑血管意外的发生。对妊娠合并心脏病患者，及时给予必要的心理干预及疏导，可以获得更好的依从性，从而减少不必要的意外的发生。

一、妊娠各期的心理生理反应及心理干预

根据心理状态不同，妊娠一般分为三个时期：不可耐受期、适应期及过度负荷期。根据不同心理时期，应给予妊娠合并心脏病患者不同心理干预。

在不可耐受期，孕妇将胎儿作为异物，部分孕妇对生孩子有不同程度的恐惧心理，在此期间，孕妇情绪不稳定，易受暗示，依赖性增高。从生理的角度上看，孕妇的总血容量一般自孕 6 周开始增加，随着孕周增加而进行性增加，32~34 周达高峰，早期以心排血量增加为主。因此，需要尽可能缩短孕妇心理的不可耐受期，使其不良心理因素的影响降至最低。在此时期，应该对孕妇进行积极的心理疏导，给予鼓励和积极的心理暗示，告知孕妇有关妊娠的正面信息，可以开设孕妇课堂，讲解关于妊娠期间的注意事项，如限制钠盐的摄入，少量多餐，多吃瘦肉、豆制品、新鲜蔬菜与水果，不吃咸肉、咸蛋、咸菜等腌制品，避免饱食，保持大便通畅，防止便秘和增加心脏负担。有研究显示，通过多种形式进行健康宣教，根据孕产妇具体情况对其进行个性化干预，不仅可有效增强健康宣教效果，同时可提高孕产妇的护理依从性。此外，在此时期应该注意利用社会对个体的影响，指导其家属甚至工作伙伴尽可能向其展示有关妊娠的正面消息，帮助其尽快适应身份的转变。

在适应期，此时孕妇已在身、心两方面都对妊娠产生适应，情绪转为稳定，相反，感知觉、智力及反应能力略有下降。因此，在此时期不应该给予孕妇太过复杂而繁忙的工作或生活负担，

避免因工作或生活不顺利而造成心理上较大波动。患者孕期心排血量增加，建议孕妇平时注意左侧卧位，避免仰卧位综合征。

在过度负荷期，胎儿发育迅速，增大的子宫及胎儿对于孕妇而言负荷过重，这种过度负荷的应激可产生身-心反应，包括对分娩的恐惧、不安，因行动不便而产生的心理冲突，精神易受压抑，产妇容易出现过度焦虑、心悸、情绪不稳等。某项心理测定研究表明，在妊娠第 30~36 周期间，情绪变化幅度最大。从生理学角度而言，妊娠晚期需增加心率以适应血容量的增多，特别是分娩前 1~2 个月心率每分钟约增加 10 次。由于心排血量增加和心率增快，心脏负荷增大，可导致心肌轻度肥大。对于一些血流限制性损害的心脏病，如二尖瓣狭窄及肥厚性心肌病患者，可能会出现明显症状甚至发生心力衰竭。因此，妊娠晚期，无论是心脏生理上的负荷还是孕妇心理负荷均到达巅峰，此时期是妊娠合并心脏病孕妇最为关键的时期。而巨大的情绪波动可导致心率及血压剧烈的变化，这恰恰不利于维持孕妇血流动力学的平稳，而血流动力学平稳对于心脏病的发展及预后起到极为重要的作用。对于整个孕期包括围产期，心脏病孕妇需控制摄入量，避免血容量迅速增加诱发心力衰竭。妊娠晚期可以通过孕妇课堂讲述分娩的过程，使孕妇了解正常妊娠过程及分娩过程中可能出现的情况，消除其恐惧心理，让产妇尽快充分接受胎儿并对妊娠拥有充分的信心。

对于有基础心脏病的孕妇，孕期血流动力学的变化可能引发患者出现一系列症状：活动受限、心悸、气短等，不适感会给予患者强烈的心理刺激和长期的情绪紧张，成为不良的心理刺激源，作用于人体产生应激反应，从而激活交感活性，增加肾上腺素分泌。使浦肯野纤维的自律性增加，复极离散度增加，心室异位激动的阈值下降，从而引发严重的心血管事件，特别是恶性心律失常、室速、室颤，甚至有意识丧失及猝死可能。

在整个孕期中，应注意孕妇本人的主诉情况，尽量帮助其减少生理不适，避免孕妇因生理不适引起心理不适，从而进一步造成生理上的改变，形成恶性循环。

二、分娩期的心理生理反应及心理干预

分娩过程对母子都是重大的心、身应激。母体对应激的反应主要是恐惧与焦虑，这些又可影响分娩过程。分娩可增加交感神经系统活性，从而使肾上腺皮质激素分泌增加，包括糖皮质激素及盐皮质激素。在天然皮质激素中，醛固酮是作用最强的一种盐皮质激素，可引起水钠潴留，从而导致血压升高，循环血量增加。糖皮质激素又名皮质醇，高浓度的皮质醇可引起体内的水钠潴留，增加循环血容量；皮质醇亦可增加血浆肾素的活性，导致肾素-血管紧张素-醛固酮系统活性增高。有研究表明，剖宫产时母子血中皮质醇水平低于产钳娩出时。硬膜外麻醉可阻滞通常在分娩时母子皮质醇水平的增加，而使用缩宫素可以增加胎儿皮质醇水平。孕期孕妇的总血容量较妊娠前增加 30%~45%，即心脏的前负荷增加；而分娩时肾上腺皮质激素的分泌增加可导致血压增高，从而增加心脏的后负荷。这意味着在分娩期，孕妇心脏的前后负荷均较前增加。特别是后负荷从分娩开始时方才增加，短时间内达到高峰。这说明在分娩期孕妇血流动力学波动大。在此时期，应注意维持孕妇心理状态的平稳，避免巨大的情绪及心理波动。若疼痛刺激较大导致孕妇心理状态不佳，若无麻醉禁忌证，必要时可给予分娩镇痛，若不适宜分娩镇痛的心脏病孕妇，可评估其产科条件，若预计短时间内可分娩者，应从旁给予积极心理鼓励。若预计经阴道分娩困难，且分娩期孕妇心理状态不佳者，必要时可适当放宽剖宫产指征。

三、产褥期及产后的心理生理反应及心理干预

胎儿娩出后，产妇又进入一个身心转变时期。生理上，随着胎盘的娩出，亢进的神经内分泌系统逐渐转向正常。有研究发现，临产前胎盘类固醇的释放达到最高值，患者表现情绪愉快；而分娩后胎盘类固醇分泌突然减少，可令患者抑郁。在心理上，做母亲的期望转为现实；胎儿性别与期许相同与否可能会引起孕妇心理悲喜的不同；而母性行为的实践也从预期转为现实。有人说产褥期是产妇的心理转变时期。生理及心理的转变，使产妇对各种生物、心理、社会因素的易感性提高，心身障碍的发生也增多。这也解释了孕妇容易出现产后抑郁的原因。产后抑郁通常在产后 2 周内出现症状，可持续整个产褥期，有的甚至持续至幼儿上学前。据有关文献报道产后抑郁症的发生率，国外约为 16%，国内约为 11.38%～15.01%。因此，在产褥期，对孕妇应合理的采用劝导、鼓励、同情、安慰、支持以及理解和保证等方法，消除患者的不良情绪，使其处于接受治疗的最佳心理状态。还可以联合孕妇周围的人际社交圈，促使孕妇完成一定的社交工作，缓解其抑郁症状，改善抑郁患者的一些社交问题。通过倾听不同类型的音乐，可直接或间接影响孕妇大脑边缘系统和脑干网状结构，从而起到对人体内脏及躯体功能的调节作用。

有研究表明，婚姻关系质量可能有助于保护新妈妈免受心理困扰。此外，还可以使用焦点转移法，调整孕妇关注的重点从不愉快的生活事件中转移；通过行为调整法使孕妇得到一定的放松，通过向亲朋好友倾诉宣泄纾解其心理压力、提升心理状态；通过角色交替法，让孕妇意识到自己除母亲的角色外，同样身为妻子和女儿，减轻其身为母亲的心理压力；通过自我鼓励法让其获得一定的自信，从而得到一定的自我价值的实现；并指导其养成良好睡眠的习惯。当中重度抑郁及心理治疗无效时，需在专科医师指导下加用药物治疗。可选用的药物有 5-羟色胺再吸收抑制剂，如盐酸帕罗西汀及盐酸舍曲林，亦或三环类抗抑郁药，如阿米替林等。

另外，值得强调的是，患有心脏病的孕妇，产后 72 小时内仍需注意心脏情况，避免情绪巨大波动，临床上因产后情绪波动大而导致心功能恶化甚至死亡等病例时有发生。对于部分心脏病严重孕妇，产后不建议母乳喂养，母乳喂养可使乳房血液增加，内脏、胃肠道和肝血流量增加，心排血量增加，可进一步增加心脏的负担；此外母乳喂养可刺激子宫收缩，导致体循环压力升高，增高的体循环压力可导致回心血量增加，导致肺淤血，对于心脏病孕妇特别是对于一些肺动脉高压孕妇，可进一步导致肺动脉压升高，致使基础心脏病病情进展，诱发心力衰竭，故一般不实行母乳喂养。因为不同于一般孕妇鼓励母乳喂养，对于心脏病孕妇要加强相关知识的普及及相应的心理安慰，例如，人工喂养同样可提供新生儿所必需的营养，增强其依从性，并减轻其心理负担。

四、不同结局的妊娠合并心脏病孕妇心理干预

大部分心脏病病情较轻并控制稳定的孕妇均可期待产至足月，新生儿出生体重大多不低于 2500g，对于这部分孕妇大多不需特殊的心理干预，一般及时对其表示祝贺，并向其及时讲解有关产褥期母婴注意事项，包括母亲产褥期护理、新生儿喂养相关事宜，以及母亲分娩后心脏方面相关处理或注意事项等。

对于某些因心脏病病情进展、心脏无法耐受继续妊娠，需在 28～37 周间及时终止妊娠者，新生儿为早产儿，出生体重一般较低。部分心脏病孕妇体循环阻力高、体循环淤血或心排血量不足可导致子宫及胎盘灌注低，胎儿于宫腔内处于长期缺氧状态，新生儿发育缓慢，即使足月出生体重也可能较低。这部分孕妇对于新生儿情况存在焦虑、恐惧心理，甚至有抑郁可能。对于这部分

孕妇，尽量与其家属详细解释新生儿情况，委婉告知孕妇新生儿当前情况，尽可能不刺激孕妇有太过剧烈的情绪波动。

一部分妊娠合并心脏病而基础心脏病较重者，可能需在围生期前终止妊娠，如行人工流产或中期引产，甚至行剖宫取胎术。这部分孕妇大多存在自责情绪，情绪也较为低落，此时应注意给予孕妇一定希望，例如，某些有心脏手术指征孕妇告知其待手术过后妊娠更有利于母子平安。

五、不适宜妊娠的妊娠合并心脏病孕妇心理干预

对于极其严重的妊娠合并心脏病孕妇，一经发现需立即终止妊娠，且建议行绝育术。此类孕妇有时有强烈的生育愿望，并存在对于家庭的自责情绪，还常伴有来自家庭与社会的压力。此时，需向其及其家属妥当而详细解释其心脏情况，使其充分理解自身存在风险及禁止妊娠的重要性，借助家庭及社会的力量，说服其放弃妊娠。对于此类孕妇，预防及宣教远比治疗更为重要。

妊娠合并心脏病孕妇与一般孕妇相比存在更重的心理压力，且大多拥有较现实情况更高的心理期许，因此，在期许得不到完全满足时会发生巨大的心理落差。国外有研究指出，抑郁症和心力衰竭有着复杂的关联，或者可以认为是因果关系。换句话说，抑郁症是心脏病的危险因素，且与其发生并发症和死亡有关。因此，对于所有妊娠合并心脏病孕妇均要对其进行必要的心理干预，令其对自身病情有所了解的同时让其感受到关怀与安慰，并联合家庭与社会的力量帮助其拥有一个稳定的心理状态，度过整个孕期。

病例分析：

患者，女，28 岁，26 年前发现先天性心脏病——室间隔缺损（左向右分流），1? 年前行室间隔缺损修补术。3 年前自然分娩一胎，产后发现抑郁-躁狂双相情感障碍，于精神科就诊药物治疗。孕前经心外科及精神科就诊，心脏及心理情况允许怀孕。孕期通过孕妇课堂，充分讲述孕期及分娩期间注意事项，定期产检，定期对孕妇进行随访，与家庭成员交流反馈，与精神科保持密切交流，依据情况更换药物。患者孕期状况平稳，于 38 周自然分娩一足月儿，产后母乳喂养。产后及时与患者讲解产褥期注意事项，疏导情绪，予以鼓励、安慰和肯定，配合家庭成员一起，消除其对于再次抑郁的恐惧，使之放松心情。产后 3 日，母婴状况好，予出院。产后 4? 天复诊，患者精神状态正常。

参考文献

[1] Nierop A, Wirtz PH, Bratsikas A, et al. Stress-buffering effects of psychosocial resources on physiological and psychological stress response in pregnant women. Biological Psychology, 2008, 78 (3)：261-268

[2] Zhang HJ. Effects of adverse emotions such as anxiety and depression on pregnancy outcome in pregnant women. Clinical Research & Practice, 2017

[3] Catherine MG, Charlene MS, Colin MQ, et al. Family-based associations in measures of psychological distress and quality of life in a cardiac screening clinic for inheritable cardiac diseases：a cross-sectional study.

Bmc Medical Genetics, 2013, 14 (1)：1

[4] Smith K J, Gariépy G, Pedneault M, et al. Exploring the association of psychological status with self-rated diabetes control：results from the Montreal evaluation of diabetes treatment study. Psychosomatics, 2013, 54 (1)：35-43

[5] Patne SV, Tungikar S, Shinde A. Study of maternal and neonatal outcome in pregnancy with heart disease. Asian Pacific Journal of Health Sciences, 2016

[6] 谢幸，苟文丽. 妇产科学. 第 8 版. 北京：人民卫生出版社，2013

［7］ Cappuccio FP. Sodium and cardiovascular disease. Lancet, 2016, 388 (10056)：2112

［8］ 刘慧. 开设产前护理门诊对提高孕产妇孕产期健康认知行为依从性的效果. 中国保健营养, 2016, 26 (10)

［9］ Chauhan R. A comment on assessment and comparison of pregnancy outcome among anaemic and nonanaemic primigravida mothers. Indian J Public Health, 2017, 61 (2)：144

［10］ Ross LE, Sellers EM, Gilbert Evans SE, et al. Mood changes during pregnancy and the postpartum period：development of a biopsychosocial model. Acta Psychiatrica Scandinavica, 2010, 109 (6)：457-466

［11］ A Seemab, B Bano, A Parveen, et al. Foetomaternal Outcome in Pregnant Women with Heart Disease. PJ MHS, 2016, 10 (3)：1035-1038

［12］ Franciosi S, Perry F K G, Roston T M, et al. The role of the autonomic nervous system in arrhythmias and sudden cardiac death. Autonomic Neuroscience Basic & Clinical, 2017, 205：1-11

［13］ Kanitz E, Otten W, Nurnberg G, et al. Effects of age and maternal reactivity on the stress response of the pituitary-adrenocortical axis and the sympathetic nervous system in neonatal pigs. Animal Science, 2016, 68 (3)：519-526

［14］ Tomaschitz A, Pilz S, Ritz E, et al. Aldosterone and arterial hypertension. Nature Reviews Endocrinology, 2010, 6 (2)：83

［15］ Maia D R, Lopes K L, Heimann J C, et al. High maternal sodium intake alters sex-specific renal renin-angiotensin system components in newborn Wistar offspring. Journal of Developmental Origins of Health & Disease, 2016, 7 (3)：282-289

［16］ Buckwalter JG, Stanczyk FZ, Mccleary CA, et al. Pregnancy, the postpartum, and steroid hormones：effects on cognition and mood. Psychoneuroendocrinology, 1999, 24 (1)：69-84

［17］ Page M, Wilhelm MS. Postpartum daily stress, relationship quality, and depressive symptoms. Contemporary Family Therapy, 2007, 29 (4)：237-251

［18］ Shelton SL. Postpartum depressive symptoms：a study of influencing factors and an intervention for improvement. 2015

［19］ 燕志，彭涛，王联，张青. 产后抑郁症的筛查标准及发病因素探讨. 中国妇幼保健, 1995 (5)：287-288

［20］ Clout D, Brown R. Marital relationship and attachment predictors of postpartum stress, anxiety, and depression symptoms. Journal of Social & Clinical Psychology, 2016, 35 (4)：322-341

第四部分

双心疾病的规范治疗与相关指南

心理应激与心肌缺血——《心理应激导致稳定型冠心病患者心肌缺血的诊断与治疗专家共识》解读

第 17 章

任延平
西安交通大学第一附属医院

应激是个体身心感受到威胁时的一种紧张状态，应激的结构包括应激源、应激本身和应激反应。按照应激源的不同，应激分为由外部物质因素、个体内环境和心理社会因素导致的不同过程。应激对健康具有双重作用，适当的应激可提高机体的适应能力，但过强的应激（不论是良性应激还是劣性应激）使得适应机制失效时会导致机体的功能障碍。

既往研究表明，心理应激（精神压力）可以导致一系列的心血管变化，包括应激性心肌病（Takotsubo 综合征）和心理应激性心肌缺血（mental stress-induced myocardial ischemia, MSIMI）。本章节主要对《心理应激导致稳定型冠心病患者心肌缺血的诊断与治疗专家共识》进行解读，讨论在稳定性冠心病患者当中，心理应激与心肌缺血的关系。

临床中大约有 1/3 以上的冠心病患者在心理应激的状态下发生心肌缺血，也就是我们所提到的 MSIMI。但是对于这一类患者如何定义，区别其与运动导致心肌缺血（exercise stress-induced myocardial ischemia, ESIMI）之间的关系，如何诊断以及规范化的治疗都是临床上需要解决的问题。在这样的一个背景下，中国医师协会全科分会双心（心脏心理）学组组织相关专家经过四轮讨论修改，最终于 2016 年在《中华心血管病杂志》上推出《心理应激导致稳定型冠心病患者心肌缺血的诊断与治疗专家共识》（以下简称《共识》）。该专家共识的发布有以下几个特点。

一、明确了 MSIMI 的概念

1. MSIMI 的概念　在《共识》中明确了 MSIMI 的概念，这是一种精神压力导致的心肌缺血，指患者在心理应激下诱发的心肌缺血，不同于运动和药物负荷为诱发因素所导致的心肌缺血。

相关研究显示，冠心病患者 MSIMI 的发病率为 20%～70% 不等。各个研究的发病率差异变异主要与不同研究中心肌缺血的评价标准、心理应激采用的方法和频次、患者是否在施加压力应激前服用抗心肌缺血的药物及施加压力应激的时间等因素有关。同时也可能与入选患者的性别差异及是否同时合并 ESIMI 有关。

2. 模拟心理应激的标准刺激程序　心理应激不同于运动负荷和药物负荷，很难进行量化。所以在诊断过程中可以通过标准刺激程序来模拟。标准刺激程序包括心算（mental arithmetic），伴随愤怒回忆的公众演讲（public speaking with anger recall）、镜描（mirror trace）、干扰性色卡测试（strop color test）等能够诱发心理应激的方法。

3. 冠心病患者 MSIMI 和 ESIMI 的关系　在冠心病患者中，MSIMI 和 ESIMI 之间存在着复杂的关系。一方面，合并 ESIMI 的冠心病患者可发生 ESIMI，是冠心病患者的一种特殊病理现象；另一方面，MSIMI 可出现在不伴有 ESIMI 的冠心病患者中。冠心病患者 MSIMI 与 ESIMI 不一定同时出现，两者的临床特点比较见表1。

表1   冠心病患者 MSIMI 和 ESIMI 临床特点的比较

类别	血压	心率	症状	心电图	血管阻力
MSIMI	舒张压增高为主	心率多<90 次/分	隐匿性发作为主	极少导致缺血性心电图改变	系统血管阻力增加
ESIMI	舒张压仅轻度升高	心率多＞90 次/分	多有症状	有明显的缺血性心电图改变	系统血管阻力降低

二、厘清了稳定型冠心病患者中 MSIMI 的诊治流程

对于临床具有指导意义的《共识》，可能大家更关心的问题是临床诊断问题。在该部《共识》中具体描述了诊断流程。

首先给予标准刺激程序进行诱导试验，在诱导试验之后进行心肌缺血的判断。根据缺血情况判断患者是否可以诊断 MSIMI，同时可以辅助相关检查。

1. 诱导试验   包括心算、伴随愤怒回忆的公众演讲、镜描和干扰性色卡测试。心算是指给定1 个4 位数，要求被测试者尽可能快而准确地做连续减7 的心算，同时测试者在一旁督促以增加被测试者的紧张和压力，此过程持续5 分钟。伴随愤怒回忆的公众演讲，要求被测试者回忆并讲述近期经历的不愉快的、令人愤怒的事件，需讲述给3 位着白大衣的观察者，在此过程中观察者就事件的细节进行提问，问题需是易使患者激惹或令其不快的，此过程持续5～10 分钟。干扰性色卡测试，要求被测试者按照颜色快速说出颜色的名称，第1 种试验是在无字意干扰的状态下测定对颜色的识别速度，第2 种是在有字意干扰的状态下（文字与颜色不一致），测定对文字的识别速度，此过程持续约5 分钟。

2. 心肌缺血的判断   常用的判断心肌缺血的方法包括心电图、超声心动图和心肌灌注现象，前两者因易于操作而更多的应用于临床与科研。

心理应激诱导试验测试进行到满5 分钟时停止，立即进行超声心动图和心电图检查。相对于静息状态符合下列条件可以诊断 MSIMI：①出现室壁运动异常或室壁运动异常恶化；②LVEF 减少5%～8%；③心电图提示2 个或以上导联发生 ST 段改变（压低或抬高）持续≥3 个连续心跳。

左心室室壁运动异常的评价是根据美国心动超声推荐的16 阶段模型。每一个阶段根据正常和异常进行评分：正常或运动增强为1 分，运动减弱为2 分，无运动为3 分，矛盾运动为4 分，室壁瘤为5 分。然后计算室壁运动得分指数（wall motion score index，WMSI），WMSI 为室壁运动总分与观察到的室壁阶段数的比值。

3. 相关辅助检查   B 型利钠肽（BNP）和外周动脉压力计可以作为判断 MSIMI 的辅助检查指标。BNP 作为一种诊断和排除左心室收缩功能异常的生物标志物在临床中广泛应用，近年来研究发现 BNP 与心肌缺血有关。而外周动脉压力计测得的外周围血管对心理应激的反应可以作为冠状动脉压力变化的外周标志物。外周动脉压力比值与微血管收缩呈反比。研究认为，外周动脉压力比值检测 MSIMI 的最佳 Youden's 指数是0.52，其敏感度为61%，特异度为66%，阴性预测价值为

91%，阳性预测价值为 23%，合并 MSIMI 的冠心病患者由于心理应激引发的强烈血管收缩反应贯穿于心理应激的全过程，即应激准备、应激中和应激后恢复阶段，而与之相关的外周动脉压力反应与血管收缩反应一致。

三、规范了 MSIMI 在稳定型冠心病患者中的治疗方向

对于冠心病患者合并 MSIMI 需要从生活方式、行为心理学、西医和中西医结合等方面进行综合干预。

1. 生活方式干预　包括合理膳食、控制体重、适度运动、戒烟限酒、保持良好的心理状态等。这些冠心病的基本生活方式干预治疗同样适用于合并 MSIMI 的患者。在该部《共识》中着重讨论了适度运动。因为关于稳定型冠心病的 ESIMI 和 MSIMI 的异同点在《共识》的前半部分已做了详细讨论，而合并 MSIMI 的冠心病患者的运动耐量和最大承载以及是否会合并 ESMI 变化各异。所以患者运动康复中应定期在医生指导下评估和修正运动处方。详细也可参考 2015 年《中华心血管病杂志》发表的《冠心病患者运动治疗中国专家共识》。

2. 行为心理学干预　冠心病患者 MSIMI 的行为心理学干预包括认知行为疗法（cognitive-behavioral therapy，CBT）和人际关系疗法。但是相关的研究证据都比较少。至《共识》发布时，暂未查询到稳定性冠心病合并 MSIMI 采用 CBT 进行干预治疗的相关文献。但是 MSIMI 在抑郁患者中发病率较高。专门针对冠心病患者合并抑郁非药物治疗的 ENRICHD 研究入选伴有抑郁和（或）低社会支持度的心肌梗死患者，制定个体化 CBT 方案。结果显示，CBT 干预 6 个月后患者精神心理评分改善优于对照组。

3. 药物治疗　抗凝、抗血小板、调脂，在稳定型冠心病规范化的药物治疗后，针对合并 MSIMI 的患者有相关研究证据的药物包括 β-受体阻滞剂和选择性 5-羟色胺再摄取抑制剂（selective serotonin reuptake inhibitor，SSRI）。其中关于 β-受体阻滞剂的相关证据有限，《共识》中提到阿替洛尔可能改善心理应激导致的室壁运动障碍，美托洛尔可能改善 MSIMI。而 SSRI 类药物是目前治疗焦虑抑郁的一线药物，有关 SSRI 治疗冠心病合并抑郁的 3 个重要临床试验 SADHART、ENRICHD 和 CREATE 确立了在冠心病患者中应用的安全性。

除上述两类药物外，苯二氮䓬类药物有证据显示具有抗焦虑、镇静催眠、抗惊厥、肌肉松弛等作用。具体苯二氮䓬类的药物选择和应用在《共识》中并没有详细展开叙述，可以参考 2017 年《中华内科杂志》推出的《心血管疾病合并失眠诊疗中国专家共识》。

第四类有证据的药物为坦度螺酮，是一种 5-羟色胺受体激动剂，主要作用于大脑边缘系统的 5-羟色胺 1A 受体，与苯二氮䓬类具有相同的抗焦虑作用，同时具有抗抑郁作用。《共识》中指出，坦度螺酮能有效控制精神压力导致的心血管系统功能变化，可降低血压、减慢心率，改善相关躯体和精神症状。也可以和 SSRI 类药物合用增强抗抑郁、抗焦虑的疗效，减轻 SSRI 类药物引起的不良反应。

4. 中西医结合治疗　在《共识》中阐述了 MSIMI 相关的中医理论和常用的中成药。祖国传统医学认为"心""主血脉"和"主神明"。《黄帝内经》中有言："悲哀愁忧则心动，心动则五脏六腑皆摇。"MSIMI 在中医中属"郁证""胸痹""心悸""怔忡"的范畴，可以按照"辨证施治"选择的中成药物包括：

振源胶囊益气通脉、宁心安神；心可舒片活血化瘀、行气止痛；心灵丸活血化瘀、益气通脉、宁心安神；复方丹参滴丸活血化瘀、理气止痛；乌灵胶囊补肾健脑、养心安神。

临床中，随着 MSIMI 逐渐被认识，其诊断治疗将会进一步深化。

参考文献

[1] 中国医师协会全科分会双心（心脏生理）学组. 心理应激导致稳定性冠心病患者心肌缺血的诊断与治疗专家共识. 中华心血管杂志. 2016. 44（1）：12-18

[2] Ersboll M, AL Enezi F, Samad Z, et al. Impaired resting myocardial annular velocities are independently associated with mental stress-induced ischemia incoronary heart disease. JACC Cardiovasc Imaging, 2014, 7（4）：351-361

[3] Boyle SH, Matson WR, Velazquez EJ, et al. Metabolomics analysis reveals insights into biochemical mechanisms of mental stress-induced left ventricular dysfuction. Metabolomics, 2015, 11（3）：571-582

[4] Ersboll M, Al Enezi F, Samad Z, et al. Impaired resting myocardial annular velocitiesare independently associated with mental stress-induced ischemia in coronary heart disease. JACC Cardiovasc Imagine, 2014, 7（4）：351-361

[5] Jiang W, Samad Z, Boyle S, et al. Prevalence and clinical characteristics of mental stress-induced myocardial ischemia in patients with coronary heart disease. J Am Coll Cardiol, 2013, 61（7）：714-722

[6] Jiang W. Emotional triggering of cardiac dysfunction：the present and future. Curr Cardiol Rep, 2015, 17（10）：91

[7] Jiang W, Babyak MA, Rozanski A, et al. Depress and increased myocardial ishemic activity in patients with ischemic heart disease. Am Heart J, 2003, 146（1）：55-61

[8] Brbirato GB, Felx R, de Azevedo JC, et, al. Prevalence of induced ischemia by mentaldistress. Arq Bras Cardiol, 2010, 94（3）：301－307, 321-327

[9] Jiang W, Velazquez EJ, Kuchibhatla M, et al. Effect of escitalopram on mental stress-induced myocardial ischemia：results of the REMIT trial. JAMA, 2013, 309（20）：2139-2149

[10] Mishra RK, Beatty AL, Jaganath R, et al. B-type natriuretic peptides for the prediction of cardiovascular events in patient with stable coronary heart disease：the Heart and Soul Study. J Am Heart Assoc, 2014, 3（4）：e000907

[11] Ramadan R, Sheps D, Esteves F, et al. Myocardial ischemia during mental stress：role of coronary artery disease burden and vasomotion. J Am Heart Assoc, 2013, 2（5）：e000321

[12] 中华医学会心血管病学分会预防学组，中国康复学会心血管病专业委员会. 冠心病患者运动治疗中国专家共识. 中华心血管病杂志, 2015, 43（7）：575-588

[13] Berkman LF, blumenthal J, Burg M, et al. Effects of treating depression and low perceived social support on clinical events after myocardial infarction：the Enhancing Recovery in Coronary Heart Disease Patient（ENRICHD）Randomized Trial. JAMA, 2003, 289（23）：3106-3116

[14] 中国医师协会全科医生分会双心学组，心血管疾病合并失眠诊疗中国专家共识组. 心血管疾病合并失眠诊疗中国专家共识. 中华内科杂志, 2017, 56（4）：310-315

伴有心血管疾病的失眠患者的规范化治疗——《心血管疾病合并失眠诊疗中国专家共识》解读

第 18 章

任延平
西安交通大学第一附属医院

由于失眠这一睡眠障碍在心血管疾病中影响重大，又是判断双心疾病筛查的重要指示，中国医师协会全科医师分会双心学组和心血管疾病合并失眠诊疗中国专家共识组 2017 年在《中华内科学》杂志上发表《心血管疾病合并失眠诊疗中国专家共识》（以下简称《共识》），本章节对此进行解读。

该部《共识》不同于以往发布的包括《中国失眠症诊断和治疗指南》2012 版和随后更新的 2017 版在内的关于失眠的相关共识，主要聚焦于心血管疾病，着重讨论心血管疾病患者当中关于失眠问题的规范化筛查、诊断、治疗。现从以下几个方面进行讨论。

一、失眠的概念

失眠是一种最常见的睡眠障碍，指个体对于睡眠时间与质量不满足并影响日间社会功能的一种主观体验。主要表现为入睡困难、睡眠维持障碍（整夜觉醒次数 ≥2 次）、早醒或醒后无恢复感，同时伴有因失眠造成的日间功能障碍等。失眠可依其持续时间分为慢性失眠障碍（病程>3 个月）、短期失眠障碍（病程≤3 个月）和其他失眠障碍（其他原因所致）。

二、心血管疾病与失眠的相互影响

1. 心血管疾病合并失眠的高发病率　关于普通人群失眠的患病率，在《中国失眠症诊断和治疗指南》中指出在成年人中符合失眠症诊断标准者占 10%～15%，且呈慢性病程，近半数严重失眠可持续 10 年以上。而《共识》中则指出，普通人群的失眠患病率约 30%，其中 10% 患慢性失眠（病程>3 个月）。

在心血管疾病当中失眠的比例较普通人更高，在心力衰竭（心衰）患者中，超过 70% 的患者睡眠不良，约 50% 存在失眠症状。

失眠会显著影响高血压的发病率和病死率，一项纳入 4810 例 32～59 岁受试者的研究发现，经过 8～10 年随访，睡眠时间短于 5 小时的受试者高血压的发生率是对照组的 2.1 倍；夜间睡眠较差者发生非杓型高血压的概率为夜间睡眠良好者的 2.95 倍。此外，睡眠过程中的血压异常是多种疾病的风险因素，当夜间血压值下降幅度低于 5% 时，患心血管病的风险增加 20%，且夜间的血压值异常会使病死率提高 1.67 倍。

2. 失眠影响心血管疾病的机制 失眠影响心血管系统功能的可能机制主要包括自主神经系统功能紊乱、下丘脑-垂体-肾上腺轴功能紊乱及炎症因子增加等。自主神经系统功能紊乱是失眠影响心血管疾病的重要病理生理基础。失眠患者以迷走神经张力下降为主,交感神经功能活动相对亢进,长期失眠会使患者产生焦虑、抑郁情绪,从而使失眠更加严重,自主神经功能紊乱的症状更加明显。失眠也可通过激活交感神经-肾上腺髓质系统而增加肾上腺素、去甲肾上腺素、儿茶酚胺的分泌,引起心率和呼吸加快、血压上升、使心脑血流量增加,诱发心绞痛,甚至心律失常、高血压、心力衰竭等并发症的发生。此外,炎症因子,如 NF-κB、C 反应蛋白(CRP)等也是介导两者高并发及相互作用的生物机制。

三、心血管疾病合并失眠的评估、诊断

(一) 心血管疾病合并失眠的评估

1. 采集病史 围绕失眠的临床特征采集病史同时兼顾鉴别诊断。失眠的临床特征,即在有合适的睡眠环境仍然出现入睡困难和(或)睡眠维持困难、早醒、总睡眠时间不足 6 小时、醒后无恢复感、白天正常的生理功能受损等症状。需要询问患者的睡眠状况,包括失眠的表现形式、睡眠习惯、干扰睡眠的因素、日间的状况(瞌睡),失眠对心血管疾病的影响等。同时还需要了解:①系统回顾明确是否还存在其他躯体疾病;②是否存在抑郁、焦虑等精神障碍;③是否存在其他睡眠障碍:睡眠中呼吸暂停、不宁腿综合征等;④是否存在药物或物质应用史,特别是中枢神经兴奋药,如类固醇类药等;⑤了解过去 2~4 周内总体睡眠状况。进行上述病史采集以便于进一步诊断和鉴别诊断。

2. 量表评估 睡眠相关量表《共识》推荐采用括匹兹堡睡眠量表(PSQI)、失眠严重程度量表(ISI)、Epworth 嗜睡量表(ESS)等。除此之外同年随后发布的《中国失眠症诊断和治疗指南》中还推荐睡眠障碍评定量表(SDRS)、清晨型-夜晚型量表(MEQ)、睡眠不良信念与态度量表(DBAS)和 FIRST。

3. 客观评估 《共识》推荐采用整夜多导睡眠图(polysomnogram,PSG)、多次睡眠潜伏期试验(multiple sleeplatency test,MSL)、体动记录仪(actigraphy),这与《中国失眠症诊断和治疗指南》推荐一致。在此基础上,因为患者合并基础心血管疾病,所以建议评估 24 小时血压和心率监测。

(二) 心血管疾病合并失眠的诊断与鉴别诊断

1. 诊断 在《共识》中指出,参照国际睡眠障碍诊断与分类第三版(ICSD-3),失眠诊断符合如下标准。

1)至少存在下列 1 个或多个睡眠障碍症状:A 入睡困难:儿童或青年>20 分钟,中老年>30 分钟;B 难以维持睡眠;C 早醒:比平时睡眠模式早醒 30 分钟以上;D 睡醒后无恢复感。

2)存在 1 个或 1 个以上与失眠相关的症状:①疲劳或全身不适感;②注意力不集中或记忆障碍;③影响学习、工作、家庭和社会交往能力;④情绪紊乱、烦躁;⑤白天困倦;⑥出现行为问题(如冲动、易激惹);⑦精力和体力下降;⑧工作或操作过程中易出现失误;⑨对因过度关注睡眠而产生焦虑不安。

3)失眠不能单纯用没有合适的睡眠时间或恰当的睡眠环境来解释。

4)失眠及与之相关的日间症状每周至少发生 3 次。

5）失眠及相关的日间症状持续至少 3 个月。

6）失眠及相关日间功能障碍不能用其他睡眠障碍解释。

2. 鉴别诊断　需要与失眠鉴别的睡眠疾病包括睡眠呼吸暂停低通气综合征、不宁腿综合征、周期性肢体运动障碍、生物节律紊乱性睡眠障碍、甲状腺功能亢进症和帕金森病、痴呆，焦虑抑郁等引起的继发性失眠。

在《共识》有关失眠症的筛查这一部分的最后提到，对失眠的筛查目前可参照《中国成人失眠诊断与治疗指南》（2012 版）及 2014 年发布的 ICSD-3。此《共识》发表后 2 个月，中华医学杂志就发表了 2017 版的《中国失眠症诊断和治疗指南》，在指南中总结了失眠症的诊断流程（图 1）和睡眠症状的评估流程（图 2）。

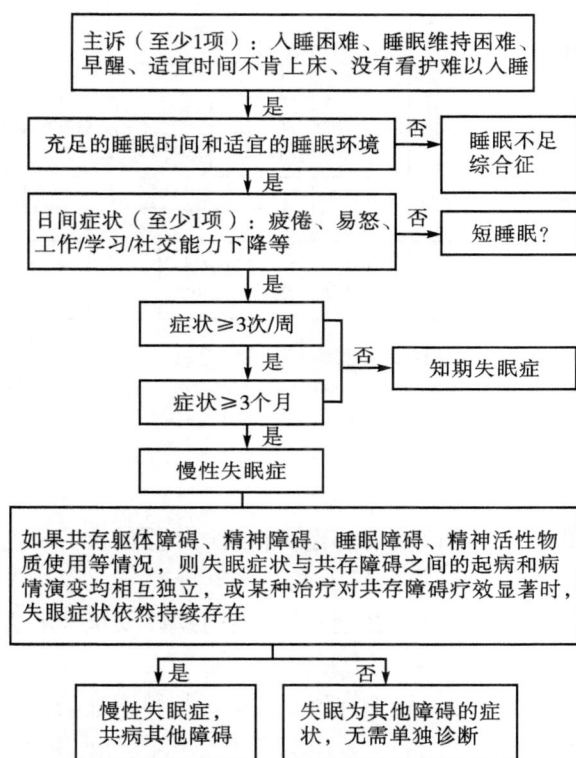

图 1　失眠症诊断流程

四、心血管疾病患者合并失眠的治疗

在《共识》中指出对于心血管疾病合并失眠症的总体治疗原则包括以下几点：

（1）治疗原发心血管疾病。

（2）在使用催眠药物治疗的同时应联合非药物治疗。

（3）首选非苯二氮䓬类受体激动剂药物，如唑吡坦、右佐匹克隆等。密切注意患者使用催眠药物带来的不良反应。

（4）对于起始治疗无效的，可以交替使用短效苯二氮䓬受体激动剂或加大剂量。

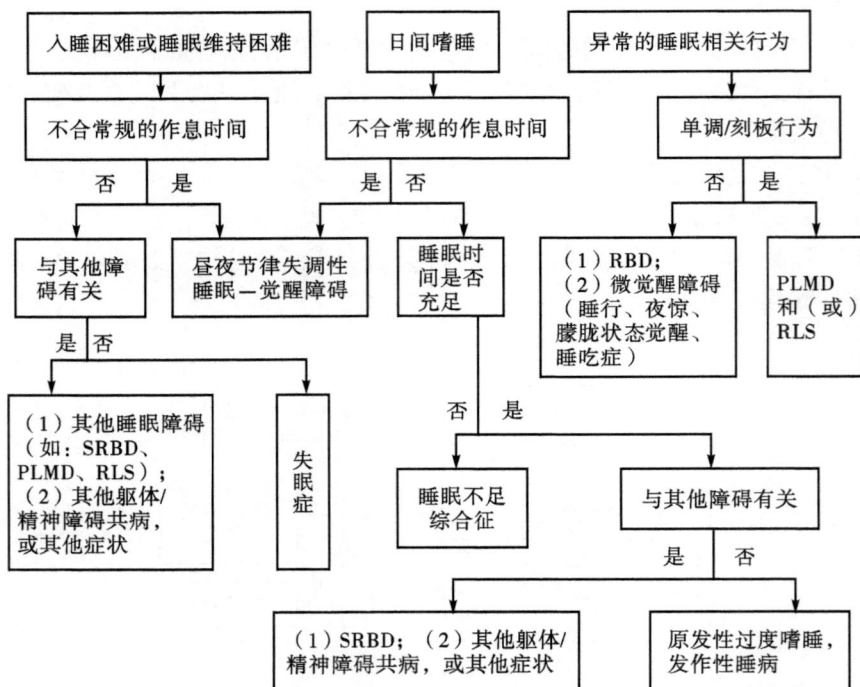

图2 睡眠症状评估流程

RBD：快动眼睡眠期行为障碍　PLMD：周期性肢体运动障碍　RLS：不宁腿综合征　SRBD：睡眠相关呼吸障碍

（5）合并焦虑或抑郁障碍者，可以使用具有镇静催眠作用的抗抑郁药，如曲唑酮、阿米替林、多塞平、米氮平等。

（6）非处方药物，如抗组胺剂或抗组胺剂/镇痛类药物以及草药和营养药物（如缬草、褪黑素），由于目前缺乏证据，不推荐用于治疗慢性失眠。

（7）常规治疗无效的失眠患者建议转精神科、临床心理科或睡眠专科进一步治疗。

在《共识》中特别指出，心血管疾病患者应综合考虑药物间的相互作用以及不良反应。尤其是老年患者或肝功能受损患者，应慎用苯二氮䓬类药物，而考虑首选新型非苯二氮䓬类药物。这与2017版的《中国失眠症诊断和治疗指南》中推荐的用药顺序是不一样的。在《中国失眠症诊断和治疗指南》中推荐的用药顺序为：①短、中效的苯二氮䓬受体激动剂（BzRAs）或褪黑素受体激动剂（如雷美替胺）；②其他BzRAs或褪黑素受体激动剂；③具有镇静作用的抗抑郁剂（如曲唑酮、米氮平、氟伏沙明、多塞平）；④联合使用BzRAs和具有镇静作用的抗抑郁剂；⑤抗癫痫药和抗精神病药只适用于特殊人群；⑥巴比妥类、水合氯醛临床上不推荐；⑦非处方药中的抗组胺药临床当中不推荐。

同时《共识》中对常用的苯二氮䓬类药物和非苯二氮䓬类药物进行了详细阐述，包括其作用、不良反应、给药方式、疗程、换药指征、停药指征。

最后介绍了心血管疾病合并失眠诊治的相关中医理论和中药治疗的辨证方剂及常用中成药：益气安神类，如人参果类制剂振源胶囊；活血化瘀类药，如银杏叶类制剂银杏叶滴丸；理气活血类药，如心可舒、冠心丹参；益气活血类药，如心灵丸；补肾养心安神类药，如乌灵菌粉制剂乌灵胶囊等。

　　该部《共识》从心血管疾病的特殊性规范了失眠的诊断与治疗流程，为此类患者的规范化治疗提供依据。

参考文献

［1］中国医师协会全科医师分会双心学组，心血管疾病合并失眠诊疗中国专家共识组. 心血管疾病合并失眠诊疗中国专家共识. 中华内科杂志，2017，56（4）：310-315

［2］中华医学会神经病学分会睡眠障碍学组. 中国成人失眠诊断与治疗指南. 中华神经杂志，2012，45（7）：534-540

［3］中国睡眠研究会. 中国失眠症诊断和治疗指南. 中华医学杂志，2017，97（24）：1844-1856

［4］Redeker NS, Hilkert R. Sleep and quality of life in stable heart failure. Journal of Cardiac Failure, 2005, 11（9）：700

［5］Redeker NS. Sleep disturbance in people with heart failure：implication for self-care. J Cardiovasc Nurs, 2008, 23（3）：231-238

［6］Johansson P, Arestedt K, Alehagen U, et al. Sleep disordered breathing, insomnia, and health related quality of life-a comparison between age and gender matched elderly with heart failure or without cardiovascular disease. European Journal of Cardiovascular Nursing Journal of the Working Group on Cardiovascular Nursing of the European Society of Cardiology, 2010, 9（2）：108

［7］Gangwisch JE, Heymsfield SB, Boden-Albala B, et al. Short sleep duration as a risk factor for hypertension：analyses of the first national health and nutrition examination survey Hypertension, 2006, 47：1-7

［8］Coryell VT, Ziegelstein RC, Hirt K, et al. Clinical correlates of insomnia in patients with acute coronary syndrome. International Heart Journal, 2013, 54（5）：258-265

［9］Ben-Dov IZ, Kark JD, Ben-Islay D, et al. Predictors of all-cause mortality in clinical ambulatory monitoring：unique aspects of blood pressure during sleep. Hypertension, 2007, 49（6）：1235-1241

［10］Silber MH. Clinical practice. Chronic insomnia.. N Engl J Med, 2005, 353（8）：803-810

中西医结合在双心疾病治疗中的作用——《双心疾病中西医结合诊治专家共识》《经皮冠状动脉介入治疗（PCI）手术前后抑郁和（或）焦虑中医诊疗专家共识》解读

任延平
西安交通大学第一附属医院

第 19 章

随着生物-心理-社会医学模式的确立，心理因素在疾病发生、发展中的作用逐渐被揭示，人们对"双心疾病"的认识也逐渐深入。"双心疾病"在诊断上广义分为以下几类，第一是心血管疾病继发的心理问题，包括焦虑、抑郁、惊恐发作、创伤后应激障碍、适应障碍、躯体形式障碍；而上述原发的心理问题如果伴随有心血管病的症状则为第二类；第三类是心理因素继发心血管疾病，包括应激性心肌病，压力应激诱发心肌缺血，M 型高血压、冠状动脉痉挛、交感电风暴；第四类为心理因素相关的心血管病，包括压力应激性肥胖、高血压、功能性心律失常、失眠相关心血管疾病。

祖国传统医学早在《黄帝内经》中就阐明了"心主神明"与"心主血脉"的双心理论。古语有云"心为神之宅，神为心之用"，体现"形神合一"的思想。国际心身医学会曾宣告："世界心身医学应向中医学寻找智慧。"在双心领域，我国中医诊疗及中西医结合治疗有得天独厚的优势，先后于 2015 年及 2017 年分别由"中华中医药学会介入心脏病专家委员会"和"中国中西医结合学会心血管病专业委员会双心学组"在《中医杂志》和《中国全科医学》杂志上发表《双心疾病中西医结合诊治专家共识》（简称《中西医结合共识》）和《经皮冠状动脉介入治疗（PCI）手术前后抑郁和（或）焦虑中医诊疗专家共识》（简称《PCI 中医诊疗共识》）对 PCI 前后的焦虑抑郁问题及广义范围内的双心问题给予阐述。本章节结合这两部共识进行解读。

一、从中医角度阐明双心病因病机

《中西医结合共识》中引用大量中医经典，将双心疾病的病因病机归类为情志异常、药食不节、体虚久病。

1. 情志异常 引经据典，从《素问》的"惊则心无所倚，神无所归"，到《诸病源候论》的"思虑烦多则损心，心虚故邪乘之"再到《灵枢·口问篇》的"故悲哀忧愁则心动，心动则五脏六腑皆摇"，说明：七情内伤，五志过极，首犯于心。情志变动尚可影响气机，情志不舒，气机失和，经脉阻塞，脏腑功能紊乱，而发生双心疾病。

这在 PCI 前后的患者当中表现得更为明显，《PCI 中医诊疗共识》指出，PCI 手术本身就是复杂的心理、生理过程，接受 PCI 的患者易产生心理障碍，包括对手术本身的担忧，对经济费用及长期的药物治疗不良反应的担心都会引发情志异常。

2. 药食不节　如果平素饮食不节、不洁、饥饱无度或乱投药物，或思虑过度，常导致脾胃运化功能失常，脾胃运化失调，气血乏源，使心失所养；或聚湿生痰，阻碍气机，胸阳失展，出现胸闷、胸痛、心悸等诸症。

3. 体虚久病　如果平素体亏虚，易感疾患，或心系疾病罹患日久，病情复杂，反复求医，但疗效欠佳，信心丧失，"君主之心"影响"神明之心"，导致情绪紧张或思想负担沉重，使心血暗耗，心气郁结，出现或加重胸闷、心悸、不寐等症。

二、从症状入手进行临床识别

对于 PCI 手术前后的患者，在《PCI 中西医诊疗共识》中主要从下述症状入手：①情绪低落：患者表现为心情郁闷，有压抑和委屈感，生活态度消极。②兴趣减退或丧失：对曾经的爱好或者感兴趣的事物丧失了兴趣和热情。③精力不足和（或）注意力下降。④其他：睡眠障碍，易于激惹，自主神经功能紊乱，部分患者表现为体重减轻，腹泻或便秘，性欲减退，阳痿，或月经紊乱甚至闭经等。如果在手术前后出现上述症状，怀疑焦虑和（或）抑郁等心理问题，且是还需要完善神经系统和甲状腺功能等相关检查，并通过汉密尔顿焦虑、抑郁量表进一步诊断。

而如果不仅仅是 PCI 手术前后，是广泛意义上的双心疾病，《中西医结合共识》建议可以对患者进行"三问法"初筛，初筛检查结果阳性后，推荐使用广泛性焦虑量表（GAD-7）及 9 条目患者健康问卷（PHQ-9）评估患者是否存在焦虑、抑郁。患者筛选流程见图 1。

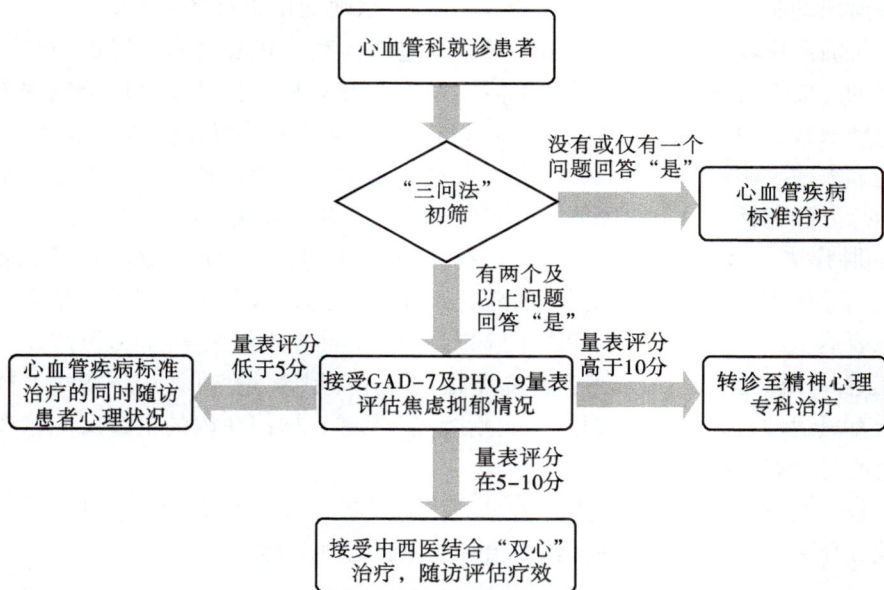

图 1　患者筛查流程图

"三问法"初筛：①是否有睡眠不好或是已经明显影响日间精神状态或需要用药；②是否有心

烦不安及对以前感兴趣的事物失去兴趣；③是否有明显的身体不适但多次检查均不能发现能够解释的原因。

三、中医辨证继而施治

中医辨证是两部《共识》的精髓所在。首先在《中西医结合共识》中对辨证要点进行阐述：首辨虚实，虚者多因脏腑气血阴阳亏虚，实者多为气滞，血瘀，痰火，湿阻，临床上常见虚实夹杂，辨证时须分清虚实主次；其次，辨病位，本病病位在心，可导致其他脏腑功能失调或亏损，其他脏腑的病变也可直接或间接影响到心；再次，辨证需与辨病相结合，明确基础心脏病的诊断，提高辨证的准确性。而在《PCI 中西医诊疗共识》中对实证又具体分为气郁、痰郁、血郁、食郁、火郁、湿郁等症；对虚症分为气虚、血虚、阴虚、阳虚等症；对复合证型则辨证分为 7 种：气郁化火证、气滞痰郁证、气滞血瘀证、肝胆湿热证、心脾两虚证、心胆气虚证、阴虚肝郁证。

在辨证的基础上才能根据不同的症候辨证施治，《中西医结合共识》中反复强调"双心疾病"需要"双心同治"为原则，具体运用时，则又须根据症情的虚实缓急而灵活掌握，以补虚泻实、调理心神为治疗大法。虚证予以益气养血、滋阴温阳；实证予以理气、化痰、活血、行瘀；但具体的辨证施治需要一定的中医经验，其内容详见《共识》，在此不再赘述。

四、结合其他治疗

除上述所提到的问题外，两部《共识》中都提到了心理疏导、护理、运动的重要性，除此之外，值得一提的还有针灸疗法、情志相胜疗法、导引疗法。

1. 针灸疗法 《中西医结合共识》中提出针灸治疗情志相关疾病具有充足的理论依据，可以按照十二经络所属的脏腑，根据辨证，补虚泻实治疗原则配伍不同的穴位，如肝郁气滞取行间、期门、膻中；气滞血瘀取少海、少冲、阴郄等。心包络具有"代心受邪、保护心君"的使命，心包经所主病候的主要表现为胸闷、心悸、心烦、掌心发热等症，在针灸治疗情志相关疾病时，可以重点在心包经取穴。而《PCI 中西医诊疗共识》则明确指出常用穴位包括百会、神门、内关、章门、三阴交、太冲、印堂、阳陵泉、太溪、肝俞、肾俞、心俞、足三里、神庭、本神、四神聪等，可选的治疗方法包括电针、单纯体针、穴位注射、耳针、埋线、离子透入等。

2. 情志相胜疗法 《中西医结合共识》中提出中医学的独特治疗方法，即情志相胜法，是指利用五行相克的原理用一种情志抑制另一种情志的不良表达，医者可以利用各种方法使患者处于一种新的情志表达状态而从一种不良情志中解脱出来。类同于现代医学的心理疗法。

3. 导引疗法 如太极拳、八段锦、五禽戏等。导引就是导气令和，引体令柔。同时现代研究表明，规律的有氧运动有助于心理健康，可减少包括焦虑、抑郁在内的消极反应，降低心理应激水平，对改善心身状态有积极作用。

两部《共识》针对双心疾病，立足于症状，通过筛查、诊断继而给予辨证施治，同时辅助针灸、情志相胜和导引疗法，达到中西医结合治疗心脏、心理问题。

参考文献

［1］中国中西医结合学会心血管病专业委员会双心学组. 双心疾病中西医结合诊治专家共识. 中国全科医学，2017，20（14）：1659-1662

［2］中华中医药学会介入心脏医学专家委员会. 经皮

冠状动脉介入治疗（PCI）手术前后抑郁和（或）焦虑中医诊疗专家共识. 中医杂志，2015，56（4）：357-360

［3］樊瑞红. 心可舒治疗冠心病的双心效应. 中西医结合心脑血管病杂志，2013，11（7）：887-888

［4］马莉. 心可舒片双心效应对冠心病患者血流动力学及临床预后的影响. 中西医结合心脑血管病杂志，2015，13（6）：792-794

［5］刘颜梅，刘梦超. 精神压力引发心肌缺血的临床干预研究. 中华心血管病杂志，2015，43，（2）：153-156

［6］孙新宇，陈爱琴，许秀峰，等. 疏肝解郁胶囊治疗轻重度抑郁症的随机双盲安慰剂对照研究. 中医新药杂志，2009，18（5）：413-416

［7］华先平，陈平英，杨勇，等. 疏肝解郁胶囊治疗慢性心力衰竭患者合并抑郁障碍. 中国老年学杂志，2011，31（18）：3502-3504

［8］王琦，杨吉相，李国信，等. 疏肝解郁胶囊治疗勃起功能障碍多中心随机对照试验. 北京中医药大学学报，2004，27（4）：72-75

［9］柳丽萍，徐珊珊，于鹏飞，等. 养心氏片治疗心血管神经症的临床观察. 实用心脑肺血管病杂志，2010，18，（11）：1644

［10］杨婧，周旭升，张捷. 浅谈针灸在双心医学中的应用. 时珍国医国药，2015，26（2）：421-422

［11］谭曦，陈广山，孔军辉. 五志相胜疗法探析. 辽宁中医药大学学报，2011，13（5）：39-40

［12］宋瑞雯，张丽萍，汤久慧，等. 健身气功八锦缎调节心身的研究现状. 内蒙古中医药，2015（7）：145-146

［13］刘静. 太极拳运动的免疫调节和心身调节的作用研究. 中国康复医学会第七次全国老年医学与康复学术大会论文集，2012：99

第五部分

双心疾病常用的临床诊断与评估量表

ME | TEXTBOOKS NATIONAL PROJECT

双心医学临床常用量表推荐

第 **20** 章　　　徐　勇　姜荣环
中国人民解放军总医院

心理测量是应用心理测验作为测量工具的一种测量。心理测量主要是通过人们的外显行为来推论其内在心理活动，通过标准化程序以控制干扰的变量而达到测量的客观性。而心理测验是根据一定的法则和心理学原理，使用一定的操作程序对人的认知、行为、情感等心理活动给予量化。

心理测量工具按照内容和功能可分为人格量表、智力量表、生活经历量表、心理健康量表、精神症状分级量表、社会功能缺损量表等。也可按评定方式及评定的精确度予以区分，如定式检查量表、半定式检查量表、自评量表（问卷）及观察量表等。选用某种测量工具之前，应对该工具的信度、效度进行测试和评价。在应用心理测量时，既要认识心理测量由于标准化而具有的客观性和可比性；也要认识到心理测验作为一种研究手段和测量工具的间接性和相对性，在临床工作中，正确选择合适的量表，发挥量表在临床诊疗中的价值。

心理测量对于双心医学的发展有重要的意义，因为心内科就诊的一些患者通常存在一定的精神心理问题，这些问题通常表现为以下三个方面：①患者同时具有胸闷、心悸等常见心血管躯体症状及焦虑、抑郁等精神心理问题，经系统检查无器质性心脏病的证据或仅为与症状无关的轻度异常；②患者患有器质性心脏病，行冠状动脉介入手术、冠状动脉搭桥手术、心脏起搏器植入手术前后，出现排除了手术及躯体疾病原因外的焦虑、抑郁等精神心理和自主神经功能紊乱表现；③罹患慢性难治性心血管疾病长期迁延不愈，继发焦虑、抑郁等精神心理问题。

鉴于精神心理因素可以诱发和加重心血管疾病，导致患者的预后不良和生活质量下降，作为心血管科医生有责任关注患者的精神心理状态。因此，选择合适的量表对于双心医学的诊疗具有重要的意义，同时在应用于心血管病患者时要进行效度和信度检测，而且不同种族、不同临床情景、不同疾病患者使用其效度和信度也不同。下面我们从心理症状、人格及中介因素三方面心理测量工具进行概述，协助临床医生对于双心疾病患者精准诊治。

一、心理症状量表评估

（一）综合心理评估

1. 症状自评量表（symptom checklist 90，SCL-90）　　SCL-90 是目前临床比较常用的自评量表，在不同因素上自我报告症状程度的问卷，主要用于反映精神病患者和有躯体疾病患者的心理症状（69~70）。该量表包含有较广泛的精神病症状学内容，从感觉、情感、思维、意识、行为直至生活习惯、人际关系、饮食睡眠等均有涉及，并采用 10 个因子分别反映 10 个方面的心理症状情况。该量表包括 90 个条目，共 9 个分量表，即躯体化、强迫症状、人际关系敏感、抑郁、焦虑、敌对、恐惧、偏执和精神病性。根据患者近一周的情况，分为 5 级评分，没有计 1 分：自觉并无该项问题；很轻计 2 分：自觉有该问题，但发生得并不频繁、严重；中等计 3 分：自觉有该项症状，其严重程度为轻到中度；偏重计 4 分：自觉常有该项症状，其程度为中度到重度；严重计 5 分：自觉该症状的频度和强度都十分严重。总分>160 分或各因子评分>2 分为阳性，提示有心理问题，且得分越高越严重。

国内外的资料表明，SCL-90 量表有较好的信度和效度。作为准则参照测验，SCL-90 对有心理症状（即有可能处于心理障碍或心理障碍边缘）的人有良好的区分能力，能较好地区分他们的心理健康水平。张世堂等对 10 小时内就诊于心内科的 50 例冠心病患者进行 SCL-90 量表测评，结果提示冠心病患者 SCL-90 各因子分值中躯体化、人际关系、抑郁、焦虑、恐惧及总分均高于国内常模，差异具有统计学意义。李志民等在 35 例频发室性期前收缩患者行射频消融术前、后进行 SCL-90 评测，患者术后总均分值、躯体化、焦虑、恐惧等因子分值均低于术前，抑郁因子分值术后高于术前。SCL-90 是发现心理情绪异常的可靠标准，心内科医师也应掌握相应的心理评估技术，使冠心病患者得到全面的治疗和康复，真正实现"双心共治"。

2. 躯体化症状自评量表（somatic self-rating scale，SSS） SSS 是一种针对综合医院心理障碍患者的自评量表，该量表共有 20 个条目，分成 4 个因子分，其中躯体化因子（somatization factor，S）9 项，涉及心血管、消化、神经、呼吸、泌尿等多个系统的不适感；焦虑因子（anxiety factor，A）5 项，包括紧张不安、易激动烦躁、强迫和疑病等；抑郁因子（depression factor，D）4 项，主要以乏力、忧虑及伤心哭泣等情绪反应为代表的症状；焦虑抑郁因子（anxiety and depression factor，AD）2 项，包括睡眠障碍，记忆力、注意力下降。每条目均为 4 级评分，没有反向评分，1 分表示没有症状，2 分表示程度尚轻，3 分表示程度中等，4 分表示程度严重，总粗分超过 40 分判定为阳性。

诸多研究表明，SSS 更侧重于躯体化症状，对于心脏神经症患者的诊断具有较高的灵敏度，作为综合医院心理障碍患者的筛查工具较为可靠。李晓丽等对 408 例心脏神经症患者和 130 例正常人进行 SSS 量表自评，其内部一致性系数、重测信度系数分别为 0.8747、0.976。以 40 作为 SSS 的阳性分界值，阳性检出率为 55.88%，研究发现 SSS 进行心脏神经症患者躯体化症状严重程度的评价具有较高的信度和效度，更侧重于患者的躯体化症状，对于双心疾病患者的阳性诊出率更好，且更容易被广大患者所接受。心内科患者中无躯体疾病的心理障碍发病率约为 1/3，多数为心脏神经症。SSS 可用于帮助综合医院心内科医师快速识别心脏神经症患者，提高临床检出率，早期干预心脏疾病及心理障碍，改善患者预后，最大程度节省医疗资源。

（二）焦虑抑郁评估

1. 焦虑抑郁自评量表

（1）广泛性焦虑量表（generalized anxiety disorder scale，GAD-7）：GAD-7 是一种焦虑自评量表，由 Robert 等创建于 2006 年，主要内容是：在过去 2 周内，患者是否遇到以下 7 个焦虑相关问题：①紧张、焦虑或愤怒；②易被激怒；③害怕什么可怕的事情发生；④担心很多事情；⑤疲劳，坐不住；⑥不能停止或不能控制的担心；⑦很难放松。每个问题最高分为 3 分。0 分根本没有，1 分有些天存在那些感觉，2 分超过一半的时间都是如此，3 分基本每天都是如此。总分采用切截分 5、10、15 分别代表轻、中和重度焦虑。

国内外研究表明，GAD-7 具有良好的效度和信度，可用于综合医院中对焦虑障碍，尤其对广泛性焦虑障碍、惊恐障碍的初筛、识别和严重程度评估，具有较高的应用价值。Robert 等对 2740

例成年患者进行 GAD-7 评估发现，GAD-7 对于焦虑的筛查及焦虑程度的判断均有较大的价值。Kroenke 等认为 GAD-7 对广泛焦虑和惊恐障碍的筛查都有较好的敏感度和特异度。王历等通过对心血管内科双心门诊连续 201 例就诊者进行焦虑筛查，评估 GAD-7 以及由其中的 2 个核心问题（感觉紧张、焦虑以及着急和不能够停止的着急与担忧）构成的 GAD-2 量表在心血管科门诊焦虑筛查的信度和效度。GAD-7 的内部一致性系数为 0.867，重测信度系数为 0.823。GAD-2 以 3 分为诊断界值，其敏感度、特异度、阳性预测值（PPV）、阴性预测值（NPV）分别为 97.3%、59.1%、59.3%、97.4%。GAD-7 以 10 分为诊断界值，其敏感度、特异度、PPV、NPV 分别为 86.4%、85.8%、88.8%、91.5%。说明 GAD-7 及其子量表 GAD-2 在双心门诊患者中具有较高的信度和效度，是双心门诊可靠有效的焦虑筛查、诊断工具。综上所述，GAD-7 简洁、可靠，适用于基层医疗以及临床机构的焦虑筛查，GAD-2 常被用于焦虑的初筛。

（2）患者健康问卷（patient health questionnaire，PHQ-9）：PHQ-9 是临床上常用的用于筛查抑郁症的自评量表，其诊断条目是基于 DSM-IV 的诊断标准而修订，主要内容包括 9 个抑郁核心症状及社会功能损害情况，每个条目评分为 0（几乎不会）~3 分（几乎每天）。总分 0~4，5~9，10~14，15~19，20~27 分值分别代表无抑郁、轻度、中度、中重度和重度抑郁。PHQ-2 只包含了 PHQ-9 中的前两条，即在过去的 1 个月，您曾否经常被以下事情烦扰：①几乎没有兴趣去做事；②感觉情绪低落，抑郁或绝望。

PHQ-9 在综合医院多科室临床应用研究中被论证，其对抑郁障碍和心境障碍的诊断与精神专科医师的诊断有较高的一致性，被认为是非常良好的具有有效性、可靠性和可行性的评估量表。美国心脏协会预防委员对于冠心病合并抑郁的筛查，推荐首先 PHQ-2 评估，若患者回答肯定了上述其中一个，下一步则使用 PHQ-9 作进一步评估。Stafford 等在 193 例拟行 PCI 或冠脉搭桥手术的患者中研究 PHQ-9 对于抑郁障碍的筛查价值，以 DSM-IV 作为抑郁障碍诊断标准，以≥5 分为切截分，敏感度、特异度、PPV、NPV 分别为 81.5%、80.6%、62%、91.8%。王历等研究 PHQ-2 和 PHQ-9 对心血管门诊患者焦虑抑郁障碍筛查的信度和效度，以 DSM-IV 轴 I 障碍复合性国际临床定式访谈（composite international diagnostic interview，CIDI）进行心理状态评估，PHQ-2 和 PHQ-9 的内部一致性系数分别为 0.809 和 0.785，重测信度系数为 0.882 和 0.813。PHQ-2 以 3 分为切截分，敏感度、特异度、NPV、PPV 分别为 85.7%、69.2%、57.7%、93.6%。PHQ-9 以 10 分为切截分，敏感度、特异度、PPV、NPV 分别为 87.1%、83.5%、58.7%、95.6%。总之，PHQ-2 和 PHQ-9 是心血管门诊患者中焦虑抑郁障碍可靠和有效的筛查工具，有较高的排除诊断价值。

（3）Zung 抑郁自评量表（self-rating depression scale，SDS）和焦虑自评量表（self-rating anxiety scale，SAS）：SDS 和 SAS 用以分析患者的主观症状，评估抑郁焦虑症状的严重程度及其疗效，是心理咨询师、精神科医师最常用的心理测量工具之一。SDS、SAS 采用 4 级评分，主要评定项目所定义的症状出现的频度，其标准为："1" 没有或很少时间；"2" 小部分时间；"3" 相当多的时间；"4" 绝大部分或全部时间。主要统计指标为总分，在由自评者评定结束后，将 20 个项目的各个得分相加即得，再乘以 1.25 以后取得整数部分，就得到标准分，分数越高，表示这方面的症状越严重。一般来说，SDS 标准分的分界值为 53 分，其中 53~62 分为轻度抑郁，63~72 分为中度抑郁，72 分以上为重度抑郁。焦虑标准分的分界值为 50 分；50~60 分者为轻度，61~70 分者是中度，70 分以上者是重度焦虑。阴性项目数表示被试在多少个项目上没有反应，阳性项目数表示被试在多少个项目上有反应。

SDS 是诊断抑郁的一个有效检测工具，使用简便，并可用于评价抑郁的疗效。靳秀芝等采用 SDS 对 345 例住院的冠心病、高血压患者进行评分，结果提示治疗后 SDS 评分、B 型脑钠肽（BNP）、左心室射血分数（LVEF）较治疗前均有改善。SDS 是一项可用于冠心病、高血压合并抑郁患者临床疗效评价有意义的检查手段。张铭等通过对 169 例以胸痛为主诉的疑似冠心病患者和 40 例健康对照组进行 SDS 量表评价，研究 SDS 在冠心病诊断中的作用，结果表明，在无高危因素和 ECG 客观检查正常的患者中 Zung 量表积分明显增高，且抑郁症的检出率高于其他各组，而冠心病检出率却低于除健康对照组的其他各组，提示 SDS 在冠心病的鉴别诊断，尤其排除抑郁导致胸痛，是一项比较有意义的检查手段。

（4）Beck 抑郁自评量表（Beck depression rating scale，BDI）和 Beck 焦虑自评量表（Beck anxiety rating scale，BAI）：BDI 是临床上用于度量抑郁症或抑郁性神经症患者的抑郁程度的常用自评量表，目前常用的是贝克抑郁量表第 2 版（BD I -II），共 13 个条目，相比以往的 BDI（共 21 个条目），其信度更高，达到了 0.92。BDI、BAI 量表各项均为 0~3 分 4 级评分：0 分无该项症状，1 分轻度，2 分中度，3 分严重。Beck 提出，可以用总分来区分抑郁症状的有无及其严重程度，BDI-13 项：0~4 分基本上无，5~7 分轻度，8~15 分中度，16 分以上严重；BDI-21 项：10~18 分轻到中度，19~29 分中度至重度，30~63 分严重。

临床研究中发现，BDI 和 BAI 能直观反映患者抑郁焦虑主观感受及其在治疗中的变化，可广泛用于门诊患者粗筛查及情绪状态评定。王雪莱等在中国冠心病患者中进行 BDI、BAI 与 HADS 量表的效度的分析与比较，结果发现 BAI 问卷与临床诊断相关度不高，认为其不适宜在冠心病人群中进行焦虑障碍筛查。同时发现 BDI-II 相关性为 0.669，采用切截分为 12，敏感度和特异度分别为 88.9% 和 85.7%；比较 ROC 曲线下面积发现 BDI-II 与 HADS-d 在抑郁筛查的效度方面差异无统计学意义，但比较两者评分分布发现 BDI-II 在冠心病患者重症抑郁的筛选更准确有效。冠心病中重症抑郁的发生率约为 20%，所以 BDI-II 又显现出独特的优势。因此，建议心内科医务工作可以根据患者的临床症状选择不同量表，HADS-d 适合用于抑郁筛查，而 BDI 适合用于抑郁的辅助诊断。

（5）综合医院焦虑抑郁量表（hospital anxiety and depression scale，HADS）：HADS 主要应用于综合医院患者中焦虑和抑郁情绪的筛查，该表包括总表 HADS-t 以及焦虑亚量表 HADS-a 和抑郁亚量表 HADS-d。HADS 由 14 个条目组成，每条分 4 级（0，1，2，3），分别计算亚量表分值，其中 7 个条目评定焦虑，组成焦虑分量表（HADS-a）；另 7 个条目评定抑郁，组成抑郁分量表（HADS-d），每个分量表 0~21 分。因各项研究特点不同采用不同的临界值，按推荐标准，亚量表评分：0~7 分为无表现，8~10 分属可疑，11~12 分属有反应，12~21 分为肯定存在症状。

国内外研究表明，HADS 具有较好的信效度，可用于综合医院患者焦虑抑郁情绪的筛查。Stafford 等在 193 例拟行 PCI 或冠脉搭桥手术的患者中研究 HADS 筛查抑郁障碍的价值，以 DSM-IV 作为抑郁障碍诊断的金标准，采用 5 分为切截分，灵敏度、特异度、PPV 和 NPV 分别为 77.8%、80.6%、60.9%、90.3%；采用 8 分为切截分，灵敏度、特异度、PPV、NPV 分别为 38.9%、94.2%、72.4%、79.9%。Strik 等在 206 例心肌梗死后的患者中评价了 HADS 的应用价值，以 SCID- I 为金标准，采用 ≥8 分为切截分，灵敏度、特异度、PPV、NPV 分别为 75%、77.6%、32.1%、98.4%。王雪莱等在中国冠心病患者中评价了 HADS 的价值，HADS-t 与 HADS-d 与临床诊断相关性达 0.723 和 0.732，。采用 14 分为切截点，所得灵敏度、特异度、PPV、NPV 为 88.9%、85.7%、80%、72.7%。采用 7 分为切截分，所得灵敏度、特异度、PPV、NPV 分别为 88.9%、90.5%、95%、94.7%。由此认为，HADS 可用于中国冠心病患者抑郁和焦虑障碍的筛查。在抑郁筛查中，比较两者评分分布发现 HADS-d 在冠心病患者轻症抑郁的筛选更准确有效。而在焦虑筛查中，HADS-t 与 HADS-a 在灵敏度均为 83.3% 时，特异度分别为 91.7% 和 79.2%，PPV 分别为 80% 和 50%，两者差异较大，所以在焦虑障碍筛查中，HADS-t 比 HADS-a 更有效。

（6）老年抑郁量表（Geriatric Depression Scale，GDS）：GDS 由美国心理学家 Brinkt 和 Yesavage 于 1982 年编制，是目前使用最为广泛的老年人群专用抑郁症状筛查量表，具有症状特异性高和问题简单易答的优点。量表适用于 56 岁以上的老人，包括 30 个代表了老年抑郁核心症状的问题（以"是"或"否"作答），其中 10 条反序计分（回答"否"表示抑郁存在），20 条正序计分（回答"是"表示抑郁存在），每项表示抑郁的回答得 1 分，0~10 分正常，11~20 分轻度抑郁，21~30 分中重度抑郁。Sheikh 和 Yesavag 于 1986 年在 30 个项目的标准版本基础上设计出包含 15 个项目的简版老年抑郁量表 GDS-SF（GDS-15），同时发现量表的相关系数达 0.84，采用 6 分为切截分，大于 10 分提示重症抑郁。因其更为简短和易于操作，GDS-15 为 GDS 的替代同样得到临床工作者广泛使用。

GDS 是专为老年人创制并在老年人中标准化了的抑郁量表，研究表明 GDS 对于老年抑郁患者的筛查具有较高信效度。Low 等在心血管监护中心进行了 GDS 量表效度的分析，发现采用切截分≥11 分，GDS 的灵敏度、特异度、PPV、NPV 分别为 100%、85%、29%、100%。Haworth 等在心力衰竭患者中研究 GDS-SF 对于抑郁障碍的筛查价值，采用 5 分为切截分，灵敏度、特异度、PPV、NPV 分别为 81.8%、83.3%、62.1% 和 93.2%。综上所述，GDS 可用于心血管疾病患者中抑郁的筛查。心血管疾病以老年人占的比例较多，同时流行病学资料显示，我国 60 岁以上普通人群老年抑郁的患病率较高，因此，临床工作中可应用此表评定心血管疾病中老年患者的抑郁筛查。

（7）心内科抑郁量表（department of cardiology depression scale，CDS）：CDS 是由 Hare-Davis 建立专门用于心血管疾病患者的抑郁筛查量表，对于躯体症状是由于心血管疾病导致或是抑郁障碍的躯体化表现具有良好的区分作用。CDS 包括两个维度，第一个维度包括睡眠、犹豫不决、情感、绝望、活动减少，第二个维度包括快感缺失和认知。量表共有 26 个条目，每个条目采用 7 级计分，其中有 7 项为反向计分，分数越高，提示抑郁的程度越重。心科抑郁量表中文版（C-CDS）是根据中国人的文化差异去除了第 26 项（我为我的性能力担忧）所制定，采用 4 级计分，研究表明 C-CDS 具有较高的信效度，适合于在罹患心血管疾患。国内外研究表明，CDS 对于心血管疾病患者的抑郁程度筛查具有较高的灵敏度和特异度。Frances 等在心脏康复中心考察 CDS 与 GDS-SF 的价值，结果显示其相关系数为 0.77，采用≥90 分为切截分，CDS 对轻、中度抑郁障碍筛查的敏感度和特异度分别为 84% 和 78%，采用≥100 分为切截分，CDS 能筛查出重症抑郁患者达 21%，说明 CDS 与 GDS-SF 高度相关，且 CDS 对于不同程度抑郁障碍的筛查更有优势。Mirela 等在急性冠脉综合征患者中对 CDS 和 BDI 进行比较，结果表明 CDS 与 BDI 相关系数为 0.69，两者有较好的相关性，对于心血管疾病中重症抑郁的筛查均有较高的价值，但 CDS 对于心血管疾病患者轻度或非典型抑郁的筛查更有价值。综上所述，CDS 是在心血管疾病患者中建立起来的量表，对于心血管疾病中各类型抑郁障碍的筛查均有较高的价值，可广泛用于心血管疾病患者的抑郁筛查。

2. 焦虑抑郁他评量表

（1）汉密尔顿抑郁量表（Hamilton depression scale，HAMD）和汉密尔顿焦虑量表（Hamilton anxiety scale，HAMA）：HAMD 和 HAMA 是抑郁焦虑评定最常用的他评量表。评定时应由经过培训的 2 名医师对患者进行联合检查，采用交谈与观察的方式，检查结束后，2 名评定者分别独立评分。

HAMD 广泛应用于抑郁状态评定，已成为抑郁评定的金标准，由 Hamilton 于 1960 年编制，有 24 项、21 项、17 项和 6 项等多种版本。其中 HAMD 24 项版本包括由焦虑/躯体化、体质量、认知障碍、日夜变化、阻滞、睡眠障碍、绝望感 7 个因子，大部分条目采用 0~4 分的 5 级评分法，各级标准为："0"无，"1"轻度，"2"中等，"3"重度，"4"很重。少数条目采用 0~2 分的 3 级评分法，各级标准为："0"无，"1"轻至中度，"2"重度。按照 Davis 的划界分，总分超过 35 分，可能为严重抑郁；超过 20 分，可能是轻或中等度抑郁；如小于 8 分，患者没有抑郁症状。HAMA 由 Hamilton 于 1959 年编制，是精神科常用的焦虑评定量表之一，主要用于评定神经症及其他患者的焦虑症状的严重程度。包括 14 个条目，分为躯体焦虑和精神焦虑 2 个因子，各条目采用 0~4 分的 5 级评分法，各级的标准为："0"无症状，"1"轻，"2"中等，"3"重，"4"极重。按照全国量表协作组提供的资料，总分超过 29 分，可能为严重焦虑；超过 21 分，肯定有明显焦虑；超过 14 分，肯定有焦虑；超过 7 分，可能有焦虑；如小于 6 分，患者没有焦虑症状。

蔡飞等采用汉密尔顿量表对 115 例因胸闷胸痛就诊的患者行抑郁和焦虑评分，结果表明汉密尔顿量表评分对于心脏神经症有一定的诊断价值。张怀惠等对综合性医院心血管内科住院的 80 例冠心病患者进行汉密尔顿量表测查，结果发现 60% 的住院冠心病患者同时伴有焦虑抑郁症状，35% 的患者单有焦虑症状，同时住院冠心病患者的 HAMD 和 HAMA 总分受性别、文化程度、病程、住院次数等多种因素影响。

HAMD 和 HAMA 作为最标准者之一，常用作其他抑郁焦虑量表的效度检测工具，但因其对于抑郁焦虑症状的评定有一定重合部分，不能很好鉴别抑郁症和焦虑症，而且评定时间及专业性较强，相对限制了其在非专科医生中的应用。

（三）失眠评估

1. 阿森斯失眠量表（Assens insomnia scale，AIS） AIS 是由美国 Dan Sedmark 教授创建于 1985 年，用于对公众睡眠质量状况调查，是国际医学界公认的评价失眠的标准量表。该量表以患者对睡眠的主观感受为主要评定内容，共包含 8 个条目，包括入睡时间、夜间苏醒、早醒、总睡眠时间、总睡眠质量、白天情绪、嗜睡及身体功能的评估。量表各项均按照从无到严重采用 0~3 分的 4 级评分法，总分小于 4 分，无睡眠障碍；4~6 分，可疑失眠；大于 6 分，失眠。

吴林雁的一项病例对照研究中，采用 AIS 对冠心病介入术后患者进行睡眠质量测评，结果表明冠心病介入手术容易导致患者睡眠质量的下降，然而睡眠质量影响冠心病介入术后患者的恢复，因此，熟练运用失眠量表，评估心血管疾病及介入手术前后患者睡眠状况，对于心血管病患者的预后具有重要意义。

2. 匹兹堡睡眠质量指数量表（Pittsburgh sleep quality index，PSQI） PSQI 是由美国匹兹堡大学精神科医生 Buysse 博士等人于 1989 年编制的，该量表适用于睡眠障碍、精神障碍及一般人群睡眠质量的评估。该量表评价被试近 1 个月的睡眠质量情况，由 19 个自评和 5 个他评条目构成，组合成睡眠质量、入睡时间、睡眠时间、睡眠效率、睡眠障碍、催眠药物和日间功能障碍 7 个成分，每个成分按 0~3 分 4 级计分，累计各成分得分为 PSQI 总分范围 0~21 分，得分越高表示睡眠质量越差，国内通常以 PSQI>7 分作为成人睡眠质量问题的参考界值。该量表在国内外应用广泛，具有较高的信度和效度。

王虹剑等使用 PSQI 对 208 例年龄小于 65 岁的女性冠心病患者的睡眠质量进行评价，结果表明睡眠质量与冠心病危险分层有关，睡眠障碍者出现急性冠脉综合征的可能性更大，睡眠障碍可能是疾病的重要危险因素。杨清风等对 392 例冠心病介入术前患者进行 PSQI 量表测评，结果显示 73.2% 的冠心病介入术前患者存在睡眠质量问题，表明冠心病介入治疗患者术前睡眠质量问题的发生率较高。

目前，诸多研究表明心血管疾病患者睡眠障碍发生率较高，同时，睡眠障碍已经成为心血管疾病发病率和死亡率的独立预测因子，并且与心血管死亡率的逐渐升高相互关联。一项流行病学调查研究显示，睡眠持续时间和冠心病的发病率呈负相关，睡眠不足与心血管疾病的高风险相关。因此，对失眠患者早期识别、干预，对双心疾病患者及时进行失眠评估，有利于降低心血管事件的发生率，改善心血管疾病患者的预后。

二、人格和中介因素评估

（一）人格评估

1. A 型行为类型问卷（type A behavior type questionnaire，ABQ）　ABQ 用于评价和测定承认 A 型行为类型，是广泛应用于精神心理疾病、心脑血管疾病及社会学调查等多领域的自评式人格测量工具。量表由张伯源教授主持编制，共包含 60 个条目，分为 3 个分量表。TH 量表：25 个条目，表示时间匆忙感，时间紧迫感，做事忙、节奏快等特点；CH 量表：25 个条目，表示竞争性，缺乏耐性和敌意情绪等特点；L 量表：10 个条目，为测谎题目，不计入总分，L≥7 分为无效答卷。TH 与 CH 两分量表得分相加最高分为 50 分，50~37 分属于典型 A 型；36~29 分属于中间偏 A 型；28~27 分属于中间型；26~19 分属于中间偏 B 型；1~18 分属于典型 B 型。将 50~29 分合并定义为 A 型人格，1~26 分合并定义为 B 型人格。

美国学者在 20 世纪 50 年代提出 A 型人格，主要特点为性情急躁，时间紧迫感，争强好斗等。全国冠心病与 A 型行为类型研究协作组从全国 18 个省市测查了 714 名冠心病患者，425 名正常人和 220 名患者，发现关心病患者中 A 型行为类型问卷的得分明显高于正常人，同时患者的自我评定和亲属评定之间的等级相关以及正常人和患者先后两次重复测试之间的等级相关均为正相关，表明该量表具有良好的信度。楼秋英等对 158 例冠心病患者进行 ABQ 测评，结果显示冠心病患者的 TH、CH、TH+CH 评分显著高于正常人常模，说明 A 型行为模式是冠心病患者的重要危险因素。因此，对 A 型性格人群早期干预，改变其行为模式，可以有效减少心血管疾病的发生。同时，对于冠心病患者应采取综合干预措施，不仅要加强临床方面的治疗，也要培养健康的人格和行为模式，及时给予心理和情绪方面的干预，向"双心诊疗"模式迈进。

2. **D 型人格量表（type D personality inventory，DS14）**　D 型人格，也称为忧伤的人格，是由荷兰学者 Denollet 经过对冠心病患者长期的临床追踪，分析各种与冠心病有关的心理社会因素，提出的一类与冠心病预后密切相关的人格亚型。是指经常体验忧虑、烦躁、易怒、悲观等负性情绪，同时在社会交往中抑制自己表达这些负性情绪的倾向，它包含 2 个维度的特质，即负性情感（negative affectivity，NA）和社交抑制（social inhibition，SI）。D 型人格量表（DS14）是评估 NA、SI 和 D 型人格的标准测量工具，具有简短、操作性强、很少增加患者负担等特点，适合用作流行病学和临床研究中的筛选。DS14 量表共 14 个条目，7 个条目测量 NA，涉及烦躁、担忧、恼怒等；另外 7 个条目测量 SI，涉及烦躁不安、社交拘谨、沉默寡言等。量表各项均为 0（很不符合）~4 分（很符合）5 级评分，NA 和 SI 分量表得分范围均为 0~28 分，当 NA≥10 分，同时 SI≥10 分时确定为 D 型人格。

Denollet 等认为只有当 NA 和 SI 这两种心理特质同时存在时，才使得冠心病患者的死亡率和发生再次心肌梗死的发病率大大增加。多项研究证实，D 型人格是预测冠心病死亡、非致死性心肌梗死和冠心病预后的独立危险因素。白俊云等对 77 例冠心病患者和 69 例健康对照者进行 DS14 量表测查，NA 维度和 SI 维度的内部一致性系数分别为 0.832 和 0.720，重测信度系数分别为 0.794 和 0.808，因此，D 型人格量表具有较好的信效度，可作为我国冠心病患者人格研究的测量工具。D 型人量表或 DS14 可作为冠心病的二级预防中的危险分层，识别那些心理危险因素聚集和将来可能发生心血管事件的高危患者，积极采取预防性的措施，以降低心血管事件发生的死亡率，改善患者的预后。

3. **艾森克人格量表（Eysenck personality inventory，EPQ）**　EPQ 是英国心理学家艾森克等人

编制的一种有效的人格测量工具，对分析人格的特质或结构具有重要作用。他搜集了大量有关人格方面的特征，并通过因素分析归纳出三个维度，从而提出决定人格的三个基本因素：内外向性（E）、神经质（又称情绪性）（N）、精神质（P），人们在这三方面的不同倾向和不同表现程度，便构成了不同的人格特征。目前我国最常用的是龚耀先教授修订的版本，它是一种自陈式问卷，共88个题目，每项均为"是"与"否"的定式回答，正向计分题目回答"是"加1分，反向计分题目回答"否"计1分，共含有3个维度4个分量表。E量表：21个条目，主要测量外显或内隐倾向，分值越高越外向，分值越低越内向；P量表：23个条目，测量潜在的精神特质，即倔强；N量表：24个条目，测量神经质或情绪稳定性，分值越高，提示对各种刺激的情绪反应越强烈而持久；L量表：20个条目，为效度量表，测量被测者的掩饰或防卫。根据被试各量表所得原始总分（粗分），按年龄和性别常模换算出标准T分，进而分析被试的个性特点。艾森克人格问卷简式量表中国版（EPQRSC），由北京大学心理学系"EPQ-RSC修订协作工作组"修订，该量表共48个项目，研究表明该问卷有较好的信度和效度。

美国学者在20世纪50年代提出A型人格，即EPQ-RSC量表中的胆汁质型人格，主要特点为竞争性、攻击性、争强好斗等。Sparagon等的研究结果表明A型人格促进冠心病的发生和发展。梁锦军等对63例急性心肌梗死（AMI）患者进行EPQ-RSC测评，研究急性心肌梗死患者的人格分型，结果显示AMI患者中胆汁质型患者比例最高，胆汁质型人格是冠心病的关联人格。1996年荷兰心脏病学家Denollet在研究中提出D型人格，即EPQ-RSC量表中的抑郁质型人格，研究发现D型人格是预测冠心病死亡、非致死性心肌梗死和冠心病预后的独立危险因素。陈晋文等对高血压患者的个性及心理状况进行研究，EPQ结果显示患者的E维度得分明显低于常模，N、P、L维度得分明显高于常模，表明高血压患者性格内向，情绪不稳定和明显的精神质倾向，同时存在着较明显的掩饰倾向，因此，提高对心理社会因素与高血压关系的认识，对于高血压的预防和治疗有积极的指导意义。总之，人格分型对冠心病、高血压等心血管疾病的发生、发展及预后存在一定影响，在心血管疾病的一级预防及临床治疗中，应重视精神心理因素的影响，对高危人格类型的人群定期检查，有效预防心血管疾病的发生，改善其预后。

（二）中介因素评估

心理中介因素是联结应激源和应激反应的纽带，在一定程度上影响个体的应激评价及应激状态下的反应，对个体的健康起重要的缓冲作用。主要包括认知评价、事物的可预测性、个体关于事件的知识、自我效能感、心理坚强程度、自我防御机制、应付能力和应付风格。

1. 社会支持评定量表（social support rating scale，SSRS） SSRS是由肖水源编制于1986年，并于1990年进行了修订。该量表为自评量表，共10个条目，包括3个分量表：①主观支持量表反映主观感受到的支持，包括朋友支持、邻居关系、同事关系和家人关系；②客观支持量表反映客观存在的支持，包括居住环境，经济支持或解决实际问题的帮助和安慰关心；③支持利用度反映个体对各种支持利用的程度，包括倾诉方式、求助方式和参加活动的情况。量表各条目得分相加即为SSRS总分（总分范围12~66分），总分≤22分为低水平，23~44分为中等水平，45~66分为高水平。反映被测者社会支持的总体状况，评分越高，表明得到的社会支持越多。

调查研究显示，社会支持的强度与心血管疾病的发生、发展、预后密切相关，影响患者的生活质量。同时，患者的社会支持评分与其情绪障碍评分呈负相关，由此可见，获得社会支持较少的人，更易于产生或加重心血管器质性病变及情绪障碍。因此，提高患者社会支持水平将有利于双心疾病患者躯体症状及情绪障碍的缓解及预后，有助于改善患者生存质量。积极的对双心疾病患者进行精神抚慰，鼓励社会各界包括家人、亲戚、朋友、同事给予患者更多的关爱和帮助，有益于患者的身心健康和功能康复，也有助于患者更好地适应社会。

2. 医学应对方式问卷（medical coping style questionnaire，MCMQ）　MCMQ 由 Feifel 等研制，并由沈晓红等修订后引进国内，是为数有限的专用于患者的应对方式量表，在国内的慢性疾病及精神心理疾病领域研究中具有较好的信度和效度。该量表共包含 20 个条目，分为面对（8 个条目）、回避（7 个条目）和屈服（5 个条目）3 个分量表。各条目按 1~4 分 4 级计分，其中 8 个条目反向计分。

研究表明，心血管疾病患者大多采用回避、屈服的消极应对方式，而较少采用以面对为主的积极面对方式。采用面对应对方式的患者关注自身健康，求治心切，遵医行为较好，积极配合早期施行介入手术干预治疗，从而有利于疾病预后及生活质量的提高。采用回避或屈服的患者对疼痛及疾病本身采取回避态度，无视疾病症状的加重，对疾病的康复失去信心，进而引发患者焦虑、抑郁、恐惧等一系列负性情绪，同时患者屈服的态度又会引起心绞痛的频繁发作，形成恶性循环，影响患者的生活质量。因此，应建立积极的应对方式，对双心疾病的预防、治疗以及预后发挥更为积极的指导作用。

3. 防御方式问卷（defense style questionnaire，DSQ）　DSQ 是由 M. Bond（加拿大）于 1983 年编制的一种自评问卷，全面测查个体的防御机制特点。该量表有 88 个条目，为 1~9 级评分制，评分越高即应用该机制的频度较大，其掩饰程度则越小。量表包括不成熟防御方式（F1），成熟防御方式（F2），中间型防御方式（F3），掩饰（F4）4 个分量表。F1 包括 8 个因子：投射、被动攻击、潜意显现、抱怨、幻想、分裂、退缩、躯体化；F2 包括 3 个因子：升华、压抑、幽默；F3 包括 13 个因子：反作用形成、解除、制止、回避、理想化、假性利他、伴无能之全能、隔离、同一化、否认、交往倾向、消耗倾向、期望；F4 为掩饰因子，指受测者为了制造较好的社会形象而不能如实作答的倾向。

心理防御机制是人们面临某种心理压力时所采用的一种策略。不良的防御方式导致心理-神经、心理-神经-内分泌、心理-神经-免疫等系统调节紊乱，这也是心身疾病发生、发展的危险因素之一。有研究认为，包括冠心病、原发性高血压在内的多种心身疾病患者较多采用压抑、回避、抱怨等中间型或不成熟的防御策略，拒绝面对疾病或者过度担心疾病，有时讳疾忌医，采取消极逃避等策略应对自身疾病，说明不良的防御方式可能是诱发心身疾病的因素之一。研究表明，防御方式由不成熟向成熟型转化也有利于病情的改善，而防御方式是可通过有意识的训练习得的。因此，临床上预先检测双心疾病患者的防御方式，并对患者的不成熟型和中间型防御方式进行干预处理，可在一定程度上改善双心疾病患者的预后和转归。

三、综合评估和诊断

关于综合评估，一是症状和中介因素的综合评估，全面了解个体心理症状以及与心理症状有关的人格、应对、防御等特征。二是症状评估的多量表组合：任何量表的使用都有不足之处，在症状评估时多个量表联合使用，可以提高量表评估的信效度，这种联合包括几种症状量表组合（如 HAMA 和 HAMD 联合测评），或者是自评和他评量表的联合使用（如自评量表 SAS 和 SDS 联合他评量表 HAMA 和 HAMD）。三是量表联合脑电和脑影像评估：事件相关电位、功能磁共振成像以及近红外成像等为代表的脑电和脑影像技术不断发展，有望明确与精神心理症状相关脑电和脑影像标志物，这些成果未来可以作为双心医学临床精神心理症状诊断及疗效评估的重要依据，帮助我们更好的了解双心疾病患者脑功能的改变，从而有望更深入地阐释脑区功能与心功能的内在联系。

　　关于诊断，临床主要根据 ICD-10 精神与行为障碍诊断标准，将抑郁障碍分为轻、中、重度及未特定的抑郁发作，将焦虑障碍分为急性焦虑（即惊恐发作）、慢性焦虑（即广泛性焦虑障碍）及焦虑障碍未特定。双心疾病通常表现为心血管躯体症状的同时，伴有焦虑、抑郁等精神心理问题，但这里所说的焦虑、抑郁一般不足以达到 ICD-10 中关于焦虑障碍及抑郁障碍的诊断标准，大多为"焦虑抑郁状态"或"焦虑抑郁障碍，未特定"。在双心医学的临床工作中，一方面积极完善心血管疾病相关指标的检查检验，另一方面综合 ICD-10 精神与行为障碍诊断标准，以及关于心理症状、情绪、睡眠、人格、中介因素等心理测评量表的评分结果，对患者的健康状况从心血管器质性病变及精神心理层面进行综合诊断。早日实现"双心都治，双心互治"，为双心医学的发展贡献力量！

参考文献

［1］沈渔邨. 精神病学. 第 5 版. 北京：人民卫生出版社，2009

［2］陈晓虎，朱贤慧，陈建东，等. 双心疾病中西医结合诊治专家共识. 中国全科医学，2017（14）：1659-1662

［3］丁荣晶. 双心医学研究进展. 四川精神卫生，2014，27（3）：193-197

［4］冯正直，张大均. 中国版 SCL-90 的效度研究. 第三军医大学学报，2001，23（4）：481-483

［5］张世堂，黄建英，张岩峰. 冠心病病人 SCL-90 调查分析. 健康心理学杂志，2002，10（2）：92-93

［6］李志民，李红建，毛颖，等. 射频消融术治疗频发室性期前收缩患者心理变化的研究. 实用心脑肺血管病杂志，2010，18（1）：10-11

［7］李晓丽，毛家亮，何奔，等. 心脏神经症患者躯体化症状自评量表的临床应用. 中国误诊学杂志，2008，8（20）：4798-4799

［8］Carmin CN, Wiegartz PS, Hoff JA, et al. Cardiac anxiety in patients self-referred for electron beam tomography. J Behav Med, 2003, 26（1）：67-80

［9］Spitzer RL, Kroenke K, Williams JB, et al. A brief measure for assessing generalized anxiety disorder：the GAD-7. Arch Intern Med, 2006, 166（10）：1092-1097

［10］Skapinakis P. The 2-item Generalized Anxiety Disorder scale had high sensitivity and specificity for detecting GAD in primary care. Evid Based Med, 2007, 12（5）：149

［11］王历，陆凯，王长鹰，等. GAD-2 和 GAD-7 在心血管门诊焦虑筛查中的信度与效度分析. 四川精神卫生，2014（3）：198-201

［12］Lichtman JH, Bigger JJ, Blumenthal JA, et al. Depression and coronary heart disease：recommendations for screening, referral, and treatment：a science advisory from the American Heart Association Prevention Committee of the Council on Cardiovascular Nursing, Council on Clinical Cardiology, Council on Epidemiology and Prevention, and Interdisciplinary Council on Quality of Care and Outcomes Research：endorsed by the American Psychiatric Association. Circulation, 2008, 118（17）：1768-1775

［13］Stafford L, Berk M, Jackson HJ. Validity of the Hospital Anxiety and Depression Scale and Patient Health Questionnaire-9 to screen for depression in patients with coronary artery disease. Gen Hosp Psychiatry, 2007, 29（5）：417-424

［14］王历. 心血管疾病焦虑抑郁自评问卷以及急性冠脉综合征焦虑抑郁相关因素流行病学研究. 重庆医科大学，2015

［15］靳秀芝，庄晓赛，宁彬，等. 双心医学模式在冠心病、高血压病患者中的应用研究. 安徽医学，2014（8）：1031-1033

［16］张铭，邱双发，成威，等. ZUNG 抑郁量表在冠心病诊断中的作用. 现代生物医学进展，2006，6（4）：42-43

［17］王雪莱，熊碧文，陈海君，等. 冠心病患者情绪抑郁与焦虑的调查. 罕少疾病杂志，2004，11（4）：55-57

［18］Strik JJ, Honig A, Lousberg R, et al. Sensitivity and specificity of observer and self-report questionnaires in major and minor depression following myocardial infarction. Psychosomatics,

2001, 42 (5): 423-428

[19] Thombs BD, de Jonge P, Coyne JC, et al. Depression screening and patient outcomes in cardiovascular care: a systematic review. JAMA, 2008, 300 (18): 2161-2171

[20] Haworth J E, Moniz-Cook E, Clark A L, et al. An evaluation of two self-report screening measures for mood in an out-patient chronic heart failure population. Int J Geriatr Psychiatry, 2007, 22 (11): 1147-1153

[21] Wise FM, Harris DW, Carter LM. Validation of the Cardiac Depression Scale in a cardiac rehabilitation population. J Psychosom Res, 2006, 60 (2): 177-183

[22] Di Benedetto M, Lindner H, Hare DL, et al. Depression following acute coronary syndromes: a comparison between the Cardiac Depression Scale and the Beck Depression Inventory Ⅱ. J Psychosom Res, 2006, 60 (1): 13-20

[23] 蔡飞, 周果, 王颖, 等. 汉密顿量表评分在心脏神经症诊断中的价值. 山东医药, 2012, 52 (15): 57-58

[24] 张怀惠, 陆峥, 蔡军. 住院冠心病患者的临床心理特征分析. 上海精神医学, 2003, 15 (1): 7-9

[25] 吴林雁, 陈璇, 顾国龙. 音乐疗法对冠心病介入术后睡眠质量影响的研究进展. 中外医学研究, 2014 (28): 159-160

[26] 王虹剑, 伏蕊, 乔琳, 等. 女性早发冠心病患者睡眠状况的调查及分析. 中国分子心脏病学杂志, 2015 (5): 1433-1437

[27] 杨清风, 田洪榛, 汪奇, 等. 冠心病介入术前患者睡眠质量及相关因素研究. 现代生物医学进展, 2015, 15 (11): 2069-2072

[28] 楼秋英, 冯国和, 张邢炜, 等. 冠心病患者人格特征与行为类型的调查分析. 医学研究杂志,

2012, 41 (9): 65-67

[29] Pedersen SS, Denollet J. Type D personality, cardiac events, and impaired quality of life: a review. Eur J Cardiovasc Prev Rehabil, 2003, 10 (4): 241-248

[30] Denollet J, Pedersen SS, Vrints CJ, et al. Usefulness of type D personality in predicting five-year cardiac events above and beyond concurrent symptoms of stress in patients with coronary heart disease. Am J Cardiol, 2006, 97 (7): 970-973

[31] Compare A, Mommersteeg PM, Faletra F, et al. Personality traits, cardiac risk factors, and their association with presence and severity of coronary artery plaque in people with no history of cardiovascular disease. J Cardiovasc Med (Hagerstown), 2014, 15 (5): 423-430

[32] 白俊云, 赵兴蓉, 许秀峰. D 型人格量表的信效度检验. 中国心理卫生杂志, 2007, 21 (5): 329-332

[33] Sparagon B, Friedman M, Breall WS, et al. Type A behavior and coronary atherosclerosis. Atherosclerosis, 2001, 156 (1): 145-149

[34] 梁锦军, 冯莹, 周三凤, 等. 急性心肌梗死患者情感障碍与人格分型的调查. 心血管康复医学杂志, 2016, 25 (5): 470-474

[35] 陈晋文, 施承孙. 高血压患者述情障碍、个性与心理状况. 中华高血压杂志, 2007, 15 (5): 383-386

[36] 裴大军, 陈芳, 石宏伟, 等. 心血管疾病患者社会支持与生活质量关系的研究. 医学研究杂志, 2011, 40 (10): 59-61

[37] 马梁红, 唐柳云, 骆桂秀, 等. 十五种心身疾病的心理社会因素调查分析. 中国临床心理学杂志, 2002, 10 (4): 266-269

第六部分

中医视角的双心医学

中医学的"心"理念

史大卓　段文慧
中国中医科学院西苑医院

第 *21* 章

　　李某，男，62岁，有高血压病史十几年，一直未规律服药，2016年10月与战友柜聚大量饮酒后于当晚出现胸痛、胸闷、出汗，持续约10分钟，呼叫120送往附近医院急诊室。查心电图：未见异常；心肌酶学检查未见异常。但患者发作时为典型的缺血性胸痛症状，急诊室医生给予患者阿司匹林、氯吡格雷、阿托伐他汀、单硝酸异山梨酯缓释片口服，并建议患者入院行冠脉造影检查。但患者拒绝进一步检查，并仅保留阿司匹林口服。此后1个月间，患者经常在情绪激动或较剧烈活动时出现胸闷、胸痛，在家属陪同下就诊于心血管科门诊，门诊医生给患者诊断了冠状动脉粥样硬化性心脏病不稳定型心绞痛，并收入院治疗。在充分的药物治疗下行冠脉造影，结果显示：前降支近端90%狭窄；回旋支近段90%狭窄；右冠状动脉近中段斑块形成。于前降支、回旋支病变处分别植入支架一枚。术后第二天傍晚患者再次出现胸闷、胸部隐隐胀痛。值班医生查床旁心电图未见异常，患者先后含服速效救心丸、硝酸甘油约半小时仍无缓解，再次查心电图仍无缺血改变。胸闷持续1.5小时后逐渐缓解。在胸闷、胸痛发作后6小时、12小时分别查心肌损伤标志物、心电图均未见异常。出院后患者间断出现胸闷、胸部胀满，有时伴胸部隐隐作痛、心悸等，持续时间均在1~4小时，含服速效救心丸、硝酸甘油均不能缓解，多次在发作时到急诊室就诊，但心电图及心肌酶均无改变。患者因此非常紧张、焦虑，容易激动，不敢活动，甚至开始抱怨大夫："放了支架后非但没有治好病，反而更加严重了。"门诊查活动平板试验为阴性，医生建议患者到精神科或中医院就诊。患者来诊时急躁易怒、情绪低落，每于情绪激动时胸部胀闷发作，喜叹息，睡眠差，家属诉术后走路都比平时慢，但活动后并无不适，舌暗，苔薄白，脉弦。患者冠心病不稳定型心绞痛诊断明确，经PCI治疗冠脉无残余狭窄，在规范冠心病二级预防基础上仍然发作胸闷，但平板试验阴性，理论上患者不应该再有胸闷、胸痛症状发作，且该患者症状非但没有缓解，反而出现了新问题，即精神心理问题，这也就是我们所说的"双心问题"。对于"双心疾病"，中医如何认识呢？

一、中医学对"心"生理功能的认识

　　中医学对脏腑功能的认识不同于现代医学，如中医对"心"的认识不仅涉及西医学对心脏结构和功能认识范畴，还包括情志方面的内容。如《素问·痿论》曰："心主身之血脉。"《素问·调经论》则指出："心藏神。"这里分别提出了中医学对"心"的两方面功能的认识，即心"主血脉"和"主神明"。神明指的是人的精神、意识、思维和情志等心理活动；血脉指的就是现代医学的血液循环系统。血脉是神的物质基础；神明，也就是心神，是生命活动的全部外在表现，是功能活动。两者是物质与精神的统一，是生理与心理的统一，是本质与现象的统一，是相互依存、相互影响、密不可分的一个整体。神本于形而生，依附于形而存，形为神之基，神为形之主。《素问·灵兰秘典论》："心者，君主之官，神明出焉。"《素问·八正神明论》："血气者，人之神。"《灵枢·营卫生会》中有："血者，神气也。"《灵枢·平人绝谷》中有："血脉和利，精神乃居。"即只有血液充足和通畅，心神才能得以清明。

人的生命活动归属于五脏，然而心主神明在其中起着主导作用，在心神的正常统帅与调节下，生命活动才能得以正常进行。《素问·灵兰秘典论》中有："凡此十二官者，不得相失也。故主明则下安，……主不明则十二官危，使道闭塞而不通，形乃大伤。"张介宾《类经·藏象类》中有："凡情志之属，惟心所统，是为吾身之全神也。"而精神情志活动需要大量的精血作为物质基础。

二、中医学对"心"病理的认识

基于中医对"心主血脉"和"心主神明"的认识，心系疾病的表现主要与血脉运行障碍和情志活动异常有关，心之气血阴阳受损不但会引起心悸、胸痹等，也会引起神的异常，如唐容川在《血证论》中写道："血虚在神不安而怔忡，有瘀血亦怔忡。"当心主血脉功能异常时，心气不能推动和调节血液循行脉管中，造成血行瘀滞，心失血养，就会出现心神失调的表现，这也恰好解释了为什么冠心病患者常有抑郁或焦虑症状出现。心气（阳）虚、心神失养导致的神疲乏力、精神萎靡不振；心血虚所致的失眠多梦、健忘；心阴虚火旺所致的心烦不宁，惊恐不安，失眠多梦等，这与双心疾病的临床表现多一致。张景岳在《类经·疾病类》提出："心为五脏六腑之大主，而总统魂魄，并赅意志，故忧动于心则肺应，思动于心则脾应，怒动于心则肝应，恐动于心则肾应，此所以五志唯心所使也。"指出了心（即神）调节脏腑的生理功能，而情志过极皆可伤及心神，最终导致其他脏腑功能的异常。这与西医所讲的过度或持续心理应激，通过神经-内分泌-免疫-代谢等机制，促进心身疾病的发生、发展相一致。

《灵枢·口问篇》云："悲哀忧愁则心动，心动则五脏六腑皆摇。"说明情志的异常变化与心病的发生关系极为密切，且情志的异常，多先损伤心。情志是否引发疾病，心神起着主导作用。《灵枢·邪气藏府病形》："愁忧恐惧则伤心。"张介宾在《类经》中指出："故忧动于心则肺应，思动于心则脾应，怒动于心则肝应，恐动于心则肾应，此所以五脏唯心所使也。""情志之伤，虽五脏各有所属，然求其所由，则无不从心而发。"均表明情志失调可引起心神被扰，气机逆乱，而情志思维活动的异常，多由思虑过度、情志所伤、心肝郁结，逐渐引起五脏气机不和、气血失调、心脉不和所致。《丹溪心法·六郁》中提出："气血冲和，万病不生；一有怫郁，诸病生焉。故人身诸病，多生于郁"。精神情志活动需要大量的精血作为物质基础，若劳神太过，则心血暗耗，心神失养，神志不宁，表现出各种精神心理活动异常的症状。

参考文献

［1］孙广仁，郑洪新. 中医基础理论. 北京：中国中医药出版社，2012

［2］刘梅颜，陆林，耿庆山. 双心医学. 北京：人民卫生出版社，2016

［3］张伯礼，薛博喻. 中医内科学. 北京：人民卫生出版社，2013

［4］段文慧，史大卓. 双心疾病的中医认识. 中西医结合心脑血管病杂志，2017，15（9）：1131-1133

"心" 中医与人文医学

第 22 章

史大卓　段文慧
中国中医科学院西苑医院

"双心疾病"作为一种身心疾病，除了必要的药物治疗，心理疏导、人文关怀是非常必要的。人具有社会属性，人的健康与否，疾病的转归与预后除自身发展的规律之外，无不受到社会人文环境的影响。医学人文关怀是医务人员以人道精神对病人的生命与健康、权力与需求、人格与尊严的真诚关怀和照顾。本质是以人为本，对人躯体健康的关怀、心理健康的关怀和对生命的终极关怀3个层次。医学人文关怀始终树立"以病人为中心"的信念，体现"真善美"的统一。

中医学的基本特点是"整体观念"和"辨证论治"，整体观念强调医者要把患者的生理、心理、社会和自然环境看作一个有机的整体，实现以人为本的价值观。辨证论治是根据不同患者在不同疾病、不同阶段的"VIP"式的诊断和治疗。中医文化中的"整体观"和"辨证论治"是人文关怀的最好体现。

作为中医主要诊断方法的望、闻、问、切以及治疗的整个过程均强调尊重、关怀、同情患者，这都是人文关怀的范畴。如孙思邈《千金要方》有"若有疾厄求救者，不得问其贵贱贫富，长幼妍媸，怨亲善友，华夷愚智，普同一等，皆如至亲之想。"

中医的问诊，因为用药的缘故，除了问与就诊疾病相关的症状外，还会问到一些全身状况。如我们临床上常用的"十问歌"：一问寒热二问汗，三问头身四问便，五问饮食六问胸，七聋八渴俱当辨，九因脉色察阴阳，十从气味章神见"，详细的问诊会让患者感到医生非常认真、负责，患者更愿意配合治疗，收到的效果也会更好。中医从切脉中可以了解患者的气血运行情况，准确的切脉可以建立与患者的良好信任，且患者都比较乐于接受这种简单、无创的检查。在切脉过程中结合经验，配合问诊，往往会收到更好的医患沟通效果，这本身就是一种人文关怀。中医同样重视饮食起居等调护，这个过程更是对患者人文关怀的体现，这样患者就能感受一个完整的就诊过程，能够更好地配合治疗。此外，中医历来非常重视心理治疗的应用，在诊治的过程中常用说理开导法、情感相胜法、暗示转移法等给患者进行心理疏导，这也是中医人文关怀的一种体现。

对于前文所述的病例，患者每次来就诊，我们都认真倾听患者对病情的描述，反复开导患者，给患者解释目前的症状并非支架所引起，而是与体内气血运行的异常有关，并且告诉这种情况可以通过情绪调整及药物治疗改善。想取得好的疗效，首先要让患者对治疗有信心，愿意坚持治疗。几次就诊过后患者胸闷发作的次数明显减少，急躁情绪得到明显缓解。

参考文献

[1] 关欣，李琦，樊立华. 新世纪医学人文关怀的意义与培养. 医学与社会，2011，24 (4)：32-34

[2] 孙广仁，郑洪新. 中医基础理论 [M]. 北京：中国中医药出版社，2012

传统中医药的"心"治疗

第 23 章

史大卓　段文慧
中国中医科学院西苑医院

中医学理论体系以整体观念和辨证论治为主要特点，尤其注重对心血管疾病的心身同治，在治疗"双心疾病"中具有独特的优势。华佗《青囊秘录》中有"善医者先医其心，而后医其身，其次则医其病"，充分体现中医整体论，在治疗过程中注重精神、情志活动对疾病的影响。中医文献有关双心疾病的描述散见于"胸痹""心悸""郁证""厥证""脏躁""百合病"等中。学习中医学对双心疾病的治疗，首先需了解中医对双心疾病的病因病机认识。

一、双心疾病的中医病因病机认识

1. 心与双心疾病　心主血脉、藏神，若情志调畅，则气血调和；若情志过激，则可损伤心之气血阴阳而发为心系疾病。因此，中医"心系"疾病的表现主要与血脉运行障碍和情志活动异常有关。心之气血阴阳受损不但会引起心悸、胸痹等，同时也会引起神的异常，如心气（阳）虚、心神失养导致的神疲乏力、精神萎靡不振；心血虚所致的失眠多梦、健忘；心阴虚火旺所致的心烦不宁，惊恐不安，失眠多梦等。

2. 肝与双心疾病　气血的正常运行是情志活动的物质基础。肝主疏泄，调畅气机，促进并维持气血通畅和谐，从而调节控制着情志活动。肝藏血，心主血，心气推动血液在脉道中正常运行，需肝气调畅和疏泄有度。若肝失疏泄，气机郁滞，不能推动血液的运行，以致心脉痹阻，心失所养，发为胸痹；若胸痹日久，亦会加重心理问题，导致双心疾病迁延难愈。

双心疾病最常见的是心血管疾病合并焦虑症或抑郁症。元·王安道《医经溯洄集·五郁论》："凡病之起也，多由乎郁，郁者，滞而不痛之义。"《丹溪心法·六郁》："气血冲和，万病不生，一有怫郁，诸病生焉，故人身诸病，多生于郁。"

心血管疾病合并焦虑症者往往因久病气机失调，肝气郁久而化火，肝、心为母子之脏，其气相通，肝火引动心火，火扰心神，患者除出现如胸闷、胸痛、心悸、气促等心系疾病的症状外，还可见心肝火旺的症状，如头晕头痛、烦躁、易怒、惊恐、狂躁、失眠等；如肝气郁结，气滞日久可致血瘀，瘀阻于内，则脉络不通，心失濡养，而出现胸闷、胸痛等"不通则痛"的表现以及心悸等心失所养之证；或久病，肝阴亏耗，而"肝肾同源"，必致肾阴不足，不能上奉于心，水不济火，则心阳独亢，扰动神明而致心烦、失眠等。

抑郁症属中医"郁证"范畴。《医方论》："凡郁病必先气病。"《证治汇补·郁证》："郁证虽多，皆因气不周流，法当顺气为先。"均强调了郁病始于气的论点。冠心病合并抑郁症多由于七情所伤，情志不畅，肝失疏泄，气机郁滞而引起五脏气血失调。肝气郁结，肝木过盛乘犯脾土，脾虚气血生化乏源，而致气血不足，心神失养，可见心中惕惕、善惊易恐、失眠多梦、神疲乏力、精神萎靡等。

如本章开始部分介绍的病例，患者平素即有急躁、固执，肝气偏亢，肝气郁结，"气行则血行"，气滞而致血瘀，瘀阻于内，痹阻心脉，不通则痛，故而表现为胸闷胸痛症状，且发作多与情绪激动有关。

3. 脾与双心疾病 《仁斋直指方》云："人之所主者心，心之所养者血，心血一虚，神气不守，此惊悸之所肇端也……"提示气血不足与双心疾病有关，而脾为后天之本，气血生化之源，若脾气虚弱，则气血生化不足，心失所养，故见胸闷气短、心悸不宁、疲乏无力、失眠多梦等。脾虚运化失司，水谷无以化生精微而致痰湿内生，蒙蔽心窍，表现为表情淡漠、神志呆钝、哭笑无常等。

4. 肾与双心疾病 年老体弱或久病耗伤，肾气不足，精气亏虚，肾中阴阳失调，肾阴不足，不能上奉于心，水不济火，阴虚火旺，而致心神被扰，可见心悸、失眠、烦躁等症。

另外，七情不畅、寒冷侵袭、年老体虚、久病未愈等病因均可致瘀血痹阻心脉，心脉不畅，则心神失养，神无所主，心神不宁。患有心血管疾病的患者，往往因慢性病程的困扰，导致焦虑不安或忧思抑郁，进一步加重血瘀，形成恶性循环。

可见，双心疾病的病灶在心，但与肝、脾、肾密切相关。主要病机为气机失调，气血失和，病性多虚实并见。

二、双心疾病的中医治疗

气机调畅，升降出入有序，则脏腑功能正常。七情内伤首先影响气机，所以治疗情志伤，应以调气为先。

1. 疏肝理气 气机调畅，升降出入有序，则脏腑功能协调稳定。"木郁达之"乃调肝之大法，治疗双心疾病当从疏肝解郁、调畅气机、调理气血入手。疏肝理气能调畅气机、和畅血脉、调畅情志，情志和合则气和脏安、气血通畅。临床常常选方在柴胡疏肝散基础上根据病程长短、病性虚实加以相应的化裁。如出现心、肝火旺者，配伍泻心火及泻肝火的药物，多以丹栀逍遥散加减，常用栀子、牡丹皮、黄连、夏枯草等；肝木乘犯脾土，出现脾虚表现者，可选逍遥散加减；如肝克脾土，气血升华乏源，久而气血虚弱突出者，则加以归脾汤以补益气血；阴血亏虚者，加以天王补心丹以滋阴补血、养心安神；伴瘀血者，可配伍活血化瘀药丹参、赤芍、红花、桃仁、三棱、莪术等；病程缠绵、久病入络者，可酌加通络之品，如地龙、全蝎等；痰热上扰者，合小陷胸汤或黄连温胆汤，根据病情酌加天竺黄、竹沥等；心肾不交者，合以滋阴降火、清心安神，常以交泰丸、黄连阿胶汤等加减治疗。治疗过程中，当注意双心疾病患者，因病邪虚实的不同，或为心神失养，或为心神被扰，故可根据虚实不同酌加柏子仁、炒枣仁、五味子、茯神、夜交藤、合欢皮、远志等养心安神之品或龙齿、牡蛎、磁石、琥珀粉等重镇安神之品。对前文提到的病例，我们在治疗时即以疏肝理气、活血化瘀、养心安神为法进行治疗。

多项双心疾病的临床研究显示，疏肝解郁法论治可取得较满意临床疗效，如杨氏将 66 例双心疾病患者随机分为两组，治疗组给予中药舒肝解郁汤（柴胡 15 g，延胡索 15 g，茯苓 20 g，郁金 15 g，佛手 10 g，木香 10 g，山茱萸 20 g，珍珠母 30 g，龙骨、牡蛎各 20 g，菟丝子 30 g，枸杞子 20 g）治疗，对照组采用帕罗西汀治疗，共治疗 8 周，以汉密尔顿抑郁量表（HAMD）评分进行疗效评定。结果显示，在第 8 周末，两组临床疗效、总评分、睡眠障碍、躯体症状因子等差异无统计学意义（$P > 0.05$）。叶庆红等将 78 例 PCI 手术前后合并焦虑、抑郁的老年患者随机分为治疗组和对照组，各 39 例，在基础治疗同时分别给予舒肝解郁胶囊和帕罗西汀片治疗。用汉密顿抑郁量表和焦虑量表评定疗效，并观察不良反应。治疗 6 周后，治疗组总有效率为 89.7%，与对照组相当（87.2%）；且治疗组不良反应发生率低于对照组（P<0.05），证明舒肝解郁胶囊对 PCI 合并焦虑、抑郁患者安全有效，且耐受性良好。

2. 顾护正气　疏肝之品多香燥，易耗伤阴血，叶天士指出："肝为刚脏，必柔以济之，至臻效验耳"。疏肝之品多香燥，易耗伤阴血，若一味疏肝理气，虽当时症状缓解，用久则阴血更显不足，肝失濡润则肝气易郁，肝阴不足易致肝阳上亢。故应注意疏理肝气之品不可过量，且当配合滋阴养血、柔肝、敛肝之品，如白芍、当归、地黄、枸杞子、女贞子、旱莲草、桑葚子等，以滋水涵木、养血柔肝，既补肝体，又助肝用，胜于单独一味辛散疏肝。另外，疏肝之品用之不当亦可耗气、破气，导致或加重气虚，因此，对冠心病动则胸闷胸痛，本有气虚之象者，或久用疏肝理气之品者，当加黄芪、党参等补气之品。如邓悦擅长以养心汤加减（黄芪 30 g，丹参 25 g，党参 30 g，茯苓 15 g，瓜蒌 15 g，川 I 芎 15 g，白附子 10 g，僵蚕 10 g，蝉蜕 30 g，水蛭 10 g，酸枣仁 15 g，五味子 15 g，石菖蒲 10 g），治疗气血两虚兼有痰瘀的双心疾病患者。

3. 并调兼证　清代叶天士《临证指南医案》中有："郁则气滞，气滞久则化热，热郁则津液耗而不流……延及郁劳沉疴。"双心疾病患者往往病程长，肝郁日久化火也是常见的病机，火热灼津成痰，气滞兼以痰浊阻滞心脉，不通则痛。临床上常见一些双心疾病的患者面红目赤、心烦易怒、头晕耳鸣，舌红苔黄腻，脉弦数，即是肝郁化火、痰火扰心的表现。此时若施以辛香温燥的疏肝之品则有助邪火损耗肝血，当以寒凉或甘寒之药清泻肝火，可以丹栀逍遥散合小陷胸汤或黄连温胆汤为主方化裁，常用栀子、牡丹皮、黄连、瓜蒌、半夏等，对痰热较重者，可加天竺黄、竹沥等。肝木乘犯脾土，出现脾虚表现者，可选逍遥散加减；如肝克脾土，气血升华乏源，久而气血虚弱突出者，则加以归脾汤以补益气血；阴血亏虚者，加以天王补心丹以滋阴补血、养心安神；伴瘀血者，可以血府逐瘀汤加减，根据病情可加丹参、赤芍、红花、桃仁、三棱、莪术等；病程缠绵、久病入络者，可酌加通络之品，如地龙、全蝎等；心肾不交者，合以滋阴降火、清心安神，常以交泰丸、黄连阿胶汤等加减治疗。

4. 勿忘调神　双心疾病患者，因病邪虚实的不同，或为心神失养，或为心神被扰，故可根据虚实不同酌加安神之品。如心血不足，心失所养，可加柏子仁、炒枣仁、五味子、茯神、夜交藤、合欢皮、远志等养心安神之品；对于心神被扰者可加龙齿、牡蛎、磁石、琥珀粉等重镇安神之品。

5. 心理疏导　双心疾病患者往往病程较长，且发作时无非常快速、有效的缓解药物，给患者造成很大心理压力。所以除药物治疗外，心理疏导及人文关怀也有至关重要的作用，不仅能提高患者依从性，有助于药物更好地发挥治疗作用。在开具处方后一定要对患者进行心理疏导，使患者建立战胜疾病的信心。正如吴鞠通所说："无情之草木，不能治有情之病，必得开其愚蒙，使情志畅遂，方可冀见效于万一。因为情即神识，药石无知，焉能消其妄执，只宜以识遣识，以理遣情，此即心病还将心药医之谓也。"

双心医学，不论是病名的提出，还是治疗的思路，都真正体现了疾病诊治过程中"以人为本"的理念，在临床治疗中达到"身心同治、双心和谐"是双心疾病的治疗目标。中医认为双心疾病的主要病机为气机失调，气血失和。治疗当以疏肝解郁、调畅气机、调理气血为主，在此基础上，根据正虚邪实的轻重和兼夹病邪的不同属性，施以不同的扶正祛邪、调和气血方药。目前已开展的一系列临床研究证明，中医药治疗双心疾病，相对安全、不良反应少，患者易于接受，故中西医结合治疗双心疾病有很好的前景。

参考文献

[1] 段文慧，史大卓. 双心疾病的中医认识. 中西医结合心脑血管病杂志，2017，15（9）：1131-1133

[2] 张伯礼，薛博瑜. 中医内科学. 北京：人民卫生出版社，2013

[3] 段文慧，史大卓. 疏肝解郁论治双心疾病. 世界中医药，2013，8（12）：1381-1383

[4] 杨精华. 自拟舒肝解郁汤治疗冠心病合并抑郁症 66 例临床观察. 中医药导报，2010，6（2）：1672

[5] 叶庆红，陈志斌，唐锴，等. 解郁胶囊治疗老年冠心病介入手术前后焦虑、抑郁 39 例疗效观察. 中医药导报，2012，18（3）：27-28

[6] 王萌. 邓悦教授运用养心汤加减治疗"双心"疾病. 吉林中医药，2013，33（6）：553-554

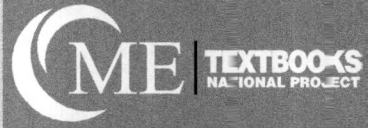

附录一

心血管疾病合并失眠诊疗中国专家共识[①]

中国医师协会全科医师分会双心学组
心血管疾病合并失眠诊疗中国专家共识组

失眠是一种最常见的睡眠障碍，指个体对于睡眠时间与质量不满足并影响日间社会功能的一种主观体验。主要表现为入睡困难、睡眠维持障碍（整夜觉醒次数≥2次）、早醒或醒后无恢复感，同时伴有因失眠造成的日间功能障碍等。失眠可依其持续时间分为慢性失眠障碍（病程大于3个月）、短期失眠障碍（病程≤3个月）和其他失眠障碍（其他原因所致）。

近年来，失眠与心血管疾病的关系受到广泛关注。越来越多的研究表明，心血管疾病与失眠并发率高，失眠对心血管疾病影响重大。

一、心血管疾病合并失眠的流行病学

流行病学显示，普通人群的失眠患病率约30%，其中10%患慢性失眠（病程>3个月）。在心血管疾病患者中，失眠的比例较普通人群更高。有研究显示，在急性冠状动脉综合征患者中，失眠比例显著高于普通人群；而在心力衰竭（心衰）患者中，超过70%的患者睡眠不良，约50%存在失眠症状。此外，多项研究表明失眠与心血管疾病的发生显著相关。一项随访13年、纳入4万余例受试者的研究发现，睡眠时间少于5h，心脑血管疾病（包括心肌梗死、卒中、心衰及心血管事件导致的死亡等）的发病率为对照组的1.24倍，其中心肌梗死的发病率为对照组的1.42倍。另一项来自荷兰的调查研究显示，与睡眠质量高的人比较，睡眠差的人心血管疾病的发生风险高63%，冠状动脉粥样硬化性心脏病（冠心病）的发生风险高79%。

二、失眠影响心血管疾病的机制

睡眠与循环系统相互影响：睡眠的不同阶段会改变循环系统的活动，循环系统的异常活动会影响睡眠的结构，从而形成恶性循环，进一步加重心血管疾病的病情。失眠影响心血管系统功能的可能机制主要包括自主神经系统功能紊乱、下丘脑一垂体一肾上腺轴功能紊乱及炎症因子增加等。

自主神经系统功能紊乱是失眠影响心血管疾病的重要病理生理基础。自主神经系统包括交感神经和副交感神经两部分，支配和调节机体各器官、血管、平滑肌和腺体的活动和分泌，并参与调节葡萄糖、脂肪、水和电解质代谢以及体温、睡眠和血压等。失眠患者以迷走神经张力下降为

① 通信作者：刘梅颜，首都医科大学附属北京安贞医院心脏中心，100029.Email：china_ lmy@hotmail.com
本文引自：中华内科杂志 2017 年 4 月第 56 卷第 4 期

主，交感神经功能活动相对亢进。最近一项研究比较了慢性失眠患者和正常对照的昼夜心率变异性的差异，发现在入睡前和2期睡眠时患者的心率变异性和正常对照存在显著差异，但在非快速动眼期（non-rapid eye movement，NREM）睡眠、快速动眼期（rapid eye movement，REM）睡眠及睡眠后觉醒期均无显著差异，提示慢性失眠患者交感神经系统活性增强。另有研究显示，急性睡眠剥夺试验时，舒张压升高、肌肉交感神经兴奋性增加、中午和夜间皮质醇升高、胰岛素敏感性降低。这些因素相互影响，均可导致失眠与心血管疾病共病的发生及发展。此外，长期失眠会使患者产生焦虑、抑郁情绪，从而使失眠更加严重，自主神经功能紊乱的症状更加明显。

失眠也可通过激活交感神经—肾上腺髓质系统而增加肾上腺素、去甲肾上腺素、儿茶酚胺的分泌，引起心跳呼吸加快、血压上升、使心脑血流量增加，诱发心绞痛，甚至心律失常、高血压、心衰等并发症的发生。

此外，炎症因子，如NF-κB、C反应蛋白（CRP）等也是介导二者高并发及相互作用的生物机制。失眠可影响由自主神经系统、内分泌及细胞因子的复杂网络联系实现的大脑与免疫系统的双向交流，从而导致与心血管疾病相关的炎症因子的升高。

三、失眠与心血管及相关疾病的关系

失眠直接影响心血管疾病的治疗及预后。睡眠不足导致心血管疾病加重或疗效不佳。如高血压合并失眠时，失眠的严重程度会直接影响血压的变化，严重失眠会使高血压患者血压持续升高、不易控制，当失眠症状改善后血压亦随之稳定。如果对合并失眠的高血压患者单纯强化降压，可能导致患者血压波动增大，易出现瞬间血压过高或过低，严重时可继发卒中或低血压昏迷。

心血管疾病合并失眠的患者更易伴发焦虑与抑郁。由于心血管疾病患者常常担心催眠药成瘾而排斥催眠药，使失眠长期得不到有效控制，加之严重失眠使心血管疾病的症状进一步加重或恶化，在以上因素影响下，合并失眠的心血管病患者更易出现焦虑和抑郁，而焦虑、抑郁又进一步加重失眠及心血管疾病，形成恶性循环。

1. 失眠与高血压 目前已有多项研究证实，失眠会显著影响高血压的发病率和病死率，一项纳入4810例32~59岁受试者的研究发现，经过8~10年随访，睡眠时间短于5 h的受试者高血压的发生率是对照组的2.1倍；Yilmaz等研究发现，夜间睡眠较差者发生非杓型高血压的几率为夜间睡眠良好者的2.95倍。此外，睡眠过程中的血压异常是多种疾病的风险因素，当夜间血压值下降幅度低于5%时，患心血管病的风险增加20%。且夜间的血压值异常会使病死率提高1.67倍。

慢性失眠患者存在下丘脑—垂体—肾上腺轴以及交感神经系统的激活，与患者发展成为高血压的病理基础有关。具体机制可能为失眠可使交感肾上腺髓质系统活性增高，儿茶酚胺类物质释放增加，导致周围血管收缩，血压在原来基础上升高。交感神经兴奋，导致心率增快、血压升高。也有研究认为，长期失眠导致的精神心理因素及醛固酮分泌增多也是影响血压控制的重要原因。

2. 失眠与冠心病 失眠患者可能因为交感神经亢进、下丘脑-垂体-肾上腺素轴紊乱及炎症因子面临冠心病高患病风险。患者的血压、心率、血小板聚集和血液黏稠度增加，心室颤动阈值降低及动脉粥样硬化斑块稳定性降低，进而引发心脑血管事件。另有研究发现，交感神经活动一过性增高是猝死的诱发因素，这类患者血浆内皮素水平明显升高，可能存在靶器官损害、内皮素释放增多、血压昼夜节律消失相互作用的恶性循环。

针对失眠与冠心病之间的关系，褪黑素的作用也受到广泛关注。现已证实，失眠患者夜间褪黑素的水平明显降低。近期研究发现，失眠引发的冠心病可能与褪黑素失调有关。褪黑素有一定的抗炎、抗氧化、抗高血压和可能的降脂作用，可明显减少心肌再灌注、心律失常及心室颤动的发生，改善缺血后心肌收缩功能的恢复，保护心肌线粒体的结构完整性等，对心脏有一定的保护作用。

3. 失眠与心衰　有调查显示，约有一半以上的心衰患者受到失眠的影响，其中以睡眠维持障碍最为常见。失眠对心衰作用的具体机制尚不明确，可能为失眠导致交感神经系统兴奋性增高，外周血管收缩，回心血量增加，导致心脏前负荷增加，心衰症状加重。睡眠质量差还可导致机体恢复不佳，应激能力降低，机体抵抗能力下降，易致肺部感染，加重心衰症状。有研究还发现，心衰患者所服的大量药物如β-受体阻滞剂、血管紧张素转换酶抑制剂（ACEI）、血管紧张素Ⅱ受体抑制剂（ARB）、利尿剂等对睡眠有不良影响，但尚缺乏有力的证据。

4. 失眠、心理问题与心血管疾病　目前，心理问题与心血管疾病的密切关系已被证实，生活中具有精神压力的人比无精神压力的人患心肌缺血的风险高2倍，抑郁症合并心肌梗死、心绞痛病史或是冠状动脉旁路移植术后的患者比无抑郁症的患者死亡率高2~3倍。而失眠与焦虑、抑郁等心理问题的发病率密切相关，有研究显示失眠可增加抑郁风险2.2~5.3倍，也是抑郁的前兆或加重的因素。因此，失眠在影响患者心理状况的同时，还可间接影响心血管疾病。失眠与心理问题均为应激反应，两种应激同时存在更易加重病情。此外，焦虑、抑郁等心理问题可引起心率加快、血压升高、系统血管阻力增加、儿茶酚胺释放和冠状动脉血管舒缩反应，从而加重心血管疾病。有研究显示，睡眠在心血管疾病合并焦虑患者中起到重要的调节作用，当失眠得到控制后，心血管疾病合并焦虑的发病率可减少三分之一25。

5. 失眠与阻塞性睡眠呼吸暂停综合征（obstructive sleepapnea syndrome，OSAS）　睡眠呼吸暂停综合征是一种以睡眠过程中反复出现呼吸暂停、低通气而引起的血氧饱和度下降、高碳酸血症和睡眠结构紊乱等为特征的疾病，可分为3类：OSAS、中枢神经性睡眠呼吸暂停综合征（centralneuropathic sleep apnea syndrome，CSAS）、混合性睡眠呼吸暂停综合征（mixed sleep apnea syndrome，MSAS），以OSAS最为常见。OSAS表现为睡眠过程中上气道完全或部分阻塞，导致呼吸暂停和低通气，从而出现慢性缺氧、反复微觉醒和睡眠结构异常。由OSAS引起的失眠属于继发性失眠。据报道，50% OSAS患者合并失眠，约三分之一的失眠患者的睡眠监测显示存在OSAS。Guilleminault等将OSAS与失眠共病的现象定义为一种新的综合征。Krakow等提出用SDB-plus来命名OSAS合并慢性失眠。鉴于两者共病的现象普遍，Buckley和Schatzberg等对OSAS与失眠共病的机制进行了探讨，提出其共同的病理生理发病机制。OSAS和失眠均与心血管疾病有密切联系，影响心血管疾病患者的生活质量，两者共病极大危害患者身心健康。应用动态心电图新技术可以初筛阻塞性睡眠呼吸暂停，多导睡眠图可初步诊断OSAS，均是经济有效的筛查工具，有利于对患者及早干预治疗，改善预后。

四、心血管疾病合并失眠的临床筛查

失眠是导致心血管疾病症状加重和药物治疗疗效不佳的重要因素，临床医生在对心血管疾病患者的临床诊断和治疗过程中，应积极开展心血管疾病合并失眠的临床评估、诊断及相关因素的筛查，及时进行治疗，减少失眠对心血管疾病的不利影响。

（一）心血管疾病合并失眠的临床特征

合并失眠的心血管疾病患者除了表现原发心血管疾病的症状外，必须具备失眠的临床特征，即在有合适的睡眠环境仍然出现入睡困难和/或睡眠维持困难、早醒、总睡眠时间不足6h、醒后无恢复感、白天正常的生理功能受损等症状。

（二）心血管疾病合并失眠的评估

心血管医生除了对心血管病本身要做出正确的诊断和处理，还应及时筛查失眠或其他睡眠障碍。诊断流程包括失眠的病史采集、临床检查、量表评估、睡眠多导图监测。

1. 失眠病史采集 需要详细询问病史，包括睡眠状况、用药史、可能的精神活性物质使用及药物依赖，并进行相关的体格检查和精神心理状况评估。睡眠状况评估包括了解患者失眠的表现形式、睡眠习惯、干扰睡眠的因素、日间的状况（瞌睡），失眠对心血管疾病的影响等。失眠病史采集包括：（1）系统回顾明确是否还存在其他躯体疾病；（2）是否存在抑郁、焦虑等精神障碍；（3）是否存在其他睡眠障碍：睡眠中呼吸暂停、不宁腿综合征等；（4）是否存在药物或物质应用史，特别是中枢神经兴奋药，如类同醇类药等；（5）了解过去2~4周内总体睡眠状况。

2. 睡眠相关量表评估 临床可采用量表进行筛查，常用的量表包括匹兹堡睡眠量表（PSQI）、失眠严重程度量表（ISI）、Epworth 思睡量表（ESS）等。

3. 睡眠客观评估 （1）整夜多导睡眠图（polysomnogram，PSG）是失眠及各种睡眠疾病诊断和鉴别诊断的金标准，特别对 OSAS、周期性肢体运动障碍等原发性睡眠疾病具有诊断价值，通过多导睡眠仪分析夜间呼吸、心率、血氧变化也有助于临床诊断；（2）多次睡眠潜伏期试验（multiple sleeplatency test，MSLT）可用于日间睡眠过度（EDS）的诊断；（3）体动记录仪（actigraphy）在无 PSG 监测条件时，可辅助用于睡眠节律紊乱相关失眠的诊断和评估；（4）24 h 血压和心率监测：可以了解 24 h 动态血压和心率的变化，了解昼夜血压变化以区别患者是杓型高血压还是非杓型高血压，有助于选择个性化治疗。

（三）失眠的诊断

诊断心血管疾病合并失眠时必须满足失眠的诊断标准，参照国际睡眠障障碍诊断与分类第三版（ICSD-3），关于失眠的诊断如下：

1. 至少存在下列 1 个或多个睡眠障碍症状 （1）入睡困难：儿童或青年 > 20 min，中老年>30 min；（2）难以维持睡眠；（3）早醒：比平时睡眠模式早醒 30 min 以上；（4）睡醒后无恢复感。

2. 存在 1 个或 1 个以上与失眠相关的症状 （1）疲劳或全身不适感；（2）注意力不集中或记忆障碍；（3）影响学习、T 作、家庭和社会交往能力；（4）情绪紊乱、烦躁；（5）白天困倦；（6）出现行为问题（如冲动、易激惹）；（7）精力和体力下降；（8）工作或操作过程中易出现失误；（9）对因过度关注睡眠而产生焦虑不安。

3. 失眠不能单纯用没有合适的睡眠时间或恰当的睡眠环境来解释。

4. 失眠及与之相关的日间症状每周至少发生 3 次。

5. 失眠及相关的日间症状持续至少 3 个月。

6. 失眠及相关日间功能障碍不能用其他睡眠障碍解释。

（四）鉴别诊断

失眠本身可以作为独立疾病存在称为原发性失眠，也可以与其他疾病共病或成为其他疾病的症状之一。在诊断失眠时需要区别是原发性失眠还是继发性失眠，继发性失眠需要进行详细检查，通过病史询问、相应的临床检查以明确病因。需要与失眠鉴别的睡眠疾病：

1. 睡眠呼吸暂停低通气综合征 多见于中年肥胖男性患者，在睡眠过程巾出现打鼾、反复出现呼吸暂停、憋气等现象，醒后常感疲劳或无恢复感，白天易出现头晕、头痛、过度嗜睡或记忆力减退等。睡眠呼吸暂停患者也常伴发高血压、冠心病、心肌梗死、心律失常等，半发高血压者给予降压治疗效果不佳。多导睡眠监测能记录到典型的睡眠呼吸暂停低通气事件可以帮助鉴别。

2. 不宁腿综合征　主要表现为夜间睡眠时或处于安静状态下，双下肢出现极度的不适感，迫使患者不停地活动下肢或下地行走，当患者一旦返回到休息状态时症状会再次出现，并因此严重干扰睡眠。不宁腿综合征常伴发周期性腿动，在多导睡眠监测发现入睡潜伏期延长、睡眠觉醒次数增多、周期性肢体运动指数增高（>5 次/h）。对多巴制剂治疗有效。

3. 周期性肢体运动障碍　睡眠中出现昼夜周期性的、反复发作的、高度刻板的肢体运动，患者对睡眠中的周期性肢体运动现象并未察觉，而常常被同睡者发现，患者常感睡眠不足，醒后无恢复感，白天也可表现过度嗜睡现象，多导睡眠监测在胫前肌的肌电图上可以记录到肌肉重复地收缩，每次持续 0.5~10 s，至少连续出现 4 次可帮助诊断。

4. 生物节律紊乱性睡眠障碍　因各种原因导致睡眠觉醒周期时间发生变化，可表现为睡眠觉醒周期提前或延迟，如果按照社会常规作息时间运行时则呈现入睡困难或早醒，但总睡眠时间不少于 6h。

5. 继发性失眠　内科疾病（如甲状腺功能亢进）、神经科疾病（如帕金森病、痴呆）及精神疾患（如焦虑、抑郁患者）都可以出现失眠，因此对失眠患者进行全面的体格检查、生化检验、相关量表评估等有助于鉴别。

6. 主观性失眠　在失眠患者中并不少见，患者往往自身感觉的睡眠时间与实际睡眠不相得，甚至夸大失眠主诉，且增加镇静催眠作用药物剂量也不能缓解。

7. 短睡眠者　属正常睡眠的变异，尽管睡眠时间不足 6h，无因失眠所导致的醒后无恢复感和日间功能障碍等。

对失眠的筛查目前可参照"中国成人失眠诊断与治疗指南"（2012 版）及 2014 年发布的 ICSD-3。

五、心血管疾病合并失眠的治疗

（一）总体原则

1. 治疗原发心血管疾病。
2. 在使用催眠药物治疗的同时应联合非药物治疗。
3. 首选非苯二氮䓬类受体激动剂药物，如唑吡坦、右佐匹克隆等。密切注意患者使用催眠药物带来的副作用。
4. 对于起始治疗无效的，可以交替使用短效苯二氮䓬受体激动剂或加大剂量。
5. 合并焦虑或抑郁障碍的，可以使用具有镇静催眠作用的抗抑郁药，如曲唑酮、阿米替林、多塞平、米氮平等。
6. 非处方药物，如抗组胺剂或抗组胺剂/镇痛类药物以及草药和营养药物（如缬草、褪黑素），由于目前缺乏证据，不推荐用于治疗慢性失眠。
7. 常规治疗无效的失眠患者建议转精神科、临床心理科或睡眠专科进一步治疗。

（二）心血管疾病合并失眠治疗的具体措施

1. 非药物治疗　非药物治疗包括睡眠卫生教育、睡眠限制疗法、认知行为治疗、刺激控制疗法等。睡眠卫生教育包括适宜睡眠环境、规律作息时间、适当运动、睡前避免饮食兴奋物质、日烈运动、兴奋书籍及影视等；睡眠限制疗法包括减少日间小睡、减少卧床时间、规律起床时间等。具体可参照"中国成人失眠诊断与治疗指南"（2012版）。

2. 药物治疗 心血管疾病患者应综合考虑药物间的相互作用以及副作用。尤其是老年患者或肝功能受损患者，应慎用苯二氮䓬类药物，而考虑首选新型非苯二氮䓬类药物。

（1）苯二氮䓬受体激动剂：分为苯二氮䓬类药物和非苯二氮䓬类药物。

苯二氮䓬类药物可非选择性激动 γ 氨基丁酸受体 A（GABA-A 受体）上不同的 α 亚基，具有镇静、抗焦虑、肌松和抗惊厥作用。

①苯二氮䓬类药物：种类较多，国内常用药物有地西泮、氟西泮（flurazepam）、夸西泮（quazepam）、艾司唑仑（estazolam）、替马西泮（temazepam）、劳拉西泮。

此类药物的不良反应包括日间困倦、头昏、肌张力减退、跌倒、认知功能减退等。使用中-短效苯二氮䓬类药物治疗失眠时有可能引起反跳性失眠。持续使用苯二氮䓬类药物后，在突然停药时可能会出现戒断症状，应逐步减量至停药。对于有物质依赖史的失眠患者需要考虑到潜在的药物滥用风险。苯二氮䓬类药物禁用于妊娠或泌乳期妇女、肝肾功能损害者、OSAS 患者以及重度通气功能障碍者。

高龄的心血管疾病患者应用时尤须注意药物的肌松作用和跌倒风险，且可能加重合并 OSAS。如需使用，其剂量应在常规成人剂量的一半或最小治疗剂量。

总之，在可使用非苯二氮䓬类药物时，不推荐将苯二氮䓬类药物作为心血管疾病伴失眠患者的首选治疗药物。

②非苯二氮䓬类药物：以唑吡坦、右佐匹克隆为代表的非苯二氮䓬类药物目前是国家食品药品监督管理总局（CFDA）批准用于临床治疗失眠的主要药物，这些药物主要用于睡眠起始和维持困难的患者，且可长期使用。对于老年患者和严重肝功能受损者推荐常规剂量的一半。

非苯二氮䓬类药物选择性结合 GABA-A 受体，故仅有催眠而无肌松和抗惊厥作用；可改善患者的睡眠结构；治疗剂量内唑吡坦、右佐匹克隆等非苯二氮䓬类药物很少产生耐药性、失眠反跳和戒断综合征，少有残留，安全性好。

有研究发现，唑吡坦能改善高血压病患者睡眠质量和应激状况，可以使睡眠质量差的非杓型血压曲线转变成杓型血压曲线。因此，唑吡坦可用于治疗睡眠质量差的非杓型高血压患者，既提高睡眠质量，又协同改善高血压。

（2）褪黑素和褪黑素受体激动剂：褪黑素参与调节睡眠一觉醒周期，目前美国食品药品监督管理局（FDA）批准褪黑素受体激动剂雷美替胺用于治疗入睡困难的失眠障碍患者。国内尚无此类药物用于临床。

（3）其他：对于合并抑郁、焦虑等精神障碍患者，必要时可与精神心理专科会诊，考虑使用包括具有催眠作用的抗抑郁药物、非典型抗精神病药物以及抗癫痫药，如多塞平（slienor）3~6 mg 治疗失眠障碍。

3. 药物治疗策略 心血管疾病合并失眠患者药物治疗在遵循总的治疗原则的基础上需遵循个体化原则。

（1）给药方式：苯二氮䓬受体激动剂在夜间睡前服药，每晚服用 1 次。对于慢性失眠患者，提倡非苯二氮䓬类药物按需服用。有临床结果显示，患者每周服用 3~4 晚唑吡坦即可达到睡眠要求。

（2）疗程：失眠的药物治疗时间没有明确规定，应根据患者具体情况调整维持时间和剂量。若连续治疗超过 4 周疗效不佳则需重新评估，必要时请相关专科会诊，变更治疗方案或者根据患者睡眠改善状况适时采用按需服用原则。

（3）换药指征：包括①推荐的治疗剂量无效；②产生耐受性；③不良反应严重；④与治疗其他疾病的药物有相互作用；⑤使用超过 6 个月；⑥高危人群（有成瘾史的患者）。

（4）停药指征：当患者感觉能够自我控制睡眠时，可考虑逐渐停药。如失眠与其他疾病（如 OSAS 等）相关，当病因去除后，可以考虑停用催眠药物。

推荐的失眠药物治疗策略，建议参考"中国成人失眠诊断与治疗指南"（2012 版）。

六、中医对心血管疾病合并失眠的诊治

1. 相关中医理论　中医认为失眠是阴阳失交，阳盛阴衰导致。心血管疾病患者多气血失和，心神受累，常伴发失眠。"邪扰心神"和"心神失养"是导致心血管疾病患者失眠的两大病理机制。结合中医学整体观念、辨证论治特点，治疗中实现整体调理、标本同治和个体化治疗并举，对该病治疗疗效确切，副作用小。

2. 中药治疗主要辨证及方药　痰热扰心可选用"温胆汤"加减，心烦热甚，酌加黄连、山栀子，多梦易惊，可加珍珠母、生牡蛎等；淤血内阻可选用"血府逐淤汤"加减；心脾两虚，可选"归脾汤"，怔忡健忘，酌加菖蒲、远志，易醒难寐，可加炒枣仁、琥珀；心肾不交，可选用"交泰丸"，心烦酌加山栀子、知母。根据具体辨证选择中成药：益气宁心安神类药，如人参果类制剂振源胶囊；活血化淤类药，如银杏类制剂银杏叶滴丸；理气活血类药，如心可舒、冠心丹参；益气活血类药，如心灵丸；补肾养心安神类药，如乌灵菌粉制剂乌灵胶囊等。

3. 非药物疗法　常见针刺、艾灸、按摩、耳穴疗法、拔罐疗法、气功导引、药枕、意念疗法、音乐疗法、熏蒸疗法、仪器治疗等，可通过调节气血阴阳，达到改善睡眠的疗效。

4. "三因"制宜　在心血管疾病合并失眠的中医诊疗中，由于对于人体本身及外界环境依存性较大，根据中医学理论，需因人、因地、因时制宜，根据患者年龄、性别、体质、生活习惯而采用相应的治疗，治疗中应体现人文、社会和自然科学相统一，才能取得良好的疗效。

共识专家组成员（按姓氏拼音排序）：陈琦玲（北京大学人民医院心血管内科）；耿庆山（广东省人民医院心血管内科）；郭继鸿（北京大学人民医院心血管内科）；谷晓红（北京中医药大学基础医学院）；华琦（首都医科大学附属北京宣武医院心血管内科）；姜荣环（解放军总医院医学心理科）；刘梅颜（首都医科大学附属北京安贞医院心血管内科）；陆林（北京大学第六医院精神卫生研究所）；潘集阳（暨南大学附属第一医院精神心理科）；任延平（西安交通大学第一附属医院老年心内科）；孙兴国（中国医学科学院阜外医院心肺功能检测中心）；宿长军（第四军医大学唐都医院神经内科）；王龙（辽源市中医院中医科）；魏万林（北京军区总医院心血管内科）；魏永祥（首都医科大学附属北京安贞医院耳鼻喉头颈外科）；吴宗贵（第二军医大学附属长征医院心血管内科）；徐浩（中国中医科学院西苑医院心血管内科）；谢雁鸣（中国中医科学院中医临床基础医学研究所）；詹淑琴（首都医科大学附属北京宣武医院神经内科）；赵晓玲（承德市中心医院老年病科）；赵忠新（第二军医大学附属长征医院神经内科）

撰写组成员（按姓氏拼音排序）：耿庆山（广东省人民医院心血管内科）；郭继鸿（北京大学人民医院心血管内科）；刘梅颜（首都医科大学附属北京安贞医院心血管内科）；陆林（北京大学第六医院精神卫生研究所）；潘集阳（暨南大学附属第一医院精神心理科）；任延平（西安交通大学第一附属医院老年心内科）；王龙（辽源市中医院中医科）；徐浩（中国中医科学院西苑医院心血管内科）；赵忠新（第二军医大学附属长征医院神经内科）

参考文献

［1］中华医学会神经病学分会睡眠障碍学组. 中国成人失眠诊断与治疗指南. 中华神经科杂志，2012，45（7）：534-540.

［2］Ohayon MM. Epidemiology of insomnia: what we know and what we still need to learn. Sleep Med Rev, 2002, 6（2）：97-111.

［3］Redeker NS, Hilkert R. Sleep and quality of life in stable heart failure. J Card Fail, 2005, 11（9）：700-704.

［4］Redeker NS. Sleep disturbance in people with heart failure: implications for self-care. J Cardiovasc. Nlurs, 2008, 23（3）：231-238.

［5］Johansson P, Arestedt K, Alehagen U, et al. Sleep disordered hreathing, insomnia, and health related quality of life-a comparison hetween age and gender matc, hed elderly with heart failure or without cardiovascular disease. Eur J Cardiovase Nurs, 2010, 9（2）：108-117.

［6］Westerlund A, Bellocco R, Sundstrom J, et al. Sleep characteristics and cardiovascular events in a large Swedish cohort. Eur J Epiclemiol. 2013, 28（6）：463-473.

［7］Coodfriend TL, Calhoun DA. Resistant hypertension, ohesity, sleep apnea, and aldosterone: theory and therapy. Hypertension, 2004, 43（3）：518-524.

［8］Silber MH. Clinical practice. Chronic insomnia. N Engl JMed, 2005, 353（8）：803-810.

［9］Farina B, Dittoni S, Colicchio S, et al. Heart rate and heart ratevariability modification in chronic insorunia patients. Behav Sleep Med, 2014, 12（4）：290-306.

［10］Ogawa Y, Kanhayashi T, Saito Y, et al. Total sleep deprivation elevates hloocl pressure through arterial baroreflex resetting: a study with microneurographic: technique. Sleep, 2003, 26（8）：986-989.

［11］Li Y, Vgontzas AN, Fernandez-Mendoza J, et al. Insomnia with physiological hyperarousal is associated with hypertension. Hypertension, 2015, 65（3）：644-650.

［12］Phillips B, Mannino DM. Do insomnia complaints cause hypertension or cardiovascular disease?. J Clin Sleep Med, 2007, 3（5）：489-494.

［13］Motivala SJ. Sleep and inflanunation: psychoneuroimmunology in the context of cardiovascular disease. Ann Behav Med, 2011, 42（2）：141-152.

［14］Cangwisch JE, Heymsfield SB, Boden-Alhala B, et al. Short sleep duration as a risk factor for hypertension: analyses of the first national health and nutrition examination survey. Hypertension, 2006, 47（5）：833-839.

［15］Yilmaz MB, Yalta K, Turgut OO, et al. Sleep quality among relatively younger patients with initial diagnosis of hypertension: dippers versus non-dippers. Blood Press, 2007, 16（2）：101-105.

［16］Coryell VT, Ziegelstein RC, Hirt K, et al. Clinical correlates of insomnia in patients with acute coronary syndrome. Int Heart J, 2013, 54（5）：258-265.

［17］Ben-Dov IZ, Kark JD, Ben-lshay D, et al. Predictors of all-cause mortality in clinical amhulatory monitoring: unique aspects of blood pressure during sleep. Hypertension, 2007, 49（6）：1235-1241.

［18］Katsi V, Katsimichas T, Kallistratos MS, et al. The association of restless legs syndrome with hypertension and cardiovascular disease. Med Sci Monit, 2014, 20：654-659.

［19］Lemoine P, Wade AG, Katz A, et al. Efficacy and safety of prolonged-release melatonin for insomnia in middle-aged and elclerly patients with hypertension: a combined analysis of controlled clinical trials. Integr Blood Press Control, 2012, 5：9-17.

［20］Redeker NS, Jeon S, Muench U, et al. Insomnia symptoms and daytime function in stahle heart failure. Sleep, 2010, 33（9）：1210-1216.

［21］Hayes D, Anstead Ml, Ho J, et al. Insomnia and chronic heart failure. Heart Fail Rev, 2009, 14（3）：171-182.

［22］Jiang W, Krishnan RR, O'Connor CM. Depression and heart disease: evidence of a link, and its therapeutic implications. CNS Drugs, 2002, 16（2）：111-127.

［23］Szklo-Coxe M, Young T, Peppard PE, et al. Prospective associations of insomnia markers and symptoms with depression. Am J Epidemiol, 2010, 171（6）：709-720.

[24] Szklo-Coxe M, Young T, Peppard PE, et al. Prospective associations of insomnia markers and symptoms with depression. Am J Epidemiol, 2010, 171 (6): 709-720.

[25] Olafiranye O, Jean-Louis C, Magai C, et al. Anxiety and cardiovascular symptoms: the modulating role of insomnia. Cardiology, 2010, 115 (2): 114-119.

[26] Krakow B, Melendrez D, Ferreira E, et al. Prevalence of insomnia symptoms in patients with sleep-disordered breathing. Chest, 2001, 120 (6): 1923-1929.

[27] Gooneratne NS, Gehrman PR, Nkwuo JE, et al. Consequences of comorbid insomnia symptoms and sleep-related breathing disorder in elderly subjectsArch Intern Med, 2006, 166 (16): 1732-1738.

[28] Cuilleminault C, Eldridge FL, Dement WC. Insomnia with sleep apnea: a new syndrome. Science, 1973, 181 (4102): 856-858.

[29] Buckley TM, Schatzberg AF. On the interactions of the hypothalamic-pituitary-adrenal (HPA) axis and sleep: normal HPA axis activity and circadian rhythm, exemplary sleep disorders. J Clin Endocrinol Metab, 2005, 90 (5): 3106-3114.

[30] Krystal AD, Erman M, Zammit GK, et al. Long-term efficacy and safety of zolpidem extended-release 12. 5 mg, administered 3 to 7 nights per week for 24 weeks, in patients with chronic primary insomnia: a 6-month, randomized, double-blind, placebo-controlled, parallel-group, multicenter study. Sleep, 2008, 31 (1): 79-90.

[31] 国家中医药管理局医政司. 22 个专业 95 个病种中医临床诊疗方案. 北京. 中国中医药出版社, 2010: 59-66

[32] 张伯礼, 高学敏常见病中成药临床合理使用丛书神经科分册. 北京: 华夏出版社, 2015: 109-118.

[33] 中华中医药学会. 中医内科常见病诊疗指南中医病症部分. 北京: 中国中医药出版社, 2008: 50-52.

[34] 梅全喜. 新编中成药合理应用手册. 北京: 人民卫生出版社, 2012: 223-609.

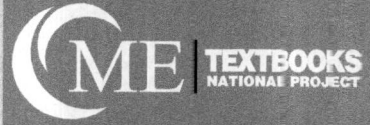

附录二

心理应激导致稳定性冠心病患者心肌缺血的诊断与治疗专家共识[①]

中国医师协会全科分会双心（心脏心理）学组

大量证据表明，1/3 以上的冠心病患者可在心理应激的状态下发生心肌缺血，该类型缺血称之为心理应激性心肌缺血（mental stress-induced myocardial ischemia，MSIMI）。MSIMI 除影响患者生活质量外，还会导致临床预后恶化，死亡风险增加。

目前，虽对于 MSIMI 的认识日趋完善，但其相关诊疗尚不规范，临床工作中误诊、漏诊率较高。至今我国尚未发布过有关稳定性冠心病患者 MSIMI 诊疗的指导性建议，根据现有研究进展、荟萃分析及国外相关指南，心血管科、精神心理科、中医科及影像科等多个学科的中国专家针对稳定性冠心病患者 MSIMI 的定义、流行病学、危险因素、发病机制、诊断与治疗等方面进行了论述，为进一步指导临床医师对 MSIMI 的识别、诊断与治疗，制定本共识。

一、MSIMI 概述

（一）定义

MSIMI，又称精神压力导致的心肌缺血，指患者在心理应激下诱发的心肌缺血，其不同于运动和药物负荷为诱发因素所导致的心肌缺血。这种心理应激除来源于心理、社会等因素外，同时还可通过标准刺激程序模拟，以用于诊断。标准刺激程序包括心算（mental arithmetic）、伴随愤怒回忆的公众演讲（public speaking with anger recall）、镜描（mirrortrace）、干扰性色卡测试（strop color test）等能够诱发心理应激的方法。

在冠心病患者中，MSIMI 和运动诱发心肌缺血（exercise stress-induced myocardial ischemia，ESIMI）之间存在着复杂的关系。研究发现合并 ESIMI 的冠心病患者可发生 MSIMI，是冠心病患者的一种特殊病理现象。Jiang 等发现 73% 合并 ESIMI 的冠心病患者可发生 MSIMI。但也有研究认为，MSIMI 可出现在不伴有 ESIMI 的冠心病患者中。冠心病患者 MSIMI 与 ESIMI 不一定同时出现。冠心病患者 MSIMI 和 ESIMI 具有不同的临床特点，详见表 1。

（二）流行病学

相关研究显示冠心病患者 MSIMI 的发病率为 20%～70%，差异较大。Barbirato 等应用静息及心理应激下 $^{99}Tc^{m}$ 心肌灌注显像发现，冠心病患者中 MSIMI 的发病率为 40%，该研究中心理应激采用

---

① 通信作者：刘梅颜，Email：china_lmy@hotmail.com
本文引自：中华心血管病杂志 2016 年 1 月第 44 卷第 1 期

干扰性色卡测试。Jiang 等在 REMIT 研究中观察了稳定性冠心病患者，其 MSIMI 的发生率为 43.45%。荟萃分析表明，MSIMI 在稳定性冠心病中高达 70%。发病率的变异主要与不同研究中心肌缺血的评价标准、心理应激采用的方法和频次、患者是否在施加压力应激前服用抗心肌缺血药物及施加压力应激的时间等因素有关，同时也可能与入选患者的性别差异及是否同时合并 ESIMI 有关。例如在心肌缺血的心身学调查（psychophysiologicalinvestigations of myocardial ischemia, PIMI）研究中，按室壁运动异常和（或）左心室射血分数（LVEF）减少≥8%的定义，58%的心脏病患者出现 MSIMI，但按心电图定义缺血则只有 2%～3%。Andrews 等发现，53%的患者在心理应激下表现出新的室壁运动异常，但仅 7%的患者出现 ST 段压低。

（三）危险因素

冠心病患者发生 MSIMI 与多项危险因素有关，包括性别、心功能状态及心理因素等。

1. 性别 性别是重要的危险因素。冠心病患者中女性较男性更易发生 MSIMI，这可能与女性解剖结构中冠状动脉相对较细，容易出现微循环病变有关。绝经后妇女如有胸痛症状，同时冠状动脉造影阴性，应考虑 MSIMI，其发病机制可能与内皮功能障碍有关。

表 1　冠心病患者 MSIMI 和 ESIMI 临床特点的比较

类别	血压	心率	症状	心电图	血管阻力
MSIMI	舒张压升高为主	心率多<90 次/min	隐匿性发作为主	极少导致缺血性心电图改变	系统血管阻力增加
ESIMI	舒张压仅轻度升高	心率多>90 次/min	多有症状	有明显的缺血性心电图改变	系统血管阻力降低

注：MSIMI：心理应激性心肌缺血，ESIMI：运动诱发心肌缺血

2. 心功能状态 心功能状态对冠心病患者发生 MSIMI 影响的结论不尽相同，Akinboboye 等认为，有严重左心室功能异常（LVEF≤30%）的冠心病患者较左心室功能正常（LVEF≥50%）的患者更易发生 MSIMI，研究根据 LVEF 将患者分为 3 组，即左心室功能正常组（LVEF≥50%）、左心室功能轻至中度异常组（LVEF 30%～50%）和左心室功能严重异常组（LVEF≤30%），3 组 MSIMI 的发生率分别为 9%、31%和 50%。

3. 心理因素 冠心病患者的心理因素与 MSIMI 易感性关系密切，抑郁症状与 MSIMI 有关，而与运动和药物负荷诱发的心肌缺血无关。

冠心病患者的心理特质与 MSIMI 的发生也有关。Carels 等发现高情绪反应的冠心病患者室壁运动异常的发生率较大，但运动时情绪的反应性与心功能障碍并没有关系。高情绪反应者更多地合并焦虑抑郁。另一个研究则显示，在心理应激下，合并有 MSIMI 的患者比没有心肌缺血反应的患者更容易出现争斗、敌意、生气等状态，但二者在焦虑及神经症方面则没有差别。

（四）发病机制

1. 血液动力学反应 （1）心率收缩压反应：心理应激的血液动力学反应主要包括心率加快和血压升高，后者由系统血管阻力增加和（或）心输出量增加所致。心肌缺血是由于心肌氧需求量增加所致，而心率收缩压乘积升高反映了心肌氧需求量增加。研究认为对于同一患者而言，MSIMI 的心率收缩压乘积小于 ESIMI。Goldberg 等的研究中公众演讲导致的 MSIMI 患者的心率收缩压乘积平均值为 6 800±3 500. 而运动压力导致的 ESIMI 患者的则为 13 200±5 400。Rozanski 等研

发现冠心病患者合并 MSIMI，在心理应激存在时平均心率收缩压乘积为 1129±1 875，而在运动负荷下则为 17 465±3 484。（2）系统血管阻力增加：系统血管阻力增加与心理应激测试中缺血的发展有确定关系。心理应激后 LVEF 变化与系统血管阻力呈负相关，说明 MSIMI 可导致外周血管收缩从而引起心脏后负荷增加。与之相反，系统血管阻力会因运动而降低。Jain 等发现在心理应激下，冠心病患者系统血管阻力会升高，而健康对照者则降低。而在健康志愿者的研究中则发现 LVEF 降低≥5%，系统血管阻力与 LVEF 变化呈负相关。因此，对于冠心病患者而言，MSIMI 可导致系统血管阻力增加从而导致心脏后负荷增加。在心理应激过程中，系统血管阻力增加与血浆肾上腺素水平增高有关；与之不同的是，在运动负荷过程中，系统血管阻力则明显降低，而且运动诱发的血液动力学变化与血浆肾上腺素水平无直接关系。（3）儿茶酚胺释放：Kuroda 等。发发现在 MSIMI 患者中心理应激导致血浆肾上腺素水平升高，且与 LVEF 呈负相关。然而也研究显示冠心病患者儿茶酚胺升高并不能预测 MSIMI 的发生。Yoshida 等发现冠状动脉痉挛性心绞痛患者，心理应激时 ST 段压低，且去甲肾上腺素水平增加。但儿茶酚胺与 MSIMI 发生的关系在一定程度上受 β 受体阻滞剂的影响。Bairey 等 25 发现美托洛尔对 MSIMI 患者的作用并不一致，半数患者心肌缺血减轻，而 1/3 的患者则心肌缺血加重。在另一项研究中，阿替洛尔或硝苯地平治疗可以防止 MSIMI 患者 LVEF 降低，但是对于无 MSIMI 的患者无上述作用。

2. 冠状动脉血管舒缩反应　心理应激时冠状动脉血管收缩反应变异性大。Yeung 等叫发现心理应激时发生收缩的冠状动脉 24% 为狭窄区域，9% 为不规律阶段，而光滑动脉段则无收缩，影像学结果则提示冠状动脉的收缩、舒张反应不尽相同。对于有冠状动脉狭窄的患者，心理应激时冠状动脉血流减少了 27%，而冠状动脉正常的患者则升高了 10%。另一项研究提示，无冠心病的对照人群心理应激时其冠状动脉流速增加了 32%，其中 18.6% 的患者冠状动脉内径收缩>0.15 mm。Dakak 等研究发现无冠心病的受试者，心理应激时冠状动脉微循环血管扩张，而合并冠心病的患者则不扩张，主要与 α 肾上腺素能受体激活有关。

3. 中枢神经系统因素　心脏对心理应激的反应与中枢神经系统有关。健康人中，心理应激时右前扣带回、右脑岛和小脑蚓部的血流速度增加，前额和内侧颞叶皮质血流速度减慢。而 MSIMI 患者，心理应激时可有左海马和大脑顶叶回、左额回和视觉联合皮质等局部脑血流速度增加，前扣带回和右中上额回血流速度减缓。提示脑血流活动异常可能与冠心病患者 MSIMI 的发生相关。

4. 遗传因素　MSIMI 的发生可能与遗传因素有关。在心理应激时，交感神经兴奋性较高的患者容易发生 MSIMI。Hassan 等认为这一遗传差异可能部分源于 β1 肾上腺素受体基因的多态性，发现 Ser49 等位基因为纯合子的人发生 MSIMI 的概率较携带其他等位基因的人高 3 倍。

（五）合并 MSIMI 的冠心病患者的临床特点

多项临床研究结果提示合并 MSIMI 的冠心病患者心脏负性事件增加。较早研究 MSIMI 对冠心病患者预后影响的临床试验人选了稳定性冠心病患者，发现其中 50% 在心理应激后出现了心功能异常，2 年随访中其再发心肌梗死及因心绞痛或血运重建而人院的发生率增加。Jiang 等发现运动试验阳性的冠心病患者，随访 5 年，MSIMI 与心脏事件增加相关，且独立于其他危险因素，而 ESIMI 并不能预测心脏事件的发生。Krant：等以室壁运动障碍作为评价心肌缺血的指标，观察冠心病患者，随访 4 年，发现心血管事件均发生于心理应激后出现室壁运动障碍的患者。

PIMI 研究是一项针对 MSIMI 合并冠心病患者的队列研究，随访 5 年发现死亡患者中 40% 曾发生了室壁运动障碍，而存活患者中仅 17% 曾发生了室壁运动障碍，MSIMI 可使冠心病患者的病死率增加 3 倍。新近一篇荟萃分析发现 MSIMI 可使冠心病患者心血管终点事件的发生率或总病死率增加 2 倍。

关于 MSIMI 可否反映冠状动脉粥样硬化病变的严重程度和范围，结果尚不一致。

二、冠心病患者 MSIMI 的诊断

MSIMI 不同于运动和药物负荷引发的心肌缺血，临床上没有明显的心前区不适等心肌缺血的症状，发作较为隐匿，而且发作时可能没有缺血的心电图表现。对于明确诊断的冠心病患者，判断其是否合并 MSIMI，需给予一定的心理应激刺激，然后通过心电图、超声心动图、心肌灌注显像等方法观察有无心肌缺血的表现。此外，还可采用某些生物标志物和外周动脉压力计作为 MSIMI 的辅助诊断。

（一）诊断流程

1. 诱导试验　临床上可以采用标准刺激程序来施加心理应激，以诱发 MSIMI，包括心算、伴随愤怒回忆的公众演讲、镜描和干扰性色卡测试等。心算，给定 1 个 4 位数，要求被测试者尽可能快而准确地做连续减 7 的心算，同时测试者在一旁督促以增加被测试者的紧张与压力，此过程持续 5 min。伴随愤怒回忆的公众演讲，要求被测试者回忆并讲述近期经历的不愉快的、令人愤怒的事件，需讲述给 3 位着白大衣的观察者，在此过程中观察者就事件的细节进行提问，问题须是易使患者激惹或令其不快的，此过程持续 5~10min。干扰性色卡测试，要求被测试者按照颜色快速说出颜色的名称，第 1 种试验是在无字意干扰的状况下测定对颜色的识别速度，第 2 种是在有字意干扰的状况下（文字与颜色不一致），测定对颜色的识别速度，此过程持续约 5 min。

2. 心肌缺血的判断　常用的判断心肌缺血的方法包括心电图、超声心动图和心肌灌注显像，前二者因易于操作而更多地应用于临床与科研。

心理应激诱导试验测试进行到满 5 min 时停止，立即进行超声心动图和心电图检查。相对于静息状态符合下列条件可以诊断 MSIMI：（1）出现室壁运动异常或室壁运动异常恶化；（2）LVEF 减少 5%~8%；（3）心电图示 2 个或以上的导联发生 ST 段改变（压低或抬高）持续 ≥3 个连续心跳。

左心室室壁运动异常的评价是根据美国心动超声学会（American Society of Echocardiology）推荐的 16 阶段模型（16-segment model）。每一阶段根据正常和异常进行评分：正常或运动增强为 1 分，运动减弱为 2 分，无运动为 3 分，矛盾运动为 4 分，室壁瘤为 5 分。然后计算室壁运动得分指数（wall motionscore index，WMSI），WMSI 为室壁运动总分与观察到的室壁阶段数的比值。

（二）辅助检查

1. 心肌缺血诊断的生物标志物　B 型利钠肽（BNP）作为一种诊断和排除左心室收缩功能异常的生物标志物在临床中广泛应用，同时也有研究认为 BNP 与心肌缺血有关。Nadir 等的荟萃分析纳入了 14 个研究，分析了 BNP 对 MSIMI 的诊断价值，发现 BNP 对应激诱发心肌缺血的敏感度和特异度分别为 71% 和 52%，总诊断比值比为 3.5，ROC 曲线下面积为 0.71±0.02。但是 BNP 作为诊断心肌缺血的生物标志物仍有诸多问题尚需明确，如患者合并心功能异常时如何鉴别，BNP 诊断标准的最佳截点等。

2. 外周动脉压力计　外周动脉压力计测得的外周微血管对心理应激的反应可以作为冠状动脉压力变化的外周标志物。外周动脉压力计可用于临床 MSIMI 的检测。Ramadan 等研究发现冠状动脉血管成像测得的冠状动脉病变范围及严重程度是 ESIMI 的独立预测因子，而外周动脉压力计测得的指端微小血管张力则是 MSIMI 的独立预测因子。

外周动脉压力比值与微血管收缩呈反比。研究发现，合并 MSIMI 的冠心病患者外周动脉压力比值明显低于无 MSIMI 者，而二者冠心病病变范围和严重程度的 Gensisi 或 Sullivan 评分差异则无统计学意义，而且入选患者外周动脉压力比值与血管影像学评分未见相关性。该研究认为外周动脉压力比值检测 MSIMI 的最佳 Youden´s 指数是 0.52，其敏感度为 61%，特异度为 66%，阴性预测值为 91%，阳性预测值为 23%，合并 MSIMI 的冠心病患者由于心理应激引发的强烈地血管收缩反应贯穿于心理应激的全过程，即应激准备、应激中及应激后恢复阶段，而与之相关的外周动脉压力反应与血管收缩反应一致。

三、冠心病患者 MSIMI 的治疗建议

可以从生活方式、行为心理学、西医和中西医结合等方面对冠心病患者 MSIMI 进行干预和治疗。

（一）生活方式干预

生活方式干预包括合理膳食、控制体重、适度运动、戒烟、限酒、保持良好的心理状态等，这些都是有确定临床意义的。本共识着重介绍适度运动。

适度运动对冠心病患者心功能恢复和 MSIMI 有明确的治疗效果。实施前需评估患者的身体状态。应以有氧运动为主，包括步行、骑车、爬山、游泳、打门球、乒乓球和羽毛球等，有节律的舞蹈、传统拳操也是合适的运动方式。运动强度，对于身体较好、病情稳定、经常运动的患者可达到 70%~85% 最大心率；对于体质弱，缺乏运动的患者应在 60%~75% 最大心率为宜。推荐运动时间为 16：00~18：00，每次运动持续 30~60 min，运动频率为 3~5 次/周。运动过程中如发现上身不适（包括胸、臂、颈或下颌，表现为酸痛、烧灼感、紧缩感或胀痛）、无力、气短、骨关节不适（关节痛或背痛）应停止运动，及时就医。运动康复过程中应定期在医生指导下评估和修正运动处方。

（二）行为心理学干预

冠心病患者 MSIMI 行为心理学干预包括认知行为疗法（cognitive-behavioral therapy，CBT）和人际关系疗法。但相关的临床证据尚少，目前认为 MSIMI 在抑郁患者中发病率较高。ENRICHD 试验是专门针对冠心病合并抑郁患者非药物治疗的研究，入选伴有抑郁和（或）低社会支持度的心肌梗死患者。研究针对每位患者制定了个性化的 CBT 方案。结果显示，CBT 干预 6 个月后患者精神心理评分改善优于对照组。CBT 是一大类包括认知治疗和行为治疗的心理治疗方法，通过改变个人非适应性的思维和行为模式来减少失调情绪和行为，改善心理问题，需要经过音训的心理治疗师和心理咨询师完成。

（三）西医药物治疗

在规范使用包括抗凝、抗血小板、调脂药物在内的稳定性冠心病药物治疗基础上，针对 MSIMI 的药物治疗简要介绍如下。

1. β 受体阻滞剂 相关研究证据有限。Andrews 等的研究显示硝苯地平和阿替洛尔可能改善心理应激导致的室壁运动障碍，另有研究显示美托洛尔可能改善 MSIMI。

2. 选择性 5-羟色胺再摄取抑制剂（selectiveserotonin reuptake inhibitor，SSRI） SSRI 是目前治疗焦虑、抑郁障碍的一线用药，适用于包括焦虑症、疑病症、恐惧症、强迫症、惊恐障碍和

创伤后应激障碍等。有关 SSRI 治疗冠心病合并抑郁干预的 3 个重要临床试验分别为 SADHART、ENRICHD 和 CREATE，确立了 SSRI 类药物应用于心血管病患者的安全性。

REMIT 是第 1 个 SSRI 治疗稳定性冠心病患者 MSIMI 的随机、双盲、安慰剂对照的临床试验。研究的理论基础：（1）抑郁症状与 MSIMI 有关；（2）负性情绪与心肌缺血有关；（3）处理心理应激而非使用传统的抗心绞痛药物可改善 MSIMI；（4）心理应激可增强血小板活性，而 SSRI 可减低其活性。选择艾司西酞普兰作为干预用药，将合并 MSIMI 的稳定性冠心病患者分为艾司西酞普兰和安慰剂治疗组，随访 6 周，结果显示艾司西酞普兰可明显地改善 MSIMI，同时改善了冠心病患者心理应激的血液动力学反应和心理应激过程中的某些心理学指标，包括焦虑状态和负性情绪。而艾司西酞普兰对 ESIMI 并没有作用。

尚未见其他的明确针对 SSRI 类药物治疗冠心病患者 MSIMI 的临床研究报道，但 SSRI 类药物用于心血管疾病患者抗焦虑抑郁治疗的安全性是有证据的。推荐从最低剂量的半量（老年体弱者 1/4 量）开始用药，每 5~7 d 缓慢加量 1 次，至最低有效剂量 10 mg/d。常用的 SSRI 类药物的有效剂量和用法见表 2。

表 2 常用选择性 5-羟色胺再摄取抑制剂（SSRI）类药物的有效剂量、用法和心血管系统不良反应

药名	半衰期	常用治疗量（mg/d）	用法	心血管系统不良反应
氟西汀	4~6 d	20~40	口服，1 次/d	过量使用可出现窦性心动过速，室性早搏，交界区心律。罕见心电图异常，血栓性静脉炎
帕罗西汀	24 h	20~40	口服，1 次/d	常见心动过缓、低血压，少见心动过速、高血压和昏迷，罕见血栓性静脉炎、血管性头疼
舍曲林	22~36 h	50~100	口服，1 次/d 或分次	少见高血压、体位性低血压，罕见卒中
艾司西酞普兰	35 h	20~40	口服，1 次/d	少见心动过缓、心动过速和低血压，罕见高血压、心肌梗死、卒中、短暂性脑缺血和束支传导阻滞

SSRI 类药物禁忌证：（1）对 SSRI 类过敏者；（2）禁止与单胺氧化酶抑制剂、氯米帕明、色氨酸联用。

注意事项：SSRI 类药物镇静作用较弱，白天可服用。为避免自感乏力，倦怠等不适，可睡前服用。为减少胃肠道刺激的不良反应，可餐后服用。

3. 苯二氮䓬类药物 苯二氮䓬类药物具有抗焦虑、镇静催眠、抗惊厥、肌肉松弛等作用。根据半衰期可分为长效和短效 2 类。常用的长效药物有地西泮、艾司唑仑等，常用短效药物有劳拉西泮、阿普唑仑等。其抗焦虑作用的选择性较高，小剂量即可明显改善焦虑患者恐惧、紧张、忧虑、失眠伴心悸、出汗、震颤等症状，对各种原因引起的焦虑均有明显疗效。用药时应注意呼吸抑制、成瘾等不良反应。

4. 坦度螺酮 坦度螺酮为 5-羟色胺受体激动剂，主要作用于大脑边缘系统的 5-羟色胺 1A 受体，与苯二氮䓬类药物具有相同的抗焦虑作用，同时具有抗抑郁作用。研究表明，坦度螺酮能有效控制精神性压力导致的心血管系统功能变化，可降低血压、减缓心率，对可改善相关躯体和精神症状。与美托洛尔相比，低剂量的坦度螺酮（5 mg）不影响静息血压和心率，而只是选择性地降低精神压力导致的心率加快。有研究显示高剂量坦度螺酮（60 mg）较低剂量（30 mg）抗焦虑

作用更明显，且不良反应未见明显增多。坦度螺酮与 SSRI 类药物合用可增强抗抑郁、抗焦虑的疗效，减轻 SSRI 类药物引起的不良反应。

（四）中医药治疗

近年来，中医药在改善心肌微循环方面的优势受到关注，中西医结合治疗双心疾病在临床上应用越来越广泛，具有一定疗效。在冠心病常规用药基础之上加用抗焦虑抑郁药和（或）中药是中西医结合治疗 MSIMI 的常用组合。

1. MSIMI 相关中医理论　中国传统医学认为"心"的生理功能包括"主血永"与"主神明"，即心不仅主司血液在脉道运行，还具有主意识、思维、情志等精神活动的作用。中医经典著作《黄帝内经》中有言"悲哀愁忧则心动，心动则五脏六腑皆摇"，明确指出不良精神心理状态对机体具有重要影响。MSIMI 可属中医学"郁证"、"胸痹"、"心悸"、"怔忡"等范畴，常由焦虑、抑郁、恐惧等情志过极引起气血运行失常，致使心气虚损、心脉痹阻等，表现为心慌、烦躁、气短、胸闷、胸痛、白汗、失眠等。

中医治疗当明辨虚实和病情急缓，祛邪与扶正兼顾，同时重视活血化瘀。临床可根据不同证型辨证施治。

2. 常用中成药　中成药品种繁多，选用时需符合"辨证论治"原则。

部分中成药列举如下：振源胶囊可益气通脉、宁心安神；心可舒片可活血化瘀、行气止痛；心灵丸可活血化瘀、益气通脉、宁心安神；复方丹参滴丸可活血化瘀、理气止痛；乌灵胶囊可补肾健脑、养心安神。

撰写组成员（按姓氏拼音排序）：耿庆山（广东省人民医院），郭继鸿（北京大学人民医院），胡大一（北京大学人民医院），蒋蔚（美国杜克大学医学中心），刘梅颜（首都医科大学附属北京安贞医院），陆林（北京大学第六医院），任延平（西安交通大学第一附属医院），史大卓（北京西苑医院），王向群（北京大学第六医院）

专家组成员（按姓氏拼音排序）：蔡尚郎（青岛大学医学院附属医院），陈琦玲（北京大学人民医院），董吁钢（中山大学第一附属医院），范占明（首都医科大学附属北京安贞医院），耿庆山（广东省人民医院），郭继鸿（北京大学人民医院），郭兰（广东省人民医院），何燕玲（上海第二医科大学），胡大一（北京大学人民医院），华琦（首都医科大学附属北京宣武医院），黄若文（西安交通大学第一附属医院），蒋蔚（美国杜克大学医学中心），李学斌（北京大学人民医院），林金秀（福建医科大学附属第一医院），刘梅林（北京大学第一医院），刘梅颜（首都医科大学附属北京安贞医院），陆林（北京大学第六医院），马宁（首都医科大学附属北京儿童医院），毛家亮（上海交通大学医学院附属仁济医院），任延平（西安交通大学第一附属医院），史大卓（北京西苑医院），陶贵周（辽宁医学院附属第一医院），温绍君（首都医科大学附属北京安贞医院），王显（北京中医药大学东直门医院），王向群（北京大学第六医院），魏万林（北京军区总医院），吴宗贵（第二军医大学附属长征医院），杨萍（吉林大学中日联谊医院）杨甫德（北京回龙观医院），叶瑞繁（广东省人民医院），张绪洪（山东省立医院），赵晓玲（承德医学院第二附属医院）

参考文献

［1］Proietti R, Mapelli D, Volpe B, et al. Mental stress and ischemic heart disease: evolving awareness of a complex association. Future Cardiol, 2011 , 7（3）: 425-437.

［2］Ersbøll M, Al Enezi F, Samad Z, et al. Impaircl resting myocardial annular velocities are independently associated with mental stress-incluced ischemia in coronary heart clisease. JACC. Carcliovase Imaging, 2014, 7（4）: 351-361.

［3］Jiang W, Samacl Z, Boyle S, et al. Prevalence and clinical characteristics of mental stress-induced myocardial ischemia in patients with coronary heart disease. J Am Coll Carcliol, 2013 , 61（7）: 714-722.

［4］Jiang W. Emotional triggering of cardiac dysfunction: the present and future. Curr Cardiol Rep, 2015 , 17（10）: 91.

［5］Jiang W, Bahyak MA, Rozanski A, et al. Depression and increased myocardial ischemic activity in patients with ischemic heart disease. Am Heart J, 2003, 146（1）: 55-61.

［6］Rozanski A, Bairey CN, Krantz DS, et al. Mental stress and the induction of silent myocardial ischemia in patients with coronary arteiy disease. N Engl J Med, 1988, 318（16）: 1005-1012.

［7］Colclherg AD, Becker LC, Bonsall R, et al. Ischemic, hemodynamic, and neurohormonal responses to mental and exercise stress. Experience from the Psychophysiological Investigations of Myocardial Ischemia Study（PIMI）. Circulation, 1996, 94（10）: 2402-2409.

［8］Boyle SH, Matson WR, Velazquez EJ, et al. Metabolomics analysis reveals insights into hiochemical mechanisms of mental stress-induced left ventricular dysfunction. Metabolomics, 2015, 11（3）: 571-582.

［9］Barhirato CB, Felix R, de Azeveclo JC, et al. Prevalence of induced ischemia by mental distress. Arq Bras Cardiol, 2010, 94（3）: 301 - 307 , 321-327.

［10］Strike PC, Steptoe A. Systematic, review of mental stress-induced myocardial ischaemia. Eur Heart J, 2003 , 24（8）: 690-703.

［11］Andrews TC, Parker JD, Jacobs S, et al. Effects of therapy with nifedipine GITS or atenolol on mental stress-induced ischemic left ventricular dysfunction. J Am Coll Cardiol, 1998, 32（6）: 1680-1686.

［12］Vaccarino V, Shah AJ, Rooks C, et al. Sex differences in mental stress-induced myocardial ischemia in young survivors of an acute myocardial infarction. Psychosom Med, 2014 , 76（3）: 171-180.

［13］Peix A, Trápaga A, Asen L, et al. Mental stress-induced myocardial ischemia in women with angina and normal coronary angiograms. J Nucl C. ardiol, 2006, 13（4）: 507-513.

［14］Akinhoboye O, Krantz DS, Kop WJ, et al. Comparis on of mental stress-induced myocardial ischemia in coronary artery disease patients with versus without left ventricular dysfunction. Am J Cardiol, 2005, 95（3）: 322-326.

［15］Wei J, Pimple P, Shah AJ, et al. Depressive symptoms are associated with mental stress-incluced myocardial ischemia after acute myocarclial infarction. PLoS One, 2014, 9（7）: e102986.

［16］Boyle SH, Samacl Z, Becker RC, et al. Depressive symptoms and mental stress-induced myocarclial ischemia in patients withcoronaiy heait disease. Psychosom Med, 2013 , 75（9）: 822-831.

［17］Carels RA, Sherwood A, Bahyak M, et al. Emotional responsivity and transient myocardial ischemia. J Consult Clin Psychol, 1999, 67（4）: 605-610.

［18］Boyle SH, Samacl Z, Becker RC, et al. Depressive symptoms and mental stress-induced myocardial ischemia in patients with coronaiy heart disease. Psychosom Med, 2013 , 75（9）: 822-831.

［19］Miller PF, Light KC, Bragdon EE, et al. Beta-endorphin response to exercise and mental stress in patients with ischemic heart clisease. J Psychosom Res, 1993 , 37（5）: 455-465.

［20］Jain D, Shaker SM, Burg M, et al. Effects of

mental stress on left ventricular and peripheral vascular performance in patients with coronary artery clisease. J Am Coll C. ardiol, 1998, 31（6）: 1314-1322.

［21］Ramadan R, Vaccarno V, Esteves F, et al. Association of vitamin D status with mental stress-inducecl myocarclial ischemia in patients with coronary artery disease. Psychosom Med, 2014, 76（7）: 569-575.

［22］Kurocla T, Kuwabara Y, Watanabe S, et al. Effect of mental stress on left ventricular ejection fraction and its relationship to the severity of coronaiy artery disease. Eur J Nucl Med, 2000, 27（12）: 1760-1767.

［23］Svemsdottir YB, Schultz T, Omerovic E, et al. Sympathetic nerve activity in stress-induced cardiomyopathy. Clin Auton Res, 2012, 22（6）: 259-264.

［24］Yoshicla K, Utsunomiya T, Morooka T, et al. Mental stress test is an effective inducer of vasospastic angina pectoris: comparison with cold pressor, hyperventilation and master two-step exercise test. Int J Cardiol, 1999, 70（2）: 155-163.

［25］Bairey CN, Krantz DS, DeQuattro V, et al. Effect of beta-blockade on low heart rate-related ischemia during mental stress. J Am Coll Carcliol, 1991, 17（6）: 1388-1395.

［26］Yeung AC., Vekshtein VI, Krantz DS, et al. The effect of atherosclerosis on the vasomotor response of coronary arteries to mental stress. N Engl J Mecl, 1991, 325（22）: 1551-1556.

［27］Kop WJ, Krantz DS, Howell RH, et al. Effects of mental stress on coronary epicardial vasomotion and flow velocity in coronary artery disease: relationship with hemodynamic stress responses. J Am Coll Cardiol, 2001, 37（5）: 1359-1366.

［28］Dakak N, Quyyumi AA, Eisenhofer G, et al. Sympathetically mecliated effects of mental stress on the carcliac microcirculation of patients with coronary artery disease. Am J Carcliol, 1995, 76（3）: 125-130.

［29］Soufer R, Bremner JD, Arrighi JA, et al. Cerebral cortical hyperactivation in response to mental stress in patients with coronary artery disease. Proc Natl Acad Sci USA, 1998, 95（11）: 6454-6459.

［30］Hassan M, York KM, Li H, et al. Association of betal-adrenergic receptor genetic polymorphism with mental stress-induced myocardial ischemia in patients with coronary artery clisease. Arch Intern Mecl, 2008, 168（7）: 763-770.

［31］Jiang W, Bahyak M, Krantz DS, et al. Mental stress-induced myocardial ischemia and cardiac events. JAMA, 1996, 275（21） 1651-1656.

［32］Krantz DS, Santiago HT, Kop WJ, et al. Prognostic value of mental stress testing in coronary artery disease. Am J Cardiol, 1999, 84（11）: 1292-1297.

［33］Sheps DS, McMahon RP, Becker L, et al. Mental stress-induced ischemia and all-cause mortality in patients with coronary artery disease: Results from the Psychophysiological Investigations of Myocardial Ischemia study. Circulation, 2002, 105（15）: 1780-1784.

［34］Jain D, Burg M, Soufer R, et al. Prognostic implications of mental stress-induced silent left ventricular dysfunction in patients with stable angina pectoris. Am J C. ardiol, 1995, 76（1）: 31-35.

［35］Wei J, Rooks C, Ramadan R, et al. Meta-analysis of mental stress-induced myocardial ischemia and subsequent cardiac events in patients with coronary artery disease. Am J Cardiol, 2014, 114（2）: 187-192.

［36］Ramadan R, Sheps D, Esteves F, et al. Myocardial ischemia during mental stress: role of coronary artery disease burden and vasomotion. J Am Heart Assoc, 2013, 2（5）: e000321.

［37］Ersbøll M, Al Enezi F, Samad Z, et al. Impaired resting myocardial annular velocities are independently associated with mental stress-induced ischemia in coronary heart disease. JACC Cardiovasc Imaging, 2014, 7（4）: 351-351.

［38］Jiang W, Velazquez EJ, Kuchibhatla M, et al. Effect of escitalopram on mental stress-induced myocardial ischemia: results of the REMIT trial. JAMA, 2013, 309（20）: 2139-2149.

［39］Kremastinos DT, Hamodraka E, Parissis J, et al. Predictive value of B-type natriuretic peptides in detecting latent left ventricular diastolic dysfunction in beta-thalassemia major. Am Heart J, 2010, 7159（1）: 68-74.

［40］Mishra RK, Beatty AL, Jaganaih R, et al. B-type

natriuretic peptides for the prediction of cardiovascular events in patients with stable coronary heart disease：the Heart and Soul Study. J Am Heart Assoc, 2014, 3（4）：pii：e. 000907.

[41] Naclir MA, Witham MD, Szwejkowski BR, et al. Meta-analysis of B-type natriuretic peptide's ability to identify stress induced myocardial ischemia. Am J Cardiol, 2011, 107（5）：662-667.

[42] Coor DA, Sheffy J, Schnall RP, et al. Peripheral arterial tonometry：a diagnostic method for detection of myocardial ischemia incluced during mental stress tests：a pilot study. Clin Cardiol, 2004, 27（3）：137-141.

[43] Berkman LF, Blumenthal J, Burg M, et al. Effects of treating depression and low perceived social support on clinical events after myocardial infarction：the Enhancing Recovery in Coronary Heart Disease Patients（ENRICHD）Randomized Trial. JAMA, 2003, 289（23）：3106-3116.

[44] Jiang W, Velazquez EJ, Samad Z, et al. Responses of mental stress-induced myocardial ischemia to escitalopram treatment：background, design, and method for the Responses of Mental Stress Induced Myocardial Ischemia to Escitalopram Treatment trial. Am Heart J, 2012, 163（1）：20-26.

[45] Lan L, Chen YL, Zhang H, et al. Efficacy of tandospirone in patients with irritable bowel syndrome-diarrhea and anxiety. World J Gastroenterol, 2014, 20（32）：11422-11428.

[46] Nishitsuji K, To H, Murakami Y, et al. Tandospirone in the treatment of generalised anxiety disorder and mixed anxiety-depression：results of a comparatively high dosage trial. Clin Drug Investig, 2004, 24（2）：121-126.

[47] Nishikawa H, Inoue T, Izumi T, et al. Synergistic effects of tandospirone and selective serotonin reuptake inhibitors on the contextual conditioned fear stress response in rats. Eur Neuropsychopharmacol, 2007, 17（10）：643-650.

[48] 刘梅颜, 刘梦超. 精神压力引发心肌缺血的临床干预研究. 中华心血管病杂志, 2015, 43（2）：153-156.

学习培训及学分申请办法

一、《国家级继续医学教育项目教材》经国家卫生和计划生育委员会（现更名为国家卫生健康委员会）科教司、全国继续医学教育委员会批准，由全国继续医学教育委员会、中华医学会联合主办，中华医学电子音像出版社编辑出版，面向全国医学领域不同学科、不同专业的临床医生，专门用于继续医学教育培训。

二、学员学习教材后，在规定时间（自出版日期起1年）内可向本教材编委会申请继续医学教育Ⅱ类学分证书，具体办法如下：

方法一：PC 机激活

1. 访问"中华医学教育在线"网站 cmeonline. cma-cmc. com. cn，注册、登录。

2. 点击首页右侧"图书答题"按钮，或个人中心"线下图书"按钮。

3. 刮开本书封底防伪标涂层，输入序号激活图书。

4. 在个人中心"我的课程"栏目下，找到本书，按步骤进行考核，成绩必须合格。

5. 在"我的课程"－"已经完成"，或"我的学分"栏目下，申请证书。

方法二：手机激活

1. 微信扫描二维码 关注并进入"中华医学教育在线"官方微信号。

2. 点开首页"图书答题"，刮开本书封底防伪标涂层，输入序号激活图书。

3. 在个人中心"我的课程"栏目下，找到本书，按步骤进行考核，成绩必须合格。

4. 登录 PC 端网站，在"我的课程"－"已经完成"，或"我的学分'栏目下，申请证书。

《国家级继续医学教育项目教材》编委会

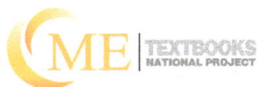

国家级继续医学教育项目教材

男科学教程

主　编　张国喜　高　冰　严　肃

编　委　（按姓氏笔画排序）

王　涛	王亚轩	王增军	王璟奇	田　龙	过　斌
刘保兴	刘振华	孙　发	严　肃	李文吉	李和程
肖　飞	肖恒军	吴意光	宋　健	张　炎	张亚群
张国喜	陈　斌	陈向锋	武志刚	昌建明	周辉良
翁　迈	高　冰	高　瞻	彭　靖	董　强	

中华医学电子音像出版社
CHINESE MEDICAL MULTIMEDIA PRESS
北　京

图书在版编目（CIP）数据

男科学教程／张国喜，高冰，严肃主编. —北京：中华医学电子音像出版社，2016. 1

ISBN 978-7-83005-036-8

Ⅰ. ①男… Ⅱ. ①张… ②高… ③严… Ⅲ. ①男科学-教材 Ⅳ. ①R697

中国版本图书馆 CIP 数据核字（2016）第 154806 号

网址：www.cma-cmc.com.cn（出版物查询、网上书店）

国家级继续医学教育项目教材

男科学教程

NANKEXUE JIAOCHENG

主　　编：张国喜　高　冰　严　肃
策划编辑：冯晓冬　史仲静
责任编辑：冯晓冬　裴　燕
文字编辑：王朝闻　王翠棉
校　　对：刘　丹
责任印刷：李振坤
出 版 人：史　红
出版发行：中华医学电子音像出版社
通信地址：北京市东城区东四西大街 42 号中华医学会 121 室
邮　　编：100710
E - mail：cma-cmc@cma.org.cn
购书热线：010-85158544
经　　销：新华书店
印　　刷：北京京华虎彩印刷有限公司
开　　本：889mm×1194mm　1/16
印　　张：24. 75
字　　数：600 千字
版　　次：2016 年 7 月第 1 版　　2016 年 7 月第 1 次印刷
定　　价：80. 00 元

内 容 简 介

　　随着男科疾病患病率的增加，男科学得到迅速发展，男科从业人员也逐年增加，但是其技术水平良莠不齐，男科疾病的规范化诊治知识未得到及时普及及推广，为此我们组织了国内相关专家，以循证医学原理为基础，结合各位编委的临床经验和国内外相关资料，编写了这版《男科学教程》。该教程不仅能反映国内外男科学发展水平，还具有资料新、内容全、实用性强的特点，有助于提高男科学从业人员的临床处置能力，指导意义强，便于读者理解和掌握。

前 言

随着社会经济的发展，人们的社会活动和生活方式也在发生迅速、深刻地变革，面临的精神、心理应激以及各种躯体疾病的困扰不断增加，男科疾病的患病率呈上升趋势。与之相适应的是，男科学在近年来也得到迅速发展。国内男科从业人员逐年增加，对男科疾病的发生、发展规律也有了更深入的认识，男科学领域新的诊断、治疗方法不断涌现。但是，男科学作为一门新兴的交叉学科，其从业人员临床技术水平良莠不齐，男科疾病的规范化诊治知识未得到及时普及与推广，阻碍了临床与科学的纵深发展。因此，迫切需要一部以循证医学原理为基础、能反映国内外男科学发展水平、资料新、内容全、实用性强、具有临床指导意义的男科学教材来指导临床实践。

为此，我们组织了国内的中青年男科学专家组成男科学教材编写委员会，针对男科常见病的诊断和治疗，各位编委结合自己的临床经验，对以循证医学原理为基础的国内外相关资料进行分析与评价，编写了这版《男科学教程》。希望这版《男科学教程》能尽快在全国男科学界得到推广和应用。需要说明的是，本书某些章节的学术观点可能来源于编者本人的经验，因此存在争论也很正常。

今后编委会还将陆续推出男科学其他疾病的教材或专家共识，并计划定期对这些教材进行修订和更新。由于时间仓促，本书难免存在错误之处，期盼并诚恳接受读者的批评指正。欢迎广大临床医师在临床应用过程中提出宝贵意见和建议，使之不断完善。

在此衷心感谢参与编写及对教材的编写提出宝贵指导意见的各位男科学同仁！

张国喜　高　冰　严　肃
2015 年 12 月 30 日

全国继续医学教育委员会文件

全继委办发 [2006]06 号

关于推荐学习
《国家级继续医学教育项目教材》的通知

各省、自治区、直辖市继续医学教育委员会：

为适应我国卫生事业发展和"十一五"期间继续医学教育工作需要，开展内容丰富、形式多样、高质量的继续医学教育活动，全国继续医学教育委员会同意中华医学会编写《国家级继续医学教育项目教材》。《国家级继续医学教育项目教材》是从每年的国家级继续医学教育项目中遴选，经近千名医学专家重新组织编写而成。《国家级继续医学教育项目教材》按学科编辑成册，共 32 分册，于 2006 年 4 月陆续与读者见面。

《国家级继续医学教育项目教材》主要是提供通过自学进行医学知识更新的系列学习教材，该教材包括文字教材和光盘，主要反映本年度医学各学科最新学术成果和研究进展。教材侧重最新研究成果，对医疗、教学和科研具有较强的指导性和参考性。它的出版为广大卫生技术人员特别是边远地区的卫生技术人员提供了共享医学科技进展的平台。

请各省、区、市继续医学教育委员会根据实际情况协助做好教材的宣传、组织征订和相关培训工作。

全国继续医学教育委员会办公室(代章)

二〇〇六年七月十八日

抄送：各省、自治区、直辖市卫生厅局科教处，新疆生产建设兵团卫生局科教处

中华医学会函(笺)

医会音像函 [2006] 80 号

中华医学会关于转发全国继续医学教育委员会"关于推荐学习《国家级继续医学教育项目教材》的通知"的函

:

现将卫生部全国继续医学教育委员会办公室"关于推荐学习《国家级继续医学教育项目教材》的通知"转发给你们。

《国家级继续医学教育项目教材》系中华医学会接受全国继续医学教育委员会委托,与全国继续医学教育委员会联合编辑出版,是由各学科知名专家在国家级继续医学教育项目基础上按学科系统重新编撰的,反映医学各学科最新学术成果和研究进展的,集权威性、先进性、实用性为一体的继续医学教育教材,对医疗、教学和科研具有较强的指导性和参考价值。该出版物已被新闻出版总署列入"十一五"国家重点出版物出版规划(新出音 [2006] 817 号)。

请各地方医学会和各专科分会根据实际情况协助做好教材的组织征订和相关培训工作。

特此函告。

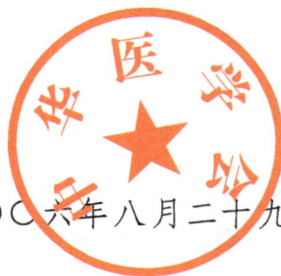

二〇〇六年八月二十九日

出 版 说 明

医疗卫生事业发展是提高人民健康水平的必然要求，医药卫生人才建设是推进医疗卫生事业改革发展、维护人民健康的重要保障。国家卫生和计划生育委员会《医药卫生中长期人才发展规划（2011—2020 年）》要求全国卫生技术人员继续医学教育覆盖率达到 80%，因此，继续医学教育作为全国医药卫生人员毕业后业务再提高的重要方式任重道远。

《国家级继续医学教育项目教材》（以下简称《教材》）在 2005 年经国家卫生和计划生育委员会科教司、全国继续医学教育委员会批准，由全国继续医学教育委员会和中华医学会共同组织编写。该《教材》具有以下特点：一是权威性，由全国众多在本学科领域内知名的院士和专家撰写；二是具有很强的时效性，反映了经过实践验证的最新研究成果；三是强调实用性、指导性和可操作性，能够直接应用于临床；四是全面、系统，以综述为主，能代表相关学科的学术共识，而非某些专家的个人观点。

"十一五"期间，《教材》在最短的时间内启动了策划、编辑制作、学术推广等工作，自 2006 年以来已出版 60 余分册，涉及近 40 个学科，总发行量 80 余万册。综观《教材》，每一册都是众多知名专家智慧的结晶，其科学、实用的内容得到了广大医务工作者的欢迎和肯定，被全国继续医学教育委员会和中华医学会共同列为国家继续医学教育唯一推荐教材，同时被国家新闻出版广电总局定为"十一五""十二五""十三五"国家重点出版物。本套教材的编辑出版得到了国家卫生和计划生育委员会科教司、全国继续医学教育委员会和中华医学会各级领导以及众多专家的支持和关爱，在此一并表示感谢！

限于编写时间紧迫、经验不足，本套系列教材会有很多不足之处，真诚希望广大读者谅解并提出宝贵意见，我们将在再版时加以改正。

《国家级继续医学教育项目教材》编委会

目 录

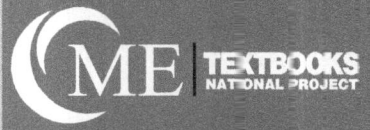

第一篇

男科学基础

男科学的学科建立及人才培养

第 1 章

高 冰
北京大学第一医院

一、概述

男科学是一门新兴学科，到目前为止还不是独立的专业学科，专职医师甚少，从业人员的构成比较复杂，男科疾病诊疗规范有待进一步完善。

男科学是一门研究维护与促进男性健康的综合性学科，不仅需要研究成年男性的生殖健康，也要关注与促进男性生命全程的健康状况。即从胚胎期、儿童期、青春期、成年期直至更年期与老年期，都要有专业人员来关注其健康状况。

目前我国的男科学事业蒸蒸日上，蓬勃发展，社会需求巨大。男科疾病患者众多，男科疾病诊疗技术也突飞猛进，许多新药物、新技术不断涌现。由于临床医师在男科疾病的诊疗理念上存在诸多认识上的差异，导致临床实践中的混乱现象。误诊、误治广泛存在，造成巨大的医疗资源浪费，也给患者增加了身心负担。关注男性健康任重而道远，是每一位专业人员和全社会的共同责任。重视和加强男性生殖健康的理论研究与临床实践是男科学工作者艰巨而又义不容辞的使命。

二、男科学的从业人员

我国的男科学事业还处于发展阶段，专职医务人员的数量远远不能满足患者的需求，且从业人员构成多样，水平不一。历史上多由泌尿外科、性病科、内分泌科及中医科等科室的医师兼职处理，这些医师繁重的日常工作往往使得他们缺乏足够的时间和精力为男科疾病患者提供满意的诊治服务。男科疾病患者的主诉往往很多，检查项目繁杂，结果五花八门，许多时候不仅让患者手忙脚乱，医师也会被搞得不知所措，并且容易顾此失彼。

在我国的卫生体系中，男科学还未形成自己独特的行业标准与单独的人才体系。资深的男科学工作者还能依赖于自己原有的学科专业背景知识与基础理论，但一大批年轻的男科学工作者必然会出现彷徨迷茫与前景黯淡的困惑。所以，男科学学科的明确定位及人才体系的建立与完善已势在必行，迫在眉睫。

三、男科学的诊疗范畴

从广义上来说，凡涉及男性身心健康的问题均属于男科学的诊疗范畴。男科疾病的病种繁多临床表现各异，治疗方法多种多样，但治疗效果并不能让患者都满意。

在临床工作中，男科学的诊疗工作主要针对男性生殖系统疾病，包括男性性功能障碍、前列腺疾病、男性不育症、男性生殖器畸形、男性生殖系感染、性传播疾病、男性计划生育、男性更年期综合征及男性生殖系统肿瘤等。常规开展的男科手术包括阴茎起勃器植入术、显微镜下输精管吻合术、显微镜下输精管附睾吻合术、显微镜下精索静脉结扎术、精囊镜检术、尿道下裂修补术、小阴茎矫形术、生殖系统肿瘤手术、包皮及阴囊内容物手术。

男科疾病患者由于疾病多发生在与性功能及生殖功能有关的器官，往往有不同程度的心理障碍，这就需要男科医师不仅要关注患者生理上的疾病，还要做好患者的心理疏导作用。这就对男科医师提出了更高的要求，不但把患者看作是疾病的载体，更要重视患者的心理需求，提倡个体化治疗。

四、男科医师的工作特点

由于男科疾病往往病因复杂，影响因素繁多，存在明显的个体差异，大多数疾病病因不清，并与生活方式及精神、心理状态密切相关。所以，男科医师的工作特点要兼顾躯体及精神心理问题。

男科疾病常具有一定的特殊性和社会性，面对一位男科疾病患者，男科医师首先要对患者的病史有一个较为详细的问诊，耐心听取患者的主诉及心理疑虑，从患者零散的叙述中理出一个基本头绪。

其次要选择必要的检查项目，这是确定诊断和鉴别诊断的主要依据，也是保护医患双方权益的重要举措。根据患者的病情需要选择直接相关的辅助检查，尽量避免繁杂及昂贵的检查项目，以免增加患者的经济负担。

明确诊断后，男科医师要为患者制订符合其疾病特点的治疗方案。由于男科疾病多属身心相关疾病，所以在治疗前要给患者以详细的解释，包括治疗的方法、效果等方面的优势及不足之处，让患者做到心里有数，在心态平和的状态中进行治疗。

治疗结束后要及时回访，了解患者的治疗效果及药物的获益和不良反应。治疗失败是男科医师经常要面临的无奈和尴尬，当治疗效果不尽如人意的时候，要保持头脑冷静，仔细分析疗效欠佳的原因并加以改进，必要时可适当调整治疗的策略。如何合理选择新的治疗方案，是对男科医师经验和智慧的考验。

参考文献

[1] 郭应禄，胡礼泉. 男科学展望//郭应禄，胡礼泉. 男科学. 北京：人民卫生出版社，2004：1-24.
[2] 李宏军，黄宇烽. 如何做合格的男科医师//黄宇烽，李宏军. 实用男科学. 北京：科学出版社，2009：1-9.

男科疾病的辅助检查

第 **2** 章

肖 飞
北京市垂杨柳医院

第一节 物理检查

一、病史采集

男科疾病涉及生殖、性活动及个人隐私，需配备一个使患者平稳情绪的检查环境，医师应以亲切诚恳的态度获得患者的信任，以交谈方式询问病史，巧妙引导，启发式提问，抓主重要线索，以获取对诊断有价值的真实可靠的临床资料。在询问病史的时候，既要注意局部症状，又要注意其与机体其他系统的关系，既不能全面涵盖、毫无重点，也不能以偏概全、见木不见林。完整的病史采集应主要包括以下几个方面：现病史、既往史、个人史、婚育史、性生活史、家族史等。

（一）现病史

注意有无泌尿、男性生殖系统炎症、梗阻的症状，如尿频、尿急、尿痛、排尿踌躇、尿不尽、起夜多、尿滴白、血尿、脓尿等。尿道口疼痛伴有分泌物者，要追问近期有无不洁性接触史以及从性接触至就诊时的间隔时间有无性功能异常，有无性器官部位疼痛、溃疡或赘生物等。如因性功能障碍就诊的患者，需详细询问勃起下降的时间、可能原因、目前勃起硬度情况分级（1~4级），同时了解有无合并早泄、射精障碍等，另外，还需询问有无其他伴随症状。注意询问发病前后何时何地做过何种治疗或手术，药物的剂量、疗效如何，各种检查及检查结果。

（二）既往史

1. 有无全身性疾病史，如糖尿病、严重心肺疾病史等。卡塔格纳综合征（Kartagener syndrome）会导致精子活力丧失。囊性纤维化（cystic fibrosis）可导致输精管发育不良及附睾分泌功能障碍。雄激素受体缺乏症会引起男性生殖器不发育。梅干腹综合征（Prune belly syndrome）与睾丸下降不全有关，可导致睾丸损伤。von-Hippel-Lindau 综合征则与附睾囊腺瘤有关。

2. 幼年是否患过各种慢性感染性疾病，如腮腺炎、结核、麻疹等可能造成睾丸不可逆损害的疾病。

3. 是否患过生殖器结核、急或慢性睾丸炎、附睾炎、前列腺炎等，生殖道感染可造成精道堵塞。

4. 是否患过性传播疾病，如淋病、梅毒等，性病可对生殖器官造成损害。

5. 有无睾丸、附睾、精索、外生殖器损伤史。

6. 有无隐睾固定、精索静脉结扎、鞘膜翻转、腹外疝修补等手术史。

（三） 个人史

注意从事的职业，有无有毒物质、化学物品、放射线接触史及高温环境工作史，有无烟酒等嗜好，有无吸毒史，有无长期慢性药物摄入史，有否长期食用粗制棉籽油，这些因素会损害生精细胞，影响精子质量。病史中应注意吸烟与饮酒的量和持续时间。吸烟可以导致精子质量下降、精子脱氧核糖核酸（DNA）氧化损伤增加、血清激素水平改变。酒精的多种作用与男性生殖功能有关，酒精对中枢神经系统的抑制作用会妨碍睾酮的合成，并影响精子发生。精神状态不佳，长期的精神压抑、沮丧、悲观、忧愁，会造成下丘脑-垂体-睾丸轴的调控紊乱，进而影响睾丸生精功能和男性性功能。

（四） 婚育史

结婚时间，生育情况，避孕措施，配偶年龄、职业及生育史（有无流产、早产、引产、分娩史）。若配偶有多次流产或胎停育史，需详细了解其可能的原因，并询问双方是否做过遗传学方面的检查及检查结果如何。需询问配偶是否做过有关不孕的检查，包括配偶月经情况、基础体温、输卵管通水试验、输卵管造影、子宫内膜活检、内分泌功能测定等。

（五） 性生活史

注意询问青春期发育情况，婚前有否遗精，有否手淫史，婚后性交频率、性欲、勃起能力、性交持续时间，有无情欲高潮，有无射精，精液是否射入阴道，配偶性反应情况等。

（六） 家族史

是否近亲婚配，有无先天性疾病史，有无家族遗传性疾病史，家族中其他成员的健康状况及生育情况。

（七） 评分表和问卷调查

国际前列腺症状评分（I-PSS）、国际勃起功能问卷（IIEF）-5 等多种评分和问卷表大大提高了诊断和疗效评价的标准化水平。临床常见评分表和问卷调查见表1-2-1，表1-2-2 和表1-2-3。

1. 国际前列腺症状评分 I-PSS 评分标准是目前国际公认的判断良性前列腺增生（BPH）症状严重程度的最佳手段（表1-2-1）。I-PSS 是 BPH 患者下尿路症状严重程度的主观反映，它与最大尿流率、残余尿量以及前列腺体积无明显相关性。

I-PSS（总分 0~35 分）患者评分分类如下：轻度症状为 0~7 分；中度症状为 8~19 分；重度症状为 20~35 分。

2. 生活质量评分 生活质量评分（QOL 评分）（0~6 分）是了解患者对目前下尿路症状水平伴随其一生的主观感受，主要关心的是 BPH 患者受下尿路症状困扰的程度及是否能够忍受，因此又叫困扰评分。

表 1-2-1　国际前列腺症状评分（I-PSS）

在最近一个月内，您是否有以下症状？	无	在五次中					症状评分
		少于一次	少于半数	大约半数	多于半数	几乎每次	
1. 是否经常有尿不尽感	0	1	2	3	4	5	
2. 两次排尿间隔是否经常小于两小时	0	1	2	3	4	5	
3. 是否曾经有间断性排尿	0	1	2	3	4	5	
4. 是否有排尿不能等待现象	0	1	2	3	4	5	
5. 是否有尿线变细现象	0	1	2	3	4	5	
6. 是否需要用力及使劲才能开始排尿	0	1	2	3	4	5	
	没有	1 次	2 次	3 次	4 次	5 次	
7. 从入睡到早起一般需要起来排尿几次	0	1	2	3	4	5	

表 1-2-2　生活质量评分（QOL）

指标	高兴	满意	大致满意	还可以	不太满意	苦恼	很糟
如果在您今后的生活中始终伴有现在的排尿症状，您认为如何？	0	1	2	3	4	5	6

3. 国际勃起功能问卷-5　目前已有多个评估男性性功能的自测方法，其中最常用的是国际勃起功能问卷-5（IIEF-5）。按 IIEF-5 的积分将 ED 分为 5 级，严重 ED：5~7 分；中度 ED：8~11 分；轻中度 ED：12~16 分；轻度 ED：17~21 分；无 ED：22~25 分。

表 1-2-3　国际勃起功能问卷-5（IIEF-5）

您在过去 3 个月中	0	1	2	3	4	5	得分
1. 对阴茎勃起及维持勃起信心如何	无	很低	低	中等	高	很高	
2. 受到性刺激后，有多少次阴茎能坚挺地进入阴道	无性活动	几乎没有或完全没有	只有几次	有时或约半数	大多数时候	几乎每次或每次	
3. 阴茎进入阴道后有多少次能维持阴茎勃起	没有尝试性交	几乎没有或完全没有	只有几次	有时或约半数	大多数时候	几乎每次或每次	
4. 性交时保持阴茎勃起至性交完毕有多大困难	没有尝试性交	非常困难	很困难	有困难	有点困难	不困难	
5. 尝试性交有多少时候感到满足	没有尝试性交	几乎没有或完全没有	只有几次	有时或约半数	大多数时候	几乎每次或每次	

二、体格检查

（一）全身检查

全身检查包括一般情况、头颅五官、颈部胸腹、脊柱四肢、神经系统等检查，另外还需注意血压、心率、身高、体重、体态、体型、身高与臂长的比例、体毛（胡须、腋毛、阴毛）分布情况、脂肪分布、肥胖程度、皮肤弹性、声音声调、喉结大小、甲状腺情况及有无乳房发育。进行认真细致的全身体检，可能发现继发性男科疾病的病因，以指导病因治疗。

（二）第二性征检查

在男性疾病中，第二性征的变化是非常重要的。由于男性激素的影响，男性的声音永远有别于女性，儿童时期有男童声，青春期后逐渐转向成年男性特有的声音，如成年后仍有明显的女性细柔声音应注意是否有男性激素及发育异常。第二性征发育通常参照 Tanner 青春期发育阶段标准分级（表 1-2-4~表 1-2-6）。还应注意患者体型、身高、发型、颈项、喉结、乳房及生殖系器官，注意患者是否特别肥胖或过于消瘦，有无内分泌异常的临床表现，这对提示有无皮质醇症、甲状腺疾病、高催乳素血症、睾丸和肾上腺肿瘤有帮助。此外，先天性染色体异常的疾病常常会有一些体征，如 Klinefelter 综合征（Klinefelter syndrome），患者常表现为性格和行为异常，臂长与身高比例失调，智力较常人稍低，男性第二性征不发育，阴茎小，阴毛呈女性分布，也可有乳房女性化。同时患者血清睾酮水平低，尿促卵泡素水平升高，睾丸小而硬，睾丸曲细精管不发育，精液中没有精子。

表 1-2-4　Tanner 青春期发育阶段男孩生殖器成熟分级标准

分级阶段	发育状况
I	青春期前，睾丸、阴囊和阴茎大小和形状如同儿童早期
II	阴囊和睾丸轻度增大，阴囊皮肤变红，皮肤纹理发生变化，在该阶段阴茎增大不明显
III	阴茎稍微增大，首先主要是长度增加，睾丸和阴囊较阶段 II 进一步增大
IV	阴茎进一步增大和变粗，阴茎头发育，睾丸和阴囊较阶段 III 进一步增大，阴囊皮肤颜色也进一步加深
V	此阶段生殖器在大小和形状方面如同成人

表 1-2-5　Tanner 青春期发育阶段乳房发育分级标准

分级阶段	发育状况
I	青春期前，在胸部一侧或双侧的乳房部仅看到乳头突出
II	乳腺开始发育，乳头像芽孢一样慢慢增大隆起，乳房软而有弹性地逐渐隆起，乳晕明显高出皮面，这时在皮下常可摸到质地稍硬的块状物
III	此阶段乳房和乳晕进一步增大、隆起，乳晕色素增深，但轮廓无明显区别
IV	乳头和乳晕高居两侧乳峰之上，在乳晕轮廓之上形成另一个小丘状突起
V	成熟阶段，发育到成人型，此阶段整个乳房发育得更大、更高、更丰满，乳头突起，乳晕凹进与乳腺轮廓持平

表 1-2-6　Tanner 青春期发育阶段男孩阴毛分级标准

分级阶段	发育状况
I	青春期前，阴阜上的毳毛如同腹壁上的毳毛，即非阴毛
II	生长出稀疏并稍微着色柔软的阴毛，主要分布于阴茎底部，呈直状或轻微卷曲状
III	此阶段阴毛颜色加深、变粗，同时进一步卷曲，并逐渐延伸至耻骨联合处
IV	阴毛形状接近成人水平，但是覆盖面仍然较成人小，延伸至大腿中间表面
V	阴毛在数量和类型上如同成人水平分布，阴毛扩展到大腿中部表面，但未及腹壁白线及反三角形底部以上

（三）生殖器官检查

1. 阴毛分布　男性呈菱形，女性呈倒三角形分布，如男性女性化阴毛呈倒三角形，提示可能有内分泌功能异常。

2. 阴茎和尿道外口　①望诊：有无包茎和包皮过长。注意阴茎头有无糜烂、肿块、溃疡。包皮过长时应翻开包皮进行检查，重点查看龟头及冠状沟有无红疹、溃疡、赘生物等。应同时注意阴茎有无偏斜或屈曲畸形，尿道口位置、是否红肿、有无分泌物及新生物等。正常成年人阴茎长 7~10cm，勃起时可增长至 14~20cm，阴茎增大见于青春期早熟，小阴茎见于 Klinefelter 综合征、垂体功能减退、双侧隐睾等，了解阴茎能否勃起，勃起硬度如何。②触诊：海绵体及尿道有无硬结或压痛。对主诉尿道不适者，需挤压尿道看尿道口是否能挤压出异常分泌物。

3. 阴囊检查　阴囊检查取站立位。①望诊：阴囊皮肤有无红肿、增厚，阴囊有无畸形，会阴型尿道下裂可将阴囊纵行分开，无睾症或隐睾患者阴囊可不发育，丝虫病者可见阴囊象皮肿。②触诊：站立位时检查阴囊内容物较易发现精索静脉曲张、交通性鞘膜积液和腹股沟斜疝。

精索静脉检查时嘱患者取站立位，脱去衣物站立 5 分钟，从阴囊外表观察解剖投射部位有无曲张的静脉，用拇指、示指和中指触摸精索周围和附睾附近有无呈线团状曲张的静脉。结合 Valsalva 试验（嘱患者腹式呼吸，加大腹压，使血液回流受阻，以显现曲张的静脉），临床上将精索静脉曲张的程度分为三度：I 度为站立时从阴囊外表看不到曲张的静脉，也不能扪及曲张的静脉。而在进行 Valsalva 试验时可扪及曲张的静脉，随呼吸时腹压减轻，可感觉到静脉血的回流。II 度为站立时从阴囊外表看不到曲张的静脉，用手指上托睾丸时，在阴囊的精索解剖投射部位周围可见曲张的静脉。触诊时可扪及曲张的血管，平卧时曲张的静脉逐渐消失。III 度为从阴囊外表可看到精索至附睾的解剖投射部位有明显的曲张静脉，可触及蚯蚓状或团块状的曲张静脉。阴囊外侧皮肤可见曲张的静脉与大腿内侧静脉交通，平卧时曲张的静脉消失缓慢或不消失。

鞘膜积液触诊时可触及，交通性鞘膜积液平卧时可消失。对所有阴囊肿块均应做透光试验，方法是取一直径 3~5cm 的厚纸筒紧贴阴囊，用手电从另一端照射，如阴囊肿物透红光即为透光试验阳性，睾丸鞘膜积液时阳性。

4. 睾丸、附睾和精索检查　用双手检查睾丸、附睾及精索，注意大小、质地、形状及有无肿块。睾丸大小对男性生育能力的估计有重要意义，可通过超声测量睾丸上下径、左右径、前后径并使用公式校正后计算睾丸容积（容积=睾丸上下径×左右径×前后径×0.7）；也可用睾丸容积测定器测量睾丸的容积，即用一系列已知容积的睾丸模型与患者睾丸对比，以睾丸大小相当的模型体积近似睾丸的容积。中国成人正常睾丸容积为 15~25ml，<12ml 提示睾丸功能不良，睾丸体积<

3ml 多见于 Klinefelter 综合征患者，低促性腺激素型性腺功能减退症患者的睾丸体积一般为 5~12ml。阴囊内睾丸缺如时，应仔细检查同侧腹股沟。附睾分头、体、尾三部分，应分别检查，注意大小、质地、有无结节和压痛。急性炎症时肿大且有明显压痛，慢性炎症时附睾可轻微增大和轻度压痛，附睾结核时可触及硬结。检查精索时应注意输精管粗细、有无结节，不育者要注意有无输精管先天性缺如，精索结核时可触及精索串珠状结节。

5. 前列腺和精囊检查 取侧卧位、胸膝位、平卧位或站立弯腰体位做直肠指诊，检查前应排空膀胱。检查者戴手套涂润滑剂后，以示指于患者肛门周围稍做按摩，使患者适应放松，然后将示指从肛门放入直肠，进行指诊。

精囊一般不能触及。急性精囊炎者两侧精囊肿大、压痛，精囊结核时可触及结节。检查时注意前列腺大小、质地，有无结节、压痛，中间沟是否变浅或消失。正常前列腺如栗子大小、中等硬度，有弹性，能触及中间沟，表面光滑。急性前列腺炎时，前列腺肿大、压痛；慢性前列腺炎者表面不光滑，边界不清。前列腺增生者腺体增大，根据前列腺增大的程度可分为三度。Ⅰ度：突入直肠距离 1~2cm，中央沟变浅。Ⅱ度：突入直肠距离 2~3cm，中央沟消失。Ⅲ度：突入直肠距离 3cm 以上，中央沟隆起，手指触不到其上缘。如前列腺质地变硬呈不规则结节状，则有前列腺癌的可能。

前列腺按摩方法：自前列腺两侧向中间沟，自上而下纵向按摩两三次，再按摩中间一次，将前列腺液挤入尿道，并由尿道口滴出，收集前列腺液送检。急性前列腺炎时为避免炎症扩散，禁忌按摩。

6. 神经系统检查 包括会阴部感觉、腹壁反射（T_7~T_{12}）、提睾肌反射（L_1~L_2）、膝反射（L_1~S_2）、球海绵体肌反射（S_2~S_4）。球海绵体肌反射检查方法：患者膝胸卧位，检查者右手示指伸入肛门，首先了解肛门括约肌张力，待患者肛门括约肌松弛时，以左手两指快速挤压阴茎龟头。正常情况下，伸入肛门的手指很快能感到括约肌反射性收缩；若无反应或有较弱的反应，可能提示神经反射障碍。

第二节 实验室检查

实验室检查是男科疾病的一项重要检查方法，检查以前列腺液、精液分析以及神经血管的评估为主，必要时可以采集血液、分泌物镜检或培养来诊断，主要包括前列腺疾病、男性不育症、性功能障碍、性传播疾病等实验室诊断。

前列腺疾病的实验室诊断主要包括前列腺按摩液的常规检测和前列腺液生化检查、前列腺特异性抗原、前列腺液细菌培养等。男性不育症实验室诊断项目一般可分为：①精液常规分析，一般包括精液量、pH 值、液化时间、精液黏稠度、精子密度、精子活动力等的分析，也可包括精子存活率和精子形态学分析；②精浆生化指标的检测，目前常用的指标为精浆 α-葡萄糖苷酶、酸性磷酸酶和果糖的检测，精浆锌和卡尼汀水平的检测；③精液白细胞和生精细胞的检测；④抗精子抗体的检测；⑤精子功能的检测；⑥遗传学相关检测技术。性功能障碍的实验室诊断主要为生殖激素检测、夜间阴茎勃起试验、阴茎血管多普勒超声检测、阴茎勃起神经检查等测定。性传播疾病的实验室诊断主要包括淋病双球菌、支原体、衣原体等的检测。

要保证男科实验室检测结果的准确以及不同实验室检测结果具有可比性，质量保证是男科实验室诊断的重要环节。质量保证主要包括各种样本的正确采集和处理以及相关的质量控制措施。

一、前列腺疾病的实验室检查

（一）尿液检查

1. 尿三杯试验　尿三杯试验以最初 10~15ml 尿为第一杯，以排尿最后 10ml 为第三杯，中间部分为第二杯。收集时尿流应连续不断。可初步判断镜下血尿和脓尿的来源和病变部位。若第一杯尿液异常，提示病变在尿道或膀胱颈部。第三杯尿液异常，提示病变在后尿道、膀胱颈部或三角区。若三杯尿液均异常，提示病变在膀胱或以上部位。

2. 尿细菌学检查

（1）革兰染色尿沉渣涂片检查：可初步提供细菌种类，作为选用药物的参考。

（2）尿结核菌检查：尿沉渣抗酸染色涂片检查或应用聚合酶链反应（PCR）检测。

（3）尿培养及菌落计数：清洁中段尿培养结果，若每毫升尿内菌落数超过 10^5 个，提示为尿路感染，10^4~10^5 个为可疑感染，少于是 10^4 个可能为污染。

3. 尿 17-羟类固醇测定　尿 17-羟类固醇正常值：男性 8.3~27.6μmol/24h，女性 5.5~22.1μmol/24h。增高见于肾上腺皮质功能亢进，如库欣综合征。降低见于肾上腺皮质功能不全。

4. 尿 17-酮类固醇测定　尿 17-酮类固醇正常值：男性 27.8~76.3μmol/24h。女性 20.8~52μmol/24h。增高见于肾上腺皮质功能亢进、肾上腺性征异常综合征、睾丸间质细胞瘤、内分泌激素治疗后等。降低见于垂体功能减退、肾上腺皮质功能减退、睾丸切除后性功能减退及甲状腺功能减退以及某些慢性病和结核、肝炎、糖尿病等。

（二）前列腺液检查

1. 前列腺液常规检查

（1）标本采集：患者多取胸膝卧位，也可采取右侧卧位。排尿后用按摩法采取标本，放置于洁净玻片上，立即送检。前列腺按摩前应做尿常规检查。若未获前列腺液，可于按摩后收集 10~15ml 初段尿液送检，比较按摩前后白细胞数，为间接检查。

（2）临床意义：①颜色，正常呈淡乳白色，较稀薄。炎症时变黄或呈淡红色，混浊有黏丝。②细胞，正常红、白细胞数每个高倍视野一般不超过 5 个，如超过 10 个以上或成堆的白细胞，提示有炎症的可能，红细胞常在精囊炎时出现，但因按摩过重也可人为引起，脱落细胞可用于诊断前列腺肿瘤。③卵磷脂小体，正常前列腺内卵磷脂小体几乎布满视野，圆球状，与脂滴相似，炎症时卵磷脂小体减少，且有成堆的倾向。④前列腺颗粒细胞，前列腺液中有许多大细胞，有的内含多量磷脂类颗粒，部分为吞噬细胞，炎症时或老年人较多。⑤寄生虫，患前列腺滴虫症时，可找到滴虫。⑥细菌，炎症时可发现葡萄球菌或链球菌；前列腺、精囊结核时，在涂片中可能找到结核菌，必要时做细菌培养。

2. 前列腺液脱落细胞学检查

（1）标本采集：按摩前列腺取出前列腺液滴在载玻片上，推制涂片，苏木精-伊红（HE）染色后显微镜观察。

（2）临床意义：前列腺脱落细胞包括前列腺上皮、精囊腺上皮、尿路移行上皮、精子等。前列腺癌患者可见到各种形态的癌细胞，可成群脱落，细胞界限不清，可单个散在，也可呈不规则腺泡样，细胞大小不一，胞质边界不清，核的大小、形态不规则，染色质增加，核浆比例明显失常。

3. 前列腺液细菌学检查

（1）标本采集：消毒外阴及尿道口，按摩前列腺，收集前列腺液于消毒培养皿中，如培养阳性可进一步做定量菌落计数和抗生素药物敏感试验。两次培养的细菌种类相同有诊断意义。

（2）临床意义：常见致病菌包括大肠埃希菌、链球菌和金黄色葡萄球菌。但由于前列腺液本身的抑菌作用以及有的患者排菌呈间歇性，或按摩时未触及病变区域可能出现阴性结果。临床上为了鉴别是尿路感染还是前列腺感染，常采取分段尿和前列腺液细菌培养检查的方法。检查前充分饮水，取初段尿 10ml（VB_1），在排尿 200ml 后，取中段尿 10ml（VB_2），然后做前列腺按摩，收集前列腺液（EPS），完毕后排尿 10ml（VB_3），均送细菌培养及菌落计数。根据这 4 个标本的培养结果，判断感染的部位。EPS 或 VB_3 菌落计数大于 VB_1 和 VB_2 10 倍可诊断为细菌性前列腺炎。如果 VB_1 及 VB_2 细菌培养阴性而 EPS 和 VB_3 培养阳性，进一步表明为细菌性前列腺炎。若 VB_2 菌落数多，则为膀胱炎。如果 VB_2 无菌，VB_1 中菌落数明显大于 EPS 和 VB_3，应考虑为尿道感染。若 4 个标本都无菌落，可考虑为无菌性前列腺炎。

4. 前列腺液免疫学检查　前列腺液的免疫反应是细菌性前列腺炎的表现，IgG 代表整体免疫水平，而 sIgA 代表局部免疫水平，急、慢性前列腺炎时 IgG、sIgA 可升高。

5. 肿瘤标志物

（1）前列腺特异抗原：前列腺特异抗原（PSA）正常值 $<4\mu g/L$，升高提示有前列腺癌的可能。也可用于监测前列腺癌治疗效果和判断患者预后。

（2）前列腺特异酸性磷酸酶：前列腺特异性酸性磷酸酶（PAP）是最早使用的前列腺肿瘤标志物，其特异度与灵敏度不高，对已确诊前列腺癌患者的分期与预后有一定的价值，常与 PSA 联合应用。

二、男性不育症的实验室检查

精液检查是估测男性生育能力最重要、最实用的检查。在几十种有关生殖的实验室检查中，无疑以精液常规检查最为重要，它是诊断男性不育，判断一个供精者的精液质量以决定取舍的主要检测项目。在大多数有关生殖及计划生育的科学研究中，多以精液参数作为一个金标准分析指标。但是精液常规检查有一定的局限性，有时不能据此对男性的生育能力做出正确客观的判断，在检测中存在较大的误差，因此有时须结合其他的检测，综合分析才能做出正确的判断。

（一）精液标本的采集

为使精液分析为临床提供可靠的结果，精液的采集必须按标准化程序进行。通常，精液采集需要注意以下几点。

1. 收集标本　手淫或性交体外排精收集标本，取得标本应立即送检，最好不超过 1 小时，冷天应注意保温，以免影响精子活力。受检者采集精液前，实验室工作人员需要给受检者提供清晰的书面或口头指导。

2. 标本采集时间　标本采集时间通常为禁欲 2~7 天，最好是 3~5 天。如果是出于科学研究的需要，可以精确到小时；如果仅仅是为了观察受检者精液中有无精子，禁欲时间没有严格的限制。

3. 标本的采集最好在实验室提供的房间内单独进行　如果在实验室提供的房间内留取标本确实有困难，可以允许受检者在家里或宾馆里留取精液标本，但必须向受检者强调以下几点：①不可用避孕套留取，因为普通的乳胶避孕套可影响精子的存活；②不可用夫妇射精中段法，因为这很容易丢失部分精液或受到阴道分泌物的污染，尤其是初始部分的精液所含精子密度最高；③在运送到实验室的过程中，标本应注意保温；④在采集标本后半小时内送到实验室；⑤收集精液标本的容器必须符合标准。

4. 留取精液　留取精液应用手淫法，留取后置于 35~37℃ 水浴箱中等待液化。如果需要进行精液培养，受检者应先洗净双手和阴茎，然后将精液射于无菌容器中。留取精液必须采集完整。

5. 收集标本的容器　容器可用干净的、广口的玻璃瓶或具有生物相容性的塑料瓶，采样容器上必须标明受检者的姓名、采集时间、禁欲时间以及样本采集是否完整。

6. 留取两份最初的精液标本　受检者最初的精液检查应分析两份杯本，两次采集的间隔时间通常为 7~21 天，如果两次的结果存在明显差异，应再次留取精液标本以供分析，因为男性精液分析结果可出现相当大的波动。

7. 实验室技术人员应注意自身安全防护　精液标本应视为生物危险品，可能含有有害的感染物质，如人类免疫缺陷病毒（HIV）、肝炎病毒、单纯疱疹病毒等。实验室技术人员必须穿上实验室外罩，常规洗手，在实验室内决不允许饮食、吸烟、化妆、贮存食物等。

（二）精液常规分析

精液常规包括精液量、液化时间、pH 值、黏稠度，精子浓度、活动力、存活率以及形态学分析等，结果会受许多因素干扰，只能提供判断男性生育力的可能性。仅通过一份精液标本的评估无法确定一位男性精液质量的特征，进行 2~3 次精液分析有助于获取基线数据。

世界卫生组织（WHO）2010 年公布了《WHO 人类精液检查与处理实验室手册》（第 5 版，2010 年）（表 1-2-7）。无精子症精液分析应特别慎重，至少要进行 3 次以上严格的精液采集和分析以确诊。如精液分析提示圆形细胞增多、白细胞增多等均需进一步检测。

表 1-2-7　精液特性的参考值下限［第 5 百分位数，（95%可信区间）］

参数	参考值下限
精液量（ml）	1.5（1.4~1.7）
精子总数（10^6/一次射精）	39（33~46）
精子浓度（10^6/ml）	15（12~16）
总活力（PR+NP,%）	40（38~42）
前向运动（PR,%）	32（31~34）
存活率（活精子,%）	58（55~63）
精子形态学（正常形态,%）	4（3.0~4.0）
其他共识临界点	
pH 值	≥7.2
过氧化物酶阳性白细胞（10^6/ml）	<1.0
MAR 试验（与颗粒结合的活动精子,%）	<50
免疫珠试验（与免疫珠结合的活动精子,%）	<50
精浆锌（μmol/一次射精）	≥2.4
精浆果糖（μmol/一次射精）	≥13
精浆中性 α-葡萄糖苷酶（mU/一次射精）	≥20

注：根据《WHO 人类精液检查与处理实验室手册》第 5 版；PR，前向运动；NP，非快速前向运动；MAR，混合抗球蛋白反应

由于缺乏国人精液参数的正常参考值范围，《WHO 人类精液与精子-宫颈黏液相互作用实验室检验手册》（第 5 版）的相关推荐参考值在一定范围内尚有争议，主要体现在不少地方存在第 4 版

与第 5 版并存的局面。尽管如此，第 5 版提出的有关精液分析质量控制的概念、方法值得推荐和参考执行（表 1-2-8）。

表 1-2-8　精液分析参考值范围

参数	参考值范围
外观	均质、灰白色
量（ml）	≥2.0
pH 值	≥7.2
液化	<60 分钟（一般<15 分钟）
黏稠度	拉丝<2cm
精子浓度（/ml）	≥20×10⁶
精子总数（/每份精液）	≥40×10⁶
活动力（采集后 60 分钟内）	（a 级+b 级）≥50%
存活率	≥50%精子存活（伊红或伊红-苯胺黑染色法）
形态	≥30%正常形态（改良巴氏染色法）
白细胞数（/ml）	<1×10⁶
圆细胞数（/ml）	<5×10⁶
免疫珠试验	附着珠上的活动精子少于 50%
MAR 试验	附着珠上的活动精子少于 10%
微生物培养（/ml）	菌落数<1000
精子低渗试验	尾部肿胀精子>50%
精浆锌（μmol/每份精液）	≥2.4
精浆柠檬酸（μmol/每份精液）	≥2
精浆中性 α-葡萄糖苷酶（U/每份精液）	≥20
精浆酸性磷酸酶（U/每份精液）	≥200
精浆果糖（μmol/每份精液或定性试验阳性）	≥13

注：根据《WHO 人类精液检查与处理实验室手册》第 4 版；MAR，混合抗球蛋白反应

1. 精液量　正常精液乳白色，不透明。发现精液量少时，应注意询问收集方式是否正确，或鉴别是否有逆行射精，此时可嘱患者留取尿液，显微镜观察尿液中是否有大量精子，必要时可将尿液离心后再镜检。

2. 液化时间　精液标本留取后应充分混匀（但不能剧烈摇动），置于 37℃水浴箱中待其液化。正常精液标本在 60 分钟内液化，但通常情况下在 15 分钟内液化即完成，精液液化后即可进行精液常规指标的检测。对于不液化的精液标本，可以加入 1%的 10mg/ml 的糜蛋白酶，混匀后置于37℃水浴箱中温育 30 分钟，精液液化可明显改进。机械混匀或菠萝蛋白酶对促进精液液化可能也起作用。这样的操作应记录在检测报告上。

3. pH 值　一般用 pH 试纸进行检测。测定精液 pH 值应在精液液化后立即测定，将一滴混匀的精液在 pH 试纸上均匀展开，30 秒后，与标准带进行比较读出其 pH 值。正常 pH 值为 7.2~8.0。pH 值>8.0，则有感染的可能；而 pH 值≤7.0 并伴少精子症，则可能为输精管、精囊或附睾发育

不良。

4. 黏稠度　一般用一滴管吸入精液，然后让精液依靠重力滴落并观察拉丝的长度，如果长度>2cm，视为异常。也可以用一玻棒插入精液中，提起玻棒，观察拉丝长度，同样视长度>2cm 为异常。黏稠度增加，与精液不液化一样，同样会影响精液分析结果，处理方法司不液化精液标本。

5. 精子计数　所有显微镜检查未见精子的精液标本都应离心确定沉渣中有无精子。建议使用 3000g 标本离心 15 分钟后，倾去精浆后将沉渣重悬，彻底检查后未发现精子才能做出无精子症的诊断。

血精应考虑精囊炎及生殖道炎症；精液 pH 值低于 7.0，伴无精子症，则可能存在输精管、精囊或附睾的发育异常；精浆中果糖反映精囊功能，精囊炎、雄激素不足及老年时果糖含量降低；枸橼酸和酸性磷酸酶反映前列腺功能，慢性前列腺炎时含量降低；卡尼汀反映附睾功能；正常精浆中锌为（130.0±5.6）μg/ml，直接参与精子生成、成熟、激活和获能过程。

6. 精子活动力　精子活动力即精子的运动能力。在临床上存活率常以活动精子的比例来表示，因为死精子肯定是不动的，而不动的并不一定是死精子。如果活的但不动的精子占很大比例，应怀疑精子鞭毛结构有缺陷。

精子活动力的分析有手工和 CASA 系统分析两种方法。手工分析时，在显微镜焦点平面上由标线形成的区域内，或者在精子密度低时取整个视野，首先计数 a 级和 b 级精子，随后在同一视野计数不动的 c 级精子。借助于实验室计数器的帮助，计数每类精子（即活动率）。用来自于同一份精液的两份不同的 10μl 标本重复计数 200 条精子，并比较两次独立计数各级精子所占的百分数。较大的差异提示出现计数错误或精子并非随机分布在载玻片上。这种情况下，应再制备两片新的载玻片重新评估精子活动率。精子活动率的手工分析方法精确性低，不能作为标准化的方法被推荐。CASA 系统是一种比较客观的分析精子活动率的方法，具有较高的精确性。

7. 精子形态　正常形态精子百分率是评价精子受精能力的重要指标之一。精子细胞可分为正常型、未成熟型、小型、大型、无定型等。目前，用于精子形态学分析的染色方法有：改良巴氏染色法、HE 染色法、瑞氏染色法、Diff-Quik 染色法和 Shorr 染色法。需提醒的是，不同的染色方法对精子头大小的影响和染色效果均不同，临床可根据要求选用。

进行精子形态学观察时，应注意下列精子缺陷的类型。①头部缺陷：大头、小头、锥形头、梨形头、圆头、无定形头、有空泡的头（未染色的空泡区域占头部的 20% 以上）、顶体过小的头（<头部的 40%）、双头以及上述缺陷的任何组合。②颈部和中段的缺陷：颈部"弯曲"（颈和尾形成的曲度大于头部长轴的 90%）、中段非对称地接在头部、粗的或不规则的中段、异常细的中段（即无线粒体鞘）和上述缺陷的任何组合。③尾部缺陷：短尾、多尾、发卡形尾、尾部断裂、尾部弯曲（>90°）、尾部宽度不规则、尾部弯曲或上述缺陷的任何组合。

胞聚小滴大于正常精子头部的一半，此小滴通常位于中段。只有带有尾部的可辨认精子，才考虑进行不同形态精子计数；未成熟精子细胞包括圆形精子细胞阶段，不能作为精子进行计数。精子头脱落或无精子头的不作为精子计数，无尾精子亦不作为头部缺陷计数，但应分开记录。卷尾的精子可能与精子活力低相关，或提示精子已暴露于低渗环境。偶尔，许多精子可能有特异的结构缺陷，例如顶体发育失败，导致"小圆头缺陷"或"球形精子症"。

8. 精子凝集　精子凝集是指活动精子以不同方式，如头对头、头对尾、尾对尾或混合型，彼此黏在一起。不活动精子之间、活动精子与黏液丝之间、非精子细胞成分或细胞碎片等黏在一起，为非特异性聚集而非凝集，这种情况应如实记录。凝集的存在可能提示，但不足以说明不育是免疫因素引起的，精子凝集在测定精子活动力时评估。精子凝集的类型应当记录，如头对头、尾对尾或混合型。可采用一种半定量的分级方法如从没有凝集（-）到所有可动的精子凝集到一起（+++）。

对精液分析的结果应正确判断，精液参数在大多数情况下仅提供判断生育或不育的倾向，提示未来生育的可能性，不能对生育与否做出结论。以精子密度为例，随着精子密度的增加，妊娠的概率也随之增加（并非越多越好），但不能以任何特定的精子密度来判断一名男子能不能生育。例如，精子密度大于8000万/ml者并不一定能生育，而精子密度低于2000万/ml者也不一定不能生育。在生育与不育之间，并无明确的界线。

（三）精浆生化指标的检测

人类精浆的组成几乎都来自于附属性腺，其中约30%来自前列腺，60%来自精囊腺，5%~10%来自附睾及尿道球腺等。应用生化标志物诊断男性不育症，能提供明确的信息来了解男性附属性腺器官的结构异常及功能障碍、急或慢性生殖道炎症、精子细胞的受精能力。因此，男科学上将生化标志物作为重要的辅助手段用来判断男性生育能力是否异常。相对生物学试验，前者能提供更加客观的科学数据，易于质量控制。临床上常用的生化标志物为：①评价精子的受精能力（如顶体酶、苯胺蓝试验、氧自由基检测等）；②男性生殖道隐匿性炎症（如弹性蛋白酶、C_3补体复合物、铜蓝蛋白、IgA、IgG、氧自由基检测）；③男性附属性腺器官功能障碍或输精管梗阻（如果糖、中性α-葡萄糖苷酶、锌、前列腺特异性抗原的检测）。这些特异性标志物总排出量的高低可用以评价男性附属性腺的功能状态，也可用于综合评价不育的发病原因和机制。目前，我国男科实验室已开展的精浆生化指标主要为α-葡萄糖苷酶、果糖、酸性磷酸酶和锌。

1. 精浆α-葡萄糖苷酶测定 精浆中存在两种α-葡萄糖苷酶的异构体，其中中性α-葡萄糖苷酶占80%，仅来源于附睾；酸性α-葡萄糖苷酶占20%，主要来源于前列腺。检测左旋卡尼汀作为附睾功能标志物的方法已被淘汰，中性α-葡萄糖苷酶产生于附睾本身和尾状体，因此检测中性α-葡萄糖苷酶应更能反映其功能。WHO手册仍推荐了中性α-葡萄糖苷酶的检测方法，前列腺分泌的酸性α-葡萄糖苷酸能够被十二烷基硫酸钠（SDS）选择性抑制，检测过程中加入SDS后，检测出的α-葡萄糖苷酶活性即为中性α-葡萄糖苷酶活性。

WHO推荐的方法检测步骤比较烦琐，而且，由于SDS溶液为混浊，很容易形成沉淀，在实际检测中不易操作，且国内很少开展此项检测，因此，精浆中性α-葡萄糖苷酶的检测方法的实际应用价值尚待评估。而国内实验室基本上都是检测精浆总α-葡萄糖苷酶活性。未来的研究希望能提供特异度和灵敏度更高的标志物来评估附睾功能。正常生育男性精浆α-葡萄糖苷酶活性参考值为35.1~87.7U/ml。

精浆总α-葡萄糖苷酶检测中应注意以下三点：①离心速度不同，精浆总α-葡萄糖苷酶活性有所差异，离心速度越高，精浆总α-葡萄糖苷酶水平越低，精浆总α-葡萄糖苷酶的检测中，精液离心时的速度不得低于3000g，离心15分钟，只有如此，各实验室之间的检测结果才具有可比性。②精浆总α-葡萄糖苷酶活性与禁欲时间的长短密切相关，α-葡萄糖苷酶水平亦与禁欲时间呈显著正相关（$P<0.001$），禁欲时间越长，α-葡萄糖苷酶水平越高，禁欲4~5天和禁欲6~7天的结果之间无显著性差异，而禁欲2~3天的精浆α-葡萄糖苷酶水平明显降低，禁欲7天以上的精浆α-葡萄糖苷酶水平明显升高，因此，精浆α-葡萄糖苷酶水平检测的最佳禁欲时间最好为4~7天。③精浆α-葡萄糖苷酶活性的检测应进行质量控制。通常情况下，每批检测中应包括高、低浓度的两种质控品。冷藏精浆标本可望作为同一实验室内部或不同实验室之间的质控品。

2. 精浆果糖测定 精浆果糖的测定几乎在世界上所有男科学实验室进行过，WHO也推荐以精浆果糖浓度的测定作为评价精囊腺功能的指标。精囊分泌的果糖是精子能量的主要来源。精囊腺功能紊乱时，可使精液总量减少，精浆果糖含量降低，进而引起精子活力不足，导致不育。睾酮的水平影响精囊果糖的分泌，雄激素不足可造成果糖含量降低，因此果糖含量还能间接反映睾丸间质细胞分泌睾酮的功能。先天性精囊缺如，果糖测定为阴性；精囊炎时，果糖含量降低；不完全射精或射精过频，果糖含量亦降低。

果糖还可用于鉴别单纯性输精管阻塞所致的无精症（果糖含量正常）和输精管、精囊发育不良引起的无精症。无精症患者的精液果糖值为 0，精液量少，刚排出体外的精液不凝固，精液呈酸性，pH 值<7 且无特殊气味，表明精液以前列腺液为主。体检发现睾丸体积正常，而输精管扪摸不清，可判定为先天性输精管精囊发育缺陷。果糖结合中性 α-葡萄糖苷酶检测，可大大提高诊断阻塞性无精子症的价值。目前，用于检测精浆果糖的方法有间苯二酚显色法、气相层析法、吲哚显色法等多种方法。尤以间苯二酚法为临床男科实验室常用，该法操作简单，无须特殊仪器，特异性好。

正常生育男性精浆果糖参考值为 0.87~3.95g/L。精浆果糖检测中应注意以下四点：①果糖标准液配制后应放置 2 周后使用，而使用 2 周后出现吸光度降低时应立即更换新的果糖标准液。②离心速度不同则精浆果糖浓度稍有差异，离心速度增加时精浆果糖浓度有升高趋势，为了得到最真实的精浆果糖浓度值，离心速度不得低于3000g，离心 15 分钟。③精液液化后应立即离心，将精子和精浆分离，否则会影响精浆果糖检测结果；这是由于体外活动精子不断消耗果糖所致。研究显示，随着精液放置时间的延长，精浆果糖浓度逐渐降低。④精浆果糖测定中应引入质量控制体系。对每批标本的测试都应该带有高、低浓度的两种质控品。冻融精浆标本可望作为果糖测定的质控品。

3. 精浆酸性磷酸酶测定 精浆中含有活性较高的酸性磷酸酶（ACP），比血清高数十万倍。国内男科学实验室所用的检测方法普遍为磷酸苯二钠法，与 WHO 推荐的方法使用的是相同原理，只是底物稍有不同。磷酸苯二钠法的底物为磷酸苯二钠，而 WHO 推荐的方法所用底物为 p-硝基酚磷酸二钠。故这里只介绍磷酸苯二钠法。磷酸苯二钠法有标准曲线法和试剂盒法，尤以前者应用广泛，但后者有一定优势。

磷酸苯二钠法的检测原理为：精浆 ACP 在酸性条件下分解磷酸苯二钠，产生游离酚和磷酸。酚在碱性溶液中与 4-氨基安替比林作用，经铁氰化钾氧化成红色醌的衍生物，根据红色深浅反映酶活力的高低。

试剂盒法检测精浆 ACP 活性，是利用检测血 ACP 试剂盒的方法加以改进而成的，每批检测时均带有标准品。首先将精浆标本做 1∶10 000 稀释，即 5μl 精浆加入 495μl 生理盐水，充分混匀后再吸取 5μl 加入 495μl 生理盐水中，再次充分混匀后，取 50μl 稀释精浆按试剂盒说明书进行。ACP 活性（U/ml）= 测定管吸光度/标准管吸光度×10，其定义为：1ml 精浆与基质在 37℃ 条件下作用 30 分钟产生 100mg 酚为 1 个活力单位。

精浆 ACP 检测中应注意以下三点：①精浆稀释后需立即检测；②离心速度对精浆 ACP 检测结果可能有影响；③精浆 ACP 测定中应引入质量控制体系。对每批标本的测试都应该带有高、低浓度的两种质控品。冻融精浆标本可望作为 ACP 测定的质控品。

4. 精浆锌的测定 锌参与精子生成、成熟、激活、获能和凋亡过程，适量的锌可延缓细胞膜脂质氧化，以维持细胞结构稳定性和生理通透性，从而使精子有良好活力。若精浆锌含量不足可影响生殖内分泌功能。发生机制为：①锌不足可影响下丘脑-垂体-性腺轴，使垂体分泌促性腺激素减少，致性腺功能减退，精子减少；②睾酮合成需要多种与锌有关的酶的参与才能完成，因而锌缺乏可使睾酮合成减少；③缺锌导致某些氨基酸代谢紊乱、蛋白合成降低，使精子形成停滞；④缺锌尚可影响精子代谢和精子活力。测定体液中锌含量的一种比色分析方法适用于精浆中锌浓度的检测。已有测定精浆中锌浓度的试剂盒出售。

精浆生化标志物可以用来评价附属性腺功能状态，也能帮助诊断梗阻性无精子症。因此，精浆中果糖缺失，同时有低 pH 值和低排精量，可以诊断为末梢性阻塞性疾病；纯前列腺液的 pH 值在 6.4 左右，偏酸。另外，在这些病例中，普遍有射精量少以及精浆中检测不到或有微量果糖的特点。将来的研究将着重于阐明其他生化标志物在临床男科中的应用，如睾丸特异性标志物转铁蛋白，精子 DNA 稳定性标志物吖啶橙，精子获能标志物胆固醇/磷脂比率等。

5. 精浆卡尼汀的检测 卡尼汀，又称肉毒碱、肉碱或维生素 B_T，化学名称为 β-羟基-γ-三甲胺丁酸，相对分子质量是 161.2，肉碱广泛存在于自然界中，是一种高极性、小分子季胺类化合物，为人类必需的营养素，有重要的生化功能和临床应用价值。肉碱有左旋（L-）和右旋（D-）两种旋光异构体，除非特别注明外，一般提到肉碱即指 L-肉碱。L-肉碱是线粒体膜上唯一的活化脂肪酸载体，主要功能是携带、转运活化的脂肪酸，特别是长链饱和和不饱和脂肪酸穿越线粒体膜，进入线粒体内进行 β 氧化和三羧酸循环反应，为机体的各种代谢活动提供能量。肉碱分布于体内多种组织，以附睾中的肉碱浓度最高。目前认为，肉碱与精子在附睾中成熟有关。附睾本身无合成肉碱的功能，摄取的肉碱来自血浆，但附睾中肉碱的浓度却远远高于血浆。当精液中肉碱缺乏时，精子线粒体内正常的 β 氧化过程缓慢，为精子提供的能量降低，可导致精子存活能力和运动能力明显降低，进而可导致男性不育。对肉碱缺乏的患者及时给予肉碱已成为目前治疗男性不育的新疗法之一。然而，目前临床上并没有有效、简便的常规精浆肉碱的检测方法，因此给予肉碱只是一种经验性的治疗。高效液相色谱法（HPLC）检测精浆肉碱，具有高灵敏度、高特异度等优点，因此被认为是测定肉碱的"金标准"。正常生育男性精浆肉碱含量为 308.1~903.8μmol/L。

（四）精液生精细胞的检测

精液中的生精细胞主要包括以下四类。①精原细胞：可分为 3 种类型（Ad、Ap 及 B 型），Ad 型（暗 A 型）精原细胞的核呈圆形或椭圆形，核内有许多细小染色质颗粒，可被铁苏木素深染。核中央有一块苍白区，不被染色。核膜内表面有半球状核仁，通常 1~2 个，大小不一，嗜伊红。胞质内常出现空泡，富含糖原颗粒，过碘酸反应呈强阳性。Ap 型（亮 A 型）细胞核呈卵圆形，核内染色质颗粒较大，不易被铁苏木素着色。核膜处有 1~3 个核仁，嗜伊红。与 Ad 型细胞明显不同的是胞质内糖原颗粒极少，过碘酸反应呈阴性。B 型精原细胞核较大，圆形，染色质颗粒着色很浅，但有时出现一些小片状或颗粒状的染色质，染色较深，且部分常附着于核膜上，有时附着于核仁。胞质内无糖原颗粒存在。Ad、Ap 型精原细胞一般不易离开基膜脱落，精液中见到的常是 B 型精原细胞。B 型精原细胞是对放射线最敏感的细胞。②初级精母细胞：这一类型的生精停滞常出现在第一次减数分裂前期的末尾。精液中可见到偶线期的联会（同源染色体配对）或晚粗线期的去联会（配对的同源染色体片断提前分离）细胞形态。该细胞体积较大，直径 15~24μm。③次级精母细胞：由初级精母细胞增殖分化而来。体积一般较初级精母细胞小，有单核及双核两种类型，双核形的细胞与蜻蜓的头眼相似。胞核染紫红色。次级精母细胞存在的时间很短，故切片中少见。④精子细胞：由次级精母细胞发育成熟而来。精子细胞变成精子的过程包括 8 个不同阶段。精子细胞形态多样，核较小，着色较深，常呈球形或精子头的雏形。精液中生精细胞检查是评价男性生育能力的重要指标，也是判断阻塞性和非阻塞性无精子症的重要依据。

根据细胞核的形态与大小、染色质固缩程度以及核浆比例，可将生精细胞分为以下四种：精原细胞、初级精母细胞、次级精母细胞和精子细胞。在精液中除可观察到正常形态特征的生精细胞外，还可观察到异常生精细胞。

异常生精细胞主要表现在：①胞核变性，这是异常生精细胞的主要特征。由于胞核受损，分化不良，瑞氏染色核呈深紫色，可见到核固缩、溶解和核断裂等形态特征。核固缩，常使核变小、致密，均匀着色；核溶解，常呈胞核膨胀、疏松，染色质模糊，着色较浅，或核膜破碎，轮廓不清；核断裂，可见胞核呈断裂状态或为几个核碎片，明显可见着色深浅分明的断裂块。②胞质破损，胞体变形肿大或缩小，甚至破碎，形态多样异常，胞质内空泡大小不一，着色深浅不一，常见有深紫色大小不一的颗粒，有时核裸露，偶见精子穿入生精细胞的胞质内。③核分裂异常，生精细胞核分裂异常，可见有核内复制现象。在次级精母细胞、精子细胞阶段，有时可见 3 个或 4 个以上的核，有时可见核浆发育不平衡的生精细胞，核浆比例失调。

临床意义：①精液中生精细胞的检查能有效地与精液中其他细胞（如白细胞）区别，避免误诊；②精液中生精细胞的检查结合精浆生化指标测定可鉴别阻塞性无精子症和非阻塞性无精子症，并可反映睾丸的生精功能；③精液生精细胞检查可取代睾丸活检，采用睾丸活检观察生精细胞形态学，不仅给患者带来痛苦，而且易使患者体内产生抗精子抗体；④可了解细胞毒类药物、温度等因素对生精细胞的影响；⑤动态观察精液生精细胞的变化，可以作为男性不育症疗效观察和判断预后的指标之一。

（五）精液中白细胞的检测

精液常规检查白细胞是用新鲜精液直接镜检，这种判断方法往往易将精液中非精子细胞误认为白细胞。由于染色后镜检能准确地识别白细胞，因此精液中白细胞必须用染色法加以鉴别。另外，单克隆抗体的免疫细胞化学法也是常用的方法。正常精液中白细胞数不应超过 $1 \times 10^6/ml$。精液中过多的白细胞（白细胞精子症）可能与感染和精液质量差有关。当精液中白细胞数目多时，应该进行微生物学试验以证实有无附属性腺感染。然而，无白细胞不能排除无附属性腺感染的可能。对精液中白细胞的检测可用下列方法：①直接镜检法，通常先将精液细胞沉淀涂片，然后用瑞氏染色或巴氏染色法染色，此法简便易行，但有时与生精细胞难以区分；②过氧化物酶染色法，常用的有正甲苯胺蓝、联苯胺及邻甲苯胺过氧化物酶染色法，由于其依赖于内源性过氧化物酶，故受细胞成熟度及涂片技术等影响；③荧光原位杂交法，根据杂交信号的数目和位置，结合细胞核特有的形态对白细胞进行鉴定；④免疫细胞化学法，即根据白细胞表面标志，用抗白细胞及其亚群的单克隆抗体结合酶标记进行反应。此为目前检测白细胞的最可靠方法，但操作复杂，试剂昂贵，而且因其灵敏度高，阳性率也相应提高，故诊断标准亦应做相应修改。

（六）精子顶体完整率分析

精子顶体内含有多种水解酶，如顶体蛋白酶、透明质酸酶、ACP 等。在受精时，精子释放顶体酶，分解卵子外周的放射冠与透明带，进入卵子内。顶体酶也能降低宫颈黏液的黏度，提高精子穿透宫颈黏液的能力。精子顶体缺陷与男性不育有密切关系。

精子顶体完整率的分析需要对精子进行涂片和染色。根据顶体的外形和损伤情况，将精子顶体分为以下四种类型。Ⅰ 型：顶体完整，精子形态正常，着色均匀，顶体边缘整齐；有时可见清晰的赤道板。Ⅱ 型：顶体轻微膨胀，精子质膜（顶体膜）疏松膨大。Ⅲ 型：顶体破坏，精子质膜严重膨胀破坏，着色浅，边缘不整齐。Ⅳ 型：顶体全部脱落，精子核裸露。Ⅱ、Ⅲ、Ⅳ 型均为顶体不完整精子，计算顶体完整率时一般计数 200 条精子，计算 Ⅰ 型顶体精子计数占总精子的百分比。顶体完整率（%）= 顶体完整精子数/精子总数×100%。正常生育男性顶体完整率的正常参考值：>75%。

（七）精子功能检测

精子功能指标的测定能更客观地反映精子的受精能力，是对精液常规检查的必要补充。目前，除了精子膜功能测定在临床上有一定应用外，其他许多指标的检测因影响因素众多，没有可供临床医师参考的正常参考范围，在临床实践中很难实施，这些方法目前多用于科研。

1. 精子膜功能测定　精子膜上含有丰富的多聚不饱和脂肪酸及多种蛋白成分，精子膜的功能与精子获能、顶体反应及精卵融合密切相关。精子膜功能的测定，可预见精子的受精能力。检测精子膜功能常用精子尾部低渗肿胀试验（HOST）和伊红 Y 水试验。

（1）精子尾部低渗肿胀试验：精子在低渗溶液中，必须重新建立内外液体间的平衡，水分子通过精子膜进入精子，使精子体积增大而膨胀，这是活精子膜功能正常的标志。而膜功能不全（包括死精子）的精子表现为不膨胀。所用试剂包括：①低渗肿胀液，枸橼酸钠（$Na_3C_6H_5O_7 \cdot 2H_2O$）7.35g，果糖 13.51g，加蒸馏水至 1000ml，4℃冰箱保存；②伊红 Y 溶液，称取 5g 伊红 Y，溶解于 100ml 磷酸盐缓冲液（PBS）（0.01mol/L，pH 值 7.4）中。具体操作步骤为：取液化精液 0.1 ml，加 37℃预温的低渗肿胀试剂 0.85ml，混匀，置 37℃水浴 30 分钟后再加入伊红 Y 溶液 0.05ml，混匀，室温放置 2 分钟。镜下计数 200 条精子中 b~g 期精子的百分率。a 型：未肿胀；b 型：尾尖肿胀；c 型：尾尖弯曲肿胀；d 型：尾尖肿胀伴弯曲肿胀型；e 型：尾弯曲肿胀；f 型：尾粗短肿胀；g 型：尾完全肿胀。g 型精子整个尾部肿大呈球状，证明精子膜无损伤，精子功能良好。正常参考值：>60%。

（2）伊红 Y 水试验：除可检测精子尾部肿胀率来反映精子膜功能的完整性外，还可以通过检测精子头部未着色率来评估精子头部膜结构的完整性。所用试剂：50g/L 伊红 Y 溶液，即伊红 Y 5g 加蒸馏水至 100ml。具体操作步骤为：液化精液 10μl 加伊红 Y 溶液 40μl，载玻片上混匀，盖上盖玻片，静置 1~2 分钟后置于 40 倍物镜下观察，计数精子尾部总肿胀率和精子头部未着色率。

值得注意的是，由于某些精液标本在置于 HOST 溶液前会出现尾部卷曲的精子，因此有必要在放置于 HOST 溶液前观察精液，处理后所获得的尾部卷曲精子的百分比减去未处理标本中尾部卷曲精子的百分比，即可以得到 HOST 中出现反应的精子的实际百分比。

HOST 中的质量控制主要体现在对新 HOST 溶液的保证。在临床使用前，应当用老批号的 HOST 溶液对新批号的 HOST 溶液进行校验，评分不应有显著差异。如果差异显著，应废弃该批试剂，重新配制。

若以蒸馏水作为低渗肿胀液，肿胀精子以 g 型为主，而低渗肿胀液以 b 和 f 型为主。可能由于两者的低渗程度不同，肿胀程度也有所差异。用蒸馏水作为低渗肿胀液，充斥于精子计数池中，可同时测定精子密度和精子尾部低渗肿胀率。

2. 性交后试验　性交后试验（PCT）是通过测定性交后若干小时每高倍视野（HP）宫颈黏液中活动精子的数目来评价精子穿透功能的一种试验。

（1）时间选择：性交后试验尽可能靠近排卵期进行，排卵期根据常用的临床指标（基础体温、宫颈黏液变化和阴道细胞学）确定。试验前夫妇双方禁欲 2 天，最好在性交后 6~10 小时进行检查。不过，间隔时间稍长，如性交后 18~24 小时也可进行。性交后评价黏液时间的标准化对于任何实验室都十分重要。

（2）性交后试验的技术：将未涂抹润滑剂的阴道窥器插入阴道，用不带针头的结核菌素注射器、吸管或聚乙烯管从阴道后穹隆池中吸取标本。用不同的注射器分别采取宫颈外口及宫颈管内的黏液标本，将黏液分别置于玻片上盖以载玻片。显微镜下放大 400 倍观察。

（3）阴道池取样：通常精子在阴道内 2 小时即死亡。检查阴道池标本的目的是证实精液确实已进入阴道。

（4）宫颈外口和宫颈管下段标本：宫颈管下段内精子的数量随性交后时间的推移而变化。性交后 2~3 小时，宫颈管下段聚集着大量精子。精子在宫颈黏液中的活动力分级：①快速直线前向运动；②缓慢直线或非直线运动；③非前向运动；④精子不运动。正常妇女与精液质量良好的男子性交后，宫颈内标本通常可观察到活动精子 25 个/HP（400 倍）。定向运动的精子 ≥10 个/HP 可认为满意；<5 个/HP，尤其是伴有运动迟缓或环形运动（b 级）时表示精子数量和活动力降低，或宫颈黏液异常。性交后 4 小时开始，宫颈外池中的精子数量逐渐减少，因此性交后 4 小时内或 4 小时后检查，宫颈管下端采集的黏液精子数量可能要少些。

（5）宫颈管内标本：射精后，少数精子迅速到达宫颈内口水平。2~3 小时后，精子数量逐渐增多并达到高峰。此后 24 小时内，精子数量保持相对稳定。因此，性交后 6~10 小时，正常应见到精子 ≥10 个/HP（400 倍）[活动力（a）和（b）级]。在延迟试验中（性交后 10~24 小时），通常也可检测到相似数量的精子。

（6）意义：PCT 的目的不仅在于测定宫颈黏液中活动精子的数量，还在于评价性交后若干小时精子的存活和行为。因此，性交后 6~10 小时是评价精子寿命和存活的最佳时间。若在这个阶段宫颈内存在足够数量的活动精子，即可在不育症的可能病因中排除宫颈因素。试验阴性或异常的患者可提早检查。对 PCT 阴性的所有病例，即当未见精子时，应确定是否发生过射精和精子进入阴道。错误地选择时间，或在有生育的妇女周期中过早或过迟进行试验，都可能产生阴性结果。

在某些妇女，整个周期中仅有 1~2 天可能获得阳性结果。如果不能比较准确地预测排卵期，就有必要在一个周期中重复做几次 PCT。

3. 精子毛细管穿透试验　本试验测定精子在毛细管中穿透宫颈黏液柱的能力，原理同 PCT。因使用正常妇女排卵期的宫颈黏液或宫颈黏液代用品，精子在黏液内的穿行距离及黏液内活动精子数，完全取决于精子本身的运动功能。因此可用于鉴定导致 PCT 异常的因素是在男方还是在女方。

（1）方法：试验前患者要禁欲 2~3 天，穿透前将排卵期的宫颈黏液或其他穿透介质吸入毛细管内，顶端用胶泥封口，下端插入精液池内，池内盛精液 0.2ml，垂直放入 37℃ 水浴盒内。

（2）试验的评价：0.5~1 小时后，根据精子穿透高度、穿透密度和活力三项指标来判断结果。①穿透高度：毛细管中领先精子到达的高度，单位为毫米（mm）。②穿透密度：选择毛细管中精子数目最多的一段，计算其中的精子数。③活动力：根据毛细管中上 1/3 段前向运动精子的比率分为 0~Ⅲ 级。0 级为无前向运动；Ⅰ 级为前向运动精子占 25%；Ⅱ 级为前向运动精子占 25%~50%；Ⅲ 级为前向运动精子>50%。

4. 精子穿卵试验　1976 年 Yanagimachi 等报道的精子穿透去透明带金黄仓鼠卵试验（SPA），是测定精子获能、顶体反应、精子卵膜融合能力以及精子核解聚能力的经典方法。用仓鼠卵代替人卵，分析人精子穿入去透明带仓鼠卵的百分率，预测其受精能力。SPA 结果可用卵子受精率（卵子被精子穿透的百分率）及受精指数（为穿透卵子的精子总数与卵子总数之比，从整体上反映精子的穿透力与顶体反应）表示。正常生育男性 SPA 时卵子受精率 ≥10% 为正常。但由于实验条件要求很高，操作步骤多，有一定的技术难度，国内仅限研究机构用于科研目的，临床未做常规开展。

（八）免疫学检查

精子免疫的检测可分为抗精子抗体（AsAb）检测、精浆免疫抑制物质（SPIM）检测和精子的细胞免疫检测三大部分。

1. AsAb 测定　AsAb 检测对临床男性不育症（尤其怀疑免疫性不育可能）患者的治疗和预后的判断提供了有价值的指标。精子对女性是一个同种异体抗原，经抗原识别可诱发全身或局部的免疫应答。在男性主要是由于睾丸炎症或损伤，附睾或附属性腺感染，破坏了血生精小管屏障，精子作为"非己"物质刺激产生自身抗体。此外，精子自身免疫亦与暂时性或永久性输精管道的梗阻有关。无论 AsAb 存在于男方还是女方，都可导致不育。AsAb 按其对精子的作用分为凝集性、制动性与综合性三类；精子凝集抗体有头对头、尾对尾及混合型三种。以荧光抗体法检查，可将精子制动抗体区别为顶体、中体、后核帽、中片、尾及尾尖等几种。

测定 AsAb 的方法有很多，但目前临床上以酶联免疫吸附试验（EL1SA）为主，少数单位使用了免疫珠试验。目前市场上有不少厂家提供 AsAb 检测试剂盒，但检测结果差异较大。因此，AsAb 检测的标准化和质量控制迫在眉睫。

2. 精浆免疫抑制物质测定 正常精浆和精子含有免疫抑制因子，被称之为男性抑制物质。男性抑制物质随精子进入女性生殖道，抑制机体对精子的免疫反应，保护受精卵免受排异，使得正常的生殖生理过程能顺利进行。精浆免疫抑制物质的检测可用抗补体法检测精浆免疫抑制物质活性。该法检出的正常参考值为（430±62）U/ml，亦可用单向免疫扩散法或间接免疫荧光定位检测。

3. 精子的细胞免疫反应测定 精子特异性抗原引起的细胞免疫反应，多采用淋巴细胞转化试验、白细胞移动抑制试验和白细胞黏附抑制试验等方法检测，但不同的研究者报道的结果相互矛盾，难以重复。对精子的细胞免疫检测可用外周血淋巴细胞促凝血活性测定。大于正常怀孕夫妇淋巴细胞促凝血活性均值（秒）＋2 秒为阳性。

（九）细胞遗传学检查

男性不育与染色体异常是密切相关的。对于临床上怀疑是先天遗传因素引起的男子不育症，或精液分析中精子畸形率大于 50%，睾丸容积小于 10ml，或临床表现为严重的男性性发育不良及男性女性化症，都要考虑进行染色体和细胞核型鉴定。临床上连续出现两次及以上不明原因流产或胎停育的夫妻，也推荐夫妻双方同时咨询细胞遗传学检查。

染色体检查方法中大多为观察口腔黏膜涂片和周围血细胞有丝分裂的染色体，少数取睾丸组织检查有丝分裂的染色体。隐睾症的染色体分析可在做隐睾固定术的同时做活组织检查。常用的细胞遗传学检查如下。

1. 染色体核型分析 染色体核型分析是诊断染色体畸变疾病的重要方法。人体外周血细胞染色体制备完成后镜下观察，一般计数 30 个分裂象细胞的染色体数，分析 3 个核型。如有异常，增加计数的细胞数，分析 3 个以上核型，显微摄影。染色体也可通过减数分裂来研究。减数分裂只发生在生殖细胞，初级精母细胞通过减数分裂，使每一条精子都含有 23 条染色体。观察睾丸组织的减数分裂可提供精子生成的动态情况，了解减数分裂的障碍发生在哪一期，这比常规睾丸活检可靠。

2. Y 染色体微缺失检测 Y 染色体微缺失可以导致男性不育，故其微缺失的检测对患者的病因诊断、临床治疗及遗传咨询都是必要的。1986 年，Vergnaud 建立了 Y 染色体基因微缺失图谱，为 Y 染色体基因分析创造了条件。接着，其他学者又列出了 Y 染色体上各 DNA 片段的 PCR 引物序列，为 Y 染色体基因的 PCR 检测带来了极大的方便。Y 染色体 PCR 检测与一般 PCR 过程相似，都经历了高温变性、低温退火、适温延伸，有的学者认为在反应体系中除了正常内参照、阳性参照、阴性参照之外还应用水来作空白对照，以排除假阳性或假阴性的可能。也有资料显示，虽然水样反应体系包含了所有的反应必须底物，却易被污染。由于检测中不可避免出现误差，故在结果观察时，应保证连续 3 次以上 PCR 反应都没有相应条带出现，才能说明其相应基因发生微缺失。目前无精子因子（AZF）缺失的检测主要采用 Y 染色体特异性序列标签位点（STS）引物进行 PCR 扩增，确认缺失位点。

（十）组织学检查

睾丸活检是男性学重要的检测方法。通过睾丸活检观察，能直接评估生精的功能及生精障碍的程度、睾丸合成类固醇激素的功能及生育能力，此外，活检取下的组织可进行组织培养，并对其进行染色体分析，从而判断有无性染色体畸形（具体详见第五章中相关内容）。

三、性功能障碍的实验室检查

（一）性激素检查

男性下丘脑-垂体-睾丸性腺轴各级水平的激素分泌，在男性生殖活动中起着非常重要的调节作用。男性学的激素测定可对下丘脑、垂体和睾丸功能做出评估，有助于对男性不育症、勃起功能障碍（ED）等病的综合分析。当怀疑该病的发生是由于雄激素缺乏引起时，首先应检测睾酮的水平以判定雄激素缺乏的存在，更重要的是明确导致雄激素缺乏的性腺功能减退是原发性的还是继发性的，以及导致继发性性腺功能减退的病变部位在垂体还是下丘脑，以利于进一步根据病变部位行相关的激素测定或影像学检查明确病变的性质，将男性生殖系统疾患定性定位。

1. 男性睾酮测定　睾酮是由睾丸细胞合成的类固醇激素，并主要由睾丸、肾上腺和卵巢分泌，主要功能是促进男性第二性征的发育和维持。正常值为 12.5～34.7nmol/l（360～1000ng/dL）[放射免疫法（RIA）]。正常男性的血浆睾酮水平有昼夜节律性变化，清晨为分泌高峰，晚间最低。根据睾酮分泌的节律性特点，上午 8 时至 9 时是最佳采血时机。对于睾酮检测结果的判定应谨慎，一方面是因为睾酮分泌的昼夜节律性；另一方面，睾酮的分泌还有季节节律性的变化，以秋季最高，春季时最低。此外，即使真正的睾酮水平降低也并不一定导致 ED，因为儿童和去势的男性在视听刺激下仍有可能产生心理性勃起。因此，发现睾酮水平降低只能作为进一步检查和评价的线索，而不能做出武断的结论。

2. 黄体生成素和促卵泡素　尿促卵泡素（FSH）可刺激睾丸支持细胞发育，并促进产生一种能结合雄性激素的蛋白质。通过这种蛋白质，可使发育的生殖细胞获得稳定而高浓度的雄性激素，促进生殖细胞发育，并分化为成熟的精子。FSH 正常值范围为 0.9～9.8mU/ml。黄体生成素（LH）促进睾丸间质细胞增生，促进其合成和分泌睾酮。睾酮扩散入精曲小管，供精子生成的需要。LH 正常值为 5～28mU/ml。两者的分泌与睾酮一样，也是脉冲式的，呈现出昼夜节律性。从根本上说，睾酮的脉冲式分泌是其上游调节激素 LH 等的脉冲式分泌导致的，故两者采血方法与睾酮类似。

3. 男性垂体催乳素测定　垂体催乳素（PRL）的测定对诊断垂体疾病，如垂体瘤和泌乳综合征有特殊重要的价值。正常值为 1～20ng/dl。催乳素的分泌也有节律性，而且在恐惧、疼痛、紧张等应激情况下会有一过性的增高。因此，偶尔一次催乳素检测水平增高不能轻率地判定为高催乳素血症。临床意义如下。

（1）FSH、LH 和 T 基础值均正常：基本上可以排除生殖内分泌疾病。如果精液化验结果异常，例如少精子和精子活动率低，则可能是曲细小管或附属性腺的病变。如果精液中没有精子，并且精浆中果糖含量很低或缺如，则提示这种无精子症是由于输精管道阻塞引起的。

（2）FSH、LH 和 T 均低：这种低促性腺激素型性功能低下，一般为下丘脑、垂体功能障碍，继发睾丸功能减退。例如先天性下丘脑不能合成和分泌促性腺激素释放激素，促使垂体和睾丸不能分泌生殖激素，而后天性下丘脑和垂体的损伤及肿瘤也可以造成这种情况。

（3）FSH、LH升高，T下降：这种高促性腺激素型性功能低下一般为原发性睾丸功能障碍。由于睾丸生精功能障碍和不能合成足够的睾酮，不能对垂体产生负反馈（抑制）作用，使FSH和LH水平升高，引发疾病包括先天性精曲小管发育不全、严重精索静脉曲张、放射线及药物引起的无精子症等。

（4）PRL明显升高：伴有性功能低减，如阳痿和少精，这是高催乳素血症，提示有垂体瘤和微腺瘤的可能性。

（5）FSH、LH和T正常或升高：性分化异常，外生殖器、乳房呈女性化，则为睾丸女性化患者。这是一种睾酮受体缺乏或结构异常，睾酮不能发挥正常生理功能而引起的疾病。

4. 药物刺激试验 临床上一些生殖内分泌系统的疾病，为了区别性腺轴的障碍部位是在下丘脑、垂体或睾丸，须进行三个试验：氯米芬刺激试验、垂体促性腺激素释放激素（GnRH）刺激试验和人绒毛膜促性腺激素（HCG）刺激试验。

（1）人绒毛膜促性腺激素刺激试验：目的是检查睾丸间质细胞功能状态。对于睾酮水平低下，LH、FSH水平增高的受试者可通过HCG刺激试验明确睾丸是否存在病变。HCG具有类似于LH的生物活性，可刺激睾丸间质细胞分泌睾酮，因而睾丸功能正常者在给予HCG后睾酮分泌会增加。试验步骤是先按上述方法测定睾酮水平2次，然后给予HCG 1500～5000U，肌内注射，连续4天，然后于注射完最后一针的当天采血测定睾酮水平。正常情况下，给药后的睾酮水平可达给药前的2倍；如果反应降低则提示病变部位在睾丸。

（2）促性腺激素释放激素刺激试验：目的是检查垂体的功能。GnRH又称黄体生成素释放激素（LHRH），生理情况下由下丘脑合成和分泌，可直接作用于垂体，使LH和FSH分泌增加，LH再进一步作用于睾丸间质细胞合成并分泌睾酮。因此，本试验可进一步区分导致性腺功能减退的病变部位。具体方法是让受试者于上午空腹采血检测LH、FSH和睾酮的水平做对照，采血方法同前，采血后立即将溶于5ml生理盐水中的GnRH 50～100μg于30秒内快速静脉推注入受试者体内，于注药后15、30、60分钟各采血一次，分别测定LH、FSH和睾酮水平。正常成年男性于注药后30分钟LH升高至注药前的2～3倍，低于2倍则为反应低弱，峰值出现于60分钟以后则为反应延迟。无反应或反应低弱者，提示病变部位在垂体。正常或反应延迟者则提示病变部位在下丘脑，也可见于无病变者。

（3）氯米芬刺激试验：目的在于检查下丘脑的功能。对于GnRH刺激试验正常的受试者可进一步行氯米芬刺激试验，以确定下丘脑是否存在病变。方法是于给予氯米芬前两天先按照上述方法测定LH、FSH和T两次以作对照，然后给予氯米芬200mg口服，每天1次，连服10天，再以同样的方法测定LH、FSH和睾酮的水平。由于氯米芬是一种弱效雌激素，因而与下丘脑雌激素受体结合以后可以占据内源性雌激素的结合位点，起到类似拮抗剂的作用，产生抗雌激素的效应，机体就会产生雌激素缺乏的错觉，从而刺激下丘脑分泌GnRH，后者再进一步作用于腺垂体使LH、FSH分泌增加，最终导致睾酮分泌增加。一般而言，正常成年男性于服药后的第10天LH、FSH达到分泌高峰，LH可增高至对照值的1.5～3.5倍，FSH可增高至对照值的1.3～3倍，睾酮可增高1.3～3.2倍。若受试者对GnRH刺激反应正常而对氯米芬刺激试验无反应，则可进一步说明病变部位在下丘脑，否则下丘脑无病变。

（二）夜间阴茎勃起试验

夜间阴茎勃起试验是目前鉴别功能性ED和严重器质性ED最好的非损伤性方法之一。夜间阴茎勃起试验已从简单的邮票试验，发展到现代的高级计算机检查。

1. 断裂式监测带试验（snap-gauge） 　将三条不同拉力条带的测试环于夜间睡前固定在阴茎上，次晨观察有否拉力带由于夜间阴茎勃起而断裂，方法简单，但不可监测勃起的次数和持续时间。

2. 硬度监测仪 　夜间入睡前将两个测试环分别安置于阴茎前端和根部，由绑在患者大腿上的小型记录仪记录夜间阴茎的硬度、勃起次数、持续时间。

3. VISER 阴茎勃起分析仪 　一种能监测阴茎粗细、硬度、海绵体内压和血流的多参数手携式电脑综合分析仪，可获得更加全面、精确的资料。

4. NEVA 阴茎勃起生物电测定系统 　可连续测定阴茎勃起次数、长度、粗细和血容量变化，是较新型的无创监测系统。

（三）阴茎血管、海绵体等检查

1. 阴茎海绵体内注射试验 　利用阴茎海绵体内注射（ICI）血管活性药物诱发阴茎勃起以评价患者勃起功能的方法又称为化学假体试验。大量的临床观察显示，海绵体内注射血管活性药物不仅是诊断 ED 的有效方法，而且应用于 ED 的治疗也有很好的疗效，尤其对于轻、中度心理性 ED 患者，通过治疗增强患者信心后有可能达到完全治愈的效果。而且，ICI 具有操作简便、受外界干扰小、结果重复性好、出结果迅速等优点，因此，ICI 已经成为初步诊断 ED 的筛查试验，并有学者将其应用于司法鉴定。

（1）操作方法：患者取平卧位，用手指将阴茎牵直，选择阴茎近耻骨处阴茎海绵体侧方中后部作为注射部位，消毒局部皮肤，避开神经、血管和尿道，选用 1ml 注射器垂直皮肤刺入阴茎海绵体内，当穿破白膜时有突破感，不抽回血而立即将药物缓慢注入阴茎海绵体内。注射完毕后拔出针头，以棉球压迫注射部位 2 分钟以防止血肿发生，5 分钟后松开止血带，嘱患者自己用手刺激阴茎以加强勃起效果，观察阴茎有无勃起及勃起时间。常用的血管活性药物为罂粟碱 30～60mg 或前列腺素 E_1 20～30μg。

（2）结果判定：可初步根据阴茎勃起角度判断阴茎海绵体对注射血管活性药物的反应。一般而言，如果勃起角度小于 60°，持续时间小于 30 分钟，可以定性为化学假体试验阴性，排除心理性 ED 的可能，应做进一步的检查以明确可能存在的器质性病变。有学者认为，结合注射血管活性药物后勃起和消退的情况可以初步判断 ED 的类型，具体标准为：①迅速产生强烈的勃起反应，提示为神经性 ED；②产生正常的勃起反应，提示为心理性 ED；③产生较差的勃起反应，提示轻度动脉性 ED；④产生极差的勃起反应或几乎无勃起反应，提示为严重动脉性 ED；⑤迅速产生勃起反应，又迅速疲软，提示为静脉性 ED。

（3）并发症：总的来说，海绵体内注射血管活性药物是一种安全的方法，但有时也会出现一些并发症，除了注射本身的创伤会导致一些并发症以外，目前没有任何一种血管活性药物被认为是绝对安全的。

常见的并发症有：①持续勃起是 ICI 最严重的并发症，如果注射后勃起超过 4 小时应引起警觉，超过 6 小时则应紧急处理，以免发生阴茎海绵体变性坏死和（或）纤维化；处理措施为用注射针头从阴茎海绵体侧方穿刺抽出血液 30～90ml，如仍无改善，可给予 α-肾上腺素药物海绵体内注射，如将肾上腺素 1mg 溶于 1000ml 生理盐水中，每次注射 20ml，或将去氧肾上腺素 10mg 溶于 500ml 生理盐水中，每次注射 10～15ml，以上方法可交替反复使用，多可收到较好的效果，因此，行 ICI 后应告诫患者如果勃起超过 4 小时应立即就医，以免发生不良后果，早期血管活性药物的用量较大时，持续勃起的发生率较高，现减少用药量后已较少发生。有学者主张联合用药以减少用药量，而且也同样可以获得较满意的勃起效果。②淤血或血肿，常由注射针头过粗或针头拔出后压迫不充分所致，表现为局部皮肤发绀，严重者可致阴茎肿大，不严重者多可自行吸收，超过24 小时者可用热毛巾外敷，对淤血较多、吸收困难者可行穿刺抽吸后加压包扎；另外，对于有凝血功能障碍，如血小板减少性紫癜、血友病等疾病的患者应禁忌行 ICI。③疼痛，如无血肿形成，注射局部的疼痛常与药物种类有关，罂粟碱和酚妥拉明的疼痛发生率较少，前列腺素 E_1 的发生率相对较高，因为前列腺素类本身是所谓的"致痛物质"。④阴茎包皮水肿，此种并发症常由技术操作不熟练，药液未注入海绵体内而淤积于阴茎皮下所致，一般不会引起严重后果，个别患者也有可能发生阴茎溃疡，因此，强调垂直进针和注射时的"突破感"很重要，以确保药液注入海绵体内。⑤阴茎硬结症，为 ICI 的远期并发症，多发生于反复注射者，发生机制尚不完全清楚。阴茎局部的反复机械性损伤是一重要原因，有学者通过手术损伤海绵体白膜的方法已经成功制备出了阴茎硬结症的大鼠模型。另外，罂粟碱为偏酸性，注射后可导致注射局部酸中毒，可能也是导致海绵体纤维化的另一重要原因。临床观察发现，随着近年来 ICI 的普及应用，阴茎硬结症的发生率也有相应增高的趋势。⑥其他，如果注射时患者过于紧张或注射速度过快，尤其在阴茎根部未扎止血带的情况下，可能出现血压下降、头晕、心慌、恶心、面色苍白、出冷汗等症状。嘱患者放松、减慢注射速度或暂停注射，经过一段时间的休息多可缓解。还有极少数患者有可能出现肝功能异常，具体原因不详。

2. 彩色双功能多普勒超声检查　虽然多种病因均可以导致 ED，但是最终均导致阴茎的血流动力学异常，而多普勒超声技术是探测血流信号的一种有效方法，并被有的学者认为是诊断动脉性 ED 的"金标准"。

彩色双功能多普勒超声（CDDU）使用高频探头（5~10MHz）显示阴茎海绵体、尿道海绵体及白膜的实时图像，并用实时彩色编码的方法显示血流，即以不同颜色显示不同的血流方向和流速。这样获得的图像不仅直观，而且具有很强的血流信号探测能力，无论在阴茎疲软还是处于勃起状态均可以清晰分辨海绵体动脉、尿道动脉、球部动脉和背动脉。在阴茎疲软时，动脉壁增厚使其产生的回声能够被探测到；在勃起状态，海绵体扩张并充满血液而显示为较低回声，动脉壁更容易被分辨。现在，应用海绵体内注射血管活性药物的方法诱发阴茎勃起，然后行 CDDV 检查，形成了所谓的"药物性彩色双功能多普勒超声检查（PPDU）"技术，使其诊断效率进一步提高。

对 ED 患者行 CDDU 检查，应在温暖安静、没有其他人进入的单独诊室内进行。患者取仰卧位，阴茎背侧紧贴腹壁，探头置于阴茎腹侧，然后从阴茎根部至头部进行横断面连续扫描，以了解阴茎的正常解剖结构，并可明确海绵体的均匀回声中有无纤维化的高回声病变。血管和血流速度的探测沿阴茎腹侧或背侧矢状面进行，于阴茎根部可显示阴茎深动脉和背深静脉，在阴茎侧面可探及双侧海绵体血管及其间的高回声中隔，在阴茎侧面 3 点钟或 9 点钟的位置沿矢状面可探及两条海绵体间存在的侧支循环。侧支循环大都为先天形成，有重要的生理意义，可以弥补单侧海绵体动脉供血的不足。接着行药物性阴茎勃起试验，药物注射方法已于"阴茎海绵体内注射试验"中详细描述，然后重复以上超声检查操作。进行 CDDU 测得的各常用血流动力学指标及意义如下。

（1）动脉最大收缩期流速：在血管内径一定时，动脉最大收缩期流速（PSV）可反映海绵体血供的大小，是评估阴茎动脉功能的主要指标之一，可用于动脉性 ED 的诊断。虽然报道的正常值存在一定差异，但公认 PSV<25cm/s 表明阴茎动脉供血不足。另有学者认为，由于海绵体动脉的血流具有不对称性而且两者之间存在交通支，仅用一侧动脉的指标评价是不全面的，主张以左右FSV 之和>50cm/s 作为排除动脉性 ED 的标准。另外，由于解剖变异和取样点的原因，会导致 PSV不能真实反映海绵体血供的情况，这里有两种情况需要仔细分析：①对于 PSV<25cm/s、阴茎勃起良好者不能轻易做出动脉性 ED 的诊断，应想到有生理性解剖变异的可能，进一步仔细扫描或行选

择性阴茎动脉造影等证实；②对于阴茎勃起差而 PSV>25cm/s 者不能轻易否定动脉性 ED，应仔细扫描阴茎深动脉，以明确是否正好将取样点置于动脉的狭窄处。

（2）血流加速度：血流加速度（ACC）也是诊断动脉性 ED 的指标之一，一般用作 PSV 的辅助判断指标。ACC 反映了近端动脉的情况，用来评价动脉的顺应性，当存在动脉粥样硬化病变，血管弹性降低时，ACC 也相应降低，但该指标存在特异性较低的缺点。Valji 等报道，如果以 ACC>400cm/s^2 作为评价的临界值，其特异度为 46%，但灵敏度可达到 100%。詹维伟等也认为，如果 ACC>400cm/s^2，即使 PSV 小于正常也基本上不考虑动脉性 ED，而可能是解剖变异所致。

（3）动脉舒张末期流速：动脉舒张末期流速（EDV）是评价阴茎静脉闭合功能的重要指标之一。报道的 EDV 的临界值范围比较一致，为 5~7.5cm/s，即可以把 EDV<5cm/s 作为静脉闭合机制完全的指标。EDV 越小提示静脉关闭机制越完全，这是由于 EDV 间接反映了勃起时静脉压的高低，静脉关闭机制越完全，静脉压越高，则 EDV 越小；同时，获得的勃起越充分，海绵体内压也越高。在静脉关闭机制良好者，于阴茎深动脉舒张末期，海绵体内压可超过动脉血，出现血液反流现象，EDV 为负值，因此，完整静脉闭合机制的 EDV 应<0。不过需要说明的是，EDV 的负值一般只出现于勃起时相的第 4 期。实际上获得满意性生活的阴茎勃起并不一定要求 EDV<0，詹维伟等研究认为，以 EDV>5cm/s 作为诊断静脉关闭机制不全的标准时，其灵敏度为 100%，特异度为 82%，将临界值提高到 7cm/s、9cm/s 时，则灵敏度降至 94% 和 55%。

（4）阻力指数：阻力指数（RI）也是诊断静脉性 ED 的有效指标之一，它是同一心动周期中（PSV-EDV）与 PSV 的比值，间接反映了动脉血流和远端微循环（螺旋小动脉、海绵体间隙和小静脉）的情况。当静脉闭合机制完整，充分勃起时 EDV<0，则 RI>1；反之则 RI<1，说明存在静脉性 ED 的可能。而且，RI 还可以用于血管性 ED 的分型，静脉性 ED 为低阻力型，动脉性 ED 为高阻力型。另外，如果结合 PSV 和 RI 则可进一步将阴茎深静脉频谱分为高血流高阻力型、高血流低阻力型、低血流高阻力型和低血流低阻力型，分别见于静脉性 ED、动脉性 ED 和动静脉混合性 ED。

（5）静脉血流速度：虽然对于正常阴茎勃起时是否存在静脉回流的问题一直存在争论，但是静脉回流增加是导致 ED 的原因之一则被广泛接受。阴茎血流主要经过阴茎背深静脉回流，静脉性 ED 也可通过结扎该血管达到治疗的目的。因此，阴茎背深静脉血流速度（vein velocity，VV）有助于静脉性 ED 的诊断，但目前这方面的研究报道不多，也没有统一的临界值标准，国内有学者报道的临界值为<2cm/s，认为有较高的灵敏度，但特异度较差。另外，有研究提示，在勃起功能正常者中阴茎背深静脉有间歇性血液回流，因此，回流时间增多也是一个重要的评价指标，甚至可能比血流速度更有意义，但目前也没有这方面的统一数据。还有一个需要说明的问题是，对于怀疑静脉性 ED 的患者即使不存在阴茎背深静脉的血流异常，也不能做出排除诊断，因为有的静脉性 ED 患者静脉回流增加是通过其他静脉，如阴茎脚静脉的回流增加所致。

3. 阴茎肱动脉血压指数　阴茎肱动脉血压指数（PBI）是评价阴茎动脉供血情况的一个指标，计算公式为：PBI=阴茎动脉血压/肱动脉收缩压。阴茎动脉血压采用袖珍多普勒超声探头监测，方法是将宽 1.5~2.5cm 的小型血压测量袖带缠绕于阴茎根部，超声探头置于阴茎背侧皮肤表面，与阴茎纵轴成 45°角，当探测到阴茎深动脉血流信号后给袖带充气直至血流信号消失，然后放气，当动脉搏动恢复时测得的压力即为阴茎动脉血压。一般而言，若 PBI>0.75，表明阴茎动脉血流正常；若 PBI<0.6，表明阴茎动脉供血不足。

4. 阴茎海绵体测压　经典的阴茎海绵体测压（CM）是在灌注阴茎海绵体的同时测定其海绵体内压（ICP）以判断阴茎静脉功能的一种方法。具体操作是将阴茎皮肤消毒并局部麻醉后，于阴茎冠状沟两侧以 19 号蝶形针穿刺两侧阴茎海绵体（穿刺前排空气泡，穿刺后推注生理盐水以确保穿刺针位于海绵体内），调整穿刺针斜面朝内侧后固定于阴茎皮肤。一侧穿刺针注射血管活性药物如罂粟碱（30~60mg）后连接压力传感器，另一侧连接水泵，电脑自动测压。该方法由 Virag 和 Michal 于 1978 年首先用以诊断静脉性 ED，其诊断指标有诱导勃起的灌注流率（IF）、维持勃起的灌注流率（MF）、JF/MF 以及压力差（PLC）等。早期有学者以 IF 进行诊断，但目前认为 MF 更能反映阴茎静脉功能状态，尤其是静脉漏的存在及其程度。一般而言，若灌注时海绵体内压不能达到平均收缩压、MF 超过 120ml/min 可考虑静脉关闭不全，若 IF>120ml/min、MF>50ml/min 可诊断静脉漏。

最近研发的一种新的无创性动态阴茎海绵体测压系统，即 VISER 诊断系统，该方法是将袖带充水后置于阴茎体部，经管道直接与压力感受器相连，通过袖带直接反映阴茎海绵体压力。原理是该系统可向阴茎根部发射红外线光束，光束经海绵体内的血细胞折射后传回光敏血流监测装置（PFG），从而测定阴茎血流。为进行海绵体内压测定，可用辅助视听性刺激（AVVS）或海绵体内注射血管活性药物的方法诱导阴茎勃起。该方法与传统方法相比操作简便，避免了穿刺造成的损伤和感染，受试者处于独立的安静环境中，消除了心理因素的影响，而且该系统还可用于夜间阴茎勃起试验的监测。但该技术处于初步探索阶段，目前尚无统一的诊断标准。

5. 海绵体氧张力测定　海绵体氧张力测定是评价海绵体灌注状态的又一指标，有助于血管性 ED 的诊断。已有研究证实，静脉漏的存在不会影响海绵体氧张力，Vardi 的研究也表明，功能性和非动脉性 ED 患者在注射血管活性药物勃起后 10~15 分钟，海绵体氧分压平均值可达 96.5mmHg（12.83kPa），而动脉性 ED 患者海绵体氧分压最佳者也只达到 80.5mmHg（10.74kPa）。因此海绵体氧张力测定对血管性 ED 的病因诊断有一定的参考价值，可以反映海绵体微灌注和螺旋动脉的功能状态。但该方法为有创检查，评价是间接性的，而且不能定位诊断。因此，对于拟行手术者，影像学检查仍是不可缺少的。

（四）神经电生理检查

正常的勃起功能有赖于勃起反射弧的完整及正常功能，在这个反射通路中自主神经系统起着重要的作用，涉及交感神经通路和副交感神经通路，尤其是盆腔神经丛在阴茎勃起的神经调节中起着核心的作用。在这一通路中，由自主神经组成的传出通路引发阴茎勃起并维持勃起，躯体神经对感受刺激信号并传入信号及增加阴茎硬度是必需的。因此，以上通路中任一部分的结构或功能受损均可引起 ED 的发生。在骨盆外伤、手术后的 ED 患者以及糖尿病性 ED 患者中常有勃起神经传导通路的异常。据估计，神经性 ED 占全部器质性 ED 的 10%~15%。常见的神经电生理学检查如下。

1. 阴部体感诱发反应

（1）测试方法：男性的阴部体感诱发反应（pudental evoked responses）主要是阴茎背神经体感诱发反应，主要用于检查外周神经系统和中枢神经系统的阴部感觉（传入）纤维的病变。患者取仰卧位，全身放松，测试室温暖、安静。测试电极可选用环行电极和表面针刺电极。阴极置于阴茎根部约 1cm 处，阳极置其后间隔 1~2cm。刺激强度为测试者感觉阈值上以不引起疼痛感为宜，刺激多采用方波刺激：时程 0.1 毫秒，速率为 1~2 次/秒，可间隔固定也可在此范围随机给予。滤波低频0.1~3Hz，高频 250~1000Hz。阴茎背神经测试时一般同时行胫后神经测试，以便比较。

（2）正常参考值：头部记录的皮质诱发反应可记录到一串振幅渐高的正负值，阴茎背神经（PDN）刺激的波形均与其胫后神经的皮质诱发电位相似，只是潜伏期略长，Amp 男性的 PDN 皮质电位（0.5~2μV）约为其胫后神经皮质诱发电位的一半。

2. 球海绵体肌反射　球海绵体肌反射主要用于检查阴部神经和骶髓的病变。

（1）测试方法：患者取仰卧位，全身放松，测试室安静、温暖。记录电极可选用盘状电极，置会阴部的球海绵体肌处，也可用针电极分别插入阴囊下方左右的球海绵体肌，参考电极置髂嵴，刺激速率 1~1.5 次/秒，经 30~50 次的测试，分析时间为 100ms。

（2）正常参考值：球海绵体肌反射（BCR）呈双相或三相波形，起始潜伏期为（35.9±9.0）ms，N 波的 PL 为（42.9±10.0）ms，有报道称 N 波 PL>42ms 即为异常。

3. 阴茎生物震感阈值测定　阴茎生物震感阈值测定是利用生物震感阈值测定仪来测定阴茎微振动感觉阈值，以了解阴茎的敏感性。它是一种简单、可定量和重复性好的阴茎背神经传入通路筛选方法，可以很好地评价阴茎背神经向心性传导功能和脑神经中枢的兴奋性。这种方法价格低廉、使用方便，是非侵袭性检查手段，可作为早泄患者早期的筛选检查，有助于分析病情、选择治疗手段和判断疗效。

检查方法：通常使用阴茎震感阈值测定器。首先，检查者用触觉器轻柔地接触被检查者的示指腹侧，并逐渐增加震动强度，让被检查者报告第一次体会到的震动感，此时记录仪表显示阈值。这一过程要反复进行，并逐渐增加强度或减少强度，直到被检查者充分理解。几次检查得出的震感阈值结果相等时，需做记录。然后，使用同样的方法依次测定阴茎体部两侧、阴茎头、阴囊，记录其测得的震感阈值。

4. 阴茎背神经躯体感觉诱发电位　通过刺激阴茎背神经而记录脊柱和头皮（距离大脑皮质 2cm）的体感诱发电位。阴茎背神经躯体感觉诱发电位（DNSEP）观察的指标包括感觉阈值（刺激时最小的可知觉电流强度）、反应潜伏期（反应起始至第一个可重复波蜂的距离）以及波峰峰值；通过记录脊髓和大脑皮质各不同水平的反应，可得到总传递时间（从阴茎至大脑）、外周传递时间（从阴茎至脊柱）、中枢传递时间（总时间减去外周传递时间）这三个不同的间隔期。用来评价阴茎背神经向心性传导功能和脑神经中枢的兴奋性比较客观的方法，可用作临床研究和疗效预测。

5. 阴部运动诱发电位　运动诱发电位（MEP）用于评价从大脑至靶器官（阴茎球海绵体肌）传出通路（锥体束）的功能。应用电磁刺激器刺激大脑运动皮质和骶神经根。放置同心圆针状电极记录阴茎球海绵体肌的反应。静止状态下刺激大脑，而后令受试对象盆底肌肉随意收缩（易化作用）；骶神经根刺激只在静止状态下实施即可。同样记录第一次可信偏移。通过在 2 个水平刺激中枢神经系统，可记录 3 个传递时间：总传递时间（从大脑至靶肌肉），外周传递时间（从脊神经根至靶肌肉），中枢传递时间（总传递时间减去外周传递时间）。在阴茎球海绵体肌上记录的总传递时间约 28ms（静止状态）和 23ms（受试者随意收缩盆底肌肉），外周传递时间为 7ms（骶神经根刺激）。

6. 骶反射弧试验　该试验用以评价阴部神经和骶神经（S）的感觉神经 2~4 和运动神经的功能。通过刺激阴茎背神经，记录阴茎球海绵体肌上的反应。反应通常包含 2 个偏移，第一个偏移潜伏期为 35ms，后一个为 80ms。

7. 交感神经皮肤反应试验　交感神经皮肤反应试验（SSRs）用以评价生殖器官皮肤交感传出神经的功能。阴茎体部安装 2 个环状电极，负极安置于阴茎基底部。电刺激右侧正中神经，左手、足、会阴和阴茎记录 SSRs。刺激阴茎背神经时，手、足和会阴的 SSRs 潜伏期为 1.4 秒、2 秒和 1.4 秒；刺激正中神经，阴茎 SSRs 潜伏期为 1.5 秒。

8. 海绵体肌电图　1988 年 Gerstenberg 和 Wagner 观察到，在阴茎疲软的状态下，可以在其表面记录到一种周期性的电活动，而在阴茎勃起时这种电活动会立即消失。由于海绵体平滑肌受交感神经和副交感神经的双重支配，对其电活动的记录可以直接评价控制血管舒缩的自主神经的整体功能。在阴茎疲软的状态下，记录到的电活动由交感神经所引发，这种电活动具有持续时间长（可达 15 秒）、高幅度的特点。而在勃起即阴茎海绵体平滑肌舒张时，副交感神经的电活动掩盖了交感神经的电活动，表现为电活动的静止。因此，如果在阴茎勃起时记录到本应消失的电活动或是在阴茎疲软时记录到低幅度的电活动均提示阴茎海绵体自主神经功能紊乱，可能存在海绵体平滑肌自发的非同步的去极化。

纳入 11 例伴有海绵体平滑肌退变的胰岛素依赖性糖尿病患者的研究发现，海绵体肌电图（cc-EMG）表现为低波幅、形态不规则、缓慢去极化的非同步化电位，并认为去同步化可能提示存在周围自主神经功能紊乱，而低波幅和缓慢去极化可能提示阴茎海绵体平滑肌退变；针对 29 例心理性 ED 患者的海绵体肌电图研究证实，此类患者的海绵体肌电图表现为频率增加而电位的波幅和时程不变。

四、性传播疾病的实验室诊断

WHO 规定，凡是可以通过性接触而传播的疾病统称为性传播疾病（STD）。在男科实验室与此相关的检测项目主要包括淋病双球菌的检测、支原体和衣原体的检测等。对梅毒、艾滋病、生殖器疱疹等疾病，一般检测血清中相应病原体的抗体，通常医院免疫室可完成检查；滴虫病、念珠菌病、非淋菌性尿道炎等通常在医院临床检验室完成。

（一）淋病双球菌的检测

淋病是 STD 中最常见的疾病，是由淋病双球菌感染所引起的泌尿生殖系统的急性或慢性化脓性炎性疾病。男科实验室诊断淋病主要是通过尿道口脓性分泌物涂片直接镜检，所用方法为革兰染色法，染液已有市售，按说明书操作即可。淋病的确诊仍需培养，目前有市售的选择性培养基用于淋病双球菌的培养，一般在 37℃、5%~10%CO_2 环境中培养 18~24 小时，根据菌落特性和生化反应结果即可鉴定。某些实验室开展了 PCR 技术检测淋病双球菌，其敏感性很高，但易出现假阳性，因此操作过程中要严格预防污染，且需设立阴、阳性对照。

淋病双球菌的培养鉴定：怀疑有淋病双球菌感染的患者，分泌物或尿道拭子可接种巧克力琼脂平板，经培养后，若有淋病双球菌感染，淋病双球菌的菌落通常在 0.5~1mm、光滑、灰白色、透明的小菌落，革兰染色为阴性双球菌，氧化酶阳性，触酶阳性，巧克力或血琼脂平板 22℃不生长，营养琼脂 35℃不生长，葡萄糖发酵试验阳性，麦芽糖、乳糖、蔗糖、果糖发酵试验均为阴性，硝酸盐还原试验阴性，DNA 酶试验阴性。淋病双球菌感染者还可用 K-B 试纸法进行药敏试验，从而选择敏感的抗生素治疗。

（二）支原体感染的检测

生殖道较常见的感染支原体为解脲支原体和人型支原体。男科实验室检测支原体感染通常用培养法。由于解脲支原体和人型支原体分解代谢的物质及最适生长的 pH 值有异，两者可用各自特异的培养基培养鉴定。目前已有市售的解脲支原体和人型支原体培养基出售。

用于支原体培养的标本可以是尿道拭子、精液或前列腺按摩液，留取这些标本时均须遵循严格的无菌操作，严格消毒外阴后，用无菌容器留取标本送检。

支原体分离鉴定的程序一般是：待检标本接种特定培养基后，35℃培养 3 天，每天观察 2~3 次。培养基颜色一旦出现由黄变红的趋势（pH 值上升）且肉眼观察培养基外观澄清，立即接种至另一液体培养基和固体培养基。这是由于培养基过碱，支原体会迅速死亡。而且，在转种前最好用 0.45μm 的微孔滤膜过滤，以除去细菌，因为很多细菌也可分解尿素或精氨酸。如果培养基变红，镜下可见解脲支原体生长为直径 20～50μm、呈桑葚样的菌落，此时可对菌落进行染色鉴定。解脲支原体用 MnCl₂-Urea 试剂鉴定，人型支原体用 Diene 染色鉴定，试验时用 1ml Diene 染液冲洗平板，即可用蒸馏水冲洗平板表面，去除染液，用 95% 酒精溶液脱色 2 次，每次 1 分钟，用蒸馏水冲洗平板表面后自然干燥，镜下观察"荷包蛋"样菌落，中央被染成深蓝色，周围被染成浅蓝色。解脲支原体不被染色，但其他支原体均可被染色，若是从生殖道中分离的典型菌落且被染色，可判断为人型支原体。

支原体培养阳性主要见于非淋菌性尿道炎。非淋菌性尿道炎的潜伏期 1～3 周，最典型的临床表现为尿道内痒，伴有尿急和排尿不畅或排尿不尽感，尿痛轻微，偶尔见有黏液丝随尿而出，少数患者有稀薄的脓性分泌物，女性患者会阴部有异臭味。

（三）衣原体感染的检测

衣原体是介于病毒和立克次体之间、能通过滤菌器、具有在专门细胞内寄生与独特较长生活周期的原核细胞型生物，包括三种类型：沙眼衣原体、肺炎衣原体和鹦鹉热衣原体。与人类泌尿生殖道感染密切相关的衣原体是沙眼衣原体。

沙眼衣原体包括两种基本结构，即原体和始体。原体为细小圆形颗粒，直径约为 300nm，普通光学显微镜下勉强可见，电镜下原体中央有致密的类核结构。原体在细胞外较为稳定，具有高度的传染性。始体无传染性，是衣原体在宿主细胞内生活周期的繁殖体。沙眼衣原体感染时通常无明显症状。鉴于此，准确检测沙眼衣原体的方法显得极为重要。

目前检测沙眼衣原体的方法主要为金标法和 PCR 方法，两者均已有市售的试剂盒。金标法检测抗沙眼衣原体抗体，可能与其他病原体有交叉反应，易出现假阳性；PCR 方法比较敏感，也易出现假阳性。PCR 技术检测沙眼衣原体灵敏度和特异度高，尤其适用于衣原体感染的早期诊断及无症状携带者的检查。但需注意的是，每次检测需同时带有阴性和阳性对照，且须严格按照 PCR 实验室的规范要求进行操作，防止污染。

沙眼衣原体检测阳性主要见于沙眼、非淋菌性尿道炎（衣原体性尿道炎）、衣原体性宫颈炎、衣原体性眼结膜炎、性病淋巴肉芽肿等；也可见于输卵管炎、子宫内膜炎、盆腔炎、附睾炎、直肠炎、新生儿肺炎、中耳炎等，且与不育症关系密切。由于检测方法存在一定假阳性，临床医师应结合临床表现正确分析检测结果，必要时复查。

（四）人类免疫缺陷病毒抗体的检测

人类免疫缺陷病毒（HIV）可以引起获得性免疫缺陷综合征，又称艾滋病（AIDS）。HIV 有 HIV-1 和 HIV-2 两型。实验室检测 HIV 感染分为筛查试验和确认试验，而且实验室的建立必须经有关单位批准，实验人员须经培训合格持上岗合格证后才能开展工作。HIV 的检测方法包括检测血清中 HIV 抗体、HIV 抗原和 HIV 核酸，由于 HIV 感染后病毒常难以清除，因此，检测出抗体即提示体内存在病毒，所以实验室最常用的检测方法为检测抗体。初筛试验检测的是总抗体，有 ELISA、明胶颗粒凝集试验、免疫荧光法、免疫渗透法等，以 ELISA 最为常用；确认试验检测的是对应病毒组分抗原的抗体，有免疫印迹法（Western Blot）和放射免疫沉淀试验，以免疫印迹最为常用。ELISA 法检测抗 HIV 抗体有较高的灵敏度，只有约 1% 的假阳性。免疫印迹法又称蛋白印迹法，即将 HIV 蛋白抗原裂解，通过十二烷基硫酸钠—聚丙烯酰胺凝胶电泳（SDS-PAGE）将其分解，然后转印至硝酸纤维素膜上，在其相应的位置上出现条带。根据 WHO 推荐的标准，阳性：至少有一条 env 带，另外有一条 pol 带或一条 gag 带加一条 pol 带；或者出现两条 env 带。阴性：无任何条带。可疑：无 env 带，只有 gag 带和（或）pol 带。对于可疑的患者至少随访 6 个月。对可能是阳性的患者还要结合临床表现方能做出诊断。

抗 HIV 抗体 ELISA 法阳性，提示患者可能患有 AIDS。HIV 感染时，可造成人体大量 T 淋巴细胞（CD4$^+$）被破坏，引起人体免疫功能障碍，导致各种机会性感染和发生某些罕见的肿瘤，HIV 抗体阳性患者的血清必须用免疫印迹法来确证，同时应检测 CD4/CD8 比值，以了解免疫功能状况。

需要注意的是，抗 HIV 抗体阴性不能排除 HIV 的早期感染，因为血清抗体出现较迟，一般在 HIV 感染后 22～27 天才能被检出，故建议在 2～4 周后复查。

抗 HIV 抗议免疫印迹法阳性，提示患者感染了 HIV，并将终身携带 HIV，5 年内有 10%～30% 的阳性者将成为 HIV 患者，90% 的人将出现不同程度的免疫缺陷，而且其作为感染源，随时将 HIV 传染给他人。

（五）梅毒的检测

梅毒是由苍白螺旋体（又称梅毒螺旋体）感染引起的性传播疾病。梅毒螺旋体体长 6～20μm，宽 0.09～0.18μm，有规律密螺旋，人工培养很难成功。目前，用于梅毒检测的试验有皮肤黏膜组织的显微镜检查、非梅毒螺旋体血清试验以及特异性梅毒螺旋体血清试验。

1. 显微镜检查　显微镜检查包括暗视野显微镜法和荧光显微镜法。对于一期和二期梅毒可采取病灶分泌物、淋巴结穿刺物或活检组织，三期梅毒可取活检组织做检查。采集标本时要戴手套。如在硬性下疳皮肤黏膜损害处取材需先用浸过生理盐水的棉球轻轻拭去覆盖的痂皮，然后用盖玻片蘸取渗出液。若由淋巴结取材，则先用针头穿入淋巴结，注入少量无菌生理盐水，再吸取少量淋巴液。用于暗视野显微镜法检查的标本，取材后应尽快检测，因为梅毒螺旋体对氧、热、非生理性 pH 值和干燥很敏感，易失去活力。

（1）暗视野显微镜法：先在高倍镜下寻找合适的视野，然后转用油镜观察。梅毒螺旋体的特征是小而纤细，有紧密规则的螺旋和特征性的螺旋状运动，一期梅毒在血清学反应未出现时即可用此法检出螺旋体。需要注意的是，暗视野显微镜法阴性并不能排除梅毒，因为有时梅毒螺旋体太少而不易检出。

（2）荧光显微镜法：即利用特异性的抗梅毒螺旋体抗体标记荧光后，在荧光显微镜下直接检测梅毒螺旋体。一般将待检标本自然干燥后用丙酮固定 10 分钟或用甲醇固定 10 秒，亦可轻柔地热固定，然后加上荧光标记的抗梅毒螺旋体抗体作用后用荧光显微镜检测螺旋体。

2. 非特异性梅毒螺旋体试验　这类试验主要用于梅毒螺旋体感染的初步筛查，包括性病研究实验室试验（VDRL）、不加热血清反应素试验（USR）、快速血浆反应素环状卡片试验（RPR）以及甲苯胺红不加热血清试验（TRUST），其中 USR 和 RPR 临床实验室较为常用。这类试验的抗原通常为牛心中提取的心磷脂、胆固醇和纯化后的卵磷脂，所以也成为类脂质抗原试验。梅毒螺旋体可使被破坏的组织细胞释放类脂样物质，螺旋体自身释放亦产生类脂和脂蛋白，这类物质刺激机体产生的抗体可以与牛心中提取的心磷脂发生抗体抗原反应。由于非梅毒螺旋体感染的各种急性或慢性组织损伤也可产生类似的抗体，所以这种反应是非特异性的，只能作为梅毒螺旋体感染的筛选试验，阳性者仍需做确认试验。

3. 特异性梅毒螺旋体试验　这一类试验中使用的抗原是梅毒螺旋体抗原，被测抗体针对螺旋体细胞成分。因此这类试验是梅毒检测的确认试验。主要包括荧光螺旋体抗体吸收试验（FTA-ABS）和梅毒螺旋体血球凝集试验（TPHA）。

TPHA 的反应原理是用超声粉碎的梅毒螺旋体抗原致敏醛化羊红细胞，待检标本中存在的抗梅毒螺旋体抗体即可与致敏的红细胞形成肉眼可见的凝集，同时用未致敏的醛化红细胞作为阴性对照。

显微镜检查梅毒螺旋体阳性提示患者患有梅毒。主要适用于一期或二期梅毒早期，具有快速、简便和可靠的诊断价值。梅毒是由梅毒螺旋体所致的慢性性传播疾病，主要经过性交、接吻、哺乳等方式传播。在自然情况下，梅毒只感染人类。

非特异性梅毒螺旋体试验阳性主要见于梅毒，也可见于结缔组织病（如系统性红斑狼疮、类风湿等）、感染性疾病（如风疹、麻疹、活动性肺结核等）等。这类试验可用于梅毒的常规试验和筛选试验，阳性可初步诊断梅毒，但由于其不是梅毒的特异性反应，须做确认试验证实。

特异性梅毒螺旋体试验为诊断梅毒的确认试验，灵敏度和特异度均较高，阳性可以确诊梅毒。

第三节　影像学检查

一、超声检查

超声检查为无创伤性检查，已用作诊断泌尿、男性生殖系疾病的筛选方法，广泛用于诊断、治疗和随访。已常规用于肾、肾上腺、膀胱、前列腺、精囊、阴茎和阴囊疾病。对肿块性质的确定、残余尿测定及前列腺测量等，能提供可靠信息。特殊探头在膀胱或直肠内做 360° 旋转，有助于膀胱和前列腺疾病的诊断和肿瘤的分期。

应用多普勒超声仪可确定动、静脉走向，显示血管内血流情况，联合应用多普勒和实时超声显示阴茎动脉及血流速度、海绵体动脉内径、海绵体形态等。有助于勃起障碍原因的确定。

超声检查能动态观察病情的发展，从而确定治疗时机和方案。由于不影响肾功能，不需要造影剂，禁忌做排泄性尿路造影或不宜接受 X 线照射时更有意义。但超声检查不能提供细致的解剖结构变化，有时受骨骼、气体等的干扰而影响判断。

二、X 线检查

（一）X 线片

X 线片用于了解精囊、输精管、前列腺、阴囊、阴茎部位有无高密度钙化或结石，患者取仰卧正位或斜位摄片。

（二）精道造影

经输精管穿刺、切开或经尿道镜射精管插管造影，用以显示输精管、精囊及射精管。精囊炎时输精管、精囊轮廓不清，精囊扩大迂曲或狭窄不规则；结核时精囊、输精管变形、狭窄，边缘呈虫蚀状；精囊肿瘤时其内呈现多个大小不等的充盈缺损。

（三）尿道造影

从尿道外口直接注入 12.5% 碘化钠溶液，注入时摄片，或经导尿管注入 12.5ml 碘化钠或有机碘造影剂 150~200ml，排尿时摄片可显示尿道病变。

（四） 介入放射动脉造影

经股动脉穿刺置管直达病变部位，注入造影剂借以了解病变部位的血液供应情况及动脉形态，可用于实体肿瘤、血管发育畸形的诊断，也可用于评估阴茎血液供应异常的定位和定性。

（五） 阴茎海绵体造影

以 9 号针头于阴茎海绵体外侧穿刺后注入造影剂，观察阴茎海绵体形态、海绵体血管回流率等，以了解静脉性 ED 的原因。

（六） 计算机体层摄影

计算机体层摄影（CT）通过横断面了解病变及其周围情况。分辨不同密度组织的能力较普通 X 线检查大为提高。空间分辨力为 0.5~1.0cm。用于对实质性和囊性疾病的诊断及分期，能显示因腹部和盆腔转移而长大的淋巴结。但仍有放射性损害，不能直接和全面地反映脏器病变全貌。

三、放射性核素检查

放射性核素技术能不影响正常生理过程而显示体内器官的形态、结构变化，同时能反映脏器的功能及生理生化过程。由于核素用量小，几乎无放射损害。核素阴囊显像用于诊断阴囊内病变，如鉴别睾丸扭转和急性睾丸炎，诊断阴囊内容物的肿瘤、囊肿、血肿、脓肿等，也可显示精索蔓状静脉丛有无曲张。

四、磁共振成像检查

磁共振成像通过三个切面观察图像，组织分辨力更高，不需要造影剂，无放射损伤。通过不同参数、不同序列能提供组织的生化信息，亦能提供脏器血流灌注信息，空间分辨力以及有钙化病灶时的分辨力不如 CT。对泌尿男性生殖系肿瘤的诊断和分期、鉴别诊断等，能提供较 CT 更为可靠的依据。

第四节 器械检查

一、尿流动力学检查

通过观察单位时间内泌尿系功能变化而测得其动态功能状态。上尿路动力学检查系通过电视录像、电影或肾盂内压力测定，了解上尿路输送尿液的功能，有助于上尿路扩张及梗阻的诊断。下尿路动力学检查，通过尿流动力测定仪，分别或同步测定充盈期及排尿期膀胱内压变化、膀胱容量、直肠内压、逼尿肌压力、尿流率、尿道压力图和肌电图。对排尿功能异常和梗阻的诊断有很大帮助。如前列腺增生症患者表现为尿流率下降、功能性尿道延长；近来的研究发现，慢性前列腺炎患者后尿道压力升高，提示慢性前列腺炎的发生可能与后尿道压力升高、尿液前列腺反流导致逆行性感染和尿液化学性刺激引起的无菌性炎症反应有关；而肌电图等电生理学检查则可用于神经性 ED 的诊断和鉴别；对于逆行射精引起的射精障碍患者，表现为尿道闭合压降低。

二、内镜检查

（一）尿道膀胱镜检查

尿道膀胱镜检查可直接窥视尿道及膀胱内有无异常，用活检钳取活体组织做病理检查。尿道狭窄、膀胱炎症或膀胱容量过小不能做此检查。

（二）阴囊镜检查

经阴囊小切口可置入特制阴囊镜或小儿膀胱镜，用于观察阴囊内容物的形态、结构变化，对睾丸、附睾、精索和鞘膜病变病因不明者，均可考虑行阴囊镜检查。但要注意，局部有急性炎症、交通性鞘膜积液、腹股沟斜疝者不宜做此检查。

三、流式细胞仪检查

流式细胞仪利用光脉冲、电脉冲、数字信号转换器及电子计算机系统，综合分析受检细胞群体中的单细胞形态及测定细胞和组织内物质含量，如 DNA、细胞抗原及激素受体等。对泌尿、男性生殖系肿瘤的早期诊断及预后判断提供较敏感和可靠的信息。亦可用于判断肾移植急性排斥反应及男性生育能力。尿、血、精液，实体肿瘤标本包括已做石蜡包埋的组织，均可做此检查。

四、夜间阴茎勃起试验

（一）原理

Aserinsky（1953）观察到男性阴茎在夜间睡眠快速动眼期有正常自然的生理性勃起现象，尤其儿童和青少年明显。健康男性自婴儿时期至年迈老人，夜间做梦时常伴快速眼球运动而出现阴茎自然勃起，每晚平均有 2~3 次，总共时间约 100 分钟，这是由于中枢神经系统传导冲动至骶神经丛引起勃起所致。分析脑电图记录时发现，从浅睡眠到深睡眠有 4~5 个不同的脑电图变化。分别称为 A、B、C、D、E 期。A 期是瞌睡期，B 期是入睡期。随着睡眠的逐步加深，脑电图同步变慢，逐渐出现深的 C、D、E 不同波。然后，脑电图又向相反的方向发展，呈如此周期性的变化，在一夜间出现 5~6 次。重新出现 B 期状态时，其睡眠特点的脑电图与清醒时相似，是肌肉张力呈松弛状态，眼球肌肉例外，出现快速的眼球转动（50~60 次/分），这种睡眠称为"快速动眼相睡眠"。可影响勃起功能的情绪紧张、焦虑等精神心理因素在熟睡时并不存在，故凡由心理性原因引起的 ED 患者仍会有正常夜间勃起（NPT）；相反，血管性、神经性和内分泌性 ED 患者夜间勃起次数减少，硬度也明显减弱。故其重要意义在于临床上可帮助区分功能性 ED 还是严重器质性 ED。然而，器质性 ED 患者早期也许仍然会有 NPT。另外，因焦虑、压抑、吸烟、饮酒、影响性功能的药物等均可影响睡眠质量而出现不正常 NPT，故解释夜间阴茎勃起试验结果时，也应综合临床其他检查结果。

（二）硬度测试仪和夜间生物电阻抗容积测定

随着时代的发展，邮票试验和阴茎硬度测试仪已经被淘汰。硬度测试仪于 1995 年首次应用于临床。夜间入睡前将测试环分别安置于阴茎前端和根部，分别同步将阴茎粗细和硬度记录在捆绑在患者大腿的小型记录仪上，次日可经电子计算机打印出实测结果。硬度测试是目前公认的可测定阴茎夜间膨大程度，又能反映阴茎硬度的无创检查。本试验可在患者家中较自然睡眠状态下进行，在检查前避免饮酒、服用影响性功能的药物。硬度测试仪可记录勃起的全部过程和膨胀的程度，也可用于任何场合下阴茎勃起硬度的客观量化测定。正常的夜间勃起参数为：每夜勃起频率3~6次，每次勃起时间持续10~15分钟，硬度超过70%，膨胀大于2~3cm。

近年来出现的新型NPT监测系统——夜间生物电阻抗容积测定（NEVA）可连续测定阴茎勃起次数、持续时间、长度、粗细和血容量变化。因为阴茎容积的变化由阴茎血容量增加引起，所以通过检测阴茎容积变化时电生理阻抗信号参数，可间接获得阴茎血流量变化。通过观察阴茎血流量变化可以较直观地诊断动脉性和静脉性ED。勃起持续时间超过10分钟计为一次勃起事件，勃起时阴茎血容量增加大于基线水平201%视为正常；勃起时阴茎血流波峰低平、血容量增加大于或等于基线水平170%，而小于200%诊断为轻度动脉供血不足；大于或等于基线水平130%，而小于170%诊断为中度动脉供血不足；小于130%诊断为重度动脉供血不足。勃起时阴茎血流波上升到波峰后迅速下降，阴茎长度及截面积变化持续时间短于正常判断为阴茎静脉漏。

（三）两者比较

目前临床采用的两种NPT测定仪阴茎硬度测定仪和NEVA均有缺点。首先两者在测定过程中均会给患者带来不适感。其次阴茎硬度测定仪是根据人体局部物理量（张力）的变化转变为电量变化的原理研制的，从它的测定图谱上可以直观了解阴茎勃起硬度，缺点是仅依据图谱不能对ED类型进行确切判断。NEVA系统测定的是阴茎的长度与截面积（或周径），是对阴茎长短和粗细变化的测定值，通过生物电阻变化来判断或确定的，依据阴茎血流变化判断为动脉性ED和静脉性ED，易产生误差。动脉性ED的图谱特征是血流波峰低平，静脉性ED图谱特征是阴茎血流从波峰下降时急转直下。NEVA系统测定的是阴茎的长度与粗细的变化，而性生活能否成功主要取决于阴茎勃起后的硬度，仅仅有长度是不够的。

（四）NPT影响因素

NPT监测受到很多因素的影响，如年龄、睡眠、环境、是否有性生活、心理性因素等。Hatzichristou等发现性生活会给NPT监测带来负影响，睡眠不佳可能引起假阴性结果。

第五节　病理组织学检查

一、尿液脱落细胞学检查

尿细胞学是通过收集患者的尿液离心涂片，对其中的细胞进行检测的方法，常用于泌尿道肿瘤的检测。当前列腺、精囊腺上皮出现癌变，脱落的癌细胞也能从尿液中检测到。

（一）主要特点

尿液标本采集方便，对患者无创伤，可重复进行。对有血尿症状的患者可作为初筛的手段。由于方法简便，可在基层医疗单位开展工作。

（二）采集尿细胞学标本要点

1. 新鲜　尽可能采集到标本立即处理，缩短放置时间。不能马上处理的标本要采取防腐措施。

2. 足量　尿量尽可能大，起码不低于 50ml，也可收集数管进行处理。

3. 清洁　留中段尿可减少污染，同时收集标本的容器要保持洁净、干燥。

4. 重复　由于尿中的细胞成分较少，且细胞随机脱落不确定，可连续留数次尿，多做涂片。

（三）诊断要点

尿细胞学中恶性细胞的特点包括：①多呈分散状或小团状分布，排列较紊乱；②胞核增大，浓染，核浆比增大，胞核可大小不一致，外形不规则；③可出现清晰的核仁，数量多，体积大；④细胞外形不规则，胞体大小不一，染色较正常加深；⑤背景有坏死裸核或红细胞。

（四）尿细胞学检查的局限性

细胞脱落进入尿液的时间不一，时间较长的可发生退变，造成细胞结构模糊，影响诊断。尿细胞学一般只用于肿瘤定性，对肿瘤的组织结构和定位较难判断。尿细胞学阴性的患者要结合其他检查做综合分析。

二、睾丸活检

睾丸活组织病理检查是男性学一项重要的检查手段，通过对睾丸组织的病理观察，不仅可以直接判断睾丸的生精功能及生精障碍的程度，而且可以对男性不育症的病因判断、治疗预后起指导作用。但这一检查方法为有创性侵入性检查，有严格的检查适用范围。

（一）睾丸活检适应证

睾丸活检有一定的创伤，因此如何正确选择病例尤为重要。①无精子症而睾丸容积正常，为了鉴别是梗阻性无精子症，还是原发性睾丸疾患，可选择睾丸活检，但还应考虑是否属于先天性输精管、精囊缺如，为诊断这种病例，除了仔细扪摸确定无输精管外，还可做精液果糖检查，如精液中无果糖存在即可确诊，不必再做活检；睾丸体积小于 10ml，血 FSH 测定明显增高的原发性睾丸萎缩，不必活检；Klinefelter 综合征生精细胞完全丧失，非活检方法即可诊断。②无精子症而 FSH 低于正常 2 倍，考虑为促性腺激素低下的睾丸功能低下症，可做活检，若精曲小管管腔大小尚好，且有生殖细胞，则为选择 HCG 及绝经期促性腺激素（HMG）治疗提供依据。③不能解释的少精子症（<1000万/ml），FSH 值在正常范围，可通过活检判断生精功能。④Klinefelter 综合征及腮腺炎引起睾丸炎，而 FSH 不高的病例，睾丸活检提供支持治疗的证据。⑤活检可协助早期诊断生殖细胞肿瘤，如隐睾患者若手术时发现隐睾体积较大应做活检，不但可评价生精功能，且可排除恶变。⑥药物治疗前后疗效评价，有时可采用活检。⑦睾丸活检也是一种研究措施，可发现染色体异常，电镜检查可发现睾丸结构缺陷，并可做激素合成及组化研究。⑧活检同时可做阴囊探查，若附睾管扩大，应怀疑有梗阻，可在手术台做输精管穿刺造影及附睾头部穿刺液检查。若经检查确实在附囊液中找到精子而且远端输精道通畅者，可当即决定做输精管附睾吻合术。

（二）睾丸活检方法

可通过睾丸手术切开活检、睾丸穿刺活检、睾丸活组织钳穿刺取材法，取下的睾丸组织用布安液（Bouin）液、Zenker 液或戊二酸缓冲液固定，避免用福尔马林溶液固定，否则可造成细胞组织严重皱缩及变形，常不能保存核细节，影响观察。睾丸活检手术方法具体如下。

1. 经阴囊皮肤细针穿刺活检 消毒阴囊，助手固定阴囊，术者以细针刺入睾丸，吸取细胞标本涂片检查。

2. 经阴囊皮肤穿刺钳取活检 消毒会阴部，阴囊前壁注射 1% 利多卡因局麻，以输精管分离钳刺入睾丸白膜下，钳取少量睾丸组织布安液固定后送检，局部无须缝合，稍加压迫后包扎。

3. 手术活检 消毒会阴部，阴囊前壁注射 1% 利多卡因局麻，做 1cm 切口，暴露睾丸白膜，切开白膜 0.5cm，轻挤睾丸，剪取一小块睾丸组织经布安液固定后送检，缝合白膜及阴囊切口，包扎。

（三）睾丸组织学类型

睾丸组织学类型主要有以下几种：①正常或基本正常的睾丸结构；②生精功能低下；③生精阻滞；④生精细胞剥落和生殖细胞排列紊乱；⑤支持细胞综合征；⑥混合损害型；⑦未成熟型睾丸；⑧进行性精曲小管透明变性型。

三、前列腺穿刺活检

前列腺穿刺活检主要用于观察前列腺组织分型及细胞形态，明确前列腺肿物的性质。适应证为：直肠指诊发现前列腺肿物；前列腺肿瘤标志物（如 PSA）异常；影像学检查发现前列腺可疑病灶；不明原因的全身多处转移瘤，为排除前列腺癌转移者。

前列腺穿刺前做肠道准备，患者侧卧位，肛门、直肠消毒，术者在直肠 B 超指引下，或在左手示指引导下，经直肠前壁用特制穿刺活检枪穿刺割取前列腺组织条切片，放入固定液中送检。前列腺活检常规采用 6 针穿刺法，分别在前列腺左右叶的上部、中部及下部进行穿刺。现在更倾向于 10~13 针穿刺法，在前列腺癌的好发部位外周带取材增多，或在有可疑时增加移行带的穿刺。Chen 等提出 10 点穿刺程序，包括前列腺移行区、外周带中线部分、外周带前尖部以及前列腺两个后外侧叶，检出率达到 85%（6 点法 63%）。如何全面了解已经采用的穿刺法优、缺点和进一步研究前列腺癌的穿刺位点和方法，最大限度地提高有意义的前列腺癌和尽可能减少潜伏的无临床意义的肿瘤的检出，仍然是值得探讨的课题。

在前列腺癌根治标本上，肉眼观察不易区分前列腺癌和正常组织，因前者可不形成清楚的瘤块，并且很多肿瘤是多中心发生。镜下前列腺癌表现为腺体拥挤，不规则生长，排列方向不一，可形成筛状结构或腺体融合。细胞核增大，核仁大多数情况下可见，也有些癌细胞无明显核仁，核深染。核分裂象在分化差的肿瘤中多见。分化差的前列腺癌细胞呈实性巢状、条索状排列，或为单一细胞浸润于间质。

对前列腺癌的分化程度常用 Gleason 分级评分法判定。此方法根据前列腺癌的组织构型，按照腺体结构、大小和分布等情况，将肿瘤分成 1~5 级。各级形态表现如下。Gleason 1 级：由密集排列、互不融合的腺体构成肿瘤结节，腺体由单层上皮构成，缺乏基底细胞。腺体形态较均一，中等大小，对周围前列腺组织无明显浸润，保持清楚的界限。Gleason 1 级的癌不常见，且因与正常前列腺相似而难以判断。Gleason 2 级：肿瘤由中等大小腺体构成，边缘整齐，腺体排列较 1 级的结构更疏松，有一定的异型性。此级肿瘤在穿刺活检标本中诊断仍较困难，因此，在穿刺活检中不提倡诊断 Gleason 1 和 2 级癌。Gleason 3 级：肿瘤性腺体大小不一，以小腺体为主，可形成乳头状结构，少部分呈筛状。腺体的离散程度大于 1 级和 2 级。癌组织在邻近的正常腺体间浸润，或在平滑肌间浸润。Gleason 4 级：表现为腺体融合或为筛状结构。筛状腺体大或呈不规则形，边缘不整，腺体之间无间质分割，并有部分形成巢状，无腺腔形成。Gleason 5 级：癌组织腺腔结构几乎无法辨别，上皮细胞形成实性片状、单行索条，细胞可呈印戒样或短梭形，明显浸润间质，常伴坏死。

人体是一个有机整体，对疾病的诊断应注意要有一个全面的整体观念，生殖系统不是一个孤立的系统，是与机体其他器官、系统密切关联的，需要充分了解患者的临床表现特点及与疾病相关的体征变化，再结合必要的辅助检查，进行综合分析，才能得出正确的诊断。

参考文献

［1］王晓峰，朱积川，邓春华. 2013 版中国男科疾病诊断治疗指南. 北京：人民卫生出版社，2013：1-344.

［2］梁朝朝，王克孝. 男科学临床关键技术. 合肥：安徽科学技术出版社，2013：47-78.

［3］黄宇烽，李宏军. 实用男科学. 北京：科学出版社，2009：11-123.

［4］Nieschlag E，Behre HM，Nieschlag S. 男科学——男性生殖健康与功能障碍. 李宏军，李汉忠，译. 3 版. 北京：北京大学医学出版社，2013：79-146.

［5］刘平，乔杰. 生殖医学实验室技术. 北京：北京大学医学出版社，2013：229-288.

［6］Novick WK，Peters P. 坎贝尔-沃尔什泌尿外科学. 郭应禄，周利群，译. 9 版. 北京：北京大学医学出版社，2009：388-403.

［7］刘继红，熊承良. 性功能障碍学. 北京：中国医药科技出版社，2004：1-223.

［8］郭应禄，胡礼泉. 男科学. 北京：人民卫生出版社，2004：970-1008.

［9］谷翊群，陈振文，卢文红. 世界卫生组织人类精液检查与处理实验室手册. 5 版. 北京：人民卫生出版社，2011.

［10］李铮译. 世界卫生组织男性不育标准化检查与诊疗手册. 北京：人民卫生出版社，2007.

［11］刘林祥. 医学影像诊断学. 北京：人民卫生出版社，2004：574-580.

［12］Foresta C，Zuccarello D，Garolla A. Role of hormones，genes and environment in human cryptorchidism. Endocr Rev，2008（29）：560-580.

［13］Cooper TG，Yeung CH. Computer-aided evaluation of assessment of "grade a" spermatozoa by experienced technicians. Fertil Steril，2006，85（1）：220-224.

［14］Aitken RJ，Baker MA. The role of proteomics in understanding sperm cell biology. Int J Androl，2008，31（3）：295-302.

［15］Muratori M，Luconi M，Marchiani S，et al. Molecular makers of human sperm functions. Int J Androl，2009，32（1）：25-45.

［16］Yeung CH，Cooper TG. Potassium channels involved in human sperm volume regulation-quantitative syudies at the protein and mRNA level. Mol Reprod Dev，2008，75（4）：659-668.

［17］Bédécarrates GY，Kaiser UB. Mutations in the human gonadotropin-raleasing hormone receptor：insights into receptor biology and function. Semin Reprod Med，2007，25（5）：368-378.

［18］Xu HR，Lu JC，Chen F，et al. The effect of chymotrypsin on the determination of total alpha-glucosidase sctivity in seminal plasma and the correlation between alpha-glucosidase level and semen parameters. Arch Androl，2006，52（6）：441-446.

［19］Hansel DE，Herawi M，Montgomery E，et al. Spindle cell lesions of the adult prostate. Mod Pathol，2007，20（1）：148-158.

［20］石富文，王燕. 超声检查男性不育患者精索静脉曲张的研究现状. 临床超声医学杂志，2008，10

（5）：328-329.

[21] 陈芳，陆金春，徐会茹，等. 精浆酸性磷酸酶和
γ-L-谷氨酰转肽酶检测的比较及其与精液参数的
相关性研究. 中华男科学杂志，2006，12（10）：

879-882.

[22] Keel BA. 精液分析标准化的重要性与紧迫性. 中
华男科学杂志，2005，11（2）：85-90.

第二篇

男性性腺疾病

ME | **TEXTBOOKS**
NATIONAL PROJECT

性分化异常

第**3**章

刘振华
北京积水潭医院

一、正常性分化

（一）性的分化

人类性分化需经过三个连续的阶段：遗传性别或染色体性别、性腺性别和表型性别。遗传性别指母亲的 X 配子和父亲的 X 或 Y 配子结合形成 XX 或 XY 合子；性腺性别指在遗传性别的决定下，原始性腺分化成卵巢或睾丸；表型性别是指通过性别化形成的生殖管和外阴部的表现类型。正常的性分化过程十分复杂，依赖许多相关基因的正确表达和各种激素的调节。在早期胚胎中，泌尿生殖脊分化出具有双向潜能的性腺，既可以向男性分化，也可以向女性分化。在妊娠的第 4～5 周，生殖细胞从卵黄囊迁移至双潜能性腺中，与前支持细胞和前颗粒细胞混合。

1. 正常男性分化　在妊娠的第 6 周，Y 染色体性别决定区（sex determining region on the Y chromosome，SRY）的表达促使前支持细胞和生殖细胞形成原始生殖索，紧接着性别决定基因和转录因子促使睾丸进一步发育和成熟。原始睾丸在妊娠进入第 8 周后开始分泌激素，支持细胞产生抗苗勒管激素（anti-Mullerian hormone，AMH）和抑制因子 B，而睾丸间质细胞则产生胰岛素样因子 3（insulin-like factor 3，INSL3）和睾酮。AMH 加速苗勒管的退化，ISNL3 在睾丸经腹下降过程中起重要作用，睾酮则促使中肾管分化形成附睾、输精管及曲细精管。另外，睾酮在 5α-还原酶（5α reductase，5AR）的作用下转化为双氢睾酮（dihydrotestosterone，DHT），DHT 加速外生殖器的分化形成过程，使生殖结节分化成阴茎，生殖裂隙分化成尿道，生殖褶皱形成阴囊。

2. 正常女性分化　当 SRY 表达完全缺失时，双向潜能的性腺开始向卵巢分化。由于 AMH 分泌不足或缺失，中肾管发生退化而苗勒管进一步分化成上部阴道、子宫以及输卵管。同时由于血清睾酮、DHT 或雄激素受体的缺失，生殖结节则形成阴蒂，生殖褶皱则从阴唇阴囊隆起处形成大、小阴唇。因此，性分化过程中 SRY 的表达或缺失，决定了最终性腺的发育（睾丸或卵巢），进而也决定了性别表型。

（二）调节因子

性别决定是一系列分子事件导致的结果，目前研究发现下述的一些分子在性分化过程中发挥了重要的作用：SRY、Wilms 肿瘤抑制基因 1（Wilms tumor suppressor gene 1，WT1）、类固醇合成因子 1（steroidogenic factor 1，SF1）、CBX2、纤维生长因子 9（fibroblast growth factor 9，FGF9）、

前列腺素 D_2（prostaglandin D_2，PGD_2）、核受体亚家族 B 成员 1（DAX1）、无翼型基因 4（wingless-type 4，WNT4）、叉头家族转录因子 2（forkhead family transcription 2，FOXL2）、R-脊椎蛋白 1（RSPO1）和 β-钙黏素（图 2-3-1 和 2-3-2）。其中 SRY 同源框 9（*SOX9*）、纤维生长因子（*FGF*9）和前列腺素 D_2（*PGD*$_2$）具有明显的促睾丸发育活性，DAX1、WNT4、FOXL2、RSPO1 和 β-钙黏素具有明显的促卵巢发育活性，SOX9/FGF9 和 WNT4/RSPO1 在早期性分化过程中是互相拮抗的两组信号分子。

位于 Y 染色体上的 *SRY* 基因启动了睾丸分化的分子系统，*SOX9* 基因是 Sertoli 细胞分化的必要基因，单纯 *SOX9* 缺陷导致 XY 个体性别逆转，*SOX9* 重复是 XX 个体仅有的常染色体疾病。*SF*-1 在类固醇合成过程、生育、男性分化中起重要作用。其突变可导致隐睾症和短小阴茎以及 XY 性别逆转。X 染色体上的 *DAX*-1 基因在卵巢组织中表达上调，通过抑制 *SRY* 的表达促进卵巢的发育。*WT*-1 基因涉及性腺和肾脏发育，其突变与智力缺陷综合征、Denys-Drash 综合征、Frasier 综合征等性分化异常有关。

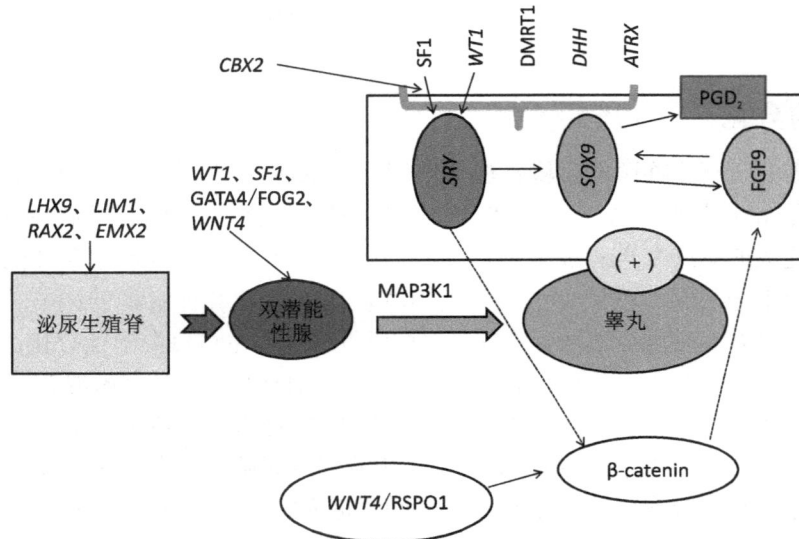

注：LHX9，同源框基因 9；LIM1，同源框基因 LIM 家族 1；RAX2，视网膜前神经折叠同源框 2；EMX2，空通气孔同源框 2；WT1，Wilms 肿瘤抑制基因 1；SF1，类固醇合成因子 1；GATA4/FOG2，GATA 结合蛋白 4/GATA 结合蛋白 2 伴侣蛋白；WNT4，无翼型基因 4；CBX2，染色体框 2；DMRT1，双性及 mab-3 相关转录因子 1；DHH，沙漠刺猬基因；ATRX，α-地中海贫血/X 连锁精神迟滞症基因；SRY，Y 染色体性别决定区；SOX9，SRY 同源框 9；PDG$_2$，前列腺素 D_2；FGF9，纤维生长因子 9；MAP3K1，有丝分裂激活蛋白激酶的激酶的激酶 1；RSPO1，R-脊椎蛋白 1；β-catenin，β-钙黏素

图 2-3-1　睾丸分化过程中的调节分子

二、性分化异常概述

性分化异常（disorders of sexual development，DSDs）包括多种先天性情况，以染色体、性腺以及解剖性别的异常分化最为常见。由于最容易观察到外生殖器官不明确的情况，多数 DSDs 通常可在新生儿期被发现。DSDs 的鉴别诊断相对较多，因此诊断和治疗颇具挑战性，多数需要新生儿

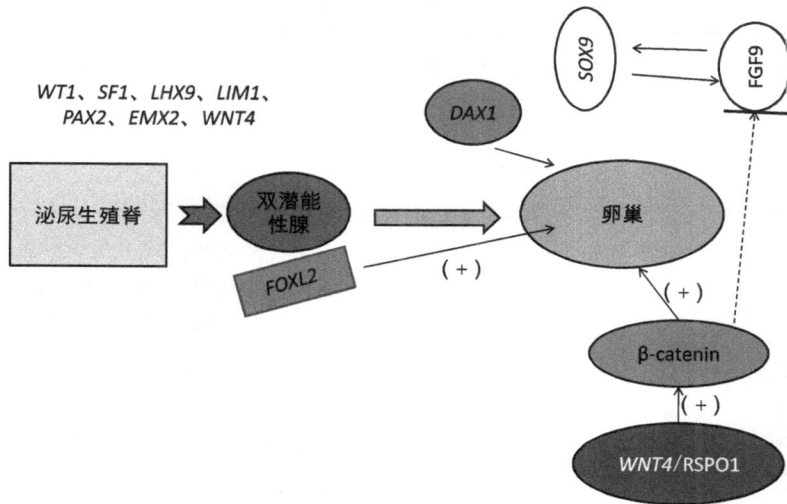

注：LHX9，同源框基因 9；LIM1，同源框基因 LIM 家族 1；PAX2，配对框 2；EMX2，空通气孔同源框 2；WT1，Wilms 肿瘤抑制基因 1；SF1，类固醇合成因子 1；WNT4，无翼型基因 4；DAX1，核受体亚家族 B 成员 1；SOX9，SRY 同源框 9；FGF9，纤维生长因子 9；RSPO1，R-脊椎蛋白 1；β-catenin，β-钙黏素；FOXL2，叉头家族转录因子 2

图 2-3-2　卵巢分化过程中的调节分子

科、小儿泌尿科、内分泌科、妇科、遗传学科、医学伦理学科以及心理学科在内的多学科团队共同努力完成。值得注意的是，一旦发现婴幼儿外生殖器性别不明确时，应尽快通过细致检查和评估，做出正确诊断和性别认定。

（一）定义和分类

既往此类疾病的定义术语包括很多，如双性人、假两性畸形、真两性畸形和性逆转等，但是随着分子遗传学和伦理学认识的发展，这些术语引起了一定的争议，另一方面患者的维权意识也逐渐提高，这些术语被认为潜在地降低了患者的身份，在工作和家庭生活中造成了诸多困惑，因此急需对这类疾病进行重新命名和分类。

DSD 一词，通过外生殖器与性腺染色体性别之间的先天矛盾进行定义，既考虑到了新发展的分子遗传学信息，又更好的适用于众多的表型谱分类，相应的分类法也不再指向性别认定，而更多地反映了原发疾病。

根据 2006 年欧洲儿科内分泌协会，Lawson Wilkins 儿科内分泌协会提出的共识性概念，DSDs 可分为三大类：①性染色体 DSDs；②（46，XY）DSDs；③（46，XX）DSDs（表 2-3-1）。需要注意的是，由于研究的局限性，尚有少数一些类型介于三大类之间未能进一步归类，一般单独讨论。

当然，新的分类方法也存在一些劣势：①表型相同的个体其核型可能不同；②目前已有的知识尚不能涵盖所有的经典类型。另外还有组织已经开始讨论基于性腺组织学的综合分类方法，如卵巢 DSD、卵睾体 DSD、睾丸 DSD 等。

性染色体 DSDs 与性染色体异常相关，导致异常的性腺发育。性染色体 DSDs 包括性腺发育不全和卵睾体 DSD。（46，XY）DSDs 可以分为三个亚型：雄激素合成和代谢异常、雄激素抵抗以及畸形综合征，（46，XX）DSD 可以分为过多雄激素和畸形综合征。分子和基因诊断占 DSD 的 20%。

表 2-3-1　DSDs 的定义和分类

DSD 分类	定义/病因	相关的综合征
性染色体 DSD		
性腺发育不全	不完全或部分性腺发育	
完全性腺发育不全	卵巢/睾丸发育不全导致条索状性腺或不发育睾丸	（45，X）Turner 综合征及变异型 （46，XX）完全性腺发育不全 （47，XXY）Klinefelter 综合征及变异型 （46，XY）完全性腺发育不良（Swyer 综合征）
部分性腺发育不全	部分性腺发育	
混合性腺分化不良	性腺不对称发育，一侧条索状性腺或性腺缺如，另一侧正常睾丸（通常无功能）	（45，X/46，XY）嵌合体；SRY 基因突变；Sertoli 细胞或 Leydig 细胞无功能
性腺退化	子宫或睾丸组织萎缩	睾丸消失综合征，男性具有苗勒管结构
卵巢睾丸 DSD	同时呈现卵巢和睾丸组织（1 卵巢/1 睾丸、2 卵巢睾丸、1 卵巢睾丸/1 卵巢，1 睾丸）	（46，XX/46，XY）嵌合体
（46，XY）DSD		
雄激素合成及代谢缺陷	肾上腺雄激素合成异常或睾酮向双氢睾酮转化受抑制	先天性肾上腺增生 5α-还原酶缺陷，17β-羟基类固醇脱氢酶、类固醇合成快速调节蛋白（StAR）突变
雄激素活性缺陷	X 染色体上调节雄激素受体功能的基因发生缺陷，引起男性女性化	部分雄激素不敏感综合征和完全雄激素不敏感综合征
促黄体生成素受体缺陷	对促黄体生成素调节不应答导致雄激素合成减少，引起男性女性化	睾丸间质细胞发育不全或不发育
抗苗勒管激素受体异常	苗勒管抑制因子受体数量不足或不敏感导致男性女性化	苗勒管持续综合征
睾丸发育异常	不完全、部分或混合睾丸发育	完全性腺发育不全（Swyer 综合征）；部分性腺发育不全（混合性腺发育不全，性腺退化）；卵睾体 DSD
（46，XX）DSD		
雄激素过量		
胎儿雄激素过量	类固醇合成受损引起异常的肾上腺雄激素合成增加，导致女性男性化	21-羟化酶缺陷、11β-羟化酶缺陷等导致的先天性肾上腺增生症
胎盘雄激素过量	雄激素向雌激素转化受损，引起肾上腺雄激素合成增加，引起女性男性化	芳香化酶缺陷，细胞色素 P_{450} 氧化还原酶缺陷
母体雄激素过量	母体来源的雄激素增加	母体男性化肿瘤
卵巢发育异常	部分、不完全或混合性卵巢发育	部分性腺发育不全 睾丸 DSD（如 SRY+，SOX9 复制）；卵睾体 DSD

（二）临床表现

DSDs 的临床表型多样，一般来讲，具有以下的临床特征，应考虑 DSDs：①小阴茎畸形伴双侧睾丸未触及：小阴茎指足月婴儿的阴茎长度 <2.5cm；②阴蒂肥大：足月婴儿的阴蒂长度 >9mm或者阴蒂直径 >6mm；③女性生殖器外观合并腹股沟/阴唇肿块；④尿道下裂合并单侧睾丸未触及；⑤阴茎阴囊或会阴阴囊处的尿道下裂合并睾丸未下降；⑥阴唇后融合：肛门生殖器比例指的是肛门和后阴唇系带之间的距离除以肛门和阴茎根部之间的距离，如果该比例大于 0.5，则表示女性分化组成以及女性男性化合并阴唇后融合；⑦外生殖器与产前染色体组不一致。

（三）诊断

对怀疑罹患 DSD 的患者进行初步诊断，应包括完整的病史、详细的体格检查以及相应的实验室和影像学检查。

1. 病史　第一步便是完整收集患者家族史和产前病史，包括近亲、不孕、性腺和泌尿生殖器畸形，家族成员已知的 DSD、先天性肾上腺增生症（congenital adrenal hyperplasia，CAH）和完全雄激素不敏感综合征（complete androgen insensitivity syndrome，CAIS）。出于对家庭成员的保护，有时患者父母会故意隐瞒家族成员的 DSD 病史。

完整的母亲病史和孕史应当包括其药物的使用情况和母亲雄激素过多症状，如多毛症及男性化。孕前超声检查和染色体组型的信息也应该收集。另外目前尚没有证据表明辅助生殖技术与DSD 发病率相关。

2. 体格检查　全面的体格检查应注意异常的特征和性器官的解剖形态。全身情况，如水合状态和血压等也应当注意，CAH 的患者通常会发生全身状况的变化。应熟悉未降睾丸组织的存在或阴唇肿块的存在。评估阴囊褶皱的融合程度、阴唇的融合程度、阴道开口、常见泌尿生殖窦等情况十分重要。应当记录 Prader 分期和阴蒂或阴茎长度、尿道下裂。直肠指诊用于明确直肠开口，是否触及子宫或前列腺。

目前用于评估外生殖器特征的评分系统包括 Prader 分期（图 2-3-3）和外生殖器男性化评分系统（external masculinization score，EMS）（图 2-3-4）。Prader 分期范围从 1~5，取决于外生殖

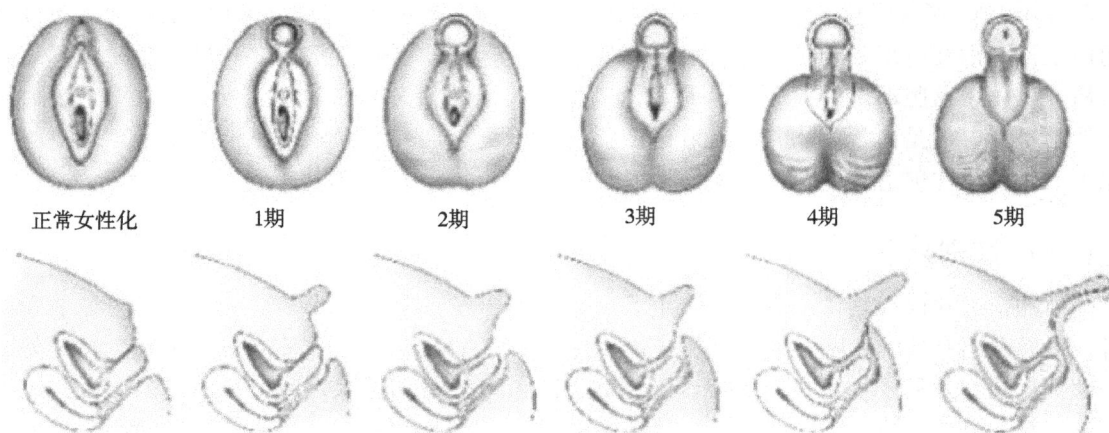

正常女性化　　1期　　2期　　3期　　4期　　5期

图 2-3-3　Prader 分期示意图

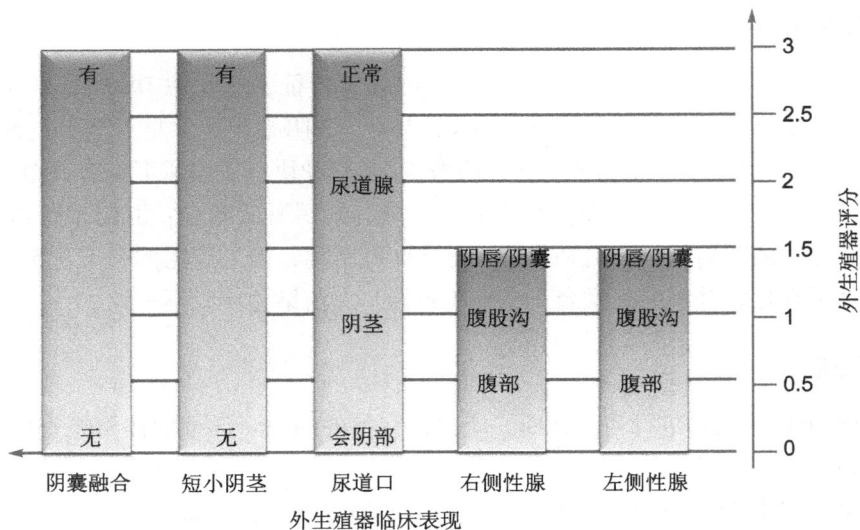

图 2-3-4　EMS 评分示意图

器男性化的程度；EMS 由 Ahmed 等提出，是测量外生殖器男性化程度的客观指标，评估多种临床表现，例如阴唇阴囊融合、短小阴茎、尿道口开口位置、性腺的位置等，评分为 0~12，12 代表正常男性。

3. 染色体核型　即使已经获得产前染色体核型，利用 X-和 Y-特异性探针进行核型检测依然必要，另外，目前的分子生物学方法已经可以对 *SRY*、*SOX*9、17β-羟基类固醇脱氢酶，5α-还原酶 2 等相关基因进行检测分析。

4. 激素水平　包括 17-羟孕酮、睾酮、脱氢表雄酮、雄烯二酮、DHT、促性腺激素、AMH 等在内的激素都应当根据需要进行检测。

5. 血清电解质　血清电解质检测用于评估是否存在 CAH 导致的电解质危机，如低钠血症和高钾血症。

6. 尿液分析　尿液分析是评估肾脏功能的基本检查，DSD 患者的尿常规异常可能继发于肾脏异常，如 Wilms 肿瘤。

7. 影像学　影像学检查用于检测生殖器的内部结构，有助于确定诊断和性别认定。腹部和盆腔超声是检查内在解剖结构的首选，可以明确子宫的存在，判断性腺类别和显示泌尿生殖道。但也有研究认为，盆腔超声对检测新生儿的苗勒管结构帮助不大。磁共振成像（MRI）是最为敏感的影像学检查，但是由于婴幼儿需要麻醉或镇静才能配合而受到局限。另外，如果有必要可以向泌尿道或生殖道注射造影剂，用于明确相关结构。

（四）性别认定

国外的指南建议性别认定应当在出生后 1 周进行，该时期可以让多学科专家充分评估和检查患者，从而做出有效的诊断和治疗计划。DSD 患者的性别认定基于多种因素，包括生殖器外观与所选性别一致、外科手术方式、DSD 诊断、潜在的生育能力和性腺发育，家庭观点、文化练习和终身治疗等。目前尚没有数据能可靠地预测孩子未来的性别身份。

1. 性染色体 DSD 的性别认定　Turner 综合征及其变异型患者由于没有 Y 染色体，通常被认为是女性。类似的，Klinefelter 综合征患者由于 Y 染色体的存在，而被认为是男性。

混合性腺发育不全（mixed gonadal dysgenesis，MGD）以及卵睾体 DSD 患者既有男性也有女性。而（45，X/46，XY）嵌合体核型的婴儿通常根据睾丸功能和男性化特征来决定性别，这一类型应考虑孕期雄激素暴露、睾丸功能、阴茎发育和性腺位置等因素。

2.（46，XY）DSDs 的性别认定　绝大多数（46，XY）CAIS 患者在婴儿时按女性抚养；完全睾丸发育不全的患者由于具有整套的女性外生殖器，通常当女孩抚养，但由于存在进一步男性化发育的倾向和保持性功能的可能，建议所有阴茎短小的（46，XY）患者按男性来抚养。部分雄激素不敏感综合征（partial androgen insensitivity syndrome，PAIS）、5α-还原酶缺陷（5α reductase deficiency，5-ARD）（46，XY）部分性腺发育不全患者则男性和女性均有。有研究认为将有生育潜能的 5-ARD 患者按男性抚养。

3.（46，XX）DSDs 的性别认定　雄激素过量的患者绝大多数被认为是女性，研究认为虽然 CAH 女性患者出现男性化表现，但是一般具有高度的生育潜能，多数在青春后期具备女性性别倾向。

（五）治疗

1. 药物治疗　既往的研究发现，许多 DSDs 可能与多种药物的使用相关，然而由于缺乏 DSD 治疗和干预相关的外科、性学及心理学方面的数据，医师必须保持开放的思维，制订灵活的治疗计划。

2. 激素治疗　多数 DSDs 存在不同程度的内分泌功能紊乱，因此需要长时间的激素治疗。雄激素合成或活性异常的患者，睾酮替代治疗能够改善阴茎的大小。性腺发育不全的患者由于没有性腺组织而不能进入青春期，需要使用激素进行诱导，男性可肌内注射睾酮，女性则补充雌激素和黄体酮。5-ARD 患者由于 DHT 的缺乏需要补充 DHT，CAH 患者则需要补充类固醇。

3. 外科治疗　目前国外一些研究组织倡议推迟 DSDs 患者的外科手术治疗，直到患者能够理解一旦手术则终身不可逆转的结果，完全知情同意后再进行手术，但也有研究组织推荐应由父母做出是否手术的决定。

DSDs 相关的手术治疗应当以保留神经分布和维持性腺性功能为主，而不是只考虑外观。三期阴蒂手术只推荐用于严重男性化的病例（Prader 分期 3~5），而轻度或中度的阴蒂肥大则推荐在青春期进行手术。阴道成形术通常在青春期进行，此时患者能够充分进行阴道扩张。多种手术方式加睾酮补充用于短小阴茎或尿道下裂的治疗，新型阴茎成形术一般能够恢复正常的解剖结构，但是不能保证勃起功能。CAIS 或 PAIS 的患儿由于常按女孩抚养，可选择切除睾丸来协助雌激素替代治疗。双侧卵睾体患者具备潜在的生育能力，但是分离睾丸和卵巢组织十分困难，因此也建议早期手术治疗。

4. 性腺恶变　Y 染色体物质的存在增加了 DSDs 患者性腺恶变的风险。DSD 患者性腺组织中经常可以发现 II 型生殖细胞肿瘤。睾丸特异性蛋白基因（*TSPY*）在 DSD 患者性腺组织中高度表达后，能引起性腺胚母细胞瘤。（46，XY）或（45，X/46，XY）性腺发育不全的患者，其性腺恶变风险最高，建议早期手术治疗。表 2-3-2 总结了不同类型 DSDs 性腺恶变的情况。

5. 护理角色　护士的作用通常涉及支持小组、倾听家长诉求、当诊断建立时帮助父母做出明智的决定。因此护士熟悉 DSD 的病因和病理生理学特征有助于帮助患者及家庭理解疾病，可以通过描述性别分化的全过程，向患者家属提供理性建议，而不仅仅依靠孕期和青春期检查结果。

6. 社会心理关怀　患者及其家属会不间断的向医疗专家咨询有关 DSD 的问题。这时应提供开放的非严肃的诊疗环境，有助于患者进行倾诉感情、分享恐惧以及提出问题。

7. 家庭支持　DSD 婴儿的出生对任何家庭来讲都无形中造成心理压力。这些压力源于不确定的抚养性别，生殖器外观、模糊的性别行为和身份，变化的性腺功能。研究表明父母一般不愿向家人和朋友告知孩子 DSD 的情况，从而间接地减少了社会支持体系。这些负面情况可以通过告知和相互交流而避免。家庭关怀包括整个家庭，允许他们释放恐惧、不确定性，反馈他们在孩子出生时的经验。

表 2-3-2　DSDs 发生性腺恶变的临床特点

发病风险（%）	异常	治疗
高危（达60）	MGF+Y+腹部	诊断后行性腺切除术（全部）
	Frasier	
	Denys-Drash+Y	
	PAIS+腹部	
中危（达28）	Turner+Y	诊断后行性腺切除术
	MGD+Y+阴囊	每 6 个月随访检查+
	PAIS 阴囊性腺	青春期活检+
	17-氢化酶	放射治疗（原位癌）
低危（5）	卵睾体 DSD	青春期行性腺切除术，去除睾丸组织
	遗传学确定的 CAIS	

8. 性别焦虑症　DSD 患者更容易察觉到自己在出生时出现性别异常，8.5%~20%的 DSD 患者经历了性别焦虑症。心理健康服务和支持小组显得尤为重要，必要时进行社会心理学支持。

三、性分化异常各论

（一）（46，XX）DSDs

（46，XX）DSDs 可以分为性腺（卵巢）发育异常和雄激素过量等亚型，涉及这一类型的异常基因可见表 2-3-3。

表 2-3-3　（46，XX）DSDs 相关的基因

表型	基因（位置）	蛋白	遗传	相关异常
（46，XX）个体女性男性化	CYP11B1（8q24）	11β-羟化酶	AR	先天性肾上腺增生症
	CYP21（6p21~23）	21-羟化酶	AR	先天性肾上腺增生症
	CYP19（15q21）	芳香化酶	AR	
	HSD3B2（1p13.1）	2 型 3β-羟基类固醇脱氢酶	AR	先天性肾上腺增生症
	POR（7q11.2）	CYP 酶电子供体	AR	先天性肾上腺增生症
（46，XX）个体睾丸发育	SOX9（17q24）	转录因子	复制	
（46，XX）个体卵睾体发育	SRY（Yp11.3）	转录因子	转位	

注：AR，常染色体隐性遗传

1. 性腺（卵巢）分化异常

（1）卵睾体 DSD：卵睾体 DSD（既往叫作真两性畸形）占 DSDs 的 10%，性腺一般为非对称的发育，一侧为卵巢，常位于左侧或腹部，有明确的卵泡，另外一侧为睾丸或卵睾体，通常在右侧，位于腹腔或阴囊。这些患者一般为男性化表型，伴尿道下裂（图 2-3-5），可具备生育能力。

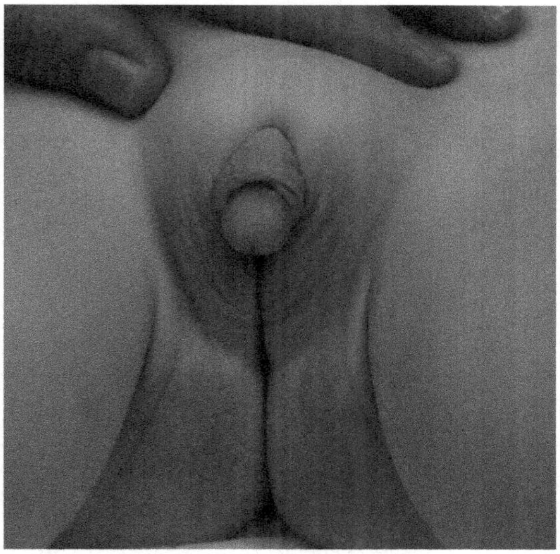

图 2-3-5　卵睾体 DSD 患者，男性倾向伴尿道下裂

（2）睾丸 DSD（*SRY* 基因转位，*SOX9* 基因复制）：（46，XX）睾丸 DSD 是指双侧性腺均发育为睾丸，而没有卵巢或苗勒管的一种罕见情况。多数患者表现为正常男性，但生育能力缺失，少数则表现为性别不确定。患者表现为尿道下裂、睾丸未降、性腺功能减退、短小阴茎以及乳房女性化。主要病因是由于 *SRY* 基因在减数分裂时转位到 X 染色体上而导致，10% 则与 *SOX9* 复制，*SOX*10 过表达以及 *RSP*01 突变导致 *SRY* 缺失有关。

（3）性腺发育不全：性腺发育不全是指染色体核型为（46，XX）的患者出现多样的性腺发育异常，表现为正常女性外观，但是在青春期缺乏女性第二性征及月经初潮，进一步检查提示具有条索状性腺，促性腺激素水平过高。多数 XX 性腺发育不全患者仅有性腺发生缺陷，但也有少数伴机体其他器官畸形，例如 Perrault 综合征会出现感觉神经性耳聋。

2. 雄激素过量

（1）肾上腺类固醇合成缺陷：CAH 是（46，XX）女性性别不确定最常见的原因，为常染色体隐性遗传疾病，导致皮质醇合成缺陷，常表现为三种形式：21-羟化酶缺陷、11-羟化酶缺陷和 3β-羟基类固醇脱氢酶缺陷，这些酶类突变导致皮质醇合成减少，引起 ACTH 分泌增加，刺激肾上腺皮质，聚集皮质醇前体物质，转化成肾上腺雄激素产物，过多的雄激素则引起女性胎儿性腺发生男性化。（46，XX）CAH 患者通常具有正常的女性外阴生殖器。21-羟化酶严重缺乏的患者，醛固酮缺乏，导致机体盐耗危机（低钠血症、高钾血症、低血容量和休克），另外，21-羟化酶严重缺乏的患者血清 17-羟基黄体酮水平会升高，11-羟化酶缺乏的患者 11-脱氧皮质醇水平升高，3β-羟基类固醇脱氢酶缺失的患者 17-羟基孕烯醇酮和脱氧表雄酮水平升高。典型的 CAH 新生儿需要进行持续氢化可的松治疗以及补充氯化钠和氟氢可的松。

（2）芳香化酶缺陷：芳香化酶缺乏是指患者不能利用雄激素前体合成内源性雌激素而导致的性分化异常。芳香化酶缺乏时，胎儿肾上腺中的脱氢表雄酮硫酸盐不能被胎盘转变为雌激素，而代谢为雄烯二酮和睾酮，因此过量的雄激素水平导致胎儿和母亲均发生男性化表现。

（3）P$_{450}$氧化还原酶缺陷：P$_{450}$氧化还原酶缺陷是一种罕见的 CAH 类型，P$_{450}$氧化还原酶缺陷引起部分 21-羟化酶和 17α-羟化酶/17，20 裂解酶活性的 P$_{450}$氧化还原酶缺陷。此型女性患者表现为外生殖器男性化、糖皮质激素缺乏以及颅缝早闭、面部发育不全、桡肱骨结合、指骨异常等骨骼畸形。在分娩后男性化表现不会进展，出生后雄激素浓度较低或正常。母亲也可能在怀孕期间发生男性化表现，但是分娩后会康复。

（4）母亲因素：母亲来源的孕激素和雄激素较少导致（46，XX）女性发生男性化。而男性化的肾上腺皮质肿瘤、卵巢肿瘤或黄体瘤导致母亲源性雄激素过量。

（二）（46，XY）DSDs

（46，XY）DSDs 可以分为性腺（睾丸）发育异常和雄激素合成或活性异常等亚型，涉及这一类型的异常基因可见表 2-3-4。

表 2-3-4　46，XY DSDs 相关的基因

表型	基因（位置）	蛋白	遗传	相关异常
发育不全的睾丸	ATRX（Xq13.3）	转录因子	X	智力减退，地中海贫血，
	DAX1（Xp21.3）	转录因子	复制	先天性肾上腺发育不全
	DHH（12q13.1）	信号转导分子	AR	
	DMRT1（9p24.3）	转录因子	缺失	
	SF1（9q33）	转录因子	AD/AR	肾功能衰竭
	SRY（Yp11.3）	转录因子	缺失	
	WNT4（1p35）	信号转导分子	复制	
	WT1（11p13）	转录因子	AD	Denys-Drash 综合征，Frasier 综合征，Wilms 肿瘤
睾丸发育不全或卵睾体	SOX9（17q24.3~25.1）	转录因子	AD	短指发育不良
苗勒管持续综合征	AMH（19p13.3~13.2）	信号转导分子	AR	
	AMH 受体（12q12~13）	丝氨酸-苏氨酸激酶受体	AR	
XY 男性女性化	AR（Xq11~12）	雄激素受体，配体转录因子	X	
	CYP17（10q24~25）	17α-羟化酶及 17，20 裂解酶	AR	先天性肾上腺增生症
	DHCR7（11q12~13）	7-脱氢胆固醇还原酶	AR	Smith-Lemli-Opitz
	HSD3B2（1p13.1）	2 型 3β-羟基类固醇脱氢酶	AR	先天性肾上腺增生症
	HSD17B3（9q22）	17β-羟基类固醇脱氢酶	AR	
	LHGCR（2p21）	G 蛋白受体	AR	
	POR（7q11.2）	CYP 酶电子供体	AR	先天性肾上腺增生症
	SRD5A2（5p15）	5α-还原酶	AR	
	StAR（8p11.2）	类固醇合成快速反应蛋白	AR	先天性类脂质性肾上腺增生症

注：AR，常染色体隐性遗传；AD，常染色体显性遗传；X，X 染色体遗传

1. 性腺（睾丸）分化异常

（1）完全性性腺发育不全（complete gonadal dysgenesis，CGD，Swyer 综合征）：在（46，XY）

CGD 中，由于睾丸不发育，缺乏性腺皮质醇产物，患者表现为彻底的女性外观，具备正常的苗勒管结构和双侧条索状性腺，但会出现青春期延迟和原发性闭经。辅助检查主要表现为（46，XY）核型，*SRY* 基因突变和缺失占这一类型的 10%～20%，LH 和 FSH 等促性腺激素分泌过多的性腺功能减退症。影像学检查表现为子宫出现和双侧条索状性腺。

（2）部分性腺发育不全（partial gonadal dysgenesis，PGD）：（46，XY）PGD 包括一组不同程度的临床表现，取决于睾丸的发育程度，包括 Turner 综合征女性表观、性别不确定、男性女性化表观或者正常女性表观，最为常见的是（45，X/46，XY）嵌合体核型的 Turner 综合征，但是许多其他性染色体组型也能见到，如（46，XY）或（45，X/47，XYY）（图 2-3-6）。影像学检查可根据睾丸发育障碍的程度表现为苗勒管结构发育完全缺失到完全发育。性腺组织学检查可以表现为双侧睾丸发育不全、一侧条索样状腺和对侧发育不全或正常外观的睾丸。激素水平表现为 AMH 和睾酮水平降低，HCG 激发试验无法增加睾酮水平。包括发育不良、Denys-Drash 综合征、Frasier 综合征在内的几种类型都与 XY 性腺发育不全相关，因此彻底评估所有的异质性或畸形对性别不确定的患者非常重要。

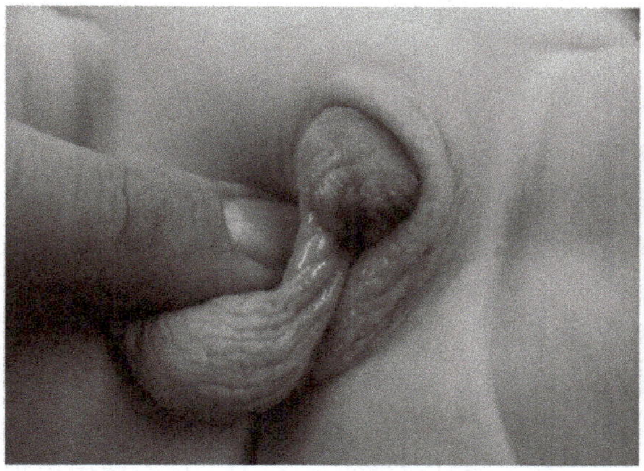

注：图 A，右侧睾丸完全降至阴囊，左侧条索状腺位于腹股沟；图 B，条索状性腺具有输卵管和附睾结构

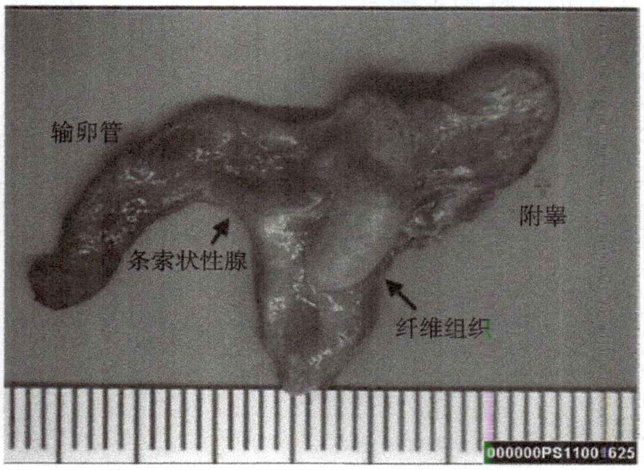

图 2-3-6　（45，X/46，XY）嵌合体 PGD

（3）性腺退化或睾丸消失综合征：睾丸消失综合征是指 XY 核型的个体发生性腺缺如。目前原因尚不清楚，但是研究认为与围产期血栓形成、扭转或内分泌疾病有关，患者男性化的程度取决于睾丸在母体退化的时间。妊娠 8 周前睾丸缺失会导致完全的女性生殖管道的分化，但是没有性腺或条索样性腺。妊娠 8～10 周睾丸缺失导致不同程度的内生殖管道的分化，但是性别不确定。妊娠 12～14 周以后，大部分男性器官分化完成，表现为正常男性外观生殖器，但是睾丸缺如。睾丸消失综合征多为偶发病例，少量报道称存在家族病史。

（4）卵睾体 DSD：卵睾体 DSD 是指患者同时具有卵巢和睾丸组织，最为常见的核型为（46，XX），仅 10% 的病例为（46，XY）核型。患者表现为多样化外观，最为常见的为性别不确定和严重的尿道下裂。XY 卵睾体 DSD 病因不清楚，但是 *SRY* 突变可见于部分病例。

2. 雄激素合成或活性异常

（1）雄激素活性缺陷包括 CAIS 和 PAIS：CAIS 由位于 X 染色体长臂上的雄激素受体基因发生突变导致，这种 X 染色体隐性遗传的病例大约占 70%，因此家族史中母亲的姐妹会发生不孕或闭经。CAIS 表现为阴道为盲端的女性外生殖器、内在的睾丸、苗勒管结构缺失。患者在青春期通常发生原发性闭经，婴幼儿期则可以在腹股沟或阴唇处扪及内含睾丸的肿块。PAIS 的表现取决于个体对雄激素的反应活性，激素检查通常出现 LH 水平升高，睾酮水平则正常或升高。完全雄激素不敏感的患者一般当作女性抚养，而不完全雄激素敏感的患者则当作男性抚养。

（2）睾酮合成酶缺陷：睾酮是从胆固醇演变而来的，因此，胆固醇合成缺乏会导致（46，XY）个体出现女性化。

Smith-Lemli-Opitz 综合征（SLOS）由 7-脱氢胆固醇还原酶缺失引起，该酶参与胆固醇的合成。该综合征会发生常染色体隐性遗传，在（46，XY）男性患者中表型多样，包括从尿道下裂到女性外生殖器等不同程度。生化检查可以发现患者一般会存在低胆固醇血症或高水平的 7-脱氢胆固醇。

胆固醇转化为激素类固醇的第一步需要在 StAR 和 P$_{450}$细胞色素酶的催化下生成孕烯醇酮，*StAR* 的突变会导致严重的 CAH 以及脂质沉积的肾上腺增生症。该型患者表现为正常的女性外观，但是具有未发育的男性内在器官。P$_{450}$细胞色素酶缺陷的患者表型与 *StAR* 突变患者类似，但一般不伴有 CAH。

睾酮合成的第二步是 3β-HSD Ⅱ使脱氢表雄酮转化为雄烯二酮。3β-HSD Ⅱ缺陷的（46，XY）个体表现为性别不确定，如短小阴茎、会阴部尿道下裂、阴囊裂开以及盲端阴道。生化检查通常伴随皮质醇和盐皮质激素的缺乏。

17α-羟化酶能将肾上腺组织和性腺组织中的孕烯醇酮转化为 17α-羟基孕烯醇酮。17α-羟化酶缺乏的男性患者表现为女性或轻度男性化的外生殖器，通常阴道为盲端，同时有隐睾症。

17，20 裂解酶是仅在性腺组织中存在的酶类，是睾酮合成的必需蛋白酶，12，20 裂解酶和 17α-羟化酶活性均由常染色体 10 上的 *CYP17A1* 基因调控。该酶缺乏的患者通常表现为性别不确定，包括小阴茎、会阴部尿道下裂、隐睾症，但是不存在肾上腺功能减退。

最后将雄烯二酮转化为睾酮的合成步骤由 Ⅲ型 17β-羟化类固醇脱氢酶催化，该酶位于 9 号染色体 q22 上。表现多样，从女性到性别不确定，通常伴隐睾症。如果性腺位于原位，青春期可出现男性化。

（3）苗勒管持续综合征：苗勒管综合征持续表现为在正常男性化的（46，XY）个体中出现苗勒管衍生器官（子宫、输卵管）。个体具备正常男性外观，对称或不对称的未降睾丸，腹股沟疝，中肾管和苗勒管均发育。一期或分期睾丸固定术可使患者受益，同时保留生育功能。

（4）睾丸间质细胞不发育或发育不全：睾丸间质细胞产生睾酮，参与中肾管和外生殖器的分化，睾丸间质细胞通过与促黄体生成素/绒毛膜促性腺激素受体（luteinizing hormone/choriogonadotropin receptor，LHCGR）结合，接受 HCG 和 LH 的调控。睾丸间质细胞发育不全患者可以检测到 LHCGR 突变。患者表型多样，取决于间质细胞发育不全的程度。完全间质细胞发育不全的患者表为女性外生殖器，未降的小睾丸、苗勒管缺失，具备曲细精管、输精管和附睾。部分睾丸间质细胞发育不全表现为女性化，包括短小阴茎和尿道下裂。完全睾丸间质细胞发育不全的患者直到第二性征不出现时才发现。

（5）5α-还原酶缺陷：5α-还原酶缺陷（5-ARD）患者不能将睾酮转变为 DHT，而后者是外生殖器男性化过程的重要调控激素。该类型为位于 2 号染色体上的 Ⅱ型 5α-还原酶引起的常染色体隐性遗传，表型为性别不确定或男性女性化，但是具有正常睾丸和正常的中肾管结构，青春期由于睾酮水平升高发生显著男性化，血清睾酮与 DHT 比值升高是其特征（图 2-3-7）。

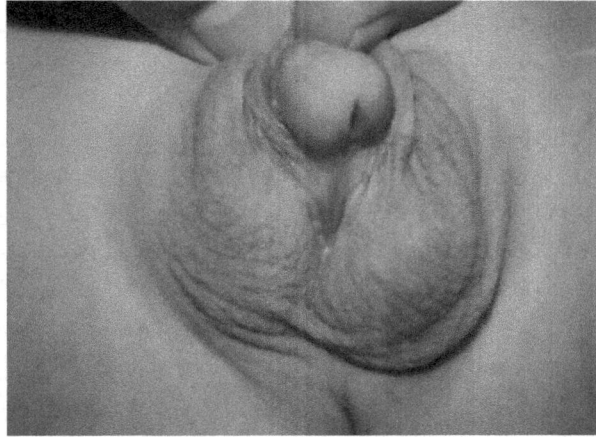

图 2-3-7　5-ARD 外生殖器表现

参考文献

[1] Brennan J, Capel B. One tissue, two fates: molecular genetic events that underlie testis versus ovary development. Nat Rev Genet, 2004, 5 (7): 509-521.

[2] Cools M, Looijenga LH, Wolffenbuttel KP, et al. Disorders of sex development: update on the genetic background, terminology and risk for the development of germ cell tumors. World J Pediatr, 2009, 5 (2): 93-102.

[3] ÖCal G. Current concepts in disorders of sexual development. J Clin Res Pediatr Endo Crinol, 2011, 3 (3): 105-114.

[4] Lee PA, Houk CP, Ahmed SF, et al. Consensus statement on management of intersex disorders. International Consensus Conference on Intersex Pediatrics, 2006, 118 (2): e488-e500.

[5] Allen L. Disorders of sexual development. Obstet Gynecol Clin North Am, 2009, 36 (1): 25-45.

[6] Ahmed SF, Khwaja O, Hughes IA. The role of a clinical score in the assessment of ambiguous genitalia. BJU Int, 2000, 85 (1): 120-124.

[7] El-SherbinyM. Disorders of sexual differentiation: I. Genetics and pathology. Arab JUrol, 2013, 11 (1): 19-26.

[8] McCann-Crosby B, SuttonVR. Disorders of sexual development. Clin Perinatol, 2015, 42 (2): 395-412.

[9] Rothkopf AC, John RM. Understanding disorders of sexual development. J Pediatr Nurs, 2014, 29 (5): e23-e34.

[10] Özbey H, Etker S. Disorders of sexual development in a cultural context. Arab Urol, 2013, 11 (1): 33-39.

[11] 吴阶平. 性分化异常//吴阶平, 主编. 吴阶平泌尿外科学. 济南: 山东科学技术出版社, 2012: 478-490.

[12] 丁健, 李强. 性发育疾病的诊断和治疗进展. 中华整形外科杂志, 2012, 28 (5): 389-392.

[13] 王春庆, 田秦杰. 性发育异常发病机制的研究进展. 国际生殖健康/计划生育杂志, 2013, 32 (5): 361-354.

[14] Josso N, Audi L, Shaw G. Regional variations in the management of testicular or ovotesticular disorders of sex development. Sex Dev, 2011, 5 (5): 225-234.

[15] Warne GL, Bhatia V. Cultural differences and controversies about timing of management//Hutson JM, Warne GL, Grover SR, editors. Disorders of sex development. An integrated approach to management. Berlin, Heidelberg: Springer-Verlag, 2012: 215-230.

[16] Wiesemann C, Ude-Koeller S, Sinnecker GH, et al. Ethical principles and recommendations for the

medical management of differences of sex development（DSD）/intersex in children and adolescents. Eur J Pediatr, 2010, 169（6）：671-679.

[17] Biason-Lauber A. Control of sex development. Best Prac Res Endocrinol Metab, 2010, 24（2）：163-186.

[18] Nishi MY, Costa EM, Oliveira SB, et al. The role of SRY mutations in the etiology of gonada dysgenesis in patients with 45, X/46, XY disorder of sex development and variants. Horm Res Paediatr, 2011, 75（1）：26-31.

[19] AlJurayyan N. Imaging of disorder of sex development. Ann Saudi Med, 2013, 33（4）：363-367.

[20] Creighton S, Chernausek SD, Romao R, et al. Timing and nature of reconstructive surgery for disorders of sex development. J Pediatr Urol, 2012, 8（6）：602-610.

[21] Furtad PS, Moraes F, Lago R, et al. Gender dysphoria associated with disorders of sexual development. Nat Rev Urol, 2012, 9（11）：620-627.

[22] Hughes IA, Morel Y, McElreavey K, et al. Biological assessment of abnormal genitalia. J Pediatric Urol, 20128（6）：592-596.

[23] Lee PA, Houk CP. Evaluation and management of children and adolescents with gender identification and transgender disorders. Curr Opin Pediatr, 2013, 25（4）：521-527.

[24] Pleskacova J, Hersmus R, Oosterhuis JW, et al. Tumor risk in disorders of sex development. Sex Dev, 2010, 4（4-5）：259-269.

[25] Sandberg DE, Gardner M, Cohen-Kettenis PT. Psychological aspects of the treatment of patients with disorders of sex development. Seminars in Reprod Medi, 2012, 30（5）：443-452.

[26] Hughes IA, Davies JD, Bunch TI, et al. Androgen insensitivity syndrome. Lancet, 2012, 380（9581）：1419-1428.

[27] Aaronson IA, Aaronson AJ. How should we classify intersex disorders? J Pediatr Urol, 2010, 6（5）：443-446.

[28] Trapp CM, Speiser PW, Oberfield SE. Congenital adrenal hyperplasia：an update in children. Curr Opin Endocrinol Diabetes Obes, 2011, 18（3）：166-170.

男性青春期发育延迟

周辉良

福建医科大学附属第一医院

第 4 章

一、概述

青春期是幼稚状态的儿童向性成熟的成年人转化的重要阶段，在内分泌因素诱导下和各种先天、后天因素的相互作用下，男孩的身体出现第二性征发育和骨骼生长突增等突出变化。

世界卫生组织将青春期的年龄范围界定为 10~20 岁。男孩青春期开始的标志是睾丸和阴囊的长大，伴随阴囊皮肤颜色和质地变化［Tanner 分期法 G2 期在（11.2±3）岁］。单侧睾丸体积增加到 ≥3ml ［（11.8±1.8）岁］是青春期启动最可靠的体征。紧随其后的是阴毛生长、阴茎发育、生长突增、长胡须及变声等。城市儿童青春期比农村儿童要早，多数城市男孩在 8~11 岁出现睾丸增大。

由于青春期启动的年龄变化较大，准确判断青春期发育是否正常比较困难，故在临床实践中，男孩年龄达到 14 周岁或超过同龄男孩人群青春期发育平均年龄 2~2.5 个标准差时，若仍无睾丸体积明显增大迹象和（或）无第二性征发育的征兆，则应考虑为男性青春期发育延迟（male delayed puberty）（图 2-4-1）。

美国一家医疗中心确诊的 158 例男性青春期发育延迟的患者中，体质性青春期发育延迟

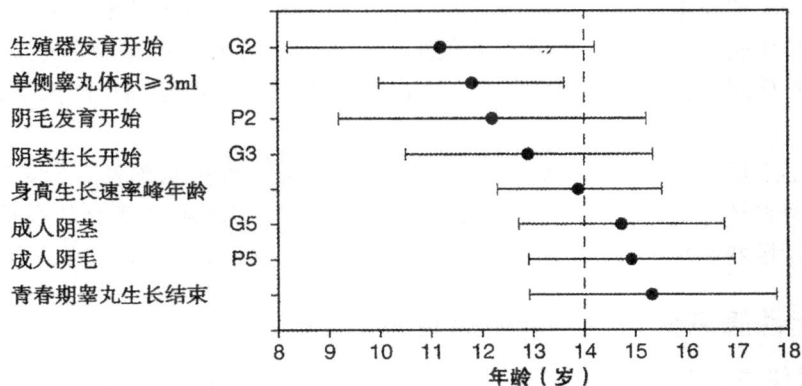

图 2-4-1　图示正常的青春期发育

注：显示的是平均值±2 个标准差。间断线代表了青春期启动的上限年龄。此后开始的青春期发育被定义为青春期发育延迟（译自：Nieschlag E，Behre HB，Nieschlag S. 男科学——男性生殖健康与功能障碍. 李宏军，李汉忠，译. 3 版. 北京：北京大学医学出版社，2013：158-160）

（CDP）约占60%，全身疾病或营养不良导致青春期发育延迟约占20%，低促性腺激素型性腺功能减退症约占10%，高促性腺激素型性腺功能减退症约占10%。但北京协和医院内分泌科的统计结果与此明显不同。在381例因青春期发育延迟而就诊的男性患者中，体质性青春期发育延迟约占5%，系统性疾病和营养不良所致的功能性青春期发育延迟约占5%，低促性腺激素性性腺功能减退症约占70%，高促性腺激素型性腺功能减低大约占20%。这些统计数据的差异，可能和不同国家或地域的患者初诊时的年龄不同以及患者对医院的选择偏倚有关。也就是说，在中国，青春期发育延迟的患者及家长，常常采取观望态度，使得大部分体质性青春期发育延迟的患者未经诊治就自行完成了青春期发育。而那些罹患男性性腺功能减退症的患者，因始终都没有青春期发育，最后不得以才到医院就诊而被纳入到数据统计之中。因此，在临床工作中，需要充分考虑到以上这些社会因素，以帮助选择恰当的诊断程序和正确的治疗方案。

二、病因

青春期的启动需要能量储备，当机体能量积累到一定程度，便可以通过瘦素等信号，解除大脑皮质对性腺轴的抑制，人体下丘脑促性腺激素释放激素（gonadotropin-releasing hormone，GnRH）脉冲发生器被激活，随后内分泌器官（垂体、睾丸）激素产生和分泌增加，启动青春期发育。造成青春期发育延迟的原因可能与下丘脑 GnRH 脉冲发生器、垂体前叶、睾丸病变有关。一些慢性疾病或营养不良可导致功能性青春期发育延迟，少部分患者由先天性甲状腺素缺乏所致。

（一）体质性青春期发育延迟

CDP 是青春期发育延迟最常见的原因。CDP 男孩脉冲性 GnRH 分泌增加延迟，但原因不详，可能与常染色体显性遗传有关，常有家族史，患者的父亲或（和）母亲也常常有青春期发育延迟的经历。部分病例为散发性。

CDP 男性一旦青春期启动，最终也能达到完全的性成熟和正常的生育力。因此，CDP 被看作正常青春期发育的一种极端的功能改变。尽管 CDP 不是一种疾病，但青春期发育延迟可能对青少年造成心理负担。

（二）慢性疾病或营养不良可导致功能性青春期发育延迟

一些慢性疾病，如发绀型先天性心脏病、肝硬化、尿毒症、镰状细胞贫血、糖尿病、慢性腹泻、慢性炎症性肠疾病（溃疡性结肠炎、克罗恩病）、神经性厌食、严重的营养不良、营养代谢障碍等，均可对全身代谢和功能产生不良影响，导致下丘脑-垂体-性腺轴功能低下，出现青春期发育延迟。

甲状腺素分泌不足可直接影响大脑和骨骼的发育，如先天性甲状腺发育异常的呆小症（克汀病）患者，出现身材矮小、性腺发育不全、智力低下等症状。侏儒症患者常伴有垂体-甲状腺轴异常，出现"中枢性甲状腺功能减退"，也会表现为身材矮小、性腺发育不全等，但智力正常。

（三）低促性腺激素型性腺功能减退症

因下丘脑-垂体功能低下导致的继发性男性性腺功能减退（male hypogonadism of hypothalamic-hypopituitary origin），可伴或不伴有脑组织结构异常。高催乳素血症、孤立/特发性低促性腺激素型性腺功能减退症（isolated/idiopathic hypogonadotropic hypogonadism，IHH）和 Kallmann 综合征是最主要的代表性疾病（表 2-4-1）。

表 2-4-1　常见低促性腺激素型性腺功能减退相关疾病

疾病	病因
高催乳素血症	由分泌催乳素的垂体腺瘤（催乳素瘤）或药物引起
孤立性低促性腺激素型性腺功能低下症（IHH）（原称特发性低促性腺激素型性腺功能低下症）	原因不明，选择性的垂体前叶促性腺激素细胞功能障碍，但其分泌 FSH 和（或）LH 不足或缺乏，最终导致没有青春期发育，而垂体前叶其他激素分泌功能却完全正常
Kallmann 综合征（遗传引起的低促性腺激素型性腺功能低下，嗅觉丧失，发病率 1/10 000）	GnRH 缺乏和嗅觉丧失，由遗传基因决定
继发性 GnRH 缺乏	药物、毒品、毒素、全身性疾病
垂体功能减退	由放射治疗、外伤、感染、血色素沉着症、血管功能不全、先天性引起
垂体腺瘤	分泌激素腺瘤、失活激素垂体腺瘤、垂体或垂体柄转移瘤
Prader-Willi 综合征（PWS）（发病率 1/10 000）	先天性 GnRH 分泌紊乱
先天性肾上腺发育不全合并性腺功能减退（患病率 1/12 500）	X 染色体隐性遗传病，多数患者因 DAX1 基因突变所致
Pasqualini 综合征	单纯 LH 缺陷

（四）高促性腺激素型性腺功能减退症

因睾丸组织先天性或后天性病变所致原发性男性性腺功能减退（male hypogonadism of testicular origin），最主要的代表性疾病是 Klinefelter 综合征（表 2-4-2）。

表 2-4-2　常见高促性腺激素型性腺功能减退相关疾病

疾病	病理生理机制
睾丸下降不全或异位	睾丸下降障碍，睾丸发育畸形
睾丸肿瘤	睾丸发育畸形
睾丸炎	病毒性或非特异性睾丸炎
获得性无睾丸	外伤、肿瘤、扭转、炎症、医源性、手术切除
继发性睾丸功能障碍	药物、毒品、毒素、全身性疾病
（特发性）睾丸萎缩	男性不育（特发性或特殊原因）
先天性无睾丸（双侧发病率男性为 1/20 000，单侧发病率增加 4 倍）	最可能的原因是胎儿宫内扭转
Klinefelter 综合征（男性人群的发病率为 0.2%，（47，XXY）核型占 90%，嵌合型少见）	由于初级精母细胞及初级卵母细胞减数分裂时性染色体未分离所致
（46，XY）性发育障碍（性分化异常，原称男性假两性畸形）	由于类固醇合成酶（17，20-碳链裂解酶、17β-羟化酶脱氢酶）缺陷引起的睾酮合成障碍
性腺发育不全（同"条索样性腺"）	XY 染色体上不同基因突变造成的性腺发育障碍
（46，XX）男性综合征（发病率 1/10 000~1/20 000）	携带父系 Y 染色体性决定基因片段在减数分裂过程中异位至 X 染色体上所导致
Noonan 综合征（发病率 1/1000~1/5000）	遗传，由 PTPN Ⅱ、KRAS、SOS Ⅰ、RAF Ⅰ 基因突变所致
促黄体生成素受体基因突变失活，睾丸间质细胞发育不全（发病率 1/1 000 000~1/20 000）	由于基因突变导致的睾丸间质细胞无法分化

三、诊断与鉴别诊断

由于低促性腺激素型性腺功能减退与体质性青春期发育延迟的临床表现和性激素检测结果类似，但对二者的治疗截然不同，因此鉴别诊断尤为重要，可目前尚无可靠的方法对二者做出明确的鉴别，往往只能密切随诊。

（一）临床表现

尽管病因各不相同，但其临床表现的共同特点是：青春期发育延迟或不发育，第二性征，如外生殖器幼稚，处于青春期发育前的阶段，阴毛、腋毛生长不明显，睾丸体积多小于4ml，声音仍为童音。

多数CDP患者心智的发育与实际年龄相当。因为面貌幼稚，身材偏矮，第二性征发育延迟，使得部分患者因此产生自卑心理，影响成年后人际关系处理能力。大部分患者可以在15~19岁时获得正常的青春期发育。

（二）体格检查

体格检查包括测量身高、体重、上部量、下部量和臀距，并计算身高与臀距、上部量与下部量的比值。身体的生长速度最好通过1年的观察加以确定。检查阴茎大小的同时，要准确测量睾丸大小。此外，视野、眼底、嗅觉、乳房发育情况、心、肺、胃肠道都应检查。

CDP的患者，大多为体形消瘦者。外生殖器幼稚，处于青春期发育前的阶段。阴毛、腋毛无明显生长。患者的睾丸体积小于4ml，发声仍为童声，无明显喉结突出和胡须生长。虽然他们的身高较同龄人偏矮，但是高于生长激素缺乏症的患者（不经治疗，身高一般<140cm）。Klinefelter综合征患者，身材偏高，睾丸体积常<2ml，且质地偏硬，可有一定程度的第二性征发育，并可出现明显的男性乳房发育。Kallmann综合征患者，可有面部中线发育异常，如唇裂、腭裂，常有嗅觉功能减退或缺失。

（三）激素水平测定

包括下丘脑-垂体-性腺轴激素，如血催乳素（PRL）、LH、促卵泡素（FSH）、睾酮（T），其他内分泌激素，如血T_3、T_4、促甲状腺激素（TSH），生长激素（GH），肾上腺素等水平测定，必要时行GnRH兴奋试验。

CDP与低促性腺激素型性腺功能减退（如IHH）的性激素检测结果类似，都可表现为LH、FSH、T均明显低于正常。GnRH兴奋试验有助于区别二者：一次性静脉推注GnRH 100μg，测定GnRH刺激后LH水平，如LH的峰值>7.6mU/ml，则CDP可能性大，并提示患者在随后的0.5~1年内会出现明显的青春期发育。短期GnRH泵试验因模拟生理学过程而成为一种更好的鉴别诊断方法，即脉冲性给予GnRH共36小时，CDP的LH增加较IHH患者高，在标准GnRH推注试验后，LH增加3U/L，而IHH患者的LH、FSH的增加长于36小时。

高促性腺激素型性腺功能减退症患者的体内缺乏雄激素，雄激素对垂体的反馈抑制作用减弱或消失，出现LH、FSH显著升高而T偏低的结果。

（四）染色体检查

染色体检查有助于发现染色体先天性异常（详见病因部分）。

（五）其他检查

血、尿常规，肝、肾功能，电解质等检查，有助于排除影响生长发育的一些急慢性疾患。

X 线检查测定骨龄。一般来说，青春期发育与骨龄关系最为密切。青春期发育延迟的男孩，其骨龄、骨密度明显低于同龄儿。CDP 患者，骨龄较实际年龄晚 2~3 岁，但与患者当时的生长发育状况相匹配。如骨龄明显落后于实际年龄，则应对垂体功能进行评价，了解有无垂体功能减退。如果患者同时还存在生长激素和甲状腺激素水平低下（各种原因导致垂体前叶功能减退），骨龄落后更加明显，可以落后实际年龄 5 岁以上。B 超可以测量两侧睾丸大小、血流情况，发现有无隐睾或睾丸下降不全、异位睾丸等。计算机断层扫描（CT）、磁共振成像（MRI）可了解有无肾上腺病变。MRI 检查可发现颅内占位性病变，如垂体肿瘤、颅咽管瘤等。

四、治疗

根据青少年青春期发育规律，如果男孩达到 14 周岁，仍无青春期发育征象者，应对其进行相关检查和生长发育评估，以明确青春期发育延迟可能的病因，并制订下一步治疗方案。

（一）CDP 的治疗

如果 CDP 的诊断明确，可对患者进行随访观察，无须药物治疗。治疗的适应证通常不是青春期发育延迟本身，而是由于雄性化缺乏和（或）身材矮小所引起的心理压力，某些患者可能需要心理帮助。

在患者骨龄刚达到青春期发育年龄或稍差时，可每 3~6 个月随诊 1 次，观察第二性征发育的演变过程，并监测血清 LH、FSH、T 和（或）E_2 以及骨龄进展情况。临床上着重观察身高、第二性征，尤其是睾丸体积的变化。如睾丸逐渐长大，血清 T 水平稳步升高，则可继续随访观察。多数患者一般在 1 年内会出现明显的青春期发育。如血清 T >0.7nmol/L，也表明半年左右会出现明显的青春期发育。

如骨龄明显落后，在排除系统性疾病和其他内分泌疾病后，可先用小剂量的雄激素替代治疗，促进第二性征发育和身高增长。大量的临床观察证实，小剂量雄激素替代一般不会明显促进骨龄增加和成年后的终身高。治疗一般采用十一酸睾酮胶囊，每次 40mg，每天 1~2 次，餐时或餐后口服。治疗期间，应密切观察睾丸体积变化，一旦发现睾丸体积>4ml，应停止雄激素替代治疗，并进一步观察患者自发的青春期发育程度和性激素水平变化。在治疗停止后，如患者血清 T 水平稳步升高并停留在成人水平，则 CDP 的诊断成立，其中的大多数患者 3 个月后发生下丘脑脉冲发生器自然激活并随即启动内源性的青春期发育。如果替代治疗 1 年以上，患者睾丸体积仍无明显增大，提示低促性腺激素型性腺功能减退症的可能性大，患者需要终身雄激素或促性腺激素替代治疗。

（二）慢性疾病或营养不良导致的功能性青春期发育延迟的治疗

对慢性疾病或营养不良导致的功能性青春期发育延迟，一般通过去除病因、改善营养状态、增加体重等措施后，患者的青春期会自发出现，并表现出追赶生长，升高的增长速度出现一过性加快，回归到同龄男孩的正常生长曲线范围内。

甲状腺功能低下的患者，在甲状腺激素水平纠正到正常后，生长速度也明显加快，最终身高和青春期发育与同龄人近似。

（三）低促性腺激素型性腺功能减退症的治疗

对 IHH，可先用小剂量的雄激素替代治疗，促进第二性征发育和身高增长。2~3 年后过渡到充足的成年人剂量，以维持男性的性功能。服药期间，应密切观察睾丸体积变化，一旦发现睾丸体积明显增大，应停止雄激素替代治疗，重新评价患者的下丘脑-垂体-睾丸轴的功能。身材明显矮小的患者，可能存在生长激素、甲状腺激素、肾上腺皮质激素的缺乏，如明确诊断，应先予以肾上腺皮质激素和甲状腺激素替代治疗，然后予以生长激素治疗，最后再予以雄激素替代治疗，以达到解决患者成年终身高问题。

若患者在意自身睾丸体积大小或有生育要求，可使用人绒毛膜促性腺激素（HCG）联合人绝经期促性腺激素（HMG）或促卵泡素（FSH）治疗，以促进睾丸组织的生长发育，合成、分泌雄激素，并启动精子的发生和成熟。若为部分性低促性腺激素型性腺功能减退症患者，在开始促性腺激素治疗之前的睾丸体积接近或大于 4ml，或经促性腺激素治疗后睾丸体积迅速增大到 8ml 以上的患者，则通过自然性交方式获得生育的可能性较大。对于通过促性腺激素治疗后，虽有一定量的精子生成，但要达到充足的精子生成并获得自然生育的目标则较为困难，多数患者成年后需借助辅助生殖技术（ART）手段解决生育问题。先前是否使用过雄激素治疗，一般不影响随后促性腺激素或促性腺激素释放激素治疗的疗效。

（四）高促性腺激素型性腺功能减退症的治疗

由于睾丸本身病变（如 Klinefelter 综合征、腮腺炎并发睾丸炎等）导致睾丸功能衰竭，垂体分泌的 FSH、LH 水平显著升高，即使给予 HCG、HMG、FSH 等治疗，也不能促进第二性征的发育和恢复生育能力，只能给予雄激素终身替代治疗。部分患者睾丸组织损害较轻，可保留生育能力。部分 Klinefelter 综合征患者可通过显微取精技术配合 ART 获得子代。

参考文献

［1］郭应禄，胡礼泉. 男科学. 北京：人民卫生出版社，2004：1389-1429.

［2］伍学焱，茅江峰，金自孟，等. 男性青春期发育延迟的分类和诊断. 中国男科学杂志，2007，21（2）：70-72.

［3］伍学焱，茅江峰，金自孟，等. 男性青春期发育延迟的治疗原则和具体方法. 中国男科学杂志，2007，22（3）：67-69.

［4］Nieschlag E，Behre HB，Nieschlag S. 男科学——男性生殖健康与功能障碍. 李宏军，李汉忠，译. 3 版. 北京：北京大学医学出版社，2013：158-160.

［5］李宏军，黄宇烽. 实用男科学. 2 版. 北京：科学出版社，2015：189-199.

［6］Dohle GR. Guidelines on Male Hypogonadism［EB/OL］.［2016-03-02］. http：//www. baus. org. uk/_ userfiles/pages/files/professionals/sections/EAU2015-Male-Hypogonadism. pdf.

迟发性性腺功能减退

第 5 章

严 肃

中国医学科学院　北京协和医学院　北京协和医院

一、定义

男性性腺功能减退是由于远端（垂体或下丘脑）或近端（睾丸）性腺缺乏，睾丸未能产生睾酮（T）。然而，男性性腺功能减退样综合征也可以由性类固醇的受损引起，如因受体的敏感性或游离激素的生物有效性的改变而引起对雄激素的免疫。

二、分类

男性性腺功能减退可分为三种主要形式：原发性性腺功能减退（睾丸功能障碍），继发性腺功能减退（下丘脑、垂体功能障碍）或性类固醇作用受损（生物功能障碍）。性腺功能减退有 3 个相似的临床特点，这与病发部位无关。然而，这些类别严格依赖于疾病发展的分期。因此，我们最近推出了一版基于性腺功能减退发病年龄、症状和体征的分类标准，以区分非常早期、早期和迟发性性功能减退。

当雄激素缺乏体现在极早期——例如在妊娠的第一到第二期，它可导致男性性分化障碍，表现为多种临床表现模糊或女性生殖器，导致各种女性男性化的缺陷（小阴茎、尿道下裂、隐睾症），由于 T 分泌和（或）其在男性性别分化的关键窗口［非常早期性腺功能减退（VEOH）］转换为对二氢睾酮（DHT）缺乏或不足所致。

当性腺功能减退体现在婴儿期或童年时，其确诊可能持续到青春期年龄。在青春期年龄，性腺功能减退可以引起青春期发育次要性特征［早期性腺功能减退（EOH）］的完全缺乏，或抑制，或延迟。Klinefelter 综合征的一个典型的特征，尽管额外的 X 染色体的先天性异常，睾丸功能障碍只在青春期的过程中开始变得明显。在 EOH 中，临床症状和体征可以表现为生殖腺发育不全的比例，缺乏可以辨别性别的声音，女性头发的分布，贫血，发达的肌肉和生殖器，而精子和性功能并没有发育或在发育过程中受损（青春期延迟）。

在成年和衰老期，性腺功能减退可导致不孕和（或）雄激素调节功能受损，这伴随着相对模糊的症状和体征（疲劳、虚弱、性欲和精力减退、勃起功能障碍、肌肉和骨骼质量下降，并增加腹部脂肪）。而后者则［迟发性性功能减退（LOH）］是一种相对常见的不利条件下影响老化的男性疾病，但也是最难以识别和治疗的，因为它不显示明确的差异与生理衰老过程。因此，LOH的诊断是有问题的，由于很难了解到什么程度的临床特征是由于老化，或由于 T 分泌功能不足或两者兼具所致。在 LOH 中，由于睾丸和下丘脑/垂体功能衰竭的综合影响，该病的起源部位往往无法探究清楚。

在过去的 10 年中，尽管男科/内分泌行业协会提交了几版临床指南，但为临床医师提供了一个令人费解的组合生化阈值，包括总 T（TT）血清水平（从 7nmol/L 以下到 12nmol/L）和各种症状和体征，同时包括性症状。还有一个通用协定，总 T 水平高于 12nmol /L（3.46ng/ml 或 346ng/dl）不需要替换物。当总 T 重复>8nmol/L 和<12nmol/L，有典型性腺功能低下症状，应该考虑接受 T 治疗试验。当性激素结合球蛋白（SHBG）降低（肥胖、肢端肥大症、甲状腺功能减退）或增加（老化、肝疾病、甲状腺功能亢进，使用抗惊厥药）时，通过平衡透析法测量游离 T 或通过 Vermuelen 公式计算游离 T 可会有帮助。

LOH 和不良代谢条件（如众所周知的肥胖、代谢综合征和 2 型糖尿病患者体内）之间的关系相当复杂，而且具有复杂的致病背景。肥胖诱导的雌激素的增加似乎在垂体水平的负反馈中发挥主要作用，也因此导致性腺功能减退而且处在一个较低的或不正常的促性腺激素水平。性腺功能减退机制与肥胖、其他代谢紊乱和 LOH 相关。

三、临床表现

（一）一般人群

最近发表的一项关于 LOH 的涉及 8 个欧洲国家［欧洲男性衰老研究（EMAS）］一般人群的中年和老年男子的循证研究中，确定阈值 T 以下的症状，这些症状被越来越普遍地认为是雄激素缺乏的特征，定义低 T 水平相关症状存在的基础上的 LOH 综合征基本标准。他们发现一个一致的症候群。其中三种性症状都具有低 T 水平（晨勃减少、性欲望减低和勃起功能障碍）。这表明诊断为 LOH 需要至少这三种性症状的患者存在总 T 水平不到 11nmol/L 和游离 T<225pmol/L。通过年龄、体质量指数和共存疾病的调整，三种性症状和低 T 水平的相关性减弱，但依然存在。

心理症状之间和性腺功能减退具有相关性的看法是有争议的。相关的研究数据极少，但最近的一篇关于随机对照临床研究的荟萃分析结果显示与安慰剂比较 T 替代疗法（TRT）对抑郁患者有显著、积极的影响。这些观察表明 T 激素对于调节心理健康具有直接作用，因此出现的心理障碍，如抑郁、焦虑、易怒、失眠、记忆力衰退或认知功能降低，在临床上应怀疑是由于雄激素缺乏症引起。尽管从相同的 EMAS 数据也证明了心理症状患病率的增加，如悲伤，在 cFT 低于 0.160mol/L 时，没有发现与总 T 水平相关。

总之，从 EMAS 研究看，至少有三个性症状随着总 T 水平低于 11nmol/L 和 FT 水平小于 0.225nmol/L 被认为是 LOH 的最低诊断标准。

（二）症状人群

慢性疾病中，在未来 10 年患心血管疾病（CV）和代谢疾病的一致的预测风险（>20%）与肥胖、胰岛素抵抗和代谢疾病，LOH 的患病概率为两倍或三倍。MetS 是指一种诊断的种类以总结某些疾病（糖耐量、高血压、内脏肥胖、血脂异常）的共存性，这有助于临床医师鉴别具有较大患 CV 风险和（或）代谢疾病的受试者。尤其需要注意的是，所有代谢类疾病的症状（高血压除外）都与性腺功能减退有关（性腺功能减退患者数量增多，与年龄有关），其中，腰部的一些问题便是最显著的先兆症状。

四、流行病学

在普通人群中 LOH 明显和年龄相关，根据不同标准限定和人群研究，估计流行率是变化的，范围为 7%~40%。采用 EMAS 标准，LOH 的流行率在 40~80 岁的欧洲男性比前面报道低得多，如 2.1%。采用严格的 EMAS 标准，在法国 LOH 的流行，相对于 69 岁以上老年人，40 到 49 岁的年轻人中以不寻常的条件迅速增长 3% 以上。使用同样的诊断标准，同样的地理区域中，在 UNIFI 的 SD 男科就诊的受试者中 LOH 的流行是普通人群的 5 倍以上（15% 的老年患者对照 3% 非选择的普通人群）。EMAS 研究数据显示每年非调整年龄的总 T 值以每年 0.04nmol/L 下降。根据 EMAS 结果，在 UNIFI 受试者 SD 的总 T 值呈显著的年龄依赖性下降，下降速率很快。

五、诊断

通常有两种调查工具用来评估 LOH 症状：自我报告调查问卷（SRQs）和结构式访谈（SIs）。尽管所有的仪器不能取代详细的病史和身体检查，但是对于收集全面的记忆数据，可提供临床中确切症状的指南。另外，它们常用作需要更详细研究门诊患者的筛查工具。为了帮助识别性功能低下症，四种不同的 SRQs。所有的仪器探索性和心理症状，伴随着身体症状和性功能减退症状，在交叉调查中显示了良好的灵敏度。然而，它们相对特异度是变化的。另外，这些仪器可以用来筛查普通人群的性功能低下症，对于性功能紊乱的个体不具有特异度。ANDROTEST 是一种结构性面试，特别设计用来筛查 SD 受试者的性功能低下症。ANDROTEST 敏感度和特异度在检测总的或游离的 T 接近 70%。特别是，ANDROTEST 调查性特征，也可以调查性功能相关并发症。然而，它没有考虑心理特征。我们描述了通过添加患者心理特征选项到 ANDROTEST 从而来提高性腺功能低下筛查质量的能力，以提高性功能低下的筛查。我们利用米德尔萨克斯医院调查问卷（MHQ）SRQ 的精神条目，一种用来给非精神疾病状态精神状态评分。我们发现从两种心理条目到源于最初 ANDROTEST 的评分代数均增加了后面预测性功能低下症的准确性。由于 ANDROTEST 是临床使用的，MHQ 是自我报告的工具，两种工具必须分开使用，计算评分最后加和。尽管 ANDROTEST，伴随着完整新的版本心理 ANDROTEST，能够帮助识别患有 LOH 的患者，T 测定证实性功能低下症诊断和（或）开始替代性治疗。

由于 20 世纪 60 年代它们的引进，免疫测定方法（IA）已经广泛用于性类固醇的检测。大多数 IA 在评估高 TT 标准显示了良好的准确性，然而它们经常高估低 TT 浓度，降低诊断性功能低下症的特异度和灵敏度。并且，在评估游离 T 的过程中 IA 产生不可靠的结果具有广泛的一致性。普遍认为质谱是类固醇检测的金标准，然而，由于其复杂性和费用对于广泛应用仍有巨大的限制。最近 EMAS 组，对比不同的 TT 检测方法，例如经过验证的 IA 平台和气相色谱。尽管两种方法显示了高度的相关性（$r = 0.93$，$P < 0.001$），IA 在性功能减退范围（$< 11nmol/L$，$r = 0.72$；$P < 0.001$）。但是，证实临床上 IA 平台和质谱结合男性雄激素缺乏特征能有效区分性功能正常和性功能低下的男性。根据这个观点，如果这种检测被充分地证实，内分泌协会也认识到即使在性腺功能减退的范围，最间接的测定也可以检测低 TT 浓度。于是，推荐一个以上的早晨采样才能获得最好的血清 TT 样本进行性功能低下症筛查。由于 SHBG 浓度能够被很多因素影响，在临床实践中应优先使用 Vermeulen 方程式计算游离 T，因为它是最有效的。

六、治疗

（一）LOH 的干预选择

我们基本上能够识别的 LOH 干预选择有：生活方式的改变，特别是增加体育锻炼、减肥，药物治疗。后者提供了几种方法，基本上以性功能低下症为主，患者需要在不久的将来需要潜在的生育能力，如前所述。性功能低下症本质指示了最恰当的治疗方案。排除和（或）适当的 LOH 相关的并发症的治疗是治疗 LOH 的关键，然而，它的有效性很少被系统的验证，大多数研究用于消除或减少男性再生育能力，肥胖等不良反应。

（二）在 LOH 中生活方式改变和减肥的作用

几项研究已经表明，有风险的个体，加强生活方式的干预，伴随营养建议和体育锻炼，减少体重能够降低胰岛素抵抗，防止发展成显性糖尿病。生活方式干预适用于所有一线 T2DM 患者，已经被广泛认可。不幸的是，饮食和行为疗法的方法往往最终失败。实际上，在减肥过程中，所减重量的 60%~86% 会在 3 年后重新恢复，75%~121% 会在 5 年后重新恢复。生活方式的改变在患有肥胖、2 型糖尿病和 MetS 性腺功能减退的患者中应大力鼓励。然而，只有少数随机对照试验已明确评估饮食和身体活动对男子睾酮水平的影响。这些结果研究本质上是矛盾的。EMAS 的纵向研究数据分析表明，在 TT 和 SHBG 中体重减少与其比例增加相关，体重的获得与其比例的减少有关。在这些数据中，通过对现有的研究进行 meta 分析表明，体重减少后又重新恢复，肥胖与低促性腺素性功能减退症明显相关。

另一方面，TRT 是能够改善 2 型糖尿病和代谢综合征的代谢结果，虽然只有很少的随机对照试验发表。一项包括最近诊断为 2 型糖尿病、代谢综合征的 16 例受试者的小随机对照试验中发现，TRT 联合生活方式干预治疗 52 周后对于控制血糖和反转代谢症候群条件具有良好的改善作用。同样，患有阻塞性睡眠呼吸暂停的肥胖患者的安慰剂随机对照试验发现，TRT 和生活方式改变治疗 18 周提高了胰岛素的敏感性，改善脂肪肝，增加肌肉量。

减重手术（BS）是一个有吸引力的选择，可以获得快速减肥和降低胰岛素抵抗性。一项患有 2 型糖尿病 3188 例的 BS 研究的 meta 分析表明，研究中 78% 的患者没用药物，且具有正常血糖水平，并且该缓解率在持续，一些研究已经评估了 BS 对 T 水平对男性的影响。所有男性患者 T 水平增加，严格依赖基线体质量指数和减少的体重。但是，评价的患者数量及跟踪数太受限制以至于无法得到最终结论。此外，没有 TRT 合并 BS 的相关文献报道。一项最近发表的包含 161 例男性患者的横断面调查中除了 24 例病态肥胖患者受过 BS，随访了 6 和 12 个月，结果发现通过 BS 对性激素造成的影响和在肥胖变化的基础上预测的对性激素造成的影响不同，前者会导致 TT 和 SHBG 值高于预期，可见肥胖和其他一些因素的变化可能有助于手术诱导的 SHBG 水平升高，这个过程与脂肪量无关，尽管这过程有雌激素下降/雄性激素上升的负向调节作用。

（三）LOH 的药物治疗

应该根据病因和患者的期望对患者进行个体化治疗。当这个问题的主要原因是睾丸功能低下，只有 T 置换能够供给患者选择，不能生育常常是由于睾丸不可逆损伤。当前，面对后天低促性腺素性功能减退症，选择介入治疗多由于患者对生育的期望。如果想要生育，可选择给予促性腺激素或者周期性给予促性腺激素释放激素治疗。

雌性激素对促性腺激素的分泌起到负反馈的作用，从而使低促性腺激素性性腺功能减退症（HH）男性患者有肥胖和代谢综合征。抗雌激素疗法，是通过抑制下丘脑和垂体的雌激素活动，从而增强肥胖男性血清中 T 水平，进而恢复生理性内生 T 分泌，以维持睾丸体积和精子的生长。

当不能生育时，TRT 是黄金准则。实际上，TRT 下调下丘脑-垂体轴，进而下调睾丸 T 合成，造成精子产生受到影响，甚至受到抑制。接下来将详述前面提到的策略。

1. 促性腺激素释放激素和 KISS-1 类似物　促性腺激素释放激素（GnRH）已经成为一个诱导 HH 患者动情期或者生育的不二选择，但是不用于治疗 LOH。更多的生理学途径可以被 TAK-583 支持，一个最新引进的 Ⅰ 期临床药物开发的缩氨酸 TAK-683 是 KISS-1 衍生物，是临床前强效的 KISS-1 衍生缩氨酸受体（GPR54）兴奋剂，对 GnRH、黄体生成素和促卵泡素有刺激作用，但是健康志愿者皮下连续给药似乎对 HH 没有诱导作用。因此，现在 TAK-683 用于治疗前列腺癌的作用被评估。可以预想的是，周期性给药可能成为有效的治疗手段用于 HH 患者。

2. 促性腺激素　促性腺激素疗法是需要生育的 LOH 患者的一种选择。最先用的是人体绒毛膜促性腺激素，随后用的是尿促卵泡素。促性腺激素疗法是一种有效的治疗手段，促进 HH 患者自发生育。研究显示，替代疗法能够诱导一般的 HH 患者生育。但是需要认识到随机对照试验是有缺陷的，当前的结果来源少量的多层次的研究。以前的 TRT、全垂体功能衰退症、隐睾症和睾丸缩小都有可能是其不良反应的结果。

3. 抗雌激素　一些没有雌激素受体拮抗剂和没有类固醇结构的天然雌激素，但是有允许连接雌激素受体的三级结构。绑定后，具有部分活性的复合体通过一系列反应激活下游基因，这些化学物在不同的组织具有不同的效应，因此，被视为具有选择性雌激素受体调节分子（SERMs）。所有的雌激素受体调节器表现出相似的生物活性，但不同结果存在一些差异。

但是，本质上都是下丘脑-垂体中心的雌激素受体的拮抗剂，从而调节促性腺激素的释放。事实上，所有的 SEMRs 都可以增加循环血液中的 LH 和 FSH，从而促进睾丸中精子生成或者甾体激素的合成。因此，在肥胖或者 MetS 的 LOH 患者中，增加雌激素可能会带来一些风险。

然而，当前的 SEMRs 用于治疗 LOH 的文献报道还是相当少，Shabsigh 等研究发现，氯米芬可以增加 36 例 T 功能低下患者的 T 水平，最近也证实在 86 例低于正常 LH 和 T 水平的患者给予 25～50mg/d 的氯米芬，平均时限 20 个月，发现血液循环中 T 和 LH 水平增加高于 2 倍，同时改善了性腺功能低下症，包括性欲低下。另外一项研究显示，能够维持正常的 T 和 LH 水平，改善精子能动性和患有催乳素瘤的勃起功能以及长期服用多巴胺引起的生殖功能不良。然而，在另外一项开放的研究纳入 9 例患有丧失功能的垂体腺瘤的性腺功能减退患者服用氯米芬 50mg/d，提示完整的下丘脑-垂体轴是增加 T 水平的必要条件。

4. 睾酮　用于口服、皮下、肌内、口腔以及经皮给药的 T 制剂可以用于 TRT。天然的 T 制剂用于口服或者是注射，3 个主要的修饰物用于改善 T 的生物利用度。在 17α 位置氢化，可以阻止肝脏的快速代谢，但是能引起肝毒性，因此这种修饰不被推荐利用。相反，在 1 号位氢化和 17β 的羟基酯化，也可以延长代谢，并且没有不良反应。需要指出的是，17β 的羟基酯化能够增加 T 的亲脂性，从而允许溶于油用于肌内注射。

5. 口服睾酮制剂　针对前面提及到 17α-氢化制剂的问题，唯一推荐的口服制剂是 T-十一烷酸。它可以绕过肝脏循环，通过淋巴系统进入循环系统而吸收。这种吸收方式高度依赖食物摄取中的脂含量，从而导致血清中 T 水平的波动和缩短半衰期。后面的问题严重制约 TU 口服制剂用于 LOH 患者。

6. 经口腔睾酮制剂　缓释 T 激素口腔黏贴片（Striant SR）代表了另一种可能的经口腔的 TRT。这个处方已经被证明能恢复生理范围内 T 激素的最小或短暂循环。在涉及接收 Striant SR 治疗长达 2 年的男性性腺功能减退的临床试验中，最常见的不良反应是与口香糖相关疾病如过敏、炎症、齿龈炎和味觉错乱（患者中报道的发生率分别为 5.6%、16.3%、3.0%、4.1%）。

7. 经皮睾丸激素制剂　有各种各样的经皮方法，包括阴囊胶黏剂或阴囊皮肤补丁或凝胶/溶液应用。这些药物需要每天使用，通常在治疗期提供统一的血清 T 激素水平。T 激素透皮贴片常与患处的皮肤不良反应相关性限制了坚持服药率。

睾酮凝胶代表了在美国和欧洲最常用的 TRT 选择。他们已经被证明能使血清 T 激素水平在极佳的安全范围内正常化。它们可以很容易地在满足患者需要的前提下，在任何时间点和剂量情况下停药。而推荐的 1% 或 2% 无色的 T 激素水醇凝胶起始剂量是 5g/d，但是因该考虑由于匍匐吸收的不同而调整剂量。

应用 T 激素凝胶过程中潜在的不良反应可能体现在他人的皮肤密切接触中将 T 激素转移。为了减少凝胶使用的总量以及皮肤上剩下的残余部分，最近一个新的含有 1.62% T 激素的凝胶处方得到推荐使用。这个处方允许患者每天减少 5~10g 的凝胶使用总量，这其中含有 50~100mg T 激素，即每天使用剂量可以到每天 1.25~5g，对应含量为 20.3~81mg T 激素。

Axiron 2% 代表了一种最近引入市场的新 TRT 选择。目前，它只被允许在美国应用，同时被认为是一种液体剂型而非凝胶。这种液体可在腋下每天使用一次，在起始剂量为 60mg 时采用可计量的剂量涂布器能滴定至 120mg。患者在使用这种液体前可以使用除臭剂。Axiron 的不良反应类似于其他 T 激素凝胶。

8. 注射睾丸激素制剂　17β-羟基油脂性注射液是另外一个可能的处方。它们是一种合算并有效的 TRT 方法。血清中 T 激素浓度在 72 h 内达到峰值并根据类固醇和雄激素反应类型每隔 7~21d 进行注射。但是这种疗法的一个主要缺陷在于缺乏 T 激素的生理规律性释放，造成注射药物后的 2~3d 内 T 激素处在超生理水平，然后激素水平在接下来的两周内逐渐降低。T 激素浓度的大幅波动能够引起频繁的不良反应，可能以及风险极高的不良反应，尤其是老年人，如红细胞增多症。

前述问题较少与持久性（每 10~12 周）的十一酸睾酮（TU）油脂性注射配方有关联。T 激素能长时间持续地被逐渐释放到血液中，通常不会达到超过或低于生理激素水平，从而保持血清中 T 激素保持在正常的生理水平。

9. 微粒睾酮制剂　一个更为持久的选择是睾酮微粒剂的植入，这种方法可以在美国、英国和澳大利亚采用。即将睾酮微粒植入臀部或腹部皮下的脂肪层中。一项多中心的研究结果显示，植入微粒睾酮可以提供持续的 T 激素至少 3 个月和至多 6 个月。然而这种有创的治疗方法对于患者的吸引力不足。

10. 睾酮替代疗法　随访和可能的不良反应 TRT 的目的在于维持 TT 水平在中度至正常健康男性范围之内（14~17.5nmol/L）以及避免超过生理水平，因为目前没有证据表明 TRT 尚有其他更多的获益。这对于老年人尤其如此，TRT 对红细胞生成的影响更加敏感，并具有低于 20% 的睾酮代谢清除率的特点。TRT 诱导的血细胞比容比率的增加具有剂量依赖性，即使在灵敏度方面有个体差异，并且相比于长效或经皮制剂，短效的油脂型 T 激素注射剂型最高。患者在第一年的 3~6 个月内需要监测，而后的每年至少需要有一次监测。在每一次随访中，仔细的临床访问和男科学评估是需要强制执行的，包括直肠检测（DRE）。生化指标的评估必须包括 PSA 和血细胞比容的评估。代谢指标如血糖和血脂的检测也是需要的，同时在使用新 T 激素处方时肝功能不再需要进行检测。

在临床怀疑（DRE 触诊有结节）前，需要进行前列腺活检。另外，在临床怀疑（DRE 触诊有结节）前，需要进行前列腺活检。另外，前列腺活检应该考虑 PSA 高于 4ng/ml，并以在任何一个 12 个月的 TRT 周期内 PSA 血清增加浓度 > 1.4ng/ml 或口服睾酮 6 个月后的 PSA 下降速率每年 >

0.4ng/ml 为参考（仅适用于在超过 2 年内具有 PSA 数据的患者群）。前列腺癌的发展和规模，和造成的 PSA 水平，均具有雄激素依赖性。事实上，在胚胎期间完整的前列腺癌发展需要一个正常的雄激素受体和高效的合成的二氢睾酮，因此严重的青春前性腺功能低下或 AR55 或 2 型 5α 还原酶的遗传缺陷可导致前列腺发育的损害。在以后的生命活动中，雄激素水平和前列腺大小之间的关系变弱；并且随着年龄的增长，前列腺的体积和 PSA 水平均增加，同时 T 激素水平降低。传统上认为前列腺癌（PC）与增强的雄性功能具有相关性。然而，一篇汇集全球 18 项前瞻性研究（超过 3000 例病例和 3000 例对照）的荟萃分析结果显示，血清雄激素浓度和 PC 患病风险之间没有联系。前列腺增长的雄激素依赖性仅在性腺功能减退的条件下得到证实，但未能在正常男性中得到证实。Morgentaler 和 Traish 首次做出推测，人类前列腺对于大规模的雄激素阻断敏感性强（在阉割水平），相反，在正常或低于正常雄激素生理水平表现为不敏感。根据他们的假设，人类前列腺雄激素受体在雄激素血液循环中达到"饱和"状态，并因此对进一步的 T 激素增加不敏感，比如在轻度性功能减退的 TRT 过程中派生出的这类情况。因此，他们提议限制雄激素的使用以避免刺激 PC 生长。这种"饱和"假设，如果被进一步证明，不仅能够改变 T 激素和 PC 的范例，而且能够建立一种满意的临床管理性腺功能低下的 TRT 患者的概念框架。我们在一个大型的 ED 治疗主题活动中为这个假设提供了一系列的研究证据。特别的是，我们发现仅在年轻的性腺功能低下男性患者中，PSA 和 T 激素具有正相关性，然而这种相关性在高雄激素水平情况下消失。在符合这个模型的 2 篇荟萃分析中，结果显示 TRT 和 PC 发生没有明显的相关性，需要前列腺活检或 PSA 显著的增加，尽管采用 T 激素治疗的受试者更多的面临前列腺活检。总的来说，这些结果提示 TRT 治疗患者应该顺应 PC 推荐治疗方案。

11. 选择性雄激素受体调节剂　甾体选择性雄激素受体调节剂（SARMS）是 T 激素支架母核的衍生物并且较少在芳香化酶和 5α-还原酶作用下发生转化，以增加合成代谢特点并减少不良反应，比如男性乳房发育症或前列腺增生。每种这类制剂均有不同的药代动力学特征，而影响其使用的是各自的优缺点。

12. 补充雄激素对并发症的影响　TRT 的一个新发现的优势在于对性腺功能低下并发病症的获益。总结如下。

（1）2 型糖尿病和代谢综合征：很少有临床试验针对 TRT 对 MetS 和 T2DM 患者的影响进行评估。我们前述的荟萃分析结果显示 TRT 对与 MetS 和 T2DM 患者的效果。然而，应该认识到，在我们分析期间，只有少数研究发表。到目前为止，已经有 6 项临床试验针对 TRT 对 MetS 影响进行了具体评估，共入组 483 例患者，平均随访期为 57 周。在评价患有 T2DM 的受试者时，有 5 项临床试验共入组 263 例患者，随访期 28 周。在这些试验中-根据不同的标准定义仅入组患有性腺功能低下合并 MetS 或（和）T2DM 的患者，这些患者按照不同的处方和剂量进行治疗管理。结果和之前研究相似，TRT 与患有 MetS 的患者的空腹血糖、糖化血红蛋白和三酰甘油水平具有一个显著的降低的关系。因此，目前这类更大的受试者分析证实了我们之前的数据，支持了 TRT 可能在改善患有 MetS 和 T2DM 疾病患者代谢结果方面的观点。

（2）HIV 感染：内分泌学会强调，男性性腺功能减退常常与 HIV-1 感染有关，特别在消耗综合征患者中。在 HIV 患者群中 LOH 的发病率为 13%～17%，而在患有消耗综合征的患者中上升到 20%。因此在此前的一项大型的具有代表性的涉及了连续的 1325 例男性 HIV（平均年龄为 45.6±7.2 岁）观察性研究中报道 HIV 感染的男性患者被记录了过早的血清 T 激素的降低，这与不正常低/正常 LH 和内脏脂肪的增加高度相关。LOH 和 HIV 感染之间关系的机制的分析研究一直存在，但是，尚不清楚理解的包括下丘脑-垂体和睾丸缺陷。虽然消耗综合征有显著减少抗反转录病毒疗法（HAART）的特点，慢性非自愿性体重降低仍然是一个严重的问题。除了摄入不足、吸收不良和腹泻,许多受试者经历过不明原因的厌食症和体重减轻。HAART 导致体重增加,然而,大部分增加的体重源自脂肪。此外,大约 24% 的患者,即使接受积极的鸡尾酒疗法也不能控制体重。LOH 和相关的去脂体重的降低可能在这种现象中发挥重要作用。2005 年发表的一篇关于 RCT 有效性的,采用合成类固醇比较安慰剂治疗 HIV 感染男女患者的体重减轻症状时荟萃分析结果显示,与安慰剂比较,合成类固醇能导致去脂体重 1.3 kg(95% 可信区间:0.6~2.0)和体重 1.1 kg(95% 可信区间:0.3~2.0)的小幅度增加。然而,相同的分析结果仅限于 HIV 感染的性腺功能低下的男性患者,在体重(0.18kg;95% 可信区间:1.07~1.43)和去脂体重(0.86kg;95% 可信区间:0.22~1.95)方面仅有一个增长的趋势被观察到。因此,同一作者认识到该试验的结果是多层次的,强调以上结论需要更多的关于长期有效性和合成固醇在 HIV 患者中应用的补充资料。2007 年 Bhasin 等报道,一项双盲随机对照试验以比较 T 凝胶和安慰剂治疗 88 例性 HIV 阳性的且腹部肥胖的腺功能低下患者的效果(总睾酮在 125 和 400ng/ml 之间)。Johns 等先前荟萃分析的后续研究结果表明,与安慰剂比较,TRT 能显著改善去脂体重。相反,在 TRT 的影响下,身体体重并没有改变。

(3)慢性肾脏疾病:肾脏被公认是内分泌调节系统的关键调节器和激素指标的中药指标。肾脏功能受损相关的所有条件,特别是肾脏疾病的结束阶段,往往与男性性腺功能减退相关。这个过程的潜在致病机制是复杂的,现阶段并不能完全被理解。特别的是,早年衰老(尿毒症相关的氧化应激),营养失调,其他的内分泌相关的疾病,如 T2DM 和高催乳素血症,慢性炎症,血管疾病,高血压,急性危重病,和应对这些条件的不同类型的药物,都有助于慢性肾病疾病(CKD)相关的性腺功能低下的发生,在外部和内部层次均能起作用。尽管有这些证据,然而,目前还不清楚性腺功能减退对 ESRD 发展是否有何种影响。Sing 等先前已经证明,在血液透析患者中,经皮给药系统的 T 激素的药代动力学特征与健康男性相似,提示 TRT 用于 ESRD 男性患者与正常的性腺功能减退男性患者具有相同的使用剂量和指导方案。有趣的是,与甾醇激素和红细胞生成素(EPO)治疗 ESRD 贫血有效性相关的两篇安慰剂对照的荟萃分析结果报道,TRT 可能改善 EPO 结果。然而,我们应该认识到在这个领域的研究很少,因此在 ESRD 男性患者中采用睾酮治疗的获益和风险也很有限,以至于很难得出最后的结论。

(4)慢性阻塞性肺疾病:慢性阻塞性肺疾病(COPD)是与男性性腺功能减退相关的另一个慢性疾病常,患病率为 22%~69%。有几个因素,包括衰老、肥胖、系统性炎症、慢性疾病本身、低氧血症、高碳酸血症、糖皮质激素的服用可以相互影响 LOH。COPD 患者经常抱怨运动能力受损进而降低了生活质量。一些报道显示,这些患者的移动肌肉功能障碍导致了运动不耐受,然而,目前尚不清楚 TRT 是否可以改善 COPD 结果或延迟其进展。有趣的是,可获得数据的荟萃分析结果显示,即使是在 COPD 中,TRT 似乎能提高去脂体重。

(5)心血管疾病:T 水平降低和心血管疾病(CVD)之间的关系仍然是一种推测。2011 年出版的三篇独立的荟萃分析结果证实了性腺功能低下与整体和 CVD 死亡数之间的关系,但是未能找到任何有统计学意义的 CVD 案例。我们的数据是符合这一观点的。在一个连续的超过 1600 例患者参加的 ED 试验中,我们发现严重的性腺功能低下(TT 在 8nmol/L 以下)的患者没有预测性 CVD 发病结果,而是 CVD 死亡数。我们的结果证实了 CVD 脆弱与男性性腺功能低下相关的观念。

只有少数研究在患有 CVD 疾病的受试者中调查 TRT 的效果。通过 meta 分析我们前面报道的数据,TRT 与在跑步机测试持续时间显著增加至 1mm ST 段压低呈正相关,然而,研究患者的样本量过小观测时间太短,无法得出最终的结论。另外,三组 meta 分析发现,所有 CVD 事件中 T 组和安慰组之间没有显著性差异。Meta 分析有用的统计数据还远远不够,因为有限的样本量和观察的持续事件较短。总之,清楚的是 LOH 中 TRT 也有增加 CVD 的风险,对于包括死亡率在内的大多数 CVD 结果是有益的。我们推测在 CVD 较弱条件下，T 值低是由于预先存在的疾病，健康不佳的一个标志物。然而，甚至当由一个预先存在的疾病引起的性腺功能减退，可能有助于其进展或诱导其他疾病，最后导致致命事件的风险增加。最近在超过 1000 例性腺功能减退的男生退伍军人进行一项观察性研究显示，与对照组比较，那些接受 TRT 的患者死亡率减少了 39%。然而，在缺少随机对照情况下，医师可能会选择健康的男子做 TRT，或不考虑治疗不太健康的男生。因此，虽然低 T 没有发挥因果作用，但是它代表的一些潜在的疾病的指标，和（或）相关的一些并发症不能被排除。

（6）骨质疏松：实验和临床证据强调 T 在调节男性骨骼健康发挥重要作用，主要是通过雌二醇（E2）的芳香化作用。然而，一些报道表明，降低 T 水平和骨折的风险之间可能存在独立相关性，这意味着 T 可能具有增加骨健康的直接作用。根据两篇独立的 meta 分析数据显示 TRT 在增加骨密度方面具有积极作用。相反，没有足够文献报道表明 TRT 有骨折的风险。

![CME TEXTBOOKS NATIONAL PROJECT]

隐睾症

第 6 章

昌建明

北京市第六医院

隐睾症（cryptorchidism） 是指一侧或双侧睾丸的下降异常，未能通过腹股沟管沿着腹膜鞘突下降至阴囊，而停留在下降途中的腹膜后、腹股沟管或阴囊入口处等部位的一种常见的男性生殖系统先天性异常。隐睾症可导致男性生育能力低下，是男性不育症的重要原因之一，并可引起睾丸恶变等严重后果。因此，早期诊断并及时治疗隐睾症，对于患者恢复内分泌及生育功能至关重要；同时对监测及治疗隐睾恶变具有重大意义。

一、流行病学

隐睾在不同生长发育时期，随年龄的增长，其发病率呈逐渐下降趋势。据报道，早产儿隐睾的发病率为 30%，体重不足 1800g 的早产儿高达 60%~70%，足月新生儿约为 4%，1 岁时降至 0.6%~0.8%，成年人为 0.3%，表明在出生后睾丸仍可继续下降。据 Scorer 统计，出生后隐睾自行下降时间主要在生后 3~6 个月内，6 个月后隐睾继续下降的概率明显减少。Kleinteich 等统计一组 3612 名小儿中 28 名 （0.8%） 在满 1 岁时仍有隐睾，这一数字与青春期隐睾发病率无显著差异，说明 1 岁以后隐睾几乎不会自行下降至阴囊。隐睾发生率单侧多于双侧，约为 5：1，右侧占 70%，左侧占 30%。有遗传倾向，父子间发病率为 1.5%~4.0%。

二、病因

总体而言，病因迄今仍未阐明，可能与下列因素有关。

（一） 解剖因素

睾丸引带发育异常、缺如、提前退化或引带异位附着，睾丸系膜与腹膜发生粘连等均可导致腹腔内隐睾或迷走睾丸。另外，睾丸的血管发育异常或存在皱褶，精索的血管或输精管太短，会从上方牵拉而限制睾丸下降。睾丸体积过大、腹股沟管过紧或外环口缺乏或过早闭锁、阴囊发育不良、阴囊腔隙太小，均可导致隐睾。

（二） 内分泌障碍

1. 母体促性腺激素缺乏　睾丸下降需要充足的性激素刺激。妊娠最后 2 周时，母体促性腺激素大量释放，胎儿的睾丸也随即下降。母体妊娠期缺乏足量的促性腺激素可能影响睾丸正常下降。

某些双侧隐睾经促性腺激素治疗后睾丸可以下降，或个别双侧隐睾于青春期自动下降至阴囊的案例，都说明了激素与隐睾的关系。

2. 雄激素与雌激素比例失调　雄激素分泌不足，雌激素分泌过多，可出现各种形式的男性化降低，也是隐睾的病因之一。

3. 睾丸及睾丸引带的激素受体表达异常　如雄激素受体低表达，雌激素受体高表达，不能对促性腺激素产生应有的反应或精索本身发育障碍，使睾丸不能正常下降。

（三）相关基因缺失或调控异常

人胰岛素样因子 3（insulin-like 3，INSL3）是睾丸支持细胞的特异基因产物，在睾丸从腹腔下降到阴囊的过程中起重要作用。INSL3 基因剔除鼠，睾丸停留在腹部。生殖股神经（genitofemoral nerve，GN）可能是通过释放降钙素基因相关肽（CGRP）作为雄激素的第二信使来控制睾丸下降，切断 GN 会导致隐睾，而给予 CGRP 则能部分缓解。

三、病理生理

目前认为，睾丸的下降分为两个阶段：第一阶段为腹腔内迁移阶段，人类胚胎在妊娠 10~15 周时，睾丸从尿生殖嵴转向腹股沟内环，此期是非雄激素依赖的，可能是由苗勒管抑制物（MIS）控制。第二阶段为腹股沟管阴囊阶段，人类发生在妊娠第 26 周。这一移行过程可能受睾丸引带移行、附睾发育、雄激素刺激、生殖股神经和腹压的控制。睾丸下降过程是一个多阶段、多因素参与的复杂生理过程。正常睾丸下降的机制是基因调控下神经内分泌因素及机械性解剖学因素复杂的相互作用。因此，隐睾相关基因缺陷或调控异常、神经内分泌功能不足和机械性解剖学因素异常构成了隐睾症或睾丸未降的病因链。

四、病理

肉眼检查睾丸小而软，呈长形，隐睾侧的阴囊较对侧小。应仔细检查隐睾有无瘢痕、梗死或结节。瘢痕或梗死可能是发生肿瘤的部位。直径大于 1mm 的结节可能是一簇未成熟的小管，即所谓 Pick 腺瘤。

隐睾患者的病理组织学标志主要表现为：患儿 1 岁后仍持续出现生殖母细胞；Ad 型（dark type A，Ad）精原细胞数减少。镜下形态可以由于患者年龄、隐睾的位置和先前的激素治疗等情况而有很大的不同。2 岁后，患儿生精小管线粒体退化、精原细胞及支持细胞内胶原纤维增多，至 3 岁时生精小管退变明显，上皮细胞萎缩，生精障碍。隐睾的活检应注意检查生精细胞的数目、曲细精管的大小、小管内精细胞是否恶变或其他异常。未下降的睾丸易扭转、梗死和发展为精原细胞瘤。发生精原细胞瘤的风险是睾丸已下降者的 35 倍。也有隐睾发生睾丸间质细胞瘤的报道。曲细精管内的恶性胚细胞肿瘤少见，常被忽视。隐睾的病理切片应做胚盘碱性磷酸酶染色，以避免漏掉这些细胞（图 2-6-1）。

五、临床表现

没有并发症的隐睾患者一般无自觉症状。主要表现为患侧阴囊扁平，单侧者左、右侧阴囊不对称，双侧隐睾阴囊空虚、瘪陷。并发腹股沟斜疝，在腹压增大后患侧出现包块，伴胀痛不适，

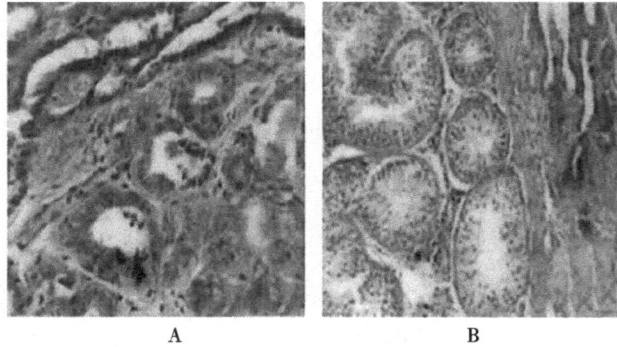

注：A、B 图为镜下所见生精小管结构，生精细胞萎缩消失，充满支持细胞，基底膜增厚。资料来自北京市第六医院病理科（HE×40）

图 2-6-1　28 岁腹腔型隐睾切除术后病理

严重时可出现阵发性腹痛、呕吐、发热。若隐睾发生扭转，如隐睾位于腹股沟管或外环处，则主要表现为局部疼痛性肿块，患侧阴囊内无正常睾丸，胃肠道症状较轻。如隐睾位于腹内，扭转后疼痛部位在下腹部靠近内环处，右侧腹内型隐睾扭转与急性阑尾炎的症状和体征颇为相似，主要区别是腹内隐睾扭转压痛点偏低，靠近内环处。此外，患侧阴囊内无睾丸时应高度怀疑腹内睾丸扭转。

按睾丸所处位置，临床上将隐睾分为：①高位隐睾，指睾丸位于腹腔内或靠近腹股沟内环处，占隐睾的 14%～15%；②低位隐睾，指睾丸位于腹股沟管或外环处。

通过典型的临床表现诊断并不困难，但应注意，阴囊内未扪及睾丸者，并非都是隐睾。多数隐睾通过仔细的查体就可获得诊断，检查时患儿应取坐位，两腿分开外展，室温适宜（体检前洗温水浴有利于检查），检查者双手温暖，一手从腹股沟外侧向内推，压住内环，另一手检查内侧腹股沟区有无隐睾。隐睾根据其位置可细分为腹腔型、腹股沟型、阴囊上口型和滑动睾丸。滑动睾丸表现为隐睾可从腹股沟推入阴囊上部，但放手后，睾丸即返回原位。

回缩睾丸（retracted testis）与异位睾丸（ectopic testicle）是另外两种阴囊空虚的现象，不属于隐睾，应与隐睾鉴别。回缩睾丸多在学龄前后发现，睾丸可在阴囊上部或腹股沟浅面移动，并可被推送到阴囊底部，是由于提睾肌过度活跃所产生，阴囊及睾丸容积发育良好，在新生儿期往往睾丸是位于阴囊底部，对人绒毛膜促性腺激素（HCG）注射治疗的反应良好，不必手术治疗，成年后这类睾丸都有正常的容积和生育力。异位睾丸因引带分支的牵引使睾丸未按正常发育过程下降，即从腰腹膜后间隙经腹股沟到阴囊的路径，常异位于会阴、股根部、下腹壁和盆腔，在检查中若没能触及隐睾，应仔细检查以上部位。

六、实验室及泌尿外科特殊检查

（一）实验室检查

性激素测定，对双侧不能扪及的隐睾患者，应先测定血清睾酮（T）、黄体生成激素（LH）和尿促卵泡素（FSH），双侧隐睾症者，其 T 值偏低。肌内注射 HCG 1000～1500U，隔天 1 次，共 3 次后复查 T、LH 和 FSH 值。通过对比判断隐睾是否存在。若 T 值升高或对 HCG 无反应，但 LH

和 FSH 不增高，则说明至少存在一个睾丸，应进行手术探查。若试验前 LH 和 FSH 已增高，注射 HCG 后睾酮值不升高，则可诊断为双侧睾丸缺如，不需要手术探查。

（二）影像学检查

对于不能扪及的隐睾，术前可通过一些特殊检查来判断是否存在睾丸及隐睾所处的位置。

1. B 超　B 超为最常用的无损伤性检查，方便、价廉、无创，对腹股沟管内隐睾可准确定位，但对腹内隐睾的诊断价值有限。

2. CT 与 MRI 检查　CT 与 MRI 检查在腹腔型隐睾诊断中的应用越来越广泛，对隐睾恶性变具有重要的诊断价值。

3. HCG 放射性核素扫描　HCG 放射性核素扫描是一种较理想的睾丸定位方法。应用核素标志的 HCG，使睾丸的 LH/HCG 受体上聚集足够数量的 HCG，从而在 γ 照相扫描中显示睾丸。

4. 其他检查　其他检查如疝囊造影，睾丸动脉、静脉造影，操作复杂，成功率较低，且有一些副损伤和并发症，检查结果也不容易明确，已很少应用。

（三）腹腔镜的应用

用于不能触及的隐睾的术前检查，取得了较满意的效果。自 1970 年 Kushch 等率先报道以来，Elder 认为诊断性腹腔镜技术已成为评价无法触及隐睾的最敏感、最特异的方法，其价值在于大大增加发现位于腹股沟内环或腹腔内的精索盲端或睾丸的概率，准确率可达 97%。

无论哪一种检查都具有一定的局限性，手术探查仍不失为最后的确定手段。

七、治疗

无论是单侧或双侧隐睾，在病理上都存在着退行性变，且随年龄增大而加重，治疗目的是保全患者的生育能力，避免精神、心理的不良影响，减少性功能不正常情况，预防并发症的发生，如降低恶变的发生率等。保留生育能力的理想年龄是在 1~2 岁时。睾丸的自发下降在出生后 3 个月内即可完成。睾丸未降的决定性治疗应在出生后 6~12 个月间完成，通常先行激素治疗。目前公认，对激素治疗无效者应在 1~2 岁之间采用睾丸固定术（orchidopexy）。术中如发现睾丸已萎缩或不能下降引入阴囊，必要时可施行睾丸切除术。

（一）激素治疗

监测患隐睾症的新生儿，在出生后 6 个月隐睾仍未下降者，就应开始进行激素治疗。激素治疗的效果与隐睾所处的位置密切相关，位置愈低，疗效愈好，与单侧还是双侧隐睾并无明显关系。腹内型隐睾激素治疗几乎无效。

1. 人绒毛膜促性腺激素　HCG 每次 1000~1500U，肌内注射，每周 2 次，连续 10 次，总剂量 13 500U 为宜。应用 HCG 有一定的不良反应，如阴茎增大、睾丸胀痛等，停药后消退。如剂量掌握不当，或长期使用，可导致骨骺早期愈合等。HCG 用量低于 15 000U 不会影响骨龄。

2. 黄体生成素释放激素　黄体生成素释放激素或称促性腺激素释放激素（GnRH）。LHRH 现可采用鼻黏膜喷雾给药，每侧鼻孔 200μg，每天 3 次，每天总量 1.2mg，连续 28 天。鼻黏膜喷雾给药无任何痛苦，即使感冒也可继续使用。

3. LHRH+HCG　如果在 LHRH 治疗后隐睾仍未下降，再加 HCG，每周 1500U，连续 3 周，可使一部分隐睾继续下降，从而增加总有效率。从理论上讲，用 LHRH 治疗隐睾症，不但可以促使睾丸下降及睾丸发育，而且还可以治疗因此而产生的不育症，效果要优于单纯使用 HCG。上海附属瑞金医院应用皮下泵脉冲式释放 LHRH 模拟人体生理节律治疗小儿隐睾症，效果良好，无性早熟等不良反应。

（二）手术治疗

激素治疗无效者，应在 1~2 岁之间进行手术治疗。单侧隐睾合并疝者，可同时手术处理。术前应行 B 超和 CT 扫描，尽可能准确定位。

1. 睾丸固定术 睾丸固定术应于 2 岁之前完成，有精神、智力发育障碍者，因神经源性膀胱和 Prune-Belly 综合征导致的射精障碍者，严重的内分泌异常和生殖缺陷者，如 Klinefelter 综合征，不适宜行睾丸固定术。

2. 肉膜囊睾丸固定术 肉膜囊睾丸固定术为目前最常用的术式，即将隐睾固定于阴囊底部的阴囊皮肤与肉膜之间做成的囊内。睾丸固定应强调充分松解精索、不损伤精索血管、保护好睾丸血供、在无张力条件下固定睾丸，避免术后睾丸萎缩。

对于隐睾高位估计难以用常规方法固定于阴囊内时，有以下几种方法可供选择。①对于精索长度轻度不足者，可将睾丸和精索经腹壁下血管后方穿过，或切断结扎腹壁下血管，切开内环口向内的筋膜，减少输精管的成角。②Flowler-Stephens 手术，即精索血管睾丸结扎、长襻输精管睾丸固定术，该手术在充分显露隐睾并解剖精索和输精管及血管后，经阻断精索血管数分钟后，证实睾丸血液循环良好，予以结扎切断精索血管，保护好输精管血管和引带，经腹壁下血管内侧引出，再固定于阴囊肉膜囊内。③少数病例虽经广泛松解，精索长度仍不足以将睾丸无张力放入阴囊，可用硅胶薄膜片包裹整个精索和睾丸。半年后，再次手术时拆除硅胶薄膜，精索和睾丸已较松弛，可将睾丸放入阴囊。④自体睾丸移植术适用于高位隐睾。技术要求较高，不推荐作为常规手术方式。隐睾自体移植术，仍有部分病例术后发生睾丸萎缩。

3. 隐睾切除与睾丸假体 在探查中如发现输精管和（或）精索的盲端，应注意两种情况，其一是睾丸已萎缩，其二是睾丸与输精管完全分离，这时应仔细探查腹腔大血管旁，并予以切除。对侧睾丸完全正常，患侧隐睾若存在睾丸萎缩、发育不良、隐睾合并附睾完全分离及青春期后的单纯隐睾，应考虑睾丸切除。睾丸切除后无论在何年龄段，原则上都应做睾丸假体植入。

4. 腹腔镜治疗 腹腔镜治疗适应证：所有不可触及的睾丸；活检或腹腔内高位睾丸切除。禁忌证：急性感染，凝血异常，既往有腹部手术史，疑有腹膜粘连。

1976 年 Cortesi 等在泌尿外科首次应用腹腔镜对隐睾进行了定位和活检，成为目前腹内隐睾和睾丸缺如的一种安全、准确的诊断方法。腹腔镜不仅能对隐睾进行定位和评估，而且还能进行腹内隐睾固定或切除术。自 1982 年 Scott 及 Cohen 首次应用腹腔镜治疗高位隐睾以来，已有较多应用腹腔镜治疗隐睾的报道，并逐渐受到泌尿外科医师的重视。国外报道，应用腹腔镜睾丸固定术与一期 Fowler-Stephens 法固定睾丸术进行了比较，发现前者的手术成功率明显高于后者，且睾丸萎缩等并发症明显降低，认为腹腔镜睾丸固定术是治疗腹内型隐睾的金标准。目前国内开展腹腔镜手术治疗隐睾的报道逐渐增多，有待进一步的研究总结。

5. 手术并发症

（1）睾丸缺血坏死：由于精索的过度游离及睾丸固定于阴囊内后精索张力过高以及外环重建时形成的外环口过小等原因均可导致下降的睾丸缺血坏死。查体可见睾丸肿胀，触痛明显，彩色超声等检查可协助诊断。早期可经手术解除对精索的压迫，一旦明确睾丸已坏死，则应切除坏死的睾丸。

（2）输精管损伤：大多因术者操作不慎引起。关键在于术中明确输精管的位置，尽量避免损伤。一旦损伤应行输精管吻合术。

（3）睾丸萎缩：尽管将下降不全的睾丸固定于阴囊内，但由于发育不良，或者由于睾丸长期缺血均可引起睾丸萎缩。应当指出，如拟行睾丸固定时已发现睾丸明显萎缩，应将其切除。

（4）腹壁疝形成：因局部解剖、发育异常，手术时疝囊结扎不确实以及术中腱膜缝合技术等方面的原因，可导致腹壁疝形成。处理原则同腹股沟疝。

（5）睾丸恶变：睾丸恶变不属于手术并发症，但其危害最大。已行睾丸固定术的睾丸其恶变的可能性大大小于未行手术者，但仍明显高于正常睾丸。因此，在行睾丸固定术后，患者应长期关注复位后隐睾的大小及质地变化，如有异常及时就诊。

（三）隐睾并发症

1. 不育　隐睾周围的温度较阴囊内高 1.5~2.5℃，已证实滞留在腹股沟管内或腹腔内的睾丸不能生成成熟精子。故双侧隐睾者有失去生育能力的可能，单侧者也偶有不育。

2. 疝　隐睾者多伴有鞘状突未闭而发生腹股沟斜疝。

3. 睾丸损伤　这是由于睾丸处在腹股沟管内或耻骨结节附近，比较浅表，固定，容易受到外力的直接损伤。

4. 睾丸扭转　未降睾丸发生扭转的概率较阴囊内睾丸要高得多。

5. 恶变　发育不良和受伤后的隐睾容易发生恶变，较正常睾丸恶变概率增加 20~48 倍。高位隐睾更易恶变。将隐睾放入阴囊并不能防止以后的恶变，但置入阴囊便于观察病变。

6. 精神和心理影响　由于阴囊空虚，睾丸的位置和大小异常，可使隐睾患者产生自卑心理，对不育的忧虑也会引起精神上的痛苦。

参考文献

［1］Gatti JM, Ostlie DJ. The use of laparoseopy in the management of nonpalpable undescended testes. Curr Opin Pediatr, 2007, 19（3）：349-353.

［2］Elder JS. The undescended testis：hormonal and SUrgical management. Surg Clin North Am, 1988, 68（5）：983-1006.

［3］母华国，桑玲，王忠平，等. 腹腔内型隐睾精原细胞瘤的 MSCT 诊断. 中国临床医学影像杂志，2015, 26（2）：114-117.

［4］van den Akker-van Marle ME, Kamphuis M, van Gameren-Oosterom HB, et al. Management of undescended testis：a decision analysis. Med Decis Making, 2013, 33（7）：906-919.

［5］Nemec SF, Nemec U, Weber M, et al. Male sexual development in utero：testicular descent 0n prenatal magnetic resonance imaging. Ultrasound Obstet Gyneeol, 2011, 38（3）：688-694.

［6］Kusheh NL, Timchenko AD, Sleptsov VP, et al. Diagnostic value of laparoscopy in the determination of sex. Probl Endokrinol（Mosk），1970, 16（3）：41-43.

［7］Elder JS. Ultrasonography is unnecessary in evaluating boys with a nonpalpable testis. Pediatrics, 2002, 110（4）：748-751.

［8］Liu CS, Chin TW, Wei CF. Impalpable cryptorchidism：a review of 170 testes. Zhong Hua Yi Xue Za Zhi（Taipei），2002, 65（2）：6368.

［9］Castilho LN. Laparoscopy for the noupalpable test is：how to interpret the endoscopic findings. J Urol, 1990, 144（5）：1215-1218.

［10］Prentiss RJ, Weickgenant CJ, MOSES JJ, et al. Undescended testis：surgical anatomy of spermatic vessels, spermatic surgical triangles, and lateral spermatic ligament. J Urol, 1960, 83：686-692

［11］Raman JD, Schlegel PN. Testicular sperm extraction with intracytoplasmic sperm njection is successful for the treatment of nonobstructive azoospermia associated with cryptorchidism. J Urol, 2003, 170：1287-1290.

［12］梅骅. 隐睾手术//梅骅，陈凌武，高新. 泌尿外

科手术学. 3 版. 北京：人民卫生出版社，2008：588-592.

［13］董丽卿，陈伟建，韩萍，等. 多层螺旋 CT 血管成像对腹部隐睾肿瘤的诊断价值. 中华放射学杂志，2006，40（8）：860-862.

［14］Lim YJ, Jeong MJ, Bae BN, et al. Semioma in undescended testis. Abdom Imaging, 2007, 33（2）：241-213.

［15］Yagil Y, Naroditsky I, Milhem J, et al. Role of Doppler ultrasonography in the triage of acute scrotum in the emergency department. J Ultrasound Med, 2010, 29（1）：11-21.

第三篇

男性性功能障碍

性欲障碍

陈向锋

上海交通大学附属仁济医院

第 7 章

性欲是人的本能之一，属于人类的高级心理活动，是男性整个性活动过程中的一个重要环节。性欲即受本能驱使而不易控制，又受主观意志控制而存在，体现了神经内分泌系统、认知与情感、个体间相互关系以及文化、教育、宗教、伦理等因素的影响，是一种生理-心理-社会三者统一的现象。

既往研究显示，性欲与体内的多巴胺、催乳素、5-羟色胺、睾酮水平密切相关。常见的影响性欲的因素包括：社会心理因素、精神情感因素、内分泌因素、遗传因素、年龄与体质、某些药物和食物以及宗教文化等。不同人种和同一个体的不同年龄段、不同的身体状况下、不同的心理和社会环境中，性欲的变化差异很大，因此性欲的评估很难量化，事实上也没有统一的标准，只有在适当刺激下性欲减退或亢进的人才被认为性欲障碍。临床上，单纯的性欲障碍比较少见，大多与其他的性功能障碍并存，或者作为某些疾病的并发症而出现。性欲障碍常常比表面上看起来的复杂，许多人自己根本无力解决，只有及时就医、积极诊治才能最终解决问题。本章主要针对无明显其他疾病的性欲亢进和性欲减退展开阐述。

一、性欲亢进

性欲亢进是指性欲望、性冲动过分强烈和旺盛，性兴奋出现频繁，对性行为迫切要求、性交频度增加、性交时间延长。正常情况下，性欲的强度因人而异，青年人正常性生活每周 1~3 次，新婚夫妇或婚后久别重逢性生活频数稍有增加，性兴奋较频则属正常现象。随着婚后时间的延长，性交的次数会逐渐减少。

（一）流行病学

根据流行病学调查显示，性欲亢进的发生率很低，一般人群发生率约为 1%，男性稍高于女性，且在合并有精神疾病的患者中发病率较高，单纯、原发性性欲亢进较少见。性欲亢进者多表现为对性生活有超常的兴趣，呈现为强迫性的需求，不考虑条件（如时间、地点、环境等）的约束，频繁出现性交欲望和冲动，而且难以自我控制，即使有了高潮也无法满足，罹患者往往痛苦不堪，严重情况下会影响正常的生活和人际关系。但需要说明的是，如果性兴奋和性行为对性交双方而言均感到满意，即使性生活次数较一般人多，也不能认为是病态。

（二）病因及病理生理

性欲亢进的主要机制是性中枢兴奋过程增强，绝大多数由于精神心理失调所导致，多属生理性改变，或对性过程认知不足；其次为内分泌失调；此外，精神病或某些慢性疾病、热恋、受性刺激过多也可导致性欲亢进。最新研究表明，性欲亢进也可能跟基因有关，即它的发生有生物学基础。

1. 精神/心理性因素   受某些性文化的影响，尤其是色情小说、黄色录像、色情服务等的影响，过度刺激导致患者性欲失常而长期处于亢奋状态；存在精神疾病或认知障碍，如狂躁症、精神分裂症。

2. 器质/生理性因素   人类性行为和性功能由下丘脑-垂体-性腺轴分泌的男性激素来主宰，如果其中某一环节发生病变，就可导致性欲及性功能异常，多数是性功能减退，少数表现为性欲亢进。如垂体促黄体生成素（LH）分泌瘤早期使垂体前叶促性腺激素分泌过多、睾丸间质细胞瘤早期分泌睾酮过多皆可造成性欲亢进，颅内有些肿瘤也可造成性欲亢进。甲状腺功能亢进早期，部分患者也表现为性欲亢进。另外，肺结核等慢性疾病导致性中枢功能紊乱，可以表现为性欲亢进。

3. 药物/食物因素   直接使用促性腺激素类、睾酮类药物以及长期服用可以导致体内此类激素浓度升高、代谢下降的药物和食物，均可导致性欲亢进；使用可提高神经兴奋性的药物，如服用某些"壮阳药""春药"亦可导致性欲亢进；某些毒品（例如可卡因、吗啡）成瘾均可导致性欲亢进。

（三）临床表现

性欲亢进是指性欲望、性冲动过分强烈的一种病症，临床特点为出现频繁的性兴奋、性行为要求异常迫切、同房频率增加、每天要求有数次性活动、同房时间延长等。值得一提的是，性欲亢进并不同于性欲旺盛，性欲旺盛是中性词甚至褒义词，但性欲亢进则是有病态倾向的。

不同人群的性欲差异很大，临床上正常性欲和亢进性欲的界限不明显，也没有明确的标准，就诊者往往是由于对性欲亢进认识不足或是认识模糊而产生的心理疑惑。例如，未婚青年因本身缺乏性知识，同时接受外界刺激（书刊或音像制品等）经常引起性中枢兴奋，而出现较频繁和较长时间的阴茎勃起，出现频繁自慰和性交，被误认为性欲亢进。新婚后缺乏性生活经验的夫妇由于害羞、精神紧张，性交时在男方未完全达到性欲高潮以前，女方早已不能忍受而被迫中断，男方的性冲动无法释放而导致性交欲望和频度增加，自认为是"性欲亢进"。其实，这些并非是真正的性欲亢进。临床上以性欲亢进而就医者较少见，多数是通过性咨询或由配偶所述而发现。

无论男方还是女方都可能出现性欲亢进，而男性单方出现此类问题，双方都可能受损害，临床表现为前列腺炎、生殖器损伤、泌尿系统感染等，而且伴侣的耐受达到一定程度就会集中爆发，这也不利于和谐的性生活。长此以往还可能影响学习、工作以及正常生活。如果性欲亢进一方为男性，部分患者有可能为满足喷薄而出的性欲甚至"铤而走险"侵犯他人，导致不必要的社会及家庭危害。

（四）诊断及鉴别诊断

性欲亢进的诊断应当建立在周全详细的病史询问和全面严格的体格检查基础上，辅以性激素等其他检查，甚至包括头颅计算机体层摄影（CT）（排除是否有脑部肿瘤），最好其性伴侣能陪同前往进行咨询。需要特别强调的是，性欲亢进的诊断要排除很多特殊时期，如精力旺盛的青春期、接触性活动初期、长期禁欲后性欲陡增期等。主要的鉴别诊断包括。

1. 性变态   性变态特点是性欲唤起、性对象的选择以及满足性欲的方式等有别于正常的性活动，可以表现为性欲亢进、性对象倒错、性行为过激等。共同的特点是取得性满足的方式异常，例如恋物癖、露阴癖、恋童癖等。此类患者除了性心理异常外，情感、理智、认知均没有异常，不属于精神病范畴。本质上而言，性变态和性欲亢进完全不同。另外一类人群特指性犯罪，其性侵犯的目的明显，且多是有计划、有预谋的行为，以性侵犯他人而达到性满足，不能界定为性欲亢进而逃避法律的制裁。

2. 阴茎异常勃起　阴茎异常勃起表现为阴茎的异常勃起而不衰，短则数小时，长则数日之久，即使性交和射精后，也不疲软。此类病症属于临床急症范畴，多有明确的病因，需要及时处理，否则可以导致阴茎坏死或永久性的勃起功能障碍。对于间歇性阴茎异常勃起，可以与性欲亢进混淆，但仔细询问病史，往往可以明确诊断，毕竟性欲亢进者在完成性交和射精后阴茎会萎缩，只是患者并不满足，短期内期待再次性交。

3. 不射精　性活动的全过程包括性欲唤起、阴茎勃起、性高潮和射精、性满足后的不应期。性欲亢进者尽管性交频繁，但可以完成性交的全过程。不射精症的患者可以表现为性交频繁和（或）性交时间延长，但没有射精和性高潮，严格意义上不能完成性交的全过程。

（五）治疗

性欲亢进应首先查明病因，积极治疗原发病，如垂体肿瘤、甲状腺功能亢进、精神病等。其次，正确引导，普及性知识，将精力主要用于学习和工作中，严禁看黄色书刊及淫秽录像，用正常的文娱、体育活动来丰富青少年的业余生活。针对不同的病因，具体的治疗方法如下。

1. 精神性性欲亢进的治疗　精神性性欲亢进的治疗主要是详细询问病情，有针对性地做正面积极的引导，纠正错误认识，解除患者思想上的种种顾虑，必要的情况下，性伴侣也可以参与到整体的咨询和治疗中。对于青少年患者，男性性生理知识的普及尤为重要，鼓励患者树立正确的人生观和价值观，抵御外界不良的刺激，将精力转移到学习和体育锻炼上，关于性方面的困惑可以接受相关医师的指导；对于新婚者，可以给予必要的性技巧指导，鼓励伴侣之间多沟通，力争在性交的过程中达到双方的性满意和性释放，避免单方面的性压制。另外，注意养成良好的生活习惯也很重要，例如不穿过紧的内裤、被子不宜过暖、睡前不喝咖啡、少食葱姜蒜等刺激性食物等。不同的时间段，性交频次多些，不一定都是性欲亢进，一般而言，性交后心情愉悦，不影响工作和生活，就不算病态，但如果性交后腰酸乏力、精神恍惚，则应减少性交频次，或及时就医。

2. 器质性性欲亢进的治疗　有针对性的治疗原发病，包括药物及手术。对于睾酮水平过高者，可以给予雌激素治疗，使性中枢亢进得以缓解，例如己烯雌酚每次 1mg，每天 3 次，口服；同时可以给予适量的镇静药，如地西泮每次 2.5~5mg，每天 1~3 次，口服。垂体肿瘤、睾丸肿瘤以及颅内的某些占位性病变，则需要手术治疗。

3. 药物性性欲亢进的治疗　药物性性欲亢进的治疗减少导致性欲亢进的药物的剂量，或换用其他没有此类不良反应的药物。对于毒品成瘾引发的性欲亢进，戒毒无疑是最有效的治疗方法。

4. 中医中药　中医中药具有中国特色。根据不同的症候，性欲亢进可以分为阴虚火旺、肝经湿热、心火亢盛以及心肾不交等原因，相应的治疗遵循辨证施治、因人而异的原则，主要包括滋阴降火、清肝泻火、清心安神等。

二、性欲减退

性欲减退是常见的男性性功能障碍之一。在临床上很难界定，往往是患者的自我评估，是指在体内外各种因素作用下，持续地对性幻想和性活动不感兴趣，或完全缺乏，不能引起性兴奋，也没有进行性交的欲望，导致性生活能力和性行为水平皆降低的病症。

（一）流行病学

性欲减退是以性生活接应能力和初始性行为水平皆降低为特征的一种状态，女性叙述性欲减退者比男性多见，文献报道男性为 16%～20%，女性为 20%～37%。然而性欲强弱的个体差异较大，临床判断标准在不同地区也各不相同，所以不能仅仅根据文献报道来明确性欲减退的发生率，我国尚无这方面的确切统计数据。

（二）病因及病理生理

性欲减退的病因复杂，可以是器质性（全身性或慢性疾病因素），也可以是功能性（宗教戒律、夫妻感情不和谐、缺乏自信、生活压力等）；另外，年龄增长、身体多病虚弱、缺乏劳动锻炼、大脑皮质功能紊乱、睾酮水平降低、内分泌功能障碍性疾病、男性生殖系统疾病均可导致性欲减退。总体而言，病因复杂多变，往往是多种因素共同作用的结果。

1. 功能性因素 精神状态不佳、人际关系不和谐或环境因素，是引起性欲减退的最常见原因，具体而言包括宗教戒律、初次性生活受到创伤、婚外情或婚外性生活史、生活节奏快、工作压力大等。此种因素多属于继发因素，仔细询问病史，不难被发现。

2. 全身性疾病 严重的全身急、慢性疾病均可以导致男性性欲减退，例如慢性活动性肝炎、充血性心力衰竭、慢性肾功能衰竭等可以影响性激素的正常代谢，从而导致性欲减退。另外，家族性遗传病、血液病、迟发性性腺功能减退等也可以引发性欲减退。

3. 内分泌系统疾病 雄激素是维持男性正常性欲不可缺少的重要物质，凡是影响其合成及代谢的内分泌系统疾病均可导致男性性欲减退，常见的疾病包括 Klinefelter 综合征、Kallmann 综合征、无睾症、单纯性尿促卵泡素（FSH）缺乏症等。另外，诸如甲状腺功能减退、高催乳素血症等内分泌异常也可以导致男性性欲减退。

4. 生殖系统疾病 生殖系统疾病常因性交困难或不能，产生对性生活的恐惧而致使性欲减退，包括阴茎发育不良、生殖系统炎症、性传播疾病以及阴茎硬结症等。

5. 药物因素 长期或大剂量使用某些药物可以导致男性性欲减退。例如降压药利舍平、氢氯噻嗪、普萘洛尔等；精神科用药奋乃静、苯妥英钠等；抗组胺类药物；抗雄激素药物；其他药物，如西咪替丁、奥美拉唑、长春新碱等。另外，酒精中毒及大麻类毒品也可以诱发性欲减退。

6. 个人及环境因素 个人因素主要包括体弱多病、压力过大、配偶患病或丧偶、孤独症等。对于某些思想传统的老年患者，过度压抑性冲动而导致的性欲减退也较为常见。另外，某些同性恋所表现出来的对于异性性欲减退只是基于性取向的不同，不属于真正意义上的性欲障碍。环境因素主要包括日常生活中使用的塑化剂、除虫剂、各种废气及有毒物质（例如石油、煤气、氟利昂制造过程中释放的气体），均可以导致男性体内雌激素水平增加，从而导致性欲减退。

（三）临床表现

性欲减退的临床表现比较复杂，很难进行明确的界定。马晓年等曾尝试对性欲减退进行分类，将其划分为：Ⅰ级，性欲较正常情况减弱，但可以接受配偶的性要求；Ⅱ级，性欲原本正常，但在某一阶段后出现减退，或只在特定境遇下才出现减退；Ⅲ级，性欲一贯低下，每月性活动不足2次，或虽然超过2次但系在配偶压力之下被动服从；Ⅳ级，性欲一贯低下，中断性生活6个月以上。

临床上，性欲减退可以单独存在，表现为单纯的欲望减退，而在被动地接受性活动时仍能对性刺激做出正常的反应，后续的勃起功能、性高潮及射精均无异常。性欲减退也可以伴有性唤起或性高潮障碍，此时其临床表现变得较为复杂，引出一个重要的焦点问题：究竟是性欲减退导致后续的性功能障碍，还是性欲减退继发于其他性功能障碍，仅仅是人体的一种适应性反应？例如，严重的勃起功能障碍或早泄，导致患者强烈回避性交，最终出现性欲减退，一旦原发病治愈，性欲随之恢复正常。反之亦然，由于性欲减退导致的勃起功能障碍，在克服了与性欲相关的心理因素、环境因素或人际关系因素后，勃起功能自然恢复。

对于临床医师而言，详细的病史询问非常重要，有助于正确的诊断和治疗。性欲问题既常见又富有挑战性。近年来，性治疗师及性训练师进入中国，对于性欲减退的临床工作提供了新的思路和策略，结合不同的病因、发病机制以及临床表现，积极推动着性欲减退的临床实践。

（四）诊断及鉴别诊断

1. 诊断依据 性欲减退的诊断主要基于患者的性生活状况，包括对性生活的态度、性交的频次、性快感、射精情况等。主要的诊断依据包括：①患者性欲明显减少，甚至无；性交次数每月不足 2 次；②性生活主动性差，多处于被动的应付状态；③性欲水平与其年龄、健康状况明显不相适应；④心因性性欲减退多表现为短暂性和境遇性，而器质性则多为顽固性和持续性；⑤内分泌学检查提示性激素异常，表现为睾酮低下或催乳素升高。

2. 鉴别诊断 ①生理性性欲减退，随着年龄增长，特别是进入老年期，睾丸功能逐渐减退，雄性激素分泌减少，性欲会逐渐减退，这属于自然现象而不是病态。②性厌恶，指的是患者对性活动持续的憎恶反应，性感觉、性欲望、勃起功能、射精等均是正常的，发病年龄多在 40 岁以下，而性欲减退可以发生在任何年龄。③勃起功能障碍，指性交时阴茎不能勃起或勃起不坚，或虽能勃起但不能完成性生活，而性欲多正常，尽管大部分性欲减退患者也会出现勃起障碍，但始动因素完全不一样；值得注意的是，功能性性欲减退和勃起功能障碍可同时发病或相互转化。④女方性欲旺盛，男方相对性欲减退，多见于老夫少妻。⑤特定环境下或是针对特定对象，性欲减退，称之为境遇型性欲减退，严格意义上不属于真正的性欲减退。

（五）治疗

针对不同的病因，采取不同的治疗策略，具体方法如下。

1. 功能性性欲减退的治疗 此种类型大多数是由精神因素引起的，主要采取咨询和指导为主的精神心理疗法。根据高级神经中枢的条件反射机制，通过视、听、回忆等刺激，诱发大脑皮质中枢的兴奋，使曾经有性生活经历的患者重新恢复和建立正常的性欲反应。首先，详细询问病史，密切注意患者的真实想法，治疗的关键在于患者的主动参与；其次，力争找出相关的病因，对因治疗很重要，但是很多情况下可能病因不明，此时需要告知患者，目前的态度、愿望以及配合程度是成败的关键，当然恰当的治疗措施也必不可少；另外，改善和协调夫妻的性生活关系也是治疗的重点；除此之外，改善环境因素也很关键，例如子女同居一室或与父母同居一室；某些情况下，适当的自我刺激和性幻想刺激也可以巩固已经取得的疗效。

2. 器质性性欲减退的治疗 针对全身性疾病、内分泌功能障碍及男性生殖系统疾病引起的性欲减退，应该积极治疗原发病，随着病因的解除，原发病的好转，性欲减退也将得到改善，值得注意的是，此类患者也可以同时具备功能性性欲减退的因素，需要同时诊断和治疗。

3. 药物治疗 药物治疗主要包括雄激素治疗［十一酸睾酮（安特尔）40mg，每天 2 次，口服等］、催欲药治疗（育亨宾 6mg，每天 3 次，口服等）、中枢神经调节药［三磷腺苷（ATP）、谷维素、B 族维生素等］。不可忽视的是，中医中药理论在性欲减退的诊治中也占有独特地位，必须遵循的原则是辨证施治。

4. 预防措施　加强夫妻间沟通，建立和谐的性生活；青春期性欲亢进多属于生理性过程，不能矫枉过正，导致性厌恶或性欲减退；出现问题及时就诊，避免埋怨和指责。

5. 中医中药　根据不同的症候，性欲减退可以分为肾阳不足、肾精亏虚、肝气郁结、心虚胆怯、气血亏虚、痰湿内盛等原因，相应的治疗主要包括温补肾阳、益肾填精、疏肝解郁、益气安神、益气养血、燥湿化痰等。

参考文献

［1］Chris GJ, Lue T. Physiology and biochemistry of erection. Endocrine, 2004, 23 (2-3): 93-100.

［2］马晓年. 现代性医学. 2 版. 北京：人民军医出版社，2004.

［3］郭应禄，胡礼泉. 男科学. 北京：人民卫生出版社，2004.

［4］王建宇. 男性性心理. 中华男科学杂志，2003，9（4）：243-247.

［5］张元芳，吴登龙. 男科治疗学. 北京：科学技术文献出版社，2002.

［6］郭军，常德贵. 中西医结合男科治疗学. 北京：人民军医出版社，2003.

阴茎勃起功能障碍

第 8 章

高 冰

北京大学第一医院

一、概述

（一）阴茎勃起功能障碍的定义

阴茎勃起功能障碍是男性性功能障碍最为常见的疾病之一，严重影响性生活质量。勃起功能障碍（erectile dysfunction，ED）是指阴茎勃起硬度不足以插入阴道或勃起维持的时间不足以完成性交，不能达到或不能维持充分的勃起以获得满意的性生活。

（二）阴茎勃起器官的应用解剖学

勃起器官由两个阴茎海绵体和一个尿道海绵体构成，外包有深筋膜、浅筋膜和皮肤。阴茎海绵体是具有勃起功能的器官，尿道海绵体的中心有尿道贯穿，是排尿和射精的共同通道。阴茎海绵体是主要的勃起器官，是一对圆柱形结构，由海绵体窦构成，其中平滑肌占 40%~52%，分别由较厚的纤维组织白膜包裹。海绵体窦腔内有内皮细胞覆盖，有调节海绵体平滑肌舒缩的功能。阴茎海绵体内还有血管穿行，如毛细血管、螺旋动脉、小静脉等。白膜是由内环外纵两层胶原纤维构成，有导静脉斜形穿出。阴茎海绵体近端逐渐相互分离成阴茎脚，其中有血管神经穿入。尿道海绵体的结构与阴茎海绵体相似，但白膜结构薄弱而不完整，平滑肌成分较阴茎海绵体少，不具有勃起功能。尿道海绵体位于两个阴茎海绵体中央腹侧凹陷区，前端蘑菇状膨大形成阴茎龟头，覆盖着阴茎海绵体前端，后端稍膨大形成尿道球，位于泌尿生殖膈下部两侧阴茎脚之间，被球海绵体肌所覆盖。两侧耻骨海绵体肌起于耻骨，覆盖于海绵体腹侧面，受背神经分支的支配（$S_{3~4}$），当阴茎勃起时耻骨海绵体肌收缩，可以增加海绵体内压。球海绵体肌伞形覆盖尿道球部和尿道海绵体，受阴部神经的支配，球海绵体肌的收缩有助于提高海绵体内压和排尽尿液或射精。

阴茎的血液供应分别来源于浅层和深层动脉系统，浅层动脉系统起源于股动脉的分支阴部外动脉，它分成背侧支和腹侧支，供应阴茎体部表层血液，浅层动脉系统在冠状沟与深层动脉系统有交通支相连。深层动脉系统起源于髂内动脉的分支阴部内动脉，阴部内动脉经过坐骨棘，沿坐骨直肠凹外侧壁下行，通过阴部管移行成阴茎总动脉。阴茎总动脉平均外径为 2.5mm，在接近尿道球部时分出球动脉和尿道动脉，球动脉在耻骨弓韧带后最终分出阴茎背动脉和海绵体动脉两条终支，尿道动脉供应尿道的血液。阴茎背动脉从海绵体脚前方进入阴茎背侧，行走于阴茎筋膜和白膜之间，其平均外径为 1.5mm。阴茎背动脉向阴茎远侧行走时发出螺旋动脉，伴随螺旋静脉环绕在阴茎海绵体白膜表面，并有细小分支伴随导静脉进入阴茎海绵体，阴茎背动脉主要供应阴茎龟头和皮肤的血液。海绵体动脉在阴茎脚斜穿阴茎海绵体并行走于阴茎海绵体中央，平均外径1.2mm，双侧海绵体动脉沿途树枝样发出螺旋动脉分成细小动脉进入海绵窦，是主要的营养与功能动脉。

阴茎的静脉回流系统分浅、中、深三层静脉系统。浅层静脉系统穿行于阴茎浅筋膜与阴茎深筋膜之间，阴茎皮肤及皮下组织的静脉主要汇入阴茎背浅静脉，在阴茎近端经阴部外静脉汇入大隐静脉，回流到髂外静脉系统。阴茎头、尿道海绵体及阴茎海绵体远侧2/3的血液汇入到由阴茎背深静脉和冠状沟后静脉丛组成的中层静脉系统，再经膀胱下前列腺静脉回流入髂内静脉。深层静脉系统由海绵体静脉、球静脉、脚静脉组成，收集阴茎海绵体近侧1/3的导静脉血液，汇合成海绵体静脉，随后在海绵体动脉和神经下方合并成海绵体总静脉。海绵体总静脉穿行尿道球部，海绵体脚部汇流至髂内静脉，是阴茎海绵体的主要静脉回流途径。

（三）阴茎勃起的神经调节

调节阴茎勃起的神经包括起源于胸腰髓（$T_{10} \sim L_2$）的交感神经、起源于骶髓（$S_{2\sim4}$）的副交感神经和起源于阴茎背神经的躯体神经，调节反射性阴茎勃起功能。

交感神经主要调节阴茎疲软和射精过程，脊髓交感神经节后纤维参与形成盆神经、海绵体神经和背神经。交感神经末梢释放去甲肾上腺素，与α-受体结合诱发阴茎海绵体平滑肌收缩，调控和维持阴茎疲软状态。副交感神经系统主要通过调节阴茎血管和阴茎海绵体平滑肌的松弛作用而调控阴茎勃起，副交感神经末梢释放乙酰胆碱，作用于血管内皮细胞，在一氧化氮合酶（NOS）催化下释放一氧化氮（NO）调控阴茎勃起功能。

躯体感觉神经起源于阴茎海绵体、阴茎皮肤、阴茎龟头三条分支，汇合成阴部神经，通过坐骨大孔，经坐骨棘通过坐骨小孔与阴部内动脉伴行，止于骶髓后角（$S_{2\sim4}$）Onuf核。躯体运动神经起源于骶髓$S_{2\sim4}$节段，是阴茎躯体运动神经中枢，神经纤维由骶神经发出形成阴部神经，支配球海绵体肌和坐骨海绵体肌。坐骨海绵体肌收缩，压迫已充血的阴茎海绵体，使海绵体内压进一步升高形成坚硬勃起。性高潮时，球海绵体肌节律性收缩，促使精液排入尿道，诱发射精。

调节性功能的高级中枢神经系统包括大脑皮质和皮层下中枢。大脑皮质中枢主要位于大脑边缘系统，其基本功能是感受视、听、味、嗅觉性性刺激而诱发性冲动，经过思维分辨来调节性冲动，诱发本能性性欲和情感。视前叶内侧区是性冲动和勃起的重要综合中枢，下丘脑室旁核是调控阴茎勃起的重要皮层下中枢，可释放多种中枢神经递质，如诱发勃起的神经递质一氧化氮和多巴胺，这些递质在中枢性调节勃起过程中起着重要作用。

（四）阴茎勃起的内分泌调节

下丘脑-垂体-睾丸轴对睾丸内分泌功能的调控作用受中枢神经系统的调节，下丘脑分泌促性腺激素释放激素，刺激脑垂体生成尿促卵泡素和黄体生成素调节睾丸的功能，即调节支持细胞和精源细胞的生精功能，并作用于间质细胞生成性激素，包括睾酮、双氢睾酮和雌二醇。睾酮对男性发育和性功能维持起着重要的作用，并参与调节精子的发生和生成过程。

二、发病率及流行病学

美国马萨诸塞州老龄研究（Massachusetts male aging study，MMAS）进行的 ED 流行病学调查显示，1987—1989 年在马萨诸塞州波士顿地区的 11 个随机选取的市镇中随机抽取 1290 名 40 ~

70 岁男性回答问卷（IIEF），内容包括性交或性活动频率、完全勃起频率、晨间勃起频率、6 个月内是否在性交前和性交中出现勃起问题、对性生活和性关系的满意度等 9 个问题。此外，由勃起功能障碍患者本人评价自己的勃起障碍程度，分为轻、中、重度 3 级，并经过统计学处理。在 MMAS 全部样本中，40～70 岁男性的 ED 发病率是 52%。轻、中、重度 ED 的发病率分别是 17.2%、25.2% 和 9.6%。重度 ED 有随着年龄的增加而增多的趋势，40 岁发生率为 5%，70 岁为 15%。据此结合同期的人群资料推断，约 1800 万 40～70 岁的美国男性有 ED。我国目前还没有规范的流行病学调查资料，估计我国有一亿多人患不同程度的 ED。这一结果提示 ED 是中老年男性的常见病，多发病。

三、病因及病理生理

ED 患者病因复杂多样，其中不乏精神心理因素和诸多的器质性因素，也有可能存在多种危险因子的混合性病因。器质性因素主要是对神经-内分泌调控下阴茎的血管和阴茎海绵体平滑肌结构和功能的影响因素。

（一）精神心理因素

精神心理因素通过特殊的病理生理机制导致 ED，精神心理疾病，如精神分裂症、抑郁症本身及其治疗药物均与 ED 有关。50%～90% 抑郁症患者对性活动的兴趣减低，而性功能障碍也常引起抑郁、焦虑。MMAS 研究发现，严重精神压抑者、易怒者和统治欲强烈者中，中度 ED 发病率分别为 35%、35% 和 15%；完全 ED 发病率分别为 16.0%、19.0% 和 7.9%。严重抑郁症患者中度和重度 ED 的发病率均接近 90%，轻中度抑郁症患者 ED 发病率也较高。

（二）器质性因素

1. 糖尿病 糖尿病可以引发血管和神经病变，是与 ED 关系最为密切的疾病之一。糖尿病患者发生全身小血管损伤是 ED 的早期主要危险因素，相继发生周围神经的损伤性变化，特别是非胆碱能和非肾上腺素能（NANC）神经末梢 NOS 表达的减少以及阴茎海绵体血管内皮细胞的损伤，是引起 ED 的主要危险因素。糖尿病患者 ED 发病率为 23%～75%，是非糖尿病患者群的 7 倍。已有报道糖尿病和非糖尿病患者群 ED 发病率分别为 23% 和 9%。MMAS 报告，校正年龄因素后，糖尿病患者发生完全 ED 的可能性是 28.0%，而一般人群是 9.6%。

2. 心血管系统疾病 心血管疾病与 ED 的关系较为肯定，40 岁以上患高血压的男性有 1/3 发生 ED。高血压不仅损伤周围小血管而影响阴茎海绵体血流动力学变化，而且许多降压药物，如各种 α-受体阻断剂、利尿药、利舍平等影响阴茎海绵体平滑肌的松弛功能而诱发 ED。心血管疾病患者勃起功能的改变可能是全身动脉粥样硬化最初的临床表现，故开始治疗前应注意评价患者的心血管状态。MMAS 发现，经治疗的心脏病患者，校正年龄因素后，完全 ED 发病率为 39%。

3. 高脂血症 研究表明，血清总胆固醇（TC）和高密度脂蛋白胆固醇（HDL-C）水平与 ED 相关，即血清 TC 越高、HDL-C 越低，发生 ED 的可能性就越大。高脂血症常伴发高血压，损伤周围血管而引起 ED。

4. 肝肾功能不全 ED 在慢性肾功能不全者中相当常见，发病率为 40% 以上，在透析者中高达 50%～75%。肾移植术后 3/4 患者的勃起功能得到改善。在酒精性肝硬化患者中，ED 发病率可达 50%～70%，而在非酒精性肝硬化患者中约 25%。

5. 内分泌疾病 与 ED 相关的内分泌疾病有垂体功能减退、性腺功能减退、高催乳素血症、肾上腺疾病、甲状腺功能亢进、甲状腺功能低下等。

高催乳素血症比较罕见而且对男性性功能的作用机制目前还不清楚，但它仍是一个可治疗的病因。因此，在检查有性功能障碍的男性时，应对血催乳素水平进行估计。甲状腺功能亢进和甲状腺功能减退均与性功能降低有关，临床上对不能解释的性功能障碍患者应当评估甲状腺功能。

6. 药物因素 一般认为与药物相关的 ED 常见，资料多来自临床经验、个案报道及制药厂商的临床试验报道，缺乏严格的对照性研究。利尿药、降压药、其他心脏用药、安定类药、抗抑郁药、H_2 受体拮抗剂、激素及相关药物均有可能引起 ED。

7. 神经系统疾病 与 ED 相关的神经系统疾患有卒中、阿尔茨海默病、脱髓鞘疾病、颞叶癫痫等。与神经系统疾患相关的 ED 可合并心理因素，如抑郁、焦虑等。

8. 不良生活方式 流行病学研究提示，吸烟是动脉性 ED 的独立危险因素，且可能协同或增强其他危险因素的作用。但吸烟是否直接与 ED 相关仍有不同意见。MMAS 结果显示，吸烟者和不吸烟者完全 ED 的发病率分别为 11.0% 和 9.3%。嗜酒和非嗜酒的肝病患者 ED 发病率分别为 70% 和 25%。且戒酒多年后仍有半数未能恢复勃起功能。

9. 外伤、手术及其他医源性因素 任何损害阴茎神经支配和血管供应的外伤、手术或其他医源性因素都可能导致 ED，如脊髓损伤或手术、骨盆骨折合并尿道外伤、经腹或会阴直肠癌根治术、腹膜后淋巴结清扫术、主动脉重建术等。在此类 ED 的患者中，也不能忽视心理因素的作用。总之，与手术相关的医源性 ED 并不少见，提示外科医师应不断改进术式、提高手术技巧，预防医源性 ED 的发生。

四、诊断

（一）病史

男科医师详细了解 ED 患者的性生活史及其他药物使用史，注意 ED 的发生时间，持续性、还是间断性，勃起硬度减弱程度以及勃起维持功能。了解性欲变化、晨间勃起频度以及硬度、射精及性高潮情况。还要询问 ED 的危险因素，如糖尿病、高血压、高血脂、冠心病、周围血管疾病、吸烟、酗酒、其他内分泌疾病、神经系统疾病、脊髓骨盆外伤以及下腹部会阴部手术史、影响勃起功能的药物使用史等。

评估 ED 程度的症状评分表（IIEF）是针对 ED 患者的问卷调查表，是性功能障碍对生活质量的影响程度评价，简便易行而且很有价值。

（二）体格检查及一般检查

全面的体格检查是诊断 ED 的重要步骤。应仔细观察男性第二性征状态，对外生殖器的检查应注意阴茎发育情况，触摸阴茎有无海绵体纤维化硬结、包皮异常或包茎以及阴囊内容物的情况。

首次就诊患者常规实验室检查包括：血、尿常规，空腹血糖与血脂，肝、肾功能等。

（三）特殊检查

根据患者病情进行选择性的特殊检查。

1. 内分泌学评估 以评估睾丸功能为主，包括总睾酮、游离睾酮、性激素结合球蛋白（SHBG）、LH、FSH、雌激素和催乳素水平。区别对待高促性腺激素和低促性腺激素的不同情况，低促性腺激素和低睾酮应尽快检查下丘脑、垂体病变。高促性腺激素、低睾酮水平要除外染色体疾病。对于中老年患者不仅测定血浆总睾酮、游离睾酮以及雄激素结合蛋白，还要考虑到前列腺癌的潜在可能性，常规检查前列腺状态以及前列腺特异抗原（PSA）的监测十分重要。

2. 精神心理学评估　用明尼苏达多项人格测验（MMP）I 精神心理学分析法来分析心理性性功能障碍。但此法专业性很强，需要精神科专业医师来分析其结果。近来推出简易精神心理学分析法改良症状自评量表（SCL-90-R），普通泌尿科医师也易于使用。简易精神心理学分析法包括躯体化、强迫症、敌对心、抑郁、不安、恐惧不安、对人疑心、偏执症、精神症等 9 个精神心理方面的症候群（symptom dimension），90 个问询项目，各项目代表一个精神心理症状。被检查者根据自己前一周的性生活经验，依次在问询表上标记没有（0）、有一点（1）、有（2）、较严重（3）及很严重（4）的五个评价点。结果分析时，将 9 个症候群的各个评价点系数做统计学分析，得出症状评点数（T score）并制成图表，按照标准评价方法进行分析。如果某个症候群的症状评价点系数超过标准值 70 时，即可判断为异常。某个症候群的症状评价点系数大于全体评价点系数（5）时，则可判断为异常趋势。

3. 勃起神经系统检查

（1）阴茎生物感觉阈值测定法：可以评价阴茎背神经向心性传导功能和脑神经中枢的兴奋性。这种检查方法操作简单，价格低廉，是一种非侵袭性检查手段，使用方便。神经性 ED 患者阴茎生物感觉阈值增高，正常人随年龄的增加而阴茎感觉阈值增高，而原发性早泄患者阴茎龟头生物感觉阈值显著降低。

（2）阴茎背神经体性感觉诱发电位测定法：用电刺激阴茎背神经末梢，并在头皮记录脑电波变化，是评价阴茎背神经向心性传导功能和脑神经中枢的兴奋性比较客观的检查方法。

（3）球海绵体反射潜伏期测定法：用电刺激阴茎表皮，神经冲动通过传入神经（阴茎背神经）传导到（S₁₋₃），通过传出神经到效应器球海绵体肌和肛门括约肌，临床上利用肌电图做记录，以评价体神经反射弓的检查方法。神经性 ED 患者球海绵体反射潜伏期延长。这项检查有助于神经性 ED 患者的分析，但球海绵体反射潜伏期检测应用于射精障碍有待于进一步研究。

4. 勃起血管系统检查

（1）海绵体注射药物诱发勃起试验：通常使用罂粟碱、酚妥拉明、前列腺素 E_1 等血管扩张剂及其混合成分，阴茎海绵体内注射诱发勃起试验，评估血流动力学变化，对鉴别心理性 ED 和器质性 ED 有帮助。心理性 ED 患者注射药物后 1~2 分钟阴茎开始充盈勃起，10 分钟达到完全勃起，可维持 30~60 分钟。做本检查前应向患者讲明该检查有可能造成阴茎淤斑、疼痛及异常勃起（>4 小时），若发生异常勃起必须紧急处置。

（2）夜间阴茎勃起监测：当前准确评价 ED 的原因仍比较困难，任何一种检测方法的结果都不是完全可靠的。然而，利用阴茎硬度扫描仪行夜间阴茎勃起（NPT）监测是对心理性或器质性 ED 评价具有一定价值且易于操作的方法。

NPT 不仅是鉴别心理性和器质性 ED 的重要方法，而且还是客观分析、评价 ED 治疗药物和方法的必要研究手段。正常男人每夜有 3~5 次阴茎勃起，NPT 多发生在快速眼球运动（REM）期间。主要是清醒状态时抑制勃起的心理因素，如焦虑、紧张及不安等，在睡眠时却不受到影响，能出现 NPT。然而，对于由神经和血管因素引起的器质性 ED 患者，这些病理变化在睡眠时其作用仍存在，故不出现 NPT。

（3）彩色多普勒超声检查：海绵体内注射（intracavernous injection，ICI）血管活性药物并行彩色双功能多普勒超声（color duplex doppler ultrasound，CDDU）是诊断血管性 ED 的可信度高、侵袭性小且重复性好的阴茎血流检查。CDDU 不但可以清晰地显示阴茎血管的解剖关系，还能记录勃起过程中的血流动力学变化。

（4）阴茎海绵体动脉造影：选择性阴茎动脉造影是评估阴茎动脉异常的定性和定位的主要方法，对骨盆骨折后出现 ED、青年人原发性 ED 疑似动脉血管畸形、主动脉或髂动脉有狭窄、动脉阻塞性病变以及 NPT、多普勒超声波等检查证实有阴茎供血不全、经药物等治疗无效拟行血管重建术者，术前可进行阴茎动脉造影。对海绵体注射血管活性药物试验提示静脉泄漏的患者，可通过阴茎海绵体造影进一步明确静脉泄漏的部位和程度。

五、治疗

ED 的治疗选择前，首先要指导患者去除引起 ED 的各种诱因及危险因素。许多诱因和危险因素是可以克服的，如药物因素、吸烟、酗酒、改善夫妻感情等。还要加强原发疾病的治疗，如糖尿病、高血压、高血脂、内分泌疾病等。以往的 ED 治疗包括性心理治疗、尿道内给药治疗及一些口服药物治疗，如激素、肾上腺素拮抗剂、平滑肌松弛剂、多巴胺受体激动剂等，因目前在临床上应用并不广泛，所以本文不再赘述。此外，一些手术，如阴茎血管重建术及静脉手术因不常用亦未予以阐述。

（一）一线治疗

1. 药物治疗　选择性的 5 型磷酸二酯酶（PDE-5）抑制剂是治疗 ED 的一线口服药物，临床有效率为 82%，是目前治疗 ED 首选口服药物，临床应用有三类，简述如下。

（1）枸橼酸西地那非（sildenafil），商品名万艾可，是最早上市的 PDE-5 抑制剂，药物半衰期为 4 小时，持续 4~6 小时。初次口服剂量推荐为 50mg，性交前 1 小时服用，可增减剂量到 100mg 或 25mg，服药后有性活动时，需性刺激才会发挥作用。主要不良反应有血管扩张、头晕、鼻塞、视觉异常等，均为轻度和暂时性的，不需任何处理即可恢复。

（2）盐酸他达拉非（tadalafil），商品名希爱力，是一种长效的新型 PDE-5 抑制剂，可达 36 小时。推荐口服剂量为 10mg，药物半衰期为 17.5 小时。给药方法可以按需或每日 1 次。

（3）盐酸伐地那非（vardenafil），商品名为艾力达，是一种新型的 PDE-5 抑制剂，半衰期为 4~5 小时，持续时间 9~12 小时，推荐剂量 10mg 开始，于性交前 25~60 分钟服用。

2. 真空负压装置疗法　真空负压装置疗法（VCD）是利用真空吸引原理使阴茎充血胀大，达到能性交的硬度后，将缩窄环推至阴茎根部，限制血液回流，去除真空筒后仍能维持其硬度进行性交。整个装置由真空筒、泵及缩窄环组成。亦可用于 ED 患者的康复治疗，一般并发症少见，可能会出现淤斑、血肿等，可自行消散，有些患者会出现射精困难或不适感。

3. 冲击波治疗　最近有研究表明，低能量的冲击波治疗可改善阴茎的血流动力学和血管内皮功能。在糖尿病大鼠模型中使用低能量体外冲击波可促使神经细胞、内皮细胞及平滑肌细胞的再生，也许与干细胞的调节作用有关。预测在 ED 的康复治疗中有积极的意义。

（二）二线治疗

自 1977 年发现阴茎海绵体内注射血管活性药物可产生勃起后，阴茎海绵体内药物注射（ICI）方法广泛应用于 ED 的诊断和治疗。药物选择最初多用罂粟碱或酚妥拉明，或二者联合应用，注射剂量因人而异。目前多采用前列腺素 E_1（PGE_1）使阴茎动脉扩张，改善微循环。阴茎海绵体内注射疗法的并发症有阴茎异常勃起，需紧急处理。其他并发症有淤斑及海绵体纤维化等。

（三）三线治疗

随着假体性能的不断提高，自美国泌尿外科协会临床诊疗指南将阴茎假体植入术列为 ED 的标准治疗方法以来，植入假体的患者日渐增加。目前上市的阴茎假体种类可分为非膨胀性和膨胀性两大类，膨胀性假体有机械膨胀性假体和液体充胀性假体两种。

　　阴茎假体植入手术的适应证为重度 ED 患者，是其他治疗方法无效患者的最终选择。由于假体性能的改善和手术技巧的提高，熟练的医师手术成功率达 95% 以上。尽管近年来有许多患者接受假体植入用来有效地治疗阴茎 ED，但是其价格昂贵和患者对假体的不了解等原因，接受假体植入的患者仅占 ED 患者的 7%，而且近 10% 患者假体植入术后抱怨达不到期待的效果。

参考文献

［1］辛钟成. 勃起功能障碍的诊断//辛钟成，郭应禄. 勃起功能障碍的外科治疗学. 北京：北京医科大学出版社，2000：56-166.

［2］姚兵. 男性勃起功能障碍//黄宇烽，李宏军. 实用男科学. 北京：科学出版社，2009：466-496.

［3］胡礼泉，张新华. 男子性功能障碍//郭应禄，胡礼泉. 男科学. 北京：人民卫生出版社，2004：575-662.

［4］Salch A, Abboudi H, Ghazal-Aswad M, et al. Management of erectile dysfunction post-radical prostatectomy. Res Rep Urol, 2015, 7：19-33.

［5］Elhanbly S, Elkholy A. Nocturnal penile erections：the role of Rigiscan in the diagnosis of vascular erectile dysfunction. J Sex Med, 2012, 9 (12)：3219-3226.

［6］Wylie KR, Davies-South D, Steward D, et al. A comparison between portable ultrasound (MIDUS) and nocturnal RigiScan when confirming the diagnosis of vascular organic erectile disorder. Int J Impot Res, 2006, 18 (2)：354-358.

［7］Rajfer J, Aliotta PJ, Steidle CP, et al. Tadalafil dosed once a day in men with ED：a randomized, double-blind, placebo-controlled study in the US. Int J Impot Res, 2007, 19 (1)：95-103.

［8］辛钟成. 男性勃起功能障碍//郭应禄，辛钟成. 男子生殖医学. 北京：北京医科大学出版社，2002：172-243.

阴茎异常勃起

彭 靖
北京大学第一医院

第 9 章

阴茎异常勃起（priapism）是一种较少见的病理性勃起状态，可以发生于任何年龄段。由于缺血性阴茎异常勃起可引起严重后果，包括勃起功能障碍（ED）、阴茎海绵体纤维化和阴茎畸形等，甚至导致阴茎海绵体坏死，成为泌尿男科的急症之一。

一、流行病学

阴茎异常勃起发生率为每年 1.5/100 000，发生高峰在 5~10 岁和 20~50 岁。异常勃起可能与血液系统疾病，如白血病、镰状红细胞增多症；药物，如罂粟碱、抗凝药；外伤，如骑跨伤有关。

二、定义和分类

阴茎异常勃起是指与性欲和性刺激无关，持续 4 小时以上的阴茎持续勃起状态。可分为低流量型（静脉型、缺血性）（low-flow priapism，LFP）和高流量型（动脉型、非缺血性）（high-flow priapism，HFP），其中以低流量型阴茎异常勃起较常见。

（一）低流量型阴茎异常勃起

低流量型阴茎异常勃起是临床最常见的阴茎异常勃起类型，属于急症之一。特点是阴茎海绵体静脉流出量减少，血液滞留，海绵体内压力增高，动脉血流入量减少，甚至停止，阴茎海绵体内出现缺氧和酸中毒，临床表现为阴茎坚硬和疼痛，预后较差。

（二）高流量型阴茎异常勃起

高流量型阴茎异常勃起是一种少见的阴茎异常勃起类型，多由阴茎海绵体动脉或分支损伤形成的动脉-海绵体瘘引起，一般不出现缺氧或酸中毒，阴茎呈持续性部分勃起状态，通常无勃起疼痛或轻微疼痛，预后相对较好

三、病理生理

缺血性异常勃起的持续时间与海绵体纤维化程度以及日后阴茎 ED 密切相关。随着缺血时间的延长，阴茎海绵体组织病理改变逐渐加重，若缺血时间超过 6 小时，局部的进行性缺血、酸中毒

将诱发海绵体组织的纤维化甚至坏死；持续勃起 12~24 小时，则出现间质细胞和小梁水肿，较轻的内皮损害，平滑肌细胞变性；持续勃起 24~48 小时，表现为内皮细胞破坏，血小板凝集，平滑肌细胞变性坏死；持续勃起超过 48 小时，表现为明显的血栓形成，白细胞浸润，平滑肌组织坏死、纤维化，继而出现永久性 ED。

非缺血性异常勃起由于在动静脉之间形成动静脉瘘，因此海绵体血窦内持续有动脉血供应，即便一定时间内的保守治疗也不会出现缺血性异常勃起那样的缺血、缺氧及海绵体纤维化。

四、病因

（一）低流量型阴茎异常勃起的病因

国内报道低流量型阴茎异常勃起的病因主要包括阴茎海绵体注射血管活性药物者（罂粟碱、前列腺素 E_1 等）、白血病、输注藻酸双酯钠、肿瘤、镰状细胞贫血等。

（二）高流量型阴茎异常勃起的病因

大多数高流量型阴茎异常勃起患者有会阴部、阴茎外伤史。阴茎海绵体动脉与海绵体窦间形成异常血管通道，使动脉灌注和静脉回流功能失衡，阴茎海绵体内血液的高灌注率和低流出率是高流量型阴茎异常勃起的发病机制。与低流量型阴茎异常勃起相比，表现为较高的海绵体血氧水平和较低的海绵体内压力。国内近十年间报道的高流量型阴茎异常勃起为 112 例（占 21.7%），其中有外伤病史者 102 例（占 91.1%）。

五、诊断方法

阴茎异常勃起的主要症状为非性刺激下持续 4 小时以上的疼痛或无明显疼痛的阴茎勃起，通过问诊和体检基本可以明确诊断，关键在于判断是否存在缺血性改变以及缺血的持续时间，因为缺血性阴茎异常勃起需要尽早处理。对阴茎异常勃起者可以进行以下 4 个方面的评估：病史、体检、实验室检查及影像学检查。

（一）病史

详细询问病史有助于寻找可能的病因，并在局部对症治疗的同时积极处理原发病。病史应包括以下几方面：①阴茎异常勃起的持续时间及变化情况；②疼痛的性质及程度；③以往异常勃起的发作次数、发作原因、治疗方法和疗效；④与阴茎异常勃起相关的药物使用情况，如降压、抗凝、抗抑郁药物、5 型磷酸二酯酶（PDE-5）抑制剂、藻酸双酯钠及阴茎海绵体注射的血管活性药物等；⑤骨盆、生殖器或会阴部外伤，特别是会阴部骑跨伤史；⑥镰状细胞贫血或其他血液疾病史；⑦其他疾病史，如肿瘤病史、神经系统疾病（癫痫、脑动脉瘤、椎间盘突出、损伤性截瘫等）；⑧长期肠外高营养病史；⑨既往阴茎勃起功能状态。

（二）体格检查

体格检查包括全身性检查和局部查体，以局部查体为主。

1. 阴茎检查　阴茎硬度、温度、触痛程度和颜色变化等是阴茎异常勃起的重要体征。查体要注意阴茎上是否可触及海绵体搏动。低流量型阴茎异常勃起患者的阴茎勃起硬度为 4 级，皮温较低、颜色暗紫，疼痛明显，很少能触及海绵体搏动。而高流量型异常勃起患者阴茎勃起硬度多为2~3级，皮温稍高，阴茎上可触及海绵体搏动，疼痛不明显。

2. 腹部、会阴部和直肠检查　偶尔可发现这些部位的创伤或恶性肿瘤的证据。

3. 实验室检查

（1）血液学检查：白细胞计数和分类、血小板计数检查可发现血液病患者，同时帮助判断是否存在急性感染；镰状细胞贫血患者的网织红细胞计数升高；血红蛋白电泳有助于诊断镰状细胞贫血或其他血红蛋白病。

（2）阴茎海绵体内血气分析：是区分低流量型和高流量型阴茎异常勃起的可靠诊断方法之一，应尽早完成检查。低流量型阴茎异常勃起患者阴茎海绵体内血液黏稠，由于缺氧而呈黑紫色，血量少，甚至难以抽出，血气分析的典型表现为 $PO_2 < 4.00kPa$（30mmHg），$PCO_2 > 8.00kPa$（60mmHg），pH 值<7.25；高流量型阴茎异常勃起患者阴茎海绵体内血液充足，鲜红色，血气分析结果与正常动脉血相似

4. 影像学检查

（1）彩色多普勒超声检查：多取平卧位或截石位，是鉴别低流量型和高流量型阴茎异常勃起的另一个可靠诊断方法。低流量型阴茎异常勃起患者的海绵体动脉和海绵窦血流速度缓慢或消失；而高流量型阴茎异常勃起患者的海绵体动脉和海绵窦之间有正常或高流速的血流，有时可显示海绵体动脉周围高速的动脉血湍流现象和动脉-海绵体瘘。彩色多普勒超声可以评估阴茎海绵体结构状态，可能发现阴茎海绵体动静脉瘘或假性动脉瘤，有助于确定损伤部位，为进一步血管造影和栓塞做准备。

（2）动脉造影：是一项有创检查，主要用于高流量型阴茎异常勃起。目前多采用高选择性阴茎内动脉造影术，用于阴茎海绵体动脉瘘和假性动脉瘤的确定和定位诊断，还可同时为需要介入治疗的患者施行动脉栓塞术。适用于非缺血性异常勃起患者，但不准备行栓塞术者并非必须。检查过程中有必要完成双侧动脉造影。

（3）海绵体造影：可作为诊断不明确时的阴茎异常勃起的检查选择，可显示阴茎内静脉的状态，造影剂排泄情况，有助于鉴别阴茎异常勃起的类型。

六、治疗

阴茎异常勃起患者的治疗目的是：消除持续勃起状态、恢复阴茎海绵体正常血流和挽救阴茎勃起功能（恢复平滑肌细胞养供是重点，此表述未触及疾病实质）。一般推荐采取阶梯式的治疗方式，从简单无创到有创。在有创治疗前，建议检测凝血功能。

（一）低流量型阴茎异常勃起

一旦确诊需要立即治疗。最初的治疗应为阴茎海绵体减压和阴茎海绵体内注射拟交感神经药物，并可重复进行；当海绵体减压和海绵体注射治疗无效时，可选择手术治疗。

1. 病因治疗　对有基础疾病，如镰状细胞贫血或其他血液系统疾病的患者，应积极处理原发疾病，视病情决定是否进行阴茎海绵体局部对症处理 。

2. 一般治疗　镇静、镇痛和阴茎局部冷敷等对症治疗，能使少部分患者的病情得到缓解或完全解除。同时视病情进行全身治疗和专科治疗。

3. 阴茎海绵体注射药物治疗　海绵体注射拟交感神经药物，能明显提高低流量型阴茎异常勃起的缓解率。常用的拟交感神经药物有去氧肾上腺素、间羟胺和肾上腺素等。去氧肾上腺素是一种选择性肾上腺素受体激动剂，无间接的神经递质释放作用，具有较好的阴茎异常勃起治疗作用，

心血管不良反应也较小。间羟胺（阿拉明）、肾上腺素、麻黄素和去甲肾上腺素也有类似效具。

阴茎海绵体注射药物使用方法：患者平卧位，可在注射前预防性应用降压药物（如舌下含服卡托普利 12.5mg）；将去氧肾上腺素用生理盐水稀释成 $100\sim500\mu g/ml$，每次海绵体内注射 1 nl，而后按压注射点，轻柔按摩阴茎海绵体，若无效，可每间隔 5~10 分钟重复一次，一般云氧肾上腺素总剂量不超过 $1000\mu g$。使用肾上腺素 $10\sim20\mu g/$次、麻黄素 $50\sim100\mu g/$次或去甲肾上腺素 $10\sim20\mu g/$次也可取得类似效果。该法对早期阴茎异常勃起和阴茎海绵体减压同时应用效果更好。

阴茎海绵体注射药物 1 小时后，阴茎异常勃起仍无缓解，则选择进一步治疗方法。治疗期间建议对患者进行密切观察，急性血压升高、头痛、面色苍白、反射性心动过速、心律失常是其主要不良反应；对心血管风险较高的患者应慎用，同时进行心血管监护。

4. 阴茎海绵体减压治疗　阴茎海绵体减压治疗应在局麻和无菌条件下进行。会阴部消毒后，阴茎根部阻滞麻醉，用粗注射针头（9 号）穿刺阴茎海绵体，吸出积血，直至流出的血液颜色变红、阴茎变软，以使阴茎海绵体血流恢复正常，注意挤压阴茎海绵体脚，并冲洗至阴茎海绵体变软；此后，应定期挤压阴茎海绵体以促进血液回流。此法可重复进行，必要时可用生理盐水或肝素生理盐水冲洗，疗效为 30%~50%。海绵体注射或减压处理后，阴茎呈半勃起状态即可；一般很少发生自发性再勃起，一旦发生可重复处理。

5. 阴茎海绵体分流术　何时决定终止非手术治疗取决于异常勃起持续的时间及对上述治疗的效果。当异常勃起时间超过 24 小时，由于缺血和酸中毒损害了海绵体内平滑肌细胞对拟交感神经药物的反应性，可能会使得拟交感神经药物的效果明显降低。在上述治疗无效后，可考虑应用海绵体分流术。

手术方法分为远端分流（Winter 法和 Al-Ghorab 法）、近端分流（Quackels 法和 Grayhack 法）。建议首先选用远端分流术，近端分流术使用较少。Winter 方法（图 3-9-1A）就是用 Tru-cut 穿刺针于阴茎头部穿通至阴茎海绵体尖。而 Al-Ghorab 法（图 3-9-1B）是经阴茎头背侧冠状沟切口切至阴茎海绵体尖端。Al-Ghorab 法的效果好于 Winter 法。ED 的总体发生率为 25% 甚至更低。Quackles 法（图 3-9-1C）是指近端阴茎海绵体与尿道海绵体吻合。Grayhack 法（图 3-9-1D）是阴茎海绵体与大隐静脉吻合，或阴茎海绵体与阴茎背深静脉吻合。ED 的发生率为 50%。近端分流术较远端分流术的技术要求更高，并发症更多，而且 ED 发生率更高，对于持续时间较久的异常勃起（>48 小时），以上分流术常难以达到满意效果，采用“T”形分流+海绵体隧道术或 Al-Ghorab+海绵体隧道术对长时间的异常勃起有较好效果。但此类术式对海绵体平滑肌有一定程度的损伤，术后 ED 的发生率高达 90%。

单纯阴茎海绵体抽吸或联合冲洗可以使 30% 的缺血性异常勃起获得缓解，结合海绵体注射拟交感神经药物可以使 43%~81% 的患者得到缓解。综合最新的文献报道，各种远端分流手术的有效率分别为 Ebbehoj 法 73%、Winter 法 66%、Al-Ghorab 法 74%；术后 ED 的发生率分别为 14%、25%、25%。随着远端分流术手术技术的改进，近端分流术由于可能合并尿道的损伤、阴茎海绵体炎，特别是肺栓塞等并发症，应用已经明显减少；各种近端分流手术的有效率分别为 Quackels 法 77%、Grayhack 法 76%；术后 ED 的发生率为 49%、52%。

长时间的异常勃起可导致海绵体平滑肌出现不可逆的纤维化，即便分流使阴茎疲软，但乃可导致海绵体严重纤维化及阴茎短缩，为以后的阴茎假体植入术带来困难。因此，为了保留阴茎长度和减少手术并发症，可一期行阴茎假体植入术。

（二）　高流量型阴茎异常勃起

首先推荐保守治疗并密切观察病情变化。对保守治疗无效，并明确有阴茎海绵体动脉病变者，

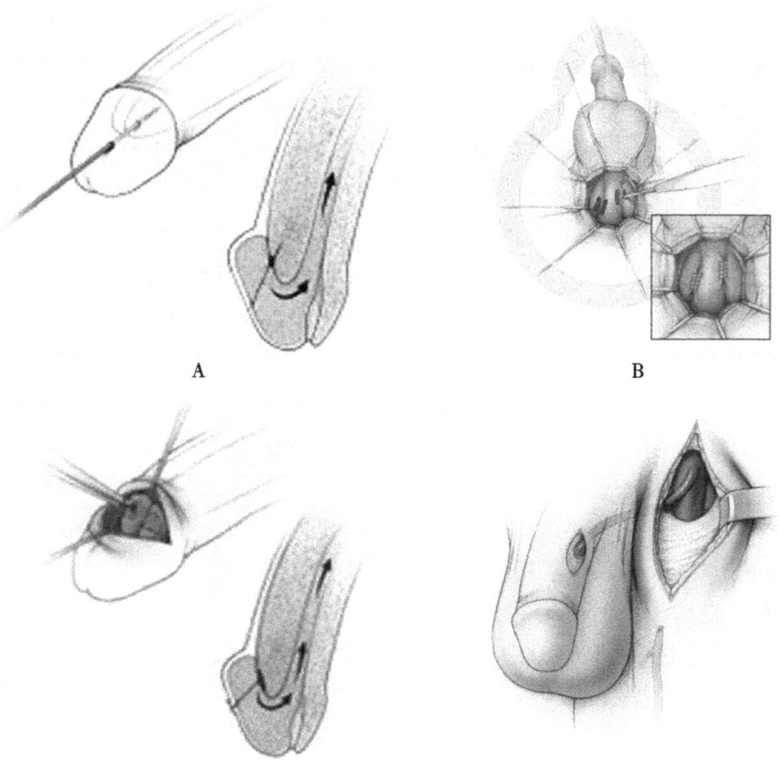

注：图 A，winter 法；图 B，Al-Ghorab 法；图 C，Quackles 法；图 D，Grayhack 法

图 3-9-1 阴茎海绵体分流术

可行高选择型阴部内动脉栓塞术，或开放性手术治疗。

1. 保守治疗 60%的高流量型阴茎异常勃起可自行缓解。保守治疗包括阴茎局部冰敷、加压包扎和特定位置的压迫等。

2. 选择性动脉栓塞 对于持续不能缓解的高流量型阴茎异常勃起患者推荐应用高选择性海绵体动脉栓塞术。高选择性血管造影及栓塞术是目前诊断和治疗高流量型阴茎异常勃起较为常用、效果明确、安全迅速、预后良好的方法。动脉栓塞应用可吸收性材料，如吸收性明胶海绵、自体血凝块等，可降低 ED 和其他并发症的风险。使用可吸收材料进行栓塞可使 74%的高流量型异常勃起缓解，而 ED 的发生率仅为 5%。使用不可吸收材料，如钢圈等进行栓塞可使 78%的患者缓解，而 ED 的发生率则高达 39%。

参考文献

［1］郭应禄，胡礼泉. 男科学. 北京：人民卫生出版社，2004：732-738.

［2］Montague DK, Jarow J, Broderick GA, et al. American Urological Association guideline on the management of priapism. J Urol, 2003, 170 (4 Pt 1)：1318-1324.

［3］白文俊，王晓峰，陈国强. 阴茎异常勃起的诊断与处理（附 13 例报告）. 中华泌尿外科杂志，2004, 25 (1)：47-49.

射精功能障碍

第 **10** 章

田　龙　首都医科大学附属北京朝阳医院
张国喜　北京大学人民医院

　　射精功能障碍是男性性功能障碍最常见原因之一，同时也是引起男性不育的重要原因之一。主要分为器质性及功能性。主要包括早泄、射精延迟、不射精症、逆行射精、无高潮、射精痛。

第一节　射精生理学

一、射精过程

　　射精是指男性在性活动周期中最后发生的生理反应，常与性高潮同时发生，解剖生理学机制与勃起过程完全不同，即通过射精器官的神经反射性活动，将精液（包括精子和附属性腺分泌的精浆成分）经由尿道外口排出体外的过程。正常男性的射精过程可分为三个阶段。

（一）泌精

　　在性兴奋期，随着阴茎的勃起，性刺激的累积，性腺及附属性腺外分泌物增加，附睾和输精管在自主神经的支配下，产生节律性的蠕动，附睾尾部的精子被输送到精囊，再经精囊和射精管的节律性蠕动，将精液输入到前列腺部的后尿道处。腹下神经节和盆腔神经节参与泌精（emission）过程。

（二）膀胱颈关闭

　　交感神经兴奋，尿道外括约肌产生紧张性收缩，以防止前列腺内后尿道的精液流出，同时激动膀胱颈环形平滑肌上的 α_1 肾上腺素受体，膀胱颈外括约肌收缩，关闭膀胱颈，防止精液逆流进入膀胱，精液的累积和前列腺前后的括约肌收缩，前列腺内压力增加，引发前列腺、尿道压力效应，使球海绵体肌和尿道海绵体肌的放电增加，诱发射精的急迫感。

（三）射精

　　1. 前列腺、尿道压力效应　性刺激下前列腺、尿道压力效应累积到一定的程度，脊髓和大脑射精中枢通过整合后，发出射精冲动，通过传出神经作用于会阴群肌（主要是球海绵体肌、坐骨海绵体肌、尿道海绵体肌等），会阴群肌产生节律性收缩，同时尿道外括约肌舒张，泌精阶段积累在前列腺部尿道的精液被射出体外。

2. 性高潮 伴随着会阴群肌节律性收缩和性冲动压力的释放，主观产生一种兴奋现象和强烈的欣快感，称为性高潮（orgasm）。性高潮的强烈程度在一定程度上取决于会阴部肌肉收缩的节律和强度。当会阴部群肌收缩不协调，力度下降时，精液不是被强有力的射出体外而是流出尿道口。

3. 射精潜伏期 正常男性从阴茎插入阴道直至射精的时间称为射精潜伏期（ejaculation latency）。许多研究表明，射精功能健康的男性射精潜伏期 2~30 分钟，以早泄为主诉的患者射精潜伏期多在 2 分钟以内。因此，射精潜伏期的长短可影响本人及配偶的性生活满意度。

二、射精反射的神经调节

射精反射是由神经反射弧，即感受器、传入神经、脊髓中枢、传出神经以及效应器（射精器官）的一系列生理反应。这种射精生理反射过程受大脑高级中枢的调节。

（一） 射精反射的神经通路

控制射精反射的神经系统可分为脊髓上水平、脊髓水平和脊髓下水平对射精的控制。

1. 脊髓上水平 在脊髓上水平大脑中枢部位，5-羟色胺（5-HT）起了一个抑制性活动的作用，虽然目前尚未完全明了其具体的作用部位和作用方式，增加中枢神经系统的 5-HT 可以减少性活动和降低阴茎的敏感性，增加射精潜伏期。而多巴胺（DA）（生理范围内的）则起相反的作用，增加中枢神经系统 DA 的含量，可提高性活动和缩短射精潜伏期。

2. 脊髓水平 在脊髓水平激动 5-HT 受体可以促进大鼠的泌精反射和降低阴茎的勃起反射。大脑中枢通过抑制 5-HT 受体的作用来调节勃起和射精反射。在脊髓上水平和脊髓水平同时发挥作用的时候，脊髓上水平射精中枢的作用远强于脊髓水平，体现出抑制勃起反射和射精的反射作用。

3. 脊髓下水平 阴茎背神经的感觉支是传入的神经纤维，切除部分阴茎背神经可以延长射精潜伏期。

（1）性感受区：性感受区是指能够直接接受性刺激的部位。性感受区可分为一级性感受区和二级性感受区。

1）一级性感受区：指能够接受性刺激可以诱发射精反射的部位，主要集中在男性的生殖区部位，主要在阴茎头，在此区存在快感小体（广泛分布着感觉神经末梢和受体），能够敏感地接受外源性性刺激并传递性冲动。一级性感受区对吮吸、摩擦和震动刺激比较敏感，交替的对一级性感受区的刺激有累加作用。一级性感受区是射精反射所必需的，在诱发了一次射精反射后，一级性感受区会有一个不应期，在此期间，无论如何刺激一级性感受区都不会诱发第二次射精反射。不应期时程的长短存在着个体差异，往往从 10 分钟到数小时。

2）二级性感受区：是可以接受性刺激但不能单独诱发射精反射的部位，二级性感受区不是射精反射所必需的，但通过对二级性感受区的刺激可以对一级性感受区的刺激起增强和辅助作用。二级性感受区的分布较为广泛，包括生殖旁区，除了阴茎头以外的生殖区还包括男性的乳房、皮肤等。二级性感受区没有不应期，因此正确地利用二级性感受区的辅助增强作用对引发射精反射是很有益处的。

（2）传入通路：来自一级性感受区和会阴生殖区的神经感受器受到刺激后，接触性冲动通过阴茎背神经和阴部神经的感觉支到达骶髓，同时部分冲动沿脊髓上行到达相应的大脑高级中枢部位。

（3）射精整合中枢：射精整合中枢可分为高级射精中枢和低级射精中枢，高级射精中枢主要位于视上前核（anteriorthalamic nuclei）、视上下核（preoptichypothalamic nuclei）、中央前脑束（medianforbrainbundles）。高级射精中枢的兴奋性与 DA 和 5-HT 有关；低级射精中枢包括 T_{10} ~ L_2 交感神经节即分泌时相的泌精中枢和 $S_{2~4}$ 即射精运动中枢。在低级射精中枢中，T_{10} ~ L_2 交感神经节即分泌时相的泌精中枢被认为是射精反射中更为重要的，因为它整合了来自大脑皮质、生殖区皮肤感觉、交感神经、躯体运动神经的信号，共同完成射精反射的不同部分。

（4）传出通路：高级射精中枢刺激累积到一定的程度后，释放冲动经脊髓前索至胸腰段交感神经节，胸腰段交感神经节整合冲动，发出的内脏神经和腹下神经，经盆神经丛到达附睾等效应器官。骶髓的射精节律时相中枢发出锥体外系的神经纤维通过阴部神经的运动支分布于射精有关的平滑肌，通过此神经对会阴群肌的调控作用产生强烈而有节律的收缩，从而导致射精。

（5）效应器官：射精反射效应器官是会阴部的各种平滑肌组织，盆神经丛的运动末梢终止于附睾、精囊、输精管平滑肌、α_1 肾上腺素受体。继而平滑肌收缩将精液排入后尿道，同时作用于膀胱颈和前列腺上的 α_1 肾上腺素受体使膀胱颈收缩关闭。阴茎头刺激传至 $S_{2~4}$，在经运动神经转出至坐骨海绵体肌和球海绵体肌会阴群肌，使之产生节律性收缩，将后尿道精液通过尿道外口喷出。

4. 下丘脑-垂体-性腺轴系统　正常活动产生的男性激素是性兴奋的动力基础，使中枢神经系统能够保持性敏感，在适宜的性刺激下产生性冲动，继而诱发射精反射，射精的过程是自主神经、体神经、中枢神经和外周神经相互协调、相互作用的结果。

（二）调节射精反射的神经递质

1. 中枢性神经递质　目前对调节射精反射中枢神经递质的认识尚不十分深入，而且它们对于射精反射的调节作用并不是单一的，往往调节射精的中枢神经递质在调节性活动的其他方面也起作用，调节射精反射的中枢神经递质主要有 5-HT 和 DA。

（1）5-HT：目前对射精反射的影响机制尚未完全明了，但基本确定中枢性 5-HT 浓度的升高对性功能表现出全面的抑制作用。多项试验结果提示，由 $L_{3~5}$ 脊髓段轴突末端释放的 5-HT 是抑制射精的主要因素。但是目前对此尚有争论，需要进一步研究以确定脊髓水平 5-HT 浓度对于射精的调控效果及其机制。到目前为止，已经推测三种 5-HT 受体亚型（$5-HT_{1A}$，$5-HT_{1B}$ 和 $5-HT_{2C}$）参与调解 5-HT 的射精调控作用，5-HT 对射精反射的影响可能是通过作用于 $5-HT_{1A}$ 受体来产生作用的，$5-HT_{1A}$ 受体主要分布于情感调节相关的边缘系统（特别是海马的 CAI 神经元和齿状回）中缝背核肠神经丛，通过激动这些突触前受体反馈调节 5-HT 能神经元的自身活动，从而影响射精潜伏期。目前，临床上利用 5-HT 对性功能的非特异性抑制作用的原理，将 5-HT 再吸收抑制药用于治疗早泄。

神经中枢中 5-HT 的活性调控主要在 5-HT 能神经元、控制 5-HT 释放以及神经突触间隙三个环节进行调控。机制一：$5-HT_{1A}$ 自身树突状受体，高浓度的 5-HT 刺激该受体可以抑制 5-HT 能神经元兴奋性；机制二：$5-HT_{1B}$ 突触前自身受体，高浓度的 5-HT 刺激该受体可降低 5-HT 释放进入突触间隙；机制三：高浓度 5-HT 可增加 5-HT 转运体活性，加快转运突触间隙中的 5-HT 从而降低其浓度。

（2）DA：早在 20 世纪 70 年代，部分研究发现，左旋多巴在治疗帕金森病患者过程中具有改善男性患者性功能的作用，因此提示 DA 能够调节男性的性生理。随后在大鼠的动物实验中也得到进一步的验证。目前，已经基本确认 DA 对性功能有促进作用。中枢系统 DA 浓度的降低可以延长射精潜伏期的时程，但是对于正常男性，DA 在大脑中枢浓度的升高对射精潜伏期时程长短却无明显影响。DA 对射精反射的影响机制尚未完全明了。DA 于 20 世纪 50 年代被确认是一种新的神经递质，合成原料来源于酪氨酸，合成 DA 的限速步骤是酪氨酸羟化酶将 L-酪氨酸经过羟基化反应转变为 L-DA，第二个步骤左旋芳香族氨基酸脱羧酶将 L-DA 转换成 DA。DA 的射精调控作用主要由分布在不同神经区域的 DA 受体来完成。

2. 外周神经递质

（1）5-HT：外周的 5-HT 95%以上位于消化道，绝大部分在黏膜的肠嗜铬细胞内，少量存在于肌间神经丛内调节平滑肌的收缩，5-HT 对运动神经元（脊髓前角运动神经元、脑干的面神经运动核）包括侧角的交感节后神经元，主要产生兴奋作用，因此外周的 5-HT 可以加强泌精反射和抑制阴茎勃起。

（2）去甲肾上腺素：去甲肾上腺素（noradrenaline，NA）与去甲肾上腺素 α_1 受体结合产生平滑肌收缩效应，完成最后的射精反射，因此能够影响去甲肾上腺素释放和作用的药物均可影响射精反射的完成。

三、射精反射的神经电生理学检查

正常射精反射的完成依赖于骶部神经肌肉功能的完整性和大脑中枢的性兴奋敏感性的维持，因此对于性功能障碍的患者进行神经电生理学检查，了解有无神经系统的病变是很有必要的，常见的神经电生理学检查如下。

（一）阴部体感诱发反应

阴部体感诱发反应（pudendal evoked responses），或称阴茎背神经体感诱发反应，主要用于检查外周和中枢神经系统的阴部感觉（传入）纤维的病变。

1. 测试方法　男性主要是阴茎背神经体感诱发反应，患者取仰卧位，全身放松，测试室温暖、安静。测试电极可选用环形电极或表面刺激电极。阴极置于阴茎根部约 1cm 处，阳极置其后间隔 1~2cm。刺激强度为测试者感觉阈值以上不引起不适感，刺激为方波，刺激时程 0.1ms，速率 1~2 次/秒，可间隔固定也可在此范围随即给予。滤波低频 0.1~3Hz，高频 250~1000Hz，也可多导联。阴茎背神经测试一般同时做胫后神经测试，以便比较。

2. 正常参考值　头部记录的皮质诱发反应可记录到一串振幅（Amp）渐高的正负值，阴茎背神经（penis dorsal nerve，PDN）刺激的波形均与其胫后神经的皮质诱发电位相似，只是潜伏期略长，男性的 PDN 皮质电位（0.5~2μV），约为其胫后神经皮质诱发电位的一半。

（二）球海绵体肌反射

1. 测试方法　患者取仰卧位，全身放松，测试室温暖、安静。记录电极可用盘状电极，置于会阴部的球海绵体肌，也可用针电极分别插入阴茎下方的左右球海绵体肌，参考电极置髂嵴，刺激速率 1.0~1.5 次/秒，分析时间 100ms。

2. 正常参考值　球海绵体肌反射（BCR）呈双相或三相波形，起始潜伏期为（35.9±9.0）ms，N 波的潜伏期为（42.9±10.0）ms。有学者认为 N 波潜伏期>42ms 即为异常。球海绵体肌反射主要用于检查阴部神经和骶髓的病变。

第二节 早泄

一、定义

早泄（PE）的定义仍在不断完善。最常引用来自美国精神病学协会（APA）的《精神障碍诊断和统计手册》（第 4 版修订版，1994）（DSM-IV-R）和世界卫生组织（WHO）的《1994 国际疾病分类》（ICD-10）。前者定义它为"持续性的或周期性的最小刺激下、在插入前、插入时或插入后不久、并在个人意愿之前射精，引起显著的痛苦或影响伴侣关系。"后者定义它为"无能力在充分享受做爱的乐趣下延迟射精，表现为以下之一：在性交开始之前或之后很快发生射精（如果需要时限，则为性交开始之前或之后 15 秒内）；在未达到可能性交的充分勃起便发生射精。该困难并非由于长时间缺乏性生活引起。"但是这是一个主观上的定义，而阴道内射精潜伏时间（IELT）相对来说是一个客观指标，由于存在个体差异，异常范围存在一定的争议。

二、早泄的三联征

DSM-IV-R 和 ICD-10 的定义均提及三个基本内容来诊断早泄：射精潜伏期短、缺乏控制、性生活不满意。

第一个内容：射精潜伏期短一般是以 IELT 衡量，定义为多次性接触平均的插入阴道和射精之间的时间。按 DSM-IV-R 的定义潜伏期少于 15 秒可诊断。一些其他的建议潜伏期最多为 1 或 2 分钟。潜伏期少于 2 分钟，与没有早泄的男性一般 2~10 分钟没有太大的交叠。因此，任何少于 2 分钟的潜伏期提示早泄诊断的可能。有学者甚至建议以直至射精的"阴茎插入次数"来提供更有根据的阴茎刺激量的评估。然而一般认为，以 IELT 衡量更可靠，且在人口数较大时 IELT 与插入次数正相关。但其缺点是仍存在个体差异，标准得不到统一。

第二个内容：患者对控制功能障碍的反应能力能区分迅速射精的患者，因为他们在控制射精上有困难，而在正常人可有意识的控制。在最近的研究中，"射精控制力"自我评分已成功作为区分受影响的和性功能正常人的自我效能测量指标。早泄患者对他们射精控制力评分在 2~4 分（1＝完全不能；7＝完全控制），而功能正常的男性一般评价自己的控制力为 4 分或更高。

第三个内容：对情况忧虑或感到压力，通常只有经就医寻找帮忙解决性生活的问题才能满足。

诊断早泄除满足以上三个方面外，还应排除以下类型：由酒精引起的早泄，无论饮用或给药；在因对性伴侣或环境不熟悉而引起的高水平性唤醒的背景下所致的早泄；性生活频率过低。

三、早泄的分类

早泄主要依据病史来诊断，而对早泄的准确分类有利于临床医师进行精准的治疗。一般来说将早泄分为原发性早泄（PPE）和继发性早泄（SPE）。欧洲泌尿外科学会在 2009 年制定的早泄诊治指南将早泄分为 4 类，即原发性早泄、继发性早泄、自然变异性早泄和早泄样射精功能障碍。

（一）原发性早泄

原发性早泄指第 1 次性生活开始时就出现的早泄；之后每次性生活都发生过早的射精，大多数 IELT 都小于 2 分钟。

（二）继发性早泄

继发性早泄指有正常性生活者在一段正常性生活后出现的早泄，此类型患者有明确的生理或心理原因，特点是早泄发生在一段正常性生活后，逐渐出现或突然出现；早泄出现之前有着正常的射精潜伏时间；可能继发于其他的一些疾病，可以随着原发病的治疗而缓解或者治愈。

（三）自然变异性早泄

此类患者的症状偶然发生，射精时间有长有短，特点是早泄不是持续地发生，没有规律性，控制射精的能力差，可能与近期性交频率、对性伴侣的新鲜感和性交环境有关。

（四）早泄样射精障碍

此类患者的阴道内射精潜伏时间正常，患者在心理上认为自己早泄，不是一个病理过程，常常有着心理问题或与性伴侣的关系问题。特点是主观上认为射精过快，射精潜伏时间正常。

四、早泄病因学

目前对于早泄的病因尚不很明确，有一定的争议，目前普遍认为其发生是一个多因素相互作用的结果，包括精神因素、环境因素、内分泌因素、神经生物学因素等。精神性因素主要由于患者焦虑、早年性经验缺失、射精控制技巧缺乏等。而神经生物源性主要有阴茎高度敏感、射精反射高度兴奋、5-HT 受体功能障碍等。其中最可能的两个机制是阴茎高度敏感和 5-HT 受体敏感性。

（一）阴茎高度敏感

多位学者均提出过早泄患者的阴茎高度敏感，或者达到射精阈刺激更快，或者比正常控制者的射精阈刺激低。早泄患者具有较低的生物测量震动感觉阈，而阴茎头、阴茎体的躯体感觉诱发电位平均潜伏期时程也较短。但也有学者指出，原发性早泄患者与正常对照无显著统计学差异。研究表明，在对阴茎电刺激做出反应时，患有严重终身型早泄的男性的脑皮质躯体感觉诱发电位的振幅显著高于对照组。他们假定患早泄的男性与对照者相比，由大脑皮质支配的阴茎感觉神经具有更强的表达，并提出这是早泄的器质性基础。

（二）5-HT 受体敏感性

对雄性大鼠的研究显示，下丘脑内侧视前区（MPOA）和腹侧髓质的旁巨细胞核（nPGI）在射精的中枢控制中具有关键的作用。在 MPOA 给予电刺激或微量注射 DA 拮抗剂能产生射精。研究者提出，自 nPGI 至腰骶运动神经核的 5-HT 神经元下行通路持续抑制射精，而 nPGI 抑制解除将导致射精。有研究表明，在大脑的数个区域发现了启动射精的神经激活部位，包括杏仁核背后内侧、终纹床核后内侧和丘脑下核。这些部位广泛而交互地连接，并可能形成了射精时对传入神经元在脊索内上传信号做回应的"脑内回路"的基础。

已经鉴别出了多种类型的 DA 和 5-HT 的受体。据研究描述 5-HT_{2C} 和 5-HT_{1A} 受体在射精的中枢控制中起关键作用，前者具有延迟作用，而后者为促进作用。

五、早泄的治疗

目前，根据美国泌尿外科协会（American Urological Association，AUA）和第二届国际性功能障碍咨询委员会（International Consultation on Sexual Dysfunctions，ICSD）的建议，认为早泄是一个自我描述性诊断，由于通常没有实验室检查或者生理学的检查，因此全面获得患者的性生活资料对于确定诊断非常重要。临床医师需判定早泄患者是否伴有勃起功能障碍，建议应首先治疗合并早泄出现的勃起功能障碍。

根据不同的类型选择不同的治疗方案，以期达到最佳效果。原发性早泄主要以药物治疗为主，继发性早泄应首先治疗原发疾病，并采取心理治疗，必要时可加用药物治疗。自然变异性早泄和早泄样射精功能障碍主要依靠心理疗法，消除患者疑虑，纠正患者错误认知，必要时夫妻双方同时进行心理辅导。早泄治疗方式主要有以下几个方面。

（一）心理/行为治疗

尽管有效的药物治疗正逐渐掩盖传统心理/行为疗法，然而因为一些原因，心理/行为疗法仍然有一定的吸引力。它对问题具有特异性，既非创伤性也无疼痛，很少或不产生不良反应，并且鼓励性伴侣开放沟通，可达到更满意的性关系。同时，心理/行为疗法也有缺点：它消耗大量时间、金钱，缺乏直接性，需要伴侣的合作，产生混合的结果。针对很多患者存在心理问题，可以采取心理干预治疗。心理治疗需要夫妻双方互相配合，要对双方进行相关性知识、性心理教育，以解除夫妻双方在性生活中的各种不良情绪，给双方建立一个良好的信心。行为疗法主要是通过物理行为削弱射精生理反射，目的是提高射精阈值，重新建立正常的性生理反射。常用的行为疗法包括提高性技巧、避孕套法、停顿与开始疗法、阴茎挤捏法等，但是临床疗效不是很明确，有待于进一步证实。

（二）药物治疗

根据用药途径主要分为口服药和外用药。

1. 口服药 主要包括选择性 5-羟色胺再摄取抑制剂、α 肾上腺素受体阻滞剂、5 型磷酸二酯酶以及曲马朵等药物。

（1）采用选择性 5-羟色胺再摄取抑制剂导致了另一场革命性变化。选择性 5-羟色胺再摄取抑制剂用于治疗早泄而被评估过的药物有西酞普兰、氟西汀、氟伏沙明、帕罗西汀和舍曲林。在过去 10 年里，这些选择性 5-羟色胺再摄取抑制剂和氯米帕明的延迟射精倾向均被反复研究且有证据表明氟伏沙明和西酞普兰效果较帕罗西汀、舍曲林和氟西汀差。文献报道，选择性 5-羟色胺再摄取抑制剂可以不同程度延长 IELT，可以提高患者及性伴侣的性生活满意度，但常见的不良反应有疲劳、头痛、嗜睡、失眠、恶心、呕吐、口干、腹泻等神经系统和消化系统症状，甚至可引起阴茎勃起功能障碍，这些不良反应大多数不需特殊处理，于停药或者减量后症状逐步缓解。

达泊西汀是一种新型的 5-羟色胺再摄取抑制剂，第一个为用于治疗早泄而开发的口服药物，已经表明它是有效的且耐受性好，并适用于按需服用。在 2005 年，尽管美国食品与药品管理局没有批准达泊西汀用于治疗早泄，但是该药物的深入研究一直在持续。在几个欧洲国家，此类药物［如达泊西汀（必力劲）］已经获得批准。

（2）选择性 α 肾上腺素受体阻滞剂，主要机制为阻断脊髓射精中枢、射精管、输精管、前列腺、精囊、后尿道平滑肌上的 α 肾上腺素受体，使含有此受体的平滑肌松弛，收缩减少，射精潜伏期延长。常用的药物有坦索罗辛、特拉唑嗪、多沙唑嗪、阿夫唑嗪和坦洛新等。有待于更多的临床试验来进一步研究。

（3）5 型磷酸二酯酶，此类药物主要用于治疗阴茎勃起功能障碍，在治疗早泄方面，临床数据还不充足。主要药物有西地那非、伐地那非、他达拉非等。需要更多的临床试验来验证其疗效。

（4）曲马朵，一种中枢神经系统镇痛药，文献报道对早泄患者有一定的治疗作用，能延长 IELT 的时间，但是临床试验较少，仍需要更深入的研究以及大量的临床试验评估其疗效和安全性。

2. 外用药　外用药一般指局部麻醉（以下简称局麻）药物，除被有限的国家和地区批准的早泄治疗药物——达泊西汀之外，没有其他药物获得批准。这就导致了替代使用某些非处方药物，或者局麻药物的"超范围"使用。然而，也有一些专门开发用于治疗早泄的脱敏剂。

与口服药物治疗早泄相比，局部治疗优点在于它们可以按需服用，并且发生全身性不良反应的可能性很小。脱敏剂的应用在某种程度上确实有降低阴茎感觉的作用，但从理论上讲，也存在经阴道沾染而引起女性生殖器感觉迟钝的不良反应。主要包括非处方局麻治疗药、超范围使用的局麻治疗和研究中的新型局麻药。

（1）非处方性局麻治疗：主要包括利多卡因喷雾和 SS-膏剂。

1）利多卡因喷雾：9.6% 利多卡因喷雾，商品名为"Studd 100"或"Premjact"，在过去的 25 年间一直在某些国家作为非处方药物销售。这些产品用于延迟射精。然而，缺乏来自临床试验的可靠数据，无法对生产商所声称的疗效进行评价。

2）SS-膏剂（SS-cream；Cheil Jedan 公司，首尔，韩国）：是韩国 Yong-Dong Severance 医院研发的，它是从 9 种天然产品中提炼的，不仅有局麻作用，还有血管活性作用。在韩国已经开展了几项关于使用 SS-cream 治疗男性早泄的研究，然而相关乳膏制剂在欧洲和美国没有被批准使用，因此，在韩国之外都属于非法销售。

SS-cream 在性交前 1 小时涂抹到龟头，洗掉后立即性交。在龟头测量的脊髓体感诱发电位的潜伏期和振幅测量虽然低于正常男性，但都增加并超过基线水平。

该产品已被证明是以剂量依赖的方式来增加龟头的阴茎振动阈值。辛钟成等报道在使用 SS-cream 的患者当中，89.2% 的患者能显著延长射精潜伏期。发生不良反应者占 5.9%，包括局部轻度红肿（局部灼热或疼痛）和延迟射精。

IELT 的延长已被证明是剂量依赖性，且 0.2g 乳膏为最佳剂量。在一项多中心、双盲研究、纳入 106 例患者，使用 0.2g SS-cream 能将 IELT 从基线水平的 1.37 分钟增加至 10.92 分钟，与安慰剂组的 2.45 分钟相比，在提高性生活满意度方面比安慰剂有效率高 27 倍（$P<0.001$）。然而，接近 19% 的患者使用时出现疼痛和烧灼的局部轻度刺激，并且有 12 例报道对性生活有负面影响，如射精延迟、不射精症和勃起功能障碍。

尽管有这些可喜的成果，但是 SS-cream 的气味和颜色使得许多患者不能接受。因此改良 SS-cream（RSSC）应运而生，这是一种新的外用剂，由原来 SS-cream 的两个主要成分：韩国人参和蟾酥毒素与水性基质及增强剂制成，无异味或令人讨厌的颜色。到目前为止，只有动物的研究结果发表。作者认为 RSSC 在兔模型中较 SS 能延迟脊髓体感诱发的潜伏期。然而，蟾酥毒素已被证明能产生接触性皮炎，这款乳膏获得韩国以外监管机构批准的可能性似乎很遥远。

（2）超范围使用的局麻治疗：主要包括利多卡因-丙胺卡因乳膏。单独的利多卡因和丙胺卡因都是结晶体。然而，当以等重量混合在一起时，它们形成液态共晶混合物，可以配成制剂，无须使用非水溶剂。这允许较高浓度的麻醉剂配成制剂并且在应用过程中保持不变。局麻药的共晶混合物（eutectic mixture of local anesthetic，EMLA，阿斯利康公司）是一个可局部应用的局麻乳膏，分别含有 2.5% 的利多卡因和丙胺卡因。可以用于麻醉无破损皮肤，在一些国家它可作为非处方产品应用。

第一个试点研究评估利多卡因-丙胺卡因乳膏治疗早泄疗效，纳入 11 例患者。在性交前 30 分钟，用 2.5g 乳膏涂抹到整个龟头和阴茎体上，外用避孕套覆盖，如果需要的话，避孕套可以在性交前去除（或者乳膏可以抹掉）。11 例患者中有 9 例用"优秀"或"更好"来评价他们的表现，并且 11 例患者的配偶获得满意的治疗效果。

为了确定性交前在阴茎上使用该局麻乳膏的最佳时间，Atikeler 等进行了一项安慰剂对照试验，包括 40 例患者（每个治疗组 10 例患者），使用时间为 20~45 分钟，外用安全套。在 20 分钟和 30 分钟应用的患者 IELT 较安慰剂组延长，但在 45 分钟组所有的患者出现阴茎麻木，无法勃起。因此最佳应用时间被认为是 20 分钟。

一项关于利多卡因-丙胺卡因乳膏的最大双盲、安慰剂对照试验，入组 42 例患者，每组 21 例。患者采用龟头处涂抹一薄层乳膏，延伸覆盖到阴茎体 2cm。然后，要求他们在性交前 10~20 分钟使用避孕套覆盖乳膏，在长达 30~60 天的治疗时间，每次都使用这种治疗方式进行性交。该治疗导致 IELT 从 1.49 分钟提高到 8.45 分钟，增加了 5.6 倍。然而，42 例患者中仅有 29 例患者完成了研究。在完成这项研究的患者当中，16 例随访患者当中 11 例认为性满意度"较好"或者"极好"。5 例男性患者出现阴茎感觉减退，射精迟缓，阴茎刺激减弱，1 例配偶出现阴道敏感性降低的问题。综上所述，利多卡因-丙胺卡因乳膏在早泄的治疗中具有一定的疗效，但使用不便捷、起效慢，而且在适应证上并没有获得批准用于治疗早泄。它也有感觉减退的相关问题。

（3）新型局麻药：研制中的新型局麻制剂主要包括达克罗宁-前列地尔乳膏（dyclonine-alprostadil cream）和丙胺卡因-利多卡因喷剂，其中达克罗宁-前列地尔乳膏这种乳膏含有 0.5% 达克罗宁（牙科常用的局麻药）和 0.4% 前列地尔，目前已被用来开发成治疗早泄患者的潜在制剂。到目前为止，唯一可获得的报道（只有摘要）是一项试验研究，涉及 30 例患者，当同时使用含有达克罗宁和前列地尔的乳膏与只使用其中的一种药物进行比较时，表现出一种协同效果。其中 17.5% 的患者出现轻度至中度的局部不良反应。需要更多的研究来进一步评估这个产品治疗早泄患者的可行性。

丙胺卡因-利多卡因喷剂治疗早泄的外用共晶混合物（TEMPE，Plethora Solutions 有限公司）是利多卡因和丙胺卡因以一定剂量制成的专有配方，专门设计的传送系统形成喷雾剂用于治疗早泄，该系统每按一下含有 7.5mg 利多卡因外加 2.5mg 丙胺卡因。该混合物不含酒精，因此在应用的位置发生刺痛的概率不大。尽管它是无油的，且是一种能形成透明、略带油腻、无味的混合物，但是它仍能附着在喷洒处。它可以在必要时用湿布抹去，因此可以不需要使用避孕套。

喷雾传送系统的剂量控制允许脱敏剂在龟头上形成一层浓缩膜沉积下来，并且在 5~10 分钟内它们可以渗透到龟头。这种共晶混合物穿透完整角质化的皮肤非常慢，并且这种方式不太可能麻醉阴茎体或双手。

在第一个开放性试验研究中，11 例患者都采用秒表记录 IELT，紧接着 5 例患者在性交前 15 分钟使用喷剂。平均 IELT 从 1 分 24 秒提高到 11 分 21 秒（$P = 0.008$），平均时间增加了 8 倍。另外，8/11 的患者和 7/11 比例的配偶都评价他们的性生活满意度变得"很好"或"更好"。

在最近发表的一项 2 期安慰剂对照试验中，54 例患者使用该丙胺卡因-利多卡因喷剂后，IELT 能从基线水平上延长 1.0~4.9 分钟。该治疗也有很好的耐受性，仅有 3 例（12%）患者出现感觉减退和第四例患者出现不能勃起。无不良事件导致治疗中断。女性伴侣对该喷雾也有较好的耐受性，仅有 1 例配偶在性交时出现轻度烧灼感，但并没有导致治疗中断。非常少或者没有证据显示其具有全身性不良反应。

（三）手术治疗

近年来，随着学者对早泄的深入研究，外科手术对于早泄的治疗已经慢慢开展。目前手术方式有包皮成形术、阴茎系带内羊肠线植入术、阴茎头填充增粗术和阴茎背神经切断术等。

Tullii 等于 1993 年首次报道应用阴茎背神经切断术治疗早泄患者。早泄患者阴茎头的感觉比正常人灵敏，感觉神经兴奋性比正常人增高，以致在性交时对刺激的感受性过高，射精潜伏期与射精反射弧变短，射精刺激阈值降低，在性交时容易诱发过早射精。行阴茎背神经选择性切断术可以降低阴茎头的敏感性，提高射精刺激阈值，延长射精潜伏期。2003 年国内张春影较早开展此手术，采用改良式阴茎背神经切断术治疗 78 例早泄，有效率为 87.5%，无效 16 例，性伴侣满意率 83%，并发症为局部疼痛 6 例，阴茎麻木 2 例，切口感染 4 例。疗效需要进一步确认，并发症主要有感染、局部疼痛、局部硬结、阴茎远端麻木、射精延迟等。对于外科手术的治疗还需要进一步研究，通过大宗病例的研究及随访来证实其疗效和安全性。

第三节　射精延迟

一、定义和分类

射精延迟（delayed ejaculation，DE）是一种以射精潜伏期过长，患者难以达到或不能达到性高潮为特征的疾病。临床上也有学者用射精迟缓、射精抑制、不射精和高潮障碍等名称来命名这一疾病。

APA 的《精神疾病的诊断和统计手册》（DSM-IV-TR）于 2000 年将射精延迟定义为：①在足够的性刺激下（足够的注意力、性刺激强度和持续时间）持续或反复的射精延迟或无法达到高潮；②这种症状造成了焦虑或人际关系的紧张；③这种症状无法被其他的 I 类精神疾病所解释，且不是由某种物质（例如药物、毒品等）的药理效应或其他疾病的损伤所致。DSM-IV-TR 的定义将滥用药物或毒品所造成的或者继发于其他身体疾病的射精延迟排除在外。但是，在实际工作中，临床医师所说的射精延迟既包括 DSM-IV-TR 定义的射精延迟，也包括继发于其他各种疾病或药物所致的难于射精和达到性高潮的疾病。事实上，继发于系统性疾病或药物的射精延迟所占的比例较高，临床医师常用继发性射精延迟这一术语来命名各种原因造成的、既往能够正常射精的疾病。

WHO 于 2004 年举办的第二届性功能障碍专家会议达成共识，将射精延迟定义为"在足够的性刺激之后，仍然持续或反复出现射精延迟、难于甚至无法达到性高潮，且造成了个人的焦虑"。这一定义在临床上实用性更强。

射精延迟分为原发性和继发性。原发性射精延迟描述的是一种伴随终生的症状，患者在首次性生活时就出现射精延迟或不射精，在其一生中都很难甚至无法达到射精和高潮。继发性射精延迟指既往有正常的射精和高潮，继发于某种原因（例如药物、外伤、手术或者疾病）而出现的射精延迟或不射精。

二、流行病学

射精延迟是比较少见的疾病，文献较少报道，缺乏大样本的流行病学研究。目前的一些流调资料都来自国外零星的文献报道，国内尚没有射精延迟发病情况的相关研究。目前认为，射精延迟的发病率较低，占总体人群的 3% 以下。一项针对伦敦男性全科医师的"高潮抑制"（75% 以上的性交不能射精）的调查，发现射精延迟的患病率占调查对象的 2.5%。另外一篇报道是针对 18～59 岁男性瑞典人的一项研究，发现在过去的一年内无法达到性高潮或者受到射精困扰长达两个月的比例占 8%。

射精延迟的危险因素包括：年龄、心理、疾病因素（例如糖尿病）和药物等。随年龄的增长，阴茎的勃起硬度、阴茎敏感度和射精的力度等也会随之下降，射精延迟和高潮障碍的发生率会逐渐上升，原因与增龄引起的人体各项生理功能减退有关。随着男性年龄增长而自然衰退，射精延迟的发生率也会因此上升。近年来，由于药物不良反应所引起的射精延迟越来越受到重视。例如抗雄激素药物、α-受体阻滞剂和选择性 5-HT 再摄取抑制剂等，在治疗原发疾病的同时，可引起性功能障碍（阴茎勃起功能障碍、射精延迟和高潮困难）。

三、病因和病理生理

射精延迟涉及复杂的病理生理学、心理学和药理学等方面。病因包括先天性因素、感染、损伤、疾病和药物不良反应等。射精的生理过程包括精液分泌进入后尿道、膀胱颈关闭及后尿道的精液向体外射出三个过程，是由神经系统、内分泌系统和生殖系统共同参与的复杂的生理过程，其中交感神经的兴奋性起着主导作用。在性交时，阴茎和龟头的感觉信息转化成性冲动信号通过传入神经（阴茎背神经、阴部神经和脊神经）传入到脊髓泌精中枢和射精中枢，再通过传出神经支配效应器（输精管、精囊、壶腹膀胱颈及前列腺），而诱发射精并伴随快感的过程。射精反射同时受到大脑的控制。视、听觉性刺激可直接激活大脑的射精中枢，并通过脊髓外侧束下传到泌精和射精中枢，经传出神经而支配射精器官诱发射精。如果射精通路任一环节发生功能或器质性障碍，均可导致射精障碍。

（一）先天性因素

先天性畸形可以导致射精延迟，例如临床上比较典型的苗勒管囊肿、Wolff 管囊肿。二者可以引起输精管或射精管梗阻以及精囊分泌功能异常。

（二）心理性因素

心理因素在射精功能障碍中占很重要的地位，人际关系紧张或障碍、性心理障碍、配偶的吸引力或特殊的手淫习惯均可能是造成射精延迟的原因。特殊的文化背景和宗教信仰使患者对性生活有负罪感，患者因此出现勃起、高潮和射精功能障碍。

射精延迟患者的性焦虑较为普遍，性行为与性唤起之间存在分离。患者的主观性唤起较差，性满足感较差，伴侣对他的吸引力较低，并且对于射精失败的恐惧感较强。学者认为，射精延迟一般会有性欲障碍并存在"自恋"倾向，患者在没有性唤起的时候可很好地维持勃起和射精，而当伴侣刺激时反而会抑制。另外，此类患者在伴侣和性幻想之间也存在分离，由于与手淫时的性幻想间的区别，其与伴侣的性行为可能会缺乏性兴奋。

特殊的手淫习惯是造成射精延迟的一个很重要的原因。手淫因其较快的速度、较强的压力和强度及较长的持续时间以及特殊的姿势，可以产生独特的感觉。这种感觉靠伴侣或阴道刺激难以重复，患者因此而射精延迟。

（三）内分泌因素

甲状腺功能减退和雄激素缺乏会引起射精延迟等性功能障碍。雄激素对男性性功能的正常维持起重要作用：在中枢神经系统（如内侧视前区、终纹床核、中央杏仁核和丘脑后部）广泛存在雄激素受体，雄激素可能通过这些受体对性欲、阴茎勃起和射精发挥调节作用。雄激素缺乏可以影响性唤起，进而反过来影响射精过程。此外，雄激素是维持阴茎海绵体平滑肌和盆底肌群（包括球海绵体肌、坐骨海绵体肌和肛提肌等）正常结构和功能的重要激素，雄激素缺乏会引起肌纤维凋亡、含量减少和纤维化，脂肪和间质含量增多，从而引起阴茎勃起功能障碍和射精无力甚至不射精。

甲状腺素是调节男性性功能的重要激素。甲状腺素可以调节精囊腺和球海绵体肌的收缩频率，从而影响射精过程。文献报道约50%的甲状腺功能亢进患者患有早泄；同时，也有研究证实甲状腺功能低下可以引起射精延迟。

（四）神经源性

脊髓损伤、多发性硬化和糖尿病是引起射精延迟的常见原因。多发性硬化可引起各种性功能障碍，包括射精障碍、高潮困难和勃起功能障碍。文献报道，35%~45%的多发性硬化患者存在射精功能障碍。糖尿病引起的射精延迟亦不少见，糖尿病可以伤及支配勃起和射精的自主神经，是引起勃起功能障碍和射精延迟的常见原因。此外，由于增龄和疾病（例如糖尿病）的影响，阴茎敏感性会降低，较高的阴茎感觉阈值至少在一定程度上促进了射精延迟的发生。

（五）药物性因素

部分处方药有延长射精潜伏期或延迟射精的不良反应。常见的药物包括抗抑郁药、抗肾上腺素药物、降压药物、α-受体阻滞剂、抗精神病药物和抗胆碱能药物、镇静药。其中最常见的药物是抗抑郁药物，选择性5-HT再摄取抑制剂引起射精延迟的发生率可达16%~37%。

（六）手术损伤

腹膜后淋巴结清扫、脊柱手术、前列腺手术引起的损伤、盆腔的创伤和手术，会引起与射精反射相关的交感神经损伤，可导致射精延迟和不射精。婴儿时期因肛门闭锁而接受手术的患儿成年后可以出现不射精。各种盆腔肿瘤以及放疗亦可干扰正常的射精功能。

四、诊断方法

（一）采集病史

射精延迟的诊断主要依据患者的病史。对主诉射精延迟或者射出的精液量过少的患者，问诊的目的在于判断射精延迟的程度、是原发性还是继发性以及能否找到病因。射精延迟的程度可以表现为射精潜伏期的延长，也可表现为完全不能射精。一般来说程度越重对患者的影响就越大，治疗起来也越困难。询问病史应注意疾病的起始时间，射精延迟一直存在或从来没有射精提示原发性（或先天性）射精延迟；如果患者从某个时间开始出现射精延迟或不射精，则一般是继发性射精延迟。不同环境和条件下的射精状况对诊断和病情的判断亦很重要，例如患者在不同的环境，与不同的性伴侣，以不同的性刺激方式下能否射精。在询问病史时还应详细询问患者的性欲状况，性交时能否正常勃起以及勃起的硬度和勃起能否维持；有无射精动作和性高潮，有无遗精史等；既往的性生活经验、手术史、服药史及有无其他系统疾病，如糖尿病、神经系统疾病等。通过病史往往可以对疾病进行初步的诊断。

（二）体格检查

体格检查重点检查患者的第二性征，例如体型，喉结、阴茎和睾丸的发育，阴毛的分布，有无附睾和输精管，输精管以及附睾有无瘢痕和结节，前列腺、精囊等有无压痛和肿大等。

（三）特殊检查

特殊检查包括性心理评估、内分泌激素测定、射精后尿液分析。为了排除射精管梗阻或精囊缺如，可行经直肠超声检查，反复血精者，做膀胱精囊镜或前列腺精囊磁共振成像检查，有助于排除恶性病变（图 3-10-1）。

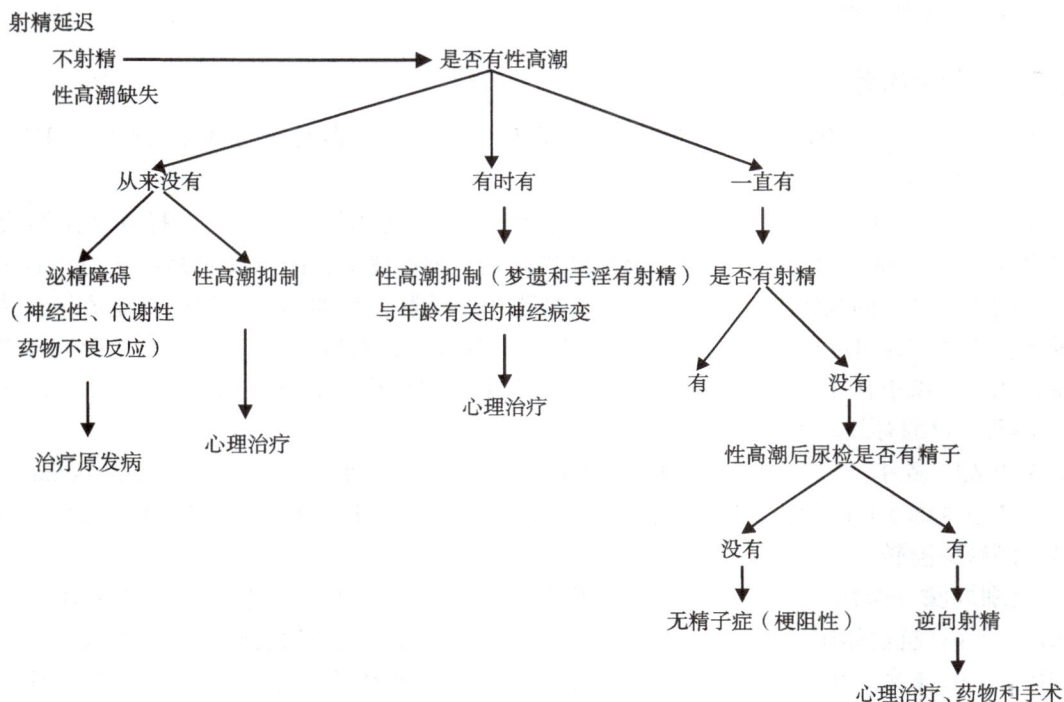

图 3-10-1　射精延迟/不射精的诊断流程

五、治疗

射精延迟治疗的主要方向是提高患者的性兴奋度和性刺激强度，分为心理行为治疗、药物治疗、振动刺激诱发射精（peinlevibratory stimulation，PVS）、电刺激诱发射精（electroe aeulation，EEJ）。

（一）心理行为治疗

虽然射精延迟不是一种致命的疾病，但是该病对患者和配偶的心理和生活质量有很明显的影响。心理因素，如新婚时双方均缺乏基本的性知识、害怕怀孕、配偶双方关系不和、既往有失败的性经历等，在射精延迟的发病过程中起很重要的作用，因此，对患者进行心理疏导以及患者与配偶之间充分沟通对治疗有极大的帮助。

射精延迟/不射精者往往有长期手淫的习惯，如果存在特殊的手淫方式，那么手淫方式的训练可能是治疗的一个方面。这种训练集中在手淫技巧（即体位、速度、力度）训练和性幻想训练。总的理念是通过训练使患者获得合适的手淫技巧和产生性幻想的能力。长期手淫可能是射精延迟/不射精的重要原因，因此，让患者停止手淫是本疗法的一个重要手段。

性感集中训练是指在短期内消除患者性焦虑的再教育过程，配偶重新学习正确的性行为模式，从互相接触、抚摸、拥抱开始，循序渐进，按规定时间作业，每走完一步都感觉集中地去体会双方互相给予的快感，使信心与乐趣一同增加，消除焦虑。在学习正确性行为模式的过程中，原有的性功能障碍自然得到克服，患者从而能够获得射精和快感。性感集中训练主要包括4个过程：非生殖器性感集中训练、生殖器性感集中训练、阴道容纳和抽动等。另外，部分患者可以通过改变性交刺激模式来达到射精，例如调整性交频率、时间、体位，或者女方采取主动，采取阴道以外的刺激反射来诱导射精。

（二）药物治疗

用于治疗射精延迟的口服药物种类较少，且疗效有限。药物治疗的目标是调节 5-HT 和 DA（D_2 特异的）能神经元张力等。

1. 育亨宾　育亨宾（yohimbine）是一种生物碱和 α_2 受体拮抗剂，能选择性地阻断突触前 α_2 肾上腺素受体，使血管平滑肌扩张，增加外周副交感神经张力，降低交感神经张力，而阴茎的勃起依赖副交感神经的刺激；育亨宾可能通过扩张阴茎动脉，增加阴茎海绵体窦血流量，使阴茎充血勃起。育亨宾还可能产生心理上兴奋的作用，增加性欲，对射精延迟/不射精以及性高潮障碍有一定作用。一项小样本（15 例因氟西汀引起的性高潮障碍）的安慰剂对照研究中，性交前90 分钟用药治疗的有效率为 73%。

2. 赛庚啶　除了经典的抗组胺（H_1 受体拮抗剂）作用以外，赛庚啶（cyproheptadine）也可作为一个竞争性的 5-HT 受体阻断剂，能够升高大脑中 5-HT 水平，使选择性 5-HT 再摄取抑制剂引起的性高潮缺失逆转。

3. 金刚烷胺　金刚烷胺是抗病毒和抗帕金森病药物，还可以通过弱的 N-甲基-D-天冬氨酸（NMDA）受体拮抗剂作用来提高中枢和外周的 DA 能神经张力。动物实验发现，金刚烷胺能增加动物脑中 DA 的释放，以增加神经元 DA 含量，并加强中枢神经系统的 DA 与儿茶酚胺的作用。在实验中，金刚烷胺可刺激动物的性行为和射精反射。病例报道提示金刚烷胺可促进性行为和射精，在性交前 5~6 小时服用 100mg 可起效。

4. 卡麦角林　卡麦角林是一种与 D_2 受体有高亲和力的多巴胺受体激动剂，用于治疗帕金森病和高催乳素血症，已被证明可以提高帕金森病患者的阴茎勃起和性高潮。卡麦角林的作用不只局限于延迟射精和性高潮，研究表明，它可以帮助调节健康男性的性驱动和功能或改善男性心因性勃起功能障碍。

5. 阿扑吗啡　阿扑吗啡是一种中枢和外周的 DA_2 受体激动剂。动物模型研究已经证明，它可以加快射精和改善勃起功能。

6. 丁螺环酮　丁螺环酮部分是通过 $5\text{-}HT_{1A}$ 受体激动剂和轻度的突触前 DA_2 受体拮抗剂起作用，用于治疗广泛性焦虑症和抑郁症。但是小样本的研究证实，丁螺环酮（buspirone）对包括性冷淡在内的性功能障碍有一定作用。

7. 安非他酮　对去甲肾上腺素、5-HT、DA 再摄取有较弱的抑制作用，用于治疗抑郁症、尼古丁成瘾和神经性疼痛的非三环类抗抑郁药。安非他酮（bupropion）可逆转选择性 5-HT 再摄取抑制剂引起的射精延迟，特别是作为一种有效的抗抑郁药替代品来避免和逆转这些药物对性功能的不良反应。临床研究证实本药对男性和女性的性交和性高潮障碍有效。

8. 其他药物 其他药物如丙咪嗪（imipramine）、麻黄素（ephedrine）、伪麻黄素（pseudoephedrine）、米多君（midodrine）、喹洛雷（quinelorane）和催产素（oxytocin）等对射精延迟有一定的疗效，但是这类药物的相关研究很少，目前的资料仍局限在实验研究和零星的个案报道，尚缺乏大样本的研究报道（表 3-10-1）。

表 3-10-1 治疗射精延迟/不射精的相关药物

药物名称	用法	
	按需	每天服用
金刚烷胺	100~400mg（性交前 2 天）	75~100mg，每天 2~3 次
假麻黄碱	60~120mg（性交前 1~2 小时）	—
瑞波西汀	—	4~8mg
催产素	性交时鼻内给药 24U	—
安非他酮	—	75mg，每天 2~3 次
丁螺环酮	—	5~15mg，每天 2 次
赛庚啶	—	4~12mg（性交前 1~4 小时）
育亨宾	—	5.4mg，每天 3 次

注：—，缺乏研究数据

（三）振动刺激诱发射精、电刺激诱发射精

对顽固性射精延迟/不射精的男性，可以选择振动刺激诱发射精（PVS）、电刺激诱发射精（EEJ）。PVS 适用于射精反射弧正常的患者，通过对阴茎的振动刺激引起射精。治疗过程中可以依据患者的需求调节刺激强度，直至顺行射精。可以重复多次进行，对因射精反射弧受损等原因引起的射精延迟/不射精患者，PVS 往往无效。PVS 治疗无效患者可进行 EEJ 治疗，后者通过直接电刺激前列腺和精囊诱发射精。适应证有：①各种病因导致的神经源性不射精，包括神经损伤、多发性硬化、糖尿病外周神经病变等所致的射精障碍；②各种药物相关性不射精；③青春期男性肿瘤化学治疗前需行精液分析和精子冷冻保存，而手淫取精失败者；④顽固的功能性射精障碍。国内外多位学者总结研究证明，EEJ 是有效治疗不射精症的方法，特别是心因性和脊髓损伤型患者。除了完全性的脊髓损伤外，EEJ 都需要实施麻醉，可选择性进行骶管阻滞、全身麻醉，需要注意的是，EEJ 较 PVS 有较高的逆行射精率。对于振动刺激或其他方法不适用者电射精仍是最有效的治疗方法。

参考文献

[1] McMahon CG, Jannini E, Waldinger M, et al. Standard operating procedures inthe disordersoforgasm and ejaculation. J Sex Med, 2013, 10 (1): 204-229.

[2] McMahon CG, Abdo C, Incrocci I, et al. Disorders of orgasm and ejaculationin men// Lue TF, Basson R, Rosen R, et al. Sexual medicine: Sexual dysfunctions inmen and women. 2nd ed. Paris: Health Publications, 2004: 409-468.

第四篇

男性不育症

男性不育症概述

陈 斌 王鸿祥
上海交通大学医学院附属仁济医院

第 **11** 章

一、定义及流行病学

（一）男性不育症的定义

世界卫生组织（WHO）规定，夫妇未采用任何避孕措施同居生活 1 年以上，由于男方因素造成女方不孕者，称为男性不育症。生育与不育是一对矛盾的统一体，任何疾病或因素干扰了男性的生殖环节，均可造成男性不育。男性生殖环节很多，包括男性生殖系统的神经内分泌调节，睾丸的精子发生，精子在附睾中成熟，精子排出过程中与精囊、前列腺分泌的精浆混合成精液。精子从男性生殖道排出体外并输入到女性生殖道内，精子在女性输卵管内与卵子受精等环节，这些环节受到疾病或某种因素的干扰和影响，都可发生生育障碍，因此，男性不育症不是一种独立的疾病，而是由某一种或很多疾病与因素造成的结果。

据统计，夫妇婚后不避孕每个月的怀孕概率是 20%~25%，6 个月内是 75%，1 年内是 90%。许多夫妇在 1 年后，乃至半年未怀孕就需要诊治。考虑到影响生育的因素很多，如拖延过久可能使原来容易治疗的疾病随着影响时间的延长，治疗变得困难。例如男性精索静脉曲张症，在未引起睾丸不可逆性损害时及时手术，效果良好，若已产生严重睾丸萎缩，甚至无精子症时，效果较差。因此，WHO 在组织多中心研究不育症课题时，最终将男性不育症定义的不育期限为 1 年。

（二）流行病学

大型的男性不育流行病学的调查统计较少，WHO 分析了来自五大洲 89 个国家的关于不育发病率的文献 392 篇，根据地理位置、种族、数据来源、所采用的方法不同，估计不育发病率在 0.4%~66.6%。总体而言，认为婚后约 10% 的夫妇不育，其中 20%~25% 是由于夫妇双方因素所致，20%~25% 是由男方存在不育因素引起，其余 50%~60% 是女方原因。

近年来，不育问题已逐渐成为一个全球性的公共社会问题，许多国家将其列为生殖健康服务的重要内容之一。而男性不育症的流行病学与其他流行病学一样，也是以人群为研究对象，从不育在不同时间、地区、人群的分布出发，揭示其影响因素，从而结合实际情况，指导如何加强人群保护及职业防护。

1. 时间分布 许多流行病学调查研究表明，男性精液质量在近几十年里有明显下降趋势。最著名的是 1992 年，丹麦学者 Carton 等收集了 1938—1991 年间的 61 篇文献，其中涉及 23 个国家

14 947 位男性，通过总结分析发现，人类精子浓度平均计数 50 年间下降了 41.6%。1996 年有学者等对苏格兰 557 名男性进行出生队列研究，结果表明，1970—1975 年出生的男性的精液量、精子总数、活精子总数及精子浓度较 1959 年以前出生的男性均有所下降，差异具有统计学意义。还有研究认为，在过去的 20 多年里，高加索白种人男性的精子浓度以平均每年 2.6% 的速度下降，正常精子比例和活动力平均每年分别下降了 0.7% 和 0.3%。在中国也有类似的情况，张树成等收集了涉及 39 个县、市，9292 人的精液分析数据，进行 1981—1996 年我国有生育力男性精液质量的变化分析发现，精子浓度、活动率、正常形态率与年代呈负相关，差异具有统计学意义。其他报道显示我国男性的精液整体质量正以每年 1% 的速度下降。

大多数学者认为，全球环境状况的恶化、生活方式的改变，致使常见男性生殖系统疾病的发病率升高，精液质量的下降与此密切相关。此外，睾丸肿瘤发病率也在增加。WHO 报道，在工业化国家，新婚夫妇不育的发生率约是过去 30 年的 3 倍以上。在世界范围内，不育患者高达 5000 万～8000 万人，而且每年以 200 万对不育夫妇的速度增加。我国的男性不育率也有上升趋势，近几年来，全国各地的男性不育症门诊的患者普遍增加。也有研究显示，精子浓度有下降趋势，但精子活力变化不大。就整体而言，男性精液质量逐年下降的说法仍存在争议。

2. 地区分布　虽然男性不育症发病率呈全球性的增高趋势，但是各个地区存在着不同程度的差异。据 WHO 统计，世界发达国家 5%～8% 的育龄夫妇可能有不育问题，而发展中国家的某些地区可高达 30%。不同的国家，不同的地区，不同的民族，不同的生活方式、饮食习惯及传统风俗，都可能成为影响不育的因素。如印度不育发病率为 9%，而喀麦隆则高达 45%。根据日本一组资料报道，男性不育症初诊年龄以 25～34 岁最多，不育年限以婚后 2～3 年最多。发展中国家由于卫生条件差，疾病不能得到很好的控制、预防和治疗。社会环境与职业工作环境得不到改善，某些疾病和工业毒物就会对男性的生育能力造成很大的损害。在经济发达国家，卫生技术水平比较高，但是不愿生育的人群扩大，这样一个群体很可能被划分在生育能力缺失或低下范围之中，给统计资料带来偏差。我国不育发病率的地理分布具有从东部向西部逐渐升高，呈同心半椭圆形分布的特征。这与经济水平、卫生资源状况呈负相关。北京、天津、上海及东部沿海各省较低，西北部明显高。

二、男性不育的病因

男性不育是由一种或多种病因或环境等因素干扰影响到生殖生理活动的一个环节或几个环节造成的临床结果。由于病因复杂，目前仍有高达 60%～75% 的男性不育患者找不到具体病因（临床称为特发性男性不育）。通常根据疾病和影响生殖环节或因素干扰的不同，可分为睾丸前、睾丸和睾丸后三个因素，具体如下。

（一）睾丸前因素

睾丸前因素通常为内分泌性病因，患者的生育力损害继发于体内性腺轴激素失衡。

1. 丘脑疾病　①促性腺激素缺乏，可见于垂体功能正常的患者，如 Kallmann 综合征和特发性低促性腺激素性腺功能减退症。Kallmann 综合征是低促性腺激素型性腺功能低下的一种综合征，病变部位在下丘脑，伴嗅觉障碍或减退。②选择性黄体生成素（LH）缺乏症，又称为生殖性无睾症，较为罕见，临床表现为不同程度的雄性化和男乳女性化的类无睾体征，患者睾丸容积正常或略大，精液量少，偶见精子，镜下可见成熟生精上皮，但间质细胞（Leydig cell）少见，血清激素检查 LH 缺乏。③选择性尿促卵泡素（FSH）缺乏症，患有这种罕见疾病的患者男性化特征正常，

LH 和睾酮的水平正常，睾丸的大小也正常，由于缺乏 FSH，患者可以出现少精子症或无精子症。④先天性低促性腺激素综合征，继发于数种综合征的性腺功能低下，如 MBB 综合征和 Prader-Willi 综合征。

2. 垂体疾病　①垂体功能不足，通常因损伤或垂体病变引起，包括感染、梗死、手术、放射、肉芽肿性和肿瘤病变，血清性激素检测睾酮水平低下伴促性腺激素低下或正常偏低；②高催乳素血症，常见于垂体腺瘤。催乳素升高可抑制 FSH、LH 和睾酮水平，导致性欲丧失、勃起功能障碍、男性乳腺增生和生精障碍等。

3. 内源性或外源性激素异常　①雌激素和（或）雄激素水平升高，激素增多常见于先天性肾上腺增生、口服激素、部分肾上腺肿瘤或睾丸肿瘤，雌激素增多的常见原因有过度肥胖、肝功能不全；②糖皮质激素过多能抑制 LH 分泌，导致精子发生、成熟障碍，多见于库欣综合征或激素治疗；③甲状腺功能亢进或减退，甲状腺激素可调节性腺轴而影响生精过程，甲状腺功能亢进或减退可改变下丘脑激素的分泌和雌/雄激素比值，甲状腺功能异常约占男性不育病因的 0.5%。

（二）睾丸性因素

1. 先天性异常

（1）染色体或基因异常：不育男性约 6% 存在遗传异常，随着精子质量的降低遗传异常的比例逐渐增高，精子总数正常者中染色体或基因异常者为 1%，少精子症患者中为 4%~5%，无精子症患者中比例高达 10%~15%。①Klinefelter 综合征：特点是睾丸小、无精子及血清促性腺激素水平增高等。染色体核型为性染色体非整倍体异常，90% 为（47，XXY），10% 为嵌合型（47，XXY/46，XY）。②Noonan 综合征：又称男性 Turner 综合征，染色体核型大部分为正常（46，XY），少数为异常（45，X）或嵌合型（45，X/46，XY）。③XX 男性综合征：又称性倒错综合征，是由于 Y 染色体上性别决定基因（SRY）在减数分裂时易位到 X 染色体，但控制生精的基因（AZF）仍在 Y 染色体，导致无精子症。④XYY 综合征：是由于父系精子形成的第二次减数分裂过程中 Y 染色体未分离而受精造成的结果。⑤Y 染色体微缺失：约 15% 无精子症或重度少精子症患者存在 Y 染色体微缺失。常见的微缺失有 AZFa，AZFb，AZFc。

（2）隐睾：是常见的泌尿生殖系统先天性畸形，其中早产儿发病率约 30%，新生儿 3.4%~5.8%，1 岁时约 0.66%，成人为 0.3%。

（3）雄激素功能障碍：主要为雄激素不敏感和外周雄激素抵抗。前者主要为雄激素信号传导过程中某一环节出现异常，后者包括 5α-还原酶缺乏和雄激素受体异常。

（4）其他较少见的综合征：强直性肌营养不良（myotonic dystrophy，MD）、无睾丸症（vanishing testis syndrome）、唯支持细胞综合征（SCOS）等。

2. 外部环境因素　常见外部环境因素有药物、食物、射线、生活和工作环境等。

3. 全身性疾病　常见的引起不育的系统性疾病包括肝硬化、肝功能不全、肾衰竭及镰状细胞肾病等。

4. 感染（睾丸炎）　青春期后的流行性腮腺炎患者 30% 合并睾丸炎，其中单侧常见，双侧较少见，部分睾丸炎可继发睾丸萎缩。

5. 睾丸创伤和手术　睾丸创伤除导致睾丸萎缩外，还可激发异常免疫反应，两者均可能导致不育。部分阴囊或腹股沟手术可导致睾丸血管损伤而致不育。

6. 血管性因素　精索静脉曲张可影响睾丸生精功能，导致男性不育。男性不育患者中精索静脉曲张的发病率近 40%。

7. 睾丸扭转　睾丸扭转可引起睾丸缺血性损伤，损伤程度与缺血程度和持续时间有关，一侧扭转也可引起对侧睾丸发生组织学变化。

8. 免疫性因素   自身抗精子抗体阳性可导致男性不育症。

（三） 睾丸后因素

1. 输精管道梗阻   输精管道梗阻是男性不育的重要病因之一，梗阻性无精子症在男性不育患者中占 7%～10%。

（1）先天性梗阻：梗阻可发生于输精管道的任何部位，从睾丸网、附睾、输精管直到射精管开口。①囊性纤维化（cystic fibrosis，CF）属常染色体隐性遗传病，几乎所有 CF 男性患者都伴有先天性双侧输精管缺如（congenital bilateral absence of the vas deferens，CBAVD）。②特发性附睾梗阻：较为罕见，1/3 患者存在囊性纤维变性基因突变，可能与囊性纤维化有关。杨氏综合征（Young syndrome）主要表现三联征，慢性鼻窦炎、支气管扩张和梗阻性无精子症。生精功能正常，但由于浓缩物质阻塞附睾管表现为无精子症，手术重建成功率较低。③成人多囊肾疾病（adult polycystic kidney disease，APKD）属常染色体显性遗传病，患者体内脏器多发性囊肿，当附睾或精囊发生囊肿引起梗阻时可导致不育。

（2）获得性梗阻：主要为生殖系统感染、输精管结扎术、医源性输精管损伤及感染所致射精管口梗阻等。而疝修补术应用补片后可出现输精管周围炎症反应导致输精管梗阻。

（3）功能性梗阻：干扰输精管和膀胱颈部神经传导的任何因素都可导致不射精或逆行射精，常见原因有神经损伤和某些抗抑郁药物等。

2. 精子功能或运动障碍   ①纤毛不动综合征（immotile cilia syndrome）：是由于精子运动器或轴突异常而导致精子运动能力降低或丧失。②成熟障碍：常见于输精管结扎再通术后。由于结扎后附睾管内长期高压损伤附睾功能，再通术后精子通过附睾时未获得正常的成熟和运动能力，导致精子总数正常但活力低下。

3. 免疫性不育   2%～10% 的男性不育与免疫因素有关，抗精子抗体（antisperm antibody，AsAb）是免疫性不育的重要原因。常见原因有睾丸外伤、扭转、活检、感染或输精管梗阻及吻合术后等。

4. 感染   8%～35% 的不育与男性生殖道感染有关，主要为感染导致输精管道梗阻、AsAb 形成、菌精症、精液白细胞增多症以及精浆异常。

5. 性交或射精功能障碍   男性不育症的常见原因有性欲减退、勃起功能障碍和射精功能障碍；尿道下裂等解剖异常使得射出精液距宫颈过远而导致不育；糖尿病、膀胱尿道炎症、膀胱颈部肌肉异常、手术或外伤损伤神经均可导致不射精或逆行射精；不良的性习惯，如性交过频、使用润滑剂等也会影响生育。

（四） 特发性病因

特发性不育是指男性不育症找不到明确病因者，影响生殖的环节可能涉及睾丸前、睾丸、睾丸后的一个或多个环节。目前倾向与遗传或环境等因素相关。

（五） 年龄与男性不育

普遍认为生育能力是随着年龄的逐渐增高而逐渐降低的，但是，对男性生育能力随年龄相关的降低还存在争议。一些学者认为，可能是由于男性配偶的年龄因素而影响了对男性生育能力的准确判断，目前对此问题还难以有结论性的意见。一项采用女性年龄对照研究证明，50 岁男性与30 岁男性相比，获得成功妊娠的概率降低 20%，生育能力降低 23%～38%。

通常正常男性在 18 岁时生殖器官可达到成年人的水平，18 岁以后睾丸的大小无显著的增加。哺乳动物的老化常伴随着睾丸的退行性变；尽管人类睾丸也可以出现血液供应障碍，但退行性变化并不十分明显，睾丸体积至少可以维持到 64 岁而无明萎缩。

随着年龄的增加，男性 FSH 与 LH 水平的显著增加已有许多报道。尽管 FSH 水平的升高可能是生殖功能损害的指征，但在老年男性中二者并无严格的相关性。近年的研究认为，老年男性的精液各项指标与青年男性相比差异不显著，50 岁的男性与 30 岁的男性相比主要表现为射精量减少（3%～22%）、精子活力低下（3%～37%）、正常形态精子减少（4%～18%）及精浆果糖浓度降低，但精子浓度并不减少。老年男性精子活力降低可能是由于附睾功能的损害导致完全成熟的活动精子数量减少，也可能与老年人性生活间隔时间较长有关；而射精量的减少似乎与精囊分泌活力降低有关。目前多数意见认为，年龄增加而精子浓度不减少或轻微减少，年龄的增加似乎对精子的生成过程影响甚少，而精子活动能力则普遍降低。

总之，随着年龄的增加，男子的生殖功能逐渐减退，表现为生殖器官萎缩、生殖激素水平的改变和精液质量的下降。尽管其生育能力仍可维持到较高年龄，但遗传危险性也不断增高。

（六）职业、环境与男性不育

人们所处的职业环境受到物理、化学、生物等方面影响。研究已经证实，物理因素，如振动、辐射、热；化学因素，如铅、微量元素、杀虫剂、有机溶剂；生物因素，如支原体、衣原体、细菌、病毒等对男性的生殖系统均能产生生殖毒性。一旦暴露于这些因素的环境中，很可能出现生育障碍。目前，对环境中具有生殖毒性的因素发现和认识有限，有一些因素在不知不觉地影响男性的生育能力。各种因素可能不是单独作用，而是共同地从不同方面去影响男性的生殖系统。工人的不育率，与工人们在工作环境中暴露机会、接触强度呈正相关。在特定的职业环境中，工人不育率出现恒定的增高，如电池工、铸造工、铅冶炼工等。

铅接触一般不会引起精子数量减少，但能影响精子的活动力，使精子运动减慢，畸形精子增加，性欲减弱，血清睾酮水平下降，对 FSH 和 LH 的影响不大。此外，铅还能降低精液中果糖和锌的浓度，减少乳酸脱氢酶的释放，从而干扰精子的成熟、获能和精液液化。研究表明，在 WHO 推荐的生物学允许的强度下，铅暴露对生殖功能损害不严重，而且这种损害有可逆性。

较常见的物理因素是热暴露，阴囊的温度与正常的体温相比低 1℃，在这种温度下有利于精子的发生、成熟。当阴囊的温度升高，睾丸内的生精微环境被破坏，组织发生变性。高温作业工人群（如厨师、锅炉工等）中的不育发生率普遍升高。当今生活中流行的桑拿、热水浴均能影响生育。在日常门诊中，司机患者也较常见，这是与司机人群不断增多，而大部分车内温度较高，阴囊散热不良，长期受压迫有关。此外，振动也能影响睾丸的功能。

三、男性不育的分类

根据临床表现，男性不育可分为绝对不育和相对不育。绝对不育是指完全没有生育能力，如无精子症患者。相对不育是指有一定生育能力，但生育力低于使女方受孕所需要的临界值，如少精子症、弱精子症患者等。严格来说，只要在射出的精液中含有活动精子，就有生育的可能。

根据男性不育症的发病过程，又可分为原发性不育和继发性不育，前者指从未使女方受孕，后者是指婚后有过生育史，或曾使女方受孕，但之后由于疾病或某种因素干扰了生殖的某环节而导致不育。

四、影响生育的生理基础

男性一旦性发育成熟，睾丸就持续不断产生精子，每日睾丸可产生 0.7 亿~1.0 亿个精子。另一方面，睾丸精原细胞发育成为精子需要 74 天时间，精子在附睾中成熟需 12~25 天。因此，进行男性不育的治疗后睾丸功能恢复也需要一个过程，基于精原细胞发育为精子及精子在附睾中成熟约需 3 个月，治疗效果要在治疗后 3 个月方能体现。如治疗 3 个月至半年后精液质量仍未见改善，考虑治疗效果不佳，需换另一种治疗方法。

在男性附睾内成熟的精子，平时储存于附睾尾部，当射精时精子排出，与精囊和前列腺分泌的精浆共同组成了精液。若精囊、前列腺有病变而致精浆成分的改变，必将影响精子的活力和受孕能力。当精液进入女性生殖道后，可能受到宫颈黏液等因素的影响，而且精子必须在子宫输卵管内进行精子获能过程，这些环节的障碍同样可影响生育。

男性性功能与女性相比是一种主动的行为，性功能障碍也是干扰男性生育的重要环节。而女性排卵是有周期性的，每月排卵一次，只要某种因素干扰女性排卵，或是在排卵期未进行性生活，就会影响生育。

从年龄来看，女性到 40 岁以后卵巢功能开始退化，此时经常出现卵泡期缩短、黄体功能不全及无排卵周期等症状，到 50 岁左右进入绝经期，绝经期以后虽有少数妇女仍有怀孕生育的报道，但一般来说，绝经期意味着妇女生育能力的终止。在男性则不同，虽然 50 岁以后睾丸功能开始退化，但是健康的男性，70 岁以后仍可具有生育力，甚至有报道 100 岁以后的男性还有生育功能。

五、男性不育症的诊断方法

男性不育症的检查和诊断方法一般包括详细的病史询问、体格检查、精液检查、内分泌检查、免疫学检查、染色体检查、X 线检查、睾丸活组织检查、精液生化检查及其他检查等。通过以上各项男性不育的临床和实验室评估，按 WHO 关于男性不育诊断标准进行诊断分类。

（一）诊断方法

1. 病史 男性不育症患者的病史询问非常重要，通过病史询问可为不育症的可能原因提供重要线索。约有 1/4 的不育患者可提供其不育的病因，这有助于选择治疗方案及确定影响预后的因素。包括全面了解家族史、婚育史、性生活史和其他对生育可能造成影响的因素，还要简要了解女方病史，记录患者个人信息。

（1）主诉及现病史情况：包括主诉、婚育史、性生活史、生育力检测及治疗史等。

（2）既往史：主要包括生长发育史、慢性疾病史、用药史、传染病史、用药史等。要重点询问与生育相关的疾病和因素，包括炎症、发热史、对生育有影响的不良生活习惯、环境与职业因素等。精子发生可受到麻疹、肺炎、腮腺炎、伤寒、结核等疾病影响。各种疾病所致高热和持续性发热都可损害生精功能。儿童期间的一些感染性疾病，如腮腺炎性睾丸炎等，也会影响到睾丸的生精功能。而青春期后的发热及中毒性的疾病也会造成睾丸生精功能的永久性损害。生殖器官的损伤史、外科手术，包括疝修补术、鞘膜积液手术、隐睾固定术、输精管结扎术、精索静脉曲张手术或可干扰射精功能的交感神经切除术、腹膜后淋巴清扫术、膀胱颈手术、前列腺手术等都有可能影响到男性的生育功能。重要脏器的疾病史，如心、肝、肺、肾及全身性慢性疾病，对性功能和睾丸精子发生有一定影响。长途驾驶员、高温环境作业者、有电磁辐射与放射线接触史者、长途驾驶员等对生育有一定影响。

（3）家族史、遗传性疾病史：包括直系亲属的身体健康状况、有无近亲结婚、有无遗传性疾病史、父母生育情况及兄妹健康生育情况等。通过家族史的询问，为诊断影响生育力的先天性遗传性疾病提供线索。

（4）婚育史：是否近亲婚配，夫妇双方是否有先天性遗传性疾病。是否曾结婚及生育，婚后是否曾采用避孕措施，避孕方法及时间。由于缺乏性生活知识或性交时采用润滑剂可造成射精障碍或精子损害。长期禁欲或性交次数过多，也可使精子质量下降，导致不育。

（5）性生活史：询问内容包括性欲、阴茎勃起、射精及性交次数等，以诊断是否存在男性性功能障碍，如早泄、勃起功能障碍、不射精或逆行射精等。如存在性功能障碍，尚需进一步询问病史，以鉴别功能性或器质性性功能障碍。

（6）配偶病史：主要了解月经史、生育史、避孕史、妇科疾病和其他可能影响生育的疾病史和生活、工作因素等。了解女方情况，可按女性不孕症的诊疗程序处理。

2. 体格检查

（1）全身检查：除一般的体格检查内容外，还要了解体毛分布情况以及皮肤是干而粗糙（男性型），还是湿润而皮下脂肪丰富（女性型）；检查体态和外形，有无男性乳房发育等表现。Klinefelter综合征在儿童期没有症状，青春期发育期的主要特点是睾丸曲细精管不发育，睾丸直径小于2cm，精液中无精子。同时阴茎小，身高而胖，肢体长，两手侧平举总长（指距）超过身长10cm，肩窄，臀部宽大，智力迟钝，男性第二性征不发育，阴毛女性分布，也可有男性乳房发育，血睾酮低，FSH升高。

（2）生殖系统检查：一般于站立位进行，检查包括有无生殖器官畸形，睾丸的位置、质地、大小、附睾、输精管有无结节或缺如，阴囊内有无精索静脉曲张、鞘膜积液等。

1）阴茎的检查：阴茎发育不良，阴囊后阴茎、双阴茎以及小阴茎，都属极为罕见的先天性阴茎畸形。应注意阴茎的大小有明显的个体差异。虽然一些患者阴茎很小，但是具有正常性功能及生育能力。因此，不能把初看起来阴茎较小或由于肥胖或阴囊肿胀而显得阴茎较小就诊断"小阴茎"。包皮过长，特别是包茎，引起尿道外口针孔样狭窄，可造成射精困难。尿道下裂、尿道上裂和膀胱外翻，由于阴茎弯曲不发育，尿道开口异常，可造成性交困难和精液外漏。

2）阴囊及腹股沟部位的检查：有无手术瘢痕及结核或其他炎症后形成的窦道瘢痕遗迹。阴囊是否有异常肿块和阴囊象皮肿等。

3）睾丸检查：睾丸大小对男性生育力的评估具有重要意义。睾丸质地较软通常伴有生精功能减退，软而小的睾丸通常提示预后不良。睾丸的大小，可用睾丸体积测量模型进行比拟法测量。同时注意是否存在精索静脉曲张以及鞘膜积液。小的睾丸鞘膜积液可能在检查时被忽略。而鞘膜积液可引起睾丸温度升高而损害睾丸的生精功能。成年人隐睾症往往使睾丸曲细精管上支严重损害，且隐睾恶变的发病率高，因此必须在青春期前及早行隐睾下降固定术。

4）附睾的检查：由附睾炎症、结核或先天性发育不良以及输精管梗阻/缺失可引起输精道梗阻而造成少精症和无精症。检查时可发现在梗阻的近侧（附睾头部）饱胀、肿大、表面光滑，多为附睾管扩张所致。如无法触及输精管，应考虑先天性输精管缺如的可能。

（3）直肠指诊：主要检查前列腺情况。性腺功能低下者，前列腺较小，但质地一致。慢性前列腺炎患者，前列腺可增大、正常或缩小，质地不一，正常精囊在直肠指诊检查时不能扪及，慢性炎症时可扪及精囊肿大，需进行经直肠超声检查。

3. 辅助检查

（1）精液分析：精液分析是男性不育症患者基础实验室检查，但实验得到的精液参数并不等同于男子生育能力评价。除了无精子症患者以外，精液分析结果并不能把患者明确区分为不育者和有生育能力者。精子质量下降，统计学上怀孕的概率也随之下降，但不会下降到0。然而规范进行的精液分析检查，仍然是对男性不育评估的一种重要方法。

精液分析包括分析精子和精浆特征与参数，结果会受许多因素干扰，只能提供判断男性生育力的可能性。仅通过一份精液标本的评估无法确定一名男性精液质量的特征，进行2~3次精液分析有助于获取基线数据。

在精液检测中具有两个主要的可量化属性：精子总数，反映睾丸的精子生产量和睾丸后输精管道的通畅性；各个附属性腺分泌的液体总量反映附属性腺的分泌活性。

1）精子计数：指检测精浆中的精子浓度。目前 WHO 推荐的精子计数方法是采用改良 Neubauer 计数板进行计数，而实际临床使用的计数板有多种类型，不同的计数板之间计数格子长、宽及高度多不相同，造成不同计数板之间测量值差异较大。因此，不同实验室检查的结果比较起来较为困难。详细描述精液分析技术应从多个方面进行，如果标本中未发现精子，可以将标本离心后再进行检查。

2）精子活动力：是指精子呈现前向运动的百分比。理想状态下精子活力的分析应当在射精后1~2 小时内进行，并且要将标本保存在室温或体温条件下以避免精子活力下降。通常将精子按照运动类型分为四级，A 级为快速直线前向运动，B 级为缓慢或迟缓的前向运动，C 级为非前向运动，D 级为不活动。《WHO 人类精液检测实验室手册》（第 5 版）又提出简化为三级，快速前向运动（PR）、非快速前向运动（NP）、不活动（IM）。如果镜下观察发现所有的精子均不活动，需要通过进一步的精子存活性检测来评估是死精子症还是不动精子症。

3）精子形态：是判断精子生成质量和生育能力的敏感指征。正确的精子形态检查应当进行精子标本染色。当前不同的实验室对于精子的形态分析缺乏统一的分类体系，因而有多种分类体系在同时应用。

4）计算机辅助的精液分析：是一种半自动化的技术，使用计算机图像分析技术来个体化、数字化地处理分析静态和动态下的精子图像。大多数的系统均采用多画面视频技术，可以使画面后退或产生连续的图像，计算机处理系统能够自动测定各项参数而无须人工操作。与传统光学显微镜目测估计法相比，计算机辅助的精液分析（CASA）能快速方便地给出定量检测结果，对比性强，结果存取方便。同时还降低了对使用者的技术要求，减轻劳动强度，已广泛地应用于医学研究和临床检验，受到了研究人员和检验人员的欢迎。

CASA 的优势在于它能够获得大量客观的数据，排除人为因素对检查结果的干扰，并使精液分析过程易于进行质量保证和质量控制。然而该技术目前还没有统一标准，难以实现标准化操作，此外，检测的结果受到多种因素的影响。

5）其他检测指标及其临床意义：正常精液的 pH 值为 7.2 或稍高，取决于前列腺分泌的酸性物质与精囊分泌的碱性物质之间的平衡状态。射精量少而精液 pH 值正常的现象可能为正常表现，同时也提示有精液收集不完全或逆行射精的可能。而射精量少和（或）pH 值偏酸性则提示射精管病变或精囊缺失。精囊产生果糖，如精囊感染、雄激素缺乏、射精管部分梗阻及射精不完全都可以引起果糖密度降低。精囊缺失时往往精浆果糖消失。射精管梗阻、先天性精囊缺失的患者精液呈酸性，不含果糖，不能凝固。此外，这两类患者的精液量也较少（常<1.0ml）。目前多采用经直肠超声检查与精浆果糖测定以诊断精囊和射精管的梗阻或缺失。

根据精液分析结果可初步了解男性的生育力状况。如检测结果低于参考值水平，提示有不育的可能；高于参考值水平，则提示具有生育能力。但一些不育患者的检测结果可高于最低值，而有些已生育者的检测结果却低于最低值。

WHO 在 2010 年公布了《WHO 人类精液检查与处理实验室手册》（第 5 版，2010 年）标准化程序进行精液分析和质量控制（表 4-11-1）。无精子症精液分析应特别慎重，至少要进行 3 次以上严格的精液采集和分析以确诊。如精液分析报告提示圆形细胞增多、白细胞增多等均需进一步检测（表 4-11-2）。

表 4-11-1　精液特性的参考值下限 ［第 5 百分位数（95%可信区间）］

参数	参考值下限
精液量（ml）	1.5（1.4~1.7）
精子总数（10^6／一次射精）	39（33~46）
精子浓度（10^6／ml）	15（12~16）
总活力（PR+NP,%）	40（38~42）
前向运动（PR,%）	32（31~34）
存活率（活精子,%）	58（55~63）
精子形态学（正常形态,%）	4（3.0~4.0）
其他共识临界点	
pH 值	≥7.2
过氧化物酶阳性白细胞（10^6／ml）	<1.0
MAR 试验（与颗粒结合的活动精子,%）	<50
免疫珠试验（与免疫珠结合的活动精子,%）	<50
精浆锌（μmol／一次射精）	≥2.4
精浆果糖（μmol／一次射精）	≥13
精浆中性 α-葡萄糖苷酶（mU／一次射精）	≥20

注：根据《WHO 人类精液检查与处理实验室手册》第 5 版；PR，前向运动；NP，非快速前向运动，MAR，混合抗球蛋白反应

由于缺乏国人精液参数的正常参考值范围，《WHO 人类精液检查与处理实验室手册》第 5 版的相关推荐参考值在一定范围内尚有争议，不少地区存在第 4 版与第 5 版同时并存的局面。临床上建议仍沿用 WHO 第 4 版参考值标准（1999 年）。尽管如此，第 5 版提出的有关精液分析质量控制的概念、方法值得推荐和参照执行（表 4-11-3）。

（2）生殖系统超声：睾丸位置表浅，阴囊皮肤薄且无皮下脂肪，有利于高频超声探测，探头频率多用 7.5~10MHz。患者取平卧位，上提阴茎，暴露阴囊，进行双侧睾丸、附睾、精索静脉、近端输精管的二维及彩色多普勒超声检查。观察睾丸形态大小及内部回声改变，并测量睾丸上下径、左右径、前后径，并使用公式校正计算睾丸体积（体积=睾丸上下径×左右径×前后径×0.7）。检查附睾的头部、体部及尾部。观察有无异常病变及附睾管有无扩张，检查精索时观察精索有无增粗，并用 Valsalva 试验判断有无精索静脉反流。检查阴囊部及腹股沟区输精管，观察有无异常，如有扩张，则判断梗阻部位。如发现无精子症患者有双侧附睾细网状改变，考虑存在附睾或输精管的梗阻。高频彩色多普勒超声对精索静脉曲张的诊断是无创性影像学检测技术，有具体的量化指标，可测量精索静脉管径，检出有无血液反流、反流速度及反流持续时间等。

表 4-11-2 各种精液状态的诊断名称

诊断名称	精液状态
无精液症（aspermia）	无精液（没有精液射出或逆行射精）
弱精子症（asthenozoospermia）	前向运动精子百分率低于参考值下限
畸形精子症（asthenoteratozoospermia）	正常形态精子百分率低于参考值下限
无精子症（azoospermia）	精液中无精子（本手册检测方法未检出）
隐匿精子症（cryptozoospermia）	新鲜精液制备的玻片中没有精子，但在离心沉淀团中可观察到精子
血精症（haemospermia）	精液中有红细胞
白细胞精液症（脓性精液症）［leukospermia（pyospermia）］	精液中的白细胞数超出临界值
死精子症（necrozoospermia）	精液中活精子百分率低，不活精子百分率高
正常精子（normozoospermia）	精子总数（或浓度，取决于报告结果）*，前向运动精子百分率和正常形态精子百分率均等于或高于参考值下限
少弱精子症（oligoasthenozoospermia）	精子总数（或浓度，取决于报告结果）*和前向运动精子百分率低于参考值下限
少弱畸精子症（oligoasthenoteratozoospermia）	精子总数（或浓度，取决于报告结果）*、前向运动精子百分率和正常形态精子百分率均低于参考值下限
少畸精子症（oligoteratozoospermia）	精子总数（或浓度，取决于报告结果）*和正常形态精子百分率低于参考值下限
少精子症（oligozoospermia）	精子总数（或浓度，取决于报告结果）*低于参考值下限
畸形精子症（teratozoospermia）	正常形态精子百分率低于参考值下限

注：*，应该总是优先考虑精子总数，因为精子总数优于精子浓度

表 4-11-3 精液分析参考值范围

参数	参考值范围
外观	均质、灰白色
量（ml）	≥2.0
pH 值	≥7.2
液化	<60 分钟（一般<15 分钟）
黏稠度	拉丝<2cm
精子浓度（/ml）	≥20×10⁶
精子总数（/每份精液）	≥40×10⁶
活力（采集后 60 分钟内）	（a 级+b 级）精子比率≥50%
存活率	≥50%精子存活（伊红或者伊红-苯胺黑染色法）
形态	≥30%正常形态（改良巴氏染色法）
白细胞数（/ml）	<1×10⁶
圆形细胞数（/ml）	<5×10⁶
免疫珠试验	附着珠上的活动精子少于 50%
MAR 试验	附着粒上的活动精子少于 10%
微生物培养（/ml）	菌落数<1000
精子低渗试验	尾部肿胀精子>50%
精浆锌（μmol/每份精液）	≥2.4
精浆柠檬酸（μmol/每份精液）	≥2
精浆中性 α-葡萄糖苷酶（U/每份精液）	≥20
精浆酸性磷酸酶（U/每份精液）	≥200
精浆果糖	≥13μmol/每份精液或者定性试验阳性

注：根据《WHO 人类精液及精子-宫颈黏液相互作用实验室检验手册》第 4 版；MAR，混合抗球蛋白反应

经直肠超声主要检测前列腺、精囊、输精管和射精管。选用端式探头或双平面探头，检查时，膀胱处于半充盈状态。患者取左侧卧位、胸膝位或截石位，暴露肛门。探头外套装有耦合剂的避孕套。缓慢进入直肠内，调节深度至前列腺和左、右精囊及输精管。对前列腺、精囊、输精管和射精管进行检查。测量精囊最大宽度和长度，输精管管径，于前列腺矢状切面显示前列腺、尿道及射精管。经直肠超声可发现射精管梗阻的一系列表现，如前列腺囊肿、射精管扩张（宽度>2mm）、射精管结石或钙化、精囊扩张（前后径>15mm）、精囊发育不良或不发育（前后径<7mm）、精囊囊肿（>5mm）、输精管发育不全和慢性前列腺炎（前列腺钙化灶和不匀质）等。射精管梗阻常伴有精囊扩张，前后径>15mm，但并非所有射精管阻塞的患者都会发生精囊扩张。精囊大小与精液量的值近似，因此当射精量与精囊大小不一致时应考虑有阻塞的可能。不过除射精量极少的患者外，由于精囊大小不能准确预测射精量，因此将其作为临床诊断的依据时需慎重。但两侧精囊不对称者应警惕射精管梗阻的可能。

（3）性激素检测：性激素检测主要针对可疑生精功能受损、性腺功能低下及性功能（性欲）异常的患者进行。常用的性激素五项，即 FSH、LH、催乳素（PRL）、睾酮（T）、雌二醇（E_2），现在主要是通过仪器进行化学发光法测定。而对于抑制素 B 则主要是利用酶联免疫吸附法进行测定。目的都是为了明确是否存在有影响生育的内分泌异常，对患者的现状及预后做出判断。

血清 FSH 和 LH 的合成与分泌主要受促性腺激素释放激素（GnRH）的脉冲频率与幅度的调节，GnRH 促进 FSH 和 LH 的分泌，后者随前者的频率同步释放，同时还受 T 和 E_2 的负反馈调节。它们是非常重要的内分泌激素，男性体内 FSH 主要作用于睾丸的生精和支持细胞，LH 主要作用于睾丸间质细胞。故两者有着十分重要的生理作用。

尽管男性的生育功能依赖于机体内分泌的控制，但是仅有不到3%的不育症患者是由原发性激素异常导致的。最常见的激素水平异常是血清 FSH 的升高。

T 主要由睾丸间质细胞分泌，血浆中仅2%的睾酮以游离的形式存在，以这种形式存在的睾酮具有生物活性，其余绝大部分的睾酮与血浆蛋白结合。睾酮有着十分重要的生理作用，比如可以诱导含 Y 染色体的胚胎向男性分化，促进内生殖器的发育；维持生精功能；刺激附属性腺的生长和维持性欲；也可促进特别是肌肉和生殖器官的蛋白合成以及骨骼生长等。PRL 是垂体分泌的一种蛋白质激素，故可以很好地间接反映垂体的功能。PRL 主要作用于乳腺，与雌、孕激素等协同作用促进乳腺的发育。E_2 是最重要的雌激素，能促进和调节女性性器官及第二性征的正常发育。

抑制素 B 是由 α 和 β 两个亚基经二硫键构成且分子量为 26～30KD 的糖蛋白激素，在男性体内主要由睾丸支持细胞分泌，对于男性的生育能力有着良好的预测作用，具有良好的评价支持细胞功能的作用，其在唯支持细胞综合征中表现低下。

对于不育症患者究竟首先应当进行哪种内分泌激素检测还没有统一的认识。一般建议精子浓度低于 $10×10^6/ml$ 的患者应当进行 FSH 和 T 的检测。因为当精子的密度>$10×10^6/ml$ 时内分泌的异常很少表现出来。

（4）其他实验室检测

1）AsAb 检测：精子具有抗原性，而且精子在青春期后才出现，因此被机体视为非己。男性生殖系统具有多种抗原性，理论上容易引起机体的免疫反应，从而干扰正常的生殖过程。然而，正常机体存在血生精小管屏障和精浆免疫抑制活性物质等阻止了这些抗原免疫反应的发生。但是，由于某些病理因素，使这些机制遭到了破坏，机体就会发生自身免疫反应，产生 AsAb，从而影响生育。大量研究资料表明，10%～30%的不育患者血清或精浆中可检测到 AsAb。

2）支原体、衣原体检测：已有较多研究支持支原体、衣原体感染是导致精子浓度、活力及形态异常的原因之一。对精液参数异常患者，尤其是精液白细胞增多、合并尿道分泌物的患者应进行支原体和衣原体检测。

3）精子存活率检测：主要用于反映活精子所占比例，可用染色排除法或低渗肿胀试验来鉴定。传统的精子活率检测方法是使用染料进行精子染色来判断精子的活率。染料可以进入死亡精子内部而使精子染色；但对于活的精子，染料无法通过完整的精子细胞膜，因此活的精子是不能被染色的。通常使用的染料是伊红和锥虫蓝。这种检测方法适用于精子活力较低的患者。精子低渗肿胀试验的原理是基于活的精子细胞膜完整，能够维持细胞内外正常的渗透浓度梯度。当把活的精子置于低渗性溶液中，水分子可以顺浓度梯度进入细胞内部而引起细胞肿胀，特别是精子的尾部肿胀尤为明显。但是对于死亡的精子，由于它不能维持正常的渗透浓度梯度，因而死亡的精子在低渗的溶液中不会出现肿胀。低渗肿胀试验的结果与传统的检测精子活力的染色方法所得到的结果具有较好的相关性。

4）射精后尿离心检测：主要针对无精液症或精液量少者，根据射精后尿离心检测是否找到精子可辅助诊断逆行射精或部分逆行射精。

5）精子-宫颈黏液体内试验：即性交后试验，目的是测定宫颈黏液中的活动精子数目以及评估性交几小时后精子的存活状态。同时也可以用于评估男性或配偶 AsAb 阳性的意义。特别当男方手淫取精困难，无法进行精液常规检查时，可以通过性交后试验来了解精液的状况。性交后9~14 小时宫颈内黏液中存在任何快速前向运动精子，可以排除宫颈因素以及男方或女方的精子自身免疫因素导致不育的可能。当观察到非前向运动精子显示颤动现象，提示宫颈黏液中或者精子表面可能存在 AsAb。但也有观点认为，性交后试验缺乏临床意义。

6）精子-宫颈黏液体外试验：可应用几项体外穿透试验来详细评估精子-宫颈黏液的相互作用。通常在性交后试验为阴性结果后才进行，使用供者精液和供者宫颈黏液作为对照，进行交叉试验可以提供更多的信息。

7）遗传学检测：对于有家族史、怀疑有染色体异常（如 Klinefelter 综合征）、反复多次流产或精液分析异常（特别是严重少、弱、畸精子症）患者，可进行染色体核型分析等遗传学检测，以明确是否有包括罗伯逊易位、染色体倒置以及性染色体异常等。对严重少、弱精子症及无精子症患者建议同时进行 Y 染色体微缺失检测及相关基因筛查。Y 染色体微缺失通常由于 *AZFa*、*AZFb* 或 *AZFc* 区的一个或多个片段的缺失而影响生精功能。*AZFa* 主要涉及 *USP9Y* 和 *DB*，*Y* 两个基因；*AZFb* 主要涉及 *RBM* 等；*AZFc* 缺失涉及很多基因家族，包括 *DAZ*、*BPY2*、*CDY* 等。Y 染色体上具体区域的缺失可提供预后意义。在仅有 *AZFc* 区缺失的患者中，约 2/3 可在精液中找到精子，其余的1/3通过睾丸穿刺，通常可在睾丸里找到精子。而那些含有 *AZFb* 区缺失的患者，在精液里或者通过睾丸穿刺找到精子的概率很小。含有整个 *AZFa* 区缺失的患者经睾丸活检发现与 SCOS 无异。目前对于 *AZF* 产生精子的功能还不清楚，对于 *AZF* 缺失影响生精功能的分子机制也完全不清楚。

8）其他：血常规、肝功能、肾功能、血糖、血脂、甲状腺素等血液检查有助于发现某些可能对生育造成影响的全身疾病。

4. 其他辅助检查

（1）诊断性睾丸/附睾取精术：无精子症患者因诊断和治疗需要，可考虑实施诊断性睾丸/附睾取精术。常用的几种手术方法如下。

1）开放手术活检：剪切下的睾丸组织，放入布安液中而不能使用甲醛。应同时做涂片细胞学检查以了解精子存在情况。

2）经皮睾丸穿刺活检术：比睾丸开放活检更为简便，但获取的标本量少，可能无法进行病理组织学检查。

3）睾丸细针精子抽吸术：有研究认为，使用睾丸细针精子抽吸术（TESA）损伤小，且可以进行多点抽吸，而另一些研究则认为，该技术无法获得同开放活检等效的病理诊断。

其他方法包括经皮附睾精子抽吸术（PESA）、显微外科附睾精子抽吸术（MESA）、显微外科睾丸切开取精术。任何一种手术方法获得的精子均可考虑超低温冷冻保存以备卵胞质内单精子显微注射（ICSI）使用。

（2）头颅摄片：头颅摄片用以排除垂体肿瘤和颅内占位性病变，尤其在无法解释的 PRL 水平持续增高或者促性腺激素不足病例中更有必要，这些患者可能还需要进一步检查，如 GnRH 测定和其他垂体激素功能检查测定。

（3）输精管探查术：为了鉴别梗阻性无精子症或睾丸生精功能障碍无精子症，明确梗阻部位、范围及梗阻原因，可选择输精管探查术。该操作必须在同时准备进行输精管道再通手术的情况下实施。以往为明确输精管道通畅性而进行的输精管精囊造影，现认为操作本身及造影剂可能会导致输精管道的进一步梗阻，已不再使用。

（4）阴囊红外线温度测定法：亚临床型或 I 度精索静脉曲张等患者，可进行该检测。

（二）诊断分类

基于精液分类、完整病史和体格检查，根据 WHO 男性不育诊断程序可将男性不育症简要分为4 大类 16 小类：①性交和（或）射精功能障碍；②精子和精浆检测异常与否，不明原因性不育、单纯精浆异常、男性免疫性不育；③病因明确，医源性因素、全身性因素、先天性异常、获得性睾丸损伤、精索静脉曲张、附属性腺感染性不育、内分泌原因；④其他病因，特发性少精子症、特发性弱精子症、特发性畸形精子症、梗阻性无精子症、特发性无精子症。分别叙述如下。

1. 性交和（或）射精功能障碍　勃起功能障碍可根据勃起功能诊断量表、阴茎勃起硬度测试和海绵体血管功能检测等相关检查进行确定；射精功能障碍引起的不育包括不射精、逆行射精和严重早泄等。

2. 精子和精浆检测异常与否

（1）不明原因性不育：指病史、体检以及精子和精浆检测都无异常发现的男性不育患者。

（2）单纯精浆异常：指患者精液分析的精子检测指标正常，但精浆检测有异常发现。

（3）男性免疫性不育：大量研究资料表明，10%～30% 的不育者血清或精浆中可检到 AsAb，但血清 AsAb 是否有临床意义还存在争议。

3. 病因明确的男性不育症　诊断前患者必须有正常的勃起和射精功能，精浆检测正常，但精子指标有异常。根据病史、外部毒素接触史、体检和辅助检查可以得出明确原因。

（1）医源性因素：由于用药、放射治疗或者手术因素导致的男性不育。

（2）全身性原因：具有全身性疾病、酗酒、吸毒、环境因素、近期高热或纤毛不动综合征（精子活力差伴有慢性上呼吸道疾病）等病史，导致精子质量异常、生育力降低。

（3）先天性异常：由于睾丸下降不全、先天性输精管缺如或其他先天生殖管道发育异常、染色体核型异常等遗传性病因导致的精子质量异常乃至无精子症。

（4）获得性睾丸损伤：腮腺炎、梅毒、结核引发睾丸炎导致精子质量下降乃至无精子症。睾丸外伤、睾丸肿瘤也会降低男性生育力。

（5）精索静脉曲张：由于精索静脉扩张、扭曲、瓣膜功能障碍，导致静脉血液回流障碍，影响睾丸功能，出现精液参数和精子功能异常引起男性不育。

（6）附属性腺感染：假如男性不育精液检查为少精、弱精或畸形精子增多症并具有以下标准者可诊断为附属性腺感染不育。

1）病史和体检中具有下列一项或一项以上者：①尿路感染史；②附睾炎史；③性传播疾病

史；④附睾增大或压痛；⑤输精管增粗；⑥肛诊检查前列腺异常（前列腺触痛或钙化）。

2）前列腺液异常和（或）按摩前列腺后尿液检查异常。

3）精液中具有下列一项或一项以上异常者：①白细胞数>100×10⁹/L；②精液培养有致病性细菌生成；③精液外观异常和（或）pH 值上升和（或）精液生化异常。

在以上项目中若 1）、2）项中各有一项，或 1）、3）项中各有一项，或 2）、3）中各有一项或 3）中有两项者即可诊断为男性附属性腺感染。附属性腺感染是导致男性不育的可能原因之一，但并非绝对会导致生育力降低或不育。关于前列腺炎与不育的关系仍存在争议。

（7）内分泌原因：下丘脑-垂体-性腺轴系任何一个环节的异常均可导致睾酮水平降低，即性腺功能低下，引起精液异常而降低生育力，有的会出现性功能障碍而导致男性不育。性腺功能低下主要包括继发性性腺功能低下和原发性性腺功能低下。

4. 其他病因

（1）特发性少弱畸形精子症：仅有精液分析异常而没有上述各种异常，临床可诊断为特发性少精子症、特发性弱精子症或特发性畸形精子症。有的同时具备以上三个诊断的两个或三个。

（2）梗阻性无精子症：指由于双侧输精管道梗阻导致精液中未见精子和生精细胞。

（3）特发性无精子症：临床上均表现为非梗阻性无精子症，病因不明，诊断往往依靠排除法。

（三）诊断注意事项

1. 男性不育的治疗成功与否，只能间接通过配偶临床妊娠来评估。故诊疗方案的选择，要遵照循证医学原则，参考女性年龄与生育力状况。

2. 按照精液参数对男性不育症的分类，如分为无精子症、少弱精子症或畸形精子症，这只是对精液参数的基本评估，不能据此对男性不育做出病因诊断。

3. 对男性不育症要分类诊断，对因处理。

4. 如果精液分析结果异常，则需结合病史进一步分析原因。在精液物理参数异常时，尤其要重视询问患者标本采集时的情况，是否有部分精液遗漏、禁欲天数、运送情况等。如精液量少，pH 值低于 7.0，需考虑射精不完全、射精管梗阻、部分逆行射精等情况，如精液中未查及精子，还要排除先天性双侧输精管缺如等。

四、男性不育症治疗方法的选择

通过对男性不育的病史、体检及实验室检查明确男性不育的诊断之后，在进行治疗选择之前，还必须对女方进行详细检查以了解患者妻子的生育力情况，因为有些男性经治疗恢复了生育力而他的妻子患有不孕症则结果仍达不到生育的目的。

（一）一般治疗

1. 不育夫妇双方共同治疗　生育力与夫妇双方有关，不育症是受诸多病因作用的结果。因此，治疗时要特别注意夫妇共同治疗。在一方生育力正常的情况下，夫妇双方获得生育的概率主要取决于将有绝对或相对不育的一方治愈。如果男方存在不育因素而女方同时也存在不规则排卵、输卵管部分或完全梗阻、子宫内膜异位等相对不育因素。在这种情况下，夫妇双方治疗后的生育概率将取决于夫妇双方的生育力提高情况。有些不育夫妇，丈夫为少精子症而妻子也有排卵问题，对这种病例，一般先解决妻子排卵问题，因为解决排卵问题比提高精子数量更容易。事实上，不育夫妇双方可能同时存在影响生育的病理因素，除非男方是无精子症或无精液症，否则即使男方精子很少，仍有怀孕概率，因此应该对夫妇双方做详细检查。即使是绝对不育男性（即不做治疗不能获得生育者，如不射精症、无精子症等）在男方进行治疗前也应对女方的生育力进行评估。WHO 多中心临床研究显示，男性生育力降低，如特发性或继发性少精子症、弱精子症和畸形精子增多症，约 26% 的配偶也同时存在生育问题。男性不育的治疗与其他疾病治疗一样，要取得好的治疗效果必须找到引起不育的原因。

2. 宣传教育　男性不育症的发生与许多因素有关，比如：生活、工作、环境、社会、心理等，而且会影响到患者心理、婚姻、家庭等。因此，治疗时要进行生殖健康知识教育。为预防男性不育还应着重注意以下几点：①预防性传播疾病；②睾丸下降不完全者，应在 2 岁以前做出相应处理；③安全的环境，避免对睾丸有害因素及化学物品的接触。

（二）内科治疗

内科治疗包括预防性治疗和药物治疗，后者可分为特异性治疗、半特异性治疗和非特异性治疗三类。

1. 预防性治疗　男性感染性不育的机制尚未阐明，但研究表明，大肠埃希菌感染的前列腺炎，生殖系统支原体、衣原体感染，对精子活力有明显损害。感染性不育的预防原则为：①避免婚外性接触；②有泌尿生殖系统感染症状者应进一步进行支原体和衣原体检测；③夫妇双方有一方存在衣原体、支原体感染者，应特别注意预防交叉感染，除了进行治疗外，在性生活时需使用安全套，直至夫妇双方均消除感染；④使用化学治疗药物致睾丸生精功能障碍的预防。

睾丸肿瘤和霍奇金淋巴瘤等疾病采用的化学治疗可引起睾丸损害，使睾丸生精功能发生障碍。对于必须接受化学治疗，同时又希望生育的肿瘤患者，可在化学治疗前进行精子冷冻，预防因化学治疗造成生精功能低下而导致的不育。冷冻的精子复苏后可进行人工授精。

2. 药物治疗　当病因诊断明确，也有针对病因的治疗性措施，治疗效果较为满意，如促性腺激素治疗；脉冲式 GnRH 治疗；促进内源性促性腺激素分泌；其他内分泌疾病治疗等。当病因明确，但这种病因引起不育机制尚未阐明时，治疗效果往往不够满意。

（1）非特异性治疗：由于特发性男性不育症患者缺乏明确的病因，针对这部分患者往往采用经验性药物治疗。许多研究发现，无法证实当前选用的经验性药物治疗对特发性男性不育症患者具有确切疗效。但经验性药物治疗在临床上仍广泛使用，某些药物也确实对部分患者起到了一定的治疗作用。在药物治疗过程中应尽可能注重用药适应证和治疗时机的选择，如果准备进行经验性药物治疗，则药物使用的时间应为 3~6 个月，这样就可以覆盖一个完整的精子生成周期。目前临床上常用经验性治疗药物介绍如下。

1）抗雌激素类药物：是治疗特发性少精子症最常用的药物之一。这类药物通过阻断雌激素的负反馈抑制效应而促进垂体分泌促性腺激素，继而可以提高血清中 FSH 和 LH 水平。抗雌激素类药物主要能刺激睾丸间质细胞产生睾酮，其次也促进精子生成。抗雌激素类药物价格便宜，口服安全，然而疗效仍存在争议。临床常用的抗雌激素药物为氯米芬和他莫昔芬。氯米芬（clomiphene）是合成的非甾体类雌激素，表现出较显著的雌激素效应，常用剂量为 50mg/d，口服。必须监测血促性腺激素和血睾酮以保证睾酮在正常范围。他莫昔芬（tamoxifen）的抗雌激素效应较氯米芬弱，剂量为 10~30mg/d，口服。

2）雄激素治疗：雄激素制剂用于特发性不育的治疗有两种方案，即大剂量反跳治疗和小剂量持续给药。临床研究发现，这种两种方法对特发性不育无明显疗效。目前已明确否定了雄激素治疗男性不育的作用，并认为睾酮补充治疗可作为一种男性避孕方式。欧洲泌尿外科男性不育诊疗指南也明确表明，外源性睾酮补充治疗对特发性男性不育症无获益。

3）抗氧化治疗：精液中活性氧（ROS）可通过氧化应激作用导致脂质过氧化而损伤精子，而精浆中的抗氧化剂具有清除 ROS 的作用，可防止精子受损。基于这一原理，临床口服抗氧化剂可减轻氧化应激损伤并改善男性生育力。常用的抗氧化剂包括维生素 E、维生素 C、辅酶 Q_{10} 以及乙酰半胱氨酸等。但疗效不确切。

4）其他治疗：不育症患者的经验性药物治疗中还包括使用各种维生素、营养添加剂以及抗感染的药物。甲状腺素、精氨酸、皮质类固醇激素、锌元素、甲基黄嘌呤、溴隐亭、维生素 A、维生素 E、维生素 C 等均用于男性不育症的治疗。但如果患者不缺乏这些物质，那么这些药物的治疗效果较微弱或无作用。混合应用血管舒缓素、吲哚美辛和谷胱甘肽所进行的研究仅仅表现出微弱的治疗作用，并不足以支持其可以进一步推广应用。卡尼汀是附睾所分泌的物质，因此它也被视作一种营养添加剂而应用于特发性男性不育症的治疗。然而，目前的研究并没有证明，精液中卡尼汀的水平与不育症患者的生育能力之间有直接的因果关系，而且口服卡尼汀并不能提高附睾中卡尼汀的水平。一些非对照性研究仅仅发现，使用卡尼汀可以改善精液参数，不能改善患者的生育能力。

（2）半特异性治疗：许多引起不育的疾病，机制尚未完全阐明，且缺乏正确的诊断方法，对这些疾病的治疗效果还未被肯定。代表性的半特异性治疗包括使用抗生素治疗男性附属性腺感染以及针对 AsAb 的治疗。

1）男性附属性腺感染的治疗：对于明确的生殖道感染，如淋病，可根据明显的临床症状和细菌学检查确诊。采用常规方法进行治疗。对怀疑有亚临床型生殖道感染的不育症患者，如支原体感染，可使用阿奇霉素、多西环素等治疗。慢性前列腺炎和慢性附睾炎是一种慢性且易于复发的疾病，除试用抗感染治疗外还需要注重生活方式的改善。

2）AsAb 的治疗：AsAb 有许多不同的触发机制，可产生许多不同种类的抗体。在某些生殖道梗阻的病例，单侧、双侧性或部分性梗阻都可引起 AsAb，这种情况下应采用相应的外科治疗。另一种情况，AsAb 的产生可能是感染的结果，此类患者应采用抗生素治疗。还有许多 AsAb 阳性病例既无输精管梗阻也没有生殖道感染，对这些病例临床上可试用免疫抑制剂治疗。对于部分患者可选择精子洗涤及夫精宫腔内人工授精，以克服宫颈黏液的屏障作用。但疗效仍存在争议。

（3）特异性治疗：主要针对病因诊断明确的患者，如内分泌功能紊乱引起的男性不育等。通过针对病因的特异性治疗，多数治疗效果比较满意。

1）促性腺激素低下性性腺功能减退症：主要治疗药物为人绝经期促性腺激素（HMG）和人绒毛膜促性腺激素（HCG），适用于各种低促性腺激素性性腺功能障碍。促性腺激素替代治疗前应常规行性激素检测，排除高催乳素血症。激素替代治疗可用外源性促性腺激素或 GnRH。HCG 和 HMG 用于治疗特发性少精子症，疗效不确切。

低促性腺激素性性腺分泌不足的治疗，HCG 2000U，肌内注射，2~3 次/周。为了促进部分先天性 HH 征患者的睾丸发育，可加用 HMG 或纯的重组人 FSH。FSH 37.5~75U，肌内注射，3 次/周，共 3 个月。当精子浓度接近正常时停用 FSH。单独 LH 缺乏时，HCG 治疗可提高睾丸内和血清睾酮水平。单独 FSH 缺乏时，可用氯米芬治疗，也可用 HMG 或纯的重组人 FSH 治疗。

值得注意的是，由于 HCG/HMG 的长期大剂量应用不能模拟 GnRH 脉冲式分泌后出现的 LH/FSH 生理性脉冲，因此发挥不了最佳效果。所用剂量均为药理剂量，长期使用会使垂体和睾丸上的受体数目减少而变得对外源性促性腺激素不敏感。研究报道，试用"人工下丘脑"技术，即 GnRH 脉冲治疗，可弥补促性腺激素治疗的不足。Kallmann 综合征和特发性低促性腺激素性性腺功能减退症，由于不能形成 GnRH 脉冲，因此采用此法治疗最为合适。但该方法治疗价格昂贵，且需要一种特殊的输液泵将 GnRH 类似物脉冲式输入人体内，治疗时间长达 1 年。

2）高催乳素血症：排除垂体肿瘤后采用多巴胺受体激动剂溴隐亭（bromocriptine）治疗。剂量为 2.5~7.5mg/d，2~4 次/天，疗程 3 个月，效果较好。卡麦角林（cabergoline）的疗效与溴隐亭相仿，但服药次数和不良反应较少。

3）甲状腺功能亢进和甲状腺功能减退：甲状腺素分泌增加时氧化率增加而使糖、蛋白质、脂肪、水和电解质中的钙、磷与碘以及维生素等代谢都受影响，在男性生殖系统可出现睾丸生精功能障碍，精液中精子数量少，精子活力低并可出现性欲减退，部分病例出现男性乳房发育，另外，甲状腺素增加可导致 E_2 生成速率增加以及 E_2 代谢清除率降低，血清 E_2 水平升高，进而影响下丘脑-垂体-性腺轴功能。甲状腺功能亢进者血清 LH 水平升高，对 HCG 反应迟钝，表明部分睾丸间质细胞功能衰竭，这可能是间质细胞受到高浓度 E_2 和循环中抗甲状腺刺激素抗体的抑制所致。

甲状腺功能减退者，睾酮分泌减少，由于促甲状腺激素释放激素（TRH）的作用，患者 PRL 水平亦升高。由于以上诸多因素，甲状腺功能亢进或甲状腺功能减退患者往往出现性欲、性功能低下，生精功能障碍导致精液质量下降，治疗甲状腺功能亢进或甲状腺功能减退，不仅能改善或恢复性功能，而且可改善精液质量，提高受孕率。

4）糖皮质激素：继发于先天性肾上腺皮质增生的男性不育症可用糖皮质激素治疗，减少促肾上腺皮质激素（ACTH）和外周血雄激素水平，进而促进促性腺激素释放、睾丸内雄激素合成与释放和精子生成。不推荐对 AsAb 患者使用皮质类固醇治疗，可能会导致严重的不良反应和其他未知后果。

（三）外科治疗

针对男性不育症患者中的一些器质性病变，无法通过药物解决，可采取手术治疗。男性不育的外科治疗，主要有四种类型：①提高睾丸生精功能的手术，包括精索静脉曲张手术，隐睾手术以及睾丸移植术；②由于输精管道梗阻所致不育需采用外科手术恢复输精管道通畅；③为了解除输管道梗阻外的其他因素所致精液不能正常排入女性生殖道引起的男性不育，这些患者有正常的生精功能，但因性功能障碍、逆行射精或阴茎尿道异常使精液不能正常排入女性生殖道；④通过外科手术解除其他器官疾病所引起的男性不育。如甲状腺功能亢进患者行甲状腺切除、垂体瘤所致高催乳素血症患者行垂体瘤摘除术。

1. 提高睾丸生精功能的手术

（1）精索静脉曲张的治疗：对精索静脉曲张的临床诊断至今尚存在一定困难，对精索静脉曲张引起不育的发病机制至今尚未阐明。许多研究证明，精索静脉曲张术后可取得效果，Tulloch 等治疗 1 例精索静脉曲张无精子症病例，做双侧精索静脉高位结扎后恢复了睾丸的精子发生，为以后精索静脉曲张手术奠定了基础。1977 年，Dubin 和 Amelar 报告 986 例精索静脉曲张结扎术，术后 70% 精子质量改善，53% 怀孕，其中 143 例结扎手术前精子浓度<1000 万/ml，手术后 50 例（占 35%）精子数增高，27% 女方怀孕。

（2）睾丸下降不全的治疗：新出生的男婴，两侧睾丸应该在阴囊内。假如出生时睾丸尚未下降的患儿，则每年应进行一次检查，对于 4~10 岁患儿由于提睾肌的反射收缩会给睾丸的检查带来困难，对 1 岁以后的婴儿定期随访，若睾丸仍不下降，一般认为在 6 岁前应做睾丸固定术。至于确切的治疗年龄，还要考虑局部地区医疗设施和儿童的年龄而定。假如医院设施很好，则可考虑在 2 岁左右施行睾丸固定术；假如医疗设施不佳，则可等到 4~5 岁进行手术以减少麻醉的危险。假如阴囊及腹股沟区都摸不到睾丸，则可采用 HCG 1500U 隔日肌内注射，共 3 次，注射前后各测定血睾酮，以确定腹腔内是否存在有功能的睾丸。若睾丸处于腹股沟管或内环部位，超声检查一般都能诊断，腹腔镜检查是诊断腹腔型隐睾的一种可靠方法，这种检查可避免直接做剖腹探查。

对成人隐睾的治疗，单侧隐睾且不能下降固定于阴囊内者，可做睾丸切除并种植睾丸假体。假如是双侧腹股沟型隐睾则应做睾丸固定，以解除心理障碍，若双侧腹腔型隐睾不适宜睾丸固定术者，则做双侧睾丸切除，并用激素替代治疗，因为不管单侧或双侧腹腔型隐睾，由于其恶变率很高，因此都应切除。应该指出的是，尽管睾丸下降不全，睾丸的内分泌功能通常可在正常范围，因此各病例都应测定其激素水平。

青春期后的睾丸固定术对生育力的恢复一般没有帮助，但对成年隐睾为什么仍主张做隐睾固定术呢？这是基于以下原因：①做隐睾固定的同时行睾丸活检，以确定是否存在原位癌，若有原位癌则做睾丸切除；②隐睾仍具有内分泌功能，可避免长期激素替代治疗；③隐睾固定后便于经常自身检查，发现问题请医师检查；④隐睾固定后可减少心理障碍，而且阴囊部位睾丸不易受外伤。

关于隐睾症的内科治疗问题，首先应指出，药物对成年人的隐睾症是无效的。对于出生后3个月内婴儿采用 HCG 治疗。由于该药物引起胚胎雄激素的持续分泌促使出生后不久的婴儿睾丸下降。大多数的内科治疗应针对较大的婴儿。很多研究指出，由于提睾肌收缩而影响睾丸的正常下降，这种情况使药物治疗的效果很难判断。

2. 输精管道梗阻的外科治疗　男性生殖道梗阻的外科治疗以往不受重视，近年来对这方面的治疗包括显微外科输精管附睾吻合术，输精管-输精管吻合术及射精管口梗阻做尿道电切开术，治疗后可出现精子排出。目前常用的手术技术包括：输精管-附睾吻合术、输精管-输精管吻合术、经尿道射精管切开术等。显微外科复通率为 60%~87%，累计怀孕率为 10%~43%。因输精管结扎引起的梗阻建议行显微外科吻合，成功率较高，比 ICSI 更经济。

（1）睾丸内梗阻：常用睾丸取精术（testicular sperm extraction，TESE）和 TESA，几乎适合所有梗阻性无精子症者。

（2）附睾梗阻：因炎症等因素造成的获得性附睾梗阻可行附睾管-输精管吻合术。如果没有手术条件（如 CBAVD 患者）或者手术失败，可行 PESA 或 MESA 获取精子。

（3）近端输精管梗阻：输精管结扎后的近端梗阻可行显微外科输精管复通术，即输精管-输精管吻合术。如果术中近附睾端输精管液中未查到精子，考虑继发附睾梗阻，改行附睾管-输精管吻合术。

（4）远端输精管梗阻：儿童时期行斜疝或睾丸下降固定术导致单/双侧输精管损伤，一般可行输精管-输精管吻合术；大范围缺失时，一般不进行手术再通。

（5）射精管口梗阻：有学者提出对射精管口梗阻可试行精囊镜探查术或经尿道射精管切开术/射精管囊肿切除术。尚缺乏多中心临床数据证实。射精管囊肿切开/切除术主要的并发症为逆行射精、尿液反流（导致精子活力降低、精液 pH 值降低和附睾炎）等。

3. 解除其他致使精液不能正常进入女性生殖道因素的手术　对不做常规包皮切除的国家，应特别注意做包皮检查，针尖样包茎可造成精液排出受阻，而且精液受到包皮腔内污垢的污染可使精液质量下降并诱发 AsAb 的产生。其他包括尿道狭窄、尿道瘘、尿道下裂、尿道上裂等。

（四）传统医学治疗

传统医学治疗男性不育症是我国的一个特色，有着悠久的历史。对于不育症，中医诊治讲究辨证论治，根据医者的望、闻、问、切来辨别患者的气血阴阳、表里虚实的异常，从而选择补肾、温阳、滋阴、益气、活血、疏肝、化痰、清利等方法进行治疗，除了中药治疗外，还有针灸、推拿等方法可供选择。一些不明原因不育症的治疗，如属于无证可辨情况，可尝试中医补肾疗法。

（五）合并性功能障碍的综合治疗策略

导致男性不育的性功能障碍包括心理性和器质性因素所致的勃起障碍和（或）性交频率不足、射精障碍（性生活正常，但是由于功能性或解剖上的原因，如尿道下裂、不射精或射精于阴道外）、逆行射精等。

在选择治疗策略前，应进行全面的病史询问，明确出现性功能障碍的原因。许多患者往往由于生育压力，出现"排卵期综合征"，即在配偶排卵期出现勃起障碍、不射精等性功能障碍，而在其他时间均正常。应尽可能安排夫妇双方共同参与诊治。治疗策略介绍如下。

1. 勃起功能障碍（erectile dysfunction，ED） 对勃起功能障碍进行诊治，必要时可使用辅助生殖技术（ART）治疗先解决生育问题。研究报道，口服 PDE5 抑制剂对精子活力和顶体反应均有一定程度的影响，尚有争议，且体外试验和体内试验的研究结果不一致。整体来说，受孕期间使用 PDE5 抑制剂是安全的。

2. 严重早泄 研究报道，使用选择性 5-羟色胺再摄取抑制剂（selective serotonin reuptake inhibitor，SSRI）治疗可影响精液参数，包括精子浓度及活力。因此，在使用该类药物治疗期间需密切监测精液情况或用药期间避孕。治疗效果欠佳时可选择 ART 治疗先解决生育问题。

3. 不射精症 不射精症治疗效果欠佳时，可选择 ART 治疗先解决生育问题。

4. 逆行射精 逆行射精根据早泄治疗方法进行诊治。

（六）辅助生殖技术

ART 指运用各种医疗措施，使不孕不育夫妇受孕的方法的统称，包括人工授精、体外受精-胚胎移植。其过程是采用非性交手段受孕的方式，需要临床医师和实验室技术人员等相关人员联合操作治疗男女不孕不育的重要手段。

1. 人工授精 人工授精是指男方通过体外排精，待精子液化加入培养液，采用上游法或密度梯度离心法处理后注入女方的体内、使精子和卵子结合促使妊娠的一种治疗措施。

（1）根据精子来源不同分为夫精人工授精和供精人工授精。

（2）根据精液注入女方体内的部位不同，主要分为宫颈周围/宫颈管内人工授精和宫腔内人工授精。

2. 体外受精-胚胎移植 体外受精-胚胎移植（IVF-ET）是一种避开输卵管的受孕方法，通过阴道 B 超将女方卵子取出放置在培养皿中，4~6 小时后将洗涤优化的精子加入其中。使卵子受精，形成受精卵，发育成囊胚后 72 小时移植入女方的子宫腔内，等待着床受孕。治疗主要包括 4 个过程：①超促排卵；②取卵；③体外受精；④胚胎移植。

3. IVF-ET 衍生的 ART

（1）ICSI 即将一个精子通过透明带及卵细胞膜注入形态正常并成熟的卵母细胞胞浆内。拟行 ICSI 的男方必须排除遗传性疾病，必要时进行遗传咨询。

（2）植入前遗传学诊断（PGD）指从体外受精的胚胎取部分细胞进行基因检测，排除致病基因的胚胎后才进行移植，可以防止遗传病的发生。

4. ART 治疗策略的选择 在治疗策略选择时，应遵循"降级原则"，即第一选择损伤小的技术（药物治疗、人工授精），第二选择较复杂、昂贵、损伤性的方法（IVF-ET 或 ICSI）。如可排除女方因素，治疗策略的选择应视男方精液质量而定。在此基础上，结合其他临床因素，特别是精液处理后回收的前向运动精子数量，确定最佳的治疗方案。

5. ART 中男科医师工作注意事项 由于当前男性不育症大多数病因未明，虽然 ART 能使得部分不孕不育夫妇获得自己的子代，但是 ART 并非解决不孕不育的首选途径。ART 所引发的一系列伦理、法律、社会、政治与经济方面的顾虑，在学术界与国际社会已引起了广泛的讨论与争议。在 ART 时代，男科医师应该更加关注导致男性不育的病因研究。深入研究精子生成的调控机制有助于我们找到导致男性不育的真正病因，以便探寻合适的治疗，而不是一味地简单、单纯选择 ART。

参考文献

[1] WHO. manual for the standardized investigation and diagnosis of the infertile couple. Cambridge University Press, 2000.

[2] 吴阶平. 吴阶平泌尿外科学. 济南：山东科学技术出版社，2004.

[3] Novick WK, Peters P. 坎贝尔-沃尔什泌尿外科学. 郭应禄，周利群，译. 9 版. 北京：北京大学出版社，2009.

[4] 世界卫生组织. 世界卫生组织人类精液检查与处理实验室手册. 谷翊群，译. 北京：人民卫生出版社，2011.

[5] 世界卫生组织. 世界卫生组织人类精液及精子-宫颈黏液相互作用实验室检验手册. 4 版. 谷翊群，译. 北京：人民卫生出版社，2001.

[6] Jungwirth A, Diemer T, Dohle GR, et al. Guidelines on Male Infertility. European Association of Urology, 2013.

[7] 王益鑫. 男性不育症诊断与治疗. 上海：上海科学技术文献出版社，1998.

[8] 王晓峰，朱积川，邓春华. 中国男科疾病诊断治疗指南（2013 版）. 北京：人民卫生出版社，2013.

特发性少弱畸精子症的诊治

第12章

刘保兴

中日友好医院

一、特发性少弱畸精子症的概述

（一）定义

依据世界卫生组织（WHO）《人类精液检查与处理实验室手册》第5版的规定，成年健康男性，禁欲2~7天后，一次射精，精子总量应>39×10^6个，其中精子浓度应>15×10^6/ml，前向运动（PR）精子百分率应>32%，正常形态精子应>4%。临床凡精子总数（或浓度）、PR精子百分率和正常形态精子百分率低于参考值下限，又无明确病因可查，无其他可适用的诊断者，称为特发性少弱畸精子症（IOAT）。

（二）分类

IOAT包括特发性少精子症（即不明原因的精子总数<39×10^6/每次射精或者精子浓度<15×10^6/ml）、特发性弱精子症（即不明原因的精子活动率<40%，或PR精子百分率<32%）、特发性畸形精子症（即不明原因的正常形态精子百分率<4%），这三者可以单独存在，也可以合并存在，如精子浓度正常的单纯弱和（或）畸精子症及中重度少精子症，少弱精子症、少弱畸精子症。

（三）发病原因

目前，在全球范围内有15%的夫妇有不育问题，导致不育的原因众多。其中，IOAT约占男性不育因素的30%，是首位不育因素，它属于男性不育症的疑难症，是引起男性不育的常见原因。近年来，随着社会地不断发展，社会生活节奏不断加快，受自然环境、气候条件、生活习惯、饮食规律和社会压力等各方面因素的影响，男性精液质量呈不断下降的趋势，少弱畸精子症的发病率逐年上升，不育症患者日益增多。IOAT发病机制复杂，多数找不出确切的原因，病因可能与以下因素有关。

1. 年龄 随年龄的增加，男性睾酮（testosterone，T）的分泌能力逐渐降低，而附属性腺的功能是雄激素依赖性的，睾酮减少会影响到附睾精子成熟及附属性腺的分泌功能，因此，精子活力及精液量随年龄逐渐减低，而精子密度可保持正常。另外，精子鞭毛中含有大量的外周致密纤维，形成于精子细胞期，含有大量的锌，锌与半胱氨酸形成复合物。在附睾运行中，致密纤维中的锌大量减少，复合物中的硫氢基氧化成二硫键，失去大量的锌，使外周致密纤维的稳定性增加，这种变化与精子的运动有关。精子活力的降低可能是由于附睾精子成熟过程中，年龄的增加使精子鞭毛外层致密纤维锌的去除受到阻碍。

2. 附属性腺的非炎症性功能改变　附属性腺产生的前列腺特异性抗原（PSA）、果糖、锌、前列腺酸性磷酸酶及中性 α-葡糖苷酶等可通过影响精浆的黏滞性及渗透压而对精子活力产生影响，上述成分的减少与弱精子症有关。

3. 感染因素　有明显症状的睾丸、附属性腺及生殖道感染是导致精液质量损害的明确病因，而无症状生殖系统感染是否引起精液质量下降尚有争议。沙眼衣原体（CT）为致病微生物，但由于寄生于细胞内，不破坏上皮及皮下组织，感染后多无明显症状。解脲支原体（UU）属于条件致病微生物，可寄生于体内而不致病，当机体抵抗力下降时，则处于感染状态而致病，但相当一部分感染者无明显临床症状。经 meta 分析认为，CT 及 UU 感染为国人男性不育的重要危险因素。IOAT 患者无症状 CT 感染率为 21.7%，明显高于正常生育人群（约 5%），因此认为，无症状 CT 感染可能为 IOAT 的原因之一。但也有研究指出，无症状 CT 感染率在不育和生育男性之间无差异。此外，乙型肝炎病毒、腮腺病毒感染也被认为与 IOAT 有关。

4. 基因异常　1%~3% 的 IOAT 患者伴有基因缺陷或体细胞核型异常。位于 10 号染色体的人 cAMP 反应元件调节物（CREM）基因，编码 CRME 蛋白（包括 CRME，睾丸特异的拼接变异体），属于转录激活因子，在减数分裂后生精细胞中高表达，可调节生精细胞的凋亡与生长，从而调控精子发生。而 *CREM* 基因的激活依赖于尿促卵泡素（FSH）与黄体生成素（LH）。严重的 IOAT 患者睾丸 *CREM* 基因表达显著降低，患者生精阻滞于圆形精子细胞阶段，而生精阻滞于圆形精子细胞阶段的无精子症患者却不一定出现 *CREM* 基因表达缺陷，提示 *CREM* 基因表达降低与 IOAT 相关。近来发现，*DAZ* 基因家族成员之一的 *BOULE* 基因与精子减数分裂有关。该基因编码 cdc 25 蛋白磷酸酶，它使细胞周期蛋白依赖激酶（CDK）的 Thr-14 和 Thr-15 去磷酸化，对细胞周期运转起正调控作用。相当一部分生精阻滞于减数分裂阶段。无精子症患者伴有 *BOULE* 基因的完全缺失。此外，少数 IOAT 患者也存在 *BOULE* 基因表达缺陷。

5. 线粒体异常　精子运动所需的能量来源于线粒体。部分弱精子症患者线粒体膜电位降低，线粒体脱氧核糖核苷（DNA）出现氧化损伤，发生凋亡样改变，提示线粒体异常可能是弱精子症的原因之一。

6. 环境污染物　越来越多的证据提示，环境污染可能导致精液质量损害。工业来源的具有激素样活性的内分泌干扰物（EDS）被认为是导致男性精液质量损害的主要环境因素之一。EDS 一般具有雌激素样或抗雄激素活性，通过与雌激素受体或雄激素受体竞争性结合，干扰正常精子发生。此外，这些具有生殖毒性的环境污染物可使精浆 ROS 增加，降低精子活力。然而，目前尚缺乏足够的流行病学证据证明，男性精液质量下降与环境污染之间的因果关系。

7. 生殖激素的"细微"改变　各种原因导致的生殖激素血清浓度的改变是男性不育的常见因素之一，而 IOAT 患者可出现生殖激素的"细微"改变。生理情况下，垂体在下丘脑促性腺激素释放激素（GnRH）的作用下脉冲式释放 LH 及 FSH 以调控性腺功能。LH 释放的脉冲为每 60~180 分钟 1 次，LH 脉冲异常提示生殖内分泌激素调控失调。IOAT 患者可出现 LH 脉冲释放的频率降低而幅度增高。此外，LH 多肽 β 链 102 位 Gly~Ser 的突变也可能与 IOAT 有关。IOAT 患者还呈现出血清 T、计算的游离 T 及 T/LH 比值减低，而 LH、雌二醇（E_2）及 T/E_2 比值升高的倾向。

二、诊断

《WHO 人类精液及精子-宫颈黏液相互作用实验室检验手册》诊断标准为：精子总数 <$39×10^6$/每次射精或者精子浓度 <$15×10^6$/ml，精子活动率 <40% 或者前向运动精子百分率 <32%，正常形态精

子百分率<4%。排除先天畸形、睾丸发育不良、内分泌系统疾病、生殖道感染、隐睾症、睾丸萎缩、精路梗阻和精索静脉曲张等病史及其他可能导致男性不育症的，属原因不明确的特发性男性不育症。在治疗前未服用任何治疗药物，治疗前均行 3 次精液参数分析，结果差异无统计学意义。对原因不明的不育有下列情况者应查抗精子抗体：①有泌尿生殖道的损伤、感染史；②精液分析异常，精子密度<$20×10^6/ml$，存活率<20%，正常形态<70%，精子凝集，精液液化迟缓；③非生精障碍的无精子症；④性交后试验差；⑤精子穿透去透明带仓鼠卵试验异常。

　　IOAT 一般通过排除法进行诊断，鉴别诊断见表 4-12-1。IOAT 患者的生精损害可通过检测血清抑制素 B 或 FSH 的水平或睾丸动脉多普勒检查进行评估。抑制素 B 由支持细胞分泌，被认为是预测支持细胞功能的指标，抑制素 B 明显降低，或 FSH 明显增高（大于正常值上限 2 倍），通常认为存在生精损害，抑制素 B 的预测价值高于 FSH。此外，睾丸的动脉血液供应也与精子发生有关。睾丸动脉是雄激素的靶器官之一，不育患者可由于睾丸动脉内皮细胞增大、内皮下层增厚及动脉外膜纤维增生而出现管腔狭窄。因此，有学者将睾丸动脉内血流多普勒半定量评分用于梗阻性无精子症的鉴别，生精低下或生精阻滞的患者其睾丸内动脉血流速度或最大血流速度显著降低。IOAT 患者睾丸动脉收缩期峰流速度（PSV）明显低于生精功能正常的生育男性。

表 4-12-1　男性不育的鉴别诊断

病因	病因分类	诊断方法
染色体异常	X 染色体异常 Y 染色体异常 常染色体异常	体格检查、核型分析、Y 染色体微缺失检测、囊性纤维化筛选、生殖激素测定、精液分析等
发育异常	尿道下裂、输精管道梗阻、睾丸-附睾不连	病史、体格检查、输精管造影、精浆果糖、α-葡糖苷酶测定及精液分析
睾丸性不育	隐睾、回缩睾丸、异位睾丸、双侧睾丸萎缩、睾丸扭转、外伤等	病史、体格检查、阴囊影像学检查、精液分析
生殖道炎症	尿道炎、附睾炎、前列腺炎、睾丸炎	病史、体格检查、阴囊影像学检查、精液白细胞计数、尿道拭子、尿液分析、精液及尿液培养精液分析
精索静脉曲张		病史、体格检查、阴囊彩超多普勒检查、精液分析
内分泌	下丘脑疾患、垂体疾病、睾丸疾病、甲状腺疾病、肾上腺疾病	激素测定、精液分析
医源性	手术、药物或放疗	病史、体格检查、精液分析
性功能障碍	勃起功能障碍、射精功能障碍	病史、体格检查、精液分析
全身疾病	肾脏疾病、肝病、神经系统疾病、胃肠道疾病、出血性疾病、自身免疫学疾病、感染性疾病［如获得性免疫缺陷综合征（AIDS）］、银屑病、糖尿病	相应的检查、病史及精液分析
免疫性	抗精子抗体检测	
IOAT	精液分析并排除上述原因	

　　此外，抗精子抗体（AsAb）阳性及附属性腺感染常见于 IOAT 患者。血生精小管屏障破坏、输精管结扎、输精管道梗阻、睾丸的扭转、外伤和肿瘤以及泌尿生殖道的感染是 AsAb 的常见病因。AsAb 是能与精子表面多种成分结合的多种抗体，可影响精子穿透宫颈黏液、顶体反应、精子结合并穿透透明带的过程。AsAb 对精子活力的影响尚有争议。26%～55% 的不育男性 AsAb 阳性，而生育男性中也有 19% 呈现 AsAb 阳性，可见并非所有的 AsAb 都导致不育。精浆中白细胞 $>10^6/ml$ 表明存在附属性腺感染，是用抗生素治疗的指征，经过抗生素治疗后，精浆中的白细胞下降，但部分患者精液质量可能并无好转。

三、治疗

　　IOAT 在治疗方面通常是接受一系列的经验性药物治疗或直接接受辅助生殖技术治疗。有学者通过收集近 20 年相关研究进行 meta 分析后认为，已有的研究尚无法证实目前可选用的药物对特发性男性不育症患者具有确切疗效。在完全满足循证医学要求的药物面世前，经验性的药物治疗在临床上仍有广泛使用需求，事实上某些药物也确实对部分患者起到了一定治疗作用。

（一）激素治疗

1. 抗雌激素药物　抗雌激素药物是治疗男性特发性少精子症最为常用的药物之一。临床研究表明，抗雌激素药物能够一定程度的改善精子质量和活动度。这类药物通过阻断雌激素的负反馈抑制效应而促进垂体分泌促性腺激素，继而可以提高血清中 FSH 和 LH 水平，刺激间质细胞产生睾酮，有利于精子发生。临床常用的抗雌激素药物为氯米芬（CC）和他莫昔芬（TC）。CC 推荐使用剂量为 25mg/d，剂量过大可以引起整个机体激素分泌水平的下调。Check 等研究认为，CC 在 FSH、LH 和睾酮水平低于正常时对提高精子密度效果明显，常用口服剂量以 50mg/d 为宜。建议必须在用药期间监测促性腺激素和睾酮水平，确保睾酮水平在正常范围内，因为睾酮水平一旦过高将抑制精子的发生。而 TC 比 CC 具有更少的雌激素效应，常用剂量为 10～30mg/d。但有学者通过 10 项随机、安慰剂对照试验的 meta 分析发现，没有证据表明抗雌激素类药物能提高特发性男性不育症患者配偶的妊娠率。抗雌激素药物作为治疗特发性男性不育症的常用药物，一方面是因为它的价格相对便宜，另一方面它也是一种口服安全性高的药物。由于疗效并不肯定，因此并不适合较长时间的治疗。

2. 促性腺激素　促性腺激素（GTH）分泌不足、分泌节律异常及半衰期缩短被认为是 IOAT 的原因之一。目前临床上主要将外源性 GTH 用于 GTH 水平正常的特发性少精子症患者以改善其精子的生成。促性腺激素 FSH 和 LH 作用于睾丸可分别刺激精子发生和睾酮形成。从绝经妇女和怀孕期妇女的尿液中可分别提取出人绒毛膜促性腺激素（HCG）和人绝经期促性腺激素（HMG），基于 HMG 和 HCG 对 GTH 低下的性腺功能减退症患者治疗有效以及 GTH 可刺激精子生成等理论，自 20 世纪 60 年代早期开始使用 HCG 和 HMG 治疗 GTH 正常的特发性少精子症。研究表明，HCG 可以改善精子超微结构，改善精子的数量和质量。HMG 可以替代 FSH，HCG 可以替代 LH，两者联合应用可以治疗特发性少精子症，精子浓度和前向运动精子比率显著增高，并有 31.3% 的患者配偶妊娠。但也有学者认为这一治疗方法效果有限，自然妊娠率为 8%～14%。近年来 HCG/HMG 治疗特发性男性不育的报道很少。此外，现在也可使用纯度更高的重组 GTH，如重组促卵泡素（rhFSH），希望得到较 HCG/HMG 更好的治疗效果，但结果存在争议。一项单中心的治疗研究表明，使用 rhFSH 100～150U，每周 2 或 3 次，对精子密度和活力均无显著提高。另一篇 meta 分析显示，在 223 例接受治疗的患者中，妊娠率并无显著变化。文献证明，女性 rhFSH 的基因多态性可以影响 FSH 的浓度和 rhFSH 对 FSH 的敏感性，但男性 rhFSH 的基因多态性是否影响 rhFSH 对 IOAT 的疗效目前还不清楚。最近有报道表明，rhFSH 能显著改善无生精阻滞的 IOAT 患者的精液质量及配偶妊娠率。Foresta 等认为，rhFSH 不仅能治疗低 GTH 性不育，在特发性不育 FSH 偏低的患者中也取得较好的疗效，在 FSH 偏高的患者，不论抑制素 B 是否增高，不建议使用 rhFSH。Paradisi 等进行了一项随机、双盲、安慰剂对照研究，30 例特发性少弱精子症患者给予隔日 1 次的高剂量 rhFSH 300U 4 个月后，精子计数显著增加，精子活动率轻度增加，提示 rhFSH 可能对特发性少精子症有价值，可能影响睾丸旁分泌活性，但使用剂量、哪一亚群的特发性少弱精子症患者比较适合还有待进一步明确。由于使用 GTH 治疗费用较高且疗效不佳，因此，一般对于激素水平正常的患者不推荐使用 GTH 治疗。

3. 促性腺激素释放激素　使用促性腺激素释放激素（GnRH）是一种提高内源性垂体促性腺激素的方法，可以直接作用于垂体，提高垂体促性腺激素水平，刺激 LH 或 FSH 合成及释放，从而刺激雄激素生成，也能促进生精功能。目前有研究报道，短效 GnRH 皮下注射结合生精中药可以共同改善垂体-下丘脑-睾丸性腺轴及睾丸局部 FSH、LH、T 的水平，改善生精功能，是对男性继发性低促性腺激素性性腺功能低下症可取的治疗方式。研究随机分配 19 例 IOAT 患者服用不同剂量的 GnRH 拟似物布舍瑞林 12 周，没有发现 GTH 或者精子密度升高。有研究纳入 28 例非 FSH 不足的患者，也没有发现精液质量的改善。同样设计的研究发现试验组精液质量只有轻微的改善。另外，GnRH 激动剂（GnRHa）可以显著增加特发性少弱精子症患者的精子浓度和活动率。近年来因促性腺激素释放激素治疗所需费用较高，且疗效欠佳，因此对于特发性不育症的患者一般并不推荐，GnRH 拟似物不再被作为经验性治疗备选药物。

4. 雄激素　由于睾酮在精子发生和成熟过程中起重要作用，以往对睾酮治疗特发性少精子症的研究较多，主要的治疗方法包括小剂量持续用药和反跳治疗。一般认为大剂量经胃肠外途径补充睾酮会反馈性抑制促性腺激素分泌，导致自发性睾酮分泌减少和生精功能减弱或停止；随后再停止使用外源性睾酮，借此希望患者的激素分泌功能出现反弹，精子密度也随之反弹增高。正是基于这一原理形成了所谓"睾酮反跳疗法"。与此对应的是"小剂量持续睾酮疗法"则认为小剂量雄激素有直接刺激生精效应和组织的特异性效应，可促进精子发生、改善精子活力及增加精液量。虽然何学酉等认为用小剂量十一酸睾酮（TU）40mg，每天 2 次，口服，治疗 10 周后发现精液质量和配偶妊娠率均显著增加，但 Vandekerckhove 等进行的 meta 分析则认为无论是小剂量睾酮持续用药或大剂量反跳疗法，对精液质量和妊娠率均无明显改善。WHO 曾发起了一项关于"美睾酮"的双盲对照研究，结果并未发现美睾酮对患者的生育能力有改善，且持续使用美睾酮可以使睾丸内睾酮的水平降低，继而产生避孕效果。目前学术界认为除非有明确指征表明需要使用，否则雄激素不宜单独、直接用于男性不育症患者的治疗。

5. 芳香化酶抑制剂　该类药物具有抑制雄激素转化为雌激素的作用，而理论上雌激素/睾酮比例失调可能会导致精子产生受到损害，因此芳香化酶抑制剂可以增加血清或睾丸内睾酮水平，促进精子成熟和精子数量的增加。Patry 等报道了 1 例 31 岁男性非梗阻性无精症，3 岁时行双侧睾丸固定术，FSH 在正常下限，睾丸穿刺提示生精细胞减少。在使用来曲唑 4 个月后，睾丸穿刺病理显示生精活跃。有学者使用芳香化酶抑制剂治疗睾酮/雌二醇（T/E$_2$）比值低下的 IOAT 患者，经用药纠正 T/E$_2$ 比值后，精液质量得到显著改善。但一项随机、安慰剂对照研究表明，这类药物治疗对改善精液质量无帮助。目前临床可选择的药物有睾内酯、阿那曲唑、来曲唑等，由于价格昂贵，在临床应用较少。

6. 生长激素　生长激素（GH）是垂体分泌的激素，可以刺激机体释放胰岛素样生长因子-I（IGF-I），IGF-I 作为精子生成过程的自然分泌/旁分泌生长因子而起作用。此外，GH 可作用于男性生殖道蛋白质的合成，而精液蛋白质与精子发育成熟密切相关，足量的蛋白质能促进精子发生，并增强生精能力。目前有小样本报道 GH 能提高特发性少弱精子症患者的精子密度和精子活率、精子活力，且无不良反应发生。欧洲一些国家已将重组人生长激素列为治疗男性不育症的药物。美国内分泌学会 2001 年发布的一版关于成人生长激素替代治疗安全性的指南中指出，儿童和成人使用生长激素是安全的，但需注意促发肿瘤、糖代谢情况和大剂量应用的长期安全性。陈廷等在常规使用维生素 C、维生素 E、益精灵等基础上加用重组人生长激素（4U，隔日 1 次）治疗 18 例特发性弱精子症患者 3 个月后，精子数量、存活率、a+b 级精子百分率和精子总数均显著升高，且 57.9% 的患者性功能增强。Radicioni 等用重组生长激素治疗 10 例特发性严重少精子症患者，5 例患者的精子浓度和活动精子总数增加，提示重组生长激素对特发性少弱精子症有一定疗效。

7. 激素类药物联合治疗 男性的附属性腺是睾酮依赖性的，合用睾酮可改善附属性腺的功能从而提高了疗效。吴军等认为 TC 治疗少精子症效果较氯米芬好，但他莫昔芬不能明显改善精子的活力，治疗少弱精症时，需联合其他药物方能最终改善精子的数量及质量，提高生育能力。采用 TC 联合十一酸睾酮（TU）的治疗方案，明显优于单一用药，可以显著增加血中 FSH、LH、精子的数量和精子的活力，改善精子的形态，减少畸形精子的数量，是临床治疗特发性少弱精子症的有效方法。系统分析认为，TC 可显著提高 IOAT 患者精子密度从而提高妊娠率。一项安慰剂对照、单盲随机设计的前瞻性研究表明，TC（10mg，每天 2 次）与 TU（40mg，每天 3 次）联合应用 6 个月，较单用 TC 能更有效地提高 IOAT 患者的精子密度、活力及正常形态精子百分率，9 个月时，TC+TU 治疗组配偶妊娠率（33.9%）较安慰剂对照组（10.4%）也显著提高（$P<0.001$）。研究显示，大多数用 TC 治疗的患者 T/E_2 比值会降低，但加入芳香化酶抑制剂阿那曲唑（每天 1mg）可使 T/E_2 比值正常化，并显著改进治疗结果。但这样的结论仍需双盲及安慰剂对照试验进一步证实。此外，Kadioglu 认为，FSH 水平偏低的患者经 TC 治疗后精子浓度和精子总数与 FSH 水平较高者比较有显著增加，提示治疗前 FSH 水平也许可以作为评价 TC 治疗有效的一个指标。

（二）抗氧化治疗

精液中氧自由基可通过氧化应激作用导致脂质过氧化而损伤精子，而精浆中的抗氧化剂具有清除氧自由基的作用，可防止精子受损。基于这一原理，临床上使用口服抗氧化剂来减轻氧化应激损伤，以期能改善男性生育力。维生素 E 和维生素 C 是公认的抗氧化剂，在治疗畸形精子增多症和精液液化不良方面有重要作用。已有大量文献证实，维生素 E 可用于治疗特发性男性不育症。Akmal 等研究表明，通过维生素 C 治疗可提高精子密度、精子活力和正常形态精子百分率。辅酶 Q_{10} 作为另一种抗氧化剂，也一直应用于临床治疗。研究表明，辅酶 Q_{10} 在精浆中发挥重要的代谢和抗氧化作用。辅酶 Q_{10} 能在精浆中被检测到，精浆辅酶 Q_{10} 的浓度直接与精子密度和活力相关；通过体外补充辅酶 Q_{10} 可同时增加精液中辅酶和泛醌水平，从而改善精子活力。另一项随机、双盲、安慰剂对照试验也发现经辅酶 Q_{10} 治疗 26 周后，患者精子密度、活力和精子形态均有明显改善，血清 FSH、LH 水平降低，顶体反应增加。乙酰半胱氨酸也具有较强的抗氧化作用，Ciftci 等进行的一项随机、双盲、安慰剂对照试验表明，对特发性男性不育症患者予以乙酰半胱氨酸，600mg/d，口服，连续 3 个月后，可增加患者的精液量和精子活力，降低精液黏度，但对精子密度和正常形态精子百分率无显著改善作用。番红花（saffron）又称藏红花、西红花，是一种鸢尾科番红花属的多年生花卉。作为一种列入《本草纲目》的名贵中药材，已有相关报道证实其具有抗氧化作用，也可用于特发性男性不育症的治疗。Heidary 等使用番红花治疗（50mg 冲服，每周 3 次，连续 3 个月），发现患者的精子活力和正常形态精子百分率显著提高，但对提升精子密度的效果欠佳。

（三）其他药物治疗

1. α-受体阻滞剂　α-受体阻滞剂可以使曲细精管松弛，管腔扩大，腔内流动液体量增加，从而增加精子产生及活力。尽管在治疗男性不育时使用 α-受体阻滞剂并没有明确、清晰的病理生理概念和理论基础，但有安慰剂对照研究表明，使用 α-受体阻滞剂治疗可增加射精量、提高精子浓度和总活动精子数。一项随机、双盲、安慰剂对照研究证明 α-受体阻滞剂治疗有效。一组安慰剂对照、双盲试验，用布那唑嗪（bunazosin）治疗特发性少弱精子症，治疗组的精子浓度和总活动精子数显著增加，但精液容量、活动精子百分数、正常形态精子、怀孕率与对照组无显著差异。

2. 夫尼汀　人体内的夫尼汀是赖氨酸经甲基化后进一步修饰的衍生物，为附睾分泌的物质，主要以游离态和乙酰化形式存在。在附睾运送精子过程中增加精子能量并提高精子活力，也具有一定抗氧化能力，防止氧化损伤以保护精子。目前，夫尼汀作为一种营养添加剂广泛应用于临床治疗特发性男性不育症。通过高效液相色谱法测定特发性弱精子症组（50 例）和正常对照组（20 例）精浆中左旋夫尼汀水平，结果发现弱精子症 ［（177.8±22.2）μmol/L］ 显著低于正常对照组 ［（231.5±27.3）μmol/L］，为临床应用左旋夫尼汀治疗特发性弱精子症提供了依据。程怀瑾等对 30 例特发性男性不育症患者治疗 3 个月后发现，联合使用夫尼汀和乙酰夫尼汀对精子密度和活率均有显著提升作用。用左旋夫尼汀（3g/d）、乙酰左旋夫尼汀（3g/d）或两者联用（2g/d 左旋夫尼汀+1g/d 乙酰左旋夫尼汀）治疗 60 例特发性弱精子症患者 6 个月后，单用或联用者精子活动率均显著改善，联用者直线运动精子百分率显著升高，且精液总抗氧化能力增强。但 Sigman 等报道用夫尼汀和乙酰夫尼汀联合治疗特发性少弱精子症患者，精子活力和活率无显著改善。

3. 己酮可可碱　该药是甲基黄嘌呤衍生物，作为一种非选择性 5 型磷酸二酯酶抑制药，能阻断环腺苷酸转变为腺苷酸，增加细胞糖酵解和三磷腺苷的产生。最初在男性不育患者中使用己酮可可碱（pentoxifylline）是基于该类药物可能改善睾丸微环境，促进精子代谢和其他功能。实验研究已证明，己酮可可碱可在体外显著提高精子活力，还可用于卵胞质内精子注射治疗前处理精子，从而提高受孕率。最新研究发现，使用己酮可可碱每日 400mg，口服，治疗 24 周后患者精子密度、活力、正常形态精子百分率和顶体反应均显著增加。

4. 溴隐亭　溴隐亭治疗高催乳素血症患者可取得较好的效果。考虑到催乳素可能对精子发生有直接的作用，因此，以往一直将溴隐亭作为特发性男性不育症的经验性治疗药物。但临床研究报道得出了相反的结论，Vandekerckhove 等研究发现，溴隐亭可以降低血清催乳素水平，但对精液质量无明显的直接改善作用。而 Shukla 发现印度的豆科植物 mucuna pruriens 能够增加血浆中多巴胺浓度，降低催乳素水平，改善特发性不育患者的精液质量。研究表明，溴隐停联合中药效果可能更好，如五子衍宗丸、填精助育汤，结果显示能够有效提高精子成活率及精子密度。

其他经验性治疗药物包括叶酸、锌/硒元素、生长因子、肥大细胞拮抗剂乙酰半胱氨酸等，均可用于特发性男性不育症的治疗。一项安慰剂对照、双盲、随机研究观察了叶酸与硫酸锌对不育男性的治疗效果，结果表明，叶酸（5mg/d）与硫酸锌（66mg/d）合用 26 周后，不育患者精子密度提高了 74%。用重组碱性成纤维细胞生长因子（bFGF）和 TC 分别治疗特发性少精子症患者，治疗后两组精子浓度、活动率、精子顶体酶活性及 T、FSH、LH 等均明显升高，且 bFGF 组精液参数改善略优于 TC 组。用锌硒宝联合左卡尼汀治疗 120 例特发性弱精子症患者 3 个月后，a 级精子及 a+b 级精子百分率逐月升高，第 1 个月末有 15 例患者配偶妊娠，第 2 个月末有 8 例患者配偶妊娠，第 3 个月又有 5 例患者配偶妊娠，但精子浓度无显著改变。研究表明，IOAT 患者睾丸中肥大细胞较正常生育男性增多，应用曲尼司特（tranilast）可改善 IOAT 患者的精子密度，但不能改善其他精液参数。Ciftci 等进行的一项随机、双盲、安慰剂对照试验表明，对特发性男性不育症患者予以乙酰半胱氨酸，600mg/d，口服，连续 3 个月后，可增加患者的精液量和精子活力，降低精液黏度，但对精子密度和正常形态精子百分率无显著改善作用。有报道应用血管舒缓素和谷胱甘肽等治疗特发性男性不育症，仅表现出微弱的治疗作用，结果不足以支持其可以进一步推广应用。

（四） 中医药治疗

男性不育症的原因有肾虚、血瘀、湿热等，但最常见的病因乃肾虚。有多学者对多位名老中医的关于男性不育的医案进行研究分类后发现，其中最常见的症型为肾精亏损、肾阴不足、肾阳亏虚。由于"肾虚"是男性不育症的主要病理基础，因此，补肾法是临床中治疗男性不育症的常用方法。治疗时应辨证求因、审因论治，或温补肾阳或滋补肾阴或益肾填精，皆以调补肾脏为主；在此基础之上同时根据患者的其他症状配以益气、疏肝、活血、清热利湿、化痰散结等法。中医药运用补肾法治疗男性不育症有令人满意的临床疗效。现代中药药理学研究发现，具有补肾功能的一些药物可以有效调整下丘脑-垂体-性腺轴的功能以及改变精子蛋白质结构，促进病理性精子膜结构改变使其达到精子成熟状态，同时提高精子酶 LDH-X 活性，改善精子的能量代谢，进而提高精子质量。研究发现，补肾药物能提高肾阳虚大鼠的精子数量及活动率、精子运动速度，降低精子畸形率，改善内分泌功能，提高 LH、T 水平，改善异常的精核蛋白及其构成，促进精核蛋白基因表达等。

1. 中药自拟方治疗 运用补肾活血法治疗少精症、精子活力低下症型男性不育症患者 95 例，对照组 93 例，给予五子衍宗丸治疗，结果发现，治疗组少精子症的总有效率为 89.94%，而对照组为 69.36%，两组比较具有显著性差异（$P<0.01$），表明补肾活血法较单纯补肾法疗效更佳。运用补肾化浊通瘀法治疗男性弱精子症患者 76 例，治疗组 38 例采用五子衍宗丸合龙胆泻肝汤治疗，对照组治以十一酸睾酮（安雄）胶囊（40mg，口服，每天 1 次），疗程皆为 12 周。结果发现，治疗组治疗前后比较有显著性差异（$P<0.05$），对照组治疗前后比较无显著性差异（$P>0.05$）；治疗组与对照组治疗后比较有显著性差异（$P<0.05$）。运用补肾健脾法治疗少精子症患者 42 例，观察对其精液质量、血清和精浆性激素水平的影响，治疗后患者精子密度、活率、活力提高，畸形率降低，与治疗前比较有显著差异；治疗后血清及精浆中的 FSH、LH、T 水平与治疗前比较均有显著上升，差异有统计学意义，由此发现补肾健脾法能通过影响血清及精浆 FSH、LH 及 T 的水平而改善生精功能。有学者采用补肾清虚热法治疗男性少、弱精子症患者 40 例，治疗后患者精子密度、快速前向运动精子百分率明显提高，总有效率为 87.5%，与治疗前比较，差异具有显著性（$P<0.05$）。将 175 例少弱精子症患者随机分为治疗组 87 例（口服六味地黄汤），对照组 88 例（口服氯米芬胶囊）。治疗组总有效率为 92.0%，对照组总有效率为 88.6%，治疗组显效率显著优于对照组，提示加味六味地黄汤能有效改善少弱精子症男性不育患者的精子质量，改善患者的生殖功能。

2. 中成药治疗 采用十子育春丸（首都医科大学附属北京中医医院院内制剂，主要由枸杞子、女贞子、菟丝子、韭菜子、益智仁、茺蔚子、沙苑子、熟地黄等药物组成）治疗肾虚精亏证少、弱精子症患者 35 例，并与五子衍宗丸治疗的 35 例对照观察。结果发现，治疗组总有效率及临床症状改善情况均优于对照组（$P<0.05$）。金保方等运用养精胶囊（由淫羊藿、熟地黄、紫河车、黄精、当归等组成，南京军区总医院院内制剂）治疗弱精子症患者 245 例，245 例弱精子症患者随机分为治疗组 195 例与对照组 50 例，治疗组口服养精胶囊，对照组服用五子衍宗丸，治疗 3 个月后评定疗效。结果显示，治疗组总有效率为 88.68%，对照组总有效率 71.11%，两组总有效率有显著性差异（$P<0.01$）。治疗组治疗后前向运动精子比率明显增加，与治疗前比较有显著性差异（$P<0.01$）。韩银发等采用参精固本丸（广东省罗浮山白鹤制药厂，由鹿茸、肉桂、红参、

黄芪、熟地黄、黄精、枸杞子、何首乌等 20 种中药组成）治疗少、弱精子症男性不育 30 例。结果总有效率 86.1%，治疗后精液量、精子密度及活率、活力均有显著提高（$P<0.05$）。苏清学等采用生精宝胶囊治疗少精子症男性不育 202 例，3 个月为 1 个疗程。结果服用 1 个疗程者 148 例，2 个疗程者 47 例，3 个疗程者 7 例，总有效率 97%。何清湖等采用金匮肾气丸治疗少、弱精子症男性不育患者 38 例。结果发现，患者精子活动力、活动率及精子数量显著升高（$P<0.05$），总有效率 92.1%。杨南松等采用黄精赞育胶囊（扬州龙凤药业有限公司，主要由何首乌、黄精、枸杞子、败酱草等中药提取精制而成）治疗肾虚精亏兼湿热证型弱、少精子症男性不育 302 例。结果总有效率 84.4%，且在提高精子浓度、改善精子存活率和精子活动力、提高精子穿透能力、减少畸形精子及改善肾虚精亏兼湿热证候等方面疗效明显（$P<0.05$）。

3. 针刺治疗 针刺在治疗男性不育方面有较好的临床疗效。近年来，有关的临床报道众多，由单纯针刺治疗趋向于配合其他治疗方法。王颖采用针刺治疗男性不育，取穴：关元、中极、足三里、三阴交、太溪；手法：泻法，取得了较好的临床疗效。王志强等将临床确诊的 231 例男性不育少、弱精子症患者，分为电针组 71 例，穴取气海、关元、中极等；中药组 82 例，口服五子衍宗丸；针药组 78 例，采用电针结合口服中药的方法，观察各组患者治疗前后精液常规及顶体酶活性变化情况。结果显示，电针组有效率为 67.6%，中药组为 68.3%，针药组为 84.6%，针药组治疗效果优于电针组及中药组（均 $P<0.05$）；各组治疗后精子密度、活力、顶体酶活性均有提高，以针药组升高明显，由此说明电针、中药五子衍宗丸均能改善少、弱精子症男性不育患者的精液质量，提高受孕率，尤以针药结合效果最佳。

（五）其他治疗进展

1. 联合用药 许多药物在明确相关作用机制后，也开始考虑进行联合用药的尝试，有研究报道，使用氯米芬联合维生素 E 治疗 6 个月后，治疗组精子密度和活力明显提高，自然妊娠率达36.7%（11/30）。而 Safarinejad 等联合使用硒和半胱氨酸治疗 3 个月后患者 FSH 水平降低，睾酮和抑制素 B 水平升高，精子密度、活力和正常形态精子百分率均明显提升。一项多中心、随机、对照研究表明，左旋卡尼汀（LC）与乙酰左旋卡尼汀（ALC）合用治疗 90 例 IOAT 患者，与对照组比较，可显著提高每次射精中前向运动精子和运动精子总数，提高女方临床妊娠率（11.6% 与3.7% 比较；$P<0.05$）。据报道，LC、ALC 与非甾体消炎药新诺昔康三药合用较对照组及单纯 LC与 ALC 合用在精子密度、活力、正常形态精子百分率及妊娠率方面均显著提高。用氯米芬、己酮可可碱（瑞潘通，德国通益公司，400mg，每天 2 次）和维生素 E（100mg，每天 3 次）联合治疗特发性少弱精子症患者 156 例，治疗 3 个月后，患者精子浓度和精子活动率均显著增加。李海松教授运用左归丸联合左夫尼汀治疗男性不育少、弱精症 180 例，结果显示患者精子密度、精子活力皆较前显著改善（$P<0.01$）。这些结果表明，在无法选择更多种类药物的情况下，联合用药或许是进一步提高治疗效果的有效途径之一。

2. 用药时间的选择 对特发性男性不育症患者的治疗时间选择一直是临床医师与患者感兴趣的问题，Adamopoulos 等对不育症患者的用药时间进行了相关研究，发现季节对特发性少精子症患者的药物治疗效果有一定影响：通过安慰剂对照试验发现，使用 TC 和 TU 联合治疗，在秋冬季药物治疗效果最好。这也提示除了在选择药物方面进行考虑外，对患者本身的用药时机选择也值得进一步探索尝试。

由于特发性男性不育症病因不明，治疗理论均停留在假设的基础之上，临床治疗缺乏针对性，最终效果有限，因此各家报道结果也不尽一致。这也与绝大多数的药物治疗研究并没有按照循证医学的要求即随机、前瞻性、安慰剂对照有关，同时也和研究终点（改善精子质量、妊娠率、胎儿出生率）的选择不统一有关。因此，《2010 年欧洲泌尿外科协会男性不育诊疗指南》更是明确表示对于特发性男性不育症目前没有推荐治疗。通过上述文献回顾可以发现，在药物治疗过程中应尽可能注重用药适应证和治疗时机的选择，如果准备进行经验性药物治疗，时间不应少于 3~6 个月，这样至少可以覆盖 1~2 个完整的精子生成周期。同时，也可通过药物联合应用、针对不同病因的综合治疗与辅助生殖技术的适时连接给男性不育症患者以最大的治疗效果和希望。虽然辅助生殖技术的发展为特发性不育症的患者带来了希望，但是这一技术仍存在较高的遗传风险，且花费大、成功率有限。临床医师还是应该着眼于不育症病因和发病机制的探索，加强基础研究，以解决更多特发性男性不育症患者的生育问题。

参考文献

［1］郭应禄，胡礼泉. 男科学. 北京：人民卫生出版社，2000：641-645.

［2］Shukla KK, Mahdi AA, Ahmad MK, et al. Mucuna pruriens improves male fertility by its action on the hypothalamus-pituitary-gonadal axis. Fertil Steril, 2009, 92 (6): 1934-1940.

［3］Kadioglu TC. Oral tamoxifen citrate treatment is more effective in normogonadotropic patients who have follicle-stimulating hormone levels within the lower half of normal. Int Urol Nephrol, 2009, 41 (4): 773-776.

［4］汤秀明，刘海宁，江秀丽，等. HMG 联合 HCG 治疗特发性少精子症. 山东医药，2009，49 (34): 71-72.

［5］Foresta C, Selice R, Ferlin A, et al. Recombinant FSH in the treatment of oligozoospermia. Expert Opin Biol Ther, 2009, 9 (5): 659-666.

［6］Paradisi R, Busacchi P, Seracchioli R, et al. Effects of high doses of recombinant human follicle-stimulating hormone in the treatment of male factor infertility: Results of a pilot study. Fertil Steril, 2006, 86 (3): 728-731.

［7］岳林，楚雅玲. 中西医治疗不同激素水平少、弱精症疗效比较的临床研究. 新中医，2005，37 (10): 4849.

［8］徐金华，朱庆文，王甫，等. "填精助育汤" 配合溴隐亭治疗激素异常致死精、少精不育症 80 例临床观察. 江苏中医药，2011，43 (4): 40-41.

［9］陈廷，程怀瑾. 重组人生长激素应用于特发性弱精子症的临床疗效和安全性观察. 中华男科学杂志，2007，13 (3): 233-236.

［10］Patry G, Jarvi K, Grober ED, et al. Use of the aromatase inhibitor letrozole to treat male infertility.

Fertil Steril, 2009, 92 (2): 829-832.

［11］程怀瑾，陈廷. 左旋肉碱和乙酰左旋肉碱复合制剂对特发性弱精子症精子质量的影响. 中华男科学杂志，2008，14 (2): 149-151.

［12］Sigman M, Glass S, Campagnone J, et al. Carnitine for the treatment of idiopathic asthenospermia: a randomized, double-blind placebo-controlled trial. Fertil Steril, 2006, 85 (5): 1409-1414.

［13］Safarinejad MR. Effect of pentoxifylline on semen parameters, reproductive hormones, and seminal plasma antioxidant capacity in men with idiopathic infertility: a randomized double-blind placebo-controlled study. Int Urol Nephrol, 2011, 43 (2): 315-328.

［14］卢少明，李晓，张浩波，等. 克罗米芬联合己酮可可碱治疗特发性少、弱精子症的临床研究. 中国男科学杂志，2008，22 (5): 39-41.

［15］Check JH. Treatment of male infertility. Clin Exp Obstet Gynecol, 2007, 34 (4): 201-206.

［16］Vandekerckhove P, Lilford R, Vail A, et al. With-drawn: clomiphene or tamoxifen for idiopathic oligo/asthenospermia. Cochrane Database Syst Rev, 2007, 18 (4): CD000150, CD000151, CD000152.

［17］何学西，宋涛，李钢，等. 小剂量雄激素治疗少弱精子症的临床研究. 中国男科学杂志，2006，20 (7): 28-32.

［18］Schiff JD, Ramirez ML, Bar-chama N. Medical and surgical management male infertility. Endocrinol Metab Clin North Am, 2007, 36 (2): 313-331.

［19］Akmal M, Qadri JQ, Al-wailins, et al. Improvement in human semen quality after oral supplementation of vitamin C. J Med Food, 2006,

9 (3): 440-442.

[20] Safarinejad MR. Efficacy of coenzyme Q_{10} on semen parameters, sperm function and reproductive hormones in infertile men. J Urol, 2009, 182 (1): 237-248.

[21] Ciftci H, Verit A, Savas M, et al. Effects of N-acetylcysteine on semen parameters and oxidative/antioxidant status. Urology, 2009, 74 (1): 73-76.

[22] Heidary M, Vahhabi S, Reza Nejadi J, et al. Effect of saffron on semen parameters of infertile men. Urol J, 2008, 5 (4): 255-259.

[23] Safarinejad MR, Shafiei N, Safarinejad S. A prospective double-blind randomized placebo-controlled study of the effect of saffron (Crocus sativus Linn) on semen parameters and seminal plasma anti-oxidant capacity in infertile men with idiopathic oligoasthenoter-atozoospermia. Phytother Res, 2011, 25 (4): 518-516.

[24] Ebisch IM, Thomas CM, Peters WH, et al. The importance of folate, zinc and antioxidants in the pathogenesis and prevention of subfertility. Hum Reprod Update, 2007, 13 (2): 163-174.

[25] Ghanem H, Shaeer O, El-Segini A. Combination clomiphene citrate and antioxidant therapy for idiopathic male infertility: a randomized controlled trial. Fertil Steril, 2010, 93 (7): 2232-2235.

[26] Adamopoulos DA, Pappa A, Billa E, et al. Seasonality in sperm parameters in normal men and dyspermic patients on medical inter-vention. Andrologia, 2009, 41 (2): 118-124.

[27] Haidl G, Schuppe HC, Köhn FM, et al. Evidence-based drug therapy for male infertility. Urologe A, 2008, 47 (12): 1555-1560.

无精子症

张 炎

中山大学附属第三医院

第**13**章

一、定义和分类

（一）定义

无精子症即在射出的精液中不存在精子成分。无精子症的原因主要为各种因素导致的生精功能障碍或生殖道梗阻。无精子症占男性不育患者总数的 10%~15%。

（二）无精子症的分类

1. 国内目前较常使用以精确诊断及便于治疗角度的分类

（1）梗阻性无精子症（obstructive azoospermia，OA）：临床表现为睾丸有正常生精功能，由于双侧输精管道梗阻导致精液或射精后的尿液中未见精子或生精细胞。睾丸体积和血清促卵泡素（FSH）水平基本正常。生殖系统超声检查通常可发现梗阻征象。

（2）非梗阻性无精症：指由于睾丸精子发生严重异常，射出的精液中无精子存在，排除了上述梗阻因素的一类睾丸生精功能障碍性疾病，非梗阻性无精子症（NOA）患者大多具有睾丸小、FSH 升高和附睾空虚的特点，常见病因为唯支持细胞综合征、成熟阻滞和精子发生低下。

（3）混合型无精子症：部分患者可能同时合并单侧或双侧睾丸生精功能低下与输精管道梗阻因素，难以区分，称为混合性无精子症（combined azoospermia）。

2. 美国学者更常使用根据解剖的分类

（1）睾丸前无精子症：又称为继发性睾丸功能衰竭，通常由先天性的（如 Kallmann 综合征）或获得性的促性腺激素低下引起性腺功能减退，从而导致无法产生精子。

（2）睾丸性无精子症：广义上为原发性睾丸功能衰竭，是生精功能的内在性紊乱。睾丸穿刺病理可区分为遗传异常（如 Y 染色体微缺失及染色体异常）、精索静脉曲张引起的睾丸损伤、药物或环境产生的性腺毒性损伤。而大多数的病因往往难以发现，也称为特发性不育。

（3）睾丸后无精子症：主要为射精功能障碍以及生殖管道梗阻，占无精子症病例的 40%，睾丸体积和血清 FSH 水平基本正常。生殖系统超声检查通常可发现梗阻征象。

二、实验室及男科学特殊检查

（一）精液分析

在进行更深入的检查前，无精子症的确诊要求至少 2 次的精液离心（WHO 推荐转速 3000r/min 或更高，时间 15 分钟）后镜检中未发现精子，以排除严重的少精子症或者隐匿精子症。分析中即使发现极少量的精子也可排除，如双侧输精管缺如的完全性输精管道梗阻。

（二）性激素水平检测

针对怀疑生精功能受损、性腺功能低下及性欲异常的患者，应首先进行 FSH 及早晨血清睾酮（testosterone，T）的测定。若结果出现异常，可进一步检测血清游离雄激素、雄激素总量、黄体生成素（LH）以及催乳素（prolactin）水平。

（三）遗传学检测

对于 NOA（特别是原发性的睾丸衰竭）及少精子症患者建议进行染色体核型分析及 Y 染色体微缺失检测。OA（特别是双侧输精管缺如）的患者，应进行囊性纤维化跨膜转导调节因子（cystic fibrosis transmembrane conductance regulator，CFTR）基因突变及多态性检测。若患者使用人工辅助生殖技术（assisted reproduction technology，ART），则夫妻双方都有必要进行遗传学检测及咨询。

（四）诊断性睾丸/附睾取精术

睾丸大小、至少有一侧输精管及血清 FSH 水平正常的患者应接受诊断性穿刺活检，能否找到精子可鉴别是 OA 或 NOA（参见手术治疗部分）。

（五）影像学检查

1. 超声检查　超声检查主要包括阴囊超声、经直肠超声以及腹部超声。

（1）阴囊超声主要检测双侧睾丸、附睾、精索静脉及输精管近端，主要用以测量计算睾丸容积，观察有无存在附睾或输精管的梗阻以及有无精索静脉曲张。

（2）经直肠超声主要检测前列腺、精囊、输精管和射精管，主要用以检测患者有无射精管道梗阻（EDO）。

（3）腹部超声主要用于输精管畸形患者排查有无肾脏畸形。

2. CT、MRI　怀疑获得性低促性腺激素性功能减退症（hypogonadotropic hypogonadism，HH）的患者可行垂体腺 CT 或 MRI 以判断是否有功能性或非功能性的垂体腺瘤。

3. 输精管及精囊造影　输精管及精囊造影现被认为获益有限，且操作本身及造影剂可能带来输精管进一步梗阻的风险，目前在临床上不做常规推荐，但是对于怀疑 OA，考虑选择显微重建精管道的患者，应予告知如果不做术前输精管造影，可能因为无法纠正的梗阻（如输精管长段狭窄）而导致手术无法进行。

三、治疗

（一）一般治疗

一般治疗主要包括生殖健康的宣传教育以及女方生育能力的评估。应嘱患者采取积极的生活方式，避免接触对生殖系统有损害的因素及药物。因肿瘤（如血液系统肿瘤及睾丸肿瘤）化学治疗引起的睾丸损害，可预先行精子冷冻，以备实行人工授精或卵胞浆内单精子显微注射技术（ICSI）。无精子症患者配偶也需进行生育能力评估，以便选择最佳治疗手段。

（二）药物治疗

药物治疗主要针对 NOA 中部分病因与机制较为明确的情况，而其他非特异性的治疗获益有限。

（1）他莫昔芬：通过提高血清 FSH 和 LH 水平，促进睾丸产生睾酮。起始剂量为 20mg，每天一次，口服，治疗期间需严密监测睾酮水平。

（2）睾内酯：为芳香化酶抑制剂，有效抑制雄激素转化为雌二醇，从而提升睾酮水平，促进精子的成熟和精子数量的增加。使用方法为每天 100~200g 口服。

（3）人绒毛膜促性腺激素（HCG）、人绝经期促性腺激素（HMG）及外源性促性腺激素：主要用于 HH 的治疗。

（三）手术治疗

手术治疗主要方式为使用显微外科技术进行输精管道的重建和射精管切开治疗射精管梗阻，NOA 病因为严重精索静脉曲张的患者也可行曲张精索静脉切除术，但是确切的疗效仍然需要大样本评估；NOA 患者，如果睾丸活检或者穿刺不能发现精子，可以考虑显微睾丸取精用于辅助生殖。输精管道重建的手术方法包括输精管-输精管吻合术和输精管附睾吻合术。

1. 输精管-输精管吻合术适用于输精管结扎引起且时限在 15 年内的梗阻

（1）概述：输精管结扎术后再次生育要求是输精管吻合术的主要原因，当然也包括输精管结扎术后疼痛以及其他的医源性输精管损伤（如疝修补后输精管损伤等）的处理。现在美国每年17 万~35 万人接受输精管结扎，其中约 6% 的人会因各种原因寻求复通输精管，使输精管吻合术成为最普遍的外科操作之一。Silber 和 Owen 于 1977 年引入了真正意义上的显微外科技术输精管吻合术，使手术成功率大为提高并降低了并发症发生率。显微外科输精管吻合术包括单层缝合技术、改良单层技术、两层缝合技术和多层缝合技术等，作为多层吻合技术的一种，Cornell 大学医学院生殖医学研究所 Goldstein 引入的显微外科精微点标记输精管吻合术（microsurgical multiplayer microdot vasovasostomy technique）有明显的技术优势。

（2）体位与麻醉：全身麻醉或连续硬膜外麻醉必要时加辅助药物，仰卧位。

（3）手术方法与步骤

1）如果触摸到既往输精管切断的具体位置，如结节，可选择此处做 2~3cm 阴囊纵切口；但 Cornell 大学医学院生殖医学研究所的大切口睾丸挤出技术，使辨认既往手术位置变得十分简单，且更易达到无张力吻合的目的。

2）用 Babcock 钳抓住输精管瘢痕的上、下方，分离输精管和周围的粘连组织，直至瘢痕的上下方显露正常的输精管组织，操作过程中应注意尽量保留带有血管的输精管鞘膜，充分游离两端输精管，远端可以根据需要游离至外环处。

3）切除瘢痕组织直至显现正常白黏膜环和肌层，如仍疑有瘢痕，则需果断切除更多的输精管组织直至正常管腔出现而不要过于担心吻合张力。检查近睾端流出液情况，如果可以查见精子或者虽然无精子但附睾液呈现透明水状，可以考虑实施输精管吻合术；如果无精子且附睾液呈现黏稠牙膏状，一般已产生继发性附睾梗阻，则应考虑输精管附睾吻合术；以 24G 套管针鞘插入远端输精管推注稀释亚甲蓝以证明远端输精管通畅。

4）将输精管两断端靠拢放置（如有输精管合拢夹则操作更简单）（图 4-13-1），右下方放置一块橡胶手套胶片作为背景，将手术显微镜置入术野。

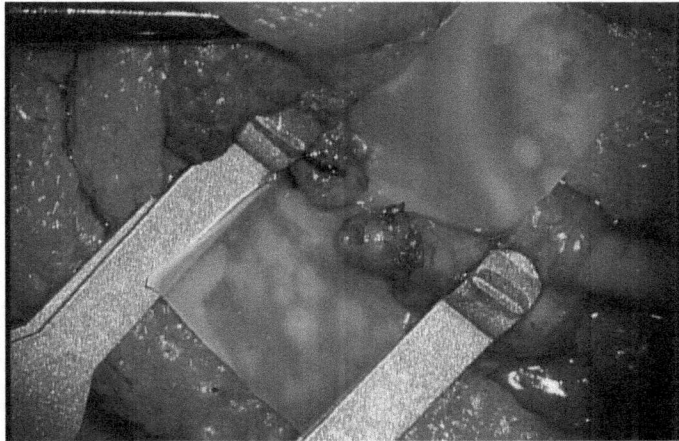

图 4-13-1　将输精管两断端靠拢放置

（4）手术方式

1）单层与改良单层吻合术：如果输精管两端管径差异不显著，单层吻合术常可达到满意的效果。

单层吻合术是将显微镊头端插入远端输精管腔适度扩张，做第一针全层缝合时，使用 5-0 的双针尼龙缝线按内进外出方式穿过输精管壁全层，注意缝针引出点尽量靠近切缘，以防缝合过多输精管壁打结对拢后出现管壁内翻导致管腔狭窄，用相同的方法在离第一针 180° 的位置缝第 2 针后打结，此两点作为标点针，然后中间均匀加 2 针（图 4-13-2A）。翻转输精管，检查管腔，确定先前的全层缝合线已正确地通过黏膜。然后在标点针之间加缝 2 针，完成 6 针全层缝合，每针相隔约 60°（图 4-13-2B）。

改良单层技术是在全层缝线之间用 8-0 的尼龙线缝 1~2 针，入针深度包括外膜和一半的肌层（图 4-13-3）。同法处理对侧输精管。术后不必常规放置引流管。用 5-0 的可吸收缝线连续缝合肉膜，间断缝合皮肤。

2）两层吻合技术：如果输精管远近端管径差别较大，或结扎部位在输精管卷曲部，则建议选用两层吻合术，理论上增加一层缝合则防泄露效果更好。

对输精管断端的准备同改良单层吻合术步骤。将显微镊头端插入远端输精管腔适度扩张，做第一针全层缝合时，使用 9-0 或者 10-0 的双针尼龙缝线按内进外出方式穿过输精管黏膜并包括 1/3或者 1/2 的肌层，用相同的方法在距第一针 180° 的位置缝第 2 针后打结，作为标点针，然后中间均匀加 2 针。翻转输精管，检查管腔，确定先前的黏膜层缝合线已正确地通过黏膜。然后在标点针之间加缝 2 针，完成 6 针全层缝合，每针相隔约 60°（图 4-13-4A）。在黏膜层缝线之间用 8-0的尼龙线缝 1~2 针，入针深度为外膜和一半的肌层（图 4-13-4B），完成第二层缝合。

3）精微点定位输精管吻合术：对输精管断端的准备同改良单层吻合术步骤。用显微标记笔

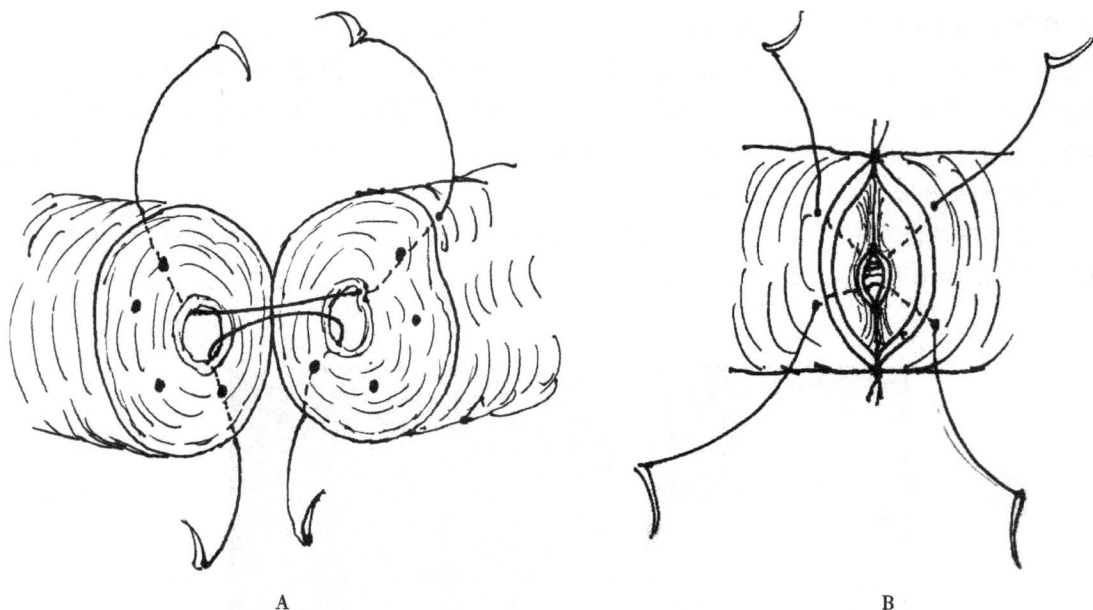

注：图 A，使用 9-0 的双针尼龙缝线按内进外出方式穿过输精管壁全层，注意缝针引出点尽量靠近切缘，以防缝合过多输精管壁打结对拢后出现管壁内翻导致管腔狭窄，用相同的方法在离第一针 180° 的位置缝第 2 针后打结，此两点作为标点针，然后中间均匀加 2 针

图 4-13-2　单层吻合术

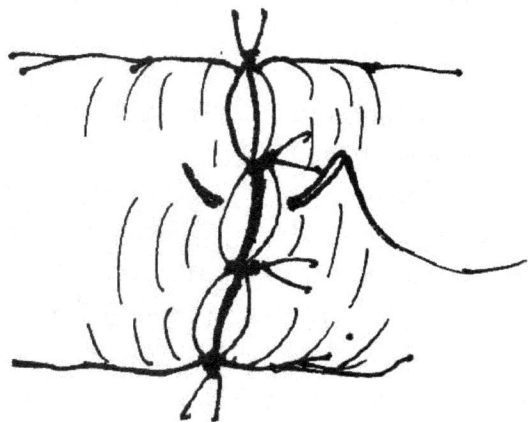

图 4-13-3　改良单层技术

（microtip surgical marking pen）在两输精管横断面上分别于 12、2、4、6、8 和 10 点钟位置共 6 点标记为拟定吻合穿针位置（图 4-13-5A）。标记点位于黏膜和浆膜两层之间的中间或者在肌层的近管腔 1/3 处。如果没有显微标记笔，也可以采用普通手术标记笔，尽管效果略差，但该方法会使缝合针的放置更均匀而保证打结后管腔无狭窄。黏膜层缝合用 10-0 双针尼龙线以内进外出方式进行，出针点在黏膜和肌层中间位置或者在肌层的近管腔 1/3 处。完成黏膜层三点缝合后打结，在黏膜层缝线之间加 2 针达深肌层的 9-0 双针尼龙线并打结，注意第二层（肌层）缝合一定在黏膜外而不能缝入管腔（图 4-13-5B，图 4-13-5C）然后翻转 180°，同法完成后壁缝合（黏膜层和肌层）。最后以 8-0 尼龙线间断缝合 6 针关闭输精管外关闭鞘膜层（图 4-13-5D）。

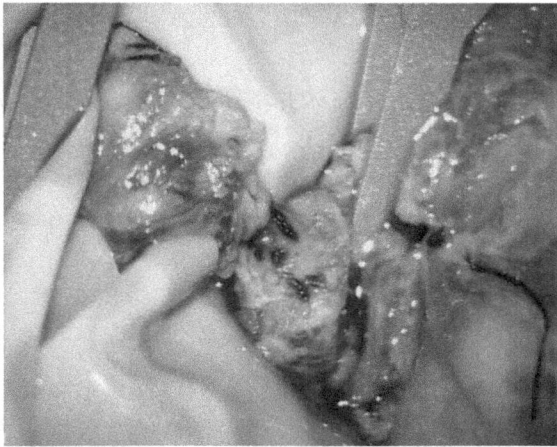

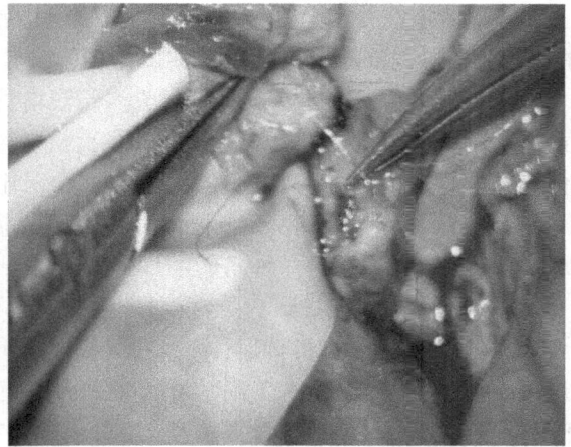

A

B

注：图 A，翻转输精管，检查管腔；图 B，第二层缝合

图 4-13-4　两层吻合术

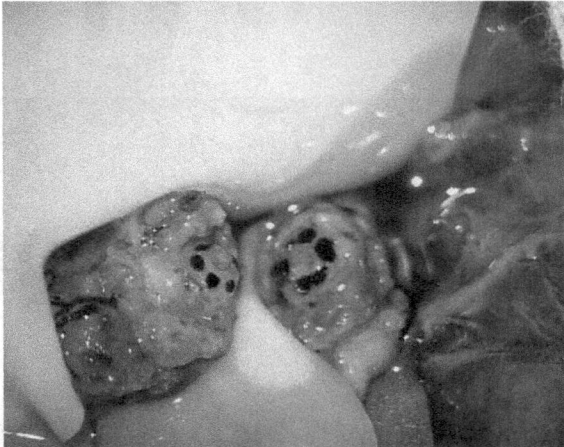

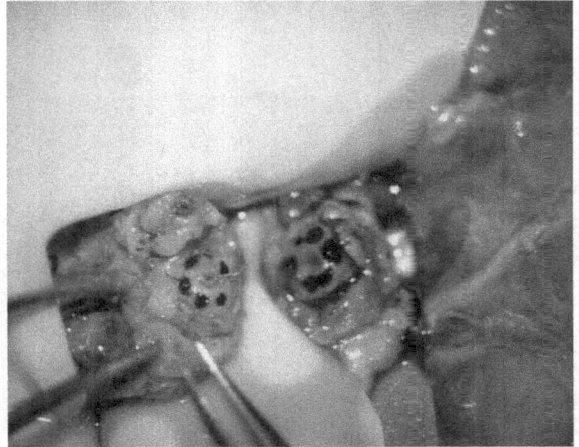

A

B

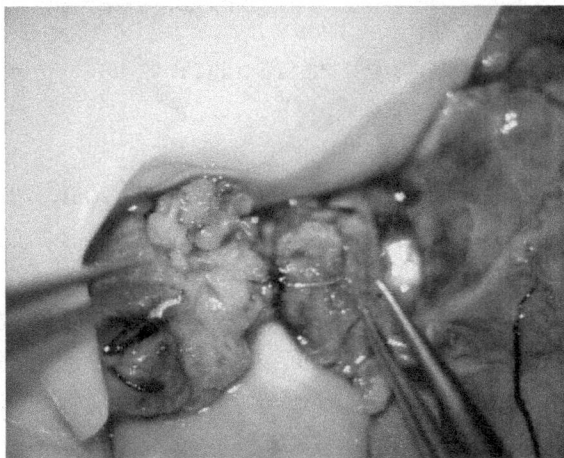

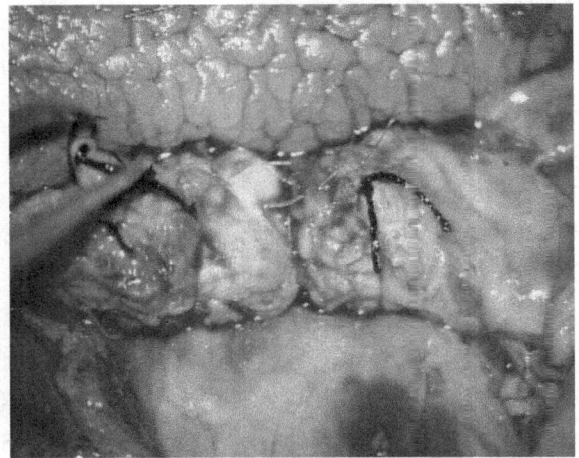

C

D

注：图 A，吻合穿针位置；图 B，缝合黏膜层时出针点在黏膜和肌层中间位置或在肌层的近管腔 1/3 处；图 C，缝合黏膜层；图 D，关闭鞘膜层

图 4-13-5　精微点定位输精管吻合术

2. 双侧疝修补术　后腹股沟段输精管损伤导致的无精子症，可以采用腹腔镜辅助输精管吻合术治疗，也可以在腹股沟区探查尝试输精管吻合。

（1）概述：双侧疝修补术后腹股沟段输精管损伤导致的无精症临床并不罕见，但治疗方式仍存在较多争议，欧洲泌尿外科指南认为手术难度大，建议直接采用 ART，美国相关指南认为仅在部分输精管缺损不大张力较小的患者才可能采用外科手术治疗，近期利用腹腔镜辅助输精管吻合术具有旷置腹股沟段输精管吻合张力小、不干扰腹股沟疝修补状况、近端输精管易寻找等特点，使手术简单化，不失为一种新的治疗方式。

（2）手术方法与步骤。

1）患者取全身麻醉仰卧位，常规导尿。行阴囊纵切口探查，显露右睾丸、附睾及输精管（此处介绍的是鞘膜内游离，美国学者大多采用鞘膜外游离），见输精管明显增宽迂曲，游离输精管后于直曲交界处采用半切开显露输精管腔，见切口有乳白色液体流出，吸取后光学显微镜下观察有无完整精子，泥鳅导丝导入判断梗阻点位于腹股沟管段，也可以采用外环下切口探查。

2）分别于脐、麦氏点和反麦氏点置入 10mm、5mm、5mm 套管针以腹腔镜技术游离输精管，自内环处离断（图 4-13-6A），由近外环处置入 5mm 套管针引出腹股沟下切口（图 4-13-6B），与近端输精管在外环下无张力吻合，吻合方式见前述。

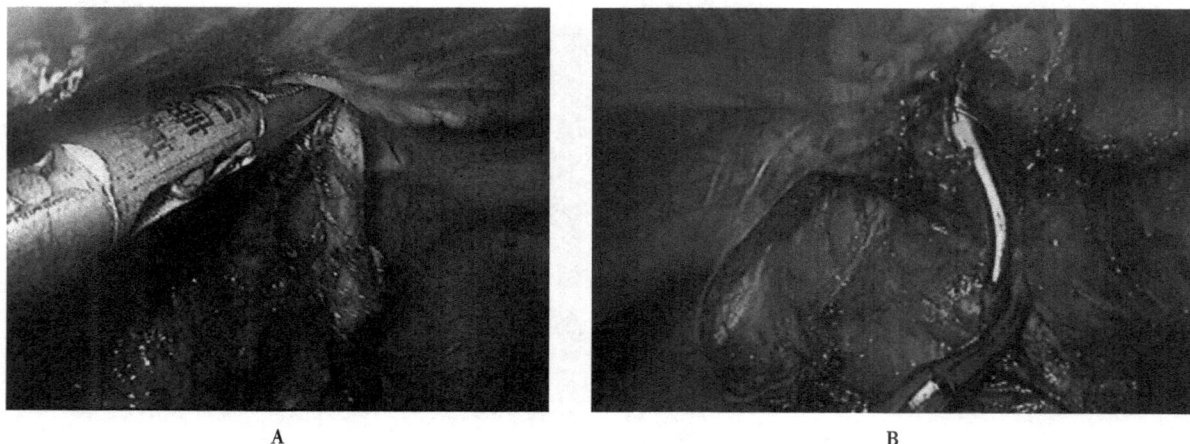

A　　　　　　　　　　　　B

注：图 A，自内环处切断输精管（推荐冷操作）；图 B，近外环处置入 5mm 套管针将输精管引出腹股沟下切口

图 4-13-6　双侧疝修补术

3. 输精管附睾吻合术　适用于生精功能良好而梗阻位于附睾的情况，也用于输精管结扎术后产生继发性附睾梗阻的患者。目前有套叠、端-端吻合及端侧吻合三种技术，其中双针套叠技术是最为广泛接受的技术。

（1）概述：男性不育患者中 10%～15% 由 OA 导致，其治疗在男性不育中具有十分重要的地位。尽管 ART 飞速发展，但考虑经济因素、生殖风险、费用效益对比研究结果、可能的伦理道德问题，多胎产风险以及对女性生理的干扰等因素，作为附睾梗阻的最有效治疗手段，输精管附睾吻合术在 OA 的治疗中具有重要价值。1978 年 Silber 首先开创性地应用显微外科技术进行输精管附睾端端吻合术。Wagenknecht 1985 年开始采用端侧吻合技术，Thomas 则将该技术加以推广。Berger 1998 年率先采用三角状三针套叠吻合法，使得附睾管直接套入输精管，提高了吻合口的密闭性。Marmar 于 2000 年在此基础上发明了横向双针套叠技术，新技术减少了手术中的显微缝合次数，新的套叠输精管附睾管吻合技术在精液质量和致孕率上与传统方法相似，而再狭窄率更低，使这项极为具有挑战性的吻合术可以简单地施行。Chan 则将横向双针套叠技术改良为纵向双针套叠技术，现被视为输精管附睾吻合的首选方法之一。目前国内学者的成功率报道约 70%，这既可能是取决于技术水平，也可能与国内患者生殖系感染史比例较高有关。

（2）术式演进与选择：在试管婴儿时代，男科医师的外科治疗在生殖领域是否正逐渐变得微不足道？答案显然是否定的。研究显示，虽然二代试管婴儿的妊娠成功率可达 30%～50%，甚至部分生殖中心在选择性患者中达到了更高的成功率，但由于较高的流产率等因素，婴儿抱回家率（take home baby rate）为 30%；而在高水平的男科中心，输精管附睾管显微重建技术即输精管附睾吻合术后配偶自然妊娠率可达 40%～50%，因此，尽管 ART 飞速发展，但考虑经济因素、生殖风险、费用效益对比研究结果、可能的伦理道德问题，多胎产风险以及对女性生理的干扰等因素，作为附睾梗阻的最有效治疗手段，输精管附睾吻合术在 OA 的治疗中具有重要价值。显微外科技术的应用，为那些渴望尝试自然生育或者经济承受力有限的 OA 患者提供了一个切实可行的选择，同时也为男科医师治疗该类疾病提供了一种重要手段。

1978 年，Silber 首先借助手术显微镜采用显微技术尝试将输精管和单个附睾管进行端端吻合（图 4-13-7），其妊娠率成功可达 56%，被认为是显微生殖外科技术的里程碑。就可操作性而言，该技术最适合附睾远端的梗阻，因为此时附睾管的管径较大而且管壁较厚，容易操作。但是随着临床实践的深入，学者们发现端侧吻合术也存在不足之处：①需要判断附睾管的远近端，由于附睾管梗阻后的盘曲特点，术中对附睾管的远近端的判断不能一目了然；②吻合时附睾管完全塌陷，使吻合过程中的管腔辨认、控制和密封性的保证变得十分困难；③较明显的出血可能使视野变得不清晰从而影响操作，而过多的电凝止血有可能导致组织的损伤从而影响愈合以及手术效果。尽管目前该技术在临床上已经较少使用，但在输精管长度不足的情况下，采用该技术可以减少吻合张力，仍有一定应用价值。

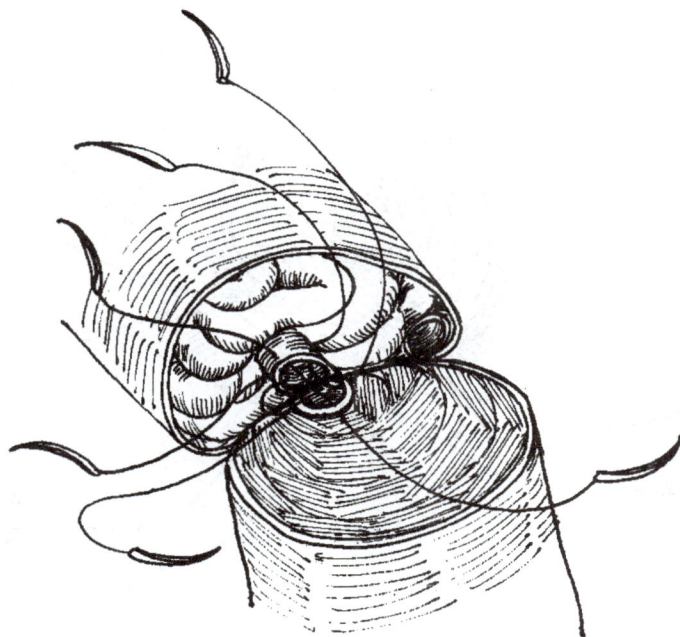

图 4-13-7　输精管和附睾管端端吻合

有鉴于上述不足，Wagenknecht 1985 年开始采用端侧吻合技术（图 4-13-8），Thomas 则将该技术加以推广并获得了66%的成功率和41%的妊娠率。该技术将输精管的端侧和附睾管的侧壁吻合，此时显然需辨别附睾管的远近端，而且由于不再横断附睾管，出血也大为减少，和端端吻合相比，具有一定优势，但由于在缝合前已经切开附睾管，吻合时附睾管壁完全塌陷，依然没有降低缝合的难度。

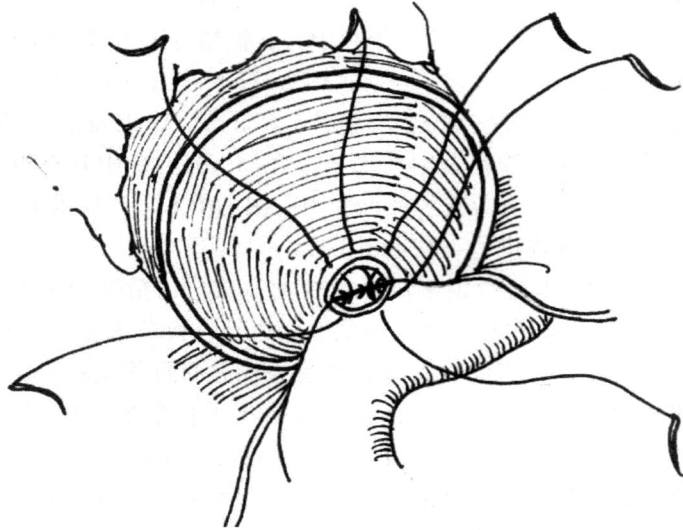

图 4-13-8 输精管与附睾管端侧吻合术

Berger 1998 年率先采用三角状三针套叠吻合法（图 4-13-9），小样本成功率达到 92%。简单

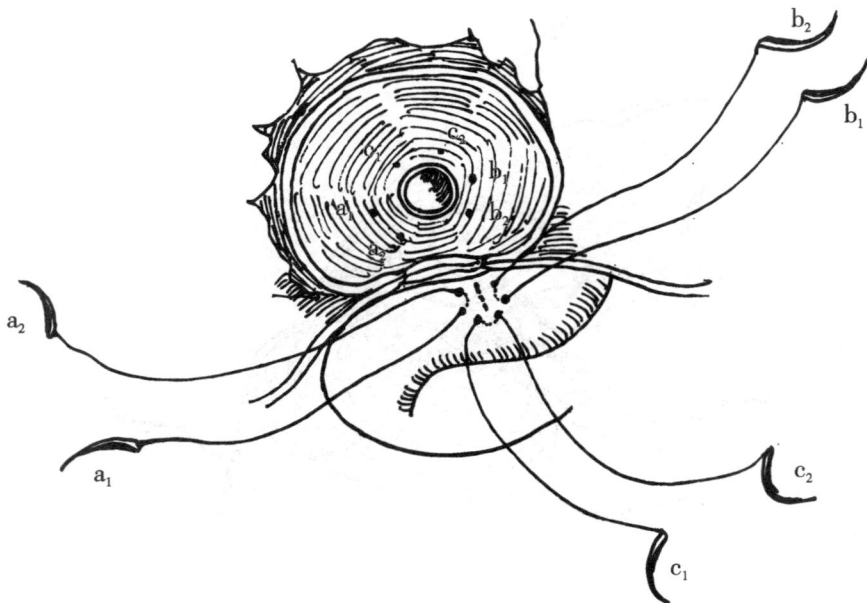

注：a_1、a_2、b_1、b_2、c_1、c_2 代表了标记笔标记的穿针位置，分别为 9、7、3、5、11、1 点钟位点

图 4-13-9 三角状三针套叠吻合法

言之，该技术就是预先在附睾管上按倒"V"形置放 3 个双针缝线，在输精管端侧的相应位点采用内进外出的方式完成缝合，然后打结将附睾管拖入输精管腔，使得附睾管直接套叠进入输精管而不是缝合后打结使其管壁之间对拢，优势在于由于在缝合完成前并不切开管壁，缝针穿过仅仅使附睾管壁部分塌陷，使缝合更加精确和密闭，减小了吻合口狭窄的风险并能有效防止渗漏，在简化手术的基础上又提高了成功率，是值得推广的技术之一。但三角状三针套叠吻合法需要缝合 3针，术野同时存有 6 个缝合针而且缝线较长，操作相对烦琐，在切开附睾管时较易误剖缝合线，因此尚有待改进。该研究没有报道妊娠率，似为不足。康奈尔医学院 Goldstein 和 Li 以及他们的研究小组采用该方法在动物模型上取得了 91.7% 的再通率，而同时传统端侧吻合的再通率仅 54.2%，康奈尔团队的贡献之一在于当缝针尖端穿过附睾管后将显微针留置而不是穿出附睾管，直至完成三针缝合才切开附睾管，在这种情况下附睾液完全没有外溢，附睾饱满，利于精确判定置针位置而且几乎不可能出现贯穿附睾管后壁的情况。

2000 年，Marmar 在三角状三针套叠吻合法的基础上发明了横向双针套叠技术（图 4-13-10），新技术减少了手术中的显微缝合次数，使这项极具挑战性的吻合术可以相对简单地施行，而且Marmar 引入了以显微持针器同时夹持两个显微缝合针使缝针同时穿过附睾管的理念，使附睾管饱满，进针十分准确。新的套叠输精管附睾吻合技术在成功率和致孕率方面与传统方法相似但更易操作和推广。Marmar 的技术也有待改进，其一是同时夹持双针缝合，就临床操作而言这显然难度很大，除非专门针对性训练，否则很难推广；另一方面，该技术是将双针直接穿出附睾管，显然后续的附睾液部分泄漏会增加切开附睾管的难度，如果采用康奈尔的预置针技术，则该技术显然更加简单易行。

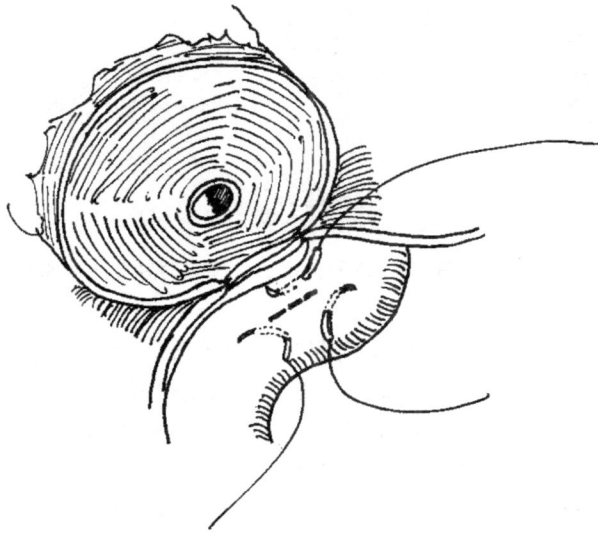

图 4-13-10　横向双针套叠技术

Chan 通过动物实验，发现纵向双针套叠技术在疗效上与传统的手术方式相同，但精子肉芽肿发生率更低。因此他认为纵向技术优于横向技术。其实验改良之一在于在缝针穿过附睾管时将其留置而不是穿出附睾管，直至完成两针缝合，显微刀在缝针之间纵向切开附睾管后再将缝针完全穿出附睾管，从而降低了操作难度，提高了进针的准确性，同时，输精管端预先标记缝合点的技术也使吻合更加精确。然而，纵向双针套叠技术在临床实践中并没有完全重复动物实验的结果，其先进性仍待大样本人体研究证实。现仅就套叠吻合技术的术式综述如下。

（3）手术方式和注意事项

1）三角状三针套叠吻合法：Berger1998 率先采用的三角状三针套叠吻合法，使得附睾管直接套叠进入输精管，提高了吻合口的密闭性，能有效防止渗漏，而且无须辨认附睾管的远近端，提高了成功率。但三角状三针套叠吻合法需要缝合 3 针，术野同时存有 6 个缝合针而且缝线较长，操作烦琐而且在切开附睾管时容易误割缝合线，目前尚未见国内学者采用此方法的报道。

患者采用腰硬联合麻醉，常规导尿。行阴囊纵切口探查术，显露睾丸、附睾及输精管，游离输精管后于直曲交界处采用半切开显露输精管腔，24G 套管针鞘连接注射器，向远睾段输精管内注入稀释亚甲蓝溶液，等待 2~3 分钟导尿管引流尿液颜色呈蓝色，提示远侧输精管无梗阻。往往于梗阻近睾端隐约可见附睾浆膜下扩张的附睾管，最靠近梗阻处的附睾管内有时呈黄色，宜在其近端寻找乳白色充盈的附睾管为拟行吻合处。将手术显微镜移入视野，根据需要调节放大倍率（10~25 倍），以显微剪在附睾浆膜剪开一小椭圆形口，并钝性分离，使附睾管膨出，初步判断为符合要求之附睾管后。切断输精管，结扎近睾端，将远睾端输精管仔细游离至无张力，牵至拟定吻合处，以 9-0 尼龙线将输精管端面的侧后外膜与附睾浆膜间断缝合 4 针（图 4-13-11）。

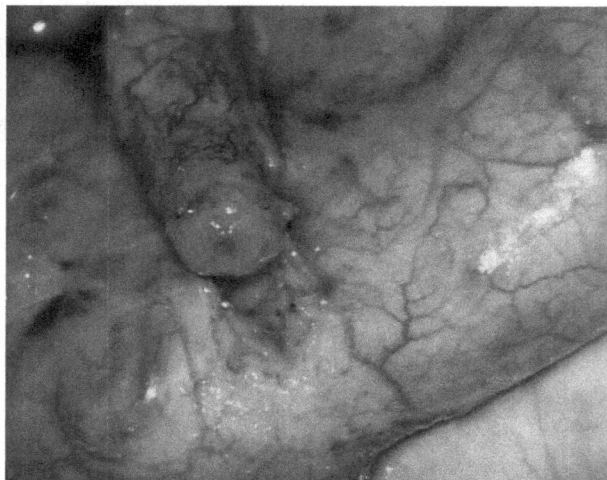

图 4-13-11　将输精管端面的侧后外膜与附睾浆膜间断缝合

以 10-0 双针尼龙线沿附睾管两侧斜横于附睾管方向缝合 2 针，两针呈现"V"形，指向六点，在"V"的顶端平行于附睾管长轴的方向缝合 1 针，在输精管端面以标记笔于 7、9、11、1、3、5 点钟处分别标记，将缝线自输精管腔以内进外出的方式由输精管壁肌层的标记点处穿出，以眼科显微刀在两缝线之间横行切开附睾管，如查见完整精子，则将缝合线打结，将附睾管套叠式拖入输精管，以 9-0 尼龙线将输精管端面的前、侧外膜与附睾浆膜间断缝合 4 针。如未见到完整精子，可能附睾还存在近睾端的其他部位梗阻，则继续向上同法探查（图 4-13-9）。

2）横向双针套叠技术：Marmar 在三角状三针套叠吻合法的基础上发明了横向双针套叠技术（图 4-13-12），新技术减少了手术中的显微缝合次数，使这项极具挑战性的吻合术可以相对简单地施行。新的套叠输精管附睾吻合技术在成功率和致孕率方面与传统方法相似但更易操作和推广。

技术要点为：以 10-0 双针尼龙线沿附睾管两侧横行缝合 2 针，两针间距大约 0.5mm 以供足够的切开空间。在第一针缝入后并不即刻穿出附睾管，以防附睾液外溢导致管壁塌陷影响第二针的缝入，两针准确置入后以眼科显微刀在两缝线之间横行切开附睾管一般即有附睾液流出，涂片于高倍镜下寻找精子，如见到完整精子，即于大约 10、2、4、6 点处将缝线自输精管腔由内至外缝

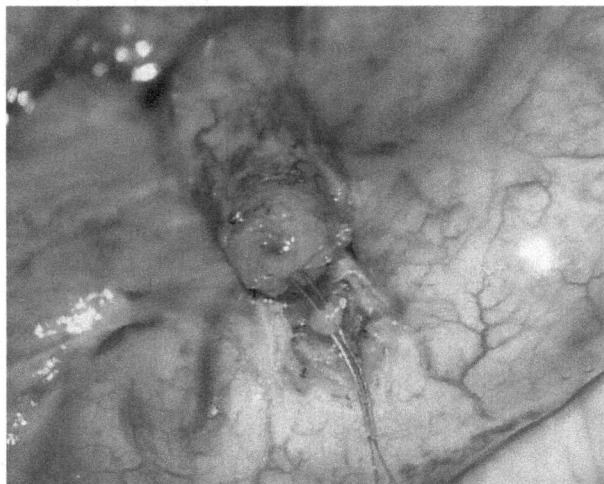

图 4-13-12　横向双针套叠技术

合，从输精管壁肌层处穿出，将缝合线打结，将附睾管套叠式拖入输精管。

　　3）纵向双针套叠技术：Chan 认为，由于附睾管管径较小，横向切开附睾管时，如果切口小于管径的 1/2 则附睾管开口较小，影响吻合效果，如果大于管径的 1/2 则附睾管后支撑作用减弱，因此将其改良为纵向双针套叠技术并进行输精管附睾吻合的对比研究，结果显示，最新的纵向套叠技术在疗效上与传统的手术方式相同，但精子肉芽肿发生率更低。因此他认为纵向技术优于横向技术。

　　要点为：以 10-0 双针尼龙线沿附睾管长轴平行方向缝合 2 针。在第一针缝入后并不即刻穿出附睾管，以防附睾液外溢导致管壁塌陷影响第二针的缝入，两针准确置入后以眼科显微刀在两缝线之间横行切开附睾管，涂片于高倍镜下寻找精子，如见到完整精子，即于大约 10、2、4、6 点处将缝线自输精管腔由内至外缝合，从输精管壁肌层处穿出，将缝合线打结，将附睾管套叠式拖入输精管（图 4-13-13）。

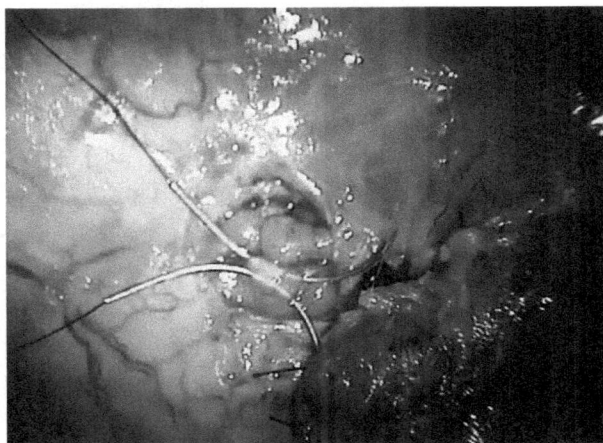

图 4-13-13　纵向双针套叠技术

　　4）单针输精管附睾吻合术：由于技术和经济的限制，部分国家和地区很难获得显微双针，因此李石华等引入了单针输精管附睾吻合术，该技术的基本原理和纵向双针套叠技术类似，区别在于由于是单针吻合需要在输精管黏膜和肌层以"外进内出"的方式预先缝合，然后将针由远及近纵向穿过附睾管，再以"内进外出"的方式缝合在输精管上，同法准备对侧的类似处理。康奈尔团队以该法在动物实验中取得了和双针技术接近的疗效，国内学者涂响安和李铮率先在人体采用了该技术（图4-13-14）。

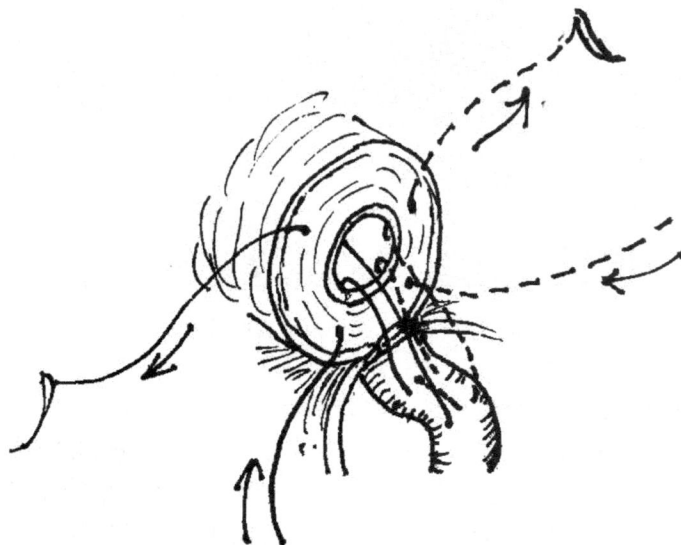

图4-13-14　单针输精管附睾吻合术

5）"开窗"式横向两针输精管附睾套叠吻合术治疗梗阻性无精子症：由国内学者江洪涛首先提出，双侧吻合手术成功率91.3%（21/23），要点为在附睾小管上预先开一"窗口"而不是现流行的先缝针后切开附睾管，再以9-0双针无损伤线在附睾小管开窗边缘横缝两针，将针以内进外出方式全层贯穿输精管壁使附睾管套叠入输精管（图4-13-15）。由于样本量较小，仍需大样本研

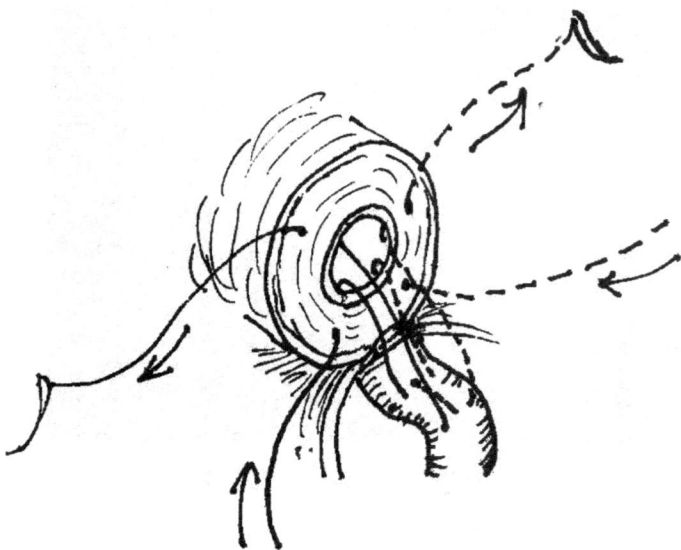

图4-13-15　"开窗"式横向两针输精管附睾套叠吻合术

究进一步观察疗效。

对于技术选择而言，国际趋势是套叠技术逐渐取代了吻合技术。对于双针套叠，究竟是横向还是纵向技术，根据术者经验和擅长都是可以采用的。

理想的随访是让患者分别于手术后1、3、6、9、12个月复查精液常规，检查有无精子及精液的质量，同时注意患者的配偶有否妊娠。在判断成功率方面，随访至少超过6个月，在判断受孕率方面，随访至少超过12个月。

（4）成功率保证的要素

1）显微外科手术的基本原则是将健康的组织进行重新吻合，成功的要点包括术后组织保持良好的血运，健康的黏膜和肌层、吻合口不存在任何张力，而且黏膜组织要进行精确地吻合。

2）尽量采用双极电凝而不是单极电凝，减少组织损伤。

3）对患者的术前评估：尽量选取附睾触诊较为饱满、超声证实附睾管明显扩张的病例。

4）术前的输精管造影确实可以导致继发性梗阻，因此推荐在术中检测输精管远端的通畅性；由于阳性结果并不能绝对明确是否可以采用显微重建技术以及再次手术的粘连性等因素，综合考虑性激素检测和查体特点、超声结果等，术前睾丸活检并非绝对需要，尤其有令性伴侣妊娠史者，但需要将预期结果以及可能性向患者充分说明。术前附睾的外院穿刺也是令人沮丧的情况，但这些情况对成功率的影响尚待进一步评估。

4. 显微睾丸取精技术

（1）概述：Silber首先发现NOA患者睾丸内灶性生精的可能性，奠定了显微睾丸取精术（microdissection testicular sperm extraction，micro-TESE）用于单精子卵胞质内注射（intracytoplasmic sperm injection，ICSI）的理论基础并取得满意效果。目前Micro-TESE被认为是NOA患者的最佳取精方式，总体成功率约50%，其中约50%的患者配偶可以通过ICSI成功妊娠。国内学者姜辉、李铮等团队的初步探索也取得满意效果。一般建议术前进行2~3次符合WHO要求的离心寻找精子以排除隐匿性无精子症，在尝试显微取精前，可以先采用多点穿刺技术观察能否发现精子。术前知情同意谈话必须强调寻找精子失败、取精后雄激素下降的可能。

（2）手术方法与步骤：①采用硬膜外麻醉或者全身麻醉。患者取仰卧位，常规消毒铺巾。②阴囊纵切口或者横切口，逐层切开，打开鞘膜腔，显露睾丸。③手术显微镜引入术野，调至放大10倍，可以根据术中情况调整。④15°眼科显微刀选择无血管区横向切开睾丸白膜，以显微持针器分离曲细精管寻找灶性存在的具有生精功能的小管。如果发现符合要求的精管，则以显微剪刀剪取组织置入培养液中剪碎并离心查找。目前是横向切开白膜最流行的术式，Silber则喜欢采用睾丸白膜纵切口探查。⑤精子可以冷冻或者直接用以实施ICSI。

5. 显微精索静脉结扎治疗部分NOA 参见精索静脉曲张章节。

（四）辅助生殖技术

ART指采用非性交的方式，通过临床医师与实验室技术人员的联合操作模拟生殖过程，治疗不孕不育的技术。包括人类精子库与超低温冷冻保存、人工授精和体外授精-胚胎移植（IVF-ET）及其衍生的ICSI及植入前产前诊断（PGD）。需要注意的是，ART虽可以使许多不孕不育的夫妇获得子代，但其过程烦琐，价格昂贵，具有相当的遗传风险，并且在伦理上有一定争议。对于无精子症患者，究竟是采用药物、生殖道重建还是ART，应在综合考虑配偶年龄、生育能力、成功率、患者意愿及经济状况而定。

参考文献

［1］黄翼然. 男性不育诊断治疗指南//王晓峰，朱积川，邓春华.2013 版中国男科疾病诊断治疗指南.北京：人民卫生出版社，2013：1-55.

［2］Silber SJ. Microscopic vasoepididymostomy：Specific microanastomosis to the epididymal tubule. Fertil Steril, 1978, 30（5）：565-571.

［3］Berger RE. Triangulation end-to-side vasoepididymostomy. J Urol, 1998, 159（6）：1951-1953.

［4］Marmar JL. Modified vasoepididymostomy with simultaneous double needle placement, tubulotomy and tubular invagination. J Urol, 2000, 163（2）：483-486.

［5］Chan PT, Li PS, Goldstein M. Microsurgical intussusception vasoepididymostomy：a prospective randomized study of 3 intussusception techniques in rats. J Urol, 2003, 169（5）：1924-1929.

［6］Peng J, Yuan Y, Zhang Z, et al. Patency rates of microsurgical vasoepididymostomy for patients with idiopathic obstructive azoospermia：a prospective analysis of factors associated with patency-single-center experience. Urology, 2012, 79（1）：119-122.

［7］Zhao L, Deng CH, Sun XZ, et al. A modified single-armed technique for microsurgical vasoepididymostomy. Asian J Androl, 2013, 15（1）：79-82.

［8］Zhang H, Huang WT, Ruan XX, et al. Microsurgical transverse 2-suture intussusception vasoepididymostomy：effectiveness and rationality. Chin Med J（Engl）, 2013, 126（24）：4670-4673.

［9］Jiang HT, Yuan Q, Liu Y, et al. Multiple advanced surgical techniques to treat acquired seminal duct obstruction. Asian J Androl, 2014, 16（6）：912-916.

［10］Chen XF, Wang HX, Liu YD, et al. Clinical features and therapeutic strategies of obstructive azoospermia in patients treated by bilateral inguinal hernia repair in childhood. Asian J Androl, 2014, 16（5）：745-748.

［11］Dabaja AA, Schlegel PN. Microdissection testicular sperm extraction：an update. Asian J Androl, 2013, 15（1）：35-39.

［12］赵连明，姜辉，黄锦，等. 非嵌合型克氏综合征患者显微取精成功 3 例报告.北京大学学报（医学版），2012, 44（4）：547-550.

精索静脉曲张

第14章

翁 迈

武警北京总队第二医院

一、病因

精索静脉曲张指精索静脉回流受阻、瓣膜失效、血液反流而引起血液淤滞，导致蔓状静脉丛扩张、伸长、弯曲。多数学者认为，精索静脉曲张可以影响精子的发生和精液质量造成不育，手术治疗后部分患者能恢复生育能力。本病是一种血管性疾病，以精索内蔓状静脉丛的不同程度扩张和迂曲为特点。按病因可分为原发性及继发性精索静脉曲张两种。原发性精索静脉曲张可能由血管内压力增高，精索内静脉周围的结缔组织薄弱及静脉瓣膜功能障碍、关闭不全，精索静脉管壁组织结构异常，精索静脉解剖变异，提睾肌发育不全等解剖学因素或发育不良引起。左侧精索静脉行程长并呈直角汇入左肾静脉、肠系膜上动脉和主动脉压迫左肾静脉，影响左精索内静脉回流，即为"胡桃夹"现象（NCS）。而继发性精索静脉曲张的病因可能有：腹腔内或腹膜后肿瘤、肾积水、异位血管压迫上行的精索静脉等。

二、临床表现

原发性精索静脉曲张的部分患者可站立时阴囊胀大，有沉重及坠胀感，可向下腹部、腹股沟或腰部放射，行走及劳动时加重，平卧休息后减轻。静脉曲张程度与症状可不一致，有时有神经衰弱症状或性功能紊乱的症状。引起症状性精索静脉曲张的原发病症状，如腹痛、贫血、血尿、盆腔肿块等。

三、诊断

精索静脉曲张通过体格检查、超声基本上可以确诊，但其与阴囊不适、疼痛、生育、雄激素之间的关系存在不确定性。必要时需完善实验室检查。目前应用较多的较准确的诊断方法是彩色多普勒超声检查，彩色多普勒超声检查对精索静脉曲张的诊断具有重要价值，可以同时检查睾丸、附睾。运用阴囊超声可以在不育患者中发现更多的亚临床型精索静脉曲张患者。临床型精索静脉曲张，平静呼吸下精索静脉丛中至少检测到3支以上的精索静脉，其中1支血管内径>2.0mm或增加腹压时静脉内径明显增大，或做Valsalva试验后静脉血液明显反流；亚临床型精索静脉曲张，精索静脉内径≥1.8mm，平静呼吸不出现血液反流，Valsalva试验出现反流。

其他实验室检查：①尿常规检查，一些年轻患者精索静脉曲张很严重，可能是由"胡桃夹综合征"引起的，这是一种肾血管受到挤压导致的疾病，需要做尿常规检查除外镜下血尿，评估肾脏损伤情况。②精液分析，可以用来评估睾丸生精功能，有的患者可见精子数目减少、精子活动度降低、形态不成熟及尖头精子数目增多。如行睾丸活组织检查，则可见生精细胞发育不良。③性激素可以用来观察评估睾丸功能情况：性激素检查要求患者空腹，上午 8~12 点抽血检查。④精索内静脉造影，用 Seldinger 法经股静脉插管至精索内静脉，注入造影剂，观察造影剂逆流的程度。造影剂在精索静脉内逆流长度达 5cm 时为轻度；逆流到 L_{1-5} 水平者为中度；逆流至阴囊内者为重度。

四、精索静脉曲张合并不育症的发病机制

精索静脉曲张合并男性不育者较多。精索静脉曲张使睾丸发生病理改变，影响精子发生，造成精子活动力下降，精子细胞形态上不成熟和尖头精子的数量增多。迄今尚无可靠的证据阐明造成不育的机制，但认为与下列因素有关。

1. 曲张静脉内血液滞留，造成睾丸局部温度增高，影响精子发生。

2. 血液滞留影响睾丸的血液循环，睾丸微循环障碍：睾丸小动脉、微动脉收缩，影响睾丸血供，会妨碍生精小管正常物质交换，促使生精上皮破坏，而影响精子发生。

3. 血管活性物质毒性作用：左侧精索内静脉血液的逆流，将肾上腺和肾脏分泌的代谢产物，如类固醇、儿茶酚胺、5-羟色胺等带到睾丸，固醇类可抑制精子发生，儿茶酚胺可使睾丸慢性中毒，产生的毒性作用引起睾丸中毒和损伤，影响生精过程并杀伤精子。5-羟色胺可引起血管收缩，引起不成熟精子过早脱落，引起男性不育。最终使睾丸的生长停滞并开始萎缩，精子质量全面下降。

4. 上述因素也能影响睾丸间质的内分泌功能，干扰精子发生。

5. 左侧精索静脉曲张也会影响右侧睾丸功能，两侧睾丸静脉血管有丰富的吻合，左侧血液中的毒素可以到右侧而影响右睾丸的精子发生。

6. 此外还有以下学说：①睾丸激素分泌紊乱，睾酮分泌下降引起间质细胞的损害，影响下丘脑-垂体-性腺轴功能；②自身免疫作用学说，睾丸附睾的免疫屏障损害，抗精子抗体（AsAb）水平增高，AsAb 阳性率与精索静脉曲张的严重程度密切相关，睾丸损害程度越重，局部免疫反应越重；③凋亡异常增加学说，在精索静脉曲张患者的精液中，可以看到很多圆形细胞，多数属于未成熟的精原细胞。正常凋亡有 25%~75%。生精细胞（初级精母细胞和圆形精子细胞对热最敏感）凋亡增加导致生殖力下降或不育。

精索静脉曲张致男性不育应该是多种因素共同作用的结果，各种因素间相辅相成、相互联系，联合作用于机体，最终导致精子形态异常及功能障碍。单独某一因素的影响不能完全解释精索静脉曲张导致男性不育患者睾丸中的各种病理变化。睾丸的精子生产能力下降，也会影响到患者的精液质量。因此精索静脉曲张很可能影响生育能力，导致不育。

精索静脉曲张对睾丸的伤害是非常缓慢的，如果不予以治疗，也可能很多年都相安无事，也有可能经过十年、二十年的时间，患者睾丸受精索静脉曲张压迫，出现睾丸萎缩。此外，无精子症不会由精索静脉曲张导致。无精子症分为梗阻性无精子与非梗阻性无精子等，梗阻性无精子是由于输精管梗阻造成的，与精索静脉曲张没有关系，这类患者的精子多数情况下也是正常的；非梗阻性无精子症可能由多种因素造成，精索静脉曲张不是主要原因，但会使无精子症的病情进一步加重。

五、治疗

手术治疗是精索静脉曲张主要的治疗方法，可以达到理想的治疗效果。如果患者症状较轻，或者不愿做手术，也可以服药治疗，如马栗提取物（迈之灵）、地奥司明等，需要强调的是，服药只能起到缓解症状的作用，并不能治愈或者逆转静脉曲张。通过用药，不仅可以改善静脉曲张的坠胀、疼痛症状，同时药物中的成分也可以减少血管炎性反应造成的静脉渗出，因此手术前后配合一些抗静脉曲张的药物治疗，可以提高手术效果，减少并发症。手术治疗前首先应排除肾肿瘤、肾积水、腹膜后肿瘤、异位血管等继发性因素。术前检查评估应当包括标准规范的精液分析（禁欲时间、活率、活力、畸形程度等），正确的超声检查（睾丸大小、质地、曲张血管内径、反流程度等）。目前手术是精索静脉曲张唯一有效的治疗方法，可以消除疾病带来的局部坠胀和疼痛不适，改善精液质量，提高生育概率。在实际工作中，手术治疗的主要适应证包括：精索静脉曲张引起患侧的明显坠胀、疼痛不适，干扰患者工作、生活；精索静脉曲张造成睾丸生精功能障碍，精液质量进行性下降，并影响了男性生育；精索静脉曲张的患侧睾丸与对侧睾丸相比明显变小、质地变软。常用的手术方法包括开放式手术高位结扎精索静脉、腹腔镜手术高位结扎精索静脉、显微镜下结扎精索血管。

还要提到的一点是，精索静脉曲张会使部分患者感到阴囊坠胀、疼痛，85%的患者可以通过手术解决，而其他15%的患者术后疼痛缓解并不明显。因此，精索静脉曲张手术主要目的在于保护睾丸的功能，不会单纯为了缓解疼痛而手术。

手术是对睾丸功能的一种保护，避免睾丸功能继续下降，多数患者在睾丸功能恢复后，精液质量自然有所提高。但仍有一部分患者手术后精液质量并未改善。他们可能存在一些其他系统性疾病，如内分泌疾病等，生精功能较差，手术后也不能得到明显改善。医师会在手术前和不育患者做好充分沟通，如果术后精液质量提升，说明不育是由精索静脉曲张引起的；如果精液质量没有改变，还需要再寻找其他的原因，并不是说，手术一定能让精液质量有明显提高。

由于许多精索静脉曲张者也可以正常生育，因此患有精索静脉曲张并不一定都会影响到生育。精索静脉曲张者能否生育的关键是在于疾病对睾丸的损害程度，可以通过简单的睾丸检查和精液分析来判断。对于不生育合并精索静脉曲张者，如果精液检查结果正常，可以暂时不考虑手术治疗，只要精液质量没有明显变化，可以一直观察下去，并注意寻找其他的不育因素。对于那些患有精索静脉曲张且有精液质量异常者的男性不育患者，精索静脉曲张也未必就是不育的唯一原因，手术治疗精索静脉曲张是解决了其中一个主要因素。总之，在手术后1~2年内，患者精液常规检查的改善情况可以达到50%~70%，能使配偶自然怀孕的占30%~40%。部分经过手术治疗的精索静脉曲张者，在若干年以后，仍然没有子女，其可能原因是：手术时机选择过晚，由于精索静脉曲张属于一种进行性加重的疾病，可造成睾丸难以恢复的损害；同时存在其他影响生育的因素没有去除；精索静脉曲张术后仍然有10%~30%的不育患者的精液质量不见明显改善。一般精索静脉曲张手术后精液改善率为60%~70%，怀孕率为30%~40%。多数患者术后半年到1年精液质量有所改善，但也有许多需要1~2年的时间恢复。这期间，应该每3~6个月定期进行精液常规检查，及时调整治疗方案，可以配合药物治疗，以便获得最佳的疗效。手术后睾丸功能的恢复和精液质量的改善是个缓慢的过程。对于那些选择手术治疗精索静脉曲张几乎没有恢复自然生育的可能，尤其是一些年龄偏大而需要尽快解决生育问题的患者，选择实验室技术解决生育问题也是一个选择。尤其是对配偶生育能力的评价，视双方的年龄情况，可以考虑通过试管婴儿技术来怀孕。

六、显微镜下精索静脉结扎术较其他手术方式的优势

精索静脉曲张手术治疗方式主要包括腹膜后精索静脉高位结扎术、腹腔镜下精索静脉高位结扎术以及显微镜下精索静脉结扎术。目前，国内各医院手术水平和医疗设备条件不同，采用手术方式也不同。精索内包含血管（精索内动脉及精索内静脉）和淋巴管，精索静脉曲张手术需结扎所有精索静脉，同时要保护好精索内动脉和淋巴管。由于精索的解剖特点和手术方式及部位不同，目前常用的三种手术方式有着不同的手术效果和术后并发症发生率。术后并发症主要包括复发、鞘膜积液、睾丸动脉损伤致睾丸萎缩。在手术效果和并发症方面，显微镜下精索静脉结扎术较其他手术方法有着无法比拟的优势。显微镜下精索静脉曲张手术是在医学手术显微镜下完成的，手术通常放大 10 倍，清晰完整的保留睾丸动脉（直径 1mm）、淋巴管，彻底结扎睾丸周围的不健康血管（精索内外、睾丸引带、系膜穿支等），在欧美发达国家已经得到广泛应用，是治疗精索静脉曲张手术方案的"金标准"。主要优势是复发率低、远期并发症（阴囊鞘膜积液、睾丸萎缩）极少，术后患者恢复快（术后 4~6 小时恢复正常饮食，隔夜就出院），切口更隐蔽（阴囊上方，体毛区域内）。由此可见，多种精索静脉曲张手术途径和方式中，利用显微镜进行的精细手术是最有效、术后并发症发生率最低的手术方式。精索静脉曲张手术以后，需要注意早期避免剧烈运动，建议穿紧身透气，有弹性的内裤托护阴囊。考虑到人类精子生长的规律，一般在术后 3 个月复查精液常规。

第五篇

前列腺及精囊疾病

李和程
西安交通大学第二附属医院

前列腺炎

第15章

前列腺炎（prostatitis）是一种以会阴、骨盆、耻骨上区、外生殖器疼痛及程度不等的下尿路症状为特征性表现的临床综合征，部分患者还可表现有程度不等的性功能障碍和和社会心理症状。前列腺炎病程多变，极少数为急性，多数为慢性。小部分（5%~8%）与细菌感染有关（有明确的细菌感染证据），大部分病因尚无定论，甚至与前列腺本身无关。

美国国立卫生研究院（NIH）组建的国际前列腺炎协作网于1995年提出了新的前列腺炎综合征定义和分类系统，具体如下。

Ⅰ型：急性细菌性前列腺炎（acute bacterial prostatitis，ABP）指前列腺的急性感染。

Ⅱ型：慢性细菌性前列腺炎（chronic bacterial prostatitis，CBP）指前列腺慢性或复发性感染。

Ⅲ型：慢性前列腺炎/慢性盆腔痛综合征（chronic prostatitis/chronic pelvic pain syndrome，CP/CPPS）指没有可证实的感染存在。

ⅢA型：炎性CPPS指精液、前列腺液（EPS）或前列腺按摩后尿液（VB_3）白细胞数量升高。

ⅢB型：非炎性CPPS指精液、EPS或VB_3白细胞在正常范围。

Ⅳ型：无症状性前列腺炎（asymptomatic inflammatory prostatitis，AIP）指没有主观症状，在其他疾病的诊断过程中通过前列腺活检或发现前列腺液/精液中有白细胞存在而诊断。

目前这一分类定义系统已被国际学术界广泛认可并建议作为前列腺炎诊治和研究的基本框架。其中Ⅰ型和Ⅱ型前列腺炎是定位于前列腺的细菌感染性疾病，病因、病理、临床表现及转归明确。Ⅲ型前列腺炎的发病机制、病理生理学改变还不十分清楚。NIH分类中增加了Ⅳ型前列腺炎，有助于男性不育、血清前列腺特异抗原（PSA）升高患者的鉴别诊断。

前列腺炎是成年男性的常见病，有资料显示，35%~50%的男性在一生中的某个时期会受到前列腺炎的影响。前列腺炎患者占泌尿外科门诊患者的8%~25%。一篇包含来自美国（2项）、加拿大、新加坡和马来西亚5项研究的系统文献回顾中，前列腺炎症状的人群患病率达8.2%（2.2%~9.7%）。在中国，15~60岁男性前列腺炎样症状的患病率为8.4%。患前列腺炎的风险随着年龄的增加而增加，50~59岁男性的风险为20~39岁的3.1倍。

第一节　急性前列腺炎

急性前列腺炎，指急性细菌性前列腺炎（Ⅰ型），是由革兰阴性杆菌（以大肠埃希菌最常见）、肠球菌和金黄色葡萄球菌等经血行或经尿道逆行感染引起的前列腺和下尿路的急性炎症，是一种严重的全身性疾病。

一、临床表现

（一）症状

1. 下尿路症状　下尿路症状包括尿频、尿急、尿痛和排尿困难，有时可出现急性尿潴留。

2. 骨盆区域疼痛症状　骨盆区域疼痛症状有腰骶部、会阴部、阴茎疼痛，甚至直肠疼痛等。

3. 菌血症症状　菌血症症状有寒战、发热，有时也可出现肌肉、关节痛。

（二）体征

1. 前列腺局部体征　直肠指诊发现前列腺表面光滑，肿胀、张力增加，触痛明显，脓肿形成者可触及波动感。患急性细菌性前列腺炎时不宜行前列腺按摩。前列腺按摩时疼痛剧烈，可促进菌血症发生。另外病原菌大多可从尿液中分离出来，行前列腺液检查几乎没有价值。

2. 菌血症体征　菌血症体征有体温升高及心动过速。

二、诊断

（一）病史及临床表现

一般呈急性起病，与普通尿路感染症状类似，但多无肾区症状和体征，当出现较明显骨盆区域疼痛及前列腺肿胀、触痛或波动感时应考虑急性前列腺炎。

（二）实验室检查

1. 中段尿（VB$_2$）分析、培养及药敏试验　尿中可见活动的细菌和白细胞，细菌培养可发现病原菌。

2. 血常规、培养及药敏试验　血中白细胞计数升高，细菌培养可能有阳性发现。

（三）影像学检查

1. 超声　经腹超声可检查肾脏、输尿管、膀胱及前列腺有无异常，同时还可行残余尿量测定，了解有无尿潴留。经直肠超声可发现前列腺脓肿或其他病变。根据病情需要，超声检查可重复进行。

2. CT 或 MRI　一般不推荐，当考虑需要与其他疾病鉴别时可行 CT 或 MRI 检查。

三、治疗

急性前列腺炎一旦得到临床诊断应尽早静脉使用广谱抗菌药治疗，如广谱青霉素、三代头孢菌素、氨基糖苷类或氟喹诺酮等。治疗前应留取血、尿标本进行细菌培养，待培养结果回报后再选用敏感抗菌药。患者的发热等症状改善后，推荐使用口服药物（如喹诺酮类药物）治疗，总疗程至少 4 周。症状较轻的患者也应使用抗菌药 2~4 周。伴尿潴留者可采用耻骨上膀胱穿刺造瘘引流尿液，也可采用细导尿管导尿，但留置尿管时间不宜超过 12 小时。伴前列腺脓肿形成者可采用经直肠超声引导下经直肠或经会阴穿刺引流，也可考虑行经尿道前列腺脓肿切开引流。

第二节 慢性前列腺炎

慢性前列腺炎包括慢性细菌性前列腺炎（CBP，Ⅱ型）、慢性前列腺炎/慢性盆腔痛综合征（CP/CPPS，Ⅲ型）和无症状性前列腺炎（AIP，Ⅳ型）。慢性细菌性前列腺炎（Ⅱ型）有反复发作的下尿路感染症状，持续时间超过 3 个月，EPS/精液/VB$_3$ 中白细胞数量升高，细菌培养结果阳性，占慢性前列腺炎的 5%~8%。慢性前列腺炎/慢性盆腔痛综合征（Ⅲ型）主要表现为长期、反复的骨盆区域疼痛或不适，持续时间超过 3 个月，可伴有不同程度的下尿路症状、性功能障碍和社会心理症状，EPS/精液/VB$_3$ 细菌培养结果阴性，占慢性前列腺炎的 90% 以上。Ⅲ型前列腺炎可根据 EPS/精液/VB$_3$ 中白细胞数目是否正常区分为ⅢA 型和ⅢB 型，临床上两种亚型各占 50%。无症状性前列腺炎（Ⅳ型）患者无主观症状，一般在其他疾病的诊断过程发现，一般无须治疗。本节重点介绍Ⅱ型和Ⅲ型前列腺炎的病因、发病机制、诊断和治疗。

一、病因和发病机制

（一）慢性细菌性前列腺炎

致病因素主要为病原菌感染。病原菌主要为大肠埃希菌、克雷白杆菌、奇异变形杆菌、粪肠球菌、绿脓杆菌，其次还可能有葡萄球菌、链球菌和棒状杆菌等。感染途径以经尿道逆行感染为主，但机体抵抗力较强或（和）病原菌毒力较弱。前列腺内尿液反流、生物膜、前列腺结石等可能是病原菌持续存在和感染复发的重要原因。

（二）慢性前列腺炎/慢性盆腔痛综合征

CP/CPPS 是一种具有多种病因、不同进展途径和多样症状的异质性临床综合征，难以用单一病因或机制进行解释。CP/CPPS 好发于受一种或多种诱发因素单次、反复或持续刺激的易感人群。这些潜在的诱发因素包括感染、遗传、解剖、神经肌肉、内分泌、免疫（包括自身免疫）或心理机制，可导致外周组织自身持续的免疫炎症和（或）神经损伤，产生急性以及后来的慢性疼痛。外周及中枢神经系统的神经重塑导致感觉过敏，形成中枢性的神经疼痛状态，是 CP/CPPS 寻找不到组织损害的原因。越来越多的证据表明，CP/CPPS 中的疼痛与神经系统特别是中枢神经系统的改变有关。

二、临床表现

（一）症状

CBP 或 CP/CPPS 可不同时或同时具备以下四个方面的症状。根据病程长短和药物治疗情况，可将 CBP 和 CP/CPPS 患者区分为早期病例和晚期病例。早期病例指症状持续或反复<6 个月且抗菌药物治疗经历简单的患者，晚期病例指症状持续或反复>6 个月且对一线药物治疗抵抗的患者。

1. 疼痛症状 疼痛或不适可见于泌尿生殖区域（urogenital regions）的一个或多个部位，严重影响患者生活质量。最常见于会阴部（见于 63% 的患者），依次为睾丸、耻骨上区、阴茎（尤其是头部），还包括腰骶部、腹部、腹股沟、直肠。疼痛可发生于排尿过程中或因排尿加重，也可发生于射精时或射精后。疼痛症状还包括腹部或盆底肌痛或功能障碍、神经痛和肠道功能性症状（如肠易激综合征）。肠易激综合征可见于 22%～31% 的 CBP 或 CP/CPPS 患者，伴发时可加重这些患者的疼痛症状。

2. 下尿路症状（lower urinary tract symptoms，LUTS）　排尿期症状，如排尿踌躇、费力和尿流无力，储尿期症状，如尿急、急迫性尿失禁、尿频、夜尿症，还包括未排尿或排尿时的尿道烧灼感以及血精和反复发作的尿路感染症状（多见于 CBP）。

3. 性功能障碍　性功能障碍包括性欲减退、勃起功能障碍和射精功能障碍，可加重 CP/CPPS 对患者生活质量的影响。射精功能障碍包括早泄、射精延迟和射精时或射精后疼痛。CP/CPPS 患者自我报告的总的性功能障碍的患病率高达 46%～92%，其中完全或部分勃起功能障碍的患病率达 15%～55%。

4. 社会心理症状　社会心理症状包括焦虑、紧张、抑郁、认知/行为障碍和生活质量下降。

（二）体征

尿潴留时可于耻骨上触及充盈的膀胱。直肠指诊可发现前列腺正常、增大和（或）触痛。经体表或经直肠触诊可发现会阴及盆底肌肉紧张、收缩间期舒张障碍或触痛。

三、诊断

CBP 的确诊依据为存在尿路感染（通常反复发作）和从 EPS 和（或）VB3 中分离出可被认为是病因的病原微生物。CP/CPPS 的诊断没有"金标准"，通常依据病史、症状并排除可能引起类似症状的其他原因。

（一）推荐的评估检查项目

1. 病史与症状评估　推荐使用 NIH 慢性前列腺炎症状指数（NIH-CPSI）、国际前列腺症状评分（I-PSS）和 UPOINT 表型分类系统评估或监测 CBP 和 CP/CPPS 患者的疼痛症状、下尿路症状和生活质量。使用国际勃起功能问卷（IIEF）-5 或男性性健康目录（SHIM）评估患者的勃起功能。使用社会心理黄色旗标系统（psychosocial yellow flag system）、患者健康问卷-9（PHQ-9）和（或）广义焦虑障碍-7（GAD-7）评分量表筛查患者的社会心理症状（如焦虑或紧张等），如果发现临床相关水平的社会心理症状，应考虑将患者转诊给社会心理学专家。

2. 体格检查　除全身查体外，重点包括直肠指诊在内的泌尿生殖系统检查和局部神经肌肉系统检查。直肠指诊时应注意前列腺的大小、形态、质地、触痛，盆底肌肉的张力、舒张情况和触痛以及肛门、直肠本身的病变。

3. 尿液分析和（或）培养　尿液分析和（或）培养证实或排除尿路感染和血尿。

（二）选择性检查项目

根据不同临床情况，考虑到鉴别诊断时需依据一定指征选择下述一项或几项检查明确诊断。其中两杯法试验、尿流率和超声检查（含残余尿量测定）优先推荐。

1. 四杯法或两杯法试验　用于检出引起前列腺感染的病原菌。四杯法试验是 CBP 诊断的"金标准"，试验时分别留取初段尿（VB_1）、VB_2、EPS 和 VB_3 行显微镜检和细菌培养。两杯法试验

（VB_2 与 VB_3）的诊断灵敏度与四杯法相近。当 EPS 或 VB_3 中细菌计数超过 VB_1 和 VB_2 10 倍或 10 倍以上可诊断 CBP。

2. 尿道拭子检查　怀疑尿道炎时，可通过尿道拭子涂片染色、免疫学检测、核酸扩增试验或培养检查引起尿道感染的多种病原微生物，如各种细菌、支原体、衣原体、病毒、滴虫和真菌等。

3. 血清 PSA 测定　血清 PSA 测定用于前列腺癌高危人群的排除诊断。

4. 超声检查　超声检查包括经腹和经直肠超声检查，内容包括泌尿生殖系统和残余尿量测定，主要用于排除引起盆腔疼痛与下尿路症状的其他疾病。

5. 盆腔 CT 或 MRI　盆腔 CT 或 MRI 用于排除引起盆腔疼痛或下尿路症状的其他疾病。MRI 对于前列腺、精囊腺内部结构的显示较 CT 更具有优势。

6. 尿流率测定　前列腺炎可引起尿流率下降，但一般程度较轻，有助于发现引起排尿困难的其他疾病。

7. 尿动力学检查　尿动力学检查包括储尿期膀胱测压与压力-流率测定。前列腺炎患者尿动力学检查可以表现为逼尿肌不稳定、膀胱出口梗阻、静息状态下尿道闭合压异常升高、非尿期尿道外括约肌舒张功能障碍等。当有严重下尿路症状，尤其是排尿困难明显，或尿流率及残余尿有明显异常时，可选择尿动力学检查以明确诊断。

8. 其他检查　膀胱尿道镜检查可用于明确膀胱和尿道疾病。疑有前列腺癌时应进行前列腺穿刺活检。

（三）鉴别诊断

慢性前列腺炎诊断时需要鉴别的疾病包括：泌尿生殖系统肿瘤（如膀胱肿瘤、前列腺癌等）、前列腺脓肿或结核、尿路感染（包括膀胱炎、尿道炎和上尿路感染）、尿道狭窄、良性前列腺增生、泌尿系结石及异物、阴部神经痛、附睾-睾丸炎、精索静脉曲张以及膀胱的神经源性疾病。

四、治疗

慢性前列腺炎的治疗目的是消除可能存在的感染，改善症状，提高生活质量和促进相关功能恢复。CBP 具有明确的细菌感染病因，治疗时应以规范使用抗菌药物为主，同时可辅以 α-受体阻滞剂或（和）植物制剂等药物缓解症状。CP/CPPS 是一种具有多种病因、不同进展途径、症状多样及对治疗反应不一的异质性临床综合征，单一治疗措施往往难以使所有患者获益，实践中可对 CP/CPPS 患者的临床表现或表型进行分类（如 UPOINT 表型分类），依据其一类或多类表型实施个性化的定向综合治疗或联合治疗。

（一）基础治疗

慢性前列腺炎与患者疾病知识缺乏及不良的饮食和生活行为相关。所有患者都应实施包括健康教育、调整饮食和生活行为在内的基础治疗，如疾病相关知识介绍，限制饮酒和辛辣刺激食物，避免憋尿、久坐和劳累，加强体育锻炼，规律性生活等。在上述治疗的基础上配合药物治疗、物理治疗和心理治疗等。

（二）药物治疗

1. α-受体阻滞剂　α-受体阻滞剂可通过拮抗膀胱颈和前列腺的 α-受体或直接作用于中枢神经系统的 $α_{1A}/α_{1D}$ 受体，可显著改善 CBP 和 CP/CPPS 患者的疼痛、排尿、生活质量及总的 NIH-CPSI

评分。尤其是当患者有明显的排尿期 LUTS，如排尿踌躇、尿流缓慢，应使用 α-受体阻滞剂。常用的 α-受体阻滞剂有坦索罗辛（tamsulosin）、多沙唑嗪（doxazosin）、阿夫唑嗪（alfuzosin）、特拉唑嗪（terazosin）和赛洛多辛（silodosin）。考虑到该类药物可导致体位性低血压的不良反应，推荐使用尿路选择性 α-受体阻滞剂，如坦索罗辛、阿夫唑嗪和赛洛多辛，作为具有排尿期 LUTS 患者的一线治疗。CBP 或 CP/CPPS 的排尿期 LUTS 或其他症状在使用 α-受体阻滞剂治疗 4~6 周仍无缓解时，应停用该类药物并考虑其他治疗。

2. 抗菌药物　抗菌药物治疗，如环丙沙星、左氧氟沙星、阿奇霉素、多西环素和克拉霉素，可清除引起 CBP 的细菌并改善症状，亦可改善许多没有证实存在感染的 CP/CPPS 患者的症状，可考虑作为 CBP 和 CP/CPPS 患者的一线治疗。抗菌药物在 CBP 和 CP/CPPS 患者的治疗中被广泛使用，但支持其应用的证据仍然相对较弱。抗菌药物的选择应依据细菌培养和药敏试验结果，还应考虑药物的相互作用和禁忌证，一般情况下，喹诺酮类抗菌药物因具有良好的药代动力学特征而被优先选择。对于早期 CBP 和 CP/CPPS 病例，可给予喹诺酮类抗菌药物治疗 4~6 周。如果证实存在细菌感染或对抗菌治疗有部分反应，应继续使用抗菌药物治疗 4~6 周；若已排除细菌感染或对抗菌治疗无反应，应考虑其他治疗。

3. 植物制剂　小样本随机、对照研究，系统文献回顾或荟萃分析结果提示植物制剂，如花粉提取物舍尼通、生物类黄酮槲皮素和锯叶棕果提取物等可显著改善 CP/CPPS 患者的疼痛症状。也有研究显示，CBP 患者在应用抗菌药物治疗的同时联合应用植物制剂较单用抗菌药物效果更佳。

4. 止痛药物　针对 CBP 和 CP/CPPS 疼痛症状使用止痛药物治疗的研究不多。对于有疼痛症状的 CBP 和 CP/CPPS 早期病例，可规律使用对乙酰氨基酚（扑热息痛）治疗，若考虑其疼痛症状与炎症过程或炎症发作有关，可短期使用非甾体类消炎药（NSAIDs）治疗，如塞来昔布。使用非甾体消炎药治疗时，应严密监测其不良反应，4~6 周无效时应停用。对于 CBP 和 CP/CPPS 早期病例不建议使用阿片类药物治疗。若考虑疼痛属于神经性疼痛，可使用加巴喷丁类药物［如普瑞巴林（pregabalin）或加巴喷丁（gabapentin）］、三环类抗抑郁药［如阿米替林（amitriptyline）、去甲替林（nortriptyline）、曲米帕明（trimipramine）］和 5-羟色胺去甲肾上腺素再摄取抑制剂（selective serotonin-noradrenaline reuptake inhibitor，SNRI）［如度洛西汀（duloxetine）］治疗。

5. 5α 还原酶抑制剂　目前单独使用 5α 还原酶抑制剂治疗 CP/CPPS 的证据不足，但当合并有前列腺增大且年龄 ≥50 岁时可以考虑使用该类药物，如非那雄胺（finasteride）和度他雄胺（dutasteride）。

（三）物理治疗

CBP 和 CP/CPPS 的症状可能源于躯体功能障碍，如盆底肌痉挛或敏感。一些小型的初步研究显示，促进盆底肌放松或协调运动的治疗方法，如生物反馈治疗、盆底肌再训练（pelvic floor re-education）和肌筋膜触发点（myofascial trigger point）放松等都可以改善患者的症状。针刺疗法和经皮神经电刺激（transcutaneous electrical nerve stimulation，TENS）也有较好疗效。

（四）认知行为治疗和心理治疗

社会心理症状是 CBP 和 CP/CPPS 症状的一部分。对于早期或晚期 CBP 和 CP/CPPS 患者，都应评估其社会心理症状，怀疑心理因素与其病状有关时应行进一步筛查并进行干预。对于晚期病例，认知行为治疗（cognitive behavioural therapy，CBT）联合其他方法可改善患者的疼痛症状和生活质量。

（五）手术治疗

目前没有足够证据推荐根治性前列腺切除术、经尿道前列腺切除术、高能聚焦超声或前列腺按摩用于 CBP 和 CP/CPPS 治疗。

参考文献

［1］王晓峰. 前列腺炎诊断治疗指南//那彦群. 中国泌尿外科疾病诊断治疗指南. 2014 版. 北京：人民卫生出版社，2013：435-454.

［2］王子明. 慢性盆腔疼痛综合征诊断治疗指南//王晓峰. 中国男科疾病诊断治疗指南. 北京：人民卫生出版社，2013：118-166.

［3］Rees J，Abrahams M，Doble A et al. Diagnosis and treatment of chronic bacterial prostatitis and chronic prostatitis/chronic pelvic pain syndrome：a consensus guideline. BJU Int，2015，116（4）：509-525.

良性前列腺增生症

张亚群

北京医院

第 *16* 章

良性前列腺增生症（benign prostatic hyperplasia，BPH）是引起老年男性下尿路症状的常见病因之一。主要表现为组织学上的前列腺间质和腺体成分的增生、解剖学上的前列腺增大，尿动力学上的膀胱出口梗阻和以下尿路症状（lower urinary tract symptoms，LUTS）为主的临床症状。在以往也曾用过前列腺肥大、前列腺病、前列腺增生等临床名称或概念。BPH 只是引起 LUTS 的一个病因，以往将 LUTS 的主要病因归结为 BPH 引起的膀胱出口梗阻，随着认识的深入，人们发现 LUTS 的病因很多，包括膀胱功能障碍、尿道功能或解剖异常等都可以引起 LUTS。现在的治疗观念在逐渐以前列腺器官为核心转变为以症状控制为核心，欧洲泌尿外科学会（EAU）指南已将 BPH 指南改为 LUTS 指南。

一、流行病学

由于前列腺增生症的临床定义各个时期和不同的临床中心不尽相同，因此很难统计临床上 BPH 的流行病学发病率。而统计组织学的前列腺增生相对容易，一项尸检前列腺组织学研究发现，BPH 发病率随年龄增长而增加，30 岁之前的男性基本没有组织学上的 BPH，40 岁以后发病率急速上升，80 岁达到 88%，90 岁以后几乎 100%。

LUTS 也随年龄增加发病率上升，绝大部分老年人都可能至少表现有一种 LUTS，但有些患者的症状可能相对较轻，因此具有临床意义的 LUTS 发病率相对要少。有研究认为，大约有 50% 的组织学 BPH 患者有中到重度 LUTS，需要注意的是，并不是所有的 LUTS 都由 BPH 引起，亚洲人似乎较美洲人更易有中至重度 BPH 相关的 LUTS。

二、病因

BPH 组织学上表现主要是围绕尿道周围的前列腺内上皮细胞和间质细胞的数量增加（因此前列腺增生的概念取代了前列腺肥大）。BPH 的具体病因还不清楚，雄激素、雌激素、前列腺间质和上皮细胞、生长因子和神经递质等可能均参与了 BPH 的组织学增生过程。近年来研究认为，合并代谢综合征的患者更容易发生临床 LUTS。

三、病理生理

前列腺分为外周带、中央带、移行带和尿道周围腺体区。研究发现，所有 BPH 结节均发生于移行带和尿道周围腺体区。随着年龄增加，BPH 结节的数目和大小均随之增加，前列腺本积进一步增大，但是前列腺体积的增大合并不同程度的梗阻以及 LUTS 呈线性正相关。有学者认为，在前列腺体积增大时，前列腺外科包膜将体积膨胀的压力传导向尿道和膀胱颈部，从而引起非尿阻力的增加，因此前列腺切开术（切开前列腺包膜）可以达到治疗的目的。前列腺腺体内分布着大量平滑肌组织，这些平滑肌组织受肾上腺素能神经、胆碱能神经和其他酶类神经递质支配。有学者认为，这些平滑肌产生的主动张力也是排尿阻力增加的因素之一。

膀胱出口的梗阻造成膀胱压力增高，膀胱逼尿肌代偿性增厚。长时间梗阻会引起逼尿肌不稳定甚至逼尿肌失代偿，出现动力学排尿障碍。尿潴留和膀胱高压还会引起输尿管反流，造成上尿路积水，引起肾功能恶化。

BPH 仅是老年人 LUTS 的病因之一，衰老、膀胱功能异常、神经系统异常和其他系统疾病等都对 LUTS 有影响，对于有些患者，这些因素可能是更主要的致病原因。

四、临床表现

BPH 的临床表现主要为 LUTS，LUTS 包括储尿期症状、排尿期症状及尿后症状。其中排尿期症状又称为梗阻性症状、储尿期症状又称为刺激性症状，详见表 5-16-1。

表 5-16-1　LUTS 分类

分类	临床表现
排尿期症状	尿线细
	尿分叉
	排尿等待
	排尿费力
	排尿中断
	排尿困难
	终末尿滴沥
储尿期症状	夜尿增多
	尿频
	尿急
	尿失禁（急迫性、压力性、充盈性）
	盆腔疼痛
排尿后症状	排尿不尽感
	尿后滴沥

LUTS 并不是良性前列腺增生特有的症状，表现有 LUTS 的患者并不是一定患有良性前列腺增生。前列腺炎、膀胱炎、膀胱过度活动症以及尿道狭窄、前列腺癌等都可以表现有 LUTS。

国际前列腺症状评分（international prostatic symptoms score，I-PSS）（表 5-16-2）是目前最常用于量化评估 LUTS 症状轻重程度的方法。依据 I-PSS 评分将 LUTS 分为轻、中、重度。0~7 分为轻度，8~19 分为中度，20~35 分为重度。临床中 I-PSS 评分经常同生活质量评分（quality of life，

QOL）（表5-16-3）一起使用，QOL侧重于患者忍受下尿路症状的程度，又称为困扰评分。研究表明，良性前列腺增生患者的I-PSS会随患者年龄增长而增加，年平均增幅为0.29~2分。I-PSS对预测BPH临床进展有一定的价值，I-PSS>7分的患者发生急性尿潴留的风险是I-PSS<7分患者的4倍。以上两种评分尽管不能完全概括下尿路症状对BPH患者生活质量的影响，但是它们提供了医师与患者之间交流的平台，能够使医师很好地了解患者的疾病状态。

表 5-16-2　国际前列腺症状评分（I-PSS）

在最近一个月内，您是否有以下症状？	无	在五次中					症状评分
		少于一次	少于半数	大约半数	多于半数	几乎每次	
1. 是否经常有尿不尽感	0	1	2	3	4	5	
2. 两次排尿间隔是否经常小于两小时	0	1	2	3	4	5	
3. 是否曾经有间断性排尿	0	1	2	3	4	5	
4. 是否有排尿不能等待现象	0	1	2	3	4	5	
5. 是否有尿线变细现象	0	1	2	3	4	5	
6. 是否需要用力及使劲才能开始排尿	0	1	2	3	4	5	
	没有	1次	2次	3次	4次	5次	
7. 从入睡到早起一般需要起来排尿几次	0	1	2	3	4	5	

表 5-16-3　生活质量评分表（QOL）

指标	高兴	满意	大致满意	还可以	不太满意	苦恼	很糟
如果在您今后的生活中始终伴有现在的排尿症状，您认为如何？	0	1	2	3	4	5	6

在临床工作中，除了要了解患者的LUTS，还需关注患者的以下病史。

（一）与良性前列腺增生相关的既往史

与良性前列腺增生相关的既往史例如糖尿病史、骨盆骨折史、尿道狭窄史、脊椎损伤史、尿道或膀胱颈手术史以及神经系统病史（帕金森病或卒中史）。

（二）与前列腺增生相关的服药史

服药史包括服用良性前列腺增生药物史以及服用其他影响排尿的药物，如影响膀胱收缩的抗胆碱药物（如阿托品）或增加膀胱出口阻力的肾上腺素受体激动剂等。

（三）良性前列腺增生相关的并发症

良性前列腺增生相关的合并症包括有血尿、反复泌尿系感染、膀胱结石、急性尿潴留、慢性肾积水、肾功能不全、疝气、痔等。

这些病史和症状会帮助医师对良性前列腺增生进行诊断和鉴别诊断，也能帮助医师对良性前列腺增生进行评估和制订治疗方案。

五、体格检查

（一）腹部触诊及叩诊

腹部触诊应注意能否触及充盈的膀胱，需要鉴别腹部及盆腔其他包块。在导尿排空膀胱后，包块消失则提示是充盈的膀胱。叩诊需要注意在耻骨上区能否叩到浊音，一般膀胱内尿液>400ml时，可在耻骨上区叩出浊音，需要同腹水造成的浊音鉴别，膀胱充盈造成的腹部浊音多为局限性的浊音，而腹水往往为移动性浊音。

（二）外生殖器检查

外生殖器检查需要注意患者有无包茎、尿道外口狭窄或畸形，尿道阴茎部能否触及结石等。注意鉴别尿道外口狭窄或畸形所致的排尿障碍。

（三）直肠指诊

有 LUTS 患者进行直肠指诊非常重要，在我国推荐 50 岁以上有下尿路症状的患者常规进行直肠指诊。直肠指诊应在膀胱排空后进行。直肠指诊时应注意患者前列腺的形状、大小、质地、硬度、中央沟、有无结节或压痛。直肠指诊对前列腺大小的评估并不精确，且多是凭借经验，可因检查者不同而异，以往通过果实或禽蛋为依据，20 世纪 80 年代，有学者提出前列腺指诊对前列腺大小分度及估重法：Ⅰ度，增生的腺体大小达正常腺体 2 倍，估重为 20~25g；Ⅱ度为 2~3 倍，中央沟消失不明显，估重为 25~50g；Ⅲ度为 3~4 倍，指诊可勉强触及前列腺底部，中央沟消失，估重为 50~75g；Ⅳ度腺体超过 4 倍，指诊已不能触及腺体上缘，估重在 75g 以上。直肠指诊对鉴别前列腺癌也有帮助，对触及前列腺质硬结节的患者应高度警惕前列腺癌的可能性。有研究发现，直肠指诊怀疑有异常的患者最后确诊为前列腺癌的有 26%~34%。

（四）局部神经系统检查

局部神经系统检查包括运动和感觉检查。可行跖反射、踝反射、提睾反射、球海绵体反射、肛反射、腹壁反射、鞍区及下肢感觉、下肢运动等检查。这些检查对鉴别良性前列腺增生和神经系统疾病引起的神经源性膀胱功能障碍有帮助。

六、实验室及泌尿外科特殊检查

（一）尿常规

尿常规可以发现 LUTS 患者是否有血尿、蛋白尿、脓尿及尿糖等。对有血尿的老年患者应注意有无膀胱癌或其他泌尿系肿瘤的可能。尿常规检查异常患者应注意排除其他非前列腺因素引起的尿路感染或血尿等。

（二）血清前列腺特异性抗原

血清前列腺特异性抗原（PSA）是 1979 年由 Wang 等采用免疫沉淀法首次从前列腺组织检测出的一种属于性腺激肽释放酶族的糖蛋白，它几乎只由前列腺上皮细胞分泌。PSA 在临床上主要用于前列腺癌的筛查，但除前列腺癌外，多种因素或疾病也可能会引起 PSA 升高，如良性前列腺增生，前列腺炎，前列腺穿刺、直肠指诊，急性尿潴留，留置尿管等。在我国推荐对 50 岁以上的有下尿路症状的男性进行常规 PSA 检查，对于有前列腺癌家族史的患者推荐从 45 岁开始检查。临床上血清 PSA 检测分为总 PSA（t-PSA）和游离 PSA（f-PSA），通过 f-PSA/t-PSA 可计算出 F/T，一般不特别指出时，PSA 水平特指 t-PSA。PSA 检测应在前列腺按摩后 1 周，直肠指诊、膀胱镜检查、导尿等操作 48 小时后，射精 24 小时后，前列腺穿刺活检 1 个月后进行，PSA 检测时应无急性前列腺炎、急性尿潴留等疾病。在我国《中国泌尿外科疾病诊疗指南》推荐 PSA 水平正常范围为 <4ng/ml。需要指出四点：①PSA 是不断变化的指标，对初次 PSA 异常患者建议复查；②即使 PSA<4ng/ml，仍可能有前列腺癌的可能，表 5-16-4 列出了国外一项研究中得出的 PSA<4ng/ml 患者的前列腺癌风险；③除前列腺癌外，其他因素或疾病（包括良性前列腺增生）也可能导致 PSA 升高，据报道有约 28% 的 BPH 患者 PSA 水平可高于正常；④口服 5α 还原酶抑制剂 6 个月以上的患者 PSA 将降低 40%~50%，因此对于这类患者需将 PSA 检测值乘以 2 作为实际值。PSA 水平受年龄和前列腺体积影响。表 5-16-5 列出了我国前列腺增生患者年龄特异性 PSA 范围。PSA 除了可以帮助鉴别良性前列腺增生和前列腺癌外，PSA 水平也可以作为预测良性前列腺增生临床进展的风险因素之一。国内外研究发现，其可预测前列腺体积的增加、最大尿流率的改变以及急性尿潴留发生的危险和需要手术的可能性。MTOPS 研究发现，血清 PSA≥1.6ng/ml 的良性前列腺增生患者发生临床进展的可能性更大。

表 5-16-4　PSA< 4ng/ml 患者的前列腺癌患病风险

PSA 水平（ng/ml）	前列腺癌风险（%）
0~0.5	6.6
0.6~1.0	10.1
1.1~2.0	17.0
2.1~3.0	23.9
3.1~4.0	26.9

表 5-16-5　前列腺增生患者年龄特异性 PSA 范围

年龄（岁）	PSA 范围（ng/ml）
40~49	0~1.5
50~59	0~3.0
60~69	4~4.5
70~79	0~5.5
80~	0~8.0

（三）前列腺超声检查

通过腹部超声或经直肠超声可以获得前列腺的影像并计算前列腺的体积。经直肠超声较经腹部超声能更准确的评估前列腺体积，前列腺体积的计算公式为 0.52×前后径×左右径×上下径，这是将前列腺形状按照椭球进行模拟计算，前列腺的形状越接近椭球，这个公式计算的值同实际前列腺体积相近。超声检查也可能会发现前列腺的异常结节，如有异常结节应注意同前列腺癌鉴别。

（四）尿流率检查

尿流率有两项主要指标（参数）：最大尿流率（maximal flow rate，Qmax）和平均尿流率（average flow rate，Qave），其中最大尿流率更为重要。但是最大尿流率减低不能区分梗阻和逼尿肌收缩力减低，必要时需要行尿动力学等检查。最大尿流率存在个体差异和容量依赖性。尿量在 150~200ml 时进行检查较为准确，必要时可重复检查。

（五）尿动力检查

当怀疑膀胱出口梗阻有其他因素或者神经源性膀胱时需进行尿动力检查。BPH 患者术前有下列情况者，建议行尿动力检查：①尿量≤150ml；②残余尿>300ml；③怀疑有神经系统病变或糖尿病所致神经源性膀胱；④双侧肾积水；⑤既往有盆腔或尿道手术史。

（六）上尿路超声或静脉肾盂造影

上尿路超声或静脉肾盂造影检查的目的是明确是否存在 BPH 引起的上尿路积水和肾功能不全，或者除外尿路结石、肿瘤等。已知肾功能不全患者慎重选择静脉肾盂造影检查。

七、BPH 的临床进展性

（一）BPH 临床进展性的定义

BPH 的临床进展性是指随着病程的延长，BPH 患者的主观症状和客观指标进行性加重的趋势。目前公认的 BPH 临床进展的内容包括：LUTS 加重而导致患者生活质量下降、最大尿流率进行性下降、反复血尿、反复尿路感染、膀胱结石、急性尿潴留以及肾功能损害等。BPH 患者需要接受外科治疗也是疾病进展的表现形式。

（二）临床进展性的评价

1. LUTS 加重　生活质量主要通过 I-PSS 来评价，随着 LUTS 加重，I-PSS 逐渐增加。研究表明，BPH 患者的 I-PSS 逐年增加，年平均增幅为 0.29~2 分。

2. 最大尿流率进行性下降　尿流率是评判 BPH 临床进展性的客观指标之一，但其对膀胱出口梗阻的诊断缺乏特异性。在 Olmsted County 研究中，对患者随访 6 年，所有年龄组患者的最大尿流率呈持续下降，平均每年下降达 2%，其中 40 岁年龄组每年下降 1.3%；70 岁以上年龄组每年下降 6.5%。

3. BPH 相关并发症的发生　反复血尿、反复尿路感染、膀胱结石、急性尿潴留以及肾功能损害等均为 BPH 进展的表现，其中急性尿潴留和肾功能损害为主要指标。MTOPS 研究的结果提示，在 BPH 导致的严重并发症中，急性尿潴留发生率最高。急性尿潴留的发生是膀胱功能失代偿的主要表现，为 BPH 进展的一个重要事件。多项研究表明，急性尿潴留累计发生风险为每年为 6.8‰~12.3‰。BPH 的临床进展与慢性肾功能不全之间存在着一定的关系。一项研究显示，BPH 患者的慢性肾功能不全发生率为 9%。

4. BPH 手术治疗概率上升　手术治疗概率的上升是 BPH 临床进展性的标志。PLESS 相关研究结果显示，随访 4 年的安慰剂组中，7% 的患者发生急性尿潴留，10‰ 的患者需要接受外科手术治疗。AUR 为进行手术治疗的首要原因。

（三）临床进展的危险因素分析

众多的研究资料表明，年龄、血清 PSA、前列腺体积、最大尿流率、残余尿量、I-PSS、慢性前列腺炎、代谢综合征及膀胱内前列腺突出程度等因素与 BPH 临床进展性相关。

1. 年龄　研究表明，BPH 患者 AUR 及需要手术的发生率随着年龄的增加而升高。Olmsted County 研究发现，70~79 岁年龄段 AUR 的最发生率较 40~49 岁年龄段高 7.9 倍，70 岁以上男性需要接受手术治疗的发生率为每年 10.9‰，而 40~49 岁年龄段仅每年 0.3‰。MTOPS 研究发现，安慰剂组中，年龄超过 62 岁的 BPH 患者发生临床进展的可能性更大。

2. 血清 PSA   国内外研究发现，高血清 PSA 患者的前列腺体积增长更快，PLESS 研究显示，急性尿潴留的发生风险和需要手术治疗的风险随着血清 PSA 升高而增加，随访 4 年累积发生率分别为低 PSA 水平组（0.2~1.3ng/ml）7.8%，高 PSA 水平组（3.3~12.0ng/ml）19.9%。MTOPS 研究发现，血清 PSA≥1.6ng/ml 的 BPH 患者发生临床进展的可能性更大。

3. 前列腺体积   尿潴留的发生和需要手术治疗的风险随着前列腺体积的增大而增加，随访 4 年累积发生率分别为小前列腺体积组（14~41ml）8.9%，大前列腺体积组（58~150ml）22%。Olmsted County 研究发现，前列腺体积≥30ml 的 BPH 患者发生急性尿潴留的可能性是前列腺体积<30ml 的 3 倍。MTOPS 研究证实，前列腺体积≥31ml 的 BPH 患者发生临床进展的可能性更大。

4. 最大尿流率   MTOPS 研究发现，最大尿流率<10.6ml/s 的 BPH 患者发生临床进展的可能性更大。另一研究表明，最大尿流率≤12ml/s 的 BPH 患者发生急性尿潴留的风险是最大尿流率>12ml/s 者的 4 倍。国内学者也发现，手术与非手术 BPH 患者的最大尿流率存在显著差异。

5. 残余尿量   MTOPS 研究发现，残余尿量≥39ml 的 BPH 患者发生临床进展的可能性更大。ALTESS 研究发现，基线时残余尿量增多是症状恶化的危险因素，能够预测 BPH 临床进展，可以作为评估风险的主要危险因素，但是残余尿量应该作为一个动态变量在随访过程中进行观测，如果残余尿量持续增加，则预示着患者发生急性尿潴留的风险增加。国内学者发现，BPH 患者出现肾积水的发生率随着残余尿量的增加而明显上升。因此，残余尿量可预测 BPH 的临床进展。

6. IPSS>7 分的 BPH   患者发生急性尿潴留的风险是 I-PSS≤7 分者的 4 倍。对于无急性尿潴留病史的 BPH 患者，储尿期症状评分及总的症状评分均有助于预测 BPH 患者需要接受手术治疗的风险。

7. 慢性前列腺炎   MTOPS 研究中对随机抽取的 1197 例患者组成的亚组，基线时进行前列腺穿刺活检，其中有 43% 的患者合并有慢性前列腺炎。该亚组中发生急性尿潴留的患者均是活检提示前列腺慢性炎症的患者，无慢性前列腺炎的患者没有一例发生急性尿潴留。因此，慢性前列腺炎可能是 BPH 临床进展性的预测因素之一。

8. 代谢综合征   代谢综合征（metabolicsyndrome，MS）是多种代谢成分异常聚集的病理状态，是一组复杂的代谢紊乱症候群。韩国延世大学医学院的一项研究显示，符合 MS 诊断条件越多的患者，具备一个以上 BPH 进展危险因素的增加，前列腺体积≥31ml 或残余尿量≥39ml 的比例明显增加。提示 MS 可能是 BPH 临床进展的危险因素之一。

9. 膀胱内前列腺突出度   近年来的研究表明，膀胱内前列腺突出度（IPP）超过 10mm 的 BPH 患者中，前列腺体积、血清 PSA 值及残余尿量增加更显著，急性尿潴留发生率更高，因此，IPP 超过 10mm 的患者有可能从早期外科干预中获益。新加坡的一项研究表明，IPP 作为膀胱出口梗阻的预测因素优于 PSA 和前列腺体积。因此，IPP 可能成为一个新的 BPH 临床进展的危险因素。

八、治疗

目前 BPH 的治疗由以往的以疾病为中心转为以控制症状为中心。因此 BPH 的目前治疗主要是着眼于 LUTS 的控制，治疗策略的依据是患者 LUTS 的程度。

（一）等待观察

BPH 的发展过程有个体差异，一些患者的 LUTS 可能不会加重或进展。因此对于初始 LUTS 较轻的患者（I-PSS≤7）可以采取等待观察的治疗手段。等待观察是一种非药物、非手术的治疗措施，包括患者教育、生活方式指导、随访等。

1. 患者教育　应向患者解释 BPH 的相关知识，解释 LUTS 进展的可能性。患者也应了解前列腺癌的相关知识，了解 BPH 同前列腺癌并无相关性。

2. 生活方式指导

（1）适当减少饮水可以帮助缓解尿频。例如在睡前或是参加公共活动前，减少饮水可以帮助减少排尿次数。但是需要注意每日的饮水不要少于生理需要量（成人约为 1500ml）。

（2）减少或戒掉含咖啡因和酒精的饮料（如茶、咖啡和可乐等）。这些饮料会加重尿频、尿急、夜尿增多等症状。

（3）二次排尿法。在排尿几分钟后再次如厕排尿来帮助排空膀胱。

（4）分散注意力的方法，例如，呼吸训练或是精神欺骗法（如数数）可以帮助缓解尿急等储尿期症状。

（5）膀胱训练，在每次排尿前试着尽量憋尿。这种训练可以使膀胱更加扩张，以利于增加两次排尿之间的时间间隔。

3. 随访　随访的目的是了解患者的病情发展状况，是否出现临床进展以及 BPH 相关并发症和（或）绝对手术指征，并根据患者的愿望转为药物治疗或外科治疗。观察等待开始后第 6 个月进行第一次随访，以后每年进行一次随访。随访内容为初始评估的各项内容。

（二）药物治疗

药物治疗的短期目标是缓解患者的下尿路症状，长期目标是延缓疾病的临床进展，预防并发症的发生，总体目标是在减少药物治疗不良反应的同时保持患者较高的生活质量。对于中重度 LUTS 的患者可以推荐药物治疗。

1. α 受体阻滞剂　α 受体分布在膀胱颈、尿道和前列腺基质的平滑肌中。α 受体阻滞剂可以松弛平滑肌，减轻膀胱出口梗阻，从而改善患者的症状。现在也有学者认为，分布于膀胱和脊髓的 α 受体也参与了症状的改善机制。α 受体有 2 个亚型分别为 α_1 和 α_2。α_1 受体又分为 3 个亚型有 α_{1A}、α_{1B} 和 α_{1D}，分布于前列腺的 α 受体主要为 α_{1A} 受体。根据药物选择性可将 α 受体阻滞剂分为非选择性 α 受体阻滞剂（酚苄明，phenoxybenzamine）、选择性 α_1 受体阻滞剂（多沙唑嗪 doxazosin、阿夫唑嗪 alfuzosin、特拉唑嗪 terazosin）和高选择性 α_1 受体阻滞剂（坦索罗辛 tamsulosin-α_{1A}>α_{1D}）。非选择性 α 受体阻滞剂酚苄明由于不良反应明显，目前很少应用于 BPH 治疗。目前认为其他几种 α_1 受体阻滞剂的疗效是相似的。α_1 受体阻滞剂服用后几天即可减轻症状，几周后效果可达到最佳。研究发现，与安慰剂相比，α_1 受体阻滞剂能使症状评分平均改善 30%~40%，最大尿流率提高 16%~25%。α 受体阻滞剂的不良反应主要有：直立性低血压、眩晕、射精异常等。其中坦索罗新由于针对尿路的高选择性发生直立性低血压的概率较低，但逆行射精较其他 α_1 受体阻滞剂多见。

2. 5α 还原酶抑制剂　5α 还原酶使睾酮转化为双氢睾酮，双氢睾酮作用于前列腺细胞，促使前列腺体积增大。5α 还原酶抑制剂使双氢睾酮水平下降，从而引起前列腺体积的缩小。研究显示，5α 还原酶抑制剂可以缩小 15%~25% 的前列腺体积，可以减少患者的 I-PSS，增加最大尿流率，并降低患者发生尿潴留或需要手术的风险。

5α 还原酶有两类同工酶：① I 型还原酶，主要分布在前列腺以外的组织中（如皮肤或肝脏）；② II 型 5α 还原酶，前列腺内的主要 5α 还原酶类型，起主要作用。

目前临床应用的 5α 还原酶抑制剂主要有非那雄胺（抑制 I 型还原酶）和度他雄胺（抑制 I 型

还原酶和Ⅱ型还原酶），度他雄胺可以降低血清双氢睾酮95%，非那雄胺降低约70%，但两者对前列腺组织内双氢睾酮降低幅度没有差异，对于临床症状的缓解也没有显著差异。

5α 还原酶抑制剂的常见不良反应包括性欲降低、勃起功能障碍、射精异常等。研究显示，5α 还原酶抑制剂对于较大前列腺体积的 BPH 患者效果更好，因此推荐前列腺体积超过 40ml 的患者使用，5α 还原酶抑制剂通过缩小前列腺体积达到治疗的目的，因此起效较 α_1 受体阻滞剂慢，研究显示，服药 6 个月以上可以达到最大疗效。长期服用 5α 还原酶抑制剂可以使患者 PSA 降低，降低幅度为 50%，因此对于服药 6 个月以上的患者，在考量 PSA 水平的临床意义时应该考虑到药物的因素。

3. M 受体拮抗剂 通过阻断膀胱毒蕈碱（M）受体 M_2 和 M_3 亚型，缓解逼尿肌过度收缩，降低膀胱敏感性，从而改善 BPH 患者的储尿期症状。托特罗定、索利那新是目前临床常用药物，BPH 患者以储尿期症状为主时，可以单独应用 M 受体拮抗剂，前列腺术后也可以应用以缓解术后储尿期症状，但缺乏大样本研究证据。

M 受体拮抗剂不良反应包括口干、头晕、便秘、排尿困难和视物模糊等，多发生在用药 2 周内和老年患者。多数研究显示，残余尿>200ml 时 M 受体拮抗剂应慎重应用；逼尿肌收缩无力时不能应用。尿潴留、胃潴留、窄角性青光眼以及对 M 受体拮抗剂过敏者禁用。

4. 联合治疗

（1）α_1 受体阻滞剂和 5α 还原酶抑制剂联合应用整合了两种治疗的优点，即可快速起效，又可达到缩小前列腺体积的目的。研究显示，联合治疗比单药治疗能更好地缓解症状并减少尿潴留的发生。但是同时，联合治疗也增加了不良反应的风险，增加了患者的治疗费用。

（2）以储尿期症状为主的中重度 LUTS 患者，α_1 受体阻滞剂和 M 受体拮抗剂联合应用既改善排尿期症状，又缓解储尿期症状，从而有效提高疗效。联合治疗有两种方式：一种是先应用 α_1 受体阻滞剂，如果储尿期症状改善不满意再加用 M 受体拮抗剂；另一种是同时应用 α_1 受体阻滞剂和 M 受体拮抗剂。联合治疗前后必须监测残余尿量。尽管联合治疗增加残余尿量无临床意义（6～24ml），也不显著性影响 Qmax，但对于有急性尿潴留病史，残余尿量大于 200ml 的患者，M 受体拮抗剂应谨慎使用。

5. 植物制剂 植物制剂，如普适泰等被很多国家或地区（尤其是欧洲）广泛应用于 BPH 的治疗。但是植物制剂的成分和作用机制较为复杂，活性成分和具体作用机制并没有被阐明。目前缺乏对植物制剂的随机对照研究。

6. 中药 中医药对我国医药卫生事业的发展以及中华民族的健康具有不可磨灭的贡献。目前应用于 BPH 临床治疗的中药种类很多，中药多通过清热、利尿、通淋等作用来缓解 BPH 患者的 LUTS。

（三）外科治疗

对于中重度 LUTS 的患者可以采取外科治疗，尤其是药物治疗效果不佳或患者不能耐受药物治疗时应考虑外科治疗。在出现 BPH 导致的并发症时建议外科治疗，包括反复尿潴留、反复泌尿系感染、反复血尿、伴发膀胱结石或上尿路积水。BPH 患者合并膀胱大憩室、腹股沟疝、严重的痔疮或脱肛，临床判断不解除下尿路梗阻难以达到治疗效果者，也应当考虑外科治疗。外科治疗的方法包括以下几种。

1. 经尿道前列腺切除术 经尿道前列腺切除术（TURP）被认为是前列腺外科治疗的金标准，各种外科手术方法的治疗效果与 TURP 接近或相似，但适用范围和并发症有所差异。现在前列腺手术技术发展很快，一些新的手术方法被认为可挑战 TURP 的金标准地位。TURP 术中多使用甘露醇等冲洗液，吸收过多时会导致低钠血症（TURP 综合征，发生率为 2%），因此对于前列腺体积和手术时间要求有限制，传统上认为前列腺体积小于 80ml，手术时间小于 3 小时是较为安全的，技术熟练的术者也可适当放宽。手术并发症主要有：尿失禁为 1%～2.2%，逆行射精为 65%～70%，膀胱颈挛缩约 4%，尿道狭窄约 3.8%。

2. 经尿道前列腺切开术 经尿道前列腺切开术（TUIP）并不切除前列腺组织，而是选取 1～2 个位置切开膀胱颈部纤维和前列腺组织（多数是膀胱颈部 5、7 点钟位置）。TUIP 适用于前列腺体积较小的患者，并发症发生概率更小，住院时间短，但是远期症状改善要劣于 TURP。

3. 开放手术 开放手术为传统的手术方式，主要包括耻骨上前列腺切除术和耻骨后前列腺切除术。传统上认为，相比 TURP，开放手术能切除更多的前列腺组织，适用于体积较大不适于 TURP 的患者。输血率高于 TURP，症状缓解程度同 TURP 相比无显著差异。但是随着目前经尿道前列腺治疗技术的更新与发展，较大体积的前列腺也可以通过经尿道的手术方法治疗，因此目前开放手术的应用比例在逐年下降。

4. 经尿道前列腺剜除术 近年较为热门的经尿道前列腺治疗的手术方式。TURP 是逐步从尿道向包膜切除前列腺组织的方法。经尿道前列腺剜除术是直接从包膜上将前列腺腺体大块剜除，推入膀胱后通过组织粉碎器取出。相比 TURP，经尿道前列腺剜除术 LUTS 改善无显著差异，有研究认为，其出血量、留置尿管时间和住院时间要优于 TURP。经尿道前列腺剜除术的学习时间要长于 TURP，需要术者对前列腺形状和解剖层次有更清晰的认识。

5. 激光治疗 激光在 BPH 治疗中的应用逐渐增多。目前常用的激光类型有钬激光、绿激光、$2\mu m$ 激光等。激光可对前列腺进行剜除、汽化、汽化切割等。众多的激光前列腺切（剜）除手术对目前作为前列腺增生手术治疗金标准的前列腺电切术发起了挑战。

6. 其他治疗方式 其他治疗方式包括有前列腺球囊扩张、前列腺支架、前列腺微波热疗、前列腺热针消融手术等。这些治疗方式短期的效果同 TURP 相近，但是长期复发率较高。

参考文献

[1] 吴阶平. 吴阶平泌尿外科学. 济南：山东科学技术出版社，2009.

[2] 那彦群. 中国泌尿外科疾病诊疗指南（2014）. 北京：人民卫生出版社，2013.

[3] Kwon H, Kang HC, Lee JH. Relationship Between predictors of the risk of clinical progression of benign prostatic hyperplasia and metabolic syndrome in men with moderate to severe lower urinary tract symptoms. Urology, 2013, 81 (6): 1325-1329.

[4] Lowe FC, Batista J, Berges R, et al. Risk factors for disease progression in patients with lower urinary tract symptoms/benign prostatic hyperplasia (LUTS/ BPH): a systematic analysis of expert opinion. Prostate Cancer Prostatic Dis, 2005, 8 (3): 206-209.

[5] 张浩，司徒杰，张炎，等. 膀胱内前列腺突出程度可作为良性前列腺增生临床进展的高危因素. 中华腔镜泌尿外科杂志（电子版），2012, 6 (4): 292-295.

[6] Keqin Z, Zhishun X, Jing Z, et al. Clinical significance of intravesical prostatic protrusion in patients with benign prostatic enlargement. Urology, 2007, 70 (6): 1096-1099

[7] 史本康，张克勤，张东青，等. 良性前列腺增生患者膀胱内前列腺突入程度的超声测定. 中华泌尿外科杂志，2008, 29 (11): 774-773.

[8] 陈孝平. 外科学（供 8 年制及 7 年制临床临床医学等专业）. 2 版. 北京：人民卫生出版社，2010.

[9] Roehrborn CG, Boyle P, Bergner D, et al. Serum prostate specific antigen and prostate volume predict lone-term changes in symptoms and flow rate: results of a four years, randomised trial comparing finasteride versus placebo. Urology, 1999, 54 (4): 662-669.

[10] Thompson M, Goodman PJ, Tangen CM, et al. The influence of finasteride on the development of

prostate cancer. N Engl J Med, 2003, 349 (3):
215-224.

[11] Yamada S, Kuraoka S, Osano A, et al.
Characterization of bladder selectivity of
antimuscarinic agents on the basis of in vivo drug-
receptor binding. Int Neurourol J, 2012, 16 (3):
107-115.

[12] Abrams P, Kaplan S, De Koning Gans HJ, et al.
Safety and tolerability of tolterodine for the treatment
of overactive bladder in men with bladder outlet
obstruction. J Urol, 2006, 175 (3 Pt 1): 999-1004.

[13] Kaplan SA, McConnell JD, Roehrbom CG, et al.
Combination therapy with doxazosin and finasteride
for benign prostatic hyperplasia in patients with
LUTS and a baseline total prostate volume of 25 or

greater. J Urol, 2006, 175 (1): 217-221.

[14] 肖河, 李汉忠, 杨勇, 等. M-受体与α-受体阻滞
剂联合用药治疗良性前列腺增生及下尿路症状的
临床观察. 中华医学杂志, 2007, 87 (2-3):
1590-1593.

[15] 王行环, 王怀鹏, 陈浩阳, 等. 经尿道等离子体
双极电切术治疗良性前列腺增生及膀胱肿瘤. 中
华泌尿外科杂志, 2003, 24 (5): 318-320.

[16] 卞军, 刘春晓, 郑少波, 等. 经尿道前列腺等离子
腔内剜除术与切除术治疗前列腺增生的临床对照研
究. 南方医科大学学报, 2008, 28 (5): 742-745.

[17] 杜传军, 白福鼎, 陈继民, 等. 前列腺钬激光剜
除术与电切术安全性及疗效比较. 中华泌尿外科
杂志, 2004, 25 (9): 627-630.

前列腺癌

第 **17** 章

王增军
江苏省人民医院

前列腺癌是指发生在前列腺的上皮性恶性肿瘤。2004 年世界卫生组织（WHO）《泌尿系统及男性生殖器官肿瘤病理学和遗传学》中前列腺癌病理类型上包括腺癌（腺泡腺癌）、导管腺癌、尿路上皮癌、鳞状细胞癌、腺鳞癌。其中前列腺腺癌占 95% 以上，通常所说的前列腺癌就是指前列腺腺癌。

一、流行病学

前列腺癌发病率有明显的地理和种族差异，澳大利亚/新西兰、加勒比海及斯堪的纳维亚地区最高，亚洲及北非地区较低。美国黑人前列腺癌发病率为全世界最高，目前在美国前列腺癌的发病率已经超过肺癌，成为首位危害男性健康的肿瘤。在欧洲，每年确诊的新发前列腺癌病例约 260 万，前列腺癌占全部男性癌症的 11%，占全部男性癌症死亡人数的 9%。

亚洲前列腺癌的发病率远远低于欧美国家，但近年来呈现上升趋势。1993 年中国大陆前列腺癌发生率为 1.71 人/10 万人口，死亡率为 1.2 人/10 万人口；1997 年发生率升高至 2.0 人/10 万人口，至 2000 年为 4.55 人/10 万人口。1979 年中国台湾地区仅有 98 例前列腺癌新病例；1995 年已上升至 884 例，年龄标准化发生率达 7.2 人/10 万人口，2000 年有 635 人死亡，死亡率为 5.59 人/10 万人口。

前列腺癌患者主要是老年男性，新诊断患者中位年龄为 72 岁，高峰年龄为 75~79 岁。在美国，大于 70% 的前列腺癌患者年龄都超过 65 岁，50 岁以下男性很少见，但是 50 岁以上男性，发病率和死亡率呈指数增长。年龄小于 39 岁的个体，患前列腺癌的可能性为 0.005%，40~59 岁年龄段增至 2.2%（1/45），60~79 岁年龄段增至 13.7%（1/7）。

二、病因

引起前列腺癌的危险因素尚未明确，但是其中一些已经被确认。最重要的因素之一是遗传。如果一个直系亲属（兄弟或父亲）患有前列腺癌，本人患前列腺癌的危险性将增加 1 倍。两个或两个以上直系亲属患前列腺癌，相对危险性增至 5~11 倍。流行病学研究发现，有前列腺癌阳性家族史的患者较那些无家族史患者的确诊年龄早 6~7 年。

外源性因素会影响从所谓的潜伏型前列腺癌到临床型前列腺癌的进程。这些因素的确认仍然在讨论中，但高动物脂肪饮食是一个重要的危险因素。其他危险因素包括维生素 E、硒、木脂素类、异黄酮的低摄入。阳光暴露与前列腺癌发病率呈负相关，阳光可增加维生素 D 的水平，可能是前列腺癌的保护因素。在前列腺癌低发的亚洲地区，绿茶的饮用量相对较高，绿茶可能为前列腺癌的预防因素。

总之，遗传是前列腺癌发展成临床型的重要危险因素，而外源性因素对这种危险可能有重要的影响。

三、诊断与鉴别诊断

（一）前列腺癌的症状

早期前列腺癌通常没有症状，但肿瘤侵犯或阻塞尿道、膀胱颈时，会发生类似下尿路梗阻或刺激症状，严重者可能出现急性尿潴留、血尿、尿失禁。骨转移时会引起骨骼疼痛、病理性骨折、贫血、脊髓压迫导致下肢瘫痪等。

（二）前列腺癌的诊断

临床上大多数前列腺癌患者通过前列腺系统性穿刺活检可以获得组织病理学诊断。然而，最初可疑前列腺癌通常由前列腺直肠指诊或血清前列腺特异性抗原（PSA）检查后再确定是否须进行前列腺活检。直肠检查联合 PSA 检查是目前公认的早期发现前列腺癌的最佳方法。

1. 直肠指诊 直肠指诊对前列腺癌的早期诊断和分期都有重要价值。考虑到直肠指诊可能影响 PSA 值，应在 PSA 抽血后进行 DRE。

2. 前列腺特异性抗原检查 PSA 作为单一检测指标，与直肠指诊、经直肠超声（TRUS）比较，具有更高的前列腺癌阳性诊断预测率。

（1）国内经专家讨论达成共识，对 50 岁以上有下尿路症状的男性进行常规 PSA 和直肠指诊检查，对于有前列腺癌家族史的男性人群，应该从 45 岁开始定期检查、随访。对直肠指诊异常、有临床征象（如骨痛、骨折等）或影像学异常等应进行 PSA 检查。

PSA 检测应在前列腺按摩后 1 周，直肠指诊、膀胱镜检查、导尿等操作 48 小时后，射精 24 小时后，前列腺穿刺 1 个月后进行。PSA 检测时应无急性前列腺炎、尿潴留等疾病。

（2）PSA 结果的判定。目前国内外比较一致的观点：血清总 PSA（t-PSA）>4.0ng/ml 为异常。对初次 PSA 异常者建议复查。中国人前列腺癌发病率低，PSA 4~10ng/ml 构成了进行前列腺癌判定的灰区，在这一灰区内应参考以下 PSA 相关变数。

游离 PSA（free PSA，简称 f-PSA）和 t-PSA 作为常规同时检测。多数研究表明，f-PSA 是提高 t-PSA 水平处于灰区的前列腺癌检出率的有效方法。

当血清 t-PSA 介于 4~10ng/ml 时，f-PSA 水平与前列腺癌的发生率呈负相关。研究表明，如患者 t-PSA 在上述范围，f-PSA/t-PSA<0.1，则该患者发生前列腺癌的可能性高达 56%；相反，如 f-PSA/t-PSA>0.25，发生前列腺癌的可能性只有 8%。国内推荐 f-PSA/t-PSA>0.16 为正常值。

PSA 密度（PSA density，简称 PSAD）即血清总 PSA 值与前列腺体积的比值。前列腺体积是 TRUS 测定计算得出的。PSAD 正常值<0.15，PSAD 可有助于区分良性前列腺增生症（BPH）和前列腺癌。当患者 PSA 在正常值高限或轻度增高时，用 PSAD 可指导医师决定是否进行活检或随访。PSAD 可作为临床参考指标之一。

PSA 速率（PSA velocity，简称 PSAV）即连续观察血清 PSA 水平的变化，前列腺癌的 PSAV 显著高于前列腺增生者和正常人。正常值为每年<0.75ng/ml。如果 PSAV 每年>0.75ng/ml，应怀疑前列腺癌的可能。PSAV 比较适用于 PSA 值较低的年轻患者。在两年内至少检测 3 次 PSA。

PSAV 计算公式：［（PSA2−PSA1）＋（PSA3−PSA2）］/2

3. 经直肠超声检查　TRUS 引导下在前列腺以及周围组织寻找可疑病灶，并能初步判断肿瘤的体积大小。但 TRUS 在前列腺癌诊断特异性方面较低。在 TRUS 引导下进行前列腺系统性穿刺活检是前列腺癌诊断的最主要方法。

4. 前列腺穿刺活检　前列腺系统性穿刺活检是诊断前列腺癌最可靠的检查。

（1）前列腺穿刺时机。因前列腺穿刺出血影响影像学临床分期。因此，前列腺穿刺活检应在磁共振成像（MRI）之后。

（2）前列腺穿刺指征：①直肠指诊发现结节，任何 PSA 值；②PSA＞10ng/ml，任何 f/t-PSA 和 PSAD 值；③PSA 4~10ng/ml，f/t-PSA 异常、PSAD 值异常或 B 超、MRI 发现异常信号；④PSA 4~10ng/ml，如 f/t-PSA、PSAD 值、影像学正常，应严密随访。

（3）前列腺穿刺针数系统穿刺活检得到多数医师认可。研究表明，10 针以上穿刺的诊断阳性率明显高于 10 针以下，不显著增加并发症。

（4）重复穿刺。第一次前列腺穿刺阴性结果，在以下情况需重复穿刺。①PSA＞10ng/ml，任何 f/t-PSA 或 PSAD。②PSA 4~10ng/ml，复查 f/t-PSA 或 PSAD 值异常，或直肠指诊和影像学异常。③PSA 4~10ng/ml，复查 f/t-PSA、PSAD、直肠指诊、影像学均正常，严密随访。④重复穿刺的时机：2 次穿刺间隔时间尚有争议，目前多为 1~3 个月。⑤重复穿刺次数，对 2 次穿刺阴性结果，属上述①~③情况者，推荐进行 2 次以上穿刺。⑥如果二次穿刺阴性，并存前列腺增生导致的严重排尿症状，可行经尿道前列腺切除术，将标本送病理切片检查。

5. 前列腺癌的其他影像学检查

（1）计算机体层摄影：计算机体层摄影（CT）对于早期前列腺癌的诊断灵敏度低于磁共振成像（MRI）。前列腺癌患者进行 CT 检查的目的主要是协助临床医师进行肿瘤的临床分期。对于肿瘤邻近组织和器官的侵犯及盆腔内转移性淋巴结肿大，CT 的诊断灵敏度与 MRI 相似。

（2）磁共振成像：MRI 检查可以显示前列腺包膜的完整性、是否侵犯前列腺周围组织及器官，MRI 还可以显示盆腔淋巴结受侵犯的情况及骨转移的病灶。在临床分期上有较重要的作用。磁共振光谱学检查（magnetic resonance spectroscopy，MRS）是根据前列腺癌组织中枸橼酸盐、胆碱和肌酐的代谢与前列腺增生和正常组织中的差异呈现出不同的光谱线，在前列腺癌诊断中有一定价值。

MRI 检查在鉴别前列腺癌与伴钙化的前列腺炎、较大的 BPH、前列腺瘢痕、结核等病变时常无法明确诊断。因此影像学检查 TRUS、CT、MRI 等在前列腺癌的诊断方面都存在局限性，最终明确诊断还需要前列腺穿刺活检取得组织学诊断。

（3）前列腺癌的核素检查（ECT）：前列腺癌的最常见远处转移部位是骨骼。ECT 可比常规 X 线片提前 3~6 个月发现骨转移灶，灵敏度较高但特异度较差。

一旦前列腺癌诊断成立，建议进行全身骨显像检查（特别是在 PSA＞20，Gleason 评分＞7 分等），有助于判断前列腺癌准确的临床分期。

6. 病理分级　在前列腺癌的病理分级方面，目前最常使用 Gleason 评分系统。前列腺癌组织被分为主要分级区和次要分级区，每区的 Gleason 分值为 1~5 分，Gleason 评分是把主要分级区和次要分级区的 Gleason 分值相加，形成癌组织分级常数。分级标准如下。

（1）Gleason 1：癌肿极为罕见，边界很清楚，膨胀型生长，几乎不侵犯基质，癌腺泡很简单，多为圆形，中度大小，紧密排列在，其胞质和良性上皮细胞胞质极为相近。

（2）Gleason 2：癌肿很少见，多发生在前列腺移行区，癌肿边界不很清楚，癌腺泡被基质分开，呈简单圆形，大小可不同，可不规则，疏松排列在一起。

（3）Gleason 3：癌肿最常见，多发生在前列腺外周区，最重要的特征是浸润性生长，癌腺泡大小不一，形状各异，核仁大而红，胞质多呈碱性染色。

（4）Gleason 4：癌肿分化差，浸润性生长，癌腺泡不规则融合在一起，形成微小乳头状或筛状，核仁大而红，胞质可为碱性或灰色反应。

（5）Gleason 5：癌肿分化极差，边界可为规则圆形或不规则状，伴有浸润性生长，生长形式为片状单一细胞型或者是粉刺状癌型，伴有坏死，癌细胞核大，核仁大而红，胞质染色可有变化。

（三）前列腺癌分期

前列腺癌分期的目的是指导选择治疗方法和评价预后。通过直肠指诊、PSA、穿刺活检阳性针数和部位、骨扫描、CT、MRI 以及淋巴结切除来明确分期见表 5-17-1。

1. T 分期　T 分期表示原发肿瘤的局部情况，主要通过直肠指诊和 MRI 来确定，前列腺穿刺阳性活检数目和部位、肿瘤病理分级和 PSA 可协助分期。

2. N 分期　N 分期表示淋巴结情况，只有通过淋巴结切除才能准确了解淋巴结转移情况。N 分期对准备采用根治性疗法的患者是重要的，分期低于 T_2、PSA<20ng/ml 和 Gleason 评分<6 分的患者淋巴结转移的概率<10%，可行保留淋巴结切除手术。

3. M 分期　M 分期主要针对骨骼转移骨扫描，MRI、X 线检查是主要的检查方法。尤其对病理分化较差（Gleason 评分>7 分）或 PSA>20ng/ml 的患者，应常规行骨扫描检查。

表 5-17-1　前列腺癌的 TNM 分期

原发肿瘤（T）	
T_x	原发肿瘤不能评估
T_0	没有原发肿瘤
T_1	临床隐性肿瘤（临床未触及或影像学未发现）
T_{1a}	≤5%的前列腺切除组织内偶然发现肿瘤
T_{1b}	>5%的前列腺切除组织内偶然发现肿瘤
T_{1c}	通过针吸或针穿活检发现肿瘤（如：因发现 PSA 升高进行穿刺活检）
T_2	肿瘤局限于前列腺内*
T_{2a}	累及≤1/2 叶
T_{2b}	累及>1/2 叶，但未达双侧叶
T_{2c}	累及双叶
T_3	肿瘤侵出前列腺包膜&
T_{3a}	包膜外侵润（双侧或单侧）
T_{3b}	侵犯精囊（双侧或单侧）
T_4	肿瘤固定或侵犯精囊以外的邻近组织：如膀胱颈，外括约肌，直肠，肛提肌，和（或）盆壁
病理学分期（pT）	
pT_2*	局限于脏器内

（待　续）

续　表

pT_{2a}	单侧，累及≤1/2 叶
pT_{2b}	单侧，累及>1/2 叶，但未达双侧叶
pT_{2c}	双侧累及
pT_3	浸出前列腺
pT_{3a}	浸出前列腺或膀胱颈微小浸润
pT_{3b}	侵犯精囊
pT_4	侵犯膀胱、直肠
局部淋巴结（N）	
临床分期	
N_x	局部淋巴结不能评估
N_0	无局部淋巴结转移
N_1	发现局部淋巴结转移
病理学分期	
pN_x	局部淋巴结不能取样
pN_0	无阳性淋巴结
pN_1	发现局部淋巴结转移
远处转移（M）	
M_x	远处转移不能评估（任何方式都无法评估）
M_0	无远处转移
M_1	远处转移
M_{1a}	非局部淋巴结转移
M_{1b}	骨转移
M_{1c}	其他部位转移（包括或不包括骨转移）

注：*，通过针吸或针穿活检在一叶或两叶发现肿瘤，但临床未触及或影像学明确发现，分期为 T_{1c}；&，浸入前列腺尖或浸入前列腺包膜（但未浸出），分期为 T_2；#，没有病理学 T_1 分期（pT_1）

四、前列腺癌的治疗

（一）前列腺癌根治性手术治疗

根治性前列腺切除术（简称根治术）是治疗局限性前列腺癌最有效的方法，有三种主要术式，即传统的经会阴、经耻骨后及近年发展的腹腔镜前列腺癌根治术。

1. 适应证　根治术用于可能治愈的前列腺癌。手术适应证要考虑肿瘤的临床分期、预期寿命和健康状况。尽管手术没有硬性的年龄界限，但应告知患者，70 岁以后伴随年龄增长，手术并发症及死亡率将会增加。

（1）临床分期：适用于局限前列腺癌，临床分期 $T_1 \sim T_{2c}$ 的患者。对于临床 T_3 期（cT_3）的前列腺癌尚有争议，有主张新辅助治疗后行根治术，可降低切缘阳性率。

（2）预期寿命：预期寿命≥10年者则可选择根治术。

（3）健康状况：前列腺癌患者多为高龄男性，手术并发症的发生率与身体状况密切相关。因此，只有身体状况良好，没有严重的心肺疾病的患者适合行根治术。

（4）PSA或Gleason评分高危患者的处理：对于PSA>20或Gleason评分>8分的局限性前列腺癌患者符合上述分期和预期寿命条件的，根治术后可给予其他辅助治疗。

2. 手术禁忌证

（1）患有显著增加手术风险的疾病，如严重的心血管疾病、肺功能不良等。

（2）患有严重出血倾向或血液凝固性疾病。

（3）已有淋巴结转移（术前通过影像学或淋巴活检诊断）或骨转移。

（4）预期寿命不足10年。

3. 手术方法和标准 国内推荐开放式耻骨后前列腺癌根治术和腹腔镜前列腺癌根治术。

（1）耻骨后前列腺癌根治术：术野开阔，操作简便易行，可经同一入路完成盆腔淋巴结切除，达到根治的目的。

1）改良式盆腔淋巴结切除术：下腹正中切口，整块切除髂动脉及髂静脉前面、后面及血管之间的纤维脂肪组织，下至腹股沟管，后至闭孔神经后方。可疑淋巴结转移者可进行冰冻切片病理学检查。

2）根治性前列腺切除术：手术切除范围包括完整的前列腺、双侧精囊和双侧输精管壶腹段、膀胱颈部。

保留神经的禁忌证为术中发现肿瘤可能侵及神经血管束。

（2）腹腔镜前列腺癌根治术：腹腔镜前列腺癌根治术是近年发展起来的新技术，其疗效与开放手术类似，优点是损伤小、术野及解剖结构清晰，术中和术后并发症少，缺点是技术操作比较复杂。腹腔镜手术切除步骤和范围同开放手术。

（3）机器人辅助腹腔镜前列腺癌根治术：该术式正逐步取代腹腔镜前列腺癌根治术，但是尚缺乏高质量研究证据证明该术式在提高尿控率、保留勃起功能和降低切缘阳性率方面较传统手术方式存在显著优势。

4. 手术时机 一旦确诊为前列腺癌并符合上述根治性手术条件者应采取根治术。有报道认为，经直肠穿刺活检者应等待6~8周，可能减少手术难度和并发症。经尿道前列腺切除术者应等待12周再行手术。

5. 手术并发症 目前围术期死亡率为0~2.1%，主要并发症有术中严重出血、直肠损伤、术后阴茎勃起功能障碍、尿失禁、膀胱尿道吻合口狭窄、尿道狭窄、深部静脉血栓、淋巴囊肿、尿瘘、肺栓塞。腹腔镜前列腺癌根治术还可能出现沿切口种植转移、转行开腹手术、气体栓塞、高碳酸血症、继发出血等并发症。

（二）前列腺癌内分泌治疗

早在1941年，Huggins和Hodges发现了手术去势和雌激素可延缓转移性前列腺癌的进展，并首次证实了前列腺癌对雄激素去除的反应性。前列腺细胞在无雄激素刺激的情况下将会发生凋亡。任何抑制雄激素活性的治疗均可被称为雄激素去除治疗。雄激素去除主要通过以下策略：①抑制睾酮分泌，手术去势或药物去势［黄体生成素释放激素类似物（LHRH-A）］；②阻断雄激素与受体结合，应用抗雄激素药物竞争性封闭雄激素与前列腺细胞雄激素受体的结合。两者联合应用可达到最大限度雄激素阻断（MAB）的目的。其他策略包括抑制肾上腺来源雄激素的合成以及抑制睾酮转化为双氢睾酮等。

内分泌治疗的目的是降低体内雄激素浓度、抑制肾上腺来源雄激素的合成、抑制睾酮转化为双氢睾酮或阻断雄激素与其受体的结合，以抑制或控制前列腺癌细胞的生长。

内分泌治疗的方法包括：①去势；②MAB；③间歇内分泌治疗（IHT）；④根治性治疗前新辅助内分泌治疗（NHT）；⑤辅助内分泌治疗（AHT）。

1. 适应证

（1）转移前列腺癌，包括 N_1 和 M_1 期（去势、MAB、间歇内分泌治疗）。

（2）局限早期前列腺癌或局部进展前列腺癌，无法行根治性前列腺切除或放射治疗（去势、MAB、间歇内分泌治疗）。

（3）根治性前列腺切除术或者根治性放疗前的新辅助内分泌治疗（去势、MAB）。

（4）配合放射治疗的辅助内分泌治疗（去势、MAB）。

（5）治愈性治疗后局部复发，但无法再行局部治疗（去势、MAB、间歇内分泌治疗）。

（6）治愈性治疗后远处转移（去势、MAB、间歇内分泌治疗）。

（7）雄激素非依赖期的雄激素持续抑制（去势）。

2. 去势治疗（castration）

（1）手术去势：手术去势可使睾酮迅速且持续下降至极低水平（去势水平）。主要的不良反应是对患者的心理影响。

（2）药物去势：LHRH-A 是人工合成的黄体生成素释放激素，已上市的制品有亮丙瑞林（leuprorelin）、戈舍瑞林（goserelin）、曲普瑞林（triptorelin）。在注射 LHRH-A 后，睾酮逐渐升高，在 1 周时达到最高点（睾酮一过性升高），然后逐渐下降，至 3~4 周时可达到去势水平，但有 10% 的患者睾酮不能达到去势水平。LHRH-A 已成为雄激素去除的标准治疗方法之一。

由于初次注射 LHRH-A 时有睾酮一过性升高，故应在注射当日开始给予抗雄激素药物 2 周，以对抗睾酮一过性升高所导致的病情加剧。对于已有骨转移脊髓压迫的患者，应慎用 LHRH-A，可选择迅速降低睾酮水平的手术去势。

（3）雌激素：雌激素作用于前列腺的机制包括：下调 LHRH 的分泌，抑制雄激素活性，直接抑制睾丸间质细胞功能以及对前列腺细胞的直接毒性。

最常见的雌激素是己烯雌酚。口服己烯雌酚 1、3mg/d 或 5mg/d，可以达到与去势相同的效果，但心血管方面的不良反应明显增加。尽管应用小剂量己烯雌酚（如 1mg/d），且同时应用低剂量华法林（1mg/d），或低剂量阿司匹林（75~100mg/d）预防，心血管方面的不良反应仍较高，因此，在应用时应慎重。雌激素是经典的内分泌治疗方法之一。手术去势、药物去势或雌激素治疗，患者肿瘤相关的生存率、无进展生存率基本相同。

3. 最大限度雄激素阻断

（1）目的：同时去除或阻断睾丸来源和肾上腺来源的雄激素。

（2）方法：常用的方法为去势联合抗雄激素药物。抗雄激素药物主要有两大类：一类是类固醇类药物，代表为醋酸甲地孕酮；另一类是非类固醇药物，主要有比卡鲁胺（bicalutamide）和氟他胺（flutamide）。

（3）结果：合用非类固醇类抗雄激素药物的雄激素 MAB 方法，与单纯去势相比可延长总生存期 3~6 个月，平均 5 年生存率提高 2.9%，对于局限性前列腺癌，应用 MAB 疗法时间越长，PSA 复发率越低。而合用比卡鲁胺的 MAB 疗法，相对于单独去势可使死亡风险降低 20%，并可相应延长无进展生存期。

4. 根治术前新辅助内分泌治疗

（1）目的：在根治性前列腺切除术前，对前列腺癌患者进行一定时间的内分泌治疗，以减少肿瘤体积、降低临床分期、降低前列腺切缘肿瘤阳性率，进而延长生存率。

（2）方法：采用 LHRH-A 和抗雄激素的 MAB 方法，也可单用 LHRH-A、抗雄激素药物或雌二醇氮芥，但 MAB 方法疗效更为可靠。时间 3~9 个月。

（3）结果：新辅助治疗可能降低临床分期，可以降低前列腺切缘肿瘤的阳性率，减少局部复发率，3 个月以上的治疗可以延长无 PSA 复发的存活期，而对总存活期的作用需更长时间的随访。新辅助治疗不能降低淋巴结和精囊的浸润。

5. 间歇内分泌治疗 在雄激素缺如或低水平状态下，能够存活的前列腺癌细胞通过补充的雄激素获得抗凋亡潜能而继续生长，从而延长进展到激素非依赖的时间。IHT 的优点包括提高患者生活质量，可能延长雄激素依赖时间，可能有生存优势，降低治疗成本。IHT 的临床研究表明，在脱离治疗期间患者生活质量明显提高，如性欲恢复等。可使肿瘤细胞对雄激素依赖时间延长，而对病变进展或生存时间无大的负面影响。IHT 更适于局限性病灶及经过治疗局部复发者。

（1）IHT 的治疗模式：多采用 MAB 方法，也可用药物去势（LHRH-A），如戈舍瑞林、亮丙瑞林和布舍瑞林，或甾体类醋酸环丙孕酮（CPA）。

（2）IHT 的停止治疗标准：报道不一，国内推荐停药标准为 PSA ≤ 0.2ng/ml 后，持续 3~6 个月。

（3）间歇治疗后重新开始治疗的标准：报道不一，仍未能达成统一标准。不同文献报道如下：PSA>4ng/ml 后；PSA 升至 10~20ng/ml 时；PSA>20ng/ml 后；PSA 升至治疗前水平的 1/2。目前国内推荐当 PSA>4ng/ml 后开始新一轮治疗。

（4）IHT 适应证：局限性前列腺癌，无法行根治性手术或放射治疗（以下简称放疗）；局部晚期患者（T_3~T_4 期）；根治术后病理切缘阳性；根治术或局部放疗后复发。

（5）IHT 的意义及潜在风险可能保持前列腺癌细胞的激素依赖性，延缓前列腺癌细胞进展到非激素依赖性的时间，从而可能延长患者的生存期。

治疗潜在的风险：是否可加速雄激素依赖性向非激素依赖性的发展；在治疗的间歇期病灶是否会进展。

6. 前列腺癌的辅助内分泌治疗 AHT 是指前列腺癌根治性切除术后或根治性放疗后，辅以内分泌治疗。目的是治疗切缘残余病灶、残余的阳性淋巴结、微小转移病灶，提高长期存活率。

（1）适应证：①根治术后病理切缘阳性；②术后病理淋巴结阳性（pN+）；③术后病理证实为 T_3 期（pT_3）或 ≤ T_2 期，但伴高危因素（Gleason 评分>7 分，PSA>20ng/ml）；④局限前列腺癌伴高危因素（Gleason 评分>7 分，PSA>20ng/ml），根治性放疗后 AHT；⑤局部晚期前列腺癌放疗后 AHT。

（2）方式：①最大限度雄激素全阻断；②药物去势；③抗雄激素（anti-androgens）包括甾体类和非甾体类；④手术去势。

（3）时机：多数主张术后或放疗后即刻开始。

总之，AHT 治疗主要针对切缘阳性，pT_3，pN+ 及 ≤ pT_2 期伴高危因素的患者，多数文献报道能延缓疾病进展时间，但能否提高患者的生存率尚无一致结论。治疗时机及时限的选择应综合考虑患者的病理分期、治疗不良反应和费用等，目前尚无定论。

参考文献

[1] Crawford ED. Epidemiology of prostate cancer Urology, 2003, 62 (6 Suppl 1)：3-12.

[2] Quinn M, Babb P. Patterns and trends in prostate cancer incidence, survival, prevalence, and mortality. Part I：international comparisons. BJU Int, 2002, 90 (2)：162-173.

[3] Grönberg H. Prostate cancer epidemiology. Lancet, 2003, 361 (9360)：859-864.

[4] 王洪亮，张海峰，许宁，等. 中日两城市前列腺癌普查结果及临床病理对比研究. 中国老年学杂志，2005, 25 (2)：144-146.

[5] 孙颖浩. 我国前列腺癌的研究现状. 中华泌尿外科杂志，2004, 25 (2)：77-80.

[6] 顾方六. 我国良性前列腺增生和前列腺癌发病调查. 北京医科大学学报，2000, 32 (1)：30-33.

[7] 顾方六，马文香，吴阶平. 前列腺癌发病情况的探讨. 中华外科杂志，1986, 24：596-599.

[8] Gu FL, Xia TI, Kong XT. Preliminary study of the frequency of benign prostatic hyperplasia and prostatic cancer in China. Urology, 1994, 44 (5)：688-691.

[9] 刘振伟. 上海市区 1973~1999 年前列腺癌发病趋势分析. 中国卫生统计，2003, 6：335-337.

[10] Siegel R, Naishadham D, Jemal A. Cancer statistics, 2013. CA Cancer J Clin, 2013, 63 (1)：11-30.

[11] Bray F, Sankila R, Ferlay J, et al. Estimates of cancer incidence and mortality in Europe in 1995. Eur J Cancer, 2002, 38 (1)：99-166.

[12] Haas GP, Sakr WA. Epidemiology of prostate cancer. CA Cancer J Clin, 1997, 47 (5)：273-287.

[13] Steinberg GD, Carter BS, Beaty TH, et al. Family history and the risk of prostate cancer. Prostate, 1990, 17 (4)：337-347.

[14] Grönberg H, Damber L, Damber JE. Familial prostate cancer in Sweden. A nationwide register cohort study. Cancer, 1996, 77 (1)：138-143.

[15] Bratt O. Hereditary prostate cancer：clinical aspects. J Urol, 2002, 168 (3)：906-913.

[16] Meyer F, Bairati I, Shadmani R, et al. Dietary fat and prostate cancer survival. Cancer Causes Control, 1999, 10 (4)：245-251.

[17] Denis L, Morton MS, Griffiths K. Diet and its preventive role in prostatic disease. Eur Urol, 1999, 35 (5-6)：377-387.

[18] Jian L, Xie LP, Lee AH, et al Protective effect of green tea against prostate cancer：a case-control study in southeast China. Int J Cancer, 2004, 108 (1)：130-135.

[19] Schulman CC, Zlotta AR, Dennis L, et al. Prevention of prostate cancer. Scand J Urol Nephrol, 2000, 205 (Suppl)：50-61.

[20] Catalona WJ, Richie JP, Ahmann FR, et al. Comparison of digital rectal examination and serum prostate specific antigen in the early detection of prostate cancer：results of a multicentre clinical trial of 6, 630 men. J Urol, 1994, 151 (5)：1283-1290.

[21] Carvalhal GF, Smith DS, Mager DE, et al. Digtal rectal examination for detecting prostate cancer at prostate specific antigen levels of 4ng/ml or less. J Urol, 1999, 161 (3)：835-839.

[22] Eastham JA, May R, Robertson JL, et al. Development of a nomogram that predicts the probability of a positive prostate biopsy in men with an abnormal digital rectal examination and a prostate-specific antigen between 0 and 4ng/ml. Urology, 1999, 54 (4)：708-713.

[23] 马云波，李仁寿，孙茸，等. F/T 比值在前列腺癌筛选中的应用价值. 临床泌尿外科杂志，2002, 17 (4)：159-160.

[24] 费世宏，曾甫清. 血清 T-PSA、F/T 在前列腺疾病诊断中的意义. 临床泌尿外科杂志，2002, 17 (6)：289-291.

[25] 程怀瑾，王国民，何家扬，等. PSA、F/TPSA 及 PSAD 在前列腺癌诊断中的意义. 中华泌尿外科杂志，2003, 24 (2)：140-142.

[26] 林毅，李黎明，强万明，等. 游离与总 PSA 比值检测在前列腺癌诊断中的作用. 中华泌尿外科杂志，2003, 24 (4)：287.

[27] 冯陶，黄有媛，窦长琪，等. 血清游离和总前列腺特异抗原测定在鉴定前列腺良恶性病变中的价值. 中华泌尿外科杂志，2002, 23 (1)：26-28.

[28] 周利群，那彦群，黄有媛，等. 良性前列腺增生与前列腺癌患者血清总 PSA 水平与游离 PSA 比值的比较. 中华泌尿外科杂志，2002, 23 (6)：

354-357.

［29］Catalona WJ, Smith DS, Wolfert RL, et al. Evaluation of percentage of free serum prostate specific antigen to improve specificity of prostate cancer screening. JAMA, 1995, 274（15）: 1214-1220.

［30］Catalona WJ, Smith DS, Ornstein DK. Prostate cancer detection in men with serum PSA concentration of 2.6 to 4.0 ng/ml and benign prostate examination: enhancement of specificity with free PSA measurements. JAMA, 1997, 277（18）: 1452-1455.

［31］Partin AW, Mangold LA, Lamm DM, et al. Contemporary update of prostate cancer staging nomograms（Partin tables）for the new millennium. Urology, 2001, 58（6）: 843-848.

［32］Benson MC, Whang IS, Olsson CA, et al. Use of prostate specific antigen density to enhance predictive value of intermediate levels of serum prostate specific antigen. J Urol, 1992, 147（3 Pt 2）: 815-816.

［33］Brawer MK, Aramburu EA, Chen GL, et al. The inability of prostate specific antigen index to enhance the predictive value of prostate specific antigen in the diagnosis of prostatic carcinoma. J Urol, 1993, 150（2 Pt 1）: 369-373.

［34］Catalona WJ, Richie JP, deKernion JB, et al. Comparison of prostate specific antigen Concentration versus prostate specific antigen density in the early detection of prostate cancer: receiver operating characteristic curves. J Urol, 1994, 152（6 Pt 1）: 2031-2036.

［35］钟晨阳, 万奔, 陈搏君. 血清 PSA 密度在前列腺活检中的意义. 中华泌尿外科杂志, 2000, 21（10）: 624.

［36］Carter HB, Pearson JD, Metter EJ, et al. Prostate specific antigen variability in men without prostate cancer: effect of sampling interval and number of repeat measurements on prostate specific antigen velocity. Urology, 1995, 45（4）: 591-596.

［37］Smith DS, Catalona WJ. Rate of change in serum prostate specific antigen levels as a method for prostate cancer detection. J Urol, 1994, 152（4）: 1163-1167.

［38］Aus G, Ahlgren G, Bergdahl S, et al. Infection after transrectal core biopsies of the prostate-risk factors and antibiotic prophylaxis. Br J Urol,

1996, 77（6）: 851-855.

［39］Collins GN, Lloyd SN, Hehir M, et al. Multiple transrectal ultrasound-guided biopsies-true morbidity and patient acceptance. Br J Urol, 1993, 71（4）: 460-463.

［40］刘建河, 李鸿伟, 李鸣, 等. 前列腺穿刺对前列腺癌磁共振影像分期的影响. 中华泌尿外科杂志, 2004, 25（2）: 106-107.

［41］王宵英, 蒋学样, 肖江喜, 等. 前列腺癌活检后的 MR 表现及对诊断准确性的影响. 实用放射学杂志, 2000, 16（10）: 579-582.

［42］Singh H, Canto EI, Shariat SF, et al. Improved detection of clinically significant, curable prostate cancer with systematic 12-core biopsy. J Urol, 2004, 171（3）: 1089-1092.

［43］Fink KG, Hutarew G, Pytel A, et al. One 10-core prostate biopsy is superior to two sets of sextant prostate biopsies. BJU Int, 2003, 92（4）: 385-388.

［44］Walsh JW, Amendola MA, Konerding KF, et al. Computed tomographic detection of pelvic and inguinal lyrnphnode metastases from primary and recurrent pelvic malignant disease. Radiology, 1980, 137（1 Pt 1）: 157-166.

［45］蒋学祥, 王霄英, 肖江喜, 等. 前列腺癌的 MRI 诊断. 中国医学影像技术, 2001, 17（9）: 840-843.

［46］Platt JF, Bree RL, Schwab RE. The accuracy of CT in the staging of carcinoma of the prostate. AJR, 1987, 149（2）: 315-318.

［47］陈雅清, 屈婉莹, 朱明. 核素骨显像对诊断前列腺癌骨转移的临床价值. 中华核医学杂志, 1994, 14（3）: 1751.

［48］Spigelman SS, McNeal JE, Freiha FS, et al. Rectal examination in volume determination of carcinoma of the prostate: clinical and anatomical correlations. J Urol, 1986, 136（6）: 1228-1230.

［49］Heenan SD. Magnetic resonance imaging in prostate cancer. Prostate Cancer Prostatic Dis, 2004, 7（4）: 282-288.

［50］Ravery V, Schimid HP, Toublanc M, et al. Is the percentage of cancer in biopsy cores predictive of extra capsular disease in $T_1 \sim T_2$ prostate carcinoma? Cancer, 1996, 78（5）: 1079-1084.

［51］Partin AW, Carter HB, Chan DW, et al. Prostate specific antigen in the staging of localized prostate cancer: influence of tumour differentiation, tumour volume and benign hyperplasia. J UroL, 1990, 143 (4): 747-753.

[52] Hammerer P, Huland H, Spareaberg A. Digital rectal examination, imaging, and systematic-sextant biopsy in identifying operable lymph node-negative prostatic carcinoma. Eur Urol, 1992, 22 (4): 281-287.

[53] Sebo TJ, Bock BJ, Cheville JC, et al. The percentage of cores positive for cancer in prostate needle biopsy specimens is strongly predictive of tumour stage and volume at radical prostatectomy. J Urol, 2000, 163 (1): 174-178.

[54] Heidenreich A, Varga Z, Von Knobloch R Extended pelvic lymphadenectomy in patients undergoing radical prostatectomy: high incidence of lymph node metastasis. J Urol, 2002, 167 (4): 1681-1686.

[55] Bader P, Burkhard FC, Markwalder R, et al. Is a limited lymph node dissection an adequate staging procedure for prostate cancer? J Urol, 2002, 168 (2): 514-518.

[56] McGregor B, Tulloch AG, Quinlan MF, et al. The role of bone scanning in the assessment of prostatic carcinoma. Br J Urol, 1978, 50 (3): 178-181.

[57] Chybowski FM, Keller JJ, Bergstrahl EJ, et al. Predicting radionuclide bone scan findings in patients with newly diagnose, untreated prostate cancer: prostate specific antigen is superior to all other clinical parameters. J Urol, 1991, 145 (2): 313-318.

[58] Kemp PM, Magutre GA, Bird NJ. Which patients with prostatic carcinoma require a staging bone scan? Br J Urol, 1997, 79 (4): 611-614.

[59] Lee N, Fawaaz R, Olsson CA, et al. Which patients with newly diagnosed prostate cancer need a radionuclide bone scan? An analysis based on 631 patients. Int J Radiat Oncol Biol Phys, 2000, 48 (5): 1443-1446.

[60] Walsh PC. Surgery and the reduction of mortality from prostate cancer. N Engl J Med, 2002, 347 (11): 839-840.

[61] Boccon-Gubid L, Bertaccini A, Bono AV, et al. Management of locally advanced prostate cancer: a European consensus. Int J Clin Pract, 2003, 57 (3): 187-194.

[62] Van Poppel H, Goethuys H, Callewaert P, et al. Radical prostatectomy can provide a cure for well-selected clinical stage T3 prostate cancer. Eur Urol, 2000, 38 (4): 372-379.

[63] Konety BR, Eastham JA, Reuter VE, et al. Feasibility of radical prostatectomy after neoadjuvant chemo hormonal therapy for patients with high risk or locally advanced prostate cancer: results of a phase I / II study. J Urol, 2004, 171 (2 Pt 1): 709-713.

[64] Ou YC, Chen JT, Cheng CL. Radical prostatectomy for prostate cancer patients with prostate-specific antigen > 20ng/ml Jpn J Clin Oncol, 2003, 33 (11): 574-579.

[65] Brown JA, Garlitz C, Comella LG, et al. Perioperative morbidity of laparoscopic radical prostatectomy compared with open radical retropubic prostatectomy. Urol Oncol, 2004, 22 (2): 102-106.

[66] Srougi M, Nesrallah LJ, Kauffmann JR, et al. Urinary continence and pathological outcome after bladder neck preservation during radical retropubic prostatectomy: randomized prospective trial. J Urol, 2001, 164 (3): 815-818.

[67] Stdner MS, Morton RA, Walsh PC, et al. Impact of anatomical radical prostatectomy on urinary continence. J Urol, 1991, 145 (3): 512-514.

[68] Loblaw DA, Mendelson DS, Talwtt JA, et al. American Society of Clinical Oncology recommendations for initial hormornal Management of Androgen-Sensitive Metastatic, recurrent, or progressive prostate cancer. J Clin Oncol, 2004, 22 (14): 2927-2941.

[69] Limonta P, Montagnani Marelli MM, Moretti RM. LHRH analogues as anticancer agents: pituitary and extrapituitary sites of action. Expert Opin Investiy Drugs, 2001, 10 (4): 709-720.

[70] Oefelein MG, Cornum R. Failure to achieve castrate levels of testosterone during luteinizing hormone releasing hormone agonist therapy: the case for monitoring serum testosterone and a treatment decision algorithm. J Urol, 2000, 164 (3 Pt 1): 726-729.

[71] Agarwal DK, Costello AJ, Peters J, et al. Differential response of prostate specific antigen to testosterone surge after luteinizing hormone-releasing hormone analogue in prostate cancer and benign prostatic hyperplasia. BJU Int, 2000, 85

（6）：690-695.

［72］Oh WK. The evolving role of estrogen therapy in prostate cancer. Clin Prostate Cancer, 2002（2），181-189.

［73］Klotz L, McNeill I, Fleshner N. A phase 1~2 trial of diethylstilbestrol plus low dose warfarin in advanced prostate carcinoma. J Urol, 1999, 161（1）：169-172.

［74］No authors Listed. Maximum androgen blockade in advanced prostate cancer：an overview of the randomised trials. Prostate Cancer Trialists' Collaborative Group Lancet, 2000, 355（9214）：1491-1498.

［75］Labrie F, Candas B, Gomez JL, et al. Can combined androgen blockade provide long-term control or possible cure of localized prostate cancer? Urology, 2002, 60（1）：115-119.

［76］Klotz L, Schellhammer P, Carroll K. A re-assessment of the role of combined androgen blockade for advanced prostate cancer. BJU Int, 2004, 93（9）：1177-1182.

［77］Bono AU, Pagano F, Montironi R, et al. Effect of complete androgen blockade on pathologic stage and resection margin status of prostate cancer, progress pathology report of the Italian PROSIT study. Urology, 2001, 57（1）：117-121.

［78］Schulman CC, Debruyne FM, Forster G, et al. 4-Year follow-up results of a European prospective randomized study on neoadjuvant hormonal therapy prior to radical prostatectomy in T2-3NOM0 prostate cancer. European Study Group on Neoadjuvant Treatment of Prostate Cancer. Eur Urol, 2000, 38（6）：706-713.

［79］Scolieri MJ, Altman A, Resnick MI. Neoadjuvant hormonal ablative therapy before radical prostatectomy：a review. Is it indicated? J Urol, 2000, 164（5）：1465-1472.

［80］Gleave ME, Goldenberg SL, Chin JL, et al. Randomized comparative study of 3 versus 8-month neoadjuvant hormonal therapy before radical prostatectomy：biochemical and pathological effects. J Urol, 2001, 166（2）：500-507.

［81］高江平，石怀银，张建勇，等. 前列腺癌根治术前新辅助治疗. 中国肿瘤临床，2003，30（10）：731-734.

［82］Meyer F, Bairati I, Bédard C, et al. Duration of neoadjuvant androgen deprivation therapy before radical prostatectomy and disease-free survival in men with prostate cancer. Urology, 2001, 58（2 Suppl 1）：71-77.

［83］叶敏. 前列腺癌的间歇雄激素阻断疗法. 中华泌尿外科杂志，2001，22（2）：116-118.

［84］Van Cangh PJ, Tombal B, Gala JL. Intermittent endocrine treatment. World J Urol, 2000, 18（3）：183-189.

［85］Goldenburg SL, Brnchovsky N, Gleave ME, et al. Intermittent androgen suppression in the treatment of prostate cancer：a preliminary report. Urology, 1995, 45（5）：839-845.

［86］Grossfeld GD, Small EJ, Carroll PR. Intermittent androgen deprivation for clinically localized prostate cancer：initial experience. Urology, 1998, 51（1）：137-144.

［87］Grossfeld GD, Chaudary UB, Reese DM, et al. Intermittent androgen deprivation：update of cycling characteristics in patients without clinically apparent metastatic prostate cancer. Urology, 2001, 58（2）：240-245.

［88］Crook JM, Sznmacher E, Malone S, et al. Intermittent Androgen Suppression in the management of prostate cancer. Urology, 1999, 56（3）：530-534.

［89］Sciarra A, Di Chiro C, Di Silverio F. Intermittent androgen deprivation（IAD）in patients with biochemical failure after radical retropubic prostatectomy（RRP）for clinically localized prostate cancer. World J Urol, 2000, 18（6）：392-400.

［90］Roach M 3rd, DeSilvio M, Lawton C, et al. Phase III trial comparing whole-pelvic versus prostate-only radiotherapy and neoadjuvant versus adjuvant combined androgen suppression：Radiation Therapy Oncology Group 9413. J Clin Oncol, 2003, 21（10）：1904-1911.

［91］See WA, Wirth MP, Mcleod DG, et al. Bicalutamide as immediate therapy either alone or as adjuvant to standard care of patients with localized or locally advanced prostate cancer：first analysis of the early prostate cancer program. J Urol, 2002, 168（2）：429-435.

［92］Seay TM, Blute ML, Zincke H. Long-term outcome in patients with pTxN+ adenocarcinoma of prostate treated with radical prostatectomy and early androgen ablation. J Urol, 1998, 159（2）：

357-364.

[93] Mcleod DG. Emerging role of adjuvant hormonal therapy. Urology, 2002, 60 (3 Suppl 1): 13-21.

[94] Chay C, Smith DC. Adjuvant and neoadjuvant therapy in prostate cancer. Semin Oncol, 2001, 28 (1): 3-12.

[95] Lerner SE, Blute ML, Bergstralh EJ, et al. Analysis of risk factors for progression in patients with pathologically confined prostate cancers after radical retropubic prostatectomy. J Urol, 1996, 156 (1): 137-143.

[96] Messing EM, Manola J, Sarosdy M. et al. Immediate hormonal therapy compared with observation after radical prostatectomy and pelvic lymphadenectomy in men with node-positive prostate cancer. N Engl J Med, 1999, 341 (24): 1781-1788.

[97] Walsh PC, DeWeese TL., Eisenberger MA A structured debate: immediate versus deferred androgen suppression in prostate cancer-evidence for deferred treatment. J Urol, 2001, 166 (2): 508-516.

[98] Zincke H, Lau W, Bergstralh E, et al. Role of early adjuvant hormonal therapy after radical prostatectomy for prostate cancer. J Urol, 2001, 166 (6): 2208-2215.

[99] Wirth M, Froehner M. A review of studies of hormonal adjuvant therapy in prostate cancer. Eur Urol, 1999, 36 (Suppl 2): 14-19.

精囊疾病

第 *18* 章

肖恒军

中山大学附属第三医院

精囊（seminal vesicle）又名精囊腺，是一对长椭圆形囊状器官。精囊大小个体差异较大，文献报道，中国成年男子精囊长 2.1~6.2cm，宽 0.5~2.2cm。精囊大小随充盈程度和年龄而变化，囊腔内充满灰白或淡黄色乳状精囊液。精囊位于前列腺底部后上方，输精管壶腹的外侧，膀胱底与直肠之间。左右各一，精囊主要由迂曲的小管构成，表面凹凸不平，精囊上端游离、膨大部为精囊腺底；下端细小，为精囊腺的排泄管，与输精管壶腹末端汇合成射精管，穿过前列腺，开口于精阜。

精囊腺由黏膜（上皮和固有膜）、肌层和外膜构成。精囊黏膜被覆假复层柱状上皮或单层柱状上皮，黏膜有许多皱襞，向腔内突起呈憩室样管状结构，这使得精囊上皮表面积大大增加，有利于腺体分泌和储存。黏膜下毛细血管比较丰富，这是精囊容易出血的原因之一。精囊分泌的液体组成精液的一部分，在生殖过程中起重要作用。精囊肌层较薄，由环形肌、斜形肌和纵行肌交织而成。射精时，平滑肌收缩使精囊液进入射精管。精囊的主要功能是分泌精囊液，成年男性射出的精液 50%~80% 来自精囊腺，平均 2.5ml，pH 为中性偏碱。精囊分泌液主要为碳水化合物，如果糖、前列腺素 E、凝集因子、凝固蛋白 1 等。精液量少、果糖缺乏或精液不液化常提示射精管梗阻或精囊缺如。

精囊疾病临床上最多见的是精囊炎症（包括非特异性和特异性感染），其次为先天畸形或发育不良，如先天性精囊发育不良或缺如、先天性或获得性精囊囊肿等，精囊肿瘤极为罕见。近年来由于超声、计算机体层摄影（CT）和磁共振成像（MRI）等影像学技术的发展和精囊镜技术的应用，对精囊疾病的诊治和认识水平有所提高，精囊疾病发病率有增加的趋势。精囊疾病最常见的症状就是血精，可持续或间歇性发作，部分患者可出现弱精子症或少精症而引起不育，少数患者可伴有肉眼血尿或疼痛，甚至出现尿路梗阻症状。

第一节 精囊炎

精囊炎（seminal vesiculitis）是男性常见感染性疾病之一，发病年龄多在 20~40 岁，以血精为主要临床表现。精囊炎分非特异性和特异性精囊炎两大类，前者包括急性精囊炎和慢性精囊炎，后者包括精囊结核和淋菌性精囊炎等，其中以非特异性慢性精囊炎最为常见。精囊炎常与前列腺炎同时发生，多由于逆行感染所致。

一、急性精囊炎

急性精囊炎的病原体以大肠埃希菌、变形杆菌等非特异性革兰阴性杆菌为主，葡萄球菌、链球菌次之，也可同时合并杆菌和球菌混合感染。本病主要感染途径为经尿道逆行感染，诱发因素包括长期留置导尿、经尿道内镜操作或糖尿病及免疫功能低下等，其次为血源性感染和淋巴途径感染。一般认为血源性感染和经尿道逆行感染患者的临床表现不同，前者一般以全身感染症状为主，泌尿生殖系统症状较轻；后者以尿道刺激症状为主，全身症状较轻。

（一）临床表现

经血源性感染患者主要表现为发热、畏寒、寒战、食欲下降、恶心、呕吐、乏力、全身酸痛及下腹疼痛等全身感染症状。经尿道逆行感染患者主要表现为尿频、尿急、尿痛等尿路刺激症状，可伴有会阴部坠胀、疼痛和不适等，疼痛可向腰骶部、生殖器和大腿内侧放射。当并发输精管炎或精索炎时，可出现腹股沟及阴囊部疼痛。精囊急性炎症期可出现性欲明显减退、射精痛和血精。

体检直肠指诊可触及精囊增大或伴有触痛。精囊急性炎症起初为精囊充血、水肿，炎症进展可形成小脓肿，严重时可蔓延至整个精囊，形成精囊脓肿，此时可触及波动感。

（二）辅助检查

1. 血液检查　对急性精囊炎伴全身症状者，血常规可见白细胞增多，中性粒细胞比例升高，血培养结果可为阳性。

2. 尿液检查　可行尿三杯试验来明确感染的部位。

3. 病原学检查　对急性精囊炎患者直肠指诊有精囊肿大及波动感者可经会阴行精囊穿刺取标本进行病原学检查。

4. 影像学检查　经直肠超声（TRUS）、盆腔 CT 或 MRI，可发现炎性精囊增大、囊腔内出血或脓肿形成，但缺乏特异性。

（三）治疗

1. 一般治疗　急性精囊炎患者应多休息，禁止性生活；保持大便通畅，必要时可给予缓泻剂；热水坐浴，每日 2~3 次；必要时给予退热、止痛等对症支持治疗。

2. 抗感染治疗　急性精囊炎患者应早期选用广谱抗生素控制感染，抗生素可选择头孢菌素、氨基糖苷类、氟喹诺酮类及红霉素等，疗程 3~7 天，一般均可治愈。如有精囊脓肿形成则需要经皮精囊穿刺或切开引流。

二、慢性精囊炎

慢性精囊炎多由于经常性兴奋、手淫过频或纵欲过度，引起前列腺和精囊慢性充血、水肿，继发感染引起。少数可因急性精囊炎病变较重或未彻底治疗而迁延所致。有一小部分患者可能由于不洁性接触未彻底治愈，以至逆行感染蔓延至精囊导致慢性精囊炎。

（一）临床表现

1. 血精　这是慢性精囊炎的特异性表现，患者常常因性交后发现精液中带血来就诊。精液外观呈粉红色或暗红色，严重者可有陈旧性血块。患者发生血精后常不易自止，延续数月甚至数年。少数患者可能因惧怕血精而回避性生活，时间长者可出现性欲减退甚至性功能障碍。

2. 下尿路症状 患者多诉有会阴及下腹部疼痛不适，部分患者常感觉排尿不适，尿道烧灼感或伴尿频、尿急等。

3. 神经精神症状 部分慢性精囊炎患者可能会担心血精对自己健康有影响，从而有一定的思想负担，病程长者可出现头晕、头痛、乏力等神经系统症状，少数患者甚至出现焦虑等精神症状。

（二）辅助检查

1. 精液及前列腺分泌物检查 精液检查见白细胞数增多。如果前列腺按摩液培养无菌而精液内有大量的细菌或者前列腺按摩液与精液内细菌不同时，可诊断为细菌性精囊炎。

2. 精浆果糖测定 慢性精囊炎病程长者可出现果糖含量降低甚至阴性。

3. 影像学检查 TRUS、盆腔 CT 或 MRI，可发现精囊有无血块结石或解剖异常。

4. 精囊镜检查 对久治不愈的血精患者，可考虑精囊镜检查，以了解精囊黏膜炎症及出血情况，有无合并精道结石和解剖异常。

（三）治疗

慢性精囊炎的治疗多采用综合治疗方法，多数患者疗效满意，但可能迁延复发。少数患者治疗效果同慢性前列腺炎，但疗效不尽人意。

1. 一般治疗 饮食上忌辛辣刺激性食物，注意生活规律，劳逸结合，保持心情愉悦；保持适度而规律的性生活，避免频繁过度排精或长时间不射精；消除患者的顾虑，减轻患者精神负担。

2. 局部治疗 局部治疗目的是促进精囊和前列腺炎症吸收和消退，如热水坐浴、理疗等。

3. 抗生素应用 酌情给予敏感抗生素，疗程一般为 2 周至 1 个月。

三、精囊结核

精囊结核（tuberculosis of the seminal vesicle）是男性生殖系统结核的一部分，系结核杆菌侵犯精囊所致，多继发于肾结核，但也可由肺结核病灶经血行播散而来，常与前列腺、附睾结核同时存在。

（一）感染途径

一般认为男性生殖系统结核多继发于肾结核，经尿路逆行感染所致，感染结核杆菌的尿液经开口于后尿道的前列腺导管和（或）双侧射精管进入前列腺及精囊，从管腔开始逐渐向实质浸润，同时也可经输精管向附睾及睾丸播散，引起附睾、睾丸结核。也有学者认为男性生殖系统结核和肾结核一样，同样由身体其他原发结核病灶经血行播散感染。无论男性生殖系统结核经尿路逆行感染或经血行感染，大多数首先在前列腺、精囊引起病变，然后再经输精管及管壁淋巴管蔓延至附睾、睾丸和其他部位。

（二）病理

前列腺和精囊结核的病理改变与体内其他腺体结核相似。显微镜下可见精囊结核病变呈单个或互相融合的结核结节，伴有不同程度的巨细胞浸润，精囊内正常上皮层结构消失，还可有广泛的细胞坏死，遗留有结缔组织与纤维束，严重时整个精囊为干酪状肿块、肉芽肿样结节或肿块。

前列腺与精囊结核性脓肿可穿破至前列腺周围，在会阴部形成窦道，也可破入膀胱、尿道和直肠。

（三）临床表现

单纯精囊结核很少见，患者多合并有附睾、睾丸等生殖系统结核，几乎均有泌尿系统结核和（或）身体其他原发结核病灶的病史。血精、精液量减少和射精疼痛是精囊结核相对特异的三联征。部分患者精液呈粉红色或带有血丝，严重者精液完全为血液状。精囊结核时腺上皮及腺泡组织被大量破坏，导致精囊液分泌减少，进而表现为精液量减少；合并附睾、睾丸或输精管结核者，可出现弱精子症或严重少精症甚至无精症。精囊、前列腺结核会造成射精管开口部位的堵塞，射精时会发生疼痛。部分患者可能出现发热、盗汗等结核共有症状及下尿路刺激症状。如尿频、尿急、尿痛。

（四）辅助检查

1. 实验室检查　有关结核诊断的实验室检查同样适用于精囊结核，如尿常规、结核菌素试验（PPD）、抗结核抗体、结核感染 T 细胞检测、血沉等，针对性检查包括取精囊或前列腺液做结核杆菌培养，但阳性率低。

2. 影像学检查

（1）腹部 X 线片及静脉尿路造影：腹部 X 线平片（KVB）及静脉尿路造影（IVU）有助于了解有无泌尿系结核，精囊区有无钙化阴影。

（2）TRUS：典型精囊结核超声表现为精囊形态不规则，边缘增强、增厚、毛糙，内见斑点状钙化强回声。亦可见有不规则的低回声或无回声，内见多少不一的点状回声，但无特异性。

（3）盆腔 CT 或 MRI：盆腔 CT 或 MRI 对进展期生殖道结核有辅助诊断作用。

（4）精道造影：精道造影表现为精囊、输精管壶腹边缘模糊、不整齐，可似虫蚀状或因精道部分梗阻所致的精囊扩张，尚可出现由于精囊及前列腺等干酪样脓腔形成及精道梗阻所致的输精管串珠样改变，输精管、精囊部分或完全不显影等改变。

（五）治疗

精囊结核一般采用药物治疗，但应排除泌尿生殖系统可能存在的其他结核病灶，如肾结核、附睾结核、睾丸结核。药物治疗可采用异烟肼、利福平、乙胺丁醇等为主的两种或三种有效抗结核药物联合应用，疗程 9~12 个月，治愈标准为尿液和精囊液结核菌涂片及培养均为阴性，泌尿生殖系统结核症状和体征完全消失。单纯抗结核治疗精囊结核不能缓解时，也可考虑手术切除精囊，但应考虑患者的生育要求。

第二节　精囊结石

既往认为精囊结石（seminal vesicle calculi）在临床上比较罕见，但随着影像学的发展和精囊镜技术的应用，精囊结石的发生率有增加的趋势。作者对 200 余例久治不愈的顽固性血精症患者行精囊镜检查发现，约有 35.3% 的患者合并精囊结石，这可能是血精持续存在或反复发作的重要原因。精囊结石一般较小，1~5mm 大小不等，可单发或多发，成分主要为磷酸钙和碳酸钙，也有草酸钙盐结石成分。结石形成原因可能与慢性精囊炎反复感染、射精管梗阻、远端精道畸形和前列腺小囊膨大或合并苗勒管囊肿、精囊反复出血导致血块机化以及代谢紊乱等因素有关，其无机盐结晶成分附着在脱落的上皮细胞上，然后被黏蛋白等具有高度凝聚作用的精囊分泌物所粘连。

精囊结石多表现为反复发作的血精,少数患者精液中可能有结石小结晶排出。另有部分患者可伴有弱精子症或少精症而以不育就诊,影像学检查可发现精囊结石。体检多无阳性体征。因精囊结石多较小,且含钙量低,因此腹部 X 线片很难发现精囊结石。而 TRUS、盆腔 CT 和 MRI,则可清晰显示精囊或射精管内结石影。精道造影则很少采用。

有文献报道,小的精囊结石可自行排出,而反复引起血精发作的精囊结石则需外科干预。过去精囊结石的治疗多采用精囊切除术或精囊切开取石术,但由于创伤大,现已基本摒弃。部分由于射精管梗阻引起的精囊结石也可行经尿道射精管切开取石术。近来随着精囊镜技术的应用和发展,采用纤细的精囊镜经射精管进入精囊进行碎石取石,效果良好,碎石器械可采用钬激光,小的精囊结石或结石碎片可用套石篮取出。

第三节　先天性精囊疾病

先天性精囊异常(congenital anomalies of the seminal vesicle)包括精囊缺如或发育不良、精囊结构异常,如精囊囊肿或憩室、双侧精囊融合、输尿管异位开口于精囊等。先天性精囊缺如在临床上比较少见,双侧精囊可大小不对称、发育不全,甚至缺如,通常合并输精管缺如或输精管异位开口。据文献报道,单侧精囊发育不良并不少见,发生率为 0.6%~1%,双侧先天性精囊缺如的发生率尚无明确统计资料。在不育人群中,精囊发育不良或萎缩的比例可高达 2.5%。单侧精囊发育不良可能与单侧输精管缺如有关,常伴有同侧肾脏畸形。

先天性精囊缺如的病因尚未明确,可能与囊性纤维化跨膜转导调节子(CFTR)基因突变和(或)中肾管发育缺陷有关,精囊和输精管由中肾管分化而来。70%~80%的双侧输精管或精囊缺如的患者可能携带 CFTR 突变基因。先天性双侧输精管缺如患者中,约有 50%合并一侧或双侧精囊缺如;先天性单侧输精管缺如患者几乎均合并同侧精囊缺如或发育不良,约 20%合并对侧精囊缺如。一般先天性精囊缺如不会单独出现,常合并输精管缺如或输精管末端异位开口,输精管末端异位开口的患者均合并精囊缺如。先天性精囊缺如常合并肾发育不全、肾缺如、肾异位等上尿路异常,双侧先天性精囊缺如合并肾缺如概率明显增加。双侧精囊缺如者无生育能力,单侧精囊缺如者临床表现复杂多变,需要详细检查后才能确定,但无法排除不育的可能。

先天性精囊缺如或发育不良的患者健康状态通常与正常人无异,成年后常因不育就诊,少数患者在体检时偶然发现。先天性精囊缺如不会单独出现,常合并各种泌尿生殖系统畸形,因此对输精管缺如、输精管异位开口、单侧肾发育不良或缺如、不育症精液量少、精液 pH 值低、精浆果糖缺乏或含量低的患者、苗勒管囊肿、多囊肾患者,应注意有无先天性精囊缺如或发育不良的可能。

TRUS、CT 或 MRI 检查可提示精囊缺如,也是目前诊断精囊疾病的主要方法。精道造影除可明确有无精囊囊肿、结石等情况外,还可了解有无输精管异位开口及其解剖关系。腹部超声、排泄性尿路造影检查有时可发现同侧肾缺如、肾发育不良、集合系统重复畸形、肾异位、肾旋转不良等畸形。

精囊缺如是一种无法重建的先天性畸形。先天性精囊缺如合并输精管缺如或异位开口的患者,生育能力均受影响,可借助辅助生殖技术(ART)使配偶怀孕。精囊发育不良不需治疗。

虽然先天性精囊缺如可引起不育,但是患者睾丸生精功能多无明显异常。因此可从患者附睾或睾丸中穿刺获得精子后进行体外授精(IVF)或卵胞质内单精子注射(ICSI)。研究表明,CFTR 基因突变不影响输精管缺如患者卵胞质内单精子注射治疗的成功率,而且大多对子代无明显影响,但致病基因传递给后代所引起的远期后果尚不明确。近年来开展的胚胎植入前遗传学诊断技术(PGD)可检测出 3000 余种遗传性疾病,可剔除遗传缺陷,达到优生的目的。

第四节 精囊囊肿

精囊囊肿可分为先天性或获得性，临床上单纯精囊囊肿很少见，一般认为其与同侧肾发育异常、输尿管异位开口有关，而且往往与其他生殖系统异常同时存在，也有报道提示中肾管发育不良引起精囊囊肿伴生殖道及泌尿系其他畸形。获得性囊肿可继发于射精管梗阻或经尿道前列腺切除术后导致的梗阻。

大部分精囊囊肿无临床症状，多在体检时发现。多数精囊囊肿患者可能因不育或血精就诊，进一步检查发现。患者在性旺盛时期，由于精囊液大量聚集于囊腔，或囊肿较大时，可出现盆腔或会阴部射精时疼痛加重，表现为射精痛或血精。少数患者可能表现为久治不愈的附睾炎或慢性前列腺炎反复发作。

经腹或经直肠超声有助于精囊囊肿的诊断，但有时与苗勒管囊肿或射精管囊肿鉴别困难，行盆腔 MRI 检查多可明确诊断。既往曾采用输精管穿刺精道造影或经直肠囊肿穿刺造影等辅助诊断，但此类检查均有创，现临床很少采用。

精囊囊肿一般不需要治疗，引起不育或出现疼痛、血精症状后，需要外科干预。术前应评估囊肿的位置、大小及有无合并其他泌尿生殖系畸形。手术方法包括经尿道囊肿切开或经腹囊肿切除术，前者是将囊肿切开引流至膀胱，后者多采用腹腔镜精囊囊肿切除术。

第五节 精囊肿瘤

精囊肿瘤临床很少见，尤其是原发性精囊肿瘤更为罕见。关于精囊肿瘤的文献报道很少，发病率尚无明确数据。由于精囊的解剖部位深，发生病变后没有特异性症状，因此在疾病的早期很难被发现。精囊肿瘤包括起源于精囊上皮的良恶性肿瘤，如乳头状腺瘤、囊腺瘤、腺癌等，也可起源于间质，如平滑肌瘤或肉瘤等。原发精囊肿瘤常为单侧，继发肿瘤常累及两侧且难区分其来源，如来源于直肠、膀胱或前列腺等。

根据肿瘤组织发生可将精囊肿瘤分为：①上皮性肿瘤，包括囊腺瘤、乳头状腺瘤、乳头状腺癌；②间质性肿瘤，包括平滑肌瘤、平滑肌肉瘤、血管上皮瘤、囊性分叶状肉瘤、神经瘤、纤维肌性增生；③转移性肿瘤，常继发于膀胱癌、前列腺癌、淋巴瘤或直肠癌等。其中除外囊腺瘤、乳头状腺瘤、平滑肌瘤、血管上皮瘤、神经瘤、纤维肌性增生为良性肿瘤外，其余均为恶性肿瘤。文献报道的精囊恶性肿瘤病例绝大多数已经到了病变晚期，肿块已经很大，且已发生广泛侵害和转移；由于其在盆腔的解剖学特点，常受周围器官肿瘤侵犯而发生转移性肿瘤。某些起源于精囊的癌肿可能被误诊为前列腺癌、膀胱癌或直肠癌等。

精囊肿瘤三大临床特点：血精或血尿、下尿路梗阻症状或不育。少数患者也可表现为下腹部及腰骶部疼痛及会阴、肛周胀痛和排便困难等，但无特异性。

一、精囊乳头状腺瘤或囊腺瘤

精囊乳头状腺瘤或囊腺瘤（cystadenoma of the seminal vesicle）是一种少见的精囊良性纤维上皮瘤，最重要的特征是组织学上存在上皮及基质成分。有学者认为来源于胚胎发育的残留。精囊囊腺瘤多为单发肿瘤，大体病理学显示为质地硬或有弹性的多房性良性肿瘤，外被灰白色包膜，含不同形态的囊和裂隙，内有棕褐色、黄色黏性或软胶质样液体。组织学上肿瘤囊壁内衬以单层柱状或立方状上皮细胞和有慢性炎症的疏松纤维基质或纤维肌性基质。

这一病变的症状和影像学特征与单纯性精囊囊肿相似，通常见于中年男性，单发于一侧。精囊囊腺瘤一般体积较小，生长缓慢，故临床症状不明显；部分患者因囊肿体积巨大压迫到直肠和膀胱而表现出下腹坠胀、便秘和排尿不畅。直肠指诊可于精囊区扪及光滑、质韧肿块，压之有囊性感。

超声检查于前列腺后上方可见混合性包块，囊壁整齐、光滑、无突起，内有囊性暗区，囊内多见多房状分隔。盆腔 CT 平扫检查可见精囊区见类圆形低密度影，内见分隔；增强扫描见圆形低密度影，囊壁及其内分隔强化。

本病无症状时可以定期随访观察，如果肿瘤增大引起压迫症状时可行肿瘤切除术或者单侧精囊切除术。对于术中黏连、不能明确病变性质的，建议行术中快速病理检查。

二、精囊平滑肌瘤

精囊平滑肌瘤和子宫肌瘤一样，来自苗勒管中部的退化器官残留，苗勒管远端及近端部分的残留分别是卵圆囊和莫尔加尼囊。

精囊平滑肌瘤一般无特异性症状，精囊平滑肌瘤较大时可有尿频、尿急、排尿困难等，当压迫到直肠时可出现里急后重等直肠刺激症状。直肠指诊可在精囊区扪及质硬、光滑肿物，一般无触痛。影像学检查有助于诊断，确诊需精囊活检组织病理学检查。

精囊平滑肌瘤为良性肿瘤，治疗一般以手术切除为主。手术只需切除精囊及肿瘤，不需要行广泛切除。

三、精囊癌

大多数精囊原发性恶性肿瘤为乳头状腺癌，病因尚不明确，好发于 50 岁以上的男性，但亦有年轻患者的病例报道。肿瘤常局部侵犯前列腺、膀胱或直肠，导致前列腺或输尿管的梗阻。

Dalgaard 和 Giertsen 提出诊断原发性精囊腺癌的标准，即肿瘤必须局限于精囊内；身体其他部位无原发性肿瘤生长；病理提示为乳头状腺癌，如属未分化癌，应有黏液形成。精囊腺癌大体标本切面呈灰白色，无纤维包膜。细胞学表现为 AFP、PAP、PA 染色阴性，而 PAS 及 CEA 染色阳性，提示这一肿瘤分化较差。组织病理表现为乳头状腺癌特征，而非像前列腺癌那样的管状腺癌，因而这一组织学特征便可确定其原发部位是精囊而非前列腺。在大多数前列腺癌患者中，前列腺特异性酸性磷酸酶和前列腺特异抗原均呈阳性，而原发性精囊癌则为阴性。组织学上肿瘤细胞呈高柱状或立方柱，有丰富的嗜伊红细胞浆，肿瘤细胞的分化程度不等，大部分为分化较差的肿瘤细胞，具有大而深的染色质。

四、精囊肉瘤

精囊肉瘤极为罕见，以平滑肌肉瘤为主，其他如血管肉瘤、囊性分叶状肉瘤则极其罕见。精囊平滑肌肉瘤多为结节状质硬的棕褐色或灰白色实性肿块，呈浸润性生长，但界限清楚，可有假包膜，也可出现出血坏死，呈液化、囊性变。光镜下可见肿瘤细胞疏密不一，有些区域为细胞致密区，而另一些区域则细胞稀少，主要为黏液样物质。

精囊血管肉瘤大体标本为圆形或卵圆形，肿块光滑，有弹性，切面暗红色。光镜下肿瘤由大小和形态不一的多形细胞组成，瘤细胞有致密外表，其间散在红细胞，另一些视野可见癌细胞形成不规则的通道，内有红细胞，非常像原始毛细血管。常可看到有丝分裂相，整个肿瘤组织内含丰富的含铁血黄素。

精囊囊性分叶肉瘤大体为息肉样分叶状肿块，占据整个精囊。光镜下可见由大而不规则的螺旋状囊性腺管及裂缝样衬有上皮的空隙组成，包括细胞基质。上皮呈立方状或柱状，有单个的圆形或卵圆形胞核，核仁不显著，可见局灶性上皮分层、伴细胞异性及鳞状上皮化生灶，无胞浆脂色素颗粒沉着。基质变化多为黏液瘤样或致密的细胞构成，在腺体周围为含色素过多的梭状细胞。

精囊肉瘤最常见的症状就是盆腔及会阴部疼痛不适，偶有血精。当肿瘤巨大压迫膀胱时会出现尿频、排尿困难，严重者会发生尿潴留；当压迫直肠时会出现便秘等直肠梗阻症状。精囊血管肉瘤可发生血行转移至肺、肝、脑等而表现出相应的转移症状。直肠指诊可在精囊区触及，表面欠光滑，质硬的肿块，活动度差。明确诊断和鉴别诊断均需穿刺活检病理学检查。

精囊恶性肿瘤的治疗主要以外科手术为主，一般采用根治性切除术。瘤体较小，可选择精囊、前列腺、膀胱切除和盆腔淋巴结清扫的根治性手术。若病变局限也可单纯行精囊切除术，术后辅以化疗或放疗，若病理为腺癌，也可采用内分泌治疗。若病变侵犯周围脏器则同时切除直肠（全盆腔脏器切除）。

参考文献

[1] 刑俊平. 现代精囊疾病诊断和治疗. 西安：世界图书出版西安公司，1999：127-175.
[2] 吴宏飞. 精道外科学. 南京：东南大学出版社，2008：301-331.
[3] 涂响安, 孙祥宙, 邓春华. 显微男科手术学. 北京：人民卫生出版社，2014：210-218.
[4] 梅骅, 陈凌武, 高新. 泌尿外科手术学. 3版. 北京：人民卫生出版社，2008：431-436.
[5] 杨大中, 马晓年. 血精症病因探讨. 中华男科学杂志，2001，7（6）：404-406.
[6] 张凯, 李淑清, 贺占举, 等. 顽固性血精病因和治疗初探. 中华男科学杂志，2003，9（2）：118-121.
[7] 肖恒军, 黄文涛, 刘小彭, 等. 精囊镜检诊治顽固性血精. 中华腔镜泌尿外科杂志（电子版），2011，5（2）：119-121.
[8] 张凯, 李淑清, 贺占举, 等. 经直肠超声引导下精囊穿刺灌注治疗顽固性血精长期疗效观察. 中华男科学杂志，2005，11（6）：452-454.
[9] 肖恒军, 刘小彭, 张炎, 等. 顽固性血精症原因分析和治疗对策. 中华腔镜泌尿外科杂志（电子版），2012，6（5）：392-395.
[10] Munkel witz R, Krasnokutsky S, Lie J, et al. Current perspectives on hematospermia: a review. J Androl, 1997, 18 (1): 6-14.
[11] Singh L, Sharma N, Singh N, et al. Hematospermia (ejaculatory duct calculus) -an unusual cause. Int Urol Nephrol, 2003, 35 (4): 517-518.
[12] Han WK, Lee SR, Rha KH, et al. Transutricular seminal vesiculoscopy in hematospermia: technical considerations and outcomes. Urology, 2009, 73 (6): 1377-1382.
[13] Liu ZY, Sun YH, Xu CL, et al. Transurethral seminal vesiculoscopy in the diagnosis and treatment of persistent or recurrent hemospermia: a single-institution experience. Asian J Androl 2009, 11 (5): 566-570.
[14] Li YF, Liang PH, Sun ZY, et al. Imaging diagnosis, transurethral endoscopic observation, and management of 43 cases of persistent and refractory hematospermia. J Androl, 2012, 33 (5): 906-916.
[15] Ahmad I, Krishna NS. Hemospermia. J Urol, 2007, 177 (5): 1613-1618.

第六篇

男性外生殖器疾病

包皮龟头炎

第 19 章

武志刚
温州医科大学附属第一医院

包皮龟头炎指由各种不同的原因导致的阴茎头和包皮黏膜之间的炎性病变。

一、流行病学

本病多好发于 20~50 岁之间的青壮年，由于青壮年皮脂腺分泌旺盛，外阴潮湿，穿较厚的内裤或外阴清洁不够，极易使散落在空气中或寄生在此处的细菌、真菌、病原体生根发芽，生出祸端，并可能传给配偶。

二、病因及病理生理

引起包皮龟头炎的原因由于年龄而有所不同。婴幼儿多有包皮过长，使用不透气尿布包裹或粪便污染，细菌、尿液、包皮垢、过长的包皮共同作用使包皮阴茎头产生红、肿、热、痛；成人的包皮龟头炎与包皮过长、不洁的性交、接触某些化学物质、衣物的接触与摩擦及外伤等因素均有关。

1. 非感染因素 非感染因素包括局部创伤、摩擦、避孕药丸、肥皂和清洁剂等刺激，局部可表现为水肿性红斑、糜烂、渗液甚至出血，若继发病菌感染可化脓并生成溃疡面，患者疼痛显著，行动不便。临床上称其为急性浅表性龟头炎。

2. 念珠菌感染 念珠菌是一种条件致病真菌，故念珠菌性龟头炎常继发于糖尿病、老年消耗性疾病及大量抗生素或激素诊治以后，亦可为原发性，多由配偶念珠菌阴道炎传来，龟头及冠状沟可有浅红色糜烂及薄壁脓疱，但局部常找不到念珠菌，可能为念珠菌引发的局部过敏反应所致。

3. 阿米巴原虫感染 患者多先有包皮龟头炎病变，局部失去正常的屏障作用，继而由肠道阿米巴病传染而引发。局部糜烂、溃疡、组织坏死明显，分泌物直接涂片可找到阿米巴原虫。

4. 滴虫感染 多因配偶患有阴道滴虫病而被传染。症状较不明显，主要表现为龟头部起红斑、丘疹、小水疱等。界限清楚、范围渐渐扩大，患者常感觉瘙痒。分泌物中可找到滴虫。另外，还有些龟头炎病因不明确，但包皮过长，包皮垢刺激多与龟头炎的发生相关。

另外，还有些龟头炎病因不明确，如带状疱疹等，但包皮过长，包皮垢反复刺激多与龟头炎的发生相关。

三、临床表现

1. 急性浅表性包皮龟头炎 患者自觉阴茎包皮疼痛，行动不便，摩擦后更为明显。表现为包皮龟头局部水肿性红斑、糜烂、渗液和出血，严重者可出现水疱。继发细菌感染后形成溃疡面，并有脓性分泌物。上述症状可因局部摩擦、包皮翻转不良、分泌物积聚刺激创面等病因持续而加重。局部炎症显著者，可伴有轻度全身症状，如疲劳、乏力、低热、腹股沟淋巴结肿大等。

2. 环状溃疡性包皮龟头炎 临床上可独立存在，也可为 Reiter 病的黏膜症状。临床表现为龟头及包皮红斑，逐渐扩大，呈环状或多环状，以后形成浅表溃疡面。包皮翻转不良者由于分泌物在局部积聚，常继发感染而使症状加重，这时失去其环状特征而不易和浅表性包皮龟头炎区别。

3. 糜烂性包皮龟头炎 糜烂性包皮龟头炎见于包皮过长又不注意卫生的患者，由于污垢过量积聚刺激局部而致病，轻者仅为龟头和包皮内侧发红、瘙痒。中度者可见黄色、乳酪样、恶臭渗液，伴潮红、肿胀和包茎。龟头炎和包茎严重时可影响排尿。患处常可找到 Vincent 杆菌和螺旋体，后者不应与梅毒螺旋体混淆。

四、诊断和鉴别诊断

根据病因，包皮、阴茎头红肿、疼痛、糜烂、渗出等表现，包皮阴茎头炎诊断容易，但应注意各种类型间的鉴别及急性浅表性包皮龟头炎与固定性药疹间的鉴别，固定性药疹具有明确的用药史，且既往常有过敏史。

五、治疗

1. 预防为主 无论成人、儿童裤子均应穿着宽松，注意会阴部的清洁卫生。包皮过长的儿童洗澡时应充分上翻包皮，彻底清除包皮垢；反复发作包皮龟头感染者，应该考虑包皮环切术；成人应避免不洁性交与不适当的性行为。患有严重疾病者，如糖尿病、肾病、肿瘤者在积极治疗原发病的同时应特别注意生殖器官情况，一旦出现感染应积极治疗。

2. 局部治疗 保持局部清洁，避免刺激，局部用 1:5000 的高锰酸钾浸泡或湿敷，创面可使用红霉素软膏、莫匹罗星软膏或氧氟沙星软膏等抗生素软膏。保持创面清洁和引流通畅，包皮腔内脓液引流不畅者，可行包皮背侧切开，感染控制后再行包皮环切术。

3. 特殊治疗 对于病因明确的感染应进行特殊处理，如念珠菌性包皮龟头炎局部用 1%～3% 克霉唑或酮康唑霜，阴道毛滴虫感染者可口服甲硝唑等。

4. 全身治疗 局部感染明显或伴有全身症状者先凭经验口服或静脉使用头孢、喹诺酮类抗生素，后按局部分泌物药敏结果选择有效抗生素。

5. 其他 对病变较重且顽固不愈的患者，可考虑做病灶清除或阴茎部切术。

六、预后

本病及时治疗可治愈，预后良好。

第一节 念珠菌性包皮龟头炎

这是一种发病率最高的包皮龟头炎。患者几乎都患有包茎或包皮过长。在阴茎头和过长的包皮之间，由于脱落的上皮细胞、腺体分泌和包皮垢杆菌形成一个温热、潮湿的真菌培养基，一旦真菌进入即可引起炎症。

一、临床表现

临床表现为包皮及阴茎头部位红斑，表面光滑，边缘轻度脱屑，并有卫星状分布的丘疱疹和小脓疱，缓慢向四周扩大，境界一般清楚（图6-19-1）。急性发作期阴茎头黏膜红肿呈水肿性，境界不清楚。有时糜烂、渗液。反复发作的念珠菌性包皮阴茎头炎可引起包皮干裂、纤维化和阴茎头组织硬化性改变。包皮和阴茎头可见红斑，表面光滑，并有小疱疹，红斑的边缘较清楚，急性发作时有糜烂、渗液。病变部位取材直接镜检和培养可找到念珠菌。有时阴茎头部为念珠菌感染引起的过敏性炎症，这种情况下，病原体检查常为阴性。

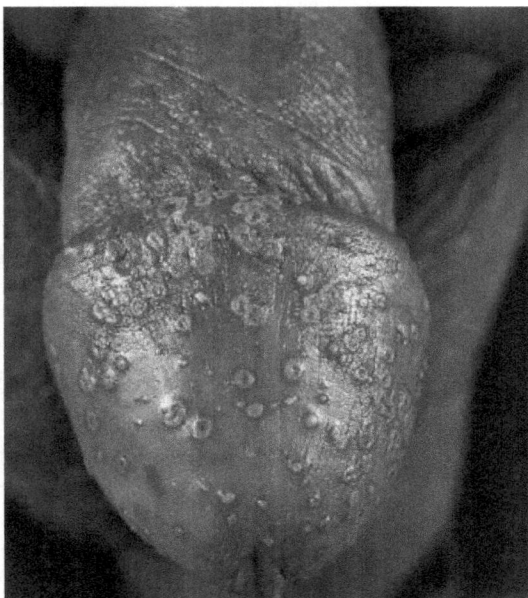

图6-19-1 念珠菌性包皮龟头炎

二、诊断与鉴别诊断

念珠菌性包皮龟头炎应与滴虫病、阴茎头接触性皮炎和慢性阴茎头包皮炎进行鉴别。另外应注意检查患者是否同时伴有尖锐湿疣、淋病、滴虫性尿道炎及非淋菌性尿道炎等。实验室检查病原菌是最主要的辅助诊断。

三、治疗

1. 局部治疗 局部治疗包括特比奈芬乳膏、联苯苄唑软膏、采乐洗剂和聚维酮碘等。

2. 系统用药

（1）氟康唑：能抑制真菌细胞膜的主要结构，不易引起明显的肝毒性。药物经口服吸收后，在阴茎头组织中有相当高的浓度，并可渗透至阴茎头的最深层，彻底清除阴茎头表面及深入黏膜的真菌。

（2）伊曲康唑：是一种三氮类衍生物，特异性阻断 14α-羊毛甾醇在细胞色素 P_{450} 酶系作用下脱甲基生成麦角甾醇的过程，改变真菌细胞膜化学成分。使其通透性发生改变，导致真菌死亡。伊曲康唑具有高度亲脂性、亲角质性、抗真菌谱广、口服吸收快、有良好的药物后效应。

（3）特比耐芬：抑制鲨烯环氧化酶的作用，可导致麦角固醇的缺乏及细胞内角鲨烯的积聚，细胞膜破坏使真菌死亡。具有杀灭和抑制真菌的双重作用。

四、预后与展望

本病预后良好，但可反复发作。

第二节　阿米巴性包皮龟头炎

本病少见。患者原有包皮龟头炎，致使皮肤丧失正常屏障作用，在此基础上肠道阿米巴病原体感染后引起阿米巴性包皮龟头炎。

临床表现为浸润、糜烂、溃疡，组织坏死较为明显。分泌物直接涂片找到阿米巴原虫即可确定诊断。

治疗措施如下。①保持局部清洁，避免刺激。②针对病原体治疗：甲硝唑（灭滴灵）原是抗滴虫药物，对侵袭组织的阿米巴滋养体有极强的杀灭作用且较安全，适用于肠内肠外各型的阿米巴病。剂量为 600~800mg，口服，每日 3 次，连服 5~10 日；儿童为每日 50mg/kg，分 3 次服，连续 7 日。服药期间偶有恶心、腹痛、头昏、心慌，不需特殊处理。

第三节　滴虫性包皮龟头炎

滴虫性包皮龟头炎是由寄生于人类泌尿生殖道的阴道毛滴虫引起的，是一种十分常见的性传播疾病，分布于世界各地，男女都易感染，患者以青壮年为主，可以经性接触传染，也可以是间接传染。临床表现为轻度暂时性糜烂性包皮龟头炎，可伴有或不伴有尿道炎。开始阴茎头部起丘疹和红斑，范围逐渐扩大，境界一般清楚，红斑上见针头大至粟粒大的小水疱。以后水疱扩大，互相融合，并形成轻度糜烂面（图 6-19-2）。在分泌物涂片中可找到滴虫。

治疗首选甲硝唑，200mg，口服，每日 3 次，7~10 天为 1 个疗程；或 2g 一次顿服；也可用 1g/d，首次加倍，连服 3 天，或 2g 一次顿服。夫妻双方应同时检查和治疗，特别是反复发作者。

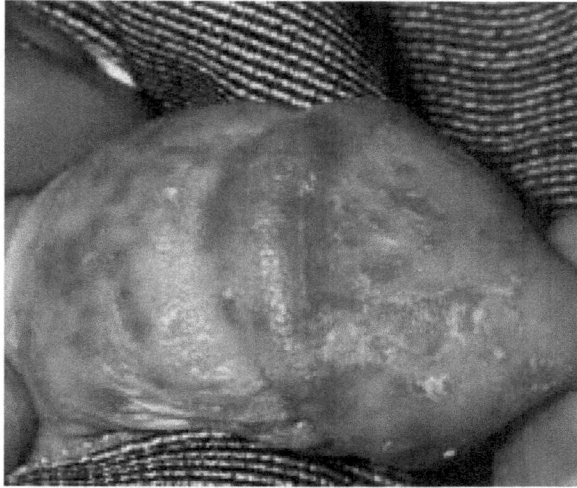

图6-19-2　滴虫性包皮龟头炎

第四节　带状疱疹

带状疱疹是由水痘-带状疱疹病毒引起的复发性感染，临床以簇集性水疱排列呈带状，沿周围神经走向呈单侧分布，伴明显神经痛为特征。目前激发带状疱疹的原因尚未完全明确。皮损的病理变化与水痘相似。

本病可单独发生于包皮部位，约为1%，亦可伴发其他部位。其皮损的病理变化与水痘相似，唯皮肤深部毛囊的表皮细胞亦有气球状变性，而水痘无毛囊变化。

一、临床表现

本症多好发于春秋季节，一般先有轻度发热，疲倦无力，全身不适，食欲不振以及患部皮肤灼热感或神经痛等前驱症状。亦有无前驱症状即发疹者。经1~3天后发生于包皮者，在包皮部位发生不规则的红斑，继而出现多数或群集的粟粒至绿豆大的丘疱疹，迅速变为水疱，内容透明澄清，疱壁紧张发亮（图6-19-3）。

一般在发病后2~5天内不断有新的皮疹陆续出现。数日后水疱内容可浑浊化脓，或部分破裂，形成糜烂面，最后干燥结痂，痂脱而愈，可留有暂时性淡红色斑或色素沉着，不留瘢痕。

二、诊断与鉴别诊断

临床诊断主要根据簇集性水疱，排列呈带状，沿周围神经分布，单侧性，伴神经痛等特点，可以做出诊断。临床上应与单纯疱疹、Kaposi水痘样疹、脓疱疮等鉴别。在疱疹未出现前或顿挫型带状疱疹，其神经痛需与其他有疼痛表现的疾病鉴别，如阑尾炎、胆囊炎、肋软骨炎等。

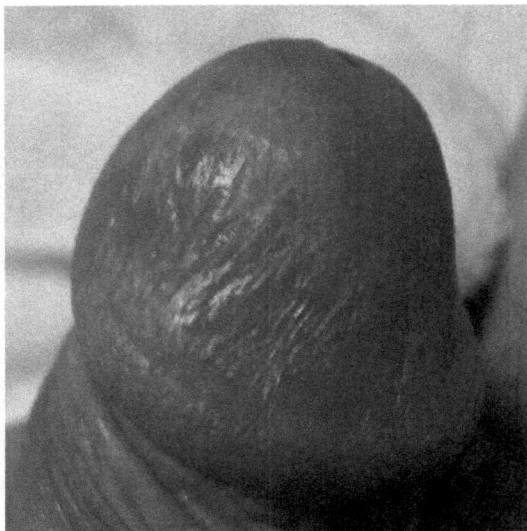

图 6-19-3 带状疱疹

三、治疗

治疗原则为抗病毒、止痛、消炎、预防继发感染、缩短病程。

1. 止痛 给予止痛剂对症处理。

2. 抗病毒剂 给予阿昔洛韦、伐昔洛韦、干扰素等。

3. 局部治疗 局部治疗以消炎、干燥、收敛、防止继发感染为原则。可外用 2% 结晶紫溶液，或复方地榆氧化锌油外涂。若有继发感染，可用新霉素软膏外擦。有坏疽性溃疡时，可用 0.1% 新霉素溶液或 0.1% 依沙吖啶溶液湿敷。

四、预后

本病常可自愈，预后一般良好，愈后可获得终身免疫，偶有复发，美国 3/4 的复发性带状疱疹为 HIV 感染者。60 岁以上的老年人 50% 可发生带状疱疹后遗神经痛。

参考文献

［1］张学军. 皮肤性病学. 北京：人民卫生出版社，2005：98-106.

［2］William DJ，Timothy GB，Dirk ME. 安德鲁斯临床皮肤病学徐世正，译. 10 版. 北京：科学出版社，2004：92-102.

［3］Jean LB，Joseph LJ，Ronald PR. 皮肤病学. 朱学骏，王宝玺，孙建方，译. 2 版. 北京：北京大学医学出版社，2011：1436-1478.

［4］虞瑞尧. 部位皮肤病彩色图谱. 北京：人民军医出版社，2009：263-275.

［5］赵辨. 中国临床皮肤病学. 南京：凤凰出版传媒集团，江苏科学技术出版社，2001：759-771.

［6］Klaus Wolff，Richard AJ，Suurmond D. 临床皮肤病学彩色图谱邵长庚，译. 5 版. 北京：人民卫生出版社，2008：49-61.

外生殖器畸形

第20章

李文吉

上海交通大学第九人民院

男性外生殖器畸形较常见，可能由性别分化、生殖器分化或生殖器发育及生长异常所致。在男性胚胎，外生殖器的分化发生在妊娠 9~13 周，外生殖器是否向男性分化，取决于胎儿分泌睾酮以及在生殖器还原基 5α 还原酶的作用下将睾酮转化为双氢睾酮。由于某些因素的影响，在男性外生殖器分化过程中，阴茎、阴囊、尿道都会形成多种先天性畸形，包括隐匿阴茎、阴茎扭转、阴茎阴囊转位、蹼状阴茎、阴茎弯曲等阴茎（阴囊）外形异常，小阴茎、巨大阴茎等阴茎大小异常，先天性阴茎缺如、重复阴茎等阴茎数目异常等。

第一节　阴茎（阴囊）外形异常

一、隐匿阴茎

（一）概述

隐匿阴茎是由于耻骨前皮下脂肪肥厚，而附着于阴茎体的皮肤不足，使发育正常的阴茎包埋藏于耻骨上脂肪垫或阴囊皮肤内。隐匿阴茎可以是先天性的，为男科及小儿泌尿外科常见疾病。流行病学调查发现，我国儿童中隐匿阴茎的发病率为 0.67%。后天性隐匿阴茎主要为医源性的，多见于包皮环切术后。

（二）病因

明确隐匿阴茎的病因，对选择合理的治疗方法及手术方式具有重要意义。

1. 耻骨前脂肪堆积　大部分隐匿阴茎患者伴有肥胖，特别是耻骨前脂肪异常肥厚，为隐匿阴茎患者脂肪堆积的特殊部位，使阴茎埋藏于耻骨前皮下脂肪内。一些年长男性随着年龄的增加，脂肪逐渐增多、腹壁逐渐松弛下垂，使部分阴茎被掩盖在下垂的腹壁脂肪中。

2. 阴茎肉膜发育异常　形成阴茎肉膜的腹部 Camper 筋膜和 Scarpa 筋膜发育异常，致阴茎肉膜无法从阴茎根部附着于阴茎体上，而是直接附着于阴茎体前端，造成隐匿阴茎的锥状外形。另外，阴茎肉膜挛缩、增厚，形成无弹性的纤维索带附着在 Buck 筋膜上，加重隐匿阴茎的程度。

3. 阴茎皮肤发育异常　由于阴茎肉膜的发育异常，阴茎体与阴茎皮肤的正常附着出现障碍，发生阴茎体与皮肤相脱离的现象。阴茎皮肤与阴茎头脱离使阴茎皮肤不能与阴茎体的发育同步，造成隐匿阴茎患者的阴茎皮肤缺乏。如果阴茎腹侧的皮肤过短，使阴茎腹侧与阴囊相连处不能充分分离而形成蹼状阴茎。

（三）临床表现

阴茎体外形短小，仔细触诊可以触及正常大小的阴茎体，如用手挤压阴茎周围皮肤，即可显露阴茎。由于几乎全部隐匿阴茎患者包皮覆盖阴茎头或合并包茎，需仔细鉴别包皮过长和包茎，不能简单地行包皮环切术。另外，隐匿阴茎外观短小，需与小阴茎鉴别，鉴别要点是挤压阴茎周围皮肤时，隐匿阴茎外露改善，而小阴茎无明显改善。

（四）治疗

隐匿阴茎是一种先天性阴茎发育异常，是需手术治疗的疾病。研究发现，阴茎海绵体被长期埋藏在皮下组织内，导致海绵体结构发生改变，即海绵体平滑肌减少及胶原纤维增多。因此，隐匿阴茎应早期手术治疗，以便不影响以后的阴茎发育。

1. 手术时机的选择 目前对隐匿阴茎的手术时机尚有争议。有观点认为，部分小儿隐匿阴茎会随着年龄的增长或体重的减轻逐渐改善甚至痊愈，早期不施行手术对阴茎发育影响不大，因此可推迟到患儿雄激素水平逐渐提高、阴茎发育较快及外观变化较大、会阴部脂肪重新分布的 12 ～ 14 岁以后。但另有观点认为，隐匿阴茎自愈几乎不可能、隐匿阴茎经常合并包茎而反复发生包皮阴茎头炎，隐匿阴茎会影响阴茎发育而造成心理和生理上的障碍，应及早手术治疗。

2. 手术方法 目前隐匿阴茎的手术方法有很多，包括 Devine 术式及其改良方式、Maizels 术式及其改良方式、Johnston 术式等阴茎皮肤及肉膜松解，Shiraki 术式、Byars 皮瓣修复、阴茎腹侧或背侧 "V-Y" 成形等阴茎皮肤重塑等。对腹壁脂肪堆积和松弛下垂、耻骨前脂肪堆积的患者，在隐匿阴茎成形术同时抽脂或去除脂肪，提高阴茎外露程度。无论采用何种术式，手术关键是充分松解阴茎肉膜及纤维索带，重塑阴茎皮肤外形。

二、阴茎扭转

（一）概述

阴茎扭转即阴茎体旋转障碍，几乎全部阴茎扭转是逆时针旋转的（即左旋），影响外观。

（二）病因

阴茎扭转的病因不明确，可能与尿道下裂或尿道发育正常的背侧帽状包皮畸形有关。

（三）临床表现

正常情况下，阴茎有发育完全的包皮和位于阴茎体正中的阴茎缝，但约 10% 的男性阴茎缝发生偏移，可能伴随阴茎扭转、阴茎下弯畸形。很多情况下，由于阴茎大小正常，阴茎扭转只有在包皮环切术或包皮翻下时才被发现。大多数阴茎扭转，阴茎体中缝是斜的，而且偏向左侧。

（四）治疗

根据阴茎扭转角度、阴茎海绵体和尿道海绵体方向，采用不同的治疗方法。

1. 阴茎扭转角度小于 60°～90° 时无须矫正。

2. 阴茎扭转角度大于 90°，阴茎根部的阴茎海绵体和尿道海绵体朝向正常时，可通过阴茎皮肤脱套，使阴茎中缝恢复正常。如果简单的皮肤整形无明显效果时，需要切开阴茎和尿道海绵体周围纤维索带或退化组织。如果仍有扭转，就需要用不可吸收性缝合线将旋转方向对侧的阴茎海绵体的根部固定于耻骨联合上。

三、阴茎阴囊转位

（一）概述

正常的阴茎阴囊解剖位置是阴茎位于阴囊上方或前方，当两者的位置发生颠倒时称为阴茎阴囊转位，又称阴囊分裂、阴茎前阴囊。阴茎阴囊转位患者可合并多种畸形，合并重要脏器严重畸形者大多数在分娩前或产后短期内死亡。能生存到 12 岁以上者，说明合并其他严重畸形的可能性比较小。部分患者可合并阴茎弯曲、尿道下裂、隐匿阴茎或蹼状阴茎等畸形。

（二）病因

阴茎阴囊转位的病因尚未完全明确，可能与胚胎发育中生殖结节下移融合异常、尿生殖窦发育迟缓、雄激素反应不足、遗传因素、孕期持续发热或某些药物刺激等有关。

（三）临床表现

主要表现为阴茎阴囊外观异常及由此而造成的心理影响。由于阴茎阴囊转位往往不影响阴茎大小发育及勃起功能，不被重视。近年来随着心理健康理念的改变才日益受到关注。阴茎阴囊转位根据转位程度的不同，可分为完全性和部分性阴茎阴囊转位。完全性阴茎阴囊转位在临床上较少见，是指阴茎在阴囊的后方，即阴茎与阴囊的位置完全颠倒，阴茎完全位于阴囊的下方或后方，而阴囊完全位于阴茎的上方；阴茎可以发育正常，如阴茎不发育同时伴有隐睾的患儿阴囊酷似阴唇，需与两性畸形鉴别。部分性阴茎阴囊转位指阴茎位于阴囊的中部，阴囊部分位于阴茎的上方，表现为两侧阴囊裂开，阴茎位于两侧阴囊之间的中后部，阴囊中隔皮肤向两侧分开达阴茎根部两侧，临床上以该类型为多见。如先天性阴茎阴囊转位合并阴囊型、会阴型尿道下裂时，往往出现排尿姿势的改变。

（四）治疗

阴茎阴囊转位根据其程度决定是否需要手术矫正，手术矫正的目的是恢复阴茎阴囊的正常位置，解除患者的心理影响。虽然目前有采用"M"形、"U"形或"V-Y"切口及其改良方法等多种手术方式，但需根据阴茎阴囊转位是部分性还是完全性、有无合并阴茎弯曲及其程度、尿道下裂及其程度、皮肤充裕程度及阴囊发育情况，采取不同的矫正方法。对于不完全性阴茎阴囊转位伴轻度尿道下裂可 I 期修复；对完全性阴茎阴囊转位或合并重度尿道下裂时根据局部皮肤条件及术者的经验可同时或 II 期修复。

四、蹼状阴茎

（一）概述

蹼状阴茎是指阴囊中缝皮肤与阴茎腹侧皮肤相融合，使阴茎与阴囊无法完全分离，呈蹼状而失去正常阴茎阴囊角的形态。阴茎阴囊之间的蹼状皮肤影响阴茎勃起时充分外露，程度较重的蹼状阴茎影响性生活。

（二）病因

1. 先天性因素 蹼状阴茎多为先天性畸形，病因尚不明确，有观点认为胚胎期阴茎阴囊皮肤分离不完全、早期阴茎腹侧和阴囊之间可能存在膜样组织吸收不完全等是出现先天性蹼状阴茎的可能原因。

2. 后天因素 可继发于包皮环切术、阴茎外伤、阴茎延长术时切除过多的阴茎腹侧皮肤之后，外观上酷似先天性蹼状阴茎。

（三）临床表现

蹼状阴茎在临床上并不少见，但蹼状阴茎患者常以伴发的其他畸形为主诉而就医，包括包皮过长、包茎、阴茎阴囊转位、阴茎下弯、隐匿阴茎、尿道下裂等，极少因单纯蹼状阴茎而就诊。程度较轻（蹼状皮肤不超过阴茎体中段）的患儿随着年龄增长和阴茎海绵体发育，阴茎皮肤向后退缩并有良好的伸展性，阴茎海绵体发育及勃起功能一般不受影响，成年后也不会影响性生活。程度较重（蹼状皮肤超过阴茎体 2/3 以上）的蹼状阴茎患儿，因阴茎勃起时阴茎腹侧皮肤黏连而使阴茎向下弯曲，甚至影响阴茎海绵体发育，使患者心理健康受到影响，成年后可造成性交困难。另外，在阴茎勃起时由于蹼状皮肤的牵拉作用，阴囊随之上提，有牵拉不适感及影响阴茎充分外露，势必影响性生活。如蹼状阴茎非常严重，阴茎阴囊融合非常紧密而排尿时尿线朝向下方，无法站立排尿，严重影响日常生活和心理健康。

（四）治疗

程度较轻的蹼状阴茎患儿、阴茎勃起时无明显牵拉不适感及不影响性交者，无须治疗。蹼状皮肤超过阴茎体 2/3 或伴有其他阴茎阴囊畸形的蹼状阴茎患儿，成年人阴茎勃起时有明显牵拉不适感或影响性交者，需手术矫正。手术治疗的目的是离断阴茎阴囊之间的蹼状皮肤连接，重建阴茎阴囊的正常角度。目前矫正蹼状阴茎的手术方法有多种，包括纵切横缝，"W"形、"V-Y"或倒"V-Y"成形术，楔形切除成形术等。虽然手术方法简单、效果满意，但要注意患有蹼状阴茎的患者绝大多数为以其他阴茎阴囊畸形而就诊，需根据其他合并畸形、蹼状皮肤的多少，以及阴茎阴囊发育情况采取相应术式。

五、阴茎弯曲

（一）概述

阴茎在勃起状态下向上、下或侧方等任何方向弯曲时称为阴茎弯曲，在疲软状态下可呈现弯曲，亦可为完全正常外观。先天性阴茎弯曲较少见，总发病率为 3/万 ~4/万，常见于尿道下裂患者，不伴尿道下裂的先天性阴茎弯曲即原发性阴茎弯曲非常少见。

（二）病因

阴茎弯曲的原因可以是先天的，也可以继发于创伤、感染、Peyronie 病等。目前先天性阴茎弯曲的病因尚无定论，主要有胚胎期尿道发育异常、阴茎发育停滞，出生后阴茎白膜发育不对称、阴茎筋膜或皮肤发育异常、阴茎海绵体及尿道海绵体发育不匀称等学说。

（三）临床表现

阴茎在疲软状态下是否有弯曲及其程度每个人都不同，可向上下左右任何方向弯曲，但以向下、向下弯曲同时侧弯或弯曲同时扭转为主，部分患者亦可完全正常。如疲软状态下明显弯曲，排尿时尿流无力或尿线不能向前而是偏向弯曲方向。多数患者在儿童时期并不察觉，到青春期发育期开始注意或性生活受到影响时才发现。一般来说，轻度阴茎弯曲基本不会影响排尿功能及性生活，当弯曲角度超过 20°，尤其 30° 以上时，容易引起患者本人性交不适、阴茎疼痛、无法插入等症状，而其性伴侣也会有性交不适、阴道疼痛、反复阴道感染等症状。

（四）治疗

如果阴茎只是在疲软状态下偏斜或弯曲，而在勃起状态下无明显偏斜或弯曲，不影响性生活时，无须治疗。当阴茎勃起时偏斜或弯曲明显，角度大于 30° 而影响性生活时，需手术矫正。但有些向下弯曲患者即使超过 40°，性生活时男女双方都没有特殊不适感，对这一部分患者可根据患者的意愿决定手术与否。

手术矫正阴茎弯曲的目的是恢复阴茎解剖外形以及插入阴道的能力，而判断勃起功能状态是决定手术方式的前提。目前采用的手术方法有很多种，如 Nesbit 术、单纯性白膜缝扎术、白膜剥除折叠缝合术、16 点法阴茎白膜折叠术、补片移植、阴茎假体植入术等。包括 Nesbit 术、16 点去阴茎白膜折叠术在内的各种白膜切开缝合或单纯白膜折叠缝合法，会缩短术后阴茎长度，故适用于勃起功能正常而阴茎长度较长的患者。对于勃起功能正常而阴茎较短的患者和弯曲角度大于60°~90° 的患者可采用补片移植的方法，以最大限度地保留阴茎长度及减少术后弯曲复发的可能。对于阴茎勃起功能障碍而 5 型磷酸二酯酶（PDE-5）抑制剂治疗无效的患者，以行阴茎假体植入术为宜。

第二节　阴茎大小异常

一、小阴茎

（一）概述

小阴茎是指阴茎具有正常的解剖结构和外观形态，但长度小于同龄人群阴茎长度平均值 2.5个标准差以上，且无尿道下裂、尿道上裂、蹼状阴茎、隐匿阴茎及两性畸形等阴茎阴囊畸形者。国人成年男性阴茎疲软时长度平均为 5~6cm，牵拉长度（大致与勃起长度相当）平均为 11~13cm，但尚缺乏各年龄组阴茎长度的参考值范围。一般认为成人阴茎疲软时长度<4cm，牵拉长度<7cm 即为阴茎短小；小儿阴茎牵拉长度<平均值-2.5 个标准差时可认为小阴茎。

（二）病因

小阴茎的病因复杂，涉及遗传、内分泌、分子生物学等多种因素，目前主要观点分以下几种。
1. 促性腺激素分泌不足的性腺功能减退　这类病变位于下丘脑或垂体。
（1）脑组织结构异常：因下丘脑或垂体发育或功能缺陷，不能分泌足够的促性腺激素，从而不能有效地促进阴茎生长，包括无脑畸形、先天性垂体不发育、胼胝体发育不全、其他涉及性腺发育不良的脑缺陷，如枕部脑膨出、伴共济失调的小脑畸形等。

（2）无脑组织异常的先天性促性腺激素释放激素缺乏：具体病因不明，多表现为各种综合征，如 Kallmann 综合征、Laurence-Moon-Biedl 综合征、Prader-Wille 综合征等。此类小阴茎患者脑组织结构正常，但促性腺激素释放激素（GnRH）缺乏，可以是孤立的 GnRH 缺乏，也可以是同时伴有生长激素、皮质激素或甲状腺激素缺乏。

2. 促性腺激素分泌过多的性腺功能减退 这类病变主要在睾丸本身，如先天性睾丸缺如、睾丸下降不全等，而下丘脑和垂体分泌功能均正常。睾丸病变致睾酮分泌减少，通过负反馈途径使促性腺激素分泌过多。有的患者睾丸大小正常，但其黄体生成素（LH）受体异常，致睾酮分泌不足。

3. 雄激素不敏感 这类疾病可能是从睾丸分泌睾酮到与靶组织上相应的受体结合并产生效应的整个过程中的某一环节出现障碍所致，如 5α 还原酶缺乏，雄激素受体异常及基因突变等。

4. 染色体异常 小阴茎患者可有性染色体异常，主要染色体特征为有 1 条 Y 染色体，多了一条或几条 X 染色体，常见核型为（47，XXY）（Klinefelter 综合征），其他核型还有（48，XXXY）（47，XXY/46XY）（47，XXY/46XX）（49，XXXXY）等。常染色体异常可见于 21-三体综合征和部分 7q 三体、14 号长臂缺失等染色体异常。另外，染色体易位、缺失等其他染色体异常也可能出现小阴茎，但这些染色体异常引起小阴茎的具体机制尚不清楚。

5. 原发性小阴茎 有些患者下丘脑-垂体-睾丸轴的激素分泌正常，但有小阴茎畸形到了青春期阴茎可自发地生长到足够长度。病因不清楚，可能是胚胎后期促性腺激素刺激延迟、一过性睾酮分泌下降等原因所致。

（三）诊断

小阴茎的诊断并不困难，尽管医师和患者的共同愿望是早期诊断和治疗，但对于未成年患者而言，今后阴茎能否长大、有无正常的第二性征和生育能力的判读则为困难。因此，需注意小阴茎的诊断和治疗时期。

1. 诊断标准 小阴茎一般从形态即可做出初步诊断，但由于不同种族、不同地域人群阴茎大小不同，年龄相同但性成熟程度可能不同，因此诊断小阴茎时需要根据同龄正常值及性发育程度来判断。目前国内尚无统一的儿童平均长度标准，故需与同龄且性发育相当的平均值比较，如低于平均值-2.5 个标准差以上者才可诊断。国外有关各年龄组男性阴茎长度参考值可见表 6-20-1。测量阴茎长度需严格规范，即用手提阴茎头拉直阴茎，使其接近充分勃起时的长度，推挤阴茎根部脂肪使尺子贴近耻骨联合，从阴茎背侧测量耻骨联合到阴茎头前端的距离，即为阴茎的牵拉长度。

2. 病因诊断 为明确病因首先判断下丘脑-垂体-睾丸轴是否有异常，通过激素水平测定检测该性腺轴功能是目前确定小阴茎病因的常用手段。由于小儿性腺轴发育尚未完善，学龄期及之前利用放射免疫测定血清尿促卵泡素（FSH）、LH 和睾酮水平几乎无临床意义，需先进行人绒毛膜促性腺激素（HCG）刺激试验、GnRH 刺激试验来评估性腺轴功能。

（1）HCG 刺激试验：对 FSH 和 LH 增高而睾酮低者应怀疑原发性睾丸功能低下，可用 HCG 刺激试验来证实。目前 HCG 刺激试验在用量、使用次数、间隔时间及取血检测时间点上尚无统一标准，常用方法为 HCG 1500U，隔日 1 次肌内注射，共 3 次。注射前及第 3 次注射后次日清晨测睾酮和双氢睾酮水平。睾丸功能正常者血睾酮水平增加可达 2 倍以上，无反应或反应低下多为原发性睾丸功能不全或无睾丸，继发性睾丸功能减退患者的反应取决于下丘脑或垂体受损的程度，性发育延迟者常呈正常反应，反应迟钝而经多次 HCG 兴奋后血清睾酮能上升时可排除睾丸本身的功能不全。

表 6-20-1　正常男性的阴茎牵拉长度

年龄	平均值±标准差	平均值-2.5 个标准差
新生儿（孕 30 周）	2.5±0.4	1.5
新生儿（孕 34 周）	3.0±0.4	2.0
0~5 月	3.9±0.8	1.9
6~12 月	4.3±0.8	2.3
1~2 岁	4.7±0.8	2.6
2~3 岁	5.1±0.9	2.9
3~4 岁	5.5±0.9	3.3
4~5 岁	5.7±0.9	3.5
5~6 岁	6.0±0.9	3.8
6~7 岁	6.1±0.9	3.9
7~8 岁	6.2±1.0	3.7
8~9 岁	6.3±1.0	3.8
9~10 岁	6.3±1.0	3.8
10~11 岁	6.4±1.1	3.7
成人	13.3±1.6	9.3

（2）GnRH 刺激试验：当 FSH、LH 和睾酮水平均低下时，应怀疑低促性腺激素性腺功能低下，首先通过 HCG 刺激试验判断睾丸功能，若睾丸功能正常，再行 GnRH 刺激试验判断垂体功能。当男孩骨龄大于 14 岁，先给予十一酸睾酮 40mg/d，口服 7 天后，静脉注射 GnRH 或 GnRH 拟似物（GnRHa）。由于 FSH 值在 GnRH 刺激试验时对诊断意义不大，主要观察 LH 变化。GnRH 注射前及注射后 30、60、90 分钟各采血检测 LH 峰值，当 LH<5U/L 时可考虑促性腺激素缺乏；GnRHa 注射前及注射后 4 小时检测 LH 水平，当 LH<8U/L 时可诊断促性腺激素缺乏。

（3）雄激素抵抗综合征：当 HCG 刺激试验及 GnRH 刺激试验提示下丘脑-垂体-睾丸功能均为异常时，应考虑雄激素抵抗综合征，包括 5α 还原酶缺乏症和雄激素不敏感综合征，进行相应检查。5a 还原酶缺乏症是由于编码该酶的基因 SRD5A2 发生突变所致，雄激素不敏感综合征由位于 Xq11~12 的雄激素受体的基因突变所致。

3. 诊断小阴茎时的注意事项

（1）详细了解患者家族中有无尿道下裂、隐睾、小睾丸等性器官发育异常的家族史，有无近亲婚育史，有无嗅觉、听力、视觉异常等。

（2）体格检查时不仅要注意阴茎大小，阴囊发育，睾丸大小、位置及质地，还要注意可能与染色体、脑发育异常相关的体征，如有无异常面容、指（趾）等。

（3）怀疑有下丘脑、垂体发育异常或病变时行头颅磁共振成像（MRI）检查。

（4）染色体核型：小阴茎患者可有性染色体或常染色体异常，应常规检查染色体核型。

（四）治疗

对小阴茎患者的治疗，应根据病因、年龄、第二性征发育程度等决定治疗方案。治疗目的是尽量恢复正常阴茎长度，满足其生理功能及有利于心理健康。

1. 内分泌治疗　内分泌治疗是治疗小阴茎的主要方法，但治疗时机、药物选择、给药途径、剂型、剂量、疗效及不良反应等方面仍存在分歧。

（1）治疗时机：目前对内分泌治疗小阴茎的年龄尚无定论，有些研究认为，婴幼儿期、青春前期及青春期给药均可获得满意疗效，但也有研究表明，早期使用新技术虽可使阴茎暂时增长，但亦可使阴茎雄激素受体（AR）下调并加速 5α 还原酶活性丢失，最终成年后阴茎长度及重量均达不到正常水平。因此，多数学者建议 12~13 岁青春期发育开始时才给药。

（2）药物选择：目前治疗小阴茎的药物主要有 2 种类型，即促进睾酮产生的促性腺激素，如 HCG、GnRH，睾酮或双氢睾酮等睾酮替代物。由于睾酮及双氢睾酮为终末技术，存在抑制下丘脑-垂体-睾丸性腺轴、内分泌系统紊乱、骨骺过早闭合等不良反应，多倾向于使用上级激素，包括 HCG、LH、GnRH 等。这些激素不仅对下丘脑、垂体病变有效，还可以促进睾丸产生睾酮，其中临床应用最广泛的是 HCG。HCG 可用于诊断性治疗和初步判断病因，目前比较公认的 HCG 治疗方案为，总剂量 10 000~15 000U，每周 2 次，6 周为 1 个疗程；应用 HCG 后，血清睾酮水平升高，阴茎增长，则为促性腺激素分泌不足，可继续使用 HCG，如阴茎增长不明显可再给予 1 个疗程。GnRH 刺激试验明确病变在下丘脑或垂体的患者，应用 GnRH 后，LH 不升高提示病变位于垂体，可用 LH 治疗，如 LH 升高提示病变位于下丘脑，可用 GnRH 治疗。如血清睾酮浓度无升高，阴茎无明显增长，提示病变在睾丸，无法产生足够的睾酮以维持血清睾酮水平，可予以睾酮制剂（睾酮或双氢睾酮）；选择睾酮制剂时宜选择天然睾酮制剂，避免血清睾酮水平迅速升高与下降。若血清睾酮浓度升高而阴茎无明显改变，可能原因是 5α 还原酶 2 缺乏或 AR 异常，临床上二者难以鉴别，可进一步用双氢睾酮进行鉴别；用双氢睾酮后阴茎增大者为 5α 还原酶 2 缺乏，可用双氢睾酮治疗，但双氢睾酮剂型、剂量、给药途径、治疗方案、疗效及副作用尚无统一意见，未能广泛应用于临床；如阴茎无增大，则为 AR 异常，可考虑性别转换。对于特发性小阴茎，单次给予 GnRHa（曲普瑞林）后 4 小时测定 LH 及 24 小时睾酮水平，如 LH 及睾酮明显升高，可诊断为青春期发育延迟，可自发进入青春期发育期而随访观察；如 LH 及睾酮无明显增高，则诊断为促性腺激素分泌不足性腺功能减退，可早期给予治疗。

2. 手术治疗　手术用于内分泌治疗无效者，适用于青春期后阴茎仍较短者，但由于手术的效果往往不能令人满意，选择手术治疗应慎重。大多数认为成年男性阴茎疲软状态下>4cm 或牵拉状态下>7cm 才考虑手术，不主张应用于婴幼儿。目前常用手术方法主要为阴茎延长术，包括耻骨弓前阴茎海绵体延长法、切断阴茎浅悬韧带法等。合并其他生殖器畸形时需行相应手术，如合并隐睾者行睾丸下降固定术，合并尿道下裂者行尿道下裂修复术等。性别转换者行双侧睾丸切除、外阴成形术及雌激素替代治疗等。

二、巨大阴茎

（一）概述

巨大阴茎极为罕见，是指与同龄人相比阴茎过于粗大。常引起性生活时阴茎过大而插入阴道受影响，甚至不能完全插入，配偶感觉不适或疼痛。有些阴茎巨大患者，勃起时阴茎海绵体内需大量血液灌注，如合并阴茎血管异常时可合并阴茎勃起功能障碍。

（二）病因

巨大阴茎是由于种种原因致使阴茎海绵体过分生长或阴茎海绵体血管瘤样增长所致，常见的原发因素有青春期发育过早、先天性痴呆、垂体功能亢进、肾上腺性征异常症等。

（三）治疗

手术是唯一有效的治疗方法，但需要注意的是继发巨大阴茎的患者可能合并输尿管异位开口、阴茎血管瘤等疾病，应针对不同的病因采取不同的治疗。手术主要为切除过长阴茎海绵体，可通过将阴茎头从阴茎海绵体游离后切断部分阴茎海绵体；或游离阴茎海绵体后，于阴茎远端切断阴茎海绵体。术中要注意游离及保护尿道海绵体，阴茎背神经和动、静脉，阴茎海绵体切除长度根据患者的阴茎长度而定，一般切除后长度保留在 7~9cm，勃起长度约 13cm 为宜。

第三节　阴茎数目异常

一、先天性阴茎缺如

（一）概述

先天性阴茎缺如是极其罕见的先天性畸形，是由于在胚胎发育期间生殖结节及泌尿生殖窦发育异常所致，常合并其他严重的先天性畸形。

（二）临床表现

50%阴茎完全缺如者伴有泌尿生殖系统的异常，如睾丸、肾脏、前列腺、膀胱发育不良或发育异常，肾积水，膀胱输尿管反流，直肠膀胱瘘或直肠尿道瘘等。一般在婴儿出生时即被发现外阴异常，如果婴儿肥胖可能暂时被忽略，表现为阴囊上方扪不到阴茎。若双侧睾丸下降，阴囊和肛门发育正常，如一侧或双侧睾丸下降不全，两侧阴囊不对称或呈扁平状。染色体检查呈 XY 型。阴茎缺如需与隐匿阴茎、小阴茎、尿道上裂、尿道下裂、假两性畸形等鉴别。

（三）治疗

先天性阴茎缺如治疗主要为阴茎重建成形术，可应用其他部位皮瓣重建阴茎，包括前臂游离皮瓣、前外侧股部皮瓣、背阔肌皮瓣等。

二、重复阴茎

（一）概述

重复阴茎又称双阴茎，是一种极为罕见的先天性生殖器畸形，可分为分叉形阴茎、完全重复阴茎及另一异位阴茎三种情况。重复阴茎常同时伴有重复尿道、重复膀胱。除外形异常外，患者可无自觉症状，而常有排尿、性交及射精障碍。

（二）病因

重复阴茎可能是在胚胎时期受特异环境或遗传因素影响，导致泄殖腔膜的纵行重复，其头侧中胚层增多形成两个生殖结节，各发育成一个阴茎，或生殖结节延长形成阴茎时发生融合缺陷，形成分支阴茎。

（三）临床表现及诊断

重复阴茎一般在出生后即被发现，但也有在出生很长时间后才被发现。因重复阴茎的类型不同，临床表现也不一样。

1. 分支形阴茎　阴茎被纵隔分割成两个，分离也可能仅限于阴茎头部，而阴茎体是一个。对这种异常以手术整形将隔开的两半阴茎相互缝合在一起即可。

2. 真性双阴茎　真性双阴茎即为两个基本完整的阴茎，两个阴茎可能是完全分成两半。两个尿道可分别进入膀胱，也可各自引流各自的膀胱，即双膀胱畸形，并各自连接同侧输尿管和引流同侧肾脏的尿液。尿道口通常是正常的，但也可合并尿道上裂或尿道下裂。真性双阴茎经常合并耻骨联合分离、脊椎重复、肾发育异常、肛门直肠和心血管等畸形。如重复阴茎呈纵向排列，重复阴茎位于相对正常阴茎与肛门之间。

单纯的重复阴茎诊断比较容易，但需要进一步明确双阴茎之间的关系以及彼此与膀胱的关系。因此，可选择性进行置入导尿管、尿路造影、超声、MRI 检查等，明确泌尿生殖系统和其他器官有无合并畸形。

（四）治疗

重复阴茎本身对身体健康无影响，但会对心理影响较大，而且性交时有一定障碍。对于重复阴茎治疗，应根据局部情况及伴发的畸形来做出轻重、缓急的具有个体化的治疗方案。重复阴茎本身进行手术整形，尽可能地恢复功能与外观，主要为切除发育较差的阴茎，保留发育较好的阴茎。

参考文献

［1］潘连军，黄宇烽. 小阴茎与隐匿阴茎//李宏军，黄宇烽. 实用男科学. 2 版. 北京：科学出版社，2015：212-223.

［2］王晓华，刘艳伶，唐敬，等. 阴茎先天性疾病//于满. 阴茎疾病外科诊疗新技术. 北京：人民军医出版社，2013：74-129.

［3］Hadidi AT. Buried penis：classification surgical approach. J Pediatr Surg，2014，49（2）：374-379.

［4］Pestana IA，Greenfield JM，Walsh M，et al. Management of "buried" penis in adulthood：an overview. Plast Reconstr Surg，2009，124（4）：1186-1195.

［5］Wood D，Woodhouse C. Penile anomalies in adolescence. Scientific World Journal，2011，11：614-623.

［6］Wiygul J，Palmer LS. Micropenis. Scientific World Journal，2011，11：1462-1469.

［7］Tsang S. When size matters：a clinical review of pathological micropenis. J Pediatr Health Care，2010，24（4）：231-240.

阴茎硬结症

刘 卓 王 涛
华中科技大学同济医学院附属同济医院

第 21 章

阴茎硬结症（Peyronie's disease，PD）由 Peyronie 首次进行具体描述，因此被称为 Peyronie 病，此外还被称为阴茎纤维性海绵体炎、结节性阴茎海绵体炎、海绵体纤维化等。特征性病变为阴茎白膜上形成纤维样、非顺应性硬结，常导致阴茎弯曲、阴茎功能性缩短和勃起功能障碍（erectile dysfunction，ED）。以往认为该病多数可自愈，但近来研究显示，仅 13% 可自行消退、40% 逐渐加重、47% 没有变化。通常认为病程在 2 年以上、伴有掌腱膜挛缩症（Dupuytren 挛缩）或跖部纤维瘤病（Ledderhose 病）、已出现钙化和阴茎弯曲大于 45° 的硬结难以自行消退。

一、流行病学

阴茎硬结症是一种男科常见疾病，患病率为 0.4%～3.2%，多见于中年男性，发病高峰为 55 岁。近年来阴茎硬结症总发病率及伴随疼痛和 ED 的发生率均有增加趋势。由于部分患者存在无症状纤维化病灶而未就诊，因此，包括亚临床、无症状患者在内，阴茎硬结症患病风险可能远超过 0.4%。年轻患者病情更易于进展，年龄低于 40 岁者更有可能表现为多发硬结及复杂性弯曲。

二、病因

（一）危险因素

危险因素包括外伤、尿道内器械操作、尿道感染、糖尿病、高血压、高脂血症、痛风、吸烟、雄激素缺乏、先天性染色体异常等。有学者报道，该病常与骨 Paget 病、Dupuytren 挛缩、Ledderhose 病等伴发，因此阴茎硬结症患者并不总是以阴茎硬结为主诉，而可能因为上述疾病的某一表现而就诊。Dupuytren 挛缩相关基因的表达与阴茎硬结症相似，研究发现，*WNT2* 是 Dupuytren 挛缩与阴茎硬结症共同的遗传易感基因位点。阴茎硬结症也可能与自身免疫因素有关，患者阴茎白膜对机械性压迫及微血管损伤呈现异常活跃的创伤愈合反应。尽管存在上述诸多高危因素，仍有 70% 的阴茎硬结症患者未发现明确的诱因。

（二）解剖基础

阴茎海绵体白膜分外纵、内环两层，外纵层在腹侧中部变薄，5～7 点之间无外纵层，海绵体纵隔纤维呈扇形排列并与内层纤维紧密交织在一起，承担勃起时大部分腹-背轴向应力。折叠外伤可能导致内外两层纤维部分剥离，血液内渗或纵向纤维撕裂，导致局部炎症反应，最终形成硬结。由于腹侧 5~7 点外纵层纤维变薄使阴茎背侧折叠损伤的可能性增大，故阴茎硬结症患者的硬结多见于背侧，另外，白膜的乏血管特性导致包括转化生长因子 β（TGF-β）在内的多种生长因子清除缓慢而聚集，因此更易在损伤局部发生纤维化病变而导致阴茎硬结症。

（三）分子生物学机制

TGF-β 可增加胶原、蛋白多糖、纤连蛋白的转录与合成，同时也能增加组织胶原酶抑制剂的合成，防止结缔组织分解，在阴茎硬结症发病过程中具有重要意义。阴茎硬结症硬结中 TGF-$β_1$ 高表达，位于 TGF-$β_1$ 编码区的单核苷酸多态性 G915C 野生型纯合子表达频率增高，研究证实，其与 TGF-$β_1$ 产生增加和肺纤维化有关。激活素受体样激酶 5 抑制剂是 TGF-$β_1$ 受体的小分子抑制剂，可阻断 TGF-β 信号通路，可能成为一种治疗阴茎硬结症的新方法。阴茎硬结症硬结中多效蛋白、单核细胞趋化蛋白 1（monocyte chemoattractant protein 1，MCP-1）及早期生长反应蛋白表达上调，分别参与成骨细胞募集、炎性反应和成纤维细胞增生；而参与组织重塑的泛素、分化抑制因子-2（inhibitors of differentiation 2）则表达下调；参与弹性蛋白降解的弹性蛋白酶表达上调；参与抗胶原蛋白积聚的胶原酶Ⅳ，TGF-$β_1$ 调节因子及平滑肌肌动蛋白 α、γ，结蛋白等表达下调，这些因素均会导致纤维化发生。

此外，阴茎硬结症还可能与成骨细胞的钙化和骨化有关。研究发现，主要的抗纤维蛋白酶-金属蛋白酶类（MMPs）和它的组织抑制剂（TIMPs）在阴茎硬结症发病过程中起了重要作用。与阴茎硬结症密切相关的纤维化因子还有内皮素 1、结缔组织生长因子、血管紧张素Ⅱ、血小板衍生生长因子等。

三、病理生理

尽管阴茎硬结症的发病机制尚不完全清楚，但大多认为与遗传因素和阴茎外伤后的炎性反应有关。一系列炎性反应导致成纤维细胞和肌成纤维细胞的增殖，过量的胶原堆积，最终斑块硬结形成。而这些斑块并不会发生适当的瘢痕重塑，导致影响阴茎的外形和功能（图 6-21-1）。

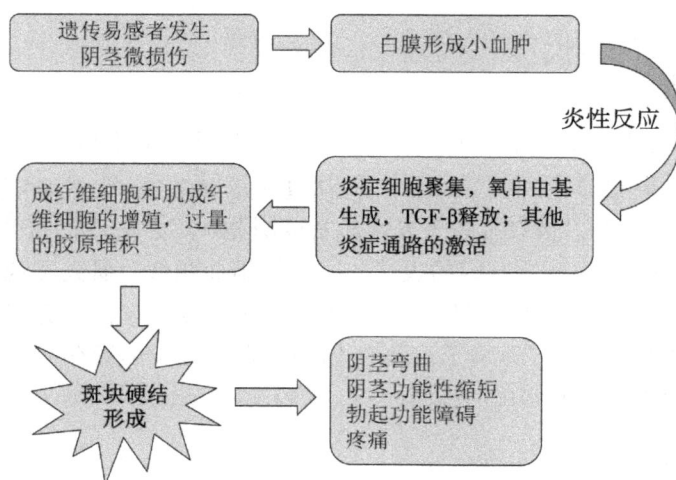

注：TGF-$β_2$ 转化生长因子 β

图 6-21-1 阴茎硬结症病理生理过程示意图

四、病理

阴茎硬结症早期病理改变为白膜与海绵体之间的血管周围有炎性浸润，包括 T 淋巴细胞、巨噬细胞及其他浆细胞等，最终启动细胞因子系统，导致纤维化发生。硬结由致密胶原结缔组织组成，含有过量的Ⅲ型胶原蛋白（图 6-21-2）。

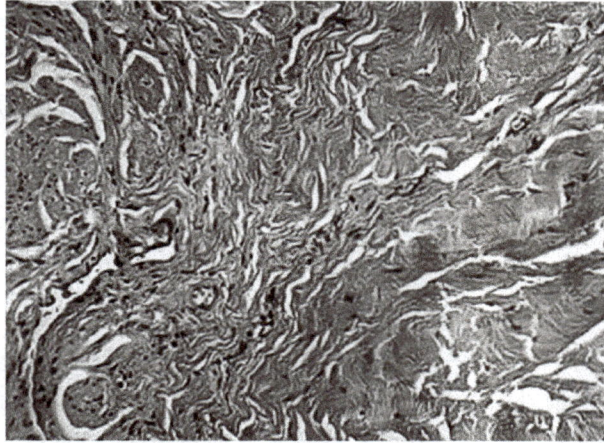

注：阴茎硬结症患者阴茎硬结由致密胶原结缔组织组成（HE，×40）

图 6-21-2　阴茎硬结症 HE 染色示意图

五、临床表现

阴茎硬结症病程一般分为两个阶段：急性炎症期，持续 6~18 个月，常发生痛性勃起和阴茎畸形；慢性期，主要以阴茎不可逆畸形为特点。根据临床表现可将阴茎硬结症分为三种类型：Ⅰ型，无症状性硬结或不影响性交的阴茎弯曲；Ⅱ型，硬结使阴茎弯曲加剧导致性交痛和（或）无法完成性交；Ⅲ型，伴有 ED。

（一）阴茎硬结

体格检查可触及阴茎海绵体有明显的硬结或斑块，边界清楚，常位于阴茎背面及侧面，也可位于腹侧面，少数表现为条索状，甚至环绕阴茎。静止期硬结可发生钙化，范围较大时呈片状钙化。

（二）阴茎畸形

阴茎向背侧弯曲最为常见，腹侧弯曲少见，极少数患者硬结环绕阴茎，可表现为衣领样（collar-like deformity）或纺锤样畸形，勃起时该段海绵体不膨胀，如病变广泛甚至可导致不稳定阴茎或铰链效应。

（三）痛性勃起

多数患者活动期有痛性勃起，甚至因此影响睡眠质量，随着炎症的控制，部分患者 6 个月内疼痛可自发缓解，94%的患者于18个月内可逐步缓解，但仍可能影响性生活。少数表现为持续性痛性勃起，这部分患者阴茎硬结往往较大，或呈条索样，环绕阴茎，勃起时病变处阴茎周径未能相应增加而出现疼痛，又称为"阴茎筋膜室综合征"。

（四）性交困难和 ED

勃起疼痛、性交痛及阴茎严重畸形可导致性交困难。约58%的阴茎硬结症患者有不同程度的ED 表现，阴茎硬结症患者中约有16%是因 ED 而就诊的。伴有 ED 的患者多数动脉灌注并未受损，主要是由静脉漏所致。

（五）精神症状

如焦虑、抑郁等精神症状，多是由于勃起疼痛、阴茎畸形导致性交困难、ED 等所致。

六、诊断

（一）病史采集

现病史询问主要了解患者的病程、症状和勃起功能，病程包括起病形式（突发或慢性起病）及时间，这有助于判断疾病所处阶段，对选择治疗方案非常重要。勃起功能需要通过有效的问卷调查进行评估，如国际勃起功能问卷（IIEF）-5 或勃起质量量表（EQS）等。

既往史询问主要了解外伤史及个人或家族史，包括骨 Paget 病、Dupuytren 挛缩、Ledderhose 病等家族史。同时了解是否合并有相关危险因素，如高血压、糖尿病、高脂血症及吸烟史等。

此外，还要重点了解患者的性生活史及 ED 治疗史，比如不能完成性交者是由于勃起硬度不足引起，还是因阴茎勃起疼痛、畸形导致，是否采用过海绵体内注射治疗及真空助勃装置。

（二）体格检查

体格检查主要了解以下几个方面的情况。

1. 阴茎畸形程度　阴茎畸形程度是病情评估的重要参数，有助于选择治疗方案、评估治疗效果。简易的方法是由患者本人或外科医师拍照，但更可靠的方法是用分度器或测角器测量。海绵体内注射血管活性药物诱导勃起后进行评估更为准确。目前阴茎狭窄尚无客观有效的测量方法，可考虑以阴茎周径为指标，应同时测量阴茎的最大与最小周径。

2. 阴茎硬结情况　应注意硬结的数目、大小、位置、触痛、质地等，伸展阴茎有助于检查。由于硬结可向多个方向伸展，因此大小很难准确测量和评估，而且不同人测量的结果也往往不同，因此硬结大小并非可靠的评估治疗效果的指标。

3. 阴茎长度　术前测量阴茎长度非常重要，可使患者认识到术后阴茎缩短是由于疾病本身所致，而非手术失误。目前尚无统一测量方法，多于阴茎完全勃起时测量阴茎背侧冠状沟至耻骨的距离，测量时应用力按压耻骨弓区脂肪垫。

4. 手足检查　掌部多发坚实性结节致指关节屈曲挛缩，为收缩性 Dupuytren 挛缩典型表现，容易辨别；非体力劳动者非优势手掌胼胝形成常提示非收缩性 Dupuytren 挛缩存在。足底中央跖肌筋膜处出现多发交错性结节提示 Ledderhose 病可能。

（三）辅助检查

1. B 超检查　海绵体注射血管活性药物诱导阴茎完全勃起后进行超声检查，特别是彩色双功能多普勒检查（color duplex doppler ultrasound，CDDU），可以获得勃起时血流参数，发现静脉漏，评估阴茎畸形及硬结大小、位置、钙化，并有助于排除海绵体纵隔增生。

2. 其他影像检查　X 线片、计算机体层摄影（CT）、磁共振成像（MRI）均有助于发现钙化存在，但 MRI 存在一定假阴性率；X 线对阴茎偏斜的评估最好；CT 及 MRI 可发现白膜增厚；钆喷替酸葡甲胺（Gd-DTPA）增强 MRI 可发现硬结周围炎症。

3. 勃起功能的评估　可通过夜间勃起功能监测评价患者勃起功能。

七、治疗

阴茎硬结症的治疗方式主要有非手术治疗与手术治疗，治疗目的以矫正阴茎畸形，恢复性交能力为主。由于阴茎硬结症是一种自限性疾病，部分患者有自愈倾向，因此 I 型可密切观察；II 型以非手术治疗为主，症状严重者可考虑手术治疗；III 型以手术治疗为主。

（一）非手术治疗

1. 口服药物治疗　口服药物治疗适用于新发阴茎硬结症、硬结区疼痛、不稳定硬结及有手术禁忌证的患者。

（1）卡尼汀：左卡尼汀可通过抑制乙酰辅酶 A 修复炎症损伤的细胞，对于阴茎轻度弯曲的急性期患者，可显著缩小硬结，改善阴茎弯曲及缓解阴茎疼痛。不良反应主要包括轻度恶心、呕吐和短暂腹泻等，停药后可逐渐消失。用法：左卡尼汀 1g，2 次/天。

（2）维生素 E：维生素 E（tocopherol）具有清除氧自由基，抑制纤维化的作用，是目前治疗阴茎硬结症最为常用的药物，需要用较大剂量。不良反应主要包括胃肠道反应、疲惫、视力模糊等。用法：100mg，2~3 次/天，但国外文献报道用量较大，每天 800~1000mg。

（3）秋水仙碱：秋水仙碱（colchicine）可与微管蛋白结合并导致其解聚，阻止炎性细胞及成纤维细胞增殖，减少胶原蛋白合成。主要用于急性期、血管危险因素少、不伴随 ED 及阴茎弯曲小于 30° 的 PD 患者。不良反应包括胃肠道反应、骨髓抑制、肝肾损害、外周神经炎等，长期应用需注意监测。用法：0.6mg，3 次/天，每天总量不宜超过 2.4mg。

（4）己酮可可碱：己酮可可碱（PTX）是一种人工合成的黄嘌呤衍生物，非特异性 5 型磷酸二酯酶抑制剂，体外模型中可刺激成纤维细胞凋亡，具有抗纤维化作用。PTX 能缩小 PD 硬结的钙化病灶，改善 PD 患者的主观症状。不良反应较少，主要包括恶心、头痛、头晕等。用法：400mg，3 次/天。

（5）对氨基苯甲酸钾：对氨基苯甲酸钾可增加组织氧利用率，增强单胺氧化酶活性而降低 5-羟色胺，进而抑制纤维化，减少瘢痕组织形成。有研究认为，对氨基苯甲酸钾可以缩小阴茎硬结，但无助于阴茎弯曲的改善。不良反应包括胃肠道反应、神经性厌食、瘙痒、焦虑等。用法：每日 12 g，分 4~6 次口服。

（6）他莫昔芬：他莫昔芬是合成抗雌激素药物，通过调控成纤维细胞释放 TGF-β 来减少白膜斑块的纤维生成。在本症的早期，该药物具有较好的效果。用法：20mg，2 次/天，疗程为 5 个月。

（7）5 型磷酸二酯酶抑制剂：5 型磷酸二酯酶（PDE-5）抑制剂通过抑制 cGMP 向 GMP 的转化来提高 cGMP 水平，一氧化氮和 cGMP 能抑制胶原合成、成肌纤维细胞分化、减少氧化应激，从而起到抗纤维化的作用。最近一项研究显示，两组患者分别给予西地那非 50mg/天或者维生素 E 400U/天，共 12 周，两组患者的阴茎弯曲和斑块大小均有改善，两组之间无显著差异，但西地那非组在 IIEF 评分及疼痛减轻方面具有优势。目前尚缺少大规模的随机双盲对照试验来证明 PDE-5 抑制剂治疗阴茎硬结症的效果。用量：他达拉非 2.5mg/天，或西地那非 50mg/天。

（8）中医中药：中医称本病为阴茎痰核（玉茎结疽），主要治疗方剂包括丹参散结汤、丹参活络汤、桃红四物汤等，可选择用于 PD 的辅助治疗。

2. 硬结区域注射治疗　硬结区域注射治疗可在病变局部达到更高的药物浓度，减少全身用药的不良反应。局部注射药物治疗阴茎硬结症的缺点是疼痛，须多次注射和因局部组织改变使日后手术治疗造成困难。

（1）溶组织梭状芽孢杆菌胶原酶：胶原酶是一种天然的蛋白酶，可特异性水解天然胶原蛋白的三维螺旋结构，而不损伤其他蛋白质和组织，从而改变阴茎硬结的胶原蛋白含量，在损伤内部起到"化学切开"的作用，直接介导瘢痕重塑。梭状芽孢杆菌胶原酶（CCH）于 1982 年开始用于 PD 的治疗，美国食品和药品管理局（FDA）于 2013 年批准 Auxilium 制药有限公司的 Xiaflex 用于治疗阴茎硬结症。这是 FDA 批准的首个用于治疗此病的药品。Xiaflex 是一种生物药品，最早于 2010 年获 FDA 批准用于治疗掌腱膜挛缩症，此次被获准用于治疗阴茎硬结症只是增加其适应证范围。患者耐受性较好，无明显局部及全身不良反应，主要包括水肿、阴茎疼痛、皮下血肿等，严重并发症，如心脏异常、阴茎断裂等罕见。用法：CCH-C 0.58mg，6 周为一个治疗周期，连续 4 个周期，每个周期注射 2 次，间隔 1~3 天。

（2）干扰素：干扰素（IFN）（特别是 IFN-α-2b）可以抑制成纤维细胞代谢活性，减少胶原蛋白产生，并可增加胶原酶生成，硬结区域注射后可显著缩小硬结、改善阴茎弯曲、缓解阴茎疼痛而不影响阴茎血流参数，对阴茎弯曲的改善与治疗前弯曲程度及病程无相关性。用法：IFN-α-2b，$5×10^6$U，2 次/周。

（3）钙通道拮抗剂：报道最多的钙通道拮抗剂是维拉帕米，能增加细胞外基质中胶原酶活性，影响炎症早期和创伤愈合过程中细胞因子表达，减少胶原蛋白及纤连蛋白合成和分泌。可显著改善阴茎硬结症患者的主观症状、阴茎畸形、硬结大小及性功能，而且无明显不良反应。目前多数研究认为，阴茎硬结症急性期使用维拉帕米治疗是合理有效的。用法：10mg，每 2 周 1 次，共 12 次。

（4）皮质类固醇：皮质类固醇具有抗炎症反应及减少胶原蛋白合成的作用。曲安西龙（50mg，每 4~6 周 1 次）对严重的、伴 ED 和（或）慢性阴茎痛的阴茎硬结症患者可有效改善阴茎疼痛。但其有效性尚缺乏足够的证据，而且长期应用会产生诸多不良反应，如局部组织萎缩、皮肤菲薄、使局部粘连，导致手术复杂化等，并且对阴茎弯曲的远期效果不佳，因此应谨慎使用。

（5）脂肪源性干细胞：间充质干细胞具有抗纤维化的作用，因此近来有研究者应用脂肪源性干细胞来治疗大鼠阴茎硬结症模型，在动物实验中证实了干细胞治疗的有效性。目前还没有干细胞应用于人类阴茎硬结症治疗的报道。

3. 外部能量治疗

（1）低能量体外冲击波治疗：虽然低能量体外冲击波治疗（LN-ESWT）能级远低于体外碎石能级，但是可直接破坏硬结，松解并通过巨噬细胞移除硬结，可改善局部血液供应。总体分析近几年的研究结果，ESWT 对缓解阴茎疼痛有一定效果，有可能改善勃起功能，对其他指标无明显改善，但可延缓阴茎硬结症的进展。不推荐用于 PD 急性期的治疗。不良反应主要包括淤斑、皮肤血肿、阴茎损伤、尿道出血等。用法：电压 12kV，1000Hz，每周 1 次，共 5 周；或 3000~4000Hz，每 2 周 1 次，共 2~6 次。

（2）离子电渗疗法：又称电势药物治疗（electromotive drug administration，EMDA）。常用药物有甾体类、维拉帕米乳霜、β-氨基丙腈等，可单独或联合使用，可以增加药物的渗透力。维拉帕米 5mg 联合地塞米松 8mg 或 2% 利多卡因进行 EMDA，可显著缩小硬结、改善弯曲和阴茎疼痛，但利多卡因效果更为持久。其疗效尚需进一步多中心、对照研究证实。

（3）阴茎牵引：研究表明，逐步牵拉组织可通过细胞增生导致新的结缔组织形成。阴茎牵引是一种全新的治疗阴茎硬结症的非手术方法，对于改善阴茎弯曲及铰链效应效果较好，在一定程度上有可能延长阴茎。作为一种无创手段，如正确使用阴茎牵引装置可能是安全有效的。

（二）手术治疗

手术治疗适用于病程已逾 2 年，病变稳定，非手术治疗无效，阴茎弯曲畸形不再进展，斑块有钙化不能进行满意的性生活或有勃起功能障碍者。手术治疗旨在矫正阴茎弯曲畸形，恢复性交能力。术前沟通非常重要，应重点讲明术后存在弯曲持续存在或复发、阴茎缩短、勃起硬度降低或对性刺激敏感性降低等风险。

阴茎硬结症的手术方法一般分 3 类，即阴茎白膜缩短术、阴茎白膜延长术和阴茎假体植入术。应根据阴茎硬结症的病变程度，选择适当的术式。

1. 白膜缩短术　白膜缩短术适用于阴茎弯曲<70°，无不稳定的纺锤样畸形或铰链效应，预计术后阴茎勃起长度缩短<20% 的患者。

（1）Nesbit 术及改良术：Nesbit 手术原先设计是治疗先天性阴茎弯曲的术式，1977 年被用于治疗 PD，要点是在阴茎最大弯曲的凸面横行切除椭圆形白膜后缝合，从而矫正阴茎弯曲畸形。畸形矫正率为 80%~90%，远期随访复发率低，患者满意度较高。之后陆续出现多种改良的 Nesbit术，如先"U"形缝合凸面白膜，伸直阴茎，明确切除范围后再做切除，可以避免白膜切除过多或过少；"U"形切开凸面白膜，重叠缝合，可以增加局部张力，预防静脉闭塞障碍及过度矫正；阴茎凸面做一个或多个纵向切口而不切除白膜，然后横行缝合以矫正弯曲等。

（2）白膜折叠术：1979 年 Pryor 等报道了硬结切除，对侧白膜折叠缝合的方法，但楔形切除需要大量分割神经血管束及阴茎海绵体，创伤较大，可能增加术后 ED 风险。Gholami 和 Lue 对其进行了简化，即不切除硬结，仅行对侧海绵体折叠，采用 Lembert 缝合技术，在阴茎弯曲凸面 15点法缝合。对于阴茎背侧弯曲，可使用不可吸收的缝线依次缝合尿道两侧的白膜，先不打结，待全部缝合完毕后，逐个打结，调整各个结的松紧度，观察弯曲的矫正情况，待弯曲完全矫正后打结。该方法无须白膜切割或组织切除，对神经血管丛损伤小，绝大多数患者的功能得到保留，但对于弯曲度大于 60° 的患者将导致阴茎短缩。另外，白膜折叠术可使沙漏样畸形加重，特别是进行比较大的阴茎白膜折叠时。

（3）硬结磨削术：使用带有面部碾磨切割器的牙科电钻碾磨，当碾磨切割器表面在斑块的底部碰到弹性阻力时停止碾磨。对侧行白膜折叠术或改良 Nesbit 术。术后阴茎弯曲可获得有效改善，远期效果尚需进一步随访证实。单纯硬结磨削术既处理了硬结，对海绵体的损伤又较硬结切开及切除术小很多，因此术后 ED 发生率相对较低。

2. 白膜延长术　白膜延长术适用于阴茎弯曲>60°，存在不稳定铰链效应的患者。手术基本思路是切开或切除硬结后采用各种补片修补缺损，延长阴茎白膜。主要优点是不会导致阴茎缩短，缺点是手术难度大，对专业技术要求高。常用补片类型见表 6-21-1。

理想的移植物材料应该有以下特性：①柔软有弹性；②低抗原性；③低感染率；④炎性反应轻；⑤抗张强度强。各类材料各有特点，然而却没有哪种材料能完全符合上述所有特性。自体补片移植手术时间长，需要做第二个切口；同种异体或异种补片移植手术时间短，目前尚无疾病传播的报道；人工合成补片移植感染、纤维化风险高，不推荐使用。

（1）斑块切除补片移植术：早期的外科医师认为，阴茎硬结症的白膜瘢痕丧失了正常结缔组织的力学特性，因此希望通过切除病灶后再行补片移植来恢复白膜病变处的弹性。然而，经过近些年的临床观察发现，班片切除补片移植术效果并不理想，主要问题是补片收缩和较高的术后 ED 发生率。这是因为真皮还达不到理想移植材料的要求以及白膜切除后易导致静脉闭合障碍，而且纤维斑块切除后效果的可变性很大，在 30% 的病例中斑块触摸并不明显，也可能是多灶性的，白膜病变呈弥散性分布而非仅仅局限在斑块处。因此，外科医师开始尝试不切除斑块，仅做斑块切开加补片移植术。

表 6-21-1 白膜延长术常用的补片类型

自体组织	异体组织	异种组织	人工材料
真皮	真皮	猪小肠黏膜下层	涤纶
静脉	心包膜	牛心包膜	Gortex
大隐静脉			
阴茎背深静脉			
颞筋膜	硬脑膜	猪真皮	
阔筋膜	阔筋膜		
睾丸鞘膜			
包皮			
颊黏膜			
阴囊肉膜			
腹直肌腱鞘			

（2）斑块切开补片移植术：阴茎硬结症逐渐进展的瘢痕组织导致白膜弹性降低，最终引起阴茎弯曲。外科治疗的首要目的并非去除斑块，而是矫正阴茎弯曲（因为经过一段时间后斑块通常很稳定）。长期稳定的斑块具有成熟瘢痕的特性，能通过切开和移植物植入来扩张。术后发生斑块挛缩的比率很低，而且因白膜得以保留而减少了术后静脉闭合性 ED 的发生，这些均支持斑块切开术优于斑块切除术，使得斑块切开补片移植术逐渐成为白膜延长的标准方法。松解切开术可以矫正所有类型的阴茎弯曲，它将阴茎弯曲转变成单纯的白膜缺损，然后通过相对简单的移植术来修复。主要的切开方式有：横切口，末端分叉的横切口，"H"形和"Z"形切口，基于几何原则设计的单切口。

3. 阴茎支撑体植入术 对于伴有经药物治疗无效的 ED 患者，推荐行阴茎支撑体植入。对于阴茎严重畸形的患者也可获得满意的矫治效果。硬结可不予以处理，阴茎支撑体有助于很好地矫正阴茎畸形。但阴茎支撑体植入术后弯曲仍超过 30°者推荐行硬结切开或切除后人工重建。如切除硬结后白膜缺损超过 2cm²，推荐行补片移植以减少术后弯曲复发或阴茎疝形成。手术并发症包括术中并发症（海绵体纵隔交叉穿孔、海绵体白膜穿孔、尿道损伤等）、术后并发症（感染、阴茎头糜烂、阴茎头弯曲、机械性并发症等）。

参考文献

［1］Miner MM, Seftel AD. Peyronie's disease: epidemiology, diagnosis, and management. Curr Med Res Opin, 2014, 30（1）：113-120.

［2］Pavone C, D'Amato F, Dispensa N, et al.

Smoking, diabetes, blood hypertension: possible etiologic role for Peyronie's disease? Analysis in 279 patients with a control group in Sicily. Arch Ital Urol Androl, 2015, 87 (1): 20-24.

[3] Casabe A, Bechara A, Cheliz G, et al. Risk factors of Peyronie's disease. What does our clinical experience show? J Sex Med, 2011, 8 (2): 518-523.

[4] Dolmans GH, Werker PM, de Jong IJ, et al. WNT2 locus is involved in genetic susceptibility of Peyronie's disease. J Sex Med, 2012, 9 (5): 1430-1434.

[5] De Young LX, Bella AJ, O'Gorman DB, et al. Protein biomarker analysis of primary Peyronie's disease cells. J Sex Med, 2010, 7 (1 Pt 1): 99-106.

[6] Tal R, Hall MS, Alex B, et al. Peyronie's disease in teenagers. J Sex Med, 2012, 9 (1): 302-308.

[7] Sullivan J, Moskovic D, Nelson C, et al. Peyronie's disease: urologist's knowledge base and practice patterns. Andrology, 2015, 3 (2): 260-264.

[8] Sherer BA, Warrior K, Levine LA. 2013 - 2014 updates in Peyronie's disease management. Curr Urol Rep, 2014, 15 (12): 459.

[9] Paulis G, D'Ascenzo R, Nupieri P, et al. Effectiveness of antioxidants (propolis, blueberry, vitamin E) associated with verapamil in the medical management of Peyronie's disease: a study of 151 cases. Int J Androl, 2012, 35 (4): 521-527.

[10] Ozturk U, Yesil S, Goktug HN, et al. Effects of sildenafil treatment on patients with Peyronie's disease and erectile dysfunction. Ir J Med Sci, 2014, 183 (3): 449-453.

[11] Palmieri A, Imbimbo C, Creta M, et al. Tadalafil once daily and extracorporeal shock wave therapy in the management of patients with Peyronie's disease and erectile dysfunction: results from a prospective randomized trial. Int J Androl, 2012, 35 (2): 190-195.

[12] Gelbard MK, Chagan L, Tursi JP. Collagenase Clostridium histolyticum for the treatment of Peyronie's disease: the development of this novel pharmacologic approach. J Sex Med, 2015, 12 (6): 1481-1489.

[13] Levine LA, Cuzin B, Mark S, et al. Clinical safety and effectiveness of collagenase clostridium histolyticum injection in patients with Peyronie's disease: a phase 3 open-label study. J Sex Med, 2015, 12 (1): 248-258.

[14] Levine LA, Costabile RA. Is intralesional verapamil effective therapy for Peyronie's disease. J Urol, 2012, 188 (3): 704-706.

[15] Gokce A, Abd EZY, Lasker GF, et al. Adipose tissue-derived stem cell therapy for prevention and treatment of erectile dysfunction in a rat model of Peyronie's disease. Andrology, 2014, 2 (2): 244-251.

[16] Lin CS, Lue TF. Adipose-derived stem cells for the treatment of Peyronie's disease. Eur Urol, 2013, 63 (3): 561-562.

[17] De Berardinis E, Busetto GM, Antonini G, et al. Extracorporeal shock wave therapy in the treatment of Peyronie's disease: long-term results. Arch Ital Urol Androl, 2010, 82 (2): 128-133.

[18] Chitale S, Morsey M, Swift L, et al. Limited shock wave therapy vs sham treatment in men with Peyronie's disease: results of a prospective randomized controlled double-blind trial. BJU Int, 2010, 106 (9): 1352-1356.

[19] Raheem AA, Garaffa G, Raheem TA, et al. The role of vacuum pump therapy to mechanically straighten the penis in Peyronie's disease. BJU Int, 2010, 106 (8): 1178-1180.

[20] Kadioglu A, Küçükdurmaz F, Sanli O. Current status of the surgical management of Peyronie's disease. Nat Rev Urol, 2011, 8 (2): 95-106.

[21] Iacono F, Prezioso D, Ruffo A, et al. Tunical plication in the management of penile curvature due La Peyronie's disease. Our experience on 47 cases. BMC Surg, 2012, 12 (Suppl 1): S25.

[22] 刘继红, 宋晓东, 王涛, 等. 斑块磨削和改良 Nesbit 技术治疗阴茎硬结症. 中华男科学杂志, 2003, 9 (9): 658-660.

[23] Knoll LD. Use of small intestinal submucosa graft for the surgical management of Peyronie's disease. J Urol, 2007, 178 (6): 2474-2478.

[24] Joo KJ, Kim BS, Han JH, et al. Porcine vesical acellular matrix graft of tunica albuginea for penile reconstruction. Asian J Androl, 2006, 8 (5): 543-548.

[25] Imbeault A, Bernard G, Ouellet G, et al. Surgical

option for the correction of Peyronie's disease：an autologous tissue-engineered endothelialized graft. J Sex Med，2011，8（11）：3227-3235.

［26］Sansalone S，Garaffa G，Djinovic R，et al. Simultaneous penile lengthening and penile prosthesis implantation in patients with Peyronie's disease，refractory erectile dysfunction，and severe penile shortening. J Sex Med，2012，9（1）：316-321.

［27］DiBlasio CJ，Kurta JM，Botta S，et al. Peyronie's disease compromises the durability and component-malfunction rates in patients implanted with an inflatable penile prosthesis. BJU Int，2010，106（5）：691-694.

阴茎癌

宋　健

首都医科大学附属北京友谊医院

第 **22** 章

一、流行病学和自然病程

（一）流行病学

阴茎癌是一种比较少见的恶性肿瘤，发病率在不同国家和地区中有所不同，总体上阴茎癌的发生率呈下降趋势，发达国家阴茎癌罕见。欧洲为 0.1/10 万 ~0.9/10 万，美国为 0.7/10 万 ~0.9/10 万，在亚洲、非洲以及南美洲的部分地区，发病率高达 19/10 万。新中国成立前，阴茎癌是泌尿生殖系统常见的恶性肿瘤，新中国成立后阴茎癌的发病率迅速下降。1983—1987 年天津市阴茎癌发病率为 0.5/10 万；1982 年上海市阴茎癌发病率为 1.09/10 万，1988 年则下降至0.34/10 万。

阴茎癌发病年龄集中在 60~80 岁，19% 的患者年龄小于 40 岁，7% 的患者年龄小于 30 岁。儿童和年轻人当中也有报道。

（二）危险因素

阴茎癌的病因目前仍不明确，阴茎癌的发生率因包皮环切术、卫生状况、包茎、性伙伴数目、人乳头瘤病毒（HPV）感染、吸烟以及其他一些因素而不同，阴茎癌的发生可能与这些因素有关。

阴茎癌多数发生于包茎或包皮过长的患者，包皮垢是主要的致病原因，包皮垢是细菌作用于包皮腔内脱落细胞的产物，其慢性刺激作用被认为是一种致病机制，新生儿行包皮环切术能有效预防阴茎浸润癌，但是不能提供对原位癌相同程度的保护。另外，男性的包皮环切术也显示抗人类免疫缺陷病毒（HIV）感染的效果。

HPV 感染与阴茎癌发病密切相关，流行病学调查显示了性传播媒介与癌症关系最初的线索，阴茎癌患者的妻子或前妻患宫颈癌的概率较未患阴茎癌患者的妻子或前妻高 3 倍。进一步调查显示，患有宫颈上皮内瘤变女性的男性伴侣阴茎上皮内瘤变的发生率明显增加，这些男性患者也被发现有更高的 HPV 感染率。研究发现，HPV 的感染率与性伴侣数目直接相关，感染 HPV 的男性与女伴宫颈新生物形成的发生有关，HPV 感染对宫颈癌和阴茎癌都是一个可预防的病因。

吸烟与阴茎癌发生也有重要联系。研究推测，烟草产品在 HPV 或与慢性炎症有关的细菌感染中发挥作用，促进了癌变。此外，外生殖器疣、阴茎皮疹、阴茎裂伤与阴茎癌的发病可能也有一定的关系。

(三) 自然病程

阴茎癌常发生在阴茎头（48%）、包皮（21%）或二者均有发生（9%）、冠状沟（6%）、阴茎体（少于2%）。有报道显示，25%~50%的患者确诊前阴茎病变已经超过1年。阴茎癌常由小的病变开始逐渐侵犯到整个阴茎头、阴茎体和海绵体。病变可以是乳头状外生，也可以是扁平溃疡型。如果不进行治疗，阴茎最后可能发生自截。乳头状和溃疡型病变的生长速率是相似的，但是扁平溃疡型肿瘤易更早地发生淋巴结转移，5年生存率较低。大于5cm以及侵犯阴茎体超75%的病变也伴有转移率增加和生存率降低。

阴茎筋膜作为天然屏障可以暂时阻止肿瘤局部浸润，保护海绵体免受侵犯。如果阴茎筋膜和白膜被穿透，将使海绵体受到浸润并可能发生血行转移。较少累及尿道和膀胱。

阴茎癌最早的转移途径是局部股和髂淋巴结。局部淋巴结转移的扩大最终将导致皮肤坏死、慢性感染和因营养不良、脓毒症或继发于股血管侵蚀的出血而引起死亡。临床上肺、肝、骨和脑转移并不常见。无局部淋巴结转移的远处转移很罕见。

阴茎癌的病程进展十分凶险，大部分未接受治疗的患者都在2年内死亡。伴有进展的局部病变和区域淋巴结转移而长期生存的情况极为少见。

二、诊断和分期

阴茎癌的早期诊断非常重要，延误诊断会导致死亡率增加。阴茎癌的诊断，首先是对原发病灶的检查，其次是组织学确认，对于所有阴茎病变，如果短期治疗无效都应活检进行组织学评估。另外要通过全面体检，了解区域淋巴结转移和远处转移。生存率与疾病分期相关，准确的分期可以大幅度提高生存率。

(一) 临床表现

1. 症状 阴茎癌多见于40~60岁有包茎或包皮过长者。包茎经常掩盖阴茎癌的发生发展，临床表现多为阴茎头部丘疹、溃疡、疣状物或菜花样肿块。继而糜烂、出血、有恶臭分泌物等。隔包皮触诊时，可有肿块及结节感。晚期患者原发灶及腹股沟淋巴结转移灶可出现溃疡、化脓、出血等，出现远处转移时可出现相应部位的症状及消瘦、贫血、恶病质等全身表现。患者常常没有疼痛的主诉，累及海绵体造成的尿潴留或尿瘘很少见。

2. 体格检查 阴茎的病变常会使患者警惕阴茎癌的存在。临床上大部分阴茎癌局限在阴茎。查体时应记录肿瘤大小、位置、活动度、是否侵犯海绵体，同时应注意阴茎根部及阴囊有无肿瘤侵犯。直肠指诊和双合诊能帮助提供会阴体侵犯和盆腔肿块的信息。双侧腹股沟淋巴结触诊十分重要。

如果存在可触及的淋巴结，需记录淋巴结或肿物的大小、单侧或双侧分布、每侧淋巴结的数量、活动度、与周围组织结构（如与皮肤，Cooper韧带）的关系、是否存在下肢或阴囊水肿。40%~60%的阴茎癌患者就诊时可触及腹股沟肿大淋巴结，其中50%可触及的腹股沟淋巴结是炎性反应性而非转移性。但在随访中出现的肿大淋巴结几乎100%是转移性的。因此区域淋巴结应该在原发肿瘤治疗后数周再次进行评估，以排除炎性反应。

如果不能触及淋巴结，超声检查有助于发现异常淋巴结，并且可以引导行细针穿刺活检。如果原发肿瘤具备较差的预后因素，建议手术切除腹股沟淋巴结行病理学检查。对此类患者不推荐"前哨淋巴结"活检，因为其假阳性率可高达25%（9%~50%）。最近有报道应用异硫蓝和

（或）$^{99}Tc^m$ 锝胶体硫行动态"前哨淋巴结"活检，特异度为 100%，灵敏度为 95%。极少情况下，腹股沟区的肿块、溃疡、化脓或者出血是由于隐藏在包茎者的包皮内病变的转移造成的。

（二）细胞学和组织学检查

细胞学或组织学检查可以确定病理诊断和明确肿瘤浸润深度、有无侵犯血管、组织学分级等信息，对原发肿瘤进行治疗决策以及为局部治疗策略建立危险度分组。病理学上可根据切开活检、组织芯活检、微针抽吸活检或刷拭活检进行诊断。切除组织活检对位于包皮或其他适合位置的小病变可同时作为一种保守性的治疗措施。活检可单独进行，目前没有由活检引起肿瘤播散的报道。

阴茎癌从肿瘤形态上可分为原位癌、乳头状癌和浸润癌三种。原位癌常位于阴茎头和冠状沟，罕见发生于阴茎体，病变呈边界清楚的红色斑块状突起，有脱屑糜烂，生长缓慢或数年不变。乳头状癌好发于包皮内板、冠状沟和阴茎头，呈乳头状或菜花状突起，伴有脓性分泌物和恶臭，质脆易出血，一般较局限，淋巴结转移较少。浸润癌以冠状沟多见，呈湿疹样，有硬块状基底，中央有溃疡，伴脓性或血性渗出液。由于阴茎筋膜和白膜坚韧，除晚期病例外，阴茎癌很少侵犯尿道海绵体。阴茎恶性肿瘤多数为鳞状细胞癌，占 95%，其他如基底细胞癌、腺癌、恶性黑色素瘤、肉瘤等相对少见。阴茎转移癌罕见，但膀胱、前列腺、肾脏、直肠等部位的肿瘤偶然可以转移到阴茎。

阴茎鳞状细胞癌包括 Broders 和 Maiche 两种分级系统，Broders 分级（表 6-22-1）简单常用，Maiche 分级更为准确（表 6-22-2）。

表 6-22-1　阴茎鳞状细胞癌 Broders 分级

分级	组织学特征	分级	组织学特征	分级	组织学特征
1，高分化	明显的细胞间桥 明显的角化珠形成 细胞核轻度异形 核分裂象少	2/3，中分化	偶见细胞间桥 少数角化珠 细胞核中度异形 核分裂象增多	4，低分化	细胞核呈明显多形性 大量核分裂象 肿瘤坏死 无角化珠

表 6-22-2　阴茎鳞状细胞癌 Maiche 分级

角化程度	0 分：无角化珠，角化细胞<25% 1 分：无角化珠，角化细胞 25%~50% 2 分：不完整的角化珠或角化细胞占 50%~75% 3 分：角化珠形成或角化细胞>75%
核分裂象（每高倍视野）	0 分：≥10 个核分裂象 1 分：6~9 个核分裂象 2 分：3~5 个核分裂象 3 分：0~2 个核分裂象
细胞非典型增生	0 分：所有细胞非典型增生 1 分：多数非典型细胞/每高倍视野 2 分：中等量非典型细胞/每高倍视野 3 分：少数非典型细胞/每高倍视野
炎细胞渗出	0 分：无炎症细胞出现 1 分：炎症细胞（淋巴细胞）出现
细胞分化 1 级	8~10 分
细胞分化 2 级	5~7 分
细胞分化 3 级	3~4 分
细胞分化 4 级	0~2 分

（三） 辅助检查

1. 超声检查　超声在评估原发肿瘤方面有一定的价值，能够判断有无阴茎海绵体侵犯，但常低估肿瘤的浸润深度，对阴茎头部肿瘤侵犯皮下结缔组织或尿道海绵体难以鉴别。阴茎超声检查有时对显微浸润难以判定。

2. 磁共振成像检查　超声检查不能明确时，可选用磁共振成像（MRI）检查。特别是在肿瘤侵犯阴茎海绵体时，可以判别浸润深度，有助于肿瘤分期。对临床 T_1 期肿瘤，MRI 价值不大。应用增强剂或人工勃起后行 MRI 检查可能更有利于肿瘤的局部分期。对于阴茎头部较小的肿瘤，影像学检查在评估原发肿瘤方面意义不大，但疑有海绵体侵犯时，超声或 MRI 相当有价值，特别是考虑行保留阴茎手术时。

3. 计算机体层摄影及其他检查　计算机体层摄影及其他检查主要应用于已有腹股沟区淋巴结转移的患者。盆腹部计算机体层摄影用于盆腔及腹膜后淋巴结的识别，盆腔肿块的探测对治疗选择及判断预后有重要意义。阴茎癌最常见的转移部位为肺、肝、骨。疑有远处转移时，可相应选择腹、盆部计算机体层摄影、放射性核素骨扫描、胸部 X 线检查。

（四） 分期

阴茎癌的准确分期与治疗决策和判断预后有直接关系。目前没有公认的阴茎癌分期系统，国际抗癌联合会（UICC）肿瘤、淋巴结、转移（TNM）分期系统以及最近 UICC 和美国癌症联合委员会（AJCC）统一标准后的 TNM 分期是目前最常用的（表 6-22-3）。

二、阴茎癌治疗

（一） 原发病灶的治疗

目前手术切除原发病灶仍然是治疗阴茎癌的"金标准"，包括阴茎部分切除和根治性阴茎切除术都能够取得良好的肿瘤学控制。选择手术方法前必须对原发肿瘤做出准确的肿瘤分期及分级，明确肿瘤的浸润范围和淋巴结是否转移。

1. 保留阴茎的治疗　保留阴茎的治疗方法包括包皮环切术、局部病变切除、激光治疗、放射治疗（以下简称放疗）等。

原发灶为局限于包皮的早期小肿瘤，深部没有浸润，无淋巴结转移的 T_1 期以前的肿瘤，可选择保留阴茎的手术治疗。分化良好且无淋巴、血管侵犯的 T_1 期肿瘤，患者能够做到密切随访的 T_1G_3 期肿瘤，也可选择保留阴茎的手术治疗。复发的肿瘤如果没有侵犯海绵体可以再次选择保留阴茎的治疗，如果侵犯海绵体则需行阴茎部分切除或全切除治疗。

激光治疗最常用的激光源是二氧化碳、氩、钕钇铝石榴（Nd：YAG）和磷酸钛氧钾（KTP）激光。激光切除可以取得与外科手术相似的效果，尤其是对于经过活检组织的冰冻切片而慎重选择的患者。但是，实行激光治疗应该认识到局部可能复发和进展，需要严密的随访和自查，对于激光治疗后的复发灶最好还是行广泛局部切除或阴茎部分切除。

放疗包括外放射和近距离放疗，外放射治疗可以选择的患者：①年轻的患者表现为阴茎头或冠状沟小（2~4cm）、表浅、外生型、非浸润病变；②拒绝首先进行手术治疗的患者；③有不可手术的肿瘤或远处转移的患者，需要对原发肿瘤进行局部治疗但又想保留阴茎。需要注意的是，放疗做为阴茎癌最初治疗不如手术治疗对原发病变的控制率，放疗失败后立即手术预后不会改变。

表 6-22-3　2009 阴茎癌 TNM 分期

原发肿瘤（T）	
T_x	原发肿瘤不能评估
T_0	未发现原发肿瘤
T_{is}	原位癌
T_a	非浸润性疣状癌
T_1	肿瘤侵犯皮下结缔组织
T_{1a}	肿瘤侵犯皮下结缔组织，无淋巴、血管浸润，且分化良好
T_{1b}	肿瘤侵犯皮下结缔组织，伴淋巴、血管浸润或分化差
T_2	肿瘤侵犯阴茎海绵体或尿道海绵体
T_3	肿瘤侵犯尿道
T_4	肿瘤侵犯其他相邻组织结构
区域淋巴结（N）	
N_x	局部淋巴结不能评估
N_0	未发现局部淋巴结转移
N_1	单个活动的腹股沟淋巴结转移
N_2	多个或双侧活动的腹股沟淋巴结转移
N_3	单侧或双侧固定的腹股沟淋巴结或髂淋巴结转移
远处转移（M）	
M_x	不能评估远处转移
M_0	无远处转移
M_1	远处转移

2. 阴茎部分切除术　分化差的 T_1 期肿瘤、T_2 期肿瘤可行阴茎部分切除术。病灶局限于龟头时可切除部分或全部龟头，切缘应当距离肿瘤 1cm 以上（G_1、G_2 级肿瘤切缘距肿瘤 1cm，G_3 级肿瘤切缘距肿瘤 1.5cm）。手术切除的局部复发率为 0~8%，5 年生存率在 90% 以上。

阴茎部分切除同时可选择 Mohs 显微外科切除术，通过在显微镜调控下对连续切除的新鲜组织做冰冻切片显微镜检查，从而确保完全切除病变，尽量保留正常组织。该手术在阴茎原位癌和表浅的小浸润癌的治疗上有积极作用，治疗病变直径<1cm 者治愈率为 100%，直径>3cm 治愈率仅为 50%，5 年治愈率为 74%。

3. 阴茎全切除术　阴茎全切除术仍然是浸润癌患者的标准治疗。T_2 期以上的阴茎癌推荐阴茎全切除术和会阴尿道造口术。T_2 期阴茎癌行部分切除术后不能保留有功能的残端时也应行阴茎全切除和会阴尿道重建。当病灶未侵犯阴囊时，不建议切除阴囊和睾丸，保留阴囊和睾丸对维持男性化的特征和以后行阴茎重建有帮助。当阴囊受累及时（T_4 期），阴茎全切术和阴囊、睾丸切除术同时进行。

（二）淋巴结的治疗

腹股沟区淋巴结转移及其范围是影响阴茎鳞癌患者预后最重要的因素，它比肿瘤分级、原发肿瘤的形态或显微镜下的结构更能影响疾病的预后。鳞癌在远处转移之前有一个较长时间的过程，这为淋巴清扫术提供了有利的治疗时机，阴茎癌的淋巴转移经淋巴结清扫术可以达到治愈标准。

临床无腹股沟淋巴结转移的患者，平均 5 年生存率是 73%（46%～100%），腹股沟转移灶切除的患者，平均 5 年生存率是 60%（0～86%），但是个体差异很大且与淋巴转移的范围直接相关。微小淋巴结转移（少于 2 个）的患者平均 5 年生存率是 77%，当淋巴结转移范围更大时，平均生存率只有 25%，出现盆腔及周围淋巴结转移生存率为 0。

1. 腹股沟淋巴结的评估 50% 的阴茎癌患者就诊时可触及腹股沟区肿大的淋巴结。其中 25% 的患者肿大的淋巴结与病灶所引起的溃疡和炎症有关，经过 4～6 周的抗生素治疗，肿大的淋巴结可消失。在腹股沟可触及肿大淋巴结的患者当中只有 50% 有淋巴结转移。此外在未触及区域淋巴结肿大的患者当中，有 20% 伴有淋巴结转移。

为明确有无淋巴结转移，可进行"前哨淋巴结"活检。Cabanas 描绘了一个确切的区域：腹壁浅静脉前内侧，大隐静脉汇合点的上内侧。但是临床研究的结果证实，前哨淋巴结不一定位于特定解剖区域。近年来通过术中在原发灶使用生物活性染料和示踪剂进行动态前哨淋巴结活检术可发现隐蔽的淋巴结转移，避免不必要的淋巴结清扫。McDougal 采用超微磁性铁氧化物（ultrasmall particles of iron oxide，USPIO）结合 MRI 也可提高对淋巴结转移的检出率，但存在一定的假阳性。

2. 腹股沟淋巴结清扫术指征 目前对于切除原发灶后经过 4～6 周抗生素治疗腹股沟区未触及肿大淋巴结的患者，是否进行预防性的淋巴结清扫存有争议。研究显示，通过预防性的淋巴结清扫证实有淋巴结转移的患者 5 年生存率可达到 80%～90%，但通过观察与等待策略，出现淋巴结转移时再行淋巴结清扫的患者 5 年生存率只有 30%～40%。对于下列情况之一者：①阴茎癌为低分化；②阴茎癌 G_3 级及以上；③T_2 期及以上；④肿瘤伴有血管及淋巴管浸润，需进行预防性的腹股沟淋巴结清扫，根据阴茎淋巴交叉引流的特点，需行双侧清扫切除原发灶后，经过 4～6 周的抗生素治疗后腹股沟区可触及肿大的淋巴结肿瘤为 N_1～N_2 期，需进行区域淋巴结清扫术。冰冻切片显示腹股沟单个淋巴结阳性且无转移播散，进行双侧的髂腹股沟淋巴结清扫。Ravi 发现腹股沟淋巴结阴性时无盆腔淋巴结转移，有 1～3 个阳性淋巴结时盆腔转移可能性为 22%，大于 3 个时则高达 57%，如果有淋巴结外侵犯也会增加转移的可能性。因此髂淋巴结清扫可用于腹股沟淋巴结有转移但髂淋巴结临床或影像学阴性的患者，特别是腹股沟转移淋巴结大于 2 个或有淋巴结外累及；合并 ≥ 2 个阳性腹股沟淋巴结的患者，还须加行盆腔淋巴结清扫。

3. 并发症 阴茎癌患者不提倡常规行髂腹股沟淋巴清扫术是因为术后并发症，而盆腔或腹膜后淋巴清扫术后的并发症发生率相对较小。腹股沟及髂腹股沟淋巴清扫常见的早期并发症有静脉炎、肺栓塞、伤口感染、皮瓣坏死和阴囊及下肢长期淋巴水肿。

（三）远处转移病灶的治疗

阴茎癌的远处转移发生率为 1%～10%。一般发生在疾病晚期，原发灶切除之后。通常转移的部位包括肺、肝、骨、脑、纵隔。通常采用手术治疗远处转移灶，同时可结合放疗。

（四）阴茎癌的放疗

放疗阴茎癌是一种传统的治疗方法，在一定条件下有一定的疗效。通过放疗有可能使阴茎得以保留，保持直立排尿和维持性能力或使病变得到控制。治疗低分期肿瘤，5 年生存率非常接近外科手术的结果。

1. 适应证 早期局限肿瘤，最大直径 2cm（T_1 期）表浅外生型或轻度浸润，无淋巴结或远处转移者，可选择根治性放疗。对仅做肿瘤局部切除，特别是年轻患者拒绝做更大范围手术者，术后必须配合放疗，杜绝复发。对阴茎全切除的患者有残端复发的可能，为取得更好的疗效，在术前、术后最好配合放疗。对晚期肿瘤已不适合手术治疗者，可行姑息性放疗，控制病变发展，缓解痛苦。

2. 治疗方法　治疗阴茎癌的放射源有加速、电子线、钴（^{60}Co）X 线等外照射，个别情况可以用镭模或铱（^{192}Ir）组织间插植。①外照射：低能 X 线或电子射线可直接作用于肿瘤，适合阴茎表浅肿瘤或原位癌。对肿瘤局部病灶较大、广泛浸润、腹股沟或髂淋巴结转移者可选用^{60}Co、高能 X 线或电子射线治疗。②近距离放射治疗：包括镭模照射和^{192}Ir 组织间插植照射。近距离放疗特点是距离短，放射剂量主要集中在肿瘤组织及周围的小部分组织内，肿瘤组织可得到高剂量的照射，而周围正常组织可受到很好的保护，从而使放射剂量减少，缩短治疗时间，并可减少放疗并发症。

3. 并发症　放疗的不良反应是黏膜和皮肤水肿、湿性脱皮和排尿困难，通常在治疗后 2 周内消退。晚期常见不良反应是毛细血管扩张、纤维质炎和尿道狭窄。坏死也是常见的近期并发症。

4. 治疗效果　文献报道，对早期阴茎癌进行根治性放疗后局部控制率为 49%~100%，5 年生存率为 40.4%~66.7%。放疗局部再发率为 20%~50%，因此不应该作为阴茎癌的首选治疗方法，应该考虑到放疗的效果和可能发生的并发症，全面衡量加以选用。

（五）阴茎癌的化学治疗

阴茎癌对化学治疗（以下简称化疗）药物多不敏感，因此化疗多用于辅助治疗和联合治疗。包括化疗在内的联合治疗对提高手术治疗效果、提高保留阴茎手术的治愈率、延长生存时间具有积极意义。常用的药物有顺铂、5-氟尿嘧啶、长春新碱、甲氨蝶呤、博来霉素，目前多强调联合用药方案，如顺铂联合 5-氟尿嘧啶，长春新碱、甲氨蝶呤联合博来霉素。

对早期表浅的阴茎癌，可以用平阳霉素（PYM）或 5-氟尿嘧啶软膏局部涂覆，也可用 5%5-氟尿嘧啶液湿敷。对晚期有转移病灶的姑息疗法，常用顺铂联合 5-氟尿嘧啶，顺铂、甲氨蝶呤联合博来霉素。研究表明，对晚期阴茎癌患者采用联合化疗，有效率为 32%，但 12%的患者出现治疗相关性死亡。

伴有腹股沟淋巴结转移的阴茎癌行新辅助化疗即联合应用顺铂和氟尿嘧啶 3~4 个疗程的化疗，有效率达 68.5%，5 年生存率为 23%，化疗后有 42.8%的患者可行根治性切除术。伴有区域淋巴结转移的根治性切除术后进行辅助化疗最高可以获得 82%的 5 年生存率，而单纯行根治性切除术仅获得 31%的 5 年生存率。有研究表明，伴有单个表浅腹股沟淋巴结转移的患者无论是否进行辅助化疗，均未发现复发。而伴有双侧腹股沟淋巴结转移和（或）盆腔转移的患者在进行辅助化疗后仍有 50%的复发率。

在难治性阴茎癌（晚期癌、转移癌和复发癌）的治疗中多强调联合治疗，包括手术前后辅助放疗，手术后辅助化疗，化疗、放疗和根治手术的联合应用。采用综合治疗效果远优于单一疗法。

（六）随访

阴茎癌恶性程度较低，大部分患者于治疗后最初的 2 年内复发，原发灶局部的复发率因治疗手段不同而变化。阴茎部分或全部切除可以使局部复发率降至 0~7%，而采用保守治疗，复发率可高达 50%。保守治疗的患者存在局部复发和腹股沟淋巴结转移的可能，通过随访，可以早期发现复发并继续给予患者相应治疗。因此为了提高患者的生存率，随访甚为重要。

1. 随访方法　阴茎癌随访主要以阴茎和淋巴结体检为主，对于淋巴结体检初诊时可触及的肿大腹股沟淋巴结可信度在 47%~86%，而初诊无肿大腹股沟淋巴结的患者中，随访出现可触及的腹股沟淋巴结则 100% 意味着转移。盆腔淋巴结转移和远处转移的常用手段主要是计算机体层摄影和胸部 X 线，因为肿瘤的播散主要在这些部位。

2. 随访的时机及时间 阴茎癌患者随访的时机和方法取决于原发灶和区域淋巴结的初次治疗情况。

（1）肿瘤原发灶：如果对原发灶采取保守治疗，治疗后前 2 年每 2 个月随访 1 次，第 3 年每 3 个月随访 1 次，第 4、5 年每 6 个月 1 次。教育患者熟悉肿瘤复发和转移的危险信号并进行自我检查。对阴茎部分或全部切除的患者，术后前 2 年每 4 个月随访 1 次，第 3 年每 6 个月随访 1 次，第 4、5 年每年进行 1 次随访。

（2）区域淋巴结情况：大部分腹股沟淋巴结转移发生于治疗后最初的 2 年，治疗后前 2 年每 2 个月行腹股沟检查 1 次，第 3 年每 3 个月 1 次，第 4、5 年每 6 个月 1 次。不常规行计算机体层摄影和胸部 X 线检查。此外，一旦发生淋巴结转移，生长将非常迅速，预后与转移的淋巴结数量、大小及是否双侧发生有关，因此，密切的随访非常必要。

腹股沟淋巴结清扫术后未发现肿瘤细胞，治疗后前 2 年每 4 个月检查 1 次，第 3 年每 6 个月 1 次。腹股沟淋巴结清扫术后发现转移淋巴结，推荐治疗后前 2 年每 2 个月检查 1 次，第 3 年每 4 个月 1 次，3 年以后建议每 6~12 个月检查 1 次。

参考文献

［1］Mobilio G, Ficarra V. Genital treatment of penile carcinoma. Curr Opin Urol, 2001, 11（3）：299-304.

［2］史沛清. 阴茎肿瘤//吴阶平. 吴阶平泌尿外科学. 济南：山东科学技术出版社，2004：1011-1024.

［3］Daling JR, Madeleine MM, Johnson LG, et al. Penile cancer：importance of circumcision, human papillomavirus and smoking in in situ and invasive disease. Int J Cancer, 2005, 116（4）：606-616.

［4］Tsen HF, Morgenstern H, Mack T, et al. Risk factors for penile cancer：results of a population-based case-control study in Los Angeles County（United States）. Cancer Causes Control, 2001, 12（3）：267-277.

［5］Dillner J, von Krogh G, Horenblas S, et al. Etiology of squamous cell carcinoma of the penis. Scand J Urol Nephrol Suppl, 2000, 205：189-193.

［6］Pascual A, Pariente M, Godínez JM, et al. High prevalence of human papillomavirus 16 in penile carcinoma. Histol Histopathol, 2007, 22（2）：177-183.

［7］Picconi MA, Eiján AM, Distéfano AL, et al. Human papillomavirus（HPV）DNA in penile carcinomas in Argentina：analysis of primary tumors and lymph nodes. J Med Virol, 2000, 61（1）：65-69.

［8］Picconi MA, Eiján AM, Distéfano AL, et al.

Human papillomavirus（HPV）DNA in penile carcinomas in Argentina：analysis of primary tumors and lymph nodes. J Med Virol, 2000, 61（1）：65-69.

［9］Ornellas AA, Seixas ALC, Marota A, et al. Surgical treatment of invasive squamous cell carcinoma of the penis：retrospective analysis of 350 cases. J Urol, 1994, 151（5）：1244-1249.

［10］Pizzocaro G, Piva L, Nicolai N. Treatment of lymphatic metastasis of squamous cell carcinoma of the penis：experience at the National Tumor Institute of Milan. Arch Ital Urol Androl, 1996, 68（3）：169-172.

［11］Saisorn I, Lawrentschut N, Leewansangtong S, et al. Fine-needle aspiration cytology predicts inguinal lymph node metastases without antibiotic pretreatment in penile carcinoma. BJU Int, 2006, 97（6）：1125-1128.

［12］Kroon BK, Horenblas S, Deurloo EE, et al. Ultrasonography-guided fine-needle aspiration cytology before sentinel node biopsy in patients with penile carcinoma. BJU Int, 2005, 95（4）：517-521.

［13］Pettaway CA, Pisters LL, Dinney CP, et al. Sentinel lymph node dissection for penile carcinoma：the M. D. Anderson Cancer Center Experience. J Urol, 1995, 154（6）：1999-2003.

［14］Akduman B, Fleshner NE, Ehrlich L, et al. Early experience in intermediate-risk penile cancer with sentinel node identification using the gamma probe. Urology, 2001, 58（1）: 65-68.

［15］Solsona E, Iborra I, Rubio J, et al. Prospective validation of the association of local tumor stage grade as a predictive factor for occult lymph node micrometastasis in patients with penile carcinoma and clinically negative inguinal lymph nodes. J Urol, 2001, 165（5）: 1506-1509.

［16］Broders AC. Squamous cell epithelioma of the skin: a study of 256 cases. Ann Surg, 1921, 73（2）: 141.

［17］Maiche AG, Pyrhönen S, Karkinen M. Histological grading of squamous cell carcinoma of the penis: a new score system. Br J Urol, 1991, 67（5）: 522-526.

［18］de Kerviler E, Ollier P, Desgrandchamps F, et al. Magnetic resonance imaging in patients with penile carcinoma. Br J Rad, 1995, 68（811）: 704-711.

［19］Horenbas S, Van Tinteren H, Delemarre JF, et al. Squamous cell carcinoma of the penis: accuracy of tumor, nodes and metastasis classification system, and role of lymphangiography, computerized tomography scan and fine needle aspiration cytology. J Urol, 1991, 146（5）: 1279-1283.

［20］Bandieramonte G, Colecchia M, Mariani L, et al. Peniscopically controlled CO2 laser excision for conservative treatment of in situ and T1 penile carcinoma: report on 224 patients. Eur Urol, 2008, 54（4）: 875-888.

［21］Schlenker B, Tilki D, Seitz M, et al. Organ-preserving neodymium-yttrium-aluminium-garnet laser therapy for penile carcinoma: a long-term follow-up. BJU Int, 2010, 106（6）: 786-790.

［22］de Crevoisier R, Slimane K, Sanfilippo N, et al. Long term results of brachytherapy for carcinoma of the glans（N- or N+）. Int J Radiol Biol Phys, 2009, 74（4）: 1150-1156.

［23］McDougal WS. Phallic preserving surgery in patients with invasive squamous cell carcinoma of the penis. J Urol, 2005, 174（6）: 2218-2220.

［24］Agrawal A, Pai D, Ananthakrishnan N, et al. The histological extent of the local spread of carcinoma of the penis and its therapeutic implications. BJU Int, 2000, 85（3）: 299-301.

［25］McDougal WS, Kirchner FK Jr, Edwards RH, et al. Treatment of carcinoma of the penis: the case for primary lymphadenectomy. J Urol, 1986, 136（1）: 38-41.

［26］Horenblas S, van Tinteren H, Delemarre JF, et al. Squamous cell carcinoma of the penis. II. Treatment of the primary tumor. J Urol, 1992, 147（6）: 1533-1538.

［27］Mohs FE, Snow SN, Larson PO. Mohs micrographic surgery for penile tumors. Urol Clin North Am, 1992, 19（2）: 291-304.

［28］Mohs FE, Snow SN, Messing EM, et al. Microscopically controlled surgery in the treatment of carcinoma of the penis. J Urol, 1985, 133（6）: 961-966.

［29］Burgers JK, Badalament RA, Drago JR. Penile cancer. Clinical presentation, diagnosis, and staging. Urol Clin North Am, 1992, 19（2）: 247-256.

［30］Cabanas RM. An approach for the treatment of penile carcinoma. Cancer, 1977, 39（2）: 456-466.

［31］Kroon BK, Lont AP, Valdés Olmos RA, et al. Morbidity of dynamic sentinel node biopsy in penile carcinoma. J Urol, 2005, 173（3）: 813-815.

［32］Horenblas S. Lymphadenectomy for squamous cell carcinoma of the penis. Part 2: the role and technique of lymph node dissection. BJU Int, 2001, 88（5）: 473-483.

［33］Tabatabaei S, Harisinghani M, McDougal WS. Regional lymph node staging using lymphotropic nanoparticle enhanced magnetic resonance imaging with ferumoxtran-10 in patients with penile cancer. J Urol, 2005, 174（3）: 923-927.

［34］McDougal WS. Carcinoma of the penis: improved survival by early regional lymphadenectomy based on the histological grade and depth of invasion of the primary lesion. J Urol, 1995, 154（4）: 1364-1366.

［35］Ravi R. Correlation between the extent of nodal involvement and survival following groin dissection for carcinoma of the penis. Br J Urol, 1993, 72（5 Pt 2）: 817-819.

［36］Gopinath KS, Chandrashekhar M, Kumar MV, et al. Tensor fasciae latae musculocutaneous flaps to reconstruct skin defects after radical inguinal lymphadenectomy. Br J Plast Surg, 1988, 41（4）: 366-368.

[37] Pizzocaro G, Piva L. Adjuvant and neoadjuvant vincristine, bleomycin and methotrexate for inguinal metastases from squamous cell carcinoma of the penis. Acta Oncal, 1988, 27 (6b): 823-824.

[38] Hussein AM, Benedetto P, Sridhar KS. Chemotherapy with cisplatin and 5-fluorouracil for penile and urethral squamous cell carcinoma. Cancer, 1990, 65 (3): 433-438.

[39] Haas GP, Blumenstein BA, Gagliano RG, et al. Cisplatin, methotrexate and bleomycin for the treatment of carcinoma of the penis: a Southwest Oncology Group Study. J Urol, 1999, 65 (6): 433-438.

[40] Shammas FV, Ous S, Fossa DS. Cisplatin and 5-fluorouracil in advanced cancer of the penis. J Urol, 1992, 147 (3): 630-632.

[41] Horenblas S, van Tinteren H, Delamarre JF, et al. Squamous cell carcinoma of the penis. III. Treatment of regional lymph nodes. J Urol, 1993, 149 (3): 492-497.

[42] Horenblas S, Newling DW. Local recurrent tumour after penis-conserving therapy. A plea for long term follow-up. Br J Urol, 1993, 72 (6): 976.

[43] Coblentz TR, Theodorescu D. Morbidity of modified prophylactic inguinal lymphadenectomy for squamous cell carcinoma of the penis. J Urol, 2002, 168 (4 Pt 1): 1386-1389.

[44] Horenblas S, van Tinteren H. Squamous cell carcinoma of the penis. IV. Prognostic factors of survival: analysis of tumor, nodes and metastasis classification system. J Urol, 1994, 151 (5): 1239-1243.

鞘膜积液

第 23 章

孙 发

贵阳医学院附属医院

膜囊内积聚的液体超过正常量而形成囊肿者，称为鞘膜积液（hydrocele），有睾丸积液（testicular hydrocele）、精索鞘膜积液（funicular hydrocele）、交通性鞘膜积液（communicating hydrocele）等。鞘膜内如长期积液、内压增高，可影响睾丸血运和温度调节，引起患侧睾丸萎缩。

一、流行病学

鞘膜积液可发生于任何年龄，其中男婴发病率为 0.7%~4.7%。2015 年欧洲泌尿外科学会（EAU）的小儿泌尿外科诊疗指南报道，新生儿鞘膜积液占足月儿的 80%~94%。随着年龄增长，鞘膜壁层淋巴管吸收功能逐渐成熟，90% 先天性鞘膜积液常在 12~24 个月内被吸收。而成人发病约为 1%。在我国一篇涉及2782例0~7 岁出生的缺陷儿童调查分析发现，鞘膜积液排在第 3 位。鞘膜积液通常为单侧，双侧鞘膜积液占 7%~10%。

二、病因

在胚胎早期，睾丸位于腹膜后第 2~3 腰椎旁，以后逐渐下降，7~9 个月时睾丸经腹股沟管下降至阴囊。同时附着于睾丸的腹膜也下移而形成鞘状突。正常情况下，精索部的鞘状突一般在出生前后短期即自行闭塞为纤维索，而包绕在睾丸和附睾周围的鞘状突则形成一潜在的小空腔，即睾丸鞘膜腔。其紧贴睾丸表面的称为脏层，而靠近阴囊组织的称为壁层。正常时鞘膜囊仅有少量浆液，使睾丸有一定滑动范围。当鞘膜的分泌吸收功能失去平衡，如分泌过多或吸收过少，都可形成鞘膜积液。

鞘膜积液的病因分为原发和继发两种。原发性无明显诱因，病程缓慢，可能与创伤和炎症有关。继发性则由原发病引起，如睾丸炎、附睾炎、睾丸扭转、阴囊手术或高热、心力衰竭等全身性疾病导致的急性鞘膜积液以及继发于梅毒、结核、睾丸肿瘤等的慢性鞘膜积液。在热带以及我国南方地区可见丝虫病、血吸虫病引起的鞘膜积液。婴儿型鞘膜积液与淋巴系统发育较迟缓有关。

三、类型

根据鞘状突闭合的位置不同可形成各种类型的鞘膜积液（图 6-23-1）。

1. 睾丸鞘膜积液 睾丸鞘膜积液是最多见的一种，发生于睾丸的固有鞘膜内，鞘状突闭合正

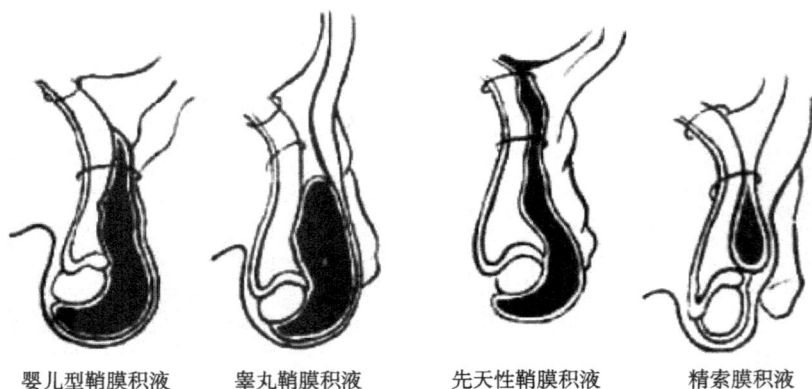

| 婴儿型鞘膜积液 | 睾丸鞘膜积液 | 先天性鞘膜积液 | 精索膜积液 |

图 6-23-1 鞘膜积液类型示意图

常。病变部位呈球形或卵圆形，有囊性感，无压痛。体检时睾丸位于积液中央，不能触及，透光试验阳性。

2. 精索鞘膜积液 精索鞘膜积液又称精索囊肿，鞘状突两端闭合，中间的精索鞘膜囊未闭合且有积液，积液与腹腔、睾丸鞘膜囊均不相通。病变部位可呈单发或多发，形状为椭圆形、梭形、哑铃型等，沿精索生长。体检时睾丸及附睾可正常触及，牵拉同侧睾丸时囊肿也随之上下移动，病变部位透光试验阳性。发生于女孩时则称为 Nuck 囊肿或子宫圆韧带囊肿。

3. 睾丸、精索鞘膜积液 睾丸、精索鞘膜积液又称婴儿型鞘膜积液。鞘状突仅在内环处闭合，其余未闭，故积液与睾丸鞘膜囊相通，与腹腔隔离。病变部位呈梨形。体检时睾丸及附睾触及不清。

4. 交通性鞘膜积液 交通性鞘膜积液又称先天性鞘膜积液，因右侧睾丸下降较左侧略晚，鞘状突闭锁也较迟，故疾病发生于右侧较左侧多见。鞘状突完全未闭合，积液与腹腔、睾丸鞘膜囊相通，积液量与体位相关，平卧位时积液流入腹腔，鞘膜囊缩小或消失，站立时增多。体检时可触及睾丸。透光试验阳性。肠管、大网膜可通过大的鞘状突通道进入鞘膜腔，即为腹股沟斜疝。

5. 腹阴囊鞘膜积液 腹阴囊鞘膜积液占鞘膜积液的 0.17%~3.1%，阴囊鞘膜积液鞘膜腔压力大于腹腔压力时，鞘膜囊整体经腹股沟管向腹腔内膨胀，形成腹阴囊鞘膜积液的腹部部分。病变部位呈葫芦状，多为单发。体检时挤压阴囊精索内囊肿发现囊肿减小，腹腔内囊肿增大，释放后阴囊精索内囊肿恢复原先大小，这种现象称为"回弹球"现象。

三、病理

原发性鞘膜积液的浆液为淡黄色清亮的渗出液，继发性急性鞘膜积液可呈浑浊状，如有出血则呈淡红或红棕色，炎症重时可呈脓性。鞘膜壁常发生纤维增厚、钙化，可见扁平或乳突状隆起。寄生虫性积液可见虫卵沉着、丝状蚴。慢性鞘膜积液张力大时可引起睾丸萎缩，双侧积液可影响生育能力。

四、临床表现

临床表现为阴囊内或腹股沟区囊性肿块，常以单侧多见，慢性无痛性增大。少量积液可无症状，多于体检时偶然发现。量多时，患侧阴囊可有下坠感、牵拉感、胀痛或轻度牵扯痛。巨大睾丸鞘膜积液可使阴茎内陷，影响排尿、性交、行走、劳作。继发性积液可有原发病的症状。

体检时可见阴囊内或腹股沟区卵圆形或梨形肿块，表面光滑，有囊性感。睾丸鞘膜积液其囊肿位于阴囊内，皮肤可呈蓝色，无法触及睾丸及附睾，而精索鞘膜积液则可触及。交通性鞘膜积液挤压时囊肿可减小或消失。

五、诊断

有典型的临床表现和病史者，诊断较为容易。B 超能检测阴囊内容物的性质，对鞘膜积液有很高的诊断价值。对鞘膜囊内积存直径 0.5~1.0cm 的少量液体也能清楚地显示出来，准确率为 90%~100%。除精索鞘膜积液外，各种类型的鞘膜积液均有阴囊增大，囊内显示呈液性暗区的特点。各种类型鞘膜积液特点如下。

1. 睾丸鞘膜积液 睾丸鞘膜积液表现为阴囊肿大，阴囊内充满液体，呈囊肿样无回声区，睾丸附着于鞘膜囊的一侧，液体包绕睾丸三面，呈"半岛"征，改变体位不移动。若睾丸无原发性病灶，仍为正常回声。

2. 精索鞘膜积液 精索鞘膜积液表现为阴囊上方或腹股沟区探及囊肿样无回声区，积聚的液体位于精索部位，而与睾丸不相关，阴囊无明显增大

3. 睾丸精索鞘膜积液 睾丸精索鞘膜积液表现为液性暗区除包绕睾丸外，并延伸到精索部，液性暗区上端窄，下端宽，沿包块长轴扫查，切面呈"梨形"。

4. 交通性鞘膜积液 交通性鞘膜积液表现为液性暗区在刚开始检查时较明显或较大，随着仰卧的时间增加，液性暗区可缩小甚至消失，让患儿站立或行走数分钟后，液性暗区复又出现并逐渐增大。

5. 腹阴囊鞘膜积液 腹阴囊鞘膜积液表现为阴囊精索无回声囊肿经腹股沟管延伸至腹腔，压迫阴囊内囊肿可见腹腔内囊肿增大。

鞘膜积液透光试验多为阳性，但积液为脓性、乳糜性、合并出血及囊壁较厚时可为阴性，应结合病史及查体进行判断。

六、治疗

1. 随访观察 病程缓慢、积液少、张力小、长期不增长而无明显症状者随访观察。2 岁以下儿童的鞘膜积液常自行吸收消退，可暂不手术治疗。婴儿的睾丸鞘膜积液禁忌抽吸。成人无症状的较小的鞘膜积液也不必治疗。此外，针对原发病的治疗成功后，继发性的鞘膜积液也可自行消退而不需要手术。

2. 手术治疗 2 岁以下的儿童如合并腹股沟疝、考虑睾丸病变或积液量大且无明显自行吸收者需手术治疗。2 岁以上患者如为交通性鞘膜积液或临床症状影响生活质量时也需手术治疗，但应排除附睾炎及睾丸扭转等引起的鞘膜积液。手术方法如下。

（1）鞘膜翻转术适用于积液量多、症状明显者。此种手术方法临床最为常用，操作简便，手术效果好，尤其适用于鞘膜无明显增厚者。

（2）鞘膜切除术适用于鞘膜明显增厚者。手术切除增大的壁层鞘膜，翻转切开边缘并缝合。术中应仔细止血，术后注意引流、加压包扎、防止感染及血肿。临床常用，术后复发概率少。

（3）睾丸鞘膜折叠术适用于鞘膜较薄，无并发症者。优点是操作简单，并发症少。

（4）交通性鞘膜积液可采用内环口高位结扎并切断未闭合的鞘状突，行鞘膜翻转或行阴囊小切口固定精索术。近年来随着腹腔镜技术的不断发展，使用腹腔镜治疗交通性鞘膜积液的技术日

益成熟。由于腹腔镜的局部放大作用，能清晰辨认内环口血管，缝合时可避免损伤精索血管及输精管；术后并发症少，无明显瘢痕，住院时间短。但费用较高，复发率未能明显降低，因此临床上还需根据具体情况选择最佳方案。

（5）精索鞘膜囊肿可采用鞘膜囊肿切除术。

（6）鞘膜积液肿物张力高、合并腹股沟斜疝、鞘膜积液肿物较大直径超过6cm的患儿可采用腹股沟顺皮纹小切口经外环行鞘状突高位结扎术。此种手术方法减少了输精血管及输精管的损伤概率，创伤小，术后疼痛较轻。术中应彻底止血，避免医源性隐睾、阴囊血肿或水肿。

（7）腹阴囊鞘膜积液可采用经腹入路手术治疗，此方法可以保持囊肿完整性，降低损伤精索风险，可靠地修补腹股沟内环，避免术后发生斜疝。

（8）小儿的鞘膜积液多因鞘状突未闭引起，手术行鞘状突高位切断及结扎手术，不必行鞘膜翻转术或切除术，囊肿内积液可打开放液或穿刺排除，亦可不做处理。

（9）行疝修补术或其他阴囊手术者应考虑同时行鞘膜手术，可防止术后继发积液。

3. 手术并发症　手术并发症低，小于0.3%，主要是出血、感染、水肿、输精管损伤及由于损伤精索动脉引起的睾丸萎缩、不育等。

4. 辅助治疗　继发性睾丸鞘膜积液，若为损伤性积血，使用止血药和抗生素治疗，积血较多需手术取血块，严密止血。若乳糜状积液中找到微丝蚴，口服乙胺嗪治疗血丝虫感染，同样需实施睾丸鞘膜翻转术。

七、鉴别诊断

1. 腹股沟斜疝　阴囊内或腹股沟可触及肿物，有时可见肠型、闻及肠鸣音。卧位时肿物可回纳，咳嗽时内环有冲击感，B超显示阴囊无回声区可见肠内容物形成的不均匀点状或片状回声。透光试验阴性。

2. 睾丸肿瘤　实质性肿块，质地坚硬，患侧睾丸有沉重感，透光试验阴性。

3. 精液囊肿　囊肿位于睾丸上方，附睾头部，多呈圆形，体积较小，一般约2cm。体检时睾丸可触及，诊断性穿刺可抽出乳白色液体，内含死精子。

4. 腹膜后淋巴管瘤　淋巴管瘤囊壁被覆扁平上皮，为多囊性，透光试验阴性。

参考文献

［1］那彦群，叶章群. 2014版中国泌尿外科疾病诊断治疗指南. 北京：人民卫生出版社，2014：413-415，609-611.

［2］吴再德，吴肇汉. 卫生部"十一五"规范教材——外科学. 北京：人民卫生出版社，2012：701-702.

［3］王志琼. 彩超诊断小儿鞘膜积液的价值探讨. 医药前沿，2012，2（23）：187-188.

［4］朱婷，朱立斌，黄晓忠，等. 1035例小儿鞘膜积液门诊手术治疗. 医学研究杂志，2011，40（1）：147-149.

［5］王继忠，詹江华. 腹阴囊鞘膜积液的临床研究进展. 医学综述，2014，20（15）：2745-2747.

［6］李国忠，李光，张志华. 经阴囊小切口并固定精索治疗交通性鞘膜积液. 河北医药，2012，34（10）：1550.

附睾炎

王亚轩
河北医科大学附属第二医院

第 **24** 章

附睾炎是男性泌尿生殖系统常见的炎症性疾病，主要特点是附睾的疼痛及肿胀，可伴有发热等。由于附睾与睾丸紧邻，有时两者同时受累，称为附睾睾丸炎。目前文献报道的分类方法很多，依据病程长短有急性和慢性之分，单侧或双侧可同时发病。急性附睾炎如果没有及时处理，可转为慢性炎症，但多数慢性附睾炎患者并无急性发作史，少数患者可以有反复急性发作。慢性附睾炎可分为慢性炎症性附睾炎、阻塞性附睾炎和慢性附睾痛。

附睾炎按病因可分为特异性和非特异性两种，前者是指由结核分枝杆菌、布鲁干菌、麻风杆菌或奈瑟淋球菌、衣原体、支原体等引起的特异性感染；附睾的非特异性感染则是阴囊为最常见的感染性疾病，临床上一般均指此类，致病因素包括细菌（大肠埃希菌、金黄色葡萄球菌、链球菌和肠球菌等）和病毒（腮腺炎病毒最常见，另外还有流感病毒、EB 病毒、埃可病毒、淋巴细胞性脉络丛脑膜炎病毒、腺病毒、蝙蝠涎腺病毒、水痘-带状疱疹病毒、风疹病毒、登革热病毒、白蛉热病毒以及人类免疫缺陷病毒等），最常见的是细菌引起的附睾炎。

第一节 急性附睾炎

一、流行病学

由于附睾炎仅有极少数患者需住院治疗，因此普通人群中的发病率在国内尚未见统计数据。附睾炎的患病率明显高于睾丸炎，研究显示，58%的附睾炎患者可同时合并睾丸炎。发生人群从新生儿到老年人均可，发病率最高的年龄段为 19~35 岁，中老年男性发病率偏低。急性附睾炎绝大多数为单侧，左右两侧发病概率均等，双侧同时发病者较少，仅占 9%。前列腺手术后急性附睾炎的发生率为 6%~13%；长期留置导尿管的患者急性附睾炎的发生率为 20%。

二、病因及病理生理

大多数急性附睾炎是由细菌感染所致。最常见的细菌是引起尿路感染的大肠埃希菌，其他还有金黄色葡萄球菌、链球菌和肠球菌等，特别是见于最近接受过器械检查或留置尿管的患者以及泌尿系统解剖性或功能性异常的患者。对于 35 岁以下的人群，奈瑟淋球菌和沙眼衣原体等也是引起急性附睾炎的重要病原体。研究发现，支原体也可引起附睾炎，且通常合并奈瑟淋球菌或沙眼衣原体感染。另外，布鲁杆菌及某些病毒（如腮腺炎病毒）也可以引起附睾和睾丸的急性感染。

感染因子可以通过输精管、淋巴管、血管或直接通过周围组织的损伤处到达附睾，引起炎症。主要感染途径是输精管道的逆行感染，大多来源于尿道、前列腺或膀胱的感染；泌尿生殖系统的感染经淋巴途径引起附睾炎也较常见；血液感染途径较少见。一般通过输精管道获得的感染易引起附睾炎，而通过血行传播的感染也可导致睾丸炎。

三、病理

早期表现为急性蜂窝织炎，一般从附睾尾部开始，随后蔓延至附睾体、附睾头。附睾尾部或整体肿胀、高低不平，内有小脓肿形成，鞘膜分泌物可呈脓性，精索变厚，睾丸也可充血肿胀。此时如果及时治疗，炎症获得控制，病变可完全恢复，如果炎症未能及时控制，则转为慢性附睾炎。

四、临床表现与诊断

1. 症状　急性附睾炎多发生于单侧，起病急。最初表现为一侧阴囊的迅速肿大伴疼痛，疼痛向同侧腹股沟、下腹部放射。可伴有寒战、高热及胃肠道症状，如恶心、呕吐等。一部分患者伴有尿频、尿急、尿痛等尿路刺激征，还可出现尿道分泌物。

2. 体征　体检可见患侧阴囊的红斑或（和）水肿，可触及附睾明显增大，轻者或早期仅尾部增大，重者整个附睾增大成结节状，有明显触痛，以后可出现附睾变硬，输精管增粗。如累及睾丸和鞘膜时，触诊睾丸增大，有压痛，附睾、睾丸二者界限不清，可有中等量的鞘膜积液。脓肿形成时可触及波动感，皮肤呈干性、变薄，脓肿亦可自行破溃。前列腺触诊可发现有急性或慢性前列腺炎体征，但禁忌做前列腺按摩，因其可使附睾炎加剧。

3. 实验室检查　尿常规和中段尿培养应作为基本的检查。尿常规检查常显示脓尿、菌尿。若患者主诉有尿道分泌物，尿路刺激症状或阴茎痛，可行中段尿培养或使用尿道拭子做细菌培养或淋球菌、衣原体检查。如果患者伴有前列腺炎症状，应当考虑进一步行下尿路病原体定位检查，如 Meares-Stamey 四杯法或前列腺按摩前后尿液检验（PPMT）。血常规检查显示急性附睾炎时白细胞明显升高，可达（2.0~3.0）×10^9/L，胞核左移。如果患者体温明显升高，应进一步行血细菌培养及药物敏感试验。

4. 超声检查　彩色多普勒（color doppler ultrasonography，CDFI）对判别阴囊急症的准确率可达 90%以上，尤其是对急性附睾炎与急性睾丸扭转的鉴别具有重要意义。急性附睾炎超声图特点：患侧附睾体积增大，以头尾部增大明显，回声减低或增高；如累及睾丸，可伴有睾丸体积增大，实质回声不均匀。CDFI 显示患侧附睾、睾丸内呈高血流信号，抗感染治疗后复查睾丸、附睾内血流信号较治疗前减少。而睾丸扭转时显示血流信号减少甚至消失。

五、鉴别诊断

急性附睾炎应注意与睾丸扭转、嵌顿性斜疝、睾丸外伤等相鉴别。CDFI 检查在以上的鉴别诊断中具有重要价值。

1. 睾丸扭转　多发生于青少年，常在夜间或剧烈运动后出现。患者起病急，突发阴囊内疼痛并放射至腹股沟或下腹部。查体可触及睾丸上移或呈横位存在，或可扪及精索呈麻花状扭曲。

Prehn 征阳性，即抬高阴囊至耻骨联合处时疼痛加重。CDFI 显示睾丸无血流信号或很少。CDFI 是诊断睾丸扭转的首选检查，是诊断与鉴别诊断的"金标准"，可以反复应用并动态观察。对难于鉴别的急性附睾睾丸炎与睾丸扭转，如果怀疑睾丸扭转应紧急行手术探查。

2. 嵌顿性斜疝　患者也有局部疼痛、肿胀等症状，可伴有腹痛、腹胀和肛门停止排气等肠梗阻症状。多数患者有长期腹股沟可复性肿物病史，而且肿物多位于阴囊内睾丸上方，仔细查体肿物与睾丸有一定界限。一般容易做出鉴别。

3. 创伤性睾丸破裂　多有典型的外伤病史，局部疼痛明显，肿胀严重，可有阴囊皮肤挫裂伤等表现。CDFI 检查可以明确诊断。应该注意，创伤之后可以合并损伤性睾丸炎。

六、治疗

1. 一般治疗　卧床休息、托起阴囊、早期可用冰袋冷敷、避免性生活。后期可热敷或热水坐浴。急性期绝对禁止性生活或体力活动。

2. 抗生素治疗　在应用抗生素前应留取尿液样本行细菌培养及药物敏感试验，同时行衣原体检测。经验性推荐使用头孢类抗生素静脉点滴加大环内酯类或喹诺酮类抗生素口服。以后根据培养结果选择敏感的抗生素，通常静脉给药 1~2 周后再口服抗菌药物 2~4 周。对于衣原体感染的患者可选择大环内酯类或喹诺酮类抗生素口服，疗程 2~4 周。性伴侣应同时进行检查和治疗。

对于局部疼痛症状明显者可应用口服镇痛药物或 1% 利多卡因精索封闭缓解疼痛。非甾体消炎药物对治疗急性附睾炎有一定的帮助。中药治疗可改善微循环，减少附睾纤维组织生成，缩短病程，但其疗效尚需临床进一步观察。

3. 手术治疗　对于肿胀明显、张力高、疑有睾丸缺血者应行附睾切开减压；已形成脓肿者则需外科切开引流；如出现睾丸坏死应行睾丸切除术。

4. 治愈标准　①体温正常，阴囊局部肿痛症状消失；②血常规、尿常规正常；③阴囊彩超示附睾血流信号恢复正常。

七、预后

多数急性附睾炎经过及时有效的治疗可以治愈。应用有效的抗生素可使绝大多数患者的疼痛和肿胀症状缓解，但少数患者疼痛仍会持续一段时间。2 周后疼痛症状消失，4 周或更长时间才能使附睾恢复正常大小和质地。败血症极少发生，可见于机体免疫力低下且未及时用药者。少数患者治疗不及时、不彻底可转变为慢性炎症。单侧附睾炎症可引起附睾梗阻，但一般不会引起不育。如为双侧，即使及时抗感染治疗，也有少数患者会导致生育力下降或不育。

第二节　慢性附睾炎

一、流行病学

慢性附睾炎较急性附睾炎更为常见。目前国内亦无大规模的流行病学调查资料。美国一陆军部队医院所做的一项调查结果显示，慢性附睾炎的患者占泌尿外科住院患者的 14.8%。加拿大的一项研究报道，慢性附睾睾丸炎患者占泌尿外科门诊男性患者的 0.9%。国内外文献提出，前列腺炎、尿路感染、性传播疾病、输精管结扎、阴囊手术史及性伴侣人数过多可能是慢性附睾炎发病的潜在危险因素。

二、病因及病理生理

慢性附睾炎多见于处于性活跃期的中青年男性，常单独存在，也可由急性附睾炎迁延所致，但多数患者并无急性发作史，某些感染（如衣原体）可直接导致慢性附睾炎。少数患者也可以有反复急性发作史。通过血行传播的感染较少见。

根据病因将慢性附睾炎分为三类，具体如下。

1. 慢性炎症性附睾炎 慢性炎症性附睾炎指伴有异常肿胀、硬结及其他炎症表现的疼痛或不适。该类又分为六个亚型，包括感染性（如衣原体）、感染后性（如急性细菌性附睾睾丸炎的迁延不愈）、肉芽肿性（如结核病）、药物诱导性（如胺碘酮）、综合征相关性（如 Behcet 病）以及特发性（如无明确病因的炎症）。

2. 阻塞性慢性附睾炎 阻塞性慢性附睾炎指伴有先天性、获得性或医源性的附睾或输精管梗阻所致的疼痛或不适（如先天性梗阻或输精管结扎术后）。

3. 慢性附睾痛 慢性附睾痛指触诊附睾形态、质地正常，无明确病因的附睾痛或不适。

三、病理

慢性附睾炎的病变多局限在附睾尾部，纤维组织形成使附睾变硬，也可以是急性附睾炎不可逆的终末期病变，表现为附睾纤维增生，附睾管闭塞，慢性炎性细胞浸润，为男性不育的病因之一。附睾炎与前列腺炎、精囊炎、输精管炎可合并存在，并相互影响。

四、临床表现与诊断

1. 症状 临床表现为阴囊轻度不适，重者可有阴囊坠胀痛，患者可摸到阴囊内肿块。急性附睾炎治疗不彻底导致的慢性附睾炎，常有急性附睾炎病史，部分患者无急性炎症过程。部分患者伴有前列腺炎症状。

2. 体征 体检可触及患侧肿大的附睾或附睾硬结，伴或不伴有压痛，与睾丸分界清楚，精索及输精管可增粗。

3. 实验室检查 实验室检查多数无明显阳性表现，急性发作时血、尿常规和中段尿培养有助于诊断。

4. 超声检查 超声检查对慢性附睾炎的诊断，尤其是与附睾肿瘤及附睾囊肿的鉴别诊断具有一定的临床价值。

5. CT 或 MRI 检查 CT 或 MRI 检查对于附睾肿块良恶性的鉴别有一定的指导意义。

五、治疗

1. 一般治疗 由于附睾慢性炎症过程中，组织纤维化常常会阻碍抗生素进入组织，故疗效较差。一般进行对症处理，如注意劳逸结合、合理营养、局部热敷，对于症状轻微的可不做特殊处理；若有慢性前列腺炎存在，必须同时进行治疗。急性发作期间托起阴囊、冷敷，避免性生活。

2. 抗生素治疗　慢性附睾炎单纯应用抗生素不一定理想，除应用有效广谱抗生素外，还可以采用附睾局部应用小檗碱或新霉素等离子透入治疗。合并急性发作时给予抗生素静点治疗。衣原体感染所致的慢性附睾炎可选用大环内酯类口服。

3. 手术治疗　对于久治不愈、反复发作的慢性附睾炎可选择附睾切除术，但一部分不典型症状患者术后症状仍不能缓解，应谨慎选择。

六、预后

慢性附睾炎易迁延不愈，主要引起部分患者局部的疼痛不适。另外可影响患者的精液质量，引起精子密度及活力下降，导致不育。

参考文献

［1］吴阶平. 吴阶平泌尿外科学. 济南：山东科学技术出版社，2004：588-591.

［2］Redshaw JD, Tran TL, Wallis MC, et al. Epididymitis：a 21-year retrospective review of presentations to an outpatient urology clinic. J Urol, 2014, 192 (4)：1203-1207.

［3］Street E, Joyce A, Wilson J, et al. BASHH UK guideline for the management of epididymo-orchitis, 2010. Int J STD AIDS, 2011, 22 (7)：361-365.

［4］王晓峰，朱积川，邓春华. 中国男科疾病诊断治疗指南. 北京：人民卫生出版社，2013：331-344.

［5］黄宇烽，李宏军. 实用男科学. 北京：科学出版社，2009：628-641.

［6］Trojian TH, Lishnak TS, Heiman D. Epididymitis and orchitis：an overview. Am Fam Physician, 2009, 79 (7)：583-587.

［7］高龙，陈斌. 慢性附睾炎的研究现状. 中国男科学杂志，2009，23 (9)：69-72.

［8］Garthwaite MA, Johnson G, Lloyd S, et al. The implementation of European Association of Urology guidelines in the management of acute epididymo-orchitis. Ann R Coll Surg Engl, 2007, 89 (3)：799-803.

睾丸炎

王亚轩

河北医科大学附属第二医院

第 **25** 章

睾丸炎是指各种致病因素引起的睾丸炎性病变。依据病因的不同分为特异性睾丸炎和非特异性睾丸炎。特异性睾丸炎主要是指急性腮腺炎性睾丸炎，另外还可见于结核、梅毒等。非特异性睾丸炎多继发于附睾炎，临床称之为附睾炎性睾丸炎。依据病程长短又有急性和慢性之分，急性睾丸炎以急性腮腺炎性睾丸炎较多见，单纯慢性睾丸炎临床少见。

第一节　急性腮腺炎性睾丸炎

一、流行病学

急性腮腺炎性睾丸炎主要发生在出生后未接受免疫接种的人群。近年来流行性腮腺炎引起的睾丸炎发病率有所上升，青少年甚至 3 岁儿童亦有报道，青春期后男性腮腺炎患者 40% 合并睾丸炎。

二、病因及病理生理

急性腮腺炎性睾丸炎由腮腺炎病毒引起，是流行性腮腺炎的常见合并症。流行性腮腺炎病毒（mumps virus，MuV）经血液或尿液感染睾丸，可在一侧或双侧发生睾丸炎，多数为单侧。炎症过程中附睾可同时受累。

腮腺炎病毒经呼吸道进入人体后，通过血运传播，在引起腮腺炎后，因腮腺与睾丸的基膜相似而继发睾丸自身免疫反应，可引起睾丸萎缩，严重者导致不育。

三、病理

肉眼可观察到睾丸高度增大，并呈蓝色。切开睾丸后，由于间质反应和水肿，睾丸小管不能被挤出。显微镜下观察到组织水肿和血管扩张，可见大量分叶核粒细胞、淋巴细胞和巨噬细胞浸润，曲细精管细胞有不同程度的变性，在睾丸炎症愈合时，睾丸变小、质软，曲细精管严重萎缩，睾丸间质细胞仍存在。

四、临床表现及诊断

1. 症状　多见于青春期后的男性，发病急，一般在流行性腮腺炎发生后 3~4 天出现症状，主要表现为高热、阴囊肿痛。也有部分病例以睾丸胀痛为首发表现，然后出现腮腺肿大，睾丸局部疼痛相对较轻。

2. 体征　阴囊皮肤发红、水肿，一侧或两侧睾丸明显增大，并有压痛，触诊时可区分睾丸和附睾，如伴有急性鞘膜积液，透光试验为阳性。

3. 实验室检查　尿液分析一般正常，有时可出现镜下血尿或蛋白尿。急性期可在尿液中发现致病病毒。腮腺炎特异性血清学指标可作为腮腺炎性睾丸炎诊断中的常规指标。

4. 超声检查　超声检查对于阴囊内其他病变的鉴别有一定的指导意义。

五、治疗

1. 一般治疗　卧床休息，托起阴囊，应用止痛、退热药物及其他对症治疗等。如继发细菌感染，可加用抗生素。

2. 抗病毒治疗　干扰素具有广谱抗病毒活性和免疫调节作用，能降解病毒 mRNA 和抑制蛋白合成致使病毒不能在宿主细胞内复制，从而抑制病毒的播散。干扰素 α-2b 300 万 U 肌内或皮下注射，每天 1 次，连用 7 天。

3. 中药治疗　某些清热解毒类中药具有抗病毒、抑制免疫、抗炎作用，内服及外敷对腮腺炎性睾丸炎有一定的治疗作用，但尚缺乏循证医学证据。

六、预防及预后

预防：①隔离患者，直至腮腺肿胀完全消退为止；②易感儿检疫期为 3 周；③对易感人群接种活的减弱流行性腮腺炎病毒疫苗，对预防腮腺炎性睾丸炎有重要价值。

预后：有 12%~30% 的腮腺炎性睾丸炎患者出现不育。

第二节　急性非特异性睾丸炎

急性非特异性睾丸炎多继发于附睾感染，临床多称之为附睾睾丸炎，单纯急性非特异性睾丸炎较少见。多发生于青少年及老年人，绝大多数为单侧，双侧同时发病者较少。

一、病因及病理生理

急性非特异性睾丸炎一般是指由细菌引起的睾丸感染，常见的致病菌有大肠埃希菌、变形杆菌、葡萄球菌、肠球菌及铜绿假单胞菌等，多发生于尿道炎、前列腺炎、膀胱炎、前列腺增生术后及长期留置导尿管的患者，常继发于同侧附睾炎扩散，也可继发于全身其他部位的感染。

细菌多经输精管感染至附睾及睾丸，引起附睾睾丸炎，临床中如导尿、经尿道器械的应用、前列腺电切术后留置尿管等常导致睾丸炎的发生。下尿路及外生殖器的炎症也可通过淋巴管波及睾丸。细菌还可经血行播散至睾丸，引起单纯的睾丸炎，但由于睾丸血供丰富，有较强的抵抗感染的能力，因此单纯的睾丸细菌感染较少见。

二、病理

肉眼观察，睾丸有不同程度的增大、充血、张力增高，切开睾丸可见小脓肿形成。组织学观察有局灶性坏死、结缔组织水肿及分叶核粒细胞浸润，曲细精管有炎症、出血及坏死，严重者可形成睾丸脓肿或睾丸梗死。

三、临床表现及诊断

1. 症状 起病较急，多为单侧。患者出现高热、寒战、患侧睾丸疼痛，并向腹股沟区放射，可伴有恶心、呕吐。

2. 体征 查体发现患侧阴囊皮肤发红、水肿，睾丸肿大，有触痛，质地变硬，常伴有鞘膜积液。脓肿形成时可触及波动感。

3. 实验室检查 血白细胞计数升高，尿液常规分析可见白细胞、红细胞增多，尿培养可发现致病菌。

4. 超声检查 表现为睾丸体积增大，实质回声不均匀，患侧睾丸内呈高血流信号。对于阴囊内其他病变的鉴别有一定的指导意义。

四、鉴别诊断

睾丸炎主要与睾丸扭转、嵌顿性斜疝、睾丸外伤等相鉴别，彩色多普勒超声（CDFI）检查在鉴别诊断中具有重要价值。

五、治疗

急性非特异性睾丸炎实际上多为急性附睾睾丸炎，治疗上与急性附睾炎相同。主要包括药物治疗、卧床休息、托高阴囊、局部冷敷或热敷等。对于长期留置导尿管而引起的附睾睾丸炎者，应尽早拔除尿管。

对于剧烈的睾丸胀痛，可使用麻醉药行患侧精索封闭缓解疼痛，改善睾丸血液循环，保护生精功能。解热镇痛药、类固醇治疗能缩短睾丸炎疼痛时间，但不能减轻睾丸肿胀和减少对侧睾丸炎发生的可能。

在应用抗菌药物之前，应该首先收集尿液做尿沉渣涂片、细菌培养和药物敏感试验，结果明确之前，可根据临床经验选择抗生素，一般先选择足量的广谱抗生素早期应用。由附睾炎症蔓延引起的睾丸炎，微生物主要来自尿道，以大肠埃希菌为主，若为血液来源导致的睾丸炎，应根据原发病灶的细菌种类选择抗生素，待细菌培养及抗菌药物敏感试验结果明确后，选择敏感抗生素。原则上应用抗生素以静脉点滴为主，体温及血白细胞计数正常后改口服药，用药时间不少于 1~2 周，以防止睾丸脓肿的发生。

睾丸形成脓肿后，抗生素治疗效果较差，应行脓肿切开引流，但术后易形成睾丸皮肤窦道。如脓肿较大，睾丸萎缩在所难免，因此对于这类患者可行睾丸切除。

六、预后

睾丸炎治愈后，由于纤维化及曲细精管的损害，可引起睾丸萎缩。如为双侧睾丸受累，可导致生育力下降或不育。与急性附睾炎相同，少数患者治疗不及时、不彻底可转变为慢性炎症。

第三节　慢性睾丸炎

慢性睾丸炎比较少见，是由多种致病因素引起的睾丸炎性病变，可影响男性的生育能力，部分患者可导致男性继发性不育。

一、病因

慢性睾丸炎多由非特异性急性睾丸炎治疗不彻底所致。也可因霉菌、螺旋体、寄生虫等特异性感染造成。既往有睾丸外伤者，可发生肉芽肿性睾丸炎。

二、病理

睾丸增大或硬化萎缩，生精小管的基底膜呈玻璃样变及退行性变，生精上皮细胞消失。生精小管周围组织硬化，可形成小的增生灶。

三、临床表现

睾丸呈弥漫性肿大，质硬，有轻触痛，失去正常的敏感度。有的睾丸逐渐萎缩，严重者几乎找不到睾丸，显示附睾相对增大，多数病例炎症由附睾蔓延至睾丸，二者界限不清。双侧慢性睾丸炎者常可造成不育。

四、诊断与鉴别诊断

患者可有急性睾丸炎病史，体检患侧睾丸增大或萎缩可以做出诊断，超声检查有助于明确诊断。

慢性睾丸炎如果存在睾丸增大和质地变硬，应与睾丸肿瘤相鉴别，鉴别要点在于后者一般起病缓慢，甚至无意间发现睾丸增大，极少有疼痛和不适；查体睾丸质地较硬，有沉重感；超声显示睾丸有实质性占位；血人绒毛膜促性腺激素（HCG）、甲胎蛋白（AFP）等肿瘤标志物升高。

五、治疗

慢性睾丸炎要针对病因进行治疗，口服或静脉注射抗生素。由非特异性感染引起者，主要采取对症治疗，可做局部物理治疗、阴囊热敷、精索封闭等，促进炎症的吸收。已有脓肿形成者，可行切开引流，必要时做睾丸切除术。

参考文献

［1］吴阶平. 吴阶平泌尿外科学. 济南：山东科学技术出版社，2004：591-592.

［2］Street E, Joyce A, Wilson J, et al. EASHH UK guideline for the management of epididymo-orchitis. Int J STD AIDS, 2011, 22 (7)：361-365.

［3］Walker NA, Challacombe B. Managing epididymo-orchitis in general practice. Practitioner, 2013, 257 (1760)：21-25, 2-3.

［4］王晓峰，朱积川，邓春华. 中国男科疾病诊断治疗指南. 北京：人民卫生出版社，2013：331-344.

［5］黄宇烽，李宏军. 实用男科学. 北京：科学出版社，2009：628-641.

［6］Trojian TH, Lishnak TS, Heiman D. Epididymitis and orchitis：an overview. Am Fam Physician, 2009, 79 (7)：583-587.

［7］曹兴午，林凯，李翠英，等. 腮腺炎睾丸炎对睾丸的损伤及其治疗. 中国男科学杂志，2011，25 (11)：64-67.

［8］Yapanoglu T, Kocaturk H, Aksoy Y, et al. Long-term efficacy and safety of interferon-alpha-2B in patients with mumps orchitis. Int Urol Nephrol, 2010, 42 (4)：867-871.

［9］Garthwaite MA, Johnson G, Lloyd S, et al. The implementation of European Association of Urology guidelines in the management of acute epididymo-orchitis. Ann R Coll Surg Engl, 2007, 89 (8)：799-803.

睾丸扭转

第 26 章

董 强 屈 锐

四川大学华西医院

　　睾丸扭转（torsion of testis）又称精索扭转（spermatic cord torsion），是指由于睾丸和精索本身的解剖异常或活动度加大而引起睾丸和精索发生沿纵轴的异常扭转（180°～720°），导致阴囊急性严重疼痛，并且引起同侧睾丸和其他阴囊结构的急性血液循环障碍，严重时可以导致睾丸缺血、梗死的病理情况。睾丸扭转最早由 Delasiauve 于 1840 年报道，是泌尿男科的一种急症，若不能及时诊断、尽早治疗，将失去挽救睾丸的机会，影响患者的生育功能。

一、睾丸扭转的病因

　　研究已经发现的导致睾丸扭转的病因和易感因素众多，主要包括以下几类。

（一）先天性解剖发育异常

　　许多睾丸及其附件的先天性解剖异常都被认为是导致睾丸扭转的因素，包括以下几类。

　　1. 睾丸鞘膜、系膜的异常　例如鞘膜宽大、睾丸系膜过长、睾丸引带发育异常、鞘膜过度包绕睾丸、"钟摆样"畸形（bell-clapper deformity）以及鞘膜高植入等都被认为与睾丸扭转的发生有相关。

　　2. 睾丸位置、活动度异常　例如睾丸与附件之间连接松散以及异常连接、多睾症。正常情况下，睾丸呈垂直位悬吊于阴囊中，如果睾丸呈水平位则可增加发生扭转的概率，尤其是亚临床型间歇性扭转。研究和病例报告均已证实，未下降的睾丸也是导致扭转的原因。

　　3. 其他解剖发育异常　阴囊过大、精索附着异常、精索分叉以及精索过短、输精管活动度过大、精索蔓状静脉丛栓塞等也被认为是扭转的易感因素。

（二）疾病和既往手术史

　　睾丸肿瘤、较大的精液囊肿、睾丸血肿、外伤和既往的阴囊、腹股沟手术史均可增加发生扭转的风险。

（三）迷走神经兴奋

　　睾丸扭转多发生在睡眠中或者醒后刚起床时，约占睾丸扭转的 40%。这是由于在睡眠中迷走神经兴奋，提睾肌随阴茎勃起而收缩增加，使睾丸容易发生扭转。另外，由于睡眠中姿势不断变更，两腿经常挤压睾丸，使睾丸位置被迫发生改变，也可能是扭转的诱发原因之一。

（四）其他易感因素

其他已报道的青年男性睾丸扭转的易感因素还包括：在性交、提取重物时大腿突然屈曲，在进行跑步、游泳、滑雪以及举重等运动时的肌肉活动，在受到外伤挤压或者体位突然改变等外力影响时，引起睾丸过度活动也容易发生睾丸扭转。睾丸扭转常在寒冷季节发生，尤其是在温度<15℃的地区，而在温暖的地区和夏天则较少发生。

二、睾丸扭转的病理生理改变

由于提睾肌的肌纤维呈螺旋状从精索近端向远端延伸并到达睾丸，因此，睾丸多由外侧向中线发生扭转，即右侧沿顺时针方向，左侧沿逆时针方向扭转。扭转的程度可以从 90°～720°不等，大多为 180°～360°。

睾丸扭转的程度和发病持续的时间与睾丸血液循环障碍以及病理生理改变的严重程度密切相关。正常家兔模型显示，使用彩色多普勒超声检查，当睾丸扭转 360°时，睾丸血流减少；持续扭转 540°时，睾丸血流消失。当睾丸动脉完全闭塞 2 小时后，睾丸开始出现梗死；6 小时后，发生不可逆的缺血、梗死；超过 24 小时发生完全性梗死。

在睾丸扭转后初期，睾丸的静脉和淋巴回流受阻，但不会影响睾丸动脉的血供。静脉和淋巴的回流受阻可导致患侧睾丸、附睾和周围组织的淤血和水肿。由于压力较低的提睾丛是最先受到影响的血管，因此，在扭转后早期即可出现阴囊水肿。由于静脉血流淤滞，血液从受损的毛细血管床中流出并进入组织，使睾丸、附睾体积变大，组织损伤，引起出血性（静脉性）梗死。静脉性梗死在早期和较低程度的扭转时即可发生。随着扭转时间的延长、精索肿胀程度的加重，睾丸动脉血流逐渐减少直至完全阻断，加之睾丸内小动脉广泛发生栓塞，使得睾丸内压力增加，睾丸出现缺血性（动脉性）梗死，最终将导致患侧睾丸坏死和萎缩。

常见的病理学表现包括出血和坏死。大体病理表现为：睾丸体积增大，呈暗红色或乌黑色。组织学发现，扭转后睾丸曲细精管内的生精细胞和支持细胞（Sertoli 细胞）以及间质细胞（Leydig 细胞）均有不同程度的病理改变。扭转所致的患侧睾丸损伤在成功复位两个月后主要表现为曲细精管内生精上皮层次紊乱、细胞空泡样变性、凝固性坏死、间质增生和淋巴细胞浸润。短时间的扭转即可对曲细精管产生明显的破坏。动物模型显示，缺血 2 小时即可见生精上皮层次紊乱、曲细精管管腔消失、基底膜变性，表明此时血生精小管屏障已经受到破坏。持续扭转的睾丸，各种细胞最终均会发生坏死，失去正常的组织结构。扭转超过 6 小时后，曲细精管即开始出现凝固性坏死，这是缺血性坏死的典型病理改变，进一步提示缺血是造成睾丸扭转后组织形态学损伤的重要原因。钙化灶的形成与血生精小管屏障破坏有关。在血管再通的初始阶段，血流速度缓慢，钙盐可以透过受损的血生精小管屏障堆积于曲细精管内。当扭转时间超过 12 小时，血管的复通更加困难，睾丸组织和细胞由于缺血而出现大范围梗死。

睾丸扭转的病理改变及预后除了与扭转的严重程度密切相关外，还与扭转后睾丸缺血时间的长短有着极为重要的关系。睾丸扭转所导致的缺血是呈阶段性发展的，扭转在 2 小时以内病变多数仅累及静脉血管，动脉受阻轻微；扭转 6 小时以后动脉血管受阻逐渐明显，即使复位后血管再通仍然需要较长时间；当扭转超过 12 小时，动脉受累严重，即使复位睾丸的组织和细胞也难以存活。动物模型显示，当睾丸扭转时间超过 4 小时，睾丸已发生部分萎缩；当扭转时间超过 10 小时，除非扭转度数小于 360°，否则大部分睾丸均发生明显萎缩；当扭转时间超过 24 小时，睾丸将发生严重萎缩。

　　睾丸扭转可能会影响生精功能，导致生精功能受损的机制包括下列几方面：①患侧睾丸缺血、坏死、萎缩，剩余的单侧睾丸既不能产生两侧睾丸所能产生的精子，也不能抑制两侧睾丸所能抑制的尿促卵泡素；②反射性交感神经兴奋可以引起对侧睾丸血流减少；③扭转导致睾丸缺血、梗死所产生的毒性物质可以通过双侧睾丸间的交通支或信号传导通路引起对侧睾丸交感性病变；④睾丸扭转可以导致诱导型一氧化氮合酶（iNOS）激活，造成对侧睾丸局部一氧化氮（NO）产生过多，引起微循环灌注发生改变；⑤睾丸扭转导致血生精小管屏障受损以及扭转睾丸释放的一些蛋白均可刺激机体免疫系统产生抗体，从而导致对侧睾丸受损而影响其生精功能；⑥对侧睾丸在发生扭转之前就已经存在异常。

三、睾丸扭转的分类与分期

（一）根据扭转发生部位的不同分类

　　1. 鞘膜内扭转　该型最常见，约占睾丸扭转的 94%。本型睾丸扭转多见于青春期和年龄较大的男性。正常情况下，睾丸鞘膜的脏层仅覆盖于睾丸和附睾的前外侧，因此，在睾丸系膜附着的地方存在一个没有睾丸鞘膜覆盖的"裸区"。如果发生解剖异常，睾丸裸区面积较小或者睾丸完全被鞘膜包裹，背侧不与肉膜紧贴，使得睾丸除了上端与精索末端相连之外，其余部分均在鞘膜腔内呈游离状态。在此情况下，狭窄的睾丸系膜可使睾丸下降进入睾丸鞘膜囊，并且发生像"钟摆"样的旋转，即构成鞘膜内扭转。此型发生扭转的部位通常位于附睾上方与精索末端的连接部，有时附睾与睾丸上段分离，其间只有膜状相连，也是发生鞘膜内扭转的常见部位。鞘膜内扭转又可以分为两种亚型，即"正常"型（Ⅰ型）和"中间"型（Ⅱ型）。前者是指一个大的鞘膜外裸区，后者则是指裸区仅包括精索和睾丸的后份。

　　2. 鞘膜外扭转　当睾丸悬挂在鞘膜内，而精索在鞘膜外则形成完全的"钟摆"样畸形（Ⅱ型）。此型扭转发生的部位在睾丸鞘膜外的精索部分，即整个睾丸、附睾和鞘膜在精索上发生沿垂直轴的扭转，扭转的程度多在 360°以上。此型在临床中较为少见，发生率为 1/7500，主要见于新生儿和睾丸未降者。

（二）根据其缺血程度分期

　　1. 不全扭转期或称静脉梗阻期　在睾丸发生扭转后的早期，扭转仅导致睾丸静脉血液回流障碍，而动脉灌注仍在进行。此时，如果能及时施行手法复位或者通过探查手术解除梗阻，恢复睾丸血供，睾丸能够得以挽救。

　　2. 完全扭转期或称动脉梗阻期　随着梗阻时间的延长和（或）梗阻程度的加重，精索高度肿胀，压迫睾丸动脉，并且睾丸内小动脉血栓形成，睾丸组织失去血流灌注。进入此期后，除非是在动脉梗阻的早期，睾丸内血管尚未形成血栓时及时解除扭转，有可能部分保存睾丸的结构和功能外，否则均难逃睾丸梗死、功能丧失的厄运。

（三）根据扭转病程的长短分期

　　1. 急性期　急性期指距扭转起病≤24 小时。

　　2. 亚急性期　亚急性期指距扭转起病>24 小时，<10 天。

　　3. 慢性期　慢性期指距扭转起病>10 天。

（四）特殊类型的睾丸扭转

1. 新生儿睾丸扭转 出生时即出现的阴囊肿块可能是新生儿睾丸扭转。发病机制常见为胎儿和（或）新生儿期睾丸刚下降至阴囊，引带尚未完全与阴囊壁融合，睾丸、附睾和狭小的鞘膜囊容易一同沿精索纵轴旋转而发生扭转。此外，学者们还认为，复杂的妊娠（包括多胎妊娠、胎儿臀位）、宫内或产道受压、早产、分娩中损伤以及提睾肌强烈收缩也可能与新生儿发生睾丸扭转的风险较高有关。

新生儿睾丸扭转的部位在鞘膜外，即全精索扭转。围产期鞘膜外睾丸扭转可能因睾丸鞘膜与阴囊连接松弛或没有连接所致。由于多数新生儿睾丸扭转的过程发生在宫内，出生时扭转的睾丸通常已经因为梗塞而发生坏死，因此，发生睾丸扭转的新生儿表现为阴囊肿胀、变色以及阴囊内质硬、固定的无痛性肿块。

2. 隐睾扭转 隐睾发生扭转的概率高于阴囊内睾丸，临床表现也与一般睾丸扭转不同。据报道，73%的隐睾扭转发生在左侧。疼痛性肿块多位于腹股沟区，如为腹内隐睾发生扭转则疼痛表现在同侧下腹部。如为右侧腹内隐睾发生扭转，症状和体征颇似急性阑尾炎。

3. 睾丸附件扭转 睾丸附件是指胚胎时期苗勒管（Mullerian duct）和 Wolffian 管的残余结构，无任何生理功能。根据胚胎发生学的分类总共有4种睾丸附件存在：①睾丸附件（莫干尼囊，hydatid of morgagni）；②附睾附件（appendix epididymis）；③旁睾（paradidymis）；④迷走的哈勒管（vas aberrans of Haller）。最常遇到的是睾丸附件，可在92%的尸体解剖中见到，并且8%为多发。

在解剖学上，按其所在位置的不同又可分为4种类型。①睾丸附件：是苗勒管的残迹，多位于睾丸上极，呈带蒂的卵圆形小体，常附着于睾丸白膜上。②附睾附件：是 Wolffian 管的残迹，位于附睾头部。③精索附件：其与输精管附件同为中肾管足侧部分的残迹。多数位于睾丸，其次位于附睾，极少数位于旁睾和输精管。④输精管附件：同上。

睾丸附件扭转好发于学龄期儿童，是导致儿童阴囊急诊最常见的原因。91%～95%的附件扭转是睾丸附件扭转，最常见于7～14岁的儿童和少年。诱发因素尚不明确，可能原因是睾丸附件在鞘膜囊内呈游离状态，当外力作用时，睾丸附件可随蒂发生旋转，从而导致扭转。

四、临床表现

（一）疼痛

睾丸扭转的典型症状为突然发生的单侧睾丸剧烈疼痛。疼痛常发生于剧烈活动后、夜间睡眠或刚起床时。在部分病例中，可以追问出疼痛发作的准确时间，这种"警告性疼痛"可能是提睾肌收缩的结果。疼痛的部位可以仅局限在阴囊，也可向同侧腹股沟及下腹部放射。但是，在腹腔内发生的睾丸扭转，睾丸可以无疼痛及触痛。鞘膜外扭转或者新生儿扭转可能完全无症状，单侧腹股沟区或者在阴囊高位的包块可能是唯一的临床表现。

（二）肿胀

患者在发病后可出现患侧睾丸、附睾肿大，这是由于不完全扭转时先阻断了静脉，导致静脉回流不畅，而动脉血供仍然存在所致。在发病后早期，睾丸、附睾的界限尚可触及，而在数小时后由于淤血、肿胀，导致睾丸、附睾的界限变得模糊不清或者消失。在发病早期，阴囊皮肤可以无明显改变。随着时间推移，阴囊可以出现红肿。当扭转超过12小时，阴囊皮肤可以出现红斑、肿胀或者色泽改变。

（三）　睾丸及阴囊改变

触诊可发现患侧精索变粗、变短，有时可扪及扭转结节。睾丸呈横位，位置上移抬高，位于阴囊根部，有时可升高至皮下环或腹股沟管。患侧睾丸触痛明显，当托起阴囊或移动睾丸时睾丸疼痛不仅不减轻，反而可因扭转程度加重使疼痛明显加剧，即阴囊托举征（Prehn sign）呈现阴性。虽然较多学者认为，提睾反射消失强烈提示睾丸扭转，在 30 个月到 12 岁之间的男孩中尤其如此。但是，值得注意的是，既往疝修补术或者其他类型的腹股沟或阴囊手术均有可能影响提睾反射。此外，在部分青少年中提睾反射也可能缺失。

（四）　其他症状

多数患者伴有恶心、呕吐，少数有低热。与精索扭转的症状相比，睾丸附件或附睾附件扭转的临床表现较轻。体检时，受累侧睾丸与正常侧睾丸大小相当，附睾仍旧保持在睾丸后方。有时可在睾丸顶部扪及小（2~3mm）而固定的结节，透过覆盖其表面的皮肤可能看见呈蓝色的扭转并且发生坏疽的附件，即所谓的"蓝点征（blue dot sign）"。

（五）　隐睾扭转的首发症状

隐睾扭转的首发症状仍然是疼痛，但是疼痛出现在同侧腹股沟区或下腹部，即隐睾所在的位置最为明显，并可沿精索产生放射痛，可伴有恶心、呕吐、阴囊空虚、不能触及睾丸等表现。腹腔内睾丸扭转后的炎性反应还可能刺激局部，造成腹壁紧张、压痛，但是大便、肠鸣音均正常。如为右侧腹内隐睾，症状和体征颇似急性阑尾炎。

五、诊断和鉴别诊断

（一）　睾丸扭转的诊断

睾丸扭转多为青少年和儿童，起病急，常在睡眠中、刚起床时或激烈运动后发病。临床表现主要为患侧睾丸疼痛、肿胀，常伴有恶心、呕吐。查体时发现患侧睾丸肿胀、变硬、压痛，位置上移并呈横位，甚至可升高至腹股沟外环处。睾丸上方的精索变粗、变短，有时可在扭转处的精索扪及硬结（扭转结节）。阴囊皮肤肿胀、发红，睾丸托举征（Prehn sign）呈阴性（即上抬患侧睾丸时疼痛没有缓解），提睾反射消失等。当隐睾发生扭转时，患侧阴囊空虚，可能在腹股沟扪及变硬、压痛的包块。如果睾丸扭转的时间较长，化验可能出现外周血白细胞计数和中性粒细胞比例的升高。彩色多普勒超声（CDFI）检查迅速、直观、无创，对本病诊断的灵敏度为 80% ~ 100%，特异度为 100%，准确率达 97%~100%，因此被认为是诊断睾丸扭转最可靠和首选的方法。其他可以选用的影像学检查方法包括睾丸核素显像、计算机体层摄影（CT）以及磁共振成像（MRI）。

（二）　睾丸扭转的鉴别诊断

除了睾丸扭转之外，其他一些睾丸、附睾疾病，例如急性附睾睾丸炎、睾丸血肿、睾丸肿瘤等均可引起阴囊疼痛，容易与睾丸扭转相混淆，甚至引起误诊，应注意进行鉴别诊断。在各种阴囊急诊中，尤其应注意与急性附睾睾丸炎进行鉴别诊断。

1. 急性睾丸附睾炎的鉴别诊断

（1）睾丸扭转常见于青少年和儿童，而睾丸附睾炎青壮年更多见。

（2）睾丸扭转起病急骤、突然，常发生于剧烈活动后或夜间和清晨起床时；睾丸附睾炎起病相对缓慢，常有炎症或泌尿道侵入性检查或治疗史。

（3）睾丸扭转以左侧多见，少数可双侧发生；睾丸附睾炎一般为单侧。

（4）睾丸扭转患侧睾丸剧痛，可向下腹及腰部放射，站立时加剧，面色苍白，步态改变，呈弯腰捧腹状。平卧时疼痛不减轻；睾丸附睾炎常表现为患侧睾丸隐痛，当炎症导致附睾、睾丸体积增大明显时痛感加重，可向下腹及腰部放射，平卧时疼痛明显减轻。

（5）睾丸扭转患侧睾丸位置上移、横卧，睾丸托举试验（－），提睾反射消失，早期无附睾肿大，晚期睾丸、附睾均可肿大；睾丸附睾炎则患侧睾丸位置因重力下降，睾丸托举试验（＋），提睾反射存在，早期即有附睾、睾丸肿大。

（6）睾丸扭转患侧睾丸血流明显减少或消失；而睾丸附睾炎患侧睾丸、附睾血流增强，但晚期可减少甚至消失。

（7）睾丸扭转患侧睾丸血流灌注减少或消失，静态成像显示冷区病灶；睾丸附睾炎则患侧睾丸、附睾血流灌注增强，静态成像显影均匀，无冷区病灶。

2. 睾丸扭转与睾丸附件扭转的鉴别诊断　与睾丸扭转的症状相比，睾丸附件或附睾附件扭转的临床表现较轻。临床多可通过 CDFI 鉴别。彩色多普勒超声的鉴别包括。①直接征象：睾丸扭转表现为患侧睾丸增大，内部血流显著减低或者消失，精索水肿，有时可看见扭转的精索结节以及"涡流池"。而附件扭转时患侧睾丸大小正常，血流信号增多，流速加快，RI 降低。患侧睾丸上极与附睾头之间及两者周缘区显示不均质的高回声结节，结节内多无血流信号。②间接征象：睾丸扭转时表现为睾丸及附睾体、尾部增大，伴有睾丸轴向异常。扭转后早期，睾丸内回声略增强；当出现缺血、坏死时回声强弱不均，部分可显示"镯环"征和"镶嵌"征。阴囊壁弥漫性增厚和少量鞘膜积液。睾丸附件扭转时则显示睾丸和附睾形态、位置、轴向正常，内部回声基本正常，睾丸鞘膜腔内可有少量积液，部分患者的阴囊壁上部可能出现局限性增厚。

3. 睾丸扭转与睾丸肿瘤的鉴别诊断　急性的睾丸扭转由于其急性起病的临床特征，与睾丸肿瘤的鉴别诊断多无困难。而慢性睾丸扭转的超声表现与睾丸肿瘤的睾丸回声不均匀以及液化坏死形成的暗区等征象有时不易区分。两者鉴别诊断的主要指标是睾丸肿瘤可见肿块影像，内部血流信号较健侧丰富；而睾丸慢性扭转时则显示睾丸缩小，内部呈现片状弱回声区，血流信号显著减少，甚至消失。基于上述影像学特征，结合病史和体格检查较容易明确临床诊断。

六、睾丸扭转的治疗

睾丸扭转治疗的目标是力争挽救患侧睾丸。而能否挽救患侧睾丸的关键在于患者从发病到就诊的时间以及医师首诊的确诊率，因此，患者从患病后就诊的时间应愈早愈好。更重要的是临床医师在接诊因为阴囊突发疼痛而就诊的患者时要考虑到睾丸扭转的可能性，并及时、认真地询问病史，进行详细的体格检查，必要时结合影像学检查以利于及时、准确地进行诊断和鉴别诊断。一旦睾丸扭转的诊断确立，就应该尽快采取措施解除睾丸的血流梗阻，恢复睾丸的血流供应，这对于提高睾丸结构和功能的挽救率具有至关重要的意义。否则即使患侧睾丸的结构得到了保留，也不能保存其生理功能。即使对于诊断有疑问的患者，只要不能排除睾丸扭转的可能性，就应该及时施行睾丸探查术，以便明确诊断和给予相应的治疗，避免由于延误诊断而导致丢失睾丸的不利后果。

解除睾丸血流梗阻的方法包括手法复位和手术探查、睾丸固定术两种类型。对于因为就诊和（或）治疗延迟而出现不可逆梗死或者坏死的睾丸则应该施行睾丸切除术。

（一）手术治疗

1. 术前准备和心理护理 由于此类患者均为急症入院，且患者多为儿童和青少年，因此，患者和家长大多既紧张又焦虑不安。此时，医师和护士应该沉着镇定，态度和蔼可亲，以尽可能地缓解紧张气氛，尽量避免增加患者及家长的应激反应。由于阴囊位置隐蔽，睾丸又是生殖器官，朦胧的男性性意识常常造成患儿难以启口。因此，医师、护士要热情启发，详细询问病史，并且主动介绍与睾丸扭转相关的疾病知识和治疗方案。同时，迅速做好手术的常规准备，以便创造条件尽早施行手术，以挽救睾丸的生机。医师和护士还应详细地向家长及患儿介绍麻醉以及手术的相关知识，并请家属协助减轻患儿的恐惧心理，以便于配合医师、护士对疾病进行积极、合理的救治。

2. 手法复位 手法复位是一种迅速而且无创的纠正睾丸扭转的方法，在发病初期可以试行采用。应该强调的是：手法复位应在静脉麻醉（加用或不加用在外环处使用 2% 利多卡因阻滞精索）或者单纯在局部精索阻滞麻醉下进行，以便消除或者减轻患者的疼痛，增加患者的配合度，从而有助于提高复位的成功率。

在进行手法复位时，患者取仰卧位，医师站在患者的足侧，根据睾丸绝大多数是由外侧向中线扭转的规律，按照与扭转相反的方向施行手法复位。对于考虑为扭转的左侧睾丸，医师用自己右手的拇指和示指轻柔地握住睾丸，然后将睾丸从中线向外侧旋转。由于睾丸扭转可能超过 360°，因此，可能需要回旋超过 360° 以便将睾丸充分复位；对于扭转的右侧睾丸，与上述操作反之亦然，即：对左侧沿顺时针方向回旋，对右侧沿逆时针方向回旋。但是，如果手法复位使患者疼痛加重，则应将睾丸向相反的方向旋转复位。手法复位成功的标志为睾丸疼痛显著减轻直至消失，睾丸位置下降，精索松弛，且不再自动转回到复位以前的位置。有条件时，可在 CDFI 实时监视下，根据睾丸和附睾解剖关系的变化以及睾丸血供的变化情况进行手法复位。当复位成功后，CDFI 显示睾丸、附睾解剖关系恢复正常，血流增多。

在手法复位成功后，应使用“丁”字带托起阴囊，以便让患侧睾丸充分休息和恢复血供，并预防再次扭转。虽然成功的手法复位可以明确睾丸扭转的诊断，并且可以缓解急性的睾丸疼痛和挽救睾丸，但是依然建议应及时行睾丸固定术，以避免睾丸再次发生扭转。文献中对手法复位成功率的报道差异较大。尽管有学者报告称成功率可以超过 80%，但是一项对 9 项临床研究（包括 102 例患者）的综述显示，手法复位的成功率仅为 26.5%。应该清醒地认识到，虽然手法复位在发病早期不失为一种迅速、简便、有效的治疗方法，尤其适用于基层医疗单位；但是，由于手法复位带有一定的盲目性，并且当睾丸扭转一定时间后经常伴发阴囊水肿、鞘膜积液等并发症，加之患者疼痛剧烈，难以配合，都使得手法复位具体操作的难度增大，成功率不高。再者，如果对扭转的方向和程度判断不明，反而可能加重扭转。近期的大样本研究也发现，约 1/3 睾丸扭转病例的睾丸并非绕中轴线扭转。在对经过手法复位后症状完全缓解的病例进行手术探查固定时发现，仍有 32% 的病例残留小角度的睾丸扭转。此外，手法复位并未从根本上解决导致扭转的解剖原因，因此，扭转仍有复发的可能，不宜长时间尝试。最后，手法复位后并不能防止扭转的再次复发，因此，即使复位成功亦应择期施行睾丸固定手术，以避免以后复发。

3. 阴囊探查术及睾丸固定术 如前所述，睾丸扭转后是否发生坏死主要取决于扭转发生的时间和程度。睾丸扭转治疗的黄金时间为发病后 4~8 小时。睾丸扭转超过 12 小时则 50% 患者失睾，超过 24 小时则 90% 失睾，因此，除非手法复位成功，否则宜尽早行手术治疗。

　　手法复位的努力不应该延误必要的手术探查，因为只有手术探查才能为扭转的睾丸提供确切的诊断和切实的处理。此外，考虑到有误诊的危险，而且误诊的后果可能是丢失睾丸，因此，对于不能明确诊断的病例也应及时行阴囊探查术。

　　在施行阴囊探查术时，首先做患侧阴囊切口，逐层切开至睾丸鞘膜，切开鞘膜壁层，显露睾丸、附睾、精索，清除鞘膜腔内的积液。手术探查时若见睾丸扭转，睾丸通常呈暗紫红色，应立即将扭转的睾丸和精索复位，并详细记录发生扭转的确切部位、度数。少数病例可能因为麻醉后，提睾肌痉挛消失等原因，手术中仅见精索水肿，而睾丸已经自动复位。在术中切开睾丸鞘膜时，须做好位置标记，因为在将睾丸挤出鞘膜时可使精索松解，部分扭转程度较轻的睾丸有可能自动复位，容易被误认为没有发生扭转。

　　在解除扭转后，应仔细观察睾丸血运恢复情况，可用温生理盐水纱布湿敷睾丸 10~20 分钟，也可用 0.25% 利多卡因封闭精索，以促进睾丸血供的恢复。若睾丸的血供恢复，色泽红润，精索血管搏动良好，应予以保留。如果通过上述方式仍然无法判定睾丸血供的恢复情况和睾丸是否坏死，可用尖刀片在睾丸白膜上做放射状切口，根据血液流出的情况和颜色进一步判断。但是应该注意，白膜切开处的出血和睾丸实质的存活并不完全等同。也可根据 Arda 等提出的"三级评分系统"即切开睾丸深达髓质，观察创面动脉血渗出的时间来决定睾丸的取舍，Ⅰ级立即出现；Ⅱ级 10 分钟内出现；Ⅲ级 10 分钟内不出现。一般Ⅰ、Ⅱ级的睾丸可以保留，行复位固定术；Ⅲ级的睾丸应予以切除。必要时可行术中活组织快速冰冻检查以判断睾丸是否存活。

　　对于尚有活力的睾丸应行睾丸复位固定术，一般采用鞘膜翻转固定法或隐睾固定法。前者是先行鞘膜翻转术，再将睾丸、精索与阴囊肉膜之间行间断缝合固定；后者则是在施行鞘膜翻转术后将睾丸固定在肉膜囊内。施行睾丸固定术时，尤其是采用鞘膜翻转固定法时应注意采用不可吸收的缝合线将睾丸、精索与阴囊肉膜切实固定。研究发现，使用可吸收缝线进行固定后，睾丸扭转可能再次复发。

　　4. 睾丸切除术　如果经过上述处理后睾丸的血供状况仍无改变，睾丸呈黑紫色，切开睾丸被膜见实质亦有同样改变以及 Arda "三级评分系统"评为Ⅲ级的睾丸或者在睾丸探查术中经过对受累睾丸进行活组织快速冰冻检查证实睾丸广泛梗死，无保留价值的睾丸均应予以切除。

　　在实施探查手术前以及拟切除睾丸之前应及时、有效地与患者和（或）家属进行沟通，详细、准确地通报术前检查的结果、术中发现以及失活睾丸可能产生的后续不良效应，以便让患者/家属在充分了解病情的基础上做出决定。

　　5. 对侧睾丸固定术　对于一侧睾丸发生扭转后对侧睾丸是否需要施行固定手术，目前争议较大。多数学者认为：由于造成睾丸扭转的解剖异常和诱发因素多为双侧性，对侧睾丸日后也存在发生睾丸扭转的可能性，而且一旦发生，患者将会面临终身无睾症的后果。因此，建议常规对对侧睾丸施行固定手术。尤其是对存在下列情况者亦更考虑行对侧睾丸固定术：①体检时发现对侧精索明显较长者；②对侧提睾肌反射强烈者。而一些学者则认为，从理论上讲预防性地对对侧睾丸施行探查、固定术对患者有一定的伤害，有发生并发症的可能；而且对侧睾丸日后发生扭转的风险也缺乏循证医学的证据，因此，不赞成常规对对侧睾丸施行固定手术。

　　对间歇性睾丸扭转的患者应选择性地施行双侧睾丸固定术，否则，这类患者始终会处于以后发生完全性扭转，导致睾丸梗死和丢失的风险。在施行预防性双侧睾丸固定术的患者中，高达97%的患者可以彻底解除症状，并且预防未来发生扭转、梗死的可能性也极高。

（二）其他治疗

　　除了通过手术探查明确诊断、及时解除扭转、恢复睾丸血供之外，近年来随着对睾丸扭转后缺血-再灌注损伤（IRI）、细胞凋亡等病理生理变化研究的不断深入，涌现出了一批新的治疗理念和方法。

已经明确，睾丸在遭受氧化应激损伤后可以采用氧自由基清除剂来进行治疗。据报道，在睾丸扭转解除后采用抗氧化剂别嘌呤醇、超氧化物歧化酶和过氧化氢酶等进行治疗可以显著保存睾丸的功能。其他的抗氧化剂、金属螯合剂以及 Ca^{2+} 通道阻滞剂（例如维生素 E、去铁胺和地尔硫草等）也已被用于防治睾丸 IRI。采用地塞米松治疗可以显著减少生精细胞凋亡和睾丸白膜下静脉中的中性粒细胞黏附，糖皮质激素受体拮抗剂米非司酮也可以发挥同样的效应。许多研究都表明，降低 NO 的水平可以减少组织损伤。例如，采用能够抑制 NO 合成的 N-甲基 L-精氨酸（L - NMMA）预处理的小鼠较对照组病理损伤小。最近，包括伐地那非和银杏叶在内的其他化合物也已被证明与 eNOS 和 iNOS 这两种 NO 合成关键酶的减少有关。作为 NO 供体前体的吗多明（MO）对大鼠睾丸 IRI 也具有保护作用。MO 的作用可能与降低睾丸氧化应激的影响有关。

（三）特殊类型睾丸扭转的处理

1. 新生儿睾丸扭转的处理　关于新生儿急性睾丸扭转的治疗策略也存在争议。一些作者认为，由于新生儿的阴囊急症，如睾丸炎、附睾炎、嵌顿疝等不易与睾丸扭转鉴别，尤其是嵌顿疝也有急诊手术的指征，否则会因肠管坏死而引起腹膜炎。此外，包括 CDFI 在内的影像学检查在新生儿中也难于进行准确的鉴别诊断，因此，为了避免误诊及延误治疗，争取时间挽救睾丸，一旦怀疑或者不能除外睾丸扭转的阴囊急症均应积极行手术探查和睾丸固定术，以期能够最大限度地保留睾丸组织，切不可为了鉴别诊断而花费过多的时间。尤其对于双侧的睾丸扭转更应积极采取手术治疗。但是，在这种情况下，必须同时考虑手术对新生儿的风险和获益，包括麻醉和睾丸丢失的风险。

由于新生儿睾丸扭转大多在宫内就已经发生，并且在出生后发现时多已坏死，因此，分娩时即发现的睾丸扭转通常是不可挽救的。有鉴于此，有学者认为，不提倡急诊进行探查手术。如果扭转是在分娩时和出生后一个月内被发现，偶尔也有机会通过急诊探查手术来挽救新生儿的睾丸扭转。其他学者认为，对所有发生鞘膜内睾丸扭转的新生儿，特别是因一侧睾丸梗死已行切除者，均应施行对侧睾丸的急诊探查和固定术，以减少他们以后因为对侧睾丸发生扭转而导致无睾症的风险。鉴于隐睾更容易发生睾丸扭转，对 2 岁以内的隐睾患儿应行睾丸下降固定术，以尽量减少发生扭转的风险。

2. 青春期睾丸扭转的处理　对于青春期突发的睾丸肿痛，除非能够证明是由其他疾病引起的，否则都应该优先考虑睾丸扭转的可能。即使一时诊断难以明确，一般也主张应及早行手术探查。这样既可明确诊断，又可及时手术治疗，以保护和挽救睾丸。即使在探查时发现是其他类型的阴囊急症，例如急性附睾睾丸炎，手术切开引流的疗效也优于非手术治疗。手术方式一般采用鞘膜翻转固定法或隐睾固定法。

3. 睾丸附件扭转的处理　对睾丸附件扭转与睾丸扭转进行准确的鉴别诊断是选择治疗方法的关键。由于两者的临床表现相似，虽然可借助 CDFI 等影像学检查，但是两者的鉴别诊断仍有一定的困难。

目前，对睾丸附件扭转的治疗方案也存在着积极手术治疗与保守治疗的争议。多数学者主张保守治疗，理由如下：①该病为自限性疾病，睾丸附件不具有生理功能，在保守治疗过程中可自愈或仅引起轻度附睾炎，并无明显的不良后果；②阴囊疼痛程度较轻，多可忍受或仅需要使用镇痛药物治疗；③家长对手术多有顾虑。少数赞成积极手术治疗的学者认为：①坏死的睾丸附件组织可能引起鞘膜腔内炎症，刺激睾丸鞘膜导致鞘膜积液，使鞘膜腔内压力增高，从而影响正常睾丸血供，并有可能对远期睾丸、附睾的功能造成不利影响；②及早引流睾丸鞘膜腔内的炎性渗液既可在术后即刻缓解临床症状，又可缩短病程；③儿童对体检多不能充分配合，手术可杜绝睾丸扭转的误诊并能及时采取睾丸固定手术以挽救睾丸。另外，在临床选择性睾丸固定手术中，如发现有睾丸附件存在，应积极在术中予以切除。

一般在治疗前，首先应该依据病史、症状、体征并且结合 CDFI 检查的结果进行明确诊断。对于不能明确诊断、发病时间在 24 小时以内的患者，应积极手术治疗，一方面可以排除睾丸扭转的可能，另一方面可以缓解进行性加重的疼痛症状。对于发病时间超过 24 小时的患者，在明确睾丸血供良好的前提下，可以采取保守治疗。采取保守治疗的依据包括：①睾丸扭转超过 24 小时多无法成活；②炎性渗出多在 36~48 小时到达高峰，疼痛在此时已可耐受；③发病 24 小时后切口感染率显著增高。在治疗中应积极使用抗生素，以预防睾丸炎、附睾炎等并发症。

七、随访

睾丸固定术后应该长期随访并注意观察以下内容：①观察睾丸大小，一般术后随访 3~6 个月。有随访资料表明，术后仍有 17%~23% 的患者发生睾丸萎缩；②性功能，要随访到青春期，一般单侧睾丸扭转联合对侧预防性睾丸固定者不会有性功能下降；③生精功能，也应随访到青春期，50%~68% 的手术后患者可出现精液异常，这可能由于单侧睾丸不可能产生两侧睾丸所产生的精子，受损或萎缩的睾丸可产生一些异常物质并影响对侧睾丸。

参考文献

[1] 王晓峰. 中国男科疾病诊断治疗指南. 2013 版. 北京：人民卫生出版社，2013.

[2] 吴阶平. 吴阶平泌尿外科学. 济南：山东科学技术出版社，2004.

[3] Hohenfellner M，Santucci RA. 泌尿外科急症. 何志嵩，李学松，译. 北京：人民卫生出版社，2010.

睾丸肿瘤

第 27 章

吴意光

中国人民解放军总医院

一、流行病学

睾丸肿瘤较少见，我国发病率为 1/10 万，好发于 20~40 岁男性，占男性全部恶性肿瘤的 1%~2%，占泌尿生殖系统恶性肿瘤的 3%~9%。发病率在不同地区具有明显的差异，在西方，每年每 10 万男性中有 3~7 例新发病例。2010 年，美国有 8480 例新发病例，其中 95% 为精原细胞癌，睾丸癌多为一侧发病，双侧睾丸癌仅占 1%~2%。90%~95% 的睾丸癌为生殖细胞肿瘤。

二、病因

睾丸肿瘤的发病原因目前尚不清楚，危险因素包括隐睾、Klinefelter 综合征、对侧睾丸肿瘤、吸食大麻、不孕不育等。基因学研究表明，睾丸肿瘤与 12 号染色体短臂异位；4，5，6 和 12 号染色体睾丸癌相关的基因突变相关。P_{53} 基因的改变也与睾丸肿瘤的发生具有相关性，Y 染色体缺失亦是可能发生混合性生殖细胞肿瘤的预测指标。Djaladat 统计后认为，睾丸生殖细胞瘤术前即存在精液质量异常。

近年来，睾丸肿瘤的生存率发生了很大的变化，从 20 世纪 60 年代的 60%~65% 到 20 世纪 90 年代的 90% 以上。睾丸肿瘤治愈率的提高依赖于早期诊断、正确判断临床和病理分期、早期治疗，包括化学治疗（以下简称化疗）、放射治疗（以下简称放疗）的综合治疗、严格的随访。

三、睾丸肿瘤的分类

有关睾丸肿瘤的分类标准很多，推荐使用改良的 2004 年世界卫生组织（WHO）指定的分类标准（表 6-27-1~表 6-27-3）。

四、临床表现

（一）症状和体征

睾丸肿瘤好发于 20~40 岁，一般表现为患侧阴囊内单发无痛性肿块，也有 20%~27% 患者出

表 6-27-1　2004 年 WHO 指定的睾丸肿瘤分类标准

1. 生殖细胞肿瘤
曲细精管内生殖细胞肿瘤
精原细胞瘤（包括伴有合体滋养细胞层细胞者）
精母细胞型精原细胞瘤（注意精母细胞型精原细胞瘤伴有肉瘤样成分）
胚胎癌
卵黄囊瘤（内胚窦瘤）
绒毛膜上皮癌
畸胎瘤（成熟畸胎瘤、不成熟畸胎瘤以及畸胎瘤伴有恶性成分）
一种以上组织类型肿瘤（混合型）——说明各种成分百分比
2. 性索/性腺间质肿瘤
间质细胞瘤
恶性间质细胞瘤
支持细胞瘤
　富含脂质型
　硬化型
　大细胞钙化型
恶性支持细胞肿瘤
颗粒细胞瘤
　成人型
　幼年型
泡膜细胞瘤/纤维细胞瘤
其他性索/性腺间质肿瘤
　未完全分化型
　混合型
包含生殖细胞和性索/性腺间质的肿瘤（性腺母细胞瘤）
3. 其他非特异性间质肿瘤
卵巢上皮类型肿瘤
集合管和睾丸网肿瘤
非特异间质肿瘤（良性和恶性）

现阴囊钝痛或者下腹坠胀不适，少数患者以男性不育就诊或因外伤后就诊而发现；7% 的睾丸肿瘤患者会出现男性女乳症，尤其是非精原细胞瘤。10% 的患者由于表现为睾丸附睾炎症状而延误诊断。10% 左右的患者出现远处转移的相关表现而就诊，如颈部肿块、咳嗽、食欲减退、恶心、呕吐、胃肠功能异常、腰背痛和骨痛、外周神经系统异常以及下肢水肿等。

（二）影像学检查

超声检查是睾丸肿瘤首选检查，灵敏度几乎为 100%，对于睾丸内不能触及肿块，腹膜后肿块、甲胎蛋白（AFP）/人绒毛膜促性腺激素（HCG）升高、因不育来就诊的年轻患者、睾丸萎缩（体积小于 12ml）或睾丸内质地不均匀等更应进行超声随访。

胸部 X 线检查可以发现 1cm 以上的肺部转移灶。腹部和盆腔计算机体层摄影（CT）目前被认为是腹膜后淋巴结转移的最佳检查方法，可以检测到小于 2cm 的淋巴结。

表6-27-2 推荐国际抗癌联盟（UICC）2009年公布的分期标准

原发肿瘤（PT）：

pT$_x$ 原发肿瘤无法评估（未行睾丸切除则用T$_x$）

pT$_0$ 无原发肿瘤的证据

pT$_{is}$ 曲细精管内生殖细胞肿瘤（原位癌）

pT$_1$ 肿瘤局限于睾丸和附睾，不伴有血管/淋巴管浸润，可以浸润睾丸白膜，但是无鞘膜侵犯

pT$_2$ 肿瘤局限于睾丸和附睾，伴有血管/淋巴管浸润，或者肿瘤通过睾丸白膜侵犯鞘膜

pT$_3$ 肿瘤侵犯精索，有或没有血管/淋巴管浸润

pT$_4$ 肿瘤侵犯阴囊，有或没有血管/淋巴管浸润

区域淋巴结临床评估（N）：

N$_x$ 区域淋巴结转移情况无法评估

N$_0$ 没有区域淋巴结转移

N$_1$ 单个转移淋巴结最大径≤2cm；或多发淋巴结转移，任何一个淋巴结最大径不超过2cm

N$_2$ 单个转移淋巴结最大径>2cm，但≤5cm；或多发淋巴结转移，任何一个淋巴结最大径超过2cm但不超过5cm

N$_3$ 转移淋巴结>5cm

区域淋巴结病理评估（PN）：

pN$_x$ 区域淋巴结转移情况无法评估

pN$_0$ 没有区域淋巴结转移

pN$_1$ 单个转移淋巴结最大径≤2cm；或转移淋巴结数≤5个，且任何一个的最大径≤2cm

pN$_2$ 单个转移淋巴结最大径>2cm，但≤5cm；或者5个以上≤5cm的阳性淋巴结；或者存在扩散到淋巴结外的证据

pN$_3$ 转移淋巴结最大径>5cm

远处转移（M）：

M$_x$ 远处转移情况无法评估

M$_0$ 远处转移

M$_1$ 远处转移

　M$_{1a}$ 区域外淋巴结或者肺转移

　M$_{1b}$ 其他部位转移

血清肿瘤标志物（S）：

S$_x$ 无法评估标志物（无法检测或没有检测）

S$_0$ 标志物水平正常范周

S$_1$ AFP<1000ng/ml时，且HCG<5000U/L，且LDH<正常值上限的1.5倍

S$_2$ AFP1000~10 000ng/ml时，或HCG 5000~50 000U/L，或LDH正常值上限的1.5~10倍

S$_3$ AFP>10 000ng/ml时，或HCG>50 000U/L。而且，或LDH>正常值上限的10倍

注：AFP，甲胎蛋白；HCG，人绒毛膜促性腺激素；LDH，乳酸脱氢酶

　　正常睾丸组织的磁共振成像（MRI）在T$_1$和T$_2$加权像上为均质信号，肿瘤组织在T$_2$加权像上表现为低信号。MRI在诊断的特异性方面优于超声检查，而MRI对腹膜后淋巴结转移的检测并不优于CT而且费用较贵，在很大程度上限制了其在睾丸肿瘤诊断方面的常规应用。正电子发射断层扫描（positron emission tomography，PET）在睾丸肿瘤腹膜后淋巴结转移方面也有应用，但是其与CT相比并没有显示出优势所在，二者均不能检测到微小的转移病灶。

表 6-27-3　睾丸肿瘤的简化分期

分期		标准			
0		pT_{is}	N_0	M_0	S_0
I					
	Ia	pT_1	N_0	M_0	S_0
	Ib	$pT_{2\sim4}$	N_0	M_0	S_0
	Is	任何 pT	N_0	M_0	$S_{1\sim3}$
II					
	IIa	任何 pT	N_1	M_0	$S_{0\sim1}$
	IIb	任何 pT	N_2	M_0	$S_{0\sim1}$
	IIc	任何 pT	N_3	M_0	$S_{0\sim1}$
III					
	IIIa	任何 pT	$N_{0\sim3}$	M_{1a}	$S_{0\sim1}$
	IIIb	任何 pT（或）	$N_{1\sim3}$	M_0	S_2
		任何 pT	$N_{0\sim3}$	M_{1a}	S_2
	IIIc	任何 pT（或）	$N_{1\sim3}$	M_0	S_3
		任何 pT（或）	$N_{0\sim3}$	M_{1a}	S_3
		任何 pT	$N_{0\sim3}$	M_{1b}	$S_{0\sim3}$

精原细胞瘤超声表现为睾丸内低回声或略低回声为主的不均匀回声，仅累及部分睾丸时肿瘤常为均匀低回声，彩色多普勒超声（CDFI）易探及血流信号。MRI 表现为信号均匀的等 T_1、稍短 T_2 信号，有向周围侵袭的表现，增强扫描不均匀，明显强化。睾丸支持细胞瘤超声检查可见睾丸内实性肿块，边界清，多为中低回声内有增强回声，可检出比较丰富的血流信号。畸胎瘤常有两种或更多胚层组织成分，超声声像图常表现为囊、实性混杂回声或部分呈钙化样。睾丸混合瘤超声表现为不均匀实性回声或囊、实性回声，常无明显包膜，易显示血流信号，睾丸恶性肿瘤信号多混杂，有向周围侵袭的表现，行超声造影检查有助于鉴别。睾丸表皮样囊肿壁较光滑，界限清晰，内部无血流信号，超声可表现为靶征即中央高回声伴周边低回声晕或强弱回声环交替"洋葱样"改变。

（三）实验室检查

血清肿瘤标志物对诊断、分期和预后有重要作用，主要包括 AFP、HCG 和乳酸脱氢酶（LDH），其中 LDH 主要用于转移性睾丸肿瘤患者的检查。

AFP 是一种单链糖蛋白，分子量 7 万，半衰期 5~7 天，胚胎时期由卵黄囊细胞和肝脏产生。卵黄囊瘤患者血清 AFP 几乎 100% 升高，70% 胚胎癌和 50% 畸胎癌患者血清 AFP 也会升高，而绒毛膜癌和纯精原细胞瘤的血清 AFP 一般是正常的。

HCG 是一种多肽链糖蛋白，分子量 3.8 万，半衰期 24~36 小时。正常胚胎发育中 HCG 由胚胎滋养层组织分泌，睾丸发生肿瘤时 HCG 由肿瘤合体滋养层细胞产生。因此，睾丸肿瘤患者在 HCG 浓度明显升高时应高度怀疑有绒毛膜癌或含有绒毛膜癌成分的可能。绒毛膜癌患者几乎 100% 升高。40%~60% 的胚胎癌和 10%~30% 的精原细胞瘤也因含有合体滋养层细胞导致 HCG 升高。

LDH 特异性不高，与肿瘤体积相关，在 80% 的进展性睾丸肿瘤中升高。有学者认为纯精原细胞瘤能够分泌胎盘碱性磷酸酶（placental alkaline phosphatase，PALP），进展性精原细胞瘤患者中 PALP 升高者可达 36%～100%，而非精原细胞瘤仅为 10%～60%。

（四）经腹股沟探查

对于有临床高危因素的人群，推荐进行日常的自我体检，不推荐行经阴囊睾丸穿刺活检，因为术后局部复发率明显升高。任何患者如果怀疑睾丸肿瘤均应进行经腹股沟途径探查，将睾丸及其周围筋膜完整拉出，确诊者在内环口处分离精索切除睾丸。如果诊断不能明确，可切取可疑部位睾丸组织冰冻活检。

经腹股沟探查时要遵循无瘤外科的原则：经腹股沟切口首先游离；阻断精索采用肠钳或止血带；切开睾丸白膜；睾丸周围盐水冰屑降温，在纱布保护下，完整切除肿物，在 30～60 分钟内完成术中冷冻病理检查。若病理报告为囊肿或良性病变，则可关闭白膜，解除精索阻断；为恶性肿瘤或难于判断时，则按恶性肿瘤处理，行睾丸根治性切除术。术后 48 小时内对病理结果重新评估，若病理有畸胎瘤成分应立即行根治性睾丸切除术，要注意尽量缩短热缺血时间，尽可能地保留睾丸的生精功能，热缺血时间>30 分钟，会损伤睾丸的生精功能。

五、治疗

在抗肿瘤治疗前医师应与患者讨论关于精液的保存问题，对有生育要求的患者在接受治疗前应该保存精液，青春期前的患者即使在睾丸组织中未发现精子也应该冷冻保存睾丸组织。应该在治疗后 12～18 个月再考虑生育问题，以尽可能减少潜在的胎儿畸形风险。

（一）临床 I 期精原细胞瘤的治疗

1. 对于随访依从性好的 pT_1 及 pT_2 睾丸精原细胞瘤患者，应在根治性睾丸切除术后进行严密监测。

2. 无法进行严密监测的 I 期精原细胞瘤患者在行根治性睾丸切除术后可进行主动脉旁区域或联合同侧腹股沟区域总剂量为 20Gy（10 天，每天 2Gy）的辅助放疗。

3. 辅助性放疗：由于精原细胞瘤对放射线高度敏感，临床上推荐总剂量 20Gy 的主动脉旁放疗作为 I 期精原细胞瘤的标准治疗方案。放疗常见的不良反应有：消化不良、消化性溃疡、肠炎、慢性胃炎、生精抑制及不育、心血管毒性和放射野内继发恶性肿瘤（白血病或肺、膀胱、胃肠道等部位肿瘤）等，以上不良反应和放疗剂量有关，照射量低于 25Gy 时不良反应发生率明显减小，放疗应在术后 1 个月内开始，放疗时需进行肾脏和阴囊保护。

研究发现，术后配合辅助放疗的治愈率可达到 97%～100%，2～6 年的复发率为 0.25%～1%，复发最常见于治疗后的 18 个月内。复发部位主要在横膈上淋巴结、纵隔、肺或骨，很少为腹部复发。50% 的放疗患者可出现中等度的毒性反应，如生精能力减弱、胃肠道症状、继发性肿瘤。放疗后 2 年内，应每 3 个月行临床体检及肿瘤标志物监测，第 3 年每半年复查 1 次，以后每年 1 次直至 5 年随访结束。3 年内应每年两次胸片复查，以后每年 1 次直至第 5 年。每年复查盆腔 CT 1 次（如有临床指征，则根据需求检查），第 5 年结束随访前再复查。

4. 对于 T_{1a} 及 T_{1b} 期精原细胞瘤患者行 1 周期或 2 周期卡铂辅助化疗亦是合理的选择。I 期精原细胞瘤术后行辅助化疗的复发率较低，为 3%～6.1%，其中 80% 的复发发生在腹部，推荐化疗后 3 年内每年复查胸部 X 线片两次，5 年随访结束前再检查。鉴于辅助化疗后，仍有发生腹膜后迟发缓慢生长的畸胎瘤的风险，故仍需行腹部 CT 检查。第一年腹部 CT 检查两次，以后每年检查

1 次，如有阴囊侵犯或盆腔手术史，需做盆腔 CT 检查。也有学者认为随访应持续到 10 年。

（二）临床 Ⅰ 期非精原细胞瘤的治疗

临床 Ⅰ 期非精原细胞瘤（NSGCT）的治疗主要是指对原发肿瘤行根治性睾丸切除，术后根据患者具体情况进行腹膜后淋巴结清扫术、辅助化疗或监测。术后病理如无血管及淋巴管浸润，标准处理为密切监测；如有血管及淋巴管浸润，标准处理为两疗程的博来霉素＋依托泊苷＋顺铂（BEP）／依托泊苷＋顺铂（EP）术后辅助化疗；如不能密切监测或化疗，应行腹膜后淋巴结清扫术。

但是，如肿瘤标志物持续升高，为 Is 期，标准处理为三疗程的 BEP／四疗程的 EP 术后辅助化疗。2 年内应每 3 个月行临床体检及肿瘤标志物监测，第 3 年每半年复查 1 次，以后每年 1 次直至 5～10 年随访结束。

1. 原发肿瘤的治疗

（1）根治性睾丸切除术：应尽早实施，手术前后应检测血清肿瘤标志物。根治性睾丸切除术应取腹股沟切口，游离精索至腹股沟管内环处离断，然后沿精索向阴囊方向剥离并切除睾丸，如阴囊有浸润，应连同浸润部位一并切除。禁忌行肿瘤活检或经阴囊途径手术。术后监测患者的随访：30% 患者可能复发，复发大多发生在 2 年内，推荐术后 2 年内尤其是第一年需密切监测。第一年每 3 个月进行临床体检、肿瘤标志物监测和胸片检查。推荐第一年每 6 个月做盆腔 CT 检查。

（2）睾丸部分切除术：双侧同时或先后发生的睾丸肿瘤和孤立睾丸的肿瘤，如睾酮分泌水平正常，肿瘤体积小于睾丸体积的 30%，可考虑该术式，但是由细精管内生殖细胞肿瘤（TIN）发生率可高达 82%，因此术后需行辅助放射治疗（16～20Gy）。如患者有生育需求，应暂缓放疗。睾丸部分切除术亦应取腹股沟切口，沿肿瘤假包膜完整切除睾丸肿瘤。选择保留睾丸组织的手术一定要与患者和家属充分沟通，而且该种治疗方案尚未有大规模病例报道。

2. 腹膜后淋巴结清扫

术对临床 Ⅰ 期的睾丸非精原细胞瘤性生殖细胞肿瘤（NSGCT）患者可以进行更加准确的病理分期。有研究表明，临床 Ⅰ 期的 NSGCT 患者中约 30% 存在腹膜后淋巴结转移，如术后证实存在腹膜后淋巴结转移，则应行辅助化疗。如无淋巴结转移一般无须进一步治疗，但值得注意的是，大约 10% 的病理 Ⅰ 期患者会出现远处转移。

腹膜后淋巴结清扫术（RPLND）一般采用腹正中切口，自剑突下向下绕脐达耻骨联合上方，将肾蒂上方 2cm 平面以下的腹膜后脂肪、结缔组织及淋巴结完全清扫干净，也有学者提倡双侧清扫的扩大根治术。虽然有多项研究表明，双侧保留神经的 RPLND 术后出现腹腔、盆腔肿瘤复发风险最低（<2%），但是关于手术清扫的范围是单侧还是双侧目前仍没有统一意见。一般来说，左侧睾丸的主要淋巴引流不跨越腹主动脉，主张行单侧腹膜后淋巴结清扫术。因右侧睾丸淋巴引流到对侧，主张行双侧腹膜后淋巴结清扫。

RPLND 创伤性较大，术中、术后并发症较多，可发生肾蒂出血、乳糜腹、肺不张、肠粘连、肠梗阻、腹膜炎、应激性溃疡、切口感染或裂开等并发症。传统的 RPLND 损伤了腹下神经及盆神经丛，几乎所有患者术后都会出现逆行射精、阳痿或不育等，推荐采用保留神经的 RPLND，在清扫淋巴组织的同时尽量保护交感神经，以保留勃起和射精功能，可应用腹腔镜或机器人辅助腹腔镜技术进行保留神经的 RPLND。

研究显示，根治性睾丸切除术后临床 Ⅰ 期 NSGCT 患者的复发率为 30%，其中，在第 1、2、3 年中复发的比例为分别 80%、12%、6%，复发率在第 4 年和第 5 年降至 1%。35% 的患者在复发时血清肿瘤标志物正常，约 20% 的患者复发病灶位于腹膜后，10% 位于纵隔和肺。术后第一年需每 3 个月进行临床体检、肿瘤标志物和 X 线胸片检查，第一年每 6 个月做腹部盆腔 CT 检查。

3. 辅助化疗 目前多采用顺铂（cisplatin，DDP）为中心的联合化疗方案。DDP 与 DNA 结合，抑制肿瘤细胞内 DNA 合成，采用 DDP 联合化疗方案睾丸肿瘤的 3 年无瘤生存率可达 80% 以上。研究显示，辅助化疗效果较好，复发率为 3%～4%，大多数发生在 2 年内，且有发生腹膜后畸胎瘤的报道。因此，推荐化疗后 2 年内做腹部 CT 检查，2 年后必要时检查。

临床常用的化疗方案如下。

（1）BEP 方案：DDP 20mg/m²，第 1～5 天静脉滴注；依托泊苷（鬼臼乙叉苷，etoposide，VP-16）100mg/m²，第 1～5 天静滴；博来霉素（BLM）30mg，第 2、16 天肌内注射。每 3 周重复 1 次，一般 2～4 疗程。

（2）PVB 方案：DDP 20mg/m²，第 1～5 天静脉滴注；长春碱（vinblastine，VBL）10mg 或长春新碱（vincristine，VCR）2mg，第 2 天静滴；博来霉素（bleomycin，BLM）30mg，第 2、9、16 天静脉滴注（第 9，16 天可肌内注射）或平阳霉素（peplomycin，PYM）16mg，第 2、9、16 天静滴。每 3 周重复 1 次，一般 3～4 疗程。

（3）EP 方案：DDP 20mg/m²，第 1～5 天静脉滴注；VP-16 100mg/m²，第 1～5 天静滴。每 3 周重复 1 次，一般 2～4 疗程。

（4）VIP 方案（挽救性治疗方案）：VP-16 75mg/m²，第 1～5 天静滴或 VBL 0.11mg/kg，第 1、2 天静滴；异环磷酰胺（ifosfamide，IFO）1.2g/m²，第 1～5 天静滴；DDP 20mg/m²，第 1～5 天静滴。每 3 周重复 1 次，一般 3～4 疗程。

上述方案中 BEP 方案因对部分 PVB 治疗失败的病例也有效，并发症相对较少，现已成为一线化疗的首选方案。PVB 化疗方案是经典的睾丸肿瘤化疗方案，存在 BLM 禁忌而不宜采用 BEP 患者使用 EP 方案。

4. 术后监测内容 包括定期体格检查、血清肿瘤标志物、胸部 X 线以及腹部、盆腔 CT 检查等，对于临床 I 期 NSGCT 患者来说，只要选择适当治疗措施，长期存活率接近 100%。有无血管和淋巴管浸润的患者发生转移性肿瘤的风险分别是 48%、14%～22%。

（三）转移性生殖细胞瘤的治疗

1. TII$_a$/TII$_b$ 期精原细胞瘤的标准治疗 到目前为止仍然是放射治疗，TII$_a$ 期和 TII$_b$ 期的放射剂量分别是 30Gy 和 36Gy。标准的放射野从主动脉旁扩展到同侧的髂血管旁区域。TII$_b$ 期放射边界应包括转移淋巴结周围 1.0～1.5cm 范围。TII$_a$、TII$_b$ 期放疗后 6 年无瘤生存率可以达到 95%、89%。对于不愿意接受放疗的 TII$_b$ 期患者实施 3 个疗程 BEP 或 4 个疗程的 EP 化疗。

2. TII$_a$/TII$_b$ 期非精原细胞瘤的治疗 肿瘤标志物不升高的已分化畸胎瘤或绒胚癌，可以选择 RPLND。约 30% 的肿瘤标志物升高的患者 BEP 3～4 疗程化疗后不能完全缓解，需切除残留肿瘤，不愿实施基础化疗的患者也可以选择保留神经的 RPLND，术后 BEP 辅助化疗 2 个疗程。基础化疗和 RPLND 的治愈率都可以达到 98%。

II$_a$/II$_b$ 期进展性生殖细胞肿瘤化放疗后 3 年内每 3 个月复查一次临床检查、肿瘤标志物、胸片，以后每半年复查 1 次，直至 5 年，以后每年 1 次。腹部盆腔 CT 扫描仍推荐每年 2 次检查。

RPLND 后患者如果复发，一般发生在胸部、颈部和手术切缘。通常情况下 N 分期越高，则越容易复发，原发肿瘤的体积也影响 NSGCT 患者治疗的结果。在 II 期 NSGCT 患者中，若复发能及早发现复发，仍可以达到 97% 的存活率。以顺铂为基础的联合化疗及手术可以达到 65%～35% 的治愈率，主要取决于最初的病灶范围。化疗完全敏感的患者为 50%～60%，另外 20%～30% 患者化疗后再经过手术治疗仍可以达到无疾病状态。

3. TII$_c$/III 期睾丸生殖细胞肿瘤的治疗 对于预后好的患者，标准治疗包括 3 个疗程的 BEP

或 4 个疗程的 EP（针对禁用 BLM 患者）方案。化疗剂量应充足，仅在粒细胞<$0.1×10^9$/L 而且发热或血小板<$100×10^9$/L 时考虑暂缓化疗。没有必要预防性给予粒细胞集落刺激因子（G-CSF）等造血生长因子，但如果化疗时出现感染则推荐在后续疗程中预防性应用。对于预后中等的患者，5 年生存率约 80%，目前资料支持 4 个疗程 BEP 化疗方案为标准治疗方案。

预后好和预后中等的患者化疗后行胸部、腹部/盆腔 CT 检查和肿瘤标志物检查，如肿瘤标志物正常，但影像学仍发现可疑肿瘤，进一步行 PET 检查，阴性者随访，阳性者则行活检或补救性化疗或放疗；如无条件行 PET 检查，以 CT 为标准，>3cm 可行随访或手术或放疗，<3cm 可单纯随访即可。

对于预后差的 Ⅲ。患者，标准治疗为 4 个疗程的 BEP 方案。4 个疗程的 PEI（顺铂、依托泊苷、异环磷酰胺）化疗疗效相似，但毒性反应大。5 年无进展生存率为 45%~50%。Ⅱ。~Ⅲ期进展（转移）生殖细胞肿瘤患者在化、放疗后常有肿瘤残留，通过外科手术很难去除，如果肿块大于 3cm，PET-CT 诊断价值较高。建议每半年做 CT 检查 1 次。

（四）肿瘤转移患者治疗后的再评估及后续治疗方案

1. 肿瘤再评估　转移性睾丸生殖细胞肿瘤经过 2 个疗程化疗后需再次评估，包括影像学检查和肿瘤标志物检测。当肿瘤标志物水平下降且肿瘤稳定或缓解，则继续完成化疗方案，通常为 3~4 个疗程。如果肿瘤标志物浓度降低，而转移灶进一步生长，除非有手术禁忌证，则推荐在诱导化疗结束后行肿瘤切除术。

如果 2 个疗程化疗结束后，肿瘤标志物水平仍持续增高，则采用新的化疗方案。治疗后肿瘤标志物水平稳定，无论是否达到完全缓解均需随访观察，若发现肿瘤标志物浓度明显增高，则需再进行补救性化疗。

2. 残余肿瘤切除　残余的精原细胞瘤是否需要切除主要取决于影像学检查和肿瘤标志物水平。推荐行 PET 检查，肿瘤有进展者需行补救性化疗，必要时可选择手术切除或放疗。

非精原细胞肿瘤残余肿瘤即使病灶<1cm，残余癌或畸胎瘤的可能性也较高，肿瘤标志物正常，也推荐行外科手术切除，应在化疗结束后 4~6 周内切除主要转移灶，尽可能选择保留神经的 RPLND。如果二次手术切除的组织为坏死组织或成熟畸胎瘤则无须进一步治疗。对于未能完整切除有活性的肿瘤或切除组织中含有不成熟畸胎瘤的患者，可考虑以顺铂为基础的辅助化疗 2 个疗程。肿块中活性癌组织小于 10%并且病灶已完整切除者不必进行辅助化疗，进一步化疗并不能降低复发率。如果二线、三线化疗后切除的标本中仍存在活性肿瘤，预后很差，也不再推荐化疗。

（五）复发病灶的挽救治疗

1. 化学治疗　挽救性化学治疗常采用顺铂或卡铂加用一线方案中未用过的药物，主要化疗方案有：VIP 4 个疗程，TIP（紫杉醇、异环磷酰胺、顺铂）4 个疗程，VeIP（长春碱、异环磷酰胺、顺铂）4 个疗程。经一线化疗后复发的 50%的精原细胞瘤、15%~40%的非精原细胞瘤复发患者经上述联合挽救性化疗方案治疗可获得长期缓解。VIP 方案是目前最常用的挽救性化学治疗方案。在治愈率，毒性作用和不良反应方面，TIP 方案略优于 VeIP 方案。

对于上述挽救性化疗方案治疗无效或者治疗后复发的患者，可以选择进行高剂量联合化疗+自体造血干细胞移植治疗，能有效克服肿瘤细胞的耐药性，提高疗效。该方案具体步骤是：先用 BEP 方案（顺铂、依托泊苷、平阳霉素）作诱导化学治疗（顺铂 50mg/m^2 口服，第 1、2 天；依托泊苷 75mg/m^2 口服，第 1~5 天；平阳霉素 10mg/m^2 口服，第 3、5、10、12 天；每 3 周重复 1 个疗程，共 4 个疗程）。诱导化疗治疗中或结束后进行造血干细胞的采集。采集的造血干细胞原液经处理后与冷冻保护液（终浓度：6%羟乙基淀粉，5%二甲基亚砜，4%清蛋白）混合，置液氮保存。应用时将冷冻保存袋置 40℃水浴中解冻，融化后直接回输给患者。整个治疗期间给予必要的对症支持和抗感染治疗，应及时根据患者体质、化疗中的毒性作用和不良反应等，制订个体化的化疗和支持治疗方案。

大量临床研究表明，对于上述化疗方案无效、肿瘤标志物浓度高、肿瘤体积大的非精原细胞瘤复发患者，行高剂量联合化疗，能提高 10%～20%的生存率。如果高剂量联合化疗仍无效，又无法行姑息性手术切除的复发病灶，可行放射治疗和 GEMOX（2，2-二氟脱氧胞嘧啶核苷，奥沙利铂）方案化疗。

2. 放射治疗 精原细胞瘤对放射线高度敏感，因此对于睾丸原位或者<3cm 的复发病灶直接予以 35Gy 照射 4～5 周，62.5%～85%的患者能获得长期缓解；而对于体积>3cm 的复发病灶则以化学治疗为主，辅以放射治疗控制局部转移病灶。

3. 手术治疗 挽救性手术主要包括 RPLND、保留神经的 RPLND 和远处残余灶切除术。精原细胞瘤患者经检查证实有腹膜后淋巴结复发灶者，在放射治疗或化学治疗后仍有界限清楚的肿块时也可进行 RPLND，非精原细胞瘤经以顺铂为基础的联合化疗后，1/3 的小于 2cm 的腹膜后残余病灶仍有肿瘤组织存活，完整切除复发、残余灶能有效降低再次复发率。

（六） 睾丸肿瘤脑转移

睾丸肿瘤脑转移的患者首选化疗联合放疗。

（七） 睾丸生殖细胞肿瘤随访

由于大多数肿瘤在治疗后 2 年内复发，应密切监测。2%～4%的生殖细胞肿瘤于 2 年后复发，随访包括临床体格检查、血清肿瘤标志物和影像学检查，随访时注意加强心理辅导，因为睾丸肿瘤患者相比普通人群，自杀率增加 20%。

血清肿瘤标志物［AFP 和（或）HCG］在约 2/3 的非精原细胞瘤复发患者以及约 1/3 的精原细胞瘤复发患者中升高。由于一些复发患者的肿瘤标志物并不升高，因此临床体检和影像学的随访亦非常重要。胸部随访首先推荐 X 线胸片，而腹部、盆腔随访仍然推荐 CT 检查。当睾丸本积小于 12ml 时化疗前或化疗结束 2 年后可做对侧睾丸活检。

二、睾丸非生殖细胞肿瘤

睾丸非生殖细胞肿瘤较为少见，仅为成人睾丸肿瘤的 2%～4%，以睾丸间质细胞瘤和支持细胞瘤为主。

（一） 睾丸间质细胞瘤

睾丸间质细胞瘤又称 Leydig 细胞瘤，来源于睾丸间质细胞，占成人睾丸肿瘤的 1%～3%，占婴幼儿和儿童睾丸肿瘤的 3%。儿童高发年龄为 3～9 岁，成人发病年龄主要集中在 30～60 岁。常表现为无痛性睾丸肿大，多为良性，只有 10%～20%可能出现恶变，多为成人型。约 3%的 Leydig 细胞瘤为双侧性。30%的患者出现男性女乳症。

Leydig 细胞瘤通常边界清楚，直径超过 5cm，实性，黄色至褐色，约 30%伴有出血和（或）坏死。Leydig 细胞瘤的细胞呈多角形，胞质丰富且多为嗜酸性，细胞表达波形蛋白、抑制素、蛋白 S100、类固醇激素、钙视网膜蛋白和细胞角蛋白。约 10%的 Leydig 细胞瘤为恶性肿瘤，常有以下特征：肿瘤大于 5cm；细胞异型性明显；有丝分裂活性增加（每 10 个高倍视野>3 个）；组织坏死；血管侵袭；边缘浸润；病变蔓延至睾丸实质外；DNA 非整倍体。

由于 Leydig 细胞瘤可产生睾酮、雌激素、黄体酮、皮质类固醇等，所以患者可能出现与肿瘤细胞分泌的激素相关的症状。近 80% 患者伴有激素水平紊乱，雌二醇水平升高而睾酮水平下降，但是 AFP、HCG、LDH 和 PALP 常为阴性。

当超声提示为界限清晰、血流丰富的低回声小结节时应考虑 Leydig 细胞瘤的可能，对于睾丸实质内小体积肿瘤，尤其出现男性女乳症或雌激素异常升高的病例，应避免立刻行根治性睾丸切除术，考虑行术中冰冻切片。一般青春期前的 Leydig 细胞瘤患者常常表现为良性过程，尽量行保留睾丸组织的手术。

对于青春期后发病的患者，尤其是老年患者，在间质肿瘤出现恶性病理特征时，推荐行根治性睾丸切除术和 RPLND 以防止肿瘤转移。对于晚期恶性 Leydig 细胞瘤采取手术、放疗和化疗结合的综合治疗。

（二）睾丸支持细胞瘤

睾丸支持细胞瘤又称 Sertoli 细胞瘤，仅占睾丸肿瘤的 1% 以下，诊断时平均年龄为 45 岁，20 岁以下发病罕见。睾丸支持细胞瘤通常表现为睾丸肿大或超声检查偶然发现，病灶局限，肿瘤肉眼外观为实性、白色或黄白色的结节，平均直径 3.5cm，分为经典型、大细胞钙化型和硬化型三个亚型。

大多数经典型支持细胞瘤为单侧、单发，有时可见男性乳房发育，但激素紊乱少见，AFP、HCG、LDH 和 PLAP 常为阴性。支持细胞瘤的组织学成分多为上皮小管或间质，体积小，呈圆形、多角形或梭形，胞质甚少，核小而深染，可向管状形态或间质细胞分化。分化良好的管状可见管腔。肿瘤细胞表达弹性蛋白、角蛋白、抑制素（40%）和 S-100 蛋白（30%）。恶性支持细胞瘤占 10%~22%，恶性支持细胞瘤的证据包括：体积大于 5cm；细胞核仁多形性；有丝分裂活性增加（大于 5 个/HP）；坏死和血管侵犯。

大细胞钙化型通常见于青年男性，可同时伴有 Carney 综合征或 Peutz-Jeghers 综合征，超声表现为强回声，40% 的患者存在内分泌紊乱。44% 的患者双侧同时或先后发病，28% 的患者表现为多灶性，出现转移的患者通常为高龄、肿瘤较大、同时含有多个病灶。20% 的硬化型支持细胞瘤为恶性，但是很少出现转移。

目前一般推荐对于较小睾丸肿瘤可先行睾丸部分切除术，根据最终病理结果做进一步处理，尤其对于具有男性乳房发育、激素紊乱、钙化超声图像（具有钙化灶的小而局限的肿瘤）等明显支持细胞肿瘤征象的肿瘤患者。如果最终病理提示为生殖细胞肿瘤可二次行根治性睾丸切除术。

既往有恶性肿瘤病史，尤其高龄的支持细胞瘤患者，为预防肿瘤转移可行根治性睾丸切除术和 RPLND。支持细胞瘤对放、化疗不敏感，如果已有淋巴结、肺、骨等处转移，预后很差。

（三）颗粒细胞瘤

颗粒细胞瘤（granulose cell tumor，GCT）有 2 种不同的类型：幼年型和成人型。幼年型是一种良性肿瘤，发生在成人睾丸的颗粒细胞瘤均为成人型，是一种潜在恶性肿瘤，远处转移率约为 20%。

幼年型颗粒细胞瘤多发生在 6 个月以内的新生儿或婴幼儿（约 50%），平均诊断年龄为 1 个月，双侧发病者非常罕见。典型表现是较小的单侧阴囊内黄褐色、实性和囊性相间的肿块。AFP 和 HCG 检测正常，影像学表现为复杂的多房性囊性肿块。睾丸幼年型颗粒细胞瘤直径通常小于

2cm，但也有报道最大肿瘤为 10.5cm。

幼年型睾丸颗粒细胞瘤为含有黏液样物质的囊肿，由单层或多层颗粒细胞形成间隔样结构，可见颗粒细胞的固性结节，但是缺乏成人型颗粒细胞瘤的 Call-Exner 小体（小囊性结构的卵巢滤泡）。虽然睾丸幼年型颗粒细胞瘤在组织学上可见相当数量的有丝分裂象，但其仍是一种良性病变，保留睾丸组织的手术治疗是推荐治疗方案。

成年型睾丸颗粒细胞瘤非常罕见，占所有睾丸颗粒细胞瘤的 4%～6%，两侧睾丸发病率相同，发病年龄平均 44 岁。常偶然发现或表现为缓慢的无痛性睾丸肿胀，部分患者合并有男子乳腺发育和阳痿。肿瘤大小为 0.5～13cm，超声表现为具有不同内在回声的低回声团块。大多数睾丸成年型颗粒细胞瘤为黄色、实性、边界清晰、分叶状团块，较大肿瘤可出现出血和坏死；转移瘤则表现为囊性、出血和坏死。镜下观为具有嗜酸性细胞质的圆细胞，含有特征性纵沟的卵圆核（咖啡豆样外观），瘤体周边可见含 Leydig 细胞增生和 Sertoli 细胞结节的睾丸实质；肿瘤细胞可排列形成 Call-Exner 小体；肿瘤为恶性的组织学特征包括肿瘤体积>7cm、有丝分裂活性增加、坏死范围增大、淋巴管浸润。成年型颗粒细胞瘤远处转移者往往疾病进展迅速，常数月后死亡，目前为止尚无标准的治疗方案。

（四）睾丸泡膜细胞瘤/纤维瘤

发病年龄 5～67 岁，平均年龄 31 岁。常表现为单侧阴囊肿胀，有时伴有阴囊疼痛。没有激素相关的症状。睾丸纤维瘤直径为 0.8～7cm，瘤体实性、界限清晰、黄灰相间的团块，没有坏死和出血。重要特征是厚的纤维包膜，将瘤体与睾丸实质分离。镜下见瘤体含有短的交织状或席纹状排列的梭形细胞，纤维胶原间质较少，血管丰富。免疫组化：波形蛋白、平滑肌肌动蛋白阳性，细胞角蛋白、S-100 蛋白、结蛋白、CD99/MIC2、CD34 阴性。

（五）其他肿瘤

未完全分化型的性索/性腺间质肿瘤未见有转移的报道，尚无标准的治疗方案。应该报告混合型性索/性腺间质肿瘤中所有组织成分，肿瘤的临床行为可能由含量最多或最具侵袭性的成分决定。

性腺母细胞瘤是一种罕见肿瘤，常伴有性腺发育不全。约 80% 的患者合并有尿道下裂和隐睾。性腺母细胞瘤是一种良性肿瘤，但具有发展成精原细胞瘤和其他侵袭性生殖细胞肿瘤的潜能。细胞呈巢式分布，其余部分由性索/性腺间质组成，80% 以上病例可见局限性钙化。性腺母细胞瘤的标准治疗方案是性腺切除术。根据瘤体内生殖细胞成分的多少可进一步行放疗和化疗。由于 40% 的性腺母细胞瘤双侧发生，当对侧性腺异常或未降时推荐双侧性腺切除。术后应密切随访，定期阴囊超声检查以防发生对侧肿瘤。

睾丸卵巢上皮细胞型肿瘤与卵巢的上皮性肿瘤相似。肉眼为囊性，偶尔含有黏蛋白样物质；显微镜下与卵巢类似，肿瘤的进展取决于不同的卵巢上皮亚型，一些 Brenner 型可能表现为恶性。

睾丸网及集合系统肿瘤非常罕见。良性腺瘤和恶性腺癌均有报道。恶性腺癌局限性生长，但死亡率高达 56%。

非特异性间质肿瘤非常罕见，诊断、预后、治疗和软组织肉瘤类似。

睾丸表皮样囊肿是少见的睾丸良性肿瘤，主张采用保存患侧睾丸的肿瘤切除术。睾丸表皮样囊肿壁较光滑，界限清晰，内部无血流信号。病理诊断标准：肿物位于睾丸实质内；囊内有大量角化屑或无定形物质，囊壁有纤维结缔组织包膜，内层披覆复层鳞状上皮，囊内无毛囊、皮脂腺等皮肤附属器或其他畸胎瘤成分，无瘢痕组织。手术宜选腹股沟切口，切除肿块后送术中快速病理，结果为表皮样囊肿或其他良性病变，则缝合白膜，若提示恶性肿瘤，则行睾丸根治性切除术。我们对睾丸表皮样囊肿行保存患侧睾丸的肿瘤切除术，术后随访 1~5 年，无肿瘤复发及转移。

参考文献

[1] 丁强，叶定伟，魏强，等. 睾丸肿瘤诊断治疗指南//那彦群，叶章群，孙颖浩，等. 中国泌尿外科疾病诊断治疗指南. 北京：人民卫生出版社，2013：90-114.

[2] Huyghe E, Matsuda T, Thonneau P. Increasing incidence of testicular cancer worldwide：a review. J Urol, 2003, 170（1）：5-11.

[3] 张宏艳，刘端祺. 睾丸肿瘤流行病学研究进展. 解放军医学杂志，2007, 32（3）：274-275.

[4] Lacson JC, Carroll JD, Tuazon E, et al. Population-based case-control study of recreational drug use and testis cancer risk confirms an association between marijuana use and nonseminoma risk. Cancer, 2012, 118（21）：5374-5383.

[5] Wu CC, Shyu RY, Wang CH, et al. Involvement of the prostaglandin D2 signal pathway in retinoid-inducible gene 1（RIG1）-mediated suppression of cell invasion in testis cancer cells. Biochim Biophys Acta, 2012, 1823（12）：2227-2236.

[6] 宫大鑫，李振华，李泽良，等. 双侧睾丸肿瘤的诊疗策略. 中华泌尿外科杂志，2006, 27（10）：699-703.

[7] Foster RS. Role of urologist in testis cancer management. J Urol, 2011, 186（6）：2151.

[8] Alomary I, Samant R, Gallant V. Treatment of stage I seminoma：a 15-year review. Urol Oncol, 2006, 24（3）：180-183.

[9] Raghavan D. Salvage or savage chemotherapy for poor-risk or relapsed testis cancer-20 years later, not much has changed. Ann Oncol, 2012, 23（4）：813-814.

[10] Oliver RT, Mason MD, Mead GM, et al. Radiotherapy versus single-dose carboplatin in adjuvant treatment of stage I seminoma：a randomized trial. Lancet, 2005, 366（9482）：293-300.

[11] Aparicio J, Germà JR, García del Muro X, et al. Risk-adapted management for patients with clinical stage I seminoma：the Second Spanish Germ Cell Cancer Cooperative Group study. J Clin Oncol, 2005, 23（34）：8717-8723.

[12] Heidenreich A, Albers P, Hartmann M, et al. Complications of primary nerve sparing retroperitoneal lymph node dissection for clinical stage I nonseminomatous germ cell tumours of the testis：experience of the German Testicular Cancer Study Group. J Urol, 2003, 169（5）：1710-1714.

[13] Oliver RT, Mead GM, Rustin GJ, et al. Randomized trial of carboplatin versus radiotherapy for stage I seminoma：mature results on relapse and contralateral testis cancer rates in MRC TE19/EORTC 30982 study（ISRCTN27163214）. J Clin Oncol, 2011, 29（8）：957-962.

[14] de Wit R, Bosl GJ. Optimal management of clinical stage I testis cancer：one size does not fit all. J Clin Oncol, 2013, 31（28）：3477-3479.

[15] Mohamed GH, Gelfond JA, Nicolas MM, et al. Genomic characterization of testis cancer：association of alterations with outcome of clinical stage I mixed germ cell nonseminomatous germ cell tumor of the testis. Urology, 2012, 80（2）：485. e1-5.

[16] Krege S, Boergermann C, Baschek R, et al. Single agent carboplatin for CS Ⅱ A/B testicular seminoma. A phase Ⅱ study of the German Testicular. Cancer Study Group（GTCSG）. Ann Onco, 2006, 17（2）：276-280.

[17] Culine S, Kerbrat P, Kramar A, et al. Refining the optimal chemotherapy regimen for good-risk metastatic nonseminomatous germ-cell tumors：a randomized trial of the Genito-Urinary Group of the French Federation of Cancer Centers（GETUG T93BP）. Ann Oncol, 2007, 18（5）：917-924.

[18] Motzer RJ, Nichols CJ, Margolin KA, et al. Phase Ⅲ randomized trial of conventional-dose chemotherapy with or without high-dose chemotherapy and autologous hematopoietic stem-cell rescue as first-line treatment for patients with poor-prognosis metastatic germ cell tumors. J Clin Oncol, 2007, 25（3）：247-256.

[19] Lorch A, Kollmannsberger C, Hartmann JT, et al. Single versus sequential high-dose chemotherapy in patients with relapsed or refractory germ cell tumors: a prospective randomized multicenter trial of the German Testicular Cancer Study Group. J Clin Oncol, 2007, 25 (19): 2778-2784.

[20] EI-Helw LM, Naik JD, Chester JD, et al. High-dose chemotherapy with haematopoietic stem-cell support in patients with poor prognosis, relapsed or refractory germ cell tumours. BJU Int, 2006, 98 (3): 519-525.

[21] Garcia del Muro X, Maroto P, Gumà J, et al. Chemotherapy as an alternative to radiotherapy in the treatment of stage ⅡA and ⅡB testicular seminoma: a Spanish Germ Cell Cancer Group Study. J Clin Oncol, 2008, 26 (33): 5416-5421.

[22] Sammler C, Beyer J, Bokemeyer C, et al. Risk factors in germ cell tumour patients with relapse or progressive disease after first -line chemotherapy: evaluation of a prognostic score for survival after high-dose chemotherapy. Eur J Cancer, 2008, 44 (2): 237-243.

[23] Kollmannsberger C, Honecker F, Bokemeyer C. Pharmacotherapy of relapsed metastatic testicular cancer. Expert Opin Pharmacother, 2008, 9 (13): 2259-2272.

[24] Ehrlich Y, Rosenbaum E, Baniel J. Late relapse of testis cancer. Curr Urol Rep, 2013, 14 (5): 518-524.

[25] Pettus JA, Carver BS, Masterson T, et al. preservation of ejaculation in patients undergoing nerve-spa ring postchemotherapy retroperitoneal lymph node dissection for metastatic testicular cancer. Urology, 2009, 73 (2): 328-332.

[26] 叶定伟, 方银忠, 戴波, 等. 睾丸肿瘤腹膜后淋巴结清扫术 39 例报告. 中华泌尿外科杂志, 2005, 26 (4): 283-285.

[27] Takeshita H, Yonese J, Fujii Y, et al. Successful 2-year-long remission following repeated salvage surgery in a patient with chemotherapy-resistant metastatic non seminomatous germ cell tumor. Int J Clin Oncol, 2007, 12 (6): 485-487.

[28] Heidenreich A, Thüer D, Polyakov S. Post-chemotherapy retroperitoneal lymph node dissection in advanced germ cell tumours of the testis. Eur Urol, 2008, 53 (2): 260-272.

[29] Krege S, Beyer J, Souchon R, et al. European consensus conference on diagnosis and treatment of germ cell cancer: a report of the second meeting of the European Germ Cell Cancer Consensus Group (EGCCCG): part Ⅰ. Eur Urol, 2008, 53 (3): 497-513.

[30] Daneshmand S, Albers P, Fosså SD, et al. Contemporary management of postchemotherapy testis cancer. Eur Urol, 2012, 62 (5): 867-876.

[31] Calabrò F, Albers P, Bokemeyer C, et al. The contemporary role of chemotherapy for advanced testis cancer: a systematic review of the literature. Eur Urol, 2012, 61 (6): 1212-1221.

[32] Djaladat H, Burner E, Parikh PM, et al. The association between testis cancer and semen abnormalities before orchiectomy: a systematic Review. J Adolesc Young Adult Oncol, 2014, 3 (4): 153-159.

[33] Alanee S, Russo P. Suicide in men with testis cancer. Eur J Cancer Care (Engl), 2012, 21 (6): 817-821.

[34] Maselli J, Hales BF, Robaire B. Paternal exposure to testis cancer chemotherapeutics alters sperm fertilizing capacity and affects gene expression in the eight-cell stage rat embryo. Andrology, 2014, 2 (2): 259-266.

[35] 苏煌, 刘边疆, 宋宁宏, 等. 保留睾丸手术治疗良性睾丸肿瘤的临床应用. 中华男科学杂志, 2014, 20 (11): 1020-1024.

[36] 吴意光, 刘萃龙, 张勇建, 等. 睾丸表皮样囊肿 3 例报告并文献复习. 中华临床医师杂志 (电子版), 2012, 6 (3): 700-702.

第七篇

男性性传播疾病

淋病

第 28 章

王璟奇

山西医科大学第一医院

淋病由淋病奈瑟菌（neisseda gonorrhoeae）引起，人为唯一宿主，常引起泌尿生殖系统化脓性病变，主要通过不洁性交传播，最常侵犯尿路的上皮细胞及子宫颈内膜，亦可侵及多种组织、器官进而产生一系列临床症状和并发症。

一、流行病学

淋病是最常见的性传播疾病，全世界每年报告的病例数在 6000 万以上，世界卫生组织（WHO）估计全球每年有 1.06 亿例淋病患者。在我国性病中居首位，卫生和计划生育委员会统计显示，20 世纪 90 年代我国淋病发病率高达 30.06/10 万，之后发病率逐年下降，2012 年我国淋病发病率为 6.82/10 万。

（一）传染源

淋病的传染源主要是淋病患者和隐性感染者。淋菌性尿道炎、阴道炎及眼炎患者的分泌物中含有大量的淋球菌，在淋病的潜伏期或发病早期，尤其是早期女性患者，是重要的传染源。

（二）传染途径

淋病主要是通过性直接接触传播，也可通过其他媒介传播，潜伏期短，一般为 2~5 天。

1. 性交直接接触传播 性交直接接触传播是淋病得以传播的主要方式，淋球菌对人泌尿生殖道黏膜上皮具有很强的亲和力，可直接依附在黏膜上生长繁殖，绝大多数淋菌性尿道炎是通过阴道性交感染，但也可发生于男性同性恋患者，若性伴侣患有淋菌性咽炎，也可通过口交发生感染。

2. 间接接触传播 间接接触传播主要是通过接触被淋球菌污染的毛巾、内裤、被褥、便盆、手指等而被感染，但是这些传染途径比较少见。

3. 母婴传播 母体患淋菌性宫颈炎、阴道炎时，在分娩过程时，通过产道感染新生儿，引起淋菌性眼炎、淋菌性口腔炎及淋菌性外阴炎等。

二、病因及发病机制

（一）淋球菌的结构

淋球菌是 1879 年由 Neisser 首次分离获得，细菌呈圆形或卵圆形，两面相对，成双排列，无鞭毛，不活动，不形成芽孢，但有菌毛，是革兰染色阴性菌，直径 0.6~0.8μm。

（二）淋球菌生理与代谢

淋球菌是一种嗜二氧化碳的需氧菌。淋球菌非常娇嫩，对外界环境抵抗力较低，体外的细菌在完全干燥的环境中 1~2 小时即可死亡，55℃可存活 5 分钟，水浴 42℃存活 20 分钟，在被褥、毛巾、内裤中可存活 18~24 小时。淋球菌对化学消毒剂敏感，一般消毒剂容易将其杀灭，在 1：4000 的硝酸银中 2 分钟、1% 的苯酚中 1~3 分钟死亡，对磺胺类及青霉素敏感，但由于近年来抗生素滥用严重导致耐药菌株不断产生，甚至出现感染力、抗药性极强的"超级淋球菌"。

（三）分型

通过淋球菌的分型能更好地了解淋球菌的流行特点、遗传学和免疫学等科学问题，并为制订可靠的预防措施、研发新药和疫苗提供依据。目前常用的分型方法有耐药谱分型、营养分型、血清学分型和基因分型。

1. 耐药谱分型 耐药谱分型主要根据临床分离菌株对各种抗生素的最小抑菌浓度进行分型，能为患者提供有效的治疗措施，监测抗生素敏感性的改变模式，及时鉴定耐药菌株的出现和制订有效的推荐治疗方案。

2. 营养分型 营养分型是根据淋球菌在生长时对各种氨基酸和核酸等营养成分的需求对淋球菌进行分型。目前分为 35 种营养型。

3. 血清学分型 外膜蛋白、脂多糖和菌毛均可作为血清学分型的基础。外膜蛋白中的蛋白 I 暴露在细胞最外层，且具有特定的抗原决定簇，是血清学分型的基础。用抗原蛋白 I 制备的单克隆抗体可将淋球菌分为 IA 型和 IB 型两种血清型。

4. 基因分型 基因分型可根据质粒图谱、单个基因座和多个基因座的多态性（部分或者整个基因组）进行分型。

三、临床表现

根据起病形式分为急性与慢性，根据感染的菌株毒力及肌体的敏感性不同，约 20% 的患者可以没有症状。

（一）男性急性淋病

急性淋病潜伏期平均 3~5 天，最初表现为尿道口红肿发痒及轻度刺痛，继而有稀薄透明分泌物自尿道口溢出，后转为黏稠黄色脓液，特别是清晨起床后分泌物的量较多，有时脓痂堵住尿道外口，尿液呈乳白混浊样，若有包皮过长，可引起包皮炎、包皮龟头炎，严重时可并发包茎、尿道黏膜外翻、腹股沟淋巴结感染。多伴尿道外口刺痛或灼热痛，可有尿频、尿急、夜尿增多。当病变上行蔓延至后尿道时，可出现终末血尿、血精、会阴部轻度坠胀等现象。全身症状一般较轻，个别可引起发热（38℃左右）、全身不适、食欲不振等。

（二）男性慢性淋病

症状持续 2 个月以上为慢性淋病，多由急性淋病治疗不当而转为慢性，也有因患者体质虚弱病情一开始即呈慢性经过。患者主要表现为轻微尿痛，排尿时仅感尿道灼热或轻度刺痛，常可见终末血尿。尿道外口不见排脓，挤压阴茎根部或用手指压迫会阴部，尿道外口仅见少量稀薄浆液性分泌物渗出，尤以晨起时明显，称为"糊口"现象，是慢性淋病的特征性表现。患者多有慢性腰痛，会阴部胀感，血精。反复发作者，可出现尿道狭窄，少数可引起前列腺炎、睾丸附睾炎、输精管狭窄或梗死及射精管梗阻等男性生殖道病变，是引起男性继发性不育的常见病因。

（三）男性淋病并发症

1. 淋菌性附睾炎及精囊炎　淋菌性附睾炎多发于急性尿道炎后，单侧居多，是淋球病最常见的并发症，主要症状是低热、附睾肿大疼痛、尿液浑浊，初起触诊时睾丸附睾界限清楚，之后逐渐不清。合并精囊炎时出现血精，急性期有发热、尿频、尿痛、精囊肿大等症状。慢性期一般无自觉症状。

2. 淋菌性前列腺炎　淋菌性前列腺炎是淋球菌进入前列腺的排泄管及腺体引起的。急性期患者有发热、尿频、尿急、尿痛、会阴部疼痛及排尿困难等症状。直肠指诊发现前列腺肿胀、压痛，可触及小结节，前列腺按摩液可有脓细胞及卵磷脂小体减少，涂片或培养可找到淋球菌。

4. 女性淋病　女性感染淋球菌后症状较轻微，大多数可以无症状。最常侵犯的器官依次为：宫颈、尿道、尿道旁腺、前庭大腺。可表现为阴道分泌物增多、脓性白带，可伴腹痛及腰痛；宫颈充血、水肿、触痛；侵及尿道时表现为尿频、尿急、尿痛、尿液浑浊，可有脓性分泌物；侵及尿道旁腺及前庭大腺时表现为局部红肿、触痛伴脓性分泌物。

5. 特殊部位的淋病

（1）淋菌性咽炎：大多是由于口交（口-生殖器接触）导致感染淋球菌所致。表现为咽痛、可伴颈部淋巴结肿大、发热，咽部、扁桃体黏膜红肿，部分可有丘疹或出血点，并有散在的小泡，糜烂，表面可见白色脓苔。

（2）淋菌性直肠炎：多发生于男同性恋肛交者。表现为肛门直肠疼痛、瘙痒、里急后重、便血和脓性黏液排出物。隐窝发红、水肿和脓液。

（3）淋菌性结膜角膜炎：多由于接触淋球菌的分泌物导致的，临床相对少见。表现为眼结膜充血、水肿、脓性分泌物，严重者可能导致角膜穿孔、失明。

6. 播散性淋病　淋球菌通过血液、淋巴管播散到全身，可发生菌血症。表现为发热、寒战、全身不适，还可发生淋菌性关节炎、心包炎、胸膜炎等，严重时可危及生命。

四、实验室检查

（一）分泌物涂片镜检

革兰染色后高倍镜下可见细胞内外革兰阴性双球菌。

（二）淋球菌培养

是淋病的确诊实验，培养时间为 18~24 小时。

（三）聚合酶链反应

利用聚合酶链反应（PCR）技术检测淋球菌，具有快速、敏感、特异性高等优点，现已逐渐被推广应用，但此法对已治愈的淋病患者易出现假阳性结果，主要是由于患者分泌物内含有淋球菌残余物所致，故在临床工作中需加以鉴别。

五、诊断

诊断依据：①有不洁性交史；②存在相关的临床症状及体征；③实验室检查可明确淋球菌感染。

六、治疗

（一）一般处理

治疗期间禁烟酒及刺激性食物，暂禁性生活，注意局部卫生。污染物，如内裤、毛巾及其他衣物要及时消毒处理，防止重复感染。分开使用洗浴用具，禁止与婴儿、儿童同床共浴，强调夫妻双方同查同治。

（二）治疗方案

目前淋球菌对青霉素、四环素、环丙沙星等耐药性严重，这些药物已经不再作为治疗淋病的首选药物，头孢曲松钠、大观霉素等较敏感，可作为治疗淋病的首选药物。

1. 淋菌性尿道炎、宫颈炎、直肠炎　头孢曲松 250mg 或大观霉素 2.0g（宫颈炎 4.0g），一次肌内注射。替代方案：头孢噻肟 1g，单次肌内注射或其他三代头孢菌素。

2. 淋菌性咽炎　头孢曲松 250mg 单次肌内注射，大观霉素对淋菌性咽炎效果欠佳，不推荐使用。

3. 淋菌性眼炎　头孢曲松 1.0g/d（新生儿每天 25~50mg/kg）或大观霉素 2.0g/d（新生儿剂量为每天 40mg/kg）肌内注射，连续 7 天。同时生理盐水冲洗眼部，每小时 1 次。

4. 淋菌性前列腺炎、附睾炎、精囊炎、盆腔炎　头孢曲松 250mg 或大观霉素 2.0g 肌内注射，连续 10 天。

5. 播散性淋病　头孢曲松 1.0g/d 或大观霉素 2.0g/d 肌内注射，连续 10 天。合并脑膜炎疗程为 2 周，心内膜炎为 4 周。

如同时合并支原体、衣原体感染，应在以上方案的基础上加用多西环素 200mg/d，分 2 次口服，连续 7 天或阿奇霉素 1.0g 顿服。

（三）治愈标准

症状和体征全部消失，治疗后 4~7 天淋球菌复查为阴性。

参考文献

[1] Hailemariam M, Abebe T, Mihret A, et al. Prevalence of Neisseria gonorrhea and their antimicrobial susceptibility patterns among symptomatic women attending gynecology outpatient department in Hawassa referral hospital, Hawassa, Ethiopia. Ethiop J Health Sci, 2013, 23（1）：10-18.

[2] World Health Organization, UNAIDS, UNICEF. Global HIV/AIDS response：epidemic update and health sector progress towards Universal Access. Progress report 2011. Geneva, Switzerland：World Health Organization，2011：p56.

[3] Ohnishi M, Saika T, Hoshina S, et al. Ceftriaxone-resistant Neisseria gonorrhoeae, Japan. Emerg Infect Dis, 2011, 17（1）：148-149.

[4] 宫鹏，陈俊龙，郭秀颖，等. 口服维宏（阿奇霉素）治疗淋菌性咽炎及合并泌尿生殖系淋病的临床观察. 吉林医学，2006，27（7）：836.

[5] 张学军，陆洪光，高兴华，等. 皮肤性病学. 北京：人民卫生出版社，2013.

[6] 郭应禄，胡礼泉. 男科学. 北京：人民卫生出版社，2004.

非淋菌性尿道炎

第 *29* 章

王璟奇
山西医科大学第一医院

非淋菌性尿道炎（nongonococcal urethritis，NGU）是指由淋球菌之外的病原体引起的泌尿、生殖道急慢性炎症。病原体主要包括沙眼衣原体、生殖道支原体、解脲支原体。

一、流行病学

自 20 世纪 70 年代中期以来，非淋菌性尿道炎患者数不断增加，在国外，尤其是西方发达国家已成为发病人数最多的性病。女性患者多于男性患者。在我国，目前非淋菌性尿道炎位居性传播疾病的首位。传播途径如下。

（一）性接触感染

通过 NGU 患者或携带者性接触感染。成年男性以尿道、女性以宫颈为最易感染部位。

（二）产道感染

新生儿可在分娩过程中由母亲产道感染，可引起新生儿肺炎、结膜炎和女婴阴道炎。

（三）间接感染

间接感染指通过患者的衣物、用具或未经严格消毒的妇产科器械间接接触感染。

（四）自体感染

自体感染指通过手或污染物可使病原体从生殖器接触感染眼睛或咽喉等处。

二、病因及发病机制

本病 40%~60% 由沙眼衣原体引起，20%~30% 由解脲支原体引起，尚有 10%~20% 由阴道毛滴虫、白色念珠菌、单纯疱疹病毒、生殖支原体、腺病毒和类杆菌等微生物引起。

衣原体有其独特的发育周期，繁殖型称为始体，无感染性；感染型称为原体，有致病性；发育的过渡期称为中间体，无致病性。衣原体对热敏感，在 56~60 ℃可存活 5~10 分钟，常用消毒剂均可杀死。支原体在 55℃可存活 5~15 分钟，但在低温、干燥环境下可长期存活。

三、临床表现

起病不如淋病急，症状拖延，时轻时重，但较淋病轻，潜伏期通常为 1~3 周。

（一）男性非淋菌性尿道炎

男性非淋菌性尿道炎表现为尿道不适、发痒、烧灼感或刺痛，尿道红肿，尿道分泌物多为浆液状、稀薄，晨起有"糊口"现象。部分患者可无症状。常见并发症如下。

1. 急性附睾炎　多表现为单侧附睾肿大、疼痛，可触及痛性附睾硬结。

2. 前列腺炎　表现为会阴部或阴茎疼痛、酸胀感，可伴有射精痛。尿中可出现透明丝状物或灰白色块状物，即"尿白现象"。

3. Reiter 病　即为尿道炎、结膜炎及关节炎三联征。常发生于尿道炎后 1~4 周。

（二）女性非淋菌性泌尿生殖道炎

主要为宫颈炎的表现：阴道分泌物异常，宫颈水肿、糜烂；其次为尿道炎的表现：尿频、尿急、尿痛，尿道口充血、红肿，可有少量黏液脓性分泌物溢出；如治疗不及时或治疗不当可引起前庭大腺炎、输卵管炎、子宫内膜炎、异位妊娠等严重并发症。

（三）新生儿感染

1. 新生儿结膜炎　多发于出生后 5~12 天。为化脓性结膜炎的表现为黏液性或黏液脓性分泌物、眼睑水肿、睑结膜弥漫性红肿、球结膜炎症性乳头状增生。

2. 新生儿肺炎　常发生于 3~16 周龄。表现为鼻塞、流涕，呼吸急促，特征性的（间隔时间短、断续性）咳嗽，常无发热。双肺可闻及湿啰音。

四、实验室检查

（一）病原体培养

活细胞培养法的灵敏度为 68.4%~100%，特异度为 100%。因此，自 20 世纪 70 年代以来一直被作为诊断的"金标准"，但该法灵敏度较低，技术要求高，操作不方便。现在越来越倾向于采用几种方法（如培养法+核酸扩增法）结合起来作为"扩大的金标准"。

（二）血清学方法

1. 直接荧光抗体法　直接荧光抗体法用于检测尿道上皮及宫颈上皮的衣原体和支原体抗原。灵敏度 80%~85%，特异度接近 100%。该法快速简便；但受操作人为因素影响大。

2. 酶联免疫法　酶联免疫法灵敏度 60%~80%，特异度接近 86%~100%。优点是快速方便，但灵敏度低。

3. 核酸扩增法　核酸扩增法灵敏度及特异度均高于其他方法，是迄今为止诊断和筛查支原体、衣原体感染最敏感的方法。

五、诊断

患者具有临床表现及实验室任一项检查阳性者可以明确诊断；无临床症状但实验室检查阳性者为无症状感染。

六、治疗

由衣原体和支原体引起的 NGU 如不积极治疗，症状可持续数月之久，并有发生并发症的可能。因此，该病一旦确诊，宜立即进行治疗。临床分离支原体大多具有多重耐药性和高耐药性，临床治疗需根据药敏结果加以选择。目前推荐的治疗方案如下。

（一）美国疾病防治中心的治疗方案

1. 支原体感染

（1）推荐治疗方案：多西环素（强力霉素）100mg 口服，每日 2 次，共 7 天。

（2）替代治疗方案：红霉素 500mg，口服，每日 4 次，共 7 天；红霉素 250mg，口服，每日 4 次，共 14 天；或红霉素琥珀乙酯 400mg 口服，每日 4 次，共 14 天或 800mg，口服，每日 4 次，共 7 天。

2. 衣原体感染　推荐治疗方案，多西环素（强力霉素）100mg，口服，每日 2 次，共 7 天；或阿奇霉素 1g，单剂量口服。

（二）中华人民共和国卫生与计划生育委员会卫生防疫司《性病防治手册》推荐方案

1. 治疗由衣原体或支原体引起的成人无并发症性尿道炎和宫颈炎的推荐方案　多西环素 100mg 口服，每日 2 次，连续 7 天；或盐酸四环素 500mg，口服，每日 4 次，至少连服 7 天，一般为 2~3 周。或米诺环素 100mg，口服，每日 2 次，连服 10 天或土霉素 250mg，口服，每日 4 次，连服 7 天。孕妇由于不宜用四环素，可改用肝损害较小的红霉素治疗，红霉素治疗剂量为 500mg，口服，每日 4 次，连服 7 天。

2. 对于患者的性伴侣也应进行性传播疾病的检查和治疗

（三）非淋球菌性尿道炎的治愈标准

非淋球菌性尿道炎治愈的标准为自觉症状消失，尿液沉淀后检查无白细胞，细胞涂片未见衣原体等，可不做病原体培养。

判断治愈试验的时间窗：抗原检测试验为疗程结束后第 2 周；核酸扩增试验为疗程结束后第 4 周。对于女性患者，建议在治疗后 3~4 个月再次进行沙眼衣原体检测，以发现可能的再感染，防止盆腔炎和其他并发症的发生。

参考文献

［1］陈小玫，张谊芝. 非淋菌性尿道炎实验室诊断研究进展. 中国麻风皮肤病杂志，2007，23（1）：43-45.

［2］中国疾病预防控制中心性病控制中心，中华医学皮肤性病学分会性病学组，中国医师协会皮肤科医师分会性病亚专业委员会. 梅毒、淋病、生殖器疱疹、生殖道沙眼衣原体感染诊疗指南. 中华皮肤科杂志，2014，47（5）：365-372.

尖锐湿疣

第30章

王璟奇

山西医科大学第一医院

尖锐湿疣（condyloma acuminatum，CA）又称生殖器疣，是由人类乳头瘤病毒（human papillomavirus，HPV）引起，主要由性接触传播，侵犯人类皮肤及黏膜，多见于外阴及肛门，在入侵部位引起增生性病变，早期表现为小丘疹，后期进展为乳头状、菜花状、鸡冠状或团块状赘生物。

一、流行病学

尖锐湿疣是全球流行的高发性传播疾病，近年来，本病在我国的发病显著增加，仅次于淋病，居我国性传播疾病的第二位。多见于性活跃的青、中年，发病的高峰年龄在20~40岁，潜伏期为3周至8个月，平均为3个月。

HPV传染方式：①性接触传染，为最主要的传播途径，故本病在性关系紊乱的人群易发；②非性直接接触传染，通过接触病变部位及患者分泌物感染；③间接接触传染，通过接触患者的衣物和用品感染；④医源性感染，通过为患者检查、换药、手术治疗时感染；⑤母婴传播，分娩过程中通过产道传播而发生婴儿的喉乳头瘤病等。

二、病因及发病机制

尖锐湿疣是由HPV引起的。HPV是一种DNA病毒，核心为DNA双链，包绕蛋白质衣壳，衣壳由72个亚单位的壳颗粒组成，它们排列成立体对称的20面体，直径为43~55nm。DNA双链与其外包绕的衣壳合称为核壳体。核心DNA双链构成了HPV的基因组，有7900个核苷酸碱基组成。乳头瘤病毒的宿主有高度的种属特异性，HPV的唯一宿主是人类，实验动物包括鼠类动物均不能被感染。

目前采用分子生物学技术将HPV分为100多种亚型，引起肛周生殖器部位尖锐湿疣常见的HPV有30多种亚型，90%以上的尖锐湿疣是由HPV-6型及HPV-11型引起的。HPV主要感染上皮组织，HPV-16、18、45、56型为最常见的致宫颈癌高危型。

HPV的发病是因为HPV病毒的入侵，使机体的免疫功能紊乱。宿主细胞表面存在着HPV特异性受体，能识别和结合病毒，HPV首先依附在宿主细胞上，然后侵入宿主细胞后分解为各个组分，基因组复制，完成各种蛋白质的表达后重新组装起来，以这样的繁殖方式进行繁殖，可有效逃避宿主细胞的免疫应答，造成宿主的感染。尖锐湿疣的产生过程可能为HPV感染基底细胞，引起细胞凋亡异常，导致细胞过度增殖所致，同时 HPV 基因在复制的过程中也干扰了鳞状上皮组胞的分化模式，使细胞角蛋白多肽表达模式发生改变，导致与鳞状上皮细胞分化有关的角化异常。

三、临床表现

外生殖器及肛门周围皮肤黏膜湿润区为好发部位，男性好发于包皮、龟头、冠状沟、包皮系带、阴茎部、尿道口、肛周和阴囊等，女性多见于大小阴唇、尿道口、阴道口、阴蒂、会阴、肛周、阴道壁、宫颈等，同性恋者多发生于肛周、肛管和直肠内，少数患者可见于肛门生殖器以外部位（如口腔、腋窝、乳房、趾间等）。

皮损初为单个或多个淡红色小丘疹，质地柔软，顶端尖锐，无痛痒感，后渐增多增大。依疣体形态分为无柄型（即丘疹样皮损）和有柄型，后者可呈乳头状、菜花状、鸡冠状及团块状赘生物；疣体色泽可从粉红至深红（非角化性皮损）、灰白（严重角化性皮损）乃至棕黑（色素沉着性皮损）。少数患者因免疫功能低下或妊娠而发生大体积疣，可累及整个外阴、肛周以及臀沟，称为巨大型尖锐湿疣。多数患者无明显自觉症状，少数患者可有异物感、灼痛、刺痒或性交不适。可因皮损脆性增加、摩擦而发生破溃、浸渍、糜烂、出血或继发感染。女性患者可有阴道分泌物增多。

尖锐湿疣分为三种类型，即临床型、亚临床型和潜伏型。有典型的临床表现者为临床型；所谓亚临床型指肉眼不能辨认的皮损，醋酸白试验阳性，组织病理上有尖锐湿疣的改变；潜伏型则为 HPV 潜伏性感染，局部皮肤黏膜外观正常且醋酸白试验阴性，但通过分子生物学方法可检测到 HPV 的存在，目前认为 HPV 潜伏感染是尖锐湿疣复发的主要原因之一。

四、实验室检查

（一）醋酸白试验

用 3%～5% 醋酸液局部外涂或湿敷 5～10 分钟可在 HPV 感染区域发白。但特异性不高，有些慢性炎症，如念珠菌性外阴炎、生殖器部位外伤和非特异性炎症均可出现假阳性。

（二）细胞学检查

用阴道或宫颈疣组织涂片，巴氏染色，可见到两种细胞，即空泡化细胞及角化不良组胞同时存在，对尖锐湿疣有诊断价值。

（三）组织病理检查

表皮瘤样增生伴角化不全，棘层上部细胞及颗粒层出现空泡化细胞，核浓缩深染，是诊断 HPV 感染的重要证据。

（四）免疫学试验

采用抗 HPV 蛋白的抗体检测病变组织中的 HPV 抗原。该方法敏感度不高，检出率只有 50%。

（五）核酸杂交试验

是检测 HPV 感染的重要手段，包括斑点印迹法、组织原位杂交法、核酸印记法。这些方法的特异度和灵敏度均较高，是诊断 HPV 感染的敏感而可靠的方法。但技术操作烦琐，临床上没有普遍开展。

（六）聚合酶链反应

聚合酶链反应（PCR）是目前检出 HPV 感染的最敏感的方法，又可做型特异度分析，具有灵敏度高、方法简便迅速的特点。已在临床上广泛使用。

五、诊断

依据不洁性交史或接触史，典型的临床表现，阳性的实验室检查结果进行诊断。

六、治疗

（一）一般原则

尽早去除疣体，尽可能消除疣体周围亚临床感染和潜伏感染，减少复发。

（二）治疗方案

外生殖器尖锐湿疣推荐治疗方案如下。

1. 药物治疗　0.5%鬼臼毒素酊（或0.15%鬼臼毒素乳膏）：每日外用2次，连续3天，停药4天，7天为一疗程。如有必要，可重复治疗，不超过3个疗程。或5%咪喹莫特乳膏，涂药于疣体上，隔夜1次，每周3次，用药10小时后，以肥皂和水清洗用药部位，最长可用至16周。或30%~50%三氯醋酸溶液，单次外用。如有必要，隔1~2周重复1次，最多6次。

2. 物理治疗　CO_2激光或高频电治疗、液氮冷冻、微波、光动力治疗或外科手术切除。

（三）特殊部位疣治疗

1. 阴道、宫颈尖锐湿疣　宫颈外生性疣应请妇科专家诊治。确诊的低危型宫颈尖锐湿疣可采用 CO_2 激光、微波等治疗方法，也可用 30%~50%三氯醋酸溶液治疗。

2. 尿道尖锐湿疣　液氮冷冻治疗或10%~25%鬼臼树脂安息香酊疣体涂药，待其干燥后才能与正常黏膜接触。如有必要，1周重复1次。光动力疗法在尿道尖锐湿疣的治疗上有独特的效果。

3. 肛门内疣　需与肛肠专科医师共同诊疗。肛门部疣有时伴发直肠黏膜疣，对肛门部疣的患者应常规检查直肠黏膜，可采用肛诊、常规肛镜、高分辨肛镜。

4. 亚临床感染　对于无症状的亚临床感染尚无有效的处理方法，一般也不推荐治疗，因为尚无有效方法将 HPV 清除出感染细胞，且过度治疗反而引起潜在的不良后果。处理以密切随访及预防传染他人为主。对于醋酸白试验阳性的可疑感染部位，可视具体情况给予相应治疗（如激光、冷冻）。

5. 合并 HIV 感染者　由于 HIV 感染或其他原因使免疫功能受抑制的患者，常用疗法的疗效不如免疫正常者，治疗后也更易复发。可采用多种方法联合治疗。

6. 复发的病例　对于复发患者，目前尚无明确有效的疗法。使用激光治疗时应注意及早发现亚临床感染，治疗范围应超过皮损 2mm，深度达真皮浅层。在广泛、彻底去除疣体后，局部使用光动力疗法或咪喹莫特治疗，可降低复发率。

（四）随访

尖锐湿疣治疗后的最初 3 个月，应嘱患者至少每 2 周随诊 1 次，如有特殊情况（如发现有新发皮损或创面出血等）应随时就诊。同时注意皮损好发部位，复发多发生在最初的 3 个月。3 个月后，可适当延长随访间隔期，直至末次治疗后 6 个月。

参考文献

[1] 张学军. 皮肤性病学. 北京：人民卫生出版社，2013.

[2] 吴阶平. 吴阶平泌尿外科学. 济南：山东科学技术出版社，2004.

[3] 磨良群. 尖锐湿疣的研究进展. 数理医药学杂志，2005，18（3）：268-272.

[4] 朱伟，曹萍. 尖锐湿疣的研究进展. 皮肤病与性病，2014，36（6）：327-329，336.

[5] 陈在贤. 实用男科学. 北京：人民军医出版社，2013.

[6] 中华医学会皮肤性病学分会性病学组. 尖锐湿疣诊疗指南（2014）. 中华皮肤科杂志，2014，47（8）：598-599.

[7] 涂平，郑和义，顾恒，等. 外用盐酸氨基酮戊酸光动力疗法治疗尖锐湿疣多中心随机对照研究. 中华皮肤科杂志，2007，40（2）：67-70.

[8] 赵敏，张万宏，董汉生，等. 尖锐湿疣复发危险因素分析. 中国皮肤性病学杂志，2010，24（4）：337-339.

[9] 刘全忠，齐蔓莉. 尖锐湿疣的复发及对策. 临床皮肤科杂志，2009，38（9）：610-612.

[10] Hathaway JK. HPV: diagnosis, prevention, and treatment. Clin Obstet Gynecol, 2012, 55（3）：671-680.

[11] Workowski KA, Berman S, Centers for Disease Control and Prevention (CDC). Sexually transmitted diseases treatment guidelines, 2010. MWR Pecomm Rep, 2010, 59 (RR-12)：1-110.

[12] Lacey CJ, Woodhall SC, Wikstrom A, et al. 2012 European guideline for the management of anogenital warts. J Eur Acad Dermatol Venereol, 2013, 27（3）：e263-e270.

[13] Hamouda T, Freij MA, Saleh M. Management of genital warts in pregnancy. Clin Exp Obstet Gyneco, 2012, 39（2）：242-244.

[14] Fernandes S, Santos R, Fernandes C, et al. HIV infection and anogenital warts. J Acquir Immune Defic Syndr, 2013, 62（3）：e105-e106.

梅毒

王璟奇

山西医科大学第一医院

第 31 章

梅毒是由梅毒螺旋体（treponema pallidum，TP）引起的一种慢性全身性传染病，主要通过性接触和血液传播。临床表现极为复杂，早期主要表现为皮肤黏膜的损害，晚期可以侵犯心血管、神经系统等全身各系统器官，造成多器官的损害甚至死亡，梅毒孕妇还可以通过胎盘传播引起流产、早产、死产和胎传梅毒，因而梅毒是危害人类健康较为严重的性传播疾病之一。

一、流行病学

据世界卫生组织（WHO）估计，全球每年约 1200 万新发病例，主要集中在南亚、东南亚和非洲。新中国成立前我国梅毒患病率高达 5%~10%。20 世纪 60 年代我国已基本消灭了性传播疾病。20 世纪 80 年代以来，随着对外交流的增多，发病率逐渐上升，中国疾病预防控制信息系统收集的数据显示，2010 年我国共报告梅毒 358 534 例，与 2009 年相比增长了 16.43%；死亡 69 例，与 2009 年相比增长了 10.64%。2011 年我国共报告梅毒 419 306 例，与 2010 年相比增长了 11.70%；死亡 102 例，与 2010 年相比增长了 14.78%。

（一）传染源

梅毒的唯一传染源是梅毒患者，患者的皮损、血液、精液、乳汁和唾液中均有梅毒螺旋体存在。

（二）传播途径

1. 性接触传播 这是主要的传播途径。后天梅毒 90% 以上是通过性接触传染的。但是感染梅毒螺旋体也必须达到一定的数量，据报告其半数感染量约为 50 条螺旋体，在性接触过程中通过皮肤和黏膜的损伤处传给对方。未经治疗的患者在感染后 1 年内的传染性最大，传染性随病期的延长而越来越小，到传染后 2 年性接触一般无传染性。

2. 垂直传播 患梅毒的孕妇可通过胎盘使胎儿感染，主要发生在妊娠 4 个月后，导致流产、早产、死胎或分娩胎传梅毒儿。未经治疗的一期、早期潜伏和晚期潜伏梅毒孕妇垂直传播的概率分别为 70%~100%、40%、10%。

3. 其他方式传播 少数患者可通过接吻、哺乳等直接接触被传染，极少数可通过间接接触被污染的毛巾、玩具、衣服、餐具和医疗器械等被传染。冷藏 3 天以内的梅毒患者血液仍具有传染性，输入此种血液可发生传染，但受染者不发生一期梅毒损害，而直接进入二期梅毒。

二、病因及发病机制

TP 又称苍白螺旋体，螺旋体本身透明，一般染色不易着色，暗视野显微镜下观察，折光性强。在 4500 倍以上或电子显微镜下（600~15 000 倍）呈粗细不等，着色不均匀的小蛇状。主要有 3 种运动方式：旋转式、蛇行式、伸缩式。繁殖方式有两种：横断分裂、分芽子繁殖。梅毒螺旋体在体外干燥环境下 1~2 小时即可死亡，1%~2% 苯酚中数分钟死亡，血液中 4℃ 经 3 日可死亡，加热 100℃ 立即死亡，50℃ 5 分钟死亡，41℃ 仅存活 1~2 小时。在潮湿器皿和毛巾上可生存数小时。

梅毒的发病可以描述为全身血管组织的普遍感染。TP 表面存在的黏多糖酶可与宿主细胞表面黏多糖的酶反应，导致 TP 与宿主组织的黏附是发病的重要步骤。而全身皮肤、动脉、眼、胎盘、脐带等富含黏多糖，是 TP 侵犯的主要器官和组织，TP 在血管周围广泛繁殖，透明质酸酶降解，损害了血管支撑结构，继而导致管腔闭塞性动脉内膜炎、动脉周围炎，引起局部组织坏死、溃疡，成为梅毒的特征性结构病理表现。

三、临床表现

（一）一期梅毒

一期梅毒标志性临床特征是硬下疳。好发部位为阴茎、龟头、冠状沟、包皮、尿道口、肛门、肛管等。也可见于唇、舌、乳房等处。硬下疳特点为：感染 TP 后 7~60 天出现，大多数患者硬下疳为单发、无痛无痒、圆形或椭圆形、边界清晰的溃疡，高出皮面，疮面较清洁，有继发感染者分泌物多。触之软骨样硬度。持续时间为 4~6 周，可自愈，一般无全身症状。

（二）二期梅毒

全身症状发生在皮疹出现前，发热、头痛、骨关节酸痛、肝脾肿大、淋巴结肿大。硬下疳消退后发生或重叠发生而出现梅毒疹，并有反复发生的特点，皮肤黏膜损害特点：皮损类型多样化，包括斑疹、斑丘疹、丘疹、鳞屑性皮损、毛囊疹及脓疱疹等，分布于躯体和四肢等部位，常泛发对称。掌跖部暗红斑及脱屑性斑丘疹，外阴及肛周的湿丘疹或扁平湿疣为其特征性损害。所有的梅毒实验室诊断均为阳性。3~5 日好转，自然病程 2~6 周。

（三）三期梅毒

1. 皮肤黏膜损害　结节性梅毒疹好发于头皮、肩胛、背部及四肢的伸侧。树胶样肿常发生在小腿部，为深溃疡形成，萎缩样瘢痕；发生于鼻中隔者则骨质破坏，形成马鞍鼻；发生于舌部者为穿凿性溃疡；阴道损害为出现溃疡，可形成膀胱阴道漏或直肠阴道漏等。

2. 近关节结节　近关节结节是梅毒性纤维瘤缓慢生长的皮下纤维结节，对称性，大小不等，质硬，不活动，不破溃，表皮正常，无炎症，无痛，可自消。

3. 心血管梅毒　心血管梅毒主要侵犯主动脉弓部位，发生主动脉瓣闭锁不全，即梅毒性心脏病。

4. 神经梅毒　神经梅毒发生率约 10%，多发生于感染 TP 后 10~20 年。可无症状，也可发生梅毒性脑膜炎、脑血管梅毒、脑膜树胶样肿、麻痹性痴呆。脑膜树胶样肿为累及一侧大脑半球反质下的病变，发生颅压增高、头痛及脑局部压迫症状。实质性神经梅毒系脑或脊髓的实质性病损，前者形成麻痹性痴呆，后者表现为脊髓后根及后索的退行性变，感觉异常，共济失调等多种病征，即脊髓痨。

四、实验室检查

（一）梅毒螺旋体检查

在皮损处，用玻片刮取组织渗出液或淋巴结穿刺液，在暗视野显微镜下可见到活动的 TP。如用银染色法（Warthin-Starry 法或 Levoaditis 法）或荧光抗体染色，可查见 TP 呈褐色，有螺旋结构。

（二）梅毒血清试验

根据所用抗原不同，梅毒血清试验分为以下两大类。①非梅毒螺旋体抗原血清试验：用心磷脂做抗原，测定血清中抗心磷脂抗体，亦称反应素；本试验灵敏度高而特异度较低，且易发生生物学假阳性；一般作为筛选和定量试验，观察疗效、复发及再感染，包括性病研究实验室试验（venereal disease research laboratory test，VDRL）、快速血浆反应素试验（RPR）、不加热血清反应素玻片试验（USR）。②梅毒螺旋体抗原血清试验，用活的或死的 TP 或其成分作为抗原测定抗螺旋体抗体。这种试验灵敏度和特异度均高，一般用于证实试验。包括荧光梅毒螺旋体抗体吸收试验（FTA-ABS test）、梅毒螺旋体血凝试验（TPHA）、梅毒螺旋体制动试验（treponema palli-dum immobilization，TPI）。

（三）分子生物学技术检测梅毒螺旋体

应用聚合酶链反应（PCR）从选择的材料扩增选择的螺旋体 DNA 序列，从而使经选择的螺旋体拷贝数量增加，能够用特异探针来进行检测。PCR 诊断先天梅毒和神经梅毒具有一定的灵敏度和特异度。

（四）脑脊液检查

脑脊液用于诊断神经梅毒，包括细胞计数、蛋白量、VDRL 试验，血小板与淋巴细胞比值（PLR）检测、胶体金试验等。

（五）组织病理检查

基本改变为血管内膜炎及血管周围炎：血管内皮细胞肿胀、增生，周围大量淋巴细胞、炎细胞浸润，三期梅毒特征性表现为肉芽肿样损害。

五、诊断

梅毒临床表现复杂，且病程长，潜伏期长，诊断须结合病史、体格检查及检验结果进行综合分析。

（一）一期梅毒诊断

结合梅毒接触史、潜伏期、典型的临床表现以及实验室检查（发现 TP、梅毒血清试验阳性）

诊断一般不难。

（二）二期梅毒诊断

根据梅毒接触史、典型临床表现（梅毒疹）结合实验室检查（发现 TP、梅毒血清试验强阳性）进行诊断。

（三）晚期梅毒的诊断

依据 2 年前有一期或二期梅毒感染史。三期梅毒的临床表现为心血管系统受累、梅毒性脑膜炎、脊髓痨和麻痹性痴呆。实验室检查如下。

1. 梅毒血清试验　非梅毒螺旋体抗原试验大多阳性，亦可阴性，梅毒螺旋体抗原试验阳性。

2. 组织病理检查　三期梅毒特征性表现为肉芽肿样损害。

3. 脑脊液检查　神经梅毒脑脊液中淋巴细胞 $\geq 10 \times 10^6$/L，蛋白量 > 0.5g／L，VDRL 试验阳性。

六、治疗方法

梅毒处理原则：及早、足量、规律治疗，性伴侣应同时治疗，治疗期间避免性生活，治疗后至少定期随访 3 年。

（一）早期梅毒（包括一期、二期及病程<2 年的隐性梅毒）治疗方案

普鲁卡因青霉素 G 80 万 U/d，肌内注射，连续 15 天；或苄星青霉素 240 万 U，双侧臀部肌内注射，每周 1 次，共 2 次。替代方案：头孢曲松 0.5～1g，每日 1 次，肌内注射或静脉给药，连续 10 天。对青霉素过敏者用以下药物：多西环素 100mg，每日 2 次，连服 15 天；或盐酸四环素 500mg，每日 4 次，连服 15 天（肝、肾功能不全者禁用）。

（二）晚期梅毒及二期复发梅毒治疗方案

普鲁卡因青霉素 G 80 万 U/d，肌内注射，连续 20 天为 1 个疗程，也可考虑给第 2 个疗程，疗程间停药 2 周；或苄星青霉素 240 万 U，分为双侧臀部肌内注射，每周 1 次，共 3 次。对青霉素过敏者用以下药物：多西环素 100mg，每日 2 次，连服 30 天；或盐酸四环素 500mg，每日 4 次，连服 30 天（肝、肾功能不全者禁用）。

（三）心血管梅毒治疗方案

并发心力衰竭者，应控制心力衰竭后再注射青霉素治疗，需从小剂量开始以避免发生吉海反应（J-H 反应），病情加剧或死亡。水剂青霉素 G，第 1 天 10 万 U，1 次肌内注射；第 2 天 10 万 U，每日 2 次肌内注射；第 3 天 20 万 U，每日 2 次肌内注射；自第 4 天起，普鲁卡因青霉素 G 80 万 U/d，肌内注射，连续 20 天为 1 个疗程，共 2 个疗程（或更多），疗程间停药 2 周，或苄星青霉素 240 万 U，分为双侧臀部肌内注射，每周 1 次，共 3 次。对青霉素过敏者用以下药物：多西环素 100mg，每日 2 次，连服 30 天；或盐酸四环素 500mg，每日 4 次，连服 30 天（肝、肾功能不全者禁用）。

（四）神经梅毒治疗方案

水剂青霉素 G 1800 万～2400 万 U 静脉滴注（300 万～400 万 U，每 4 小时 1 次），连续 10～14 天。必

要时，继以苄星青霉素 G 240 万 U，每周 1 次肌内注射，共 3 次。普鲁卡因青霉素 G 240 万 U/d，1 次肌内注射，同时口服丙磺舒，每次 0.5 g，每日 4 次，共 10~14 天。必要时，继以苄星青霉素 G 240 万 U，每周 1 次肌内注射，共 3 次。替代方案：头孢曲松 2g，每日 1 次静脉给药，连续10~14 天。对青霉素过敏者用以下药物：多西环素 100mg，每日 2 次，连服 30 天；或盐酸四环素 500mg，每日 4 次，连服 30 天（肝、肾功能不全者禁用）。

（五）早期先天梅毒（<2 岁）治疗方案

脑脊液异常者：水剂青霉素 G 10 万~15 万 U/（kg·d），出生 7 天以内的新生儿，每次 5 万 U/kg，静脉滴注，每12 小时 1 次，以后每 8 小时 1 次，直至总疗程 10~14 天，或普鲁卡因青霉素 G 5 万/（kg·d），肌内注射，每日 1 次，10~14 天。脑脊液正常者：苄星青霉素 G 5 万 U/kg，1 次分两侧臀部肌内注射。如无条件检查脑脊液者，可按脑脊液异常者治疗。对青霉素过敏者，尚无使用其他治疗方案有效的证据，可试用红霉素治疗。

（六）晚期先天梅毒（>2 岁）推荐方案

水剂青霉素 G 15 万 U/（kg·d），分次静脉滴注，连续 10~14 天，或普鲁卡因青霉素 G，每日 5 万 U/kg，肌内注射，连续 10 天为 1 个疗程（对较大儿童的青霉素用量，不应超过成人同期患者的治疗量）。脑脊液正常者：苄星青霉素 G 5 万 U/kg，1 次分两侧臀肌注射。替代方案：对青霉素过敏者，既往用过头孢类抗生素而无过敏者在严密观察下可选择：头孢曲松 250mg，每日 1 次，肌内注射，连续 10~14 天。<8 岁儿童禁用四环素。

（七）妊娠期梅毒

在妊娠期新确诊患梅毒的孕妇应按相应梅毒分期治疗。治疗原则与非妊娠患者相同，但禁用四环素、多西环素，治疗后每月做一次定量非梅毒螺旋体血清学试验，观察有无复发及再感染。推荐对妊娠期梅毒患者在妊娠早 3 个月和妊娠末 3 个月各进行 1 个疗程的抗梅毒治疗。对青霉素和头孢类药物过敏者，由于妊娠期和哺乳期不能应用四环素类药物，可试用大环内酯类药物替代：红霉素 500mg，每日 4 次，早期梅毒连服 15 天；晚期梅毒和不明病期梅毒连服 30 天。红霉素治疗梅毒的疗效差，在治疗后应加强临床和血清学随访。在停止哺乳后，要用多西环素复治。

参考文献

［1］张学军. 皮肤性病学. 北京：人民卫生出版社，2013.
［2］吴阶平. 吴阶平泌尿外科学. 济南：山东科学技术出版社，2004.
［3］陈在贤. 实用男科学. 北京：人民军医出版社，2013.
［4］中国疾病预防控制中心性病控制中心，中华医学会皮肤性病学分会性病学组，中国医师协会皮肤科医师分会性病亚专业委员会. 梅毒、淋病、生殖器疱疹、生殖道沙眼衣原体感染诊疗指南（2014）. 中华皮肤科杂志，2014，47（5）：365-372.
［5］程娟，段红岩，李安信. 梅毒流行病学和诊疗现状分析. 传染病信息，2012，25（1）：58-60.
［6］尹跃平. 梅毒血清学检测方法的应用评价. 实用医院临床杂志，2006，3（2）：11-13.

生殖器疱疹

王璟奇
山西医科大学第一医院

第32章

生殖器疱疹（genital herpes，GH）是单纯疱疹病毒（HSV）感染生殖器、肛周、外阴反肤及黏膜引起的一种慢性、复发性、难治愈的性传播疾病。HSV 除可以引起生殖器疱疹外，还可引起播散性 HSV 感染、病毒性脑膜炎、盆腔炎及新生儿疱疹，并可增加 HIV 感染的概率。近年来，随着 GH 发病率的不断增加和危害性的增大，GH 的预防与控制显得日益重要。

一、流行病学

近年来生殖器疱疹的发病率显著增加，美国疾病预防和控制中心（CDC）的数据显示，在 14~49 岁的人群中，16% 的美国人罹患了生殖器疱疹。数据显示，1998 年我国的 GH 发病2755例。近年来呈逐渐上升趋势，我国 GH 的发病率为 2.79/10 万，位居我国性病发病率第 5 位。

生殖器疱疹患者、亚临床或无症状的 HSV 感染者是主要的传染源。HSV 主要存在于精液、阴道分泌物、皮损渗液中，主要经过阴道性交传播，也可通过肛交、口交传播。

二、病因及发病机制

HSV 是一种嗜神经双链 DNA 病毒，有 2 种血清型，即 HSV-1 型和 HSV-2 型，生殖器疱疹主要由 HSV-2 型引起（约占 90%）。HSV 进入人体后，可终生潜伏于初始感染周边部位的感觉神经元内，潜伏的病毒在一定条件下可再度活跃而复发，因此，生殖器疱疹常呈慢性反复发作的过程。

当 HSV 接触黏膜或经皮肤小裂隙进入表皮内时，病毒可在局部角质层复制，引起细胞空泡变性、溶解，此时表现为皮肤或黏膜丘疹，继之更多的上皮细胞变形及水肿液体集聚成为表皮水疱，随着炎细胞浸润，疱液变得浑浊，成为脓疱，脓疱的薄壁破裂会形成浅的溃疡，在这个过程中，多数感染部位病毒复制与破坏是短期的，不会导致全身症状，但个别病例会出现全身的病毒血症。

三、临床表现

生殖器疱疹分为三种类型：初发性生殖器疱疹、复发性生殖器疱疹、亚临床型生殖器疱疹。男性好发于龟头、冠状沟、阴茎体等，女性好发于大小阴唇、阴道口、会阴等。有肛交行为者可有肛门、直肠受累。

（一）初发性生殖器疱疹

初发性生殖器疱疹是指第一次出现临床表现的生殖器疱疹，分为原发性生殖器疱疹及非原发性感染。

1. 原发性生殖器疱疹 原发性生殖器疱疹为首次感染 HSV，潜伏期一般为 2~14 天（平均 1 周），是临床表现最为严重的一种类型。最初的表现为红斑、丘疹或丘疱疹，很快发展为集簇或散在的小水疱，2~4 天后破溃形成糜烂和溃疡，局部可伴瘙痒、疼痛或烧灼感。病程持续 2~3 周。常伴发热、头痛、肌痛、全身不适或乏力等症状。

2. 非原发性生殖器疱疹 非原发性生殖器疱疹既往有过 HSV 感染（主要为口唇或颜面疱疹），血清 HSV 抗体检测阳性，再次感染另一型的 HSV 而出现生殖器疱疹的初次发作。与原发性生殖器疱疹相比，自觉症状较轻，皮损较局限，病程较短，全身症状较少见。

（二）复发性生殖器疱疹

复发性生殖器疱疹首次复发多出现在原发感染后 1~4 个月。多在发疹前数小时至 5 天有前驱症状，表现为局部瘙痒、烧灼感、刺痛、隐痛、麻木感和会阴坠胀感等。皮损数目较少，为集簇的小水疱，很快破溃形成糜烂或浅表溃疡，分布不对称，局部轻微疼痛、瘙痒、症状，较原发性患者轻，病程短常为7~10 天，全身症状少见。复发频率平均每年 3~4 次，多者可达 10 余次。

（三）亚临床型生殖器疱疹

亚临床型生殖器疱疹有 HSV 感染，存在排毒，具有传染性，但无任何临床症状及体征。

四、实验室检查

（一）病毒学检查

病毒学检查包括病毒分离和培养，目前多采用病毒培养的方法。

（二）血清学检测

血清学检测包括抗原检测及抗体检测。HSV 特异性糖蛋白 G_2（HSV-2）和 G_1（HSV-1）型的特异性抗体的血清学检测是近年来应用最多的实验室检测方法，检测 HSV-2 感染的灵敏度为 80%~98%，特异度超过 96%，可区分血清中的抗 HSV-1 和抗 HSV-2 抗体。

（三）核酸检测

聚合酶联反应（PCR）方法检测 HSV 的 DNA 序列是目前临床最敏感和快捷的方法，应用不同的引物还可检测到 HSV 的血清型。

（四）其他检测指标

所有感染生殖器疱疹的患者都应进行梅毒及人类免疫缺陷病毒（HIV）检测。

五、诊断

（一）临床诊断病例

临床诊断病例需符合临床表现，有或无流行病学史。

（二）确诊病例

确诊病例具有临床诊断病例的要求和实验室检查中的病毒阳性结果。

六、治疗

治疗包括全身治疗和局部处理。全身治疗主要是抗病毒治疗和合并感染治疗，局部处理包括清洁创面和防止继发感染。

（一）治疗方案

1. 系统性抗病毒治疗

（1）初发性生殖器疱疹：口服阿昔洛韦 200mg，每日 5 次；或阿昔洛韦 400mg，每日 3 次；或伐昔洛韦 500mg，每日 2 次；或泛昔洛韦 250mg，每日 3 次。疗程均为 7~10 天。

（2）复发性生殖器疱疹（每年复发小于 4 次）：在患者出现前驱症状时或症状出现 24 小时内使用。口服阿昔洛韦 200mg，每日 5 次；或阿昔洛韦 400mg，每日 3 次；或伐昔洛韦 500mg，每日 2 次；或泛昔洛韦 250mg，每日 3 次。疗程为 5 天。

（3）频繁复发的生殖器疱疹（每年复发 4~12 次）：可采用长期抑制疗法。口服阿昔洛韦 400mg，每日 2 次；或伐昔洛韦 500mg，每日 1 次；或泛昔洛韦 250mg，每日 2 次。需长期持续给药，疗程一般为 4~12 个月。

（4）疱疹性直肠炎、口炎或咽炎：方案同初发性生殖器疱疹，但应延长疗程至 10~14 天。

2. 皮损的局部处理　可采用 0.9% 氯化钠溶液或 3% 硼酸液清洗，保持患处清洁、干燥，以避免继发感染，也可外用 3% 阿昔洛韦乳膏。需注意的是局部处理应在全身抗病毒治疗的基础上使用。

（二）治愈标准

对于初发性生殖器疱疹患者，经治疗后，全身症状消失，皮损消退，局部疼痛、感觉异常及淋巴结肿大消失，即为临床痊愈。

参考文献

［1］陈在贤. 实用男科学. 北京：人民军医出版社，2013.

［2］岳晓丽，龚向东，刘昆仑. 2005 年全国淋病与梅毒病例报告覆盖情况分析. 中国艾滋病性病，2006，12（6）：538-540.

［3］吴阶平. 吴阶平泌尿外科学. 济南：山东科学技术出版社，2004.

［4］Heymans R, Golparian D, Bruisten SM, et al. Evaluation of Neisseria gonorrhoeae multiple-locus variable-number tandem-repeat analysis, N. gonorrhoeae Multiantigen sequence typing, and full-length porB gene sequence analysis for molecular epidemiological typing. J Clin Microbiol, 2012, 50（1）：180-183.

获得性免疫缺陷症

第33章

王璟奇

山西医科大学第一医院

获得性免疫缺陷综合征（acquired immunodeficiency syndrome AIDS）是由人类免疫缺陷病毒（human immunodeficiency virus，HIV）感染引起的以免疫功能缺陷为主的传播疾病，即艾滋病。HIV 是一种能生存于人的血液中并攻击人体免疫系统的病毒，是只有一个单链、带有包膜的反转录病毒，它侵犯的是人类免疫系统的指挥中枢 T 淋巴细胞，导致人体免疫功能缺陷，从而使人体出现各种机会性感染或肿瘤，直至最后死亡。

一、流行病学

艾滋病患者及 HIV 携带者为唯一的传染源，目前尚未发现人类以外的传染源。HIV 进入人体主要侵入 CD4 细胞，将病毒 DNA 整合到细胞 DNA 分子上，并产生新的病毒颗粒，现有资料表明，从体液或组织中可分离到 HIV，如血液、精液、宫颈阴道分泌物、羊水、母乳、唾液、泪液、尿液、脑脊液、脑组织、淋巴细胞、单核细胞、肝、骨髓、胰腺、心、肾等。临床无症状而血清抗体阳性 HIV 感染者传染性强。

截至 2014 年，估计全球有 3900 万 HIV 感染者，新发感染和死亡总体来说呈现下降的趋势。截至 2014 年我国实际感染 HIV 人数为 85 万。发病以青壮年较多，发病年龄80%在 18~45 岁，即性生活较活跃的年龄段。根据中国疾病预防控制中心分析，目前我国艾滋病流行特点为：疫情继续上升，但上升速度减缓；疫情地区分布差异大；传播途径以性传播为主；一般人群感染增加。艾滋病的传染途径如下：①性交传播，HIV 可通过性交特别是性乱交传播，肛交、阴道性交、口交都会传播；②经血液传播，经输血传播、血液制品传播、共用针具传播；③母婴传播，艾滋病感染的母亲可通过胎盘、产道、母乳喂养传染新生儿。

二、病因及发病机制

HIV 是 RNA 反转录病毒，属慢性病毒亚科，球形或椭圆形。成熟病毒颗粒直径 100~140nm，病毒核心含有 RNA 和反转录酶及组成衣壳的结构蛋白。HIV 有 9213 个核苷酸结构，呈高度多形性。不同来源的病毒株间约 10%碱基序列不同。病毒基因组的 5' 端和 3' 端是长末端重复段基因，作用是调节病毒的复制。病毒含有三个结构基因：①*gag* 基因，编码病毒核心蛋白；②*pol* 基因编码反转录酶、蛋白酶、内切核苷酸酶，促使病毒在宿主细胞内进行复制；③*env* 基因编码两种外膜蛋白。HIV 抗原至少有 3 个不同的血清群，即主要群特异抗原、外膜蛋白抗原及来源不明的蛋白质抗原。

根据基因的差异，可分为 HIV-1 型和 HIV-2 型，其中 HIV-1 型为目前世界流行的主要类型。HIV-2 型传染性较低，引起的艾滋病发病缓慢、症状较轻，在非洲局限性流行。我国以 HIV-1 型为主要流行株，目前发现有 A、B、C、D、E、F、G 等 8 个亚型，近年来也发现在国内有少数 HIV-2 型感染者。

HIV 对热敏感或巴氏消毒法可将其灭活，但在室温下较稳定，4~7 天后虽部分被灭活，但仍能复制。一般的消毒剂对 HIV 均有灭活作用，0.2% 次氯酸钠、漂白粉、75% 乙醇溶液，5% 过氧化氢处理 5 分钟对 HIV 即有灭活作用。但对电离辐射和紫外线抵抗力较强。

HIV 感染具有 CD4 受体的 T 淋巴细胞，在反转录酶的作用下，以病毒 RNA 为模板，反转录为 cDNA，构成 RNA-DNA 重组体，然后整合于宿主细胞 DNA 中；细胞酶系在病毒指导下将整合的 DNA 转录成病毒子代 RNA 和病毒 mRNA，转译病毒蛋白质。病毒 RNA 与病毒蛋白质装配后以出芽方式释放到细胞外，细胞死亡。另外，病毒 DNA 也可被感染细胞或其子代细胞携带，称为前病毒，进入潜伏期，一旦由于生物或化学刺激激活，就可大量复制，使细胞死亡。HIV 大量繁殖会导致宿主细胞大量死亡，CD4$^+$T 淋巴细胞减少、其他免疫细胞损伤导致免疫功能缺陷，导致机体发生机会性感染及肿瘤。

HIV 感染一旦发生将是永久性的，但艾滋病发病早晚主要取决于病毒及细胞的遗传调控。HIV 感染后可刺激机体产生抗病毒抗体与中和抗体。自然感染所产生的抗体保护作用很小，血清中存在的中和抗体并不能防止无症状 HIV 携带者的病情进展。抗病毒抗体可用一般血清学试验检测，是人体感染 HIV 的指标之一。

三、临床表现

由于艾滋病是 HIV 破坏机体免疫系统，造成不可逆的免疫缺陷，是一种累及人体各组织器官的全身性疾病，因此艾滋病的临床表现十分复杂，本质是导致各种机会性感染和恶性肿瘤的发生。

（一）急性感染期

新感染的患者一般无症状，部分急性感染患者短时间（2~4 周）可发生单核细胞增多症样症状，如发热、乏力、出汗、恶心、呕吐、咽炎、腹泻、皮疹、淋巴结肿大等。个别患者可以出现无菌性脑膜炎症状，如头痛、神经症状和脑膜刺激征。实验室检查：血小板轻度降低，白细胞计数轻度升高，淋巴细胞所占比例轻度降低，CD4/CD8 比例正常或暂时降低，红细胞沉降率增快，周围血淋巴细胞中可培养出 HIV，同时可检测到 P24 抗原，但在 2~3 个月内可检测不到 P24 抗体称为"窗口期"。急性感染期时，症状常较轻微，容易被忽略。

（二）无症状期

无症状期持续时间一般为 6~8 年，长得可达 20 年。此期患者可无任何临床症状，部分患者可有持续性淋巴结肿大。

（三）艾滋病期

艾滋病期主要表现为持续发热、盗汗、体重减轻、全身浅表淋巴结肿大。常合并其他条件性感染，如巨细胞病毒感染、口腔念珠菌感染、疱疹病毒感染、肺孢子菌肺炎等。部分患者可出现神经精神症状：记忆力减退、精神淡漠、癫痫、痴呆等。如不治疗，生存期为 16~18 个月。

四、实验室检查

（一）HIV-1/2 抗体检测

HIV-1/2 抗体检测分为筛查实验和确诊实验两大类。常用的方法有酶联免疫吸附法（ELISA）、凝集法和免疫层析法。第四代 ELISA 筛查试剂大大缩短了窗口期，可同时检测 HIV 抗原和抗体，但其临床价值有待评估。如实验结果呈阴性，在排除窗口期后可报告无 HIV 感染。对抗体呈阳性反应者，应进行复测，采用原有试剂和另一种不同原理或不同厂家的试剂同时进行重复检测，如 2 种试剂复测均呈阴性，则报告抗体阴性；如均呈阳性反应，或一阴一阳，需送 HIV 确诊实验检测进行确认，这是由于 HIV 抗体筛查呈阳性反应的标本可能存在假阳性。确诊实验方法有多种，包括蛋白印迹试验（WB）、条带免疫试验、免疫荧光试验和放射免疫沉淀试验，无 HIV 抗体特异带出现，报告 HIV 抗体阴性；出现 HIV 抗体特异带又符合 HIV-1 抗体阳性判定标准，则报告 HIV-1 抗体阳性；如出现 HIV-2 型的特异性条带，需用 HIV-2 型免疫印迹试剂再做单一 HIV-2 抗体确诊实验，呈阳性反应，则为 HIV-2 抗体血清学阳性，如需鉴别应进行核酸序列分析；如出现 HIV 抗体特异带，但带型不足以判定阳性，则判定为 HIV 抗体不确定，应 3 个月后再行血清学检测。

（二）免疫缺陷的实验室检查

1. 外周淋巴细胞计数。

2. CD4$^+$T 淋巴细胞计数　感染 HIV 后会出现 CD4$^+$ T 淋巴细胞进行性减少，CD4$^+$/CD8$^+$ 比值倒置。临床意义在于了解机体免疫状态、病程进展以及判定临床治疗效果。目前常用方法为流式细胞术。

（三）病毒载量测定

常用的方法有实时荧光定量 PCR（RT-PCR）、核酸序列依赖性扩增（NASBA）等。临床意义为预测疾病进程，提供临床抗病毒治疗的依据，评估治疗效果并指导治疗方案。

五、诊断

（一）HIV 感染的标准

血清初筛及确诊实验均为阳性。

（二）艾滋病确诊的标准

1. HIV 抗体阳性，合并下列任何一项者可诊断艾滋病，或者 HIV 抗体阳性，CD4$^+$ T 淋巴细胞进行性减少，CD4$^+$/CD8$^+$ 比值倒置。

2. 原因不明的持续发热 38℃以上，大于 1 个月.

3. 腹泻超过 1 个月。

4. 6 个月内体重下降 10% 以上.

5. 明显的条件致病菌感染或真菌感染。

6. 肺孢子菌肺炎。

7. 卡波西肉瘤。

8. 中青年出现痴呆、辨别能力丧失、运动神经功能障碍。

六、治疗

（一）抗 HIV 治疗

目前常用的为"鸡尾酒"式混合疗法，即高效抗反转录病毒疗法（highly active antiretroviral therapy，HRRAT），采用蛋白酶抑制剂与反转录酶抑制剂联合治疗。

国内推荐一线治疗方案：2 种核苷类反转录酶抑制剂（NRTIs）联合 1 种非核苷类反转录酶抑制剂（NNRTIs）；或 2 种 NRTIs 联合 1 种蛋白酶抑制剂（PIs）。

TDF+3TC +EFV 方案：替诺福韦（TDF）成人每次 300mg，1 次/天，与食物同服；拉米夫定（3TC）成人每次 300mg，1 次/天；依非韦伦（EFV）成人每次 600mg，1 次/天。

替代方案：齐多夫定（AZT）+3TC +奈韦拉平（NVP）。

（二）免疫调节治疗

可使用 α-干扰素、白介素-2、人血丙种球蛋白、粒细胞-巨细胞集落刺激因子以及粒细胞集落刺激因子等。

（三）机会性感染的治疗

选用针对病原体敏感的药物进行治疗。

参考文献

［1］吴阶平. 吴阶平泌尿外科学. 济南：山东科学技术出版社，2004.

［2］周春梅，王琳，张铭龙，等. 抗人免疫缺陷病毒（HIV）天然产物 COLANoLIDA 及其类似物的合成. 药学学报，1999，34（9）：673-678.

［3］Choudhury B，Risley CL，Ghani AC，et al. Identification of individuals with gonorrhoea within sexual networks：a population-based study. Lancet，2006，368（9530）：139-146.

［4］陈在贤. 实用男科学. 北京：人民军医出版社，2013.

其他性传播疾病

第 *34* 章

王璟奇
山西医科大学第一医院

第一节　阴虱病

阴虱病（phthirus pubis）是由寄生于阴毛根部的阴虱引起的一种性传播疾病，主要通过密切的性接触传播，也可通过污染物传播。

一、病因及发病机制

阴虱是一种寄生虫，虫体扁平，呈灰黄色，胸腹相连，腹部短宽，似螃蟹状，故又名蟹虱。体前部有 3 对足，前足细小，后 2 对足粗壮有钩以箍抓毛干基部，而头则埋藏毛囊口内。在人体上，阴虱的生活周期为 30~40 天。虫卵呈铁锈色或淡红色小点，7 天后虫卵产出幼虫，经 2~3 周即进入成虫期。成虫生存时间为 30 天，脱离人体 24 小时内即死亡，阴虱最适宜的温度为 29~32℃，每天吸血 4~5 次，每次历时 3~10 分钟。阴虱主要经性接触传播，也可通过被褥、内衣裤、浴巾、坐厕等间接接触传播，但脱离宿主只能存活 24 小时，因此这些不是阴虱传播的主要途径。

二、临床表现

阴虱病主要表现为外阴部瘙痒，也可累及肛周、腹股沟区，局部可见丘疹，可因搔抓引起抓痕、血痂，亦可见湿疹化和继发细菌感染而形成脓疱疮、毛囊炎或炎症性丘疹。检查时在毛囊口可见阴虱，在阴毛毛干上可见铁锈色虫卵，或内裤上见铁锈色斑点。

三、诊断

临床症状及找到阴虱或虱卵即可确诊阴虱病。

四、治疗

剔去阴毛，患者所用内裤、被褥要煮洗或熨烫。5% 苄氯菊酯霜剂是目前治疗的首选药物，20% 硫黄霜或 25% 苯甲酸苄酯乳剂都能灭虱，也可以用灭害灵局部喷雾，3 分钟后清洗。性伴侣需要同时治疗。

第二节　性病恐惧症

性病恐惧症（venereophobia）属于一种自身强迫性神经症，是指患者无性病或性病已治愈，但仍对性传播疾病产生了过度的不安、紧张和恐惧。国内有学者将其分为强迫症型、疑病症型、恐惧症型和混合型。男女均可发病，男性略多于女性。

一、病因及发病机制

1. 自身因素　患者人格方面缺陷，大多性格内向、孤僻、多疑、对健康过分关注、心理健康水平较差、心理敏感脆弱等，家族发病率高于正常人群。

2. 社会因素　社会普遍存在着对性病患者的歧视与排斥；某些不负责任的媒体、非法宣传品对性病做盲目、夸大宣传；少数医务人员对患者误导、滥查、滥治，加重了患者的心理负担。

二、临床表现

此类患者多数本身没有性病，仅接触过不洁的环境或性病的患者，或有不洁性交史，便怀疑自己染上了性病，四处求医，寻找证据证明自己确实患有性病，常常要求做许多不必要的检查和治疗，并反复检查和治疗。过分关注自己的身体尤其是生殖器，如在性交中发现有异常的感觉，或在性交后发现异常皮疹等，便误以为染上了性病，并把身体上的任何不适认为是"性病"，表现为对生殖器过分关注的疑病症，甚至自我挤捏阴茎产生分泌物，对身体表面的色素、皮肤赘生物、毛囊等过分关注等。或者有过性病史已治愈，但害怕留下后遗症，害怕传染给家人，从而造成精神上的紧张，无法正常的生活和工作。

三、诊断

符合以下所有条件者可以明确诊断：①性病相关实验室检查均为阴性；②无性病相关的症状及体征；③异常的心理及行为影响了患者正常生活。

四、治疗

1. 心理治疗　建立相互信赖的医患关系是治疗的关键。让患者全面了解性病相关知识，结合实验室检查，打消其顾虑，使其相信医学科学。分析导致恐惧症紧张、焦虑的原因，使患者领悟到引起心理异常的过程。必要时请心理卫生专业医师为患者进行心理咨询。严重者可进行精神评估和厌恶疗法、系统脱敏疗法等。

2. 药物治疗　性病恐惧症的药物治疗主要是对症治疗。焦虑严重的患者可给予抗焦虑药物，如盐酸多塞平、氟西汀等。失眠患者可给予镇静剂，如艾司唑仑、地西泮等。

参考文献

［1］胡亚莹，曹爱华.45 例阴虱病临床分析. 中国麻风皮肤病杂志，2003，19（3）：280-281.

［2］袁明振，赵升田，许纯孝，等. 性病恐惧症 42 例报告. 中国性科学，2005，14（1）：9-11.

［3］杨立娟，赵晓秋，邵宇飞，等. 性病恐惧症的临床分析、心理治疗与护理. 中国麻风皮肤病杂志，2012，28（6）：419-420.

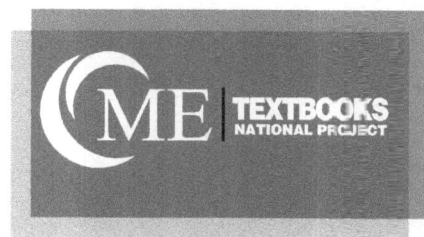

第八篇

男科相关心理问题

男科相关心理问题概述

第 **35** 章

过 斌
北京回龙观医院

　　男科学（andrology）主要是对男性生殖系统结构与功能、男性生殖生理与病理、男性节育与不育、男性性功能障碍、男性生殖系统疾病以及性传播疾病等领域开展广泛的研究，涉及基础医学的生殖解剖、生理、病理、生化、免疫、胚胎、遗传、微生物、分子生物学、细胞生物学和临床医学中的泌尿外科、显微泌尿外科、内分泌科、皮肤性病科以及动物实验学等多个学科。

　　当前的医学模式，已由单纯的生物-医学模式逐渐发展为生物-医学-心理模式。男科学与心理学、社会学的交叉渗透作用尤为明显，男科学的研究涉及人类最根本、最敏感的"性"问题，具有显著的性心理因素的个性特征。一方面，男性个体的人格特征、个性基础、心理活动状态对男科疾病的发生、发展、预后及转归具有重要影响。另外一方面，罹患男科疾病后，由于受传统观念的影响，不好对亲朋好友讲，心中的痛苦得不到宣泄，不能获得别人的心理支持。因害羞及害怕心理而讳疾忌医，这些又会显著影响个体的心理活动状态。同时，因此而产生的不良心理状态又反过来会制约男科疾病的康复，甚至严重影响个体的生活、工作。

一、心理健康与男科疾病

　　根据心理不健康的程度，一般可以把心理不健康的表现划分为三个层次。第一层次为轻微的心理失调。属此层次的人能从事正常活动，只是有些轻微的心理不健康倾向，如自卑、焦虑、抑郁、嫉妒、担心、紧张等。这些心理失调的症状，虽然对人的活动效率和个性的发展具有一定的潜在影响，但是尚可以通过有意识的自我调节加以消除。在男科疾病的患者中，许多人都存在不同程度的轻微心理失调问题，这些症状的存在对男科疾病的发生、发展、预后和转归都会产生潜在的影响，往往不会引起患者本人或者男科医师的重视。及时发现和帮助患者处理存在的心理失调症状，对男科疾病的恢复将起到积极的作用。

　　第二层次为轻度的心理疾病，主要包括各种神经官能症（以下简称神经症），属于此层次的人，常常具有明显和突出的神经质个性特征，突出表现为不安全感、不完善感、不确定感，因而表现为小心多疑、遇事易焦虑、顾虑重重等。临床表现为精神活动能力下降、烦恼、紧张、焦虑、抑郁、恐惧、强迫症状、疑病症状、分离症状、转换症状或各种躯体不适感等。这些人虽然能够维持正常活动，但是已受到明显的干扰，个性特征的偏离常常使他们产生过分的、不恰当的焦虑情绪甚至偏常行为，需要心理咨询或心理治疗。男科求治的患者中，相当比例的患者带着"男科症状"主诉，反复辗转于各大医院、多位知名专家，"男科症状"迟迟得不到缓解，这类患者实际上是神经症患者（尤其是躯体形式障碍，包括疑病症患者）。因此，如何提高男科医师及时识别这类难以解释的男科疾病症状患者的能力，并进行恰当的干预或是及时转诊，是男科学需要进一步研究的范畴。

第三层次为严重的心理疾病，主要包括各类精神病，如精神分裂症、抑郁症、躁狂症、双相情感障碍等。各类精神疾病患者由于疾病本身，可能附加出现各种男科症状，同时因为不得不长期接受各种精神药物治疗，也可能出现各种药物所致性功能障碍等症状。属于此层次的人常常已无法从事正常工作和生活，需要住院或长期专门治疗。这类患者通常更需要精神科医师和男科医师的联合诊疗，只有这种治疗同盟的建立，才可能帮助这类患者得到更好的康复，保证他们的生活质量。

这三种层次的前两类人一般可以意识到或者经过医师的提醒后意识到自己存在心理问题，通过心理咨询、心理治疗可以起到较好的恢复效果。第三层次的人，只有少数精神分裂症患者在清醒的状态下可以意识到自己有不健康的表现，而绝大多数精神患者缺乏自知力，对自己的男科问题不能知觉，这对男科医师将是更大的挑战。

二、男科学相关的心身疾病

心身疾病是一组发生发展与心理、社会因素密切相关，但以某些躯体症状表现为主的疾病。心身疾病的流行病学目前尚缺乏大样本的流行病学资料。国内资料显示，在综合性医院的初诊患者中，有近1/3的患者所患疾病与心理因素密切相关。非精神科医师很少关注这些患者的心理因素，也很少把这些他们认为是内科的疾病而看成与精神科相关，因此患者往往接受的是躯体治疗，心理、社会因素方面很少得到关注，在男科中同样存在这样的问题。

（一）发病理论

心身疾病是由诸多因素综合作用引起的，在各种因素之间又互有联系和影响。关于心身医学的基本理论最初是依据弗洛伊德的心理分析理论和巴甫洛夫的条件反射理论。后经过人们的补充发展，又成为心身医学两大派——心理动力学派和心理生理学派。

1. 心理动力学理论 这一理论始终重视潜意识心理冲突在各种心身疾病发生中的作用。该理论学派的代表者 Alexander 认为未解决的潜意识的冲突是导致心身疾病的主要原因。目前认为，潜意识心理冲突是通过自主神经系统功能活动的变化，作用在相应的特殊器官和具有易患素质的患者而致病的。例如，支气管哮喘的喘息发作和咳嗽症状被认为是"被压抑的哭喊"，目的在于得到他人的帮助；生活环境中对爱情的强烈而矛盾的渴望，可伴随胃的过度活动，具有易患素质者就可能引起胃溃疡。因而他们主张对心身疾病的治疗，只是查明并解决所谓致病的情绪因素和心理矛盾。

心理动力学理论发病机制的不足是片面夸大了潜意识的作用，把躯体疾病的许多症状都解释为潜意识中情绪反应的象征，影响了对其他病因的研究和全面治疗。

2. 心理生物学理论 这一理论以 Cannon 的情绪生理学和巴甫洛夫高级神经活动类型学说为基础。采用量化研究方法来研究有意识的心理因素，如情绪与可测量到的生理、生化变化之间的关系。他们认为，情绪对一些躯体疾病的影响很大，对自主神经系统支配的某一器官和某一系统影响更为明显。此外，他们还探索了心理、社会刺激引起的情绪是通过什么途径引起生理生化变化而致病的。在研究过程中，他们不仅重视对心理生理障碍发生发展机制的研究，而且把心理因素扩大为心理、社会因素对人体健康和疾病的影响，强调了人们对环境刺激的心理生理反应，即强调了心理、社会的紧张刺激对人体的影响以及机体对疾病的易感性、适应性和对抗性等概念在疾病过程中的作用。

（二）情绪与躯体功能

心理因素之所以能影响躯体内脏器官功能，一般认为是通过情绪活动作为媒介实现的。情绪可分为愉快的或积极的情绪和不愉快的或消极的情绪两大类。积极的情绪对人体的生命活动起着良好的促进作用，可以提高体力和脑力劳动的强度和效率，使人保持健康；消极情绪，如愤怒、怨恨、焦虑、忧郁和痛苦等，这种情绪的产生是一种适应环境的必要反应，但如果强度过度或持续过久，便可导致神经活动功能失调，对机体器官功能产生不利的影响，最后会使某些器官或系统造成疾病。

但是心理因素与疾病的关系不能简单地理解为直接的因果关系，这也是早期心身观念得不到支持的主要原因。近代研究证明，心身疾病是多种因素相互作用所致。既不可忽视心理社会因素方面的影响，也不可忽视遗传生物学因素的重要性，必须从整体观念上来看待。

（三）性格与心身疾病

人类的性格特点与躯体疾病的关系，在医学发展史上已经有很多研究。A 型行为模式特征是以最少的时间获得更多的成就，一方面雄心勃勃、不知疲倦、好胜，另一方面表现为暴躁、易激怒、缺乏耐心，充满敌意，患冠心病以及激发心肌梗死的可能性较大；B 型行为模式的特征是没有很高的抱负，容易满足、随遇而安，此类性格的人则无 A 型行为模式的人的特点。对其他疾病的临床心理学研究发现消化性溃疡病的患者大多比较被动、好依赖、顺从、缺乏创造性等；类风湿性关节炎患者则表现为宁静、敏感、情感不轻易外露、并有洁癖；癌症患者则往往具有克制自己的情绪，不善于任意发泄，并长期处于孤独、矛盾、忧郁和失望中。

（四）生活事件与心身疾病

Schmale 研究了亲人分离和忧郁与各种疾病的关系。他发现在住院的大部分患者中都有失落感的主诉（真实的或想象的），并在疾病的症状出现以前，就已感到失去希望和失去帮助。与此相似的报告，有配偶死亡后，存活一方的死亡率和冠心病患病率都有增加。国内康文娥的研究揭示，在一组 95 例老年高血压患者中生活事件发生的频率和强度要明显高于对照组。由此说明应激生活事件对心身疾病的影响。

（五）个体易感性与心身疾病

在相同的心理应激背景下，并非每个人都会患心身疾病，造成这种差异的原因，一般认为与个体的素质和生理特点，即个体易感性有关。Mirsky 曾对加拿大伞兵进行了一项前瞻性的溃疡病发病机制研究，探讨情绪、个体易感性与溃疡病的关系，发现紧张训练课增加溃疡病的发病率；另外发现，63 例具有高蛋白酶原者中有 5 例患溃疡病，而低蛋白酶原者则无人患溃疡病。因此认为高蛋白酶原是消化性溃疡的易感因素之一。

（六）心身疾病的中介机制

根据近代心身医学的研究发现社会、心理因素在作用于人脑后，要通过一定的生理中介机制再作用于靶器官发生生理改变。如果刺激程度过强或持续过久，器官本身就具有易患性。这样就会出现躯体症状，直至发展成为疾病。目前研究认为，主要中介机制是自主神经系统、代谢内分泌系统和免疫系统。

1. 自主神经系统 包括交感与副交感神经系统。它们与内脏功能密切相关。早年研究发现，当人们遭遇到紧张情景时，心跳就会加速，血压随之升高。这种生理性反应如果长期存在，会导致交感神经系统失调，从而使全身性细小动脉长期痉挛而硬化，使血压持续上升，使心、脑、肾等脏器供血减少而最终导致不可逆的病变。而支气管哮喘往往是由于情绪通过边缘系统影响下丘脑功能直接刺激副交感神经引起兴奋，反射性地使支气管平滑肌收缩、痉挛、黏膜水肿、分泌增加而导致支气管哮喘发作。消化性溃疡是由于心理应激反应使大脑功能紊乱，导致自主神经功能失调，从而使局部组织因血管痉挛而引起缺血，造成营养障碍。而且胃酸及胃蛋白酶分泌增加，促使溃疡形成。情绪障碍通过对自主神经的影响效应同样可能影响泌尿生殖系统的功能变化，导致男科疾病的发生。

2. 内分泌代谢系统 内分泌腺在维持机体内环境稳定中起着十分重要的作用。它具有一整套复杂的反馈调节系统，并与自主神经系统存在着广泛的联系，互相制约。当失去平衡时就会使各种代谢过程受到障碍而产生相应的疾病。在社会心理应激下，皮质激素会大量分泌，这时机体适应环境变化，动员防御功能，肾上腺素、去甲肾上腺素、生长激素和抗利尿激素增加。而胰岛素及性激素下降。调节失调后，就会带来一系列不利后果。但当生理平衡失调后，常被出现的一系列躯体症状所掩盖，临床却只注意躯体的变化。另一方面，躯体及心理应激可使稳态平衡（homeostasis）失调，也会出现一系列内分泌功能改变。对下丘脑-垂体-肾上腺轴、下丘脑-垂体-性腺轴、下丘脑-垂体-甲状腺轴均可能产生一系列的影响。精神神经内分泌学已经成为当今一门新的分支学科，为研究心身关系开辟了重要的渠道。理解内分泌障碍如何影响精神状态的平衡和精神状态怎样影响内分泌功能，可帮助会诊-联络精神科专家对男科患者提供良好的医疗指导以改善生活质量，也使男科医师认识到精神神经内分泌学的重要意义。

3. 免疫与应激 免疫对保持机体内部稳定，维护健康及清除外来入侵物体（抗原）起到十分重要的作用。但也有造成过敏反应和自身免疫性疾病的危险。人类的大部分疾病都与免疫功能有关。从细菌和病毒感染到肿瘤的发生，都受到免疫机制的影响。在治疗中则采取增强低下的免疫功能或抑制过度和不良的免疫反应。近年来，随着对免疫机制研究的不断深化，各种临床检测技术的日益改进，特别是关于心理应激对免疫功能的作用，有了许多重大的发现，并专门创立了新的分支，称为精神免疫学（psychoimmunology，1968），作者证明了心理应激可抑制免疫 T 淋巴细胞。以后不少学者的研究也发现，动物实验在应激下淋巴细胞的数目会减少，突触缩减及抗体产生下降。Robert 认为，社会、心理因素可加重或诱发自身免疫疾病、感染及肿瘤。大量研究已证实了其间的联系。他还认为免疫反应可受催眠影响，也可因条件反射而改变中枢神经系统的影响，因而提出了精神神经免疫学的新概念（psychoneuroimmunology）。最近的动物实验表明，在应激条件下，抗体和免疫球蛋白的水平却下降，巨噬细胞的活力减弱，T 细胞成熟的速度延缓，免疫调控基因 Bcl-2 及 Bax 的表达率有改变，造成免疫细胞凋亡增加。T 细胞杀伤作用及产生淋巴因子能力减低；B 细胞产生特异性抗体减少，血清白介素（IL）-6、肿瘤坏死因子（TNF）含量呈下降趋势。还有研究发现，神经元的即刻早期基因蛋白（c-Fox）以及星形细胞内含的胶质纤维酸性蛋白（GFAP）也与应激反应有关。

各类心理因素包括男性个体的性格特征、个性基础、生活事件、环境因素等同样可能通过以上各种途径影响男性泌尿生殖器官的功能，导致男科疾病的发生和发展。因此，男科医师在临床实践中应特别注意患者的心理因素，分析是否心理因素在患者所患疾病的发病机制中发挥了一定作用，患者是否在罹患男科躯体疾病的同时还存在心理障碍，并在诊治过程中建立良好的医患关系。这对增强患者的信心，去除各种病因，真正促进患者的全面康复具有重要的临床意义。

参考文献

［1］郭应禄，胡礼泉. 男科学. 北京：人民卫生出版社，2004.

［2］刘继红，熊承良. 性功能障碍学. 北京：中国医药科技出版社，2004.

［3］沈渔邨. 精神病学. 5 版. 北京：人民卫生出版社，2009.

［4］美国精神病学学会. 精神障碍诊断与统计手册（案头参考书）. 张道龙，译. 5 版. 北京：北京大学出版社，2014.

［5］中华医学会精神科分会. 中国精神障碍分类与诊断标准. 3 版. 济南：山东科学技术出版社，2004.

［6］世界卫生组织. ICD-10 精神与行为障碍分类. 范肖东，译. 北京：人民卫生出版社，1993.

［7］张滨，陈俊，陈斌. 性医学. 广州：广东高等教育出版社，2015.

［8］马晓年. 现代性医学. 2 版. 北京：人民军医出版社，2004.

［9］赵耕源. 医学心理咨询学. 广州：广东科学技术出版社，1997.

［10］张明岛，陈福国. 医学心理学. 上海：上海科学技术出版社，1998.

男性心因性性功能失调

第 *36* 章

过 斌

北京回龙观医院

男性心因性性功能失调指男性由于心理因素引起的性功能障碍，患者不能产生满意的性交所必需的生理反应和心理感受，不包括各种器质性病因、躯体因素及衰老等引起的性功能障碍。

在最新版美国精神病学会编制的《精神障碍诊断与统计手册》（第五版）（DSM-V）中称之为"性功能失调"，男性心因性性功能失调临床上常见的有下列几类：男性性欲低下、勃起障碍、早泄、延迟射精。

第一节　男性性欲低下

男性性欲低下（hypoactive sexual desire disorder, lack or loss of sexual desire, decreased libido）是指由于心理因素导致的成年男子持续或反复地对性幻想和性活动不感兴趣，出现与年龄不符的性欲望和性兴趣淡漠，进而性行为表达水平降低和性活动能力减弱，甚至完全丧失性欲。

在现实生活中，男性性欲低下较为常见。因为男性在性活动中绝大多数处于主动地位，男性性欲低下的后果及对双方的危害可能远高于女性性欲低下，严重时可直接导致婚姻的破裂。而且有史以来，在世界各地，男性性功能良好甚至轻度亢进是男性值得标榜的荣耀。性活动能力的减弱使男性性欲低下的患者极易感到自卑，引起焦虑、抑郁等心理障碍，陷入"性欲低下-焦虑、抑郁-性欲低下加重-更焦虑抑郁"的恶性循环。因此对男性患者而言，性欲低下更容易危害其生活和社会交往。

一、常见心理因素

常见精神心理因素有：①不恰当的性认知，如缺乏或受到错误的性教育、存在对性生活的恐惧心理、对性接触感到忧虑、害怕感染性病；②既往不良经历的影响，如曾有因性交不成功或不和谐而被对方责怪、嘲弄的经历，有被强奸、乱伦、通奸等创伤性的性经历；③所处社会文化背景的影响，如宗教戒律和民族、社会传统的束缚；④夫妻感情、家庭生活不和谐的影响，甚至可能仅仅在"审美疲劳"的心理状态下，导致对夫妻生活兴趣低下；⑤有婚外情或婚外性生活史，从而产生压抑和罪恶感；⑥现代生活节奏快，竞争激烈，工作压力大可能会导致性欲下降；⑦明显的焦虑性格特征，遇事易紧张、焦虑，易产生负性心理暗示；⑧人际关系不协调、安全无保障等社会问题诱发的抑郁、焦虑也可能导致性欲望的降低。

二、临床表现

患者出现与其自身年龄不相适应、不和谐的性欲淡漠，继而性行为表达水平降低和性活动能力减弱，性活动频率低，如性生活每月不足 1 次或更少；有的虽然次数稍多，但并不是主动要求，而是在性伴侣的压力之下不得已而为之，即主动性生活减少。

男性性欲低下表现可分为以下两个方面：①性兴趣低下，表现为对性活动的兴趣淡漠，性幻想明显减少，即使对性刺激反应正常，但通过性交获得的乐趣明显下降；②性兴奋低下，表现为对性活动的要求、主观欲望（性兴趣）正常甚至强烈的情况下难以引起性兴奋和性冲动，对各种强烈的性刺激、爱抚反应低下，或无法在性活动中维持足够的兴奋度以完成性交。上述两种情况可同时存在，或其中一项低下。

此外，部分性欲低下的男性主动性生活（initiative sexual life）减少，但为满足女方要求或维护自身男性尊严而非享受性乐趣为目的的被动性生活（passive sexual life）增加，总的性活动次数并不减少，对家庭、配偶影响不明显，但是如果精神心理问题得不到解决，长期维持这种被动性生活容易诱发抑郁发作（depressive episode）。

三、诊断标准与诊断

（一）诊断标准（DSM-V）

1. 持续地或反复地缺失（或缺乏）对性/情色的想法、幻想或对性活动的欲望。对于此缺少的判断由临床工作中做出，且考虑到那些影响性功能的因素，如年龄、个体生活中总体的和社会文化的背景。

2. 诊断标准 1. 的症状持续至少 6 个月。

3. 诊断标准 1. 的症状引起个体有临床意义的痛苦。

4. 该性功能失调不能用其他非性功能的精神障碍来更好地解释，或作为严重的关系困扰或其他显著应激源的结果，也不能归因于某种物质/药物的效应或其他躯体疾病。

需标注是终身性即该障碍自个体有性活动起持续存在，还是获得性即该障碍开始于一段时间的相对正常的性功能之后。

还要标注是广泛性即不局限于特定类型的刺激、情境或伴侣，还是情境性即仅出现于特定类型的刺激、情境或伴侣。

最后标注目前的严重程度其中轻度为存在诊断标准 1. 中症状所引起的轻度痛苦的证据，中度为存在诊断标准 1. 中症状所引起的中度痛苦的证据，重度为存在诊断标准 1. 中症状所引起的重度或极度痛苦的证据。

（二）诊断

诊断心因性性欲低下，首先需符合男性性欲低下的症状学诊断标准，其次必须通过详尽的检查和综合分析，排除器质性性欲低下的诊断。

1. 病史　病史包括详细的起病过程、诊治经过，还应详细了解患者的性格特征、既往成长发育及接受教育经历、婚姻状况、夫妻感情状态、有无明显的生活事件、有无家族史、有无躯体疾病史等。还应评估有无药物使用、不良生活方式及嗜好（如酗酒、吸毒）。

2. 心理状态评估　可以通过面询及心理量表检测来进行全面评估。常用的量表包括：明尼苏达多项人格测定（MMPI）、症状自评量表（SCL-90）、焦虑自评量表（SAS）、抑郁自评量表（SDS）、国际勃起功能问卷（IIEF）-5 等。

3. 全面的体格检查。

4. 相关的男科学实验室检查及物理检查　应进行下列常规检查：①血液检查中包括末梢血的检查，如血常规、血小板等检查以及静脉血的检查，包括肝、肾功能，血电解质，血糖，血脂，血 T_3、T_4，血浆皮质醇、性激素［如尿促卵泡素（FSH）、黄体生成素（LH）、催乳素（PRL）］等。②尿液检查包括尿常规、尿沉渣、尿流率、尿 17-酮类固醇、尿 17-羟类固醇、尿肌酐等。③前列腺、精液的化验检查。

通过实验室检查可以了解有无泌尿系统疾病、前列腺炎、糖尿病、肾上腺皮质功能亢进或减退、甲状腺功能异常等疾病存在。

四、治疗

心因性性欲低下的治疗原则是针对病因、心理治疗为主，必要时可辅助药物治疗。

（一）心理治疗

1. 认知行为治疗　纠正不恰当的认知，解除思想顾虑。性生活是人群生活中的一部分，有些人对性欲缺乏正确的认识，或受到封建思想的束缚，对性无所要求；或者因为信心不足，性行为内疚，情绪低沉，或对性生活有所顾忌等，严重影响性活动。因此在治疗中要对患者讲清道理，帮助患者客观地认识自己，认识自己的个性特征和行为方式，认识这些因素对自己性活动的影响，解除思想顾虑，恢复正常性生活。

2. 家庭治疗　婚姻关系和夫妻双方的感情基础是心理治疗取得成功的关键。只有先解决夫妻之间的矛盾，使婚姻关系和谐，才有可能取得治疗的成功。这就要求夫妻双方在治疗过程中应抛弃成见，改变家庭内可能造成破坏性活动的性角色模式。在夫妻性生活过程中，如果男性缺乏性的要求，相对会表现出女性的性欲增强，性生活会发生不和谐。这时女方不应责备、谩骂或对男方冷言冷语，应当鼓励体贴，使他消除紧张情绪，协同他到医院就诊，密切配合医师，坚持治疗。

3. 精神分析治疗　精神分析治疗主要是挖掘既往心理创伤，寻找心理冲突的根源，帮助患者人格的不断成长，减轻或去除个性缺陷可能对疾病的不良影响。

4. 注意排除影响性欲的环境因素　影响性欲的环境因素有子女同居一室，或与父母同居一室等，尽量使卧室具有私密性。

5. 自我锻炼　应用自我刺激加强性反应法或用想象加强性感情法，巩固已取得的疗效。还可指导患者采用性感集中训练，开始时要明确不要把性唤起和性生活作为目的，经过一阶段后，鼓励患者在精神愉快时可进行性生活。要特别注意言语和非言语的交流，回忆以往性生活的美好感觉，以此来加强性自主的观点，增强信心，往往性交成功一两次后，性欲低下或无性欲即可明显好转。

（二）药物治疗

有些药物可用于性欲低下的治疗，机制是通过增强机体对性刺激的反应，减轻患者抑郁焦虑情绪，增强患者从性活动中获得的乐趣，进而提高其性兴趣、增加主动性生活能力。

1. 5-羟色胺拮抗剂　包括曲唑酮和芬氟拉明等。其中曲唑酮可阻断 5-羟色胺（5-HT）受体和阻滞突触前膜对 5-HT 的再摄取，通过影响中枢神经系统的 5-HT 递质，进而影响到性欲水平。主要不良反应有阴茎异常勃起、口干、嗜睡等。

2. 5-羟色胺 1A 受体激动剂　如丁螺环酮，已经有大量临床研究证实，可以通过激动 5-HT$_{1A}$ 受体，促进性欲、促进射精，从而起到增强性欲的作用。丁螺环酮常用剂量为每次 10mg，每天 3 次。但如果患者同时合并早泄，丁螺环酮可能因促进射精而加重早泄症状。

3. 育亨宾　育亨宾可通过影响中枢神经系统的 5-HT 和多巴胺递质，来增强男性性欲减退患者的性欲。育亨宾的常用剂量为 2% 育亨宾注射液 0.5~1ml，每天 1 次，20 天为 1 个疗程。育亨宾口服 6mg，每天 3 次，维持 3 个月或更长时间。若反应过大，可减量使用。常见的不良反应有心悸、头晕、面色潮红、消化不良等。

第二节　心因性勃起障碍

心因性勃起障碍（erectile dysfunction，ED）是指主要由心理因素导致的阴茎持续不能达到或维持足够的勃起以完成满意的性生活。这一疾病虽然并不会危及患者的生命，但是会极大地影响患者的生活质量，影响患者的自信心，严重时甚至会危及患者的家庭稳定，尤其对于青壮年患者。

以往的观念认为，ED 主要是由心理因素引起的，这种比例可能占到 80% 以上，后来发现 ED 患者往往存在一些器质性的病变。现在大多数学者认为，ED 的发生绝大部分兼有器质性病变和心理障碍两方面的原因，美国有一项统计认为，混合性 ED 占 ED 总人数的 78%。

一、常见心理因素

（一）个性基础

明显的性格缺陷往往是最重要的发病基础。主要是神经质类个性特征的男性容易罹患心因性 ED。此类人过分关注自己的性功能状况，常对某些正常性活动现象或一过性的性活动不良予以过分的担心，因此容易通过不良暗示产生显著的预期性焦虑而导致症状的反复发生。

（二）夫妻间日常关系不和谐

夫妻间缺乏交流，甚至对性伴侣感到厌恶，或是性伴侣不合作，都将导致失败，最终发展为 ED，英国的一项调查显示，47% 的男性认为日常关系不和谐是造成性功能障碍的原因之一，他们的配偶中认为是这一原因的比例高达 68%。研究提示，在无爱的条件下性交过程往往不能顺利进行，性活动的正常反应过程因而也不能完全或顺利进行，此种状况的持续可能是 ED 发生的重要原因之一。

（三）社会和家庭环境的影响

在一个道德管束严厉和封建文化意识严重的环境中，人们往往缺少性知识，对性往往也是持完全否定的态度，认为生育以外的性活动是邪恶和不可接受的，这些性禁锢的观念进一步影响到个体，产生否定性的性观念，进一步在实际生活中压抑自己的性观念，正常勃起反射就会受到抑制而最终导致 ED。

（四）不良的性经历

来自性伴侣的嘲笑、性伴侣过于急切、婚前性行为时担心对方怀孕或害怕被发现、儿童时期受到过性侵害都可以影响到个体性行为时的心理状态，导致勃起失败并进一步发展为 ED；体验过勃起失败的男性由于心理受到了创伤，对自己的性能力丧失信心，以后即使在温馨的气氛中也会因为害怕失败而不敢主动尝试勃起。对于这样的个体，加强性教育，增强信心是尤其重要的。因此，一个个体由于各种因素的影响，一生中不可能不发生勃起失败的情况。

（五）不适当或不充分的性刺激

有的人靠思维或性幻想就可诱发勃起，而有的人需要强烈的触摸特定部位才能激发满意的勃起，充分而适当的性刺激可以让个体通过视觉、触觉、嗅觉、幻想或情感的交流获得足够的性愉悦，刺激性兴趣，增强完成满意性生活的信心，相反，如果在性行为中得不到所喜欢的性刺激方式也会引起强烈的心理反应，如焦虑、紧张等，甚至产生对性生活的厌恶，从而导致勃起失败。

（六）焦虑和抑郁

工作和生活压力的增大会造成焦虑、抑郁、紧张的情绪，而且身体也会处于疲劳状态，如果在这种情况下进行性生活常常会造成勃起失败，这可能也是近年来 ED 发病率增高的原因之一。因此建议在此种环境下暂缓性生活，待困难时期度过后再进行性交，以避免负面效应的影响。另外，先前所述四个方面的原因最终可能也与产生了焦虑和抑郁的情绪有关，这种情绪常因产生对能否启动和维持勃起的担心，而对勃起调节产生抑制效应，并进而干扰正常的勃起过程。

二、临床表现

由于心理因素导致 ED 的发病，主要表现为阴茎持续不能达到或维持足够的勃起状态以完成满意的性生活。

三、诊断标准与诊断

（一）诊断标准（DSM-V）

1. 在所有或几乎所有情况下（75%～100%）与伴侣的性活动中（在可确认的情况下，或广义而言，在所有情况下），必须出现下列 3 项症状中的至少 1 项。

（1）性活动时获得勃起存在显著困难。

（2）维持勃起直到完成性活动存在显著困难。

（3）勃起的硬度显著降低。

2. 诊断标准 1. 的症状持续至少约 6 个月。

3. 诊断标准 1. 的症状引起个体有临床意义的痛苦。

4. 该性功能失调不能用其他非性功能的精神障碍来更好地解释，或作为严重的关系困扰或其他显著应激源的结果，也不能归因于某种物质/药物的效应或其他躯体疾病。

需标注是终身性即该障碍自个体有性活动起持续存在，还是获得性即该障碍开始于一段时间的相对正常的性功能之后。

还需标注是广泛性即不局限于特定类型的刺激、情境或伴侣，还是情境性即仅出现于特定类型的刺激、情境或伴侣。

最后标注目前的严重程度：轻度为存在诊断标准 1. 中症状所引起的轻度痛苦的证据，中度为存在诊断标准 1. 中症状所引起的中度痛苦的证据，重度为存在诊断标准 1. 中症状所引起的重度或极度痛苦的证据。

（二）诊断

要诊断心因性 ED，首先需符合男性 ED 的症状学诊断标准，其次必须通过详尽的检查和综合分析，排除器质性 ED 的诊断。

1. 病史　病史包括详细的起病过程、诊治经历，还应详细了解患者的性格特征、既往成长发育及接受教育经历、婚姻状况、夫妻感情状态、有无明显的生活事件、有无家族史、有无躯体疾病史等。还应评估有无药物使用、不良生活方式及嗜好（如酗酒、吸毒）。

2. 心理状态评估　可以通过面询及心理量表检测来进行全面评估。常用的量表包括：MMPI、SCL-90、SAS、SDS、IIEF-5 等。

3. 全面的体格检查。

4. 相关的男科学实验室检查及物理检查　应进行下列常规检查。①血液检查包括末梢血的检查，如血常规、血小板等检查以及静脉血的检查，包括肝、肾功能，血电解质，血糖，血脂，血 T_3、T_4、血浆皮质醇、性激素（如 FSH、LH、PRL）等。②尿液检查包括尿常规、尿沉渣、尿流率、尿 17-酮类固醇、尿 17-羟类固醇、尿肌酐等。③前列腺、精液的化验检查。

通过实验室检查可以了解有无泌尿系疾病、前列腺炎、糖尿病、肾上腺皮质功能亢进或减退、甲状腺功能异常等疾病存在。

四、治疗

（一）心理治疗

18 世纪，英国曾报告用反向期望疗法（paradoxical intention）治疗 ED。从 20 世纪 30~40 年代后，至 20 世纪 60 年代末，占统治地位的心理治疗方法是奥地利医师 Freudian 的精神分析理论。在心理分析学派看来，ED 起源于早年人格发展的冲突中，是人格障碍的一种表现，是潜意识的心理冲突造成的，常常是童年不良经历的折射，如恋母情结未能得到很好解决的结果。因此，ED 只能通过长期的、精心设计的、针对潜意识的心理冲突而安排的心理分析疗法才能得以改善和治愈。但疗效不肯定、耗时过长、患者的经济负担过重而无法承受，已经退出主流地位。在这个时期中，行为治疗（behavioral therapy）也逐渐发展起来。行为治疗理论认为，ED 是错误学习的结果，可以通过再学习来纠正，如厌恶疗法（aversion therapy），系统脱敏疗法（systematic desensitization）等。20 世纪 70 年代 Masters 和 Johnson 创立了夫妻共同性治疗，亦称两周强化治疗法（two-weeks-intensive therapy），是目前国际上最流行的心理治疗手段，目的是帮助患者恢复原有的性功能，而不是创造新的性功能，他们强调 ED 与婚姻关系有关，只有夫妻共同参与治疗，才能取得和巩固疗效。夫妻共同性治疗从认知和行为两个方面入手，治疗过程可分为两个阶段：第一阶段为圆桌会议（roundtable），由心理治疗师与夫妻一起探讨所面临的 ED，了解病情的过程，给予指导，纠正错误的性观念，改善夫妻关系，重建夫妻间的性交流。第二阶段是行为治疗，由性感集中训练和其他特殊训练方法组成。1974 年 Kaplan 创立了新性治疗法（new sex therapy），又称心理分析项向的性治疗（analytically oriented sex therapy），是继夫妻共同性治疗后，对性治疗影响最大的学派之一。新性治疗法将心理分析和行为治疗有机地结合起来，认为 ED 的形成是人际间和个体内部共同影响的结果。在治疗时，不仅要强调夫妻关系，还要注重个体发育过程。另外常用的心理治疗方法还有认知疗法（cognitive therapy）、催眠疗法、代理性伴侣疗法（surrogate sexual partners）等。

ED 心理治疗的目标是创造和恢复夫妻间的性乐趣和性满足，而不应当是性表现能力。在进行 ED 的心理治疗前，首先应当详细询问病史、进行全面的体格检查、实验室检查（血糖、睾酮、FSH、LH、PRL 等）和与 ED 相关的特殊检查（如 NPT、多普勒超声检查、阴茎海绵体内压测定、阴茎海绵体造影等），并采用 IIEF、男性性功能问卷（brief male functioninventory for urology）等相关问卷，对 ED 患者进行正确的诊断和全面的评价。

在最初接待时，应该采取自由交谈的方式相互进行初步了解，心理医师不要对谈话的内容和情绪反应加以任何限制，应该使患者意识到，他们的一切苦恼都能得到同情和理解。随后，心理医师巧妙地将话题引到主要问题上来，采取渐进式讨论性问题，同时考虑选定合适的治疗方案。

治疗方案可分为两个阶段进行。第一阶段：性认识的一致与焦虑的松弛。在这个阶段中，由心理治疗师与夫妻一起探讨所面临的 ED，了解病情的过程，给予指导，纠正错误的性观念，改善夫妻关系，重建夫妻间的性交流。在性生活中，由于害怕失败而产生的焦虑、紧张情绪压抑了性功能的自然性，性功能的压抑又使性交失败。"焦虑-失败-焦虑"长久下去，这种恶性循环形成了一种错误的性行为模式，即出现 ED。因此，在这个阶段，夫妻之间要禁止性交，进行一些简易的松弛训练，目的是为了消除对性活动的焦虑状态。同时，应使夫妻双方明白：①性行为是一种本能的生理过程，性是每个人情感表达的最高形式，性行为是多样化的；②性行为是一种脆弱的行为，很容易受到外界因素、消极心理和保守观念等因素的影响；③在治疗过程中，应关心的是夫妻双方的共同利益，而不仅仅是自己的利益，夫妻双方要努力合作，相互交流，共同体验性行为所带来的乐趣；④不要为对方和自己设置既定目标，否则期望值越高失败也越大。在治疗过程中的失败并不可怕，它往往是治疗进展中要遇到的正常现象，同时也恰恰反映出问题的所在，所以不必感到内疚或相互指责，对重新勃起的可能树立起信心。第二阶段：行为治疗，主要介绍性感集中训练方法。性感集中训练要求在良好的环境下进行，要保证无人干扰、合适的温度、柔和的光线和轻松的音乐等。每天训练一个小时。训练可分为以下四个阶段，但各阶段之间不能被绝对地划分开，应有机地衔接为一个完整的过程，每一阶段一般要持续 2~3 周。需要注意的是，一旦在训练中出现焦虑、不能耐受，应及时停止下来进行交流，并返回上一阶段。训练中出现这种情况往往反映出患者对训练的阻抗，医师应针对这种情况加以分析，找出其内心或人际的冲突，帮助解决。

1. 非生殖器性感集中训练 夫妻双方赤裸地躺在一起，互相接吻、拥抱和抚摸全身，但注意不要抚摸乳房和生殖器官。在进行这些活动时，可以用一些亲昵的言语进行交流，并体会由此带来的皮肤快感和情感享受，唤起自然的性反应，使阴茎可以自然勃起。要注意，这些活动是为了提高身体各部分的感受能力，而不是为了使性唤起或满足性交需要。虽然这个阶段往往出现性兴奋，但一定不要性交，应该把注意力集中到体会整个身体的快感上。

2. 生殖器性感集中训练 当双方在前一阶段取得理想效果后，则进入生殖器性感集中训练。虽然此阶段的重点是刺激生殖器，但每次训练仍然从非生殖器部位开始，循序渐进。夫妻双方相互爱抚对方可以引起性兴奋的躯体性刺激点及生殖器，如男性的阴茎、大腿内侧、腋窝和乳头等，女性的阴蒂、阴唇、乳房、大腿内侧、嘴唇、耳垂和腋窝等，使性兴奋逐渐增强，阴茎可以持续勃起或多次勃起，消除焦虑和恐惧感，增强自信心。这个阶段仍然不要性交，而在操作过程中尽量体会心身的欣快感，并逐渐把性感集中到生殖器官上。

3. 阴道容纳阶段 一般采用女上位，待男方阴茎勃起后，女方将阴茎纳入阴道，但双方均不运动，仔细体验这种容纳过程的感受，消除以往担心女方在性行为过程中不能获得满足的焦虑，增强能完成性交的自信心。如果阴茎勃起开始消退，女方可稍加抽动或令阴茎退出后以手刺激重新勃起后再插入，反复操作以强化体验。

4. 阴道容纳并抽动训练　当双方能耐受阴道容纳后，训练便可以向纵深发展，即模拟性行为的阴道容纳并抽动训练。在此阶段，仍然是体验阴道容纳加抽动的感受，享受性快感，而不是以正式的性高潮为目标。抽动应采取"动-停-动"的原则，尽量延迟性交的时间，同时变换抽动的频率、力度、深浅，加强对各种感受的体验。

经过以上的各阶段治疗后，部分患者可获得正常的性交。

（二）药物治疗

1. 曲唑酮　最初曲唑酮用于治疗抑郁症，后来发现其对性功能有作用。主要表现为能改善ED 患者的勃起，延长健康男性阴茎勃起时间及增强性欲。药理机制与选择性抑制中枢的 5-HT 及外周 α 肾上腺素能递质的作用有关。该药对心理性 ED，尤其伴性欲低下、忧郁、焦虑的患者效果更为明显。

2. α 受体阻滞剂　α 受体阻滞剂代表药物是酚妥拉明、酚苄明等。阴茎的勃起有赖于血流的增加和血量的维持。阴茎内小动脉壁平滑肌主要以 α_1 受体为主，酚妥拉明、酚苄明等 α 受体阻滞剂可以阻滞肾上腺素和去甲肾上腺素的 α 受体样作用，降低交感神经张力，促进勃起。口服 α 受体阻滞剂的生物利用度明显低于静脉应用，但静脉应用易出现心悸、直立性低血压等不良反应。目前多为小剂量阴茎海绵体局部注射，或浸润滤纸片局部外用，据报道可收到较满意的疗效。不良反应除血压降低外，常见的有注射部位疼痛、出血、海绵体纤维化，异常勃起的发生率也相对较高，使用时需要密切监护。α 受体阻滞剂对于心理性和神经性 ED 具有良好疗效，对于血管性ED 疗效较差。

3. 5 型磷酸二酯酶抑制剂　目前上市的 5 型磷酸二酯酶抑制剂有西地那非、伐地那非和他达拉非。5 型磷酸二酯酶抑制剂已成为治疗 ED 患者的一线药物。对大部分心理性、器质性及混合性ED 均有效，药效持续时间为 4~36 小时。

4. 中药　中药如疏肝益阳胶囊，该药由蒺藜、柴胡、蜂房、蛇床子等 15 味中药组成，具有疏肝解郁、活血通络、补肾振痿的功效。动物研究及大样本临床观察报道表明，对改善勃起功能及肝郁、肾虚、血瘀等症状效果显著，适用于包括心因性 ED 在内的各种类型的 ED。

第三节　心因性早泄

心因性早泄指的是主要由于心理因素导致的早泄。

一、心因性早泄的常见心理因素

（一）焦虑和抑郁

婚前的仓促性交常在心情紧张下进行，力求快速射精，调节反射一旦形成，即使婚后性生活也难以改变提早射精的习惯。性交次数过少，一旦性交可引起过分强烈的性兴奋（交感神经过度兴奋）而引起提早射精。人际关系、家庭关系、夫妻关系不融洽，造成焦虑、紧张、畏惧都会引起早泄。缺乏自尊、受到挫折、感到内疚、耻辱感、自卑感等抑郁心情可造成早泄。缺乏性知识、性交技巧和经验等。

（二） 长期过度的手淫

由于手淫时多害怕被人发现和耻笑，心情紧张，力求快速射精，逐渐养成早泄的习惯。

（三） 疲劳过度

体力劳动或脑力劳动后感到疲劳，精力不足时进行性生活，也容易发生早泄。

二、临床表现

患者在插入阴道前、插入时或插入后不久即射精，一般时间在 2 分钟以内，可造成患者本人或其配偶在精神心理上的不适。患者可伴有焦虑、忧郁的精神心理症状。根据早泄患者病情的严重程度，早泄可有不同的表现形式：有的患者只要看到裸体或色情的书刊、影视就出现不可抑制的泌精活动；有的患者在与配偶进行身体接触的时候，或是在与配偶进行性前抚摸而尚无性器官的接触时就出现了射精现象；有的患者射精则出现在配偶双方的生殖器刚刚接触的时候；还有的患者在阴茎插入阴道数秒钟，或是仅仅来回抽插几下就出现了射精。

不管哪种形式表现的早泄，都对配偶双方的正常生活产生了很大影响，夫妻关系往往会表现出紧张、冷漠、焦虑、暴躁易怒，男性患者更会因为早泄沮丧，情绪低落。女性患者也会觉得焦虑、抑郁。患者夫妻双方都会因为得不到性满足而苦恼，日久天长往往会酿成婚姻悲剧。

三、诊断标准与诊断

（一） 诊断标准 （DSM-V）

1. 与伴侣的性活动中，在插入阴道约 1 分钟内，在个体的意愿之前出现的一种持续的或反复的射精模式。需注意尽管早泄的诊断可适用于非阴道性活动的个体，但尚未建立针对这些活动的特定病程的诊断标准。

2. 诊断标准 1. 的症状持续至少约 6 个月，且必须在所有或几乎所有 （75%～100%） 的性活动中 （在可确认的情况下，或广义而言，在所有情况下）。

3. 诊断标准 1. 的症状引起个体有临床意义的痛苦。

4. 该性功能失调不能用其他非性功能的精神障碍来更好地解释，或作为严重的关系困扰或其他显著应激源的结果，也不能归因于某种物质/药物的效应或其他躯体疾病。

需标注是终身性即该障碍自个体有性活动起持续存在，还是获得性即该障碍开始于一段时间的相对正常的性功能之后。

标注是广泛性即不局限于特定类型的刺激、情境或伴侣，还是情境性即仅出现于特定类型的刺激、情境或伴侣。

标注目前的严重程度：轻度为插入阴道后 30 秒到 1 分钟内射精，中度为插入阴道后 15 秒到 30 秒内射精，重度为在性活动之前，或在性活动之中，或插入阴道后约 15 秒内射精。

（二） 诊断

要诊断心因性早泄，首先需符合男性早泄的症状学诊断标准，其次必须通过详尽的检查和综合分析，排除器质性性欲低下的诊断。

1. 病史　早泄患者的病史询问很重要，通过对患者的病史询问了解其发病原因，对早泄的治疗具有一定的指导意义。了解患者

既往史即急性或慢性疾病、创伤、手术、精神类药物和酒精滥用史、服药史。现病史即起病的时间、环境情况、持续时间、疾病的进展、治疗情况。性生活史即早期的性体验、性知识水平、既往性生活情况、手淫史（频率和对手淫的看法）、有无同性恋倾向、既往性厌恶史。家庭情况即家庭信仰、家庭对性的态度。婚姻即现阶段配偶关系的稳定性、是否存在配偶间的交流问题。目前性生活情况即性交频率、性高潮频率、配偶双方对性生活频率的满意度、性交痛、现采取的避孕方式、有无性欲倒置和性变态。目前的精神压力即死亡、疾病、财政困难、职务焦虑。

对于心因性早泄患者来说，建立良好的医患关系是治疗的关键。经过面谈了解患者既往有无急性或慢性疾病、有无创伤和手术史、有无药物滥用和酒精嗜好以及患者自身对"性"的了解和看法。

通过对患者婚姻史的询问，了解其配偶对患者性功能的要求以及患者、配偶间的感情交流问题，了解患者目前的生活压力以及以往的性经验。

2. 心理状态评估　可以通过面询及心理量表检测来进行全面评估。常用的量表包括：MMPI、SCL-90、SAS、SDS、IIEF-5、中国早泄患者性功能评价表（CIPE）等。

3. 全面的体格检查。

4. 相关的男科学实验室检查及物理检查　早泄患者应进行下列常规检查。

（1）实验室检查包括：①血液检查包括末梢血的检查，如血常规、血小板等检查以及静脉血的检查，包括肝、肾功能，血电解质，血糖，血脂，血 T_3、T_4，血浆皮质醇、性激素（如 FSH、LH、PRL）等；②尿液检查包括尿常规、尿沉渣、尿流率、尿 17-酮类固醇、尿 17-羟类固醇、尿肌酐等；③前列腺、精液的化验检查。

通过实验室检查可以了解有无泌尿系疾病、前列腺炎、糖尿病、肾上腺皮质功能亢进或减退、甲状腺功能异常等疾病存在。

（2）神经系统检查：以区别功能性和器质性早泄。①阴茎振动感觉测定可以评价阴茎背神经向心性传导功能和脑神经中枢的兴奋性，操作简便、价格便宜，可作为早泄患者早期的筛选检查，有助于分析病情，帮助选择治疗方法并分析其疗效。②阴茎背神经体感诱发电位测定是刺激阴茎背神经末梢，记录脑电波的变化情况以评价阴茎背神经向心性传导功能和脑神经中枢的兴奋性比较客观的方法，可用作临床研究和疗效预测。③球海绵体反射潜伏期测定通过刺激阴茎反肤，并在球海绵体肌利用肌电图评价体神经反射弧的检查方法，特异性不高。对早泄的评价有待于进一步研究。

四、治疗

（一）心理治疗

心因性早泄的治疗应以心理治疗为基础。

1. 性感集中训练法　性感集中训练法是以逐步增加对阴茎的分辨能力为前提的治疗手段，适用于因自罪感、不安感、丧失性生活的自信心等精神心理性原因引起的早泄。这种方法通过拥抱、抚摸、按摩等触觉刺激的手段，来体验和享受性的快感，克服对性行为的恐惧心理，建立和恢复性的自然反应，适用于治疗心因性 ED 和早泄。

治疗期间应注意事项为只准许享受触觉带来的性快感而不准性交，通过增加配偶的快感来取

得自身快乐。具体操作可分为非生殖器性感集中训练和生殖器性感集中训练两个阶段。

（1）非生殖器性感集中训练：夫妻双方可在不受任何干扰的情况下，在密闭的环境中裸体进行非生殖器性感集中训练。集中精力，不谈一切与性治疗无关的事情，专心进行爱抚和体验，轮流爱抚对方的性感带以外的其他任何部位，重点体验爱抚身体所带来的快感，以消除对性行为的恐惧、不安和压抑感，使夫妻双方树立信心和亲密感，自然而然地达到性唤起。这一过程需要1~2周，期间不得性交。

（2）生殖器性感集中训练：夫妻双方可以将爱抚的范围扩大到双方的性感带，如女性乳房或男子的外生殖器，但不准性交。当女方达到性唤起时，可用手触摸阴蒂或用手指轻柔地伸入阴道内，女方可触摸阴囊或阴茎，如果愿意也可进行口交。这一过程需1~2周，待效果巩固之后，即可试图性交。

2. 阴茎挤捏疗法　早泄的发病原因主要是阴茎感觉过敏，此法即可以提高阴茎的感觉阈值，以提高阴茎对刺激的耐受能力和延缓及控制射精的能力来治疗早泄。

操作方法：性感集中训练法中生殖器性感集中训练阶段，通过女方对男方阴茎的刺激，提高阴茎的感觉阈值。男方取仰卧位，把注意力集中到体验由女方刺激阴茎的感觉上。女方坐在男方旁边或两腿之间，轻柔地抚摸阴茎，使阴茎勃起，当男方感到高度兴奋，将要射精时，可示意女方停止刺激，并用双手大拇指放置于阴茎头腹侧冠状沟，其余四指放在阴茎背侧面，用力捏紧15~20秒。这种捏挤技术也可用于性交中，开始采用刺激较弱的女方上位性交姿势，当男方感到高度兴奋，将要射精时，可示意女方迅速脱离男方，并采用挤捏技术，待男方射精感缓解后再次反复进行。

（二）药物治疗

对于心因性早泄患者，药物治疗配合心理治疗，对于早期可改善症状、提高患者对治疗的依从性发挥积极的作用。

1. 抗焦虑药物　短期使用抗焦虑药物治疗，能快速缓解患者的焦虑症状，尤其对于心因性早泄患者的预期性焦虑症状，患者在准备性交前即产生明显的焦虑情绪，这种焦虑情绪显著影响患者的性唤起及对性交过程中本人对性活动的控制能力，是导致心因性性功能障碍的最主要的心理因素之一。临床上可短期或临时使用劳拉西泮、奥沙西泮治疗，但应避免大剂量或长期使用，需权衡患者服药后可能的获益和可能带来的不良反应酌情使用。

2. 选择性5-HT再摄取抑制剂　神经药理学研究发现，神经递质5-HT参与射精的控制，选择性5-HT再摄取抑制剂（SSRIs）通过抑制突触前膜5-HT的再摄取，提高突触间隙5-HT的浓度，激活突触后膜相关的5-HT受体，提高射精阈值，发挥延迟射精的功能。目前SSRIs已成为治疗早泄的首选药物。临床上常用的SSRIs包括达泊西汀、舍曲林、帕罗西汀、氟西汀、西酞普兰、氟伏沙明等。其中达泊西汀是目前第一个也是唯一一个被中国食品和药品管理局批准用于治疗早泄的首选药物。对心因性早泄患者的治疗，不仅可以提高射精阈值，延迟射精，SSRIs还具有确切的抗焦虑效果，系统治疗能显著改善患者的焦虑抑郁情绪。

第四节　延迟射精

心因性延迟射精是指主要由于精神心理因素导致的射精延迟或没有射精。发病率相对较低，目前尚无确切的流行病学资料。

一、常见心理因素

精神心理性自罪感和不安感以及过去不正当的性意识或性行为，缺乏对性生活的自信感，或恐惧感。

二、临床表现

患者有正常的性欲，性兴奋状态下阴茎能够完全勃起并能维持勃起，阴茎在阴道中抽动延迟或始终达不到性高潮及延迟或始终不能从尿道口射出精液。心因性射精延迟患者有梦遗或者经自慰能够正常射精，有些患者对性交调节有特殊要求，否则不能射精。

三、诊断标准与诊断

（一）诊断标准（DSM-V）

1. 在所有或几乎所有情况下（75%～100%）与伴侣的性活动中（在可确认的情况下，或广义而言，在所有情况下），个体没有延迟射精的欲望，且必须出现下列 2 项症状中的 1 项：①显著地射精延迟；②显著地减少或没有射精。

2. 诊断标准 1. 的症状持续至少约 6 个月。

3. 诊断标准 1. 的症状引起个体有临床意义的痛苦。

4. 该性功能失调不能用其他非性功能的精神障碍来更好地解释，或作为严重的关系困扰或其他显著应激源的结果，也不能归因于某种物质/药物的效应或其他躯体疾病。

需标注是终身性即该障碍自个体有性活动起持续存在，还是获得性即该障碍开始于一段时间的相对正常的性功能之后。

标注是广泛性即不局限于特定类型的刺激、情境或伴侣，还是情境性即仅出现于特定类型的刺激、情境或伴侣。

最后标注目前的严重程度：轻度为存在诊断标准 1. 中症状所引起的轻度痛苦的证据，中度为存在诊断标准 1. 中症状所引起的中度痛苦的证据，重度为存在诊断标准 1. 中症状所引起的重度或极度痛苦的证据。

（二）诊断

延迟射精的诊断主要依据患者性交中明显延迟或不能达到性高潮和延迟或不能出现精液射出的病史和性交后的尿液检查没有精液成分。临床上常有性欲低下合并勃起困难和不射精的情况，对此应做详细分析，判断真正病因及主要矛盾。

1. 病史　性交过程中明显延迟或不能达到性高潮，显著延长或无射精动作，无精液流出。对无性交经历且从未梦遗或无自慰射精者应引起重视但不能确诊。性交中阴茎勃起不能维持而导致性交失败者也不列为此类。尤其要询问有无其他药物服用史，长期服用抗精神病药物的患者出现射精延迟很常见。

2. 体格检查　体格检查的目的是寻求发现导致射精延迟的可能原因，应注意全身和第二性征的发育情况。特别要注意有无阴茎短小、包皮过长、阴茎弯曲、尿道下裂、睾丸发育不良、附睾结节等。为排除器质性射精延迟提供临床依据。

3. 辅助检查

（1）血液检查：除肝、肾功能和血糖水平外，应检查血的 LH、FSH、PRL、雌二醇、睾酮水平，以此判断性腺功能，如结果异常必须进一步采取相应检查。

（2）影像学检查：输精管造影、顺行性膀胱尿道造影、膀胱镜检查、多普勒超声波检查等。

（3）性交后尿液检查。

（4）其他性功能检查：阴部诱发电位测定、阴茎振动阈测定等。

四、治疗

心因性延迟射精患者的心理治疗主要采用性知识教育、一般支持性心理治疗、放松训练，夫妻关系治疗。通过了解分析病情，运用认知疗法的理论，进行澄清和解释，给予性指导，纠正不恰当的性观念，重建夫妻间的性交流，以调整和融洽其婚姻关系。

参考文献

［1］郭应禄，胡礼泉. 男科学. 北京：人民卫生出版社，2004.

［2］刘继红，熊承良. 性功能障碍学. 北京：中国医药科技出版社，2004.

［3］沈渔邨. 精神病学. 5 版. 北京：人民卫生出版社，2009.

［4］美国精神病学学会. 精神障碍诊断与统计手册（案头参考书）. 张道龙，译. 5 版. 北京：北京大学出版社，2014.

［5］张滨，陈俊，陈斌. 性医学. 广州：广东高等教育出版社，2015.

［6］许又新. 心理咨询与治疗原理及实践. 北京：北京大学医学出版社，2007.

［7］钱铭怡. 心理咨询与心理治疗. 北京：北京大学医学出版社，2006.

［8］马晓年. 现代性医学. 2 版. 北京：人民军医出版社，2004.

第 37 章 性心理

过 斌
北京回龙观医院

第一节 男性常态性心理

广义的人类男性性心理学的研究对象有两个部分，即在男性生活中的常态性心理和男性性生活中的非常态性心理。男性常态性心理学研究男性在性生活中，常态性心理发生、发展的过程、特点、规律。而男性非常态性心理学研究，则是研究男性在性生活中，非常态性心理发生、发展的过程、特点、规律。

一、性心理研究的历史

心理学源于西方，尽管历史仅百余年，但是内容日益丰富、不断更新，分为意识心理学、行为主义、精神分析、认知心理学和人本主义五大体系，这五大体系又包括了许许多多的分支和流派。性心理学作为心理学的分支之一，与性生理和精神卫生有着密切的联系，主要内容是性心理的发育及变态性心理与性行为的心理学分析。了解正常的性心理对于建立健康的性心理状态以及正确地分析、解释异常性心理有着极其重要的意义。

性心理活动是人心理活动的组成部分，内容和行为方式深奥而复杂。由于性心理的研究受到时代特征、文化背景、伦理道德等诸多因素的制约，特别是它具有的隐秘性和在人类性试验研究变量上的困难，因此比其他心理活动的研究困难很多。幸运的是，自19世纪末开始性心理学研究以来，性学家、性医学家及相关边缘学科的学者们冲破各种障碍和困难，锲而不舍地观察、收集整理着性心理方面的研究成果。特别是20世纪20年代奥地利著名精神分析家弗洛伊德（Freud）的以泛性理论为特色的精神分析主义的兴起以及英国性学家埃利斯（Ellis）以心理分析为基础的巨著《性心理学研究》的出版，使得性心理学初步形成了一整套比较完整的理论和思想。但是，弗洛伊德的理论也存在着重大缺陷，其泛性论扭曲了人们生活的方方面面，忽视了社会生活对性心理的影响，而且他的许多理论以个案为主，缺乏统计学上的可靠性。在20世纪40年代，以阿德勒和荣格为代表的行为主义心理学派的兴起，几乎完全否定了弗洛伊德的学说。第二次世界大战之后，随着生理学、生物学以及社会学等各学科领域的进展，人们对性心理学的本质和内容有了更深的了解。20世纪50年代美国的金赛教授（Kinsey）进行了当时有史以来最大规模的性调研，对1.7万个样本的社会状况、教育程度、性行为、性变态和性欲差别等内容进行调查分析，并出版了专著，这就是著名的"金赛报告"。20世纪70年代，马斯特斯（Masters）和约翰逊

（Johnson）夫妇利用当时的实验室技术对人类性反应的过程提出了4期的新论断，特别是对性高潮的出现提出了科学论据。到20世纪80年代，美国著名性社会学问卷调查得到了大量的一手资料并进行了总结，提出了许多新的见解并在性心理方面论述颇详。目前性科学的研究进展加快，这与性传播疾病的迅速蔓延和社会生活的急剧变化有关。1991年前后，美国芝加哥大学国家民意中心的劳曼博士（Laumann）主持的全国性调研，选择18~59岁的男女共4369名为调查对象，内容涉及做爱次数、性伴侣数、性交方式、性行为与社会关系等，取得了较为可靠的资料，发表的《性行为与社会结构》反映了当时美国性观念等问题。在这些学者诸多研究成果的基础上进一步发展深化，终于出现了比较完善的、拥有确凿无疑的实验科学依据的性心理学理论。而弗洛伊德的理论也重新得到了正确的评价、认识和升华，在当代性心理学中占据着重要地位。

中国在20世纪初即引进西方的性心理学，并对性教育进行了开拓性的研究和实践。当时"五四"新文化运动的许多风云人物都开始探讨性文化现象，因此"五四"新文化运动被认为促进了中国现代性科学的诞生。新中国成立特别是改革开放以后，我国性科学包括性心理学的研究不断发展，取得了可喜的成绩。1989年由上海性社会学研究中心组织了我国第一次大规模性文明调查，被调查的人数为20 000例，最后由刘达临主持撰写出《中国当代性文化——中国20 000例"性文明"调查报告》一书，反映了目前我国大、中学生的性状况，夫妻性生活等基本情况，被称为中国的"金赛"报告，引起了国内外各方面的注意。随后几年又进行了如《大学生的性心理调查研究》等一系列调研活动，总结出了宝贵的资料。兴于20世纪80年代的中国心理学本土化运动也促使了我国传统本土性心理学与西方现代性心理学的有机结合，加速了我国性心理理论和实践的发展。

由于性学研究在方法、理论上的差异，不同的学者往往从不同的视角进行探索，结论虽有共同点但也有较大的差异，因而增加了研究的难度，同时性科学本身也具有高度的复杂性，因此在性心理学领域，目前仍有一些难以解释或尚未被认识的问题与现象，有待进一步的充实和完善。

很久以来，人们普遍认为性心理的形成与发展是与性器官及第二性征的发育同步的，也就是说只有当人步入青春期时才伴随着性欲、情爱的出现而开始性心理的发育，而儿童（青春期前或约10岁以前）没有真正"性"的色彩，是无性的。同样，认为进入老年后，随着各项生理功能尤其是性生理功能的退化，性心理也随之退化、消失。这其实是认识上的一个极大误区。

弗洛伊德最早认识到儿童期性情感和性行为的重要性："公众的观点是儿童期没有性直觉，这种本能最初出现的时间似乎是在青春期。这虽是一种普遍的错误，但其后果却是严重的。这主要是由于我们对性活动基本原理的无知所造成的。"早在20世纪初，弗洛伊德在他著名的"性学三论"里就把人类的性需求称之为一种与饥饿感相仿的本能，叫作"原欲"。这似乎与儒家孟子提出的"食、色，性也"是不谋而合的。该理论认为婴儿出生之后，性本能便像索食的本能一样出现了。而且，婴儿时期性心理的发育状况将会明显地影响成年以后的性心理与性行为。而进入老年期后，虽然性生活的能力随着生理功能的衰退而下降，但是性的要求并不一定减少。老年人的性心理理应得到社会的承认和谅解，使他们得以安度晚年。

尽管性心理的发育受个体遗传、家庭环境、社会氛围、文化程度以及个性特点等因素的制约，从而导致每个人性心理的形成和发展存在很大差异。但是多年来的研究证明，人类性心理的形成和发展仍具有共同的规律。

二、男性性心理的发育过程

1. 婴儿期（0~2）　通过水、空气、阳光、冷热以及抚触等多种方式刺激体表，加快皮肤感知觉发展，形成皮肤性敏感区。通过锻炼大小肌肉群，形成性反应动作，及时满足温、饱、安全的需要，有助于性快感和性欢乐等性体验的形成。

2. 幼儿期（2~3岁） 明确建立最初的性别认同，知道自己是男性，喜欢自己的性别，开始形成性意识和性自我意识；养成男孩站着尿的习惯，不对女性外部性器官的不同感到惊奇，知道不要随意地用手去触摸外部性器官。

3. 学龄前期（4~6岁） 牢固建立对自己的男性性别、性角色的认同，能分清男女，从语言、动作、姿态、表情方面模仿男性角色，自己应担任的性角色，模仿男性（能自知、自爱、自尊）从名字、服饰、发型、体形（脸面、身段）、言谈举止，认识他人是男或是女，学会去男厕所、男浴室。

4. 儿童期（7~12岁） 了解男性器官的解剖结构和生理功能，知道男孩遗精，知道要抵制和反抗他人的性骚扰、性侵犯；初步觉察自己的性心理，知道性紧张（生理上的性冲动和心理上的性焦虑）是应该而且可以释放的，不应消极承受性压抑，以免将来造成性功能障碍；了解性道德的要求，学会尊重异性。

5. 少年期（13~15岁） 确立自我和自信，知道对自己男性性别应持积极自豪而不是羞及自卑的态度，学会保护阴茎和正确对待遗精；初步了解性紧张及缓释方法，知道不应轻率的发生性交合。

6. 青年初期（16~18岁） 了解男性社会角色，性梦中遗精即无意识排精（区别于性抚慰时、性交合时有意识排精），能正确对待性抚慰。

7. 青年中期（19~25岁） 寻找自己爱恋的和（或）爱自己的暗恋、单恋、多角恋的对象，体验初恋、热恋、失恋，使性紧张得到适度的积累和合理的缓解；在新的婚恋关系中与他人共同摸索性活动、性行为的协调途径和性交合的最佳方式，锻炼性技能和性技巧，提高性交合的和谐、满意度。进入组建家庭的最初时期，适应并承担男性在家庭社会中的角色，深化感情，从理想境界向现实生活过渡；正确对待过去的恋人，恰如其分地处理婚外情，避免婚外性交合。

8. 中年期（26~55岁） 不断提高性激情和相互间的吸引，及时调整和改善家庭关系，从单纯的两人世界到处理好两代人、三代人的亲情关系，避免婚外性交合，杜绝性放纵；离异或丧偶者独身时及时调适性心理和性人格，摆脱困惑、走出困境，尽快开始新的生活。

9. 老年期（56岁至临终） 合理满足老年男性爱异性和被异性爱的性需要；寻找适合高龄人性生活的具体途径和方式，做到顺其自然、量力而行；根据健康状况（含慢性疾病稳定期），增加性接触、减少性发；老年男性的婚外情带有"恋爱游戏"的色彩，应予以较宽容的对待，避免婚外性交合，杜绝性放纵。临终关怀，也应带着性接触的内容，使老人带着性满足，平静无憾地走完人生的旅程。

第二节　男性非常态性心理

一、概念

性心理障碍（psychosexual disorder），以往也称性变态（sexual deviation）就是指性行为明显偏离常态的一组心理障碍，主要表现为以异常的性对象和性行为作为满足性需要的主要形式，从而不同程度地影响了正常的性活动。

随着性科学的发展，社会文化的变迁，性变态的概念也有了一些变化。最初，人们把各种异常的性活动统称为性变态（perversion），perversion 来源于拉丁文 perversus，含有贬义，认为这些行为是违背社会伦理道德、亵渎神明、损害身心健康的恶习。随着性心理学研究的开展，性心理学家埃利斯认为，研究变态性行为的目的在于了解和设法治疗，不在于道德评判，因此改用性偏向（sexual deviation），Meyer 则用性偏好称之，现在仍多沿用性变态称之，不含贬义，比较中立的态度，认为性变态不是道德败坏，也不是对神明的亵渎，而是一类性行为与性心理偏离正常的疾病。

随着性变态研究的深入，涵盖的内容也发生了一些变化，早期将性变态归类于人格障碍。目前，大量的研究表明，性变态除了性欲对象和性行为方式与常人不同外，其他方面没有明显的缺陷，基本上是不具备人格障碍特征的（尽管性心理也是人格内容的一部分）。因此，在现行的诊断标准中［如国际疾病分类第 10 版（ICD-10）、中国精神障碍分类与诊断标准第 3 版（CCMD-3）、美国精神障碍诊断与统计手册第Ⅳ版（DSM-Ⅳ）］均将性变态从人格障碍中分离出来，单列为性心理障碍。

另外，性变态者不一定是道德败坏的流氓分子或犯罪分子。他们中大多数人的社会适应良好，有较好的工作能力。一般状况下具备正常人的伦理道德观念，对自己违反社会规范的行为有充分的辨别力，也试图去控制，但其行为往往具有无法控制的强迫性，事后多有悔过之心，这也对精神心理学家和性学家提出了一个要求，不断地去研究其发生机制，寻找出帮助他们消除强迫重复的变态性行为的途径。

二、性心理障碍的判断标准

不同的民族、国家和社会的不同阶层均存在不同的价值观与性道德观，甚至在不同的时代，价值观与性道德观也存在极大差别，因此对性行为的评价存在不同的理解，甚至存在明显的差异。这种不同的理解和差异可能源自法律标准和社会规范的差别，即使是在同一国家、同一民族，因处于不同的历史时期，人们对性行为的评价也可能是不一致的。因此，要评价一个个体的性行为正常与否并无绝对、简单的评判标准，必须从生物学、心理学和社会学的角度，结合变态心理学的普遍规律，用相对的标准对性心理障碍的特殊性做出适当的评价。

1. 生物学标准 个体的性行为如以已经发育成熟的异性为对象，以性器官活动为核心，符合生物学的需要与特征，则是正常性行为；反之则为异常或变态性行为。

2. 心理学标准 个体如在性行为中感到痛苦或受到伤害，该种性行为可能是异常的或变态的。在性行为中受到的伤害可以是身体上的也可以是心理上的，如名誉、身份、地位受到影响，或因内心的性冲动与伦理道德之间的剧烈冲突而感到焦虑、悔恨或抑郁。

3. 社会学标准 从是否违背社会法律和性道德标准以及是否对社会或他人造成影响的角度来看，符合特定历史条件下的某社会法律与公认的性道德规范的性行为，为正常性行为；反之为异常或变态性行为。

三、分类与诊断标准

在不同的时期和不同的国家，由于文化的差异，在性文化方面也存在一定的差异，于是对性变态也会有不同的观念和认识，性变态的范畴和分类也就出现了一定的差异，在世界卫生组织（WHO）的 ICD-10 中性变态分为性身份障碍、性偏好障碍以及与性发育和性指向有关的心理及行为障碍；在 DSM-Ⅳ中，将性变态分为性欲倒错和性身份识别障碍两类，CCMD-3 对性变态的分类基本上与 ICD-10 是一致的，诊断标准也较明确实用，现将此节内容抄录如下。

62 性心理障碍（性变态）【F64 性身份障碍；F65 性偏好障碍；F66 与性发育和性指向有关的心理和行为障碍】

有异常性行为的性心理障碍，特征是有变换自身性别的强烈欲望（性身份障碍）；采用与常人不同的异常性行为满足性欲（性偏好障碍）；不引起人性兴奋的人与物，对这些人有强烈的性兴奋作用（性指向障碍）。除此之外，与之无关的精神活动均无明显障碍。不包括单纯性欲减退、性欲亢进及性生理功能障碍。

62.1　性身份障碍【F64】

【诊断标准】

男性

（1）持久和强烈地为自己是男性而痛苦，渴望自己是女性（并非因看到任何文化或社会方面的好处而希望成为女性）或坚持自己是女性，并至少有下列 1 项。

1）专注于女性常规活动，表现为偏爱女性着装或强烈渴望参加女性的游戏或娱乐活动，拒绝参加男性的常规活动。

2）固执地否定男性解剖结构，至少可由下列 1 项证实：断言将长成女人（不仅是角色方面）；明确表示阴茎或睾丸令人厌恶；认为阴茎或睾丸即将消失，或最好没有。

（2）上述障碍至少已持续 6 个月。

62.11　易性癖【F64.0 性别改变症】

对自身性别的认定与解剖生理上的性别特征呈递反心理，持续存在厌恶和改变本身性别的解剖生理特征以达到转换性别的强烈愿望，并要求变换为异性的解剖生理特征（如使用手术或异性激素），其性爱倾向为纯粹同性恋。已排除其他精神疾病所致的类似表现，无生殖器解剖生理畸变与内分泌异常。

【诊断标准】

（1）期望成为异性并被别人接受，常希望能通过外科手术或激素治疗而使自己的躯体尽可能与自己所偏爱的性别一致。

（2）转换性别的认同至少已持续 2 年。

（3）不是其他精神障碍（如精神分裂症）的症状，或与染色体异常有关的症状。

62.19　其他待分类的性身份障碍【F64.8；64.9】

62.2　性偏好障碍【F65.0】

62.21　恋物癖

指在强烈的性欲望与性兴奋的驱使下，反复收集异性使用的物品。几乎仅见于男性。所恋物品均为直接与异性身体接触的东西，如乳罩、内裤等，抚摸、嗅、闻这类物品伴以手淫，或在性交时由自己或要求性对象持此物品，可获得性满足（即所恋物体成为性刺激的重要来源或获得性满足的基本条件）。对刺激生殖器的性器具的爱好不属恋物癖。

【诊断标准】

（1）在强烈的性欲望与性兴奋的驱使下，反复收集异性使用的物品。所恋之物是极重要的性刺激来源，或为达到满意的性反应所必需。

（2）至少已持续 6 个月。

62.211　异装癖【F65.1 恋物性异装癖】

是恋物癖的一种特殊形式，表现对异性衣着特别喜爱，反复出现穿戴异性服饰的强烈欲望并付诸行动，由此可引起性兴奋。其穿戴异性服饰主要是为了获得性兴奋，当这种行为受抑制时可引起明显的不安情绪。患者并不要求改变自身性别的解剖生理特征。

【诊断标准】

（1）穿着异性服装以体验异性角色，满足自己的性兴奋。

（2）不期望永久变为异性。

（3）至少已持续 6 个月。

62.22　露阴癖【F65.2】

反复在陌生异性面前暴露自己的生殖器，以满足引起性兴奋的强烈欲望，几乎仅见于男性。

【诊断标准】

（1）具有反复或持续地向陌生人（通常是异性）暴露自己生殖器的倾向，几乎总是伴有性唤起及手淫。

（2）没有与"暴露对象"性交的意愿或要求。

（3）此倾向至少已存在 6 个月。

62.23　窥阴癖【F65.3】

反复窥视异性下身、裸体，或他人性生活，以满足引起性兴奋的强烈欲望，可当场手淫或事后回忆窥视景象并手淫，以获得性满足。几乎仅见于男性。观看淫秽音像制品，并获得性的满足，不属于本诊断。

【诊断标准】

（1）反复窥视异性下身、裸体，或他人性活动，伴有性兴奋或手淫。

（2）没有暴露自己的意向。

（3）没有同受窥视者发生性关系的愿望。

（4）这种行为至少已存在 6 个月。

62.24　摩擦癖【F65.8 其他性偏好障碍】

男性患者在拥挤场合或乘对方不备之际，伺机以身体某一部分（常为阴茎）摩擦和触摸女性身体的某一部分，以达到性兴奋的目的。

【诊断标准】

（1）反复地通过靠拢陌生人（通常是异性），紧密接触和摩擦自己生殖器。

（2）没有与所摩擦对象性交的要求。

（3）没有暴露自己生殖器的愿望。

（4）这种行为至少已存在 6 个月。

62.25　性施虐与性受虐症【F65.5】

以向性爱对象施加虐待或接受对方虐待作为性兴奋的主要手段。其手段为捆绑、引起疼痛和侮辱等，甚至可造成伤残或死亡。提供这种行为者为施虐症，以接受虐待行为来达到性兴奋者为性受虐症。

【诊断标准】

（1）一种性活动偏爱，可为接受者（受虐狂），或提供者（施虐狂），或两者都有，并至少有下列 1 项：①疼痛；②侮辱；③捆绑。

（2）施虐-受虐行为是极为重要的刺激来源或为满足性欲所必需。

（3）至少已持续 6 个月。

62.26　混合型性偏好障碍【F65.6 性偏好多相障碍】

最常见的组合是恋物癖、异装癖及施虐-受虐症。对性偏爱的不同类型以及对个人的重要性应依次列出。

62.29　其他或待分类的性偏好障碍【F65.8；F65.9】

62.3　性指向障碍【F66 与性发育和性指向有关的心理和行为障碍】

指起源于各种性发育和性定向的障碍，从性爱本身来说不一定异常。但某些人的性发育和性定向可伴有心理障碍，如个人不希望如此或犹豫不决，为此感到焦虑、抑郁及内心痛苦，甚的试图寻求治疗加以改变。这是 CCMD-3 纳入同性恋和双性恋的主要原因。

62.31　同性恋【F66. x₁】

【诊断标准】

（1）符合性指向障碍的定义。

（2）在正常生活条件下，从少年时期就开始对同性持续表现性爱倾向，包括思想、感情，及性爱行为。

（3）对异性虽可有正常的性行为，但性爱倾向明显减弱或缺乏，因此难以建立和维持与异性成员的家庭关系。

62.32　双性恋【F66. x₂】

【诊断标准】

（1）符合性指向障碍的定义。

（2）在正常生活条件下，从少年时期就开始对同性和异性均持续表现性爱的迷恋倾向。包括思想、感情及性爱行为。

（3）难以建立和维持与异性成员的家庭关系。

62.39　其他或待分类的性指向障碍【F66.8 其他；F66.9 待分类的与性发育和性指向有关的心理和行为障碍】

例如患者对自己的性认同或性定向不确定，以致焦虑或抑郁。

四、临床表现

（一）同性恋

同性恋（homosexuality）是性变态中最常见的一种类型，可见于各种年龄，以未婚青少年多见，且男性多于女性。但由于同性恋行为一般较为隐蔽，因此发生率难以准确估计。

社会对同性恋行为的接受程度因文化不同而有很大的差异。有的国家视为合法，同性恋者有自己的聚会与娱乐场所，甚至还可以结婚；而有些国家则被列为严禁之列，甚至可能因"鸡奸罪"而判刑；有的则采取不危害社会便不予理睬的做法。当然，民众对此类行为的态度却比较多的认为是不好的行为，因为这一行为与现行的婚姻制度以及婚姻的生育目的是相违背的，这就使同性恋者在社会生活和法律上处于不利的地位。随着对此类行为研究的报告越来越多，社会对同性恋的态度也越来越宽容。美国精神病学会于 1973 年把同性恋从"心理疾病"的名单中删除。WHO于 1993 年，日本和中国的精神病学会分别于 1995 年和 2001 年把同性恋排除在"心理疾病"之外。同性恋可以从不同的角度进行分类。

1. 据患者的性别分类　据患者的性别分为男同性恋和女同性恋。

2. 据有无实质性行为分类　据有无实质性行为分为精神性同性恋和实质性同性恋。前者只有性爱心理或性欲，后者在性爱心理和性欲的基础上，有实质性行为，如肛门性交、口交、相互手淫或利用工具进行性交等。

3. 据有无与异性的性行为分类　据有无与异性的性行为分为绝对同性恋和相对同性恋。绝对同性恋只对同性有性兴趣和性行为而获得性满足，对异性没有性兴趣甚至厌恶异性，对自身的真实生理性别有良好的认同，他们即使迫于社会因素而与异性结婚，也没有正常的性功能。有时可以借助性幻想把配偶当作同性而进行性活动，因此其婚姻关系很难维持；相对同性恋，准确地说应称为双性恋，他们对同性和异性两种成员均持续表现为性爱的迷恋倾向，包括思想、感情及性爱行为。他们在性别角色认同上倾向双性别，行为上较为紊乱，难以为异性对象接受，因此也很难建立或维持婚姻家庭关系。

4. 据在同性恋中扮演的性别角色分类 据在同性恋中扮演的性别角色可以分为主动同性恋和被动同性恋。主动同性恋以扮演"丈夫"角色为主，被动同性恋以扮演"妻子"角色为主。男性同性恋中的被动型和女性同性恋中的主动型是绝对的同性恋，心理障碍较重，在心理上有较多的异性特征。

另外还有一类型假性同性恋，也称境遇性同性恋。基本上是属于环境和教育造成的心理变态。如一个从小被家庭当作异性抚养的孩子，在青少年时期对同性产生性爱心理与性行为而获得性满足却又未被拒绝时，或是在长期的缺乏异性的环境中生活、工作，其同性性行为只是一种替代性性活动。当他们的性角色观念得到矫治，缺乏异性的环境得到改变时，他们的性爱心理和行为可以很快改变，不应视为同性恋。

关于同性恋发生的原因，目前有很多的学说，但都没有能够得到充分的证明。这些学说不外乎从生物学因素、遗传因素、家庭及社会因素三个方面来探讨其发生原因。传统的观点认为同性恋是一种遗传素质和（或）激素系统的缺陷引起的，而家庭及社会因素则认为幼年的性教育可能导致性角色的偏离而导致同性恋。

同性恋者由于其性取向与占绝大多数异性恋者不同，一直是医学、精神病学、伦理学、心理学、社会学等学科研究的对象。人们可以从不同的角度来研究同性恋，同时给出相应的评价。目前，国内有部分学者提出同性恋不是病态，只是性取向不同，他们的选择应该得到社会的尊重，并在条件成熟的情况下通过一些方法在社会上保证其正当的权益。例如提供正确的防范与性相关疾病的指导，使他们能够安全地行使他们的性权力，减少不安全的性行为所导致的性传播疾病（包括艾滋病）的发生，从而减少一些引起人们反感同性恋的因素，使人们对他们的态度变得宽容、接纳；提供平等的就业权力，有利于同性恋者社会功能的正常发挥，社会也相对安定团结。

同性恋者常常会有较多的人际关系困难（包括与同性性伴侣的关系），出现情绪反应，如焦虑、抑郁反应甚至自杀等，治疗原则与异性性取向者此类问题的处理原则是一样的。

（二）露阴癖

这是性变态中较多见的类型，指反复在陌生异性面前暴露自己的生殖器，以满足引起性兴奋的强烈欲望。几乎仅见于男性，这可能和男女性器官的解剖结构上的差异有关。

露阴癖（exhibitionism）多见于青春期的男性。他们有的在人少而又比较僻静的场所，如偏僻的小巷、公园的深处或树林中，向过路的陌生女性显示勃起的阴茎，也可以是在人多而拥挤但容易逃脱的公共场所乘机行动。当暴露对象出现情绪与行为反应时，无论是害羞、恐惧、愤怒还是逃避，都会令其获得性满足。少数妇女表现出好奇的表情时，更是可以令露阴者达到性高潮而射精。露阴者的行动一般只到此为止，不会做出进一步的性要求，每次露阴前，会出现难以遏制的露阴欲望和强烈的紧张感。随着露阴行动获得性满足后，则心情平静，紧张感消失而感到轻松愉快。有些在行动后被告发，受到行政或司法处理，会感到很丢面子，反悔自己的行为，想控制自己不再去行动，但当念头出现后，虽然很担心再次遭受惩罚，又会无法控制而去行动，有的甚至是越想控制发生的次数却越频繁。

露阴癖者一般不会发生性暴力行为，有的只以露阴行动而宣泄性欲获得性满足，对与异性的性生活完全没有兴趣。有的可以有家庭，对妻子和家庭成员也很关心，但对夫妻性生活兴趣不大，而妻子对其生殖器的欣赏和抚摸比性交本身带来的性满足更甚。

关于露阴癖的发病原理，不同的心理学派有着不同的解释。心理分析学派认为露阴癖的行为根源是幼年时期留下的阉割焦虑。心理分析学家们认为，当男性遭受精神创伤时，由于性心理发展受挫，固着于不成熟的童年阶段——恋母情结阶段，为了减轻潜意识里的阉割焦虑，通过露阴行为而象征性地表达自己男子汉的身份。行为主义心理学则认为露阴癖是后天获得的一种行为。

我国的心理学家钟友彬教授认为，露阴癖在病理本质上是儿童式的性行为，它的发病是这些幼稚性行为的延续或在遭遇挫折时的再现，幼年性冲动是它的内心驱动力。不论是自幼年起延续下来的露阴癖患者，还是成年后遇到精神困难或性欲挫折才突然发病的患者，在幼年儿童时期都曾有过主动参与的、可取得快感的性经历。这些曾经引起过兴奋激动的性经历渐被遗忘但没有消失，作为儿童取乐方式被固结在无意识中。成年后遇到精神创伤或性的压抑无法应对时，便不自觉地用幼儿的取乐方式来排除成年人的困难，宣泄成年人的性欲，这便是露阴癖的病理心理本质和发病原理。

露阴癖的患者多半不会主动求治，多是被单位、司法机关或亲属送来。因为尽管他们可以承认他们的行为是违反社会道德规范和法律的，也会因此而受到惩罚，感觉很丢脸而回避和人的接触，但都可以从中获得其他途径无法得到的性快感和性满足，因此多不主动求治。在治疗方面，多数根据行为主义的理论，采用行为矫正法，用厌恶疗法来破除变态性行为的"条件反射"，同时培养正常的性行为。钟友彬教授在其对露阴癖的病理本质的理论基础上，运用心理动力学的理论，开展了对此类患者的认知领悟心理治疗，取得了较好的效果。

（三）窥阴癖

窥阴癖（voyeurism）的特点是反复窥视异性外阴部、裸体，或他人性行为，以满足引起性兴奋的强烈欲望，可当场手淫或事后回忆窥视情景并手淫，以获得性满足。几乎仅见于男性，少数患者可伴有露阴或恋物行为。

窥阴癖可以是从幼年起就有窥阴行为，也有部分是成年后起病。他们常常在厕所、浴室、卧室寻找机会想方设法偷看，如在墙壁上钻洞，趴在窗户或房梁上，在有便沟相通的男女厕所内用反光镜偷看等，尽可能地做到在不暴露自己的情况下进行。由于现在建筑结构的改变，厕所不再有互通的便沟，而是独立的便池，且均装有门。有些患者则守在厕所外，等候机会，跟踪单身一人如厕的女性，趁其如厕时偷偷趴在厕所的地上借助门下的缝隙偷窥女性的外阴部及下身。尽管知道这样做极易被发现，还是不惜冒着被惩罚的危险去偷窥，以换得性的满足。窥阴癖者多数对正常的性爱活动没有兴趣，大多数没有异性恋，少数是已婚男性，但夫妻性生活也是不和谐的，有时借助于对窥视景象的回忆而完成夫妻性生活。

窥阴癖的病理心理本质和前述的露阴癖是一样的，是幼稚性行为的另一种表现，是幼年性游戏时观看和被看的愿望和行动在成人身上的延续和再现。这也是这两种性变态类型多见的原因。

它的治疗与窥阴癖一样，采用"厌恶疗法"的行为治疗较多，钟氏认知领悟心理疗法也有较好的疗效。

（四）摩擦癖

触觉在性活动中有着非常重要的地位，性伴侣之间在性活动过程中的相互抚摸、身体摩擦均可以引起和增强性兴奋直至达到性满足。而摩擦癖（frotteurism）的患者，却是在公共场所，对素不相识的人，趁其不备之时，以生殖器或身体某些部位摩擦对方躯体或触摸异性身体的某些部位以满足性欲望，这一行为违背了对方的意愿，是社会道德所不容许的，常常会引起对方的斥责，受到惩罚。患者此时也会承认自己的行为违犯道德，会引以为戒，但往往行动上并不改正，此类患者几乎均是男性。

（五）恋物癖

恋物癖（fetishism）是指反复出现的以异性使用的物品或是异性躯体的某个部分作为性刺激的来源或是达到性满足所必需的现象，几乎仅见于男性。所恋的物品均为直接与异性身体接触的东西，如乳罩、内裤、内衣、卫生巾、纸巾、头巾、发卡、鞋、袜等，通常通过抚摸、嗅闻、舔尝、触吻这些物品而获得性满足。有些在与异性性交时，由自己或性伙伴持有这些物品才能获得性满足。异性的头发、脚趾也可以成为其性欲对象。当然，对爱人身体某部分特别喜爱或是珍爱爱人用过的物品而作为爱情的信物、思念的象征不一定都是病态，只有当这些物品不再是所爱的人的象征，物品本身成为他们的迷恋之物，变成性刺激和性满足的对象时才称为性变态。恋物癖最初可能是偶然的，以后逐渐形成习惯。

（六）异装癖

异装癖（transvestism）也称为异性装扮症，穿着异性服装可以令其产生性兴奋，抑制这种行为则无法产生性兴奋，并引起明显的不安情绪。此症也主要见于男性，他们的性爱倾向是异性恋，真正的异装癖者，其异性装扮是为了唤起自己的性兴奋，作为异性性活动的准备，一旦性兴奋消退，随即放弃异性着装；而同性恋者的异性装扮是为了吸引对方，自己不产生性兴奋。异装癖始发于童年或青春期，开始时偶尔一两件异性服装，以后可以逐渐增加直至全部异性装扮，可以是在家秘密穿戴，也有的会在公共场合异性装扮，但他们对自身的生理性别能很好地认同，没有改变性别的愿望，但近年来有学者指出异装癖可以发展为易性癖。

（七）易性癖

易性癖（transsexualism）的特征是心理上不能接受自己的性别，厌恶自己解剖生理上的性别特征，持续存在想改变自己性别的愿望，希望借助医学的帮助而获得异性的解剖生理上的特征。往往自幼年时就开始，喜欢穿着异性服饰，参与异性的游戏，并模仿异性的行为、声调等。青春期开始后，喜欢以异性的身份参与异性的活动，自认为是异性而对同性产生爱慕。成年后形成同性恋，扮演异性的身份，对自己的第一、二性征完全不能接受、厌恶它们，持续地出现改变自己性别的愿望，希望借助手术或激素治疗获得异性的性征，在受到家庭或社会的阻挠时也不放弃。易性癖者由于自身心理与生理的不和谐，加之社会与家庭的不理解，往往存在较多的情绪障碍，自杀率也高于普通人群。

易性癖的病因目前尚不清楚，可以从三方面来理解和探讨。一是胚胎发育时期性激素的影响方面，妊娠期母体内雄激素含量异常假说只有动物实验的间接证据；二是"母子结合"的作用，如果母子接触过多，会对男孩子的性别认同造成影响，男孩向母亲认同是女性化的开端；三是生活环境的作用，社会尤其是父母对待儿童的态度，会影响儿童的性别认同，女孩有一个难以从情感上沟通的母亲或是没有母亲，使之在出生后一年内缺乏与母亲的身体接触方式的母女联系，造成女孩与母亲认同的过程受阻，如果此时接受过强的父女联系，女性则向父亲认同而出现男性化的倾向。

易性癖的治疗几乎无一例能达成纠正其性别身份障碍的目的，原因是患者没有此愿望。也许心理治疗更多的是关注其情绪障碍，使患者接受自己，或是在易性术后对其进行心理支持，减少其在获得新性别后对社会的不适应。

易性癖重在预防，建立恰当的母子关系、父子关系，使儿童能很好地与同性父母认同。在教养过程中，家庭与社会应以一种始终如一的方式正确指导孩子的行为与其性别相适应；稳定而和睦的家庭为孩子提供获得合适的性别身份及与其适应的行为的环境保障。

（八）性施虐症与性受虐症

性虐待症（algolagnia）是由 Schrenck Notzing（1899 年）拟定的，用以称谓另一类很重要的性变态，这就是性兴奋和虐待（无论是精神上的还是肉体的）所致的痛苦密切联系在一起的现象，包括主动和被动两种表现。主动者称性施虐症（sexual sadism），即向所爱的对象施加精神上或肉体上的痛苦而获得性满足。法国的一位侯爵名沙德（Marquis de sade，1740—1814 年），在现实生活中有一些这样的性变态行为，而在他的作品里，则充满着这类变态的性活动的描写，于是 Kraft-Ebing 把主动的性虐待症用其名字命名为沙德现象（Sadism）。被动者称性受虐症（sexual masochism），18 世纪的小说家萨歇尔－马索克（Sacher-Masoch，1836—1895 年）自己是一个受虐者，在他的作品里，又经常出现这类变态的性活动的描写，因此称此类行为为受虐癖，即喜欢接受所爱的对象的虐待，无论是精神上的受辱，还是躯体上的痛苦折磨，均可以令其产生性兴奋，获得性满足。性施虐症和性受虐症可以并存，也可以单独出现。他们的性功能往往较弱，可以不经过性交而仅通过上述的施虐与受虐行为而获得性满足，因此，他们的施虐或受虐行为的动机并不是要使别人或自己受苦，而是要使自己获得性的激动情绪，甚至是作为性满足的唯一方式。

施虐症者的施虐行为可轻可重，轻则辱骂、捏、抓、撕咬性对象，重则捆绑、鞭打、用极其下流的语言臭骂，甚至用利器割伤对方至流血，卡缢颈部至局部的窒息等，从而造成对方躯体和精神上的明显伤害，甚至可以有杀人的反社会的、违反法律的行为，成为色情谋杀犯，对社会的安宁带来一定的危害。施虐症多见于男性，且其人格特征上多表现为缺乏男子气、懦弱、胆怯、羞耻心强，见人很羞涩（如有他人在场时不敢排便），易发窘等，内向而孤僻。

性受虐症也多见于男性，可能因为女性在性生活中本来就比较被动，且有接受痛苦的倾向，因此，在一定程度内的受虐被视为一种生活的方式，只有在无法忍受时才会反抗。

性虐待症的发病原因目前仍不十分清楚，霭理士指出一个人的性冲动所以要走上虐待的路，姑且不问其方式如何，大抵不出两个解释：一是虐待症的倾向原是原始时代所有的求爱过程的一部分，现在出现可看作是一种返祖现象；二是一些性衰弱与阳痿的男性，想借此取得一些壮阳或媚药的效用，以求达到性满足的目的。

五、发病机制

性心理障碍的病因，目前尚无确切答案。没有一种理论能够得到充分的证实，没有一种理论能够得到充分的证实，也没有一种理论能对各种类型的性变态做出圆满的解释，前面在性变态的临床表现的描述时，对有些理论进行了介绍。但多数学者认为，性心理障碍是遗传素质、社会文化、家庭环境、个体社会化等多方面因素综合作用的结果。

（一）生物学因素的假说

1. 遗传学说　Hirschfeld（1868—1935 年）发现 25% 的性欲倒错患者有遗传因素的参与。之后，有露阴癖、异装癖家族化的个案报道。此外，Gaffney 等（1984 年）研究发现，相对于其他精神病患者的家族成员，性心理障碍患者的家庭成员中性心理障碍的患病率明显增高，分别为 3% 和 18.5%。进一步的研究发现，性心理障碍与基因或染色体异常有关。

2. 内分泌学说 性激素因直接参与性行为、性功能的调节而在性心理障碍病因学研究中备受关注。有学者假设，同性恋以及易性癖患者与出生前的内分泌环境改变有关。对易性癖患者的形态学研究结果部分支持这个假设。另外也有资料报道，窥阴癖或露阴癖患者的血液中雄激素水平比正常人高。

3. 神经解剖结果和功能学说 一项对恋物癖、露阴癖患者的调查发现，150 例被调查者中有 15 例有脑器质性改变，其中恋物癖占 8.3%，露阴癖占 13%。这些患者的脑电图也存在异常。Medonick（1988 年）在哥本哈根大学医学院对难产婴儿进行长期追踪研究后发现，围产期的脑损害与成年后的性犯罪和暴力行为有关。

4. 神经递质学说 其中对 5-羟色胺（5-HT）神经递质研究得最多。Pearson（1990 年）等首先发现性心理障碍患者存在 5-HT 传递异常。1997 年和 2003 年 Kafka 进一步阐述性心理障碍患者确实存在 5-HT 系统功能异常。

5. 共病学说 有学者通过对性心理障碍共病现象来试图探讨性心理障碍发病的潜在生物学机制。有研究发现，性身份障碍的最近或终身性共病率达 71%，42% 的患者被诊断有一种或一种以上的人格障碍。至于性身份障碍与其他精神障碍的关系，目前尚未达成共识。有研究结果推测，性心理障碍与情感障碍或抽动障碍等精神障碍之间可能存在某种生物学的联系。进一步研究这种联系，或许对揭示性心理障碍的病因会有新发现。

（二）心理学的解释

不同的学派对性变态有着各自不同的解释，其中弗洛伊德的心理分析理论应用比较广泛，认为幼年和儿童性心理发展过程的固着、退行是性变态形成的主要原因。从前述的性心理发展过程可以知道，性欲是与生俱来的，经过口欲期、肛欲期、性器欲期、潜伏期，到达青春期而发展成熟，青春期前的性欲和性行为是儿童幼稚的性活动，其目的只是获得身体器官的快感，称之为前期快感；而生长至青春期后，由于性腺的发育成熟，其性欲和性行为转变为成年人的成熟的性活动，主要是通过以性器官性交为中心的性活动而达到性快感，称之为终极快感，最终目的是生育。在正常情况下，随着发育成长，前期快感最后均隶属于终极快感。如果在青春期前幼儿性欲发展过程中任何一个阶段形成固着，就会阻碍前期快感向终极快感发展，使性活动停滞在幼稚的儿童性活动的状态，形成性变态，这是大多数自幼年期就出现性变态行为的患者的发病原因。有些人幼年期性发育中的固着可以不影响整个性心理的发展过程，已经有了成年人的性活动，但现实生活中如果出现较强的挫折或是性欲的压抑时，性心理又退行至早年的固着处，表现出幼年式的性心理和性行为，这可以解释为什么成年人突然出现变态的性活动。

行为主义学派则认为性变态是后天习得的行为模式，是性兴奋偶与无关刺激物通过条件化机制结合在一起而形成的反应，其中有单个经验学习的理论认为变态性行为是具有损伤性的人格素质的人对周围环境中某种事物或情景，偶然与高度性兴奋、性满足相结合的反应。而偶然的联系在以后的手淫和性想象中的不断出现则使之得到强化，从而牢固地形成病理联系而形成条件反射，使变态的性行为成为唯一的性满足行为模式。

（三）社会因素

社会环境对性意识和性行为的影响非常之大。个体在少年儿童时期受到的影响是最深刻的，并对其以后的心理发育带来影响。如从小生活在单亲家庭，缺乏良好的教育，接触黄色书籍，偷窥异性身体，幼年时受到家庭环境中性刺激、性兴奋经验的影响，儿童少年早期即有特殊的性兴趣、性偏好等，均可能导致成年后形成各种类型的性心理障碍。

六、治疗

以上介绍了临床上常见的一些性变态的种种表现，我们发现它们可以有一些共同点：多幼年就有变态的性行为，一直持续存在到成年，但他们却不能清楚地意识到自己的行为是疾病的表现，他们可以承认自己的行为是违反了社会道德标准、行为规范，甚至触犯了法律，但因为这些行为可以给他们带来极大的快感，甚至是满足性欲的唯一方式，虽因行为败露受到社会的指责，甚至受到行政处罚、法律制裁，也不能改变其行为，也多数不会主动求治。而在治疗方面，目前对各种类型的性变态也没有特别有效的治疗方法，更没有特效药，只有心理治疗可以对部分患者起到改变其病态性行为的作用。

（一）动力学精神疗法

精神动力学理论认为，性心理障碍的原因在于由儿童期即发展并逐渐形成的性心理冲突。这种冲突存在于患者的潜意识中并无意识地影响着患者的性欲与性行为。根据这一理论，通过引导患者认识、领悟其潜意识中的性心理冲突，从而有望从根本上"治愈"患者的性心理障碍。然而，在"潜意识内容意识化"的过程中，有可能过多地掺杂治疗师的个人主观猜测或臆断，导致意识化的内容未必是患者内心深处的真实心理活动。而且动力学精神疗法的疗效评估尚缺乏公认的标准，其疗效如何尚有待考察，并且往往耗时过长。因此动力学精神疗法目前在性心理障碍治疗中并不占主流地位。

（二）行为疗法

行为学派的心理治疗认为人的行为不论是正常的还是病态的，都是经过学习而获得，也可以经过学习而改变。学习的原则是受到奖励的，或是有令人高兴满意的结果的，就容易学习且能保持；相反，受到惩罚或是得到令人不快的结果的，则不易学习或保持。因此，操作这些奖惩"条件"，就可以控制"行为"的多少和指向。对于性变态的心理治疗多采用行为治疗的方法。运用厌恶技术破除变态性行为的"条件反射"，同时培养正常的性行为。

厌恶技术是应用比较强的可以引起躯体较强不适反应的刺激与病态的性兴奋相结合，从而使已形成的（病态的性行为）条件反射消退，而使病态性行为随之消退的技术。具体操作方法是：利用图片、实物或实际的对象，让患者想象他所偏好的性对象与情境，当患者的变态的性兴奋被激起时，用一定强度的电流刺激腕部皮肤而引起疼痛，或是肌内注射催吐剂使之产生呕吐反应，多次反复后，异常性兴奋的调节反射因疼痛或呕吐等不适的反应而逐渐消退，异常的性行为也就随之消失了。也可以要求患者在遇到可能出现病态性行为的情境时，想象自己被当众揭发时受批评、羞辱、指责的难堪场面，以此消退病态的条件反射，以消除其病态的性行为。

在行为治疗时，必须有家人和有关人员的配合，对患者持谅解态度，并关心、照顾他们，鼓励他们坚持治疗。除了用厌恶技术消除病态的性行为，同时还要培养其正常的性行为，鼓励他们和配偶之间建立正常的性关系，用奖励的办法使之得以学习与维持。

在选择厌恶治疗中的恶性刺激时，一定要注意其性质和程度，既要能达到引起厌恶的目的，又不可对患者造成过度的躯体不适，对体质虚弱者要慎重选择。

（三）认知领悟心理治疗

钟友彬教授根据心理动力学理论，结合我国的具体情况，根据用其多年丰富的临床实践经验，于20世纪70年代末期创立了认知领悟心理疗法，对露阴癖、窥阴癖、摩擦癖和恋物癖的治疗均取得了较好的效果，下面用钟友彬教授自己的描述对认知领悟心理疗法做详细的介绍。

1. 机制　这一疗法是从心理分析和心理动力学疗法派生的，保留了有关潜意识和心理防卫机制的理论，"承认幼年期的生活经历，尤其是创伤体验对个性形成的影响，并可成为成年后心理疾病的根源""不同意把各种心理疾病的根据都归之于幼年'性'心理的症结"，而认为性变态是成年人用他本人所未意识到的，即"用幼年的性取乐方式解决他的性欲或接触他苦闷的表现"。因此治疗时要用符合患者"生活经验的解释使患者理解、认识并相信他的症状和病态行为的幼稚性、荒谬性和不符合成年人的逻辑特点"，这样可使患者达到真正的领悟，从而使症状消失。

2. 适应证　认知领悟疗法的适应证是强迫症、恐惧症和某些类型的性变态，如露阴癖、窥阴癖、摩擦癖和异装癖。

3. 具体的方法　①采取直接会面的交谈方式，如患者同意，可有家属1人参加。每次会谈时间为60~90分钟，疗程和间隔时间皆不固定，由患者或由患者与医师协商决定，凡有书写能力的患者都要求他在每次会谈后写出对医师解释的意见和结合自己病情的体会，并提出问题。②初次会见时，要患者及家属叙述症状产生、发展的历史和具体内容，尽可能在1小时内叙述完，经躯体和精神检查诊断为上述适应证的患者，即可进行初步解释，告诉他病是可以治好的，但需主动与医师合作。对医师的指示、解释要认真思考，疗效的好坏取决于自己的努力程度，如时间许可，即可告诉患者，他们的病态是由于幼年的恐惧体验在成人身上的再现，或用幼年的方式来对付成年人的心理困难或解决成年人的性欲，解释内容因疾病不同而略有出入。③在以后的会见中，继续询问患者的生活史和容易回忆的有关经验，不要求深入回忆，对于梦也不做过多的分析。主要通过会谈建立患者与医师间的相互信任的良好关系，并使患者真诚地相信医师的解释。④随后与患者一起分析症状的性质，引导他相信这些症状大都是幼稚的、不符合成人思维逻辑规律的感情或行为，有些想法近似儿童的幻想，在健康成年人看来是完全没有意义的，不值得恐惧，甚至是可笑的，只有几岁的儿童才那么认真地对待、相信和恐惧，不自觉地用一些幼稚的手段来"消除"这些幼稚的恐惧，或用幼年取乐的方式来解决成年人的问题等，这些解释要结合患者的具体病情来谈。⑤当患者对上述解释和分析有了初步认识和体会后，即向患者进一步解释病的根源在于过去甚至幼年期。对强迫症和恐惧症患者指出其根源在于幼年期的精神创伤，让其明白这些创伤引起的恐惧情绪在脑内留下的痕迹，在成年期遇到挫折时会再现出来影响患者的心理，以致用儿童的态度对待成年人看来不值得恐惧的事物；同时告诉患者，他现在已是成年人，不应当像孩子那样认识、相信并恐惧了。对于性变态患者，结合他可以回忆起的儿童性游戏行为，证明他的表现是用幼年方式来对待成年人的性欲或心理困难，因而是幼稚的、愚蠢可笑的。上述的解释需要经过患者与医师多次共同的讨论，才能使患者完全理解，达到新的认识。

（四）支持性心理治疗

性变态患者的行为因不能为社会所接受，因此会有较多的情绪问题，支持性的心理治疗可以缓解患者焦虑、抑郁的情绪。

（五）性教育

由于性变态行为的纠正在治疗上存在困难，疗效也不肯定，因此，性心理障碍的预防就显得尤其重要，性教育在促进性健康方面占有重要的地位。WHO 认为，性健康表现为："通过丰富和提高人格、人际交往和爱情的方式，达到性行为在肉体、感情、理智和社会诸方面的圆满和协调。"性心理的实质是主体生理、物质条件与社会化环境相互作用的结果，而性心理一旦达到了个体的"成熟阶段"，它就会具有相对的独立性。性心理是指围绕性特征、性欲望和性行为而展开的所有心理活动，是由性意识、性感情、性知识、性经验、性观念等构成的。主体的性心理是建立在个体脑组织、内分泌和性器官的成熟以及性法律、性伦理道德、性文化等一系列因素构成的性社会环境基础上的。个体性心理的发育、演变，要经历性角色、性取向、性价值观念等方面的形成和演变过程。性心理是人格的重要构成部分，性心理健康也是心理健康的重要标志。

由于人生来就具有性的差别和性的要求，并且保持终身。因此，如何认识和对待性的问题，不仅与一个人的道德的形成和发展有密切的关系，而且与其一生的生活质量休戚相关。性教育既不是单纯的性知识传授，也不是杂乱的信息渗透，而是指用有关人类性问题的科学态度和科学知识武装人们的头脑，使人们在性问题上有高尚的感情，保持正常的两性交往；有正常的性生理和性心理发育；懂得恋爱、婚姻的真正意义，实现夫妻性生活的和谐；养育健康正常的下一代是人格教育的重要内容。大力开展性教育、提高全社会性心理健康水平是预防性行为障碍的有效方法。

从人的发展阶段来看，可以将性教育分为：婴幼儿性教育、儿童性教育、少年性教育、青春期性教育、中老年性教育。从问题方面可以区分为：婚前性教育、婚后性教育、计划生育教育、离婚性教育、残疾人性教育、单身生活者性教育、问题青年性教育、性违法犯罪者性教育、性行为变态者性教育（行为和心理的矫正和治疗）、性功能障碍者性教育（咨询和治疗）、某些疾病患者的性教育等。从性教育的内容上，应当包括：性角色教育、性伦理道德教育、性生理教育、性行为教育、性美学教育、性心理教育、性文化学教育等，核心是良好的人格教育。

开展性教育，提高人们的性心理健康水平是全社会的工作，应当包括：家庭性教育、学校性教育、媒体性教育、各种专业机构（心理咨询和性治疗门诊）性教育、各种群众团体（共青团组织和妇联组织）性教育、社区组织等支持系统性教育等。其中，家庭和学校性教育尤为重要。

参考文献

［1］郭应禄，胡礼泉. 男科学. 北京：人民卫生出版社，2004.

［2］刘继红，熊承良. 性功能障碍学. 北京：中国医药科技出版社，2004.

［3］沈渔邨. 精神病学. 5 版. 北京：人民卫生出版社，2009.

［4］许又新. 心理咨询与治疗原理及实践. 北京：北京大学医学出版社，2007.

［5］钱铭怡. 心理咨询与心理治疗. 北京：北京大学医学出版社，2006.

［6］中华医学会精神科分会. 中国精神障碍分类与诊断标准. 3 版. 济南：山东科学技术出版社，2004.

［7］世界卫生组织. ICD-10 精神与行为障碍分类. 范肖东，译. 北京：人民卫生出版社，1993.

［8］张滨，陈俊，陈斌. 性医学. 广州：广东高等教育出版社，2015.

［9］马晓年. 现代性医学. 2 版. 北京：人民军医出版社，2004.

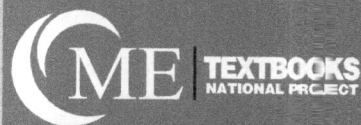

第九篇

男科病的中医药治疗

迟发性男性性腺功能减退症

第38章

高 瞻

中国医学科学院西苑医院

男性迟发性性腺功能减退症（LOH）是指男性从中年向老年的过渡时期，部分中老年男性由于机体衰老，内分泌功能减退（尤以性腺功能变化最为明显），从而引起体内一系列平衡失调，使神经系统功能及精神活动稳定性减弱而出现的临床和生化综合征。临床上以疲乏无力、性欲减退、心悸、失眠、烦躁、汗出甚至性功能障碍等症状为主。据调查显示，中国男性 LOH 的患病率随增龄而升高，40 岁、50 岁和 70 岁组分别为 13%、30% 和 47%。中医文献中虽然没有本病的记载，但出现的症状与中医范畴的"虚劳""郁证""阳痿""肾虚"等有所关联。

一、病因病机

本病多发生于 50~65 岁男性，病变脏腑主要与心、脾、肝、肾有关，特别是肾脏功能的失调。肾为先天之本，人体生命之源，主藏精、生髓、通脑。男性步入更年期后，肾精逐渐衰少，精血日趋不足，导致肾的阴阳平衡失调，进而出现心、肝、脾等脏腑功能紊乱。因此，本病的病理基础为肾精渐衰，真水枯竭，阴不制阳，阴阳失调。

（一）肾精亏虚

年老体弱或久病体虚，肾阳不足，命门火衰，气不化水，或因下焦炽热，日久不愈，耗损津液，以致肾阴亏虚，阴不制阳，阴阳失调，出现疲乏无力，性功能障碍等表现，以肾阴衰、天癸竭为根本。

（二）肝失疏泄

中医认为肝肾互为"母子"，影响精血的相互滋生转化以及阴阳的平衡。若肝失疏泄，肾之开合失度，肾精遗失，久之则肾精亏虚与肝血不足互为影响，进而出现情志不疏等表现。

（三）心失所养

中医认为，心肾不交，如肾阴不足不能上济于心或心火亢盛，下劫肾阴都会导致心肾阴虚火旺之证，从而出现烦躁、汗出、心悸、失眠等症状。

目前为止，多数学者认为损害睾酮的正常分泌和生物活性的多种机制可导致 LOH，LOH 是原发性和继发性因素共同作用的结果。中老年男性的雄激素作用低下包括雄激素水平低下和靶组织器官对雄激素的感受性低下，是导致 LOH 的基础因素，其他的许多因素可通过直接或间接作用影响雄激素的作用。睾酮的合成与分泌受下丘脑-垂体-性腺轴的调控，睾酮水平下降主要是由于睾丸间质细胞数量和功能的改变以及下丘脑-垂体-性腺轴多水平的反馈调节功能障碍所致，而与性激素结合球蛋白（SHBG）结合的睾酮增加进一步加重功能性雄激素水平的下降。老龄化可表现为睾丸对促性腺激素（Gn）的反应性降低、睾丸对下丘脑-垂体水平的反馈性抑制作用增强、垂体对促性腺激素释放激素（GnRH）的反应性降低（这最可能与下丘脑 GnRH 的无节律性释放有关）、睾酮分泌的节律性减弱或缺乏。这一系列作用的导致 LOH。

二、诊断

目前尚无统一认识。一般采用症状评分与血清中性激素水平测定结合的方法。目前国内最为常用的症状评分主要有欧洲老年男性研究-性功能问卷（EMAS-SFQ）、马萨诸塞州老年男性调查问卷（MMAS）、老年男性症状问卷（AMS）以及中老年男性雄激素缺乏问卷（ADAM），其中最为常用的是 ADAM 以及 AMS，主要是因为这些问卷具有较高的灵敏度以及特异度，并且较容易操作，因此 ADAM 与 AMS 成为目前应用最为广泛的症状评分表。在国外，一般血总睾酮水平小于12nmol/L（300ng/dl），同时具有性欲减退、勃起功能障碍、工作耐力下降、脂肪含量增加等临床表现，考虑"男性迟发性性腺功能减退症"的诊断。若血睾酮水平低于 8nmol/L，则可明确诊断，患者往往可从雄激素补充治疗中获益。

（一）临床表现

1. 性功能、生殖器官症状　性欲减退、阳痿、遗精、早泄、尿频、尿急、夜尿多，下体发凉，阴部汗多。

2. 精神方面症状　精神恍惚、情绪低落、头晕头痛、失眠多梦、注意力不集中、记忆力减退、反应迟钝，忧郁烦闷、沉默寡言、悲观绝望、悲伤欲哭，对生活失去信心；或焦虑不安、烦躁易怒、精神紧张；或神经过敏、嫉妒猜疑、多虑；或精神空虚、自卑胆怯、惊恐不安。

3. 胃肠道症状　食欲减退，食后腹胀，便秘或溏泻。

4. 心血管系统症状　心悸怔忡、心胸憋闷、动则汗出、发作性面部潮红等。

5. 神经系统症状　以自主神经功能紊乱为主，如呼吸不畅感，局部麻木刺痛感，部位不定的疼痛、痒感、热感、眼前有黑点，潮热盗汗，五心烦热，口燥咽干，虚烦不寐，或形寒肢冷，昏昏欲寐等。

（二）诊断要点

1. 本病持续时间长短不一，短则数月，长则可达数年；程度轻重也不相同，轻者无明显感觉，重者症状明显。

2. 起病可急可缓，多为渐进性发病。

3. 病变以功能衰退与失调为特征，并充分排除其他器质性病变。

4. 实验室检查血清睾酮、绒毛促性腺激素水平下降。

（三）鉴别诊断

1. 原发性或继发性性功能减退症　测定血清黄体生成激素（LH）、尿促卵泡素（FSH）及催乳素（PRL）水平对鉴别诊断男性性腺功能减退症有重要价值。原发性性腺功能减退症促性腺激素（LH 和 FSH）明显增高；继发性性腺功能减退症低睾酮，促性腺激素（LH 和 FSH）低下。睾丸 B 超、性染色体及精液常规检查对鉴别诊断也有价值。

2. 心理精神科疾病　中老年男性可以出现多种心理、精神、神经科疾病，这些疾病往往会出现与 LOH 类似的症状。通过症状筛查评价、血清睾酮检测，必要时给予睾酮补充试验性诊断治疗，做出鉴别诊断是不难的。

3. 原发性勃起功能障碍　有时二者的鉴别诊断比较困难。认真询问病史、国际勃起功能评分问卷（IIEF-5）评分及症状筛选量表评价、血清性激素检测及试验性睾酮补充治疗的反应对鉴别诊断是有帮助的。

4. 慢性内科疾病　如肝、肾功能损伤，慢性疾病，恶性肿瘤晚期及甲状腺疾病等；慢性内科疾病发展到一定阶段时，往往会出现一些与 LOH 类似的症状，但是慢性内科疾病患者往往有原发疾病的病史和临床表现，实验室检查和影像学检查明确鉴别诊断。

三、治疗

（一）辨证论治

1. 肾阴虚型主证　性欲淡漠，腰膝酸痛，五心烦热，潮热盗汗；次症：头晕耳鸣，头目胀痛，面红目赤，急躁易怒，舌红少津，脉细数。

治法：滋补肾阴。

方选：左归饮。

方药组成：熟地 12 克，山药 20 克，枸杞子 12 克，炙甘草 9 克，茯苓 10 克，山茱萸 6 克。水煎服，每日 1 剂，日服 2 次。

2. 肾阳虚型主证　性欲低下，体寒肢冷，腰膝酸软；次症：夜尿频多，尿频清长，面色晦暗，精神萎靡，神疲乏力，手足发凉，背部怕凉，或见阳痿，睾丸萎缩。舌淡，苔薄白，边有齿痕，脉沉细尺弱。

治法：温肾壮阳。

方选：右归饮。

方药组成：熟地 30 克，山药 20 克（炒），山茱萸 9 克，枸杞 12 克，炙甘草 6 克，杜仲 12 克，肉桂 6 克，制附子 3 克。水煎服，每日 1 剂，日服 2 次。

3. 肾阴阳两虚型主证　性欲低下，畏冷肢凉，五心烦热，腰膝酸痛；次症：盗汗或自汗、遗精失眠，时有多梦，舌红无苔或舌淡苔白，脉细数或沉迟。

治法：调补阴阳。

方选：二仙汤。

方药组成：仙茅 9 克、仙灵脾 9 克、巴戟天 9 克、当归 9 克、黄柏 6 克、知母 6 克。水煎服，每日 1 剂，日服 2 次。

4. 心肾不交型主证　心烦失眠，惊悸多梦，腰膝酸软；次症：头晕，耳鸣，梦遗，口燥咽干，五心烦热，潮热盗汗，舌红少苔，脉细数。

治法：滋阴降火，交通心肾。

方选：天王补心丹。

方药组成：酸枣仁 12 克，柏子仁 10 克，当归 10 克，天冬 9 克，麦冬 10 克，生地 15 克，人参 10 克，丹参 9 克，玄参 10 克，云苓 12 克，五味子 8 克，远志肉 9 克，桔梗 8 克。水煎服，每日 1 剂，日服 2 次。

5. 心脾两虚型主证 性欲低下，面色萎黄，腹胀便溏；次症：心悸怔忡，眩晕耳鸣，食欲不振，失眠多梦，面色萎黄，胆怯健忘，情绪激动，心中烦乱，不能入睡，言多口干，常打哈欠。舌淡胖，苔白，脉细弱。

治法：养心健脾，补血益气。

方选：归脾汤。

方药组成：白术 10 克，当归 10 克，白茯苓 10 克，黄芪 15 克，龙眼肉 6 克，远志 6 克，酸枣仁（炒）30 克，木香 6 克，炙甘草 6 克，人参 12 克。水煎服，每日 1 剂，日服 2 次。

6. 肝郁气滞型主证 性欲低下，情绪不宁，郁郁寡欢；次症：胸胁胀满，善太息，烦躁易怒，头晕耳鸣，失眠多梦，口苦口渴，大便干结。舌红苔薄黄，脉弦。

治法：疏肝解郁，理气健脾。

方选：逍遥散。

方药组成：柴胡 15 克，当归 15 克，白芍 15 克，白术 15 克，茯苓 15 克，生姜 15 克，薄荷 6 克，炙甘草 6 克。水煎服，每日 1 剂，日服 2 次。

7. 肝郁胆热型主证 性欲低下，尿道灼热；次症：小便频急，尿后滴沥，尿色发黄或浑浊，阴囊潮湿。舌红苔黄或黄腻，脉滑。

治法：疏肝清胆，宁心安神。

方选：黄连温胆汤。

方药组成：川连 6 克，竹茹 12 克，枳实 6 克，半夏 6 克，橘红 6 克，甘草 9 克，生姜 6 克，茯苓 10 克。水煎服，每日 1 剂，日服 2 次。

（二）其他治疗

1. 针灸治疗 针灸治疗具有疏通经络，调节气血正常运行，能改善 LOH 患者体内阴阳失衡的状态，从而扶助正气抵御外邪。

主穴：百会、上星、率谷、水沟、外关、阳陵泉、三阴交。

配穴：手三里、足三里、太溪、太冲。

作用：疏肝健脾，补益气血。

操作：选用 0.35mm×40mm 毫针备用，穴位常规消毒，百会、上星、率谷沿头皮针尖向后平刺 20mm；水沟直刺 5mm，施雀啄术，中等刺激强度，使患者眼球湿润为度；其余穴位直刺 20mm，施以平补平泻手法，使针下得气即可，留针 30 分钟。每日 1 次，20 次为 1 个疗程。疗程间休息 2 天。

2. 耳穴贴压 中医认为耳和全身五脏六腑都有密切关系，耳穴贴压的作用机制在于对神经内分泌系统的整体调节，可调整自主神经系统，促使紊乱的自主经神功能恢复正常，还可调整和改善"下丘脑-垂体-性腺轴"的功能状态，促使机体内分泌环境达到相对稳定的状态。

取穴：神门、交感、心、肾、肝、脾、内生殖器、皮质下。

操作：每次取一侧耳穴，以王不留行籽贴压，双耳交替，隔日换贴 1 次。每日按压所贴耳穴 3~6 次，每次 5 分钟，以耳郭微有胀、麻、痛或灼热感为度，15 次为 1 个疗程，连续治疗 2 个疗程。

3. 心理疏导 随着生物医学模式向生物-社会-心理医学模式转变，临床上对于男性 LOH 也有了新的认识，长期患病可导致抑郁症、焦虑症等心理疾病的发生，从而使该病的躯体症状加重，因此，对该病患者适当治疗的前提下进行心理疏导越来越重要。加强对患者的心理疏导，运用认知行为等心理治疗技术，鼓励患者努力提高自我控制能力，善于自我宽解，科学调理，消除紧张、焦虑等不良情绪，指导患者良好的生活习惯，避免过度劳累，保持情绪稳定，心情愉快，症状会有所缓解。

4. 有氧运动　《格致余论》中提到："天主生物故恒于动，人有此生亦恒于动，用进废退"。中医认为，运动可以畅通气血经络、活动筋骨、调和脏腑。传统中医运动有太极拳、八段锦、五禽戏、易筋经等，每一种运动都可使形体内外和谐、动静得宜，从而达到养病调护的目的。有氧运动不仅可以使肌肉协调予平衡，提高神经系统功能，调节内分泌等器官，加强垂体的促性腺激素的代偿力。还可以改善中老年男性肌肉力量及心肺功能、心血管功能，改善免疫功能以及焦虑、抑郁症和认知功能，从而改善患者症状，提高生活质量。

四、预防与调护

健康饮食，控制体重，增加运动，降低发生肥胖、糖尿病和心脑血管疾病的风险；稳定情绪，定期检测睾酮水平，若睾酮水平偏低，在安全的情况下，可以适当补充适量雄激素；慎起居，适寒温，禁烟忌酒，少食辛辣，适当的按摩保健。

参考文献

［1］申素琪，徐晓燕，蔡瑞芬，等. 江苏省 3551 例中老年男性健康调查. 中华男科学杂志，2005，11（6）：438-441.

［2］李宏军. 男性迟发型性腺功能减退症的发病机制与流行病学. 国际生殖健康/计划生育杂志，2011，30（1）：10-13.

［3］Morley JE, Charlton E, Patrick P, et al. Validation of a screening questionnaire for androgen deficiency in aging males. Metabolism, 2000, 49（9）：1239-1242.

［4］Morley JE, Perry HM 3rd, Kevorkian RT, et al. Comparison of screening questionnaires for diagnosis of hypogonadism. Maturitas, 2006, 53（4）：424-429.

［5］Corona G, Mannucci E, Petrone L, et al. ANDROTEST：a structured interview for the screening of hypogonadism in patients with sexual dysfunction. J Sex Med, 2006, 3（4）：706-715.

［6］周善杰，卢文红，袁冬，等. 迟发性性腺功能减退症筛查量表的临床验证研究. 中华男科学杂志，2010，16（2）：106-111.

［7］Wang C, Niesinlag E, Swerdloff R, et al. Investigation, treatment and monitoring of late-onset hypogonadism in males：ISA, ISSAM, EAU, EAA, and ASA recommendations. Eur Urol, 2009, 55（1）：121-130.

［8］陈文，俞海虹. 男性更年期综合征及其针灸治疗. 浙江中医药大学学报，2010，34（5）：753-755.

［9］庄田畋. 耳穴贴压结合心理疗法治疗男性更年期综合征 93 例. 陕西中医，2006，27（7）：359-861.

［10］李玲. 中医辨证结合心理疏导治疗男性更年期 45 例. 陕西中医，2014，35（3）：282.

［11］郑淇，齐峰. 以中医情志疗法为主治疗男性更年期综合征. 中国保健营养，2013，4（4）：666-667.

［12］张志文，方季焕，徐凯琴. 中老年男子体育锻炼与部分性雄激素缺乏综合征的关系. 浙江预防医学，2011，23（6）：84-85.

附睾睾丸炎

高　瞻

中国医学科学院西苑医院

第 **39** 章

　　附睾睾丸炎是男性生殖系统的常见病和多发病，在祖国医学归为"子痈"范畴，临证以睾丸或附睾肿胀疼痛为特点。

一、病因病机

　　中医理论认为，附睾睾丸炎是由于外感邪气，或者饮食不节，过食肥甘厚味、辛辣刺激之品，湿热内生，或因房事不洁，感染一些湿热秽毒或者跌伤闪挫，附睾或睾丸受损，经络阻隔，气血凝滞，郁久化热，发为本病，或因郁怒伤肝，情志不畅，肝郁气结，经脉不利血瘀痰凝，则为慢性子痈。

二、诊断

（一）临床表现

　　1. 急性子痈　①高热畏寒、口渴欲饮、尿黄便秘等症状；②患病睾丸疼痛，并有阴囊、大腿根部以及腹股沟区域放射痛，附睾可触及肿块，触痛明显；③化脓后阴囊红肿，可有波动感，溃破或切开引流后，脓出毒泻，疮口容易愈合；④儿童发生病毒性睾丸炎有时可见到腮腺肿大与疼痛现象。

　　2. 慢性子痈　临床较为常见，患者常有阴囊部隐痛、发胀、下坠感，疼痛可放射至下腹部及同侧大腿根部，可有过急性附睾睾丸炎的发作史。以睾丸的疼痛不适症状为主，时有时无，伴或不伴肿胀，大多天冷时加重，一般无高热，畏寒等症状。

（二）实验室检查

　　急性子痈血白细胞计数增高，尿中可有白细胞。

三、鉴别诊断

　　子痰一般附睾触及结节，疼痛轻微，发病缓慢，常有泌尿系结核病史，输精管增粗，呈串珠样改变，溃破后形成窦道，有稀薄豆渣样分泌物。

四、治疗

对于急性子痈在辨证论治的同时，早期应用抗生素，可以选用广谱抗生素进行治疗。慢性子痈多应用中医药治疗。中医内治法按照辨证论治的原则将本病分为两种证候类型。

（一）湿热下注证

证候特点：多见于成年人，睾丸肿大疼痛，阴囊皮肤红肿，灼热疼痛，少腹抽痛，阴囊局部触痛剧烈，脓肿形成之时按之会出现波动感，多伴有恶寒发热，苔黄腻，脉滑数。

治法：清热解毒，利湿消肿。

方药：龙胆泻肝汤加减。

龙胆草 20 克，栀子 10 克，黄芩 10 克，通草 3 克，泽泻 10 克，熟军 6 克，当归 10 克，生地 10 克，车前草 10 克，生甘草 6 克。

（二）气滞痰凝证

证候：附睾结节，子系粗肿，触痛比较轻微，或牵引少腹不适；多数没有全身症状；舌淡或有瘀斑，苔薄白或腻，脉弦滑。

治法：疏肝理气，化痰散结。

方药：橘核丸加减。

五、预防和调护

患者外生殖器有包茎、龟头炎、尿道狭窄等疾病时，需予重视，及时治疗，保持阴囊清洁。急性附睾睾丸炎患者应该卧床休息并用毛巾托起阴囊，避免阴囊下垂，对于切开排脓者要主意引流通畅。多吃新鲜蔬菜与瓜果，增加维生素 C 等成分摄入，以提高机体自身免疫力。避免烟酒、久坐，避免过度性生活和频繁手淫。避免辛辣刺激食物。

参考文献

[1] 李曰庆. 中医外科学. 北京：中国中医药出版社，2002：281-282.

慢性前列腺炎

第 40 章

高 瞻
中国医学科学院西苑医院

慢性前列腺炎是中青年男性常见的一种泌尿生殖系统疾病。主要表现以耻骨区域不适和反复发作的下尿路症状，持续 3 个月以上。特点是发病缓慢，反复发作，缠绵难愈。

一、病因病机

慢性前列腺炎属于祖国医学的"精浊""劳淋""白淫"的范畴，中医的病因病机主要有：①外感毒热之邪，留恋不去，或者性事不洁，湿热留于精室，精浊混淆，精离其位；②相火旺盛，因忍精不泄，肾火郁而不散，离位之精化为白浊；③房事过度，精室空虚，湿热乘机袭入精室而致病。

二、临床表现

（一）疼痛或不适症状

疼痛或不适症状主要表现在会阴部、睾丸、小腹、后尿道、腰骶部、肛门、腹股沟、阴茎及龟头等部位。

（二）尿路症状

尿路症状以尿频、尿不尽、尿滴沥、尿痛、尿道灼热、尿急、排尿困难、尿黄为多见。

（三）性与生殖症状

晨起或大便时尿道口流出少许稀薄、乳白色、水样或黏稠分泌物，或伴有遗精、早泄、血精、射精障碍、性欲减退。

（四）精神症状

精神症状主要有神疲乏力、精神抑郁、记忆力减退、自信心下降等。

三、诊断方法

（一）直肠指诊

前列腺饱满、增大，质地柔软，有轻度压痛。患病时间较长者，前列腺会变小、变硬，质地不均匀，有小硬结。同时应用前列腺按摩的方法获取前列腺液做常规检查。

（二）前列腺液检查

如果同时做细菌培养，可以对慢性前列腺炎做出明确诊断和分类。如前列腺炎液细菌培养结果为阳性，则诊断为慢性细菌性前列腺炎；反之，则为慢性非细菌性前列腺炎。再根据前列腺液中白细胞多少分为炎症性和非炎症性。尿三杯试验可做参考。

（三）B 超检查

B 超检查前列腺组织结构界限不清楚、紊乱，可以提示前列腺炎。

（四）尿动力学检查

尿动力学检查主要表现有尿流率下降，膀胱颈-尿道外括肌不完全松弛，最大尿道关闭压异常增高等。

四、鉴别诊断

（一）前列腺增生

前列腺增生大多在老年人群中发病；尿频且伴排尿困难，尿线变细，残余尿增多；B 超、肛诊有助于鉴别。

（二）精囊炎

精囊炎和慢性前列腺炎多同时发生，除有类似前列腺炎症状外，还有血精及射精疼痛的特点。

五、治疗

主张综合治疗，注意调护。临床以辨证论治为主，有肾虚、湿热、瘀滞三个基本环节。肾虚为本、湿热为标、瘀滞为变，分清主次，权衡用药。

（一）辨证论治

1. 内治

（1）湿热蕴结型：小便频急，尿道热痛，尿末或大便结束时有白色液体从尿道里面流出，少腹、腰骶、会阴、睾丸胀痛不适，口苦黏腻，舌红，苔黄腻，脉滑数。

治疗原则：清热利湿。

方药：八正散或龙胆泻肝汤加减。车前子 10 克，萹蓄 10 克，瞿麦 10，熟军 5 克，生甘草 6 克，通草 3 克，栀子 10 克，滑石 20 克，黄芩 10 克，当归 10 克，生地 10 克，泽泻 10 克。

（2）气滞血瘀型：一般病程较长，气血瘀滞，少腹、腰骶、睾丸、会阴坠胀隐痛，有时可以出现血精、血尿，舌质紫暗，脉细沉涩。

治疗原则：活血化瘀，行气止痛。

方药：前列腺汤加减。桃仁 10 克，红花 10 克，赤芍 10 克，丹参 10 克，泽兰 10 克，王不留行 10 克，延胡索 10 克，穿山甲 5 克，牛膝 10 克，当归 10 克。

（3）阴虚火旺型：腰膝酸软，头晕眼花，夜眠遗精，阳事易兴，不仅小便末及大便末时有白色液体流出，甚至欲望强烈时常自行流出白浊，或有血精，舌质红，苔少，脉弦细数。

治疗原则：滋阴降火。

方药：知柏地黄汤加减。知母10克，黄柏6克，熟地12克，山萸肉10克，山药10克，丹皮10克，泽泻10克，茯苓10克。

（4）肾阳不足型：腰膝酸冷，阳痿早泄，遗精，排尿淋漓，形寒肢冷；舌淡胖，苔白，脉沉细。

治疗原则：补肾助阳。

方药：济生肾气丸加减。炮附子6克，肉桂6克，熟地12克，山萸肉10克，山药10克，丹皮10克，泽泻10克，茯苓10克。

2. 外治

（1）中药煎汤坐浴治疗。

方药组成：鱼腥草20克，马齿苋10克，丹参20克，土茯苓10克，赤芍10克，白花蛇舌草10克，野菊花10克。

用法：上方水煎取汁1500ml，每日坐浴1~2次，每次30分钟，水温37℃为宜。

（2）前列安栓肛用，每日1次，用于湿热型以及气滞血瘀型前列腺炎。

3. 其他疗法 物理治疗、局部超短波透热治疗。

六、预防与调护

多饮水，不憋尿，膀胱充盈有尿意，就应排尿，憋尿对膀胱和前列腺不利。节制性生活。关键是性生活要适度，不纵欲也不要禁欲。性生活频繁会使前列腺长期处于充血状态，以至引起前列腺增大。因此尤其是在性欲比较旺盛的青年时期，注意节制性生活，避免前列腺反复充血，给予前列腺充分恢复和修整的时间。当然，过分禁欲会引起胀满不适感，同样对前列腺也不利。多放松，当精神压力减缓时，前列腺症状会得到舒缓，因而应尽量保持精神放松的状态。热水坐浴可以缓解肌肉与前列腺的紧张，减缓不适症状，对前列腺病患者十分有益。如果每天用温水坐浴会阴部1~2次，同样可以收到良好效果。防止受寒，因为寒冷可以使交感神经兴奋增强，导致尿道内压增加而引起尿液反流。避免久坐，久坐会加重前列腺的病状，避免久坐和长时间骑车。不饮酒和少吃辛辣刺激食品，避免使前列腺及膀胱颈反复充血、加重局部疼痛不适症状。由于大便秘结可能加重前列腺症状，因此平时宜多进食蔬菜、水果，减少便秘的发生，必要时用麻仁丸类润肠通便的药物帮助排便。

参考文献

［1］李曰庆. 中医外科学. 北京：中国中医药出版社，2002：291-293.

男性不育症

第 41 章

高　瞻

中国医学科学院西苑医院

一、概述

　　男性不育是指由于男性因素引起的不育。一般把婚后同居 1 年以上，女方有受孕能力，未采取任何避孕措施而未怀孕，或曾有孕育而后 1 年未再有孕育者均称为男性不育症，前者为原发性不育症，后者为继发性不育症。男性不育症是由很多疾病或因素造成的。中医学很早就有对于不育症的记载，如"不育"之词最早见于《周易》，从《内经》始，不育症称为"无子"后世医家多沿用此名。明代出现了许多生育专书，对该病的治法方药已经有详细的论述和总结。如《广嗣纪要》《妙一斋医学正印种子编》等。

　　不育症的发病率，目前国内尚无权威统计数据，根据文献报道，发病率为 2%~15%。其中单纯由于男方因素者占 30%~40%，男女双方因素占 10%~15%，故男方因素合计为 40%~50%。近年来随着环境的变化，工作压力的不断增加，男性不育患者呈逐年增长的趋势，男性生殖健康状况令人担忧。

二、中医病因病机

　　中医学认为男性不育症与肾、心、肝、脾等脏有关，而其中与肾脏关系最为紧密。《诸病源候论》曰："肾主骨髓，而藏于精，虚劳肾气虚弱，故精少无子也。"肾藏精，主生殖和发育。肾气充盛时可精气充足，调和阴阳，而有子。

　　先天禀赋不足。后天脾胃失养，内伤七情，外感六淫邪气，或房劳太过，脏腑虚弱，耗液伐精，而至肾精亏虚，肾气不足，或因思虑过度，劳伤心脾。或因肝郁气滞肝失疏泄而出现无精、少精以及性功能减退、不射精等诸症。病机与先天禀赋和后天失养皆有关联，主要责之于肾，肾气充盛则精气强健，天癸成熟，使阴阳调和。总的病因病机概括如下。

（一）禀赋不足、肾气虚弱

　　禀赋虚弱，先天不足，发育不全，必导致肾气虚弱，生殖不全或不能。临床可见父母体弱或早生早育，或多产以及近亲联姻等，所生之子均先天不足，或出现身体畸形而使生育不能。

（二）命门火衰

　　纵欲恣情，房劳过度，或手淫无度可致精气耗伤，精室亏虚，日久则精损肾亏，命门火衰，导致精气、精室温煦不足，可见精气虚冷证候，生精功能不足而致不育。

（三）病久劳倦，气血不足

素体不足，脾气虚弱。思虑过度、劳倦伤心而致心气不足、心血耗亏或大病久病后，气虚不复，气血生化乏源。精血同源，气血不足则生精无权，而致生精不足而不育。

（四）瘀血阻滞，精路不通

瘀血内停，久病入血入络，精路不畅，生精受阻或排泄失常，不能射出于外，故不能有子而至不育。

（五）肝气郁结，情志不遂

肝气郁结，疏泄无权，可致宗筋萎而不举，或气郁化火，肝火亢盛，灼伤肾水，肝木失养，宗筋拘急，精巧之道被阻，亦可影响生育。

（六）痰浊凝滞，精道滞涩

过食辛辣肥甘之品，致使脾虚湿痰不能运化，痰浊下聚精室，内蕴痰湿，阻滞精道，精道滞涩不通而不育。

（七）饮食无度，湿热下注

素嗜肥甘滋腻、辛辣炙烤之品，损伤脾胃，脾失健运，痰湿内生，郁久化热，阻滞命门之火，可致阳痿、死精等而造成不育。

三、诊断要点

（一）临床症状

不育症患者的临床症状个体差异较大，很多患者并没有明显症状，主要的症状分为以下几个方面。

1. 情志精神症状 部分患者精神抑郁，情绪低落，记忆力减退，头晕耳鸣，反应迟钝。

2. 性功能减退症状 部分患者性欲减低或者无性欲，或出现遗精、早泄、阳痿、不射精等症状。

3. 泌尿系统症状 部分患者出现尿频、尿急，或者尿黄短少，夜尿多，或余沥不尽。

4. 生殖系统症状 部分患者曾经罹患附睾睾丸结核、附睾睾丸炎、精囊炎、前列腺炎、鞘膜积液、隐睾症、精索静脉曲张等。

（二）体征

体格检查除了一般查体之外，第二性征的检查十分关键。第二性征的发育包含外观以及体内附属性腺如：阴毛分布，阴囊、阴茎、睾丸、附睾、精索、输精管、前列腺、精囊应该逐一详细检查。一般要求睾丸>15ml，对附睾进行触诊，检查附睾有无压痛、结节、肿块。附睾表面不规则提示既往感染和梗阻的可能，精索是否增粗、压痛。用 Valsalva 试验方法检查精索静脉曲张。肛诊前列腺大小、硬结、触痛。前列腺体积小可能是雄激素水平低引起的，前列腺炎常有轻微压痛。同时检查有无隐睾症，睾丸是否在腹股沟管内、皮下环或者腹腔内。

（三）辅助检查

精液常规分析检查；生化检查；血尿常规检查；生殖道感染检测；内分泌功能检测主要包含：尿促卵泡素（FSH）、黄体生成素（LH）、催乳素（PRL）、睾酮（T）、T/LH、这些激素水平和男性下丘脑-垂体-睾丸性腺轴的活动有密切关系；免疫检查，如对夫妇双方的血清和女方宫颈黏液进行抗精子抗体测定。按照观察到的免疫现象，有以下类别：凝集试验、制动试验、免疫荧光检查、精浆和宫颈黏液的抗体测定等；染色体检查：染色体核型分析有助于排出遗传性疾病所致的不育；其他检查：如睾丸活检，对内分泌激素测定基础值正常而精液检查精子数少，畸形精子过多，弱精子症等可以进行睾丸活检。精道造影主要检查精道梗阻、狭窄部位、程度和范围，明确是否存在输精管和精囊的阻塞，常用方法为经阴囊皮肤穿刺输精管注射造影剂摄片。此外经直肠超声波检查也是常用的辅助检查。

（四）诊断标准

目前诊断男性不育无统一标准，但是育龄男性婚后和女性同居 1 年以上，女方生殖功能正常并未避孕，而未能生育是诊断该病的首要条件，同时具备以下任意条件者即可诊断男性不育症。①连续三次检查精液常规均未发现精子；②精子密度低于 2000 万/ml 及一次性射精精子总数少于 1000 万/ml；③畸形精子数量超过 30%；④排精后室温 25℃ 1 小时精液不液化或者液化不全者；⑤射精后 1 小时精子存活率<60%；⑥抗精子抗体阳性者；⑦精子前向运动级别低于 b 级；⑧性功能障碍或者射精障碍者；⑨精囊炎患者精液中可见大量红细胞；⑩精液中白细胞在显微镜高倍视野下超过 10 个或伴有生殖系统炎症者；⑪精索静脉曲张患者。

四、鉴别诊断

真性无精子症和假性无精子症鉴别：由于先天发育障碍，如无睾，双侧隐睾，睾丸发育不良，睾丸融合等导致生精障碍；由于遗传因素导致的生精障碍，或者睾丸功能病变、损伤导致的生精障碍称作真性无精子症。精子由睾丸曲细小管生成后，由于输出体外的附睾、输精管、射精管、尿道的病变、损伤、先天发育问题引起的精子不能输送至体外的无精子症称作假性无精子症，必要时需要行睾丸穿刺相鉴别。

五、治疗

（一）中医辨证论治

中医治疗不育症多从肾论治，但是《石室秘录》提出治不育六法，即："精寒者温其火，气衰者补其气，痰多者消其痰，火胜者补其水，精少者添其精，气郁者舒其气，则男子屋子这刻有字，不可徒补其肾也。"中医治疗不育症辨证可以分为以下几种。

1. 禀赋不足、肾气虚弱性欲减退，阳痿早泄，精子数少、成活率低、活动力弱，精子畸形率高，或者射精障碍，失眠健忘，伴腰酸腿软、五心烦热、盗汗、形体消瘦、足跟不适、咽喉干燥、甚至齿发脱落，性欲亢进或正常。舌质红，少苔或者无苔，脉细数。多见于父母身体羸弱，纵欲无度、久婚不育者。

治法：补肾滋阴，填精种子。

方药：五子衍宗丸合左归饮加减。山药 20 克，熟地 10 克，牛膝 10 克，山黄肉 10 克，枸杞子

20 克，菟丝子 10 克，鹿角胶 10 克，龟板胶 10 克，覆盆子 10 克，车前子 10 克，五味子 10 克，茯苓 10 克，生甘草 10 克。

2. 命门火衰：精气虚冷 精液清稀，温凉量少，死精多，性欲低下或阳痿早泄，精液中或夹有黏冻样稠块，畏寒肢冷，面色㿠白，精神不振，小便清长，夜尿多，大便溏，舌质淡体胖，苔白，脉沉细无力。

治法：温肾补阳，生精种子。

方药：金匮肾气丸合生精种子汤加减。肉桂 6 克，熟地 12 克，山萸肉 10 克，山药 10 克，丹皮 10 克，泽泻 10 克，茯苓 10 克，菟丝子 15 克，车前子 10 克，五味子 10 克，覆盆子 10 克，枸杞子 20 克，桑葚 10 克，仙灵脾 10 克，续断 10 克。

3. 病久劳倦，气血不足 形体虚弱，少气懒言，性欲减退，阳事不兴，或精子数少、成活率低、活动力弱；神疲倦怠，面色无华，心悸气短，纳呆便溏，舌质淡，苔薄白，脉细弱无力。

治法：气血双补，生精种子。

方药：十全大补汤加减。川芎 10 克，熟地 10 克，白芍 20 克，当归 10 克，党参 10 克，茯苓 10 克，白术 10 克，炙甘草 10 克，大枣 10 克，生姜 3 克。

4. 瘀血阻滞，精路不通 少腹疼痛。射精疼痛，无精子或者精液量少，精子活力低下，既往有外伤史或手术史，睾丸附睾疼痛，疼痛较为固定，会阴、腰骶部酸楚不适，或可见精索静脉曲张，舌质黯或有瘀点，脉沉涩或弦细。

治疗：活血化瘀，通精种子。

方药：血府逐瘀汤加减。丹参 10 克，桃仁 10 克，红花 10 克，赤芍 10 克，当归 10 克，穿山甲 5 克，王不留行 10 克，路路通 10 克，柴胡 10 克，牛膝 10 克，枳壳 10 克。

5. 肝气郁结，情志不遂 性欲低下，阳痿不举，或性交时不能射精，精子稀少、活力下降；精神抑郁，两胁胀痛，嗳气泛酸，舌质暗，苔薄，脉弦细。

治法：疏肝理气，补肾益精。

方药：柴胡疏肝散和五子衍宗丸。赤芍 10，川芎 6 克，枳壳 9 克，陈皮 10 克，炙甘草 6 克，香附 9 克，枸杞子 20 克，菟丝子 10 克，覆盆子 10 克，车前子 10 克，五味子 10 克。

6. 痰浊凝滞，精道滞涩 射精困难，不射精，精液量少，无精子，精子活力低下，胸闷，头目不清，体型偏胖，心悸失眠，眠差，舌胖，苔滑腻，脉沉滑。

治法：燥湿化痰，疏通精道。

方药：苍附导痰汤加减。苍术 10 克，陈皮 10 克，法半夏 10 克，枳实 10 克，胆南星 10 克，香附 10 克，茯苓 10 克，白术 10 克，泽泻 10 克，车前子 10 克，路路通 10 克，生甘草 6 克。

7. 秽浊内积，湿热下注 勃起不坚或不能勃起，精子数目少，死精较多；精液不液化，小腹不适，小便淋沥涩痛或短赤，终末尿痛或排尿不适感，尿后滴白，或者阴部瘙痒，大便不畅，喜凉恶热，红苔黄腻，脉滑数。

治法：清热利湿，生精种子。

方药：四妙丸合五子衍宗丸加减。黄柏 10 克，牛膝 10 克，苍术 10 克，薏苡仁 30 克，枸杞子 20 克，菟丝子 10 克，覆盆子 10 克，车前子 10，五味子 10 克，牡丹皮 10 克，栀子 10 克，薏苡仁 30 克，泽泻 10 克，茯苓 10 克。

（二）其他疗法

1. 针灸疗法

体针：常用的针灸穴位有关元、命门、腰阳关、中级、三阴交、足三里、太溪、气海等；如可选用肾俞、关元、三阴交、次髎、气海、足三里，补法，留针 30 分钟，每日 1 次。也可选用肾俞、精宫、关元、中极、气海、足三里、三阴交，深刺久留，艾条灸肾俞、中极、关元、精宫。隔姜灸也经常使用，可选择两组穴位，第一组隔姜灸关元、气海，针刺三阴交；第二组：隔姜灸命门、肾俞、针刺太溪。每日 1 次，两组轮换。可取穴关元、大赫、三阴交、肾俞。针关元、大赫，要求针感直达茎中，以平补平泻为主，针灸并施。使局部发红，针下有热感，留针 30 分钟，隔日 1 次，15 次为 1 个疗程。可选气海、水道、左行间，右三阴交；中极、肾俞、阴陵泉、太溪。两组穴位交替使用。

耳针：可取外生殖器、睾丸、内分泌、皮质下、神门。或选择睾丸、精宫、肾、肝、屏间。以王不留行籽置 0.5cm 见方的胶布上，贴于上列耳穴部位，嘱患者每天自行按压数次。

2. 推拿疗法

（1）睡前或清晨，轻揉少腹两侧及睾丸，每次 3 分钟。

（2）旋转按摩会阴、急脉各 50~100 次。

（3）按揉关元、气海、三阴交等穴，或膈俞、脾俞、肾俞、八髎等穴，每次 5 分钟。

3. 饮食疗法

（1）枸杞粥：枸杞子 120 克，粳米 250 克，将枸杞子、粳米洗干净后同煮成粥，即可使用。

（2）青虾炒韭菜：青虾 250 克洗净，韭菜 100 克洗净，切段，先以素油炒青虾，再加韭菜煸炒，嫩熟即可使用，宜经常实用。

（3）河车母鸡汤：新鲜胎盘 1 具，漂净，切成块，同老母鸡 1 只同煮，喝汤吃鸡肉，半月 1 次。

（4）参草乌龟汤：沙参 60 克，冬虫夏草 10 克，乌龟 1~2 只，去内脏，连同龟甲一起与沙参、冬虫夏草煲汤，饮汤食肉。

六、预防保健

对患者进行性知识教育以及性生活指导。控制性生活频率，避免间隔过久或者过频。过久精液潴留，影响精子运动；过频可导致精液量减少。同时应该避免不正当的性接触。避免穿着紧身衣裤，避免接触高温及有害物质。饮食均衡，加强营养，同时锻炼身体，增强体魄，改善机体功能，增强身体素质。把握女性排卵时间，女性排卵期可适当加大性生活频度，以增加精子和卵子结合的机会。改变不良的生活习惯，戒烟、忌酒、避免熬夜，保证充足睡眠时间。身心同治，注意心理治疗，增加患者的治疗信心，避免悲观情绪的出现，从而不利于机体功能状态的改善。积极治疗原发疾病，治疗期间坚持服药，切忌服药不连续。如精子作为抗原引起女性抗精子抗体阳性而致不育，在治疗期间，应坚持使用避孕套，减少精子抗原刺激。

参考文献

［1］世界卫生组织. 世界卫生组织男性不育标准化检查与诊疗手册. 北京：人民卫生出版社，2007.

［2］田园丰. 精液中的细胞因子与男性不育的关系. 国际泌尿系统杂志，2007，27（1）：70-73.

［3］赵金伟. 男子不育症中医病因病机探讨. 现代中西医结合杂志，2010，19（24）：3094-3094.

［4］李海松，李曰庆. 男性不育症中医诊治的思路与

方法. 中华中医药杂志，2000（1）：63-65.

［5］刘猷枋，张亚强. 中西医结合泌尿外科学. 北京：人民军医出版社，2007.

［6］陈振文. 男性不育诊断要略和系统治疗. 国际生殖健康/计划生育杂志，2009，28（6）：351-354.

［7］杨淑君，蒋雅莉. 计算机辅助精液分析在诊断男性不育中的运用. 检验医学与临床，2009（8）：

616-617.

［8］李宏军. 加强对男性不育的认识及诊治规范化中华泌尿外科杂志, 2013, 34（6）: 406-409.

［9］贺海林, 王芬芳, 杨文杰, 等. WHO2010 年新版男性不育症精液分析标准临床应用探讨. 检验医学与临床, 2013, 10（12）: 1572-1573.

［10］饶利强, 廖锦先, 叶向阳, 等. 高彩凤慢性前列腺炎与男性不育症的相关性研究. 中国医药导报, 2012, 9（24）: 46-47.

［11］黄宇烽. 精索静脉曲张与男性不育. 中华男科学杂志, 2010, 16（3）: 195-200.

［12］谷翊群. 梗阻性与非梗阻性无精子症的诊断与鉴别诊断. 全国中西医结合男科论坛——暨全国男科青年学术会议上海市中西医结合学会、中医药学会泌尿男科学术年会, 2012.

［13］祝雨田, 潘旭鸣, 张副兴. 中医治疗男性不育辨证分型概要. 浙江中西医结合杂志, 2014（6）:

569-570.

［14］王旭昀, 李曰庆, 商建伟, 等. 男性不育症的中医临床诊断. 吉林中医药, 2014, 34（11）.

［15］王旭昀, 张宏, 孙占学, 等. 中医药治疗男子不育症研究进展. 中华中医药学刊, 2015, 33（4）: 975-977.

［16］秦胜军. 中医药治疗男性不育症的临床研究进展. 广西中医药, 2013（3）: 3-4.

［17］李海松, 徐庭华, 王彬, 等. 补肾法治疗男性不育症临床研究述评. 河南中医, 2013, 33（3）: 394-398.

［18］朱峰, 黄小艳. 艾炳蔚. 针灸治疗男性不育症的研究进展. 新中医, 2008, 40（3）: 116-118.

［19］郑倩华, 孙玮, 赵中亭, 等. 针灸治疗男性不育症临床选穴规律的现代文献研究. 江西中医药大学学报, 2015, 27（3）: 99-101.

良性前列腺增生症

第42章

高　瞻
中国医学科学院西苑医院

良性前列腺增生症是中老年男性的常见病，多发病。临床表现以下尿路症状为主，主要表现为膀胱刺激症状及梗阻症状。前者多有尿频、尿急、尿痛、夜尿及急迫性尿失禁，后者表现为排尿等待、迟缓、尿液变细、尿流无力、射程变短、排尿时间延长、尿后滴沥、尿流中断、尿潴留以及充盈性尿失禁，严重者会影响肾功能。从其症状、体征看，前列腺增生症属于中医学的"癃闭"范畴。"癃"指小便不利，点滴而出，起病较缓慢；"闭"指小便闭塞，点滴不出，起病较急。

一、病因病机

《内经》首先提出癃闭之名，并详尽地论述了癃闭的病因病机，临床表现，如《素问·灵兰秘典论》曰：膀胱者，州都之官，津液藏焉，气化则能出矣，认为小便不仅为膀胱所系，更与肺、脾、肝、肾有着密切的关系，正常与否取决于诸脏腑的气化功能，脏腑受邪，气化功能失司，可使小便出现异常状态。此外湿热、瘀血以及结石也是十分重要的因素。

（一）肺热气壅

肺为水之上源，热邪袭肺，肺热气壅，肺气不能肃降，津液输布失常，水道通调不利，不能下输膀胱；又因热气过盛，下移膀胱，以致上下焦均为热气闭阻，气化不利，而成癃闭。

（二）脾气不升

劳倦伤脾，饮食不节，或久病体弱，以致脾虚，清气不能上升，则浊气难以下降，小便因而不通，而成癃闭。

（三）肾元亏虚

年老体弱或久病体虚，肾阳不足，命门火衰，气不化水，或因下焦炽热，日久不愈，耗损津液，以致肾阴亏虚，水府枯竭而成癃闭。

（四）肝郁气滞

七情所伤，引起肝气郁结，疏泄不及，从而影响三焦水液的运行和气化功能，致使水道通调受阻，形成癃闭。且肝经经脉绕阴器，抵少腹，这也是肝经有病可导致癃闭的原因。

（五）湿热蕴结

过食辛辣肥腻，酿湿生热，湿热不解，下注膀胱，或下阴不洁，湿热侵袭，膀胱湿热阻滞，气化不利，小便不通，或尿量极少，而为癃闭。

（六）尿路阻塞

瘀血败精，或肿块结石阻塞尿道，小便难以排出，因而形成癃闭。

目前前列腺增生发生的具体机制尚不清楚，可能是由于上皮和间质细胞的增殖以及细胞凋亡的平衡性破坏引起的，分为内在和外在因素，前者主要包括前列腺间质-腺上皮细胞的相互作用；后者是指雄激素、雌激素、生长因子、神经递质、环境和遗传，它们单独发生作用或者相互作用，导致了前列腺增生。

二、诊断

（一）临床表现

本病多发生于50岁以上有正常睾丸功能的老年男性，患者下尿路症状的轻重与前列腺体积大小不完全成比例，而取决于梗阻的程度、病情发展速度以及是否合并感染等。

前列腺增生的症状表现主要是前列腺尿道的弯曲、延长、变窄，尿道阻力增加，膀胱逼尿肌代偿性增厚和失代偿，致下尿路梗阻症，而且症状因感染而加重。

1. 尿频　夜尿次数增多是下尿路梗阻最早的症状。

2. 排尿困难　最初表现为排尿起始延长，尤其是起床第一次小便尤为明显。这是因为尿道阻力增加后，膀胱逼尿肌需增强收缩才能开始排尿。以后膀胱颈变窄，逼尿肌收缩力减退，一直出现尿线变细，射尿无力和尿流射程变短等现象。若失代偿，则出现尿线间断现象。

3. 尿失禁　随着逼尿肌收缩无力，膀胱残余尿量增加，使膀胱内压增高，出现尿频或充溢性尿失禁。

4. 血尿　增生的前列腺腺体表面静脉血管曲张，前列腺尿道及膀胱颈黏膜下毛细血管充血且受到增大腺体牵拉，当膀胱收缩时，毛细血管容易破裂出血，出现肉眼或镜下血尿，但这种血尿多为一时性。

5. 急性尿潴留　前列腺增生产生梗阻是增生的前列腺压迫的机械因素和增生基质平滑肌收缩的张力因素共同作用的结果。当病程发展到一定程度，尿液排出困难，若遇受凉、饮酒、疲劳、忍尿等因素诱发而致膀胱出口突然阻塞，出现急性尿潴留。

6. 继发肾功能不全　前列腺增生引起下尿路梗阻而又未经合理治疗，继发肾积水，至肾功能不全，出现食欲减退，贫血，血压升高，病情严重时可出现一系列全身性尿毒症症状。

（二）辅助检查

1. 直肠指诊　直肠指诊是最重要的检查方法，前列腺增生的患者多在指检时触及增大的前列腺，表面光滑，质韧、有弹性，边缘清楚，中间沟变浅或消失，此检查结果可作为初步诊断。

2. B超　B超可分为经腹壁和直肠途径进行。经腹壁超声检查时膀胱需要充盈，扫描可清晰显示前列腺体积的大小，观察增生的腺体是否突入膀胱，还可以测定膀胱残余尿量。经直肠超声检查对前列腺内部结构分辨度佳，临床上应用较多。

3. 尿流率检查　尿流率检查时排尿量在 150~200ml，最大尿流率<15ml/s 表明排尿不畅；如果 <10ml/s 提示梗阻较为严重。但此检查不能排除逼尿肌功能失常的疾病，可根据患者具体情况行尿动力学检查明确诊断。

4. 前列腺特异性抗原测定　前列腺特异性抗原（PSA）测定灵敏度高，但特异度差，很多因素都会引起它波动。正常 PSA<0.4ng/ml。可排除前列腺癌。

5. 膀胱尿路造影　膀胱尿路造影对于血尿的患者可以排除泌尿系肿瘤及结石。

三、鉴别诊断

（一）神经源性膀胱功能障碍

神经源性膀胱功能障碍患者临床表现常与前列腺增生类似，但此类患者多有其他病史，部分神经系统疾病、糖尿病等，并不一定伴有前列腺体积增大，为动力性梗阻，可行尿动力学检查明确诊断。

（二）前列腺癌

前列腺癌患者前列腺有结节，质地坚硬或血清 PSA 升高。

（三）尿道狭窄

尿道狭窄患者多有尿道感染及损伤的病史，可行尿道镜检查。

四、治疗

（一）辨证论治

1. 内治

（1）湿热蕴结型：主要表现为平素夜尿症状明显，突然出现小便黄赤，尿急、尿线细，尿时隐痛或刺痛，尿道有灼热感，淋漓不尽，伴低热，口渴欲饮，血尿，大便秘结，甚至小便不通，小腹胀满，小便呈点滴状。舌质红，苔黄腻，脉弦数。治法以清热利湿，消瘀散结为主。

方药选用龙胆泻肝汤加减，龙胆草 9 克，焦栀 9 克，柴胡 9 克，黄芩 9 克，生地 9 克，泽泻 12 克，当归 12 克，甘草 6 克，银花 30 克，连翘 15 克。水煎服，每日 1 剂，日服 2 次。

（2）气滞血瘀型：主要表现为排出不畅，尿如细线或有分叉，排尿中断、费力，尿道刺痛，排不尽感，甚至小便阻塞不通，会阴憋胀，小腹胀满隐痛。舌质暗或有瘀斑，脉弦涩。治法以活血祛瘀，散结利水为主。

方药选用桂枝茯苓丸加减，桂枝 6 克，茯苓 10 克，甘草 10 克，丹皮 15 克，赤芍 20 克，桃仁 10 克，莪术 10 克，水蛭 3 克，白芍 20 克。水煎服，每日 1 剂，日服 2 次。

（3）脾肾气虚型：尿频、排尿起始延长，时欲小便而量不多，排尿无力，尿程短，尿不尽，伴面色微黄，神疲无力，全身倦怠，动则气短，纳差，甚则小便不通，或点滴而出不成线，小腹膨胀。舌质淡，苔薄白，脉弦细。治法以益气升提，化气行水为主。

方药选用补中益气汤加减：黄芪 15 克，人参（党参）15 个，白术 10 克，炙甘草 15 克，当归 10 克，陈皮 6 克，升麻 6 克，柴胡 12 克，茯苓 10 克，桂枝 6 克。

（4）气阴两虚型：尿线细缓无力，尿程短，淋漓不畅，时欲小便而量不多，时发时止，遇劳即发，腰膝酸软，口干咽燥。伴精神倦怠，潮热盗汗，是有头晕耳鸣，全身乏力。舌质淡，苔薄白或薄黄，脉细数。治法以益气养阴，调补阴阳为主。

方药选用六味地黄丸加减。生地 12 克，萸肉 6 克，山药 6 克，丹皮 6 克，泽泻 6 克，茯苓 9 克，黄芪 15 克。

（5）肾阳亏虚型：主要表现为尿意频频而量少，小便排出无力，尿线细，射程短，甚至淋漓不爽，严重者尿闭不通。伴面色㿠白，畏寒肢冷，神疲乏力，腰膝酸软，小腹发凉。舌淡体胖，苔白，脉沉细弱。治法以温肾助阳，化气行水为主。

方药选用金匮肾气丸加减。地黄 10 克，山药 10 克，山茱萸 10 克，茯苓 20 克，牡丹皮 10 克，泽泻 10 克，桂枝 10 克，附子 3 克，牛膝 10 克，车前子包 20 克。

2. 外治 中医外治法对肾气不足、气滞血瘀、湿热蕴结三个前列腺增生症证型有很好的疗效。

（1）肾阳不足型：热艾石散。

组成：艾叶 60 克，石菖蒲 30 克。

用法：上药置锅中炒热，温度达 60~70℃，用布包起，敷于脐部，时间以自己能忍受为度，然后取下停 2~3 分钟，再次敷上，直至药物冷却。每日 1 次，10 次为 1 个疗程。

（2）气滞血瘀型：独盐方。

组成：食盐 250 克。

用法：食盐 250 克置锅中炒热至 60~70℃，用布包裹，熨敷于小腹部，直至食盐冷却为止。

（3）湿热蕴结型：蒜栀方、大黄清热汤。

蒜栀方组成：独大蒜 1 个，栀子 3 枚，盐少许。

用法：上药放在一起捣烂，摊在纸上，贴脐部。每天 1 次，10 天为 1 个疗程。

大黄清热汤组成：大黄、毛冬青、银花藤各 30 克，川红花 12 克，吴茱萸、泽兰各 15 克。

用法：上药煎煮 30~40 分钟后，取汁 1500ml，坐浴其上，15~20 分钟。

3. 针灸治疗

（1）湿热蕴结型前列腺增生：取穴关元、合谷、三阴交。

方法：小便不通急刺上述三穴，强泻法。留针 20 分钟，每日 1 次，10 次为 1 个疗程。

（2）气滞血瘀型前列腺增生：取穴足三里、三阴交、关元、照海。

方法：平补平泻法。留针 30 分钟，每日 1 次，10 次为 1 个疗程。

（3）脾肾亏虚型前列腺增生：取穴关元、阴陵泉、太溪、足三里。

方法：施补法。留针 30 分钟，每日 1 次，10 次为 1 个疗程。灸法可用艾灸上述穴位，每穴灸 3~4 分钟。每日或隔日 1 次，可与针法交替应用。

（4）肾阳不足型前列腺增生：取穴中极、阴陵泉、照海。

方法：平补平泻法。留针 30 分钟，每日 1 次，10 次为 1 个疗程。

（二）其他疗法

1. 尿液引流 通过引流尿液，缓解急性尿潴留及可能对肾功能产生的影响，方法为导尿或膀胱造瘘。

2. 等待观察 针对一部分症状在一段时间内无明显进展的患者应密切观察。

3. 药物治疗 目前的药物主要针对雄激素代谢及阻断 α-肾上腺素能受体。主要药物有：α-肾上腺素能受体阻滞剂；5α 还原酶抑制剂；植物制剂等。

4. 手术治疗　手术治疗主要是切除前列腺增生部分。目前仍为前列腺增生的主要治疗方式。

五、预防与调护

（一）防止受寒

秋冬季节天气寒冷，因此应该注意防寒保暖。预防感冒和上呼吸道感染的发生；不要久坐在凉石头上，因为寒冷可以使交感神经兴奋增强，导致尿道内压增加而引起反流。

（二）忌酒、少食辛辣

饮酒可使前列腺及膀胱颈充血水肿而诱发尿潴留。而辛辣刺激性食品，既可导致性器官充血，又会使痔疮、便秘症状加重，压迫前列腺，加重排尿困难。

（三）保持大便通畅

定时大便，多食富合纤维的食物，必要时药物治疗。

（四）避免劳累、久坐

过度劳累会耗伤中气，中气不足会造成排尿无力，容易引起尿潴留；而久坐则会造成会阴部充血，引起排尿困难。

（五）按摩保健

患者可以在临睡以前做自我按摩，以达到保健的目的。操作如下：取仰卧位，左脚伸直，左手放在神阙穴（肚脐）上，用中指、示指、无名指三指旋转，同时再用右手三指放在会阴穴部旋转按摩，一共 100 次。完毕换手做同样动作。肚脐的周围有气海、关元、中极各穴，中医认为是丹田之所，这种按摩有利于膀胱恢复。小便后稍加按摩可以促使膀胱排空，减少残余尿量。会阴穴可以通任督二脉，按摩使得会阴处血液循环加快，起到改善排尿的作用。

参考文献

［1］李曰庆. 中医外科学. 北京：中国中医药出版社，2013：275.

［2］张志聪，黄帝内经集注. 哈尔滨：北方文艺出版社，2007：53.

［3］杨勇，李虹. 泌尿外科学. 北京：人民卫生出版社，2008：353-356.

［4］吴再德，吴肇汉. 外科学. 7 版. 北京：人民卫生出版社，2008：675.

［5］张锡纯著. 医学衷中参西录：下册. 三版. 石家庄：河北人民出版社，1974：159.

［6］绕向荣，张亚强. 老年泌尿系统疾病. 北京：人民军医出版社，2008：360.

阳痿

高　瞻
中国医学科学院西苑医院

第 43 章

阳痿又称勃起功能障碍（ED），指在有性欲要求时，阴茎不能勃起或勃起不坚，或者虽然有勃起且有一定程度的硬度，但是不能保持性交的足够时间，因而妨碍性交或不能完成性交。

一、病因病机

中医认为，阳痿是指青壮年男性，由于虚损、惊恐或湿热之邪气等原因，致使筋脉松弛，引起阴茎萎软不举，或性生活中举而不坚的病证。中医学认为的男性性功能障碍和某些慢性疾病表现以阳痿为主。引起阳痿的原因多见于如下几点：①情志刺激，情志不遂，所愿不得，或悲伤过度，郁郁寡欢，致肝气郁结，肝疏泄太过，均可致肝脏失于调畅，气血不畅，筋脉失去营养，致阳痿不举；②房事不节制，纵欲或手淫过度，均可伤精耗血，损及真阳，以致肾气虚耗，命门火衰，渐成阳痿；③邪气侵袭人体，气候乍寒，寒邪侵袭，久滞肝脉，或久居湿地，或酷暑蒸腾，湿热之邪气不去，皆可致阳痿；④饮食不当造成，膏粱厚味，过食肥甘，或嗜酒过度，酿湿生热，内阻中焦，熏蒸肝胆脏腑；⑤跌打损伤所致，伤及阴茎，致经络损伤，气血无以舒通，或致瘀血阻于宗筋络脉，发为阳痿；⑥久病所累，久病之人，正气虚怠，且易生痰、湿、瘀等病理产物，往往正虚邪实，损伤阳气，导致阳痿；⑦禀赋不足，父母体衰，或有重病大疾在身，所生之子往往禀赋不足，若少年失于调养，影响发育，或先天畸形，均可导致阳痿；⑧年高体衰，老年气血不充，往往多虚弱多瘀阻，阻遏阳气，筋脉失养，发为阳痿。少年男子过早婚配，损伤稚阳，亦易患阳痿。

二、诊断

阴茎不能完全勃起或勃起不坚，以至于不能圆满进行正常的性生活，即为阳痿。阳痿分为原发性和继发性两类，原发性阳痿多见于青春期前的性功能减退，或指一次也不能将阴茎纳入阴道者；继发性阳痿是指以前曾有过正常的性生活，但后来出现阴茎不能勃起者。

三、治疗

（一）辨证论治

1. 肾气虚型　阴茎不能勃起或勃起不坚，头晕健忘，耳鸣失聪，腰膝酸软，神疲乏力，短气自汗。舌质淡红，脉虚弱。治宜填肾精，益肾气。方药组成：鹿茸 3 克，菟丝子 15 克，山茱萸 12 克，桑螵蛸 12 克，补骨脂 15 克，茯苓 15 克，党参 30 克，枸杞子 20 克，巴戟天 20 克。水煎服，每日 2 剂。

2. 命门火衰型　阴茎痿而不起，腰膝酸痛，眩晕耳鸣，肢冷畏寒，小便清长，夜尿频多。舌质淡红，脉沉迟。治宜温补命门火衰。方药组成：熟地 30 克，山药 15 克（炒），山茱萸 9 克，枸杞 20 克，甘草 6 克（炙），杜仲 15 克，肉桂 6 克，制附子 3 克。水煎服，每日 2 剂。

3. 脾胃气虚型　阳事不举或举而不坚，面色萎黄，形体消瘦，胃脘不适，食后不化，纳少。舌质淡，苔白或少苔，脉细弱。治宜补脾益气升阳。方药组成：党参 30 克，茯苓 15 克，炙甘草 6 克，山药 12 克，扁豆 12 克，莲子肉 15 克，大枣 6 枚，砂仁（后下）6 克，陈皮 6 克，桔梗 9 克，淫羊藿 12 克，补骨脂 12 克。水煎服，每日 2 剂。

4. 肝经湿热型　阴茎举而不坚，阴囊潮湿或痒，尿黄阴茎疼痛，急躁易怒，咽干口苦，胁肋、少腹、睾丸胀痛。苔黄腻，脉弦数。治宜清肝利胆。方药组成：龙胆草 9 克，炒黄芩 9 克，栀子 99 克，当归 9 克，生地黄 99 克，泽泻 6 克，车前子 6 克，柴胡 3 克，生甘草 3 克。水煎服，每日 2 剂。

5. 寒滞肝脉型　阳痿势重，少腹胀痛，引及双侧腹股沟及睾丸，遇冷加重，得热则缓，阴囊湿冷，甚则可见睾丸缩小。苔白，脉沉弦。治宜温经暖肝散寒。方药组成：吴茱萸 10 克，桂枝 6 克，当归 12 克，川芎 6 克，白芍 20 克，麦冬 10 克，党参 20 克，牡丹皮 9 克，法半夏 9 克，阿胶 9 克（烊化），生姜 3 克，大枣 6 枚。水煎服，每日 2 剂。

（二）行为治疗

1. 保持充足的睡眠　多项研究都证实，良好、充分的睡眠是提高性能力的一个主要方法。此外，睡眠质量提高，人体各系统的反应功能也会更加灵敏。当大脑接收到性刺激后，会积极做出反馈。

2. 饮食平衡　健康的饮食习惯会改善血管状况，从而提高向生殖器官供血的能力。此外，均衡的营养能降低男性胆固醇水平，减缓动脉硬化，改善性欲低下的问题。

3. 坚持运动　良好的身体状态是性生活的重要保证，但在选择运动项目时也颇有讲究，比如骑自行车就不值得推荐。无论男女，长时间骑自行车都会严重压迫会阴部。对男性来说，可能诱发 ED，对性爱的感受也会大幅下降。而像慢跑、散步等都是不错的选择，适合大多数人。

4. 慎重使用药物　不少药物，如各种抗抑郁药、利尿剂、降胆固醇药物和消炎药，都会影响人们的性欲和性表现。患者在使用时，应该密切关注自己的性生活是否规律、令人满意，如果出现问题，应及时与医师商量，选择其他药物进行治疗，争取将药物对性能力的影响降到最低。

5. 控制血压　男性血压偏高，容易出现高血压和动脉硬化，对勃起功能和性反应都有很大的影响。

6. 戒烟限酒　嗜烟、嗜酒都可能麻木大脑中枢神经，对各种外界刺激的反应会明显减缓。表现在性生活上，就是对性刺激反应迟钝，或是出现其他性功能障碍。

7. 经常评估两性关系　性欲低下和夫妻关系有很大关联，比如夫妻之间缺乏沟通，也会使彼此从肉体到心灵都变得疏远。因此，建议夫妻双方要定期坐下来，好好聊聊彼此的感受，重温爱情的甜美。

8. 心理健康　精神上的创伤也会造成性欲低下，这种现象在年轻人中比较普遍。紧张、焦虑、沮丧、压力、恐惧和过去的不良性经历，都会降低人们对性爱的美好预期，甚至性欲低下，排斥性生活。一旦发现自己有上述心理问题，应该及时向医师求助。

参考文献

［1］贾金明. 中国中西医结合男科学. 北京：中国医药科技出版社，2005：135-143.

［2］于宏波. 阳痿肾阳虚证症状规律及其转录组特征研究. 成都：成都中医药大学，2011.

［3］张伟程，杨小红. 阳痿的中医治疗进展. 安徽中医临床杂志，2000，12（4）：340-342.

［4］郭腾，白峻峰. 辨治阳痿，贵在佐通. 中医药研究，1995，7（6）：7-8.

［5］秦国政. 振雄展势丹治疗阳痿的临床研究. 中国中医药信息杂志，1999，6（8）：40-42.

早泄

第 44 章

高　瞻

中国医学科学院西苑医院

早泄（premature ejaculation，PE）是一种非常常见的性功能障碍，国际性医学会将其定义为总是或几乎总是在进入阴道以前或插入阴道后的 1 分钟内射精，完全或几乎完全缺乏控制射精的能力，并造成自身的消极后果，如苦恼、忧虑、挫折和（或）回避性活动。

一、病因病机

祖国医学认为，精之藏泄与心、肝、脾、肾关系密切。阴虚火旺、精关失职；纵欲竭精、肾虚不同；郁怒伤肝、肝失疏泄；心脾两虚、气陷失守；心有欲念、肾火妄动，心肾不交；湿郁精关、相火妄动、开合无权均可导致早泄。早泄的发生与心、肝、肾关系最为密切。早泄有虚有实，虚有阴虚火旺、肾气不足、心脾亏虚；实有心火炽盛、肝火亢盛、湿热下注。无论是阴虚火旺，还是湿热下注，或肾气亏虚，均可影响肝之疏泄，肾之封藏，以致疏泄不利，封藏失职，精关约束无权，精关易开，精液外泄，而见交则早泄。该病与肝肾关系最为密切，基本病机是精关约束无权，精液封藏失职。肝经湿热、肾气不固、阴虚阳亢是主要病机。归纳起来早泄的原因多见于如下几点：①命门火衰，多因房劳过度，或少年频犯手淫，或过早婚育，以致精气虚损、命门火衰，引起阳事不举。②思虑忧郁，损伤心脾，则病及阳明冲脉，而胃为水谷气血之海，以致气血两虚，而成早泄。③恐惧伤肾，恐则伤肾，恐则气下，渐至早泄不振，举而不刚，而导致早泄；《景岳全书·阳痿》说："忽有惊恐，则阳道立痿，亦甚验也"。④肝主筋，阴器为宗筋之汇，若情志不遂，忧思郁怒，肝失疏泄条达，则宗筋所聚无能，如《杂病源流犀烛·前阴后阴源流》说："又有失志之人，抑郁伤肝，肝木不能疏达，亦致阴痿不起"。⑤湿热下注，宗筋弛纵，可导致早泄，经所谓壮火食气是也。

二、诊断

性交时，阴茎尚未插入阴道，双方尚未接触或刚接触，或插入后不足 1 分钟即行射精，以致不能进行正常的性交，持续 1 个月以上者，可诊断为本病。根据早泄的程度可分为轻中重三级。轻度：阴茎插入阴道，并可活动，但不足 1 分钟即泄。中度：阴茎插入阴道即泄。重度：阴茎未插入阴道，双方未接触或刚接触，动念即泄。

三、治疗

祖国医学认为，造成早泄的主要原因是肝肾双虚，肾虚则不能很好地濡养肝脏，肝经系统受损，而肝经"绕二阴"，肝气被郁则生寒，阳气不能固摄，则产生早泄，治疗则应辨证施治。

（一）辨证治疗

1. 相火亢盛型 早泄，性欲亢进，面部烘热，腰膝酸软，五心潮热，眩晕，头痛，目赤，耳鸣。舌质红，苔黄，脉弦数。

治疗：滋阴降火。

方药：知柏地黄丸加味。熟地黄 24 克，山茱萸 12 克，山药 12 克，知母 9 克，黄柏 9 克，牡丹皮 9 克，茯苓 12 克，泽泻 9 克，龙骨 25 克（先煎），牡蛎 25 克（先煎）。

2. 肾气不固型 早泄，性欲减退，腰膝酸软，面色晦暗，小便频数，甚则不禁。舌质淡红，苔白，脉细弱。

治疗：益肾固精。

方药：金匮肾气丸加味。处方：熟地黄 24 克，山茱萸 12 克，山药 15 克，泽泻 9 克，茯苓 9 克，牡丹皮 9 克，熟附子 9 克，肉桂 3 克（冲服），沙苑子 9 克，龙骨 30 克（先煎），牡蛎 30 克（先煎）。

3. 肝经湿热型 早泄，阴茎易举，口苦纳呆，胸闷胁痛，阴囊热痒，尿黄，便秘。苔黄腻，脉弦数。

治疗：清泄湿热。

方药：龙胆泻肝汤。处方：龙胆草 6 克，黄芩 10 克，炒栀子 10 克，苍术 10 克，炒黄柏 10 克，车前子 10 克，薏苡仁 15 克，黄连 5 克，泽泻 9 克，莲子心 9 克，煅牡蛎 25 克，牛膝 15 克。

4. 肝气郁结型 早泄，精神抑郁，胁胀，少腹胀痛，胸闷太息，口干苦，少寐多梦，苔薄白，脉弦。

治疗：疏肝理气。

方药：柴胡疏肝散，处方：柴胡 20 克，香附 9 克，当归 20 克，白芍 50 克，沙参 40 克，山萸肉 50 克，五味子 10 克，菊花 30 克，牡丹皮 10 克，焦栀子 15 克，茯苓 15 克。

（二）针灸疗法

取穴：气海、命门、阴谷、肾俞、京门。取任脉、背俞、督脉、足少阴肾经穴。针刺用补法或艾灸。肾俞、京门是足少阴肾经的俞募穴，俞募相配以固肾气；气海为原穴，原穴是脏腑原气留止之处，与命门配合以补益肾气，固涩精关；阴谷是肾经之合穴。诸穴配合，补肾气固精关而止早泄。本法主治虚证的早泄。

（三）饮食疗法

1. 金樱根炖鸡 金樱根 60 克（切碎），母鸡 1 只（约 500 克），去内脏洗净。将金樱根放入鸡腹内，加清水适量，放瓦盅内隔水炖熟，调味后饮汤吃鸡肉。适用于相火亢盛型早泄。

2. 泥鳅煮虾肉 泥鳅 50 克，虾肉 50 克。泥鳅放入清水中，待排尽肠内污物，洗净。将油烧熟，放入几片生姜，入泥鳅煎至金黄，加水 3 碗，放入虾肉，共煮汤食。适用于肾气不固型早泄。

3. 糖渍金橘 金橘 500 克（洗净），放在铝锅中用勺压扁去核。加糖 250 克腌渍 1 日，待金橘浸透糖后，再以小火煨熬至汁液耗干。待冷后拌入白糖 250 克，放于盘中风干数日，装瓶备用。每次 1 个，每日 2 次。适用开肝气郁结型早泄。

参考文献

[1] McMahon CG, Althof SE, Waldinger MD, et al. An evidence-based definition of lifelong premature ejaculation: report of the International Society for Sexual Medicine (ISSM) ad hoc committee for the definition of premature ejaculation. J Sex Med, 2008, 5 (7): 1590-1606.

[2] 贾金明. 中国中西医结合男科学. 北京: 中国医药科技出版社, 2005: 135-143.

[3] 邹贤德. 复方玄驹胶囊治疗虚证早泄 (附23 例报告). 中国男科学杂志, 2006, 20 (7): 6.

[4] 杜维祥, 危清亮, 马玉清. 金锁二仙饮对早泄的治疗. 中国男科学杂志, 2006, 20 (3): 5-6.

[5] 陈仲新. 针刺与药物治疗原发性单纯性早泄疗效对照观察. 中国针灸, 2009, 29 (1): 13-15.

男科学教程试题

一、单选题型（以下每一题有 5 个备选答案，请从中选择 1 个最佳答案，并在答题卡上将相应字母所属的圆圈涂黑）（共 30 分）

1. 下列哪种药物不能治疗梅毒 （　　）
   A. 苄星青霉素　　　　B. 四环素
   C. 阿昔洛韦　　　　　D. 红霉素
   E. 头孢曲松钠

2. 性欲障碍不包括 （　　）
   A. 性欲减退　　　　　B. 性欲亢进
   C. 性厌恶　　　　　　D. 性欲缺失
   E. 性变态

3. 最常见的引起非淋球菌性尿道炎的病原体是 （　　）
   A. 解脲支原体　　　　B. 沙眼衣原体
   C. 白色念珠菌　　　　D. 单纯疱疹病毒
   E. 阴道毛滴虫

4. 引起尖锐湿疣的病原体是 （　　）
   A. HPV　　　　　　　B. HSV
   C. HIV　　　　　　　D. TP
   E. UU

5. 关于复发性疱疹，描述错误的是 （　　）
   A. 复发多出现在原发感染后 1 年内
   B. 大多会有前驱症状
   C. 全身及局部症状较原发病轻
   D. 皮损发生于原发部位
   E. 病程较原发性疱疹短

6. 下列哪个途径不会传播艾滋病 （　　）
   A. 母乳喂养　　　　　B. 器官移植
   C. 人工授精　　　　　D. 共同进餐
   E. 共用剃刀

7. 关于阴虱病，说法不正确的是 （　　）

A. 阴虱的生存周期为 30 ~ 40 天
B. 阴虱病主要经接触传播
C. 阴虱最适宜温度为 29 ~ 32℃
D. 阴虱脱离人体后能存活 1 天
E. 找到阴虱或虫卵是诊断的重要依据

8. 关于急性附睾炎的症状及体征，说法错误的是 （　　）
   A. 高热
   B. 阴囊肿胀伴疼痛
   C. Prehn 征阳性
   D. 腹股沟、下腹部疼痛
   E. 尿频、尿急、尿痛

9. 包皮龟头炎发病原因不包括 （　　）
   A. 包皮垢反复刺激
   B. 真菌感染
   C. 滴虫性感染
   D. 带状疱疹
   E. 遗传性疾病

10. 关于阴茎硬结症，说法错误的是 （　　）
    A. 多见于中年男性
    B. 发病具有一定遗传背景
    C. 可发展为阴茎肿瘤
    D. 常导致勃起功能障碍
    E. 急性期口服他莫昔芬有效

二、多选题（以下每一题有 5 个备选答案，请从中选择所有的正确答案，并在答题卡上将相应字母所属的圆圈涂黑）（共 30 分）

11. 下列哪些不属于确诊淋病的必备条件 （　　）
    A. 尿频、尿急、尿痛
    B. 尿道口充血发红，有脓性分泌物
    C. 有不安全性接触史
    D. 阴道口有黏液脓性分泌物排出，外阴瘙痒
    E. 实验室检查淋球菌阳性

12. 男性性过程包括（　　）
　　A. 性欲唤起　　　　　B. 阴茎勃起
　　C. 射精　　　　　　 D. 性高潮
　　E. 不应期

13. 关于非淋菌性尿道炎的治疗正确的是（　　）
　　A. 早期诊断早期治疗
　　B. 及时足量规律治疗
　　C. 性伴侣应同时治疗
　　D. 根据病原体不同使用不同的治疗方案
　　E. 需抗支原体、衣原体、真菌联合用药

14. 下面治疗尖锐湿疣的药物中不属于化学腐蚀剂的药物是（　　）
　　A. 80%～90%三氯醋酸
　　B. 5%咪喹莫特霜剂
　　C. 干扰素凝胶
　　D. 5% 5-氟尿嘧啶霜剂
　　E. 3%肽丁胺霜

15. 关于生殖器疱疹，描述正确的是（　　）
　　A. 大多是由疱疹病毒1型引起
　　B. 是一种常见的、易复发的性传播疾病
　　C. 发病率高，目前尚无有效预防复发的方法
　　D. 好发于生殖器、肛周、外阴皮肤及黏膜
　　E. 感染的潜伏期平均为1周

16. 下列哪些支持性病恐惧症的诊断（　　）
　　A. 心理上对性病过度恐惧
　　B. 有强迫性行为
　　C. 有头晕、失眠等症状
　　D. 有面红、多汗等自主神经功能紊乱的症状
　　E. 性病实验室检查阳性

17. 慢性附睾炎的治疗方法包括（　　）
　　A. 劳逸结合、合理营养
　　B. 抗生素治疗
　　C. 中药治疗
　　D. 抗感染治疗
　　E. 手术治疗

18. 射精延迟/不射精的主要治疗药物包括（　　）
　　A. 金刚烷胺　　　　　B. 安非他酮
　　C. 西地那非　　　　　D. 左旋多巴
　　E. 育亨宾

19. 包皮龟头炎临床表现包括（　　）
　　A. 龟头出现红斑、水疱
　　B. 包皮水肿
　　C. 包皮干裂、纤维化
　　D. 包皮龟头渗液
　　E. 包皮溃疡形成

20. 阴茎硬结症的主要症状包括（　　）
　　A. 阴茎硬结　　　　　B. 阴茎畸形
　　C. 痛性勃起　　　　　D. 勃起功能障碍
　　E. 性交困难

三、问答题（共40分）

21. 简述5α还原酶抑制剂的药物机制。

22. 隐睾症的内分泌治疗时机及具体方案有哪些？

23. 简述射精延迟/不射精的主要治疗方法。

24. 简述阴茎硬结症的几种手术方式。

25. 简述睾丸精原细胞瘤的分期和治疗原则。

学员注册登记表

姓　　名		年　　龄		性　　别	
科　　别		学　　历		职　　称	
工作单位				电话（办）	
通讯地址					
邮政编码		传　　真		电话（宅）	
手　　机		电子邮箱			

编　号		成　绩		阅卷人	

答 题 卡 （男科学教程）

注 1：请将每一题所选项后的圆圈完全涂黑，例 "●"。

1. A ○　B ○　C ○　D ○　E ○　　　　11. A ○　B ○　C ○　D ○　E ○
2. A ○　B ○　C ○　D ○　E ○　　　　12. A ○　B ○　C ○　D ○　E ○
3. A ○　B ○　C ○　D ○　E ○　　　　13. A ○　B ○　C ○　D ○　E ○
4. A ○　B ○　C ○　D ○　E ○　　　　14. A ○　B ○　C ○　D ○　E ○
5. A ○　B ○　C ○　D ○　E ○　　　　15. A ○　B ○　C ○　D ○　E ○
6. A ○　B ○　C ○　D ○　E ○　　　　16. A ○　B ○　C ○　D ○　E ○
7. A ○　B ○　C ○　D ○　E ○　　　　17. A ○　B ○　C ○　D ○　E ○
8. A ○　B ○　C ○　D ○　E ○　　　　18. A ○　B ○　C ○　D ○　E ○
9. A ○　B ○　C ○　D ○　E ○　　　　19. A ○　B ○　C ○　D ○　E ○
10. A ○　B ○　C ○　D ○　E ○　　　　20. A ○　B ○　C ○　D ○　E ○

注 2：解答 21~25 题请按题目要求详细阐述，如果版面不够使用，可以另附 A4 规格的纸张补充，并与答题卡一并寄回《国家级继续医学教育项目教材》编辑部。

21. 简述 5α 还原酶抑制剂的药物机制。

22. 隐睾症的内分泌治疗时机及具体方案有哪些？

23. 简述射精延迟/不射精的主要治疗方法。

24. 简述阴茎硬结症的几种手术方式。

25. 简述睾丸精原细胞瘤的分期和治疗原则。

学习培训及学分申请办法

一、《国家级继续医学教育项目教材》系国家卫生和计划生育委员会科教司、全国
继续医学教育委员会批准，由全国继续医学教育委员会、中华医学会联合主
办，中华医学电子音像出版社编辑出版，该教材面向全国医学领域不同学科、
不同专业的临床医生，专门用于继续医学教育培训。

二、学员学习教材后在规定时间内（以出版日期为起点，期限 1~2 年）可向本教
材编委会申请继续医学教育Ⅱ类学分证书，具体办法如下：

　　1. 学习者将"学员注册登记表""答题卡"一并寄回，编委会可授予Ⅱ类学
分证书。

　　2. "学员注册登记表""答题卡"及学分申请费用请寄至：100710 北京市东四
西大街 42 号中华医学会 121 室《国家级继续医学教育项目教材》编委会康
彤威收，电话：010-8515 8455/8515 8590/6521 1202。

　　3. 编委会收到"学员注册登记表""答题卡"后，将按规定申领继续医学教
育Ⅱ类学分证书并统一邮寄给学员。

三、学员在解答试题过程中，必须注意和遵守以下规定：

　　1. 答题卡用黑色或蓝色的钢笔、圆珠笔填写，正楷字体书写，字迹务必清晰。
如果字体、字迹模糊不清，将影响阅卷成绩。

　　2. 学员必须在规定的时间（以出版日期为起点，期限 1~2 年）完成试题，并
把试题寄回编委会。

　　3. 解答试题，如果版面不够使用，可以另附 A4 规格的纸张补充，并与答题卡
一并寄回。

《国家级继续医学教育项目教材》编委会